·中华名医医案集成·

内科医案

（下册）

主编　罗和古　杜少辉　曾令真
余更新　李新民

中国医药科技出版社

内 容 提 要

中医医案是历代中医学家灵活运用中医传统的理、法、方、药治病救人的真实记录，是中医理论与临床实践相结合的范例，也是我们学习中医理论和提高临床诊疗水平的最好借鉴。《内科医案》较全面地介绍了历代医家临床诊治内科疾病的生动案例，具有系统性、实用性、可读性，可供广大中医临床医师、中医院校师生、科研人员阅读。

图书在版编目 (CIP) 数据

内科医案 . 下册 / 罗和古等主编 . — 北京 : 中国医药科技出版社 , 2015.1

（中华名医医案集成）

ISBN 978-7-5067-7020-0

Ⅰ . ①内… Ⅱ . ①罗… Ⅲ . ①中医内科学 – 医案 – 汇编 Ⅳ . ① R25

中国版本图书馆 CIP 数据核字 (2014) 第 219787 号

美术编辑 陈君杞

版式设计 郭小平

出版 中国医药科技出版社

地址 北京市海淀区文慧园北路甲 22 号

邮编 100082

电话 发行: 010-62227427 邮购: 010-62236938

网址 www.cmstp.com

规格 A4

印张 53 1/4

字数 1797 千字

版次 2015 年 1 月第 1 版

印次 2015 年 1 月第 1 次印刷

印刷 三河市万龙印装有限公司

经销 全国各地新华书店

书号 ISBN 978-7-5067-7020-0

定价 155.00 元

编委会

主　　编　罗和古　杜少辉　曾令真　余更新　李新民

副 主 编　王　凡　张　静　孙勤国　鲍景隆　仝战琪
陈至明　刘晓根　徐太发

编写人员　应森林　张　英　李　军　陈　昊　李　钧
仝战琪　李　智　吴　刚　谢雪飞　骆仁康
骆辛全　金明康　李　平　毛静远　胡　恩
欧阳忠　段训明　万文蓉　沈　斌　陈至明
陶红伟　何振华　何宏伟　刘志宏　姚海涛
王　平　李围仲　王中华　王雪梅　伊光雄
车建忠　危丽华　徐东升　袁忠国　施建华
齐小燕　孙仲一　毕文华　杨剑波　刘　剑
刘　戟　苗　姬　郑文斌　孟静岩　任秀丽
吴少华　彭泽华　韩　杰　钟　毅　刘　玉
肖文荣　邓志刚　邵清华　钟爱国　金小文
艾　民　伊建国　刘　红　温雨虹　韩德明
施春波　赵　丽　范萍萍　余　海

编写说明

章太炎先生曾说：“中医之成绩，医案最著，欲求前人之经验心得，医案最有线索可寻，循此钻研，事半功倍。”中医医案是历代医家灵活运用中医药学的理、法、方、药治病救人的真实记录，是中医理论和临床实践相结合的生动范例，是学习中医理论和提高临床诊疗水平的最好借鉴。尤其重要的是，中医药学的许多新创造、新发现，往往是一点一滴渗透在一些医案中，成为历代中医药学家们取之不尽、用之不竭的宝库。

历代名医的学术思想、临床经验、诊疗技术，以医案流传后世者数以千家，我们精选600余家医案编成此套丛书，以飨读者。

一、全套书有内科医案、外科医案、女科医案、儿科医案、伤寒温病医案等五个类别，其中内科医案众多，分为上、下两册，丛书共六册。

二、为保持医案原貌，医案中中药名(如嫩勾尖等)、中药用量及计量单位未按现代要求统一。

三、犀角、虎骨等已禁用，读者可根据原案之意选择代用品。

受中国医药科技出版社委托编写此套丛书，任务重，时间紧，不妥之处，请广大读者斧正，以便再版时修正。

在此向支持此书编写工作的专家、领导及原案的作者、出版者表示衷心感谢！

丛书编委会

2014年7月

目录

传染性疾病

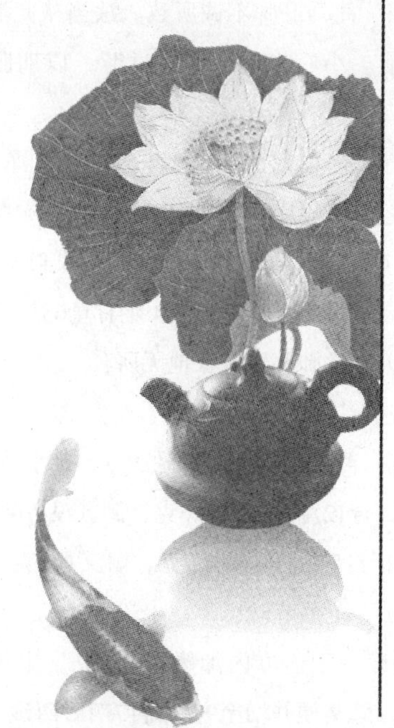

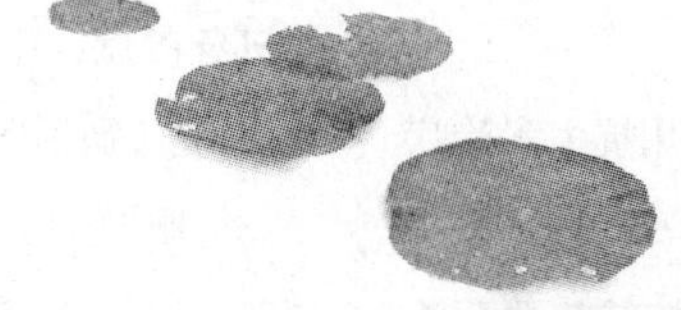

肺结核

彭宏玉医案

○许某，男，23岁，教师。1987年6月12日初诊。住院号：4542。

因反复咳嗽，胸痛，间断咯血8个月入院，诊断为：双肺浸润型肺结核进展期合并支扩。症见：咳嗽胸痛，咯吐鲜血，最多一次达1000毫升。入院后经抗菌抗炎及卡巴克洛、氨甲苯酸、脑垂体后叶素等药，病未缓解。现咯血鲜红或痰中带血。少则一日十余口，多则100～200毫升，咳嗽少痰，时有胸痛，手中心热，大便秘结，舌质红，苔薄少津，脉细数。病痨咯血。

辨证：肺阴亏耗，阴虚火旺，肺络受损。

治法：滋阴清热，润肺止咳，凉血止血。

方药：加味白及枇杷汤。

白及12克，枇杷叶10克，生地25克，阿胶（蛤粉炒）烊化兑服10克，藕节炭30克，大黄炭10克，白茅根15克，田七粉（冲服）6克，百部15克，加天冬、地骨皮各15克。每日1剂，水煎分3次内服。

服药2剂，咯血明显减少，服药4剂，咯血及痰血，咳嗽，手足心热，胸痛等症状均消失后舌质转为淡红，苔薄，脉细，再服沙参麦门冬汤4剂以滋补肺阴。病趋痊愈，于同年8月24日出院。近期随访，未再复发。［实用中医药杂志，1998，14（3）］

张光新等医案

○汪某，女，26岁，农民。

患者于1995年3月初因发热住本乡医院用抗生素治疗无效。经县医院检查，血沉115毫米/小时，3月21日摄片确诊为“右肺浸润型肺结核”。即给常规抗结核西药治疗。一月后病情加重，胸片复查原病灶有进展。4月19日来我院治疗。患者低热，面色潮红，形瘦肉削，口干不欲饮水、咳嗽带血丝，动则气短心悸，大便干结，舌质红，苔少而干，脉细数。给黄精枯草膏（黄精2000克，夏枯草2000克，鱼腥草1000克，加水6倍，煎至5000毫升时加红糖1000克，文火煎，搅拌收膏。每次服15～20毫升，每日早晚各服一次）口服，继续服异烟肼、利福平、肌内注射链霉素（每周2次）。治疗3个月，胸片复查：右肺结核病灶全部吸收，痰结核菌检查（－），血沉11毫米/小时。临床症状消失，体重增加6公斤。半年后随访，已能全日参加劳动。［四川中医，1997，15（12）］

萧龙友医案

○刘某，女，23岁，初诊日期：1953年12月6日。

据述西医检查，有肺结核为患。自身不觉疲乏，亦无咳嗽，但上楼气有作喘之势，系肺有病征。经水以前尚充，近半年来量日见少，色亦不正，惟工作不感困倦，仅腹中作痛，此乃肝脾不调所致。法当从此消息，宁肺调肝肾为治。小心将护，不宜过劳，以期服药有效。

北沙参12克，南白前6克，大百合14克，净百部9克，全当归12克，川芎片9克，干生地15克，赤芍药12克，真阿胶9克（研后下），甘枸杞9克，陈艾叶6克，酒炒延胡索9克，灵磁石15克（先煎），生甘草6克。

服前方3剂，惟觉肺部发胀，他无所苦。仍当宁肺舒气为治，小心将护，勿过劳累为要。

空沙参12克，苦桔梗9克，苦杏仁9克，佛手片9克，黄郁金6克，大百合12克，净百部6克，制乳没各6克，当归身12克，生白芍15克，延胡索9克，蕲艾梗6克，真阿胶6克（研后下），干藕节5枚。

服7剂后三诊，于前方内加嫩白前6克，生芪皮12克，川芎片6克，陈艾梗并增至9克。再7剂后四诊，肺已不胀，前方加天花粉12克。［中医杂志，1958，（2）］

何任医案

○韩某，男，43岁。

初诊：1965年2月22日。

肺疾十余载，咳痰量多。喉间受冷热等气刺激即痒作呛，咽干而痛，胸闷气急，伴轻度潮热，体易疲乏，苔白，脉细，以滋理先进。

北沙参9克，干地黄12克，海浮石9克，糯稻根9克，代赭石9克，川贝母4.5克，炙百部4.5克，天、麦冬各12克，旋覆花（包）9克。5剂。

复诊：3月10日。

上方连服10剂，症有好转，咳嗽及咯痰量均减少，咽痛已除，寐安纳佳，二便调匀，惟胸闷气急，喉痒咽干尚存。治以原法加减：

北沙参9克，代赭石9克，玄参6克，海浮石9克，五味子1.5克，安南子6克，仙鹤草12克，川贝母4.5克，天麦冬各12克，旋覆花（包）9克，炙百部4.5克。5剂。

三诊：4月3日。

3月10日方连服15帖，咳嗽及咽干喉痒均除，偶有干咳，天气变化时略感胸闷，续用原法收功。

党参9克，代赭石9克，野百合12克，诃子3克，干地黄12克，马兜铃6克，川贝母6克，旋覆花（包）9克，五味子1.5克，炙百部4.5克，炒阿胶珠12克，黛蛤散（包）12克，三七粉2.4克（分2次冲），天、麦冬各9克。5剂。（《何任医案选》）

时振声医案

○李某，男，34岁，郊区农民。住院号16068。

因不规则发热8个月住院，最初因感冒后，有恶寒发热、全身疼痛、咳嗽胸闷，以后体温逐渐变为往来寒热，每日下午先恶寒后发热，服退热药后出汗热退，次日又如此往复，曾有关节疼痛肿胀，四肢躯干有散在性红色小丘疹，外院诊为败血症，但血培养（–），曾拍胸片示：肺纹理增厚、增粗、模糊，血沉70毫米/小时。入院时仍往来寒热，体温可达39.8摄氏度，全身乏力，两膝关节疼痛，胸闷胁满，不思饮食，口渴引饮，大便尚调，小便黄少，舌红苔薄白，脉弦而数。人院后胸片示：右肺浸润病变，“OT”为1∶1000强阳性，初步诊断：考虑肺结核，中医辨证为病在少阳，拟和解少阳为主，兼顾太阳、阳明。

柴胡30克，黄芩15克，生石膏30克，桂枝10克，葛根15克，天花粉30克，青蒿10克，甘草6克，赤芍10克，生姜6克，大枣6枚，法半夏10克。

上方服4剂后，体温逐渐正常，乃以竹叶石膏汤善后，嘱出院赴结核病防治所继续治疗。（《时门医述》）

许登峰医案

○李某，男，56岁，农民。

1992年6月16日因咯血3天，咯血总量约400毫升收入院。患者半年来常咳嗽少痰，午后低热，夜间盗汗，体重明显减轻，曾在镇医院对症处理，无明显好转。3天前劳累后突然咯血约80毫升，经用止血药（药名不详）咯血暂停，先后咯血5次，每次50～80毫升，急来诊治。查体：体温38.3摄氏度，呈急性病容，听诊心率98次/分，未闻及杂音。右肺上中、左肺中可闻及少量湿性啰音。X线胸片示右肺上中，左肺中可见斑片状模糊阴影，密度不均，边缘不清，右肺上可见2厘米左右透光区。白细胞11.9×10^9/升，中性粒细胞 0.82，淋巴细胞 0.18。痰菌涂片抗酸杆菌（++）。

西医诊断：浸润型肺结核进展期，咯血。（西药抗痨，抗感染）

中医诊断：肺痨咯血。

辨证：阴虚肺热，热伤血络。

治法：养阴清热，凉血化瘀止血。

方药：三花血散（汉三七、花蕊石、血余炭）9克，每日3次。养阴止血汤（白茅根、藕节各30克，百合、生地、茜草、白及各15克，侧柏叶、仙鹤草各20克，阿胶珠（烊化）、百部、大小蓟各12克，甘草、川贝各6克）加龙胆草、地骨皮各20克，白术5克。

用药3剂，咯血停止，为巩固疗效上方稍增减，继服7剂，随访2年未复发。［实用中医药杂志，1997，（3）］

叶怡庭医案

○鲁某，男，40岁。

初诊1971年4月1日。患者形容憔悴，肌瘦骨露，左胸廓比右胸廓狭小，神疲喜卧，少气不足以息，语声低微，腰酸肢软，时有低热，午后两颧潮红，经常咳嗽，但痰不多。患肺结核病十余年，左肺已毁损，抗痨药物都已用过，而痰液检查一直阳性，病休已5年，纳谷不香，大小便尚可，舌质偏红，光剥无苔，脉细数。症属气阴二虚，拟培土生金，养阴润肺。

方药：党参9克，茯苓9克，白术9克，甘草4.5克，沙参9克，玄参12克，天、麦冬（各）9克，生地12克，地骨皮9克，黄芩9克，知母9克，百部9克，百合15克，鹿衔草12克，功劳叶12克，14剂。

二诊（4月15日）：低热消失，午后两颧潮红亦减，咳嗽减少，纳食有味，脉、舌略见好转，治从原法。

原方去地骨皮、黄芩，加白芍12克。28剂。

三诊（5月17日）：精神转佳，语声有力，面现喜色，诉出外散步后腰酸肢软亦减，体重增加2千克。咳嗽已止，前日痰液检查已转为阴性，脉小弦，舌色转津润，根见薄白苔。症状大有好转，仍遵原法。处方如下。

党参9克，茯苓9克，沙参9克，天、麦冬（各）9克，玄参12克，知母9克，玉竹12克，百合15克，鹿衔草9克，功劳叶9克，炙草4.5克，十四剂。

四诊（7月8日）：上方连服一个半月，低热消失，咳嗽止，痰液检查转阴性，肌肉渐见丰满，精神转振，偶尔搞些家务劳动亦无劳倦感觉，脉缓，舌薄白苔，嘱劳逸结合，适当增加营养，可望恢复健康。嘱以原方可以长服。

按：本病古称痨瘵，治疗多用培土生金与养阴润肺二法，前法用于气虚，后法用于阴虚，今患者气阴两虚，故二法同用。午后潮热可加银柴胡、地骨皮、知母、黄芩；咯血可加阿胶、白及、仙鹤草、旱莲草、鹿衔草、功劳叶。百合有强壮补肺之效，起佐使作用。（《上海老中医经验选编》）

薛灿医案

○李某，男，22岁。

1989年因咳嗽、咯血确诊为浸润型肺结核，曾先后5次住院以西药抗痨治疗，效果不佳，病情反复。查肝功各项指数均超出正常值，肝脏受到损害。故停西药，于1992年10月29日到我科要求中药治疗。刻诊：形体消瘦，面色㿠白，食少乏力，胸闷气短，咳嗽痰中带血，潮热盗汗，舌红苔白，脉细小数。证属阴虚内热型肺结核。胸片：上、中Ⅲ期肺结核，痰菌（+）。以自拟抗肺结核方（太子参、黄芪、百合、白及各18克，紫河车、川贝各10克，百部、丹参各12克）治疗，随症加减，每日1剂。服药后症状逐渐好转，3个月后症状全部消失，体重增加。拍胸片，吸收好转。以后用百部、百合、白及、川贝、党参、白术、黄芪、紫河车、莲米、山药等量共细末，每次10克，每日早晚用蜂蜜水吞服，3个月后复查胸片，双肺陈旧性肺结核已愈合。随访3年，未复发，已参加工作。［四川中医，1998，16（12）］

黄文东医案

○周某，女，24岁，工人。

病史：1964年因咳嗽日久不愈，做X线检查，发现右中肺结核空洞，2年来经抗痨药物治疗，空洞已关闭。

初诊：1966年4月23日。

近数月来经常咳血，量虽少而缠绵不止，有时血色粉红，有时呈咖啡色，有时为血丝，面萎少华，近日咳嗽不多，经临腰酸，胃纳尚好。舌质淡青，苔腻，脉细，为阴血不足，络有宿瘀之象。治以养血化瘀，佐以止血之法。

当归三钱，丹参三钱，赤芍三钱，生甘草一钱，天门冬三钱，侧柏炭三钱，茜草根三钱，炒蒲黄一钱半（包），藕节五枚。4剂。

二诊（5月7日）：服药后咳血已减，续服前方8剂。近1周来咳血已止，再服原方5剂以巩固疗效。

○韩某，女，47岁，工人。

初诊：1967年12月5日。

右上肺切除后（本月1日手术），日间汗出甚多，夜则减少，在头胸部为甚。头晕，泛恶，口淡无味，纳食每餐2两，腹痛大便溏薄，日行三四次，夜不安寐，月经超前，白带较多。舌苔薄黄，脉细。肺气已虚，表卫不固，脾胃不健，冲任失调。治以益气固表，而补脾胃之法。

炙黄芪三钱，党参三钱，炒白术三钱，茯苓三钱，炒诃子三钱，煨肉果三钱，淮小麦一两，糯稻根五钱，煅龙骨五钱，银乌贼骨四钱，炙甘草一钱。6剂。

二诊（12月11日）：汗出仍多，头晕，纳食无味，腹痛大便稀薄，每日三四次。舌质淡，苔薄腻，脉细弱。肺虚表卫不固，脾胃虚寒，运化不健。再拟益气固表，温中健脾之法。处方如下。

炙黄芪四钱，党参三钱，炒白术三钱，炙甘草一钱，炮姜一钱，熟附子三钱，煅牡蛎一两，淮小麦一两，红枣六枚。6剂。

三诊（12月17日）：服前方后汗出已少，腹痛大便稀薄均减。原方续进。（《老中医临床经验选编》）

○俞某，女，31岁，初诊日期：1963年5月10日。

患肺结核3年，伴肺不张，长期用抗痨药物治疗，未见效果。经常咯血，午后潮热，咳嗽痰稠，右胸隐痛，肝区作胀，面浮神疲，形瘦色萎，不思纳谷，大便于结。舌质淡胖，尖有红刺，脉细。

辨证：肺脏气阴不足，肝经气火有余，脾胃运化不健。

治法：益肺气，健脾胃，佐以肃肺、顺气、清热之法。

方药：炙黄芪9克，炒白术9克，炙甘草3克，杏仁9克，陈皮4.5克，半夏4.5克，蒸百部9克，知母9克，青蒿子4.5克，炙鸡金4.5克。

服药后，症状逐步改善，此方连服五十余剂。

二诊（9月20日）：迭进益气养阴、清肺顺气、调和脾胃之法，低热已平，胃纳较佳，大便正常，但尚不劳累，容易引起潮热。近两三月来，面色润泽，体重增加十余斤，乃佳象也。咳嗽减而未除，肝区有时作胀。舌淡尖红，脉细，为气阴尚亏之象。再拟滋阴清肺，疏肝和胃之法。处方如下。

南沙参12克，炙甘草4.5克，桑叶皮各9克，银柴胡4.5克，玄参9克，青蒿9克，白蒺藜9克，海蛤壳12克，白前薇各9克，淡竹茹4.5克，陈皮4.5克，广郁金9克。（《黄文东医案》）

焦起周等医案

○董某，女，25岁，夏县水头镇农民，1984年6月3日初诊。

主因咳嗽、吐痰、间断大量咯血，胸痛，气短近一年。经北京、西安等地医院确诊为右肺浸润型肺结核。经用链霉素、利福平、乙胺丁醇等抗痨药物治疗8个月，未能奏效，并出现肝功能异常、耳聋、中毒症状。近日体力日衰，卧床不起，稍活动则心悸气短。诊见面色苍白，两颧潮红，骨瘦如柴，精神萎靡。检查：体温38.5摄氏度，右肺满布干、湿啰音。右肺呼吸音极弱，叩诊呈浊音。肝在肋下2.5厘米可触及。触、叩痛（++）。X线拍片报告右肺Ⅲ型肺结核，病灶扩散至整个右肺，右肺上部第2、3肋间有2厘米×3厘米的厚壁空洞，血沉105毫米/小时，肝功能TTT 8单位。

西医诊断：右肺结核Ⅲ型合并大咯血，溶解扩散期。

中医诊断：肺痨，肺肾阴虚型。

治疗：回生膏（将猫眼草、蟾蜍皮、木鳖子、独角莲、守宫、乳香、没药等在香油中熬枯去渣，加入黄丹收膏，待温加入麝香等药，摊在布上或纸上备用）外敷右胸上部第2肋间与空洞对应处及膻中、大椎、肺俞等穴。内服滋补肺肾之剂：生地、山药、山萸、云苓、泽泻、麦冬、五味子、当归、白芍、地骨皮、阿胶、三七。每日一剂，早晚两次煎服。

治疗30天后，体温降至36.3摄氏度。临床症状明显缓解。X线检查示病灶吸收好转，停服中药，继敷回生膏，三个月后各种症状消失，基本痊愈，带药回家巩固治疗。5个月后随访，X线诊断报告心肺未见异常，血沉6毫米/小时。1986年8月4日随访，X线检查未见病灶复发。且生一对双胞胎。母子均健。并能参加正常劳动。［山西中医，1989，5（4）］

言庚孚医案

○周某，男，18岁，工人。

初诊日期：1973年11月1日。

1971年某日，患者因得重感冒，数日不愈而就医，当地医院为“支气管肺炎”，治疗二十余日未见好转，咳嗽、气促、神疲乏力、盗汗，迭而见之，医者以“久病必虚”论治，改投“百合固金汤”，数剂后，诸症仍未见减轻，反见大口咯血，躯体日趋消瘦。转往某附属医院及某军医院摄胸片，诊断为“肺门淋巴结核并右肺中叶肺不张”，改用抗痨药1年余，诸症稍见好转。来诊时：咳嗽气促，痰中带血，心悸盗汗，食欲不振，纳后饱胀，失眠多梦，大便时常干结，形体消瘦，发不润泽，神疲乏力，脉来濡缓，舌质淡红，边缘不齐，苔薄而白，此乃肺病及脾，子盗母气，脾失健运，气血亏损，血不养心，肺脾心同病。宜培土生金，益气养血，宁心安神。借用归脾汤治之。

西潞党10克，炒白术10克，云茯苓10克，炙黄芪10克，当归身10克，炙远志6克，炒枣仁10克，煨木香3克，龙眼肉15克，焦六曲10克，炙甘草6克。

复诊：连服上方15剂，痰中带血已止，他症明显改善，舌脉同前，嘱其原方再进20剂。

三诊：药后诸症稳定，脉舌平和，但诊牙齿松动、酸痛，部分脱落，此乃药症虽合，无奈肺金久病难复，母病及子，肾亏矣，肾主骨，齿为骨之余，见症不怪也，故嘱再服前方30剂，加用补肾固牙汤，早晚各服1次，连服2周。处方如下。

枸杞子15克，玉桔梗10克，狗骨粉15克。

1975年5月1日，得知其药后1年，病未复发，体质康复良好，1978年10月26日追访，邀其来院复查，胸透：心肺正常。（《言庚孚医疗经验集》）

刘惠民医案

〇于某，男，34岁。1958年8月6日初诊。

病史：患肺结核病一年多。两个月前因咳血，到医院复查，胸部透视发现有空洞形成。经服中西药物治疗，至今仍有下午发热，咳嗽，吐痰，有时痰中带血，气短，略活动则感气喘，伴有食欲不振、疲乏无力、失眠、烦躁等症状。

检查：面黄体瘦，舌质红、苔白，脉虚数。

辨证：气阴两虚，阴虚火旺。

治法：补肺健脾，益气养阴，清热化痰，止血。

方药：（1）白及180克，三七77克，柿霜93克，沙参77克，人参31克，冬虫夏草93克，生白术46克，红豆蔻37克。共研细，每次4.5克，日服3次。

（2）沙参9克，白及9克，夏枯草9克，百合9克，橘络12克，地骨皮9克，桂圆肉6克，菟丝子18克，山药15克，白术9克，鸡内金12克，银柴胡5克，炒酸枣仁31克，淡豆豉9克，仙鹤草9克。水煎2遍，分2次温服。

二诊（10月30日）：服药40余剂，药粉两料，低热、烦躁已除，饮食睡眠均见好转，近日复查空洞已闭合。仍咳嗽、吐痰，痰量较多，时有黄痰，未再带血，活动后气短。舌苔薄白，脉细，较前有力。原汤药方去豆豉、银柴胡、地骨皮、龙眼肉，加麻黄5克，生石膏15克，以清宣肺气。

三诊（1960年6月11日）：服汤药二十余剂，药粉在继服中。咳嗽、吐痰、气短等症状均逐渐减轻，近日复查，结核病灶已纤维化，空洞闭合。（《刘惠民医案》）

马晓平等医案

〇郑某，男，24岁，哈市轴承厂五车间工人。

患空洞型肺结核3年，在某结核医院住院，用链霉素、异烟肼等未效，医院动员手术切除，患者拒绝手术，出院后于1965年11月2日来门诊治疗。患者自觉五心烦热，动则气喘，盗汗，咳嗽，晨起黄痰，四肢无力，X线胸片示右下肺4.5厘米×4.5厘米结核空洞。诊为空洞型肺结核浸润进展期。属中医肺痨。投结核散I、Ⅱ号，日3次。I号散饭前服5克，Ⅱ号散饭后服7.5克。治疗1个月。12月2日五心烦热，盗汗消失，晨起咳少量痰，色淡。进食增加，无力减轻，精神好转，呼吸平稳，但时有胸闷。再投结核散2个月，服同前。1966年2月6日胸透，空洞闭合，上班工作。于1971～1990年随访，结核未再复发。

结核散I号方：珍珠1克，三七5克，全蝎5克，乌梢蛇15克，穿山甲15克，白及15克。共为细末，每服5克，日3次饭前服。

结核散Ⅱ号方：蛤蚧1对，黄芪30克，鳖甲15克，知母15克，黄芩15克，夏枯草20克，鱼腥草20克，百部15克。共为细末，每次7.5克，日3次饭后服。［黑龙江中医药，1991，（5）］

张锡纯医案

〇肺劳喘嗽遗传性证。

陈林生，江苏浦口人，寓天津一区玉山里，年十八岁。自幼得肺痨喘嗽证。

病因：因其令堂素有肺痨病，再上推之，其外祖母亦有斯病。是以自幼时，因有遗传性亦患此病。

证候：其证，初时犹轻，至热时即可如常人，惟略有感冒即作喘嗽。治之即愈，不治则两三日亦可自愈。至过十岁则渐加重，热时亦作喘嗽，冷时则甚于热时，服药亦可见轻，旋即反复。至十六七岁时，病又加剧，屡次服药亦无效，然犹可支持也。迨愚为诊视，在民纪十九年仲冬，其时病剧已难支持，昼夜伏几，喘而且嗽，咳吐痰涎，连连不竭，无论服何中药，皆分毫无效。惟日延西医注射药针一次，虽不能止咳喘而可保当日无虞。诊其脉左右皆弦细，关前微浮，两尺重按无根。

诊断此等证，原因肺脏气化不能通畅，其中诸细管即易为痰涎滞塞，热时肺胞松缓，故病犹轻，至冷时肺胞紧缩，是以其病加剧。治之者当培养其肺中气化，使之阖辟有力，更疏瀹其肺中诸细管，使之宣通无滞，原为治此病之正规也。而此证两尺之脉无根，不但其肺中有病，其肝肾实亦有病，且病因又为遗传性，原非一蹴所能治愈，当分作数步治之。

方药：生怀山药一两，大甘枸杞一两，天花粉三钱，天冬三钱，生杭芍三钱，广三七（捣细）二钱，射干三钱，杏仁（去皮）二钱，五味子三钱，葶苈子（微炒）二钱，细辛一钱。

药共十一味，前十味煎汤一大盅，送服三七末一钱，至煎渣再服时仍送服余一钱。

方解：方中用三七者，恐肺中之气窒塞，肺中之血亦随之凝滞，三七为止血妄行之降药，更为流通瘀血之圣药，故于初步药中加之；五味必捣碎用者，因其外皮之肉偏于酸，核中之仁味颇辛，酸辛相济，能敛又复能开，若囫囵入汤剂煎之，则力专酸敛，服后或有满闷之弊，若捣碎用之，无事伍以干姜（小青龙汤中五味、干姜并用徐氏谓此借干姜辛以调五之味之酸），服后自无满闷之弊也。

复诊：将药连服4剂，咳喘皆愈三分之二，能卧睡两三小时。其脉关前不浮，至数少减，而两尺似无根，拟再治以纳气归肾之方。处方如下。

生怀山药一两，大甘枸杞一两，野党参三钱，生赭石（轧细）六钱，生怀地黄六钱，生鸡内金（黄色的捣）钱半，净萸肉四钱，天花粉四钱，天冬三钱，牛蒡子（捣细）三钱，射干二钱。

共煎汤一大盅，温服。

方解：参之性补而微升，惟与赭石并用，其补益之力直达涌泉。况咳喘之剧者，其冲胃之气恒因之上逆，赭石实又为降胃镇冲之要药也。至方中用鸡内金者，因其含有稀盐酸，原善化肺管中之瘀滞以开其闭塞，又兼能运化人参之补力不使作满闷也。

三诊：将药连服5剂，咳喘皆愈，惟其脉仍逾五至，行动时犹觉气息微喘，此乃下焦阴分犹未充足，不能与阳分相维系也。此当峻补其真阴，俾阴分充足自能维系其阳分，气息自不上奔矣。处方如下。

生怀山药一两，大甘枸杞一两，熟怀地黄一两，净萸肉四钱，玄参四钱，生远志钱半，北沙参四钱，怀牛膝三钱，大云苓片二钱，苏子（炒捣）一钱，牛蒡子（捣细）一钱，生鸡内金钱半。

共煎汤一大盅，温服。

方解：按远志诸家本草皆谓其味苦性善补肾，而愚曾嚼服之，则其味甚酸，且似含有矾味。后阅西药本草，谓其含有林檎酸，且谓可作轻吐药（服其末至二钱即可作吐），是其中含有矾味可知。为其味酸，且含有矾味，是以能使肺中多生津液以化凝痰，又可为理肺要药。此原为肺肾同治之剂，做宜用此肺肾双理之药也。

效果：将药连服八剂，行走动作皆不作喘，其脉至数已复常。从此停服汤药，俾日用生怀山药细末，水调煮作茶汤，少调以生梨自然汁，当点心用之，以善其后。

○肺劳痰喘。

徐益林，住天津一区，年三十四岁，业商，得肺劳痰喘证。

病因：因弱冠时游戏竞走，努力过度伤肺，致有喘病，入冬以来又兼咳嗽。

证候：平素虽有喘证，然安养时则不犯，入冬以来，寒风陡至，出外为风所袭，忽发咳嗽。咳嗽不已，喘病亦发，咳喘相助为虐，屡次延医，服药不愈，夜不能卧。其脉左部弦细而硬，右部濡而兼沉，至数如常。

诊断：此乃气血两亏，并有停饮之证。是以其左脉弦细者，气虚也。弦细兼硬者，肝血虚津液短也。其右脉濡者，湿痰留饮也。濡而兼沉者，中焦气化亦有所不足也。其所以喘而且嗽者，亦痰饮上溢之所迫致也。拟用小青龙汤，再加滋补之药治之。

方药：生怀山药一两，当归身四钱，天冬四钱，寸麦冬四钱，生杭芍三钱，清半夏三钱，桂枝尖二钱五分，五味子（捣细）一钱，杏仁（去皮）一钱，干姜钱半，细辛一钱，甘草钱半，生姜三片。

共煎一大盅，温饮下。

方解：凡用小青龙汤，喘者去麻黄加杏仁，此定例也。若有外感之热者，更宜加生石膏，此证无外感之热，故但加二冬以解姜、桂诸药之热。

复诊：将药煎服一剂，其喘即愈。又继服两剂，咳嗽亦愈强半，右脉已不沉，似稍有力，左脉仍近弦硬，拟再以健胃养肺滋生血脉之品。处方如下。

生怀山药一两，生百合五钱，大枸杞子五钱，天冬五钱，当归身三钱，苏子（炒捣）钱半，川贝母三钱，白术（炒）三钱，生薏米（捣细）三钱，生远志二钱，生鸡内金（黄色的捣）钱半，甘草钱半。

共煎汤一大盅，温服。

效果：将药连服4剂，咳嗽痊愈，脉亦调和如常矣。

○肺劳喘咳。

罗金波，天津新旅社理事，年三十四岁，得肺劳喘嗽病。

病因：数年之前，曾受肺风发咳嗽，治失其宜，病虽暂愈，风邪锢闭肺中未去，致成肺劳喘嗽证。

证候：其病在暖燠之时甚轻，偶发喘嗽一半日即愈，至冬令则喘嗽连连，必至天气暖和时始渐愈。其脉左部弦硬，右部濡滑，两尺皆重按无根。

诊断：此风邪锢闭肺中，久而伤肺，致肺中气管滞塞，暖时肌肉松缓，气管亦随之松缓，其呼吸犹可自如；冷时肌肉紧缩，气管亦随之紧缩，遂至吸难呼易而喘作，更因痰涎壅滞而嗽作矣。其脉左部弦硬者，肝肾之阴液不足也。右部濡滑者，肺胃中痰涎充溢也。两尺不任重按者，下焦气化虚损，不能固摄，则上焦之喘嗽益甚也。欲治此证，当先宣通其肺，俾气管之郁者皆开后，再投以滋阴培气、肺肾双补之剂以祓除其病根。

方药：麻黄钱半，天冬三钱，天花粉三钱，牛蒡子（捣碎）三钱，杏仁（去皮捣碎）二钱，甘草钱半，苏子（炒捣）二钱，生远志（去心）二钱，生麦芽二钱，生杭芍二钱，细辛一钱。

共煎汤一大盅，温服。

复诊：将药煎服2剂，喘嗽皆愈，而劳动时仍微喘。其脉左部仍似弦硬，右部仍濡，不若从前之滑，两尺犹虚，此病已去而正未复也。宜再为谋根本之治法，而投以培养之剂。处方如下。

野台参三钱，生赭石（轧细）八钱，生怀山药一两，熟怀地黄一两，生怀地黄一两，大云苓片二钱，大甘枸杞六钱，天冬六钱，净萸肉五钱，苏子（炒捣）三钱，牛蒡子（捣碎）三钱。

共煎一大盅，温服。

方解：人参为补气主药，实兼具上升之力。喻嘉言谓，气虚欲上脱者专用之转气高不返。是以凡喘逆之证，皆不可轻用人参，惟重用赭石以引之下行，转能纳气归肾，而下焦之气化，遂因之壮旺而固摄。此方中人参、赭石并用，不但欲导引肺气归肾，实又因其两尺脉虚，即借以培补下焦之气化也。

效果：将药连服十余剂，虽劳动亦不作喘。再诊其脉，左右皆调和无病，两尺重按不虚，遂将赭石减去二钱，俾多服以善其后。

〇肺劳喘嗽兼不寐证。

天津一区竹远里，于姓媪，年近五旬，咳嗽有痰微喘，且苦不寐。

病因：夜间因不能寐，心中常觉发热，久之则肺脏受伤咳嗽多痰，且微作喘。

证候：素来夜间不寐，至黎明时始能少睡。后因咳嗽不止，痰涎壅盛，且复作喘，不能安卧，恒至黎明亦不能睡。因之心中发热益甚，懒于饮食，大便干燥，四五日一行，两旬之间大形困顿，屡次服药无效。其脉左部弦而无力，右部滑而无力，数逾五至。

诊断：此真阴亏损，心肾不能相济，是以不眠。久则心血耗散，心火更易妄动以上铄肺金。是以咳嗽有痰作喘。治此证者，当以大滋真阴为主。真阴足则心肾自然相交，以水济火而火不妄动；真阴足则自能纳气归根，气息下达，而呼吸自顺。且肺肾为子母之脏，原相连属，子虚有损于母，子实即有益于母，果能使真阴充足，则肺金既不受心火之铄耗，更可得肾阴之津润，自能复其清肃下行之常，其痰涎咳嗽不治自愈也。若更辅以清火润肺、化痰宁嗽之品，则奏效当更捷矣。

方药：沙参一两，大枸杞一两，玄参六钱，天冬六钱，生赭石（轧细）五钱，甘草二钱，生杭芍三钱，川贝母三钱，牛蒡子（捣碎）一钱，生麦芽三钱，枣仁（炒捣）三钱，射干二钱。

共煎汤一大盅，温服。

复诊：将药连服六剂，咳喘痰涎愈十分之八，心中已不发热，食欲已振，夜能睡数时，大便亦不甚燥。诊其脉至数复常，惟六部重按仍皆欠实，左脉仍有弦意。拟再峻补其真阴以除病根，所谓上病取诸下也。处方如下。

生怀山药一两，大枸杞一两，辽沙参八钱，生怀地黄六钱，熟怀地黄六钱，甘草二钱，生赭石（轧细）六钱，净萸肉四钱，生杭芍三钱，生麦芽三钱，生鸡内金（黄色的捣）钱半。

共煎汤一大盅，温服。

效果，将药连服二剂，诸病皆愈。俾用珠玉二宝粥，常常当点心服之，以善其后。

或问，两方中所用之药，若滋阴润肺，清火理痰，止嗽诸品，原为人所共知，而两方之中皆用赭石、麦芽，且又皆生用者其义何居？答曰：胃居中焦，原以传送饮食为专职，是以胃中之气，以息息下行为顺，果其气能息息下行，则冲气可阻其上冲，胆火可因之下降，大便亦可按时下通，至于痰涎之壅滞、咳嗽喘逆诸证，亦可因之递减，而降胃之药，固莫赭石若也。然此物为铁氧化合，煅之则铁氧分离，即不宜用，此所以两方皆用赭石，而又必须生赭石也。至于麦芽，炒用之善于消食，生用之则善于升达肝气。人身之气化原左升右降，若但知用赭石降胃，其重坠下行之力或有碍于肝气之上升，是以方中用赭石降胃，即用麦芽升肝，此所以顺气化之自然，而还其左升右降之常也。

〇肺病咳嗽吐血。

张耀华，年二十六岁，盐山人，寓居天一区，业商，得肺病咳嗽吐血。

病因：经商劳心，又兼新婚，失于调摄遂患劳嗽。继延推拿者为推拿两日，咳嗽分毫未减，转添吐血之证。

证候：连声咳嗽不已，即继以吐血，或痰中带血，或纯血无痰，或有咳嗽兼喘，夜不能卧，心中发热，懒食，大便干燥，小便赤涩。脉搏五至强，其左部弦而无力，右部浮取似有力，而尺部重按豁然。

方药：生怀山药一两，大潞参三钱，生赭石（轧细）六钱，生怀地黄六钱，玄参六钱，广三七（轧细）二钱，天冬五钱，净萸肉五钱，生杭芍四钱，射干三钱，甘草二钱。

药共十一味，将前十味煎汤一大盅，送服三七末一半，至煎渣重服时，再送服其余一半。

复诊：此药服两剂后，血已不吐，又服两剂，咳喘亦大见愈，大小便已顺利，脉已有根，不若从前之浮弦。遂即原方略为加减，俾再服之。处方如下。

生怀山药一两，大潞参三钱，生赭石（轧细）六钱，生怀地黄六钱，大甘枸杞六钱，广三七（轧细）钱半，净萸肉五钱，沙参五钱，生杭芍三钱，射干二钱，甘草二钱。

药共十一味，将前十味煎汤一大盅，送服三七末一半，至煎渣重服时，再送其余一半。

效果：将药连服五剂，诸病皆愈，脉已复常，而尺部重按仍欠实。遂于方中加熟怀地黄五钱，俾再服数剂，以善其后。

〇肺病咳吐脓血。

叶风桐，天津估衣街文竹斋经理，年三十二岁，得肺病咳吐脓血。

病因：其未病之前数月，心中时常发热，由此浸成肺病。

证候：初觉发热时，屡服凉药，热不减退，大便干燥，小便短赤，后则渐生咳嗽，继则痰中带血，继则痰血相杂，又继则脓血相杂。诊其脉左部弦长，右部洪长，皆重按颇实。

诊断：此乃伏气化热，窜入阳明之府。医者不知病因，见其心中发热，而多用甘寒滞腻之品，稽留其热，俾无出路。久之上熏肺部，至肺中结核因生咳嗽，其核溃烂遂吐脓血，斯必先清其胃腑之热，使不复上升熏肺，而后肺病可愈。特是此热为伏气之热所化，原非轻剂所能消除，当先投以治外感实热之剂。

方药：生石膏（捣细）两半，大潞参三钱，生怀山药六钱，天花粉六钱，金银花四钱，鲜芦根四钱，川贝母三钱，连翘二钱，甘草二钱，广三七（轧细）二钱。

药共十味，将前九味煎汤一大盅，送服三七末一钱，至煎渣再服时，仍送服余一钱。

方解：此方实仿白虎加人参汤之义而为之变通也。方中以天花粉代知母，以生山药代粳米，仍与白虎加人参汤无异，故用之以清胃腑积久之实热。而又加金银花、三七以解毒，芦根、连翘以引之上行，此肺胃双理之剂也。

复诊：将药连服三剂，脓血已不复吐，咳嗽少愈，大便之干燥，小便之短赤亦见愈。惟心中仍觉发热，脉象仍然有力，拟再投以清肺泻热之剂。处方如下。

天花粉八钱，北沙参五钱，玄参五钱，鲜芦根四钱，川贝母三钱，牛蒡子（捣碎）三钱，五味子（捣细）二钱，射干二钱，甘草（轧细）二钱。

药共九味，将前八味煎汤一大盅，送服甘草末一钱，至煎渣再服时，仍送服余一钱。方中五味，必须捣碎入煎，不然则服之恒多发闷；方中甘草，无论红者黄者皆可用，至轧之不细时，切忌锅炮，若炮则其性即变，非此方中用甘草之意矣。用此药者，宜自监视扎之，或但罗取其头次所轧之末亦可。

效果：将药连服五剂，诸病皆愈，惟心中犹间有发热之时，脉象较常脉似仍有力。为善后计，俾用生怀山药轧细，每用七八钱或两许，煮作茶汤，送服离中丹钱许或至钱半（多少宜自酌）当点心用之。后此方服阅两月，脉始复常，心中亦不复发热矣。离中丹为愚自制之方，即益元散方以生石膏代滑石也。盖滑石宜于湿热，石膏宜于燥热，北方多热而兼燥者，故将其方变通之，凡上焦有实热者，用之皆有捷效。

或问：伏气化热，原可成温，即无新受之外感，而忽然成温病者是也。此证伏气所化之热，何以不成温病而成肺病？答曰：伏气之侵人，伏于三焦脂膜之中，有多有少，多者化热重，少者化热轻，化热重者当时即成温病，化热轻者恒循三焦脂膜而窜入各脏腑。愚临证五十年，细心体验，知有窜入肝胆病目者；窜入肠中病下痢者；有窜入肾中病虚劳者；窜入肺中病咳嗽久而成肺病者；有窜入胃中病吐衄而其热上熏亦可成肺病者，如此证是也。是以此证心中初发热时，医者不知其有伏气化热入胃，而泛以凉药治之，是以不效，而投以白虎加人参汤即随手奏效。至于不但用白虎汤而必用白虎加人参汤者，诚以此证已阅数月，病久气化虚损，非人参与石膏并用，不能托深陷之热外出也。

〇肺病咳吐痰血。

乔邦平，年三十余，天津河东永和牲木厂分号经理，得咳吐痰血病。

病因：前因偶受肺风，服药失宜，遂患咳嗽，咳嗽日久，继患咳血。

证候：咳嗽已近一年，服药转浸加剧，继则痰中带血，又继则间有呕血之时，然犹不至于倾吐。其心中时常发热，大便时常燥结，幸食欲犹佳，身形不至羸弱，其脉左部近和平，右部寸关俱有滑实之象。

诊断：证脉合参，知系从前外感之热久留肺胃，金畏火刑，因热久丽肺金受伤，是以咳嗽；至于胃腑久为热铄，致胃壁之膜腐烂连及血管，是以呕血；至其大便恒燥结者，因其热下输肠中，且因胃气因热上逆失其传送之职也。治此证者，当以清肺胃之热为主，而以养肺降胃之药辅之。

方药：生石膏（细末）二钱，粉甘草（细末）六钱，镜面朱砂（细末）二钱，共和匀，每服一钱五分。

又方，生怀山药一两，生赭石（轧细）八钱，天冬六钱，玄参五钱，沙参五钱，天花粉五钱，生杭芍四钱，川贝母三钱，射干二钱，儿茶二钱，甘草钱半，广三七（轧细）二钱。

共药十二味，将前十一味煎汤送服三七一钱，至煎渣再服时，再送服一钱。

每日午前十点钟服散药一次，临睡时再服一次，汤药则晚服头煎，翌晨服次煎。

效果，服药三日，咳血吐血皆愈。仍然咳嗽，遂即原方去沙参加生百合五钱，米壳半，又服四剂，咳嗽亦愈，已不发热，大便已不燥结。俾将散药惟头午服一次，又将药中赭石减半，再服数剂以善后。

〇肺劳咳嗽由子伏气化热所伤证。

高瑞章，沈阳户口登记生，年三十二岁。因伏气化热伤肺，致成肺劳咳嗽证。

病因：腊底冒寒挨户检查，感受寒凉，未即成病，而从此身不见汗。继则心中渐觉发热，至仲春其热加甚，饮食懒进，发生咳嗽，浸成肺痨病。

证候：其咳嗽昼轻夜重，时或咳而兼喘，身体赢弱，筋骨酸疼，精神时昏愦，腹中觉饥而饮食恒不欲下咽。从前惟心中发热，今则时身恒觉热，大便燥，小便短赤，脉左右皆弦长，右部重按有力，一息五至。

诊断：此病之原因，实由伏气化热久留不去，不但伤肺而兼伤及诸脏腑也。按此证自述，因腊底受寒，若当时即病，则为伤寒矣。乃因所受之寒甚轻，不能即病，惟伏于半表半里三焦脂膜之中，阻塞气化之升降流通，是以从此身不见汗，而心渐发热。迨时至仲春，阳气萌动，原当随春阳而化热以成温病，乃其所化之热又非如温病之大热暴发能自里达表，而惟缘三焦脂膜散漫于诸脏腑，是以胃受其热而懒于饮食，心受其热而精神昏愦，肾受其热而阴虚潮热，肝受其热而筋骨酸疼，至肺受其热而咳嗽吐痰，则又其显然者也。治此证者，当以清其伏气之热为主，而以滋养津液药辅之。

方药：生石膏（细末）二钱，党参三钱，天花粉八钱，玄参八钱，生杭芍五钱，甘草钱半，连翘三钱，滑石三钱，鲜茅根三钱，射干三钱，生远志二钱。

共煎汤一大盅半，分两次温服。若无鲜茅根，可以鲜芦根代之。

方解：方中之义，用石膏以清伏气之热，而助之以连翘、茅根，其热可由毛孔透出；更辅之以滑石、杭芍，其热可由水道泻出；加花粉、玄参者，因石膏但能清实热，而花粉、玄参兼能清虚热也；用射干、远志者，因石膏能清肺宁嗽，而佐以射干、远志，更能利痰定喘也；用甘草者，所以缓诸凉药之下趋，不欲其寒凉侵下焦也；至加党参者，实仿白虎加人参汤之义，因身体虚弱者，必石膏与人参并用，始能逐久匿之热邪外出也。今之党参，即古之人参也。

复诊：将药连服四剂，热退三分之二，咳嗽吐痰亦愈强半，饮食加多，脉象亦见缓和。知其伏气之热已消，所余者惟阴虚之热也，当再投以育阴之方，俾多服数剂自能痊愈。处方如下。

生怀山药一两，大甘枸杞八钱，玄参五钱，生怀地黄五钱，沙参五钱，生杭芍三钱，生远志二钱，川贝母二钱，生鸡内金（黄色的捣）钱半，甘草钱半。

共煎汤一大盅，温服。方中加鸡内金者，不但欲其助胃消食，兼欲借之以化诸药之滞泥也。

效果，将药连服五剂，病遂痊愈。而夜间犹偶有咳嗽之时，俾停服汤药，日用生怀山药细末煮作粥，调以白糖当点心服之，以善其后。（《医学衷中参西录》）

李广医案

○赵某，男，42岁，干部，发现肺结核已3年，病情反复。

刻诊：形体消瘦，面白颧赤，气短懒言，咳嗽胸痛，咯痰带血，潮热盗汗，舌红少苔，脉细数。痰涂片连续几次找到结核杆菌，ESR85毫米/小时，X线胸片示：两上肺模糊不清，呈片状，条索状阴影，右上肺有一个1.5厘米×1.5厘米的空洞。

西医诊断：慢性纤维空洞型肺结核（予口服抗结核组合药物）。

中医诊断：肺痨。

辨证：气阴两虚。

治法：益气养阴，润肺止咳。

方药：扶正抗痨汤。

黄芪、太子参各30克，百合、百部各20克，生地、阿胶、川贝母各12克，麦冬、五味子、白及、炙冬花各15克。加沙参、天门冬、三七、仙鹤草。

2周后咯血止，咳嗽胸痛、潮热盗汗减轻。3个月后临床症状基本消失，痰涂片转阴，ESR正常，X线胸片示病灶吸收2/3，右肺空洞明显缩小。继续治疗3个月，患者基本痊愈。随访2年未见复发。［四川中医，1999，17（1）］

李聪甫医案

○范某，男，30岁。

深秋，咳嗽吐血，痰绿如脓，喉咙燥痒，两颧泛赤，腰背酸胀，胃纳锐减，午后潮热，精神萎弱，确诊为肺结核病。

诊视脉象虚芤而数，舌干少津。证见真阴亏损，虚火炎亢，肺受煎熬，水精被灼，结聚成痰，咳无宁息，血随痰上。法当壮水制火以滋肺阴，化痰止咳以缓肺急。

方药：生地黄10克，明玉竹10克，薏苡仁10克，怀山药10克，山萸肉5克，枇杷叶（炙）10克，牡丹皮5克，川续断（盐水炒）7克，川郁金5克，川贝母7克，川牛膝5克，雪藕节10克，琼玉膏（分冲）30克。

复诊：数服血止，喉咙燥痒，咳嗽甚密，火灼肺阴，当续滋阴润肺，按上方去玉竹、丹皮、藕节，加北沙参10克，炙紫菀5克，炙冬花5克。

三诊：咳减十之七八，喉干舌燥，怔忡不宁，烦劳则张，气阴亏损。法当益脾生肺，始克有济。处方如下。

炙黄芪10克，西党参7克，怀山药10克，抱茯神7克，麦门冬（米炒）7克，熟地黄10克，山萸肉5克，炒枣仁7克，川续断7克，东阿胶（蛤粉炒）10克，枇杷叶（炙）10克，川郁金5克，川贝母5克，琼玉膏（分冲）30克。

四诊：脉虚缓，舌质润，食欲日增，精神渐振，宗上方药斟酌为丸，以固根本。处方如下。

熟地黄100克，当归身70克，阿胶珠70克，肥玉竹70克，怀山药70克，炙黄芪70克，西党参70克，抱茯神70克，薏苡仁70克，炒枣仁70克，麦门冬70克，枇杷叶（炙）70克，山萸肉50克，宣百合70克，川贝母50克，紫菀茸50克，款冬花50克，川续断50克，炙甘草30克，净白蜜1000克，广冰糖500克。

以上药味熬取浓汁，过滤去渣，蜜糖取膏，每日早、中、晚餐后，各用开水冲服一匙。（《李聪甫医案》）

吴建勋等医案

○李某，女，14岁，学生。

1987年因咳嗽，盗汗，以X线检查诊断为肺门淋巴结核。结核菌试验阳性。症见干咳、少痰，痰黄不易咳出，胸疼，口燥，咽干，五心烦热，颧红，食少，舌边尖红，脉细数。

辨证：肺肾阴虚。

治法：滋阴补肾润肺。

方药：蛤蚧丸。

蛤蚧1对，冬虫夏草30克（可用黄精30克，山萸肉60克代用），人参30克，麦冬15克，天冬20克，熟地30

克，白石英15克，阿胶珠30克，百部20克，川贝30克，沙参20克，煅牡蛎30克，建曲60克，汉三七15克，龟甲60克，上药共研细末，用蜂蜜500克，炼蜜为丸，每丸10克，每日早晚各1丸，白开水调服。

经服用2料而愈。

○吴某某，男，61岁。

1982年元月前来我院就诊，经X线检查，为慢性纤维空洞型肺结核。形体消瘦，神疲乏力痰中带血，胸肋牵掣痛疼，自汗盗汗，口干舌红，面颧潮红，心烦失眠，性急易怒，舌质红，苔黄腻，脉细数。

辨证：肺阴亏虚。

治法：滋阴润肺。

方药：蛤蚧丸加白及，去熟地改生地，加重天麦冬、沙参药量配制丸药，连服3料，经X线拍片，部分钙化，痰中咳血停止，体征好转。［蒙古中医药，1998，（2）：8］

宫柏等医案

○刘某，男，28岁，农民。1990年10月12日诊。

咳嗽、气短、咯血、有时盗汗，曾在他院确诊为慢性纤维空洞型肺结核，并住院治疗5个月，后因经济有限，已停药2月余。查体：消瘦，左侧胸廓触及语颤增强。胸片所示左肺有一厚壁空洞，旋以蛤蚧百部川贝散：蛤蚧1对，羚羊角4克，三七、血竭、乳香、没药、川贝母、百部各15克，北沙参25克，麦冬、知母各20克，珍珠10克。三七单独粉粹成细粉，羚羊角挫成细粉，珍珠水飞或粉成极细粉，其余粉碎成细粉，共同过筛混匀。每服4克，用温开水送服。5天后咯血消失，1个月后气短症状缓解，盗汗消失。胸片对照空洞缩小。治疗1个疗程，复查胸片确诊空洞闭合，患者自觉症状消失。体重由服药前55公斤增至62公斤。［安徽中医学院学报，1996，15（4）］

杨清芬等医案

○张某，男，71岁。

1997年9月30日以咳嗽、痰多、潮热、盗汗一个月，咯血两天为主诉入院。患者一个月前患感冒出现咳嗽、咳痰黄稠，伴潮热，盗汗。曾到某医院门就诊，按支气管炎治疗，症状未见好转，咳嗽逐渐加剧，两天前突然咯鲜血约100毫升。患者十五年前有肺结核病史，经抗痨治疗已愈。入院后做X线胸片检查，提示：双上肺野见片絮状阴影，以左上肺野为甚，其密度不均，边缘不清，未见透亮区。痰培养结核杆菌（+）。ESR25毫米/小时。西医诊断：浸润型肺结核并咯血。给予四联抗痨药：异烟肼、利福平、吡嗪酚胺、链霉素治疗，对症用止血药氨基己酸及垂体后叶素5天，咯血仍未停止。乃请中医会诊。症见咳嗽、少量咯血，血丝痰呈鲜红色伴五心烦热，盗汗，形体消瘦，面色晦暗，口干欲饮，舌红边有瘀斑、苔少，脉细涩。

中医诊断：①肺痨；②咳血。

辨证：证属阴虚火旺，瘀阻肺络型。

治法：止血化瘀，滋阴降火。

方药：养阴化瘀汤。

生地黄、麦冬、百合、黄色紫花地丁、花蕊石、仙鹤草、阿胶、白及、百部、桑白皮、地骨皮、三七、甘草。

服药3剂，咯血停止，但仍有血丝痰，且肺阴虚症状较明显，上方去黄芩、紫花地丁，加玄参、沙参、熟地黄。服药2周后，血丝痰消失，咳嗽减少，去花蕊石、仙鹤草，继续服药一个月，咳嗽、潮热、盗汗症状全部消失。复查痰培养结核杆菌（-），X线胸片见：双上肺片絮状阴影吸收好转。继续服抗痨药治疗半年痊愈。［新中医，1999，31（6）］

李伯棠等医案

○姚某某，男，63岁。1997年8月初诊。

患者1986年冬因咳嗽发热，胸片检查发现肺结核空洞形成，在乡卫生院抗炎抗痨治疗2个月，症状时重时轻，1994年12月在本县人民医院经正规抗痨治疗9个月，症状依然未见好转，胸痛，动则气急，咳嗽，形寒怕冷，形体消瘦，面色少华，纳呆。以往有“慢支”、“肺气肿”等病史。来诊时肝功能异常，兼有黄疸、血尿。胸片检查：两肺纹理增粗，右肺上中有浸润干酪病灶，其中空洞内径2～3厘米，血沉36毫米/小时，痰检阴性。诊断：浸润型肺结核，溶解播散期。症见：口干，咳嗽，痰少，体瘦，面黄。舌淡红、苔薄腻，脉弦数。投以金盾胶囊（蜂蛹、猫爪草、黄芪、百部、冬虫夏草、苦参等药组成。将上药粉碎，研细，装入0号胶囊，每粒合生药0.4克）每次3粒，一日3次，口服。2周后观察复查，症状稍有改善，咳嗽减少。4周后精神渐振，纳增，血沉恢复正常，肝功能检查正常，血尿、黄疸消失，痰检阴性。3个月后复查：胸片检查示病灶稳定，主要症状消失，但身体仍较虚弱。6个月后胸片检查示结核病灶中空洞明显缩小，气急轻微，夜寐已安，面色转润，形体趋丰。嘱其再巩固用药1疗程，一年后随访，未见反复，并能参加轻便劳动。［浙江中医杂志，1999，（4）］

何刚医案

○陈某，男，68岁。

发现肺结核已5年，病情反复，慢性病容，面色晦暗，气短懒言，咳嗽痰多白稀，四肢乏力，纳呆，形体消瘦。舌淡、苔薄白，脉濡细。痰涂片连续3次找到结核杆菌，ESR60毫米/小时，X线胸片见双肺密度不均，边缘模糊片状、条索状阴影，右上肺可见2厘米×2厘米大小空洞。

西医诊断：慢性纤维空洞型肺结核。

中医诊断：肺痨。

辨证：肺脾气虚。

治法：健脾益气。

方药：党参30克，白术、丹参、百部各12克，茯苓、白及、桃仁各15克，山药20克，甘草4克。隔天1剂。

同时配合系统抗痨治疗3个月，基本症状部分好转，痰涂片阴性ESR正常，体重增加8公斤，X线胸片见肺部病灶明显吸收，右上肺空洞1厘米×1厘米。［新中医，1997，29（7）］

王士雄医案

○夏间，顾听泉邀孟英视其所视屠绿堂之恙，孟英曰：阴生可虑，果于夏至前五日而卒。

屠之五令郎，患痰嗽者数年，近因悲哀病作。徐某见其嗽甚则吐也，投以参、术，病乃益甚。润七月十七日夜，绿堂忽示梦云：汝病须延孟英诊视，服温养药可愈。觉而异之，即邀过诊。孟英曰：此阴虚劳嗽，嗽久而冲气不纳则呕吐，非胃寒也。经言："劳者温之"，亦温养之谓，非可以温补施之者。病者见案，更为惊叹，始以父梦告焉。孟英亦为之肃然。方用西洋参、熟地、苁蓉、二冬、茯苓、龟甲、牡蛎、紫石英、玉竹、枇杷叶、橘皮，服之果安。予谓：凡事皆可以感天地，格鬼神，况医为性命之学耶？即此一案，可以知孟英之手眼通天，非幸获虚名者所能仰望也。（《王氏医案》）

肠结核

施今墨医案

○侯某，男，52岁。出诊。

患肺结核，已有二十余年。病情时轻时重。解放后，曾两度在疗养所疗养，症状迄未稳定。近一年来，又患肠结核，久治不效，患者面色苍白，体质瘦弱，短气少神，倦怠无力。咳嗽，痰多，大便日行四五次，为脓样物，间有血色，有时清泻，腹隐痛，小便少。舌光无苔，脉象沉细。辨证立法：面色苍白，体质瘦弱，短气少神，视之疲倦无神，舌光无苔，脉象沉细，消耗殊甚。脾胃虚弱，气血双亏，病在发展，不宜峻补，肺与大肠相表里，二者兼顾，先拟清肺理肠，健脾和胃法。一俟病邪下退，再施培补之剂。

处方：云茯苓10克，车前草12克，云茯神10克，血余炭（禹余粮10克同布包）10克，旱莲草12克，白杏仁6克，炒白前5克，炒紫菀5克，白薏仁15克，炒百部5克，炒红花5克，怀山药30克，漂白术10克，苍术炭10克，北沙参12克，诃子肉10克，甘草梢3克。

二诊：患者久病，深感治愈甚难，已全无信心，前方屡经家人劝说始服2剂，旋又停止，再进数剂，即又不服，半个月共服6剂，咳嗽较好，大便脓血依然。前方去白前、百部、沙参，加赤石脂10克，白石脂10克，炒吴萸5克，炒黄连5克，炒地榆10克，炒远志10克。

三诊：前方于8日间共服4剂，脓血减少，溏泻增多，然食欲转佳，精神也好，患者服药后感觉腹内舒适，前时之无信心治疗，有所转变，但畏服汤药，拟用丸药治疗。处方：每日早服天生磺3克冲服（煮粥），中午服附子理中丸1丸，晚临卧服参苓白术散6克。

四诊：丸药服20日，大便次数减少，但仍溏泻，腹痛已较前大为减轻，惟觉口干。处方：每日早服天生磺2克，中午服香砂六君子丸5克，临卧服四神丸5克。

五诊：前方共服1个月，效果甚好，食眠均较前为佳，大便日行二三次，有时缩，有时较便，已无脓血月余，治愈之信心更强，要求配丸药治之。

处方：白及60克，天生磺30克，橘络30克，橘红30克，金石斛60克，紫菀30克，苍术60克，诃子肉30克，白术60克，人参30克，禹余粮60克，云苓60克，砂仁15克，小青皮15克，甘草60克，车前子30克，朱茯苓60克，炒远志30克，五味子30克，紫厚朴30克。共研细末，怀山药600克打糊为丸，每日早晚各服10克，白开水送。

六诊：丸药共服3个月，病情好转，时届暑日，返农村居住半年，未能服药，近来大便又行溏泻，食欲不佳，精神萎顿，气短心慌，返京求诊，再服丸药治疗。

处方：人参30克，西洋参30克，北沙参30克，白于术60克，莲肉60克，天生磺25克，白及30克，远志30克，云苓块60克，紫河车30克，龙涎香6克，诃子肉（煨）30克，山药60克，阿胶60克，五味子30克，广皮15克，砂仁15克，广木香12克，清半夏30克，甘草20克。共研细末，用雄猪肚1个煮极烂，捣如泥合丸，日早晚各服10克，白开水送。

七诊：前药共服一百日，大便一日一次，食欲甚好，精神已渐恢复，惟睡眠梦多。前方加琥珀15克，酸枣仁30克，再服一百日。

八诊：丸药服完后，经去医院检查，肠结核已愈，肺结核为硬结期，停药4个月，偶食多脂肪物即行腹泻外，无其他症状。拟用调糊作粥法以健胃肠。

处方：怀山药、真糯米、土炒于术、薏仁米、云苓块，诸药各等分，研细末，每用30克，打糊如粥加冰糖调味，每日当点心服2次。（《施今墨临床经验集》）

张泽生医案

○徐某，女，32岁。门诊号：469378。

初诊：脾虚气弱，清阳不升，腹部胀满，大便不爽，虚坐努责，肛门作坠，已有十余年，经某医院检查诊断为肠结核。舌苔淡白，脉沉迟。拟予益气升清运脾法。

潞党参9克，生黄芪9克，炒白术9克，青升麻3克，法半夏9克，广陈皮5克，炒枳壳5克，广木香3克，沉香曲9克，炮姜炭1.5克，炙甘草3克，香橼皮5克。5剂。

二诊：进益气升清运脾之剂，腹胀已消，肛门作坠亦减，食欲渐振，惟大便3日不通。脉沉细渐起，舌苔淡白。清气初升，阴血尚亏，肠腑失于濡润，原方加入温润之味。

原方去沉香曲，加淡苁蓉9克，黑芝麻9克，5剂。

三诊：上药服后大便畅通，腹胀已除。入冬以来，工作烦劳过度，腹部又觉作胀，头昏且痛，食欲颇佳，脉沉细，舌苔薄白。仍当益气升清，健脾助运。

药用潞党参、炙黄芪、炒白术、青升麻、淡苁蓉、大白芍、白蒺藜、炮姜、陈皮等调理至愈。（《张泽生医案医话集》）

邹云翔医案

○王某，男，37岁，干部。

患者自1954年至1960年先后患“痢疾”七八次。同时自1954年起，大便泄泻，至1961年以后泄泻加重，日解3～8次，挟有黏液，且于每日黎明时必泻一次。1961年于某医院作X线肠道钡餐透视，诊断为肠结核（患者1949年曾患过肺结核），使用抗结核药半年，症状基本消失。但至1962年春，大便又不正常，泄泻如故，又至某医院X线肠道钡透，诊断同前。并作抗痨治疗7个月，疗效不著，乃来诊治。入院时右侧腹痛，呈阵发性，大便前后更剧，饮冷、饱食、劳累和情绪不好等均有影响，腹胀怕冷，脐右有轻度触痛，大便日解2～3次，挟有黏液，纳谷不馨，面色晦滞，口唇与上齿龈色紫，苔色白，舌质紫，脉象沉细无力。邹老认为病属脾肾虚弱，气血不足，络脉失和，而又暑湿内伏于肠胃之间，治当兼顾为是。方用冬虫夏草、鲍鱼、党参、黄芪、当归、白芍、沙参、百合、肉桂、细辛、藿香、茅术、槟榔、荷叶梗、陈皮、苡米、六曲等加减。服第1、2剂药时，大便中黏液增多，气味颇臭。第3剂药以后，大便黏液逐渐减少，气味不如前臭，腹痛亦随之减轻。服药1周后，腹痛仅在大使前后出现。半月之后，纳谷由每日3两增至6两许。服药35剂后，大便已基本正常，腹痛等自觉症状基本消失。共服药五十余剂。于1963年7月23日出院时，除面色晦滞，上齿龈紫色未全退外，余皆恢复正常。（《邹云翔医案选》）

肾结核

施今墨医案

○徐某，女，30岁。病历号：53、12、150。

血尿已4个月，时发时止，腰酸胀，少腹右侧时痛，小便频，量不多，头晕气短，倦怠无力，饮食睡眠尚可。经第二医院检查，诊断为右肾结核、膀胱炎，拟动手术摘除肾脏。患者不愿手术，要求中医治疗。舌苔薄白，脉细数。

辨证：腰为肾之府，腰酸则为肾虚，虚则不固，下渗而为血尿。头晕气短，倦怠无力，均属体力不足之征。

治法：拟滋肾阴，清虚热，利尿，止血法为治。

方药：鲜茅根12克，鲜生地12克，川续断10克，川杜仲10克，山萸炭15克，仙鹤草25克，川石韦10克，川萆薢10克，白蒺藜10克，沙蒺藜10克，阿胶珠10克，败龟甲12克，盐知母6克，盐黄柏6克，车前草10克，旱莲草10克，春砂仁3克，大熟地10克，炙草梢5克。

二诊：服药甚效，遂连服11剂之多，头晕、气短已好，腰酸减轻，最近一星期小便色淡已无血，少腹疼痛尚未全止。处方如下。

北柴胡5克，杭白芍10克，黑升麻3克，黑芥穗5克，炙黄芪12克，米党参10克，全当归6克，野于术5克，川续断10克，川杜仲10克，春砂仁5克，生熟地各10克，川萆薢10克，川石韦10克，益智仁5克，台乌药6克，阿胶珠10克，山萸炭12克，炙草梢5克。

三诊：前方又服10剂，除腰微酸胀及少腹时有疼痛之外，其他均好，小便无血色已有半个多月，为近4个月以来未有之佳象。处方：前方加5倍量蜜小丸常服。

（《施今墨临床经验集》）

膀胱结核

施今墨医案

○常某，女，32岁。病历号：51、11、666。

病已半载，小便频数量少，时现血尿或小血块，溺时尿道不适，有时疼痛，经第三医院检查为膀胱结核症。舌苔薄黄，脉象滑数。

辨证：肾与膀胱为表里，主水液。三者均病则行水不畅，热郁膀胱则生血尿。

治法：升清阳，利小便，活血，行气以止痛。

方药：北柴胡5克，杭白芍10克，黑升麻3克，黑芥穗3克，车前草12克，旱莲草12克，大蓟炭6克；小蓟炭6克，赤茯苓15克，赤小豆15克，冬瓜子12克，冬葵子12克，制乳没各6克，台乌药6克，春砂仁3克，生熟地各6克，海金沙（血余炭10克同布包）10克，炙草梢3克。

二诊：前方服5剂，小便量增多，次数减少，尿中仍现血色，溺时疼痛。前方去大小蓟炭，加仙鹤草12克，阿胶珠10克，石韦10克。

三诊：服7剂，尿中已无血块，色仍暗红，尿量多，次数减少，疼痛亦稍轻。早晚各服加味滋肾丸20粒，午服断红丸1丸。服20日。

四诊：丸药服完，小便中血减少，尿频好转，有时尿道仍觉不适，拟丸方。处方如下。

血余炭60克，旱莲草30克，陈阿胶60克，炙黄芪30克，野党参30克，野于术30克，生熟地各30克，赤茯苓30克，白茯苓30克，黑芥穗30克，黑升麻15克，仙鹤草

60克，当归身30克，山萸肉60克，炒杭芍60克，车前子30克，车前草30克，五味子15克，苦桔梗15克，御米壳30克，台乌药30克，凤尾草30克，炙草梢30克。共研细末，怀山药300克打糊为丸如小梧桐子大，每日早晚各服10克，白开水送。

五诊：丸药已服完，情况很好，小便已无血色，尿时偶感不适，病情好转，然体力较差，倦怠思卧，心跳头晕，腰酸楚，拟补气血，强腰肾，健脾胃，利小便法。处方如下。

方药：紫河车30克，陈阿胶60克，鹿角胶30克，米党参30克，炙黄芪30克，野于术30克，生熟地各30克，山萸肉60克，川杜仲30克，杭白芍30克（酒炒），卧蛋草30克，川萆薢30克，炒泽泻30克，醋柴胡15克，炙升麻15克，怀山药60克，旱莲草60克，血余炭30克，炙草梢30克，山卷柏30克，云苓块60克，川续断30克，车前子30克，炒远志30克，焙内金30克。共研细末，蜜小丸，每日早晚各服10克。（《施今墨临床经验集》）

流行性出血热

杨孝勤等医案

○范某，男，18岁。

以发热、头腰痛6天，小便量少2天收留住院。烦躁不安，腹胀腹痛，呃逆呕吐，大便干结，口干欲饮。双目水肿，上胯、胸及双腋下均见点、片状出血，腰痛如被杖，舌绛红苔黄，脉滑数。24小时小便量约 300毫升。BUN 28.56 摩尔/升，Cr 353.6 微摩尔/升，CO_2CP 21 微摩尔/升；血小板 81 $\times 10^9$/升，白细胞 21$\times 10^9$/升，尿蛋白（+++），红细胞（+++）。诊为关格，证属毒瘀交结、肝胆气滞、三焦气化失司，采用疏利肝胆，通腑泻热，活血化瘀之法。方以大柴胡汤化裁：柴胡24克，黄芩10克，半夏12克，枳实、赤芍、大黄（后下）、芒硝（冲）、厚朴、生姜各15克，桃仁、丹皮各20克，白茅根30克，服2剂后，腹胀腹痛及水肿减轻，大便稀溏，小便24小时达1200毫升，继用上方去芒硝，大黄减至10克，再服2剂，患者顺利通过多尿进入恢复期，治疗2周后痊愈。［陕西中医，1992，13（2）］

李正医案

○段某，女，35岁，已婚，农民。

以“发热、头痛、腰痛4天”之主诉于1991年10月19日入院。查：体温39摄氏度，脉搏120次/分，呼吸30次/分，血压11/8千帕。神志清；精神差，面部潮红，球结膜Ⅲ度充血水肿，咽及软颚呈网状充血；胸前及腋下可见散在出血点，双肺呼吸音粗，心率 120次/分，心音低，腹部无重要异常。红细胞3.5×10^{12}/升，血红蛋白105克/升，白细胞1.6×10^9/升，中性粒细胞0.86，淋巴细胞0.14，血小板 88×10^9/升，尿常规示：尿蛋白（++），红细胞（++），白细胞（+），颗粒管型（+），出血热特异性抗体阳性。诊断为出血热发热期并低血压期，经输液、抗病毒、抗感染、支持、利尿等治疗，于入院第15天进入多尿期，尿量达10升/天，患者口干，烦渴思饮，倦怠乏力，手足心热，不思饮食，语音低微，口唇干裂，舌质红、苔薄而干，脉细数无力。此乃温邪犯肺，煎熬津液，肃降失职，母病及子，伤及肾阴，形成肺脾气阴双亏，肾失固摄之多尿期，故用人参甘草汤：人参3克，炙甘草6克，黄精、百合各60克，人参另炖，然后与诸药煎剂混匀，1日1剂。并嘱服黑米稀粥，2剂后尿量减到6升/天，3剂后尿量减至3升/天，口干、乏力、烦渴消失，余症亦减，调治十余日，于1991年11月15日痊愈出院。［陕西中医，1993，14（4）］

董汉良、章璋铨医案

○王某，男，29岁，农民。

寒热头痛头胀头晕，面色潮红，腰痛，纳呆，胸脘痞满已数天，在当地公社保健所诊治，未见明显好转，却日见加重而转院治疗，入院后经化验室血检、尿检，结合病史和临床症状确诊为流行性出血热低血压伴少尿期。并结合中医诊治，症见神昏谵语，四肢厥冷，皮下瘀斑散在分布，唇干口燥，无尿面浮，舌绛少苔，脉沉细，证情危笃。即以丹参注射液12克加入葡萄糖注射液静脉滴注，中药饲服，益气固脱合痰瘀同治之剂：西洋参10克，麦冬10克，五味子8克，丹参30克，丹皮10克，三七粉5克，竹沥1支（冲），胆星10克，菖蒲10克，郁金10克，安宫牛黄丸1粒。2剂后神昏渐清，尿闭得解，再以原方去安宫牛黄丸续服3剂，静脉给药同前。三诊时证情迅速好转，病已转危为安，前方去西洋参改沙参，去竹沥加茯苓，又3剂，病情基本好转，前后经治10余天而出院。［陕西中医学院学报，1982，5（1）］

张先勇医案

○某男，41岁。

畏寒发热4天入院。体温40摄氏度，脉搏108次/分，呼吸20次/分，血压14/10千帕，神志清楚，酒醉样貌，双腋下及胸前可见大片出血点，呈条索状排列，部分融合成片状。睑结膜充血，球结膜水肿，口腔黏膜可见针尖样大小出血点。心肺未发现病理征，肝脾未扪及，双肾区叩痛明显。舌质红绛、舌苔黄。血象白细胞22×10^9/升，中性粒细胞 82%，淋巴细胞10%，发现异型淋巴细胞。小便常规：蛋白（++），可见少量管型；大便隐血（++）。凝血象检查，血小板 58×10^9/升，凝血酶原时间长于正常 12秒，纤维蛋白原1.4克/升，血浆鱼精蛋白副凝试验阳性。入院后辨证气营两燔，拟气营两清，凉血化瘀法治疗。处方：石膏60克，知母10克，生地30克，赤芍10克，丹皮20克，竹叶10克，犀角10克，玄参25克，栀子10克，丹参20克，板蓝根20克，桃仁10克。前两天每天服药2剂，第3～5天每天服药1剂。流行性出血热发热期一般治疗每天静脉滴注平衡盐溶液1500毫升。治疗后第3天体温降至正常，第4天出血点消失，凝血象正常，隐血试验与小便常规正常。热退后未出现低血压与少尿期，共住院15天痊愈出院。［江西中医药，1993，24（6）］

薛泱洪医案

○张某，男，38岁，农民。

以恶寒发热、头痛、全身关节酸痛3日，伴恶心呕吐之主诉，于1980年11月7日以出血热收住院。入院检查：体温39摄氏度，呼吸18次/分，脉搏96次/分，血压110/70毫米汞柱。无三红征，球结膜轻度水肿，全身皮肤未见出血点，心肺腹（－），神经系统（－），尿蛋白（+）。

诊治经过：恶寒发热、头痛、身痛，知其太阳表证未除，口干口苦、恶心呕吐，病入少阳，诊为太阳少阳证，投以柴胡桂枝汤。3日后，以上症状明显减轻；但小便量有减少之势，尿蛋白（++），以柴胡五苓散加减，尿量渐增至3000毫升以上，尿蛋白（－）。

○郭某，女，70岁，农民。

以发热发冷、恶心呕吐5天，无尿约12小时之主诉，以出血热三期重叠，于1980年11月22日收住院。入院检查：体温39摄氏度，呼吸20次/分，脉搏100次/分，血压测不出。神志尚清、烦躁不安、面色苍白、球结膜充血水肿、咽充血、上腭可见散在出血点，心音低弱、率100次/分、律尚齐，肺（－），腹部有压痛，神经系统（－）。白细胞26×10^9/升，中性粒细胞82%，淋巴细胞18%，血红蛋白100克/升，血小板40×10^9/升；因无尿未作尿常规化验。

诊治经过：躁扰不宁，面色苍白，手足厥冷，5日来未解大便，按其腹部灼手且有痛苦表情，小便深黄如浓茶样，今日约12小时未小便，舌质红绛，舌苔黄厚而干，脉沉细数。温热毒邪，深伏于里，不得外透。故以大承气汤急下存阴，生脉散益气养阴生津；高龄妇女，阳气虚衰，加用附子以回阳救逆，嘱其频服。次日，大便通，肢暖神清，惟小便癃闭。上方去附片等，大承气汤减量，加用清热凉血利尿之品。3日后，小便通，但仍涩少，改用参麦地黄汤加减。一周后，尿量渐增至2000～3000毫升，尿蛋白（－）。

○胡某，男，21岁，农民。

以发热头痛、身痛腰痛、恶心呕吐3天之主诉，于1981年10月28日以出血热收住院。入院检查：体温36摄氏度，呼吸20次/分，脉搏64次/分，血压120/70毫米汞柱。轻度三红征及球结膜充血水肿，咽呈网状充血，腋下可见数个针尖大小之出血点，心肺腹（－），肾区叩击痛（+），神经系统（－），尿蛋白（++）。

诊治经过：发热头痛、身痛腰痛、恶心呕吐、口干口渴小便黄。舌红苔黄、脉浮数。证属外感风热，治以辛凉解表、清热解毒。以银翘散去荆芥、淡豆豉等，加入大青叶、栀子、白茅根、车前草、知母等。后以猪苓汤加减。一周后，尿量增至3000毫升以上，尿蛋白（－）。病程中仅出现一过性低血压。［陕西中医，1987，8（9）］

邓邦金医案

○田某某，男，30岁。1979年7月27日入院。

出血热轻重分型：危重型。

患出血热第3日入院。患者恶寒发热，头痛，汗出热不退，腰酸痛，口渴不欲饮，饮水即吐，小便短赤，目赤红肿，球结膜水肿，胸前散在红疹。舌质红、苔淡黄腻，脉滑数。

体温38.8摄氏度，血压90/70毫米汞柱。小便化验：蛋白（+++）。血常规：白细胞12.8×10^9/升。

辨证：湿热内蕴，暑湿袭表，表邪不解入里，触动湿热伏邪，内外相合，表里相兼，湿热壅于中上二焦。

治法：解表清里，化湿解肌。

方药：苍术白虎汤合藿朴夏苓汤化裁。

苍术10克，石膏30克，知母15克，藿香10克，川朴10克，半夏6克，云苓10克，薏仁20克，杏仁10克，淡豆豉10克，泽泻10克，通草10克。

7月28日：恶寒止，腰痛，头沉重，胃脘胀满，口干不欲饮，饮水即吐，面浮胀，皮肤红疹，嗜睡，小便短赤，四肢不温。舌质绛红，苔黄腻。脉微细欲绝。血压60/40毫米汞柱。

已进入低血压期。此乃湿热交蒸，疫毒内陷，内闭外脱。治以清热化湿，扶正达邪。

石膏60克，知母10克，苍术20克，高丽参10克，五味子15克，薏仁20克，黄柏10克，云苓30克，犀角13克，生草6克。

7月29日：经中西医结合抢救，血压升至 90/70毫米汞柱。四肢已温，仍神志昏迷，谵语烦躁，撮空理线，循衣摸床，大便干结不通，气短气急，肌肤紫班成片。舌质绛红，苔由腻变燥，脉洪数。

此乃湿热化燥，燥热内结，气血两燔。治以救阴泄热，清气凉血。增液承气汤合犀角地黄汤化裁：

生地30克，麦冬15克，赤芍15克，丹皮15克，大黄10克，枳实10克，川朴10克，芒硝6克（后下）。

从7月31日进入少尿期，两日小便200毫升，3日未大便，神志不清，烦躁不安。采取紧急措施，中西医结合治疗，施行腹膜透析。中药继服上方加减。时经四天抢救治疗，小便增多，大便已通，神志清，转危为安。中药大补阴丸加减治疗。

8月9日：日小便6900毫升，恶心欲吐，脘腹痞闷，口腻纳呆，困倦乏力。舌胖淡、苔白腻，脉沉细。

患者开始湿热证，后又热动营血，湿热化燥，经滋肾生津，清热通便又损脾阳，脾、肺、肾皆亏，运化失司，水津不布，气虚不摄，清浊并注膀胱，尿频量多。治疗健脾燥湿，益气固摄，用平胃散加味：

苍术30克，川朴10克，陈皮6克，半夏6克，党参15克，白术3克，黄芪30克，金樱子15克，薏仁30克。

服上药10剂，恶心、口腻、腹胀均愈，小便量减少。后服参苓白术散十余剂，病愈出院。［陕西中医，1981，2（4）］

苏洪源医案

○朱某，男，32岁。

1994年11月16日初诊。患者3天前因发热头痛、眼眶胀痛伴咽部不适、恶心，经当地卫生院治疗无效而来我院就诊。现症：发热畏寒，头痛，眼眶胀痛，腰痛作胀，咳嗽、口时干，恶心不思饮食。查：体温39.3摄氏度，血压14/9千帕，精神差，颈部摸及淋巴结肿大，面、颈部皮肤潮红，眼结膜、咽部软腭充血，肋椎角有叩痛，两肺呼吸音略粗，心率 92次/分，律齐。舌尖红、苔薄黄。脉浮数，实验室检查：血白细胞 14.2×10^9/升，中性粒细胞 0.62，淋巴细胞0.26，异常淋巴细胞 0.12，血小板总数 56×10^9/升；尿常规：蛋白（－），红细胞（+），白细胞少许；胸片示：肺部纹理增粗；流行性出血热特异抗体1：160（阳性），诊断：中医为风温邪入肺卫；西医为流行性出血热（发热期）。治疗：中医用清热解表、宣肺败毒汤剂，西医则对症处理。中药予银花、连翘、板蓝根、甘菊各15克，荆芥穗、薄荷各6克，淡竹叶、淡豆豉、牛蒡子、桔梗、生甘草各10克，芦根30克，服用中药2剂后，发热。畏寒等症状明显好转，大便3天未解，小便量少，血压12/7.5千帕，病已进入低血压伴少尿期，前方去牛蒡子、桔梗，加制大黄10克，车前草30克，生地15克，2剂，药后大便已畅，小便渐多，夜间频数，腰酸乏力，舌尖红、苔薄白，脉虚细，病已进入多尿期，气津两亏，急投益气养阴固摄入之品，予生脉饮合右归丸加缩泉丸，7剂。药后临床症状全部消失，各项实验室指标已正常，续服前方7剂巩固治疗，并另配花旗参30克，分10次泡服代茶。于11月26日痊愈出院。［浙江中医杂志，1996，（9）］

曾升海等医案

○张某，男，21岁，市郊农民。

1990年11月23日以“发热、头痛、腰痛3天”之主诉收住。入院后经查体，结合实验室检查确诊为流行性出血热，中医诊断：疫毒（气营两燔），除行常规处理外，中药采用清热解毒，凉血化斑之清营汤加减，1天2剂水煎，分4次口服。2剂后热退，但尿量明显减少，24日尿量150毫升，25日全天无尿，患者神志恍惚，精神极差，烦躁不安，脘腹胀满，频繁呕吐，球结膜充血明显，口鼻时有鲜血喷出，双腋下可见明显出血点、舌红质干苔黄，脉象洪数。查血尿常规示：白细胞23×10^9/升，淋巴细胞0.10，肾功：CO_2CP 18摩尔/升，BUN 38摩尔/升，B超探查：“双侧肾脏明显增大”。证属温热毒邪侵入营血，传入下焦，毒热水邪结于膀胱，煎灼营阴而致水道不通。遂用灌肠导泻解毒汤（大黄、槐米、赤芍、牡蛎各30克。加连翘30克。每剂水煎200毫升保留灌肠，保留时间30～60分钟，1日1次）治之，1小时后自觉肛门坠胀，解出燥粪数枚，小便同时解出数滴，待12小时后续用上法，尿量每次已达150毫升以上，26日全天尿量已达1500毫升，且神情渐安，出血渐止，腹胀锐减，诸症缓解，顺利渡过少尿期。后经配合使用抗炎、止血。补液、纠酸、解毒等综合治疗措施，3周后患者痊愈出院。［陕西中医，1993，14（11）］

登 革 热

王乃春等医案

○麦某某，女，16岁，社员。住院号：752。1980年8月13日入院。

入院前两天突起高热，头痛，肌肉、关节痛，全身不适，颜面潮红，恶心呕吐，纳差，尿短赤，大便稀黄。体检：体温39.6摄氏度，脉搏96次/分，呼吸28次/分，血压110/70毫米汞柱。呈急性病容，面色潮红，颌下、耳后淋巴结可触及数个约黄豆大小，活动，轻度压痛。心肺正常，腹部平软，肝脾未扪及，两下肢腓肠肌轻度压痛，无病理性神经反射。化验：白细胞 8.0×10^9/升，中性粒细胞63%，淋巴细胞35%，大单核细胞2%，血小板45×10^9/升。束臂试验阳性。诊为登革热属湿热型，即以酒精湿敷，擦浴，口服复合维生素B片，肌内注射肝Bco。并给服加减甘露消毒汤（青 蒿、石菖蒲、板蓝根、藿香、蔻仁、射干、木通各12克，法半夏、薄荷、黄芩各10克，甘草3克，滑石20克），每日1剂。药后第2天，体温37.8摄氏度，头痛、关节、肌肉痛大减，呕吐止。照 方去半夏、射干、滑石，加厚朴、白术、防风各12克，连服 3 剂症状消失，体温正常，精神好转，共住院 7天，治愈出院。［新中医，1983，15（4）］

钩端螺旋体病

王占玺医案

○于1976年7月17日下午，被邀去江西省德兴县医院会诊。患者胡某祥，男性，9岁。病历由其父代诉：头痛发热2天，伴以呕吐，全身出血点1天半。当地疫区患儿经常下水，2天前上山打柴后头痛发热不食，翌晨发现全身有出血点，伴呕吐数次，吐物性状未予注意，大便稍稀而无脓血。于7月16日上午11点30分急诊入院后，全身有出血点，两肺呼吸音粗糙，颈部强直，凯尔尼格征阳性。白细胞9.9×10^9/升，中性粒细胞84%，单核细胞2%，嗜酸性粒细胞2%，出血时间1分，凝血时间1分，红细胞5.32×10^{12}/升，血红蛋白80克/升，血小板80×10^{9}/升。尿常规蛋白定性（++）、上皮细胞0~2/高倍视野，立即腰穿化验（-）。遂诊为“钩端螺旋体病，脑膜脑炎型”，予青霉素80万单位8小时肌内注射一次，链霉素0.33克肌内注射两次，静点葡萄糖及氢考，口服复方氨基比林不效。于17日上午发现患儿烦躁不宁，鼻出血量大而不止，局部用肾上腺素及麻黄素均未效，再欲腰穿因家长拒绝未行。17日下午3点邀余前往会诊，舌被少许白苔，舌质嫩红，脉象细数，此热入营血上犯心包。遂予：

羚羊粉0.6克（分冲），生地30克，丹皮12克，赤芍3克，银花30克，连翘25克，藿香10克，白蔻仁6克，芦根15克，白茅根25克，黄连6克，太子参15克。

急煎服1剂后，翌晨鼻血全止，夜间12点许体温自39.8摄氏度下降至36.4摄氏度，18日早又升至37.8摄氏度，且排出柏油便，患儿平静，一般情况好转。至21日诸症皆除，恢复正常未发而出院。

○周某，男性，27岁，江西省701工厂工人。

发热6天，咯血5天。患者发病1周前有疫水接触史。1976年9月15日起病，发热，全身酸痛，乏力不适。16日服“退热药”、打“退热针”不效，继之下午开始咯血数口，胸闷气憋，双下肢痿软无力。17日则卧床难动，腿软不能迈步，食欲明显减退。20日上午入701医院。咯血量增加，频频而咯。体温39摄氏度许，肝于肋下可触及边缘，双侧腓肠肌握痛明显，大便潜血阳性，白细胞8.0×10^{9}/升、中性粒细胞70%、淋巴细胞30%。X线胸透两肺纹理增大变粗紊乱、边缘欠清。继之神志反应迟钝。遂考虑为“肺出血型钩螺”。于当日晚8点30分该院李院长从40里外来邀余参加抢救会诊。自上午曾已给与维生素K、维生素C、卡巴克洛、5%及10%葡萄糖注射液加氢化可的松静脉滴注、青霉素80万单位肌内注射、口服四环素等，但咯血增加、憋气加重，体温波动于39.6摄氏度~40摄氏度，血压100/40毫米汞柱。舌苔白腻、舌质红绛，脉数虚大无力110次/分。嘱①西药输液2000毫升±/24小时，加氢化可的松200~300毫克，青霉素同上。②中医辨证“气血两燔”，仿用犀角地黄汤加味：

羚羊粉0.6克（分冲），麦冬18克，白芍9克，丹皮12克，知母9克，藿香10克，佩兰10克，苏叶10克，土茯苓60克，生苍术6克，生栀子6克，黄柏9克，白茅根24克。

急煎服之。服一煎后当夜身出冷汗，咳血及大便潜血至翌晨全部消失，病情缓解，嘱服2剂加一般西药支持疗法，余返德兴。至10月13日上午李宪章院长来云，患者依前法处理后恢复很好，出院休息一周后并逐渐恢复工作。（《临床验集》）

米伯让等医案

○王某某，男，46岁。

10月10日（初诊）：突然发冷、发热，头痛、身痛、腿痛3天，出少量汗，口渴，烦躁不安，食欲不振，痰中带血丝，鼻衄少许，尿色黄，大便正常，面色潮红，目赤，舌苔黄厚，脉象浮滑而数，体温38.7摄氏度。

辨证：温病伏暑型气分重证。

治法：辛凉透邪解毒。

方药：银翘散1剂。

10月11日（二诊）：发热，不恶寒，口渴，大汗，鼻衄增多，仰卧时则流入咽腔，痰中仍有血丝，脉滑数。苔黄厚。此乃热入营血，气血两燔之证。方用银翘散加生石膏30克，知母12克，焦栀9克，生地12克，侧柏叶15克，白茅根120克，以清热解毒，凉血止血，每日两剂，连服两日。

10月13日（三诊）：发热减退（37.2摄氏度），出汗减少，鼻衄止，无血痰，舌心苔略黄，脉缓。予竹叶石膏汤1剂。

10月16日（四诊）：头昏，身重，倦怠嗜卧，食少纳呆，苔黄腻，舌质淡，脉滑，体温36.8摄氏度。此乃湿热未尽，改予三仁汤清热利湿。

杏仁12克，白蔻仁6克，生薏米18克，厚朴6克，姜夏15克，白通草6克，滑石18克，竹叶6克。

每日1剂，共服2剂而愈。

本例在治疗中与治疗后查血清（暗视野检查）钩端螺旋体由阳性转阴性。

○杨某某，男，12岁。

初诊（10月6日）：半日前突感冷热，头痛、体痛，小腿痛，出少许汗，口渴，食欲不振，二便正常，面色潮红，目赤，苔薄白，脉浮数，体温39.7摄氏度。

辨证：伏暑型卫分重证。

治法：辛凉透邪解毒。

方药：银翘散。

银花15克，连翘15克，薄荷9克，竹叶9克，桔梗

9克，生甘草6克，淡豆豉9克，牛蒡子9克，荆芥穗4.5克，苇根30克。

10月7日（二诊）：服上方1剂后，发热、头痛减轻，食欲增进，余证消退，苔薄白，脉数，体温37.2摄氏度，予竹叶石膏汤以清热生津、益气和胃。竹叶9克，生石膏12克，麦冬9克，姜夏9克，炙草9克，生大米15克，党参9克。

10月8日（三诊）：脉静身和，体温37摄氏度。［中医杂志，1965，（8）］

慢性布鲁菌病

马丁等医案

○俞某，女，46岁。

多汗、乏力、关节痛7年。双肩关节多年疼痛，发热，多汗，疲乏无力。腰腿关节疼痛以髋膝为著，伴麻木，活动不便。盗汗自汗，心悸气短，五心烦热，失眠多梦，头昏。经期推后量少。舌淡、苔白，脉沉细。查：抗“O”100，Bumet 2.5厘米×3.0厘米。

诊断：慢性布鲁菌病。

辨证：血虚挟瘀。

方药：予以养血活血、化瘀通络之剂（黄芪30克，芍药16克，生地、女贞子各12克，枸杞、当归、炙甘草、红花各10克，桑枝、穿山龙各15克。）加鸡血藤12克。

服药3剂多汗稍减，10剂后泛力、五心烦热、肩疼大减，20剂后腰腿疼痛麻木减轻，30剂后请症皆除，惟有时右膝关节酸楚。近远期Bumet（－），治愈。［陕西中医，1990，11（8）］

○李某，男，48岁。

1960年因发热，关节疼痛诊为布鲁菌病治疗未愈，之后多次前症反复发作，住院疗效不显著。腰部疼痛，难以仰卧，不能转侧。双膝关节疼痛，屈伸不利，时有麻木。自汗多，疲乏无力，头晕耳鸣。苔白，脉沉弦细。抗“O”1：200，Wright（－），Bumet 8.4厘米×6.2厘米，X片、CT征像：L4前上角破坏及硬化，椎旁软组织轻度骨化。

诊断：慢性布鲁菌病。

辨证：肾虚证。

方药：以大补元煎为基础方。

杜仲、山药、怀牛膝、鸡血藤各15克，党参15克，枸杞、川断、黄精、当归、穿山龙、女贞子、萸肉各12克，熟地、寄生、甘草各10克。每日1剂，水煎2次，早晚分服。投前方药观察无不良反应，守方继服。

12剂后腰腿疼痛渐减，麻木感消失。16剂后腰部活动时疼痛明显减轻，头晕耳鸣大减。26剂后清症消失，Burnet 1.8厘米×2.0厘米。1年后追访无不适，Burnet 1.5厘米×1.6厘米，近远期治愈。［陕西中医，1997，18（5）］

流行性脑脊髓膜炎

周瑞石医案

○吕某，女，19岁。

患者发热（体温38.9摄氏度），恶寒，头痛，胸腹部有少量斑点，呕吐，口渴。经神经系统及实验室检查，诊为“流行性脑脊髓膜炎”。诊其脉数，苔黄，遂予龙胆石膏汤（龙胆草60克，生石膏160，白茅根95克，大青叶95克，知母60克，玄参95克，生地95克，甘草45克，银花95克，蒲公英15克），每日服药3次，每服120毫升。当晚头痛减轻，翌日发热消退，3天后胸腹眼部斑点消失。予养阴清热之剂善其后。（《中国当代名医验方大全》）

○陈某，女，38岁。

恶寒发热，头痛如裂，呕吐，体温38.8摄氏度，神志清，血压110/80毫米汞柱。血检：白细胞2.5×10^9/升，脉稍浮而数，苔黄燥，项强，凯尔尼格征阳性。胸腹部散在小血斑。脑脊液检查：颜色透明，白细胞240×10^6/升，红细胞2×10^6/升，中性粒细胞15%，嗜酸性粒细胞1%，中性分叶核79%，中性杆状核3%，淋巴细胞55%，糖440毫克%，氯化物646%，蛋白50%，潘氏征阳性。诊为流行性脑脊髓膜炎，处方如下：龙胆草60克，生石膏160克，知母60克，白茅根95克，大青叶95克，蒲公英95克，忍冬花95克，玄参95克，甘草45克，生地95克。每天服3次，3天痊愈，血象复查正常，未作脑脊液复查。（《名医名方录》）

时逸人医案

○吕某，女，23岁。

发热1天，神昏嗜睡，不时强直反张，两目上视，痉挛抽搐，身热鼻干，脉象弦数。

诊断：湿温。

西医诊断：流行性脑脊髓膜炎。拟清热熄风。

银花9克，山栀4.5克，连翘9克，黄芩4.5克，菊花9克，双钩12克，僵蚕9克，白芍12克，羚羊角1.5克，菖蒲6克，葛根9克，石膏15克。另用紫雪丹1.5克，日2次冲服。服1剂。

二诊：昨日服药后，神志略清，痉挛发作见减，仍有身热并头痛，原方羚羊角加至3克，再加犀角3克。服1剂。另服玉枢丹3克，日3次。

三诊：神志较清，身热头痛均减，痉挛发作已止，继服原方1剂。

四诊；神志全清，体尚微热，口舌干燥，热甚伤阴，以甘寒养阴善后，兼清余热。

银花9克，淡竹叶4.5克，生地9克，天麦冬各4.5克，石膏9克，天花粉6克，建曲9克，条沙参9克，白芍9克，炙甘草4.5克。（《时门医述》）

流行性乙型脑炎

黄存垣等医案

○邱某某，男，7岁，于1967年7月28日入院。

发热6天，头痛近3天，谵语，神志不清，抽搐。检查：神志不清，项有抵抗，克、布氏征均阳性；咽红，心、肺（-），对光反应迟钝，膝腱、提睾反射消失。脑脊液检查示：球蛋白阳性，白细胞320×10^6/升（中性粒细胞0.05，淋巴细胞 0.95），葡萄糖3.02摩尔/升。按流行性乙型脑炎收住院。

入院检查：体温40.3摄氏度（肛），患儿呈昏睡状态，两目呆，对光反应迟钝、瞳孔等圆，大便3天未解，壮热无汗，尿短赤，苔白腻，脉弦数（130次/分）。

辨证：暑热伤心，引动肝风，热入心包，湿浊蒙蔽清窍。

西医诊断：流行性乙型脑炎（重型）。

给予针药配合治疗：①即用紫雪丹、羚羊角粉；②针刺人中、少商（放血）；③拟清暑解热、化湿开窍汤剂（水牛角100克煎浓汁，生石膏、生石决明各30克，大青叶15克，芦根100克，飞滑石60克，朱砂15克，甘草5克，青蒿草60克，干葛10克，地龙10克，蜈蚣2条，全蝎6克，佩兰叶10克。煎水，每日1～2剂，鼻饲。按此方加减治疗3天。第4天，体温38摄氏度，抽搐止，苔黄腻，脉弦数，仍处于昏迷状态，给鼻饲安宫牛黄散1瓶，上方加天麻、菊花、磁石、竹沥、菖蒲再进，直至第6天，体温36.5摄氏度，神志清，能呼人，能伸舌察苔，两便通畅，精神萎靡，苔白，脉软，夜间抽搐1次。改方：北沙参10克，麦冬15克，芦根15克，茯苓10克，陈皮6克，甘草5，双钩藤20克。8月3日，体温36.5摄氏度，能进食，病情进入稳定恢复期，拟健脾益气、养胃阴法调治4天后，体征消失，住院11天，痊愈出院。［江西中医药，1997，28（6）］

谷振英医案

○患者付某，男，17岁，农民。

发烧头痛2天，昏迷1天，伴呕吐，大小便失禁。体温39.4摄氏度，血压110/70毫米汞柱，神志不清，颈有抵抗，心肺（-），腹软，肝脾（-），凯尔尼格征（+）。化验：脑脊液无色透明，蛋白（-），细胞总数16×10^6/升，白细胞14×10^6/升，印象流行性乙型脑炎，于1967年9月1日急诊入院。入院后，体温继升高至40摄氏度且有四肢抽动。

处方：鲜芦茅根各一两，银花五钱，连翘三钱，栀子二钱，黄芩二钱，薄荷半钱，生石膏六钱，钩藤四钱，菖蒲二钱，全蝎二钱，生地五钱，麦冬三钱，玄参五钱，地骨二钱，甘草一钱，紫雪一钱冲，安宫丸一丸。配合西药对症治疗。第三天，神志渐清，热亦渐退，头痛轻，不吐。第7天无不适，进食好，体温正常，颈稍抵抗，凯尔尼格征（+）。第11天无不适，颈软，凯尔尼格征（-），病愈出院。（《老中医经验集》）

肖德才医案

○周某某，女，4岁。住院号1826。

因持续高热，嗜睡3天，于1972年7月9日入院。体温41摄氏度，精神不振，嗜睡，颈部有抵抗感，布鲁津斯基、凯尔尼格征阳性，脉洪数，舌质红、苔薄黄。脑脊液化验，潘氏试验阳性，白细胞80×10^6/升。

治法：治以清热祛暑，芳香化浊。

方药：生石膏50克，水牛角30克，板蓝根30克，知母10克，银花10克，连翘10克，藿香5克，煎水服，日4次。

第3天体温降至正常，住院6天痊愈出院。［湖南中医杂志，1990，（4）］

蒲辅周医案

○王某，男，9岁。1956年8月23日住某医院，诊断为流行性乙型脑炎。

住院检查：（略）

病程及治疗：8月19日发病，高热、头痛、嗜睡，次日发现神识不清，23日入院，已见昏迷，体温39.6摄氏度，无汗，目赤，无大便，小便黄，脉象浮洪有力，舌苔黄腻，确为暑湿并重之证，拟用辛凉重剂。

处方：银花三钱，连翘三钱，生石膏二两，知母二钱，淡竹叶三钱，甘草三钱，粳米三钱，淡豆豉一两，葱白五寸，鲜芦根一两。

次日，体温38摄氏度，目赤已退，仍昏睡，未出汗，小便黄，大便仍未行，口不渴，舌苔黄腻，脉仍浮数有力，是暑湿之邪尚伏而未去，宜清暑利湿。

处方：茯苓皮三钱，杏仁二钱，香薷二钱，鲜藿香三钱，郁金二钱，生石膏一两，滑石五钱，连翘三钱黄芩二钱，白通草一线五分，茵陈三钱，神曲三钱，淡竹叶三钱。

服药之后，汗出热解，体温降为36.8摄氏度，神识清楚，脉亦缓和，予以清热和胃之剂。

处方：茯苓皮三钱，苡仁四钱，蒺藜三钱，钩藤（后入）三钱，连翘三钱，桑枝五钱，生稻芽四钱，鲜荷叶一两。

服后食欲恢复，余症皆愈。次日出院。

○梁某，男，28岁。

住某医院，诊断为流行性乙型脑炎。住院检查摘要：（略）。病程与治疗：病已6个月，曾连服中药清热、解毒、养阴之剂，病势有增无减。会诊时，体温高达40.3摄氏度，脉象沉数有力，腹满微硬，哕声连续，目赤不闭，无汗，手足妄动，烦躁不宁，有欲狂之势，神昏谵语，四肢微厥，昨日下利纯青黑水，此虽病邪羁踞阳明、热结旁流之象，但未至大实满，且舌苔秽腻，色不老黄，未可与大承气汤，乃用小承气汤法微和之。服药后，哕止便通，汗出厥回，神清热退，诸症豁然，再以养阴和胃之剂调理而愈。

○韩某某，男，6岁。

因2天来发热，头痛，嗜睡，抽搐2次，于1964年8月18日住某医院。

住院检查摘要：体温40摄氏度，脉搏128次/分，呼吸28次/分，发育正常，营养中等，心肺腹均阴性，神倦嗜睡，偶有烦躁。神经系统检查：颈项部有抵抗，凯尔尼格征（-），布鲁津斯基征（±），巴宾斯基征（+），腹壁、提睾、膝反射俱为（+）。脑脊液检查：

外观薄毛玻璃样，蛋白（+），细胞数602×10^6/升，中性粒细胞81%，单核细胞19%。血化验：白细胞24.9×10^9/升，中性粒细胞83%，淋巴细胞16%，单核细胞1%。咽拭子培养：有甲类链球菌，奈瑟氏球菌属。

临床诊断：流行性乙型脑炎（重型）。

病程与治疗：入院前2天开始发热，头痛头晕，嗜睡，食欲不振，入院前10小时内抽风2次，曾用解热剂无效，病情逐渐转重，体温升高达40摄氏度，嗜睡明显，入院后即用西药治疗，仍不见大效。

8月19日请蒲老会诊：症见高热无汗，面潮红，嗜睡明显，偶有烦躁，舌质红，苔白中挟黄，脉浮弦数，此为暑湿挟风，表里两闭之象，治宜清暑祛风，表里两解。

处方：香薷一钱五分，扁豆花二钱，川厚朴一钱五分，金银花三钱，淡豆豉四钱，炒僵蚕二钱，淡竹叶二钱，杏仁二钱，连翘一钱五分，葱白三寸（后下），六一散四钱（纱布包前），并以紫雪丹一钱，分5次冲服。

8月20日始服前方，8月21日复诊：体温基本正常，偶有低热，能坐起食饭，大小便转正常，除颈部尚有轻度抵抗外，余症皆消失，前方续服1剂，不再用紫雪，服后诸症皆平，食、眠、便俱正常，停药观察以至痊愈出院。

○傅某某，女，30岁。1956年8月25日住某医院，诊断为流行性乙型脑炎。

住院检查摘要：（略）

病程与治疗：病已6日，初起头痛如裂，身倣痛，高热恶寒，食欲不振。曾连服大剂辛凉甘寒及犀、羚、牛黄、至宝、紫雪、安宫诸品，病势始终不减，并迅速发展。会诊时仍持续高热，头剧痛，身微痛，头有微汗而身无汗，呕吐，下利灰白稀水，腹不痛，小便短黄，神倦目涩，烦闷，口苦，渴不思饮，舌苔薄白，中心黄腻，边质红，月经刚过10日，今日再见，脉象两寸浮数，右关沉数短涩；左关弦数，两尺沉数。观其脉症原属暑温挟风，其头身痛、脉浮系乎风，其心烦、去赤苔黄、口渴发热由于暑，因服寒凉太过，冰伏其邪留而不解，脾胃受伤，热入厥阴，迫血妄行，并乘虚而内陷阳明、太阴，形成两脏（太阴脾经，厥阴肝经）一腑（阳明胃经）并病，此时急须温太阴、清厥阴、和阳明，温清和三法并用。方以二香、左金合苦辛为治。

处方：鲜藿香三钱，香薷二钱，川黄连一钱五分，吴茱萸五分，法半夏三钱，郁金二线，佩兰三钱，钩藤四钱，蒺藜四钱，鲜佩兰叶一两，竹茹三钱，生姜二钱，伏龙肝二两（先煎取澄清液煎药）。

浓煎，取80毫升，每服10毫升，1小时1服，因吐甚不纳，故少量而频进。1剂诸症皆平，后以调和脾胃养阴益气而愈。

○张某某，女，5岁半。

因两天来发热，头晕，抽风2次，于1964年8月14日住某医院。

住院检查摘要：体温39.7摄氏度，脉搏140次/分，呼吸30次/分，血压100/60毫米汞柱，发育正常，营养中等，口唇发绀，下腹部及臀部有三四个针尖大小出血点，前额有2厘米× 3厘米青块，肌张力增强，抽风状态，四肢抽动，口吐白沫，听诊：心尖部Ⅱ级吹风样杂音，肺（–），神经系统检查：神志半昏迷，颈项强直，布鲁津斯基征（+），凯尔尼格征（+），巴宾斯基征（+），膝（双侧）反射亢进，瞳孔对光反应存在。脑脊液检查：外观毛，蛋白微量，细胞数12400×10^6/升，中性粒细胞97%，单核细胞3%。血化验：白细胞22.0×10^9/升，中性粒细胞96%，单核细胞4%。补体结合试验结果（–）。

临床诊断：流行性乙型脑炎（重型）。

病程与治疗：入院前2天感觉头晕，发热达39.2摄氏度，伴有寒战，精神尚好，曾给解热药后热退；次日体温复升高至39摄氏度，仍感头晕，又给退热剂，但照常玩耍，至中午突然晕倒，问话不能回答，未见抽搐，历时10分钟方清醒；入院前4小时抽风2次，口吐涎沫，持续10分钟缓解，神志尚清，但不愿回答问话，因之住院，给以青霉素和氯霉素治疗，仍见嗜睡明显，持续高热，至第三天神志渐昏迷，病情逐渐加重。于8月17日决定改用中药治疗，请蒲老会诊：高热已5天，无汗，抽风3次，神志半昏迷状态，不回答任何问话，有时虽睁开眼睛但无目的，四肢不温，大便不行已4日，不思饮，腹不满，舌质淡苔秽腻，脉浮弦数，中医诊断为湿甚阳郊，清阳蒙闭，三焦机窍失司，治宜通阳利湿，宣通三焦。

处方：香薷二钱，扁豆花二钱，鲜藿香二钱，金银花二钱，川黄连八分，山茵陈三钱，滑石块五钱，杏仁二线，薏苡仁五钱，白蔻仁一钱，白通草一钱，川厚朴一钱。1剂，以水煎取汁频频服之，同时给紫雪丹一钱，分5次冲服。

8月18日复诊：前方服后，体温降至36.8摄氏度，神志转清，未再抽搐，四肢能动，口唇红润，能回答问话，瞳孔对光反应灵敏，病情好转，续服前方。

8月19日三诊：体温37摄氏度，神志清楚，问话回答正确，但仍有嗜睡，食乳尚好，不欲食饭。神经系统症状：颈项部尚有轻度抵抗，凯尔尼格征（+），布鲁津斯基征、巴宾斯基征俱为（-）。心肺腹检查皆为（-）。继续原方加减再服2剂，停药观察数天，痊愈出院。（《蒲辅周医案》）

胡启兴等医案

○朱某，男，4岁。

现病史：患儿高热（体温39摄氏度～40摄氏度）伴抽搐，神志昏糊，嗜睡已3天。于1987年8月6日下午来院急诊。

体检：体温38.8摄氏度，脉率120次/分，呼吸22次/分，发育、营养状况尚好，重病容，神志昏糊不清，颈部抵抗，心肺（-），肝脾未触及，神经系统巴宾斯基征、凯尔斯基征阳性。周围血象：白细胞12.6×10^9/升，中性粒细胞78%，淋巴细胞20%，嗜酸性粒细胞1%，单核细胞1%。

脑脊液：无色透明，蛋白（+），糖50毫克%，白细胞140×10^6/升，中性粒细胞45%，淋巴细胞50%。

临床诊断：乙脑（普通型、极期）。

当日下午5：30收入住院。8月7日上午8时中医诊见：患儿发热（体温38.5摄氏度），神志昏迷，不断抽风，小溲黄，大便正常，舌苔黄燥，舌尖红赤，脉细数。

辨证：病为小儿暑温，爰为暑热疫毒侵入气营阶段，病势笃重。

治法：治以清热解毒为主，佐以清营开窍、平肝熄风。

方药：清热解毒汤加味。

银花、连翘、板蓝根、蚤休各15克，山栀、知母各10克，黄芩8克，石膏30克，滁菊花6克，生地黄12克，大青叶、钩藤各15克，石决明12克，甘草5克。每日1剂，煎汤鼻饲。同时服用安宫牛黄丸、羚羊角粉、紫雪散，连服3剂。

8月1日上午8时，患儿发热渐降，抽风渐止，但神志仍昏迷。舌苔薄黄缺津，舌尖略红，脉细数。观其病情已见好转，以上方去滁菊花、钩藤、石决明，加入丹皮、麦门冬各10克，天竺黄15克，增强清营开窍之功。上方续服3剂，同时喂服安宫牛黄丸，每次1/4粒，1日4次。迨至8月13日上午8时半，患儿体温正常，神志清醒后苔薄黄，脉细数。病势趋向恢复，续拟清解余邪、益气养阴以善后，方用银花、连翘、板蓝根各12克，麦门冬8克，黄精15克，玄参、石斛、玉竹、莲子肉各10克，陈皮3克，甘草4克。连服3剂。8月16日患儿病情无特殊变化，经临床检查，达痊愈出院。［江苏中医，1999，8］

潘春先医案

○黄某，女，9岁，1989年7月30日入院。

患儿发热、头痛两天，伴呕吐。今日高热40.5摄氏度，间有抽搐，嗜睡，神志不清。体检：颈有抵抗，巴宾斯基征（+），凯尔尼格征（+），布鲁津斯基征（+），心肺正常。脑脊液检查：蛋白500毫克/升；白细胞260×10^6/升，糖和氯化物正常。舌质红苔白，脉细数。

诊断：乙脑（重型）。

辨证：证属暑热里盛，热盛动风。

治法：治当清暑透邪，解毒熄风。

方药：银花6克，连翘9克，生石膏60克，知母9克，钩藤9克，僵蚕9克，大青叶20克，板蓝根15克，黄芩9克，山栀9克，竹叶6克，大黄9克。4剂。

8月4日二诊：患儿热稍退，仍神志朦胧，四肢间有躁动，喉痰鸣。体检：颈稍抵抗，巴宾斯基征（+），凯尔尼格征（+），心（-），两肺痰鸣音，舌质红、苔薄黄腻，脉弦数。

辨证：证属暑热内闭心窍，温热闹肺。

治法：治当清暑解毒，清心开窍，佐宣肺化痰。

方药：连翘9克，生石膏60克，知母9克，大青叶20克，黄芩9克，山栀9克，川贝9克，胆南星6克，桑白皮9克，杏仁9克，石菖蒲6克，远志9克，钩藤9克，僵蚕9克。3剂。

8月7日三诊：患儿热退，神志清醒，精神萎靡，喉痰鸣消失，能进食流质，四肢活动尚可，心肺（-），舌质红干、苔薄白，脉细数。证属余邪未尽。治当滋阴透邪，通经活络，调理善后，于8月14日无后遗症痊愈出

院。［江西中医药，1994，5（4）］

时振声医案

○患者张某，女，56岁。住院号19538。1980年7月15日诊。

因持续高热5天，意识障碍伴头痛呕吐3天住院。开始有畏寒发热，体温在38摄氏度～39摄氏度之间，以后不寒但热，头痛呕吐，烦躁谵妄，神志恍惚，循衣摸床。体温38.7摄氏度，脉搏100次/分，呼吸24次/分，血压140/90毫米汞柱。呈急性病容，神志不清。周身皮肤未见出血点。巩膜无黄染，瞳孔等大，对光反射存在。牙关紧闭，颈部有抵抗，心肺（－），肝脾（－），四肢肌张力较强。入院后腰椎穿刺：脑脊液透明清晰，蛋白（＋），糖78毫克%，氯化物90毫克当量/升，白细胞126×10^6/升，分类：单核细胞100%。周围血象：白细胞总数3.7×10^9/升，中性粒细胞81%，淋巴细胞19%。血培养（－），血沉18毫米/小时。尿常规：蛋白痕迹，红细胞2～4个/高倍视野。

临床诊断：流行性乙型脑炎。

中医诊断：暑温。

中医辨证：患者年过七七，阴气不足，外感暑邪，骤然起病，邪热迅即内传，由卫气而至营分，故见高热无汗，神昏躁动，言无伦次，舌质红绛而干；热甚动风以及热甚伤阴，筋失所养，亦使肝风内动，故见两上肢不时拘挛抽搐，颈部强硬；暑必挟湿，湿热相合，故尿少黄赤，舌苔黄腻，脉象滑数。诊为暑温挟湿之证。

治疗经过：以清热燥湿合清营开窍，气营同治，用苍术白虎汤鼻饲，清开灵（安宫牛黄丸注射液）静脉滴注。药后症状无改善，当晚体温39.6摄氏度，不时抽搐，谵妄躁动，为改善毒血症状，予氢化可的松200毫克加入静脉滴注液中，次晨体温降至37摄氏度，但意识仍不清，颈部强硬加重。自7月17日至20日的4天中，体温在35.6摄氏度～35.2摄氏度之间，四肢厥冷，仍神昏，又上肢拘急紧张，凯尔尼格征（＋），舌苔腻而不黄，脉变濡小。并出现腹胀，呕吐喷射状，呕出咖啡样胃液约400毫升，呕吐后头部出冷汗不止。予生脉散静脉滴注以益气固脱。7月21日呼吸开始出现断续现象，四肢厥逆加重，口唇及指甲发青，并出现血尿。眼底有视神经乳头水肿，边界不清，静脉增粗，无出血及渗出。经会诊考虑有脑水肿、弥漫性血管内凝血、微循环障碍，予生脉散、川芎嗪静脉滴注，配合使用脱水剂及山莨菪碱注射液，以减轻脑水肿，改善微循环。鼻饲牛麝散以芳香开窍促使昏迷清醒。

经上述措施后，7月22日晨，甲皱转红，尿色变浅，但仍神昏痰鸣。中午突然抽搐而呼吸停止，经抢救后呼吸恢复。下午2点50分又出现呼吸停止，旋即心跳亦停止。经抢救并作气管切开接人工呼吸器，心跳先恢复，病人仍昏迷，四肢厥逆。

7月23日～7月25日，神志逐渐清醒，仍肢凉，指甲青紫。继续使用生脉散、川芎嗪及山莨菪碱注射液，逐渐四肢变温，手足指甲由青紫转红，出现自主呼吸，乃停用人工呼吸器，体温逐渐上升至37.5摄氏度～38.2摄氏度之间。因有肺内感染及尿路感染，故用清肺注射液静脉滴注，又继续用生脉散、川芎嗪2天。

7月26日，神志完全清醒，鼻饲管拔除，能自行进流质，体温仍在38摄氏度左右，咳嗽时由气管切开插管中溢出黄黏痰，加用抗生素，中药改用口服清肺化痰之剂。至8月3日体温正常。肺内感染消失后，乃于8月7日将气管插管拔除，保留导尿管也拔除，出现尿潴留。经针刺五里、中极、关元、三阴交后，能自行排尿，但有尿频、尿痛、尿热感。中药改用清利下焦湿热之剂后，尿路刺激症状消失，尿检正常。于8月29日治愈出院，无后遗症。至今5年，健康如常人。（《时门医述》）

马继媛等医案

○黄某，男，6岁。因发热3天，伴有抽搐，于1994年7月15日20：00住院。

家长代诉：患孩3天前发热，体温高时为39.5摄氏度，伴见抽搐，甚而头后仰，两目凝视，口唇紫绀，左侧肢体抽动持续约半小时。在当地医院治疗未见好，转市第一人民医院入院时查：体温38摄氏度，浅昏迷状态，时有抽搐发作，双侧瞳孔缩小约0.1厘米，心肺正常，腹壁反射未引出，左侧巴宾斯基征阳性，布鲁津斯基征、凯尔尼格征均阴性。脑脊液无色透明，压力稍高，细胞数740×10^6/升，潘氏试验（＋），糖＞50mg%，脑脊液IgM抗体阳性；脑电图常出弥漫性慢波。脑CT正常。即予抗病毒、退热止惊、降颅压、激素等药对症处理。第2天病情未见改善，体温升高至39.5摄氏度，遂处翘青佩丹汤（连翘、大青叶各30克，佩兰、丹参、青蒿各10克，菖蒲8克，薄荷6克，生熟大黄各4克）鼻饲，第

3天发热退去，抽搐停止。继用中药鼻饲配合西药治疗5天，诸症皆平，精神较佳，肢体活动自如，逐渐停用药物，复查脑脊液IgM阴性，血清IgM阳性。复查脑电图正常，予以出院，告愈。［陕西中医，1997，18（1）］

脑膜炎

乔保钧医案

○郭某，女，8岁。1991年3月9日初诊。

其父代诉：1989年7月曾高烧，体温40摄氏度～41.5摄氏度，伴四肢抽搐，剧烈呕吐，村卫生室予青霉素治疗，症状暂时消失。时隔两旬，诸症复作，继之，是症曾反复发作17次，每次皆高热、头痛、呕吐或四肢抽搐，或手足蠕动，曾3次CT检查未见异常，经两次腰穿（资料丢失，结果不详），怀疑为“化脓性脑炎”，经用青霉素、氯霉素静脉滴注，每次都可见效于一时，不久病即复发。病家辗转数地，而病情如故，且随时间推移，发作愈加频繁。2日前因感冒而使旧病复发，求诊于乔老。刻诊：高热，头痛，呕吐，口干欲饮，大便秘结，形体消瘦，神志昏糊，似清似寐，四肢时而抽搐时而瘛疭蠕动，上肢及胸腹可见散在片状暗红色斑疹，舌质红绛、苔黄乏津，脉沉数细。颈项强硬，巴宾斯基征（+），化验白细胞23.0×10^9/升，其中中性粒细胞89%。病乃阴虚热郁，毒邪内伏，外感引动而发。治当有阴清热解毒，平肝化痰熄风。方宗三甲复脉汤化裁。

处方：生龟甲30克，生鳖甲30克，生牡蛎30克（前三味均另包先煎半小时），细生地9克，麦门冬9克，玄参9克，明天麻15克，生山栀9克，双钩藤15克，胆南星9克，天竺黄9克，金银花15克，板蓝根9克，生甘草5克。7剂。

二诊：上药2剂，体温渐降，3剂体温复常，手足瘛疭病已止，4剂头痛已失，呕吐亦住，尽剂精神好转，下地活动，惟口干咽燥，食欲不振。上方加石斛10克，砂仁9克，继服7剂。

三诊：口干咽燥消失，上肢及胸腹红斑消退，精神明显好转，但药后轻度腹胀，大便溏，每日2次，舌质淡红、苔薄黄有津，脉弦滑无力。病邪败退，正气来复。仍宗上方加葛根30克，生姜3片，大枣3枚。续服30余剂，未再复发。［中医杂志，1992，33（2）］

刘云湖医案

○病者：南湖喻学川之父，年近七旬。

病因：下冷水过多，病湿温，医不知其治以淡渗佐以苦温之理，概用辛温，变成脑膜炎症，后延医谓脉太数急，症甚危险，主治甚难，不敢下药，乃请愚治。

症候：头剧痛项强，牵引遍身亦痛，恶风壮热自汗，胸闷咳嗽，痰涎直涌，气极臭秽，两足酸痛，时发神昏谵语，小便红赤。

诊断：六脉洪数，舌苔灰滑，此湿温极重之症也。

疗法：以清解兼用淡渗。

处方：香青蒿一两，连翘五钱，银花、黄芩各四钱，川贝、云苓、郁金、鲜茅根各三钱，蒌壳二钱，人中黄一钱五分。

效果：一剂热退，冷汗不止，胸闷亦开，痰涎亦少，次诊脉较平缓。

接方：于前方去蒌壳、郁金，加泽兰叶三钱，二剂后诸病悉退，惟身软如绵，逾数日能食饭二三碗，喜食汤肉，调理半月而起。

理论：病理前已论明，无庸复赘。

方论：或问凡关于火热之脑膜炎证者，多用生石膏，前症用至四两，何此症不用耶。答曰：前症之偏于火，故面目红赤，目皆有浓厚眼矢，满头痛剧起疱，可知是火毒集于头部，非多量石膏不能救焚退热，此症偏于湿，虽头项强痛不甚剧，而涎液涌出成渠，其毒热混于湿中。石膏为甘凉药，虽能清热。究与湿邪不宜。今重用青蒿，凉而不滞。能升散少阳邪热，清头脑之风毒，较石膏为妥也。（《临床实验录》）

结核性脑膜炎

施今墨医案

○林某，女，28岁。病历号55、12、141。

低热36.6摄氏度～37.4摄氏度已2个多月，上月13日突然昏厥一次，全身抽搐四肢冰冷，经急救后缓解。神志清楚，全身乏力，不能起床，头痛连及颈，行动需人扶持，时欲跌倒，月经两三个月一次，食欲不振，睡眠不实，二便尚属正常。经开封市人民医院及河南医学院会诊，诊断为结核性脑膜炎症并有局灶性肺结核。

有薄白苔，舌质淡，六脉细数微弦。

辨证立法：阴虚之火，上扰神明，头晕而痛。肝主筋，血不养肝则令全身乏力、抽搐。当拟敛阴潜阳，滋补心肾之剂。

处方：生龙骨12克，草决明10克，沙蒺藜10克，生牡蛎12克，石决明10克，白蒺藜10克，北柴胡5克，冬桑叶10克，朱茯神10克，赤白芍各6克，桑寄生15克，朱寸冬10克，川杜仲10克，砂仁3克，生熟地10克，川续断10克，细辛3克，东白薇10克，酒川芎5克，双钩藤6克，鹿角胶6克（另烊兑服）。

二诊：连服22剂，低热全退，精神旺健，四肢自觉有力，行动不需扶持，头痛大减，时感昏晕，间或头顶跳动，食睡均好。

处方：草决明10克，东白薇6克，石决明20克，紫贝齿（紫石英12克同布包先煎）12克，香白芷5克，制蝎尾3克，酒川芎5克，北藁本5克，川杜仲10克，沙蒺藜10克，北细辛3克，川续断10克，白蒺藜10克，春砂仁3克，生熟地各10克，鹿角胶10克，滁菊花10克，密蒙花10克，明天麻5克，炙甘草3克。

三诊：前方服16剂，除头有时稍晕外，已无其他症状，拟用丸方收功。

处方：每日早服神经衰弱丸30粒，晚服河车大造丸1丸。连服1个月。

○闫某，男，1岁半。病历号51、11、236。

神识不清，时现抽搐，但未发高热，已有半月之久，经医院诊断为结核性脑膜炎。现症项强，神识不清，时有呕吐，常用小手打头，大便秘结，微有咳嗽。

舌苔白，指纹色红入于气关，脉滑细。

辨证立法：体质素弱，积热蕴郁上焦，引动肝风，项强抽搐，脾运不健则呕吐不食，腑气不通大便闭结，拟清肝镇惊，健脾止吐法。

处方：双钩藤5克，制全蝎3克，龙胆草1.5克（酒炒），白蒺藜5克，黄菊花3克，冬桑叶3克，蝉蜕衣3克，米党参3克，野于术3克，东白该3克，酒当归3克，鹿角胶3克（另炖兑服）。

二诊：药服3剂，神识渐清，呕吐仍作，大便尚未通畅。

处方：酒军炭3克，旋覆花（代赭石、半夏曲各3克同布包）3克，白扁豆10克，炒枳壳3克，双钩藤5克，白蒺藜6克，龙胆草1.5克（酒炒），黄菊花3克，东白薇3克，焦三仙10克，炙甘草1.5克。

三诊：服3剂大便已通，但干燥，神识时清时昏，抽搐次数减少，咳嗽仍有。

处方：白蒺藜6克，双钩藤5克，白僵蚕3克，东白薇3克，节菖蒲3克，蔓荆子3克，黄菊花5克，白扁豆10克，冬桑叶3克，炙前胡3克，炒远志3克，嫩桑枝10克，炙紫菀3克，首乌藤6克，杏仁泥5克，炙草梢3克。

四诊：前方服之甚效，症象均见好转，连服6剂，神识清楚，抽搐已止，大便通利，不呕吐，渐能食，时常哭闹，小便少，微咳。前方去白扁豆、首乌藤，加夏枯草5克，再服3剂。

五诊：药后现除有时用手打头哭闹外，无其他症状。

处方：白蒺藜6克，双钩藤5克，苦丁茶3克，龙胆草1.5克，白僵蚕3克，蔓荆子3克，黄菊花3克，冬桑叶3克，节菖蒲3克，炒远志3克，酒丹参3克，蝉蜕衣3克。

（《施今墨临床经验集》）

内分泌疾病

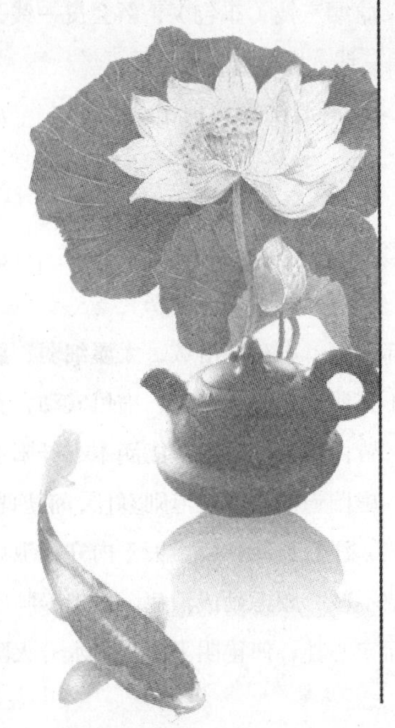

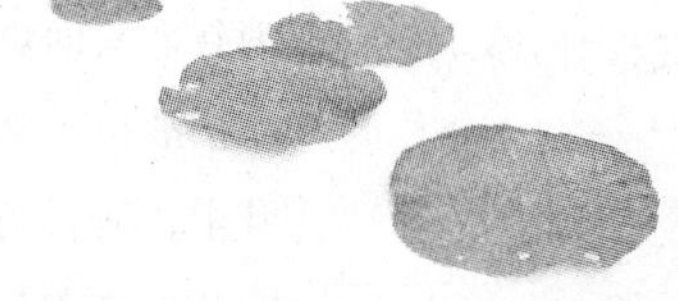

消 渴

冉雪峰医案

○苏联专家，某同志，年五十，体质魁伟，颜面潮红（气来颇旺），头晕心烦不安寐，常自服头痛粉、安眠片，牙龈时或出血（一派营热炽盛，内扰上搏状况）。年来易倦，开始有疲劳感，尿频数，量多，口渴引饮（燥气胜），食欲反佳（消耗过大），俨似消渴现象。经检查尿糖均高（尿糖++++，血糖258毫克%），始确知为糖尿病（即消渴）。工作较忙，无暇治疗，偶一治疗，亦不能解决问题，惟注意饮食管制，每日喝五杯水，不多饮，故尚保持现状。予诊如上述，为书简明医案：证象下消，牙龈时或出血，燥气反过，育阴清热，凉营散结，半调半疏。处方：鲜生地六钱，当归、白芍各三钱，肥知母、栝楼根各三钱，山萸肉二钱五分，桑螵蛸、蒲黄各三钱，青木香、白茅根各三钱，甘草一钱（此方清养清疏，清敛清摄）。随证出入加减，二星期后头痛、不寐、烦渴均减，尿糖如故，因加重药量，加厚药力。拟方：鲜生地一两，胡黄连八分，杭白芍、栝楼根、肥知母、山萸肉、酸枣仁、桑螵蛸、青木香各三钱，甘草一钱（此方系酸甘化阴，佐以苦坚），亦随证出入加减，三星期，尿糖锐减，血糖平稳，效大著，病愈大半。嗣因公出差，时方酷热，劳顿受暑，病又微发，回时调治，乃复正常。时已秋凉，病即节节向愈，尿糖阴性，各附带证消失。为拟善后久服方；鲜生地八钱，黄连八分，茯神四钱，酸枣仁、南沙参、牡丹皮、地骨皮、桑螵蛸、青木香、白茅根各三钱，甘草一钱（此书已兼清补）。（《冉雪峰医案》）

汪逢春医案

○许左，四十八岁，一月二十六日。

陡然形瘦，面黄，口渴，舌本发木，夜间小溲频数，两腿酸软。病乃消渴，由浅入深，亟以《金匮》法加味。

潞党参五钱，枳壳一钱（白米三钱同炒），全瓜蒌五钱，麸炒白术三钱，焦麦芽四钱，南沙参三钱，块滑石五钱（布包），陈莱菔缨一两（布包），丝瓜络三钱，肥玉竹三钱，瞿麦穗三钱，肥知母钱五（盐水炒）。

猪胰子二个，用料酒洗净，煎汤代水。

二诊，一日二十八日

药后小溲渐爽，渴饮不已；昨夜咳嗽颇剧，两耳鸣响，舌苔黄厚，口味作苦，两脉细数。消渴重症，治之非易，拟再以前法加味。

潞党参五钱，枳壳一钱（白米三钱同炒），全瓜蒌一两，瞿麦穗三钱，川贝母三钱（去心），南沙参三钱，鲜枇杷叶三钱（布包），冬瓜子皮各五钱，苦杏仁三钱（去皮尖），肥玉竹三钱（盐水炒），块滑石五钱（布包），陈莱菔缨三钱（布包），新会皮一钱，赤苓皮四钱，丝瓜络三钱，嫩桑枝五钱。

猪胰二个，用料酒洗净，煎淆代水。（《泊庐医案》）

丁甘仁医案

○尹左。

诊脉左三部弦数，右三部滑数，太溪细弱，趺阳濡数，见症饮食不充肌肤，神疲乏力，虚里穴动，自汗盗汗，头眩眼花。皆由阴液亏耗，不能涵木，肝阳上僭，心神不得安宁，虚阳逼津液而外泄则多汗，消灼胃阴则消谷。头面烘热，汗后畏冷，营虚失于内守，卫虚失于外护故也。脉数不减，颇虑延成消症。姑拟养肺阴以柔肝木，清胃阴而宁心神，俾得阴平阳秘，水升火降，方能渐入佳境。

大生地四钱，抱茯神三钱，潼蒺藜三钱，川贝母二钱，浮小麦四钱，生白芍一钱五分，左牡蛎四钱，熟女贞三钱，天花粉三钱，肥玉竹三钱，花龙骨三钱，冬虫夏草二钱，五味子三分。

二诊：心为君主之官，肝为将军之官，曲运劳乎心，谋虑劳乎肝，心肝之阴既伤，心肝之阳上亢；一消灼胃阴，胃热炽盛，饮食入胃，不生津液，既不能灌溉于五脏，又不能输运于筋骨，是以饮食如常，足膝软弱。汗为心之液，心阳逼津液而外泄则多汗；阴不敛阳，阳升于上则头部眩晕，面部烘热，且又心悸。胃之大络名虚里，虚里穴动，胃虚故也。脉象左三部弦数，右三部滑数，太溪细弱，趺阳濡数，唇红舌光，微有苔意，一派阴液亏耗，虚火上炎之象，此所谓独阳不生，独阴不长也。必须地气上升，天气始得下降。今拟滋养肺阴，以柔肝木，蒸腾肾气，而安心神。务使阴阳协和，庶成既济之象。

北沙参三钱，抱茯神三钱，五味子三分，肥玉竹三钱，天麦冬各二钱，左牡蛎四钱，生白芍二钱，川贝母二钱，大生地四钱，花龙骨三钱，潼蒺藜三钱，制黄精三钱，浮小麦四钱，金匮肾气丸（包）四钱。

三诊：饮食入胃，不生津液，始不为肌肤，继不为筋骨，书谓食亦见症，已著前章矣。阴液亏耗，肝阳上僭，水不制火，火不归宅。两进养肺阴以柔肝木，益肾阴而安心神之剂，尚觉合度。诊脉弦数较和，细数依然，仍守原意出入，俾得阴阳和协，水火既济，则入胃之饮食，自能生化精微，灌溉于五脏，洒陈于六腑。第是恙延已久，断非能克日奏功也。

照前方去金匮肾气丸、五味子、制黄精，加淮山药三钱、盐水炒杜仲三钱、上桂心四分。（《丁甘仁医案》）

周小农医案

○袁舅，戊午六十二岁，二月内微寒，并不甚热，口渴欲饮，日十碗不止，溲清而少。脉弦，舌光。此阴精不足，虚火上炎，是消证，非外感也。拟沙参、玄参、花粉、竹茹、知母、黑山栀、生甘草、黑豆、石斛、天冬、玉竹、芦根、梨等大剂，煮五大盅代茶。第二剂仅饮二大盅，第三剂一盅，七剂而愈。

任左，气忿成病，乡医投熟地、附片、绵芪、党参、破故纸、益智、首乌、枣仁，不效。闰月十三日诊：因气心火下移，溲多不禁，有澄白，耐则自遗，间日寒热，大便自利。症属肝热，肾气不坚，下消须防。白薇、白芍、花粉、柴胡、丹皮、条芩、黑山栀、萆薢、石莲、桑螵蛸、黄柏、覆盆子、鸡内金、香连丸等。数剂自愈。（《周小农医案》）

何世英医案

○莫某，女，4岁，1970年11月29日初诊。

患尿崩症已有月余，口渴，饮水不能自已，尿量多而频。舌质光红微糙，脉象细而弱。尿比重1.000以下。

辨证：肺肾阴虚。

治法：滋肾为主兼益脾肺。

方药：旱莲草9克，女贞子9克，寸冬9克，南沙参9克，玉竹9克，山药15.6克。

服药6剂，口已不渴，饮水及尿量亦正常。于8月4日起仍照原方继服月余而愈，复查尿比重为1.010。

○卞某，男，10岁，1972年10月7日初诊。

患尿崩症已半年，每昼夜共饮4暖瓶水，尿比重1.000以下，尿糖（-），经诊断为尿崩症。当时消瘦乏力，纳呆，口干喜饮水，夜间为甚，尿量特多，腰酸无力。舌红少津，脉象细弱。

辨证：肺肾阴虚。

治法：滋肺阴，补肾气。

方药：天花粉12.5克，肥知母12.5克，枇杷叶6克，北沙参15.6克，石斛15.6克，天冬15.6克，大生地18.8克，生山药31克，乌梅5个。

同年12月21日复诊：经连续服用上药两个半月后，一般情况好，食量与体力均有所增，饮水量从一昼夜4暖瓶减少到1暖瓶，皮肤渐有汗出，尿比重为1.010。以后照方连续服用半年之久，病情比较稳定。后因随家属迁往外地中辍治疗。（《何世英儿科医案》）

刘惠民医案

○邵某，男，33岁，1972年5月10日初诊。

病史：口干、舌涩、多饮、多尿、体倦乏力2年多。1968年夏季曾因车祸撞伤头部，当时昏迷十多分钟，此后即经常感觉头痛、头昏、头晕等，并逐渐加重，未经特别治疗。1970年开始，时觉口干、舌涩，体倦乏力，精神萎靡，饮水量逐渐增多，每天喝水四五暖瓶仍不解渴，同时尿量明显增加，每天小便达十五六次之多，但饮食一般，食量正常，无明显增多，消化也基本正常。曾经医院检查，X线颅骨摄片发现蝶鞍略大，未见明显骨质破坏。尿常规糖定性阴性，比重低（1.002～1.004），镜检未见异常，疑诊为尿崩症，在当地服中药150余剂，尿量略少，但口干、舌涩、体倦、乏力等症不见减轻。

检查：体形消瘦，面色黯黄，舌质淡红，苔白，脉沉细略数。

辨证：肾经虚弱，气阴两虚。

治法：补肾益气，养阴生津。

方药：枸杞子15克，玄参25克，生石膏43克，五味子12克，天花粉18克，桑螵蛸15克，菟丝子31克，远志12克，生黄芪15克，生地25克，陈皮12克，白术15克，水煎2遍，分2次温服。

6月20日患者来信：诊后服药三十余剂，口干、舌涩、口渴、多尿等症均有明显减轻，尿量已近正常。饮食较前略减。近日有心慌，烦躁。再本原方略行加减，嘱继服数剂，以观后效。处方如下。

何首乌18克，枸杞子15克，玄参31克，山栀12克，淡豆豉15克，生石膏37克，桑螵蛸18克，五味子12克，天花粉25克，生菟丝子31克，柏子仁15克，生地25克，橘红15克，生黄芪15克，白术15克，砂仁12克，水煎服。煎服法同前。

○马某，男，40岁，1972年5月10日初诊。

病史：头晕、口渴、多饮、多尿2年多。自1970年底开始，经常感觉头晕，有时微痛，从1971年起，每天需饮水十余千克，仍觉口干、口渴，每昼夜尿15次以上（每夜尿一痰盂多），并有体倦乏力，日见加剧，不能坚持工作，赴专区医院就诊，并转上海某医院检查眼底及颅骨摄片，未见异常。化验尿比重1.002～1.004，尿糖（–），镜检无异常，疑诊为尿崩症。曾服滋补肾阴，生津止渴类中药50余付，尿量略见减少，但口渴、多饮、尿量多、头晕、体倦、乏力等症未见减轻，近来时觉肩背酸痛，手脚发热，饮食减少，消化尚好。

检查：面黄体瘦，舌质红，苔白厚、少津，脉细略数。

辨证：阴虚内热，肾关不固。

治法：补肾养阴，生津清热，佐以健脾养心。

方药：银柴胡12克，地骨皮12克，天花粉12克，玄参25克，何首乌12克，益智仁12克，生地25克，桑螵蛸15克，木瓜12克，白芍15克，远志12克，鸡血藤15克，白术15克，白豆蔻12克，陈皮12克，水煎2遍，分2次温服。

8月18日患者来函述：服药15剂，尿量及小便次数明显减少，尿比重较前上升，口渴也明显减轻，仍有乏力、头脑不清、口黏、思饮等症，未再到医院检查，要求改方继服。处方如下。

荆芥穗12克，地骨皮15克，天花粉37克，玄参31克，何首乌18克，益智仁15克，生地31克，桑螵蛸18克，五味子12克，香附15克，远志15克，陈皮15克，鸡血藤15克，珍珠母43克，水煎服。煎服法同前。（《刘惠民医案》）

夏春地医案

○刘某，男，56岁，1996年10月30日初诊。

1992年8月患者因多饮、多尿、多食等症状来院就诊。经化验检查诊断Ⅱ型糖尿病。经西药治疗病情曾一度稳定。近一月来自觉口渴不思饮水，头昏，腰酸，双下肢麻木且有蚁行感，全身乏力易出汗。虽服用苯乙双胍但是血糖控制不理想。诊前口服苯乙双胍25毫克，每日3次餐后服。诊时化验空腹血糖14.2毫摩尔/升，尿糖（++），餐后2小时血糖17.2毫摩尔/升。血脂化验：胆固醇6.83毫摩尔/升，甘油三酯4.78毫摩尔/升，血流变测试检查示：高黏滞血症。患者舌淡暗后下静怒张，苔薄白，脉沉细。

辨证：气阴两虚、血瘀阻络。

方药：降糖活血汤（生地30克，玄参20克，山萸肉15克，生黄芪30克，山药20克，苍术15克，葛根15克，花粉15克，丹参30克，益母草30克）加鸡血藤20克，豨莶草15克，水煎服，早晚各服1次。苯乙双胍用量服法同前。

11月15日复诊：前方共服14剂，自觉身轻力增，口渴、头昏腰酸、双下肢麻木明显好转。化验检查：空腹血糖8.5毫摩尔/升，午餐后2小时血糖12.8毫摩尔/升，尿糖（+）。前方有效，继续服用，苯乙双胍改为25毫克1日2次餐后服。以降糖活血汤为主方。前后共治疗50余天患者诸消失。查空腹血糖6.2毫摩尔/升，尿糖（–）。[实用中医内科杂志，1999，13（4）]

邢锡波医案

○宋某，男，33岁，工人。

近1个月心烦口渴，一时不喝，即唇干舌燥，口渴难忍。食欲减退，日渐消瘦，疲乏无力，每日饮水量4200毫升，尿量4350毫升，尿比重1.002。且有遗精，盗汗，腰酸痛，失眠等症状。脉虚数，舌质红绛，舌干无苔少津。

辨证：真阴耗伤，阴虚火旺。

治法：清热泻火，滋阴生津。

方药：生石膏、生地、粳米各24克，知母、沙参、麦冬、天花粉各15克，五味子12克，甘草9克，人参面4.5克（冲服）。

二诊：前方连服8剂，烦渴好转，夜能安睡，身觉有力，食欲渐增，尿量减少。脉弦虚，不任重按，舌质淡红，是燥热已退，阴气得复，津液不足之象。宜滋补肾阴，生津止渴。

方药：菟丝子30克，覆盆子、生地各24克，玄参18克，桑寄生、桑螵蛸、枸杞子、钩藤各15克，肉苁蓉12克，五味子9克，甘草6克，人参面4.5克（冲服）。

连服18剂，已不烦渴，食欲正常，身觉有力，而造精盗汗亦自愈，后以此方连服1周，诸症消失。

○高某，女，19岁，学生。

近4个月来头晕失眠，心悸气短，胃纳减退，心烦，嗜水，饮过又渴，尿频量多，体重减轻。每日饮水约15000毫升，仍口渴嗜水，烦渴不能入睡。月经3个月未潮。经检查确诊为尿崩症。

检查：精神不振，消瘦，皮肤干燥，尿比重1.002～1.008，脉虚软无力。舌质淡红，苔薄白。

辨证：肺肾阴虚，下元不固。

治法：养阴生津，补肾固下。

方药：生地、山茱萸、菟丝子各24克，生山药、五味子、玄参、天花粉、玉竹、肉苁蓉、杜仲各15克，茯苓12克，人参面3克（冲服）。

二诊：前方连服3剂，烦渴稍减，脉虚数，是真阴未复，虚热仍在熏蒸，前方加清热润燥之知母。又服5剂，口渴又减，尿量减少，每日尚须饮水10000毫升左右。精神较好，体力稍恢复，心悸气短消失。大便稍溏，每日2次。脉虚软不数，是虚热已退，阴气渐复。宜减苦寒之知母及滑润之苁蓉，防止溏泻伤脾，加黄芪补气以生津。处方如下。

生地30克，生山药、山茱萸、玄参各24克，黄芪18克，麦冬、五味子、菟丝子、杜仲、桑螵蛸、天花粉各15克，丹皮12克，人参面3克（冲服）。

三诊：前方连服5剂，口渴大减，每日饮水4000～5000毫升，睡眠好，已无渴醒现象，大便正常。脉沉敛有力。原方又连服2周，饮水已恢复正常。

因月经尚未来潮，在原方基础上加桃仁、莪术、生水蛭类通经破血化瘀剂，服5剂而烦渴引饮诸症复发，停用以后，又服原方2周始恢复，后配成丸剂出院继服，经4年来复查未复发。（《邢锡波医案选》）

祝谌予医案

○戴某，女，48岁，病案号124237。

素有糖尿病史，经控制饮食改口服西药降糖药治疗，但血糖、尿糖一直未能满意控制，常有酮体出现，病情反复，延治于中医，治疗前空腹血糖11.98毫摩尔/升，空腹尿糖（±），餐后尿糖（+++），每日主食300克，服苯乙双胍每日75毫克。主症："三多"症状，体倦无力，眠差，腰酸疼，舌暗淡，舌下静脉怒张，脉弦细。

辨证：气阴两伤，兼有血瘀。

治法：益气养阴，活血化瘀。

方药：生脉散、增液汤、玉锁丹三方合用加减。

生黄芪、山药、苍术各15克，玄参25克，生熟地各15克，党参、麦冬、五味子、补骨脂、玉竹各10克，生牡蛎30克，五倍子6克，茯苓、葛根、丹参各15克。水煎服，每日1剂。

另用生黄芪、绿豆煎汤代茶饮。随症加减治疗3个月，服药90剂。

于服药7剂后餐后尿糖（－），即停用西药。28剂后查空腹血糖7.6毫摩尔/升，诸症逐渐好转，90剂后，"三多"症状基本消失，先后复查5次空腹尿糖（－）或（±），餐后2小时尿糖（－）或微量。复查空腹血糖7.56毫摩尔/升，餐后2小时血糖11.2毫摩尔/升，改用丸药巩固治疗。

○刘某，男，67岁，干部。初诊日期1978年9月14日。

患者于1968年患糖尿病，症见多饮、多食、多尿。查空腹血糖在11.2毫摩尔/升以上，尿糖（++++）。服用甲苯磺丁脲、格列本脲、苯乙双胍等，食控300克左右，病情基本控制，有时反复。1976年并发冠心病。4个月以前查空腹血糖16.2毫摩尔/升，而加用胰岛素32单位/日。近日"三多"症明显，食控在250克，面部发麻，全身乏力，口腔溃疡，大便干燥，舌红暗，脉沉细。

辨证：气阴两伤，血脉瘀阻。

方药：降糖活血方加减。

生黄芪30克，山药15克，苍术15克，玄参30克，葛根30克，丹参30克，茜草15克，川芎10克，当归10克，赤芍15克，益母草30克，广木香10克，天花粉30克。水煎服，每日1剂。

同时继续运用胰岛素32单位/日，皮下注射。格列本脲7.5毫克/日，苯乙双胍75毫克/日口服。

治疗3个多月，服药100余剂，症状基本消失，病情稳定，复查空腹血糖正常，24小时尿糖定量阴性。胰岛素用量逐渐减至8单位/日。1979年1月因病情反复，胰岛素增至20单位/日，但在守方服药6个月后，胰岛素逐渐停用，复查空腹血糖6.7毫摩尔/升，24小时尿糖定量阴性，遂将汤剂改制丸剂常服，以巩固疗效。

○谷某，男，53岁，病案号127965。

素患冠心病，发现糖尿病2个多月，多饮（每日饮水20磅），多尿（每日尿14次），多食（每日0.75公斤还感饥饿），体重减轻17.5公斤，专用西药治疗，限制食量每日150克，求治于中医，治疗前空腹血糖9.4～16.6毫摩尔/升，空腹尿糖（++++），餐后尿糖（++++）。

主症：多饮，多尿，多食，消瘦乏力，胸闷、心慌，舌质暗红，苔薄白，脉沉细。

辨证：气阴两伤，血脉不活。

治法：活血化瘀，益气养阴。

方药：补阳还五汤合两个药对加味。

生黄芪50克，山药、苍术各15克，玄参25克，桃仁、红花、当归、川芎、赤芍、地龙各10克，丹参、葛根、茯苓各15克，五倍子6克，生牡蛎30克。水煎服，每日1剂。

服药7剂，饮水量减至每日3磅，尿量每日4～5次，食量增高到每日300～350克，随证加减，治疗1个多月，服药37剂，"三多"症状明显减轻，胸闷，心慌均减，查空腹血糖13.6毫摩尔/升，空腹尿糖（+），餐后尿糖（+++）。［新中医，1977，（11）］

○王某，男，20岁，初诊日期1981年1月22日。

多饮、多尿、多食1年余，未予重视。3个月前因头晕来我院急诊，查血糖39毫摩尔/升，尿糖（++++），酮体强阳性，诊为糖尿病酮症。即用胰岛素治疗，每日60单位，病情未能控制，患者经常出现酮体，身体极度虚弱。于1981年1月22日来中医科门诊求治。症见：饥饿感强，食控350克，口微渴（日饮水1500毫升），乏力，气短，自汗，唇暗，舌紫、舌下静脉青紫，苔白微腻。

辨证：阴阳两虚兼血瘀型。初服益气养阴药2个月，疗效不明显。

现症：畏寒肢冷，余症同前。

治法：益气温阳，补肾活血。

方药：生黄芪30克，生熟地各30克，葛根15克，丹参30克，桂枝20克，制附片10克，茯苓30克，丹皮20克，泽泻10克，山药10克，五味子10克，桑寄生30克，鸡血藤30克，仙灵脾12克，菟丝子30克，枸杞子10克，菊花10克，暂未停胰岛素。

2周后四肢转温，舌瘀之象亦轻，尿酮体阴性，24小时尿糖定量25克。原方加水蛭15克，五加皮15克以加强活血化瘀之力，继服2周后24小时尿糖微量。后仍以降糖活血方为主加减治疗1年余，逐渐将胰岛素减量至停用，血糖尿糖正常，余症皆除，现已参加工作。［北京中医，1989，（4）］

○朱某某，男，初诊日期：1973年10月27日。

近几年来，善饥能吃，1972年发现糖尿病。一年来体重下降，疲乏无力，口渴思饮，一天约喝10磅水左右，多尿，控制饮食日服八两左右，时感饥饿，后背瘙痒，易生疖疮。血糖240毫克%，尿糖（+++），血压130/90毫米汞柱，舌质偏红，脉缓。证属气阴两伤，肺胃火炽。拟益气养阴，清热治。

方药：生黄芪、山药、苍术、玄参、石斛各15克，太子参、花粉各30克，生地、熟地各15克，芡实米、知母、黄柏、乌梅各9克，天冬、麦冬各9克，枸杞子12克。10剂。

二诊：服药后，诸症均减。口不太干，饮水减少，只觉腿软无力，唇色暗，舌胖，苔白，脉缓。前方去石斛、乌梅、枸杞子、知母、黄柏，加五味子9克，功劳叶12克。10剂。

三诊：服药后，疲乏好转，"三消"症状全减，仍控制饮食。原方继服10剂。

四诊：又服30剂，诸症显好，空腹尿糖阴性。但因饮白酒一斤，次日空腹尿糖（++），口干思饮大便溏，苔白，脉滑。处方如下。

生黄芪、苍术、玄参、太子参各15克，山药12克，五味子9克，金樱子6克，天冬、麦冬各9克，生地、熟地各15克，肉桂3克。10剂。

五诊：服药后尿糖转为阴性，血糖为100毫克%，"三消"症状消失，改服丸药。（即上方加四倍量，研末，山药打糊为丸，如梧桐子大，饭后服6克）。患者服药一料后，血糖、尿糖正常，已不控制饮食，血糖、尿糖均正常。

○岑某某，男，46岁，初诊日期：1974年1月13日。

患夜间盗汗、全身尽湿。两个月前体检发现血糖75毫克%，尿糖（+++）。证见两胁窜痛，手足心热，夜间盗汗，口干思饮，大便偏溏，纳食差，皮肤瘙痒，脉沉弦细，舌红。证属阴虚生热，气阴两伤。方甩丹栀逍遥散加减。

丹皮、山栀、柴胡、白术、茯苓、当归、麦冬、五味子各9克，生龙骨、生牡蛎各24克，生黄芪15克，山药12克，生麦芽30克。

二诊：服上方6剂后，盗汗减少，手足心热消失，仍口干思饮，脉沉弦，舌质红。处方如下。

生黄芪30克，天冬、麦冬各9克，山药、太子参、玄参、苍术各15克，生地、葛根、天花粉各15克，五味子9克，乌梅6克，茯苓12克，肉桂3克，绿豆12克。

三诊：上方连服13剂，除口稍干，微有盗汗外，其他症状全消。检查血糖已正常，尿糖（-），脉沉弦，舌质偏红，改用丸药巩固。二诊方加四倍量，山药打糊为丸，如梧桐子大，每饭后服6克。［新医药杂志，1976，（5）］

李聪甫医案

○李某某，男，20岁。

暑季，壮热汗出，目赤口渴，狂躁谵妄。诊其脉大而数，苔黄芒刺。阳明热盛之证，拟白虎汤加味。

生石膏（13克），生知母10克，炒山栀10克，栝楼根10克，滚竹叶7克，锦纹黄10克，淡黄芩7克，粉甘草3克，生粳米10克。

复诊：热退神清，大便溏黑，惟索食甚急，知饥不知饱，口渴溲赤。因思中消发于大热之后，“气盛，则身以前皆热，其有余于胃，则消谷善饥，溺（尿）色黄。”这是阳明热甚，消耗水谷之精气过甚，一旦阳明热退，胃气与津液俱夺，求食自救。法当清胃泻火，以凉胃汤加味。

川黄连5克，云茯苓10克，广陈皮（去白）5克，生甘草10克，天花粉10克，生地黄10克，淮木通7克。（《李聪甫医案》）

骆继杰医案

○病者：陈某，女，39岁。住贵州省务川汞矿。

病名：消渴。

病因：过食肥甘厚味。

症候：多饮，多尿，头晕、烦躁、多汗，腹部增大，四肢麻木，常肌肉抽搐，视力模糊，记忆力减退，月经不规则，量少，性欲减退，生长胡须。

诊断：舌苔薄黄，脉弦细数。脉证合参，拟诊为“消渴”，脉弦细数为阴虚内热之象，其根本是肝肾阴亏。西医诊断为：库欣综合征，糖尿病。基础代谢率+50%，服甲硫氧嘧啶（0.1克，每日3次）约3个月后，因缺药停服，体重仍继续增加（半年内体重每月增加2公斤），食欲亢进，伴多饮、多尿。

治法：滋养肝肾。

方药：干地黄15克，枣皮6克，枸杞10克，杜仲15克，桑寄生15克，茺蔚子15克，丹皮6克，淮山药10克，牛膝30克，女贞子15克，旱莲草15克，花粉10克，五味子6克。

以干地黄、枣皮、枸杞、杜仲、桑寄生、茺蔚子、女贞子、旱莲草、牛膝滋养肝肾；淮山药养脾阴；五味子敛肺滋肾以生津；花粉生津止渴。

禁忌：暴饮暴食和肥甘。

效果：服药25剂，多饮、多食、多尿症状控制，尿糖恢复正常。上方去花粉、五味子、女贞子、旱莲草，在基本处方上加白芍养阴柔肝；菊花、钩藤以平肝潜阳。服药60剂后复查，血清钾、钠、氯均正常，转氨酶正常。空腹血糖6.72毫摩尔/升（121毫克%），腹壁脂肪明显减少。已无明显向心性肥胖，肝肋下2指，无压痛。惟头晕、头痛等症状仍明显，下肢轻度水肿未消退，上方加泽泻、茯苓、车前子。服药约20剂后水肿基本消退，去泽泻、茯苓、车前子，加菊花、钩藤、龙骨、珍珠母以平肝潜阳；白芍、地龙、蜈蚣以养阴、柔肝、止痉。头痛加白芷、川芎、白蒺藜。肝区痛加川楝子、郁金。共服266剂，临床症状逐渐好转到消失，肥胖逐渐减轻到体重恢复正常（52公斤），胡须、腹壁紫纹消失，血糖、尿糖保持正常。肝回缩正常（触不到），基础代谢率+75%，停药继续观察12年，未再发病。（《奇效验案》）

张雪乔、于敏志医案

○患者，男，38岁，干部。

主因多饮，多尿，口渴，劳累后心悸，双足面、踝部水肿2个月，于1994年7月26日入院。查体：体温 36.5摄氏度，脉搏80次/分，呼吸18次/分，血压14/9千帕，头颅五官无畸形，两肺呼吸音清，未闻干湿性啰音，心率80次/分，律整，未闻杂音，腹软，肝脾未触及，双足面、踝部指凹性浮肿。实验室检查：空腹血糖、尿常规、肝功、A/G、T_3、T_4、TSH、GH等增多在正常范围，禁水试验正常，24小时动态心电图有T波改变，心得安试验阴性。心功能：左室功能轻度异常，血渗透压：300mOms/（kg·H_2O），尿渗透压：300moms/（kg·H2O），血/尿渗比值1，自由水清除率0。头颅MRI提示垂体瘤，根据临床表现、实验室检查诊断为：①垂体瘤，②冠心病。给扩血管及营养心肌药，并加服中药。

刻诊：患者舌质稍暗苔白，脉沉弦。

辨证：肾精不足，气不化水，关门失约。

治法：滋阴助阳，固精涩尿。

方药：熟地12克，山药12克，山萸肉12克，天花粉12克，菟丝子12克，仙灵脾12克，乌梅10克，益智仁10克，芡实12克，丹参20克，川芎10克。

服药20余剂，多饮多尿及水肿消失，口渴明显好转。［河北中西医结合杂志，1998，7（3）］

王勇、洪多伦医案

○患者，男，25岁。

因向心性肥胖2年，多饮、多尿半月而于1995年11月13日入院。缘于1993年11月起体重逐渐增加，半年内由60公斤增至75公斤，肥胖以面部及腹背部为主。双上大腿内侧与腹壁中下部紫纹，背部满布痤疮，面部散在痤疮。怕热，多汗，口干，乏力，精神困倦，稍事活动即感心悸、气短。曾在外院住院检查，诊断为肾上腺皮质增生。建议手术切除双肾上腺，病人未同意。入院前半月起口渴喜饮、易饥饿、尿量多，夜尿4～5次，皮肤干燥脱屑，体重骤然减轻，由75公斤降至65公斤，紫纹增加。自幼发育较慢，手足较同龄人小。

查体：体温36摄氏度，脉搏80次/分，血压11/6千帕，体重66.6公斤，身高152厘米，体型呈向心性肥胖，满月脸，水牛背，四肢较细，手足较小，皮肤干燥脱屑缺乏弹性。面部散在少数痤疮，背部满布痤疮及点状色素斑点。腹壁中下部及大腿上部内侧皮肤满布紫纹，浅表淋巴结未扪及。胸廓无畸形，肺部无异常体征。心界正常，心率80次/分，律齐，未闻及杂音。腹部饱满，腹壁较厚，无压痛，肝脾肋下未扪及，双肾区未扪及包块，第二性体征正常，阴茎偏小，睾丸、精索无压痛。

实验室检查：血常规：白细胞9.2×10^9/升，中性粒细胞0.761，红细胞5.6×10^{12}/升，血红蛋白157克/升。尿常规示：尿蛋白（+++），镜检无异常。大便常规正常。空腹血糖16.16毫摩尔/升，餐后2小时血糖23.7毫摩尔/升。甘油三酯28.11毫摩尔/升，胆固醇7.31毫摩尔/升。尿17-KS 50毫克/24小时，17-OHCS 3.3毫克/24小时。皮质醇节律试验：8时361微克/升，16时244微克/升，次日8时331微克/升。肝功能：碱性磷酸酶：136国际单位/升，谷氨酰转肽酶：166国际单位/升，谷草转氨酶714国际单位/升，谷丙转氨酶98国际单位/升，总蛋白78.5克/升，白蛋白50.3克/升，总胆红素28.9微摩尔/升，结合胆红素23微摩尔/升。血电解质测定正常，血尿素氮、肌酐正常。心电图大致正常。胸片正常，头颅摄片示蝶鞍无异常增大，CT检查：①双肾上腺增生，未见肿块及结节。②脂肪肝。③头颅平扫未见异常，蝶鞍区结构无异常发现，垂体区无结节影。入院诊断：①双肾上腺皮质增生。②症状性糖尿病。③高脂血症（症状性）。

入院后服用知柏地黄丸6克，每日3次。消渴丸6粒，每日3次。赛庚啶8毫克，每日3次。因血糖未降又加用普通胰岛素，每日剂量增至68单位，尿糖控制在（-～+++）之间，口渴，皮肤干燥减轻，尿量减少，体重恢复至73公斤。11月24日予垂体区放射治疗。放射源为^{60}Co，每次剂量2Gy，每日照射5次，总剂量56Gy，疗程42天。放疗期间病人无不适。放疗1周后尿糖减少在（-～+）之间，于是逐渐撤减胰岛素用量，至1996年1月9日停用胰岛素。病人乏力、多饮、多尿及口干等症状消失，腹部紫纹变淡、减少。复查皮质醇节律试验恢复正常，8时123微克/升，16时139微克/升，次日8时111微克/升。尿糖转阴，空腹血糖正常，为6.0毫摩尔/升，血脂恢复正常，其中甘油三酯1.31毫摩尔/升，胆固醇7.31毫摩尔/升。病情好转出院。［实用中西医结合杂志，1997，10（17）］

高仲山医案

○卢某某，男，59岁，住院号：58011，入院日期：1964年12月28日。

12月9日，突然发冷发热，头痛头昏，曾诊为感冒。服药后病势转重，恶寒战栗，体温38摄氏度。服西药后，体温稍降。12月16日渐觉口中干渴，每日饮水2～3暖瓶，腰隐作痛，小溲频数，每日十余行，每次300～500毫升，尿色微黄，茎中微痛。检查确诊为泌尿系感染、糖尿病。

检查：身体丰腴，面色赤若浮肿，舌绛，苔白厚而腻，苔心有黄苔，气促善太息，脉象实大。化验。大便潜血（++），尿蛋白（++），红细胞、白细胞满视野，上皮细胞（+），尿糖（+），血糖240毫克%。

辨证：心火亢盛，肾水亏耗。

治法：补肾水，泄心火，清肠胃。

方药：生石膏27克，知母15克，白人参6克，甘草6克，花粉9克，山药12克，川贝母9克。

4剂。

1月5日：药后口渴心烦明显减轻，仍有腰痛，尿道微痛，心悸气短，全身乏力，四肢酸沉，舌质绛，苔白腻而厚，舌根黄苔，脉稍缓和，改以补肾扶正为主，方药如下。

生地9克，熟地12克，山药15克，山萸肉9克，丹皮6克，茯苓6克，泽泻6克，寸冬9克，五味子3克，枸杞9克。

3剂。

1月9日：腰痛减轻，但心悸气短，全身无力，血糖208毫克%。改用下方。

生地12克，山药6克，山萸6克，茯苓6克，丹皮6克，泽泻6克，寸冬6克，知母6克，玄参6克，黄芪15克，花粉6克。

1月14日：面色红润，除心烦气短外，别无所苦，脉微见滑数，改用杞菊地黄汤加减。直至2月7日，复查尿糖（-），血糖130毫克%，继服前方18剂。3月2日自觉症状基本消失。扶其正气，增其津液，以巩固疗效。方药如下。

熟地12克，生地12克，山萸肉9克，山药9克，茯苓6克，粉丹皮6克，泽泻9克，知母6克，枸杞子6克，花粉6克，玄参6克，石菖蒲6克，寸冬6克，黄芪18克，红人参6克。

共服24剂。

5月3日停药，自觉症状完全消失，5月14日，血糖定量88毫克%，近期痊愈出院。［黑龙江中医，1966，（1）］

杨安时医案

○病者：彭某，男，36岁。住衡阳县松柏乡。

病名：消渴。

病因：因劳伤肾气，致小便量多清长而口渴。

症候：近3个月来，感头昏神倦乏力，多尿，每日尿量常达7升以上，口渴善饮，饮量与尿量相若，纳差，便燥，形体较瘦。

诊断：西医诊断为尿崩症。脉沉数无力，苔白糙少津，根据脉症，诊为消渴。盖肾气不足，固摄无权，则尿多；不能化气升津，则舌燥口渴；小便多，津不润肠则大便燥。

治法：益气固肾。

方药：人参10克（蒸），黄芪12克，熟地黄15克，枸杞10克，菟丝子10克，五味子10克，益智仁10克，桑螵蛸10克，山萸肉10克，淮山药10克，覆盆子10克，肉桂末5克（冲服），煎剂。

用参、芪以益气；熟地、枸杞、菟丝、桑螵蛸等以固下元，佐肉桂以温化。

效果：服药兼旬，尿量减少，口渴亦减轻，精神渐振，苔白有津，大便尚燥，宗前法，于原方加肉苁蓉10克，再服药2月，多尿、口渴渐消失，脉缓滑有神，改服肾气丸以巩固疗效。（《奇效验案》）

董萍等医案

○王某，女，58岁。

1996年4月18日入院，1992年查出糖尿病诊断为Ⅱ型。长期服用消渴丸、格列齐特等。血糖一直波动在8.5～13.1毫摩尔/升之间。素有高血压、胆石症。1年前开始常感头晕目眩、乏力、纳呆口臭、大便常黏滞不爽、左下肢麻木疼痛。虽口服格列齐特、苯乙双胍、消渴丸等，症状仍未控制，遂入院治疗。入院后测空腹血糖15.39毫摩尔/升，餐后2小时血糖20.1毫摩尔/升，TG 5.98毫摩尔/升，CH 5.62毫摩尔/升。患者形体肥胖，三多一少症不明显，舌质暗红，苔黄厚腻，脉象弦滑。

辨证：痰湿内蕴，久而化热。

方药：去消渴丸，给予中药化痰降浊汤加味；陈皮、半夏、白术、泽泻各12克，葛根、知母、竹茹、大黄（后下）、枳实、黄连、天麻各10克，丹参、茯苓、山楂、川牛膝、决明子各15克，生甘草3克。水煎服，日1剂。

服药7剂，空腹血糖降至10.23毫摩尔/升，餐后二小时血糖15.0毫摩尔/升，TG 2.26毫摩尔/升，CH 3.82毫摩尔/升，继服10剂，空腹血糖降至6.13毫摩尔/升，餐后1小时血糖6.38毫摩尔/升，血脂接近正常，临床症状完全消失，以上方出入继续巩固治疗半月出院。［实用中医药杂志，2000，16（2）］

程宜福医案

○关某，女，40岁，干部。

患者于1976年4月出现多饮、多尿、多食。曾多次查空腹血糖超过正常，最高一次空腹血糖9.2毫摩尔/升，糖耐量试验，服糖后2小时血糖12.1毫摩尔/升。西医诊断：糖尿病。接诊时症见：头昏乏力，气短自汗，口中发黏，两腿肌肉抽筋，大便不成形，每天2次，舌质淡红，苔薄白微腻，脉象濡细。

辨证：消渴病，脾虚气虚型。

治法：健脾益气。

方药：自拟健脾降糖方。

党参、黄芪、白术、莲子肉、黄精各15克，山药、苡米各30克，苍术、五味子各12克，五倍子、生鸡内金各10克。水煎服，每日1剂。

服药10剂诸症好转，小便减少，空腹血糖7.1毫摩尔/升，糖耐量试验，2小时血糖8.5毫摩尔/升。继服上方20剂，空腹血糖6.7毫摩尔/升。患者要求以上方做成丸药常服，嘱每月查血糖一次，5个月来空腹血糖分别为6.4毫摩尔/升，5.8毫摩尔/升，5.9毫摩尔/升，6.1毫摩尔/升，体力明显增强，不自汗，大便正常，两腿肌肉不抽筋。随访3年未发。［江苏中医杂志，1981，（2）］

林永平医案

○王某，男性，37岁，工人。

主诉多食，每日排尿十余次，尿浑浊，伴头晕，周身酸痛、疲乏无力，体重较发病前下降6公斤。空腹血糖14.2毫摩尔/升，尿糖（+++）。治疗2个疗程血糖降至6.1毫摩尔/升，尿糖微量，症状与体征基本消失。又1疗程后，血糖降至4.6毫摩尔/升，尿糖（–），体重显著增加，症状完全消失。继续治疗1疗程巩固疗效。6个月后随访，主诉已恢复正常饮食，血糖、尿糖仍正常，无任何症状。

温针治疗方法如下。

（1）主穴：肺俞、隔俞、脾俞、胃俞、肾俞、中脘；配穴：关元、足三里、阴陵泉、三阴交、太溪、照海。若症见头晕配太冲，症见皮肤瘙痒配血海。

（2）针刺手法：治疗初期采用泻法或平补平泻，以平补平泻为主；后期以补法为主。

（3）温针方法：将艾条截成约3厘米长的艾段备用。先用3%碘酒，后用75%酒精局部消毒，捻转进针得气后留针，将艾段穿在针柄上，从下端点燃施温灸，待艾段自灭，针凉后出针（每段约灸15～20分钟）。

（4）疗程：每日1次，10次为1疗程。各疗程间停3日。治疗期间配合严格控制饮食，每日谷类不超过0.25公斤。［福建中医药，1998，29（6）］

朱师墨医案

○余某某，男，58岁。

主诉：患高血压病和神经官能症多年，常有眩晕、烦躁失眠等症。近4个月来发现尿糖阳性，血糖偏高，并有多饮、多尿等症，服西药甲苯磺丁脲疗效不够理想，要求中药治疗。

诊查：患者精神尚好，面颊现红色。脉象弦细数，舌质干红，苔净。

辨证：患者脉弦细数、舌质干红，此为肾阴亏虚之证，肾水不涵肝木，阴虚阳亢，故常有眩晕，正如《内经》所云：“诸风掉眩，皆属于肝。”肾水不能上济，心火不能下潜，虚火上炎，因而烦躁失眠。肾阴耗损，开阖失度，故尿频。火炎灼肺而耗津，故口渴引饮。

治法：补肾滋阴，润肺生津。

方药：左归饮合一贯煎加减。

南北沙参（各）15克，天麦冬（各）15克，生地24克，山萸肉8克，山药24克，玉竹18克，石斛12克，枸杞12克，花粉12克，覆盆子12克，五味子6克。

嘱其将西药用量逐渐减少而至停用。

患者服上方药二十余剂后，多饮、多尿、烦躁、眩晕等症均改善，血压下降。再服药20剂，尿糖转为阴性，血糖降为正常，其后多次检验，血糖和尿糖均未见

异常。（《中国现代名中医医案精华》）

李良医案

○李某，女，53岁，工人。

患者1979年3月曾做阑尾切除术，8月患湿温病（伤寒），经某医院治疗痊愈出院。出院不久即出现口渴多饮，形体逐渐消瘦，经某医院检查化验：空腹血糖17.4毫摩尔/升，尿糖（++），诊为糖尿病。曾先后服甲苯磺丁脲、苯乙双胍和中药数月，病情未见好转，于1980年6月15日邀余诊治。

症见：口渴，善食易饥，乏力，消瘦，胁痛，烦躁易怒，低热，失眠多梦，小便浑浊，大便干燥，舌紫黯有瘀斑，苔薄黄燥，脉沉涩。

实验室检查：空腹血糖15.1毫摩尔/升，尿糖（++）。

辨证：温热病邪，易伤津血，津血不足，则影响血液的运行，血受热灼，易于瘀塞，而成血瘀。证属津液干涸，血瘀阻络。

治法：活血化瘀，滋阴生津。

方药：复元活血汤合增液汤加味。

柴胡、当归、红花、穿山甲、大黄各9克，桃仁12克，甘草3克，玄参、麦冬、生地、花粉各30克。

上方服药40剂，临床症状消失，查空腹血糖7.5毫摩尔/升，尿糖（-），舌质稍暗苔薄，脉沉细。仍宗原方，大黄减至3克，服药20剂后，查空腹血糖5.6毫摩尔/升，尿糖（-），嘱其服六味地黄丸2个月，以巩固疗效。追访2年，一切正常。

○张某，男，55岁，工人，初诊日期1974年9月10日。

患者近3个月来常感口舌干燥，大渴引饮，随饮随渴，小便频多，四肢乏力，形体逐渐消瘦。查空腹血糖9.1毫摩尔/升，尿糖（++++），舌质红，苔薄黄燥，脉数。

辨证：肺胃津伤，内热炽盛。

治法：清热泻火，生津止渴。

方药：加味白虎汤。

生石膏30克，知母、黄芩各12克，北沙参、花粉、生地、粳米各15克。

上方服药24剂，诸症悉除，体重增加，嘱其服六味地黄丸2个月，以巩固疗效。追访2年，病情稳定。［新中医，1983，（12）］

○王某，男，18岁，学生。

于1981年3月出现多饮、多尿、多食易饥，伴形体消瘦，乏力等症，在县医院查空腹血糖17.2毫摩尔/升，尿糖（++++），酮体阳性，诊为糖尿病。曾服甲苯磺丁脲、苯乙双胍与中成药玉泉丸2个月，疗效不明显，于1981年5月16日邀余诊治。

症见：形体消瘦，腰膝酸软，动则气喘，步履困难，重着无力，眩晕耳鸣，口渴欲饮，小便频而量多，消谷善饥，虚烦不眠，夜梦易惊，查空腹血糖16.8毫摩尔/升，尿糖（++++），脉弦细数，舌质红，苔薄黄。

辨证：肝主筋，藏血；肾主骨，藏精，精血充盛则腰膝强健，活动自如，今肝肾亏损，精不能化生气血以濡养筋骨，故腰膝酸软，步履困难，重着无力；肝肾阴虚，虚阳上浮故眩晕，肝开窍于目，肾开窍于耳，肝肾阴亏则耳鸣，肾阴不足，固摄无权，则尿频量多；肾阴对人体各脏腑组织起着濡润滋养的作用，为人体阴气之根，肾阴不足，胃阴亏乏，津液干涸而胃燥，故消谷善饥；肾阴不足，不能上济于心，故虚烦不眠，夜梦易惊。舌红苔薄黄、脉弦细数为阴津亏虚之征。四诊合参，证属气阴两伤，肝肾亏虚，虚阳上浮。

治法：益气养阴，滋补肝肾，佐以潜阳。

方药：杞菊地黄汤加减。

黄芪30克，熟地30克，山药30克，山萸肉20克，茯苓10克，泽泻9克，丹皮30克，枸杞子30克，菊花15克，银花30克，花粉30克，生地30克，生牡蛎30克。水煎服，每日1剂。

服上方30剂，6月20日二诊，“三多”症状明显减轻，精神振作，行走自如，耳鸣消失，饮食正常，夜已能寐，查空腹血糖10.1毫摩尔/升，尿糖（++），舌稍红苔白，脉弦。知已获效，继服上方。

8月30日三诊，原方续服60剂，体重增加，“三多”症状消失，查空腹血糖5.2毫摩尔/升，尿糖（-），嘱停服汤剂，服杞菊地黄丸1个月以巩固疗效，1年后追访，病情稳定。（《糖尿病的中医治疗》）

王晓辉医案

○患者，女，17岁，农民。

因烦渴、多饮、多尿、乏力半年余就诊。半年多来，患者每日需饮水2～3热水瓶，尿多尤以夜间明显，每夜达8～10次。同时伴全身乏力、精神萎靡、多睡懒言。当地医院多次就诊，诊断不明。自幼有“哮喘”史，发育迟缓，至今月经未潮。

体检：身高138厘米，体重26.5公斤，面部皱纹明显，口角下垂，貌若老人，下颌小，鸡胸，两乳房不发育，心率60次/分，偶有早搏，未闻及杂音。腹平软，肝脾肋下未触及，两肘外翻畸形，两手第五掌骨短，脊柱胸段右凸，无叩击痛。十指指纹均呈现斗型，嵴纹计数明显增高达135，atd角30度，妇科会诊：外阴呈现幼女型，发育差，无阴毛，大小阴唇。子宫颈体未发育。实验室检查：空腹血糖、血脂、肾功能、心电图、心脏B超均正常。染色体检查为45，XO。临床确诊为Turner综合征XO型。

辨证：面色晦暗、毛发稀疏、枯槁无华、烦渴多饮、舌红苔少，脉沉细。证辨肾阴亏虚，虚火上蒸肺胃。

治法：滋阴降火生津。

方药：知柏地黄丸加味。

熟地、山萸肉、茯苓、泽泻、葛根各10克，淮山药、麦冬、天花粉各15克，丹皮、知母、黄柏各15克，每日1剂。

同时服已烯雌酚0.1毫克，每日3次小剂量治疗。

治疗7天后饮水及夜尿有所减少，精神略有好转，原方将知母、黄柏减为6克，再服7剂，烦渴消失，夜尿2～3次，疲乏明显改善，遂改中成药六味地黄丸8克，每日3次口服以巩固疗效，已烯雌酚继予原量。2月后随访，患者消渴症状完全消失，精神如常，在家可从事日常劳动，但性征尚无明显发育。［实用中西医结合杂志，1997，10（5）］

胥京生医案

○王某，女，61岁。

患者30岁起即有口干多饮，多食易饥，多尿诸症，确诊为糖尿病。经饮食控制及中西医结合治疗，病情较稳定。近年来病情有所加重，症见：头疼失眠，视物模糊，大便干结，面色黧黑，舌质暗有瘀斑，苔薄，脉细涩。实验室检查：空腹血糖12.7毫摩尔/升，尿糖（++）。

西医诊断：糖尿病。

中医诊断：消渴病。

辨证：燥热血瘀。

治法：滋阴润燥，活血化瘀。

方药：玄参15克，麦冬10克，生熟地各15克，赤芍、丹皮、桃仁各10克，红花5克，怀山药30克，枸杞子、菊花各10克。水煎服，日1剂。

上方服10剂后，诸症减轻，仍感口干，宗上方加石斛15克，玉竹10克。连续服药月余，诸症基本消失，血、尿糖恢复正常，遂改用六味地黄丸调理半年，病情稳定。［辽宁中医杂志，1957，（12）］

张志斌医案

○林某，男，46岁，石龙粮油加工厂工人。

病史：近两周来每天饮水16磅（约6000毫升），小便十七八次，曾到过某专区人民医院住院，查尿总量达5000毫升余，尿比重1.004，经中西医治疗，均无效。后到某医科大学附属医院诊治，经过“高渗盐水试验”，确诊为“尿崩症”。经用鞣酸加压素油剂、双氢克尿噻、尿崩停等西药治疗，效果不显。

来诊时，患者神疲畏寒，形体虚衰，面色晦暗无华，皮肤干燥起皱纹、呈脱水状；每天进水16磅，小便清长频数，头晕腰酸，两足无力；舌质淡，脉沉细，尤以尺脉更甚；饮多，溲亦多；形体衰弱、头晕腰酸。两足无力为肾气疲惫，外不能充盈肌肤，内不能输布气血；舌质淡，脉沉细，尺脉尤甚，均为肾气虚弱之症。《仁斋直指方》云：“下焦虚寒，不能温制水液，则尿出不禁”。此病仍属肾阳虚衰，下焦虚寒。

辨证：尿崩证。

为肾阳虚衰。

治法：温肾固涩。

方药：淮山药30克，故纸12克，白术12克，附子9克，五味子9克，韭子9克，菟丝子12克，熟地12克，益智仁9克，茯苓12克，党参12克。

经服2剂后，患者喜曰：“小便已从每天十七八次减至每天七八次”。继进2剂后，精神健旺，饮水减少。共服8剂后诸症全消。为巩固疗效，嘱咐病人每天以淮山药30克，瘦猪肉250克煲汤作为饮食疗法。后随访半年未见病情复发。（《奇难杂证新编》）

乐群等医案

○范某，男，62岁。

以口渴、多饮、多尿、多食善饥、体重下降半年余为主诉就诊，伴头昏乏力、耳鸣、多梦、皮肤病痒。查血糖13.0毫摩尔/升，餐后2小时血糖34.1毫摩尔/升，尿糖（+），舌质红、苔白少津，脉细无力。

辨证：肾阴亏损。

方药：基本方（生地、山药、山萸肉、太子参、女贞子、旱莲草各30克，茯苓、丹皮、麦冬各15克，泽泻12克，五味子10克）加酸枣仁、生牡蛎生龙骨各15克，花粉20克，每日1剂，水煎分3次口服。

治疗月余，症状明显减轻，查血糖降至9.2毫摩尔/升，餐后2小时血糖16.4毫摩尔/升，尿糖（++）。继续服用原方2月余，诸证消失，血糖降至正常范围，尿糖转阴。遂嘱其改服六味地黄丸，并继续控制饮食，加强锻炼以巩固疗效。［陕西中医，1998，19（5）］

董治中医案

○赵某，男，56岁，工人。初诊日期1981年2月26日。

口干，烦渴，多饮2月余。患者日饮水量约8000毫升，日进食量约2公斤，尿频，尿量甚多。经某医院查血糖、尿糖诊为糖尿病。服用中西药疗效不显著，来诊。症见：形体消瘦，多饮，多食，多尿，舌质暗红，苔黄白相兼而燥，脉弦数。化验：空腹血糖11.4毫摩尔/升，尿糖（++++）。

西医诊断：糖尿病。

中医诊断：消渴病。

辨证：阴虚热盛。

方药：人参白虎汤加减。

生石膏50克，知母15克，白参10克，粳米10克，甘草15克，石斛15克，丹参25克，水煎服，连进8剂。

二诊："三多"症状已减，但尿量仍多，舌质暗红已退，苔白微干，脉弦。空腹血糖8.96毫摩尔/升，尿糖（+）。宗前方减石斛，加覆盆子15克，续进8剂。

三诊：自觉症状均消，舌质红，苔白，脉缓。空腹血糖6.2毫摩尔/升，尿糖（-）。继服上方3剂，以固疗效。嘱服六味地黄丸，每次2丸，日2次，以善其后，追访至今，病情稳定。［吉林中医药，1983，（1）］

郑锡和医案

○冯某，女，49岁，教师。

患者于1993年3月15日确诊为NID-DM，曾间断服用消渴丸、苯乙双胍等药物治疗，但FBG在14.2毫摩尔/升左右，尿糖（+++）以上，故于1995年4月12日来我院就诊。三多症不明显，但体胖，疲伴乏力显著，眼科检查视网膜已见萎缩，眼底有出血性斑点。舌红少苦，脉细数。

辨证：阴阳两虚。

方药：参芪胰菟汤。

人参6克（或党参30克），黄芪30克，猪胰干粉30克（鲜猪胰经烤箱烤干研粉冲服，可由患者自备），菟丝子30克，枸杞子15克，粉葛根20克，怀山药30克，熟地20克，苡仁米30克，天花粉15克，山萸肉10克，黄精20克，玄参15克。加杭菊花10克，石决明30克，黄芩10克，桑椹子10克，每日1剂，如上法常规服用。

连续服药1个疗程（30天），各种临床症状消失，尿糖转阴，FBG降至6.7毫摩尔/升，眼底出血点已渐吸收。继续服药30天，连续3次检查FBG均<7.0毫摩尔/升，尿糖（-）。嘱其继续服用参芪胰菟汤1个疗程，以巩固疗效，随访1年未见异常。［中国中医药信息杂志，2000，7（2）］

朱敏等医案

○王某，男，60岁。1997年11月25日初诊。

该患多饮、多食、多尿年余、身体消瘦。治疗前空腹血糖16.5毫摩尔/升，尿糖定性（++++），血压正常，心电图示ST下移、T波低平，临床时有心绞痛发作，经服用自拟葛根参杞汤：（葛根、枸杞子各25克，赤参15克）加黄芪30克，琥珀5克，三七、龙齿各10克，丹参15克月余，"三多"症状消失，体重增加3公斤，空腹血糖降至5.8毫摩尔/升。四段尿糖定性为阴性，心电图恢复正常而愈。［中医药信息，1999，（5）］

樊永平、吴斌、吴紫兰等医案

○李某，女，25岁，住院号159375。

患者因月经紊乱10年、泌乳2年、阵发性头痛4个月于1998年5月27日来我院诊治。头颅MRI检查示：垂体瘤，伴卒中。患者发病以来无多饮多尿，无肢端肥大，亦无明显视力下降。6月6日在全麻下行冠状切右额开颅肿瘤近全切除术。术后行脱水等对症治疗，6月22日患者一般情况良好而出院。出院后在外院放疗治疗，第2天放疗时突然出现寒战，不能自制，继之发热，眩晕欲仆，心悸心慌，于6月29日再次住本院治疗。查头不痛、不吐，放疗前尿量偏多，每日3000～5000毫升，6月28日增至每日6000毫升，6月30日达16000毫升，先后予弥宁、激素、垂体后叶素治疗，效果不明显，7月2日上午请中医会诊。刻诊：寒热除，上肢轻微颤动，心胸中烦热如被火灼，欲卧冰地，大渴引饮，饮后即尿，尿清，心悸心慌，头晕目眩，便于难解，舌红少苔，脉细尺沉。

辨证：肾元大亏，肾之气阴俱虚，心肾不交，君相火旺。

治法：大补肾元，气阴兼顾，清泄内热，引火归元。

方药：生黄芪25克，炒白术12克，茯苓18克，生熟地各15克，山萸肉15克，五味子3克，麦冬12克，覆盆子15克，炙龟甲15克，炙鳖甲9克，知母15克，丹皮9克，菟丝子12克，肉桂1克，桃仁10克。4剂，水煎服，每日1剂。

药后尿量明显减少，7月4日尿量5000毫升，7月7日为3000毫升，余症悉除，精神好，在服药过程中坚持放疗治疗，尿量未增多。［北京中医，1999，（3）］

王占玺医案

○胡某，女，32岁，干部，初诊日期1978年9月12日。

糖尿病已5年，经中西医治疗，病情不稳定，时有反复。现症：身软无力，心悸气短，汗出，口渴，善饥，夜尿多，精神萎靡，面色潮红，舌质红嫩，舌苔薄黄，脉弦数。空腹血糖8.4毫摩尔/升，尿糖（+++）。

西医诊断：糖尿病。

中医诊断：消渴病。

辨证：燥火炽盛、灼伤阴津。

治法：清热降火、生津止渴。

方药：三黄汤合白虎汤加味。

黄芩10克，黄连6克，黄柏10克，生石膏30克，知母12克，天花粉30克，甘草6克，玉竹10克，玄参30克，生地30克，麦冬12克。水煎服，每日1剂。

服上药3剂诸症好转，服药6剂自觉症状明显减轻，脉转细数，面色微红，舌质尚红，因恐苦寒伤阴化燥，故去三黄改滋润养阴益气为主，方用白虎加人参汤加减：生石膏30克，知母10克，人参6克，天花粉24克，玄参15克，生地15克，丹皮10克，山药15克。上方服10剂，复查血糖4.5毫摩尔/升，尿糖转阴。（《临床验集》）

张美贞等医案

○王某，女，62岁。1993年10月23日入院。

多饮、多食、多尿18年，常服格列苯脲、格列齐特、消渴丸等药物，症状时轻时重，空腹血糖7.2～12毫摩尔/升，尿糖（++～++++）。于入院前1个月尿频明显加重，伴自汗心悸、胸闷气短，大便正常。形体肥胖，体重79公斤，精神萎靡，面浮无华。舌黯红，苔白腻，脉沉细略滑。查空腹血糖9.78毫摩尔/升，尿糖（+++），血脂2.36毫摩尔/升，心电图正常，眼底动脉中度硬化。

诊断：血型糖尿病（消渴）。

方药：山茱萸12克，山药、茯苓、天花粉各15克，生地黄、牡丹皮、泽泻各12克，葛根20克，荔枝核30克，黄芪、太子参各15克，肉桂3克，桃仁、红花、佩兰各12克，荷叶10克。水煎服，日1剂，早晚2次分服，服6剂后，加水蛭5克。

随症加减治疗1个疗程（30日）后症状明显缓解而出院。出院后继续原方加减化裁服药2个疗程，复查空腹血糖6.01毫摩尔/升，尿糖阴性，血脂1.67毫摩尔/升，体重下降至66公斤，诸症消失。［河北中医，1998，20（4）］

李玉奇医案

○张某，男，47岁，干部。初诊日期1987年9月。

一年前无明显诱因而致口干渴多饮，日饮水量约4000毫升，多食易饥，食量倍增，尿频量多。日尿量约3500毫升，空腹血糖11.76毫摩尔/升，尿糖（++++），经某医院诊为糖尿病，经口服西药降糖药及中药治疗，病情时轻时重。近2个月自觉症状加重，身体逐渐消瘦，周身乏力，大便干燥。现症：面色无华，形体较瘦，舌质红绛苔黄少津、脉沉细数。

辨证：四诊合参，证属肺胃热盛，阴液耗伤。

治法：清胃泻火养阴。

方药：槐花40克，黄连10克，滑石、花粉各20克，葛根15克，胡黄连、苦参各20克，黄柏15克，知母、白术各25克，山药20克，甘草15克，水煎服，日1剂。

上方服6剂，食欲亢进、烦渴等症明显减轻，仍宗原方继用6剂，药后，多食、多饮、多尿症大减，周身困乏亦明显好转。此乃肺胃之热大减而阴液未复，仍宗上方去滑石、黄连，加石斛15克，连服20余剂后，多食善饥、口渴喜饮、尿频诸症基本消失，自觉体力倍增，惟感口干。舌红苔白，少津，尿糖定性（±）。肺胃之热已除，阴液渐复，后以健脾养阴和胃之剂以巩固疗效。［辽宁中医杂志，1989，（2）］

邓辉、苑维医案

○患者某男，32岁，司机。

因脑外伤后双眼失明1月余，1996年8月23日收入院。患者1996年7月1日因车祸致颅脑外伤，在当地医院开颅手术，昏迷2周后清醒，醒后发现双眼失明。眼科诊断为“双眼黑朦，双眼视神经萎缩”。在当地医院治疗无效，来京求治。患者神志时清时昧，对答不切题，倦怠乏力，嗜睡，时时躁动，烦渴多饮，尿频而清长，夜尿每天7～8次，尿量平均每日6000毫升，最高1日为6950毫升。纳食尚可，舌质光红少津无苔，脉细弦数。既往体健，否认糖尿病史。

检查：体温36.8摄氏度，心率82次/分，血压14/12千帕。左侧颜面部有一长约15厘米术后瘢痕，左额骨部分缺如。颈软无抵抗，四肢肌力Ⅴ级，腱反射对称，病理反射未引出。

眼科检查：双眼无光感。平视时睑裂宽度右眼10毫米，左眼2毫米。双瞳孔圆，白天直径7毫米，夜间直径6毫米，直接、间接对光反应消失。双眼视盘类圆，边界清，色苍白，视网膜动脉细，黄斑中心凹反光未见。眼压：右5.5/9=1.14千帕，左5.5/6=1.94千帕。双眼各方向运动均受限，左眼尤甚。头颅CT片示：前额凹，颅底粉碎性骨折，左额骨部分缺如，左额叶大片软化状，并少量积气，为外伤术后改变。尿糖（－），尿比重1.005，血糖（－）。入院诊断：双眼黑朦，双眼视神经萎缩，双眼动眼神经麻痹。

结合患者多饮、多尿、尿糖阴性，尿常规基本正常，近期有脑外伤手术史，考虑垂体损伤性尿崩症可能性大，经神经内科、脑外科和内分泌科先后会诊，诊断为垂体损伤性尿崩症后，并依据症情，辨证为上实下虚证。上实为肺胃有热，表现为口干，舌红而渴饮。下虚为肾关不固而尿频、量多而清长。治拟上清肺胃之热兼养其阴、下固肾关以缩泉。方药：磁石20克（先下），黄连6克，菟丝子15克，生熟地各15克，生石膏20克（先下），枸杞子15克，玄参15克，知母15克，山药15克，蚕茧15克，覆盆子15克，金樱子12克，西洋参6克（另煎），水煎服，每日1剂，分2次早晚服。7剂后，尿量减少至平均每日4000毫升，继服2周后，尿量减至平均每日2500毫升。患者神志转清，对答切题。左睑裂平视时睑裂8毫米。双眼球运动除下转无改善外，余各向运动均有明显改善，视力仍为双眼黑朦。［中国中医眼科杂志，1997，（1）］

马骥医案

○ 仇某，男，42岁，工人。

初诊日期1977年11月8日。

该患者近日来食欲旺盛，虽多食亦不能解饥，饮水量逐日增多，虽多饮亦不解渴，大便燥结。舌苔黄燥，脉滑而数。检查：血糖15.1毫摩尔/升，尿糖（++++）。

辨证：辨其脉证，属中焦燥热。

治法：清泻胃热，滋津润燥。

方药：自拟清胃滋燥饮。

山栀子、黑玄参各15克，酒制大黄、条黄芩各10克，生石膏60克，天门冬、麦门冬、天花粉、粳米各20克，炙甘草5克，水煎服，每日1剂。

服药6剂，大便燥结已除。仍宗前方，生石膏用量减半，再服10余剂，自觉诸症减轻，复查血糖8.96毫摩尔/升，尿糖（±）。嘱其注意饮食调节，再按原方，续服20剂，血糖及尿糖均降至正常，病告痊愈。

○刘某，男，41岁，工人，初诊日期1973年6月18日。

该患者曾因身热心烦，口渴思饮而在某医院治疗月余，症情不见好转逐日增甚，大渴不止，一昼夜饮水约4暖瓶，喜进冷餐。实验室检查：血糖21.3毫摩尔/升，尿糖（++++）。确诊为糖尿病，用中西药治疗不效。经同仁介绍，求余诊治。症如上述，诊视见其舌质鲜红，脉滑大而数。

辨证：辨其脉证，乃属燥热伤肺。

治法：清肃肺热，滋津止渴。

方药：自拟凉膈救肺饮。

生石膏30克，黄芩10克，地骨皮、生知母各15克，天门冬、麦门冬、天花粉、粳米各20克，生甘草8克。

服药6剂，口渴减轻，一昼夜约饮水2暖瓶，身热已除。又依上方继服12剂，检查：血糖6.7毫摩尔/升，尿糖（+），诸证消失。嘱其适当运动，注意饮食，调摄精神。又续服上方16剂，检查：血糖6.7毫摩尔/升，尿糖（-）。1985年6月曾遇此人，其云：自1973年治愈至今，已十余载，其病从未复发。

○周某，男，67岁，初诊日期1977年10月10日。

罹患糖尿病4年，曾用西药口服降糖药治疗，效果不显。现症：小便清利而数，入夜尤甚，腰膝酸软，四末清冷，精神萎靡，尿有余淋，上浮泡沫，体重减轻。舌淡苔滑，脉沉微弱。

检查：血糖16.8毫摩尔/升，尿糖（+++）。

辨证：肾阳亏损，命门火衰。

治法：温补命门，益气扶阳。

方药：熟地黄、炒山药各20克，覆盆子、巴戟天、菟丝子、山萸肉各15克，五味子10克，制附子8克，炙黄芪25克，缩砂仁5克。水煎服，每日1剂。

服上方52剂，诸症好转，血糖11.8毫摩尔/升，又继服20剂，血糖降至6.7毫摩尔/升，尿糖（-），随访8年，病情稳定。［中医杂志，1986，（11）］

范文虎医案

○严康懋。患糖尿病，此消渴症也，中医书中多有之，当用隔一隔二治法。并劝其慎房室，慎饮食，不听，吃大菜，吃汽水，云愈冷愈好，后甚至绝粥饭，余窃笑，后必生他变也。惜终不觉悟，有力莫助，可叹可恨！

川百合30克，生黄芪12克，天冬12克，麦冬12克，小生地24克，泽泻6克。

○傅老婆婆。消渴症。

大生地24克，萸肉12克，怀山药12克，百合12克，泽泻9克，茯苓9克，贝母9克，天花粉15克。

老澄兄。脾胃为水谷之海，生气之源。真火者，胃得之则戊土降，脾得之则己土升，真阳一馁，久之，而中消之疾成矣。溺有糖分，脾之味下泄也。脉沉弱，苔薄白，舌不红，消瘦无力，多食善饥。

生黄芪30克，陆水桂3克，生白芍12克，炙甘草4.5克，小生地15克，麦冬12克，生姜3克，红枣6枚。

二诊：见效。

附桂八味丸，每日30克，用人乳一杯吞服。（《范文甫专辑》）

吕仁和医案

○张某，男，62岁，干部。初诊日期1991年8月21日。

现病史：于1990年7月无明显诱因出现多饮、多尿，在北京某大医院查空腹血糖11.4毫摩尔/升，尿糖（++++），诊为糖尿病。予饮食控制及口服格列齐特（160毫克/日）治疗，症状有所缓解，空腹血糖降至8.9毫摩尔/升，尿糖（+）。近1个月因出差过度疲劳，饮食未严格控制，多饮、多尿症状加重。格列齐特加至320毫克/日，症状无缓解，故来本院诊治。现症：口渴多饮，日饮水约3500毫升，尿频量多，夜尿3～4次，主食每日300克，仍有饥饿感。大便干结，3～5日一次，呈球状，舌红，苔黄燥，脉弦数。查体：形体适中，心肺、腹、肝脾未见异常，身高168厘米，体重62公斤，血压20/10.7千帕。实验室检查：空腹血糖14.6毫摩尔/升，餐后2小时血糖18.2毫摩尔/升，24小时尿糖定量22克，糖化血红蛋白14.8%，血胆固醇6.1毫摩尔/升，甘油三酯3.5毫摩尔/升，高密度脂蛋白0.78毫摩尔/升，眼底、心电图、胸透检查未见异常。

西医诊断：非胰岛素依赖型糖尿病。

中医诊断：消渴病（Ⅱ期）。

辨证：肺胃阴伤，二阳结热。

治法：清泻二阳，滋阴增液。

方药：生石膏30克（先煎），寒水石30克（先煎），知母10克，花粉30克，生地30克，玄参20克，葛根10克，枳实10克，生大黄8克（后下），玉竹30克，甘草6克。每日1剂，水煎分2次服。原服格列齐特继服。

上方服药5剂，口渴减，大便通畅，无饥饿感。舌苔白，脉沉弦。尿糖（++）。仍宗上方减寒水石、生大黄，加黄精30克，太子参15克，继服2周，三多症状基本消失，空腹血糖10.1毫摩尔/升，尿糖（++），格列齐特改为每日240毫克，仍宗上方加泽泻10克，首乌15克，继服1个月。患者自述无明显不适。复查：空腹血糖7.4毫摩尔/升，餐后2小时血糖10.7毫摩尔/升，24小时尿糖定量1.8克；糖化血红蛋白9.6%，血胆固醇4.7毫摩尔/升，甘油三酯2.1毫摩尔/升，高密度脂蛋白1.5毫摩尔/升。病情好转，继服止消通脉饮，以巩固疗效。

○杨某，男，60岁，干部。初诊日期1990年5月10日。

现病史：于1990年4月健康查体时发现血糖偏高（空

腹血糖8.2毫摩尔/升），怀疑糖尿病，建议到医院进一步检查，故来本院就诊。现症：精神较紧张，性情急躁，口干，无明显多饮，尿黄，无明显多尿，每日主食350克，无饥饿感，头晕，大便干，2～3日一次，舌暗红，苔薄黄，脉弦。既往体健，否认糖尿病家族史，否认肝炎、结核传染病史。去年查体发现高血压，现服中成药牛黄降压丸治疗，血压在20/12千帕左右。查体：形体偏胖，心肺、肝脾未见异常，血压22/12千帕，身高170厘米，体重73公斤，实验室检查：胸透、心电图、肝功能均正常，空腹血糖8.6毫摩尔/升，餐后2小时血糖11.7毫摩尔/升，糖化血红蛋白7.61%，血胆固醇6.5毫摩尔/升，甘油三酯3.2毫摩尔/升，高密度脂蛋白0.68毫摩尔/升，眼底检查未见异常。

西医诊断：非胰岛素依赖型糖尿病伴有高血压。

中医诊断：消渴病（Ⅰ期），眩晕。

辨证：阴虚肝旺。

治疗：饮食控制配合中药治疗。

治法：养阴柔肝。

方药：细生地30克，玄参30克，麦冬10克，白芍10克，生首乌15克，泽泻10克，葛根10克，知母10克，天花粉20克，枳实10克。每日1剂，水煎分2次服。

上方共服28剂，大便通畅，头晕消失，情绪稳定，舌暗，苔白，脉沉细弦。复查：血压：18.7/10.7千帕，空腹血糖6.6毫摩尔/升，餐后2小时血糖9.5毫摩尔/升，血胆固醇5.3毫摩尔/升，甘油三酯1.8毫摩尔/升，高密度脂蛋白1.8毫摩尔/升，尿糖（-），嘱继服止消通脉饮以巩固疗效。（《北京名老中医经验集》）

郭华林、郭华、郭明安医案

○患者女，29岁。

孕3产1，第3胎孕40周，腹痛5小时，于1985年7月5日9时急诊入院。早期平顺，孕6月时无明显诱因出现烦渴多饮，头昏，口苦干，每天饮水10公斤，每天主食500克，无食欲亢进症，尿量增多（8000～13000毫升/24小时），尿比重1.010。内科诊断尿崩症，收住院。口服氢氟噻嗪25毫克，3次/日；氯贝丁脂0.5克，3次/日。病情无变化，住院4天，带药出院，孕8月下肢浮肿。A超示单胎臀位。查体：体温36.8摄氏度，呼吸20次/分，脉搏80次/分，血压14.6/9.3千帕（1千帕=7.5毫米汞柱），意识清，双肺呼吸音清，心率80次/分，律齐，未闻及病理性杂音，肝脾未及，宫底脐上3指，羊水少，胎心音138次/分，胎右肩先露，宫缩不规律。实验室检查：血红蛋白 125克/升，白细胞 9×10^9/升，中性粒细胞 0.76，淋巴细胞 0.23，嗜酸性粒细胞 0.01，BT 30秒，CT 1分，K^+ 4.5毫摩尔/升，Ca^{2+} 2.5毫摩尔/升，Na^+ 133毫摩尔/升，Cl^-166毫摩尔/升，尿蛋白（-），比重1.004，镜检无异常，诊断：妊娠合并尿崩症，孕40周横位肩先露临产。行剖宫产术娩出一活女婴，发育好。出血量150毫升，术后给予抗炎注射液、止血治疗，催产素10国际单位，2次/日，肌内注射，连用7天。术后8小时尿量2600毫升，术后48小时尿量8600毫升，仍心烦，头昏，24小时饮水9000毫升。体温38.0摄氏度，意识清，口干，舌红。苔黄，脉滑数。中医诊断：消渴病。用消渴方加减治疗：花粉30克，葛根30克，麦冬20克，太子参20克，竹叶10克，女贞子15克，熟地15克，茯苓10克，山萸肉10克，连翘10克，甘草9克，山药10克。1剂/日，煎服。产后7天，症状好转，24小时尿量2000毫升，尿比重1.014，痊愈出院。［中西医结合实用临床急救，1996，3（1）］

陈林霞等医案

○晁某，男，60岁，退休工人，1993年3月16日入院。

患糖尿病3年，曾先后服甲苯磺丁脲、苯乙双胍、格列本脲，症状时轻时重，入院前2月内服格列本脲片5毫克，每日2次；苯乙双胍50毫克，每日3次。查空腹血糖11.1毫摩尔/升，尿糖定性（+++）。入院症见：口干多饮，多食善饥，多尿，大便干结，消瘦乏力，面色少华，舌质淡红，苔薄黄，脉细弱。

辨证：肺胃热盛，气阴两虚。

治法：清热养阴，益气生津。

方药：栝楼根30克，生牡蛎30克，玄参15克，沙参18克，石膏30克，知母12克，西洋参30克，丹参30克，赤芍12克，黄连6克，山茱萸10克，熟地黄10克，黄芪15克，白术10克。水煎服，日1剂。

服中药3个疗程（4周为1疗程），逐步停服西药降糖药，复查空腹血糖6.1毫摩尔/升，尿糖定性（-），以后复查3次空腹血糖为正常。［河南中医，1999，19（5）］

王现图医案

○孙某，女，49岁，干部。初诊日期：1979年9月13日。

一年前曾患癔病，经治疗已愈。近半年无明显诱因出现多饮、多尿，经检查血糖、尿糖诊为糖尿病，服用甲苯磺丁脲、苯乙双胍，病情无明显好转。症见：口渴多饮，消谷善饥，多尿，体重减轻，头晕目眩，心悸气短，自汗，月经已闭，但白带不断。腰酸腿软，足胫微肿，眠差，大便秘结。舌淡红而无苔，脉虚数无力。血压13.3/9.3千帕，血糖15.7毫摩尔/升，尿糖（++++）。

辨证：脾肾气阴两虚，燥热津伤。

治法：补益脾肾，生津止渴。

方药：麦门冬汤合麦味地黄汤加减。

麦门冬20克，北沙参20克，知母15克，熟地15克，生山药30克，山萸肉15克，五味子15克，茯苓15克，花粉30克，生石膏30克，石斛20克，生黄芪30克，西洋参10克（另煎服）。水煎代茶饮，并配合饮食控制。上方服药30剂，口渴、多尿等症减轻，尿糖（++）。上方继服。

12月2日复诊：口渴止，小便如常，精神恢复，白带减少，足肿消失，血压14.7/10.7千帕，尿糖微量。仍感头晕、心慌、失眠。

方药：太子参30克，生山药30克，熟地20克，五味子15克，麦冬15克，酸枣仁20克，首乌藤30克，当归12克，白芍15克，石斛20克，知母12克。

1981年元月15日再诊：宗上方加减治疗，病情逐渐好转，血糖7.3毫摩尔/升，尿糖阴性，诸症基本消失，血压16/10.7千帕。后改服玉泉丸巩固治疗。（《杂病论治》）

林高荣医案

○某女，62岁，1995年7月14日初诊。

患糖尿病5年余，近半年来口渴引饮，头昏无力，小便频多，喜食易饥，曾在本县某院检查空腹血糖11.2毫摩尔/升，尿糖（+++），经服降糖药物，控制饮食，症状有所减轻。现仍有三多症状，乏力神疲，心悸寐差，皮肤病痒，脘腹胀满，大便干结，舌红苔白而燥，脉弦滑。检查：空腹血糖10.08毫摩尔/升，尿糖（++）。

辨证：气阴两虚，肺胃燥热。

治法：益气养阴、清热润燥。

方药：益气滋阴清热降糖汤（生地黄、生黄芪各15克，葛根、天花粉、玄参、牛膝、石斛各10克，黄连8克）加太子参、丹参各20克，赤芍、地肤子、麻仁、五味子各10克。并嘱其停用降糖西药，继续控制饮食。

进药7剂，口渴减轻，皮肤瘙痒亦止，但仍心悸、夜寐不实。原方减去地肤子、麻仁，加小麦10克，炙甘草5克，煅龙骨、煅牡蛎各15克，连服30剂。1个月后诸症明显减轻，血糖、尿糖均正常。为巩固疗效，再进原方数十剂。观察3个月，检查尿糖阴性，空腹血糖均在正常范围之内。［山东中医杂志，1997，16（9）］

张继有医案

○周某，女，45岁，工人。初诊日期1980年11月11日。

主诉多饮、多食、多尿。素嗜肉食，体态素丰，病后体重减轻约10公斤，查空腹血糖9.9毫摩尔/升，尿糖（++++），肝功能正常。诊断：糖尿病。予口服甲苯磺丁脲治疗3个月未见明显好转，遂来诊治。诊见舌苔薄白，脉细数。

方药：党参15克，麦冬20克，五味子10克，天花粉25克，石斛20克，生石膏20克，生地25克，白薇20克，枸杞子25克，女贞子20克，萆薢15克，茯苓30克。水煎服，每日1剂。

上方4剂，口渴减轻，余症同前，前方加黄芪50克，山药25克，继服。

12月26日再诊，口干舌燥，舌红，脉细数，尿糖（++）。处方如下。

方药：党参15克，麦冬25克，五味子10克，天花粉15克，生地25克，白薇20克，枸杞子25克，知母25克，生石膏15克，甘草10克。

再服6剂后，尿糖（+），空腹血糖8.2毫摩尔/升，石膏加至30克，续服。2月27日，三多症状不明显，空腹血糖，7.8毫摩尔/升，尿糖微量，已恢复轻工作。［吉林中医药，1981，（3）］

谢立冬医案

○刘某，女，45岁，农民。

于1994年6月2日初诊。患者于15年前突发多尿多饮，昼夜小便达二十余次，伴口渴喜冷饮，多次在外院就诊，经湖南医学院附属医院泌尿、内分泌等科检查会诊，均排除糖尿病，确诊为尿崩症（垂体功能紊乱）。给予氢氯噻嗪、卡马西平等治疗，饮食量与尿量有所减少，但停药后复如初，且头晕乏力增剧。故近半年来未再服药。后转诊于余，求服中药。诊见面色潮红，口渴频频饮水，每昼夜饮水约15升，且喜冷饮，尿量增多伴头晕目眩，腰背隐痛乏力，时有自汗，舌红、苔薄黄欠润，脉沉细略数。尿比重1.003。

辨证：肾阴亏虚，下元不固，虚火上炎，肺胃津伤。

治法：滋阴固肾，清热生津。

方药：六味地黄汤合消渴方加减。

熟地、枣皮、淮山药、麦冬、天花粉、葛根各15克，益智仁、桑螵蛸、覆盆子、金樱子、黄柏各10克，黄芪、生牡蛎各30克。

服药7剂，症大减，昼夜小便减为十余次，口不甚渴，自汗止，遂守上方去黄芪，加西洋参5克，继进20剂，诸症消失，尿比重正常，经随访半年，未再复发。［湖南中医杂志，1995，11（增刊2）］

赵尚久医案

○孙某，男，43岁，初诊日期1977年8月26日。

患者平素身体尚健，自1977年5月份起出现食量增加，全身疲乏，小便量多，口渴喜饮。在某医院查：空腹血糖11.2毫摩尔/升，尿糖（+），诊为糖尿病。经住院治疗3个月，病情有所缓解。出院时空腹血糖8.96毫摩尔/升，尿糖（+），仍感疲乏无力，精神不振，遂来诊。现“三多”症状不甚明显，舌淡红，苔薄白而干，脉沉细，余症同前。

辨证：气阴两虚，以气虚为主。乃气不化津，津损未复，全身失去气津滋养，故见斯证。

治法：补气养阴。

方药：黄芪30克，生怀山药30克，苍术10克，玄参10克，金刚刺蔸30克。水煎服，每日1剂。

上方服至10剂，精神渐振；服至40剂，空腹血糖正常，尿糖阴性，症状基本消失，嘱再服原方20剂以巩固疗效。［湖南中医学院学报，1980，（3）］

张泽生医案

○李某，女，66岁。1976年10月12日初诊。

糖尿病已18年，体重由60千克下降至42千克。血红蛋白、白细胞均偏低。近来头昏，夜寐不佳，口干，小便次数尚可，但每次量多，尿糖（+++）。控制饮食则大便较干。脉弦细，舌苔薄。西医检查有脑动脉硬化症，心电图示冠状动脉供血不足。肝脾肾三脏俱虚，拟方兼顾之。

生黄芪15克，大熟地12克，枸杞子9克，大白芍9克，生山药15克，山萸肉9克，淡苁蓉9克，制首乌12克，天花粉12克。

二诊：10月19日。药后大便干结转为溏薄，日行3～4次，口渴已减，尿糖（++）。脉濡细，舌质紫红、苔黄。脾肾两伤，命火不足，前方加减。处方如下。

潞党参15克，生黄芪15克，生山药15克，制黄精9克，熟附片3克，益智仁9克，杭白芍9克，菟丝子9克。

三诊：10月28日。上药缺益智仁。服药后头昏较好，大便次数亦较少，转为每日1次，少腹作胀，面色萎黄，口渴已减，小便偏多。尿糖仍为（++）。脉沉细。脾肾两伤，命火不足，原方再进。处方如下。

潞党参15克，生黄芪15克，生山药15克，五味子5克，制黄精9克，熟附片3克，杭白芍9克，广木香5克。

四诊：11月11日。服药以来，口渴已好转，每晚临卧则腹胀，嗳气，矢气多。脉沉细，血压偏低，血象亦低。老年脾肾两伤，阴损及阳，仍由原方出入，阴阳两顾之。处方如下。

潞党参15克，生黄芪15克，生山药15克，大熟地12克，熟附片3克，上肉桂3克，菟丝子9克，广木香5克，杭白芍9克。

五诊：11月22日。糖尿病经治以来，口干已减，嘴唇尚觉干燥，每晚上床时腹胀，矢气多等症显见减轻。仍觉怕冷，大便已成形。脉渐有力，舌质转红。原方再进，原方加制黄精12克。另嘱严冬时加服红参、鹿茸粉。

六诊：1977年12月26日。去冬自服温补脾肾之剂以来，控制饮食，病情尚稳定。口不渴，四肢怕冷，头昏腰酸。自服红参、鹿茸后，感冒现象减少，脉沉细，舌质淡红。仍宗原法进治。处方如下。

生黄芪15克，生山药15克，制黄精15克，大熟地12克，炒川断9克，仙灵脾9克，覆盆子9克，天花粉12克，肉桂粉（分吞）1.5克。（《张泽生医案医话集》）

章真如医案

○李某，男，65岁。

患者于1980年秋季，无明显诱因出现头昏，咽喉干燥，口渴欲饮，继之全身酸楚，肢体乏力，而食欲反增，小便量多，倍于往昔，心烦失眠，形体渐至消瘦，经某医院检查：空腹血糖15.7毫摩尔/升，尿糖（++++），确诊为“糖尿病”，经用甲苯磺丁脲、苯乙双胍等药，症状一度得到控制。此后又反复发作，近1年来口渴多尿现象日趋严重，体重也逐渐减轻，复查空腹血糖13.4毫摩尔/升，尿糖（++++），收入院治疗。入院症见：口渴引饮，尿频量多，大便干结，夜寐不安，无明显多食，舌暗红，苔黄燥，脉弦数。

辨证：阳明热盛，肺胃津伤，肾阴不足，虚火上乘，久必阴损及阳，耗元损气。

治法：养阴清热，益气生津。

方药：自拟气阴固本汤加减。

生地15克，沙参15克，麦冬10克，玉竹15克，花粉15克，乌梅10克，苍术10克，黄芪20克，石斛10克，玄参10克，山药20克，桑椹15克。5剂。

二诊：服上方后，口渴略有减轻，小便仍多，但精神较前好转。原方去桑椹子、乌梅、玄参，加五倍子10克，生牡蛎20克，茯苓10克。继服5剂。

三诊：尿量减少，口渴大减，仍按原方继服。共治疗4个月，服药120剂，症状全部消失，复查血糖5.6毫摩尔/升，尿糖（-）。（《消渴病中医防治》）

李春、马学义、刘志平医案

○尹某，男，45岁，病案号3711，1992年11月10日初诊。

患者于入院前23天，自觉受凉后出现头痛，寒热往来，全身不适，自服安乃近2片，3次/日，次日上症消失。2天后，自感口渴欲饮，饮不解渴，饮入即尿。至第8日多饮多尿达顶峰，日进水可达15000毫升，小便量约13000毫升，伴全身乏力，口干咽燥，形体日渐消瘦，纳食减少。入院查体温 36.7摄氏度，脉搏123次/分，呼吸30次/分，血压11/8千帕。发育正常，营养一般，精神萎靡，皮肤弹性差，口唇干裂，咽部轻度充血，心肺肝脾无异常发现。舌红体稍胖、苔黄厚而干，舌底脉络纡曲，脉细数无力。实验室检查：血清K^+3.08毫摩尔/升，Na^+ 93毫摩尔/升，Cl^- 91毫摩尔/升，Ca^{2+} 2.07毫摩尔/升；尿比重1.001；血Cr 142微摩尔/升，血BUN 5.6毫摩尔/升；CO_2CP 20.16毫摩尔/升；血糖4.6毫摩尔/升。禁水试验阳性，血、尿常规正常。

西医诊断：尿崩症。

中医诊断：消渴。

辨证：阴亏气虚兼血滞湿停。

治疗：西医：初期予西药补液纠正水电解质紊乱。

中医：治法：滋阴润燥益气法，佐以活血渗湿。

方药：石膏60克，知母、生地、淮山药、太子参各30克，天花粉50克，麦冬40克，赤芍、益智仁、乌药各15克，茯苓、生甘草各9克，陈皮6克，每日1剂，水煎2次，早晚分服。

服上方7剂后，烦渴较前减轻，尿量减少，6000～7000毫升/日，尿比重1.003。舌红、苔黄略润。此乃阴津渐复，气虚脾弱夹湿之象，原方去太子参，加西洋参20克，黄芪15克，苍术9克，续进7剂后，尿量减至3000～4000毫升/日，尿比重1.009。守方共治24天后，尿量正常，尿比重1.015，临床基本治愈。上方制成蜜丸，续服2个月，巩固疗效，随访1年未复发。［新中医，1995，（7）］

赵锡武医案

○那某，男，52岁，初诊日期1980年1月12日。

主诉口渴多饮，多食多尿伴消瘦一年半。患者于1978年6月开始，无明显诱因出现口渴多饮，多食多尿，日渐消瘦，经检查血糖、尿糖，确诊为糖尿病。虽服格列苯脲等，但常因饮食不节，心情不愉快而加重。近日觉口渴甚，饮水多，主食控制在每日350克，大便干，尿多，气短无力，时有心悸，舌暗红，苔薄白，脉虚无力。

查空腹血糖10.8毫摩尔/升，尿糖定性（+++）。

西医诊断：糖尿病（Ⅱ型）。

辨证：肾明亏虚，不足以润肺养心而生内热，久而气虚。

治法：滋补肾阴，清胃生津，清心养阴，佐以补气。

方药：生地24克，麦冬18克，当归6克，天花粉18克，葛根10克，生石膏24克，知母6克，甘草3克，党参30克，五味子3克，黄芪30克，茯苓10克，水煎服，每日1剂，停用西药。

上方服14剂，诸症好转，再加玄参12克，黄连6克。继服50剂，诸症消失，血糖、尿糖正常。［中医杂志，

1992，（1）］

○张某，男，49岁。军人。

1971年发现糖尿病，查空腹血糖12.99毫摩尔/升，尿糖（+++），症见：多食、多尿、口干口渴。乏力、苔薄白、脉细数。

辨证：阴虚热盛，气阴两虚。

治法：滋阴清热，益气生津。

方药：生石膏18克，熟地45克，当归15克，菟丝子30克，党参20克，玄参12克，枸杞子15克，二冬各9克，川连6克，乌梅12克，泽泻12克，天花粉12克，红人参10克。每日1剂，水煎服。

共服三十余剂，上述症状消失，血糖降至8.7毫摩尔/升，连用药4个月无任何自觉症状，复查血糖为7.6毫摩尔/升，尿糖（±）。为巩固疗效，制成片剂继服。（《消渴病中医防治》）

司家奎等医案

○某女，65岁，1996年2月正日初诊。

患糖尿病史4年余。近2年来口渴、多饮、多食易饥、多尿、消瘦等诸症加重，曾在市某医院检查，空腹血糖19.41毫摩尔/升，尿糖（++++），经服降糖药物，控制饮食，症状有所改善。现仍有口渴、多食、多尿、乏力气短、腰膝酸软等症状后质淡、苔薄微黄，脉弦细。检查：空腹血糖16.08毫摩尔/升，尿糖（++++）。

辨证：脾肾两虚、津亏热蕴。

治法：益气健脾、滋阴清热、活血补肾。

方药：四参降糖汤（沙参30克，党参20克，黄精15克，五味子15克，黄芪40克，苍术10克，玄参10克，知母12克，川黄连15克，三七粉10克，丹参30克，生山药20克）加山茱萸12克，肉苁蓉12克，嘱其停西药，继续控制饮食。

进药6剂，口渴多饮等诸症减轻，原方继续服用30剂。1个月后诸症消失，血糖、尿糖均已正常，为巩固疗效，再进原方30剂，观察3个月，检查尿糖（－），空腹血糖在正常范围之内。［山东中医杂志，1998，17（8）］

贾文魁、王景医案

○某男，47岁，干部，因多饮、多尿2个月余于1989年2月14日就诊。

于2月前无明显诱因出现口渴、多饮、多尿，每天饮水近10升，伴食欲减退，神疲乏力，大便干燥。曾在某医院按“尿崩症”予口服氢氯噻嗪及氯贝丁脂等治疗不效，而转来就诊。发病以来，无发热、头痛、消瘦、多食及视力改变等，家族中无类似病史。查尿常规正常，尿比重1.002，尿糖（－），血糖4.6毫摩尔/升，眼底、蝶鞍X线摄片未见异常，简易盐水试验提示：垂体性尿崩症。

刻诊见患者烦渴欲饮，饮不解其渴，小便频数量多，终日忙于厨厕之间，以致影响日常工作及睡眠，大便干燥，数日未解，腹部胀满，舌苔黄燥，脉滑数。

辨证：与胃肠燥热、脾弱胃强之“脾约”相类。

治法：滋肠润燥，泻热通便。

方药：仲景麻子仁丸方加减。

火麻仁、川厚朴各15克，大黄（后下）、枳实、杏仁各9克，芒硝（冲）6克，杭白芍12克，石膏18克。

服1剂后排出大量粪便，腹部胀满消失。再诊去芒硝，大黄减为6克，继服。3剂后口渴大减，每日饮水量及尿量由原来的8～9升减为4～5升，燥黄苔较前变润，上方加益智仁9克。

2月27日二诊：患者诉自服上方近10剂后，饮水量明显减少，惟觉脘闷纳呆，疲乏无力，小便每日3～4升，舌淡、苔腻，脉滑。

辨证：此胃肠燥热已去而脾虚湿阻证显。

治法：燥湿运脾，理气宽中。

方药：苓桂术甘汤合平胃散化裁。

白术12克，陈皮、苍术各10克，云茯苓、川厚朴、藿香各9克，桂枝、白蔻仁、砂仁各6克，杏仁、通草各3克。

服3剂后脘间减轻，胃纳渐增，仍感疲乏无力，咽于不适，上方去川厚朴、桂枝，加太子参30克，淮山药15克，桔梗6克。

3月16日三诊：上方服15剂，胃纳转佳，咽干不适减轻，饮水几如常人，精神渐旺，舌苔薄白，惟夜尿尚多（约2升/晚），时感腰困。

辨证：脾肾两虚。

治法：健脾益气，补肾固涩。

方药：淮山药、太子参各30克，葛根、黄芪各15克，炒杜仲、白术各12克，杭白芍、陈皮各9克，肉苁蓉10克，益智仁、炙甘草各6克。

宗此方出入调治月余，患者症状消失，简易盐水试验：2小时尿量<250毫升，尿比重上升至1.012，病愈。为巩固疗效，予健脾益气，补肾固涩方每周1～2剂煎服，随访3年余，病未复发。[新中医，1994，（4）]

邱祖萍医案

○王某，男，65岁，初诊日期1985年10月6日。

因烦渴多饮、多尿、消谷善饥，时自汗出3月余，经当地医院诊治无效而转本院诊治。诊见形体消瘦，舌质胖嫩微红，苔薄黄，脉滑偏数。检查：空腹血糖20.2毫摩尔/升，尿糖（++++），尿酮体阴性。

辨证：脾肾两虚，兼有郁热。

治法：温肾健脾。

方药：金匮肾气丸加减。

淡附片10克，上肉桂3克，仙灵脾15克，大熟地12克，怀山药20克，山萸肉12克，绵黄芪30克，制苍术10克，玄参15克，肥知母10克，云茯苓12克，生鸡内金20克，建泽泻10克。水煎服，日1剂。

10月25日复诊，自诉自汗已止，口渴诸症亦有好转。空腹血糖10.2毫摩尔/升，尿糖阴性。舌质淡，脉沉细，宗原方去知母，加太子参30克，续服10剂。

10月8日三诊，患者已无明显自觉症状，空腹血糖在正常范围，尿糖阴性。继以金匮肾气丸固本治疗，随访半年病情平稳。[江苏中医，1988，（10）]

季聚良等医案

○李某，女，67岁，干部，有糖尿病史6年。

1997年4月8日住院治疗，住院号13535。入院症见：形体肥胖，乏力，口渴而甘，食欲旺盛，尿浊。体重较前明显减轻，近2个月下降4公斤。舌质紫暗，苔白厚腻，舌体胖大，边有齿痕，脉滑。入院测FPG 11.6毫摩尔/升，血脂、血流变均有明显异常改变。入院后除口服磺脲类降糖药（格列齐特片80毫克，饭前半小时服；日2次）外，静脉滴注复方丹参注射液等，配合抗生素以防感染，中药拟玉女煎加减口服，效微。患者血糖一直持高不降，精神一度抑郁不舒，血糖升至13.2毫摩尔/升。仔细观察患者症舌脉，确为脾虚湿盛、湿阻中焦而致，改玉女煎为平胃散加味（苍术24克，厚朴15克，陈皮15克，杏仁9克，通草6克，白蔻仁6克，生苡米18克，半夏9克，五倍子5克，竹叶6克，甘草6克。水煎服，日1剂，早晚二次温服。15天为1疗程）治疗，二剂后患者诉饥饿感明显减弱。连服3剂，患者精神舒畅，连续测FPG波动在7.9～8.2毫摩尔/升之间，略作加减，满意出院。[河南中医药学刊，1999，14（4）]

蒋天佑医案

○龚某，女，32岁，医生。

多饮、多尿、多食伴消瘦乏力20天就诊。症见口渴多饮，小便量多色清，夜尿每晚3～4次，多食，大便先干后溏，体重减轻，舌质暗红，薄白苔，脉沉细。有糖尿病家族史。化验检查：空腹血糖8.4毫摩尔/升，尿糖（+）。

西医诊断：糖尿病。

辨证：肾虚不固。

治法：补肾温阳。

方药：《金匮》肾气丸加味作汤剂服用。

熟地12克，山萸肉9克，山药30克，丹皮9克，茯苓9克，泽泻6克，肉桂9克，附子9克，覆盆子12克，天花粉15克，水煎服，每日1剂。

服上方2剂，口渴减轻，小便每晚1次，大便正常。又服4剂，每天饮水量由3000毫升减为1500毫升，日食量由750克下降为400克。综上方加金樱子15克，女贞子15克，又服12剂，症状基本消失，复查血糖、尿糖均正常。[黑龙江中医药，1982，（2）]

杨以阶医案

○张某，女，4岁。省供销社。

1971年9月14日初诊：夏日受暑，发热腹泻，月余方愈；但仍大便据薄，完谷不化，口渴喜饮，一昼夜多达2热水瓶以上，小便清长，日夜无度。尿比重1.004～1.006之间，西医拟诊尿崩症，服药无效，求治中医。症见面色苍白，肌肉消瘦，精神萎靡，四肢冰凉，汗出不多，入夜心烦不安。舌质淡红，苔薄色黄，脉搏沉数。

辨证：此属暑邪伤气，久泄伤阴，阴阳不得平秘，阴沉于下，阳浮于上。

治法：清上固下、益阴和阳。

方药：白干参4.5克，麦门冬6克，生黄连1.2克，竹叶心6克，莲子心9克，淡附片3克，益智仁3克，覆盆子6克，菟丝子6克，龟甲9克，青龙齿9克，桑螵蛸4.5克。4剂。

9月18日复诊：夜烦稍安，汗出亦微，口渴减轻，饮水量少，尿多如前。病情略有改善，上法相宜，原方加减：加苏芡实9克，金樱子9克；除竹叶心、麦门冬。5剂。

9月23日三诊：夜睡安静无烦，溱汗不出，口渴饮水比前更少，小便次数稍减，大便成形。再予益肾健脾，求之于本。处方如下。

苏芡实9克，金樱子6克，淮山药9克，黑料豆9克，莲子肉9克，覆盆子6克，菟丝子6克，云茯苓6克，南沙参6克，炒白术3.5克，楮实子6克，红枣3枚。5剂。（《儿科临证验案》）

姬云海医案

○张某，男，52岁。工人。1988年10月19日初诊。

主诉罹患糖尿病3载。查空腹血糖12.5毫摩尔/升，尿糖。伴有面色萎黄，全身乏力，善饥多食，口渴欲饥，尿频清长，大便溏，四肢逆冷。舌淡、苔白、有齿痕，脉沉细。曾服用格列本脲、苯乙双胍，血糖稍降，停药如故。

辨证：脾肾阳虚，命门之火不足。

治法：温肾壮阳，化气益肺。

方药：真武汤加减。

附子、白芍、当归各20克，茯苓、黄芪各30克，桂枝、木通、白术、知母、桑螵蛸、益智仁各15克，干姜、甘草各10克，细辛5克，水煎服，日1剂。

服药10剂，症状明显好转；原方加减又治疗3个疗程，诸症皆消。查空腹血糖6.5毫摩尔/升，尿糖（-）。嘱服金匮肾气丸1个月，以巩固疗效。［浙江中医杂志，1999，（3）］

陈晓平等医案

○刘某，女，67岁，工人，初诊日期1982年3月1日。

患糖尿病15年，伴有高血压、高血脂、白内障。虽经服用口服降糖药治疗，血糖一直控制不满意，来中医科就诊。症见：眩晕心悸，低热盗汗，口干烦渴，多食易饥，小便频数面颊潮红，手足麻木，视物模糊，舌红少津，脉细数。查血压22.7/14.7千帕，甘油三酯1.76毫摩尔/升，空腹血糖13.4毫摩尔/升，尿糖（++++）。

辨证：肝肾精血不足，阴虚内热。

治法：滋补肝肾，清热生津。

方药：桑叶12克，桃胶12克，山萸肉12克，黑芝麻15克，冬瓜子、冬瓜皮各10克，扁豆10克，荔枝核10克，丝瓜子10克，川黄柏10克，粉丹皮10克，蚕茧5只，带叶南瓜藤30克。水煎服，每日1剂。

上方共服60剂，“三多”症状基本消失，仍有头晕、低热、盗汗、视物模糊、手足麻木，舌红，脉细数。宗上方减桃胶、荔枝核，加龟甲、鳖甲各10克，黄芪、生地、熟地各15克，枸杞子9克，再服40剂。诸症基本消失，空腹血糖6.7毫摩尔/升，尿糖（-），随访半年，病情平稳。［新中医，1986，（4）］

肖旭辉医案

○陈某，女，41岁，干部，于1993年4月11日初诊。

素体虚弱，同年1月初突发多尿多饮，昼夜小便达二十余次，伴口渴引饮。多次在外院求诊，谓为“消渴病”，服中药十余剂后，诸症增剧，日夜小便竟多达30多次，日饮水近3壶（约12升以上），遂转广州市区数间大医院求诊，经泌尿、内分泌等科检查会诊，均排除糖尿病，确诊为尿崩症（垂体功能紊乱）。后经多方治疗，疗效不显，转诊于余。诊见消瘦体弱，面色恍白，精神不振，口渴频频饮水，每昼夜饮水约10升，且喜热饮，尿量增多，伴头晕目眩，纳呆，腹胀便溏，白带增多而清稀，腰膝酸软乏力，下半身冷感。看淡、苔薄白而润，脉细弱无力。尿比重1.002，尿渗透压130毫摩尔/升。

辨证：肾阳虚衰，督脉不足，下元不固，不能约束水道。

治法：温补肾阳，固壮督脉，固涩缩尿。

方药：金匮肾气丸合缩泉九加减。

肉桂（调服）1.5克，制附子（先煎1小时）、芡实、熟地、茯苓、党参、淮山药各15克，白术、台乌药、益智仁、桑螵蛸各10克，金樱子20克，甘草30克。

服药6剂，症大减，昼夜小便减为十余次，口不甚渴，腹胀消失，胃纳增。遂守上方加黄芪30克，继进16剂，诸症消失，尿比重、尿渗透压均复常，其病乃愈。嘱其再进补鹿茸，每次3克，隔水炖服，3天一次，共服3次。平日以党参、黄芪、大枣、白果，煎水代茶饮，以巩固疗效。经随访2个月，未再复发。［新中医，1994，（5）］

沈彰黎医案

○王某，男，62岁，教师。

患者既往有“冠心病”、“高血压病”史。近2年来，口渴多饮，多尿，曾在重庆某医学院诊为“糖尿病”，当时查空腹血糖13.3毫摩尔/升，尿糖（++++），酮体（-），予口服降糖药治疗，因服苯乙双胍等药有胃肠道反应，于1980年6月29日求治于中医。就诊时症见：烦渴多饮，口干舌燥，心慌胸闷，腰膝酸软，小便频数而多，舌红苔薄黄，脉弦细数。

辨证：肾阴亏虚，燥热偏盛。

治法：滋阴补肾，清热生津。

方药：岳美中经验方。

熟地24克，枣皮12克，山药12克，泽泻9克，丹皮9克，茯苓9克，石膏9克，乌附片2克。水煎服，每日1剂。

服药3剂，诸症同前。遵岳老“不验时按比例适当递加附子石膏量”的经验，重新调整方药如下。石膏60克，生地24克，枣皮12克，山药12克，泽泻9克，丹皮9克，茯苓9克，乌附片2克。再进3剂，诸症减轻，尿糖（+）。再按第1次处方药量，服药20剂后诸症基本消失。血糖恢复正常，尿糖阴性，随访1年，病情稳定。［四川中医，1985，（2）］

胡燕等医案

○蒋某某，女，50岁，1993年5月12日初诊。

患者因顽固性腹泻1天，经我院诊断为Ⅱ型糖尿病。用格列齐特、玉泉丸治疗2周，症状无减轻，血糖下降不明显。刻诊：大便稀溏，每日5～6次，乏力，口渴，纳差，腹胀，舌质淡、苔白厚腻，脉濡细。查尿糖（++），空腹血糖13.1毫摩尔/升。

辨证：脾虚湿阻。

治法：健脾益气，化湿升清。

方药：七味二术降糖汤加味。

苍术10克，炒白术20克，太子参30克，茯苓30克，砂仁6克，葛根10克，广木香10克，薏米仁15克，干姜3克，川连1.5克。5剂。

服上药后患者腹泻停止，乏力等减轻，苔转薄白腻，脉濡细。再于前方去川连、干姜，加淮山药15克，连服15剂，诸症消失，查尿糖消失，空腹血糖降为5.7毫摩尔/升。嘱服香砂六君丸善后。［江西中医药，1999，30（1）］

邵生宽医案

○赵某，男，50岁，工人，初诊日期1981年4月。

近3个月来，口干多饮，多食易饥，小便量多，疲乏无力，未诊治。其后右上腹皮肤生疖数处，经外科治疗无效求中医治疗。经化验检查，诊为糖尿病并发皮肤化脓感染。查体：心肺腹未见异常，舌质淡，苔薄白，脉弦细数，空腹血糖10.5毫摩尔/升，尿糖（+++）。

辨证：肝肾气阴两虚。

治法：滋补肝肾，益气养阴。

方药：熟地15克，山药30克，山萸肉10克，菟丝子15克，续断10克，五味子10克，党参15克，茯苓15克，麦冬15克，黄精10克，甘草15克，黄芪15克，玄参15克，水煎服，每日1剂分2次服。

并肌内注射青霉素控制皮肤感染。

治疗2周，皮肤感染痊愈，尿糖（+），继服上方1月后复查空腹血糖7.1毫摩尔/升，尿糖阴性。又继服上方1月，病情稳定，后停止服药。数月后因长途旅行，劳累过度，自觉病情反复，查尿糖（++）、空腹血糖8.96毫摩尔/升，仍以原方加味，服药1个月后诸症消失，经多次查尿糖（-），血糖在正常范围。3年后随访，患者正常工作，病情稳定。［陕西中医学院学报，1989，（2）］

刘登祥医案

○罗某，女，72岁，1996年11月19日初诊。

口渴、尿多伴尿中大量泡沫半年。诊时述口渴喜热饮，量多，每日约3000～4500毫升，同时尿量明显增多并含大量泡沫，排尿时有不爽利感，颜色较清亮。食欲尚正常，食量无明显改变。全身畏寒，伴有腰膝酸软，外阴瘙痒。查尿糖（+++），空腹血糖8.9毫摩尔/升。诊断为糖尿病。患者要求中药治疗。查舌质淡，苔白，脉沉细无力。

辨证：阴阳两虚之下寒上燥证。

方药：瓜蒌瞿麦丸。

栝楼根30克，瞿麦20克，山药45克，茯苓30克，附片45克（先熬去麻味），蛇床子20克（包熬）。

水煎服，每日3次。

服药2剂后，口渴开始减轻，尿量亦随之减少，尿中泡沫不似以前严重。药中病机，效不更方，再进10剂，上述症状部分消失。上方附片减为30克继续治疗，前后共进30余剂，一切症状消失，复查尿糖阴性，血糖降至正常（4.8毫摩尔/升）。遂以栝楼根30克，瞿麦15克，山药30克，茯苓15克，附片20克（先熬去麻味）巩固治疗1个月，再次复查血糖正常，尿糖阴性而停药。随访1年未复发。［四川中医，1999，17（1）］

施今墨医案

○陈某某，男，65岁，病历号61326。

自二十余岁即有口干、多饮、尿频、善饥诸症，40年来求治各地，均诊断为糖尿病，时好时重，迄未根除。

近年来血压增高，又患白内障，视物不清，大便秘结，空腹尿糖（+++）。脉象弦沉，舌质暗。

辨证立法：糖尿病久，多有血压增高，是属阴亏于下，阳亢于上，下元愈虚，血压愈增。肝肾阴亏，久则及目。脉现弦沉，本元虚损已显，病久年高，宜用丸方图治，拟宣明黄芪汤加味。

方药：紫河车60克，五味子30克，台党参60克，淡苁蓉60克，何首乌60克，生地黄60克，火麻仁60克，绵黄芪30克，寸麦冬30克，晚蚕沙60克，白蒺藜60克，天门冬30克，郁李仁30克，谷精草30克，川牛膝30克，磁朱丸30克，炒枳壳30克，杭菊花60克，干石斛60克，东白薇30克，杭白芍60克，野于术30克。

上药共研细末，蜜丸重10克，早晚各服1丸，白开水送服。

二诊：前药连服3个月，屡检尿糖，均为阴性。血压已趋正常，惟视物常觉模糊。再用丸方治之。处方如下。

鹿胎膏30克，枸杞子60克，干石斛60克，谷精草60克，紫河车60克，大生地60克，白蒺藜60克，决明子60克，杭菊花30克，淡苁蓉60克，磁朱丸30克，杭白芍30克，生黄芪60克，寸麦冬30克，葳蕤仁60克，全当归30克。

上药共研细末，蜜丸重10克，早晚各服1丸，白开水送服。

○李某，女，40岁，病案号56366。

病已半年，口渴恣饮，小便频多，浮如膏脂，面部时觉发热面赤，头如冒火，大便干，有时阴痒，闭经已1年，尿糖（+++）。舌苔淡黄，脉数。

辨证：口渴恣饮，为燥热伤津。面赤而热，为血中伏火。津枯不润，大便干结。热伤肾阴，肾失封藏，溲如膏脂。血燥阴伤，气血双损，冲任失调，年40而经闭，脉数为虚热之象。证属血燥阴亏，气血双损。

治法：养血滋阴，清热生津，佐以益气。

方药：白蒺藜10克，生熟地各10克（酒炒），生黄芪30克，沙苑蒺藜10克，金石斛15克，怀山药30克，朱寸冬10克，野党参10克，天花粉15克，润玄参12克，五味子10克，绿豆衣12克。引：猪胰子1条煮汤代水煎药。

二诊：服药12剂，诸症均大减轻，拟添加调血药味常服。处方如下。

酒川芎5克，茺蔚子10克，生熟地各10克（酒炒），全当归10克，玫瑰花6克，生黄芪30克，台党参12克，厚朴花6克，怀山药30克，泽兰叶6克，东白薇6克，五味子10克，润玄参12克，白蒺藜10克，桑寄生24克。

○王某，男，69岁，病案号53656。

体态素丰，精力充沛，近2个月来，消瘦甚速，疲乏无力，烦渴多饮，半夜干渴致醒，饮后才能再睡，尿量极多，稍一行动即觉出汗，纳少无食欲。苔白而糙，脉象虚数。辨证立法：饮一溲二是属下消，脾阳虚则易汗，津伤则恣饮。胃主卫，卫气不固，胃弱不食，以致日渐消瘦，体倦无力，脉象虚数。

辨证：气阴两伤。

治法：补中，生津，兼助消化。

方药：生黄芪30克，鸡内金10克（焙），谷麦芽各10克，天花粉12克，黑玄参10克，野于术6克，生石膏18克，西党参10克，佩兰叶10克，绿豆衣12克，金石斛6克，鲜石斛6克，生白果12枚（连皮打）。

○顾某，男，56岁，病案号546450。

病已经年，口干思饮，食不知饱，小溲如膏，精神不振，身倦乏力，在唐山医院检查血糖尿糖均高，诊为糖尿病。舌质红不润，脉豁大三部皆然。辨证立法：燥热为害，三消全备，缘以平素恣欲，喜食膏腴，郁热上蒸，则口干欲饮，胃热则消谷善饥，病及下焦，则小溲如膏。

辨证：脉豁大，元气已伤，证属气阴两亏。

治法：益气为主，佐以养阴生津。

方药：西党参15克，生黄芪30克，绿豆衣12克，生熟地各10克，怀山药60克，五味子10克，金石斛10克，天门冬10克，南花粉18克，鲜石斛10克，麦门冬10克。

二诊：服药7剂，诸症均减，小便已清，食量渐趋正常，仍易疲倦，大便时干燥，仍宗前法。

方药：西党参15克，生黄芪60克，五味子10克，怀山药60克，晚蚕沙10克，天门冬6克，瓜蒌子10克，火麻仁12克，麦门冬6克，栝楼根10克，油当归12克，生熟地各10克，肉苁蓉18克，绿豆衣12克。

三诊：服药6剂，诸症均减，血糖尿糖均已恢复正常，精神健旺，但多劳则疲乏无力。改丸药：金匮肾气丸，每日早晚各服10克，大补阴丸，每日中午服10克。

○赵某，男，50岁，病案号548222。

病已数月，身体逐渐消瘦，口干渴饮水多，自觉胸中烧热，饮冷始感爽快。尿频量多，精神不振，体倦乏力，尿糖（+++），舌苔薄白，脉豁大而空。

辨证：五脏六腑皆禀气于脾胃，行其津液以濡养之。若明衰阳盛，虚热伤津，则胸中烦热，口干渴，喜冷饮。脾虚津液不足，五脏六腑四肢不得濡养，故有形瘦体倦，精神不振之象。

治法：脉豁大而空为气津两亏，拟滋阴清热佐以益气。

方药：鲜生地10克，酒黄芩10克，朱寸冬10克，鲜石斛10克，酒黄连5克，润玄参12克，栝楼根12克，生黄芪30克，五味子5克，绿豆衣12克，怀山药60克，野党参10克。引：鸡鸭胰子各1条，煮汤代水煎药。

○满某，男，48岁，病案号5246。

患者病已多年，在铁路医院检查空腹血糖14.8毫摩尔/升，尿糖（+++），诊为糖尿病。现症：烦渴引饮，小便频数，多食善饥，日渐消瘦，身倦乏力，头晕心悸，大便微结，夜寐不实，多梦纷纭，舌苔薄白，脉数，重按无力。

辨证：心火不降，乱梦纷纭；热灼肺阴，烦渴多饮；脾胃蕴热，消谷善饥；肝阴不足，头晕目眩；肾阴亏耗，小便频多。综观脉证，气阴两亏，精血不足，三消俱备，五脏皆损，证候复杂。

治法：益气阴、滋肝肾、补心脾。

方药：生黄芪30克，野党参10克，麦冬10克，怀山药18克，五味子10克，玄参12克，乌梅肉4.5克，绿豆衣12克，花粉12克，山萸肉12克，桑螵蛸10克，远志10克，何首乌15克，云茯苓10克，生地12克。水煎服，每日1剂。

共进上方7剂，再诊时烦渴解，尿次减，饮食如常，夜寐转佳，精神舒畅。空腹血糖8.7毫摩尔/升，尿糖（+）。效不更方，前方嘱再服7～10剂。（《施今墨临床经验集》）

周潮等医案

李某，女，47岁，工人，1994年4月30日初诊。

主诉：口干渴，多饮，多尿，多食易饥3年。周身无力，动则汗出，心慌失眠易怒，近3月体重明显减轻。糖尿病史3年。现服用消渴丸5粒，一日3次，苯乙双胍25毫克，一日3次。查：FBG 195毫克/分升，尿糖（+++）。舌红，苔薄黄，脉细数。辨证属气阴两虚并内热。治以益气养阴清热。

体针取大椎、合谷、足三里、三阴交、复溜、肾俞、肝俞、每日1次，平补平泻手法。

耳穴取神门、心、肝、胰、内分泌、渴点、肾。撤针按刺后用麝香壮骨膏固定，每周换针一次。两耳交替。

15天后查血糖105毫克/分升，尿糖（－），症状基本消失，令其停服降糖药，针灸治疗2个月，血糖持续正常，病情稳定。以后病人每感有周身不适，便来针灸一疗程。随访2年，疗效巩固。［中国针灸，1998，（1）］

马铁忠、宋景生医案

○曹某，男，34岁。

目前无明显原因自觉口干作渴，多饮多尿，且尿液混浊，身疲乏力，其后病情逐渐加重，每日饮水10余壶，服用中药八十余剂而无效。形体消瘦，经某医院诊为尿崩症，治疗2月余，经注射脑垂体后叶素，尿量略见减少，效果欠佳，故来我院就诊。症见患者口燥咽干，思饮不已，尿多尿频，自汗盗汗，舌降、苔薄白，脉弦细。日饮水量达41000毫升，尿量达40000毫升以上，化验室检查血象正常，尿比重1.002，尿糖（－）。

辨证：精气亏损，肾失摄纳，约束无权。

治法：滋阴补肾，益气生津。

方药：速闭散（人参、补骨脂、淮山药各10克，玄参、麦冬各15克，鹿茸粉2克）6克，黄酒调糊，外敷涌泉穴，2日一次，连用6日。

二诊：症状好转，口干减轻，自汗盗汗消失，尿量减至3600毫升，药中病机，继守原法治疗6日，诸症消失，日饮水量减至2400毫升，复查尿常规：尿比重已升为1.020，尿糖正常。［新中医，1994，（1）］

李宗士医案

〇冯某，女，54岁，工人，病案号80807。

患者多饮、多尿、多食反复发作2年，并伴有体重减轻，于1978年5月16日收入院。入院症见：多饮、多尿、多食善饥、乏力，舌质红、苔薄白，脉细数。查体：神志清楚，形体消瘦，心肺正常，肝脾未触及。空腹血糖为12.2毫摩尔/升，尿糖（++++）。

西医诊断：糖尿病。

辨证：肾阴不足，燥热偏盛。

治法：滋阴补肾，兼以清热。

方药：六味地黄汤加减。

女贞子10克，怀山药10克，丹皮10克，泽泻10克，茯苓15克，熟地10克，葛根30克，天花粉30克。每日1剂，水煎服。

经治10日后，尿糖降至（++）。治疗25日，空腹血糖降至7.5毫摩尔/升，尿糖阴性，病情好转出院。［新中医，1981，（11）］

王九峰医案

〇阴虚有二，有阴中之火虚，有阴中之水虚。水火同居一窟，肾脏主之。阳不化气，水精不布，水不得火，右降无升，直入膀胱，饮一溲二，名曰肾消。经载不治，拟方挽之。是否候酌。

附桂八味加巴戟，苁蓉，石斛，远志，菖蒲，五味子，麦冬。

《经》以二阳结，谓之消。谓手足阳明、胃与大肠经也。胃乃水谷之海，大肠为传送之官，二经热结，则运纳倍常，传送失度。故善消水谷，不为肌肤，名曰中消，诚危症也。谨防疽发。

生地，生石膏，木通，牛膝，知母，麦冬，生草，滑石。

歧伯曰：五气上溢，名曰脾瘅。夫五味入口，藏于胃，脾为之行其精气。津液在脾，故令人口甘也。此肥美之所发也。肥者令人内热，甘者令人中满，故其气上溢，转为消渴。治之以兰，除陈气也。

佩兰，知母，黄柏，天花粉，西洋参，麦冬，五味，井麻，生地汁，生藕汁。

善食而瘦，名曰食消，亦名中消。热结阳明胃轻，防其疽发。拟知柏八味加减主之。

知柏八味丸去萸肉，加萆薢。

大渴引饮，舌裂唇焦，火灼金伤，津液枯涸，能食脉歒，此属上消，亦名膈消。谨防发背。白虎加人参汤。

知母，生石膏，甘草，人参，粳米。

善渴为上消，属脾，善饥为中消，属胃。饥渴交加，肺胃俱病。肺主上焦，胃主中焦，此由中焦胃火上炎，上焦肺金失其清肃，津液为之枯槁，欲得外水相救，故大渴引饮。阳明主肌肉，多食而瘦削日加，乃水谷精华，不归正化，故善食而瘦，阳明症也。《经》言亢则害，承乃制。拟白虎汤主之。

《经》以二阳结，谓之消，有上、中、下之别也。下消者，小溲如膏如淋，浑浊者是也。良由过用神思，扰动五志之火，消灼真阴，精血脂膏津液，假道膀胱溺器而出，故小溲如膏如淋。五内失其营养，一身失其灌溉，日消月缩，殊为可虑。拟两仪加味，以滋肺肾之源，取金水相生之意。第草木功能，难与性情争胜，更宜屏除尖绊，恬淡虚无，俾太和之气，聚于一身，自能勿药有喜。

生地，东洋参，天冬，麦冬，南沙参，牛膝，归身，羚羊角，秋石，熬膏。

消渴已止，眠食俱安。痰嗽未平，胸腹仍胀，乃木火余威，木击金鸣，火灼金伤故也。曾经产后，经前作痛，于兹七载，尚未妊育，女子八脉有亏。现在经闭二月有余，脉象细数无力，非胎候也。有虚劳之虑。宜静补其阴。

天麦冬，生熟地，冬术，龟甲，儿参，女贞，玉竹，熬膏。

脉来软数无力，症本阴液有亏，五志过极，俱从火化，万物遇火则消，必先荡涤积热，然后补阴，否则得补而愈炽。服泻心汤五剂，火势已杀，宜补真阴。

知柏八味去萸肉，加山栀、龟甲，为丸。（《王九峰医案》）

齐秉慧医案

〇曾治一贵人，患疽疾未安而渴大作，一日饮水数升。愚进以加减八味地黄汤，诸医大笑曰：此药若能止渴，我辈当不复业医矣。皆用紫苏、木瓜、乌梅、人参、茯苓、百药煎生津之药止之，而渴愈甚。数剂之后，茫无功效，不得已而用予方，连服三日而渴止，因相信。久服，不特渴疾不作，气血亦壮，饮食加倍，强健胜于壮年。盖用此药，非予自执，鄙见实有本原，薛氏家藏书中，屡用奏捷，久服轻身，令人皮肤光泽，耳目聪明，故详著之。使有渴疾者，能聆余言，专志服饵，取效甚神，庶无为庸医所惑，亦善广前人之功。

方内五味子最为得力，独能补肾水、降心气。其肉桂一味不可废，若去肉桂则服之不应。

○曾治一男子，患前证，余以前丸方治之，彼则谓肉桂性热，乃私易以知、柏等药，遂口渴不止，发背疽而殂。彼盖不知肉桂为肾经药也，前证乃肾经虚火炎上无制为患，故用肉桂导引诸药以补之，引虚火归元，故效也。

○有一等病渴，惟欲饮冷，但饮水不过二三口即厌弃，少顷复渴，其饮水亦如前，第不若消渴者之饮水无厌也。此证乃是中气虚寒，寒水泛上，逼其浮游之火于咽喉口舌之间，故上焦一段，欲得水救，若到中焦，以水见水，正其恶也。治法：如面红烦躁者，乃煎理中汤送八味丸，二三服而愈。若用他药，必无生理。

○又有一等病渴，急欲饮水，但欲下不安，少顷即吐出，片刻复欲饮水，至于药、食，毫不能下。此是阴盛格阳，肾经伤寒之证也。予反复思之，用仲景之白通加童便、胆汁，热药冷探之法，一服少解，二服全瘳。其在男子间有之，女子恒多有此证。陶节庵先生名回阳返本汤。（《齐氏医案》）

林佩琴医案

○何，六旬外，脉数，消谷善饥，动则气喘。是脂液内涸，火亢烁金之候。经所谓壮火食气。固本丸加生白芍、炒知母，效。

○族女，频食易饥，手足瞤动，此消中证。经云：瘅成为消中。以初病胃热，消谷而瘦，煎熬日久，胃脂内消，水液不为宣布，下注直降，势必延为燥涸。《局方》甘露饮宜之。

○朱，渴饮消水，日夜无度，自夏历冬，阅所服方，寒热互进，毫不一效。今饮一泄一，渴则饥嘈，明系肾阴竭于下，虚阳灼于上，脉转沉迟。沉为脏阴受病，迟则热极反有寒象也。思壮火销铄肾阴，肾液既涸，必饮水自救。症成下消，急滋化源，迟则难挽，仿《易简》地黄饮子加减，生地、熟地、人参、麦冬、石斛、花粉、阿胶、甘草，服之效。又令服六味丸加猪脊髓、龟胶、女贞子、杞子、五味，去泽泻、茯苓，得安。（《类证治裁》）

张聿青医案

○某，渴而溲赤，肺消之渐也。

煨石膏，玄参，冬瓜子，空沙参，地骨皮，活水芦根。

○王左，消渴虽减于前，而肌肉仍然消瘦，舌干少津，溲多浑浊，脉象沉细。水亏之极，损及命火，以致不能蒸化清津上升。汤药气浮，难及病所，宜以丸药入下。

附桂八味丸每服三钱，淡盐汤送下，上下午各一服。

○杨左，膏淋之后，湿热未清，口渴溲浑酸浊，为肾消重症。

天花粉二钱，川萆薢二钱，蛇床子一钱五分，川石斛四钱，秋石三分，天麦冬各一钱五分，覆盆子二钱，海金沙二钱，炙内金一钱五分（入煎川连二分）。

再诊：小溲稍清，口渴略减。再清下焦湿热。

寒水石三钱，淡竹叶一钱五分，海金沙一钱五分，赤白苓各二钱，泽泻二钱，龟甲心五钱，炒黄柏二钱，车前子三钱，滑石三钱，大淡菜两只。

三诊：脉症俱见起色。效方出入，再望转机。

海金沙三钱，秋石二分，滑石块三钱，茯苓神各二钱，龟甲心五钱，福泽泻一钱五分，车前子三钱，炒牛膝三钱，川柏片一钱，大淡菜二只，鲜藕汁一杯（冲）。

○左，频渴引饮溲多。湿热内蕴，清津被耗，为膈消重症。

煨石膏四钱，甜桔梗一钱，杏仁泥三钱，黑大豆四钱，黑山栀二钱，瓜蒌皮三钱，川贝母四钱，炒竹茹一钱，枇杷叶二片。

○左，频渴引饮，溲多浑浊，目昏不寐。此肺胃湿热熏蒸，将成膈消重症。

煨石膏四钱，瓜蒌皮三钱，煅磁石三钱，黑山栀三钱，川贝母二钱，酸枣仁二钱，川连二分（拌炒），茯苓三钱，黑大豆四钱，首乌藤四钱，淡竹叶一钱。

○左，频渴溲多。膈消重症，不能许治。

天花粉三钱，煨石膏六钱，淡天冬二钱，大麦冬二钱，川萆薢二钱，肥知母二钱，云茯苓四钱，淡黄芩一钱五分，甜桔梗三钱，枇杷叶（去毛）四片。

又：渴饮稍退。的是气火劫烁津液。消渴重症，还难许治。

煨石膏，肥知母，大麦冬，覆盆子，枇杷叶，淡天冬，天花粉，川楝子，甜桔梗。

○唐左，消渴略定。的属中焦之气火过盛，荣液亦为煎灼。药既应手，效方续进。

天花粉一钱五分，鲜生地六钱，川雅连三分，黑大豆四钱，肥知母一钱五分，茯神三钱，甜桔梗二钱，枇杷叶（去毛）四片。

又：小溲略少，再踵前法。

鲜生地，甜桔梗，川雅连，黑大豆肥，知母，茯神，炒松麦冬，天花粉，枇杷叶（去毛）。（《张聿青医案》）

陈莲舫医案

○饮一溲二，上渴下消，从此肉落肌灼。脉舌红。治宜清养

西洋参，煨石膏，寸麦冬，左牡蛎，桑螵蛸，元生地，川石斛，黑料豆，生白芍，制女贞，京玄参，肥知母，糯米，红枣。

消渴绵延，饮无度，溺亦无度。脉数。拟清上以和阴，摄下以固窍。

原生地，寒水石，生白芍，白莲须，淡天冬，寸麦冬，西洋参，川石斛，左牡蛎，桑螵蛸，黑料豆，制女贞，红枣。（《陈莲舫医案秘钞》）

余景和医案

○（温补成消）常熟南门大街衣店，有某成衣，因暑湿虐愈后，经王简修专于温补，服鹿角、巴戟、参、术、附、桂之类数十剂，又将前方加参、芪、杞子、杜仲等大剂膏滋药一料，胃气甚强，一日能啖饭十八九中碗，约米二三升，身体丰肥，面色黯黑，大便燥结，小便黄赤，临卧食饭三四碗，至明晨又饥，已有一年。就诊于余，问其病由，因述始末，为啖饭太多，欲胃纳减少耳。余曰：此乃胃热杀谷，痰火盘踞其中，当以大剂甘凉，清肺胃，豁痰热，此症为缓症，当以缓剂治之。温补聚热而成消，故消而不渴也。不须服药，每日服梨汁、蔗浆三中碗，大约以一斤半为度。服三四日，腹即作泻，泻出红水甚多，且热甚。连服、连泻十余日，胃纳少减。再减梨浆、蔗汁一碗，又服十余日，连泻十余日，啖饭只有十余碗矣。余曰：以每日三餐，约一餐三碗可止服。至月余，所啖每日不过八九碗矣。所以甘凉缓治之法，虽轻而不伤胃气，此等处不可不知。余亦从费伯雄先生食参目盲案中悟出耳。（《诊余集》）

王旭高医案

○脉沉细数涩，血虚气郁，经事之不来宜也；夫五志郁极，皆从火化，饥而善食，小水澄脚如脓，三消之渐，匪伊朝夕，然胸痛吐酸，肝郁无疑，肝为风脏，郁甚则生虫，从风化也。姑拟一方，平中见奇。

川连一钱（吴萸炒），麦冬三钱（姜汁炒），蛤壳五钱，建兰叶三钱，鲜楝树根皮（洗）一两。

诒按：病属阴虚火旺，案申生虫一层，未免蛇足。

再诊：服药后大便之坚且难者，化溏粪而易出，原屑苦泄之功，然脉仍数涩，究属血虚，而兼郁热，郁热日甚，脏阴日铄，舌红而碎，口渴消饮，所由来也，月事不至，血日干而火日炽，头眩目花带下，皆阴虚阳亢之见证，补脏阴为治本之缓图，清郁热乃救阴之先着，转辗思维，寓清泄于通补之中，其或有济耶？所虑病根深固，未易奏绩耳。

川连，黄芩，黑栀，生地，当归，阿胶，川芎，白芍，建兰叶。

另大黄䗪虫丸，每早晚服五丸。

诒按：寓清于补，恰合病机。

三诊：诸恙皆减，惟内热未退，带下未止，经事未通，仍以前方增损。

川连，当归，洋参，白芍，女贞子，茯苓，生地，麦冬，丹参，沙苑。

四诊：经云二阳之病发心脾，不得隐曲，女子不月，其传为风消。风消者，火盛而生风，渴饮而消水也。先辈谓三消为火疾，久而不已，必发痈疽，余屡用凉血清火之药，职此故也。自六七月间，足跗生疽之

后，所患消证，又稍加重，其阴愈伤，其火愈炽。今胸中如燔，牙痛齿落，阳明之火为剧，考阳明之气血两燔者，叶氏每用玉女煎，姑仿之。

鲜生地，石膏，知母，玄参，牛膝，川连，大生地，天冬，麦冬，茯苓，甘草，枇杷叶。

诒按：此亦消渴门中应有之证，不可不知。

一水不能胜五火，火气燔灼，而成三消，上渴，中饥，下则溲多，形体消削，身常怕热，稚龄犯此，先天不足故也。

生地，北沙参，知母，花粉，石膏，甘草，麦冬，五味子，牡蛎，茯苓，川连。

诒按：稚年患此，多在炎暑之时，其证有兼见风痉烦躁者，余尝以此法参用凉肝之品，以黄蚕茧煎汤代水，颇有效验。（《柳选四家医案·评选环溪草堂医案》）

○李，稚龄阳亢阴亏，一水不能胜五火之气，燔灼而成三消，上渴中饥，下则溲多，形体消削，身常发热。法当壮水以制亢阳。

大生地，川连，麦冬，知母，五味子，茯苓，生甘草，生石膏，牡蛎，花粉。

复诊：夫三消，火病也。火能消水，一身津液皆干。惟水可以胜火，大养其阴，大清其火，乃治本之图。病由远行受热，肾水内乏，当救生水之源。

大生地，沙参，五味子，麦冬，牡蛎，生洋参，桑白皮，蛤壳，天冬。

○侯，脾胃虚而有火，故善饥而能食，肝气盛，故又腹胀也。甘寒益胃，甘温扶脾，苦辛酸以泄肝，兼而行之。

玉竹，川石斛，麦冬，党参，冬术，白芍，吴萸炒川连，茯苓，乌梅，橘饼。

渊按：深得古人制方之意，而又心灵手敏。

○查，脉沉细数而涩，血虚气郁，经事不来。夫五志郁极，皆从火化。饥而善食，小溲如脓，三消之渐。然胸痛吐酸水，肝郁无疑。

川连，麦冬，蛤壳，鲜楝树根皮一两（洗），建兰叶。

复诊：服药后，大便之坚难者化溏粪而出，原得苦泄之功也。然脉仍数涩，郁热日盛，脏阴日消。舌红而碎，口渴消饮，血日干而火日炽。头眩、目花、带下，皆阴虚阳亢之征。当寓清泄于补正之中。

川连，淡芩，黑山栀，大生地，当归阿胶，川芎，白芍，建兰叶，大黄䗪虫丸（早晚各服五丸）。

渊按：建兰叶不香无用，徐灵胎论之矣。

三诊：诸恙皆减，内热未退，带下未止，经事未通。仍从前法。

川连，当归，洋参，白芍，女贞子，茯苓，麦冬，丹参，沙苑子，大生地。

四诊：经曰：二阳之病发心脾，女子不月，其传为风消。风消者，火盛而生风，渴饮而消水也。先辈谓三消为火疾，久必发痈疽，屡用凉血清火之药为此。自六七月间足跗生疽之后，消症稍重，其阴愈伤，其阳愈炽。今胸中如燔，牙痛齿落，阳明之火为剧。考阳明气血两燔者，叶氏每用玉女煎，姑仿之。

鲜生地，石膏，知母，玄参，牛膝，大生地，天冬，川连，麦冬，茯苓，生甘草，枇杷叶。

○钱，古称三消为火病，火有余，由水不足也。十余年来常服滋阴降火，虽不加甚，终莫能除。然年逾六旬，得久延已幸。今就舌苔黄腻而论，中焦必有湿热。近加手足麻木，气血不能灌溉四末，暗藏类中之机。拟疏一方培养气血之虚，另立一法以化湿热之气。标本兼顾，希冀弋获。

大生地，当归，山萸肉，麦冬，洋参，怀山药，龟甲，建莲肉，猪肚丸三钱（另服，开水下）。

○朱，脉左寸关搏数，心肝之火极炽。口干，小溲频数而浑浊，此下消症也。久有脚气，湿热蕴于下焦。拟清心肝之火，而化肾与膀胱之湿。

大生地，川连（盐水炒），牡蛎，黄芪，茅术，麦冬，赤苓，黄柏（盐水炒），蛤粉，升麻。

猪肚丸每朝三钱，开水送。

○庞，胃热移胆，善食而瘦，谓之食尔。大便常坚结而不通者，胃移热于大肠也。胆移热于心，故又心跳、头昏。今拟清胃凉胆为主，安神润肠佐之。

鲜石斛，淡芩，郁李仁，火麻仁，枳壳，枣仁，瓜蒌皮，龙胆草，茯神，猪胆汁。

另更衣丸一钱，淡盐花汤送下。

此病服此方五、六剂后，用滋阴如二地、二冬、沙洋参等煎胶，常服可愈。

渊按：此似消非消之证。胆腑郁热移胃，传所不胜，故用苦寒，直泻胆火。

○方，脾阴虚而善饥，肾阴虚而溲数。肝气不疏，则腹中耕痛；胃气不降，则脘中痞窒。此二有余二不足也。然有余不可泻，不足则宜补；肾充则肝自平，脾升则胃自降耳。

党参，怀山药，五味子，茯神，麦冬冬术，大熟地，枸杞子，陈皮，红枣。

○仁渊曰：三消为火证，人尽知之。而古人治火之方，如人参白虎、竹叶石膏、门冬，饮子、玉女煎、大补阴等法，多有不应者，其火固非实火，亦非寻常虚火可比。愚意谓肺肾真阴耗损，肝肾龙相之火浮越无制，以故寻常泻火清火之药，不能治其燔灼。多饮而不能润其烦渴，多食而不能充其肌肤者，固为邪火不杀谷，实由肺金治节无权，脾土虽转输运化，肺不能洒陈散精，以充灌六腑五脏，营卫失滋生之本，致愈食愈瘦；并不能通调水道，膀胱气化失其常度，小便如膏如油，致愈饮愈渴。夫肺为相傅，主一身治节。饮食转运，虽赖脾胃，而宣洒通调，则在相傅。今饮不支渴者，乃气不化津以蒸溉上焦也；饥不充肠者，乃气不化液以周灌脏腑百骸也。金病而水绝其源，火益炽而消益甚。夫肾为水脏，为阴阳之窟宅而藏五液。五液既损于前，母气复伤于后，一伤再伤，而病独重焉。是以仲圣肾气丸最有深意焉。《金匮》云：饮水一斗，小便亦一斗，肾气丸主之。不治其肺燥，而治其肾燥；不独治其肾之阴，并治其肾之阳。盖肾之阴不化，由肾之阳不腾。熟地、丹皮滋肾之阴，而佐以附、桂蒸肾之阳，使肾阴充而肾阳升，中焦上焦均得其蒸化之力，所谓云腾致雨，品物流行，治肾即所以治肺也。若夫上中下之分，在肺脾所伤之浅深多少。肺伤重则多上消，脾伤重则多中消；而下消则无乎不在，盖三消以肾为主也。（《王旭高临证医案》）

蒋宝素医案

○消证有三，上消善渴，中消善饥，下消则小便如膏如糊，万物入火无不消，然有无火阴消之症。现在脉来细涩，食少化迟，肌肉瘦损，血色不华，形神不振，夜来小便倍常，澄澈清冷。乃命门真火虚衰，不能敷畅阳和之气，驯致水精不布，有降无升。乃无火阴消危症。速宜益火之本，以消阴霾。在经旨饮一溲二，不治。

大熟地，牡丹皮，车前子，怀山药，山萸肉，建泽泻，制附子，上肉桂，赤茯苓，怀牛膝，人参，鹿茸。

经以消渴乃膏粱之疾。形逸心劳，君火暴甚，服甘助热，肾水重伤。内水不足，欲得外水相救，故消渴引饮。如溪涧涸于炎晖，釜水耗于烈火，谨防疽发于背，治之以兰。

佩兰叶，天花粉，川黄连，北沙参，白知母，川贝母。

常服《医话》九汁饮解渴。

秋梨汁，鲜藕汁，甘蔗汁，芦根汁，西瓜汁，淡竹沥，生姜汁，生地汁，银花汁，九汁和匀，重汤温服，代茶解渴。

五行之内，火独能消，燔木为炭，焚石为灰，煅锡为粉，煮海为盐。消为火症明矣。上消属肺，烦渴引饮，舌赤，喉干，脉数。火烁金伤，清肃不行。法当清上。

生石膏，白知母，天花粉，大麦冬，佩兰叶。

《医话》九汁饮代茶解渴。

经以二阳结谓之消。手足阳明胃与大肠俱病。胃为水谷之海，大肠为传道之官，二经热结，运纳倍常，传道失度。渴多消上，饥甚消中。介乎中上之间，白虎、三黄加减主治。不至外发痈疽为顺。

生石膏，白知母，川黄连，川黄柏，黄芩，细滑石，大麦冬，秋梨汁。

经以善食而瘦，名食亦，即中消症也。乃火结阳明胃腑，宜速下之，否则有发痈疽之变。

生大黄，玄明粉，川黄连，川黄柏，细滑石，生甘草，天门冬，大麦冬，活水芦根。

小便如膏如油为下消，乃左肾阴亏，水不济火，败精、五液下注危疴，非右命火虚阴消，溲色澄清，饮一溲二可比。谨防发背脑烁之变。

大生地，川黄柏，白知母，龟甲，怀山药，山萸肉，左牡蛎，五味子，乌梅肉。

形乐志苦，外强中干，饥嘈欲食，食不能多，消中未著。凡治消证，必先荡涤积热，然后补阴。拟先服泻心汤加减。

川黄连，黄芩，炙甘草，制半夏，北沙参，川黄柏，生姜，大枣。

消瘅渴饮，舌赤唇焦，火烁金伤，清肃不降，防痈窃发。

生石膏，白知母，生甘草，粳米。

常服《医话》九汁饮，代茶解渴。

小便如膏，面色黧黑，耳轮干槁，肌肉瘦削，六脉细数少神，病延一载之久。由烦劳火起于心，下应于肾，二火交炽，五液全消，损及肾脂，乃下消危症，勉拟六味滋肾挽之。

大生地，牡丹皮，福泽泻，怀山药，山萸肉，云茯苓，川黄柏，白知母，上肉桂。

病延八月之久，消谷善饥，好食肥美，形体日丰，精神日短。现在腹大如鼓，食入反胀，愈胀愈饥，愈食愈胀，胀不可当，痛不能忍，大解常带蛔虫，此乃虫消异疾。《医话》芫花散挽之。

芫花，朴硝，明雄黄，五灵脂，鸡肫皮，苦楝根，制大黄，制附子，乌梅肉。

等分为末，每服一钱，清茶调下，虫从大便下尽为度。

溢饮之渴，除中之饥，皆非消症，上消水气不入肌肤，中消大便不泻，饥渴交加，中上俱病。三黄白虎为宜。

川黄连，川黄柏，黄芩，生石膏，白知母，生甘草，粳米。

胃热则口淡，脾热则口甜，口甘转消渴，脾胃积热无疑。

佩兰叶，芦荟，胡黄连，川黄柏，黄芩，青竹沥。（《问斋医案》）

叶桂医案

○计，四十，能食善饥，渴饮，日加瘪瘦，心境愁郁，内火自燃。乃消证大病。

郁火生地，知母，石膏，麦冬，生甘草，生白芍。

○王，五八，肌肉瘦减，善饥渴饮。此久久烦劳，壮盛不觉，体衰病发，皆内因之症，自心营肺卫之伤，渐损及乎中下。按脉偏于左搏，营络虚热。故苦寒莫制其烈，甘补无济其虚，是中上消之病。（烦劳，心营热）

犀角三钱，鲜生地一两，玄参心二钱，鲜白沙参二钱，麦冬二钱，柿霜一钱，生甘草四分，鲜地骨皮三钱。

又：固本加甜沙参。

○杨，二八，肝风厥阳，上冲眩晕，犯胃为消。（肝阳犯胃）

石膏，知母，阿胶，细生地，生甘草，生白芍。

○某，液涸消渴，是脏阴为病，但胃口不醒，生气曷振？阳明阳土，非甘凉不复。肝病治胃，是仲景法。

人参，麦冬，粳米，佩兰叶，川斛，陈皮。

○胡，五七，元阳变动为消，与河间甘露饮方。（阳动烁津）

河间甘露饮。

○钱，五十，阳动消烁，甘缓和阳生津。

生地，炙黑甘草，知母，麦冬，枣仁，生白芍。

○杨，二六，渴饮频饥，溲溺浑浊。此属肾消，阴精内耗，阳气上燔。舌碎绛赤，乃阴不上承，非客热宜此，乃脏液无存，岂是平常小恙？（肾消）

熟地，萸肉，山药，茯神，牛膝，车前。

○某，脉左数，能食。（肾阴虚胃火旺）

六味加二冬、龟甲、女贞、旱莲、川斛。

○王，四五，形瘦脉搏，渴饮善食。乃三消症也。古人谓“入水无物不长，入火无物不消”、河间每以益肾水制心火，除肠胃激烈之燥，济身中津液之枯，是真治法。（肾阴虚心火亢）

玉女煎。

○姜，五三，经营无有不劳心，心阳过动，而肾阴暗耗，液枯，阳愈燔灼。凡人火之物，必消烁干枯，是能食而肌肉消瘪，用景岳玉女煎。

三消一证，虽有上、中、下之分，其实不越阴亏阳亢，津涸热淫而已。考古治法，惟仲景之肾气丸，助真火蒸化，上升津液；《本事方》之神效散，取水中咸寒之物，遂其性而治之。二者可谓具通天手眼，万世准绳矣。他如《易简》之地黄引子，朱丹溪之消渴方，以及茯苓丸、黄芪汤、生津甘露饮，皆错杂不一，毫无成法可遵。至先生则范于法，而不囿于法，如病在中上者，膈膜之地，而成燎原之场，即用景岳之玉女煎，六味之加二冬、龟甲、旱莲，一以清阳明之热，以滋少阴；一以救心肺之阴，而下顾真液。如元阳变动而为消烁者，即用河间之甘露饮，生津清热，润燥养阴，甘缓和阳是也。至于壮水以制阳光，则有六味之补三阴，而加车前、牛膝，导引肝肾，斟酌变通，斯诚善矣（邹滋

九）。（《临证指南医案》）

费绳甫医案

○台州李子华。内热溲赤，口渴引饮。医用养阴药，病反增剧。余诊脉沉弱无力，此气虚不能化津，经谓“中气不足、溲溺为之变。”可为此症实据。遂用：

高丽参二钱，绵黄芪三钱，炙甘草一钱，全当归二钱，甘枸杞三钱，陈广皮一钱，制半夏一钱五分，焦白术一钱，赤茯苓二钱，大枣三枚。

连服十剂而愈。（《费绳甫医话医案》）

张仲华医案

○乍纳又饥，消烁迅速，如火之燎于原，遇物即为灰烬。病此半月，肌肉尽削，询系失意事多，焦劳苦思，内火日炽，胃液日干，脏阳既损，而充斥之威，愈难扑灭耳。姑拟玉女煎加味。

大生地一两，麦冬三钱，玄参一钱五分，阿胶一钱五分，知母二钱，石膏一两，炒白芍一钱五分，女贞子一钱五分，旱莲草一钱，甘草一钱。

再诊：两进甘凉救液，大势仅减二三，渴饮反甚，溲浑而浊，上中之消，又转到肾消矣，三焦兼涉，津液必至告竭，证情极险，再拟从治之法，宗河间甘露法，必得十减七八乃幸。

熟地六钱，石膏七钱，肉桂五分，生地八钱，麦冬三钱，炙草五分，白芍一钱五分，人参一钱，咸水炒黄柏一钱五分。

三诊：从治之法，始也依然，药三进而纳日退矣，小水浑浊转清，舌苔光红亦淡，拟宗前方小其制，仍与上中下三焦并治。

熟地八钱，乌梅三分，炙草五分，川连五分，川椒廿粒，生地四钱，肉桂三分，人参一钱，麦冬二钱。

四诊：连进固本从治之法，并参苦辛酸安胃，允推应手。今胃纳安常，诸恙皆平，而津液受伤已极，善后之法，自当立中育阴，以冀其复。

人参一钱，熟地五钱，天冬一钱五分，洋参一钱五分，北沙参三钱，知母一钱五分，麦冬一钱五分，石斛四钱，炙草三分。

诒按：第一方力量之大，二方立方之巧，三四方用意之周匝，随机而应，步伐井然，具此见解，庶可谈医，然已难其人矣。（《柳选四家医案·评选爱庐医案》）

李铎医案

○邓童，5岁。

渴饮不休，旋溺浑浊色如膏脂，肌肉瘪瘦，脉细而数，舌碎绛赤，此属肾消，乃真阴已竭，津液枯涸，势实危殆，岂苦寒直降，清凉止渴所能治？勉拟金匮肾气丸，五味子汤下，滋其真阴，兼助真火蒸动精水上承君火，而止其下人之阳光，庶或可救万一耳。又六味地黄汤，加甜蒙桂、五味子，水煎服。

夏禹铸曰：三消之证，实热者少，虚热者多，不足之证也。若作有余治之，误矣。始而心肺消渴，或脾胃消中，或肾水消浊，传染日久则肠胃合消，五脏干燥，精神倦息，以致消瘦四肢也。恭此可见，此子实因误治而成不治之症矣。（《医案偶存》）

缪遵义医案

○胡，29岁，善食而瘦，经文谓之食亦，大便溏薄，热在胸膈，汗多不解，议从胃热脾寒着想。

连理汤。

○张，28岁，消渴一年，金水同治。

固本丸加五味石斛、天精草。

○计，33岁，肾气不摄，易成下消。

生地，菟丝，桑螵蛸，天冬，杜仲，萸肉，五味，补骨脂，川斛，湘莲。

○王，肾水先亏，心火内炽，渴饮溲多，有消渴之虑。

大生地，五味，茯神，天精草，天冬，麦冬，川斛，山药。

又：渴稍止，而大便艰涩，滋养无疑。

生地，五味，白蜜，川斛，知母，熟地，麦冬，天冬。茯神，天精草。

○陈，34岁，消渴几及半载，龙雷灼金，阴液日涸，最为重候。

姑拟王太仆法，所谓壮水之主，以制阳光。

八仙长寿丸加知母，天精草。

○陈，今年火运，少阳司天，消渴一年，形神渐瘦，溲多，腻浊。此阴精少奉，少亏阳亢，亢则害也。大便燥，脉涩。壮水之主，保本之道也。

知柏八味丸加麦冬，嘉定花粉。（《吴中珍本医籍四种·三余纪效》）

谢星焕医案

〇萧童，自恃体质坚强，日食桃李，因患疖毒，头项及身大如卵者十数枚，及疖肿大溃，脓血交迸，理宜身凉安静，反加身热躁扰。医者不与清金润燥，日与柴、葛、知、芩，胃气益削，口渴饮水，小溲无度，用尽滋水制火之法，消渴愈炽，形羸骨立，始延余治。余曰：痈疽溃后，气血耗泄，非补气养血，渴不能止。处黄芪六钱、甘草一钱、银花三钱。盖黄芪补气，忍冬养血，气血充溢，渴何由作。服之半月，果获痊愈。

〇徐童，7岁。

时值六月，患消渴病，日夜不宁。诸医称为实火，叠进芩、连、膏、知之属，渴愈甚，溺愈多。更医见小溲清利，唇舌亦淡，连投八味地黄丸。燥渴愈甚。延余视时，病势已深，望其四肢消瘦，腹胀如鼓，因思三消水火之病，断无腹鼓之症，此必脾胃病也。幼读濒湖《纲目》，曾引《夷坚志》治奇疾，有消渴因虫之患，询知此儿素啖瓜果，内必生虫，虫在胃脘，吸其津液，故口中发渴，饮水致多，土困弗制，小溲遂多，理当补土制虫。处方以白术为君、兼以使君、金铃、胡连、川椒、乌梅、厚朴酸苦辛辣之味，只服二剂，下虫十余条，消渴顿止，腹胀亦消。以异功散调理而安。

〇林某，3岁。

脾胃素亏，今夏发热口渴，医者不知其脾虚发热，误用外感之药。其热愈盛，其渴愈加，小便甚多，大便甚难。更医更不究其津液前阴已泄，致后阴津枯便艰之理，误投破气润肠之药，陡泄数次，肌肉消瘦，面唇俱白，舌光如镜，饮水无度，小便不禁，饮一溲二，喜食酸咸之物，亟求余视。谓曰：此消渴之候，遍身肌肉血脉津液皆从二便消泄，而上愈渴，若不治其消，何以止其渴？且败症种种，阴阳两损，前贤已无治法，愚何敢任。所喜两目精采尚存，声音犹响，生机或在于此，但未审能舒此三分之命，服吾十分之药否。曰：无不信从，遂酌裁一方，阴阳两补之意，加以涩精秘气之药，连服三十剂而愈。以后连遇数症，消渴泄泻，诸医执用滋火之方，一经合治，悉用此方加减出入，皆获痊愈。

熟地、人参、白术、干姜、枸杞、黄芪、菟丝、牡蛎、五味、肉桂、鹿茸、甘草、附子、桑螵蛸。以龙眼、莲子汤代茶。（《谢映庐医案》）

柳谷孙医案

〇热蕴于脾营之内，燔灼胃阴，求助于食，故病如中消，但邪：热不能杀谷，多纳少化，渐致脘腹臌胀，大便溏泄。此症若专清胃；热则胀泄必甚；再与温运，则阴液愈伤。刻视舌质，紫绛无苔，入暮昏睡谵语，热之燔于营阴者已深，姑与清泄心脾为主，稍佐和中。

西洋参、川连（盐水炒）、东白芍（土炒）、枳实、青蒿、炙鸡金、丹皮炭、生甘草、焦六曲、小生地、茅根肉、竹心。另：鲜生地露过药。

二诊：改方，去青蒿，加大腹绒、麦芽炭。

三诊：前与清泄阴分伏热，两三剂后，晚热较平，舌色转淡，惟易饥多纳，脘腹臌胀，仍未少减，此由木火燔灼，脾阴消耗，故多纳；少化，随纳随肿，而纳仍不减也。清滋则助滞，疏运则伤阴。两难着手，只可两面照顾，以消息病机。

西洋参、金石斛、麦冬肉、丹皮炭、玄参、炙鸡金、广郁金、楂肉炭、炒枳壳、砂仁、麦芽炭、鲜藕。

四诊：内热渐平，脘腹膨胀微减，拟方清养为主，佐以疏运。

西洋参、金石斛、大生地（炒炭）、丹皮炭、麦冬肉、川连（盐水炒）、炙鸡金、楂肉炭、焦神曲、紫蛤壳、生甘草、鲜藕。

五诊：脾阴虚则口淡而渴，脾气虚则少运而胀，内热神倦，大便溏泄，舌色偏红，当清养健运，两法兼用。

西洋参、麦冬肉、金石斛、紫蛤壳、香青蒿、丹皮炭、山楂炭、麦芽炭、焦六曲、茅根肉、鲜藕。（《柳宝诒医案》）

曹颖甫医案

〇郁女，3岁。

患消渴病。每夜须大饮十余次，每饮且二大杯，勿与之，则吵闹不休，小便之多亦如之，大便不行，脉数，别无所苦。时方炎夏，尝受治于某保险公司之西医，盖友人也，逐日用灌肠法，大便方下，否则不下。医诫勿与多饮，此乃事实上所绝不可能者。累治多日，迄无一效。余诊之曰：是白虎汤证也。

方予：生石膏四钱，知母二钱，生草钱半，粳米一撮。

加其他生津止渴之品，如洋参花粉茅根之属，五剂而病痊。顾余热未楚，孩又不肯服药，遂止服，越五日，旧恙复发，仍与原方加减，连服十五日，方告痊愈，口不渴，而二便如常，先后计服石膏达半斤之谱。（《经方实验录》）

徐大椿医案

○常熟汪东山夫人，患消证，夜尤甚，每夜必以米二升，煮薄粥二十碗，而溲便不异常人，此乃为火所烁也。先延郡中叶天士，治以乌梅、木瓜等药，敛其胃气，消证少瘥，而烦闷羸瘦，饮食无味。余谓此热痰凝结，未有出路耳，以清火消痰，兼和中开胃调之，病情屡易，随证易方，半年而愈。（《洄溪医案》）

方南薰医案

○一儿甫周岁，五六月间身热不退，昼夜烦躁，竟将自己头面抓破，血流满颊，不知痛楚，口极渴，小便极多。

余审视之，身不离汗，手足俱有润泽，与茶一杯，即饮尽，旋出小便亦有一杯，余曰："此消渴证也。

若是实火，何得身热四十余日，尚有润泽，此儿上焦虽有熟，而下焦实有寒也，口中纵如火烙，必有冷气直冲乳头"。问之乳母，果然。于是仿崔氏八味丸之法，用附子一钱五分，熟地三钱煎服，夜即能睡。次早倍其数服之，遂不烦不渴，小便亦疏，惟微热未退耳。余见其透体有汗，面白唇淡，息微体倦，改用补中益气汤一剂，而热全清，继以扶脾药善后而愈。（《尚友堂医案》）

其他医案

○消渴之病，有气喘痰嗽，面红虚浮，口舌腐烂，咽喉肿痛，得水则解，每日饮水约得一斗，人以为上消之病也，谁知是肺消之症乎！夫肺属金，金宜清肃，何火炽如此？盖心火刑之也。肺为心火所刑，则肺金干燥，又因肾水之虚，欲下顾肾，肺气既燥，肺中津液，自顾不遑，安得余津以下润夫肾乎。肺既无内水以润肾，乃索外水以济之。然救其本宫之火炎，而终不能益肾中之真水，肾又不受外水，而与膀胱为表里，即将外水传于膀胱，故饮水而即溲也。治法：似宜泻心中之火，以救肺金之热矣，然而肺因火热发渴，日饮外水，则水停心下者有之，水日侵心，则心火留于肺而不归，心中已成虚寒之窟，是寒凉之药，反为心之所恶。且寒凉之药，不能上存，势必下趋于脾胃。夫肺火之盛而不解者，正苦于脾胃之虚，土不能生金之故，苟再用寒凉，必至损伤脾胃之气，肺金何以养哉。必须仍治肺金，少加补土之味，则土旺而肺气自生，清肃之令行，而口渴自止。方用清上止消丹。

麦冬二两，天冬一两，人参三钱，生地五钱，茯苓五钱，金银花一两。

水煎服。十剂渴尽减，二十剂痊愈。

此方重治肺而轻治胃与脾，治肺而不损金，清火而不伤土，土生金而金生水，又何疑乎！惟方中加入金银花者，火刑金而多饮凉水，则寒热相击，热虽暂解于片刻，而毒必留积于平时，用清金之药，以解其热，不能解其毒也，与其日后毒发而用散毒之品，何若乘解热之时即兼解其毒，先杜其患哉！况金银花不特解毒，且善滋阴，一味而两用之也。

此症用二冬苓车汤亦效。

麦冬三两，天冬一两，茯苓五钱，车前子三钱。水煎服。

消渴之病，大渴恣饮，一饮数十碗，始觉胃中少快，否则胸中嘈杂如虫上钻，易于饥饿，得食渴减，不食渴尤甚，人以为中消之病也，谁知是胃消之病乎！胃消之病，大约成于膏粱之人者居多。燔熬烹炙之物，肥甘醇厚之味，过于贪饕，酿成内热，津液干涸，不得不求济于外水。水入胃中，不能游溢精气，上输于肺。而肺又因胃火之炽，不能通调水道。于是合内外之水，建瓴而下，饮一溲二。不但外水难化，且平日素酝，水精竭绝，而尽输于下，较暴注瀑泄为尤甚。此竭泽之火，不尽不止也。使肾水未亏，尚可制火，无如膏粱之人。肾水未有不素乏者也，保火之不烁干足矣，安望肾水之救援乎！内水既不可制，势必求外水之相济，而外水又不可以济也，于是思食以济之。食入胃中，止可解火于须臾，终不能生水于旦夕，不得不仍求水以救渴矣。治法，宜少泻其胃中之火，而大补其肾中之水，肾水生而胃火息，肾有水而关门不开，胃火何从而沸腾哉！方用闭关止渴汤。

石膏五钱，玄参二两，麦冬二两，熟地二两，青蒿五钱。

水煎服。二剂而渴减，四剂而食减，十剂消渴尽除，二十剂痊愈。

此方少用石膏、青蒿以止胃火，多用玄参、熟地以填肾水，重用麦门冬以益肺气，未尝闭胃之关门也。然而胃火之开，由于肾水之开，肾水之开，由于肾火之动也，而肾火之动，又由于肾水之乏也。今补其肾水，则水旺而肾火无飞动之机，火静而肾水无沸腾之患。肾火既安守于肾宅，而胃火何能独开于胃关哉！此不闭之闭，真神于闭也。此症用止消汤亦效。石膏、人参、茯神各五钱，玄参一两，生地二两，知母、麦芽、谷芽、神曲各三钱。水煎服。

消渴之症，小便甚多，饮一斗溲一斗，口吐清痰，投之水中，立时散开，化为清水，面热唇红，口舌不蛸，人以为下消之病也，谁知是肾水泛上作消乎！夫肾水泛上，水升于咽喉口舌之间，宜乎不渴，何以渴之甚也？盖下寒之极，逼其火于上焦，故作渴耳。此火乃肾中之火，即龙雷之火也，一发而不可制，宜引而不宜逐，可于水中引之。治此等消渴，仲景张夫子肾气丸最妙。世传肾气丸，乃张夫子定之，以治汉帝之消渴者也。然而肾气丸止可治消渴已痊之症，不能治消渴初起之症也。当年汉帝乍患下消之时，张夫子实别有神方，未传于世。今独传于铎，铎何敢隐秘而不出，以救万世乎。方用引龙汤。

玄参三两，肉桂三钱，山茱萸四钱，北五味一钱，麦冬一两。

水煎服。一剂渴减半，三剂痊愈。

龙火浮游，干燥之极，非玄参三两，断不能止其焰，非肉桂三钱，必不能导其归。山茱萸、北五味，非用之以益精，实取之以止渴。益之麦冬者，以龙火久居于上游，未免损肺，得麦冬以生其气，则肺金生水，火得水而易归也。或谓多用玄参，是欲止焰矣，既恐少用不足以止之，何多用肉桂以增焰乎？盖用肉桂者，正引火归源也。引火而少用肉桂，又何不可？不知玄参善消浮游之火，但其性太凉，非多用肉桂则不足以制其寒，制其寒则寒变。一一为温而又非大热，正龙雷之所喜也。盖龙雷之性，恶大寒而又恶大热，大寒则愈激其怒而火上炎，大热则愈助其横而火上炽。今用肉桂三钱，入于玄参三两之中，则寒居其九，热居其一，调和于水火之中，又有山茱、五味、麦冬之助，正不见其热，惟见其温也。龙雷喜温，所以随之直归于肾脏。火归于肾，命门不寒，蒸动肾水，下温而上热自除。此方较肾气丸治下消之症效更神速，铎不惜传方。又阐扬其义，以见铎之论症，非无本之学也。

此症用丹桂止氛汤亦效。

熟地三两，肉桂二钱，茯苓、丹皮各一两，麦冬二两。

水煎服。

消渴之症，口干舌燥，吐痰如虫角蝌涎白沫，气喘不能卧，但不甚大渴，渴时必须饮水，然既饮之后，即化为白沫，人亦以为下消之瘸也。准知是肾火上二沸之消症乎！夫肾中有火，乃水中之火也。火生水中，亦火藏于水内，火无水不养，亦无水不藏。明是水肾制火也，然而水之不足，必至火之有余。而火反胜水之不能相制，于是越出于肾宫，上腾烟咽喉齿之间。火与水原不能离者也，火既上升，水必随之而上升矣，水即不下。舟釜底火燃，安得不腾沸哉！惟水涸以至致沸腾。而烈火日炊，自或成焦釜不以外水济之得乎。然焦釜而沃之以水，仍沸腾而上，故吐如蝌之涎沫耳。治法，不必泻火而补水。使阴精之寒，自足以制阳光之热也。万用宁沸磷汤。

麦冬三两，茱萸一两，茯苓一两。

水煎服：一剂渴少止，再剂渴又止，饮半月痊愈。

此方用山茱萸三两，以大补肾水，尽人知之，更加入麦冬三两者，岂滋肺以生肾乎？不知久渴之后，口吐白沫，则熬干肺液，使但补肾水，火虽得水而下降，而肺中干燥无津，能保肺之不告急乎。肺痈肺痿之成，未必不始于此。故补其肾而随滋其肺，不特子母相生，且防祸患于未形者也。加入茯苓者，因饮水过多，膀胱之间，必有积水。今骤用麦冬、山萸至六两之多，不分消之于下，则必因补而留滞，得茯苓利水之药以疏通之，则补阴而无腻膈之忧，水下趋而火不上沸。水火既济，消渴自除矣。

此症用解沫散亦神。

熟地二两，麦冬一两山萸、丹皮各一两，车前子五钱。水煎服。

人有素健饮啖，忽得消渴疾，日饮水数斗，食倍而溺数，服消渴药益甚，人以为虫消也，谁知是脾气之虚热乎！夫消渴之症。

皆脾坏而肾败，脾坏则土不胜水，肾败则水难敌火，二者相合而病成。倘脾又不坏，肾又不败，宜无消渴之症矣，不宜消渴而消？渴者，必脾有热乘之，得之饮啖酒果而致之者也。夫酒能生热，热甚则饥，非饱餐则不能解其饥，然多食则愈动其火矣。火盛非水不能相济，饮水既多，不得不多溺也。此似消渴而非消渴之症。治法，平脾中之虚热，佐之解酒消果之味，则火毒散而消渴之病自除。方用蜜香散。

木蜜二钱，麝香三分。

酒为丸，更用黄连一钱、茯苓三钱、陈皮五分、神曲一钱、人参三钱，煎汤送丸药。日用三丸，丸尽而愈。

此丸用麝香者，取麝能散酒也，且麝香最克瓜果，瓜果闻麝香之气，即不结子，非明验耶。木蜜乃椒也，酿酒之房，苟留木蜜，酒化为水。故合用二味，以专消酒果之毒也。酒果之毒既消，用参苓连曲之类，以平脾中之虚热，则腹中清凉，何消渴之有哉！

此症用消饮散亦佳。

人参、天花粉、茯苓各三钱，枳壳、厚朴各一钱，山楂二十粒，麦冬二两，甘草一钱。水煎服。（《临证医案伤寒辨证录》）

〇莫君锡，不知何许人，大业中为太医丞。炀帝晚年，沉迷酒色，方士进大丹，帝服之，荡思不可制，日夕御女数十人。入夏，帝烦躁，日引饮数百杯，而渴不止。君锡奏曰：心脉烦盛，真元大虚，多饮则大疾生焉。因进剂治之，仍乞进冰盘于前，俾上日夕朝望之，亦解烦躁之一术也。

方勺（博按：元本误张杲。）治提点铸钱朝奉郎黄沔，久病渴，极疲瘁。方每见必劝服八味丸。初不甚信，后累治不痊，谩服数两，遂安。或问：渴而以八味丸治之，何也？对曰：汉武帝渴，张仲景为处此方。（琇按：仲景乃建安时人，方谓其治汉武，不知何本，赵养葵亦仍其误。）盖渴多是肾之真水不足致然，若其热未至于消，但进此剂殊佳，且药性温平，无害也。《泊宅编》。

李东垣治顺德安抚张耘夫，年四十余，病消渴，舌上赤裂，饮水无度，小便数多。李曰：消之为病，燥热之气胜也。《内经》云：热淫所胜，佐以甘苦，以甘泻之，热则伤气，气伤则无润，折热补气，非甘寒之剂不能。故以人参、石膏各二钱半，甘草生、炙各一钱，甘寒为君。启元子云：滋水之源，以镇阳光，故以黄连三分，酒黄柏、知母、山栀各二钱，苦寒泻热，补水为臣。以当归、麦冬、白葵、兰香各五分，连翘、杏仁、白芷各一钱，全蝎一个，甘辛寒和血润燥为佐。以升麻二钱，柴胡三分，藿香二分，反佐以取之。桔梗三钱，为舟楫，使浮而不下也。名之日生津甘露饮子。为末，汤浸蒸饼和成剂，捻作饼子，晒半干，杵筛如米大，食后每服二钱，抄在掌内，以舌舐之，随津咽下，或白汤少许送下亦可。此治制之缓也。治之旬日良愈。古人消渴，多传疮疡，以成不救之疾，此既效，亦不传疮疡，以寿考终，后以此方治消渴诸症皆验。《卫生宝鉴》。

蜀医张肱，治眉山有揭颖臣者，长七尺，健饮啖，倜傥人也，忽得消渴疾，日饮水数斗，食常倍而数溺，消渴药服之逾年，病日甚，自度必死。张诊脉，笑曰：君几误死矣。取麝香当门子，以酒濡之，作十余丸，取枳枸子为汤，饮之遂愈。问其故，张曰：消渴消中，皆脾衰而肾败，土不胜水，肾液不上沂，乃成此疾。今诊颖臣，脾脉热极而肾不衰，当由酒与果实过度，虚热在脾，故饮食兼人而多饮，饮水既多，不得不多溺也，非消渴也。麝能败酒，瓜果近辄不结，而枳枸即木蜜，亦能消酒毒，屋外有此木，屋中酿酒不熟，以其木为屋，其下酿无味，故以二物为药，以去酒果之毒也。

滑伯仁治一人，患消渴，众医以为肾虚水渴，津不能上升，合附子大丸服之。既服，渴甚，旧有目疾兼作。其人素丰肥，因是顿瘦损，仓惶请滑视之。曰：阴阳之道，相为损益，水不足则济之以水，未闻水不足而以火济之，不焦则枯。乃令屏去前药，更寒剂下之，荡去火毒，继以苦寒清润之剂，竟月平复。

一士人患消渴，服银柴胡一味，愈渴、热甚，加黄连同煎，服后服大补阴丸，不渴体健。

一仕人患消渴，医者断其逾月死，弃官而归。中途一医者，令急遣人致北梨二担，食尽则瘥。仕者如其言，才渴即啖梨，未及五六十枚而病愈。

汪石山治一妇，年逾三十，常患消渴，善饥，脚弱，冬亦不寒（阴虚），小便自浊，浮于上者如油。脉皆细弱缓，右脉尤弱，曰：此脾瘅也，宜用甘温助脾甘寒润燥。方用参、芪各钱半，麦冬、白术各一钱，白芍、天花粉各八分，黄柏、知母各七分，煎服病除。

治商山一人消渴，用丹溪法，缲丝汤饮之而愈。此物属火，有阴之用，能泻膀胱中相火，引气上潮于口。（《名医类案》）

○张子和曰：初虞世言，凡渴疾，未发疮疡，便用大黄寒药，利其势，使大困，火虚自胜。如发疮疡，脓血流漓而消。此真格言也。故巴郡太守奏三黄丸，能治消渴。余尝以隔数年不愈者，减去朴、硝加黄连一斤，大作剂，以长流千里水煎五七沸放冷，日呷之数百次。以桂苓甘露散、白虎汤、生藕节汁、淡竹沥、生地黄汁，相间服之，大作剂料以代饮水，不日而瘥。故消渴一症，调之而不下，则小润小濡，固不能杀炎上之势，下之而不调，亦旋饮旋消，终不能沃膈膜之干，下之调之而不减滋味，不戒嗜欲，不节喜怒，病已而复作。能从此三者，消渴亦不足忧矣。

昔有消渴者日饮数斗。刘完索以生姜自然汁一盆，置之密室中，具罂杓于其间，使其人入室，从而锁其门。病人渴甚，不得已而饮之，饮尽渴减。得《内经》辛以润之之旨。又《内经》治渴以兰除其陈气，亦辛平之剂也。刘完素之汤剂，虽用此一味，亦必有旁药助之也。秦运副云：有人消渴，引饮无度，或令食韭苗，其渴遂止。法要日吃三五两，或炒或作羹，无入盐极效。但吃得十斤即佳。

苦楝根取新白皮一握，切焙，入麝少许，水二碗煎至一碗，空心服之，虽困倦不妨，自后下虫三四条，状蛔虫，其色真红，而渴顿止。乃知消渴一症，有虫耗其精液者。

琇按：此方神效，服之屡验。

鄂渚卒祐之患消渴九年，服药止而复作，制苏朴散，以白芍、甘草等分为末，每用一钱，水煎服，七日顿愈。古人处方，殆不可晓，不可以平易而忽之也。《经验方》陈日华《本草纲目》。

朱丹溪治徐兄年四十岁，口干小便数，春末得之，夏来求治。诊其两手，左涩右略数而不强，重取似大而稍有力。左稍沉略弱而不弦，然涩却多于右，喜两尺皆不甚起。此由饮食味厚生热，谓之痰热，禁其味厚，宜降火以清金，抑肝以补脾。用三消丸十粒，左金、阿魏丸各五粒，以姜汤吞下，一日六次。又以四物汤，加参、术、陈皮、生甘草、五味、麦冬煎服，一日三次，与丸药间服，一二日自觉清快，小便减三之二，口亦不干，止渴未除，头晕眼花，坐则腰疼，遂以摩腰膏治腰疼，仍以四物汤用参芪，减川芎，加牛膝、五味、炒柏、麦冬煎饮，调六一散服，反觉便多，遂去六一散，令仍服药丸而安。

薛立斋治一贵人，病疽疾未安而渴作，一日饮水数升，教服加减八味丸方。诸医大笑，云：此药能止渴。吾辈当不复业医矣。皆用木瓜、紫苏、乌梅、人参、茯苓、百药等生津液之药，数剂而渴愈甚，不得已用前方，服三剂渴止。因相信久服，不特渴疾不作，气血亦壮，饮食加倍，强健过于少壮之年，薛氏家藏此方，屡用有验。

窦材治一人频饮水而渴不止，曰：君病是消渴也，乃脾肝气虚，非内热也。其人曰：前服凉药六剂，热虽退而渴不止，觉胸胁气痞而喘，窦曰：前症只伤脾肺，因凉药复损伤气海，故不能健运，而水停心下也。急灸关元、气海各三百壮，服四神丹六十日，津液频生。方书皆作三焦猛热，下以凉药，杀人甚于刀剑，慎之。

杨贲亨，鄱阳人，博群书，精脉理，每心计造方。有患饥者，诸医以火症治。亨久思之未得，顷见堂上木橙自仆，乃为湿气所蒸致朽，忽悟水能消物，术独属火，此湿消耳。遂投热剂而愈。《江西通志》。

孙文垣治一书办，年过五十，沉湎酒色，忽患下消之症，一日夜小便二十余度，清白而长味且甜，少顷凝结如脂，色有油光，治半年无效。腰膝以下软弱，载身不起，饮食减半，神色大瘁。脉之六部皆无力，经云：脉至而从，按之不鼓，诸阳皆然，法当温补下焦，以熟地黄六两为君，鹿角霜、山萸肉各四两，桑螵蛸、鹿胶、人参、白茯苓、枸杞子、远志，菟丝、山药各三两为臣，益智仁一两为佐，大附子、桂心各七钱为使，炼蜜为丸，梧桐子大，每早晚淡盐汤送下七八十丸，不终剂而愈。或曰：凡消者皆热症也，今以温补，何哉？曰：病由下元不足，无气升腾于上，故渴而多饮，以饮多小便亦多也，今大补下元，使阳气充盛，薰蒸于上，口自不渴。譬之釜盖，釜虽有水，必釜底有火，盖乃润而不干也。

一人消中，日夜溺七八升，鹿角烧令焦为末，以酒调服五分，日三服，渐加至方寸匕。

一人不时发热，日饮冰水数碗，寒药二剂，热渴益甚，形体口瘦，尺脉洪大而数，时或无力。王太仆曰：热之不热，责其无火。又云：倏热往来，是无火也。时作时止，是无水也。法当补肾，用加减八味丸，不月而愈。

张路玉治赵云舫消中善食，日进膏粱数次，不能敌其饥势，丙夜必进一餐，食过即昏昏嗜卧，或时作酸作甜，或时梦交精泄，或时经日不饮，或时引饮不辍，自言省试劳心所致。前所服皆安神补心滋阴清火之剂，不应。察其声音，浊而多滞，其形虽肥盛，色苍而肌肉绵软，其脉六部皆洪滑而数，惟右关特甚，两尺亦洪滑，而按之少神。此肾气不充，痰湿挟阴火，泛溢于中之象。遂与加味导痰，加兰、麝，数服其势大减。次以六君子合左金枳实汤泛丸，服后以六味丸去地黄加鳔胶、蒺藜，平调两月愈。

朔客白小楼中消善食，脾约便难，察其形瘦而质坚，诊其脉数而有力，时喜饮冷气酒，此酒之湿热内蕴为患。遂以调胃承气三下，破其蕴热，次与滋肾丸，数服涤其余火，遂全安。粤客李之藩上消引饮，时当三伏，触热到吴，初时自汗发热，烦渴引饮，渐至溲便频数，饮即气喘，饮过即渴，脉之右寸浮数动滑，知为热伤肺气之候，因以小剂白虎加人参，三服热顿减，次与生肌散，调理数日而痊。

薛廉夫子强中下消，饮一溲二，因新取继室，真阴约烁，虚阳用事，强阳不倒，恣肆益甚，乃至气急不续，精滑不收，背曲肩垂，腰膀疼软，足膝痿弱，寸步艰难，糜粥到口即厌，惟喜膏粱方物。其脉或数大少力，或弦细数疾，此阴阳离决，中空不能主持，而随虚火辄内辄外也。与八味肾气、保元、独参，调补经年，更与六味地黄久服而痊。

邵某仲夏与婢通，因客至惊恐，精气大脱，即凛凛畏寒，翕翕发热，畏食饮，小便淋沥不禁。诊之，六脉弦细如丝，责责如循刀刃，此肾中真阳大亏之候。令服生料六味，稍加桂、附，以通阳气。咸谓夏暑不宜桂、附，另延医。峻用人参、附子，月余饮食大进，犹谓参附得力，恣饵不彻，遂至日食豚蹄鸡鸭七八餐，至夜预治熟食饱啖二次，如此两月余，形体丰满倍常，但苦时时嘈杂易饥，常见青衣群鬼围绕其侧。再诊脉，其脉滑数有力，而右倍于左，察其形色多滞，且多言多笑，而语无伦次。此痰食壅塞于中，复加辛热，助其淫火，始见阴虚，末传消中之患也。不急袪除，必为狂痴之患。为制涌痰之剂，迟疑不进。未几，忽大叫发狂妄见，始信言之非谬也。

许学士云：一卒病渴，日饮水斗许，不食者三月，心中烦闷，时已十月。予谓心经有伏热，与火府丹数服。越二日来谢，云：当日三服渴止，又三服饮食如故。此本治淋，用以治渴，可谓通变也。方用生地二两，木通、黄芩各一两，蜜丸桐子大，每服三十丸，木通汤下。

陆祖愚治李悦吾，大便燥，年五十余，患消渴症，茶饮不能离口，小便多，大便燥，殊不欲食，及食后即饥，病将一载，精神困怠，肌肤枯涩，自分必死。脉之沉濡而涩，曰：病尚可药。凡人身之津液，以火而燥，然必以气化而生，前医纯用清凉之品，所以不效。洁古云：能食而渴者，白虎倍加人参，大作汤剂服之，今不能食，及食即饥，当合二方加升麻佐葛根，以升清阳之气，少合桂、附，以合从治之法。每味数两，大砂锅煎浓汁，禁汤饮，以此代之。此病仲景谓春夏剧，秋冬瘥，今当盛暑，病虽不减，亦不剧，若依法治之，兼绝厚味，戒嗔，闭关静养，秋冬自愈。幸其能守戒忌，交秋即瘥，至秋末痊愈。

陆养愚治两广制府陈公，年近古稀，而多宠婢，且嗜酒，忽患口渴，茶饮不辍，而喜热恶凉，小便极多，夜尤甚，大便秘结，必用蜜导，日数次，或一块或二三块，下身软弱，食减肌削，所服不过生津润燥清凉而已，脉之浮按数大而虚，沉按更无力。曰：症当温补，不当清凉。问消本热症，而用温补，何也？曰：经谓脉至而从，按之不鼓，诸阳皆然。今脉数大无力，正所谓从而不鼓，无阳脉也。以症论之，口渴！而喜热饮，便秘而溺偏多，皆无阳症也。曰：将：用理中、参、附乎？曰：某所言温补在下焦，而：非上中二焦也。经曰：阳所从阴而亟起也。又曰：肾为生气之原。今恙由于肾水衰竭，绝其生化之原，阳不生，则阴不长，津液无所蒸以出，故上渴而多饮，下燥而不润，前无以约束而频数，后无以转输而艰秘，食减肌削，皆下元不足之过也。曰：予未病时痿，是肾竭之应，既痿之后，虽欲竭而无从矣。彼虽不悦而心折其言，遂委治之。乃以八味丸料，加益智仁，煎人参膏糊丸，每服五钱，白汤送下，日进三服，数日溺小，十日溺竟如常，大便尚燥，每日一次，不用蜜导矣。第口渴不减，食尚无味，以升麻一钱，人参、黄芪各三钱，煎汤送丸药，数服口渴顿止，食亦有味，又十日诸症痊愈。

薛立斋曰：一男子作渴，日饮水数碗，冬月亦然，彼用加减八味丸去肉桂，服之不应。一男子患此欲治以前丸，彼谓肉桂性热，乃服知柏等药，渴不止，背发疽而没。又一男子亦患此症，日渐消瘦，与前丸数服，渴减半，一剂而痊，再剂形体复壮。夫肉桂肾经药也，前疽乃肾经虚火炎上，无制为患，用肉桂导引诸药以补之，及引虚火归原故效。又一男子脚面发疽，愈而作渴，以前丸治之而愈。又一富商禀赋颇厚，素作渴，日饮水数碗，面发一毒，用消毒药溃而虽愈，尺脉尚数，渴亦不止。时孟秋，谓此火旺水涸之脉也，须服加减八味丸，以补肾水而制心火，庶免疽毒之患。彼不信，至夏果脚背发疽，脉数，按之则涩而无力，足竟黑腐而死。一男子禀颇实，乏嗣，服附子等药致作渴，左足大指患疽，色紫不痛，脉亦数而涩亦死。大抵发背脑疽肿痛，色赤水衰火旺之色，尚可治，若黑若紫，火极似水之象也，乃肾水已竭，精气已衰不治。《外科精要》云：凡病疽疾之人，多有既安之后，忽发渴疾而不救者，十有八九，疽疾将安，而渴疾已作，宜服加减八味丸，既安之后，而渴疾未见，宜先服之，以防其未然。薛儿闻其父云：一士夫病渴疾，诸医皆用渴药，累载不痊，有一名医教食加减八味丸，不半载而愈。

一老人冬月口舌生疮作渴，心脉洪大而实，尺脉大而虚，此消症也。患在肾，须加减八味丸补之，否则后发疽难疗。不信，仍服三黄等药降火。次年夏，果发疽而没。东垣曰：膈消者以白虎加人参汤治之，中消者善食而瘦，自汗，大便硬，小便数。《脉诀》云：干渴饮水，多食亦饥，虚成消中者，调胃承气汤、三黄丸治之。下消者，烦躁引饮，耳轮焦干，小便如膏脂。又云：焦烦水易亏，此肾消也。六味地黄丸治之。《总录》所谓未传能食者，必发脑疽背疮，不能食必传中满鼓胀，皆谓不治之症。洁古老人分而治之，能食而渴者，白虎加人参汤。不能食而渴者，钱氏白术散，倍加葛根治之，上中既平，不复传下消矣。前人用药，厥有旨哉。或曰：未传疮疽者，何也？此火邪盛也，其疮痛甚而不溃，或赤水者是也。经云：有形而不痛，阳之类也，急攻其阳，无攻其阴，治在下焦，元气得强者生，失强者死。

一妇人面患毒静焮痛，发热作渴，脉数按之则实，以凉膈散二剂少愈，以消毒药数剂而平。

一男子肩患疽作渴，脉数有力，以黄连解毒汤三剂而止，更以仙方活命饮四剂而愈。

一男子溃而烦渴，以圣愈汤二剂而宁，以人参、黄芪、当归、地黄四剂止渴，以八珍汤二十剂而愈。大抵溃后有此症，属气血不足，须用参、芪以补气，归、地以养血，若用苦寒之剂，必致有误。

一男子患毒作渴，右关脉数，以竹叶黄芪汤治之而愈，更以补中益气汤加黄芩而痊。

一男子溃后口干，遇劳益甚，以补中益气汤，加五味、麦冬、治之而愈。更以黄芪六一汤而敛。

缪仲淳治湖州庠友张时泰，正月间骤发齿痛，十余日而愈。四月间焦劳过多，齿痛大作，医用石膏、知母等药不效，用力去齿间紫，血满口。齿痛不可忍，齿俱摇动矣。至六七月间，饮水益多，小便如注，状如膏，肌肉尽消，至十一月身不能起。冬末用黄芪，地黄等药，稍能起立，然善食易饥如故，小便如膏亦如故。今年二三月愈甚。亦不服药，齿痛如故，当门二齿脱落。复加口渴，昼夜不止，此中下二消症也，为立方未数剂而瘳。麦冬、芦根各五两，五味、地黄各三钱，黄芪五钱，生地六钱，天冬一两，用缫丝汤十碗煎二碗，不拘时服。丸方于前药中加黄柏三两，牛膝五两，沙参六两，枸杞四两，五味六两，蜜丸常服，遂不复发。

张景岳治省中周公，山左人也，年逾四旬，因案牍积劳，致成羸疾，神困食减。时多恐惧，自冬徂夏，通夕不寐者，半年有余，而上焦无渴，不嗜汤水，或有所饮，则沃而不行，然每夜必去溺二三升，莫知其所从来，其半皆脂膏浊液，尪羸至极，自分必死。诊之，脉犹带缓，肉亦未脱，知其胃气尚存，慰以无虑，乃用归脾汤去木香及大补元煎之属，一以养阳，一以养阴，出入间用至三百余剂，计服人参二十斤，乃得痊愈。此神消于上，精消于下之症也。可见消有阴阳，不得尽言为火。

喻嘉言曰：友人病消渴后，渴少止，反加躁急，足膝痿弱。予主白茯苓丸方，用白茯苓、覆盆子、黄连、栝楼根、萆薢、人参、熟地、玄参各一两，石斛、蛇床子各七钱五分，鸡胵三十具，微炒为末，蜜丸梧桐子大，食前磁石汤下三十丸，内加犀角。有医曰：肾病而以黄连、犀角治心，毋乃倒乎？予曰：肾者胃之关也。胃热下传于肾，则关门大开，心之阳火，得以直降于肾，心火灼肾，躁不能濡。予用犀角、黄连，对治其下降之阳光，宁为倒乎？服之果效。再服六味地黄丸加犀角，而肌泽病起矣。

魏玉横曰：胡天叙年五旬，素豪饮而多思虑，自弱冠后即善病，近则两足及臂，常时痹痛，甚则肝肾之气上逆，或致晕厥，汗出不寐，一齿痛龈露，夜卧阳事暴举，时时梦遗，面有油光，揩去复尔。脉之两手俱豁大，关前搏指，据症脉乃二阳之发心脾，今已传为风消矣。询其小便，云：颇清白。令以器贮，逾时观之。果变稠浆，面结腐皮，遂恐甚，告以平昔洪饮纵欲劳神，数十年所服桂附纯阳之药，不可胜计，未知尚能愈否。曰：幸未至息贲，但能断饮绝欲，多服养荣之剂，尚可为也。今病但有春夏，而无秋冬，非兼清肃之治不可。乃与生熟地、杞子、麦冬、沙参、地骨、知母、黄柏、黄连、石膏，出入增减，十余剂诸症渐平。惟齿痛转甚，自制玉带膏贴之而愈。次年因诊其媳产病，告以前方出入常服，计用石膏不下四五斤矣。此则初为寒中，后为热中之变症也。然初之桂附，未为痈疽，岂非天幸乎。

黄锦芳治游画山消渴，六脉微缓而沉，肺脉尤甚，肝脉差起，小便甚多，肌肉消瘦，烦渴不止。此必初病时过服石膏、知母、花粉、蒌仁、贝母、犀角等苦寒之药，伤其肺胸及肾，以致地气不升，天气不降，宜滋阴补气，使漏卮不至下泄，用当归一钱，炙芪四钱，升麻三分，玉竹三钱，桂圆十个，桑螵蛸一钱，龙骨一钱，菟丝二钱，龟甲一钱，木瓜四分，炙草三分，使其二气交合，霖雨四布，则病自愈。嘱其日服一剂，禁服苦茶，后病者以洋参代人参，服之甚效。（《续名医类案》）

甲状腺功能亢进症

邢子亨医案

○连某，女，23岁，工人。

1974年3月14日初诊：两月前，发现右颈部4厘米×4厘米之肿块，触之颇硬，时感胸憋，爱生气，舌红苔薄白，脉弦数。西医诊为甲状腺腺瘤，因不愿手术，先服中药治疗。

辨证：忧思郁怒，肝郁不达，气滞血阻，津液凝聚，痰火留结于颈部，形成瘿瘤。

治法：疏肝活血清火消瘿。

方药：归尾12克，赤芍10克，瓜蒌20克，枳壳6克，桔梗9克，川贝母12克，玄参20克，牡蛎24克，夏枯草13克，醋三棱3克，醋莪术3克，海藻15克，昆布15克，青木香12克。

方解：归尾、赤芍活血消肿，瓜蒌、枳壳理气宽胸，桔梗、川贝母、玄参、牡蛎养阴清肺化痰软坚，夏枯草、青木香舒气泻肝火，三棱、莪术、海藻、昆布行气血，消瘿瘤。连服10余付。

3月27日二诊：肿块渐小渐软，胸闷亦舒，生气亦少，又于上方中加舒肝散结之柴胡7克，青皮6克，继续服用。

连服二十余剂，瘿肿全消。

○李某，女，30岁，家庭主妇。

1975年10月16日初诊：去年出现心慌心悸，自汗，胸憋，今年因感冒后加重，心跳更数，咽憋更甚，出气感困难。面部两颧稍赤，血络外现，眼珠稍外突，颈部粗硬，呼吸急促，失眠多梦，舌红无苔，脉象细数。西医诊为甲状腺功能亢进性心脏病。

辨证：肝脉循阴器抵少腹，挟胃属肝络胆，上贯隔，布胁肋，循喉，入颃颡连目系……冲任之脉循腹里，上至咽喉。冲任不和，肝气上逆，故胸憋、咽憋，眼球外突。气血壅滞则颈部粗硬。木火亢盛，故心跳加速，汗自出。日久阴伤，心阴不足则心悸、躁烦、失眠，舌红无苔，脉象细数。

治法：养心清肝消瘿。

方药：当归12克，茯神15克，炒枣仁24克，龙骨18克，牡蛎18克，桔梗9克，川贝母9克，射干9克，板蓝根12克，瓜蒌18克，花粉15克，海藻15克，昆布15克，青木香12克。

方解：当归、茯神、枣仁养心，龙骨、牡蛎潜镇降逆柔肝，瓜蒌、桔梗、川贝母化痰消瘿，射干、板蓝根泻火利咽，花粉养阴生津，海藻、昆布、青木香理气软坚消瘿。服4剂。

10月24日二诊：心慌减轻，心悸稍安，咽部渐觉松快，再以前方加青皮6克，夏枯草12克以降肝火。

10月30日三诊：睡眠好，心跳已不甚速，自汗减少，咽部触之不硬，胸已不憋，诸症皆有好转，仍遵上方继服4剂。

11月8日四诊：病已大好，为拟善后调理之剂。处方如下。

瓜蒌18克，桔梗9克，川贝母9克，玄参15克，麦冬12克，牡蛎18克，青皮6克，夏枯草12克，生白芍15克，海藻12克，昆布12克，茯苓12克，继服十余剂，基本获愈。（《邢子亨医案》）

邢锡波医案

○许某，男，35岁，技术员。

两个月前发热，心悸手颤，身倦乏力，情绪易激动，继而食量较多，身体逐渐消瘦。在某医院检查，基础代谢率+66%，诊断为甲状腺功能亢进。曾服甲硫氧嘧啶、甲巯咪唑等药无明显好转。

检查：体温37.5摄氏度，消瘦，表情兴奋，双手震颤，睑裂增宽，眼球凸出，甲状腺肿大，局部可触及震颤，并听到血管杂音，脉虚数，舌质红，苔黄腻。

辨证：肝肾阴虚，痰热郁结。

治法：滋阴养肝，潜镇散结。

方药：夏枯草24克，玄参、钩藤各18克，磁石、山慈菇、海藻、昆布各15克，象贝、南星、清半夏各9克。

二诊：前方连服3剂，心悸烦热及手颤减轻，食量减少，脉细无力，舌淡苔微黄。是肝热减轻，阴气恢复之候。处方如下。

夏枯草、玄参、钩藤、桑寄生各15克，海藻、昆布、磁石各12克，象贝、南星各9克，黄连6克，加芋艿丸9克。

连服5剂诸症消失，食量不多，性情不躁，甲状腺亦消，眼不外突。脉虚软，舌淡无苔。以此方改为丸剂常服巩固疗效。检查基础代谢已正常。（《邢锡波医案选》）

李和医案

○陈某，女，40岁，干部。1976年12月3日就诊。

1976年秋季，发现心慌气短，食欲增多，消瘦乏力，烦躁怕热，逐渐颈部肿胀，眼球突出，某医院检查基础代谢+68%，诊断为“甲状腺功能亢进症”。

初诊（1976年12月3日）：性情急躁，两手震颤，心慌气短，消谷善饥，头晕怕热，两眼视物不清，体重由原来120斤减至90斤。检查：两眼球突出，左眼突出15毫米，右眼突出18毫米。眼睑增宽，巩膜干燥，颈围30厘米，颈部甲状腺肿块8厘米×3厘米。基础代谢+51%。舌淡红，脉沉弦有力。此阴虚阳亢，水不济火，治宜滋阴清热，平肝潜阳之法。

方药：昆布20克，海藻20克，夏枯草20克，陈皮15克，半夏10克，桔梗10克，连翘10克，板蓝根25克，生牡蛎25克，生白芍10克，龙骨20克，水煎服。

二诊（1976年12月17日）：上方服15剂，颈部肿块见小，临床症状逐步改善，基础代谢降至-2%，但突眼依然存在。

方药：原方昆布改为25克，海藻改为25克，继服。

三诊（1977年2月6日）：上方又服51剂，颈部肿块已除，性情急躁、两手震颤、心悸气短、消谷善饥、怕热等症状消失，头晕减轻，两眼突出有所改善，体重由90斤增加至109斤。原方继服。

效果：上方又服37剂，诸症消失，基础代谢减为-12.3%，左右两侧突眼均行平复，视物亦感清楚，停药。嘱忌食辛辣食物，避免情绪波动，坚持早晚练气功，纳气归元，恬淡虚无，保持安静。1年后随访，未见复发。（《李和医疗经验选》）

卓国强医案

○曹某，女，25岁，1991年3月初诊。

患者明显消瘦1年余，近月来病情加重，自觉身困乏力，心慌手颤，容易激动，急躁多汗，手足心热，失眠梦多，消谷善饥，口干喜饮，两眼外突，体重锐减，由65.5公斤下降为45.3公斤，月经由少而暗，直至停经3个月。化验检查：T_3 12.1微克/毫升，T_4 240微克/毫升，某医院诊断为甲状腺功能亢进症，决定手术治疗。患者因惧怕手术前来我院就诊。

查脉沉细数，舌质暗红，有瘀斑，苔薄微黄。

诊断：风消。

辨证：心脾两虚，肝郁气滞血瘀，化火伤阴。

治法：益气养阴、调理肝脾、疏肝化瘀。

方药：麦冬、牡蛎、黄精各30克，柏子仁、白术、柴胡、红花各15克，玄参、当归、桃仁、地龙各20克。水煎服，每日1剂。

调治半月后诸症减轻，月经来潮，但量少色暗，偶有心悸，心烦。

二诊：宗前法，佐以滋水潜阳、活血安神、化痰散结。处方如下。

黄精、麦冬、夏枯草、牡蛎各30克，柏子仁、大贝、柴胡各15克，丹参50克，玄参、太子参、郁金各20克。水煎服，每日1剂。

1个月后，诸症消失，月经正常，精神怡然，体重增加8公斤，T_3、T_4检查均在正常范围。

三诊：效不更方，按上方制成水泛丸口服，每日3次，每次10克，连服3个月。后随访3年未复发。

○陈某，女，31岁，1994年初诊。

因明显消瘦、衰弱10个月，病情加重而来求治。于1993年8月，经常感到身困力乏，日渐消瘦。1994年元月出现明显心慌手颤，烦躁多汗，眠差多梦，易饥，口干喜饮，两眼外突，甲状腺中度肿大（良性），体重锐减，由72公斤下降到63公斤，月经停经3个月，经某大医院住院诊断为甲状腺功能亢进症、甲状腺肿（良性、中度、弥漫性）。化验检查：T_3 12.2微克/毫升，T_4 230微克/毫升。虽经多方治疗未见好转。查脉沉弦数后胖大质暗红，有瘀斑，苔薄而滑腻。

诊断：风消。

辨证：心脾两虚，肝郁气滞痰结，化火伤阴。

治法：益气阴、调肝脾、养心神，化痰散结。

方药：太子参、麦冬、黄精各20克，柏子仁、柴胡各15克，牡蛎30克。

上方增减于夏枯草、玄参、炒白术、昆布、海藻等药之间，调治1月后，诸症大减，神爽体健，仅偶感心悸、心慌，手颤已不明显，夜寐得安。

按前方加减，另以活血化痰散结药粉，装入胶囊同服。

方药：柏子仁、柴胡各15克，太子参、黄精、麦冬、昆布、海藻、玄参、当归各20克，丹参、牡蛎各30克。水煎服。另用：琥珀10克，胆南星6克，大贝、海蛤粉、三七各15克，天竺黄10克，共为细末入胶囊，每次口服1.5克，2次/天。

1个月后诸症消失，甲状腺肿大已不明显，月经正常，体重增加至71公斤。［湖北中医杂志，2000，22（10）］

祝谌予医案

○林某，男性，25岁，职员。门诊病历。1993年6月28日初诊。

主诉：心慌、多汗、手颤1月余。

患者1991年曾患甲状腺功能亢进症，经中西医结合治疗半年而愈。今年5月初复发，心慌汗出，乏力手颤，外院查见T_4 251纳摩尔/升（正常值60.63～118.68纳摩尔/升），T_3 6.66纳摩尔/升（正常值1.23～3.08纳摩尔/升），TSH 3.29纳摩尔/升（正常值1.20～3.23纳摩尔/升），予甲巯咪唑10毫克，3次/日治疗1周，症状未减，故来就诊。

现症：心慌阵作，汗出极多，乏力明显，心烦易怒，双手震颤，口干口苦，失眠多梦，大便溏薄。舌暗红，脉细弦数。

辨证：气阴两虚，阴虚内热，肝风袭络。

治法：益气养阴，清热散结，平肝定颤。

方药：当归六黄汤合生脉散加减。

生黄芪30克，当归10克，生熟地各10克，黄芩10克，黄连5克，黄柏10克，沙参15克，麦冬10克，五味子10克，生牡蛎30克（先下），橘核10克，荔枝核15克，水煎服。

治疗经过：服药20剂，汗出、手颤均减，守方加丹参30克再服40剂，心慌、乏力、汗出消失，情绪安定，略有手颤，复查T_4 149纳摩尔/升，T_3 3.19纳摩尔/升，TSH 4.06纳摩尔/升，甲巯咪唑减为20毫克/日。守方加苍白术各10克，葛根10克，继服14剂，诸证消失。复查T_4 80.2纳摩尔/升，T_3 1.86纳摩尔/升，TSH 1.73纳摩尔/升，甲巯咪唑15毫克/日。乃将原方加穿山甲、皂角刺配制蜜丸常服，以资巩固。（《祝谌予临证验案精选》）

王占玺医案

○李某，女性，38岁，干部。1981年7月16日初诊。

近两个月来，心悸、汗出、眠差、急躁，逐渐发生写字及拿筷子时手均明显震抖，兼有多食、善饥，日渐消瘦，体重减轻6.5公斤。大便溏泻，每日数次，极度疲倦。曾在某医院检查，甲状腺吸碘率偏高、高峰前移，吸^{131}Ⅰ 2小时34.4%、4小时63.3%、24小时56%2%。T_4 14.4%，诊断甲状腺功能亢进，来本院要求中医治疗。检查：两眼球压力不高，甲状腺稍肿大，可闻血管杂音。血压130/80毫米汞柱、心率90次/分、心律整齐，未闻及杂音，两肺未发现异常。舌质红、苔薄白、脉象弦数。

辨证：证属“瘿瘤”，气阴不足，而偏于阴虚阳亢。

治法："软坚消瘿、滋阴潜阳"为主，佐以"益气清热"为治。

方药：海带12克，海藻12克，昆布12克，夏枯草12克，川连3克，黄芩10克，二冬各12克，五味子10克，柏子仁12克，生牡蛎30克，珍珠母30克，川贝12克，丹参30克，太子参30克。

水煎服，每日一剂，分两次服。连服9剂后，大便次数减少，睡眠好转。服13剂后，心情较前舒畅，心率减为72次/分，身体较前有力。服21剂后心率减为70次/分，大便次数减少至每日两次，食量恢复正常，四肢有力。服用27剂，上述症状均消失，手震颤消失，颈部血管杂音已不明显。只偶有汗出，用前方加浮小麦30克。继续服用，3个月后复查T_3、T_4均正常、心率66次/分。随将上述汤剂改为每3天服一剂以巩固疗效。一年以后复查，体重由103市斤增至117市斤，血压158/84毫米汞柱手颤消失，血管杂音消失T_4正常，而停药。（《临床验集》）

张梦侬医案

○李某，女，16岁。

颈项前两侧肿大，经常恶热，自汗，心悸，食多，脉弦滑数，舌红苔黄微腻。

辨证：火郁痰气凝结。

治法：清热化痰，软坚散结。

方药：牡蛎粉24克，夏枯草60克，蒲公英30克，黄药子10克，炒橘核10克，浙贝母10克，天葵子15克，银柴胡10克，海藻15克，昆布15克，地丁30克，野菊花10克，甘草10克，水煎，1日1剂，分3次服。

服药16剂，诸症大有好转，颈项肿大已消过半。继服原方10剂，病获痊愈。（《临证会要》）

张耀医案

○陈某，女，41岁。1997年11月6日初诊。

反复头晕、胸闷、心岸不宁十余年，活动后易出汗，伴见潮热、腰膝酸软、口咽干燥、难以入睡，甚则彻夜不眠，食多而身体渐消瘦。多次心电图提示室速，有时房颤，ST-T改变。他医诊为心肌炎，不规则服心得安及营养心肌药，症状时轻时重。查体：消瘦，甲状腺Ⅰ度肿大，血管杂音（-），心率120次/分，双下肢轻度水肿，舌质红，苔薄黄，脉细数。查血清T_3 4.1纳摩尔/升，T_4 312纳摩尔/升，TSH 0.3毫单位/升。诊为甲状腺功能亢进症。业师以清热养阴、滋肾宁心法治之，处方：熟地、玉竹、南沙参、连翘、炒枣仁各30克，枣皮15克，栀子12克，女贞子、茯苓各20克，甘草3克。加服西药他巴唑。2周后症状明显好转，8周后甲状腺功能恢复正常。

○张某，38岁。

1997年12月8日初诊。

反复腹泻14年，伴易饥消瘦、乏力口渴，近2年出现心悸。患者自1983年起腹泻，一日5～6次，甚则日10余次，在省、市多家医院诊为"慢性结肠炎"，经中西药治疗不见好转。来诊时极度消瘦，体重36公斤，两眼稍突，貌似炯炯有神，甲状腺肿大，心率110次/分，律齐，腹软无压痛，肠鸣音活跃。嘱查甲状腺功能，血清T_3 5.6纳摩尔/升，T_4 412.8纳摩尔/升，TSH 1.0毫单位/升。诊为甲状腺功能亢进症，属于胃热脾虚所致。治以养胃健脾，辅以西药甲巯咪唑治之。处方：玉竹、天冬、山药、赤石脂（包煎）各20克，黄精30克，党参60克，白术、茯苓、白芍各15克，甘草5克。患者服药1周，大便次数明显减少。服药2周后，腹泻停止，大便成形，体重增加，心率105次/分。原方去赤石脂，加连翘30克。连续服药半年，甲状腺功能恢复正常，随访未复发。

○罗某，女，55岁。1998年4月10日就诊。

自诉神疲乏力，自汗心悸，便溏10年，加重1年，伴见腰膝无力，胫前水肿，失眠。诊见形体消瘦，面色萎黄，双目不突，甲状腺不肿大，心率112次/分，律齐无杂音，舌质黯红，少布薄黄苔，脉沉细微数。心电图提示：窦性心动过速。查$T_3$6.5纳摩尔/升，$T_4$288.9纳摩尔/升，TSH 0.1毫单位/升。诊为甲亢。治以补益为主。处方：南沙参、黄精、生牡蛎、连翘各30克，玉竹、白术、泽泻、炒枣仁、仙鹤草各20克，川牛膝10克，神曲15克。同时服西药甲巯咪唑10毫克/升。服药1个月，诸症好转，复查$T_3$3.0纳摩尔/升，$T_4$185纳摩尔/升，TSH 0.3毫单位/升。停服西药，中药仍按上方加减治疗。

○刘某，女，27岁。

1998年3月5日初诊。

患者3月前分娩后怕热多汗，心烦易怒，面部灼热，食欲亢进，失眠，大便溏（每日4～5次），延医诊治，认为系产后正常现象，未引起重视。

刻诊：见甲状腺Ⅱ度肿大，目稍突，手抖，舌质红，苔薄黄，脉弦数。经查$T_3$5.1纳摩尔/升，$T_4$321纳摩尔/升，TSH 0.2毫单位/升。

诊断：甲状腺功能亢进症（肝经郁热）。

治法：疏肝解郁，养阴清热。

方药：丹栀逍遥散加减。

丹皮、当归、茯苓、白术各15克，栀子12克，柴胡10克，白芍、夏枯草、石膏、王竹各30克，甘草3克。另服西药甲巯咪唑。

服药1周，饥饿感明显好转，汗减少。原方去石膏加黄精调治2个月，诸症已解。查T_3 1.7纳摩尔/升，$T_4$150纳摩尔/升，TSH 10毫单位/升，恢复如常。［四川中医，1998，16（10）］

阳怀来医案

○袁某，女，35岁，工人，1989年3月16日就诊。

因多食易饥，形体逐渐消瘦，心悸气短，烦躁易怒，汗出乏力，颈项肿大，手足震颤，目珠突出1年半。检查：体重45公斤，心率每分钟120次，心尖区可闻及Ⅱ级收缩期杂音，甲状腺Ⅱ度肿大，双眼球突出，手颤，脉沉无力，T_3、T_4明显高于正常范围。曾服他巴唑，心得安等西药治疗2个月，未见明显好转，近3月来上症加重，故邀余诊治，要求服中药治疗。处以桂枝甘草龙骨牡蛎汤：桂枝10克，甘草10克，龙骨20克（先煎），牡蛎20克（先煎），加参须10克，夏枯草10克，石菖蒲10克。连服30剂，症状体征均减轻，随症稍作调整再进15剂后诸症悉除，体重增加4公斤，心率维持在75～82次/分，后调理治疗1个月而告愈。随访3年，复查T_3、T_4（每年1次）2次均正常，至今未见复发。［实用中医药杂志，1996，（3）］

王寿康医案

○付某，女，38岁，1998年5月15日诊。

病发3个月。因颈粗，心悸，多汗，情绪急躁，夜寐不安，消瘦乏力，纳食增加而在本市某医学院附院就诊。经放射免疫学及声像等项检查诊断为甲亢，给予甲巯咪唑、甲状腺素治疗后好转，但停药即复发，且症状反见加重，故求治于吾师。

刻检：形体消瘦，双侧甲状腺轻度肿大，质软无结节，双手细微震颤，不突眼，血压20/10.5千帕，舌质红，少苔，脉搏95次/分，细弦。以气瘿汤主之。

药用：党参15克，麦冬15克，煅牡蛎30克，糯稻根15克，合欢皮15克，丹参10克。每日1剂，水煎分2次服。10天后心悸多汗好转，情绪亦较前稳定，惟夜寐仍差。再以原方加酸枣仁10克，服用10天后诸症减轻，此方连服

3个月后症状全部消失。复查有关甲状腺激素放射免疫学等检查正常，随访1年未复发。

○陆某，女，26岁，1996年8月15日诊。

起病1年。颈粗，突眼，易激动，心慌，多汗，食欲亢进，大便时缩，体重减轻，失眠乏力，月经量少。曾在当地多处治疗，症状时轻时重。接诊前曾在本市某医院检查确诊为甲亢，因症状较重，建议手术治疗，患者因害怕手术而来王师处求治。刻检：消瘦，突眼，甲状腺漫肿，质软，有血管杂音，手心湿润，双手细微震颤，血压21.5/11千帕，脉搏98次/分，细弦，舌红光剥。给予气瘿汤加味治之：党参30克，麦冬20克，五味子10克，炙黄芪20克，生地30克，夏枯草15克，煅牡蛎30克，丹参15克，浮小麦10克，糯稻根15克，石斛20克，青葙子10克，合欢皮20克，钩藤10克，日服1剂，水煎2次分服。20天后自觉症状减轻，脉率降至90次/分，血压19/10千帕。继原方进治，共服药3.5个月，诸症皆瘥。惟留有轻度突眼，有关实验室检查亦恢复至正常范围。王师嘱其平时避免过度疲劳，力保情绪稳定。随访半年未复发。［吉林中医药，2000，（2）］

黄振鸣医案

○杨彩葵，女，48岁。初诊：1976年3月12日。

病史：患者近一年多来情绪易激动，精神紧张，食欲亢进，但体重减轻，伴有心悸气促，手震颤，稍劳汗出，头晕，眼突等症。曾在某医院检查基础代谢率为+60%，放射性碘吸收率增高，诊断为“突眼性甲状腺功能亢进症”。由于疗效不显而转我科。来诊时症见：患者精神紧张，情绪易激动，头晕眼花，心悸气促，五心烦热。

检查：消瘦乏力，表情抑郁，两颊潮红，舌质红、尖降，脉弦细数。甲状腺轻度肿大，质软，眼球外突，心律整齐，心率104次/分，心尖部闻及Ⅱ级收缩期杂音。体温37.6摄氏度，血压160/90毫米汞柱。

辨证：肝郁气结，化火伤阴。

治法：滋阴降火，平肝解郁。

方药：生地30克，玄参12克，丹皮12克，羚羊骨15克，白芍12克，夏枯草30克，浙贝母9克，麦冬12克，沙参30克，郁金15克，钩藤10克。水煎服，8剂。

复诊：1976年3月20日。进药后，诸症已减，头晕气促、五心烦热、汗多颧红之症明显好转，食量减少，心率90次/分。病情好转，效不更方，继服前方。

经治疗一个多月后，眼突平复，诸症已平，基础代谢率降至正常值，达临床治愈。1982年初因风湿病来诊，询之甲亢病未有复发。

○刘某，男，44岁。初诊：1981年8月12日。

病史：患者于1979年发现颈部两侧肿大，食量比前增加1倍多，并见消瘦（体重下降5～6公斤），心慌、气促，两手颤抖，易发怒，汗多，疲倦乏力，稍加活动上述症状加重。曾在两间医院住院检查，均诊断为“突眼性甲状腺功能亢进症”。曾服甲硫氧嘧啶、甲巯咪唑等抗甲状腺药治疗，但未能控制症状，医院建议手术治疗，患者因害怕手术而来我科就诊。来诊时症见：患者急躁易怒，多食善饥，心慌气促，口苦唇干，渴欲饮水。

检查：消瘦，神疲，面红目赤，眼球明显突出，舌质红，苔薄黄，脉弦数。甲状腺轻度肿大，无结节状，质软，心律整齐，心率118次/分，心尖部可闻Ⅱ级收缩期杂音。基础代谢率+45%，放射性^{131}Ⅰ吸收率增高（外院检查结果）。

辨证：阴虚火旺，痰火胶结，气郁不疏。

治法：清热养阴，平肝化痰。

方药：羚羊骨24克，丹皮18克，玄参18克，浙贝母9克，花粉12克，生地18克，白芍12克，夏枯草30克，栀子12克，水煎服，7剂。

复诊：1981年8月19日。进上药后，烦躁口干、面红目赤、口苦易怒等症有所改善，脉象稍好，病有转机，治法同上。

三诊：1981年8月27日。上药再服7剂，诸症大部分减轻或消失，眼胀目瞪，心慌气促明显减轻，如劳动时仍有汗多手颤，口干欲饮之症。治宜养阴清热，以羚羊六味汤加减。处方如下。

生地18克，淮山药18克，丹皮15克，云苓18克，泽泻15克，山萸肉12克，羚羊骨18克，夏枯草15克，麦冬12克，水煎服。

经连续服药3周后，自觉症状已消失，为巩固疗效嘱其再服药2周。1981年11月18日患者复查基础代谢率为+15%。（《奇难杂症》）

何太清、乔淑兰医案

○吴某，女，29岁。

患“甲亢”3个月，曾服甲巯咪唑、普萘洛尔、利舍平等药物治疗，症状减轻，但因白细胞减少，被迫停药月余。

临诊症见：急躁易怒，多食善饥，较前消瘦，喜凉怕热，口苦咽干，尿黄，月经先期，舌红，苔薄黄，脉弦数。眼球轻度突出，甲状腺对称性Ⅱ度肿大，质软，双侧甲状腺部闻及血管杂音。双手微颤，心率120次/分，律规整。$T_3$7.2纳摩尔/升，T_4 182纳摩尔/升。心电图：窦性心动过速。给予海藻玉壶汤（海藻12克，昆布12克，海带12克，浙贝12克，半夏10克，青皮12克，陈皮12克，川芎12克，当归12克，独活6克，连翘15克，生甘草12克）加龙胆草10克，栀子10克，白芍10克，天麻10克，钩藤10克。每日1剂，治疗2个疗程时，自觉症状明显好转，体重逐渐增加。前方去栀子、胆草、白芍，加黄芪15克，党参12克，山药12克。治疗6个疗程后，临床症状全都消失，双侧甲状腺肿大恢复正常，突眼消失，月经正常。为巩固疗效，以防复发，每3天1剂，又服半年。随访1年正常。［光明中医，1997，12（5）］

沈玉明医案

○冯某，女，26岁，工人。

近3个月来常心悸失眠，消瘦盗汗，心烦易怒，五心烦热，倦怠乏力，眼球突出，脉细数，舌红少苔，甲状腺肿大Ⅱ度，血管杂音（+），心率100次/分，基础代谢率+60.2%，吸^{131}I试验24小时78%，T_3 360毫微克/100毫升，T_4 30微克/100毫升。

辨证：属气阴两虚，虚火上炎，痰湿内结。

治法：益气养阴、清热散结。

方药：太子参30克，麦冬10克，玄参10克，石斛12克，浙贝母10克，夏枯草12克，生牡蛎30克，山慈菇6克，地骨皮10克。水煎日服1剂，分2次服。

上方略有加减，连服50剂，诸症基本消失。复查基础代谢率+13%，T_3 180毫微克/100毫升，T_4 10微克/100毫升，随访年余，自觉良好。［上海中医药杂志，1987，

（2）］

芦长海医案

○李某，女，46岁，干部。1996年9月20日初诊。

近一年来，烦躁易怒，心悸气促，食欲亢进，体重减轻，手震颤，稍劳汗出，口苦咽干，大便量多，舌质暗红、苔黄，脉弦数。查体：血压19/12千帕，心率96次/分，甲状腺体Ⅱ度、质软，T_3、T_4增高。诊断为甲亢，给予羚夏龙珠汤：羚羊角、夏枯草、钩藤、珍珠母，龙骨、煅牡蛎、西洋参、山药、鳖甲、旱莲草、浙贝母、丹参、柴胡。服药10天后诸症减轻，继服药3个月，临床症状基本消失。连续3次（每月1次）化验T_3、T_4均显示正常。1年后随访，情况良好。［中医研究，1999，12（3）］

唐永祥医案

○陈某，女，42岁，农民。

8年前开始口渴，心烦，食欲亢进，心悸，甲状腺肿大，眼球突出。到南通医学院附属医院检查：基础代谢率增高，神经兴奋率增高，甲状腺肿大。诊断为甲状腺功能亢进，建议手术治疗。后到本院治疗。

证见：面部红赤，眼突如珠，消瘦，心悸，舌苔红赤，中心露底，食欲亢进，颈部有肿块。

治法：滋阴清热，化痰散结，养阴潜阳，理气活血法。

方药：甲亢煎。

石膏30克，麦冬15克，石斛10克，生地10克，川芎10克，知母15克，天花粉10克，当归10克，白芍10克，黄连6克，三棱10克，黄柏5克，黄药脂10克，莪术10克，夏枯草15克。每日1剂，日服3次，水煎服，连服30日为1疗程。

服药30日后颈肿块变小，心悸、眼突、口渴依然，食欲亢进减轻。上药加青葙子15克，菊花10克，生地每剂加至30克，生铁落30克（先煎），珍珠母15克，首乌藤15克，朱茯神15克。再服30剂，每日1剂，口渴，心烦，心悸，突眼全部好转，甲状腺肿块缩小。再服1个疗程巩固疗效。3个月后到南通某院复查：基础代谢恢复正常，甲状腺吸碘率测定正常，甲状腺功能正常。［吉林中医药，1999，（3）］

孟如医案

○李某，男性，24岁，工人。

初诊日期1997年9月30日。

主诉手抖、出汗3年，伴乏力、心悸1年余，加重2月。西医确认为“甲亢”，曾服西药疗效不佳而自行停服，来诊诉乏力、气短，时心悸，恶热出汗，手抖，心烦易怒，少寐多梦，有饥饿感，消瘦，二便正常。查体：面潮热，皮肤湿温，体重52公斤，双侧甲状腺Ⅱ度肿大压痛，心率90次/分，律齐，各瓣膜听诊区未闻及病理性杂音，腹（-）。舌淡红少津，苔薄黄，脉细数。化验甲功TT_3、TT_4、rT_3、FT_3、FT_4均高于正常值，血常规正常。

辨证：气阴两虚、气郁火旺。

治法：益气养阴、清热泻火、消肿散结。

方药：方投生脉二至饮合栀鼓汤加味。

苏条参25克，寸冬20克，五味子10克，女贞子12克，旱莲草12克，焦栀10克，淡豆豉10克，黄药子10克，夏枯草12克，莪术15克，鸡内金10克，酸枣仁30克，生牡蛎30克，甘草3克，水煎服，日服1剂。

连服2周后复诊，诉心悸除，乏力、气短、手抖、烦躁等症减，仍诉眠差，汗出，口干苦，大便日2次，小便调，舌淡红，根苔黄腻，脉滑。

辨证：气阴两虚、痰火内扰。

治法：益气养阴、清化痰热、潜阳安神。

方药：生脉酸枣仁汤合温胆汤加味。

苏条参25克，对冬20克，五味子10克，酸枣仁30克，知母12克，茯神15克，川芎12克，竹茹5克，枳实15克，法夏15克，陈皮12克，黄药子10克，生龙牡各30克，甘草3克，水煎服，日服1剂。

再服2周后诸症大减，精神好转，眠稍安，舌淡红，苔薄黄，脉弦细。各处查甲功除TT_3值偏高外，其余项值均为正常，继守以上2方交替加减调治2月，病情基本稳定。［云南中医中药杂志，2000，21（5）］

时振声医案

○徐某，女，27岁，门诊病例，因消瘦，多汗半年来诊。

近半年来患者感全身乏力，容易激动，怕热多汗，心跳气短，易饥手颤，日渐消瘦，手足心热，大便干结，两眼略突，化验检查：T_3 230微克/分升，T_4 18微克/

分升，诊为甲状腺功能亢进。

辨证：脉弦细而数，舌暗红，为肝郁气滞，化火伤阴，阴虚内热。

治法：舒肝益气，养阴清热。

方药：当归10克，生黄芪15克，生熟地各15克，黄芩10克，黄连10克，黄柏10克，天麦冬各15克，五味子10克，生龙牡各30克，僵蚕15克，太子参30克，柴胡10克，赤芍15克，夏枯草15克，地骨皮15克。

上方服二周后来诊，多汗明显减少，心跳气短也减，怕热好转，手颤减轻，原方有效，继服原方，另配以化痰散结丸药常服，方如下。

胆星50克，贝母50克，生苡仁50克，生牡蛎100克，僵蚕50克，法夏50克，天竺黄50克，夏枯草100克，厚朴50克，黛蛤散50克，云茯苓50克，陈皮50克。

3个月后复诊，上述症状基本消失，T_3 T_4在正常范围内，体重增加，情绪稳定。（《时门医述》）

李莲医案

○刘某，女，30岁，已婚。

产后出现紧张心烦，动辄恼怒，短气，失眠，多汗口干等症状，颈部瘿肿。经检查确诊为弥漫性甲状腺肿大伴甲状腺功能亢进症，长期服用甲巯咪唑，疗效不明显。患者要求用中医治疗。诊见上述症状外，患者舌红，苔黄少，脉弦细而数。嘱服甲亢丸，3次/天，每次1丸（10克），他巴唑减至半量。服药1个月后，症状改善，改服甲巯咪唑为维持量。服药1个疗程后，自述已无特殊不适感，查T_3和基础代谢率均正常，颈前已无瘿肿。遂停服甲巯咪唑，续服甲亢丸（太子参、麦冬、黄芪、夏枯草各15克，五味子、浙贝母各6克，玄参、酸枣仁、赤芍各12克，海藻、昆布、延胡索各10克，生牡蛎、珍珠母各30克，猫爪草20克。上药制成丸药，每10克为1丸）半量，2次/天，以巩固疗效。3个疗程后停药，随访1年安然。［湖北中医杂志，2000，22（3）］

杨红萍医案

○周某，男，30岁，农民，1994年7月5日入院。

入院时恶寒发热（体温 39.1摄氏度），面孔潮红、烦躁、寐差、纳尚干、无汗、口渴欲饮、唇红而干，腹泻日3～4次，两下肢痿软无力，颈前肿大有块，突眼、心悸、两手抖颤、舌红而干，苔薄黄腻，脉洪数。卧床时心率130次/分，彩超示甲状腺肿大伴亢进。T_3 8.2纳克/毫升，T_4 356纳克/毫升，rT_3（反T_3甲状腺素）240纳克/毫升，TGA（甲状腺球蛋白抗体）60%，TMA（甲状腺微粒体抗体）45%，白细胞5×10^9/升，中性粒细胞 0.68，ESR 14毫米/小时，血钾3.3毫当量/升。予白头翁45克，丹参30克，黄药脂20克，生牡蛎（先煎）30克，首乌藤30克，茯苓12克，米仁30克，花粉15克，柴胡10克，枳壳10克，白芍12克，甘草6克。配合静脉补钾，补足液体。进药2剂后热渐退，测体温 37.5摄氏度，后以上方加减服10剂后，颈前瘿瘤较前缩小，心悸、两手抖颤明显好转，查T_3 3.5纳克/毫升，T_4 152纳克/毫升。出院后继续治疗1个月，复查T_3、T_4在正常范围，瘿瘤继续缩小，上方间日1剂继服1个月，以固疗效。［实用中医药杂志，1996，（4）］

郑俊煦、刘淑贤、吴清和医案

○陈某，女，35岁，已婚，1989年11月2日初诊。

主诉：心悸，失眠多梦，烦躁怕热，汗出乏力，善食易饥6个月，加重25天。患者于5个月前始自觉心跳加快，动则更甚，晚上睡眠不好，梦多易醒，急躁易怒，怕热，汗出乏力，饮食倍增，食后不久易饥饿，体重减轻3公斤，口干口苦。曾到市某医院检查，确诊为甲亢，并口服抗甲状腺药物治疗，服药一段时间因白细胞进行性减少、药物性皮疹而停用抗甲状腺药物治疗，来本院门诊要求中医治疗。查：甲状腺呈中度肿大，并伴有血管杂音和震颤，右眼球突出，手颤，体重43公斤，心率110次/分，心律不整，偶有早搏，心尖部Sm_1。舌红、苔薄黄，脉弦滑数。查血白细胞 4.2×10^9/升，T_3 4.6纳摩尔/升，T_4 262纳摩尔/升。甲亢指数积分为15.55。

西医诊断：甲状腺功能亢进症。

中医诊断：瘿气。

辨证：气郁痰瘀，阴虚阳亢。

治法：理气化痰，滋阴降火，消瘿散结。

方药：甲亢平汤。

玄参、夏枯草、穿山甲（先煎）、丹参、生地、浙贝母各15克，青皮6克，猫爪草18克，麦冬、三棱、莪术各12克，黄药子10克。水煎2次，早晚温服，每日1剂。

服上方1个月后，汗出乏力、多食易饥、手颤、眼突、甲状腺肿大等症状、体征减轻。心率降至90次/分，早搏消失，白细胞升至6.5×10^9/升。但患者仍见心悸，睡眠不好，眼球发胀感，大便烂。原方去玄参、生地、麦冬，加白术、泽泻各15克，龙齿30克。续服2个月，症状、体征基本消失。复查T_3 3.52纳摩尔/升，T_4 196纳摩尔/升，体重增至48公斤，甲亢指数积分为7.30。守方服药4个月，复查T_3、T_4已正常，病告临床痊愈。停药3年，随访未见复发。［新中医，1995，（1）］

何太清等医案

○吴某，女，29岁。

患“甲亢”3个月，曾服他巴唑、心得安、利血平等药物治疗，症状减轻，但因白细胞减少，被迫停药月余。

临诊症见：急躁易怒，多食善饥，较前消瘦，喜凉怕热，口苦咽干，尿黄，月经先期，舌红，苔薄黄，脉弦数。眼球轻度突出，甲状腺对称性肝肿大，质软，双侧甲状腺部闻及血管杂音，双手微颤，心率120次/分，律规整。T_3 7.2纳摩尔/升，T_4 182纳摩尔/升。心电图：窦性心动过速。给予海藻玉壶汤（海藻、昆布、海带、浙贝、青皮、陈皮、川芎、当归、生甘草各12克，独活6克，连翘15克）加龙胆草10克，栀子10克，白芍10克，天麻10克，钩藤10克。每日1剂。治疗2个疗程（30日为3疗程）时，自觉症状明显好转，体重逐渐增加。前方去栀子、胆草、白芍，加黄芪15克，党参12克，山药12克，治疗6个疗程后，临床症状全都消失，双侧甲状腺肿大恢复正常，突眼消失，月经正常。为巩固疗效，以防复发，每3天1剂，双服半年。随访一年正常。［光明中医，1997，12（5）］

万友生医案

○陈某，男，40岁。

患甲状腺功能亢进症已3年。素体怕热，近时转为怕冷，发作频繁，发作时，两手震颤，甚至全身抽筋，同时寒振蜷卧，缩入阴筋，颈项背部筋脉拘急不舒，手心出汗，头晕面浮心悸，急躁易怒，怒则发作尤甚，冬天发作更多，发作多在深夜睡醒时，腰痛遗精阳痿，视力和记忆力减退，虽能食而乏味，大便先硬后溏，口不干渴，晨起时吐白痰，舌质淡红，脉左细弱而右稍弦。

1978年1月10日初诊，投以桂甘龙牡汤合玉屏风散加味：桂枝10克，甘草10克，生龙牡各60克，生黄芪15克，防风10克，白术15克，白芍15克，葛根30克，桑寄生30克，珍珠粉1克。连服5剂，怕冷减轻，口味好转，大便成形，虽有一次轻微发作，但不怕冷，也不缩阳。

二诊守方再进5剂，病情本已不断改善，由于出差停药1个多月，又先后发作2次，虽仍手颤抽筋，但怕冷缩阳见好，脉象稍呈弦数。

三诊守上方加龟胶、鳖甲各15克，百合、代赭石、小麦、红枣各30克，川、怀牛膝各10克，再进5剂，未再发作，但有时感到心沉如坐电梯然。

四诊投以龟胶15克，鳖甲15克，生龙牡各30克，白芍15克，甘草10克，五味子5克，枸杞子15克，桑寄生30克，党参30克，黄芪30克。再进5剂，已有3周未再发作，心沉感觉减少，背部筋急酸痛和阳痿均好转，精神转佳。

五诊嘱守上方长服以巩固疗效。

○万某，男，47岁。

1964年春，我因日夜赶编教材，精神过度紧张，身体日益消瘦（我素患溃疡病，本来就食少体瘦），但食量却反增加。这样由春及夏，有一天早晨饥甚，一餐竟吃了8根油条，全家颇感惊异。至8月间，逐渐出现脉有歇止，有时心慌心悸，曾服用过《千金》一味炙甘草汤数剂。至8月下旬，突然发生心慌心悸特甚，脉象疾数不整，才引起自己的重视，于1964年8月24日住入江西医院。经该院检查确诊为甲状腺功能亢进引起心房纤颤。当时心房纤颤发作频繁，颇感难受而焦急。我问主治大夫：“甲硫氧嘧啶已经服用好几天了，还未能控制住心房纤颤，是否需要配合中药？”他说：“请再服用几天，如仍控制不住，再用中药不迟。”于是我又耐心坚持了几天，但心房纤颤依然如故，主治大夫同意我用中药。当即请来该院中医科大夫，他征求我的意见，我说：根据我的病情，从两目微突、两手微颤、烦躁易怒、寐差多梦、心悸、肌肉消瘦、舌红而干，有时脉促甚至疾数不整和有时脉弦细数来看，显属阴虚阳亢，心肝失养，尤以肝经阳亢风动为著。但从神疲乏力，气短腿酸来看，又有气虚之象。因此，似应采用三甲复脉汤育阴潜阳以柔肝熄风，并加入参以益气。于是，医生处以上方。仅服7剂，心房纤颤即被控制，其他症状亦见减轻，但仍时有早搏。故在服甲硫氧嘧啶的同时，坚持服用上方，“早搏”亦渐消失，于1964年11月8日痊愈出院。共计住院76天，服上方近70剂（出院后还继续服用了一段时间）。

○韦某，女，25岁。

患甲状腺功能亢进症，经用甲硫氧嘧啶后虽见减轻，但仍手颤，心悸，汗多，急躁，寐差多梦，舌尖红而边有齿痕，脉弦。又每月经期前后，右乳房胀痛有核，同时腹胀，头昏痛，面浮脚肿，时吐白痰。

1976年3月7日初诊，投以逍遥散加减：柴胡10克，白芍10克，当归10克，薄荷3克，甘草5克，白术10克，云苓15克，首乌藤15克，合欢皮15克，丹参15克，大腹皮10克。连服10剂，夜寐渐安，腹胀全除。

复诊守方去大腹皮，加半夏5克，陈皮10克，青皮5克，夏枯草10克，泽兰15克，益母草15克。再进10剂，诸症减轻，右乳核渐消散，有时摸不着。

三诊守上方以10剂蜜丸，每服10克，日3次，温开水送吞。据患者12月23日来信说，丸药已基本服完，一直效果良好，诸症基本解除。近因饮酒复发，又见手颤、心悸，夜多恶梦，服了几天西药，已渐好转。我回信嘱仍守上方加酸枣仁、柏子仁各15克，再进10剂汤药，俟症状缓解后，更用上方10剂蜜九以巩固疗效。

○杨某，女，42岁。

患甲状腺功能亢进症已10年，近时加剧，两手震颤，手麻面麻，两目干涩，步履有飘浮感，面浮脚肿，腰酸尿频，容易感冒，怯寒手足冷，饮食减少，舌尖红，脉细弱而不弦不数。

1976年3月20日初诊，投以杞菊地黄汤合四君子汤加减：枸杞子15克，菊花10克，熟地15克，山萸肉10克，山药15克，云苓15克，党参30克，白术10克，炙甘草10克，莲子15克，桑寄生30克，杜仲15克，续断15克，珍珠粉1克。连服5剂，手麻面麻消失，两目干涩见好，胃纳转佳，脚渐有力，尿频减少，但仍头昏，早上面浮较甚。

二诊守上方加桂圆肉30克，白茅根30克，生苡米、赤小豆各15克。再进8剂，手足震颤渐除，腰酸见好，但微感腹胀。近日吃香菇后腹胀尤甚，胃纳又减，大便软烂，口淡或苦而不渴，面脚仍肿，寐差易醒，舌胖而苔白腻，脉仍细弱。

三诊改用参苓白术散合玉屏风散加减：党参15克，焦白术15克，云苓15克，炙甘草50克，陈皮15克，山药15克，莲子15克，扁豆15克，生苡米15克，砂仁10克，白蔻仁10克，山楂肉15克，六曲10克，谷麦芽各15克，鸡内金10克，生黄芪15克，防风10克，珍珠粉1克。

再进5剂，食欲已振，知饥食香，每餐能食150克米饭，神旺力增，两手震颤消失，面脚肿消，腰酸痛除，近日已由手足冷转为手足温，由脚趾丫不痒转为痒。病已向愈，守上方加减以善后。（《万友生医案选》）

殷德憬医案

○谢某，女，18岁。住醴陵市新街口。

病名：瘿瘤。

病因：长期情志抑郁，遂致肝气郁结。

症候：甲状腺弥漫性肿大，眼球突出，心跳加快，多汗心烦，饮食倍增，两手震颤。

诊断：既往有时冷时热，月经不调，情绪激动，舌苔淡白、脉象弦而有力，某院确诊为“甲亢”。脉症合参，为肝气郁结所致。

治法：疏肝解郁。

方药：逍遥丸，每日2次，每次10克，白开水吞下。

外用姜针疗法：用大肥老姜3片，洗净不去皮，毫针3根插入姜内、煮沸，于甲状腺肿块部，采用雀啄针法，每天1次，7次为1疗程，姜针趁热交换使用，操作按针灸常规。

效果：姜针疗法1～2个疗程，眼球突出逐渐恢复，3～4个疗程，全部恢复正常。随访未复发。（《奇效验案》）

沈蓉医案

○颜某，女，38岁。门诊自管卡，初诊日期1992年8月24日。

患者甲状腺功能亢进症病史2年余，服他巴唑治疗18个月。因白细胞下降，自行停药，停药4个月后又见消瘦，食欲亢进，伴心动过速，烦躁不宁，夜寐欠安易惊醒，四肢乏力。复查同位素FT_3 8.8皮摩尔/升、FT_4 50皮摩尔/升、超敏TSH 0.02毫单位/升，诊断为甲亢。患者拒服西药，要求中药治疗。症见：消瘦，手震颤（+），诉心悸怔忡，心烦易怒，夜寐欠安，腰酸耳鸣，食欲亢盛，倦怠，口干思饮，大便日行数次。

检查：心率102次/分，律齐，苔薄白，脉细弦数。

辨证：心肾阴虚，肝阳亢盛。

治法：滋阴益肾，宁心安神，佐以平肝潜阳。

方药：生地12克，麦冬9克，枸杞子9克，生白芍15克，生龙骨（先煎）20克，珍珠母（先煎）15克，首乌藤12克，石决明（先煎）30克，嫩钩藤（后下）12克，肥知母12克，陈皮4.5克，茯苓12克，太子参15克。

上述方药日服1帖，饮2次，连服14帖。

9月7日复诊：患者主诉，药后心悸怔忡已见改善，夜寐亦有改善，情绪较前稳定，心率94次/分，苔薄，舌质偏红，脉细数。治守原意，中药原方续服2周。

9月21日再诊：患者近期内自觉症状明显改善，体重略有增加，尚有头晕耳鸣，倦怠。舌苔薄，舌质偏红，脉细数。

治拟：育阴潜阳。原方去肥知母，加桑椹子12克。上药连服3个月，复查体重增加10斤左右，FT_3 6.4皮摩尔/升、FT_4 30皮摩尔/升，超敏TSH 0.3毫单位/升。自觉心悸、心烦、夜寐诸症均见明显改善，为巩固疗效嘱续服上药3月，半年后随访未见复发。［中成药，1994，16（1）］

刘惠民医案

○王某，男，44岁，1961年8月2日初诊。

病史：自觉身体逐渐消瘦，疲乏无力已2年，常有心悸、烦躁，两眼球外突、发胀，左眼尤甚，视力模糊，脖子较前逐渐变粗，头昏，记忆力衰退。经医院检查，诊断为甲状腺功能亢进。曾用硫氧嘧啶等药治疗，症状略减轻，但停药后又发，来诊。

检查：面黄乏泽，眼球轻微外突，眼裂加大，甲状腺轻度肿大，声音微哑，舌质红，舌苔黄略厚，脉沉弦。

辨证：脾肾阴虚，痰浊凝滞，肝郁火旺。

治法：滋肾养阴，益气健脾，化痰散结，清肝明目。

方药：玄参12克，浙贝15克，海藻15克，昆布12克，生牡蛎18克，黄药子6克，山茱萸9克，生菟丝子24克，香附9克，木香9克，陈皮9克，清半夏9克，生白术15克，淡豆豉12克，山栀9克，生石决明30克，桑叶9克，黄芪12克，谷精草9克，菊花6克，水煎2遍，分2次温服。

10月2日患者来信称：服药后头脑清醒，诸症有明显减轻，腿略有浮肿。为其改方继服，以资巩固。处方如下。

炒酸枣仁45克，山药24克，生菟丝子30克，制何首乌9克，陈皮9克，清半夏9克，炙甘草4.5克，黄芪24克，炙桑皮6克，玉竹12克，生石决明36克，知母18克，海藻12克，木香12克，水煎服，煎服法同前。

○林某，男，25岁，1963年5月3日初诊。

病史：6年前开始，发现脖子变粗，时觉心慌，气闷，疲劳，乏力，多汗，两手颤抖，易激动，常有失眠，多梦，头痛，头晕，多食善饥，体反消瘦。经医院检查，诊为甲状腺功能亢进，治疗效果不显，来诊。

检查：面黄体瘦，甲状腺轻度肿大，两手轻微颤抖，舌苔薄黄，脉细弦而滑。

辨证：气阴不足，痰浊凝滞。

治法：补肾健脾，益气养阴，化痰散结，佐以和血养心。

方药：炒酸枣仁36克，炒蕤仁9克，生菟丝子24克，女贞子12克，山药18克，陈皮9克，清半夏9克，浙贝15克，玄参12克，夏枯草12克，海藻12克，生牡蛎30克，当归9克，红花9克，党参15克，黄药子4.5克，木香9克，生白术9克，砂仁9克，水煎2遍，分2次温服。

药酒方：党参15克，人参15克，当归18克，红花15克，陈皮24克，清半夏21克，昆布24克，海藻24克，生牡蛎21克，枸杞子30克，夏枯草21克，浙贝21克，玄参18克，黄药子24克，生白术21克，木香15克，橘核15克，上药共捣粗末，以白酒1000毫升浸泡2周，常摇动。再隔温水炖后，过滤，加碘化钾12克，冰糖60克。每次服10毫升，每日3次，饭后服，服1星期，休药1天。

2年后二诊：服汤药数十剂，配服药酒6料，各症均减轻，甲状腺较前明显缩小，仍感疲劳，头昏，有时四肢发麻，消化不好，常有腹泻，每天两三次，但无腹痛、腹胀。面色较前红润，舌苔薄白，脉象沉细。原药酒方碘化钾改为5克，加黄芪24克，天麻21克，意苡仁30克，补气、健脾、利湿，以求巩固。（《刘惠民医案》）

甲状腺功能减退症

邢锡波医案

○殷某，女，28岁，工人。

因甲状腺肿，心悸气短，性情急躁，食多消瘦，手颤等症，诊为甲状腺功能亢进。用放射性^{131}I治疗2个月，症状消失。但出现精神萎靡，倦怠乏力，浮肿尿少，嗜睡，饮食减退，怕冷，腰痛酸软，四肢厥逆，大便溏稀等症。后经检查，甲状腺吸碘率低于正常，诊为甲状腺功能减退。

检查：面色晦暗，颜面浮肿，皮肤粗糙，表情淡漠，嗜睡，毛发无光泽，甲状腺不大，无震颤，下肢轻度浮肿。脉沉细，舌质淡，边缘有齿痕。

辨证：肾阳虚损，脾阳不振。

治法：温补肾阳，健脾利湿。

方药：覆盆子18克，狗脊、菟丝子、桑寄生、杜仲、泽泻各15克，胡芦巴、巴戟天各12克，白术、仙灵脾、紫石英、附子各9克，紫油桂6克，人参4.5克（冲服）。

二诊：前方连服5剂，精神好转，食欲增加，四肢回温，已不怕冷，小便增多，浮肿消退。脉弦虚，舌质淡红，是肾阳渐复，脾气健运之象，仍宜补肾健脾。

方药：菟丝子、覆盆子各15克，巴戟天、楮实子各12克，紫石英、紫河车、鹿角胶各9克，附子、紫油桂各6克，人参3克（冲服）。

连服4剂，精神清健，食欲正常，浮肿消退。以此方配成丸剂，长期服用以巩固疗效，半年追访未复发。（《邢锡波医案选》）

王宝林医案

○刘某，女，31岁，工人。1994年9月5日初诊。

有桥本甲状腺炎病史。6月前，患者逐渐出现纳少、腹胀、畏寒肢冷、性欲减退，在某医院查血清TT_3 0.82微摩尔/升，TT_4 21.4微摩尔/升，TSH 37微单位/毫升，血清甲状腺微粒体抗体，甲状腺球蛋白抗体均呈阳性。诊断："甲减"。予甲状腺素片20毫克/日，晨服，替代治疗，但患者服药后出现严重失眠，不定时兴奋，多汗，其治疗不能坚持，乃来我院求治。

刻诊：神疲乏力，纳少，腹胀，畏寒怕冷，眉毛稀疏，性欲减退。舌淡紫、苔薄白，脉沉细缓。

拟壮阳益气活血法。

予愈甲汤［仙茅20克，仙灵脾10克，巴戟天10克，党参20克，炙黄芪60克，茯苓20克，炮山甲10克，川穹10克，生熟地（各）15克。日1剂，煎2汁，早晚2次分服］加淡附片10克，补骨脂15克，紫河车20克，炙甘草5克。日1剂。

连服15剂后，纳食增加，精神好转，形寒亦减，苔脉同前。原方去附片，加黄精20克，连服70剂后，诸症悉除。复查血清TT_3 1.6微摩尔/升，TT_4 113微摩尔/升，TSH 5.2微单位/毫升，均正常，后随访1年，未见复发。［江苏中医，1999，20（4）］

莫李生医案

○陈某，男，45岁，农民。

因面部及四肢浮肿6个月就诊。伴四肢麻痹，全身乏力，嗜睡，食欲差，上腹闷胀不适，大便硬结，反应迟钝。2年前因患甲亢服^{131}I治疗。查体：表情淡漠，额面部及四肢呈非凹陷性浮肿，全身皮肤粗糙，甲状腺无肿大，心率60次/分，心音低钝；双肺正常，肝脾肾未触及。血清T_3 0.5纳摩尔/升，T_4 30纳摩尔/升，TSH 78微单位/毫升。甲状腺吸^{131}I率3小时2%，6小时5%，24小时10%。诊断为甲低。开始时用甲状腺素片40克，每日3次口服，第2日出现心悸、胸闷、牙痛、头晕胀痛、口干、皮肤痒等不适。且每次服药后上述症状加剧，病人于第3日自行停药后，15日再来就诊。改用中药二草人参汤：甘草、金钱草各30克，人参8克。早、中晚煎服或开水熬服，每日1剂。治疗1个月后甲低表现完全消失，未见任何副作用，复查T_3 2.4纳摩尔/升，T_4 102纳摩尔/升，TSH

7.8微单位/毫升，均在正常范围。[陕西中医，1997，18（10）]

卢承德医案

○冯某，女，44岁。

因怕冷、浮肿、胸闷、腹胀4月余，于1992年8月25日就诊。诊断为“甲状腺功能减退症并心包积液”收住院治疗。患者4个月前起，开始怕冷、少汗、乏力、胸闷、腹胀纳差并毛发脱落。体查：表情淡漠，面色苍黄、头发干枯稀疏，眉稀且外脱无，眼睑及双下肢非压陷性浮肿，全身皮肤明显干燥、增厚粗糙落屑；心浊音扩大，心音低钝，心率56次/分，TSH 56微单位/毫升，T_4 0.2微克/分升，T_3 0.1微克/分升，FT_4 7皮摩尔/升，γ-T_3 40.2纳克/分升，甲状腺^{131}I率低平，血胆固醇7.8毫摩尔/升，甘油三酯4.1毫摩尔/升，β-脂蛋白3.6毫摩尔/升，TRH刺激后TSH 60微单位/毫升，血红蛋白 80克/升；超声心动图用X线心三位片均提示心包中等量积液；BMR=-66%，EKG：低电压，ST-T改变。

诊断：甲状腺功能减退症并心包积液。

辨证：脾肾阳虚、气血不足，属肾阳不足，三焦气化不利，脾失运化，痰浊内停。

治法：补肾壮阳、健脾益气。

方药：加味肾气汤。

熟地黄24克，山药、山茱萸各12克，泽泻、云苓苦、牡丹皮各9克，肉桂5克，附子3克，车前子20克，木通15克，1剂/日，分两次煎服。低盐饮食，卧床，加服甲状腺片20克。

5日后复诊，怕冷、胸闷等症状明显缓解，尿量明显增多，浮肿亦明显消退。苔薄白，脉有力，心浊音界较前缩小，心率62次/分，EKG好转。原方加炙黄芪20克，仙灵脾15克，大腹皮12克，甲状腺素增加半片/日（20克）。10日后复诊，临床症状大多缓解，心界缩至正常，心音有力，心率70次/分，浮肿消失，胸闷腹胀亦消失。3周后复查T_4 8微克/分升，TSH 9.3微单位/毫升，T_3 1.2微克/分升，摄^{131}I率正常，BMR=+5%，超声心图动、X线心三位片均提示心包积液完全吸收，EKG正常。28日出院，以肾气丸每日早晚各2丸，每周服5日，停2日，同时服用甲状腺片（20毫克）/日，追踪4年，体力恢复如常。[陕西中医，1997，18（1）]

李常度等医案

○刘某，女，48岁。

患者5年前患慢性淋巴细胞性甲状腺炎，曾用激素和抗甲状腺药物治疗，3月后出现畏寒怕冷，疲乏嗜睡，少气懒言，周身虚肿。用甲状腺片替代治疗，甲状腺片用量为160毫克/日，诱发心绞痛频繁发作，伴多源性室内早搏。证见：畏寒肢冷，肌肤蜡黄，乏力嗜睡，反应呆钝，心脑满闷，食少腹胀，皮肤粗糙如鳞甲，头皮阴毛脱落，舌紫苔白，脉沉微而结。T_3 0.73纳摩尔/升，T_4 43.6纳摩尔/升，TSH 84微单位/毫升，胆固醇18.4毫摩尔/升，甘油三酯3.27毫摩尔/升。心电图：广泛心肌缺血。西医诊断：甲减合并冠心病。

辨证：脾肾阳虚，气虚血瘀。

治法：温补脾肾，益气活血。

方药：自拟益气温阳汤（制附片、补骨脂、白术、茯苓各12克，肉桂6克，黄芪30克，红参、枸杞、淫羊藿、鹿角霜、当归、巴戟、丹参各15克）加郁金、菖蒲各10克，每日1剂。甲状腺片减为80毫克/日。

1月后诸证缓解，以党参易人参，随证加减，3日服用1剂，甲状腺片再减量30毫克/日维持治疗。随访三年，病情稳定，未再出现心绞痛和心律失常。T_3恢复到1.42纳摩尔/升，T_4 127.6纳摩尔/升，TSH 12毫单位/毫升，胆固醇16.4毫摩尔/升，甘油三酯1.52毫摩尔/升。[四川中医，1997，15（8）]

李常度、李培丽医案

○尚某，女，39岁，住院号24301。

患者15年前患风心病，10年前因甲亢用放射性^{131}I治疗，随后出现畏寒怕冷，心悸气短，胸腹满闷，不能平卧，全身浮肿等症状。使用地高辛、甲状腺片等西药治疗，多次发生洋地黄中毒。症见：畏寒肢凉，表情淡漠，反应迟钝，心悸气短，皮肤粗糙，唇厚舌大，声音嘶哑，舌胖质嫩，脉结代。体检：双肺中一下部闻及细湿啰音，心界向左右明显扩大，心音遥远，心率82次/分，心律不齐，心尖区闻及双期杂音，肝在肋下7厘米，腹水征阳性。心电图：心房纤颤，Ⅱ度房室传导阻滞。超声心动图：风心病，二尖瓣狭窄，关闭不全，大量心包积液，X线胸片：心影明显增大呈三角形，搏动弱，肺水肿，胸腔积液。T_3 0.45纳摩尔/升，T_4 20.70纳摩尔/升，TSH 162毫单位/毫升。

西医诊断：风心病合并甲减性心脏病，大量心包积液，全心衰，洋地黄中毒。

辨证：心肾阳虚，水气凌心。

治法：益气补肾、温阳行水。

方药：人参10克，麦冬15克，五味子10克，黄芪30克，附片12克，肉桂6克，补骨脂12克，鹿角霜15克，巴戟天10克，淫羊藿15克，茯苓12克，白术12克，车前仁15克。

每日1剂。

停用强心药，配合甲状腺片30毫克/日。

半月后诸症缓解。依上方随症加减治疗2个月，心衰纠正，心包积液消失，T_3 1.53纳摩尔/升，T_4 74.6纳摩尔/升，TSH 5.7毫单位/毫升。随访5年，已完全停用洋地黄，能胜任日常工作。

○刘某，女，48岁。住院号34711。

患者5年前患慢性淋巴细胞性甲状腺炎，曾用激素和抗甲状腺药物治疗，3月后出现畏寒怕冷，疲乏嗜睡，少气懒言，周身虚肿。用甲状腺片替代治疗，甲状腺片用量为160毫克/日时，诱发心绞痛频繁发作，伴多源性室性早搏。证见：畏寒肢凉，肌肤腊黄，乏力嗜睡，反应呆钝，心胸满闷，食少腹胀，皮肤粗糙如鳞甲，头发阴毛脱落，舌紫苔白，脉沉微而结。T_3 0.73纳摩尔/升，T_4 43.6纳摩尔/升，TSH 84毫单位/毫升，胆固醇18.4毫摩尔/升，甘油三酯3.27毫摩尔/升。心电图：广泛心肌缺血。

西医诊断：甲减合并冠心病。

辨证：脾肾阳虚，气虚血瘀。

治法：温补脾肾，益气活血。

方药：附片12克，肉桂6克，鹿角霜15克，巴戟天10克，淫羊藿15克，补骨脂12克，人参10克，黄芪30克，丹参30克，赤芍12克，白术10克，炙甘草6克。每日1剂，并用甲状腺片40毫克/日。

1月后诸症缓解，以党参易人参，随症加减，3日服用1剂，改用甲状腺片20毫克/日维持。随访3年，病情稳定，未再出现心绞痛和心律失常，T_3恢复到1.42纳摩尔/升，T_4 127.6纳摩尔/升，TSH 12毫单位/毫升，胆固醇6.4毫摩尔/升，甘油三酯1.52毫摩尔/升。［贵阳中医学院学报，1990，（1）］

邵伟文、黄炜、郭秀兰医案

○张某，女，53岁，工人。门诊号31225，1982年5月27日初诊。患者于1965年患甲亢症，后因用放射性核素碘化疗，出现甲减症状，经切片诊断为桥本甲状腺炎继发甲减症。刻下面浮足肿，畏寒明显，毛发稀疏易落，记忆力减退，思维迟钝，听力下降，时感心悸，夜寐欠安。服甲状腺素片，每日总量60毫克。患者对于停服甲状腺素片有顾虑，采用逐渐减药的方法。经3个疗程的隔药灸后，症状基本消失，血清总T_3含量由治疗前0.95微克/毫升恢复到1.45微克/毫升，T_4含量由治疗前3.5微克/毫升恢复到7.2微克/毫升。

○周某，女，28岁，工人。门诊号29757，1983年1月14日初诊。

1982年8月曾在某医院住院治疗，诊断为原发性甲减症。症见全身浮肿，尤以眼睑、两颊处更为明显，面色萎黄，毛发稀少易落，记忆力减退，思维迟钝，听力下降，时感耳鸣，腹胀，声音嘶哑，畏寒，肢软乏力，皮肤干燥多属，舌苔薄，舌质淡，舌体胖，脉细软。服甲状腺素片，每日总量60毫克。停服甲状腺素片，用隔药灸治疗。治宜温补脾肾，调益气血为主。选用肾俞、脾俞、命门3穴，用2味温补肾阳的中药研粉，将药粉铺在穴位上，厚度为1厘米左右，然后将直径约5厘米的空心胶木圈放在药粉上，以大艾炷（艾炷底直径约为4厘米）在药粉上施灸，温度以病人舒适为宜，或自感有热气向肚腹内传导为度。

每周灸治3次，每次灸3穴，每穴灸3～5壮，4个月为1疗程。灸治2个疗程后，甲减症状基本消失，舌苔薄质淡红，脉细。实验室检查血清总T_3含量为1.3微克/毫升（治疗前0.8微克/毫升），T_4含量为6.9微克/毫升（治疗前7.1微克/毫升）。［上海针灸杂志，1984，（3）］

张伯臾医案

○王某，女，56岁。住院号：76/650。

一诊：1976年2月27日。

遍体浮肿已十余年，皮肤板紧，按之无凹陷，毛发脱落，1周来尿量减少，腹胀突然加剧，卧床不起，口臭便秘，言语欠清，声音低哑，面红肢冷畏寒，脉弦滑，舌质红，苔白腻。

辨证：肾脏阴阳两虚，水湿聚积皮肤，肠夹湿滞郁热。

治法：治本宜调肾，治标宜导滞泄水。

方药：仙茅24克，仙灵脾15克，炒知柏各6克，全当归15克，净麻黄6克，生石膏30克，炙甘草3克，猪茯苓各15克，福泽泻18克，上官桂3克，生大黄9克（后下）。

二诊：1976年3月12日。

前方连服2周，遍体浮肿明显消退，已能起床自由活动，步履轻快，肢体温暖，口臭已除，腑气通畅，小便量多，语清音响，皮肤已由板紧转为皱软，脱发如前，脉沉弦，苔薄白质淡。水湿积聚与湿滞郁热已见清化，肾脏阴阳两亏亦有好转之势，依然调补肾脏以治本。处方如下。

仙茅24克，仙灵脾15克，炒知柏各9克，全当归15克，巴戟肉12克，炙龟甲30克（先煎），炙鳖甲30克（先煎），制熟地15克，桂枝6克，猎茯苓各15克，福泽泻18克，济生肾气丸12克（包煎）14剂（出院带回服用）。（《张伯臾医案》）

赵方宏医案

○患者，女，52岁。

患甲状腺功能减退症2年余，近来浮肿，畏寒肢冷、乏力。查体：表情呆板，声音低嘎，甲状腺Ⅰ度肿大，质软，心率：56次/分，律齐，未闻及杂音，双肺正常，肝、脾不大；心电图示低电压、窦性心动过缓；化验血清T_3 16纳克/分升，T_4 1.0微克/分升，TSH＞50微单位/毫升；治疗给予甲状腺片每晨20毫克口服，隔2周递增20毫克，直至每日120毫克，注意患者心率的变化，奏效后每隔2周递减20克，当减至每日40毫克时，给予维持量。并配合方药：党参9克，黄芪60克，白术15克，茯苓30克，猪苓30克，大黄6克，陈皮9克，干姜10克，熟附子12克，桂枝10克，仙灵脾15克，车前子（泡煎）30克，桃仁10克，红花9克，炙甘草9克。水煎服，每日1剂。服用6周后症状缓解，水肿消退，音调变高，化验：血清T_3 68纳克/分升，T_4 25微克/分升，TSH 20微单位/毫升，继用上述中西药口服巩固治疗，随访1年，病情稳定。［实用中西医结合杂志，1997，10（6）］

甲状腺危象

庄奕周医案

○方某，男性，48岁。

因高热，黄疸5天入院。患者于3年前患“甲状腺功能亢进症”，常服丙硫氧嘧啶、甲巯咪唑、甲状腺片等西药，症状有所控制。于月前停服西药后，因事与人争执，甲亢症状旋即复发，心悸，心烦易怒，食欲亢进，双眼外突明显，颈部变粗。入院前曾于某某院诊治，经医生挤摸颈部肿块后，回家不久即感心悸高热、呕吐，继而全身皮肤发黄，小便短赤，便秘而住院。

体检：体温41.5摄氏度，脉率140次/分，血压210/120毫米汞柱，急性病容，神志尚清，表情焦虑恐惧，烦躁不安，巩膜黄染，皮肤色黄潮润，双眼外突，眼睑裂隙增宽，少瞬眼，眼聚合欠佳，上眼睑不能随眼球下闭，眼向上看时前额不能皱起。甲状腺呈弥漫性肿大，双侧对称，质柔软，随吞咽上下移动，左右叶上下部均可闻及杂音和扪及震颤。心率142次/分，心尖博动强而有力，心音增强，心尖第一音亢进，可闻及Ⅱ～Ⅲ级收缩期杂音，律齐，腹部平坦柔软，肝脾未触及，墨菲征阴性，肠鸣音亢进，病理反射未引出。

化验：白细胞1.4×10^9/升，中性粒细胞0.8，淋巴细胞0.2，血培养无细菌生长。肝功检查，黄疸指数32单位，凡登白试验直接阳性，肝功其他项目未见异常。血液氯化物90毫当量/升，钠100毫当量/升，钾4毫当量/升，A超检查肝胆无异常发现，甲状腺吸^{131}I率试验3小时超过50%。

临床诊断：甲状腺危象。

治疗经过：给予吸氧，红霉素、氢化可的松与葡萄糖生理盐水静滴，口服复方碘溶液、利血平、冬眠灵等治疗措施。经2天治疗，上述症状未减，患者呈见谵妄，神志不清，应患者家属要求，遂以中西医结合诊治。脉见弦数有力，苔黄腻舌绛红，拟为心肝火旺，热毒炽盛，痰蒙心窍。治宜平肝泻火，清热解毒，豁痰开窍。

用牛黄清心丸1粒送服，每日2次。另用龙胆泻肝汤化裁煎汤鼻饲，龙胆草、柴胡、栀子、黄芩、木通各10克，生地、夏枯草、田基黄、黄药子各15克，大黄（后下）10克，每日1剂，连服2天。

二诊：患者神志略清，体温开始下降（39.4摄氏度），脉率110次/分，血压190/100毫米汞柱。便量转多，大便日通2次，糊状恶臭，心悸减轻，时有干呕，仍心烦易怒，脉弦数，苔黄腻舌红，西药停服红霉素，停滴氢化可的松。中药仍服牛黄清心丸，汤药仍用前方去木通加车前草30克，再进2剂。

三诊：神志清楚，体温37.8摄氏度，脉率102次/分，血压180/100毫米汞柱，黄疸稍退，已无干呕，肢体震颤，头晕二便通畅，脉弦，苔黄舌质红，仍守清肝泻火之法，佐以潜阳之品，龙胆草、柴胡、栀子、黄芩、玉竹、钩藤、夏枯草各10克，茵陈、黄药子各15克，生地、田基黄、生龙牡（先煎）各30克，连进6剂。西药改用丙硫氧嘧啶、利舍平、甲巯咪唑等。

四诊：体温已降至正常（体温 37摄氏度），心率92次/分，血压170/90毫米汞柱，神志清楚已能安静接受诊治，黄疸开始消退，肢体震颤减轻，昨日作基础代谢率测定为+60%，脉弦苔黄腻舌质红，仍按原方加减进服12剂。西药改为维持量。患者甲状腺功能亢进症之症状已得控制，体温、血压、心率已正常，甲状腺仍肿大，诉头晕、胸闷、肢颤、脉弦苔黄，按肝郁气滞，痰湿凝结之证，予以疏肝清热，化痰利湿之法治疗月余，情况良好而出院。［福建中医药，1990，21（1）］

艾迪生（阿狄森）病

张伯臾医案

○区某，女，24岁。住院号：72/58020。

初诊：1973年1月11日。

七八年来，皮肤和黏膜色素沉着日益加深，现呈黧黑，枯槁，面部、乳头、手足背侧、阴部等处尤显，头晕甚则昏仆，神疲乏力，纳呆，脉细舌紫暗，苔根腻。

辨证：黑属肾色，肾阳不足，则阴盛而气滞瘀阻，古称黑疸。

治法：益肾活血化瘀。

方药：仙茅12克，仙灵脾12克，全当归9克，桃仁泥9克，杜红花6克，炒川芎4.5克，粉萆薢12克，云茯苓9克，补骨脂12克，焦楂曲各9克，稍加减服20余剂。

另：血余炭240克，猪肤500克，共熬膏，每日2次，每次1匙，长期服用。

二诊：1973年2月7日。近来，因疲劳过度，昨又昏倒，经急诊检查为血压低，对症处理后收入病房。现仍神疲头晕，脉细，舌紫暗，苔薄。气血两亏，虚风上旋，拟益肾化瘀，调补气血，以平虚风。处方如下。

炒党参12克，补骨脂12克，仙茅12克，仙灵脾12克，全当归9克，炒赤白芍各6克，鸡血藤12克，炒川芎4.5克，紫石英18克（先煎），鹿角霜9克，怀牛膝15克。

三诊：1973年2月14日。肤黑稍退，口干，四肢冷，艰寐，头晕欲恶，脉细，舌暗尖转红。阳气虚弱，脉行不利，不温四末，再守原法合当归四逆汤加减。处方如下。

全当归9克，川桂枝4.5克，赤白芍各6克，细辛2.4克，仙灵脾12克，鹿角霜9克，怀牛膝15克，补骨脂12克，紫石英18克（先煎），首乌藤15克，姜半夏9克，连服30剂。

四诊：1973年3月14日。面部黑色转淡，口唇色紫红，手足背黑色稍退，头晕怕冷，脉沉细，苔薄白，舌边紫暗。再拟益肾通脉化瘀。处方如下。

制熟地15克，制附片6克（先煎），仙茅15克，仙灵脾15克，鹿角片9克，当归尾9克，制川芎9克，川桂枝4.5克，木通4.5克，紫石英15克（先煎），北细辛2.4克，大黄（䗪虫丸6克（分吞），稍加减服28剂。

五诊：1973年4月11日。面部黑色十退八九，惟指、趾、乳头、阴部色退较缓，肢冷好转，心悸失眠，纳呆乏力，脉细后边紫，苔薄腻。阳气渐复，阴寒得减，瘀血见化，再守原法，久服取效。处方如下。

全当归12克，木通4.5克，制川芎4.5克，川桂枝4.5克，炙甘草3克，熟附片4.5克（先煎），仙茅12克，仙灵脾12克，朱茯苓12克，紫石英18克（先煎），杜红花6克，生山楂12克，稍加减服三十余剂出院。（《张伯臾医案》）

王渭川医案

○赵某某，男，37岁。

初诊日期：1973年5月16日。

患者因过累和生气，在旅途中发高热。此后经常头痛，头晕、腰痛、精神不佳，四肢无力，食欲减退，厌油，全身肌肉酸痛，脚后跟痛，脸色逐渐变黑，齿龈及口腔黏膜出现黑色斑块，明显消瘦、经西医检查诊为“阿狄森病”。服用泼尼松、甘草硫浸膏治疗。由家属推车送来，背至诊室，面色黧黑，精神淡漠，少气懒言，时而打嗝恶呕。脉弦数而虚。舌质红，苔厚腻而黄。

辨证；阴虚阳亢，气滞夹瘀。

治法：滋肾柔肝，佐以化瘀。

方药：沙参12克，细生地12克，枸杞子9克，鸡血藤18克，黑故脂12克，地鳖虫9克，生蒲黄9克，桑寄生15克，菟丝子15克，女贞子24克，旱莲草24克，柿蒂9克，制旋覆花12克，鸡内金9克，琥珀末6克。

一周6剂，连服两周。

精神好转，恶呕减轻，此后共服药3个多月，随症加减的药物有；石斛、玄参、生牛蒡、槟榔、炒川楝，首乌藤、金樱子、蜈蚣、乌梢蛇等。8月25日某医院检查尿17酮7.3毫克，17羟5.5毫克，病情明显好转，色素减退。（《王渭川临床经验选》）

○赵某，男，52岁。

病员于1954年患肺结核，并作右上肺叶切除术。于1963年自觉疲倦乏力，精神萎顿，食欲减退，体重减轻，常发晕厥。1972年症状加重，颜面、唇、舌、齿龈、皮肤色素沉着明显，腰痛甚。经单位医生给服甘草流浸膏，因出现浮肿而停服。后经某医学院检查血钠、钾、氯、糖都基本正常，尿17-羟检查降低（4.36毫克），确诊为：“肾上腺皮质功能减退症”，给泼尼松治疗，症状改善，但因出现浮肿，劝其出院服中药治疗。来本院就诊时，除上述症状外，见面、唇、齿龈均呈黯黑色。舌嫩红微胖，苔腻，根微黄，脉弦滑略数。

辨证：脾肾阳虚，兼湿夹瘀。

治法：治以补肾益气，健脾除湿，活血化瘀为主。

方药：潞党参60克，生黄芪60克，鸡血藤24克，桑寄生18克，菟丝子18克，杜仲12克，续断18克，鹿角胶15克，补骨脂12克，鸡内金10克，䗪虫10克，生蒲黄10克，琥珀末10克，冬虫夏草12克，狗脊12克，广藿香10克，苍术10克。

治疗中随证加减，共服药220付，症状明显好转，色素基本退完，1973年7月26日复查17-羟为11.95毫克/24小时尿。遂恢复工作。（《著名中医学家的学术经验》）

徐华义医案

○黄某，男，52岁，农民，1988年1月24日初诊。

主诉：颜面及周身皮肤发黑，畏寒乏力1年余。病史：1986年夏季劳动出汗后用冷水洗澡，第二天即觉畏寒乏力，随后家人发现其颜面色泽加深，由灰褐而黑，继而黑色加深，全身皮肤发黑，乏力加重，不能参加劳动。先后经某县、市医院确诊为阿狄森氏病，因治疗效果不显而求治于中医。

刻诊：颜面及全身皮肤发黑，以面颊、额部、四肢关节为甚。畏寒乏力，腰膝酸软，遗精，双下肢关节疼痛，多梦、纳差、大小便可。既往身体健康，无类似家族病史。检查所见：慢性病容，神情合作，体温36.2摄氏度，血压12/8千帕，心肺正常，巩膜无黄染，肝脾未触及，四肢发凉，双下肢轻度水肿，舌质淡舌边有瘀斑点，苔薄白，脉沉细弱。

辨证：脾肾阳虚，兼瘀血内阻。

治法：温阳活血。

方药：附片、白术各10克，云苓、白芍、桃仁、牛膝、香附各15克，肉桂6克，丹参18克。1剂/天，水煎日3服。

2月23日复诊：服上方后症状改善不明显，肤色仍黑，恶寒怕冷，腰酸遗精，脉濡细无力。治宜脾肾兼顾，药用：附片、当归、桂枝、白术、防己、续断、五加皮、菟丝子、龙骨各10克，首乌、黄芪各50克，意薏仁20克，覆盆子12克。1剂/天，水煎日3服。

3月26日三诊：服上方后精神好转，腰酸减轻，遗精明显减少，黑色见退，脉较前有力。守上方加丹参18克，白芍10克，以增强养血活血之效。

5月1日四诊：精神体力大增，黑色退去大半，肢体转温，双踝关节仍有轻度水肿，舌边瘀斑消退，调整处方如下。黄芪、首乌各30克，当归、丹参、木通、白术、防己、续断、五加皮、熟地、覆盆子各10克，附片、防风各6克，意薏仁20克。1剂/天。

服上方1个月后，患者体力恢复，下肢水肿消退，除前额尚有部分黑褐痕迹外，肢体肤色已如常人，能参加正常体力劳动，随访至今无复发。［湖北中医杂志，1998，20（2）］

蒋能英医案

○蔡某，女，46岁。

10年前患结核性风湿样关节炎，已基本治愈。近2年来，食欲逐渐减退，精神疲倦，全身皮肤逐渐变黑，前额、口唇及齿龈黏膜有褐色色素沉着。伴有腰痛肢冷，恶心欲吐，经少色淡，视力下降，记忆减弱，体重由病前57公斤下降到46公斤。舌淡苔白，脉沉细而弱。查血压11.33/7.22千帕，血象：血红蛋白 85克/升，白细胞 6.2×10^9/升，ASO＜500单位，结核菌素试验阴性。尿17-羟皮质类固醇为4.14微摩尔/天，尿17-酮类固醇为8.675微摩尔/天。心电图示：窦性心动过速。

西医诊断：阿狄森病。

辨证：属脾肾阳虚，夹血瘀之病。

治法：温阳健脾，调和气血。

方药：自拟温阳活血汤。

制附子10克，干姜9克，太子参12克，鸡血藤30克，熟地24克，当归15克，黄芪30克，丹参20克，仙灵脾15克，红花10克，甘草15克，菟丝子15克，6剂，水煎服。

药后病情好转，将上方甘草增加到30克服用。本方随症加减，连服四十余剂。全身皮肤黏膜色素沉着消退，食欲大增，体重增加5公斤，血压正常，查尿17-羟、尿17-酮均恢复正常。嘱其口服甘草浸膏巩固疗效。随访1年，未见复发。

○莫氏，男，51岁。

5年前患腰椎结核。近1年来，自觉腰膝酸软疼痛，食欲明显减退，疲乏无力，手足心热，口干胁痛，双上肢皮肤呈黑褐色斑块，面额如蒙尘，心中懊憹，身体消瘦，体重明显减轻，记忆减退，视物模糊不清，性欲减退，头晕目眩，腹胀便黑。舌暗，脉弦细涩。查血压12/8千帕，体温36.5摄氏度，血象：血红蛋白 95克/升，白细胞 6.7×10^9/升，尿17-羟皮质类固醇为3.864微摩尔/天，尿17-酮类固醇为12.145微摩尔/天。心电图示：窦性心动过速。

西医诊断：阿狄森病、腰椎结核。

辨证：气滞血瘀，肝肾阴虚。

治法：活血化瘀，滋补肝肾。

方药：血府逐瘀汤加减。

桃仁12克，红花15克，熟地24克，女贞子15克，当归15克，赤芍12克，川芎15克，牛膝18克，鸡血藤30克，柴胡12克，麦冬15克，杞果15克，甘草15克，5剂，水煎服。

药后手足心热、口干胁痛减轻，食欲增加。药已对症，守方继进5剂，病情明显减轻。遂以本方随症加减，共服三十余剂。体重已增加4公斤，血压14/10.6千帕，查17-羟、17-酮均为正常。［湖南中医杂志，1995，11（增刊5）］

邱志济、邱江峰、邱江东医案

○薛某，女，40岁。

长期在新疆经商。1996年5月4日初诊。自述半年前1次发高热后，经常头痛，头晕，食欲不振，腰腿肌肉酸痛，精神倦怠，四肢无力，全身衰弱，性欲减退，恶心呕吐，喉中似有异物梗塞，夜难入寐，两太阳穴连巅顶胀痛，带下清稀量多，面色逐渐变黑，以前额和两颧、两颊、颈下偏右、乳头、牙龈、四肢上下日趋黑变，呈黑褐色，经新疆某院确诊为“阿狄森病”黑变病。曾先后在两个省级医院住院治疗。查血糖、血压低，小便混浊，先后用过泼尼松、维生素C、B族、葡萄糖、甘草流浸膏、镇静剂等，治疗半年非但无效，且黑变面积加大，色黑加深，患者心理压力较大，专程到我处就诊，诊舌淡白色，脉沉弦涩。

辨证：脾肾虚损，由虚到瘀。

治法：益损补虚，温阳散结，佐化瘀通络。

方药：黑瘅速消汤原方加䗪虫12克。

服10剂药后，诸证即大好转，长期恶心呕吐、腰酸痛等消失，黑变面积和黑色的深度显见缩小变淡，尤见四肢退得最快。

20剂药服完复诊黑变部位，四肢已消失得基本不能辨认，面部颧颊和前额已退去大半，惟颌下颈部消退较慢，共守服50天再诊，所有黑变处已基本不能辨认，继投原方药10剂善后。随访翌年无复发。［辽宁中医杂

志，1997，24（9）]

张会川医案

○刘某，男性，48岁，病案号7294。

因恶心呕吐1个多月，于1983年8月12日入院治疗。患者于1983年四月中旬感冒发热38摄氏度左右。4月底出现纳减、厌食油腻症状，查GPT280单位，其他肝功能检查均在正常范围内，澳抗阴性。继而又出现乏力，恶心呕吐，进行性消瘦。至同年7月，恶心呕吐加剧，于7月15日住某传染病院，经多方检查和院内外会诊，最后肝穿，除外病毒性肝炎，但诊断不明确，虽经诸如保肝、支持、对症疗法和间断小剂量激素等治疗，症状仍无改善，纳差、恶心呕吐继续加重，自感极度乏力，3个月来体重减轻15公斤，遂转我院治疗。

查体温37摄氏度，脉搏80次/分，血压60/40毫米汞柱，面色、皮肤、口唇、齿龈色素沉着，心、肺、腹检查（-）。实验室检查：血白细胞12.8×10^9/升，中性粒细胞0.68。血沉60毫米/小时，血糖70毫克%，钠117毫当量/升，钾5.1毫当量/升，氯化物82毫当量/升，血尿素氮13毫克%，HBsAg（-），狼疮细胞（-），肝功能正常。蛋白电泳：白蛋白为59.2%，球蛋白α_1为2%，α_2为8.1%，β为8.1%，γ为21.4%。ACTH激发试验：静脉滴注ACTH前、后尿17-羟皮质类固醇（17-OH）24小时均为0；静脉滴注ACTH前、后尿17-酮类固醇（17-KS）分别为3.3毫克/24小时、4.2毫克/24小时。心电图正常。腹平片示两肾及肾上腺区未见明显钙化灶。

患者确诊为阿狄森病，口服醋酸可的松25毫克，每日1次，并予补液、抗感染和对症治疗。中医辨证为命门火衰，湿浊中阻，脾胃不和，先拟健脾和胃、降逆止呕以治其标，继拟益气补肾温阳以治其本。药用：生黄芪30克，熟地黄20克，制附片、全当归各10克，菟丝子、仙灵脾、仙茅、补骨脂、枸杞子各15克。夜尿多加桑螵蛸、山药、益智仁；畏寒肢冷重加桂枝、干姜，重用制附片；纳差加炒白术、炒麦芽。每日1剂，水煎，分2次温服。经7个多月的治疗，面色、口唇、齿龈色素沉着减轻，乏力明显好转，胃纳增加，体重增加10公斤。

停药后复查尿17-KS 18毫克/24小时，尿17-酮类固醇8.45毫克/24小时。血糖83毫克%，钠128毫当量/升，钾5毫当量/升，氯化物92毫当量/升，肝功能正常，蛋白电泳等均正常。随访3年，健康状况良好。[中医杂志，1990，（7）]

赵绍琴医案

○颜某，男，40岁。

初诊：面色黧黑如漆，逐渐加重，额部㿠黑尤甚。病已2年余。经某大医院检查，确诊为阿狄森病。自觉精神疲惫，一身乏力，腰膝酸软，双下肢无力尤甚，恶心欲吐，饮食少进。诊脉沉细无力，按之欲无，舌白苔滑。一派阳虚水泛之象。治宜先温肾阳以治其本，所谓益火之源以消阴翳也。

方药：淡附片6克，淡干姜6克，淡吴萸6克，肉桂6克，杜仲10克，川续断10克，补骨脂10克，熟地黄20克，7剂。

二诊：药后自觉精神好转，乏力减轻，余症如前，继用前法，重剂以进。处方如下。

淡附片10克，淡干姜10克，淡吴萸10克，肉桂10克，杜仲15克，川续断15克，补骨脂10克，熟地黄20克，7剂。

三诊：自觉精神转佳，气力有增。仍感恶心欲呕，纳食少进。脉仍沉细，舌白苔润。温补下元之品，兼运中阳。处方如下。

淡附片10克，淡干姜10克，淡吴萸10克，肉桂10克，杜仲10克，川续断10克，补骨脂10克，焦白术10克，半夏10克，陈皮10克，白蔻仁6克（后下），7剂。

四诊：呕恶虽减而未除。面色黧黑有减退之势，迭进温补下元之品，肾阳有再振之望，继用前法，补命火以燠中土。处方如下。

淡附片10克，淡干姜10克，淡吴萸10克，肉桂10克，杜仲10克，川续断10克，补骨脂10克，焦白术10克，仙灵脾10克，山萸肉10克，怀山药15克，枸杞子10克，熟地黄20克，7剂。

五诊：药后精神大振，纳食有增，面色黧黑续减。然肾阳久衰，非朝夕可以为功，宜用丸药以缓图之。宗前法加味。处方如下。

淡附片30克，淡干姜30克，淡吴萸30克，肉桂30克，杜仲30克，川续断30克，补骨脂30克，焦白术30克，红人参30克，枸杞子30克，山萸肉30克，仙灵脾30克，熟地黄60克，怀山药60克，陈皮30克，半夏30克，茯苓50克，鹿角胶100克。

制法：上药除鹿角胶外共研细面，将鹿角胶烊化后加炼蜜适量，为丸如弹子大，重约10克。每日早晚各服1丸。

患者服上药二料，面色黧黑渐次消退，精神体力均有好转，其余症状大部消失。（《赵绍琴临证验案精选》）

施今墨医案

〇林某，男，40岁，病历号545121。

病已经年，初起四肢乏力，头晕而痛，逐渐皮肤颜色变黑，尔后口腔、舌尖、齿龈亦均发黑，腰酸腿软，心慌气短，睡眠多梦，食欲欠佳，饭后恶心，大解日行二三次，溏便，经某医院检查，诊断为阿狄森病。

舌尖色黑，有薄苔，六脉沉弱无力。

辨证：肾者至阴也，其色为黑。《素问·五运行大论》曰："肺主皮毛，皮毛生肾。"故肤色如墨，其病在肾。《普济方》载："肾病其色黑，其气虚弱，呼吸少气，两耳若聋，腰痛，时时失精，饮食减少，膝以下清冷"。

治法：强腰肾，调气血法。

方药：川杜仲10克，生地炭15克，沙蒺藜10克，川续断10克，熟地炭15克，白蒺藜10克，破故纸10克，五味子5克，山萸肉12克，淮山药30克，酒川芎5克，酒当归10克，苍术炭6克，云茯苓10克，炙黄芪20克，白术炭6克，云茯神10克，炙甘草3克。

二诊：服药6剂，自觉身体较前有气力，大便亦好转，每日一次软便，食欲增强，仍遵原法丸药图治。处方如下。

紫河车60克，山萸肉60克，上肉桂15克，大熟地60克，鹿角胶60克，金石斛60克，川附片30克，破故纸30克，酒川芎15克，酒当归30克，酒杭芍60克，川杜仲30克，沙苑子60克，炙黄芪60克，冬白术60克，川续断30克，云茯苓30克，云茯神30克，旱莲草30克，车前子30克，血余炭30克，春砂仁15克，山楂炭30克，焙内金30克，粉丹皮30克，陈广皮15克，建泽泻30克，炙草梢30克。

共研细末，淮山药600克打糊为小丸，每日早晚各服10克，白开水送。

三诊：丸药1料，3个月始服完。皮肤黑色减退，口腔、舌尖，齿龈均已不黑、精神体力大为好转，小便亦不深黄，腰酸、腿软、心跳气短等症大减，再用丸剂，以冀愈可。处方如下。

肉桂15克，制附片30克，大熟地60克，山萸肉60克，丹皮30克，建泽泻30克，云茯苓30克，云茯神30克，黄芪60克，淮山药120克，酒当归30克，酒川芎15克，白术60克，酒杭芍60克，鹿角胶60克，金狗脊60克，远志30克，紫河车60克，五味子30克，旱莲草30克，龙骨60克，沙蒺藜30克，白蒺藜30克，干姜30克，姜黄30克，炙草梢30克。

共研细末，炼蜜为小丸，每日早晚各服10克，白开水送。（《施今墨临床经验集》）

邢子亨医案

〇许某，女，42岁，工人。住院号：99994。

1977年11月4日初诊：从1975年夏季以来，食欲逐渐减退，精神疲倦，全身皮肤逐渐变黑，以面部及双手裸露部位为重，口唇及齿龈黏膜有蓝褐色色素沉着，并有厌食、恶心、腹痛、便秘，经少色淡。身体日益消瘦，体重由病前63公斤下降到43.5公斤。疲软无力，语言低微，动则气短，畏寒肢冷，头晕失眠，记忆力减退，视力模糊，病情早轻暮重，右下腹有轻度压痛。舌暗苔白，脉沉细而弱。西医诊为阿狄森病。

辨证：此属脾肾阳虚，气滞血瘀之病。疲倦欲寐，畏寒肢冷是肾阳虚衰。腹痛便秘，食少消瘦是脾虚运化功能失调。皮色黛黑是肝脾肾虚气血郁滞之综合色象。唇龈青黑，是肝邪乘脾。失眠头晕，视力模糊是肝脾肾俱虚，不能濡养心脑眼目所致。脉沉细而弱，属阳虚气血不足。

治法：温阳健脾，理气活血。

方药：附子6克，干姜6克，甘草9克，太子参12克，黄芪30克，巴戟天12克，淫羊藿9克，女贞子12克，熟地24克，当归15克，丹参15克，鸡血藤15克，红花6克，陈皮12克。

方解：附子壮肾阳；干姜温脾阳；熟地、巴戟天、女贞子、淫羊藿补肾；黄芪、太子参补气；当归、丹参、红花、鸡血藤补血行血；陈皮合参、及干姜以理中焦。使脾肾阳气渐复，运化功能增强，气血充足，血液流通，则病情自可好转。

11月10日二诊：病情略有好转，身困乏稍轻，仍道前方，甘草增为15克服用。

遵上方，随症加减，连服四十余剂，病情渐好，面部及全身各处皮肤黏膜之黑色色素沉着消退，成正常肤色，食量增加，体重由43.5公斤增到50公斤，血压由90/60毫米汞柱升至110/70毫米汞柱。化验检查，肾上腺皮质功能基本恢复正常。精神显著好转，能从事一般工作。

出院后，仍遵上方加减继服，诸症皆愈，身体复常。（《邢子亨医案》）

钟秋生医案

○张某，女，36岁，1995年10月9日初诊。

皮肤黏膜变黑，体倦乏力2年余，自诉从1993年以来，全身皮肤逐渐变黑，以头面部、双上肢暴露部位为重，食欲渐减，腹胀，体倦神疲，形体消瘦，体重由原来58公斤下降到45公斤，行动无力，畏寒肢冷，头晕，健忘，月经量少，色淡。体温36.5摄氏度，血压12/6千帕，血浆皮质醇早晨8时为90纳摩尔/升，下午4时为15纳摩尔/升；空腹血糖为3.8毫摩尔/升；血清钠为125毫摩尔/升。诊断为阿狄森病，经盐皮质激素、糖皮质激素等药治疗，效果不佳，转中医治疗。舌质淡、苔薄白，脉沉细，双关尤甚。

诊断：黑疸。

辨证：脾阳虚衰，兼有瘀血。

治法：温运脾阳，佐以化瘀。

方药：理中汤加味。

党参15克，白术10克，茯苓15克，炙甘草10克，巴戟天9克，熟地15克，砂仁6克（后下），当归15克，丹参15克，北芪15克，制附片10克。

服药3剂，食欲转佳，畏寒减轻，效不更方，继以上方加减治疗六十余剂，纳增，全身皮肤黏膜色素沉着消失，无头晕。记忆力好转，月经正常，血压14.7/6.7千帕，皮质醇、血糖、血清钠复查均恢复正常。随访2年，未见复发。［山西中医，1999，15（1）］

痛　　证

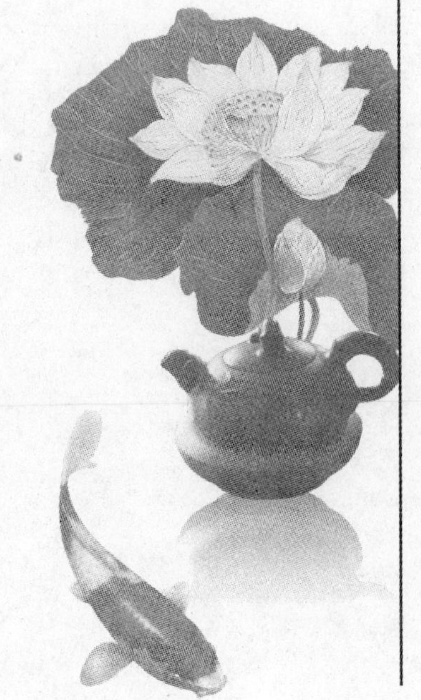

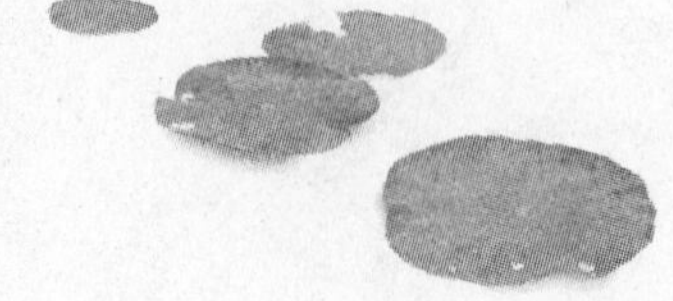

头　痛

蒲辅周医案

○申某，29岁，女，已婚，干部。于1960年9月7日初诊。

主诉9个月来头痛，以前额及两颞部为甚，开始由过劳及睡眠不足，渐觉双目视物不清，似有云雾状阻碍着，以左目为甚。咽部常有异物阻塞感，发病后20多天，曾住本市某医院检查：眼底及周边视野无明显改变。中心视野有，双颞侧缺损，咽后壁不平滑，多次会诊咽后壁囊肿。头痛及眼病曾请国内外多位专家会诊，诊为：蛛网膜炎（视交叉部）及颅咽管瘤待除外，尚乏好的治疗方法。三个月来针灸及中药汤剂治疗，亦效不显，食欲及二便正常，脉象左关沉弦急，余沉细，舌质淡，中心有腻黄苔。

辨证：血虚肝肾真阴不足，肝炎上炎。

治法：养血滋肝肾之阴，兼清降肝火，并宜缓图。

方药：生地三两，白芍一两，当归一两，川芎八钱，潼白蒺藜（各）一两，决明子一两，煅石决明二两，女贞子三两，石斛二两，蝉衣一两，谷精珠一两，建曲二两，菟丝子一两，桑叶一两，黄菊花一两，枸杞一两，覆盆子一两，青葙子一两，茺蔚子一两，夜明砂一两，共为粗末和匀，分30包，每天一包，纱布包煎服。

同年12月21日二诊：自觉药后头痛已减，视物较前清楚，近来医院检查视力及视野都有好转，已恢复半天工作，但看书时久左目仍胀，食欲二便均正常。原方去决明子之泻火，加地骨皮一两以强阴，仍为粗末同上服法。

1961年5月29日三诊：药后大有进步，头痛又减，视力已转佳，左眼稍差，食欲及二便正常，脉沉细迟，舌淡无苔，肝火已平，原方去菊花，改红花五钱，桂枝一两，以和血通络，按上法续服6个月后症状基本消失。

○刘某某，男，38岁，1960年7月29日就诊。

主诉经常头痛，目眩，心烦，已数年之久，性情急躁，记忆力显著减退，小便微黄，大便如常，食纳尚佳，脉象浮取微浮、沉取弦细有力，舌红边缘不齐，苔黄微腻。

辨证：属肝胆火旺兼外感风邪。

治法：宜清热降火为主，佐以养阴祛风。

方药：桑叶6克，菊花6克，僵蚕6克，刺蒺藜9克，川芎4.5克，蒿本4.5克，丹皮4.5克，炒栀子6克，龙胆草4.5克，玄参6克，甘草3克，荷叶9克，石决明（煅）15克，木通4.5克。3剂。

复诊：头痛消失，但有时头晕，脉转弦细缓已不浮，舌苔减少，余症同前，拟滋阴养血，兼调肠胃，以丸药缓图。

处方：当归尾9克，川芎9克，白芍12克，干生地18克，丹参9克，炒栀子9克，玄参12克，菊花15克，地骨皮15克，蒺藜15克，决明子（炒）15克，石斛15克，肉苁蓉15克，胡麻仁（炒研）15克，黑芝麻（炒研）15克，建曲30克，制香附30克。

共研为细末，和匀，炼蜜为丸，每丸重9克，每日早晚各服1丸，细嚼，白开水送下，连服2料，诸症悉平。嘱其颐养性情，勿使肝胆相火再炽。（《蒲辅周医案》）

彭振海、张文君医案

○张某，女，43岁，工人。

从1992年秋始常感头晕头疼，有时疼痛较重，月经渐减少，间隔延长，于是1994年夏绝经，双下肢肿胀，乏力，畏寒，记忆力下降，伴有两眼视力进行性下降。

MRI检查发现脑垂体严重萎缩，确诊为“空泡蝶鞍综合征”。遂用甲状腺素片、雌激素对症治疗，因症状改善不明显，加用中药治疗。

初诊患者诉头晕头疼，两眼视远模糊，精神尚可，食欲一般，小便正常，大便干，数日一行，双下肢稍肿胀，体型肥胖，面色黄，舌苔薄白，舌体胖，脉细无力，有间歇。

辨证：肾精亏虚，脑髓不足。

治法：补肾益精，填髓荣脑。

方药：当归10克，川芎6克，熟地30克，白芍10克，仙灵脾20克，仙茅6克，菟丝子10克，覆盆子10克，枸杞子15克，车前子10克，五味子10克，肉苁蓉20克，水煎服。

上方服10剂后复诊，头晕疼减轻，已不畏寒，因睡眠易醒，加用远志、枣仁，诸药不改，续服。连服30剂后，患者头晕、头疼已去，月经渐有，量少，双下肢已不肿，乏力减轻，面色红润，减去西药，遂将所服中药粉碎研细过筛，做成胶囊，每粒重0.5克，每次服5粒，每日服3次，连服3个月巩固，随访至今，症状未出现。［临沂医专学报，1997，19（3）］

陈超医案

○徐某，女，36岁，1977年11月10日初诊。

主诉：头痛6年余。

病史：患者自1971年始有头痛，每月发作1～2次，发作时头顶、两侧、前额、眼眶、眼珠均痛，1975年始加重，每日或2～3日发作一次，尤以经期必痛，伴神倦乏力、多梦，某医院神经科检查，诊为“血管神经性头痛”。曾一直服西药，并间断服中药均未见显效。

诊察：面色萎黄，舌苔白薄，脉细略弦无力。

辨证：风阳上扰清窍，故数年来头顶、两侧、前额及眼眶均痛，且日渐加重；久病必虚，且经期失血必痛，是更虚其虚，以致神倦乏力，面色萎黄，脉弦细无力等，均为血虚之征。

治法：养血柔肝，祛风止痛。

方药：川芎12克，白芍18克，生地18克，当归9克，桑椹9克，茺蔚子9克，僵蚕9克，羌活9克，菊花12克，白芷12克，北细辛4.5克，6剂。

二诊：药后头痛已止，一般情况好转，惟神倦乏力，夜寐多梦，舌脉同前，前方显效，原方减细辛，加首乌藤24克，党参12克，3剂。

三诊：未再头痛，神倦乏力稍有好转，舌苔光少，脉细略弦，原方3剂。

另以桑椹膏，八珍益母丸而收效。（《中国名老中医药专家学术经验集》）

丁军等医案

○某，男性，56岁，农民。

主诉3年来头痛，时重时轻。于1989年12月6日就诊，查皮肤未见出血点，但是暗红色，以双颊及手掌明显，嘴唇亦呈暗红。浅表淋巴结不大，巩膜无黄染，胸骨无压痛，肝大肋下1厘米，脾大肋下4厘米，舌黯脉弦，余无特殊。血象：血红蛋白205克/升，红细胞7.8×10^{12}/升，白细胞11.5×10^{9}/升，中性粒细胞76%，淋巴细胞23%，单核细胞1%，血小板210×10^{9}/升，红细胞压积58%。骨髓检查：骨髓增生明显活跃，各系均增生，形态未见异常。以后连续3次复查血红蛋白201～220克/升，红细胞（7.0～8.5）$\times10^{12}$/升，诊为真性红细胞增多症。予以大黄䗪虫丸每日2丸，先后4次放血共1600毫升，同时服用白消安4毫克/日，患者自觉症状减轻，白消安用10天后自行停服。于1989年12月23日复查，已无头痛。血象：Hb140克/升，RBC4.8×10^{12}/升，WBC10.5×10^{9}/升，PLT 180×10^{9}/升，继续服用丸药维持治疗。1990年2月4日复查：自觉良好。查脾肋下2厘米，血象：Hb140克/升，RBC4.9×10^{12}/升，WBC9.8×10^{9}/升，PLT 150×10^{9}/升。1991年4月追访，脾脏肋下触不到，Hb135克/升，RBC4.8×10^{12}/升，WBC8.9×10^{9}/升，血小板160×10^{9}/升，感觉良好，仍在服用大黄䗪虫丸。［中西医结合杂志，1991，11（2）］

朱锡祺医案

○何某某，女，26岁。

初诊（1972年4月7日）：去年8月足月、顺产一胎，因受寒发热，继则头顶及眼眶部疼痛，伴恶心，无呕吐，服止痛片可以缓解。同年12月曾先后两次发热（原因不明），后出现两眼不适，复视（右眼为甚）。今年3月起低热不退，上述症状逐渐加重，并见左眼睑下垂，左侧牙痛。经上海、杭州多处医院诊治，头颅X光摄片，超声波检查，均无异常发现。又前往某院神经科检查诊断：左侧三、四颅神经不全麻痹。曾服用泼尼松2个月，维生素B_1、维生素B_{12}、复合维生素、烟酸、乳酸钙、谷维素、三氨蝶啶等药及局封治疗，均无效。脉细，苔薄。

治法：益肾养肝，育阴潜阳。

方药：生地四钱，丹皮二钱，旱莲草一两，女贞子三钱，决明子五钱，甜苁蓉四钱，枸杞子三钱，珍珠母五钱，黑料豆一两，川芎钱半，密蒙花三钱。

另：羚羊角粉八分，僵蚕粉二两（拌匀），日服三次，每次服五分（吞）。

复诊（4月11日）：药后诸症俱减，左眼睑下垂亦有好转，精神较振，但复视依然如故，呵欠频作，夜梦纷纭。脉细，苔薄，守原法进治。

汤药10剂。

另：羚羊角粉一钱，僵蚕粉二两，全蝎粉一两，天麻粉一两。和匀，日服二次，每次一钱（吞）。

再诊（6月7日）：服用汤药共17剂，粉剂吞服已2个月之久，左眼已能睁开，视力良好，头痛偶发，极轻，睡眠尚好，稍有复视。患者由浙江转来复诊，以求根治，脉细，苔薄。再拟原法治之。

原方去珍珠母、丹皮，旱莲草一两改五钱，加当归三钱，白芍三钱。

另：羚羊角粉一钱，僵蚕粉一两，全蝎粉一两，蜈蚣粉五钱，每次五分（吞），日服2次。

随访得知，间断少量服用汤药外，坚持服用粉剂近半年之久，诸症逐渐消失而愈。

○张某，女性，55岁。门诊号：55948。

初诊（1974年11月4日）：自1964年起患左侧头痛，伴有周身酸麻感，下肢肌肉逐渐萎缩，经某院神经科检查，诊为“多发性颅神经炎”、“神经麻痹”。目前左侧头痛甚剧，伴有呕吐，时作时止，左面颊麻木疼痛，目糊耳鸣，既往有肝硬化腹水史，苔黄腻，脉弦细。

辨证：肝阳上扰，气滞血瘀。

治法：活血化瘀，平肝熄风止痛。

方药：当归三钱，赤芍三钱，川芎二钱，桃仁四钱，红花二钱，柴延胡各二钱，夏枯草四钱，白蒺藜四钱，珍珠母一两，藁本三钱。

另：全蝎粉一两，地龙一两，僵蚕粉一两，蜈蚣五条，共研细末。日服两次，每次一钱。

复诊（11月11日）：药后头痛减轻，呕吐止，脉细，苔薄。再拟原方。

再诊（11月25日）：服药21剂后，病去十之七八，脉沉细，苔薄白。

桃仁四钱，红花二钱，赤白芍各三钱，川芎二钱，延胡索二钱，苦丁茶三钱，夏枯草四钱，藁本三钱，钩藤四钱（后下），白蒺藜四钱，珍珠母一两。

另：粉剂配方同煎。

服药共28剂，症状明显好转，病情较为稳定。（《老中医临床经验选编》）

栾岚、藤静医案

○刘某，男性，37岁。

1993年7月21日因同时饮用四五种酒，出现恶心、呕吐，继而昏迷。被送入当地医院，给予对症治疗，用药不详。4天后，神志清醒，自觉左侧偏头痛，麻木不仁，左侧颈项酸痛，心烦，气短，胃脘疼痛，食少纳呆，做各种西医检查未见阳性结果。口服正天丸、谷维素、维生素类药物，未见好转。曾服用二十多剂汤药，气短、胃脘疼痛明显好转，食欲增加，余症无减。1993年8月20日主诉：左侧偏头痛，固定不移，麻木不仁，左侧颈项酸痛发硬，胸脘满闷，心烦意乱，夜寐不宁，记忆力减退，舌质淡红，舌边有瘀斑，苔稍黄，脉弦细。

中医诊断：神经性偏头痛（酒精中毒所致）。

治疗以中医汤药配合针灸，治则：活血通络、化痰熄风、镇静安神。

方药：川芎15克，当归15克，全蝎10克，郁金15克，柴胡15克，厚朴15克，钩藤15克，陈皮15克，半夏15克，天麻10克，葛根20克，白芍15克，枣仁20克，菊花10克（后下），石决明20克，枸杞子15克。

针灸穴位：百会、头维、太阳、风池、率谷、肩井、合谷。

3天后，症状略有缓解，日发作四五次，头麻木减轻，心烦、口干较重，前方加夏枯草15克，丹参20克，麦冬15克，继服3剂，针灸并用，症状明显好转，偏头痛日发作一二次，无口干、心烦，睡眠良好，记忆力明显增强，舌淡红，苔薄白，脉和缓有力。巩固治疗3天，痊愈。两月后复诊，未再发病。［中医药学报，1994，（2）］

张梦侬医案

○谢某，男，38岁。1969年7月11日初诊。

患者头痛6年，发作无时。本年5月，转为左偏头痛。经宜昌地区医院检查，疑为垂体肿瘤。后转武汉医学院附二医院及湖北医学院附二医院拍片检查，都认为蝶鞍瘤可疑，均未作治疗，因来就诊。自觉痛从脑后左侧相当于风池穴处起，循脑空上行，前至于左颞颥部，状如针刺、抽掣，常痛不休，午后更剧。左眼时有热气蒸腾感。脉象弦滑而数，苔白厚腻，质嫩色红。根据脉舌症候与疼痛部位而论，乃肝阳挟痰饮上犯。故无论为何种肿瘤，法主滋阴潜阳，柔肝熄风，涤饮化痰，消肿散结。

方药：制首乌、白芍、女贞子、磁石粉、泽泻、龙骨粉、牡蛎粉各15克，杭菊花、白蒺藜、石斛、黑豆皮、青葙子各10克，珍珠母粉、制龟甲各30克，5剂。

用法：加水5磅，熬至一磅半，一日分成4次温服。

7月17日二诊：服药后头痛显著减轻，因未忌发物，食虾后头痛又复加重。仰初诊方去黑豆皮，加海藻、昆布各15克，蒲公英、紫花地丁各30克。用法同前，5剂。

7月22日三诊：头痛减半，仰二诊方加天葵子15克。

7月30日四诊：痛减十分之七，如安静不动，则痛全止，如用力或用脑过度，则痛发如前。拟本方加抗肿瘤之品。

方药：生首乌、龙骨粉、牡蛎粉、制龟甲、珍珠母粉、磁石粉、白茅根、夏枯草各30克，杭菊花、关蒺藜、杭白芍、女贞子、昆布、海藻各15克，白花蛇舌草60克。

用法：加水8磅，熬至2磅，去渣，加蜜60克，熬令和，分两日6次温服。

10月21日五诊：连续服四诊方至8月下旬，原有左侧头痛与压重感基本消失。患者为了加速根治达到早日痊愈，于8月底入湖北医学院附二院肿瘤科，用^{60}Co放射及环磷酰胺注射，与中医埋针疗法等同时进行。至10月6日拍片复查，与9月26日片及以前三片对照检查。意见：原为垂体肿瘤影响蝶鞍破坏，现在发现蝶鞍后床破坏较前明显，鞍底改变同前。因用上述方法治疗，已停服中药50天。自觉现在头部左侧又痛，更加眩晕、失眠，两眼有火热感，视物不清。症状较前增剧，因来复诊。仍用平肝潜阳涤饮法。

方药：金银花、夏枯草、蒲公英、紫花地丁各30克，野菊花、天葵子、煨三棱、煨莪术各10克，海藻、昆布、煅龙骨、煅牡蛎粉各15克，白茅根、白花蛇舌草各60克，用法同前。每剂加蜂蜜60克，30剂。

同年12月27日六诊：上方只服8剂，所有头痛、眩晕、失眠等症大见好转，拟回秭归县，要求改制丸剂，便于常服。

方药：制首乌120克，金银花、地丁、蒲公英、夏枯草、银龙骨、煅牡蛎、制龟甲、女贞子各120克，海藻、昆布、天葵子、菊花、煨三棱、煨莪术、杭白芍、关蒺藜各90克，白花蛇舌草500克，仙鹤草250克。

制法：上药19味，共炒，研极细，炼蜜为丸，如梧桐子大。每次服50丸，每日2次，空腹时用白茅根120克，温水送下。

禁忌发物。

1970年2月18日来信云：服丸药后，症状续有好转，要求再将药方加以改进，以加速疗效。复信将丸药方中另加杭菊花、桑叶各120克，为丸常服。

1970年9月27日七诊：连续服丸药至现在。本月15日在武医附二医院拍片复查，头项侧位片、蝶鞍侧位片，与以前各次片对照，意见：头颅骨质正常，蝶鞍大小正常。从拍片结果看来，本病已基本好转，惟自觉头部左侧有时仍痛，且性欲减退，乳腺发达，此垂体肿瘤尚未得到根本痊愈。按照本年2月18日丸方加炒枳实、苦丁茶、杭白芍各60克为丸，继续按法常服。

1971年5月22日来信，要求加速疗效。

方药：制首乌、夏枯草、金银花、炒橘核、地丁、蒲公英各120克，天葵子、蚤休、浙贝母、煨三棱、煨莪术、炒枳实、野菊花、海藻、昆布、赤芍、当归尾各60克，藁本30克，共末蜜丸，服法同上。

1971年12月26日八诊：上述症状基本消失。昨在武医附二院复查，拍片对照："蝶鞍尚有轻度改变，余皆正常"。视力尚可。据此以观，本病已基本治愈。嘱按本年5月22日丸方继续服至痊愈为止。另拟一汤方，配合丸剂，每月6剂，两日1剂，休息3日。如此反复每月照法服用，以竟全功。

方药：生首乌、珍珠母粉、紫花地丁、白茅根、蒲公英、夏枯草各30克，海藻、昆布各15克，赤芍、天葵子、野菊花各10克。

1974年1月，为了总结肿瘤疗效，去信询问。于本年2月25日回信云：（摘要）"自1969年8月至10月放疗结合化疗（烤电和注射抗癌剂）及埋针等法无效后，下决心改服中药。于1971年11月八诊后，由秭归县转回广西灌阳县，除用了几十支喜树针药注射外，再未用其他药物，现已停药年余。病情是：左侧头部集中一点痛的情况减少了，但有时还有些痛，睡一会就好了。有时基本不痛。关于眼的视力与视野均无问题，就是有时流热泪，流了觉得舒适。身体仍是白胖，性欲全无。近来脖子不适，经检查为甲状腺功能低下、动脉早期硬化等，要求再用中药方治疗。"根据上述病情，肯定是垂体肿瘤的后遗症状。拟仍宗六诊丸方加黄药子、白药子各120克。共末蜜丸，终年常服。（《临证会要》）

王同瑭医案

○张某，男，48岁。

1980年1月，因被铁棍击伤头部，突然昏仆，移时自甦，动则呕吐。某医院以脑震荡收入院，治疗月余，恙势不减。1981年2月7日请王老诊治。头晕似旋，头痛如掣，时时欲呕，筋脉抽动，四肢震颤，两耳失聪，神志恍惚，恶见光亮，少气懒言，纳食不馨。诊得舌红少苔，脉象虚细艰涩。此因暴击脑部，髓海震摇，元神失守所致。

处方：怀牛膝30克，代赭石18克，龙骨18克；牡蛎18克，白芍12克，生地18克，柏子仁18克，山药30克，红参10克（另炖）。

服上方3剂后，头痛减轻，颤止摇定，卧能安枕。以太子参24克代红参，守方35剂而健。1982年9月随访，未见复发。［中医杂志，1983，24（4）：14］

朱良春医案

○李某，男，42岁。

在检查施工过程中，突被从上落下之铁棍击于头部而昏倒，当时颅骨凹陷，继则出现血肿，神志不清达20余小时，经抢救始苏。半年后曾去某地检查：脑组织萎缩1/4。整日头昏痛，健忘殊甚，记不得老战友之姓名，有时急躁易怒，失眠神疲，面色黯滞，舌边尖有瘀斑，苔薄腻，脉细涩，予健脑散治之。红人参15克（参须30克可代之），地鳖虫、当归、甘杞子各21克，制马钱子、川芎各15克，地龙、制乳没、炙全蝎各12克，紫河车、鸡内金各24克，血竭、甘草各9克。共研极细末，每服4.5克，早晚各1次，开水送下。服药1周后，头晕痛减轻，夜寐较多，精神亦略振，自觉爽适。坚持服用2个月，证情平稳，续予调补肝肾，补益心气之品善后。（《中国当代名医验方大全》）

尚尔寿医案

○王某，男，35岁，采石厂工人，长春市人，门诊号11052，主诉6年来四肢震颤并时有抽搐。病人于1954年在工作中由高处跌下，当时人事不省，经急救后知觉恢复。此后四肢振颤，头痛眩晕，记忆力明显减退，丢东忘西，并频频抽搐，发作时人事不知，不择场所而跌倒。经常失眠，精神烦躁，自汗，曾在吉林某医院诊断为脑震荡后遗症，介绍前来就诊。

检查：营养中等，心肺正常，腹部柔软平坦，肝脾未触及，神经检查大致正常，两手握力差，肱腱反射弱，凯尔尼格征（+），巴宾斯基征（±），脉弦细无力，舌质正常，苔黄白相兼，印象为肝风内扰（脑震荡后遗症）。

处方：赤芍9克，桃仁9克，红花5克，龙骨9克，牡蛎24克，磁石6克，地龙6克，全蝎3克，蜈蚣1条（去头足），蔓荆子6克，五味子6克，焦白术9克，黄芪24克，苍术9克，牛膝6克，粳米9克，水煎分两次服用。琥珀3克，朱砂1.5克，分两次睡前冲服。服上方10剂后症状有好转，可以入睡，30天内抽搐4次，当服另一医师处方后抽搐又频发（一周内4次），又改上方如下。

桂枝9克，知母9克，赤芍9克，白花蛇3克，玳瑁3克，红花6克，桑枝9克，伸筋草9克，天竺黄6克，炒苍耳子12克，天麻6克，钩藤6克，人参5克，铁落9克，磁石6克，附子5克，焦白术9克，枳实6克，透骨草6克。

连服12剂后，20天内未发作，精神愉快，走路不摇摆，要求恢复工作。在10月初因工作与人争吵后发作一次，仍按原方略有加减，曾内服六味地黄丸、大活络丹等丸药。近日来因公出未予治疗，但病人不服药时偶有发作而间隔较长，与治疗前截然不同，近10个月未再发作，一般情况较好。

○粟某，女，24岁，干部。门诊号6268，辽源市人。

主诉于1958年以来头痛呕吐，右下肢无力。本人自1958年7月以来头痛，阵发性加剧，呕吐、右下肢发颤难行，下午发热，恶寒身颤，言语謇涩，便干，食欲不振，消瘦体质。吉林某院诊为结核性脑膜炎。

体检：身体瘦弱，营养不足，精神不振，面容苦闷，颜面苍白，脉弦细无力，舌苔灰白而干。

治以滋阴复液，佐以镇静之剂。

柴胡9克，子黄芩6克，半夏6克，丹参6克，生甘草6克，龙骨12克，生牡蛎12克，生龟甲12克，石决明18克，白芍12克，麦冬9克，天麻5克，菊花6克，玄参9克，全蜈蚣粉18克（分作2次用）。

服20剂后，头痛缓解，食欲有好转。下午发热、振颤、下肢无力，又由于天寒及一次精神刺激，症状又趋于加重。按原方用生龟甲12克，磁石3克，鹿角胶9克，白芍18克，生地12克，玄参18克，生牡蛎24克，龙齿12克，石决明24克，赤芍9克，丹参9克，生黄芪9克，蜈蚣2条，柏子仁9克，菊花6克，服20剂后（配合针灸），趋于好转，即回家休养。4个月后恢复工作，10个月来又有头痛，来吉林某院诊为蛛网膜（粘连）炎，又来求治。

投以：赤芍9克，桃仁9克，当归12克，生地9克，甘草9克，枳壳9克，柴胡9克，川芎5克，桔梗6克，川牛膝6克，杜仲炭12克，川断9克，藏红花3克，炒苍耳子12克，菊花6克，辛夷6克，泽泻6克。

前后略有加减共服18剂，现已工作两个月。（《当代名医尚尔寿疑难病临证精华》）

杨学举医案

○王某某，女，45岁。1998年12月5日就诊。

患者反复右侧头部掣痛十余年，以刺痛为主或伴有胀痛，每以情绪变化好发，经颅多普勒超声提示大脑中动脉、椎基底动脉痉挛。多年来一直服用西药如西比灵（盐酸氟桂利嗪）、卡马西平、镇脑宁、布洛芬等药，疼痛未见明显好转，每月好发1～2次，痛剧时需要服用麦角胺咖啡因才能缓解。诊见患者表情痛苦抑郁，头痛剧烈，以刺痛为主，伴眩晕，恶心。舌质瘀紫，脉沉弦。

治法：活血散瘀，通络止痛。

方药：散偏汤（川芎30克，白芷、白芥子各5克，柴胡、香附、生甘草各6克，生白芍、郁李仁各15克）加丹参15克。

5剂后头痛明显好转，再3剂痛止，随访3个月未见复发。［浙江中医杂志，1999，34（9）］

黄文东医案

○史某，女，38岁。

初诊：1964年1月24日。

1961年起左侧面颜部及头部剧烈疼痛，类似触电，某医院诊断："三叉神经痛"。3年来，经中西药物及针灸治疗均无效。最近1个月来发作尤甚，头面剧痛时引起呕吐。曾流产5次，出血较多，夜不安寐，常服安眠药始能入睡。舌尖红，苔根后腻，脉细。

辨证：阴血不足，风阳上扰。

治法：养血柔肝，和络熄风。

方药：煨天麻一钱，钩藤四钱（后下），生石决五钱（先煎），桑寄生三钱，丹皮一钱半，赤芍三钱，丹参三钱，炙甘草一钱，陈木瓜一钱半，忍冬藤四钱，制胆星三钱，茯神三钱，7剂。

二诊：2月21日。

前方服后症减，曾转方续服十余剂。近日头痛较轻，夜寐尚安，已不服安眠片，时有胃痛，舌尖红刺，苔薄白，脉弦细。再拟平肝理气，佐以化痰瘀。

石决明五钱（先煎），白蒺藜三钱，桑寄生三钱，钩藤三钱（后下），胆星三钱，赤芍三钱，丹参三钱，木瓜一钱半，云苓三钱，炙甘草一钱，14剂。

三诊：3月6日。

各症续减，近因事干扰，情绪抑郁，头痛又作。脉弦细，苔薄黄，舌尖红，前法出入。白蒺藜三钱，蔓荆子三钱，防风二钱，生石决六钱，钩藤四钱（后下），丹参三钱，赤芍三钱，山栀一钱半，木瓜一钱半，生甘草一钱，7剂。

四诊：3月13日。

头痛已减，胃中不舒，经脉窜痛，肝胃不和，肝火易动。舌尖红，苔薄黄，脉细弦。再予清肝调气，和胃畅中之法。白蒺藜三钱，蔓荆子三钱，生石决明六钱（先煎），稆豆衣二钱，甘菊花三钱，陈皮一钱半，香附三钱，赤芍三钱，木瓜一钱半，嫩桑枝一两，7剂。

五诊：3月28日。

头面抽搐消失，偶有不适。再予丸剂调整，巩固疗效。白蒺藜二两，赤芍二两，丹参二两，蔓荆子一两半，石决明四两，茺蔚子三两，青皮一两半，生甘草一两，以上各药，研为细末，用稆豆衣一两，杭甘菊、钩藤各一两半。煎汤泛丸，每日服二次，每次二钱，开水送服。（《老中医临床经验选编》）

○徐某某，男，30岁，初诊日期：1971年4月25日。

头痛偏左已一年，发作时痛甚剧（脑部检查来发现异常），兼有重压感。血压有时偏高。平时多用脑力，夜寐较短，病久不愈，此次连续作痛，已有月余（服西药可暂时缓解）。舌质红，苔薄黄，脉弦。

辨证：肝阳扰动，络有宿瘀。

治法：平肝潜阳，活血通络。

方药：天麻4.5克，石决明30克，钩藤15克，赤白芍各9克，蔓荆子12克，桑叶9克，菊花9克，桃仁9克，全蝎粉1.5克（吞服，另装胶囊）。

7剂。

头痛剧烈时，另吞羚羊角粉0.9克。

5月2日（二诊）：头痛大减，全蝎改用1.5克，加北沙参15克，共服14剂。

5月16日（三诊）：头痛已少发作，痛时亦较轻微，但精神较差，饮食如常，睡眠有时不安，舌质红，脉弦。肝阳渐平，气阴未复，再与清养气阴，平肝潜阳之法，以防复发。

北沙参12克，赤白芍9克，石决明12克，钩藤12克，麦冬9克，菊花9克，桃仁9克，鸡血藤12克，夜交藤30克。

为了防止发作，嘱于停药后常服菊花、麦冬、北沙参各9克，煎汤饮之，以巩固疗效。（《黄文东医案》）

杨少华医案

○王某，男，43岁。门诊号：74943。

一诊：左面颊肌动不利而痛已一年，外院诊断为三叉神经下支痛，服西药未见效。苔薄，舌红，脉细数，二便尚正常。

辨证：营卫偏衰，风阻络脉，致左面颊不利而痛。

治法：活血通络利窍。

方药：钩藤四钱（后入），菖蒲二钱，远志钱半，白附子钱半，当归三钱，川芎钱半，桃仁三钱，红花二钱，仙半夏三钱，大地龙三钱，5剂。

二诊：病情好转，痛已大减，再以巩固为治。

前方去钩藤，加鸡血藤五钱。7剂。（《老中医临床经验选编》）

黄振鸣医案

○陆秀榕，女，65岁。初诊：1981年11月23日。

病史：患者于1979年开始发生左侧头面部三叉神经痛，呈阵发性，刀割样剧烈的疼痛，每次持续1～2分钟，每日发作3～4次，常突然发作，突然停止。在某医院诊为“左侧三叉神经痛（第一支）”。经中西药物及针灸治疗后，病情未见好转，日渐加剧。从1981年起上述疼痛加重，且发展到第二支分布区域亦痛，每日发作6～8次，每次持续5～15分钟不等。刷牙，洗脸，大声笑均可诱发疼痛。因害怕发作常不敢刷牙及讲笑。当疼痛时，为了减轻其痛苦，常用手使劲摩擦疼痛部位，致使左侧眉毛脱落，左眼眶上部皮肤增厚，因屡用维生素、镇静、镇痛等药物及封闭疗法均不能缓解，医院曾建议行三叉神经根切断术。患者惧怕手术及其后遗症，遂来我科治疗。初诊除上述症状外，伴有头目眩晕，夜晚因疼痛而不能入睡。

检查：舌淡红，苔白腻，脉弦滑有力。五官科及神经系统检查均无异常。

辨证：肝阳上亢，风痰阻络。

治法：平肝潜阳，化痰通络。

方药：羚羊骨18克，全蝎6克，蜈蚣3条，僵蚕15克，毛冬青30克，川芎9克，天麻10克，钩藤18克，石决明30克，水煎服。

复诊：1981年12月2日。服药8剂，自觉症状减轻，头痛稍减，睡眠改善。药合病机，依前法，继服上方7剂。

三诊：1981年12月10日。疼痛大减，每次疼痛时间最长不超过2分钟，次数减至每天发作1～2次，仍觉头目眩晕，咽干口燥，晨起口苦，咽微痛，大便干结，舌红，苔微白腻。守上法稍加减。

方药：羚羊骨18克，石决明30克，蜈蚣3条，僵蚕15克，毛冬青30克，丹参18克，磁石30克，生地18克，钩藤18克，水煎服。

四诊：1981年12月18日。服药7剂后精神大振，疼痛及头目眩晕等症状均已消失，睡眠转佳，食欲增进。患者要求停药，但为巩固疗效，嘱其继续服上方10剂，以防复发。

1982年8月4日随访，患者病情未见复发，身体无不适。

○彭婉仪，女，32岁。初诊：1982年9月13日。

病史：患者于1978年秋季起，出现阵发性右侧头痛，剧痛时兼呕吐，双眼复视，逐渐视力减退并常感眼前闪光，听力减退，左上下肢无力。从1979年起症状日益加重，曾多次眩晕，伴左上肢抽搐，经某医院住院检查，诊断为“脑瘤”。后转某院住院，经各种检查及脑外伤会诊，确诊为“右侧小脑桥脑神经鞘瘤”，于1979年5月曾做手术切除，因某种因素不能全部切除，仍留1/2神经鞘瘤待后处理。但术后症状仍未控制，因患者不愿再次手术，要求服中药治疗。来诊时，患者食欲不振，语言不清，咽干，痰多，头痛，头胀，眩晕眼花，左侧上下肢无力，左耳全聋，双眼肿痛，视物不清，睡眠不实，且有寐中惊恐，间有抽搐，小便微黄。

检查：形体消瘦，精神疲倦，舌质红边紫瘀，脉弦稍滑。右眼视力0.9，左眼视力0.5。

辨证：肝郁气结，风阳内动，痰火上扰巅顶，以致风、火、痰、瘀，互相凝聚，结成癥瘕。

治法：平肝潜阳，化痰清热，活血祛瘀，通络散结。

方药：羚羊骨18克（先煎），山慈菇18克，铁树根15克，水牛角30克（先煎），地龙15克，白蒺藜15克，珍珠母30（先煎），蜈蚣4条，全蝎12克，合欢花12克。每日水煎服1剂，4剂。

外治：丹火透热疗法。取穴：风府、目窗每日一次。

复诊：1982年9月17日。头胀痛、眩晕、惊恐有所改善，脉弦滑，舌边紫瘀。仍痰瘀互结，络脉不通。

方药：羚羊骨18克（先煎），水蛭15克，水牛角30克（先煎），合欢花12克，土鳖虫12克，蜈蚣4条，守宫4条，全瓜蒌18克，三棱15克，莪术15克，胆南星15克，每日水煎服1剂，8剂。

外治法同前。

三诊：1982年9月25日，头胀痛、眩晕基本消失，视力好转，听觉改善，夜能安睡。继按前方再服8剂。

外治法同前。

四诊：1982年10月4日，听觉基本正常，左上下肢已能步行，视力左1.2，右0.9。但感恶寒、肢冷、腰酸痛。为肝肾亏虚之证候，应予扶精益肾助之。

方药：熟地30克，杞子12克，鹿角胶15克（后下，冲服），紫河车18克，山萸肉12克，黄芪15克，淫羊藿12克，云苓15克，熟枣仁15克，明天麻12克，隔日水煎服1剂。与前药交替服12天，临床症状基本消失，继续观察治疗。（《奇难杂症》）

叶伟洪、辛霭丽、林志俊等医案

〇患者，女，48岁。

1987年起出现间歇性头痛，逐渐加重。1990年又出现视力下降，视物模糊。曾经中西医内科、眼科诊治，均未收效。1992年12月头痛加剧，视力下降至0.2（右），0.6（左）；视野缩小。某省医院作CT扫描，诊为脑垂体瘤。于1993年1月4日在该院行右额开颅垂体瘤摘除术，病理诊断：脑垂体腺瘤。手术后恢复良好，并进行放射治疗，视力恢复达1.0。但2年后垂体瘤复发，视力下降至0.5，视野双侧偏盲。返手术医院做核磁共振检查，提示为垂体瘤复发，病灶约2.4厘米×2.2厘米×3.4厘米大小。因患者拒绝再行手术治疗，而于1995年3月求治于中医。患者面色皖白，情志抑郁。主诉间歇头痛，视物模糊，1992年停经。全身各系统及妇科检查均未发现异常。舌质淡红，边稍暗滞；舌苔薄白，脉细弦。

辨证：肝肾两虚，脉络瘀阻证。

治法：养肝明目，滋肾通络为主。

方药：通络地黄汤。

生地黄20克，云苓15克，山萸肉12克，丹皮12克，泽泻15克，淮山药20克，蔻仁肉14克，女贞子15克，旱莲草20克，白芍20克，丹参25克，田七末5克（冲）。如头痛、口苦比较明显，可选用菊花、麦冬、石斛、牛膝与上方加减运用。

每日1剂，复煎再服，连服0.5年。头痛消失，视力提高至0.7；自感精神情绪转佳，视力较清，患者信心大增。继续服用上方0.5年，改2日一剂，视力提高至1.0。自觉症状消失，恢复正常工作。为巩固疗效，第2年坚持服通络地黄汤，3日一剂，连服1年。1997年7月返原医院作MRI复查，提示脑垂体瘤病灶完全消失。［中国中西医结合外科杂志，1999，5（5）］

杨政医案

〇戴某，男，63岁。1994年10月4日就诊。

自诉右侧偏头痛8个月，加重10天，呈反复发作性钻顶样跳痛，痛不欲生，右侧面肌痉挛，抽搐，触之痛如电击，纳差便结，心烦失眠，厌声畏光，舌红苔根腻欠津，脉弦有力。曾屡用中西药治疗无效。

诊断：偏头痛。

辨证：肝经风邪上扰，痰瘀阻滞脑络。

治法：平肝熄风，化痰散瘀，通络止痛。

方药：川芎止痛汤。

川芎30克，石决明（先煎）30克，菊花、白芍、钩藤、首乌各15克，炒白芷、炙僵蚕、防风各10克，制南星、炙全蝎各5克，生白术、生首乌各30克。

3帖药后，头痛减轻，面肌痉挛抽搐、大便干结等症消失。去白术、生首乌，守原方续服10帖，头痛完全消失，半年内未见复发。［四川中医，1998，16（10）］

吴圣农医案

○严某，女，30岁，中学教师。

初诊：1976年4月27日。头痛3年，渐加重，痛以右侧眉棱、额、颞等部为主。发时嗜睡，无呕吐，每以情绪不舒或紧张、疲劳为诱因，外院神经科诊断为：群集性头痛。历经中西药物和针灸治疗不明显。脉弦细、苔薄白。宗血瘀络阻意消息之。黄芪一钱，党参三钱，当归三钱，川芎三钱，红花一钱五分，地龙三钱，蜣螂三钱，蜈蚣三条，蜂房一钱五分，5剂。

二诊：5月11日。头痛服药后已由每次发作持续二天减为一天，脉缓苔薄，原法出入。原方减地龙，加赤白芍各三钱，防风三钱。

三诊：5月18日。头痛3年，病休7日，近7天内，已止不发。脉苔如前，原方7剂。（《老中医临床经验选编》）

张勇医案

○刘某某，女，48岁，1996年6月7日初诊。

患者右侧头痛反复发作3年余，呈闪电样剧痛，西医诊断为血管神经性头痛，服用谷维素、去痛片等药效不显。患者面色晦暗无华、胸闷、纳差、心烦、喜叹息，舌体胖、舌质暗红、苔薄白、脉弦略数。

辨证：肝郁化火、痰瘀内阻。

治法：清肝泻火，活血化瘀，涤痰止痛。

方药：全蝎5克，蜈蚣3条，白芥子10克，白芍15克，川芎15克，当归15克，制胆星20克，枳壳12克，夏枯草15克，钩藤15克。

服9剂后，头痛好转，心烦、胸闷等症消失，继服9剂后，头痛消失，复查脑电图、脑血流图正常，随访半年未复发。［内蒙古中医药，1998，（4）］

李寿山医案

○张某，男，48岁，1987年12月10日初诊。

患者头痛十余年，经常发作，发则头痛难忍，伴有恶心、呕吐，用止痛药不能止痛，持续多日不止。常由过劳，受寒或情绪郁怒诱发。西医诊为血管神经性头痛，历经中西医诊治未愈。近因用脑过度，气候严寒而发，始则视力模糊羞明怕光，前额及眼眶胀痛，继则头顶及前额两颞侧剧痛难忍，如锥如刺如裂，曾用布桂嗪、麦角胺、哌替啶不能止痛，畏寒怕风，频频恶心呕吐，甚苦。诊脉弦紧，舌质暗赤，边有紫气，舌下络脉淡紫粗长而怒张，舌苔白薄，头维、印堂及百会穴有压痛，血压及体温正常。

辨证：脉症合参，证属血瘀夹寒之头风证。

治法：通络化瘀，兼去风寒。

方药：通络头风汤加味。

川芎30克，当归15克，细辛15克，白芷15克，藁本10克，蜈蚣3条（研末冲服），水煎昼夜服2剂，6小时一次。

服药2剂，头痛基本停止，泛恶呕吐亦平，原方减量，每日1剂，5日后诸症消失，偶有失眠，余无所苦，舌脉均转正常，随访半年未再复发。（《名医名方录》）

徐浚医案

○杨某，女，21岁。

无月经史，发现泌乳1个月伴头痛、头晕。临床检查：幼小乳房，挤压乳头时可见白色乳汁溢出，腋、阴毛稀疏。内分泌检测泌乳素、孕酮均高于正常，头颅侧位拍片示蝶鞍扩大，后床突骨质稀疏，头颅CT增强扫描示“垂体瘤”，故行“冠状切口，右额骨开颅，垂体瘤囊内切除”。术后予止血、脱水、激素、神经营养，抗感染用药，病情持续稳定，术后1周伤口拆线，愈合良好。停脱水药、抗感染药，激素减量，患者一般情况尚好，饮食大小便如常，常规检查正常。但患者术前头痛、头晕之症有增无减。

症见：面色不荣，素日头痛且胀，失眠心悸，潮热盗汗，月经不调，舌红苔少，脉弦数。

辨证：此乃肝肾俱损，阴血亏虚，肝阳上亢所致头痛头晕。

方药：用基本方（天麻9克，杜仲15克，钩藤10克，川芎9克，当归9克，生地15克，熟地15克，白芍15克，泽泻10克，煅磁石10克，黄芪9克，党参9克，茯苓9克，白术9克，炙甘草3克）加生龙齿15克，栀子10克，郁金10克，枳实6克。水煎服，每日1剂，分2次服。

2个月后，诸症皆平，遂将上方加倍后制成丸剂，3个月后随访，患者告曰“头痛、头昏从未发作。”［甘肃中医，1997，10（1）］

姜阳丹医案

〇丁某，女，37岁。1987年8月23日初诊。

主诉：发作性头痛16年。此次发作3天。自21岁开始，经常有额角部及太阳穴处疼痛，或左或右，以左为著。甚则欲裂，牵引巅顶，难以忍受。发作时面色苍白，额汗出，四末冷，并恶心呕吐，近年来发作频繁，月数次。自服去痛片、麦角胺片等未效。曾颅脑CT检查，未见异常。经脑电图检查，报告左半球见较多量4～7次/分，60～100μVQ波，呈短簇活动，并见较多量2～3次/分，50μVQ波短簇散在活动，提示偏头痛。脑血流图报告左侧脑血管痉挛。

体检：面色苍白，手指凉，心肺听诊阴性，腹平软，肝脾肋下未触及，神经系未有病理反射引出。苔白厚，脉弦。

辨证：风痰阻络。

治法：驱风祛痰，通络息痛。

方药：天麻9克，钩藤、蝉衣、僵蚕、地龙、法半夏各12克，白芍18克，葛根30克，甘草、制白附、川芎、胆南星各6克，全蝎3克。

服药3剂，头痛消失，继服息痛汤3剂，以巩固疗效。随访半年。偶有发作，自服原方即能痛止。［陕西中医，1997，18（9）］

张正明医案

〇沈某，女，38岁。1989年11月22日门诊。

右侧头痛阵作2个月余，近日疼痛加重，有如刀锯，伴两目发眩，如冒金花，口干欲饮，胸脘痞满，纳食不馨。每遇情志不畅而加剧。经服用罗通定、谷维素、地西泮等药效果不显。诊脉弦数，舌红苔薄黄。

辨证：肝郁化火，上扰清窍，乘犯脾胃。

治法：清泻肝火，调和脾胃。

方药：清肝熄风汤（淡黄芩、黑山栀、川芎、白芷、蔓荆子、白菊花、柴胡各10克，生白芍12克，夏枯草、双钩藤各15克）加炒枳实、焦山楂、焦神曲各10克。

3剂后右侧头痛与伴随症状明显减轻。随症加减再服10剂，右侧头痛与伴随症状全除。停药后随访1年未发。［江苏中医，1997，18（5）］

张明医案

〇刘某，女，47岁。1996年3月1日诊。

右侧头痛3年，曾服西比灵等药，病情时轻时重。1个月来头痛加重，遇冷尤甚，痛如针刺，每2～3日一发，伴恶心、心烦不宁。舌苔白，边有瘀点，脉沉迟。

辨证：风寒痹阻，血脉不通。

治法：疏风散寒，活血通脉止痛。

方药：芎芷通脉汤。

川芎、白芷、白芍、徐长卿、羌活各30克，柴胡、藁本各15克，当归、全蝎各10克，细辛3克，蜈蚣2条（冲服），甘草5克。水煎服，日1剂。

服药6剂，头痛诸症消失。继服1疗程以巩固疗效，舌脉正常，随访至今未复发。［四川中医，1997，15（9）］

易宏善医案

〇单某，女，52岁，干部，1991年9月12日初诊。

患者1989年4月开始心烦失眠，继之左侧头痛，左眼睑下垂，视物模糊，食欲减退，月经量少，毛发脱落，经南京某医院头颅平片及CT扫描检查，诊为厌色性垂体瘤，并发脑血管瘤。证如前述，面色萎黄，舌苔薄白，舌质淡红，脉弦细数。

辨证：肝风挟瘀，肝血不足。

治法：消风祛瘀，养肝安神。

方药：“化瘀消风方”加白芍、酸枣仁。

鹿茸草30克，大伸筋40克，天葵子20克，正川芎15克，金银花15克，川升麻12克，藏红花3克，田七粉3克，全蝎3克（研末冲服），杭白芍20克，酸枣仁15克。［江西中医药，1994，25（增刊）］

章慕徐医案

〇王某，女，41岁。住西郊区杨柳青，工人。

主诉：40天来左枕部阵发搏动性疼痛。

现症：胀痛，服止痛药可缓解2～3小时，发作时无呕吐，不恶心，感觉倦怠，烦躁喜静，病后曾用针灸，服用中药清热散风，西药镇静止痛剂未效。曾经脑系科、眼科、五官科检查，已除外眼、鼻及肿瘤等疾病。

西医诊断：紧张性头痛。

辨证：胆经风热，偏头痛。

治疗：取左风池、绝骨。针刺得气后快速捻转，以感应传导到患区为佳，留针20分钟。

效果：快速捻转期间，疼痛即明显减轻，留针20分钟后，症状消失，而自动停止治疗，一周后因过劳遇冷

疼痛又发，又针上穴而愈，2个月后患者来津述没再复发。（《老中医经验》）

曹家达医案

○若某，忽病头痛，干呕，服吴茱萸汤，痛益甚，眠则稍轻，坐则满头剧痛，咳嗽引腹中痛，按之则益不可忍，身无热，脉微弱，但恶见火光，口中燥，不类阳明腑实症状。盖病不专系肠中，而所重在脑，此张隐庵所谓阳明悍热之气上循入脑之证也。……及其身无热、脉微弱之时而急下之，所谓釜底抽薪也。若身有大热，脉大而实，然后论治，晚矣。

生川军9克，芒硝9克，枳实12克，厚朴3克。

服本方后约三小时即下，所下非燥矢，盖水浊也，而恙乃悉除，不须再诊。（《经方实验录》）

刘桂双医案

○魏某，女，51岁。

阵发性头痛3年，反复发作不愈。发作时头痛脑胀，烦躁不安，记忆力减退，眼前有波浪型线条。曾到某医院神经科检查，诊为血管性头痛、神经衰弱。予桂利嗪、地西泮、麦角胺等药治疗，效果不理想，患者深感痛苦。此次因劳累过度致头痛复发来诊。患者头痛1周，痛无定处，或左或右，伴严重失眠，精神恍惚，周身无力，舌质红暗，苔少，脉沉细数。遂投镇痛饮加合欢皮15克，磁石30克，远志15克以安神定志，散瘀通络止痛。中药7剂，每日1剂。1周后患者头痛减轻，睡眠有所好转，病人大悦。继服前方加减，共服药五十余剂，头痛及其他伴随症状基本消失，能坚持工作。随访1年，未见复发。

○王某，女，36岁。

阵发性头痛3年。头痛偏于右侧，为抽掣样疼痛。经查血流变、血脂及头颅CT等均属正常，脑血流图示双侧波幅不对称，右侧脑血管紧张度增强。诊断为血管性头痛。予尼莫地平、氟桂利嗪、脑宁、谷维素等西药治疗无效，前来就诊。患者痛苦面容，双手抱头，头膝踯缩一团。诉右偏头痛，难以忍受，伴右眼胀痛，神疲懒言，不思饮食后质红暗，苔薄黄少津，脉沉弦数。遂投镇痛饮（由川芎、细辛、白芷、防风、全蝎、当归、蜈蚣、僵蚕、三七粉、丹参组成）加山栀子12克，丹皮12克，龙胆草10克，以清泄肝火，散瘀通络止痛。每日1剂。1周后患者复诊，诉服药后头痛大减，右眼痛基本消失。继服前方。共服药30余剂，头痛及其他伴随症状均消失。随访1年，未见复发。［天津中医，1998，15（2）］

王小平等医案

○徐某，女，36岁，工程师，1997年4月25日诊。

患左侧偏头痛12年，每遇工作劳累，或月经来潮前发作，发病时坐立不安，影响睡眠，服中西药止痛剂，效果不理想。本次左侧头痛发作3天，痛势呈掣痛，服索米痛不效，苔薄黄，舌质偏红，脉细弦。

辨证：阴血亏虚，肝失柔养，虚阳上扰。

治拟针刺阳白，太阳，承灵透角孙，目窗透正营，脑空透角孙，风池，太冲，补泻并施，留针半小时，每10分钟行针1次，并用王不留行贴耳穴：额、太阳、枕、神门、肝。针2次痛势减轻，再针3次疼痛消失，后续用耳压3天，以资疗效。［安徽中医临床杂志，1999，11（2）］

时振声医案

○李某，女，26岁，翻译，门诊病例。

头痛半年，为左侧偏头痛，每当劳累后发作，痛时服止痛片方能缓解，疼痛剧烈时有呕吐及排便感，每月发作4～5次，诊为神经血管性头痛。脉象弦细。舌质红。中医辨证：青年女性患者，从体质上考虑阴虚者为多，脉象弦细亦以阴虚肝旺为常见。舌质红亦属阴虚，拟从养血清肝为治，方用四物汤加味：

桑叶10克，赤白芍各10克，川芎10克，香白芷10克，薄荷3克（后下），甘菊花12克，僵蚕10克，苦丁茶10克，当归10克。

服药1个月，仍头痛发作4次，但疼痛较轻未见恶心，虽然疼痛稍轻，次数未减，自述每当笔译外文资料加班过劳则发作，《内经》有“伏其所主，先其所因”之说。过劳则伤脾，加之发作时恶心、呕吐，亦属脾胃不健，乃改用益气健脾之剂，方以补中益气汤加味。

党参15克，白术10克，黄芪30克，当归10克，炙草10克，陈皮10克，升麻10克，柴胡10克，川芎10克，蔓荆子12克。

服药1个月，未见头痛发作，乃以上方为丸常服，以巩固疗效，共服丸方二料，服药半年，其间头痛一直未

发，随访至今已6年，头痛亦未发作。（《时门医述》）

杨振凤医案

○某女，33岁，干部，1995年10月12日初诊。

主诉：左侧偏头痛发作2天，头痛剧烈，跳痛如针刺，疼痛部位固定，伴有头晕耳鸣，腰酸乏力，心烦易怒。既往有偏头痛反复发作病史5年，每月发作2～3次，西医诊断为普通型偏头痛。曾服中西药物及针灸治疗，病情虽有好转但仍反复发作，舌质红苔薄黄，脉细弦滑。

辨证：肝肾阴虚、肝阳上亢、肝风内动，挟痰上扰阻滞清窍，久病入络，气滞血瘀，阻滞经脉而发为头痛。

治法：滋补肝肾、熄风化痰、化瘀通络止痛。

方药：天麻、僵蚕、川芎、当归、丹参、蔓荆子、半夏、女贞子、旱莲草各10克，白芍15克，细辛3克，甘草6克。水煎服，每日1剂，共煎2次，分早晚服。

配合心脑检查治疗仪治疗（选用河北省石家庄市华行医疗仪器厂生产的XN-ⅢA型心脑检查治疗仪。通过检测头部特定穴位微电流的平衡状况，调整头部微电流的平衡达到治疗目的。选穴：角孙、风池、第4颈椎部位5个特定的穴位。每日治疗1次，每次15～20分钟，20天为1疗程）。

治疗3天后头痛症状明显减轻，原方去细辛继续治疗1个疗程后头痛症状消失，随访半年未复发。［天津中医，1998，15（2）］

贺钧医案

○朱某某，男。

右眉棱骨久痛，来去如电光之迅速，右牙关开阖则牵引作痛，不能饮咽，脉弦细，舌红苔白。

辨证：水亏木旺，风阳上扰，窜入脉络而来，业经已久。

治法：先以滋水潜阳，熄风解痉。

方药：大生地15克，生石决（先煎）30克，杭菊炭6克，白蒺藜12克，甘杞子6克，炒僵蚕6克，粉丹皮6克，明天麻4.5克，大白芍6克，生牡蛎（先煎）30克，灵磁石（煅，先煎）12克。

另：杞菊地黄丸90克，每服9克，开水送下。

二诊：右眉棱骨久痛，来去如电之迅速者已退，牙关开阖及饮亦无妨，脉之弦象亦折，舌白转黄。风阳初潜，当再滋水抑木，更谋进步。

大生地18克，生牡蛎（先煎）30克，甘杞子（盐水炒）6克，杭菊炭6克，明天麻4.5克，大白芍6克，清阿胶6克，料豆衣12克，白蒺藜（盐水炒）12克，肥玉竹15克，云苓9克，灵磁石（煅，先煎）12克。

三诊：右眉棱骨痛来去如电，及牙关开阖牵引作痛、不得饮咽。风阳日潜，痰浊未清也。

大生地18克，竹沥半夏4.5克，甘杞子（盐水炒）6克，杭菊炭6克，白蒺藜（盐水炒）12克，生牡蛎（先煎）24克，明天麻4.5克，炒僵蚕6克，净橘络2.4克，云苓9克，灵磁石（煅，先煎）12克，荷蒂4个。（《贺季衡医案》）

朱国祥等医案

○柳某某，女，56岁，工人。1996年3月19日初诊。

患者23年来头痛反复发作，每月约2～3次，每次发作头痛剧烈，服止痛片无效。曾接受中西药物及常规针灸治疗，亦无明显结果。查颅脑CT无殊，今就诊前已查血栓素为285.76皮克/毫升，前列环素为39.18皮克/毫升。即用温针灸，选足三里、三阴交、气海穴等，每穴灸3壮。治疗1个疗程（10次）后，患者头痛虽仍有发作，但程度较轻。仍用前法，并加针刺头维、风池、阿是穴，施提插捻转泻法。针2次后，头痛明显缓解，嗣后未再发作。又续治4个疗程，以巩固疗效。查血栓素为150.79皮克/毫升，前列环素为24.32皮克/毫升。随访6个月头痛未再发作。［浙江中医杂志，1999，34（5）］

赵守真医案

○黄某某，男，45岁。

先患太阳头痛，渐至全部头痛，凡祛风散寒温补之剂，无不尝试，历医十余人，经时五六岁，病仍依然，遂置不问。近来上午头觉隐隐微痛，午后则痛如锥如刺，经脉突起，热敷可少安，然无如之何。……诊脉弦涩，而症状则如昔。本病午后痛剧，晚尤剧热敷则略减，是血虚挟瘀之证。盖头为诸阳之之会，贼风久客，瘀塞经隧，与气相搏，遏而为痛，即古人病久入络之义。所以前投温补凉泻之药，皆非所宜，而祛陈寒疏经络实为要着。初用金匮桂苓丸以治之，数剂亦不效。乃思及王清任善于治血者，方多奇中，因改用通窍活血汤。

川芎4.5克，桃仁、红花各6克，赤芍9克，老葱六根，生姜3片，大枣3枚，麝香0.15克（后冲），加归尾、牛膝各9克。

连服3剂，头痛顿减，是瘀血化行，已著微效。前方再进2剂，痛遂全止。如是知风邪之首犯头经，若不及时宣发，则经络瘀闭，又非疏解温通所能已，故今以祛瘀疏络获效。然病无定型，治当随证而变，若拘拘一格，陋矣！（《治验回忆录》）

多秀瀛医案

○王某，男，37岁，工人，就诊日期：1997年9月14日。

诊时，疼痛第2天，右侧疼痛剧烈，伴恶心。自服麦角胺不能缓解疼痛，要求注射吗啡。患者自1969年8月开始，患右侧偏头痛，疼痛逐渐加重，疼痛周期缩短，时间延长，每次持续3～5天，间歇10～15天，发作时伴恶心、头晕、眼胀。半年前，疼痛开始加剧，不能忍受，口服镇痛及扩张血管等药物无效，需注射吗啡类药物止痛。笔者采用针罐疗法，1次治疗顿觉疼痛明显缓解，嘱其次日再来。复诊时，患者称刻下疼痛绵绵，耳鸣、头胀消失，但鼻部发紧。继续治疗1次，嘱其隔日再来。三诊患者疼痛完全消失，为巩固疗效，继续治疗1次。随访半年疼痛未曾再发。

附针刺加火罐治疗方法。

（1）取穴：背部正中线左或右旁开4.5寸，与第3胸椎棘突下方相平，取痛侧。

（2）针法：取坐位，两上肢自然放在桌子上，双肩要平。针尖向头侧斜刺，快速进针、捻转，每分钟300次左右，强刺激。以针刺部位酸胀，并向肩臂部放射力得气，不留针，拔针后双手挤压针眼出黑紫色瘀血。

（3）罐法：针刺后立刻取一口径5～6厘米火罐，放入药棉和少许酒精，点燃，扣前吹灭火焰，在穴位处拔火罐约30分钟，取下。针外可见少许出血及白色分泌物。［江苏中医，1998，19（9）］

曹鸣高医案

○李某某，男，37岁，医师。

于1967年5月初冒暴雨上山救火，劳累后感受寒湿而得病。开始头痛、项强、颈胀，目胀且痛，视力逐渐减退，时有呕吐，两下肢行动稍感不便。经某医院检查，腰穿测压230毫米水柱；眼底见左侧视神经萎缩，右侧乳头也稍充血，边界不清。怀疑颅内占位性病变，转往北京某院，经脑电图、超声波及气脑造影，诊断为“颅底蛛网膜炎”，当时服中药治疗，病情逐渐缓解，但左眼视力下降至指数不清。1971年5月又复发头痛，症状较上次为重，视力继续减退，左侧上下肢麻木，半年后缓解。至1973年5月病情再次复发，症状更为严重，头痛眩晕，颈部肿胀，肩背沉痛如石压，肢麻，行动困难，左眼已完全失明，右眼视力模糊。在上海某医院经超声波，脑电图检查，诊断为“蛛网膜下腔出血，广泛粘连”，后来南京某医院检查，左眼底乳头苍白，边缘欠整齐，血管较曲，生理凹陷不清，右眼底视乳头也发红，上下缘界欠清；左眼失明，右眼视力差；左鼻唇沟浅；左上肢肌力4级，左下肢肌力3级。左上下肢腱反射较右侧活跃，左半身感觉差。经神经内外科会诊，仍以“蛛网膜炎”为主要诊断。于同年8月26日来我院门诊治疗。

1973年8月26日初诊：头目痛甚，项背强直疼痛，肩背沉重宛如石压，背部尤甚，肢体肿胀以上半身为甚，如绳捆绑。左目已失明3个月，右目视力模糊。左侧上、下肢麻木、走路摇摆，经常跌跤。两手下垂时肌肤即变红紫。无语言及意识障碍。怕冷、心慌、眩晕、少寐，胃纳不香，舌苔淡白腻，脉沉细伏。头为诸阳之会，背为督阳之位，阳位之阳不通，故头痛如破、背如石压，怕冷；四肢为诸阳之本，阳气不行则血亦痹阻，为肢麻腿软。阳气不宣则腠理闭塞，气血壅滞，而见腰以上肿胀。脉症合参，恙由重感寒湿，阳气为阴邪所遏，脉络痹阻，气血运行不畅，拟升发阳气以逐寒湿，流畅气血以通经脉。方药：净麻黄4.5克，浮萍草6克，北细辛2克，川桂枝4.5克，杜红花4.5克，甘菊花9克，香白芷4.5克，川芎4.5克，带皮苓15克，杭白芍9克，干地龙9克，煅磁石20克，生甘草3克。

1973年8月31日复诊：药后肿胀减轻，肢麻好转，睡眠较好，其余症状尚无明显进展，脉沉细，苔腻。治守原方出入：川桂枝6克，浮萍草6克，北细辛2克，川芎4.5克，杜红花9克，桃仁泥9克，干地龙9克，鹿角片4.5克，煅磁石20克，龙胆草3克，甘菊花9克，枸杞子9克，生甘草3克。

1973年9月16日三诊：上方稍作加减，共服15剂，怕冷已除，诸症均得改善，肿胀消退，可步行二里路，背部重压感及肢麻基本消失。昨夜上半身作痒，仍觉头顶痛，目胀涩，舌苔腻根垢，脉软弦细，阳气渐复，阴凝渐化，仍守原意续进：川桂枝6克，香白芷4.5克，川芎6克，全当归9克，桃仁泥9克，杜红花9克，鹿角片4.5克，京赤芍9克，甘菊花9克，枸杞子12克，煅磁石20克，龙胆草4.5克。

原方加减，服至10月10日来诊，症状基本消失，右目视力已清。能书写病历，左目失明、四肢活动恢复正常。饮食睡眠正常，仅左侧肩部胀痛，脉搏已能鼓指。后带处方回原单位调理。

1980年5月20日患者来信回去后不久即上班，现身体健康。（《当代名老中医临床荟萃》）

张赫焱等医案

○李某，女，32岁，干部，1996年4月9日初诊。

主诉：左侧头部疼痛反复发作3年，近半年发作频繁，2天前因精神紧张而发作，头部胀痛难忍，时有跳痛，伴头晕、视物模糊、畏光、失眠多梦等症，以前经常服用止痛药物维持治疗，此次用药后头痛不缓解而来我院。经神经内科检查无阳性体征、头部CT、脑电图检查均正常。查舌质红绛，苔薄黄，脉弦细略数，诊断为血管神经性头痛，给予疏肝化瘀汤（柴胡、郁金、栀子、川芎、当归、桃仁各15克，白芷、地龙、牛膝、红花各10克，细辛5克，全蝎7.5克）加合欢花20克，夜交藤25克，服药3天，头痛明显减轻，睡眠好转，服药半个月，诸症悉除，为防止复发，继服药1个月，并嘱其避免精神刺激，劳逸适度，生活有规律，随访半年头痛未再复发。［吉林中医药，1998，（3）］

张锡纯医案

○李姓，住天津一区，业商，得头疼证，日久不愈。

病因：其人素羸弱，因商务操劳，遇事又多不顺，心肝之火常常妄动，遂致头疼。

证候：头疼不起床者已逾两月，每日头午犹轻，过午则加重，夜间疼不能寐，鸡鸣后疼又渐轻可以少睡，心中时或觉热，饮食懒进。脉搏五至，左部弦长，关脉犹弦而兼硬，右脉则稍和平。

诊断：即此脉象论之，显系肝胆之热上冲脑部作疼也。宜用药清肝火、养肝阴、镇肝逆，且兼用升清降浊之药理其脑部。

处方：生杭芍八钱，柏子仁六钱，玄参六钱，生龟甲（轧细）六钱，龙胆草三钱，川芎钱半，甘菊花一钱，甘草三钱。

共煎汤一大盅，温服。

效果：服药一剂，病愈十之七八，脉象亦较前和平，遂将龙胆草减去一钱，又服两剂痊愈。

或问：川芎为升提气分之品，今其头疼既因肝胆之热上冲，复用川芎以升提之，其热不益上冲乎？何以服之有效也？答曰：川芎升清气者也，清气即氢气也。按化学之理，无论何种气，若在氢气之中必然下降，人之脏腑原有氢气，川芎能升氢气上至脑中，则脑中热浊之气自然下降，是以其疼可愈也。（《医学衷中参西录》）

胡子生医案

○牛某，女，44岁，1995年6月18日就诊。

患者近5年来头痛时作时止，久治不愈。刻下因精神紧张、失眠而旧病复发，昼轻夜重，尤以右侧头痛为重，甚则呕吐，曾服镇脑宁、谷维素、去痛片等未能治愈。患者面色灰黯，神疲乏力，食欲不振，胸部胀满，头眩心烦，肢体有麻木感，舌暗红边有瘀点，苔白腻，脉弦紧。血压16/11千帕，脑血流图提示脑血管轻度异常。诊为血管神经性头痛。投通窍活血汤（川芎15克，桃仁、红花、僵蚕各10克，赤芍6克，全蝎3克，蜈蚣2条，白芷20克，生姜5片，大枣7枚，葱白3根）加柴胡10克，酸枣仁15克。连服5剂，顿觉头部轻松，疼痛减轻，睡眠好转；继服上方加减15剂，症状消失，随访1年未见复发。［安徽中医学院学报，1998，（4）］

邹云翔医案

○于某某，男，50岁，干部，于1960年10月15日初诊。

头痛十余年，论理当虚。然每当睡眠佳，休息好，头痛反剧，工作紧张，痛势反轻。甚或不痛。曾经某医院多次检查，未发现器质性病变，诊为神经官能症，使用封闭多种疗法鲜效。脉象弦滑而数，舌苔黄白腻满布。症脉合参，风火痰热交相为病，从实论治，以观动静。酒洗龙胆草12克，生川军0.9克，川连2.4克，石决明

24克（先煎），白蒺藜15克，双钩藤12克，滁菊花6克（后下），制僵蚕9克，陈胆星2.4克，云茯苓9克，川贝母6克，海蛤粉9克（包煎），广郁金5克，远志肉5克，菖蒲1.5克（后下），豨莶草9克。又散剂方：羚羊尖1.2克，乌蝎尾10条，制川草乌（各）1.8克，生甘草3克，研粉，分两次开水送服。服药5剂，痛减大半，再5剂，痛去十之八九，后原方增损调理而愈。（《邹云翔医案选》）

赵静芳医案

○徐某，女性，38岁。1994年9月16日初诊。

右侧头痛5～6年，每于劳累或吹风后头痛加剧，经多方面检查，诊断为血管神经性头痛，曾用多种西药治疗未愈，近日因劳累加吹风后头痛又作。1周来上午头觉隐隐微痛，午后则头痛加剧，如锥如刺，筋脉突起，以右侧颞部为甚，右眼视物模糊，烦躁不安，睡眠差，时恶心欲呕，舌质暗红、苔薄白腻，脉弦数，无阳性体征。脑外周血管多普勒检测提示：右侧颞动脉痉挛。

辨证：中医属血虚挟瘀之证，盖头为诸阳之会，贼风久客，瘀塞经隧，与气相搏，遏而为痛。

治法：祛风散寒，活血化瘀，疏通经络。

方药：芎芷丸。

川芎、白芷、细辛等量，冰片1/3量，研末装胶囊，每粒含药量0.2克。日服3次，每次3粒，并同服汤剂3剂，川芎、白芷、赤芍、当归、川牛膝、制半夏、陈皮各10克，细辛、红花各5克，生姜3克。

服上药后头痛顿减。复诊，前方继进5剂头痛基本止，为巩固疗效芎芷丸继服1个月。随访年余，头痛未发作。［陕西中医，1997，18（3）］

段福来医案

○叶某，男，40岁。

左侧偏头痛5年之久，每日频频发作，发作时身上青筋暴起，跳动明显，头脑发胀，痛苦至极。

查：舌质红，苔黄白，脉弦。

辨证：证属少阳经有郁热。

取穴：主穴：太阳、率谷、风池、中渚、侠溪。配穴：百会。

操作方法：头部穴位针刺后，通以电针机，每分钟频率控制在200次左右，电量以针柄轻度跳动为度，留针30分钟。中渚、侠溪采用补法或平补平泻法，留针期间行针1～2次。

按上述方法治疗，针后疼痛消失，自述头部已不发胀。针刺治疗5次痊愈，随访未曾复发。［中国针灸，1985，（3）］

梁改凤等医案

○马某，男，26岁，1995年4月12日初诊。

反复右侧头部发作性疼痛2年余。发作时痛势剧烈难忍，痛侧血管有搏动感，伴恶心、畏光、眼球胀痛。常因劳累过度或饮酒而发病。曾多次去专科医院求治，经各种检查均未发现异常，确诊为血管神经性头痛。经口服多种中西药物及针灸治疗，未见明显疗效。本次因饮酒而发病3天，特来求治。

刻诊：痛苦病容，神清颈软，舌质暗红、有瘀斑、苔薄黄，脉弦。

予定痛汤：水蛭6克，丹参、石菖蒲各15克，赤芍12克，白芷、川芎、陈皮、半夏、柴胡、僵蚕、白芍、全蝎、甘草各10克，细辛3克。每日1剂，水煎服。5剂。

4月17日二诊：症状明显减轻，舌上瘀斑减退，脉稍弦。继投原方5剂。

4月22日三诊：症状基本消失，舌质淡红、苔薄白，脉微弦。仍投原方5剂巩固疗效。随访24年未见复发。［山西中医，1997，13（2）］

魏凤坡等医案

○文某，女，49岁，1986年9月3日就诊。

患者自述左侧头额部反复发作性疼痛十余年。每在疲劳、情绪激动、睡眠不佳时易诱发，有视觉异常先兆及发作周期，头痛时伴有恶心、呕吐、流泪、面色苍白等症状。

检查：慢性痛苦病容神疲体倦，颅神经检查阴性，神经系统未见阳性体征，心肺肝脾来见异常。血压15.9/10.6千帕，脉象弦数，舌苔薄微黄。

诊断：偏头痛（少阳经头痛）。

治疗：取双侧翳风穴，依法（先将穴位局部常规消毒后，右手持针沿下颌角与乳突之间进针，向对侧乳突深刺1.5～2寸，用少提插、多捻转的基本手法，患者应有明显的酸、麻、重、胀感，绝大多数患者针感可放散至咽喉或舌根部，表示针刺深度与角度得当，留针20分钟，其间行针2次。若极少数患者针感不明显，或未放散至咽喉或舌根部，可接G6805治疗仪，通电后多数均可获得明显针感，再留针20分钟后起针）操作。第1次针刺后即获得良好的镇痛效果。共针刺10次，症状全部消失。追访至今，头痛未再发作。［中国针灸，1988，（5）］

谭峰源医案

○孙某，女，39岁，干部。

1995年3月因受寒出现左颞部跳痛，表情痛苦，精神萎靡，睡眠不宁，先后给予颅痛定、镇脑灵、安定及中药治疗，未见好转，遂赴上级医院行CT及核磁共振等检查，均无异常，改用速效救心丸，1日3次，每次5粒，连用7日，疼痛尽失。随访至今未复发。［实用中医内科杂志，1999，13（1）］

王继元医案

○段某，女，26岁，本院医生。

半年来偏头痛，目胀，情绪激动时易发作，发作时头痛不可耐，眠食俱废，久治不效特来求治。脑血流图双侧脑血管痉挛状态，邀按法［处方：丝竹空透角孙、足临泣（双侧）。刺灸法：选择午时，根据脑血流图施用不同方法。双侧脑血管扩张型在足临泣起针后放血，单侧脑血管扩张型在健侧足临泣穴放血。双侧脑血管痉挛型在丝竹空穴起针后放血，单侧痉挛在患侧丝竹空放血。双侧外周阻力增加型，则双侧丝竹空、足临泣全部放血，单侧外周阻力增加只在患侧丝竹空、足临泣放血。双侧波幅不对称型留针60分钟，不放血］针1次头痛痊愈，脑血流图正常，又巩固治疗1次，随访至今未复发。［中国针灸，1991，（1）］

柯昌旭医案

○兰某，女，53岁，干部，1997年4月20日初诊。

患者右侧偏头痛反复发作3年余，每因用脑过度或情绪紧张而头痛发作，近期因情绪不好，发作频繁，头痛欲裂，掣痛益甚，自用拳头捶打仍不解其痛苦，伴头晕耳鸣，心烦难眠，双目胀痛，舌质红，苔薄黄，脉弦数，血压18/12千帕（135/90毫米汞柱），多次经内科、神经科检查均未查到与头痛有关的阳性体征，口腔及耳鼻喉亦未查到与头痛有关病灶，眼底正常，脑血流图提示脑血管紧张度增高。

诊断：血管性头痛。

治法：祛风通络，活血止痛。

方药：芎甘止痉汤（白芍60克，甘草10克，川芎20克，僵蚕10克，全蝎10克，蜈蚣2条，桃仁15克）加柴胡10克、丹皮15克、夏枯草30克、栀子10克。

服6剂后头痛大减，15剂后头痛及伴随症状完全消失。脑血流图复查恢复正常。随访1年无复发。［四川中医，1999，17（1）］

王经邦医案

○病者：郑姓，年五十二岁，业商，住象山石浦。

病名：脑风头痛。

原因：由于风邪入脑。

症候：头连巅痛，经十阅月，百方无效。

诊断：脉浮缓而大，脉症合参，断为脑风头痛。

疗法：苍耳治头风为君，佐藁本以治顶痛。

处方：苍耳子二钱，川藁本一钱。

效果：服一剂，明日发厥，正不胜耶，人谓升散药之辔，殊不知苏后，其病遂失。

廉按：经谓“风气循风府而上，则为脑风。风从外入，令人振寒汗出头痛，治在风府”。此案头连巅痛，确是脑风头痛，方用苍耳能使清阳之气上升巅顶为君，藁本专治巅顶痛为佐，

药虽简单，却合病机，宜其一击而中，病邪即退。（《全国名医验案类编》）

王九峰医案

○怒损肝阴，木邪化火，下耗肾水，上蒸巅顶。值有妊三月，奇脉亦受其戕，少阴虚，不能引巨阳府气则巅疼，阳维为病，苦寒热。拟《医垒元戎》逍遥散加川芎、香附，以条达肝邪，治其寒热巅疼之本。

柴胡，白芍，归身，冬术，香附，生姜，川芎，云苓，炙草。

头偏左痛，巅顶浮肿，痛甚流泪，身半顽麻。三阳行首面，厥少会巅顶。此属虚风上冒，真阴下亏。养肝肾之阴，开巨阳之表。

蒺藜，羌活，川芎，熟地，羚羊，天麻，防风，茯苓，黄菊，泽泻，丹皮。

阴明胃火上炎，头中震痛如动脉之状，时作时止，脉洪而数。寒以取之。

熟地，麦冬，石膏，知母，粳米，木通，甘草，泽泻。

素本阳虚，不时巅痛，脉来细数，容色萧然，阴翳上滞精明之府。法当益火之源。

附子，干姜，洋参，冬术，甘草。

宿疾阴亏，巅顶时痛，面色戴阳，脉来软数，浮阳上扰清空。暂以壮水之主。

地黄汤去萸，加桂。

脉象沉滑，头痛如破，痛甚作呕，胸满肋胀，湿痰盘踞中州，清气无由上达清灵之所，名曰痰厥头痛。主以温中，佐以风药取之。

平胃散加蔓荆子、川芎、细辛。

头痛兼眩不寐，肢尖逆冷，心中愦愦如驾风云。此风痰上扰清灵，有痉厥之虑。拟半夏白术天麻汤去芪，加川芎。

蔓荆子，川芎，半夏，干姜，泽泻，黄柏，谷芽，苍白术，天麻，陈皮，洋参，茯苓，神曲。

头为诸阳之会，痛属上实下虚。上实为阳明有余，下虚乃少阴不足。拟玉女煎加味。

熟地，石膏，麦冬，知母，牛膝，升麻。（《王九峰医案》）

齐秉慧医案

○余治一人，遇怒则少阳两侧头痛。先用小柴胡汤加茯苓、山栀，二服而效。继用六味地黄丸壮水之主，以镇阳光，而再不发。

又治谭侍御，每头痛必吐清水，不拘冬夏，吃姜便止。余曰：此中气虚寒。用六君子汤加当归、芪、术、木香、炮姜而安。

又治商姓者，遇劳则头痛。余曰：脾阴下陷，阳虚不能上升，遂与补中益气汤加蔓荆子而痊。（《齐氏医案》）

林佩琴医案

○侄，头右偏痛，右上牙龈迄耳根紧掣，右鼻亦窒。一医用大黄、滑石，失之沉降；一医用柴胡、升麻，失之升提。予谓火郁生风，宜清凉发散，用辛以散风，苦以降火，参气味主治。内用羚羊角、山栀、甘菊（炒）、连翘、天麻（煨）、桔梗、丹皮、薄荷、钩藤、青荷蒂。外用细辛、白芷、羌活、川芎、当归、苏叶，煎汤熏洗。日数次，汗泄鼻通，紧痛顿减。后于内服原方去连翘，加知母为其便燥，数服而平。此症多由少阳风火郁遏所致，其脉或左弦右沉，至阳升巅顶，两寸必较浮大，此其验也。

○薛，憎寒发热头痛，脑如雷鸣，一夕顶发块嘱甚多，延及项后，都成疙瘩。俗医以为外症，用敷药罔效，诊其脉浮大，审知为雷头风，按东垣先生论此症状，类伤寒，病在三阳，不可过用寒凉重剂，诛伐无过，故刘河间立清震汤治之。用升麻三钱，苍术米泔浸，炒，四钱，青荷叶一枚，薄荷三钱，如法，二服立消。此痰火上升，故成结核肿痛。用苍术除湿痰，薄荷散风火，升麻、荷叶引入巅顶，升发阳气，自得汗而肿消。（《类证治裁》）

徐渡渔医案

○三阳头痛，阴不制阳，阳升太过也。即水火未济之义，须保下真。真水充盈，庶几虚阳以涵阴，而后可以止痛。主治之法，壮水以制阳光，一定不易之道也。

大熟地，淮山药，女贞子，天门冬，山萸肉，绿豆衣，明天麻，石决明，大白芍。

先天少阴水亏，不涵后天肝木，木火上升，旋扰常欲，头痛起在童时，今当天癸初至之年，尚未充发，所以病后不复元真，惟与填补先天真水以涵后天肝木。古人钱仲阳专以六味汤调治幼科，此病虚，先天非开情窦而斫丧者，当从钱氏法治之（中虚湿固）。五皮合五苓散治之。（《三三医书·徐渡渔先生医案》）

凌晓五医案

○此方不知从何处得来，治偏正头痛新起，体气壮实者，治之无不应手，故录之。

川芎八分，藁本一钱，香附五分，红枣七枚，香白芷、明天麻各一钱五分，贝母一钱，白鳌头半个（左痛用左，右痛用右，满头痛全用），川羌一钱五分，西秦艽一钱五分，马料豆四十九粒。

或用川芎茶调散。

如血虚头痛，宜从潞村王姓头痛之方。（《三三医书·凌临灵方》）

张聿青医案

○某左，头痛止而复发，肝肾阴亏，虚风上僭。补其不足，泻其有余，理所当然也。

生地炭，滁菊花，粉归身，川芎，煨决明，东白芍，白僵蚕，藁本，粉丹皮，黑山栀。

○某右，头痛不止，甚则心胸懊憹。肝火风壅于阳络，恐致失明。

桑叶，黑山栀，防风，淡子芩，羌活，丹皮，甘菊花，藁本，石决明，僵蚕。

○某右，头痛甚剧，右目翳障。肝火风上旋，势必损明。

川芎，白僵蚕，连翘，羚羊片，干荷边，白芷，甘菊花，丹皮，松萝茶，焦山栀。

○某右，头痛偏右，痰时带红。二者今虽暂安，然眩晕心悸，火从上逆。脉弦带滑。无非肝肾之阴精不足，而脾胃之痰湿有余，胆胃之气，不克下降，则肝脏之阳，上升太过。拟熄肝和阳。

白蒺藜，黄芩，青防风，炒枣仁，石决明，朱茯神，羌活，白归身，稆豆衣，制半夏。

○邵右，头偏作痛，心悸怔忡不寐，时觉恶热。阳升太过，致心火不能下行。拟宁神和阳。

炒枣仁二钱，茯神三钱，粉丹皮一钱五分，酒炒杭白芍一钱五分，石决明五钱，黑豆衣三钱，柏子仁三钱，龙齿三钱，炒知母一钱五分，金铃子一钱五分，天王补心丹三钱（先服）。

二诊：寐得稍安，轰热亦减，然仍头偏作痛。左关脉大。还是阴涵不足，阳升有余。前法再参和阴。

生龟甲四钱，酸枣仁二钱（川连二分煎汁，炒，研），酒蒸女贞子三钱，酒炒白芍一钱五分，醋煅珍珠母四钱，滁菊花一钱五分，煅龙齿三钱，黑豆衣三钱，丹皮二钱，辰灯心三尺。

三诊：略能就寐，而热气时从上冲，脉象细弦，阴分不足，阳气不潜。前法再进一筹。

阿胶珠三钱，茯神三钱，煅龙齿三钱，酒炒白芍一钱五分，酸枣仁二钱（川连三分煎汁，炒），夜交藤四钱，酒炒女贞子三钱，醋煅珍珠母四钱，辰灯心三尺，濂珠粉二分（先服）。

○张左，头痛眩晕，苔白厚腻，脉濡缓微滑。肝阳挟痰上腾，拟熄肝化痰。

制半夏一钱五分，白蒺藜三钱，炒竹茹一钱五分，煨天麻一钱五分，甘菊花二钱，薄橘红一钱，净钩钩三钱，石决明四钱，茯苓三钱，白金丸七分（分二次服）。

二诊：化痰泄热，眩晕稍减未止，脉象细弦。经云：头痛巅疾，下虚上实。原因肾水内亏，阳气上冒。再拟育阴潜阳法。

龟甲六钱（先煎），牡蛎八钱，白菊花一钱五分，白蒺藜三钱，杞子三钱，生地四钱，黑豆衣三钱，粉丹皮二钱，煨天麻一钱五分。

○邵右，头晕渐致作痛，痛引耳后，恶心欲吐，两关脉弦，少阳阳明不降也。

柴胡四分，炒竹茹一钱，法半夏一钱五分，酒炒白芍一钱五分，丹皮一钱，黑山栀二钱，白茯苓三钱，川芎五分，蔓荆子八分。

二诊：头痛大减，耳后作胀，的是甲木之升腾有余。

桑叶一钱五分，黑山栀三钱，白蒺藜三钱，滁菊花一钱五分，钩钩三钱，丹皮一钱五分，蔓荆子一钱，石决明三钱，连翘壳三钱，干荷叶三钱。

○刘右，经云：真头痛，头痛甚，脑尽痛，手足寒至节，不治。头痛连脑一症，从来殊少专方。前诊脉象细沉，久按带弦。据述病剧之时，头脑苦痛，痛则遍身经络抽掣，数日渐退。夫脑为髓之海，病入骨髓，已属不可救药，何况乎苦痛之地，而在于髓之海乎！病及髓海，则虽疗治，尚苦无方，安有数日而能渐退之理乎？其所以如此者，必有至理存乎其中，在临症者未之深思耳。考十二经中，维太阳膀胱经为水府，其脉络脑，又痰与湿皆水类也，痰湿遏伏，则水寒而脉道不行，脑痛之由，实出于此。刻下头痛虽不甚发，而每晨辄心中泛泛漾漾，至午才得如常。盖卧则气闭，气闭则痰湿不行，清晨初起之时，正是痰湿欲行未行之际，阳气浮越于上，故体为之疲软，心胸为之不舒。夫营出于中焦。又中焦受气，取汁变化而赤，是为血。今中焦所受水谷之气，不化为血，而酿为痰，故未至七七之年，而经水断绝。拟药如下，即希高正。

盐水炒潼沙苑二两，橘红八钱，泽泻一两，炙黄芪二两，茯苓二两，制半夏二两，炒于术二两五钱，盐水炒黄柏一两，焦茅术一两五钱，炒杞子三两，煨天麻一两，杜仲三两，范志曲一两五钱，当归炭二两，川断肉二两（炒），白芍一两，炒酸枣仁二两，炒麦芽二两，炒干姜七钱。

上药如法研为细末，水泛为丸，如绿豆大。每晨服三钱，开水送下。另研参须一两五钱和入。

○孙右，头痛减而复盛。昨进清震汤以泄木火之势，痛势随退，大便亦行。无如脚膝腿股之间，随处刺痛。脉缓而关部仍弦。还是火风未熄，流窜经络。犹恐上腾致变，拟清泄以锉其锋。

黑山栀，淡子芩，鲜竹茹，苦丁茶，连翘壳，夏枯草，碧玉散，鲜菊叶，粉丹皮，代赭石，鲜荷边。

○王左，始由太阳内伏寒邪，乘阳气发泄而动，头痛如破，甚至神情迷乱。幸松云先生随症施治，大势得平。经月以来，独胃气未能稍苏，浆粒全不入口。历投和中化湿、温理中阳、导浊下行诸法，于胃纳一边，无微不至，独胃气仍然不醒。今细察病情，除不食之外，惟苦头晕不能左转，吞酸恶心，中脘有气攻撑，腹中㽲痛。脉微数，右关带弦，尺中较柔略大，舌苔黄浊。此盖由头痛之余，肝木未平，胃土为之所侮，致阳明失通降之权。兹与松云先生议定，依前法参入理气平肝。当否即请正之。

制半夏，云茯苓，川雅连，制香附，新会皮，金铃子，炒枳壳，土炒白芍，磨沉香，白蒺藜（去刺，炒），竹茹（盐水，炒）。

○某右，头痛如破，一转机于消风，再转机于升发。发者何？发其火之郁也。风以何据？龈肿是也。岂以消风之剂，始效而终不效，乃度其为火乎，非也。初次头痛，神识清灵；继而痛甚，时兼谵语。惟火足以乱我神明，风虽甚，不能扰我之方寸。经谓火郁者发之，升柴之所以敢于尝试也。幸皆应手，实堪相庆，特头痛虽定，而遍体游行作痛，若系血不濡经，则痛有定，痛势亦略缓；今游行甚速，还是风火之余威，窜入于络隧之间。脉数，重按细弦，轻取微浮，与所审证据，亦属相符。拟泄热祛风，以消余烬。

秦艽，僵蚕，桑寄生，独活，青防风，丹皮，淡芩，黑山栀，连翘，青果，芦根。

○左，颈项牵引头脑作痛，耳窍发胀，肝火风郁于少阳阳明。

桑叶一钱五分，黑山栀三钱，荆芥一钱，淡芩一钱五分（酒炒），菊花二钱，丹皮二钱，苦丁茶三钱，玄参三钱，连翘壳四钱，荷叶边三钱。

○钱右，向有胃痛，不时举发，偏左腹硬，头痛右甚，甚则引及目痛，脉形尺涩。肝火风上旋。宜清以泄之。

冬桑叶一钱，黑山栀三钱，池菊花一钱五分，白芍一钱五分（酒炒），粉丹皮二钱，细生地四钱，青葙子三钱（酒炒），蔓荆子一钱，肥玉竹三钱，荷叶边三钱。

二诊：脉弦尺涩。偏右头痛，引及目珠。稍涉辛劳，咽中燥痛。肝火风不熄。养不足之阴，泄独胜之热。

细生地四钱，杭白芍一钱五分（酒炒），池菊花二钱，丹皮二钱，蔓荆子一钱五分，青葙子三钱（酒炒），淡芩一钱五分（酒炒），玉竹三钱，黑山栀三钱，野黑豆三钱，荷叶边三钱。

○张左，土郁稍舒，头痛时作时止。土位之下，燥气承之也。

郁金，羌活，白术，泽泻，制半夏，上广皮，炒米仁，赤猪苓，晚蚕沙（包），范志曲，白蒺藜。

○右，喉疳之后，风火未清，风气通肝，以致火风游行经络，头痛如破，甚则随地结块，所谓热甚则肿也。

川芎，羚羊片，丹皮，蔓荆子，秦艽，山栀，白僵蚕，防风，香白芷，菊花。

二诊：头痛减，而少腹有气上冲，直抵咽喉，寤难成寐。脉洪大稍敛；而关脉仍弦。肝火风未能尽平，厥气从而附和。前法再参调气。

白芷，白芍，丹皮，藁本，金铃子，鲜菊花，山栀，当归，香附，青皮，枇杷叶。

○右，导火下行，寐得略安，而头痛仍盛，呕吐咳逆。脉细涩，左部带弦。无非阳气未能下潜。再反佐以进。

羚羊片一钱（先煎），广橘红一钱，煅白石英三钱，陈胆星五分，左牡蛎（盐水炒）八钱，茯苓神各三钱，炒瓜蒌皮三钱，石决明五钱，竹沥一两，姜汁少许。

○某右，老年偏左头疼。产育过多，血亏则肝乏营养，阳气僭上也。

酒炒当归，蜜炙白芷，池菊花，白僵蚕，蜜炙川芎，酒炒白芍，蔓荆子，龟甲心，生地炭。

○孙左，头痛在额为甚，鼻窍不利，右脉弦大。阴分素亏，外风引动内风。用选奇汤进退。

淡豆豉三钱，淡芩一钱五分，黑豆衣三钱，川石斛四钱，青防风一钱，池菊二钱，藁本一钱，水炒竹茹一钱，干荷叶边三钱，葱白头二枚。（《张聿青医案》）

陈莲舫医案

○头痛，目蒙带赤，脉细滑。拟从熄养。

原生地，黑料豆，苍龙齿，冬桑叶，草决明，石决明，杭菊花，元精石，虱胡麻，白蒺藜，钩藤钩，蔓荆子，生白芍，荷叶边。

头风眩蒙，呕逆无度。治以镇养。

法半夏，桑麻丸，煨天麻，炒淮麦，白藁本，生白芍，白潼蒺藜，元精石，黄菊花，双钩藤，石决明，新会皮，姜竹茹，荷叶边。

头风犯中，漾漾欲吐，形寒手麻，血虚挟风。和养主之。

香独活，法半夏，东白芍，白藁本，双钩藤，桑寄生，杭菊花，白蒺藜，煨天麻，新会皮，抱木神，煅龙齿，姜竹茹，荷边。（《陈莲舫医案秘钞》）

王旭高医案

○何，肝风阳气上冒，头左偏痛，连及左目难开；胸脘气胀，肝木乘胃。法以泄降和阳。

羚羊角，蔓荆子，川连，刺藜，池菊，钩钩，石决明，神曲，茯苓，半夏，桑叶。

○张，头痛巅疾，下虚上实，过在足少阳、厥阴，甚则入肾，昀蒙炤尤。经文明指肝胆风阳上盛，久痛不已，必伤少阴肾阴。肾阴一衰，故目疏阬无所见，而腰痛复起也。前方清镇无效，今以育阴潜阳镇逆法。

生地，龟甲，杜仲（盐水炒），牡蛎，茯神，枣仁，磁石，阿胶（米粉炒），女贞（盐水炒），沙苑（盐水炒），石决明。

渊按：此厥阴头痛也。三阴经皆至颈而还，惟厥阴上额交巅。甚则入肾者，木燥水必亏，乙癸同源也。

○钱，外风引动内风，头偏右痛，不能着枕。用清空膏。

羌活，柴胡，防风，川连（酒炒），甘草，焦山栀，黄芩，桑叶，丝瓜络，钩钩。

○薛，头风痛偏于右，发则连及牙龈，甚则呕吐痰涎。肝风袭于脾胃，寒痰流入筋络。温补泄化为法。

竹节，白附子，黄芪，羌活，刺蒺藜，半夏，吴萸，制僵蚕，钩钩。

渊按：头痛牙痛，属热者多，而亦有寒痰流络用温散者。

○某，军事倥偬，劳心劳力，眠食无暇。感冒风邪，引动内风，犯胃凌上，半边头痛，呕吐黄水。拟去外风以熄内风，兼和胃气而化痰湿。

荆芥，秦艽，防风，天麻，石决明，陈皮，茯苓，白芷，甘菊，钩钩，半夏，竹茹，白蔻仁。

○诸，外风引动内风，头两边及巅顶俱痛。咳嗽，舌苔白，身热，能食知味，病在上焦。古方治头痛都用风药，以高巅之上，惟风可到也。

荆芥一钱，川芎八分（酒炒），杏仁三钱，防风钱半，甘菊花一钱，淡芩钱半（酒炒），枳壳一钱，羌活钱半，藁本一钱。

上药研粗末，外加松萝茶叶三钱，分三服，开水泡服。

另细辛三分，雄黄一分，研末，搐鼻取嚏。

渊按：古方清空膏一派升散，全无意义，可用之证甚少。（《王旭高临证医案》）

○情怀郁勃，肝胆风阳上升，右目昏蒙，左半头痛，心曹不寐，饥而善食，内风掀旋不熄，痛势倏忽无定，营液消耗，虑其痉厥，法以滋营养液，清熄肝阳，务宜畅抱，庶克臻效。

大生地，元精石，阿胶，天冬，羚羊角，石决明，女贞子，滁菊，钩钩，白芍。

再诊：服滋阴和阳法，风阳稍熄，第舌心无苔，心曹善饥，究属营阴消烁，胃虚而求助于食也，议滋柔甘缓。

大生地，石决明，麦冬，阿胶，火麻仁，女贞子，洋参，白芍，茯神，橘饼。

诒按：此养阴柔肝之正法，与前人复脉、定风、阿胶鸡黄等法，用意相合。（《柳选四家医案·评选环溪草堂医案》）

蒋宝素医案

○头风痛偏在右属肺。时痛时止为虚。延今半年之久，诸药无效，都梁丸加味为宜。

香白芷，当归身，大白芍，川芎，白菊花，蔓荆子，北沙参，羚羊角。

流水叠丸。早晚各服三钱。

巅痛时作时止，东垣以为血虚。眩晕如载舟车，气虚有痰。往来寒热，营卫乖分。带下频仍，带脉不固。少腹左有血瘕，瘀停脉络。绕脐作痛，气机不利。舌有红槽，阴亏水不济火。饮食减少，脾虚健运失常。心嘈惶惕，悽怆恍惚，宗气撼于虚里，热自足胫而起，三阴俱伤。由产育多胎，志意多违所致。治当求本。

大生地，当归身，川芎，人参，制香附，大白芍，水红花子，牡丹皮，冬白术。

高巅之上，惟风可到。巅疼下引颊车，痛处青筋暴露，如动脉之状。显是肝木化风，夹阳明胃火上扰。《医话》灵犀玉女煎加味主之。

灵犀角，大生地，生石膏，大麦冬，怀牛膝，白知母，白菊花，薄荷。

巅痛，脉来弦细，面色暗淡无光。阴霾上翳清空。温建中阳为主。

人参，冬白术，炙甘草，炮姜炭，制附子，川芎，香白芷。

头痛如破，呕吐频作，胸胁胀满。湿痰盘踞中州，清气无由上达。前哲所谓痰厥头痛是也。宜《局方》五壶丸加减主之。

制半夏，制南星，天麻，香白芷，枳壳，化州橘红，牡蛎粉，白螺壳。

等分，水叠丸。早服三钱。（《问斋医案》）

谢星焕医案

○（肝肾阴虚）黄锦盛，头左大痛，医以为偏头风，凡疏风清火之药，服之其疼愈甚。观其脉盛筋强，纵欲必多，以致水因下竭，而火愈上炽。宜养肝以熄风，滋阴以潜阳，仿仲景济阴复脉之例，参入嘉言畜鱼置介之法，与何首乌、阿胶、胡麻、麦冬、白芍、菊花、桑叶、牡蛎、龟甲，药下其痛立止。惟其房劳不节，加以服药不坚，宜其愈而复发也。凡阴虚头痛之症，法当准此。

○（清阳不升）曾魁星，六月由家赴湾，舟中被风寒所客，恶寒头痛。连进发表，头痛愈甚。又与归、附、芎、芷之属，痛愈不耐，呻吟床褥。同事中见表之加重，补又加重，且有呻吟不已之状，莫敢措手。余诊之，脉来浮缓，二便胸腹如常，问其所苦，仅云头痛，问其畏寒，亦惟点额，又问饮食若何，则日腹中难过，得食稍可，又不能多食，所以呻吟也。余曰：此中气大虚，清阳不升，浊阴不降，以致头疼不息。过辛过温，非中虚所宜。本宜补中益气，则清阳可升，浊阴自降，而头患自除，中虚自实。但因前药辛温过亢，肾水被劫故舌苔满黄，小水短赤，故用益气聪明汤，果一剂而愈。可见医贵精思，不可拘泥也。

益气聪明汤：黄芪，人参，白芍，甘草，黄柏，蔓荆，升麻，葛根。

（痰火上攻）傅璜生，苦头痛，呕吐黄水胶痰，口渴喜饮热汤，发热恶寒，诊得寸口洪滑。此诸逆冲上，皆属于火之症。因令先服滚痰丸，继服小承气，一剂头痛如失，呕吐亦止。外症反加热象，目赤鼻干，小水短赤，咽喉作痛，口渴喜热。细察之，悉属阳明之火，其喜热饮者，同气相求之义，有非中寒者比。遂与竹叶石膏汤加茶叶，一剂诸症方清，后与六味丸调理而痊。可见医之为道，权变在人，倘入庸手，见其恶寒呕吐，错认外感，误投散剂，其火岂不愈升乎。又如口渴喜热属寒之论，要未可胶柱而鼓瑟也。

附：后治张宇山，卒然头痛，因前医误服附桂、理中等药，以致日晡尤甚。诊得寸口洪大，令服大柴胡，倍加大黄，兼进滚痰丸，加茶叶，二剂而愈。按此二症，乃实热挟风寒痰火上攻之患也。

滚痰丸：青礞石，大黄，黄芩，沉香。

小承气汤：大黄，厚朴，枳实。（《得心集医案》）

叶桂医案

○徐，六七，冬月呕吐之后，渐渐巅顶作痛，下焦久有积疝、痔疡，厥阴、阳明偏热。凡阳气过动，变化火风迅速，自为升降，致有此患。（风火）

连翘心，玄参心，桑叶，丹皮，黑山栀皮，荷叶汁。

○胡，六三，脉左弦数，右偏头痛，左齿痛。

连翘，薄荷，羚羊角，夏枯草花，黑栀皮，鲜菊叶，苦丁茶，干荷叶边。

○某，高年气血皆虚，新凉上受，经脉不和，脑后筋掣牵痛，倏起倏静。乃阳风之邪，议用清散轻剂。

荷叶边，苦丁茶，蔓荆子，菊花，连翘。

○王，六三，邪郁，偏头痛。

鲜荷叶边三钱，苦丁茶一钱半，连翘一钱半，黑山栀一钱，蔓荆子一钱，杏仁二钱，木通八分，白芷一分。

○郁，五十，风郁头痛。

鲜荷叶，苦丁茶，淡黄芩，黑山栀，连翘，蔓荆子，木通，白芷。

○某，四七，内风头痛，泪冷。（肝风）

炒杞子，制首乌，柏子仁，茯神，炒菊花，炭小黑稆豆皮。

○沈氏，痛在头左脑后，厥阳风木上触。

细生地，生白芍，柏子仁，炒杞子，菊花，茯神。

○孙，二四，暑伏，寒热头痛。（伏暑）

鲜荷叶边，连翘，苦丁茶，夏枯草，山栀，蔓荆子，厚朴，木通。

○某，暑风湿热，混于上窍，津液无以运行，凝滞，遂偏头痛，舌强干涸。治宜清散。

连翘，石膏，生甘草，滑石，蔓荆子，羚羊角，荷梗，桑叶。

○程，既知去血过多，为阴虚阳实之头痛，再加发散，与前意相反矣。（血虚阳浮）

复脉去参、姜、桂加左牡蛎。

又，脉数虚而动，足证阴气大伤，阳气浮越，头痛筋惕。仍与镇摄之法。

牡蛎，阿胶，人参，生地，炙草，白芍，天冬。

○朱，据说就凉则安，遇暖必头痛筋掣，外以摩掐可缓。大凡肝风阳扰，胃络必虚，食进不甘，是中焦气馁，虽咸润介属潜阳获效，说来依稀想像，谅非人理深谈。聊以代煎，酸甘是商。且五旬又四，中年后矣，沉阴久进亦有斫伐生气之弊。半月来，乏少诊之功，姑为认慎，用固本膏。（肝阳犯胃上逆）

○徐，当年下虚，曾以温肾凉肝获效。春季患目，是阳气骤升，乃冬失藏聚，水不生木之征也。频以苦辛治目，风阳上聚头巅，肝木横扰，胃受戕贼，至于呕吐矣。今心中干燥如焚，头中涔涔震痛，忽冷忽热，无非阴阳之逆。肝为刚脏，温燥决不相安，况辛升散越转凶，岂可再蹈前辙？姑以镇肝益虚，冀有阳和风熄之理。

阿胶，小麦，麦冬，生白芍，北沙参，南枣。

又，倏冷忽热，心烦巅痛，厥阳之逆，已属阴液之亏。前案申明刚药之非，代赭味酸气坠，乃强镇之品，亦刚药也。考七疝中，子和惯投辛香走泄，其中虎潜一法亦采，可见疝门亦有柔法。医者熟汇成法，苟不潜心体认，皆希图附会矣。今呕逆既止，其阴药亦有暂投，即水生涵木之法。议以固本成方，五更时从阳引导可也。加秋石。

○叶妪，临晚头痛，火升心嘈。风阳上冒，防厥。

细生地，阿胶，牡蛎，茯神，麦冬，生白芍。

○史，头形象天，义不受浊。今久痛有高突之状，似属客邪蒙闭清华气血。然常饵桂、附、河车，亦未见其害。思身半以上属阳，而元首更为阳中之阳。大凡阳气先虚，清邪上入，气血瘀痹，其痛流连不息。法当宣通清阳，勿事表散，以艾焫按法灸治，是一理也。（厥阴气血邪痹）

熟半夏，北细辛，炮川乌，炙全蝎，姜汁。

又，阳气为邪阻，清空机窍不宣。考《周礼》采毒药以攻病，藉虫蚁血中搜逐，以攻通邪结，乃古法，而医人忽略者。今痛滋脑后，心下呕逆，厥阴见症。久病延虚，攻邪须兼养正。

川芎，当归，半夏，姜汁，炙全蝎，蜂房。

○张二二，太阳痛，连颧骨耳后牙龈，夏令至霜降不痊。伏邪未解，治阳明少阳。（胆胃伏邪）

连翘，羚羊角，牛蒡子，葛根，赤芍，白芷，鲜菊叶。

○头为诸阳之会，与厥阴肝脉会于巅，诸阴寒邪不能上逆，为阳气窒塞，浊邪得以上据，厥阴风火，乃能逆上作痛。故头痛一症，皆由清阳不升，火风乘虚上入所致。观先生于头痛治法，亦不外此。如阳虚浊邪阻塞，气血瘀痹而为头痛者，用虫蚁搜逐血络，宣通阳气为主；如火风变动，与暑风邪气上郁而为头痛者，用鲜荷叶、苦丁茶、蔓荆、山栀等，辛散轻清为主；如阴虚阳越而为头痛者，用仲景复脉汤、甘麦大枣法，加胶、芍、牡蛎，镇摄益虚，和阳熄风为主；如厥阳风木上触，兼内风而为头痛者，用首乌、柏仁、稆豆、甘菊、生芍、把子辈，熄肝风，滋肾液为主。一症而条分缕析，如此详明，可谓手法兼到者矣（邹时乘）。（《临证指南医案》）

曹仁伯医案

○头痛，取少阳阳明主治，是为正法，即有前后之别，不过分手足而已。

石膏，竹叶，生地，知母，甘菊，丹皮，黑栀，橘红，赤苓，桑叶，蔓荆子，天麻。

诒按：此头痛之偏于风火者，故用药专重清泄一面。

脉弦数大，苔厚中黄，头痛及旁，阳明湿热挟胆经风阳上逆也。

大川芎汤（川芎、天麻）合茶酒调散（芷、草、羌、荆、芎、辛、防、薄）、二陈汤，加首乌、归身、白芍。

诒按：此亦少阳阳明两经之病，但风阳既已上逆，似当参用清熄之意，乃合芎、辛、羌、芷，未免偏于升动矣。

高巅之上，性风可到，到则百会肿疼且热，良以阴虚之体，阴中阳气每易随之上越耳。

生地，归身，白芍，羚羊角，石决明，煨天麻，甘菊，黑栀，丹皮，刺蒺藜。

诒按：此阴虚而风阳上越者，故用药以滋熄为主。（《柳选四家医案·评选继志堂医案》）

张仲华医案

○沈右，巅顶头痛。左目失明，痛甚则厥，经事频冲，症患五六载，春季特甚焉。迩发正值春分，其势更剧，脉虚弦数，胃纳不思，左胁下痞癖攻逆，下体畏冷异常，脏阴大伤，虚阳无制，倘厥逆再勤，必至脱也。拟柔肝法，即参补纳意。

肉桂五分，炒乌梅肉三分，煅磁石四钱，青铅一个，熟地一两，龙胆草三分，炙鳖甲七钱。

复诊症情俱减，胃纳稍进，脉犹虚弦，癖犹攻逆，厥脱之险虽缓，补纳之法尚急。

前方去龙胆加淡吴萸三分。（《吴中珍本医籍四种·张氏治病记效》）

何澹安医案

○头风数载，由肝肾不足，兼表阳空疏，稍触外感，内风辄动。

炙绵芪，女贞子，归身，石决明，青盐少许，大熟地，冬桑叶，茯神，甘菊。

气亏表弱，客邪易入，触动肝风，头痛呕吐，以固表养肝治。

炙绵芪，白归身，白蒺藜，甘菊，黑山栀，制首乌，法半夏，石决明，白芍，桑叶。

膈胀头痛，少阳热郁也，防其腹满。

柴胡，石决明，郁金，新会皮，牛膝，黑山栀，瓜蒌皮，白芍，泽泻，佛手。

表虚头痛，甚则腹泄，呕吐。此肝风侮土也，暂用温胆法。

川连，法半夏，茯苓，池菊，黑山栀，焦术，石决明，广藿，白芍。（《中国医学大成·何澹安医案》）

吴瑭医案

○季，少阳头痛，本有损一目之弊，无奈盲医不识，混用辛温，反助少阳之火，甚至有用附子之雄烈者，无怪乎医者盲，致令病者亦盲矣。况此病由于伏暑发疟，疟久不愈，抑郁不舒而起，肝之郁勃难伸，肝愈郁而胆愈热矣。现在仍然少阳头痛未罢，议仍从少阳胆络论治。

刺蒺藜五钱，麦冬（不去心）五钱，茶菊花三钱，羚羊角三钱，苦桔梗三钱，钩藤钩三钱，丹皮三钱，青葙子二钱，苦丁茶一钱，麻仁三钱，生甘草一钱五分，桑叶三钱。

○乙丑十月廿二日，陈，三十五岁，少阳风动，又袭外风为病，头偏左痛，左脉浮弦而数，大于右脉一倍，最有损一目之弊。议急清胆络之热，用辛甘化风方法。

羚羊角三钱，丹皮五钱，青葙子二钱，苦桔梗三钱，茶菊花三钱，钩藤钩二钱，薄荷二钱，刺蒺藜二钱，生甘草一钱，桑叶三钱。

水五杯，煮取两杯，分二次服，渣再煮一杯服。二帖。

廿五日，于前方内减薄荷一钱四分，加木贼草一钱五分，蕤仁三钱。

头痛眼蒙甚，日三帖。少轻，日二帖。

十一月初八日，于前方内加蕤仁、白茅根、麦冬。

○乙酉四月十八日，章，四十三岁，衄血之因，由于热行清道。法当以清轻之品，清清道之热，无奈所用皆重药，至头偏左痛，乃少阳胆络之热，最有损一目之患，岂熟地、桂、附、鹿茸所可用？悖谬极矣！无怪乎深痼难拔也。勉与清少阳胆络法，当用羚羊角散，以无羚羊故不用。

苦梗一两，桑叶一两，连翘（连心）八钱，银花八钱，丹皮八钱，薄荷二钱，茶菊花一两，钩藤钩六钱，白蒺藜四钱，苦丁茶三钱，甘草四钱。

共为极细末，每服二钱，日三次。每服白扁豆花汤调，外以豆浆一担，熬至碗许，摊贴马刀患处，以化净为度。必须盐卤点之做豆腐水，并非可吃之豆腐浆。

廿七日，复诊症见小效，脉尚仍旧，照前清少阳胆络方，再服二三帖，俟大效后再议。如此时无扁豆花为引，改用鲜荷边煎汤为引亦可。

五月初二日，少阳络热，误用峻补阳气，以致头目左畔麻木发痒，耳后痈肿，发为马刀。现在六脉沉洪而数，头目中风火相扇。前用羚羊角散法，虽见小效，而不能大愈，议加一煎方，暂清脑户之风热，其散方仍用勿停。

苦桔梗三钱，生黄芩三钱，茶菊花三钱，侧柏叶炭三钱，炒苍耳子一钱五分，连翘（连心）三钱，桑叶三钱，辛夷一钱五分，鲜荷叶（去蒂）一张，黑山栀五枚（大便溏去山栀）。

六月初五日，细阅病状，由少阳移热于阳明。生石膏一两，知母三钱，葛根三钱。

十二日，偏头痛系少阳胆络病，医者误认为虚，而用鹿茸等峻补其阳，以致将少阳之热移于阳明部分，顶肿牙痛，半边头脸肿痛，目白睛血赤，且闭不得开，如温毒状，舌苔红黄，六脉沉数有力。议与代赈普济散，急急两清少阳阳明之热毒。

代赈普济散十包，每包五钱，用鲜芦根煎汤，水二杯，煮成一杯，去渣，先服半杯，其下半杯含化，得稀涎即吐之。一时许，再煎一包，服如上法。

十六日，舌黄更甚，脉犹数，肿未全消，目白睛赤缕自下而上，其名曰倒垂帘，治在阳明。不比自上而下者，治在太阳也。

代赈普济散，每日服五包，咽下大半，漱吐小半，每包加生石膏三钱，煎成一小碗，服二日。外以连心麦冬一两，分二次煎代茶。

十八日，今日偏头痛甚，且清少阳之络，其消肿之普济散加石膏，午前服一包，余时服此方。

羚羊角一钱，连翘一钱，刺蒺藜六分，凌霄花一钱，钩藤钩六分，茶菊花一钱，银花一钱，苦桔梗八分，冬霜叶一钱，生甘草四分，犀角八分，丹皮一钱。

两杯半水，煎一杯，顿服之，日三帖。

二十日，大便结，加玄参二钱，溏则去之。

廿三日，经谓脉有独大独小独浮独沉，斯病之所在也。兹左关独大独浮，胆阳太旺，清胆络之热，已服过数十帖之多，而胆脉尚如是之旺，络药轻清上浮，服至何日得了？议胆无出路，借小肠以为出路。小肠火腑，非苦不通，暂与极苦下夺法，然此等药可暂而不可久，恐化燥也。

洋芦荟二钱，麦冬（连心）五钱，川连二钱，胡黄连二钱，龙胆草三钱，丹皮五钱，秋石一钱。

廿六日，前方服二帖，左关独大独浮之脉已平。续服羚羊角散一天、代赈普济散一天，目之赤缕大退，其耳前后之马刀坚硬未消，仍服代赈普济散日四。

七月初一日，脉沉数，马刀之坚结未化，少阳阳明经脉受毒之处，犹然牵扯板滞。议外而改用水仙膏敷患处，每日早服羚羊角散一帖已，午后服代赈普济散四包。

初九日，服前药，喉咙较前甚为清亮，舌苔之黄浊去其大半，脉渐小仍数，里症日轻，是大佳处。外症以水仙膏拔出黄疮若许，毒气尚未化透，仍须急急再敷，务期拔尽方妙。至于见功迟缓，乃前人误用峻补之累，速速解此重围，非旦晚可了，只好宁耐性情，宽限令其自化，太紧恐致过刚则折之虞。

前羚羊角散每日午前服一帖，午后服代赈普济散四包，分四次，再以二三包煎汤漱口，以护牙齿。

十七日，数日大便不爽，左脉关部复浮，疮口痛甚，再用极苦以泻小肠，加芳香活络定痛。

生大黄（酒炒黑）三钱，龙胆草三钱，乳香三钱，归尾三钱，没药二钱，洋芦荟二钱，胡黄连三钱，银花五钱，川连二钱，秋石三钱。

煮三小杯，分三次服。得快大便一次即止。

十八日，马刀虽溃，少阳阳明之热毒未除，两手关脉独浮，胆气太旺。与清少阳阳明络热之中，兼疏肝郁软坚化核。

苦桔梗三钱，金银花三钱，夏枯草三钱，生香附三钱，连翘三钱，冬霜叶三钱，凌霄花三钱，茶菊花三钱，粉丹皮五钱，海藻二钱。

廿五日，马刀以误补太重而成，为日已久，一时未能化净，以畏疼停止水仙膏之故。舌上白苔浮面微黄，其毒尚重，现在胃口稍减，水来克土之故。于前方加宣肝郁。

银花三钱，丹皮炭三钱，香附二钱，桑叶三钱，连翘三钱，茶菊花三钱，苦梗二钱，广郁金二钱。

仍以代赈普济散漱口勿咽。

廿八日，肝郁误补，结成马刀，目几坏。现在马刀已平其半，目亦渐愈，脉之数者已平，惟左关独浮。其性甚急，肝郁总未能降，胃不甚开，胸中饭后觉痞，舌白滑微黄，皆木旺克土之故。其败毒清热之凉剂暂时停止，且与两和肝胃。

新绛纱三钱，姜半夏三钱，粉丹皮三钱，广皮炭二钱，归横须二钱，旋覆花三钱（包煎），广郁金二钱，降香末一钱五分，苏子霜一钱五分。

八月初三日，少阳相火，误补成马刀，原应用凉络。奈连日白苔太重，胃不和，暂与和胃。现在舌苔虽化，纳食不旺而呕，未可用凉，恐伤胃也，于前方减其制。

新绛纱三钱，半夏五钱，黄芩炭二钱，广郁金二钱，生姜汁三匙，旋覆花三钱（包煎），丹皮三钱。

仍用代赈普济散漱口。

初六日，于前方内去黄芩，加香附三钱，广皮炭。

初八日，肝移热于脑，下为鼻渊，则鼻塞不通，甚则衄血。议清脑户之热，以开鼻塞，兼宣少阳络气，外有马刀故也。

银花二钱，苍耳子四钱（炒），辛夷（炒去毛）四钱，连翘二钱，茶菊花三钱，桑叶三钱。

又，于前方内加旋覆花三钱（包煎）、广郁金二钱，疏肝郁加姜半夏二钱止呕。

十三日，马刀已出大脓，左胁肝郁作痛，痛则大便，日下六七次，其色间黄间黑，时欲呕，有大瘕泄之象。与两和肝胃。

新绛纱三钱，炒黄芩二钱，降香末三钱，香附三钱，归须二钱，姜汁三匙，旋覆花三钱（包煎），广郁金二钱，焦白芍三钱，姜半夏四钱，广皮炭三钱。

十九日，外症未除，内又受伏暑成痢，舌白苔黄滑，小便不畅，大便五七次，有黑有白，便又不多，非积滞而何？不惟此也，时而呕水与痰，胃又不和。内外夹攻，何以克当？勉与四苓合芩芍汤法。

云苓皮五钱，猪苓三钱，炒黄芩二钱，泽泻三钱，姜半夏五钱，红曲二钱，炒白芍三钱，炒广皮三钱，姜炒川连一钱五分，广木香二钱，降香末二钱。

廿四日，病由胆而入肝，客邪已退，所见皆肝胆病，外而经络，内而脏腑，无所不病。

初诊时即云深痼难拔，皆误用大热纯阳之累，所谓虽有善者亦无如之何矣！再勉与泻小肠以泻胆火法。

龙胆草三钱，连翘三钱，茶菊花三钱，真雅连一钱五分，炒黄芩三钱，姜半夏三钱，竹茹三钱，冬霜叶三钱，乌梅（去核）三钱。

廿六日，脉少大而数，即于前方内加苦桔梗三钱，金银花三钱，云苓皮三钱。

廿九日，脉仍数，肝胆俱病，不能纯治一边。

金银花三钱，姜半夏三钱，川连五分，黄芩六分，连翘三钱，茶菊花三钱，冬霜叶三钱，乌梅三钱，云苓三钱，麦冬（连心）五钱。

九月十二日，前方服十一帖，胃口大开，舌苔化尽，肝气亦渐和，惟马刀之核未消尽，鼻犹塞，唇犹强，变衄为衄，脉弦数，大便黑。议于原方内去护土之刚药，加入脑户之络药，盖由风热蟠聚于脑户，故鼻塞而衄或衄，误补而邪不得出也。

连翘心三钱，银花三钱，乌梅三钱，苍耳子三钱（炒），麦冬五钱，苦桔梗三钱，辛夷三钱，川连二钱，茶菊花三钱，桑叶三钱，龙胆草一钱，黄芩二钱，人中黄一钱五分。

廿八日，阅来札，前方服七帖，肺胃之火太甚，议于原方内加生石膏一两、杏仁二钱开天气以通鼻窍，清阳明以定牙痛，如二三帖不知，酌加石膏，渐至二两，再敷水仙膏以消核之未尽。

廿九日，右脉洪大而数，渴欲饮水，牙床肿甚，阳明热也。于前方内加石膏一两（共二两），银花二钱，桑叶二钱（共五钱），如服三五帖后肿不消，加石膏至四两。

○丁亥八月初二日，长氏，五十一岁，先牙痛，阳明热也。继因怒而偏头痛，少阳热也；痛甚而厥，口㖞。议清少阳阳明两经之络热。

金银花三钱，茶菊花三钱，桑叶三钱，连翘（不去心）三钱，钩藤钩三钱，生石膏六钱，苦梗三钱，黄芩炭二钱，丹皮五钱，儿茶二钱，甘草二钱。

牙疼甚加此，疼止去此。（《吴鞠通医案》）

其他医案

○一人，稚年气弱，于气海三里穴，时灸之。及老成，热厥头痛，虽严冬，喜朔风吹之，其患辄止，少处暖，及近烟火，其痛辄作，此灸之过也。东坦治以清上泻火汤，寻愈。

近代曹州观察判官申光逊，言家本桂林，有官人孙仲敖寓居于桂，交广人也。申往谒之，延于卧内，冠簪相见，曰：非慵于巾栉也，盖患脑痛尔。即命醇酒升余，以辛辣物，洎胡椒、姜等屑，仅半杯，以温酒调，又于枕函中取一黑漆桶，如今之笙项，安于鼻窍吸之，至尽，方就枕，有汗出表，其疾立愈。盖鼻饮蛮獠之类也。《玉堂闲话》。

罗谦甫治柏参谋，年逾六旬，春患头痛，昼夜不得休息。询其由，云：近在燕京，初患头昏闷微痛，医作伤寒解之，汗后，其痛弥笃，再汗之，不堪其痛矣（虚），遂归。每过郡邑，必求治疗。医药大都相近，至今痛不能卧，且恶风寒，而不喜饮食。罗诊之，六脉弦细而微，气短促，懒言语。《内经》云：春气者，病在头，年高气弱，清气不能上升头面，故昏闷尔。且此症本无表邪，汗之过多，则清阳之气，愈受亏损，不能上荣，亦不得外固，所以头痛楚而恶风寒，气短弱而憎饮食。以黄芪钱半，人参一钱，炙甘草七分，白术、陈皮、当归、白芍各五分，升麻、柴胡各三分，细辛、蔓荆子、川芎各二分，名之曰顺气和中汤。食后进之，一饮而病减，再饮而病却。（定方君臣佐使之妙，可以类推。）

吕元膺诊一贵者，两寸俱浮弦。夫浮为风，弦为痛，且两寸属上部。告之曰：明公他无所苦，首风乃故病也，盖得之沐而中风，当发先一日则剧，剧必吐而后已。渠曰：然。余少年喜沐，每迎风以晞发，故头痛之疾，因之而起，诚如公言。乃制龙脑芎犀丸，遂瘳。

裕陵传王荆公偏头痛禁中秘方，用生莱菔汁一蚬壳，仰卧注鼻中，左痛则注之右，右痛受则注之左，或注之左右皆可。数十年患，皆二注而愈。荆公云：曾愈数人矣。

薛己治尚宝刘毅斋，怒则太阳作痛（虚），用小柴胡加茯苓、山栀，以清肝火更用六味，以生肾水，更不复作。

洁古治一人，病头痛旧矣，发则面颊青黄（厥阴），晕眩，目慵张而口懒言（似虚证），体沉重（太阴），且兀兀欲吐。此厥阴（肝）太阴（脾）合病，名曰风痰头痛。（痰。）以局方玉壶丸治之，更灸侠溪穴（足少阳胆穴），寻愈。

子和治一僧，头热而痛，且畏明。以布圆其巅上，置冰于其中，日数易之，此三阳蓄热故也（热），乃灼炭火于暖室，出汗涌吐，三法并行，七日而瘥。

一人，患头风，自颐下左右，有如两蚯蚓徐行入耳，复从耳左右分上顶，左过右，右过左，顶上起疙瘩二块，如猪腰然，前后脑如鼓声冬冬然，冷痛甚，须重绵帕包裹，疼甚，四肢俱不为用（冷痛疼甚，四肢不为用，似乎虚寒证，不知属乎实毒，须细心临症），医效罔奏。后得一方，用四物各一钱，皂角刺一钱，萆薢四两，猪肉四两，作一服，水六碗，煎四碗，去渣，共药汁并肉，作三四次服。服至二十剂，减十之三，四十剂，减十之六，百剂乃安。愚详此证，非头风也。其人曾患梅疮，头块坟起，皆轻粉结毒，故萆薢为君（用萆薢非熟读《本草》，不知其妙），四物养血，皂刺为引，用多服取效也。

江少微每治火症头痛，用白萝葡心自然汁（王荆公法），吹入鼻中即止。有兼眼目不明者，加雄黄细末调匀，如左患滴右耳，右患滴左耳。又有头风兼眉骨痛者，用活龟一个，用新瓦二片，置龟于中，四围盐泥固济，烈火煅出青烟为度，待冷，去肠壳，用四足并腹肉，入小口瓶封固。如遇此症，先吹萝葡汁，次以龟末吹入鼻即愈。（妙方。）又予每劳役失饥，则额头痛，用补中益气汤，立愈。（《名医类案》）

○窦材治一人，起居如常，但时发头痛。此宿食在胃脘也，服丁香丸十粒而愈。（阳明食积头痛。）

张子和治南卿陈君，将赴秋试，头痛偏肿连一目，状若半壶。其脉洪大。张出视《内经》面肿者风，此风乘阳明经也。阳明气血俱多，风肿宜汗，乃与通圣散入生姜、葱根、豆豉，同煎一大盏，服之微汗。次日以草茎入鼻中，大出血立消。（阳明风热头痛。）

王定国病风头痛。至都梁求明医杨介老治之，连进三丸，即时病失。恳求其方，则用香白芷一味，洗晒为末，炼蜜丸弹子大。每嚼一丸，二茶清或荆芥汤化下，遂名都梁丸。其药治头风眩晕，女人胎前产后头痛，及血风头痛皆效。《百一选方》。（按此方惟阳明风热宜之，余不可服。）

姚应风治严洲施盛宇，三载患头痛不可忍。姚曰：法当取首中骨，今八月，时收敛难猝治，期以明岁春，乃割额探去其骨，出瘀血数升顿愈。《钱塘县志》。（此症似与脑中石蟹略同。）（雄按：未免涉诞。）

龚子才治杜侍御患头痛如刀劈，不敢移动，惧风，怕语言，耳鸣，目中溜火，六脉紧数有力。与酒浸九蒸九晒大黄，为末，三钱，茶调服，一剂而愈。（此亦阳明血热为病，病在至高之地，故大黄必用如是制法。）

朱丹溪治一人，因浴冷水发热头痛，脉紧。此有寒湿也，宜温药汗之，苍术、麻黄、干葛、甘草、陈皮、川芎二剂得汗。后知病退，又与下补药，陈皮、川芎、干葛、苍术、人参、木通、甘草，四剂姜水煎服。（湿热。）

一妇人头痛发热而渴，白术、陈皮、川芎、干葛、木通、甘草，水煎温服。（阳明病。）

李时珍治一人病气郁偏头痛，用蓖麻子同乳香、食盐捣，贴一夜痛止。（治标妙法。）

李士材治蒋少宰头痛如破，昏重不宁，风药血药，痰血久治无功。脉之尺微寸滑，肾虚水泛为痰也。地黄四钱，山药、丹皮、泽泻各一钱，茯苓三钱，沉香八分，日服四剂，两日辄减六七。更以七味丸，人参汤送，五日其痛若失。（近日上盛之病最多，观此可悟一切少阴病。）

吴孚先治一人患头痛，痛不可禁，脉短而涩。吴曰：头为诸阳之首，若外邪所乘，脉当浮紧而弦。今反短涩，短则阳脱于上，涩则阴衰于下，更加手足厥冷，名为真头痛，与真心痛无异，法在不治。为猛进参、附，或冀挽回万一。如法治之果愈。

李成章宫六安卫千户，善针灸，或病头痛不可忍，虽震雷不闻。李诊之曰，此虫啖脑也，合杀虫诸药，为末吹鼻中。二三日虫即从眼耳口鼻出，即愈。《明史》。（雄按：此症虽奇，实有是。婺人多患之，彼处呼为病白蚁，亦因风大热所生也。）

一人素病黄，忽苦头痛不已，发散降火，历试无效。诊得脉大而缓，且一身尽痛，又兼鼻塞，乃湿家头痛也。投瓜蒂散一匕内鼻中，黄水去一大杯而愈。

张三锡屡见苦头痛，百法不效。询之曾生过杨梅疮，用土茯苓四两，白鲜皮、苦参、金银花各三钱，黄柏一钱，皂角子三十粒，苡仁、木通、防风各二钱，气虚加参、芪，血虚加四物，大获其验，身痛亦效。《治法汇》。（湿毒。）

一人头痛脉滑而数，乃痰火上攻也。二陈、荆芥、羌活、酒芩不应，加石膏二剂稍可，终未尽除。前方加熟大黄三钱，食远煎服，病去如脱。同上。（阳明痰火。）

一人苦头痛，众作外感治，诊得右手寸口脉大，四倍于左，两尺洪盛。乃内伤气血头痛也，外兼自汗倦怠，以补中益气汤加炒黄柏，一剂知，二剂已。（气虚。）

一人头痛而面色青黑，身体羸瘦。左寸关俱不应指，两尺独洪盛，因作阴虚治，用滋阴四物加黄柏、知母、玄参，二服减半，十日痊。（血虚。）

一人头痛，身形拘急，恶寒便秘，恶心，作食郁治不应。诊得气口脉和平，独尺数而细，且行步艰难，乃脚气欲动也。从脚气治而愈。同上。

一人头痛作外感治不应。左脉平和，气口独盛，症兼饱闷恶心，乃食郁，消导而愈。同上。（阳明病。）

一人牙与头角互痛，乃少阳、阳明二经病盛之故。清胃散对小柴胡去半夏、人参，加薄荷、石膏，二剂瘳。同上。

东垣常病头痛，发时两颊青黄，眩晕，目不欲开，懒言，身体沉重，兀兀欲吐。洁古曰：此厥阴、太阴合病，名曰风痰。以《局方》玉壶丸治之，灸侠溪即愈。是知方者，体也。法者，用也。徒执体而不知用者弊，体用不失，可谓上工矣。《医说续编》。

有士人患脑热疼甚，则自床下头以脑拄地，或得冷水，粗得减，而疼终不已，服诸药不效。人教灸囟会而愈，热疼且可灸，况冷疼乎。凡脑痛脾泻，先宜灸囟会，而强间等穴，盖其次也。以上并《资生经》。

薛立斋治一儒者，酒色过度，头脑两胁作痛，以为胃虚而肝病，用六味地黄料加柴胡、当归，一剂顿安。

商仪部劳则头痛，作阳虚不能上升，以补中益气汤加蔓荆子而痊。

王肯堂治一人，寒月往返燕京，感受风寒，遂得头痛，数月不愈。一切头风药无所不服，厥痛愈甚，肢体瘦削。因思此症明是外邪，缘何不解。语云：治风先治血，血行风自灭。本因血虚而风寒入之，今又疏泄不已，乌能愈哉。又云：痛则不通，通则不痛。乃用当归生汗活血，木通通利关窍血脉。其人能酒，用酒一斗，入二药其中，浸三昼夜，重汤煮熟，乘热饮之，致醉则去枕而卧。然有火郁于上而痛者，宜酒合石膏之类治之。又方用芎、归、熟地、连翘各二钱，以薄荷二钱放碗内，将滚汤冲下，鼻吸其气，候温即服，服之立愈，然亦为血虚者设耳。

马元仪治一人患头痛，经年不愈，早则人事明了，自午至亥神气昏愦不宁，作风治，治无效，诊之两脉俱沉且滑，此太阴、阳明痰厥头痛也。用礞石滚痰丸，间服导痰汤，以荡涤之。次以六君子少加秦艽、全蝎，调理而安。

张树滋妹患头痛累月。诊之阳脉、太阴脉涩，曰：此阴衰于下，阳亢于上，上盛下虚之候也。法宜六味地黄丸，加青铅五钱，俾清浊定位，斯不治痛，而痛自止矣。所以然者，以阳气居上，体本虚也，而浊气干之则实。阴气居下，体本实也，而气反上逆则虚。头为清阳之位，而受浊阴之邪，阴阳混乱，天地否塞，而成病矣。治之者不察其脉，概以头痛为风火，专行透解之剂，有不益虚其虚者乎？

朱某患头痛累月，苦不可忍，咸用散风清火之剂。诊其脉浮虚不鼓，语言懒怯，肢体恶寒。此劳倦伤中，清阳之气不升，浊阴之气不降也，故汗之反虚其表，清之益伤其中。其恶寒乃气虚，不能上荣而外固也。况脉象浮虚，体倦语怯，尤为中气气弱之验。予补中益气汤（雄按：此汤升清则有之，如何能降浊，升清降浊，加蔓荆为使，令至高巅），一剂知，二剂已。

缪仲淳治梁溪一女子，头痛作呕，米饮不能下。曰：因于血热血虚，火上炎也。麦冬五钱，橘红、木瓜、茯苓各二钱，白芍三钱，枇杷叶三大片，苏子钱半，甘菊钱半，乌梅二个，竹沥一杯，芦根汁半碗，二剂呕止。头尚痛，加天、麦冬二钱，头痛止。加土茯苓二两，小黑豆一撮痊愈。《广笔记》（《续名医类案》）

〇人有头痛连脑，双目赤红，如破如裂者，所谓真正头痛也。此病一时暴发，法在不救，盖邪入脑髓而不得出也。虽然邪在脑，不比邪犯心与犯五脏也，苟治之得法，亦有生者。我今传一奇方以救世，名为救脑汤。

辛夷三钱，川芎一两，细辛一钱，当归一两，蔓荆子二钱。

水煎服。一剂而痛即止。

细辛、蔓荆，治头痛之药也，然不能直入于脑，得辛夷之导引则入之矣。但三味皆耗气之味，同川芎用之，虽亦得愈头痛，然而过于辛散，邪气散而真气亦散矣，故又加入当归之补气补血。则气血周通于一身，邪自不能独留于头上矣，有不顿愈者乎？

此症用护首汤亦效。

川芎五钱，当归一两，白芷、郁李仁、天花粉各三钱，蔓荆子一钱。水煎服。一剂效。

人有头痛如破，走来走去无一定之位者，此饮酒之后，当风而卧，风邪乘酒气之出入而中之也。酒气既散，而风邪不去，遂留于太阳之经。太阳本上于头，而头为诸阳之首，阳邪与阳气相战，故往来于经络之间，而作痛也。病既得之于酒，治法似宜兼治酒矣，不知用解酒之药，必致转耗真气而头痛愈不能效，不若直治风邪，能奏效之速也。方用救破汤。

川芎一两，细辛一钱，白芷一钱。

水煎服。一剂而痛止，不必再剂也。

盖川芎最止头痛，非用细辛则不能直上于巅顶，非用白芷则不能尽解其邪气而遍达于经络也。虽如蒿本他药，未尝不可止痛，然而大伤元气，终逊川芎散中有补之为得也。

此症亦可用芷桂川芎汤。川芎一两，白芷三钱，桂枝三分。水煎服。

一剂即止痛。

人有头痛不十分重，遇劳遇寒遇热皆发，倘加色欲，则头涔涔而欲卧矣，此乃少年之时，不慎酒色，又加气恼而得之者也。

人皆以头痛之药治之，而不愈者，何也？盖此病得之肾劳，无肾水以润肝，则肝木之气燥，木中龙雷之火，时时冲击一身，而上升于巅顶，故头痛而且晕也。治法，宜大补其肾中之水，而少益以补火之品，使水足以制火而火可归源，自然下引而入于肾宫，火有水养，则龙雷之火安然居肾，不再上升而为头痛也。方用八味，地黄汤加减。

熟地一两，山茱萸五钱，山药五钱，茯苓，丹皮，泽泻各三钱，川芎一两，肉桂一钱，水煎服。二剂而头轻，十剂而痊愈。然后去川芎而加白芍、当归各五钱，再服二十剂，永不再发矣。

盖六味汤为补精之圣药，肉桂为引火归经之神品，川芎治头痛之灵丹，合而用之，所以奏功如响。惟是头痛在上焦，补肾中之水火在下焦也，何以治下而上愈？且川芎乃阳药也，何以入之至阴之中偏能取效邪？不知脑髓与肾水原自相通，补肾而肾之气由河车而直入于脑，未尝相格也。川芎虽是阳药，然能补血而走于巅顶，既可上于巅顶，独不可入于脑内乎。况加之肉桂，以助命门之火。同气相合，故能同群共济，使宿疾老邪，尽行祛散，而肾中水火，又复既济，何至有再冲上焦之患乎？十剂之后，不再用川芎者，头痛既痊，不可再用，以耗真气。故改用白芍、当归，肾肝同治，使木气无干燥之忧，而龙雷之火，且永藏于肾宅，尤善后之妙法。倘倦服药汤，改汤为丸，未为不可也。

此症用五德饮亦佳。熟地二两，麦冬、玄参各一两，川芎五钱，肉桂三分。水煎服。一剂而火降，二剂而痛止，连服一月，永不再发。

人有患半边头风者，或痛在右，或痛在左，大约痛于左者为多，百药治之罔效，人不知其故，此病得之郁气不宣，又加风邪袭之于少阳之经，遂致半边头痛也。其病有时重有时轻，大约遇顺境则痛轻，遇逆境则痛重，遇拂抑之事而更加之风寒之天，则大痛而不能出户。痛至岁久，则眼必缩小，十年之后，必至坏目，而不可救药矣。治法，急宜解其肝胆之郁气，虽风入于少阳之胆，似乎解郁宜解其胆，然而胆与肝为表里，治胆者必须治肝，况郁气先伤肝而后伤胆，肝舒而胆亦舒也。方用散偏汤。

白芍五钱，川芎一两，郁李仁一钱，柴胡一钱，白芥子三钱，香附二钱，甘草一钱，白芷五分。

水煎服。毋论左右头痛，一剂即止痛，不必多服。

夫川芎，止头痛者也，然而川芎不单止头痛，同白芍用之，尤能平肝之气以生肝之血，肝之血生而胆汁亦生，无干燥之苦，而后郁李仁、白芷用之，自能上助川芎，以散头风矣。况又益之柴胡、香附以开郁，白芥子以消痰，甘草以调和其滞气，则肝胆尽舒而风于何藏，故头痛顿除也。惟是一二剂之后不可多用者，头痛既久，不独肝胆血虚，而五脏六腑之阴阳尽虚也。若单治胆肝以舒郁，未免销烁真阴，风虽出于骨髓之外，未必不因劳因感而风又入于骨髓之中。故以前方奏功之后，必须改用补气补血之剂，如八珍汤者治之，以为善后之策也。

此症亦可用半解汤。白芍一两，柴胡二钱，当归三钱，川芎五钱，甘草一钱，蔓荆子一钱，半夏一钱。水煎服。

人有遇春而头痛者，昼夜不得休息，昏闷之极，恶风恶寒，不喜饮食，人以为中伤寒风之故，而不知非也。《内经》云：春气者，病在头，气弱之人，阳气不能随春气而上升于头，故头痛而昏闷也。凡有邪在头者，发汗以散表邪，则头痛可愈，今因气微而不能上升，是无表邪也，无邪而发汗，则虚其虚矣，而清阳之气，益难上升。气既不升，则阳虚而势难外卫，故恶风寒，气弱而力难中消，故憎饮食耳。治法，补其阳气，则清气上升而浊气下降，内无所怯而外亦自固也。方用升清固外汤。

黄芪三钱，人参二钱，炙甘草五分，白术三钱，陈皮三分，当归二钱，白芍五钱，柴胡一钱，蔓荆子一钱，川芎一钱，天花粉一钱。

水煎服。一剂而痛减，再剂而病愈。

此方即补中益气之变方，去升麻而用柴胡者，以柴胡入肝，提其木气也。木主春，升木以应春气，使不陷于肝中，自然清气上升。况参芪归芍，无非补肝气之药，气旺而上荣外固，又何头痛之不愈哉！

此症亦可用升阳汤。

人参、蔓荆子各一钱，半夏一钱，黄芪二钱，白术五钱，甘草五分，白芍、川芎各三钱，升麻六分，白芷三分，水煎服。四剂愈。

人患头痛，虽盛暑大热之时，必以帕蒙其首，而头痛少止，苟去其帕，少受风寒，其痛即发，而不可忍，人以为风寒已入于脑，谁知乃气血两虚，不能上荣于头而然！夫脑受风寒，药饵上治甚难，用祛风散寒之药，益伤气血，而头愈痛。古人有用生莱菔汁以灌鼻者，因鼻窍通脑，莱菔善开窍而分清浊，故用之而可愈头风，然又不若佐以生姜自然汁为更胜也。盖莱菔祛脑中之风，是其所长，不能祛脑中之寒，二物同用，则姜得莱菔而并可祛风，莱菔得姜而兼可祛寒也。其法用生莱菔汁十分之七、生姜汁十分之三，和匀，令病人口含凉水仰卧，以二汁匙挑灌鼻中，至不能忍而止，必眼泪口涎齐出，其痛立止也。痛止后，用四物汤加羌活、藁本、甘草数剂调理，断不再发。此等治法，实法之至巧者。

此症亦可用爽气丹。

人参三钱，白术、甘草、黄芪、当归、茯苓、川芎各一钱，防风、荆芥各五分，半夏八分。水煎服。（《临证医案伤寒辨证录》）

胸腹痛

蒋宝素医案

○肝郁不伸，土为木克，脾湿生痰，痰阻气机，胸腹胀痛。痛则不通，通则不痛。《医话》会通煎主之。

制香附，乌药，广木香，广藿香，枳壳，陈橘皮，川厚朴，制半夏，延胡索，五灵脂，蒲黄，没药。

肝病善痛，脾病善胀，屡发不已。近乃干食难于下咽，三阳内结之始。良由土为木克，饮聚痰生为患，虑难收效。

云茯苓，炙甘草，制半夏，陈橘皮，当归身，延胡索，广木香，四制香附。

煎送《医话》五行丹。五行丹见伏邪门。

暴痛多实，久痛多虚。拒按为实，可按为虚。久痛可按，虚证奚疑。宜归脾汤略为增损。

人参，云茯苓，冬白术，炙甘草，当归身，酸枣仁，远志肉，广木香，陈橘皮，制香附，生姜，大枣。

血随气行，气赖血附，气血犹源流也。畅盛则宣通，通则不痛。壅滞则不通，故痛。调血中之气，和气中之血主之。

四制香附，广木香，当归身，川芎，大白芍，延胡索，黄郁金，五灵脂，蒲黄。（《问斋医案》）

费伯雄医案

○胸腹作痛，为时已久，常药罔效，权用古方椒梅丸加味主之。

当归身二钱，杭白芍一钱，真安桂四分，荜澄茄一钱，瓦楞子三钱，小青皮一钱，延胡索二钱，广木香五分，春砂仁一钱（打），乌药片一钱，新会皮一钱，刺蒺藜三钱，焦乌梅一粒，花椒目廿四粒。

祖怡注：此用古方而不泥于古方，宝之。

营血久亏，肝气上升，犯胃克脾，胸腹作痛。治宜温运。

当归身，杭白芍，上瑶桂，延胡索，焦白术，云茯苓，佩兰叶，广郁金，细青皮，白蒺藜，广木香，春砂仁，降香片，佛手片。（《孟河费氏医案》）

胸脘胁痛

谢星焕医案

○吴鼎三，形禀木火之质，膏粱厚味，素说不节，患胁痛冲脘之病，绵缠两载，痛时由左直上撞心，烦惋莫耐，痛久必呕稀涎数口，方渐安适。始则一日一发，继则一日数发，遂至神疲气怯，焦躁嘈杂，难以名状。医者不从正旁搜求，用控涎、导痰诸方，治之毫不中窍，延磨岁月，迨至春升，一日痛呕倍甚，吐血两碗，红白相间，结成颗粒，是阳明离位之血留久而为瘀者，所当审辨也。神昏气涌，目瞪如毙。即进人参、当归二味，渐渐苏回。嗣后神容顿萎，杜门静坐，不乐对客交谈。而气上撞心，胸胀脘闷诸症，仍是一日一发，守不服药，以攻补两难，惟日进参汤而已。值余道经其门，邀入诊视，细询其由，始知原委。问曰：伤证乎？余曰：非也。曰：痨证乎？余曰：非也。曰：非伤非痨，请先生明示何症。余曰：肝气病也。诊得脉来弦大。弦为肝强，大则病进。记读《灵枢，经脉篇》云：足厥阴所生病者，胸满、呕逆。又仲景云：厥阴之为病，消渴，气上撞心，心中疼热，饥不欲食。故见嘈杂焦躁等症，窃意焦躁嘈杂，即古人所谓烦冤懊浓之状。知肝气横逆，郁火内燔。仿仲景治胸中懊浓例，用栀子淡豆豉汤以泄郁火，参入叶天士宣络降气之法，以制肝逆。酌投数剂，诸症渐愈。

附方：栀子，淡豉，郁金，当归须，降香，新绛，葱管，柏子仁。

厥后诊云。前进泄郁降逆之法，虽两赣痼疾，数剂而痊。然拟暂行之法，未可久恃，缘甘平之性少，苦辛之味多，反使中病即已，勿过用焉。亟当善为转方，所谓用药如用兵。更订四君子加白芍、远志，续服多多益善。（《得心集医案》）

胃　痛

周小农医案

○陆右，西乡。寡居抑郁不疏，有肝胃证。丁巳闰月诊：脘痛呕吐，凛寒微热。脉弦数，苔白。春令木旺，顺乘于胃，用四七气汤，旋覆、代赭、金铃、延胡索、香附、枫果、娑罗子、鸡内金、香橼皮、伏龙肝、左金丸。三剂，呕止痛减，凛寒未罢。饮阻气痹，宜蠲忧恚。复用川楝子、丹皮、延胡索、苏梗、香橼皮、瓦楞子、娑罗子、没药、泽泻、茯苓、香附、乌药、金沸草、赭石。三剂，痛呕全止。即去赭石，加当归、白芍、神曲糊丸，每服三钱。

超尘和尚，锡山龙光寺。丙辰冬月诊，因立关而饮食失节，脘痛呕吐，加以气郁肝旺，误投温中，曾经失血。今虽血症不发，然逢节呕吐，习为常事。余授安胃抑木之方，胃馨。续投膏方，胃症逾年不发。方为党参、黄精、白术、石斛、云苓神、扁豆衣、焦秫米、宋半夏、炒松麦冬、木瓜、泽泻、香附、芡实、玉竹、香橼、白芍、娑罗子、淮小麦、淮山药、川断肉、狗脊、长须谷芽、金橘饼、南枣、白蜜。

袁敬之表弟，戊申，胃分作痛，按之有水声，而输运不健，纳食不旺。脉濡迟，苔薄白。决为中阳转旋略迟，水饮即停。即疏益智、云苓、泽泻、娑罗子、丁香、蔻仁、乌药、范志曲、陈皮、苡仁、椒目等，服有验，效方增损而痊。交冬，来商膏方。扶脾通阳，益气和血。为潞党参、于术、云苓、黄精、扁豆、秫米、橘皮、霞天曲、益智、香附、九香虫、娑罗子、香橼皮、玫瑰花、当归、白芍、菟丝、杞子、料豆、金橘饼等，煎，饴糖收膏。服之胃病不甚发矣。（《周小农医案》）

丁甘仁医案

○关右。旧有脘痛，今痛极而厥，厥则牙关拘紧，四肢逆冷，不省人事，逾时而苏，舌薄腻，脉沉涩似伏。良由郁怒伤肝。肝气横逆，痰滞互阻，胃失降和，肝胀则痛，气闭为厥，木喜条达，胃喜通降，今拟疏通气机，以泄厥阴，宣化痰滞，而畅中都。

银州柴胡一钱五分，大白芍一钱五分，清炙草五分，枳实炭一钱，金铃子三钱，延胡索一钱，川郁金一钱五分，沉香片四分，春砂壳八分，云茯苓三钱，陈广皮一钱，炒谷麦芽各三钱，苏合香丸（去壳研末化服）一粒。

二诊：服药两剂，厥定痛止，惟胸脘饱闷嗳气，不思纳谷，腑行燥结，脉左弦右涩。厥气渐平，脾胃不和。运化失其常度。今拟柔肝、泄肝，和胃畅中，更当恰情适怀，以助药力之不逮也。

全当归二钱，大白芍二钱，银州柴胡一钱，云茯苓三钱，陈广皮一钱，炒枳壳一钱，川郁金一钱五分，金铃子二钱，沉香片四分，春砂壳八分，全瓜蒌（切）四钱，佛手八分，炒谷麦芽各三钱。

○傅右。旧有胸脘痛之宿疾，今新产半月，胸脘痛大发，痛甚呕吐拒按，饮食不纳，形寒怯冷，舌苔薄腻而灰，脉象左弦紧右迟涩。新寒外受，引动厥气上逆，食滞交阻中宫，胃气不得下降，颇虑痛剧增变。急拟散寒理气，和胃消滞，先冀痛止为要着，至于体质亏虚，一时无暇顾及也。

桂枝心各三分，仙半夏三钱，左金丸（包）六分，瓜蒌皮（炒）三钱，陈皮一钱，薤白头（酒炒）一钱五分，云茯苓三钱，大砂仁（研）一钱，金铃子二钱，延胡索一钱，枳实炭一钱，炒谷麦芽各三钱，陈佛手八分，神仁丹（另开水冲服）四分。

二诊：服药两剂，胸脘痛渐减，呕吐渐止，谷食无味，头眩心惊，苔薄腻，脉左弦右迟缓。此营血本虚，肝气肝阳上升，湿滞未楚，脾胃运化无权，今拟柔肝泄肝，和胃畅中。

炒白芍一钱五分，金铃子二钱，延胡索一钱，云茯苓（朱砂拌）三钱，仙半夏二钱，陈广皮一钱，瓜蒌皮二钱，薤白头酒炒，一钱五分，紫丹参二钱，大砂仁（研）一钱，紫石英三钱，陈佛手八分，炒谷麦芽各三钱。

三诊：痛呕均止，谷食减少，头眩心悸。原方去延胡索、金铃子，加制香附三钱、青龙齿三钱。

○韦左。脘腹作痛延今两载，饱食则痛缓腹胀，微机则痛剧心悸，舌淡白，脉左弦细、右虚迟。体丰之质，中气心虚，虚寒气滞为痛，虚气散逆为胀，肝木来侮，中虚求食。前投大小建中，均未应效，非药不对症，实病深药浅。原拟小建中加小柴胡汤，合荆公妙香散，复方图治，奇之不去则偶之之意。先使肝木条畅，则中气始有权衡也。

大白芍三钱，炙甘草一钱，肉桂心四分，潞党参三钱，银州柴胡一钱五分，仙半夏二钱，云茯苓三钱，陈广皮一钱，乌梅肉四分，全当归二钱，煨姜三片，红枣五枚，饴糖（烊冲）六钱。

妙香散方：人参一钱五分，炙黄芪一两，淮山药一两，茯苓神各五钱，龙骨五钱，远志三钱，桔梗一钱五分，木香一钱五分，甘草一钱五分。

上药为末，每日服二钱，陈酒送下，如不能饮酒者，米汤亦可。

按：韦君乃安庆人也，病延二载，所服之方约数百剂，均不应效，特来申就医，经连诊五次，守方不更，共服十五剂而痊愈矣。（《丁甘仁医案》）

刘芝生医案

○王某，男，38岁。

胃痛十余载，近年来逐渐加剧，症见：面色苍白，身体消瘦，精神不振，四肢乏力，胃痛甚剧，痛有定处，拒按，嗳气频作，常解柏油便。经某医院钡餐检查诊为胃小弯溃疡。脉沉无力，舌淡紫，边有瘀点。

证属：气滞血瘀之胃痛。

立法：活血祛瘀，行气止痛。

方药：膈下逐瘀汤加减。

五灵脂6克，桃仁6克，红花5克，当归9克，川芎6克，赤芍5克，台乌6克，延胡索6克，枳壳6克，鲤鱼鳞（炒黄）10片。

服3剂后，胃痛大减。继服5剂，大便潜血阴性，继用云南白药调治而愈。追访3年，未复发。（《杏林医选》）

竺友泉医案

○赵某某，女，27岁，初诊日期：1978年6月2日。

胃脘痛如针刺，拒按，胃中嘈杂不适，胸闷时时叹息，嗳气。经期腹痛，经血色暗有瘀块。脉沉弦，舌偏红，苔薄白。

辨证：肝胃不和，气滞血瘀。

治法：调和肝胃，化瘀通络止痛。

方药：青皮10克，五灵脂15克，制没药12克，炒延胡索12克，炒香附10克，甘松12克，大贝10克。

4剂。

二诊：胃疼减轻，新添咯痰黏白之症，仍胸闷，脉舌同前，效不更方。于上方加入蛤粉10克、川楝子10克以清肝肺之热，水煎服。

三诊：胃已不痛，胁肋胀满，手心热，脉弦，舌苔薄白。胃痛虽愈，肝郁尚未尽解，仍治从理气解郁活血之法。处方如下。

益母草30克，香附15克，当归25克，丹皮20克，乌药6克，炒苏子12克，白芷12克，生山楂15克。

服药10剂后诸症消失，月经也渐趋正常。（《竺友泉医疗经验》）

崔君兆等医案

○患者侯某，苗族，女，24岁，已婚，隆林县德峨公社社员。1979年1月8日入院，住院号5859。

主诉：上腹部反复隐痛3年，现无力，食欲尚可，腹痛不规则，与进食或饥饿无关。1977年10月曾因腹痛到某某卫生院住院治疗1周。1978年9月19日吃野猪肉后吐血约三个半小碗而入卫生院住院3天，疑为“胃出血”。

出院后自服中草药1个多月好转，但不能参加重体力劳动。否认有发热、胸痛、盗汗、咯血、便血、尿血、黄疸、痉挛等症状。自幼健康，17岁月经初潮，3～5天/28～30天，血量中等，无血块、白带或痛经。自1978年9月以来月经不调。19岁结婚，爱人健康。1977年怀孕7个月早产，胎儿出生后即死亡。自幼丧父，母及弟健在，否认家中有结核、梅毒、肝炎病史。

体检：体温、呼吸、脉搏、血压正常。神清，发育、营养中等，面色涩白，颧部微红。皮肤无黄染、水肿、丘疹、出血点等，右颈部可触及黄豆大淋巴结一个，右鼠溪部可触及花生米大淋巴结一个，可活动，无压痛。颈软，无抵抗，两侧瞳孔等圆、等大，对光反应灵敏，结膜无黄染，视力正常。扁桃体不大。胸腹联合式呼吸，两侧对称，心脏相对浊音界第2～5肋间，左侧分别在3.0厘米、5.0厘米、7.0厘米、9.0厘米处，心率70次/分，心律齐，心音稍低，未闻及杂音。未闻及病理性呼吸音或啰音。腹部平坦、柔软，上腹部轻度压痛，肝在剑突下3厘米，质软，有轻微压痛，肝上界在第5肋间，脾未触及。肝、肾区无叩击痛。肠鸣音正常。脊柱、四肢无畸形，活动自如，神经系统生理反射正常，病理征未引出。妇科检查未见异常。

实验室检查：血红蛋白80克/升，红细胞4.0×10^{12}/升，白细胞8.7×10^{9}/升，中性粒细胞70%，淋巴细胞20%，嗜酸性粒细胞8%。痰未检出抗酸杆菌。尿、粪未见异常。血沉7毫米/小时，黄疸指数5单位，TFT阴性，TTT 6单位，GPT 32单位，血清总蛋白6.37克%，白蛋白3.8克%，球蛋白2.57克%，NPN 25毫克%，CO_2CP 51.9vol%，钾18毫克%，钠328毫克%，氯365毫克%，胆固醇150毫克%，蛋白电泳：白蛋白52%，$\alpha_1$4%，α_2 2%，β_1 7%，γ_2 4%，甲胎蛋白阴性。疟原虫阴性，康氏试验阴性。X线胸片：两肺及心脏未见异常。心电图：ST段及T段未见异常，P–R间期0.16秒，窦性心律不齐。X线钡餐检查：胃及十二指肠球部充盈饱满，黏膜规则，蠕动波正常，降升部正常。弓形体间接红细胞凝集试验抗体滴度1：4，0.96。

诊断：①弓形体性淋巴结炎；②慢性胃炎；③肝大待查。

入院经过：采用抗弓形体病的磺胺嘧啶和乙胺嘧啶为主的中西医结合的综合治疗方案，进行了3个疗程的治疗。每个疗程5天，间隔5天再服下1个疗程，间隔时间内服中药治疗。磺胺嘧啶4.0克/日，分4次口服，首次剂量加倍，同时服用等量碳酸氢钠。乙胺嘧啶25毫克/日，分2次口服，同时配合维生素C、维生素B_1、维生素B_{12}，胃痛合剂，复方肝片，甲氧苄胺嘧啶（0.4克/日分2次服）等药物。

中医辨证：患者语轻声低，形瘦，手冷，畏寒，喜暖，心口部疼痛，纳可二便如常，月经后期，色红无块。舌质淡红，苔薄白，脉沉细。提示：胃寒、宫冷、血亏、肾虚。在间隔期间按温胃、健脾、补血、固本、温肾等治则采用附桂理中汤加减：党参15克，白术15克，制附子12克，茯苓15克，肉桂9克，陈皮5克，干姜15克，黄芪9克，补骨脂 9克，炙甘草6克。每天1剂，并随症加减。

1979年2月15日出院，带回一个疗程西药继续服用。2月23日检验，Hb 72克/升，RBC 3.6×10^{12}/升，WBC 6.7×10^{9}/升，N 73%，L 25%，E 2%。蛋白电泳：白蛋白46%，α_1 8.9%，α_2 10%，β_1 1.5%，γ_2 1.5%。超声波检查，肝在剑突下2厘米。2月28日查肝肿大消失。2月12日检查弓形体抗体，间接红细胞凝集试验滴度降到1：1，0.24。［中西医结合杂志，1982，2（3）］

张羹梅医案

○施某，男，54岁。

初诊：1959年6月10日。

主诉：上腹部不规则间歇性疼痛十余年。近半年来疼痛加重，食后尤剧。某医院检查后诊断为“胃黏膜脱垂症”。

诊查：脘腹隐隐作痛，得食更剧，泛吐酸水，口苦腹胀，大便秘结，脉弦细，苔黄腻。

辨证：此为肝气失疏，郁而化热，肝火犯胃，胃气上逆而成。

治法：治当清肝柔肝，和胃降逆。

方药：姜川连9克，淡吴萸2.4克，炒白芍12克，炙甘草3克，香橼皮9克，广陈皮6克，焦白术9克，云茯苓12克，瓦楞子30克（先煎），石决明18克（先煎），乌白片18克（分3次服）。

二诊：服上方药3剂后，胃脘疼痛已止，泛酸减少，但头痛加重。此乃肝阳上亢，原方加桑叶6克，菊花9克，再进。

三诊：服上方药后，头痛已好转。继以香砂六君子汤调治。

1959年9月9日复查，上消化道已无器质性病变。（《中国现代名老中医医案精华》）

崔文彬医案

○姚某某，男，30岁，职员。1963年10月5日初诊。

病史：因不慎过食生冷，复与家人生气，致胃脘部窜痛，疼痛甚则如锥刺，畏寒喜暖，食欲不振，手足厥冷，二便自利。

检查：颜面苍白，舌淡苔薄白，脉象沉弦紧。

辨证：寒伤气滞，肝胃失调，瘀血阻络。

治法：温中散寒，调和肝胃，活血化瘀。

方药：苍术10克，川厚朴6克，延胡索10克，炒小茴10克，醋官桂10克，公丁香6克，川芎10克，当归12克，炙香附10克，乌药10克，熟五灵10克，高良姜6克。

10月19日二诊：脘痛大减，四肢见温，纳食稍增，前方见效，仍以原法出入。处方如下。

苍术10克，川厚朴6克，姜吴茱萸6克，高良姜6克，醋柴胡10克，广木香6克，炙香附10克，炒白芍15克，当归12克，川芎10克，乌药10克，佛手10克，香橼皮10克。

10月23日三诊：脘痛已消，中阳得振，气机转畅，络脉见通，惟纳谷欠香，嘱其仍宗前方去乌药、川芎，加鸡内金10克，焦三仙30克。（《崔文彬临症所得》）

萧龙友医案

○纪某某，男，37岁，初诊日期：1952年6月25日。

患有胃病，肝气亦旺。往往胸膈偏右作痛，牵及胁肋及后背作痛。业经年余，时发时止，或重或轻，食物消化力薄，肝脾不和，为日太久，法当从本治。

米炒台党参9克，土炒冬术9克，麸炒枳壳9克，真郁金9克，制乳没各9克，佛手片12克，焦鸡金9克，大腹皮9克，沉香曲9克，生熟稻芽各9克，生甘草6克，干藕节5枚，鲜芦根1尺。

6月27日（二诊）：服前方各病皆轻，胃痛虽未减，然气已不四窜，食物消化力仍薄，当依昨法加减再进。

台党参9克，炒枳壳6克，盐砂仁6克，黄郁金6克，生熟稻芽各9克，焦鸡金9克，佛手片9克，大腹皮6克，沉香曲9克，广木香6克，生甘草9克，生荸荠5枚（捣）。

服此方3剂后，胃不痛，食渐能消化。原方去郁金、木香，加槟榔9克，泽泻9克，云茯苓12克。［中医杂志，1958，（2）］

刘仲琪医案

○陈某，男，37岁。

初诊：1974年7月26日。诉1969年起中上腹经常烧灼样疼痛，多发生于饥饿时，伴嗳气泛酸，有黑粪史。1971年在外院作胃肠钡造影，诊断为“十二指肠球部溃疡”，中脘隐隐作痛，闷胀不舒。反复发作，由来已久。每于饥饿时尤甚，得食则痛缓解，但食后闷胀难受，面色萎黄，神疲乏力，四肢困重，纳呆便溏，舌质淡，苔白腻，脉濡细。

辨证：脾胃虚弱，湿阻中焦，以致中阳不振。

治法：健脾化湿，补气和胃。

方药：苍白术（各）9克，藿佩（各）9克，薏苡仁12克，蔻仁（后下）3克，炒六曲9克，陈皮9克，茯苓9克，谷麦芽12克。7剂。

二诊（8月3日）：药后胃纳渐增，精神振作，胃痛未发，苔白腻略化，仍守原法，共服二十余剂，诸症缓解。

三诊（12月23日）：半年来胃痛未发。近又因劳累而胃痛发作，神疲乏力纳少，二便调，舌质淡，苔薄，脉细。

辨证：脾虚胃弱，气机不畅。

治法：健脾和胃，理气畅中。

方法：党参9克，白术9克，茯苓9克，炙甘草6克，白芍12克，陈皮4.5克，谷芽15克，佛手6克。

以上方随证加减，连服28剂，诸症渐愈，后曾作X线胃肠钡餐复查，十二指肠球部溃疡已愈合，随访半年余，未见复发。（《上海老中医经验选编》）

朱南山医案

○有一王姓病人，年五十二岁，患胃脘痛已二十余年，痛时牵引胁背，呕不能饮，骨瘦如柴，津液枯涸，舌剥干若树皮，口不能开，脉稍洪大。曾服平胃降逆、解郁顺气等药，仅获微效。求治于先君，认为症缘肝气横降，侮脾犯胃而起，缠绵日久，木郁化火，灼津伤阴，而单用理气药则性偏香燥，苦降药则有损胃气，乃处地丁散方（公丁香八分，鲜生地一两，白术一钱五分，党参六分，麦冬一钱五分，五味子八分，乌梅一钱，甘草节八分）。患者服数剂后，舌润痛止，其后不再发作，顽固的宿疾豁然而愈。（《近代中医流派经验选集》）

蒲辅周医案

○吴某，男，42岁。

初诊：1962年9月12日。

患十二指肠溃疡已13年，秋、冬、春季节之交，易发胃脘疼痛。经钡餐透视十二指肠球部有龛影，大便潜血阳性，最近胃痛，以空腹为重，精神不佳，大便正常，小便时黄，脉弦急，舌红苔少黄。

辨证：肝胃不和。

治法：调和肝胃。

方药：柴胡4.5克，白芍6克，炒枳实4.5克，炙甘草3克，黄连1.8克，吴茱萸0.6克，青皮4.5克，广木香1.5克，高良姜2.4克，大枣（擘）4枚。

1剂2煎，取160毫升，分早晚2次服。

复诊（9月17日）：药后胃痛稍减，大便不爽，小便稍黄，寐差。脉弦数，舌红苔黄腻。

辨证：湿热尚盛，胃气未复。

治法：调肝胃，清湿热。

方药：炒苍术4.5克，香附4.5克，川芎4.5克，焦栀子4.5克，建曲6克，厚朴4.5克，炒枳壳4.5克，茵陈6克，郁金4.5克，石斛9克，广木香1.5克，通草3克，鸡内金6克。

3剂，煎服法同前。

三诊（9月26日）：胃痛基本消失，食纳增加，脉缓有力，舌边微有薄黄腻苔。续宜和胃，以资巩固。

方药：赤石脂30克，乌贼骨30克，香橼15克，炙甘草30克，炮鸡内金60克。

共为细末和匀，每服1.5克，日服2次，白开水送下。（《蒲辅周医疗经验》）

张锡纯医案

○（胃脘疼闷）天津十区宝华里，徐氏妇，年近三旬，得胃脘疼闷证。

病因：本南方人，出嫁随夫，久居北方，远怀乡里，归宁不得，常起忧思，因得斯证。

证候：中焦气化凝郁，饮食停滞艰于下行，时欲呃逆，又苦不能上达，甚则蓄极绵绵作疼。其初病时，惟觉气分不舒，服药治疗三年，病益加剧，且身形亦渐羸弱，呼吸短气，口无津液，时常作渴，大便时常干燥，其脉左右皆弦细，右脉又兼有牢意。

诊断：《内经》谓脾主思，此证乃过思伤脾，以致脾不升胃不降也。为其脾气不上升，是以口无津液，呃逆不能上达；为其胃气不降，是以饮食停滞，大便干燥。治之者当调养其脾胃，俾还其脾升胃降之常，则中焦气化舒畅，疼胀自愈，饮食加多而诸病自除矣。

处方：生怀山药一两，大甘枸杞八钱，生箭芪三钱，生鸡内金（黄色的捣）三钱，生麦芽三钱，玄参三钱，天花粉三钱，天冬三钱，生杭芍二钱，桂枝尖钱半，生姜三钱，大枣三枚（劈开）。

共煎汤一大盅，温服。

效果：此方以山药、枸杞、黄芪、姜、枣，培养中焦气化，以麦芽升脾（麦芽生用善升），以鸡内金降胃（鸡内金生用善降），以桂枝升脾兼以降胃（气之当升者遇之则升，气之当降者遇之则降），又用玄参、花粉诸药，以调剂姜、桂、黄芪之温热，则药性归于和平，可以久服无弊。

复诊：将药连服五剂，诸病皆大轻减，而胃疼仍未脱然，右脉仍有牢意。度其疼处当有瘀血凝滞，拟再于升降气化药中加消瘀血之品。

处方：生怀山药一两，大甘枸杞八钱，生箭芪三钱，玄参三钱，天花粉三钱，生麦芽三钱，生鸡内金（黄色的捣）二钱，生杭芍二钱，桃仁（去皮炒捣）一钱，广三七（轧细）二钱。

药共十味，将前九味煎汤一大盅，送服三七末一半，至煎渣再服时，仍送服余一半。

效果：将药连服四剂，胃中安然不疼，诸病皆愈，身形渐强壮，脉象已如常人，将原方再服数剂，以善其后。

或问，药物之性原有一定，善升者不能下降，善降者不能上升，此为一定之理，何以桂枝之性既善上升，又善下降乎？答曰：凡树枝之形状，分鹿角、蟹爪两种，鹿角者属阳，蟹爪者属阴。桂枝原具鹿角形状，且又性温，温为木气，为其得春木之气最厚，是以善升，而其味又甚辣，辣为金味，为其得秋金之味最厚，是以善降。究之其能升兼能降之理，乃天生使独，又非可仅以气味相测之。且愚谓气之当升不升者，遇桂枝则升，气之当降不降者，遇桂枝则降，此虽从实验中得来，实亦读《伤寒》、《金匮》而先有会悟。今试取《伤寒》、《金匮》凡用桂枝之方，汇通参观，白晓然无疑义矣。（《医学衷中参西录》）

梁乃津医案

○胡某某，男，48岁。

初诊：1980年12月27日。

患者胃痛近12年之久，为灼热痛，并有口苦，口腻，失眠，纳差，寒热皆不受，稍有反酸与嗳气，大便秘结，小便黄，舌质红，苔黄，脉弦数。经胃肠钡餐透视为十二指肠溃疡。

辨证：热郁胃腑。

治法：清热和中。

方药：主方拟新订清胃汤加减。

蒲公英30克，花粉30克，郁金15克，佛手15克，白芍30克，甘草10克，延胡索10克，五灵脂15克，海螵蛸20克，瓦楞子30克。

服上方4剂后，疼痛明显减轻，胃纳转好，反酸减，续服10剂后，疼痛消失。（《当代名老中医临证荟萃》）

曹家达医案

○阙上痛，胃中气机不顺，前医投平胃散不应，当必有停滞之宿食，纳谷日减，殆以此也，拟小承气汤以和之。

生川军三钱后入，中川朴二钱，枳实四钱。

拙巢注：服此应手。（《经方实验录》）

张子琳医案

○王某，男，49岁，五台县商业职工。

1970年11月9日初诊：1964年以来，胃脘顶冲疼痛，拒按，嗳气，有时泛酸，不能见冷，饭后腹胀，消化迟钝，体倦乏力。西医诊断为胃下垂，以前曾服中药、西药，多方治疗，未见明显效果。舌无苔，脉弦紧。

辨证：中焦虚寒。

治法：温中健脾，理气止痛。

方药：黄芪15克，炒白芍12克，桂枝10克，炙甘草6克，香附6克，良姜6克，川楝子10克，延胡索10克，云茯苓10克，半夏10克，陈皮6克，吴茱萸5克，鸡内金6克，生姜3片，大枣3枚，水煎服。

11月17日二诊：上方服4剂后，脘痛轻，不嗳气，不泛酸，食欲好，二便如常，惟仍有顶冲的感觉。脉沉而不紧。上方去延胡索、鸡内金、生姜、大枣，加沉香5克，川楝子10克，荔枝核10克，砂仁壳6克，水煎服。

11月23日三诊：上方服3剂，近日饭后胃脘胀痛，喜按，肠鸣辘辘，自觉有水，仍有顶冲，脉沉紧，仍遵上法。

方药：黄芪15克，炒白芍12克，桂枝10克，炙甘草6克，茯苓10克，半夏10克，陈皮6克，吴茱萸6克，干姜6克，沉香6克，牛膝10克，荔枝核10克，炒小茴10克，川楝子10克，生姜10克，大枣2枚，水煎服。

12月13日四诊：上方加减，服用十余剂，胃脘疼痛已愈，顶冲减轻，进食正常，脉沉弦。处方如下。

方药：炒白芍12克，炙甘草6克，川楝子10克，苏梗6克，茯苓10克，沉香6克，吴茱萸6克，香附6克，良姜6克，怀牛膝10克，炒小茴6克，肉桂6克。

服本方4剂后，诸症渐安。

3个月后随访（1971年8月）：患者只有饭后胃脘不舒之感，余无不良感觉，体重渐增。

○康某，男，50岁，五台县人。

1971年12月5日初诊：2个月前发现胃脘部疼痛，曾多方治疗，愈治愈重。痛有定处而拒按，痛甚时全身颤抖。食欲尚可，口干，大便干，小便一般，脉沉弦有力，苔白厚。

辨证：气滞血瘀。

治法：理气活血。

方药：白芍15克，炙甘草5克，川楝子10克，延胡索10克，生蒲黄10克，炒灵脂10克，丹参15克，檀香6克，草蔻5克，酒大黄5克，当归10克，麦冬10克，枳实6克，水煎服。

12月8日二诊：服上方2剂后，胃脘痛减轻，口干、大便干均见好，颤抖再未发作，胃脘部拒按，脉象弦急。上方加减再服。处方如下。

白芍12克，炙甘草6克，川楝子10克，延胡索10克，生蒲黄10克，炒灵脂10克，丹参15克，檀香6克，草蔻5克，当归10克，火麻仁10克，茯苓10克，陈皮6克，半夏10克，水煎服。

12月10日三诊：服上方2剂后，胃脘病显著减轻，余证均愈。脉沉弦转向缓和，苔薄白。病已基本痊愈，上方继服2剂，诸症均安。

○李某，男，63岁，太原人，职员。

1976年11月28日初诊：食欲不振，精神衰退，肢体无力，胃脘胀痛，不拒按，嗳气频繁，平素喜热畏冷，大便常干，排便不畅，小便如常。发病3月有余，经许多医院治疗，一直未见明显效果。疼痛难忍，不能工作，休息治病已2月多。舌淡红，苔薄白，脉沉弱。诊为脾胃虚寒，而兼气滞。

治法：散寒止痛，理气健脾为主。

方药：茯苓10克，半夏10克，陈皮6克，炙甘草5克，吴茱萸6克，良姜10克，香附10克，川楝子10克，延胡索10克，当归10克，火麻仁15克，炒白芍12克，神曲10克，水煎服。

12月1日二诊：服上方2剂，胃脘疼痛减轻，大便已不干，仍食欲不振，喜暖畏冷，见冷则胃痛。脉沉，右关较有力。处方如下。

茯苓12克，半夏12克，陈皮10克，炙甘草5克，良姜10克，香附10克，延胡索 10克，川楝子10克，炒白芍12克，神曲12克，官桂6克，水煎服。

12月8日三诊：服上方4剂，食欲好转，大便正常，胃脘仍有隐痛。舌苔白腻，脉沉。效不更方，原方去官桂。又服6剂后，诸症悉除。停药，调理饮食，5天后即上班，恢复工作。1978年4月随访，再未复发。

○原某，女，26岁，榆社县职工。

1975年12月19日初诊：素有呕酸，胸腹憋闷，咳嗽、吐痰，痰中带血之病史。近来食欲不振，胃脘憋痛，饮食稍多则恶心呕吐，嗳气频频。兼咳吐黏痰，手足热，大便干，小便黄，尿道痛。脉沉。诊为阳明腑气不降，实热内结，治宜降气止呕，理气通便。

方药：茯苓10克，半夏曲10克，陈皮6克，竹茹6克，藿香10克，当归10克，瓜蒌15克，酒大黄2.4克，厚朴6克，苏梗6克，香附6克，地骨皮12克，水煎服。

12月22日二诊：服上方2剂，食纳稍好，呕吐停止，仍恶心嗳气，脘痛连胁，憋胀压痛，黏痰转清，大便稍干，手足心烧憋，心烦背劳，口干唇红。脉沉。处方如下。

茯苓10克，半夏曲6克，陈皮6克，竹茹10克，藿香5克，当归10克，瓜蒌12克，苏梗6克，丹皮6克，地骨皮15克，羌活6克，狗脊12克，桑寄生15克，炒栀子6克，甘草5克，麦冬10克，厚朴6克，水煎服。

12月30日三诊：服上方时则食欲好，停药则不欲进食。呕吐减少，还嗳气，仍有痰。胃脘憋胀减轻，但拒按。胃脘左边痛重。大便不干，夜间手足烧憋，背困，口干，唇红。脉沉。处方如下。

茯苓10克，半夏曲10克，陈皮6克，竹茹6克，当归10克，瓜蒌10克，丹皮6克，炒栀子6克，厚朴6克，地骨皮15克，麦冬10克，甘草5克，香附6克，桑寄生15克，水煎服。

1976年1月6日四诊：服上方3剂，食欲好，不呕吐。左胁痛，有时右胁亦痛。嗳气，吐痰多，大便正常，脉沉。上方去竹茹、厚朴，加柴胡5克，苏梗6克，石斛12克。水煎服。

1月10日五诊：服上方2剂后，食欲好，呕吐已愈。胁痛、手烧减轻，大便正常，口黏，鼻出血，口唾血（此系患者素有倒经病史，月经将至之兆）。脉沉，左手稍兼弦。此为肝胆郁热。治以疏肝理气，清肝泻热，辅以引血下行。处方如下。

柴胡10克，香附10克，郁金6克，白芍10克，当归10克，丹皮6克，炒栀子6克，甘草5克，白茅根15克，生地12克，牛膝10克，麦冬10克，地骨皮16克，藕节10克，青皮6克，石斛10克，枳壳6克，水煎服。

1月19日六诊：服上方后，诸症均减，月经已过，惟胁仍有隐痛。其脉左弦右平。仍遵上法，原方去生地、牛膝、藕节、白茅根、石斛水煎服。

3月2日七诊：上方服4剂后即诸症向愈。食欲好，不恶心、呕吐。近来胁痛偶有发作。口干、口苦，有臭味。手烧，背困，白带稍多。仍以上方加减化裁，服3剂而安。嘱其情志调达，少食肥腻，多进素淡方宜。

○高某，男，49岁，五台县人，农民。

1971年9月17日初诊：面色皖白，食欲不振，恶心，呕吐，脘腹疼痛，泛酸，日久不愈。素体虚弱，小腹抽痛、憋胀，肠鸣。自觉有气自脐下向上顶冲。出虚汗，倦怠无力，大便偏溏，小便发黄，并偶带白浊。舌淡苔白，脉象沉弱。

辨证：此为脾虚胃寒兼冲气上逆之证。

治法：温中健脾，平冲止呕。

方药：理中汤合良附丸加味。

党参10克，白术10克，炙甘草6克，茯苓10克，陈皮6克，半夏10克，吴茱萸6克，川楝子10克，荔枝核10

克，延胡索6克，香附6克，高良姜6克，乌药10克，生姜3片，大枣3枚，水煎服。

9月28日二诊：上方服5剂，食欲好转，呕吐，泛酸，积气顶冲，出虚汗等症均显著好转。小腹仍憋胀跳动，舌淡、苔白，脉沉弱。仍遵原方，加茯苓为12克，广木香5克，怀牛膝10克，大腹皮6克，水煎空腹服。

10月14日三诊：上方服9剂，食欲倍增，已经恢复至病前水平。呕吐，积气顶冲，小腹憋痛等症状已愈。近1个月来，只觉阴囊发冷，出汗，苔白，脉沉。处方如下。

党参10克，白术10克，炙甘草6克，茯苓12克，半夏10克，陈皮6克，吴茱萸6克，香附6克，良姜6克，炒小茴10克，乌药6克，肉桂6克，草蔻6克。

水煎服4剂后，诸症遂安。（《张子琳医疗经验选辑》）

孔繁煜医案

○吴某某，男。初诊：1975年4月8日就诊。

自诉胃痛多年，隐隐作痛，食后痛减，甚或伴灼热感，纳差，口干，大便坚黑，曾经钡餐检查：确诊为“十二指肠球部溃疡”，舌红少苔，脉细数。

辨证：胃阴不足。

方药：养胃汤加减。

沙参15克，玉竹15克，白芍15克，瓜蒌仁15克，生地20克，麦冬10克，知母10克，芦根10克，扁豆10克，鸡内金10克，陈皮6克，甘草6克。

服9剂后，疼痛缓解，黑粪转黄，原方去生地，8剂后痛止，食欲精神转佳，嘱守方再服10剂，以巩固疗效。（《杏林医选》）

胡住想医案

○万历壬寅六月间，家君年五十三矣。患心口痛，呕食面黄。诊之，脉细弦数六至余。即灸气海、乳根各数壮，服补中益气汤加吴萸、姜炒黄连、山栀，二三十帖，又以四君加减丸补脾，遂愈。明年天旱，家贫车戽力罢，复吐酸如前，再服前剂及八味丸而安。（《慎柔五书》）

郑在辛医案

○洪育沧兄令眷，于归未久。正月上旬，胃中大痛，前医用苍朴、炮姜、香附不效，至夜痛厥。次日迎诊，六脉沉紧而滑，昏卧于床，不知人事，手足微温，身体软重，告曰：“寒痰满中，非辛热不醒。”时孙医先用附子，不敢服，余用附子、干姜、半夏、茯苓、白蔻、陈皮一剂，服后半夜方醒，自言为人释放回也。次日再诊，谆言人虽醒，而脉未回，寒邪犹在，仍须前药，勿功亏一篑也。而洪宅素畏热药，弃置不用，以他医参、术、炮姜、半夏平和之药为稳妥，殊不知邪未退而温补，反致助邪。医将一月，终日呕哕不息，饮食不餐，至二月初三，哕变为呃，其音似吠，越邻出户，连声不息，口张不能合，四肢厥冷，扬手掷足，欲裂衣袂，目珠上视，其势危笃，从未经见者也。京口名家，见病愈重，而药愈平，但用丁、沉、柿蒂、乌药、橘红、半夏应世之药而已。急复求治，余曰：“脉细疾无伦，几于不见，若不以大温之药，疾驱其寒，亥子之交，必致阳脱。遂用生附子、生干姜、半夏各三钱，吴茱萸一钱，一剂气平，二剂手足回温，其夜计服四剂，吠声方止。仍如前呃，次日仍用前方，但换熟附子，加茯苓、橘红，每日仍服半硫丸三十颗。一月后，加白术合理中六君，共计服药百剂，方能食饭不呃，经水始通，渐次调治而愈。此证可为病家医家，惟求平妥，酿病不医之鉴。（《素圃医案》）

程杏轩医案

○闵某处境艰难，向多忧虑，脘痛经岁，诸治不瘳，望色萎黄，切脉细弱，问：“痛喜按乎？”曰：“然。”“得食痛缓乎？”曰：“然。”予曰：“此虚痛也。”古云痛无补法，此特为强实者言，非概论也。为订归脾汤，嘱多服乃效。如言，服廿剂有应，百剂获痊。后一丐者患同，某检方与之，服数十剂亦愈。（《杏轩医案》）

退庵居士医案

○沈，三七，寒湿内侵，腑气不行，腹痛下痢。

苏叶，羌活，茅术，楂肉，厚朴，橘白，一服而愈。（《肘后偶钞》）

何其伟医案

○肝郁气滞，先从小腹作痛，上升及于胃脘痛无间断；脉左弦右细。此木乘土位也。久恐呕吐反胃。

川连，川楝子，归须，枳实，瓦楞子，吴萸，川郁金，白芍，瓜蒌，橘叶。

胃寒，蛔厥作痛。左金参安胃法治之。

川连，干姜，川楝子，山栀，陈皮，吴萸，半夏，白芍，乌梅，瓦楞子。

脘痛反复无定，两关脉弦迟勿劲。此由天气严寒，中州遏滞，所以时止时作，一时难以奏效。交春伊迩，且恐加剧。以益气疏肝主治。

潞党参，吴萸，半夏，白芍，益智，川连（姜汁拌炒），干姜，陈皮，炙草，佛手。（《鲟山草堂医案》）

林佩琴医案

〇房叔，胃脘痛，脉细涩，服香砂六君子汤去白术，加煨姜、益智。痛定后，遇劳复发，食盐炒蚕豆，时止时痛。予谓昔人以诸豆皆闭气，而蚕豆之香能开脾，盐之咸能走血，痛或时止，知必血分气滞，乃用失笑散，一服痛除。

〇史，脘痛日久，血络亦痹，理用辛通。当归须、延胡索、橘络、香附、枳壳、降香、郁金汁，服效。

〇张，操劳伤阳，脉迟小，胃口隐痛，绵绵不已，治用辛温理气。制半夏、良姜、金橘皮、茯苓、檀香、归须、韭子炒研，一啜痛止。

〇薛，痛久热郁，口干内烦，不宜香燥劫液，询得食痛缓，知病在脾之大络受伤，由忍饥得之。甘可缓痛，仿当归建中汤法。炒白芍二钱半，当归钱半，炙草一钱，豆豉（炒）钱半，橘白八分，糯稻根须五钱，饴糖熬，三钱冲，数剂痛定。常时食炒粳米粥，嗣后更与调养胃阴。杏仁、麦冬、白芍、当归、蒌仁、半夏青盐炒、南枣。数服痛除。（《类证治裁》）

凌晓五医案

〇（胃寒痛）牛（左，年廿六，上兴桥），寒湿气滞，肝胃不和，胃脘当心而痛，痛甚欲呕，脉右弦缓，治拟泄木和中。

生米仁，宣木瓜，东白芍（桂枝三分，拌炒），赤苓，缩砂仁或用阳春砂仁，广藿香（左金丸三分，拌），新会皮，延胡索，小青皮，制香附，法半夏，瓦楞子，焦麦芽。

如干姜、吴萸、刺猥皮、九香虫、肉桂、沉香之类，随意用之，常服香砂养胃丸大佳。

〇南皋桥七家田沈商尧，年五十余，胃寒痛不止，脉弦迟舌白胖，清乌镇沈馨斋治之，用归芪建中汤一剂却止，方附后。

桂枝一钱，煨姜三片，全当归二钱，东白芍三钱，红枣三枚，大棉芪一钱五分，炙甘草七分，饴糖三钱，胡芦巴一钱。

〇朱（北街，年三十，六月专请），饥饱失常，劳倦内伤，厥阴肝气横逆，扰动胃中留伏痰饮，痰气交阻，肝胃气失通调，胃脘当心而痛，痛甚欲呕，两胁支满，甚且厥逆，拘挛不仁，屡经更医，拟进辛温香燥之品，肝胃血液益受其耗，而脘痛胁胀不除，病经旬余，食不沾唇，形肉羸瘦，尝读《内经》有云：肝苦急，急食甘以缓之。治肝之体宜酸宜甘，治肝之用宜酸宜苦，酸甘能益肝阴。肝与胃脏腑相对，一胜则一负，肝善升而胃少降，所以见证如是也。今诊脉象虚数近弦，右关弦滑而浮，舌胎黄糙边红。拟宗经旨主治，附方请明眼酌夺。

台参须（玫瑰花三朵同炖冲），东白芍，新会皮，吉梅炭，笕麦冬，左金丸，宋制夏，绿梅蕊，清炙甘草，宣木瓜，朱茯神，陈冬米。（《三三医书·凌临灵方》）

陈莲舫医案

〇胃脘痛，嘈杂发呕，脉沉弦。治以和养。

左金丸，生白芍，远志肉，焦建曲，九香虫，法半夏，抱木神，毕澄茄，新会皮，炒丹参，炒当归，炒香附，姜竹茹。

〇胃脘痛，痛久中伤，厥阴浊邪，有升少降，更衣失利，遂至纳食减少。脉息沉弦。拟以通降。

米炒洋参，毕澄茄，焦建曲，煨益智，炒丹参，左金丸，戌腹粮，东白芍，全当归丸，香虫，制香附，新会皮，姜竹茹，伏龙肝。（《陈莲舫医案秘钞》）

蒋宝素医案

〇怒动肝阳，食停中脘，痛如锥刺。

广木香，鸡心槟榔，川厚朴，延胡索，五灵脂，蒲黄，当归身，川芎，白芍。

积食停寒，胃脘当心而痛。

广藿香，广木香，枳实，川厚朴，制香附，乌药，炒山楂肉，炒麦芽，大砂仁，陈橘皮，炮姜炭，小青皮。

调血中之气，和气中之血，共服十有六剂，大获效机。第脘痛八年之久，痛时心下横亘有形，乃气聚胸腹，汩汩有声，为痰饮。痰阻气机，源流壅塞，故痛。现在气聚已散，脘痛已平，肌肉亦生，形神亦振，血色亦华，六脉皆起，都是佳征。然沉痼之疴，获效殊难，善后一切，万万小心自重。

人参，云茯苓，冬白术，当归身，川芎，四制香附，广木香，延胡索，黄郁金，炙甘草，大生地，大白芍。

水叠丸。早晚各服三钱。

肾主二阴，胃司九窍。肾水承制诸火，肺金运行诸气，气液不足濡润肝肠，木横中伤，转输失职，血燥肠干，大便不解，痛呕不舒，通夕不寐。生脉散上行肺金治节，下滋肾水之源，清肃令行，肝胃自治。病不拘方，因人而使，运用之妙，存乎一心。公议如是，敬呈钧鉴。

人参，大麦冬，北五味子。

昨进生脉散，液得少寐，今仍痛呕。禀赋虽充，然病将三月之久，脾胃必受其困。肝木犹旺，必犯中土，胃气愈逆，饮食不进。转输愈钝，大便愈结。肝为将军之官。怒则克土。郁则化火，火旺痰生，痰凝气阻，幻生实象，非食积壅滞可下也，公议仍以生脉散加以大半夏汤。

人参，大麦冬，北五味子，制半夏，白蜂蜜。

昨进生脉散合大半夏汤，痛呕仍未止，饮食仍不进，大便仍不解。总由水不涵木，火烁阴消，两阳合明之气，未能和洽，故上不入，下不出，中脘痛、呕不舒也。此时惟宜壮水清金，两和肝胃。木欲实，金当平之。肝苦急，甘以缓之。水能生木，土能安木。肝和则痛定胃开，胃开则安寐便解。此不治痛而痛止，不通便而便通。仍以生脉散合大半夏法加以三才汤。

人参，大麦冬，北五味子，制半夏，天门冬，大生地，川白蜜。

昨进生脉、三才、参、蜜、半夏，大便虽通未畅，痛尚未止。总因肝气横逆。夫肝木赖肾水以滋荣，究其原委，皆缘平昔肝阳内炽，耗损肾阴，驯致水亏于下，莫能制火，火性炎上，上与诸阳相率为患。王道之法，惟有壮水之主，以镇阳光，水能济火又能涵木，木火平宁，则胃开食进，痛自止矣。再以六味、生脉主之。

大生地，粉丹皮，建泽泻，怀山药，云茯苓，山萸肉，人参，大麦冬，五味子。

昨进六味、生脉，大获效机。大便通，大肠之气已顺。痛呕止，阳明之气已和。中阳贵建明，金令宜清肃，仍以六味、生脉专滋金水二脏之源。水能生木，金能乎木，俾春生之气，萃于一身，自能勿药有喜。

大熟地，牡丹皮，建泽泻，怀山药，云茯苓，山萸肉，人参，大麦冬，五味子，当归身，怀牛膝，枸杞子。

水叠丸。早晚各服三钱，淡盐汤下。（《问斋医案》）

陈修园医案

○肝胃气逆上冲，胸脘作痛甚剧，久则气血瘀滞。曾经吐血，是阳明之血因郁热蒸迫而上也。血止后痛势仍未减，每发必在午后，脉小而紧数，舌红无苔。乃血去阴亦受伤，气分之郁热仍阴于肝胃之络，不能透达。宜理气解郁，取辛通而不耗津液者为合，议方列下。

旋覆花二钱，广郁金一钱，川楝子一钱，延胡索一钱，制香附一钱五分，白茯苓二钱，炒栀子二钱，陈皮八分，石决明二钱。

水同煎服。再吞左金丸二钱。

脉沉弦而紧，舌苔白腻，渴不欲饮，大便似通非通。素有肝胃气痛，中焦兼有寒积，是以胸脘胀满作痛，势不可忍，恐系脏结之证，岂寻常小恙视之，非温不能通其阳，非下不能破其结，宗许学士法，方拟于后。

炮附子八分，肉桂一钱，干姜八分，姜炒川朴二钱，枳实二钱，大黄三钱。

水同煎服。（《南雅堂医案》）

方仁渊医案

○肝为将军之官，病则侮脾凌金，气逆作痛，由脘及腹，癸事亦为不行，病由厥阴而及冲任，建功不易。

香附，丹参，苏叶，乌药，肉桂炒白芍，砂仁，延胡，桃仁，白薇，小茴炒归身，青皮。

二诊：温脾疏肝既合，仍宗其意。

香附，丹参，白薇，茯苓，乌药，沉香，归身，砂仁，青皮，五灵脂，吴萸炒白芍。

三诊：脘痛已止，腹痛未静，肝邪之不平，亦由瘀阻所致。

香附，归尾，砂仁，丹皮，乌药，丹参，吴萸炒白芍，白薇，泽泻，桃仁，青皮，五灵脂。

脘块攻痛无定，脉见小弦。夫弦为肝邪，小为胃弱，舌苔白腻，由湿痰阻中，清气少升耳。疏肝温胃，佐以化痰。

吴萸，柴胡，煨姜，小茴炒归身，白芍，姜半夏，砂仁，炙草，茯苓，陈皮。

辛通甘缓，为肝胃两经之治法。而甘味固能崇土御木，亦能满中碍胃，再思变而通之。

半夏，陈皮，苏梗，茯苓，白术，香橼，香附，归身，白芍，柴胡，吴萸，玫瑰。

脘痛气撑，寒热淹缠，此无非木不条达，脾胃失升降之司也。先疏肝和胃。

柴胡，白术，归身，白芍，香附，蔻仁，沉香，青皮，吴萸，生姜，薄荷，茯苓。

二诊：脉象略和，前方疏肝和胃，原从畅木和中，使木土不相残克，则气平痛止，寒热亦除。

原方去茯苓、沉香、青皮、加丹皮、玫瑰。

三诊：寒热得辛通而减，的系肝邪为患，仍宗其意。

白芍（肉桂末拌抄），归身，半夏，香附，姜山栀，红枣，香橼皮，旋覆，吴萸，姜皮。

脘痛得甘方止，中虚木侮已见一斑。但痛连及胁，肝络亦伤，缓中和络，宗经意治之。

炙甘草，白芍，归须，茯苓，高丽参，醋青皮，吴萸，橘络，红枣，沉香汁。

二诊：进实脾御肝法，脘痛少减，仍宗其议。

照前方去橘络，加枣仁，于术。

三诊：脉来带弦，痛势未止，但得甘味则减，其为中虚木胜无疑。思仲景有建中法，姑遵之。

枝桂五分，生姜一钱半，饴糖二钱，香附二钱，白芍二钱，大枣三枚，小青皮七分，党参二钱，左金丸三分。（《倚云轩医话医案集》）

金子久医案

○脘痛及背，背痛及胁，辗转不痊，已越四日，痛而且胀，中脘积湿积痰，阻气阻络，肝木素有郁勃，郁则化火，自觉腹有热气，即郁火也。旧春右手似痹似酸，今春左足似麻似木，左右升降交错，阴阳道络窒碍，升多降少，肺亦受害，喉痒咳呛是其征也。一团气火湿痰，互相胶聚于中，遂使脾失其运，胃失其布，饮食易停，更衣为艰。痛属乎气，气属无形，气之升降无定，痛之上下无常。脉象两关弦涩，舌质中央薄腻，治法疏肝之郁，宜胃之滞，借此潜降其火，疏化湿痰，俾肝胃和则气络自通，气络通则胀痛自止。

预知子，姜半夏，瓜蒌仁，青皮，桂枝，丝瓜络，竹茹，九香虫，金铃子，玉蝴蝶，橘络，白芍，玫瑰花，郁金。（《金子久专辑》）

杜子良医案

○袁大总统病胃痛，经西医用通利药，屡愈屡发，历月余不瘳，得便则痛释，得食则痛作，精神日倦，不耐劳事。因嘱左丞杨杏城士琦电邀予来京。时在奉天供财政顾问也，到京诊其脉，两关俱弦，按之则软，因谓之曰：此诚胃病，虚中有实。通则滞下而胃空，食则胃壅而气滞，此所以攻补皆无功也。治脾胃之法，莫详于东垣之《脾胃论》。脾胃合治，以升清降浊为主；逮后叶天士以脾胃分治，治脾宜运，治胃宜通，又分体用，是以治多获效。今屡通而胃伤气弱，弱则食人不化，阻滞为痛。无已必双管齐下乎。东垣枳术丸，枳实攻之，白术补之；《外台》茯苓饮，人参补之，枳实攻之。兹仿此意以为法，一帖胃痛释，能进炸酱面矣。项城语左右曰：不意中药如此之效，今而后不偏信西药矣。未数帖，其疾全瘳。（《药园医案》）

叶桂医案

○严，二十，胃痛半年，干呕。（肝犯胃）

金铃子，延胡，半夏，茯苓，山栀，生香附。

○张，冲气上攻成形，痛呕，痛后则散。此厥阴顺乘阳明，阳明虚，筋骨亦掣痛。安蛔丸三钱，四服，椒梅汤送。

○某，三五，劳力，气阻胃痛。

川楝子，延胡，炒半夏，乌药，橘红，生香附汁。

○陈，宿病冲气胃痛，今饱食动怒痛发，呕吐。是肝木侵犯胃土，浊气上踞。胀痛不休，逆乱不已，变为先寒后热，烦躁面赤汗泄。此为厥象，厥阴肝脏之现症，显然在目。夫痛则不通，通字须究气血阴阳，便是看诊要旨矣。议用泻心法。

干姜，川连，人参，枳实，半夏，姜汁。

○吴，三七，食仓痛发，呕水涎沫六年，久病入络。述大便忽闭忽溏，患处辘辘有声。议通胃阳，兼制木侮

淡吴萸，良姜，半夏，延胡，炮川乌，茯苓，蒲黄。

○李氏，舌白胸痞，脘痛如束，干呕便难。气阻凝痰聚膈，当以泄降宣剂。若竟攻荡，当夏热土旺，伤及太阴，恐滋胀满之忧。

醋炒半夏，川楝子，延胡，橘红，杏仁，厚朴。

○王氏，气逆填胸阻咽，脘痹而痛，病由肝脏厥气，乘胃入膈，致阳明经脉失和，周身掣痛。夜甚昼缓者，戌亥至阴，为肝旺时候也。此症多从惊恐嗔郁所致，失治变为昏厥。

半夏，姜汁，金铃子，延胡，杏仁，瓜蒌皮，香豉，白蔻。

又：痛缓，夜深复炽，前后心胸板掣，脉左数。病在血络中。

金铃子，延胡，桃仁，归须，郁金，白蔻仁。

○董氏，产后三年，经水不转，胃痛，得食必呕，汗出形寒，腰左动气闪烁，大便七八日始通，脉细弦，右涩，舌白稍渴，脘中响动，下行痛缓。病属厥阴顺乘阳明，胃土久伤，肝木愈横。法当辛酸两和厥阴体用，仍参通补阳明之阳，俾浊少上僭，痛有缓期。

人参（同煎）一钱，开口吴萸（滚水泡洗十次）一钱，生白芍三钱，良姜七分，熟半夏（醋炒焦）二钱，云茯苓（切块）三钱。

○顾氏，天癸当绝，仍来，昔壮年已有头晕，七年前秋起胃痛若嘈，今春悲哀，先麻木头眩，痛发下部，膝胫冷三日。病属肝厥胃痛。述痛引背胁，是久病络脉空隙，厥阳热气，因情志郁勃拂逆，气攻乘络。内风旋动，袭阳明，致呕逆不能进食。（肝风犯胃液虚）

九孔石决明，清阿胶，生地，枸杞子，茯苓，桑寄生，川石斛。

○某，胁痛入脘，呕吐黄浊水液。因惊动肝，肝风震起犯胃。平昔液衰，难用刚燥。议养胃汁以熄风方。

人参，茯苓，半夏，广皮白，麦冬，白粳米。

○姚，胃痛久而屡发，必有凝痰聚瘀。老年气衰，病发日重，乃邪正势不两立也。今纳物呕吐甚多，味带酸苦，脉得左大右小。盖肝木必侮胃土，胃阳虚，完谷而出，且呃逆，沃以热汤不减，其胃气掀腾如沸，不嗜汤饮，饮浊弥留脘底。用药之理，远柔用刚，嘉言谓能变胃而不受胃变。开得上关，再商治法。（肝犯胃，兼痰饮胸痹）

紫金丹含化一丸，日三次。

又：议以辛润苦滑，通胸中之阳，开涤浊涎结聚。古人谓通则不痛，胸中部位最高，治在气分。

鲜薤白（去白衣）三钱，瓜蒌实三钱（炒焦），熟半夏三钱，茯苓三钱，川桂枝一钱，生姜汁四分（调入）。

古有薤露之歌，谓薤最滑，露不能留，其气辛则通，其体滑则降，仲景用以主胸痹不舒之痛；瓜蒌苦润豁痰，陷胸汤以之开结，半夏自阳以和阴；茯苓淡渗；桂枝辛甘轻扬，载之不急下走，以攻病所；姜汁生用，能通胸中痰沫，兼以通神明，去秽恶也。

○某氏，胃痛引胁。（肝郁化火犯胃）

川楝子，柴胡，黑山栀，钩藤，半夏，橘红。

○朱氏，苦寒辛通。

川连，土瓜，蒌皮，白芥子，茯苓，炒半夏，姜汁，橘红，竹茹。

又：肝厥胃痛，兼有痰饮，只因误用芪、术、人参，固守中焦，痰气阻闭，致痛极痞胀。更医但知理气使降，不知气闭热自内生，是不中窾。前方专以苦寒辛通为法，已得效验。况酸味亦属火化，议河间法。

金铃子，延胡，川连，黑山栀，橘红，半夏。

○张，老年郁勃，肝阳直犯胃络，为心下痛，久则液枯气结成格。

金铃子，延胡，黑山栀，淡豆豉，炒香。

○张，十九，壮年面色萎黄，脉濡小无力，胃脘常痛，情志不适即发，或饮暖酒暂解，食物不易消化。脾胃之土受克，却因肝木来乘。怡情放怀，可愈此病。（郁伤脾胃阳虚）

人参，广皮，半夏，茯苓，苡仁，桑叶，丹皮，桔

梗，山栀（姜汁炒）。

水泛丸。

○某，味淡短气，脘中微痛。（阳虚）

人参，淡附子，桂枝，炒远志，煨姜。

○某，积滞久着，胃腑不宣，不时脘痛，已经数载。阳伤奚疑?

炒半夏，淡干姜，荜茇，草果，广皮，茯苓。

○汪，五七，诊脉弦涩，胃痛绕背，谷食渐减。病经数载，已入胃络，姑与辛通法。

甜桂枝八分，延胡索一钱，半夏一钱，茯苓三钱，良姜一钱，蜜水煮生姜一钱半。

○张，阳微不司外卫，脉络牵掣不和，胃痛，夏秋不发，阴内阳外也，当冬寒骤加。宜急护其阳，用桂枝附子汤。

桂枝，附子，炙草，煨姜，南枣。

○戴，三九，始于伤阴，继则阳损，脘痛似乎拘束，食物逾时不运。当理中焦健运二阳，通补为宜，守补则谬。

桂枝木，茯苓，生姜渣，炒焦远志，炒黄半夏，生益智仁。

○余，三四，胃疼发，前后心冷，呕吐。

淡吴萸，炒半夏，荜茇，淡干姜，草果仁，厚朴，广皮，桂枝木。

○某，中州阳失健运，脘中痛，食不化。

益智仁，谷芽，广皮，炙草，茯苓，檀香汁，半夏曲，炒荷叶。

○顾，五十，清阳失职，脘中痹痛，得嗳旷达。当辛以通之。

薤白，半夏，桂枝，茯苓，干姜。

○顾，五一，营虚胃痛，进以辛甘。（营络胃阳兼虚）

当归一钱半，甜桂枝一钱，茯苓三钱，炙草五分，煨姜一钱半，南枣肉二钱。

○费，二九，劳力，气泄阳伤，胸脘痛发，得食自缓，已非质滞停蓄。然初病气伤，久泄不止，营络亦伤，古谓络虚则痛也。攻痰破气，不去病即伤胃，致纳食不甘，嗳噫欲呕。显见胃伤阳败，当去病甘温方。

人参，桂枝，茯苓，炙草，煨姜，南枣。

○某，胃痛已久，间发风疹。此非客气外感，由乎情怀郁勃，气血少于流畅。夫思虑郁结，心脾营血暗伤，年前主归脾一法，原有成效。今食减形瘦，当培中土，而理营辅之。异功加归、芍，用南枣肉汤泛丸。

○程氏，脉软，背寒，食入脘痛。

人参，茯苓，当归，白芍，炙草，煨姜，南枣。

○某女，形寒脘痛，得食甚，手按少缓。非有余客邪病，拟进和营卫法。

归桂枝去芍加茯苓。

○蒋，阳微气阻，右脘痛痹。据云努力痛起。当两调气血。（胃阳虚气滞血痹）

延胡，半夏，厚朴，橘红，桂枝木，良姜，瓜蒌皮，茯苓。

○某，二八，努力，饥饱失时，好饮冷酒，脉弦硬，中脘痛。

熟半夏三钱，云茯苓三钱，桃仁（去皮尖，炒，研）二钱，良姜一钱，延胡一钱，红豆蔻一钱（去壳）。

丸方，熟半夏三两（炒），云茯苓二两，生厚朴二两，小附子一两（炙），草果仁（去衣）一两，高良姜一两（生）。

老姜汁法丸，每服三钱。

○朱，痛固虚寒，吐痰泄气稍缓。当通阳明，勿杂多歧。（阳虚痰滞）

人参，半夏，姜汁，淡附子，茯苓，淡干姜。

○某妪，阳微痰滞，胃酸痛胀。用阿魏丸六分。

○施，六二，胃痛，浊痰上逆。（阳虚阴浊凝阻）

代赭石，炒半夏，淡吴萸，淡干姜，茯苓，广皮，荜茇，生益智仁。

○张，四八，阳微浊凝，胃下疼。

炒黑川椒（去目）一钱，炮黑川乌三钱，炮黑川附子三钱，炮淡干姜一钱半。

○高，五十，素多郁怒，阳气窒痹，浊饮凝冱，汤饮下咽，吐出酸水，胃脘痛痹，已经三载，渐延噎膈。先与通阳彻饮，俾阳气得宜，庶可向安。

半夏，枳实皮，桂枝木，茯苓，淡干姜。

又：脉右弦，不饥，纳谷不运，吞酸。浊饮尚阻，阳仍不宣。

半夏，良姜，桂枝木，茯苓，延胡，淡干姜。

○高，脉虚涩，胃痛久。治在血分。（血络瘀痹）

桃仁，当归，桂枝，茯神，远志，炙草。

○钱，三六，酒肉滞气胃痛，乡人称为穿心箭风，方书所无，不可稽考。苦辛泄降可效。

延胡，川楝子，桃仁，蒲黄，五灵脂。

○盛，三六，胃痛喜得暖食，肠中泄气则安。数年痛必入络，治在血中之气。

桂枝木，桃仁，韭白汁，归须，茯苓块。

又：阳微胃痛。

当归，桂枝木，桃仁，炙甘草，煨姜，南枣。

○席，经几年宿病，病必在络。痛非虚证，因久延，体质气馁，遇食物不适，或情怀郁勃，痰因气滞，气阻血瘀，诸脉逆乱，频吐污浊而大便反秘。医见呕吐肢冷，认为虚脱，以理中加附子温里护阳。夫阳气皆属无形，况乎病发有因，决非阳微欲脱。忆当年病来，宛是肝病，凡疏通气血皆效。其病之未得全好，由乎性情、食物居多，夏季专以太阴阳明通剂。今痛处在脘，久则瘀浊复聚，宜淡味、薄味清养。初三竹沥泛丸仍用，早上另立通瘀方法。

苏木，人参，郁金，桃仁，归尾，柏子仁，琥珀，茺蔚。

红枣肉丸，早服二钱。

○秦，久有胃痛，更加劳力，致络中血瘀，经气逆，其患总在络脉中痹窒耳。医药或攻里，或攻表，置病不理，宜乎无效。形瘦清减，用缓逐其瘀一法。

蜣螂虫（炙）一两，䗪虫（炙）一两，五灵脂（炒）一两，桃仁二两，川桂枝（尖生）五钱，蜀漆（炒黑）三钱。

用老韭根白捣汁泛丸，每服二钱，滚水下。

○潘氏，脉弦涩，经事不至，寒热，胃痛拒格，呕恶不纳。此因久病胃痛，瘀血积于胃络。议辛通瘀滞法。

川楝子，延胡，桂枝木，五灵脂，蒲黄，香附。

○吴氏，气火郁，胃痛。（气火郁）

川楝子，橘红，炒楂肉，郁金，黑山栀，香附。

○江，二十，胃疼缓，气逆不降。（气逆不降）

鲜枇杷叶，杏仁，生香附，降香汁，厚朴，橘红，桔梗，白蔻。

○范氏，诸豆皆能闭气，浆凝为腐，宛是呆滞食物。食已脘痞痛胀，乃清气之阻。诊脉小涩，舌白黏腻。当理气以开旷胸中。

杏仁，厚朴，老苏梗，广皮白，白蔻仁，枳壳汁，桔梗汁。

○阳明乃十二经脉之长，其作痛之因甚多。盖胃者汇也，乃冲繁要道，为患最易。虚邪贼邪之乘机窃发，其间消长不了。习俗辛香温燥主治，断不容一例而漫施。然而是病其要何在？所云“初病在经，久痛入络”，以经主气，络主血，则可知其治气、治血之当然也。凡气既久阻，血亦应病，循行之脉络自痹，而辛香理气，辛柔和血之法，实为对待必然之理。又如饱食痛甚，得食痛缓之类，于此有宜补不宜补之分焉。若素虚之体，时就烦劳，水谷之精微，不足以供其消磨，而营气日虚，脉络枯涩，求助于食者，甘温填补等法，所宜频进也。若有形之滞，堵塞其中，容纳早已无权；得助而为实实，攻之、逐之等剂，又不可缓也。寒温两法，从乎喜暖喜凉；滋燥之殊，询其使涩便滑，至于饮停必吞酸；食滞当嗳腐；厥气乃散漫无形；瘀伤则定而有象；蛔虫动扰，当频痛而吐沫；痰湿壅塞，必善吐而脉滑；营气两虚者，不离乎嘈辣动悸；肝阳冲克者，定然烦渴而呕逆；阴邪之势，其来必速；郁火之患，由渐而剧也（邵新甫）。（《临证指南医案》）

陈士楷医案

○高某，男。

背部酸疼，脘痛仍作，脉沉细，舌苔糙腻，证属寒湿滞气，肝木失达，法宜辛泄温通，必得痛缓为妙。

公丁香，炒川芎，制川朴，青陈皮，九香虫，石菖蒲，台乌药，广藿梗，薤白头，白蔻壳，佛手片，焦六曲。

○益某，男。

脾主运化，胃主纳受，脘腹胀疼而纳食少运，肢体疲软，大便溏薄，脉弦小，苔薄腻。脾胃湿阻滞气，运化违常候也。拟以疏运为主，清理为佐。

冬白术，制香附，炒枳壳，炒米仁，车前子，白蔻仁，炒陈皮，焦六曲，赤茯苓，佛手柑，台乌药。

二诊：前从脾胃湿阻、郁滞气机议治，服后脘痛即减，大便已实，惟纳食未旺，气机虽调而转运未克健旺。顷按脉来细缓，苔薄边腻，再宜健脾参调气主之。

冬白术，焦六曲，炒橘皮，广木香，大腹绒，车前子，炒米仁，益智仁，法半夏，制香附，炒谷芽，赤茯苓。

○汪某，男。

初诊：经云气出中焦，此指生生之气而言；又云肺主一身之气，此指流行之气而言；丹溪谓上升之气自肝而出，此指肝气之过旺而言。其实脾喜健运，肺喜肃降，肝喜条达，今饱食易胀，大腹膜满，脐下作疼，而便行不畅，脉细，苔薄腻。拙见三焦之气均违常度，法宜疏运之，转输之，从气分议治。

炒枳壳，白蔻仁，制半夏，砂壳，橘白，川朴，乌药，竹茹，茯神，佛手片。

二诊：经云胃主受纳，而转运之权，惟脾经操之，脾弱则木从而侮之，脘腹易于闷胀，或少腹作痛，便薄随之，脉细苔腻，其为脾运失健，肝木乘侮可知，再拟运中泄木治之。

枳术丸，广郁金，佛手片，白蔻仁，茯苓神，台乌药，炒橘白，炒麦芽，焦六曲，扁豆衣。

三诊：景岳云诸经之病，胀满而已，惟肝能作痛。陡然腹痛，气升及脘，随即真胀，其为木气骤升，脾之转运即乖可知。其痛甚牵连背部，以脏腑之腧皆在于背故也。脉不甚弦，苔腻，法宜调其升降，合泄木之品，使其呕止痛缓，易以养阴可也。

枳术丸，制香附，台乌药，焦六曲，蔻壳，砂壳，新会皮，法半夏，广郁金，茯苓，白芍，山栀。（《陈良夫专辑》）

费晋卿医案

○胃脘痛，腹胀拒按，按之则痛益甚。抑郁伤肝，肝气独旺，犯胃克脾。夫土受木制，运化失常，食入易滞，气不下通，脘痛腹胀，手不可按。经所谓：有形之食，阻塞无形之气也。脉象左弦右沉，势非轻浅。急宜柔肝理气，导滞畅中。

当归二钱，白芍一钱半，甘草四分，青皮一钱，木香五分，法夏一钱半，砂仁一钱，乌药一钱半，煅瓦楞三钱，延胡索一钱，枳实（磨冲）五分，沉香（磨冲）三分。

脘腹绞痛，胸闷呕恶，丑时尤甚，乃肝木旺时也。脉弦数，苔黄，症勿轻视，颇虑痛甚发厥。急拟柔肝调畅中都。

藿梗，白芍，甘草，醋炒柴胡，半夏，云苓，川楝子，煅瓦楞，吴萸，川连，陈皮，焦谷芽，佩兰，鲜佛手。

中脘作痛，寒凝气滞，宿食不化，阻塞中焦，上下不畅，以致脘痛不舒。治宜温中导滞。

陈广皮一钱，焦苍术一钱，川朴一钱，广木香八分，大砂仁一钱，茯苓二钱，六神曲三钱，焦楂肉三钱，川郁金二钱，枳实一钱，青皮一钱，佛手八分，藿苏梗各一钱。

营血久亏，肝气上升，犯胃克脾，胸腹作痛。治宜温运。

当归身，杭白芍，上瑶桂，延胡索，焦白术，云茯苓，佩兰叶，广郁金，细青皮，白蒺藜，广木香，春砂仁，降香片，佛手片。

肝气湿热交阻中焦，胃失降和，以致脘痛大发，呕吐不止，胁肋亦胀，脉来弦滑，苔腻，不时潮热。宜抑木畅中，兼苦降辛开。

刺蒺藜，淡干姜，川连，姜夏，陈皮，云苓，蔻仁，沉香，姜竹茹，佛手，藿梗，郁金。（《费伯雄医案》）

吴瑭医案

○甲子十月廿七日，伊氏，三十岁，脉弦急，胁胀，攻心痛，痛极欲呕；甫十五日而经水暴至，甚多，几不能起，不欲饮，少腹坠胀而痛，此怒郁伤肝，暴注血海，肝厥犯胃也。议胞宫阳明同治法。盖金匮谓胞宫累及阳明，治在胞宫；阳明累及胞宫，治在阳明。兹因肝病下注胞宫，横穿土位，两伤者两救之，仍以厥阴为主，虽变《金匮》之法，而实法乎，《金匮》之法者也。

台乌药二钱，半夏五钱，小茴香二钱，制香附三钱，血余炭（本人之发更佳）三钱，广郁金二钱，青皮八分，五灵脂一钱五分，黄芩炭一钱，艾炭三钱。

水五杯，煮取两杯，分二次服。

廿九日，《金匮》谓胞宫累及阳明，则治在胞宫；阳明累及胞宫，则治在阳明。兹肝厥既克阳明，又累胞宫，必以厥阴为主，而阳明胞宫两护之。

制香附三钱，半夏五钱，台乌药二钱（炒），桂枝三钱，萆薢二钱，艾炭一钱五分，杜仲炭二钱，淡吴萸二钱，黑栀子三钱，川楝子三钱，小茴香三钱。

水五杯，煮取两杯，分二次服。

○甲子十月廿九日，尹氏，二十一岁，脉双弦而细，肝厥犯胃，以开朗心地为要紧，无使久而成患也。

降香末三钱，半夏六钱，乌药二钱，广皮一钱五分，广郁金二钱，淡吴萸二钱，川椒（炒黑）二钱，青皮一钱五分，生姜三片，川楝皮二钱。

水五杯，煮取两杯，分二次服。三帖。

○甲子十一月初四日，王氏，二十六岁，肝厥犯胃，浊阴上攻，万不能出通阳泄浊法外，但分轻重耳。前三方之所以不大效者，病重药轻故也，兹重用之。

姜半夏五钱，厚朴三钱，降香末三钱，川椒炭五钱，台乌药三钱，淡吴萸五钱，良姜五钱，小枳实三钱，云连一钱，两头尖（拣净两头圆）三钱。

用甘澜水八碗，煮取三碗，分六次服。

初六日，重刚劫浊阴，业已见效，当小其制。

姜半夏三钱，台乌药二钱，厚朴二钱，良姜三钱，川椒炭三钱，小枳实二钱，青皮二钱，广皮一钱五分。

用甘澜水八碗，煮取三碗，分三次服。二帖。

车脉沉弦而紧，呕而不渴，肢逆且麻，浊阴上攻，厥阴克阳明所致，宜急温之。

台乌药三钱，淡吴萸五钱，半夏五钱，厚朴三钱，荜茇二钱，小枳实三钱，川椒炭三钱，干姜三钱，青皮二钱。

头煎两杯，二煎一杯，分三次服。（《吴鞠通医案》）

王仲奇医案

○高，苏州。肝气横梗，阻遏胃降，食下闷塞，难于消受，甚则呕恶酸苦，食亦呕出，形瘦容晦，脉濡弦涩。年逾五旬，难以疗治。

薤白，全瓜蒌，法半夏，陈枳壳（炒），淡干姜、川黄连（前二味同炒），沉香曲（炒），降香，旋覆花（包），代赭石（煅），玉苏子，泽兰。

二诊：胸脘闷痛见瘥，大便仍然难解，下流不通，势必上泛，以致呕恶酸苦，食亦呕出，且觉心荡，形瘦容晦，脉来弦涩。年逾五旬，难以疗治。

薤白，全瓜蒌，法半夏，陈枳壳（炒），淡干姜、川黄连（前二味同炒），佩兰，旋覆花（包），代赭石（煅），沉香曲（炒），桃仁（去皮尖杵），红花，陈大麦（炒杵去外层粗皮）。

三诊：胸脘闷痛见愈，食入仍难下鬲，胃逆失降，势必呕恶酸苦，食亦呕出，大便秘，形瘦容晦，脉弦。年逾五旬，未易治也。守愿意为之。

薤白，全瓜蒌，法半夏，陈枳壳（炒），淡干姜、川黄连（前二味同炒），白豆蔻，玉苏子，旋覆花（包），鸡内金（炙），佩兰，沉香曲（炒），陈大麦（炒杵去外层粗皮）。

○幼公，十一月廿三日。脾胃为仓廪之本，化糟粕转味出入，痰湿壅滞于中，通降失常，脘痛呕逆，时作嗳气，脉弦滑。运脾健胃，祛湿豁痰。

漂苍术二钱，制川朴钱半，法半夏二钱，新会皮钱半，云苓四钱，青皮（炒）钱半，陈枳壳（炒）钱半，旋覆花（布包）二钱，佩兰三钱，苏梗钱半，广木香八分，陈六神曲（炒）三钱。

二诊：十一月廿五日。痰湿俱盛，胃气翳滞，或脘痛纳减，或头眩喜呕，胃逆失降，有累于脑。兹拟运脾健胃，祛痰宣湿，湿痰去则胃和脑安矣。

苍术（漂）一两，于术（炒）一两，法半夏两半，新会皮一两，广木香六钱，佩兰两半，藿香八钱，石菖蒲六钱，陈枳壳（炒）一两，青皮（炒）八钱，川芎（炒）六钱，沉香曲（炒）一两。

上药研为细末，用炒谷芽一两熬汤法丸，每早、晚用开水各送下三钱。

三诊：十二月初二日。胃者水谷之海，六府之大源。脉滑缓和，脘痛气逆获愈，惟纳谷未能充量，篡间及趾缝湿痒。强肾健胃并用，胃健则消化力强，肾强则内湿得以排泄也。

于术（炒）钱半，陈枳壳（炒）钱半，佩兰三钱，藿梗一钱，六神曲（炒）三钱，缩砂仁一钱，蒲公英三钱，茯苓三钱，地肤子三钱，川萆薢三钱，忍冬藤三钱。

另以，飞滑石一钱，寒水石（煅）一钱，炉甘石（煅）一钱，枯矾三分。

同研细末，搽湿处。（《王仲奇医案》）

吴简庵医案

○汪薰亭阁学胃脘气疼，遭凉遇劳即痛连胸腹，时吐清水，脉弱迟细，系阳衰气怯，气血虚寒，不能营养心脾，所以触冒不时之寒邪，则气凝而作痛。宜进附子理中汤，以温中益气，服之甚效。嗣用人参两半，焦干姜七钱，炼蜜为丸桐子大，随身常嚼而愈。

○抚军张兰渚，食后胃脘膜胀，饮食不纳不消，倦怠多痰。诊脉虚迟涩，由于案牍思虑过度，劳伤心脾，命火不充，阳衰气弱而然。盖胃司受纳，脾主运化，若能纳而不化，此脾虚之兆。今既不能纳，又不能运，此脾胃之气俱属大虚。即用六君子加附子、干姜、当归、枣仁补阳、益气、养营，使气足脾运，则寒痰除而谷食倍进矣。

○万，廉山刺史，以善医自负，好食蟹而不善饮。因食后畏其性寒，服附子理中汤温之，讵胃脘作痛，烦躁口渴，大小便秘，自以为食蟹之为患。余曰：按蟹不过寒胃动风，今诊脉洪大，证见火盛，皆缘误服姜、附燥热之药，热伤胸膈，中焦燥实使然，非蟹患也。即投凉膈散推荡其中，使热邪下行而膈自清。次日，病势更增，询知方有硝、黄，惮未敢服。予云：证系火邪蕴结，壅热在膈，非凉泻不解。既畏前方，竟单用大黄丸以藕汁送下五钱，且藕能解蟹毒，又缓大黄之猛烈，遂服二次，即得大泻而安。（《临证医案笔记》）

叶心清医案

○刘某，男，47岁，病历号：1556。

因胃脘痛、吞酸3年，于1962年6月15日来院求治。

患者于3年前偶有胃脘痛，继而吞酸，每月数次。1962年以来次数增加，约二三天即犯病一次，饭后一二小时即感胃脘部不适，伴烧灼感，腹胀，多矢气。2个月前在某医院检查胃酸高，X线检查呈慢性炎症改变，未发现溃疡。服碱性药物有暂时缓解作用，症状遇寒冷即加重。饮食喜热，口不干，睡眠不佳，大便干，小便黄。

检查：体胖，血压：100/60毫米汞柱，脉沉细弦，苔薄淡黄。

辨证：肝胃不和，湿热内蕴。

治法：调肝胃，清湿热。

方药：藿香梗3克，乌贼骨18克，砂仁（打）3克，炒苡米24克，蒲公英12克，茯苓12克，冬瓜皮子各9克，扁豆衣12克，肉桂3克，广陈皮3克，甘草3克。

上方1日正剂。药后胃脘痛、吞酸大减。服药期间，半个月仅发作吞酸一次。继服原方隔日1剂，服20剂后，胃脘痛除，仅偶有吞酸。但停药3天后，仍感胃脘不适，为善其后，继服前药，隔日1剂，先后共服药47剂，诸症均除。停药观察3个月，病情稳定。

○霍某，男，42岁，病历号：2930。

因胃脘闷胀、疼痛1年，于1964年1月24日来我院诊治。

患者每于下午及饮食后胃部闷痛已1年，食欲不振，大便不成形，劳累及饮食不节均可使症情加重，两腿酸软无力，有时头痛，心烦，夜寐不实，病后体重减轻5公斤左右，曾在某院做胃液分析有胃酸增高，治疗2个月未见效果。

检查：精神差，营养欠佳，上腹部正中有压痛，脉弦细，苔薄淡黄。

辨证：木旺侮土。

治法：抑木扶土。

方药：竹柴胡2.4克，潞党参9克，砂仁（打）3克，茯苓9克，吴茱萸3克，黄芩3克，防风3克，炒麦芽6克，泽泻3克，瓦楞子（打）12克，广陈皮3克，酸枣仁（炒打）12克，夜交藤30克。

上方1日1次。隔日针治1次，取双侧足三里，留针30分钟，点刺大椎、神门、中脘、右期门。

1周后腹胀大减，但腹痛无变化。将原方改为2日1剂，日服1次。2周后腹胀、腹痛明显减轻，食量增加。再服前药1个月后症状完全消失，消化功能正常，大便成形，睡眠好转。共治疗7周。服药28剂，针治6次。（《叶心清医案选》）

魏守建医案

○陈某，男，42岁。1990年8月10日初诊。

胃脘部疼痛不适1年，曾服多种中西药物治疗均无明显效果。纤维胃镜示慢性糜烂性胃炎。就诊时患者胃脘灼痛连胁肋，饥不欲食，口干苦，舌红、苔黄，脉弦数。

辨证：肝胃郁热。

治法：清热和胃。

方药：黄连10克，蛇舌草15克，蒲公英15克，枳壳8克，柴胡8克，陈皮8克，郁金10克，合欢花10克，半夏

10克，竹茹6克，甘草6克。每日1剂，水煎服。

治疗7周后临床症状消失。胃镜检查示胃黏膜糜烂灶消失。［江苏中医，1997，18（12）］

吉雯医案

○高某，男，30岁，1994年3月4日初诊。

患者有慢性胃炎病史5年余，曾服雷尼替丁、庆大霉素等西药治疗，症情未见好转。胃脘灼痛反复发作，情志不遂时尤甚，嗳气频频，嘈杂泛酸，口干苦，食后腹胀，大便秘结（三日一行），舌质红，苔薄黄，脉弦数。胃镜检查清黏膜充血水肿，胃窦部糜烂，渗出。

诊断：糜烂性胃炎。

辨证：肝郁化火犯胃。

治法：清肝泄热和胃。

方药：左金蒲榆汤（川连4克，吴茱萸1.5克，蒲公英、地榆各30克）加柴胡、生军各6克，枳实、川楝子、延胡索各10克。禁辛辣刺激饮食，畅情志。

5剂后，灼痛、嘈杂诸症均见减轻，大便正常。10剂后脘痛消，余症除。后予健脾益气之品善后调理。胃镜复查：胃窦部糜烂消失，胃黏膜恢复正常。随访3年未见复发。［四川中医，1999，17（3）］

董建华医案

○宋某，男，46岁。

胃胀多气时伴隐痛，反复发作，将近1年，食后脘满尤甚，不思饮食，二便正常。舌苔黄，脉象缓。

西医诊断：慢性胃炎，胃酸低。

辨证：气滞食阻，胃失和降。

治法：理气和血通降。

方药：加味香苏饮。

香附10克，橘皮10克，枳壳10克，鸡内金5克（炒），香橼皮10克，佛手5克，大腹皮10克，砂仁5克，木香6克，焦三仙各10克。

服药6剂，胃脘胀痛明显好转，食欲增加。后又按原方加减续进十余剂，胃胀基本控制。（《当代名医临证精华·胃脘痛专辑》）

李国安等医案

○许某，男，34岁。1998年4月20日初诊。

患者自1995年以来感上腹部疼痛，无规律性，曾多次就医，经胃镜检查诊断为疣状胃炎。造经中药疏肝理气，健脾养胃剂及西药庆大霉素、雷尼替丁、得乐冲剂等治疗，病情改善不著。刻下胃脘隐痛，痛时喜按，痛处固定，纳谷不多，脘腹作胀，食后尤甚，时有嗳气，不吐酸，体倦无力，二便尚调，舌质淡红，苔薄腻，脉细稍弦。胃镜检查：疣状胃炎。病理报告：胃黏膜炎性改变。

辨证：痰瘀互阻，中虚气滞。

治法：化痰祛瘀，健脾理气。

方药：自拟牡贝消疣汤。

生牡蛎、薏仁米各15克，浙贝母、制半夏、玄参、太子参、白茯苓、佛手片各15克，炙鳖甲、莪术。炒枳壳、炙甘草各5克，生白芍30克。

5剂后胃脘疼痛十去六七，腹胀嗳气明显好转。继服7剂，临床症状完全消失。以原方继续治疗1个月后复查胃镜，疣状胃炎消失。嘱其按原方隔日互剂，连服2个月，以巩固疗效。随访至今，未再复发。［四川中医，2000，18（2）］

王渭川医案

○吴某，女，30岁。

症状：素有胃病，突然剧发，满床滚叫，数昼夜不休。剧痛时手足发厥。脉弦细，舌质淡红，苔薄白。

辨证：胃寒脾湿，肝气犯胃。

治法：温胃健脾柔肝。

方药：金铃子散加味。

金铃子、延胡索、川贝、台乌药、九香虫、橘络、岩乳香各9克，生白芍24克，吴萸、黄连、炒小茴香各6克。

疗效：连服3剂后复诊：诸症悉减，余痛未减，胃部痞闷，腹胀，食欲尚差。原方去黄连、茴香、乳香，加炒五灵脂、佛手片各9克，藿香6克，砂仁3克。连服4剂痊愈。

○徐某，女，38岁。

症状：素患胃痛，感寒辄发。初诊时，胃痛甚剧，四肢厥逆，寒战咬牙，冷汗出，呕吐，午后大热，头痛声嘶。脉弦滑，舌淡，苔薄白。

辨证：胃阳虚，寒邪乘虚而人，剧烈胃痛。

治法：温胃阳，和肝脾，理滞气。

方药：金铃子、京半夏、台乌药、九香虫、姜黄、柿蒂各9克，吴萸、炮姜、苏梗、蔻仁各3克，炒小茴香、茯苓、厚朴、广藿香、桔梗各6克，炒白芍12克。

疗效：连服2剂后复诊，胃痛、厥逆、寒战已解。仍呕吐，午后有低热。脉弦，苔薄白。原方去姜黄、茴香、茯苓、白芍、苏梗、柿蒂、桔梗，加槟榔、砂仁各3克，延胡索9克。连服4剂后三诊，诸症悉解，再予香砂六君子汤调治1周痊愈。

○孙某，女，42岁。

症状：胃痛，痛时觉胃下有包块上逆，痛止则包块消失。缠绵数月，形体日衰，饮食少进。脉弦数，舌质淡，边青蓝，苔白腻。

辨证：肝郁，脾虚，气滞，胃脘窒塞，痞积而痛。

治法：调肝，运脾，理气。

方药：台乌药、九香虫、橘核、炒川楝子、旋覆花各9克，荔枝核12克，炒小茴、厚朴、三七粉（冲服）各9克，砂仁、蔻仁各3克，鸡血藤、生白芍各18克，党参、黄芪各24克。

疗效：服4剂后复诊，痛与积气大减。呕逆、乏力、积气未完全消失，仍有余痛。原方去荔枝核、茴香、鸡血藤、厚朴，加广藿香6克。再服4剂痊愈。

○赵某，男，30岁。

症状：胃痛数月，服药效不显著。剧痛时，手冷如冰，继至四肢发厥，1个月中昏厥9次。脉沉数，舌质淡红，苔光薄。

辨证：胃寒肝郁。

治法：温胃柔肝。

方药：炒川楝、炮姜、九香虫各9克，桂枝、川连、吴萸（合炒）各6克，生白芍12克，三七粉6克。

疗效：服3剂后复诊，胃痛大减，四肢转暖。余痛未尽，气虚心悸，脾弱胃寒。原方去桂枝、白芍、炮姜，加党参、生黄芪各24克，鸡血藤18克，蔻仁、砂仁各3克，炒小茴、广藿香各6克。每日1剂，连服1周痊愈。（《王渭川临床经验选》）

肖志医案

○党某，女，65岁，村民。

以胃脘部不适，隐隐作痛12年为主诉，经多方治疗效差，于1995年4月25日来本院诊治。刻诊：形体消瘦，面色无华，胃脘部隐隐灼痛，口干喜饮，不思饮食，大便干燥，舌红无苔，脉细数。胃镜检查所见：胃窦体交界处黏膜可见多个园型隆起，其中央凹陷糜烂。镜检结果：疣状胃炎（窦体交界处）。

辨证：胃阴亏虚型。

方药：香砂益胃汤（木香、麦冬各12克，砂仁、沙参、玉竹、生地各10克，白芍20克，山药15克，冰糖少许）加玄参10克，石斛15克，太子参30克。每日1剂，水煎服。15日为1疗程。

治疗3个疗程，患者症状消失，精神好转，食欲增加，大便正常，舌淡红、苔薄白，于1995年6月15日复查胃镜，胃窦体交界处黏膜圆形隆起消失，胃黏膜正常。随访1年无复发。［陕西中医，2000，29（1）］

黄一峰医案

○逯某某，男，48岁。

胃痛年久，食入饱胀，嗳气口苦，曾经某医院胃镜检查为“萎缩性胃炎”，病理活检看到间变细胞，胃液分析空腹游离酸“0”，总酸度“10”。舌黄腻，脉弦数。

辨证：胃为水谷之海，多气多血之腑。胃失和降，则水谷积聚易于化热。

治法：理气消胀，清热降浊。

方药：老苏梗10克，藤梨根30克，菝葜20克，炙猬皮6克，乌梅6克，陈皮6克，茯苓12克，生紫菀5克，桔梗5克，广木香3克，乌药6克，麦芽10克，鸡金10克。

丸药方：炙升麻20克，龙胆草60克，吴萸15克，参三七15克，砂蔻仁各15克，乌药20克，沉香末15克，青陈皮45克，炙猬皮30克，绿萼梅30克，九香虫30克，麦芽45克，鸡内金45克，炙紫菀20克，桔梗15克，广木香30克，川楝子20克。

上药共研细末，用蜂蜜半斤糊泛为丸，早晚各服9克。

二诊：患者2个月后来信述，胃部胀痛明显好转，复查胃液分析：游离酸及总酸度皆上升，接近正常值。

再按以上丸方配服。

三诊：半年后胃镜复查，间变细胞未找到。患者欣喜。仅诉腹部略有气胀隐痛，余症皆除。胃失和降，久病入络，再循原法疏肝调气，清热化瘀，丸药缓图，以善其后。照原方加乌梅、白芍、藤莉根、菝葜、五灵脂、丹参，蜜丸。（《黄一峰医案医话集》）

涂金生医案

○廖某，男，37岁，1997年10月11日诊。

患者诉胃脘部反复胀痛6年，近1周来又发，感胃脘胀痛，以纳后为甚，伴嗳气反酸，口干口苦，纳减，大便干，小便正常。查体：腹平坦，上腹部压痛（+），无腹肌紧张及反跳痛，舌质淡红，苔薄黄，脉弦。血、尿、大便常规及肝功能、B超查肝、胆、脾均无异常。经我院纤维胃镜检查，胃窦黏膜红白相间，以红为主，呈花斑状，并经胃黏膜切片HP尿素酶试验阳性。

诊断：慢性浅表性胃炎。

辨证：肝胃不和，气滞郁热。

方药：基本方（柴胡、枳实、田七、甘草各10克，蒲公英15克，白芍、白及各12克）加黄连、内金、乌贼骨各10克，大黄6克，代赭石15克。

药进5剂，诸症减轻。继进二十余剂，诸症消失。一个月后复查胃镜已正常，HP尿素酶试验（-）。半年后随访未见复发。［四川中医，1999，17（10）］

谢昌仁医案

○王某，男，40岁。

初诊：1983年11月3日。

主诉：1年前因过度劳累，始感胃脘不舒，加之家事烦恼，一度情怀不畅，饮食渐减，常常胃中饥嘈不宁，时而腹胀不适。近3月来又伴胃痛隐隐，偶有加剧，大便秘结，数日一行，小溲短少。近周来，夜寐不谧，甚感疲乏。在某医院做胃镜检查，诊断“浅表萎缩性胃炎”，服中西药均未奏效，遂来就诊。诊查：舌质偏红，苔两侧薄黄，中少而裂，脉象小弦。

辨证：为肝气犯胃，胃失和降，气滞热郁，损耗胃阴所致。

方药：炒川连2克，橘皮6克，姜半夏10克，炒枳壳6克，茯苓10克，炒竹茹6克，甘草3克，北沙参12克，白芍10克，石斛12克，蒌皮12克，火麻仁10克。

嘱服5剂，并忌食粗糙辛辣、滋腻及刺激性食物。

二诊：上方药迭进，大便畅通，纳谷渐香，余情如前，治守原方连服药10剂。

三诊：自服药后，诸症递减，胃脘胀痛已少发作，惟因昨日稍涉冷菜饮酒之后，吐泻并作。仿葛根芩连汤加焦楂曲各12克，熟木香6克，3剂药后，吐泻遂愈。

四诊：标症已除，仍从本治，方用黄连温胆汤加味。

方药：炒川连2克，橘皮5克，白芍10克，姜半夏10克，茯苓10克，甘草3克，炒枳壳5克，炒竹茹5克，蒲公英12克。

上方药继服1个月，诸症向愈，半年后随访，恙安未发，胃镜复查“胃黏膜正常”。（《中国现代名老中医医案精华》）

吴明胜等医案

○陈某，男，43岁，干部，1996年6月15日初诊。

自述胃脘部隐痛、胀闷不适5年余。每因受凉、饮食失调时加重。曾在宣城地区医院行纤维胃镜检查，确诊为慢性浅表性胃炎。先后服用普利胃炎胶囊、多酶片、多潘立酮等多种西药及多剂中药治疗，均无明显疗效。

诊见：胃脘隐痛，胀闷不适，嗳气，纳差，面色少华，神疲乏力，大便塘薄，舌淡苔白，脉濡数。

辨证：脾气虚弱。

治法：健脾益气。

方药：以香砂六君子汤（广木香6克，砂仁6克，陈皮10克，法半夏10克，西党参12克，焦白术12克，茯苓12克，炙甘草3克，水煎服，每日1剂，分早晚2次服）为基础，加延胡索6克，郁金、鸡内金、神曲各10克，麦冬12克。

服用2周后症状缓解。随后减去延胡索，又服用2周，患者症状基本消除；又巩固治疗2周后，复查胃镜示病灶消失。至今2余未见复发。［安徽中医临床杂志，1999，11（2）］

王永照医案

○谢某某，男，37岁，农民。1994年7月22日初诊。

患者反复胃脘部隐痛5年余。近日因饮食不节及工作繁忙，胃痛频作，给予纤维胃镜检查，发现胃窦部有明显的胆汁反流，黏液糊中含有大量胆汁。西医诊断为胆汁反流性胃炎。诊见：胃脘胀闷灼痛，食后痛甚，纳差，嗳气，时呕苦水，大便于结不畅。舌质红、苔黄腻，脉弦滑。

辨证：胆胃郁热，湿浊中阻。

治法：清热化湿，和胃降逆。

方药：三仁枳实汤加减。

蔻仁、杏仁、淡竹叶、通草、姜半夏、枳实、生大黄各10克，生薏苡仁30克，厚朴20克，滑石、川郁金各15克。每日1剂，水煎温服。

2剂后胃脘胀痛明显减轻，胃纳好转，上方续服16剂后，症状消失。1个月后胃镜复查示，胆汁反流已消失。随访至今，身体正常。［浙江中医杂志，1999，（11）］

邓国强医案

○黄某，男，43岁，农民。1996年8月21日初诊。

胃腹部疼痛3年，加重2个月，服西咪替丁、复方胃友片等药物治疗罔效而就诊。刻诊：胃脘部胀满疼痛，嗳气，恶心呕吐，体倦乏力，纳差，大便秘结，舌质淡、苔薄白，脉弦。胃镜检查；胃黏膜充血水肿，胃内黄绿色液体存留，幽门圆形，开闭差，可见黄绿色胆汁反流。

西医诊断：胆汁反流性胃炎。

辨证：胃脘痛。证属肝胆失疏，胃失和降。

治法：疏肝利胆，和胃降逆。

方药：利胆和胃汤（柴胡、白芍、川楝子各12克，黄芩、半夏、白术、枳壳、制大黄、乌药各10克，茯苓15克，莱菔子30克，炙甘草6克，大枣5枚）。方中制大黄易生大黄，加槟榔、延胡索、佛手各10克。

服6剂后，胃脘部疼痛大减，大便通畅，无恶心呕吐，食纳增加。守方改制大黄，服24剂后，诸症悉除。胃镜复查：胃黏膜炎症消失，无胆汁反流现象。随访1年未见复发。［陕西中医，2000，29（1）］

赵经达等医案

○滕某，男，42岁，工人。

20年前因胃溃疡穿孔行胃部分切除，术后上腹部时有不适，但能支持工作，40天前原因不明出现胃疼痛加剧，并灼热吞酸，每天进食少于100克，不能坚持工作。胃镜示：残胃，分泌物少，重度黄染，胃体黏膜皱壁粗大，表面糜烂，该处活检4块，组织脆软，胃窦部充血水肿，可见胆汁附着，小肠黏膜轻度充血。吻合口无狭窄。住院治疗2月余，用胃动力药、胃黏膜保护剂、抗生素、支持疗法等，症状无明显改善，后出院改用中医药治疗，就诊于我科。当时据病情辨证为湿热，给降胆愈胃汤原方（半夏15～30克、枳实15～30克，白蔻、砂仁、木香均后下、陈皮、柴胡各10克，乌药、蒲公英、白芍、莪术、茯苓、苍术各15克，山药30克，龙胆草4克，芦荟2克分2次冲服，生姜10克，大枣3枚）加连翘15克、薏苡仁30克。每日正剂，水煎两次合兑，饭前1小时分服，日3服。

并嘱其注意生活调护，前症状改善明显，以后守方调治症状改善虽较前缓慢，但坚持服用40剂症状基本消失。再行胃镜检查：胃体黏膜无充血水肿，胃液无黄染，胆汁酸含量正常。嘱每天服芦荟2克分冲，半月后间断服用，坚持生活调护，随访1年，病人情况稳定，体重增加，无明显不适。［内蒙古中医药，1999，（2）］

王祥礼等医案

○某男，38岁，1995年3月18日就诊。

胃脘痛2年余，伴嗳气泛酸，时烦恶欲吐，每以饮酒及进食辛辣加重或复发。当地医院诊为慢性胃炎，先后用快胃片、庆大霉素、胃苏冲剂等药治疗不效。刻下：胃脘部灼热而痛，且痛有定处，伴嗳气泛酸、嘈杂、胁腹痞塞满闷、烦恶欲吐口干纳呆。舌暗红，苔黄腻，脉滑数。胃镜示：胃黏膜充血、水肿，红白相间，局部糜烂出血。HP阳性。

诊断：慢性浅清性胃炎。

辨证：邪热壅胃、气滞瘀阻。

治法：清热祛瘀、和胃降逆。

方药：清胃祛瘀汤。

黄连12克，蒲公英30克，白花蛇舌草18克，红藤15克，白及12克，丹参18克，血竭6克，三七粉（冲）3克，香附15克，降香12克，生甘草9克，加龙胆草12克，制半夏12克，青竹茹15克，炒枳壳12克。

服5剂后病症明显减轻，继用本法调服2个疗程，自觉症状完全消失，胃镜复查胃黏膜恢复正常，HP阴性。随访2年余未复发。［山东中医杂志，1999，18（3）］

何高潮医案

○王某，女，48岁，1997年9月13日来诊。

述上腹胃脘部疼痛时轻时重十余年，近年余断经后症状加剧，曾先后服用多潘立酮、雷尼替丁、逍遥丸、普瑞博思等药，症状改善不明显，且身体逐渐消瘦。一周前因情志不畅，致宿疾益甚，昨至本院行胃镜检查，示红斑渗出性胃炎。

刻下：胃脘胀痛，嗳气频频，食后尤甚。嘈杂泛酸，有时吐少量酸水，以晚间明显。不思饮食，神疲乏力，面色萎黄，形体消瘦。伴心烦、急躁、口苦、眠差、大便清。

查体：上腹部压痛，舌质淡暗有瘀点，苔薄黄乏津，脉弦细涩。

辨证：肝胃郁热，脾胃亏虚，兼有瘀阻。

治法：疏肝泄热，健脾和胃，调畅气机。

方药：党参、黄芪、三棱、文术、檀香、砂仁、白术各10克，郁金、丹参、云苓各15克，黄连、木蝴蝶各12克，吴萸1.5克，甘草3克。

服10剂后，胃脘疼痛减轻，嘈杂、泛酸、心烦等明显改善，纳食增加。后随症稍作加减，

共服药45剂，症状消除，复查胃镜已正常，顽疾得以解除。1年后因它疾来诊，述未复发。［四川中医，1999，17（6）］

米景龙等医案

○王某，男，50岁，1996年7月8日诊。

自述胃胀、痛已3年之久，情志不快时加重，去年在某医院胃镜检查确诊为慢性萎缩性胃炎，曾服中药一度缓解。本院胃镜检查报告慢性萎缩性胃炎、中度，HP阳性。面色萎黄，苔薄白，脉细涩。

辨证：气虚挟瘀。

方药：投以加味金铃子散（川楝子、延胡索各15克，党参、乌贼骨各30克，炒没药9克，玫瑰花10克，甘草6克）加黄芪30克，共为细末，每次9克，每日2次，饭后冲服。

用药1个疗程（3个月），胃胀痛消失，仅遇情志不畅偶发，且症状变轻。胃镜复检胃黏膜萎缩，程度由中度转为轻度。检查HP阴性，嘱每次6克，日2次，连服2个疗程。胃胀痛至今未发。［实用中医药杂志，2000，16（4）］

巫浣宜医案

○李某，男，51岁，干部。

胃脘隐痛2年，纳后脘胀，时时腹胀嗳气，纳食不馨，大便溏，日一行。胃镜及病理诊断为中度慢性萎缩性胃炎，伴部分肠上皮化生。舌苔薄白，舌质淡，脉缓而涩。

辨证：脾气虚滞。

治法：健脾益气。

方药：党参15克，白术15克，陈皮10克，枳壳10克，黄芪20克，砂仁6克（后下），丹参20克，猪茯苓各15克，当归15克，白芍15克，焦三仙各12克，三七粉3克（分冲），法半夏10克，6剂。

药后胃脘隐痛消失，院腹胀满，未尽除，舌脉同前，辨证同前，前方加木香7克。此后随症加减治疗，3个月后复查胃镜及病理为浅表性胃炎，未见胃黏膜萎缩及肠上皮化生，自我症状消失。［北京中医，2000，（1）］

董学锋医案

○周某某，女，54岁。1995年10月6日初诊。

胃脘痞满，时有隐痛，餐后加重，与情绪波动、劳累有关，历时3年，经中西药治疗症状未见好转。近日因劳累及饮食不节，致中院痞闷，嗳气口苦，纳食不振，神疲乏力。舌质淡红边有齿印及瘀斑、苔薄白，脉弦细。本院胃镜及病理报告提示：胃窦部萎缩性胃炎伴中度肠上皮化生，HP（++）。

辨证：证属胃痞（气虚兼气滞血瘀型）。

治法：益气活血和中法。

方药：参莪芍汤（党参、莪术、白芍各15克，当归、预知子各12克，炙甘草7克）加枸橘李、山楂各15克，姜半夏10克，薏苡仁、红藤、蒲公英各30克。15剂。

10月21日复诊：中脘痞满、嗳气口苦等症减轻，纳食渐增，拟上方去姜半夏、枸橘李、山楂，续服15剂。

11月3日三诊：诸症消失，惟感动辄乏力，舌质淡红边有齿印、苔薄白，脉弦细，乃于复诊方加生黄芪、山药各15克，再进30剂，以资巩固。

12月6日复查胃镜及病理检查提示为慢性浅表性胃炎（轻度），肠上皮化生消失，HP（-）。随访半年，未见复发。［浙江中医杂志，1999，（1）］

步玉如医案

○夏某，男，44岁。

初诊：1985年10月15日。

主诉：四五年来经常胃脘部疼痛，始为饥饿时疼痛。1980年曾经钡餐检查诊断为“十二指肠球部溃疡”。今年9月28日在我院查胃镜示：“浅表性胃炎（出

血型）”。

诊查：症见胃脘疼痛与饮食关系不大，喜温按，夜间多发，伴有烧心、嘈杂、嗳气、腹胀、乏力、倦怠嗜卧，纳差，口干而不欲饮水，大便尚调。舌苔腻，脉弦细。

辨证：脾湿胃热，气失调达，中焦不足。

治法：清化理气健运。

方药：茯苓皮30克，炒秫米12克，法夏10克，陈皮10克，甘草8克，太子参15克，百合30克，乌药15克，焦六曲12克，冬瓜皮30克，槟榔10克。

二诊（11月28日）：上方药服8剂，诸症均缓，惟胃疼时作，夜间多发。舌苔仍中黄，脉仍弦小。拟上方佐以活血。处方如下。

太子参20克，茯苓16克，法夏10克，陈皮10克，甘草5克，木香10克，焦六曲12克，延胡索10克，川楝子10克，丹参20克，炒山栀10克。

三诊（12月3日）：上方药服4剂，胃疼已止，只稍感胃中发空，纳物颇好。舌脉同前。处方如下。

太子参20克，白术10克，茯苓16克，陈皮10克，甘草10克，焦六曲12克，荷梗3克，代代花4克，吴萸5克，尾连6克。

续服药以巩固疗效。（《中国现代名老中医医案精华》）

江宗杨医案

○洪某，男，50岁。农民。

有胃病史十余年，确诊慢性萎缩性胃炎5年。因胃疼久治不愈于1994年3月18日前来求诊。诊见：神倦，纳呆，形体消瘦，面色黧黑，胃脘病有定处，拒按，大便干燥。舌质黯红、舌边有瘀斑，脉弦涩。

辨证：胃脘痛，胃络瘀血。

治法：养胃益气，活血祛瘀。

方药：养胃活血汤。

每日1剂，如法水煎分2次服。1个疗程后，胃疼如释，精神好转，食欲正常，体重增加。再嘱服原方3个月后，经胃镜及病理检查示已达近期痊愈水平。停药后随访5年未复发。

养胃活血汤药物组成：五灵脂（布包）、生蒲黄（布包）、当归、赤芍、北沙参各9～12克。大黄、三七各3～6克，沉香曲、佛手各6～9克，丹参、麦冬各10～15克。每日1剂，水煎至100～150毫升，分2次（每次50～75毫升）饭前服，30天为1疗程。服药期间忌食辛辣烟酒等。［浙江中医杂志，1999，（10）］

张琪医案

○许某，女，22岁，兵团战士。1973年1月10日初诊。

胃脘及胁腹部胀满疼痛，呕逆吐清涎，喜暖畏寒，脉沉迟，舌淡滑润。经X线钡透：①肥厚性胃炎；②胃下垂5横指。

辨证：厥阴寒邪犯胃，气郁不疏，中阳失运。

治法：温中疏郁散寒。

方药：吴茱萸10克，公丁香10克，干姜10克，沉香10克，广木香7.5克，紫苏15克，白术15克，香附15克，延胡索15克，乌药15克，陈皮15克，水煎，日2次服。

连服药10剂，胀满痛俱消失，诸症痊愈。（《张琪临证经验荟要》）

秦子和等医案

○张某，男，44岁，1994年4月25日初诊。

上腹疼痛，嗳气饱闷，嘈杂纳差，反复发作已6年。6年前经X线钡餐摄片检查，怀疑为慢性胃炎，常服中成药及西药效果不显，近来发作频繁，症状加重。1994年4月20日作胃镜检查，见胃窦部前壁黏膜萎缩，色泽红白相间，有大片白色区，取活组织检查，见有部分肠上皮化生。诊断为慢性萎缩性胃炎。诊见患者形体消瘦，上腹胀痛连及胸胁，胸骨后有烧灼感，嗳气频作，嘈杂不适，食欲不振，强食胃脘胀痛。口苦咽干，舌体偏小而红，苔黄少津，脉弦数。

辨证：肝胃不和兼有郁热。

治法：疏肝和胃清热养阴。

方药：健脾益胃化瘀汤（党参15克，黄芪30克，白术12克，乌梅15克，黄精15克，石斛15克，陈皮15克，丹参20克，乌药12克，吴茱萸10克，山楂20克）加柴胡15克，香附12克，白芍15克，麦芽30克，黄连12克，栀子12克，甘草6克。

用药15剂，日1剂，水煎分2次服。

二诊：胃痛、胀满、嗳气减轻，其他症状如前，按前方继服15剂。

三诊：诸症基本消失，为巩固疗效，方去黄连、栀

子，又服药60剂。后经胃镜、活组织检查属显效项，随访至今未再发作。［河南中医，1997，17（4）］

刘晓霞等医案

○刘某某，男，38岁。干部。1996年10月15日初诊。

胃脘痛发作3个月，加重十余天。

诊见：胃脘疼痛发作无定时，饱胀，嗳气，口舌干燥液寐欠佳，大便清薄。舌质红、舌上有瘀紫斑、苔少中剥，脉弦细。胃镜检查报告：慢性萎缩性胃炎（重度）伴糜烂。

辨证：证属脾气虚，胃阴亏，兼气滞血瘀，日久伤及胃阴所致。

治法：健脾和胃，佐以理气养阴，活血止痛。

方药：麦冬石斛汤加味。

麦冬、玉竹各15克，玄参、石斛、白芍、郁金、佛手各10克，枸杞子20克，蒲公英30克，黄连、厚朴、生甘草各6克。每日1剂，水煎早晚饭前温服。

胃复春片每次5片，每日3次，饭前服用。5天后，胃脘痛明显缓解。再用药5天后，诸症基本消失。

中药汤剂服用1个月，胃复春片服用3月后，胃镜复查示：慢性萎缩性胃炎（轻度）。又续服胃复春片半年，身体正常。［浙江中医杂志，1999，（5）］

赵藏医案

○刘某，女，40岁，1998年8月30日初诊。

胃脘胀满疼痛，反复发作5年，加重1个月。患者1个月来胃脘胀痛，呃逆，厌食，嘈杂，进食后及夜晚胃脘部刺痛，曾服用三九胃泰冲剂等药物未见疗效，观面色少华，舌淡红苔黄腻，脉濡细。遂做胃镜检查。

诊断：慢性萎缩性胃炎（中度），HP阳性。

辨证：胃脘痛，证属脾胃湿热，瘀血中阻。

治法：健脾清热，佐以活血祛瘀。

方药：茯苓15克，党参12克，白术12克，木香10克，藿香10克，砂仁6克，茵陈12克，公英15克，黄连6克，丹参12克，三七10克，枳壳10克，焦三仙各15克。水煎服，每日1剂。配以阿莫西林胶囊0.5克，3次/日。

1个月后病情趋于稳定，连续治疗2个月，临床各症消失，复查胃镜、胃黏膜颜色基本恢复正常，HP阴性，活检病理报告黏膜轻度炎症，未见腺体萎缩及肠上皮化生，治疗显效。［北京中医，2000，（2）］

张勤勤医案

○袁某某，女，57岁。退休教师。1997年5月7日初诊。

胃脘胀满，隐痛，饭后尤著，嗳气吞酸，口苦，食欲不振，每因情绪波动或饮食不当而加重，历时5年，经多方治疗，症状未见好转。面色萎黄。舌淡红、苔薄腻，脉弦。胃镜及病理检查报告提示：胃窦部萎缩性胃炎伴不完全型肠上皮化生，幽门螺杆菌（HP）（++）。

辨证：胃痞（肝胃不和型）。

治法：疏肝和胃。

取中脉胃俞、内关、足三里、肝俞、太冲穴。

治疗3个疗程后，诸症消失，胃镜及病理检查报告提示：慢性浅表性胃炎，肠上皮化生消失，HP（－）。随访1年，未见复发。［浙江中医杂志，1999，（7）］

陈仁康医案

○黄某，男，38岁，1995年4月26日初诊。

患者有慢性胆囊炎病史2年，常感胃脘部胀痛不适，口干苦，呕吐酸苦水，四年前经我院电子胃镜检查：胃窦区黏膜充血水肿，幽门口周围有大量黄色泡沫，诊为慢性重度浅表性胃炎伴胆汁反流。曾服甲氧氯普胺、胃炎胶囊等药未见明显疗效。

刻诊：胃脘胀痛，阵发性灼热嘈杂，呕吐黄苦水，常嗳气，小便微黄，大便不成形日解1～2次，舌质红，苔黄，脉弦滑。

辨证：肝失疏泄，胆热内郁，胃失和降。

治法：疏肝泄胆，和胃降逆。

方药：加减半夏泻心汤。

半夏10克，黄芩10克，黄连10克，干姜8克，太子参30克，薏苡仁30克，佛手18克，木香12克，砂仁10克（后下），吴茱萸6克，陈皮15克，茯苓30克，甘草6克。

3剂后胃脘胀痛减轻，大便成形日解1次，继服6剂而胀痛消失，口苦呕恶等症好转。仍仿前法加减配以健脾和胃之品，共服药3个疗程，诸症消失而进食增加，面色红润，胃镜复查无胆汁反流。随访2年未复发。［河南中医，1999，19，（3）］

邢锡波医案

○叶某，男，51岁，解放军。

病史：胃脘痛3周，曾服中西药治疗病情无变化。患者脘满食少，消化不良，心烦气躁，痛甚影响睡眠，脘满不思食，头眩，午后两手灼热。检查：钡餐造影见胃黏膜纹理粗糙，它无异常。脉沉弦滑有力，舌红，苔黄腻。

辨证：食热壅滞，胃失和降，气机郁遏。

治法：健脾和胃，清化食滞，理气止痛。

方药：白芍15克，丹参15克，生山药15克，生栀子10克，丹皮10克，炒白术10克，木香10克，五灵脂10克，川楝子10克，法半夏10克，没药10克，黄连8克，甘草3克，沉香1.2克，琥珀1克，延胡索0.6克（后3味同研冲服）。

连服3剂，胃痛显著减轻，心不烦热，头不眩，夜能安睡，手足无灼热感。脉弦虚无滑象，舌淡红无苔，是食热清化，郁滞未畅。宜和胃理气，清热导滞法。处方如下。

白芍15克，丹参15克，川楝子15克，生山药12克，生栀子10克，炒白术10克，木香10克，乳香10克，五灵脂10克，枳壳10克，黄连6克，吴茱萸6克，法半夏6克，甘草6克。

连服5剂，胃脘舒畅，食欲增加，亦未出现心烦热及手足热，精神清爽，身觉有力。脉弦虚，舌淡无苔，无自觉症状。仍以健脾和胃，理气化滞法继续治疗，以资巩固。处方如下。

白芍12克，生山药12克，枳壳10克，香橼10克，法半夏10克，生栀子8克，木香6克，乳香6克，黄连5克，吴茱萸5克，甘草3克，琥珀0.6克，朱砂0.6克（后2味同研冲服）。

连服3剂，诸症消失而愈，嘱节饮食，细嚼咽，戒愤怒烦恼，后未复发。

○薛某，女，42岁，护士。

病史：患胃痛，消化不良，已近3年，曾经X线造影，胃肠未见异常。惟纹理粗糙，诊断为慢性胃炎。患者经常胃痛灼热，泛酸嗳腐，腹胀脘满，恶心呕吐，食少纳呆，大便溏泻，身体消瘦，体倦神疲，食少堵闷，动辄气短不足以息，心烦热，头眩晕，脉沉弦数，右关有力。舌质红，苔黄腻。

辨证：脾胃虚弱，食热壅滞。

治法：清化食热，健脾和胃止痛。

方药：生山药15克，生栀子10克，炒白术10克，姜半夏10克，五灵脂10克，胆南星10克，乳香10克，枳壳10克，黄连6克，木香6克，沉香6克，人参1.5克，琥珀1.2克，朱砂0.6克（后3味同研，药汁送服）。

连服3剂，泛酸烧心大减，脘满腹胀减轻，食欲渐展，胃不疼痛，睡眠觉沉，精神清爽。脉沉弦不数，舌质仍红，苔薄略黄腻。是脾胃渐复，食热未净。宜健脾和胃，清化食热，降逆导滞法。处方如下。

生山药15克，炒白术10克，生栀子10克，五灵脂10克，枳壳10克，代赭石10克，木香10克，香橼10克，沉香6克，乳香6克，黄连5克，吴茱萸5克。

连服5剂，胃痛不作，腹胀脘满消失，心不烦热，食欲增加，身较有力，脉弦虚，舌质略红，舌净无苔。是脾健胃和食热未净。仍以健脾和胃，清化食滞法常服。并嘱其注意饮食，克服情绪波动，忌食生冷和不消化之食物。半年后复诊未复发。（《邢锡波医案集》）

陆维宏等医案

○陈某，男，41岁。1995年2月13日初诊。

患者于5年前无明显原因胃脘作痛，涉及两胁，纳呆口苦，嗳气嘈杂，时有泛酸，无恶寒发热，二便如常。经外院胃镜及同位素检查，诊断为胆汁反流性胃炎。经治无效，反复发作。近2周来症状加剧。舌质淡红，苔薄黄腻，脉弦滑。体检及生化检查无异常。胃镜检查胃窦黏膜充血水肿，红白相间，以红为主，并见散在糜烂，胃底储留物混有胆汁。

诊断：胆汁反流性胃炎。

中医诊断：胃脘痛。

辨证：肝郁气滞，胆热犯胃。

治法：疏肝和胃，理气降逆，佐以清热化湿。

方药：柴胡10克，黄芩10克，制半夏10克，黄连6克，枳壳10克，瓜蒌皮10克，代赭石（先煎）30克，桔梗6克，生姜3片。

服上药7剂后复诊，胃脘痛减，嗳气略瘥，口苦、舌脉如故。上方有效，继守原方再进。1995年3月13日再诊，胃痛已除，口苦、嗳气已控。胃镜复查，胃窦黏膜红白相间，以红为主，胃底储留物清，后经同位素复查未见异常。诊断为慢性浅表性胃炎。随访2年未见复发。［河北中医，1998，20（6）］

施今墨医案

○杨某，女，18岁，病历号532484。

昨日午饭后，突然恶心不适，旋即呕吐，胃脘疼痛胀满颇剧，嗳气，稍进饮食疼痛更甚，大便微溏，小便黄，身倦，夜寐不安，月经正常。舌苔厚腻，脉沉弦。

辨证：饮食积滞，中焦气机升降失常。

治法：调气和中消导化滞。

方药：香附米10克，姜竹茹6克，姜半夏10克，紫苏梗5克，吴茱萸1克，春砂仁3克，藿香梗5克，川黄连2.4克，白蔻仁3克，白檀香5克，酒丹参12克，鸡内金（焙）10克，广皮炭6克，炒枳实5克，炙甘草3克。

2个月后，患者陪同母亲来诊病时云："前病服药2剂，诸症悉除。"（《施今墨临床经验集》）

其他医案

○东垣治一妇人，重娠六个月，冬至，因恸哭，口吸风寒，忽病心痛不可忍，浑身冷气欲绝。曰：此乃客寒犯胃，故胃脘当心而痛。急与草豆蔻、半夏、干生姜、炙甘草、益智仁之类。或曰：半夏有小毒，重娠服之，可乎？曰：乃有故而用也。岐伯曰：有故无殒，故无殒也。服之愈。

罗谦甫治江淮漕运使崔君长子，年二十五，体丰肥，奉养膏粱，时有热证，友人劝食寒凉物，因服寒药，至元庚辰秋，病疟，久不除，医投以砒霜等药，新汲水送下，禁食热物，疟病不除，反加吐利，脾胃复伤，中气愈虚，腹痛肠鸣，时复胃脘当心而痛，屡易医，罔效。至冬还家，百疗不瘥，延至四月间（疟病久），因劳役烦恼，前症大作。罗诊之，脉弦细而微（弦主痛，微细则为虚寒），手足稍冷，面色青黄而不泽，情思不乐，恶烦冗，食少，微饱则心下痞闷，呕吐酸水，发作疼痛，冷汗时出，气促闷乱不安，须人頞相抵而坐，少时易之。《内经》云：中气不足，溲为之变，肠为之苦鸣，下气不足，则为痿厥，心悗。又曰：寒气客于肠胃之间，则卒然而痛，得炅则已，炅者，热也，非甘辛大热之剂，则不能愈。乃制扶阳助胃汤，方以炮干姜钱半，人参、豆蔻仁、炙甘草、官桂、白芍各一钱，陈皮、白术、吴茱萸各五分，黑附子（炮去皮）二钱，益智仁五分，作一服，水三盏，姜三片，枣二枚，食前温服。三服，大热皆去，痛减过半。至秋，先灸中脘三七壮，以助胃气，次灸气海百余壮，生发元气，滋荣百脉，以还少丹服之，则善饮食，添肌肉、润皮肤。明年春，灸三里二七壮，乃胃之合穴也，亦助胃气，又引气下行。春以芳香助脾，复以育气汤，加白檀香平治之，戒以惩忿窒欲，慎言节食，一年而平复。

滑泊仁治一妇人，盛暑洞泄（里），厥逆恶寒（表），胃脘当心而痛，自腹引胁，转为滞下，呕哕不食。医以中暑霍乱疗之，益剧。脉三部俱微短沉弱，不应呼吸，曰：此阴寒极矣，不亟温之，则无生理。（舍时从症。）《内经》虽曰：用热远热。又曰：有假其气，则无禁也。于是以姜、附温剂三四进，间以丹药，脉稍有力，厥逆渐退，更服姜、附七日，众症悉去。遂以丸药，除其滞下而安。（先固其原，乃攻其邪。）

丹溪治一人，以酒饮牛乳，患心疼，年久，饮食无碍（非大虚寒），虽盛暑，饮食身无汗。（身无汗而大便或秘结，非寒可知。）医多以丁、附治之，羸弱食减，每痛以物拄之。脉迟弱弦而涩（迟弱似虚寒，弦主痛，涩属血虚，若但主脉而不合症，则用丁、附矣），大便或秘结，或泄（有饮），又苦吞酸。时七月，以二刚汤加芩、连、白术、桃仁、郁李仁、泽泻。每旦服之，屡涌出黑水，若烂木耳者，服至二百余帖，脉涩渐退，至数渐添，纯弦而渐充满。时冬暖意其欲汗，而血气未充，以参、芪、归、芍、陈皮、半夏、甘草，服之痛缓。每旦夕一二作，乃与麻黄、苍术、芎、归、甘草等药，才下咽，忽晕厥，须臾而苏，大汗痛止。（从盛暑身无汗，用药仍以汗解，奇。用药次第之妙，不可不知。）

许文懿公因饮食作痰，成心脾疼，后触冒风雪，腿骨痛。医以黄牙岁丹、乌、附等药，治十余年，艾灸万计，又冒寒而病加，胯难开合，脾疼时，胯痛稍止，胯痛则脾疼止。初因中脘有食积痰饮。续冒寒湿，抑遏经络，气血不行，津液不通，痰饮注入骨节，往来如潮涌，上则为脾疼，降下则为胯痛（辨证精确在此），须涌泄之。时秋深，而以甘遂末一钱，入猪腰子内煨食之（煨肾散方），连泄七行。次早，足便能步（下之见效），后呕吐大作，不食，烦躁，气弱不语。（似乎虚。）《金匮》云：病人无寒热而短气不足以息者，实也。（此一转难极，非细心审症不能。）其病多年郁结，一旦泄之，徒引动其猖狂之势，无他制御之药故也。仍以吐剂达其上焦，次第治及中下二焦，连日用瓜蒂、藜芦、苦参，俱吐不透，而哕躁愈甚，乃用附子尖二枚，和浆水与蜜饮之，方大吐膏痰一大桶，以朴硝、滑石、黄芩、石膏、连翘等一斤，浓煎，置井中，极冷饮之，四日服四斤。（此等用药，非神明不能。）后腹微满，二溲秘（用凉药而二溲秘为实），脉歇至于卯酉时，夫卯酉为手足阳明之应（手阳明大肠在卯，足少阴肾在酉），此乃胃（胃乃肾之关），与大肠有积滞，未尽，当速泻之。（俗医看歇至脉，则云：元气脱矣，歇至属积滞者有之，但有时候。）群医惑阻，乃作紫雪，二日服至五两，神思稍安，腹亦减。安后，又小溲闭痛，饮以莱菔子汁半盂，得吐立通，又小腹满痛，不可扪摸（实证），神思不佳，以大黄、牵牛等分，水丸，服至三百丸，下如烂鱼肠二升许，神思稍安。诊其脉不歇。又大溲进痛，小腹满闷，又与前丸百粒，腹大绞痛，腰胯重，眼火出，不言语，泻下秽物，如柏油条一尺许，肛门如火，以水沃之，自病半月，不食不语，至此方啜稀粥，始有生意，数日平安，自呕吐至安日，脉皆平常弦大。次年，行倒仓法，痊愈。（合痰证虞恒德案看，方妙。）

一童子久疟，方愈十日，而心脾疼，六脉伏，痛稍减时，气口紧盛（气口紧盛伤于食），余皆弦实而细。意其宿食，询之，果伤冷油面食。以小胃丹（久疟之后，元气已虚，小胃丹太峻），津咽十余粒，禁饮食二日。凡与小胃丹十二次，痛止，后与谷太早，忽大痛连胁，乃禁食，亦不与药。盖宿食已消，新谷与余积，相并而痛，若再药攻，必伤胃气，所以不与药。又断食二日，至夜，心嘈索食。先以白术、黄连、陈皮为丸，热汤下八九十丸，以止其嘈。此非饥也，乃余饮未了，因气而动，遂成嘈杂耳。若与食，必复痛。询其才饥，必继以膈间满闷，今虽未甚快，然常思食，又与前丸子。一日夕，不饥而昏睡，后少与稀粥，减平日之半。两日，嗣后禁其杂食，半月而安。

一妇，因久积忧患后，心痛食减，羸瘦，渴不能饮（气分），心与头更换而痛，不寐，大溲燥结，与四物汤加陈皮、甘草，百余帖（亦稳）未效。朱曰：此肺久为火所郁（病久属郁火），气不得行，血亦蓄塞，遂成污浊。气壅则头痛，血不流则心痛，通一病也。治肺当自愈。遂效东垣清空膏例，以黄芩细切酒浸透。炒赤色，为细末，以热白汤调下，头稍汗，十余帖，汗渐通身而愈。（以汗解，奇。）因其膝下无汗，瘦弱脉涩，小溲数，大溲涩，当补血以防后患，以四物汤，加陈皮、甘草、桃仁、酒芩，服之。

一妇，春末，心脾疼，自言腹胀满，手足寒过肘膝，须棉裹火烘，胸畏热，喜掀露风凉（亦属郁火），脉沉细涩，稍重则绝，轻似弦而短，渴喜热饮（血分），不食。以草豆蔻（辛温）丸，三倍加黄连（苦寒）、滑石、神曲为丸，白术为君，茯苓为佐，陈皮为使，作汤下百丸，服至二斤而愈。

一老人，心腹大痛，昏厥，脉洪大不食，不胜一味攻击之药。用四君，加川归、沉香、麻黄，服愈。

虞恒德治一男子，年三十五，胃脘作痛久矣，人形黄瘦，食少，胸中常若食饱。求治，与桃仁承气汤（若非大痛叫号，承气断不可用，此症亦急则治标之故），作大剂与之，连二服，大下瘀血四五碗许，困倦不能言者三日，教以少食稀粥，渐次将理而安。（琇按：瘀血不下，定成血膈。幸其人尚少壮，可用承气，否则以四物入桃仁、红花、五灵脂、归尾、酒大黄、韭汁为妥。）

福唐梁绲，心脾疼痛，数年不愈，服药无效。或教事佛，久之，梦神告曰：与汝良剂，名一服饮，可取高良姜（逐寒）、香附子（散气）等分，如本条修制细末，二钱，温陈米饮送下，空心服为佳，不烦再服。已而果验，后常以济人，皆效。《类编百一选方》云：二味须各炒，然后合和，同炒即不验。

张思顺，盛夏调官都城，苦热，食冰雪过多，又饮木瓜浆，积冷于中，遂感脾疼之疾，药不释口，殊无退症。累岁，日斋一道人，适一道人曰：但取汉椒二十一粒，浸于浆水碗中，一宿漉出，还以水浆吞之，（引经佐使，妙用可以触类。）若是而已。张如所戒，明日椒才下腹，即脱然更不复作。

崔元亮《海上方》：治一切心疼，无问久新，以生地黄一味，随人所食多少，捣取汁搜面，作怀饦，或合冷淘（冷淘即角子类）食之，久当利下虫长一尺许，头似壁宫（壁宫即守宫），后不复患。

刘禹锡《传信方》，贞元十年，通事舍人崔抗女患心疼，垂气绝。遂作地黄冷淘食之，便吐一物，可方一寸以来，如虾蟆状，无目足等，微似有口，盖为此物所食，自此顿愈。面中忌用盐。《本事方》。

汪石山治一妇人，年三十余，性躁多能，素不孕育，每啜粥畏饭，时或心痛。春正，忽大作，或作气而用香燥，或作痰而用二陈，或作火而用寒凉。（琇按：

治法俱左。）因粪结，进润肠丸，遂泄不禁（前许文懿公案进凉泻药而便反秘，此进润肠丸而泻不禁，虚实可知矣），小便不得独行，又发寒热，热则咳痰不止，寒则战栗鼓颔，肌肉瘦削，皮肤枯燥，月水不通，食少恶心，或烦躁而渴，或昏昏嗜卧，或小腹胀痛，诸治罔效。汪诊右脉浮大弦数（非外感而脉浮大，虚无疑，但宜黄芪建中汤，不宜分利，或配入升麻、柴胡、青皮、神曲），左脉稍敛而数，热来，左右脉皆大而数。（博按：旧刻脱此句。）寒来，脉皆沉微，似有似无。经言：脉浮为虚，脉大必病进。丹溪谓脉大如葱管者，大虚也。经又谓弦脉属木，见于右手，肝木乘脾土也。又以数脉所主为热，其症为虚，左脉稍敛者，血分病轻也。今患素畏饭者，是胃气本弱矣。心痛，即胃脘痛，由脾虚不运，故胃脘之阳不降（博按：旧刻此句误），郁滞而作痛也。泄泻不禁，小便不得独行者，盖阳主固，且经言膀胱者，津液之府，气化则能出矣。今阳虚不固于内，故频泄也，膀胱气虚不化，故小便不得独行也。又寒热互发者，盖气少不能运行，而滞于血分，故发热，血少不得流利，而滞于气分，故发寒。仲景曰：阳入于阴则热，阴入于阳则寒，是也。寒则战栗鼓颔者，阴邪入于阳明也，热则咳嗽不已者，阳邪入于阴分也。此则阴阳两虚，故相交并而然也。肌肉瘦削者，盖脾主身之肌肉，脾虚食少，故瘦削也。皮肤枯燥者，经曰：脾主于胃，行其津液，脾虚不能运行津液，灌溉于肌表，故枯燥也。月水不通者，经曰："阳之病发心脾，男子少精，女子不月。二阳，手足阳明，肠与胃也，阳明虚，则心脾皆失所养，而血不生，故不月也。食少恶心，躁渴嗜卧，皆脾胃所生之症也。小腹胀痛者，乃阳虚下陷使然也。经日：阳病极而下是也。乃用人参五钱，黄芪四钱，白术三钱为君，升麻八分，茯苓一钱，猪苓、泽泻各七分为臣，苍术五分，香附七分为佐，归身七分，麦冬一钱为使。煎服三帖，不效。（此案不效之故，当细心参阅海藏离珠丹、钱仲阳安神丸、并气不化气走治法三条，及甘露散为迫津液不能停，当致津液之说。）一医曰：此病不先驱邪。一主于补，所谓闭门留贼。一曰：此属阴虚火动，今不滋阴降火，而徒补气，将见气愈盛，火愈炽矣。其夫告汪曰：每日扶之，似身渐重，皮枯黑燥，恐不济矣。汪曰：仲景有曰：泄利不止，五脏之阴虚于内，寒热互发，六腑之阳虚于外。是则内外两虚，在法不治。所恃者，年尚壮，能受补而已。然补药无速效。今服药不满四五剂，奈何遽责以效乎？因令勉服前药六七帖，寒已除，但热不减，汗出不至足，令壶盛热水蒸其足，汗亦过于委中矣。续后前症渐减，始有生意。追思医谓不先去邪者，因其寒热往来也，然去邪，不过汗吐下三法，今病自汗、吐痰、泄利，三者备矣，再有何法之可施乎？且病有实邪，有虚邪，虚可补而实可泻，今病属虚，而以实邪治之，所谓虚虚之祸也。一谓当滋阴降火，因其月事不通，病发于夜也，且服降火药，遂小腹胀而大便泄，是不宜于此矣。殊不知滋阴降火，皆甘寒苦泻之剂，今病食少泄利，明是脾虚，且脾胃喜温而恶寒，今泥于是，宁不愈伤其胃而益其泄乎。吁！危哉，故不得辨。（博按：此案旧刻脱误。）

江汝洁治会中夫人病心气痛，甚剧，医治不效。江视其症，乃心脾疼也，夫心主血，脾裹血，二经阴血虚，生内热耳。以阿胶一钱五分，滋二经之虚，白螺蛳壳、火煅一钱五分，以泻二经之火，二味为末，好酒调服一二盏，即愈。

匡掌科夫人，年三十余，病胃脘连胸胁痛，日轻夜甚，两寸关弦滑有力。医皆以积滞凝寒，用发散及攻下之剂，不效。继用铁刷散、四磨散等方，并莫应，及用汤水，皆吐而不纳，经日不食，痛益甚。（非痰而何。）一医谓五灵脂、没药，素用有效，试用酒调。病者到口便吐，随吐出绿痰两碗许，痛即止，纳饮食。此盖痰在膈上，攻下之不去，必得吐法而后愈。《医统》。

汪篁南治一妇，患心脾疼，弱甚。医以沉香、木香，磨服之，其痛益增，且心前横痛，又兼小腹痛甚。其夫灼艾灸之，痛亦不减。江以桃仁承气汤，去芒硝投之，一服而愈。

江应宿治中年男子，患心脾痛，积十年所，时发则连日呻吟，减食。遍试诸方，罔效。诊之，六脉弦数。（弦数火郁。）予曰：此火郁耳。投姜汁炒黄连、山栀泻火为君，川芎、香附开郁，陈皮、枳壳顺气，为臣，反佐以炮姜从治（反佐妙），一服而愈。再与平胃散加姜炒黄连、山栀、神曲，糊丸，一料刈其根，不复举矣。

予长子，年三十二岁，素饮食无节，性懒于动作。丙戌秋，从予自燕都抵家，舟行饱餐，多昼寝，有时背胀，腹微痛。初冬，过苏州，夜赴酒筵，后脱衣用力，次早，遂觉喉口有败卵臭，厌厌成疾，瘦减，日吐酸水，背胀腹痛。一日，忽大痛垂死，欲人击打，又炒热盐熨之，稍宽快。顷刻，吐紫黑血二碗许，连日不食，食入即吐，痛止即能食（生机在此），食饱又复痛，诸药不应，递发递愈。六脉弦而搏指。此食伤太阳，脾虚气滞，与香砂橘半枳术丸，灸中脘、夹脐、膏肓。禁饱食，两月而愈。（《名医类案》）

○喻嘉言治陆子坚，从来无病，因外感之余，益以饥饱内伤，遂至胸膈不快，胃中隐隐作痛，有时得食则已，有时得食转加，大便甚艰，小水不畅，右关之脉，乍弦乍迟，不得调适，有似锢疾，用药得当，驱之无难。若岁久日增，必为大患。人身胃中之脉，从头而走于足者也。胃中之气，一从小肠而达于膀胱，一从小肠而达于大肠者也。夫下行之气，浊气也，以失调之故，而令浊气乱于胸中，干其清道，因是窒塞不舒。其始本于病时，胃中津液为邪火所烁，至今津液未充，火势内蕴，易于上燎，所以得食以压其火则安。然邪火炽则正气消，若食饮稍过，则气不能运转其食，而痛亦增，是火不除，则气不复，气不复，则胃中清浊混乱，不肯下行，而痛终不免也。（病症洞如观火。）病属胃之下脘，而所以然之故，全在胃之中脘。盖中者，上下四旁之枢机，中脘之气旺盛有余，必驱下脘之气入于大小肠，从前后二阴而出。惟其不足，所以反受下脘之浊气而挠括也。夫至人之息以踵，呼之于根，吸之于蒂者也。以浊气上干之故，吸入之气，艰于归根。且以痛之故，而令周身之气，凝滞不行，亦非细故也。为订降火生津下气止痛一方，以为常用之药。尚有进者，在先收摄肾气，不使外出，然后浊气之源清，而膀胱得吸引上中二焦之气以下行。想明哲之所务矣。

喻君实有发前人所未发之本领，独欠于峻养肝肾一著。然此案末行已骎骎乎得之矣。

张子和治一将军，病心痛不可忍。张曰：此非心痛也，乃胃脘当心痛也。（二语为此症点睛，然予更有一转语，曰：非胃脘痛也，乃肝木上乘于胃也。）《内经》曰：肝木太过，风气流行。民病胃脘当心而痛。（风木为病，非肝而何。）乃与神佑丸一百余粒，病不减。或问曰：此胃脘有寒也，宜温补。将军数知张明了，复求药，乃复与神佑丸二百余粒，作一服，大下六七行，立愈矣。（治法则非今人所宜。）

一妇病心痛数年不愈，一医用人言半分，茶末一分，白汤调下，吐瘀血一块而愈。（李楼奇方。若非神手，未许轻用。）

王执中久患心脾疼，服醒脾药反胀，用蓬莪面裹煨熟，研末，以水与酒煎服立愈。盖此药能破气中之血也。《本草纲目》，王执中《资生经》。

一妇人年三十，病心气痛，用小红花为末，热酒服二钱，立效。又法：男用酒水各半煎，女用醋水各半煎。摘元方本《本草纲目》。

李时珍治荆穆王妃胡氏，因食荞麦面著怒，病胃脘当心痛不可忍。医用吐下行气化滞诸药，皆入口即吐，不能奏功。大便三日不通。因思《雷公炮炙论》云：心痛欲死，速觅延胡。乃以延胡索末三钱，温酒调下，即纳饮食，少顷大便行三五次，积滞俱下。胃脘心痛，豁然遂止。

友人言于武昌见一老僧患胃脘痛，痛发濒死，其徒亦患之。师死遗命，必剖视吾心，务去其疾。果于心间得细骨一条，长七八寸，形如簪。其徒以插瓶中，供师前已数年矣。有贵客来寓庵中，偶杀鹅喉未断，其童取瓶中骨桃鹅喉，凡染鹅血处即化矣。徒因悟此理，饮鹅血数日，胃疾竟除。

薛立斋治一妇人，久患心痛，饮食少思，诸药到口即吐。薛以为脾土虚弱，用白术一味，同黄土炒，去土，每服一两，以米泔煎浓，徐服少许，数日后自能大饮，用三斤余而安。（雄按：脾弱何至作痛？此盖停饮为患也。）（蔡按：停饮说诚然，此与许学士神术丸意同，但饮之微者可用，若饮已盛，则反益其痛，以术能闭气也。黄锦芳论之甚详，宜参观之。）

上舍陈履学长子室，素怯弱，产后患疔疮，年余不愈，因执丧旬月，每欲眩仆。一日感气，忽患心脾高肿作疼，手不可按，而呕吐不止，六脉微细。或见其形实，误诸痛不可补气，乃用青皮、木香、五味、吴茱萸等药，愈甚。继复患疟，且堕胎。又投理气行血之药，病虽去，元气转脱。（病家无识，举世皆然。）再投参芪补剂，不应矣。六脉如丝欲绝，迎薛至诊之，曰：形虽实而虚极，反用理气之剂，损其真气故也。连投参、芪、归、芍、术、附、姜、桂二剂，间用八味丸，五日寝食渐甘，六脉全复。此症若心脾疼痛时，即服此等药，疟亦不作矣。

龚子才治一人，心胃刺痛，手足稍冷，出汗指甲青，百药不效。以当归三钱，煎汤，用水磨沉香、木香、乌药、枳壳，调服乃止。

一教谕年五十一，因酒食过饱，胃脘作痛。每食后，其气自两肩下及胸次至胃口，痛不可忍，令人将手重按痛处，移时忽响动一声，痛遂止。如是八年，肌瘦如柴。诊之六脉微数，气口稍大有力。以神佑丸一服下之，其痛如失。后以参苓白术散，调理复元。

程沙随在泰兴时，有一乳娘，因食冷肉，心脾胀痛不可忍。钱授之以陈茱萸五六十丸，水一盏煎，取汁去渣，入官局平胃散三钱，再煎热服，一服痛止，再服无他。云：高宗尝以此赐近臣，愈疾甚多，真奇方也。《楼庵小乘》。

孙文垣治张二尹近川，始以内伤外感，服发散、消导多剂，致胃脘当心而痛。诊之六脉皆弦而弱，法当补而敛之。白芍五钱，炙甘草三钱，桂枝一钱五分，香附一钱，大枣三枚，饴，糖一合（小建中加香附），煎服一剂而瘳。

族弟应章胃脘当心而痛，手不可近，疑有瘀血使然。延胡索，五灵脂、丹皮、滑石、川芎、当归、甘草、桃仁、桔梗、香附，临服加韭菜汁一小酒杯。其夜痛止则睡，饮食亦进。惟大便，下坠，逼迫不安。此瘀血已动，欲下行也，前剂去韭汁，一帖全安。

吴鹤洲如夫人，病胃脘痛，医者认为虫者，认为火者，又有认为痰、为气、为食、为虚、为寒者，百治不效。孙诊之，两手大而无力，皆六至。曰：肝脾相胜之症耳。（胃脘何以云脾？）以白芍为君，恶热而痛加黄柏，此法则万全矣。白芍四钱，一半生一半炒，伐肝补脾为君。甘草二钱，一半炙一半生，缓肝养脾为臣。山楂为佐。黑山栀、五灵脂各一钱，止痛为使。三帖而愈。

吴仰元患胃脘痛则彻于背，以手重按之少止，痛时冷汗如雨，脉涩。孙曰：此气虚而痛也。（脉涩乃血虚，此独言气虚。）以小建中汤加御米壳而愈。（仍是肝病。）

李士材治宋敬夫心腹大痛，伛偻不能抑，自服行气和血药罔效。其脉左滑而急，其气不能以息，偶一咳攒眉欲绝，为疝无疑。以生姜饮粥，用小茴香、川楝子、青木香、吴茱萸、木通、延胡索、归身、青皮，一服而痛减，五日而安。《医通》。

李长蘅吴门舟次，忽发胃脘痛，用顺气化食之药勿效。李诊之曰：脉沉而迟，客寒犯胃也。以参苏饮加草豆蔻三钱，煎熟加生姜自然汁半碗，一服而减，二服而痊。

一人将应试，八月初五心口痛甚，至不能饮食。李诊之，寸口涩而软。与大剂归脾汤，加人参三钱，官桂一钱。彼云：痛而骤补，实所不敢，得毋与场期碍乎？李曰：第能信而服之，可以无碍，若投破气之药，其碍也必矣。遂服之，不途师痛减，更进一剂，连饮独参汤，场事获竣。

高鼓峰治一妇人，胃痛，勺水不入，寒热往来。或从火治，用芩、连、栀、柏，或从寒治，用姜、桂、茱萸。辗转月余，形体羸瘦，六脉弦，数，几于毙矣。高曰：此肝痛也，非胃脘也。其病起于郁结生火，阴血受伤，肝肾枯干，燥迫成痛。（色欲之人尤多此病。）医复投以苦寒辛热之剂，胃脘重伤。其能瘳乎？急以滋肾生肝饮与之，一昼夜尽三大剂，五鼓熟寐，次日痛定。再用加味归脾汤，加麦冬、五味，十余剂而愈。

按：此病外间多用四磨、五香、六郁、逍遥，新病亦效，久服则杀人矣。又用肉桂亦效，以木得桂而枯也，屡发屡服则肝血燥竭，少壮者多成劳，衰弱者多发厥而死，不可不知。

吕东庄治吴维师，内患胃脘痛，叫号几绝，体中忽热忽寒，止觉有气逆左胁而上，呕吐酸水，饮食俱出。或疑停滞，或疑感邪，或疑寒凝，或疑痰积。脉之弦数，重按则濡。盖火郁肝血燥耳。与以当归、白芍、地黄、柴胡、枣仁、山药、山萸、丹皮、山栀、茯苓、泽泻，顿安。惟胃口犹觉稍劣，用加味归脾及滋肝补肾丸而愈。

高吕二案持论略同，而俱用滋水生肝饮。予早年亦尝用此，却不甚应。乃自创一方，名一贯煎。用北沙参、麦冬、地黄、当归、杞子、川楝六味，出入加减，投之应如桴鼓。口苦燥者，加酒连尤捷，可统治胁痛、吞酸、吐酸、疝瘕，一切肝病。

薛立斋治一妇人，心腹作痛，久而不愈，此肝火伤脾气也。用炒山栀一两，生姜五片，煎服而痛止，更以二陈加山栀、桔梗，乃不发。

孙文垣治周芦汀乃眷，患胃脘痛，呕吐不食者四月，昼夜号呼不绝。脉则两手俱滑数。（故作实治。）曰：当以清热为先。乃先与末子药二钱，令服之，不一饭顷，痛止而睡。家人色喜。曰：未也，此火暂熄也，其中痰积甚固，不乘时下之，势必再作。因与总管丸三钱，服下腹中微痛，再服二钱，又睡至天明乃寤，腹痛亦止，大便下痰积甚多。次日以二陈汤加枳实、姜黄、香附、山栀、黄连与之，服后胃痛全止。惟小腹略胀，盖痰积未尽也，再与总管丸三钱，天明又行一次，痰之下如前。胃脘之痛遂不发。

薛立斋治陈湖陆小村母，久患心腹疼痛，每作必胸满呕吐，手足俱冷，面赤唇麻，咽干舌燥，寒热不时，月余竟夕不安。其脉洪大。众以痰火治之，屡止屡作。迨乙巳春发频而甚，仍用前药反剧。此寒凉损真之故，内真寒而外假热也，且脉息洪弦，而有怪状，乃脾气亏损，肝木乘之而然，当温补胃气。遂用补中益气汤加半夏、茯苓、吴茱萸、木香，一服熟寐彻晓。洪脉顿敛，怪脉顿除，诸症释然。

陆养愚治陆前川，素患肠风便燥，冬天喜食盆柿，致胃脘当心而痛。医以温中下气药疗其心痛，痛未减而肠红如注。以寒凉润燥之剂疗其血，便未通而心痛如刺。脉之上部沉弱而迟，下部洪滑而数。此胃申冷而肠中热也。大肠属金，原喜清而恶热，喜润而恶燥，况素有肠风燥急之症，因心痛而投以辛温香燥之剂，能不剧乎？脾胃原喜温而恶寒，湿润之品，能不甚乎？今大便不行已数日矣，乃用润字丸三钱，以沉香三分衣其外，浓煎姜汤，送下二钱，半日许又送一钱，至夜半大便行，极坚而不甚痛，血减平日十六七。少顷又便一次，微痛而血亦少，清晨又便溏一次，微见血而竟不痛矣。惟心痛未舒，与脏连丸，亦用沉香为衣，姜汤送之，以清下焦之热，而润其燥。又以附子理中料为散，饴糖拌吞之，使恋膈而不速下，不终剂而两症并痊矣。

王肯堂治韩敬堂，患胸膈痛，脉洪大而涩。用山栀、赤芍、通草、麦芽、香附、归、芎，煎加姜汁、竹沥、韭汁、童便之类，饮之而止。一日劳倦忍饥，痛大发，亟邀王至。入房问曰：晨起痛甚，不能待公。服家兄药下咽如刀割，其痛不可忍，此何意也？曰：得非二陈、平胃、紫苏之属乎？曰：然。曰：是则何怪乎？其增病也。夫劳饿而发，饱逸则止，知其虚也。饮以十全大补汤，一剂而胸痛止。

张三锡治一妇，苦胃脘痛，每发辄大吐，多方不应，以盐汤探吐，出积碗许，痛良已。后常作恶心，知胃中有痰也。以橘、半、枳实加木香、川芎、白螺壳、南星、海粉、神曲，糊为丸，白汤下钱半，未及一半，病去如脱。

一妪性急胃痛，已六日，诸辛燥药，历试无验。诊得左关弦急，而右寸更甚，其痛一来即不可当，少选方定，口干面时赤，知肝气有余而成火也。乃与以越鞠加吴茱萸、炒黄连、姜汁炒栀子，二剂顿愈。

一妇胃脘痛，凡一月，右关寸俱弦而滑，乃饮食不节所致。投滚痰丸一服，下痰及宿食三碗许。节食数日，调理而愈。

一妪胃痛久，诸药不应，六脉微小，按之痛稍定。知中气虚而火郁为患也。投理中汤，一服随愈。

一中年人因郁悒，心下作痛，一块不移，日渐羸瘦。与桃仁承气汤一服，下黑物并痰碗许，永不再发。

一人中脘大痛，脉弦而滑，右为甚，乃食郁也。二陈、平胃加山楂、草豆蔻、木香、砂仁，一服顿愈。

一人中脘至小腹痛不可忍，已十三日，香燥历试，且不得卧，卧则痛顶胸上，每痛急则脉不见。询之，因入房后过食肉食而致。遂以为阴症而投姜、附，因思其饮食自倍，中气损矣，况在房室之后，宜宿物之不能运化，又加燥剂太多，消耗津液，致成燥矢郁滞不通，所以不得卧而痛也。古云：胃不和，则卧不安。遂以枳实导滞丸三钱：去黑矢碗许，小腹痛减矣。又与黄连、枳实、瓜蒌、麦芽、厚朴、山楂、莱菔子，二服痛复移于小腹。乃更与润肠丸二服，更衣痛除。第软倦不支，投补中益气汤，调理半月而愈。

王叔权曰：荆妇旧侍疾，累日不食，因得心脾痛，发则攻心腹，后心痛亦应之，至不可忍。则与儿女别以药饮之，疼反甚，若灸则遍身不胜灸矣。不免令儿女各以火针微刺之，不拘心腹，须臾痛定，即欲起矣，神哉。

王叔权旧患心脾痛，发则疼不可忍。急用瓦片置炭火中，烧令通红，取出投米醋中沥出，以纸二三重裹之，置于痛处稍止，冷即再易，耆旧所传也。后阅《千金方》有云：凡心腹冷痛，熬盐一升熨，或熬蚕沙烧砖石蒸熨，取其温里暖中，或蒸土亦大佳。始知予家所用。盖出《千金方》也。他日心疼甚，急灸中脘数壮，觉小腹两边有冷气，自下而上，至灸处即散，此灸之功也。《本事方》载玉思和论心忪，非心忪也。胃之大络，名曰虚里，络胸膈及两乳间。虚而有痰，则动更甚，须臾发一阵，是其症也。审若是，又灸虚里矣，但不若中脘为要穴云。

《左传》：巫臣以夏姬之故怨子反曰：余必使汝疲

于奔命以死。于是子反一岁七奔命，遂遇心疾而卒，则又因用心而成疾矣。平居当养其心，使之和平，疾自不作。其次则当服镇心丹之类，以补养之可也。若疾将作而针灸，抑亦可以为次矣。《资生经》。

一妇人患胸中痞急，不得喘息，按之则痛，脉数且涩，此胸痹也。因与小陷胸汤，二剂而愈。

一人年二十三岁，膈有一点相引痛，吸气皮觉急。此有瘀血也。滑石一两，桃仁五钱，黄连五钱，枳壳一两，炙甘草二钱，为末，每服钱半，以萝卜自然汁煎熟饮之，一日五六服即愈。

缪仲淳治高存之夫人患心口痛，一日忽大发，胸中有一物上升冲心，三妇人用力捺之不下，叫号欲绝。存之曾预求救，缪立此方，是日急煎服之，冲上者立坠下，腹中作痛不升矣。再服，腹中痛亦消。二日后以病起洗浴，又忽作呕，头痛如劈。存之曰：此即前症也。煎前药服之立安。白芍（酒炒）三钱，炙草五分，吴茱萸（汤泡三次）八分，茯苓二钱，延胡索（醋煮）一钱，苏子（炒研）一钱五分，橘红（盐水泡）一钱二分，复加半夏（姜汁炒）一钱，旋覆花一钱，木通七分，竹茹一钱。《广笔记》。

李季虬曰：予妇今春忽患心痛，连下腹，如有物，上下撞，痛不可忍。急以手重按之，痛稍定，按者稍松即叫号。仲淳曰：此必血虚也，脉之果然。急投白芍五钱，炙草七分，橘红三钱，炒盐五分，二剂稍定。已又以牛黄苏合丸，疏其滞，嗳气数次，痛徐解。予问故，仲淳曰：白芍、甘草治血虚之圣药也。因久郁气逆，故减甘草之半。仲景甲已化土之论详矣，诸医不解尔。炒盐者何？曰：心虚以炒盐补之，即水火既济之意也。予惧俗师以食积痰火，疗心腹之痛，故疏其详如左。

二案均是治肝之法，前案兼涤饮，此案养肝，兼以降逆，非纯补虚也。

昔年予过曲河，适王宇泰夫人，病心口痛甚，日夜不眠。手摸之如火。予问用何药，曰：以大剂参、归补之稍定，今尚未除也。（琇按：心胃痛，惟阴维虚损一症，可用参、归，其余多是停痰积饮与肝火犯胃之症。此案叙症既未详悉，又不云脉象如何，殊属含混。）曰：得无有火或气乎？宇泰曰：下陈皮及凉药少许，即胀闷欲死，非主人精医，未有不误者。予又存此公案，以告世之不识虚实，而轻执方者。同上。

刘云密治一女子，值暑月夜间甚凉，患心痛，从右肋下起至心前岐骨陷处，并两乳下俱痛，复连背痛，腰及两膊俱骨缝胀疼，惟右肋并心疼独甚，时作恶心，且呕。疑夜眠受凉，寒邪郁遏，气不流畅所致，用散寒行气药不效。又疑寒滞中有郁火，加散郁之品，亦不效。服加味煮黄丸乃顿愈。姜黄三钱半，雄黄三分，乳香三分，去油净巴霜八分，共为细末，醋糊为丸如黍米大。虚者七丸，实者十一丸，姜汤送下。《经》云：邪气甚则实。此女体素虚弱，而受寒邪甚则为实，惟此辛热之剂，可以导之。前所用药虽亦散，而不能及病也。其用姜黄、乳香，亦有深意，盖寒伤血故耳。此时珍所谓配合得宜，则罔不奏功。

金铃子散：川楝子去核一两，延胡索一两为末，每服三钱，温酒调服，水煎服亦可。王晋三曰：此方一泄气分之热，一行血分之滞。《雷公炮炙论》曰：心痛欲死，速觅延胡索。古复以金铃治热厥心痛。《经》言诸痛皆属于心，而热厥属于肝逆。金铃子非但泄肝，功专导去小肠膀胱之热，引心包相火下行，延胡和一身上下诸痛。方虽小，制配合宜，却有应手取愈之功，勿以淡而忽之。

肝胃久痛，诸药不效，或腹有癥瘕，此方皆验，名梅花丸，孕妇慎用。绿萼梅蕊三两，滑石七两，丹皮四两，制香附二两，甘松、蓬莪术各五钱，茯苓三钱五分，人参、嫩黄芪、砂仁、益智各三钱，远志肉二钱五分，山药、木香各一钱五分，桔梗一钱，甘草七分。凡十六味，其研细末，炼白蜜十二两，捣丸如龙眼大，白蜡封固，每服一丸，开水调下。此方传自维扬沈月枝封翁，幕于姑苏时，患心腹久痛，诸药罔效，得此而愈。遂配合施送，服者多愈。但用药甚奇，其分两之多寡，亦难测识。

雪羹：大荸荠四个，海蛇漂去石灰矾性一两，水二盅，煎八分。王晋三曰：羹食物之味调和也，雪喻其淡而无奇，有清凉内浸之妙。荸荠味甘，海蛇味咸，性皆寒而滑利。凡肝经热厥，少腹攻冲作痛，诸药不效者，用以泄热止痛，捷如影响。（《续名医类案》）

胁　痛

颜正华医案

○董某，男，52岁。

主诉：经体检发现胆囊结石，无绞痛。素有胃病，冬重夏轻。近来中脘作胀，嗳气频频，食欲不振，大便不畅。

诊查：脉弦，舌质暗，苔黄腻。

辨证：肝气不疏，胃失和降。

治法：治以疏肝理气、和胃，排石为法。

方药：柴胡10克，赤芍12克，香附10克，乌药10克，青陈皮各5克，郁金10克，枳壳10克，佛手6克，熟军5克，金钱草60克，法半夏10克，黄芩5克。

二诊：药后嗳气腹胀减轻，纳增，大便较畅。脉弦缓，苔薄腻。原方加减，上方去半夏、黄芩，加木香5克。

上方药共服二十余剂，排出结石数十粒，大者如绿豆。诸症亦缓解。（《中国现代名老中医医案精华》）

高仲山医案

○余自1977年夏季开始，经常感觉右胁下隐痛，满闷不舒。每于进食豆制品、奶制品或蛋类而痛重，痛剧时向右肩背放散，并常引起恶心、呕吐，往往需注射哌替啶止痛。与同道们谈及，均认为可能是胆道疾患，劝余系统检查。1987年春，在京开会期间又复发作。经解放军总后医院做胆囊超声及X线胆囊造影显示：胆囊内充满结石，状如石榴子；脂餐试验胆囊几无收缩，遂诊断为“胆囊结石”。欲留住院手术治疗。因考虑会议任务未完成，故而推辞。

返哈后，自忖行医五十余载，可为他人解除病忧，何不自己服药尝试？于是自处方如下。

处方：软柴胡15克，清半夏10克，醋青皮10克，瓜蒌仁15克，虎杖根15克，广木香5克，枳壳10克，生大黄10克，玄明粉5克，海金沙20克，金钱草20克，酒白芍15克。

服药至20剂时，除疼痛稍轻外，余无著变。服至50剂时，偶觉右胸胁中水声辘辘，随之嗳嗝数次，胸胁胀满感觉顿失。此后，胁痛仅发数次，痛势极微，试食前述豆制品等食物亦未见发作，故继服前方药数剂而作罢。

1979年末，余到南宁江滨医院疗养，经超声波及X线复查，胆囊结石已荡然无存，胆囊收缩及排空功能良好，结石之恙遂告痊愈。（《中国现代名老中医医案精华》）

程门雪医案

○潘某某，男，34岁。

初诊：1969年12月17日。

患慢性肝炎6年，近来病况益甚，脘胀殃背，二胁掣痛，溲黄苔腻，脉细弦。治拟疏肝和络，活血祛瘀而清湿热。

制厚朴3克，炒枳壳4.5克，龙胆草9克，制香附9克，黑山栀9克，炒川芎4.5克，大腹皮9克，五灵脂9克，木贼草9克，陈香橼皮9克。

二诊：疏肝和络，活血祛瘀而清湿热，尚觉合度，前方加味再进，上方加山甲片3克，鳖甲12克，白术4.5克。

三诊：原法大效，诸症均已减轻。处方如下。

全当归9克，大白芍9克，炙鳖甲12克，炙甲片3克，龙胆草9克，黑山栀9克，木贼草9克，五灵脂9克，制香附9克，大川芎6克，大腹皮9克，生白术4.5克。（《程门雪医案》）

○张某，男，39岁。

初诊1953年2月3日。两胁痛，右为甚；经数载，除未能；夏较差，冬则剧；喜暖温，温乃适；脉缓弦，苔腻薄。拟温通，佐辛润。

肉桂0.9克，炒枳壳3克，姜黄2.4克，清炙草2.4克，当归须4.5克，柏子仁9克，泽兰4.5克，橘叶4.5克，旋覆

梗9克，吴萸0.9克（桑白皮9克同炒），紫苏梗4.5克，杏仁9克，橘红4.5克。（《上海老中医经验选编》）

周小农医案

○陈左，工业，甬人。丁未秋患胁痛，按之有声，大似饮邪。脉弦左涩，气痹络瘀之征。当用旋覆、茯苓、橘络、新绛、延胡索、当归须、赤芍、麸炒枳壳、生香附、路路通、青葱管。遂便瘀血甚多，胁痛大减。复诊细询之，亦并未有外伤，病成于不自觉云。原方增损而痊。

○都根泉，小渲米贩，操舟沪杭。乙卯四月育蚕时，负重量之桑叶回，见其室人为非，气闪动肝，腰胁大痛。来诊时在舟，不能转侧，以外伤腰痛为剧，嘱转就邵君涵培，治用手法伤膏，内服之药理气活血为主。越日其父来城云，伤痛减，内病重，邀余下乡诊视。脉弦数疾，苔白，气喘无片刻之停，仰坐不卧，饮食不进。询悉肝气极重，腰疼虽减，胸胁犹痛。降气宣络，清肝行血为治。如旋覆、赭石、半夏、新绛、葱管、橘络、生香附、归须、丹皮、金铃子、延胡索等。另以伽楠香、琥珀、乳香、没药，研末调服。二剂，气喘渐定。调理至秋令，犹有微觉腰痛，多行气逆，不能到外作贩，即复来诊。其形清瘦，脉虚无力，审知欲事素勤，肾气内亏。宜治内损而理气郁，以当归、赤白芍、抚芎、萸肉、生地、首乌、玉竹、补骨脂、丹皮、合欢皮、杜仲、牛膝、狗脊、骨碎补、五味子、蛤蚧，以炼蜜及鸡血藤胶烊化为丸。服一料，短气腰楚均告退矣。（《周小农医案》）

盛循卿医案

○俞某，男，43岁。

初诊：1985年8月2日。

主诉：有胆囊炎、胆石症病史。近日胸胁胀满疼痛，纳食腹胀，进油腻后更明显，倦怠乏力。

诊查：巩膜黄染，苔根黄腻，脉细弦。B超检查，见胆囊内有强光回声团，直径为3厘米。

辨证：证属肝胆气滞，湿热蕴积成石。

治法：拟疏肝利胆化湿为先。

方药：柴胡10克，炒赤白芍各10克，郁金10克，炒枳壳10克，炙草5克，广金钱草20克，茵陈15克，对坐草15克，炙鸡金6克，马鞭草15克，焦山栀10克，制军6克。

二诊：药进7剂后，胁痛仍明显，目黄退而未尽。苔根淡黄。前方去马鞭草、焦山栀，加广木香6克，制香附10克，续服7剂。

三诊：胁痛已减，目黄已退。脉细弦，苔很淡黄。上方去赤芍、香附，加党参、黄芩，7剂。

四诊：肝胆湿热渐清，气机日调，目黄胁痛均未发，大便通畅，胃纳欠佳。脉细弦、苔根淡黄。拟疏肝利胆排石。处方如下。

柴胡10克，杭白芍10克，炒枳壳10克，炙草6克，郁金10克，广金钱草20克，炙鸡金6克，焦山楂10克，炒川楝子10克，制香附10克，青陈皮各6克，制军6克。

五诊：连服14剂。肩背及右胁微胀，纳便均正常。上方续服7剂。

六诊：复查B超：胆内结石已排出，济胁胀滞已无，倦怠乏力。拟四逆散加太子参、郁金、鸡金调理再进。（《中国现代名老中医医案精华》）

丁甘仁医案

○胸脘痛有年，屡次举发，今痛引胁肋，气升泛恶，夜不安寐，苔薄黄，脉左弦右涩。良由血虚不能养肝，肝气横逆，犯胃克脾，通降失司，胃不和则卧不安，肝为刚脏，非柔不克，胃以通为补，今拟柔肝通胃，而理气机。

生白芍三钱，金铃子二钱，左金丸（包）八分，朱茯神三钱，仙半夏一钱五分，北秫米（包）三钱，旋覆花（包）一钱五分，真新绛八分，炙乌梅五分，煅瓦楞四钱，川贝母二钱，姜水炒竹茹一钱五分。

二诊：胸胁痛略减，而心悸不寐，头眩泛恶，内热口燥，不思纳谷，腑行燥结，脉弦细而数，舌边红苔黄。气有余便是火，火内炽则阴伤，厥阳升腾无制。胃气逆而不降也。肝为刚脏，济之以柔，胃为燥土，得阴始和。今拟养阴柔肝，清燥通胃。

川石斛三钱，生白芍二钱，金铃子二钱，左金丸（包）七分，川贝母二钱，朱茯神三钱，黑山栀二钱，乌梅肉五分，珍珠母六钱，青龙齿三钱，煅瓦楞四钱，全瓜蒌（切）三钱，荸荠（洗打）二两。（《丁甘仁医案》）

○脾肾阴阳两亏，肝气入络，左胁牵痛，连及胸脘，纳少形瘦，脉象弦细而涩，舌苔薄腻而黄。病情夹杂，非易图功，宜培养脾肾，理气通络。

炒怀药三钱，旋覆花（包）钱半，真新绛八分，川郁金钱半，云茯苓三钱，大白芍二钱，炒谷麦芽各三钱，冬瓜子三钱，生熟苡仁各三钱，丝瓜络二钱。

肝气入络，湿痰交阻，脾胃不和，胁肋牵痛，舌苔薄腻，脉象弦小而数，宜泄肝理气，和中化饮。

当归须二钱半，大白芍二钱，旋覆花（包）钱半，真新绛八分，云茯苓三钱，仙半夏二钱，陈广皮一钱，金铃子三钱，延胡索一钱，紫降香四分，炒谷芽三钱，制香附二钱，春砂壳八分，川郁金钱半。（《丁甘仁医案续编》）

黄振鸣医案

○陈某，女，41岁。初诊：1984年8月19日。

病史：病者患胆囊结石已2年多，主诊医生多次要求其行手术治疗。由于患者害怕手术疼痛，转医院诊治亦未效。今年常因饮食油腻后即出现右上腹部发作性疼痛，每月二三次，用西药治疗后可缓解。此次发作已有2个月之久，而来就诊。

来诊时自诉2个月来右上腹部绞痛难忍时作，发作时唇、面苍白，汗出湿透衣衫，伴见胸闷、恶寒。现右上腹胀痛，右侧胸肩部牵痛，厌食肥腻食品，二便如常。

检查右上腹明显胀痛，肝肋下2厘米；并触及6.7厘米×7.6厘米大小的囊状包块，压痛明显；墨非征阳性；舌质红、苔白腻，脉弦。

血常规：血白细胞计数11×10^9/升，中性粒细胞0.79，淋巴细胞0.21；B超：胆囊胀大7.2厘米×8.0厘米，胆囊内0.9厘米×0.7厘米结石声像。

辨证：肝气郁滞，胆经湿热瘀结。

治法：疏肝理气，清热利湿，利胆排石。

方药：金钱草30克，茵陈30克，大黄15克，白花蛇舌草30克，枳实12克，桃仁15克，郁金18克，金砂牛末3克（冲服），丹参18克，木香12克（后下），川楝子12克（醋炙），口服化石丹以加强疗效。

复诊：1981年8月26日。患者自诉服药3剂后，渐觉上腹部疼痛及肩背部牵痛减轻，服至7剂，腹痛基本消失，自己用手按之亦无不适，胃纳好转。检查右上腹部未触及包块，肝区无触痛。原方加生蒲黄10克，每天1剂，复渣服；并继续口服化石丹。嘱1个月后复诊。

三诊：1984年11月28日。病者自诉由于工作忙，2个多月来一直未有机会复诊，但坚持按上方服药，前后共服药96剂。现自我感觉良好，饮食胃纳如常。B超复查未见结石声像，血常规、肝功能无异常。

○郑洪彬，男，51岁。初诊：1983年3月30日。

病史：患者3年来经常胃痛，自服胃药后少顷即能缓解。1981年10月突然有上腹部剧烈疼痛，连及右肩背，大汗淋漓，送某医院急诊。检查血白细胞计数10.76×10^9/升，中性粒细胞0.81，淋巴细胞0.19；B超检查胆囊内0.9厘米×0.6厘米结石，胆总管及肝内胆管均有“砂状结石”。拟行胆囊切除术，但病者不同意而未手术。此后每月都因右上腹突发绞痛而多次到医院急诊，应用大量抗生素及阿托品、哌替啶等方能暂时缓解病情。后经友人介绍来就诊。

来诊时症见：患者体胖，面白微青黄；自诉3天前右上腹痛再发，痛如刀刺样难忍，连及右背部，大汗出，至今仍有少许不适。

检查：右上腹有明显触痛和腹肌紧张，墨非征阳性，舌红、苔黄腻，脉弦。

辨证：肝气郁滞，胆经湿热瘀结。

治法：疏肝理气，清利湿热，利胆排石。

方药：金钱草30克，茵陈30克，大黄30克，白花蛇舌草30克，枳实12克，郁金18克，桃仁15克，金砂牛3克（冲服），丹参18克。

水煎服，每日1剂，复渣服。

复诊：1983年4月6日。服药7剂后，患者自诉右上腹无痛，精神、面色较前为好。效不更方，继服上方。

此后以上方为基础加减，连续服3个月，并结合口服本院化石丹（由炒山甲、皂角刺、威灵仙、川蜈蚣、沉香、木香、猪苓组成）以加强排石溶石作用。至1983年7月25日B超复查，未发现结石。随访5年，未复发。（《奇难杂症续集》）

时逸人医案

○马某某，男，70岁。

脘胀胁痛，左侧较甚，微觉发热，吸气时及饮食后胁痛更甚，脉沉滞。

辨证：气滞血凝作痛。

治法：活血理气。

方药：归须15克，红花3克，赤白芍各9克，没药6克，丹皮6克，炮甲珠4.5克，延胡索4.5克，郁金3克，枳壳3克，黄芩4.5克，云苓9克，天麦冬各15克，朴花2.4克。

二诊：已不发热，胁痛腹胀均减轻，仍觉口干。前方去炮甲珠、黄芩，加花粉15克。

三诊：诸症均减，前方去丹皮、赤芍改白芍12克。［江苏中医，1965，（11）］

邢锡波医案

〇王某，男，41岁，干部。

病史：患者于1年前突然右胁部剧烈疼痛，牵及右肩和背部，1小时后自行缓解。以后又经常发作，痛时必须注射阿托品或哌替啶，方能缓解疼痛。又于半年后因右胁剧痛曾住院治疗。化验胆红素3.9毫克%，胆固醇300单位。术前诊断为"胆道梗阻"，术后诊断为"胆囊炎"、"胆石症"，并取出结石3块。术后半年疼痛又作，痛如刀割，发作频繁，为阵发性绞痛，痛时恶心，呕吐绿色苦水或寒战，历时数小时或1日方能缓解，故而来余处就诊。

检查：急性病容，右上腹部有明显压痛，痛时肌肉紧张、拒按，未触及胆囊及肝脾。X线拍片在胆总管处隐约可见结石。脉弦滑，舌红苔黄腻。

辨证：肝胆壅滞，湿热郁结。

治法：疏肝利胆，清利湿热。

方药：金钱草30克，茵陈24克，郁金15克，柴胡15克，黄芩12克，乳香10克，没药10克，五灵脂10克，延胡索10克，黄连10克，栀子10克，木通10克，大黄8克。

连服10剂，疼痛明显减轻。服药5剂时，疼痛时间缩短，服食5剂药后疼痛消失。后以化石为主。处方如下。

金钱草30克，滑石15克，郁金12克，柴胡12克，栀子10克，五灵脂10克，乳香10克，三棱10克，黄连6克，没药6克，大黄6克，延胡索6克，甘草3克。日服1剂。

另服消石散：郁金15克，滑石15克，甘草10克，白矾8克，火硝6克。共为细末，每次服4克，每日2次，共分16次服。

连服8剂，疼痛仍未作。继用上方，改为2日1剂。同时另服消石散，1日2次。

连服8剂，症状消失，精神清爽，饮食增加，脉弦劲有力。但邪未净，石未化，仍须扫荡，以化石攻坚法治疗。

方药：滑石24克，金钱草18克，茵陈18克，生大黄15克，郁金12克，芒硝12克，五灵脂12克，乳香10克，木香10克，沉香10克。

服药1剂后，大黄减为10克，芒硝改为10克。连服4剂。第5剂仍用原方，即大黄15克，芒硝12克。服5剂后大便下黏稠之冻甚多。

平时以香油炸胡桃仁30克，调白糖30克1日服。如此共服1个月。后X线检查阴影不显，再未发作。（《邢锡波医案集》）

张锡纯医案

〇胁疼。

陈锡周，安徽人，寓天津一区，年六旬，得胁下作疼证。

病因：素性仁慈，最喜施舍，联合同志共捐钱开设粥场，诸事又皆亲自经管。因操劳过度，遂得胁下作疼病。

证候：其疼或在左胁，或在右胁，或有时两胁皆疼，医者治以平肝、疏肝、柔肝之法皆不效。迁延年余，病势浸增，疼剧之时，觉精神昏愦。其脉左部微细，按之即无，右脉似近和平，其搏动之力略失于弱。

诊断：人之肝居胁下，其性属木，原喜条达，此因肝气虚弱不能条达，故郁于胁下作疼也。其疼或在左或在右者，《难经》云，肝之为脏其治在左，其藏在右胁右肾之前，并脊著于脊之第九椎（《金鉴》刺灸篇曾引此数语，今本难经不知被何人删去）。所谓藏者，肝脏所居之地也，谓治者肝气所行之地也。是知肝虽居右而其气化实先行于左。其疼在左者，肝气郁于所行之地也；其疼在右者，肝气郁于所居之地也；其疼剧时精神昏愦者，因肝经之病原与神经有涉也（肝主筋，脑髓神经为灰白色之筋，是以肝经之病与神经有涉）。治此证者，当以补助肝气为主，而以升肝化郁之药辅之。

处方：生箭芪五钱，生杭芍四钱，玄参四钱，滴乳香（炒）三钱，明没药（不炒）三钱，生麦芽三钱，当归三钱，川芎二钱，甘草钱半。

共煎汤一大盅，温服。

方解，方书有谓肝虚无补法者，此非见道之言也。《周易》谓"同声相应，同气相求"，愚尝以此理推之，确知黄芪当为补肝之主药，何则？黄芪之性温而能升，而脏腑之中秉温升之性者肝木也，是以各脏腑气虚，黄芪皆能补之，而以补肝经之气虚，实更有同气相求之妙，是以方中用之为主药。然因其性颇温，重用之虽善补肝气，恐并能助肝火，故以芍药、玄参之滋阴凉润者济之。用乳香、没药者以之融化肝气之郁也。用麦芽、川芎）者以之升达肝气之郁也（弄董圭男）。究之无论融化升达，皆通行其经络，使之通则不痛也。用当归者以肝为藏血之脏，既补其气，又欲补其血也。且当归味甘多液，固善生血，而性温味又兼辛，实又能调和气分也。用甘草者以其能缓肝之急，而甘草与芍药并用，原又善治腹疼，当亦可善治胁疼也。

再诊：将药连服四剂，胁疼已愈强半，偶有疼时亦不甚剧。脉象左部重按有根，右部亦较前有力，惟从前因胁疼食量减少，至此仍未增加，拟即原方再加健胃消食之品。

处方：生箭芪四钱，生杭芍四钱，玄参四钱，于白术三钱，滴乳香（炒）三钱，明没药（不炒）三钱，生麦芽三钱，当归三钱，生鸡内金（黄色的捣）二钱，川芎二钱，甘草钱半。

共煎汤一大盅，温服。

三诊：将药连服四剂，胁下已不作疼，饮食亦较前增加，脉象左右皆调和无病，惟自觉两腿筋骨软弱，此因病久使然也。拟再治以舒肝健胃，强壮筋骨之剂。

处方：生箭芪四钱，生怀山药四钱，天花粉四钱，胡桃仁四钱，于白术三钱，生明没药三钱，当归三钱，生麦芽三钱，寸麦冬三钱，生鸡内金（黄色的捣）二钱，真鹿角胶三钱。

药共十一味，将前十味煎汤一大盅，再将鹿角胶另用水炖化和匀，温服。

效果：将药连服十剂，身体浸觉健壮，遂停服汤药，俾用生怀山药细末七八钱，或至一两，凉水调和煮作茶汤，调以蔗糖令其适口，当点心服之。服后再嚼服熟胡桃仁二三钱，如此调养，宿病可以永愈。

○胁下疼兼胃口疼。

齐斐章，县尹，吉林人，寓天津二区，年五旬，得胁下作疼，兼胃口疼病。

病因：素有肝气不顺病，继因设买卖赔累，激动肝气，遂致胁下作疼，久之胃口亦疼。

证候：其初次觉疼恒在申酉时，且不至每日疼，后浸至每日觉疼，又浸至无时不疼。屡次延医服药，过用开破之品伤及脾胃，饮食不能消化，至疼剧时恒连胃中亦疼。其脉左部沉弦微硬，右部则弦而无力，一息近五至。

诊断：其左脉弦硬而沉者，肝经血虚火盛，而肝气又郁结也。其右脉弦而无力者，土为木伤，脾胃失其蠕动健运也。其胁疼之起点在申酉时者，因肝属木申酉属金，木遇金时其气化益遏抑不舒也。《内经》谓：“厥阴不治，求之阳明。”夫厥阴为肝，阳明为胃，遵《内经》之微旨以治此证，果能健补脾胃，俾中焦之气化运行无滞，再少佐以理肝之品，则胃疼可愈，而胁下之疼亦即随之而愈矣。

处方：生怀山药一两，大甘枸杞六钱，玄参四钱，寸麦冬（带心）四钱，于白术三钱，生杭芍三钱，生麦芽三钱，桂枝尖二钱，龙胆草二钱，生鸡内金（黄色的捣）二钱，厚朴钱半，甘草钱半。

共煎汤一大盅，温服。

复诊：将药连服四剂，胃中已不作疼，胁下之疼亦大轻减，且不至每日作疼，即有疼时亦须臾自愈。脉象亦见和缓，遂即原方略为加减俾再服之。

处方：生怀山药一两，大甘枸杞六钱，玄参五钱，寸麦冬（带心）四钱，于白术三钱，生杭芍三钱，当归三钱，桂枝尖二钱，龙胆草二钱，生鸡内金（黄色的捣）二钱，醋香附钱半，甘草钱半，生姜二钱。

并煎汤一大盅，温服。

效果：将药连服五剂，胁下之疼豁然痊愈，肝脉亦和平如常矣。遂停服汤药，俾日用生怀山药细末两许，水调煮作茶汤，调以蔗糖令适口，以之送服生鸡内金细末二分许，以善其后。

或问，人之手足皆有阳明经与厥阴经。《内经》浑言厥阴阳明，而未显指其为足经、手经，何以知其所称者为足厥阴肝、足阳明胃乎？答曰：此有定例，熟读《内经》者自能知之。盖人之足经长、手经短，足经原可以统手经也。是《内经》之论六经，凡不言手经、足经者，皆指足经而言，若所论者为手经则必明言为手某经矣。此不但《内经》为然，即如《伤寒论》以六经分篇，亦未尝指明为手经、足经，而所载诸方大抵皆为足经立法也。

或问，理肝之药莫如柴胡，其善舒肝气之郁结也。今治胁疼两方中皆用桂枝而不用柴胡，将毋另有取义？答曰：桂枝与柴胡虽皆善理肝，而其性实有不同之处。如此证之疼肇于胁下，是肝气郁结而不舒畅也，继之因胁疼累及胃中亦疼，是又肝木之横恣而其所能胜也。柴胡能舒肝气之郁，而不能平肝木之横恣，桂枝其气温升（温升为木气），能舒肝气之郁结则胁疼可愈，其味辛辣（辛辣为金味），更能平肝木横恣则胃疼亦可愈也。惟其性偏于温，与肝血虚损有热者不宜，故特加龙胆草以调剂之，俾其性归和平而后用之，有益无损也。不但此也，拙拟两方之要旨，不外升肝降胃，而桂枝之妙用，不但为升肝要药，实又为降胃要药。《金匮》桂枝加桂汤，治肾邪奔豚上干直透中焦，而方中以桂枝为主药，是其能降胃之明征也。再上溯《神农本经》，谓桂枝主上气咳逆及吐吸（吸不归根即吐出，即后世所谓喘也），是桂枝原善降肺气，然必胃气息息下行，肺气始能下达无碍。细绎经旨，则桂枝降胃之功用，更可借善治上气咳逆吐吸而益显也。盖肝升胃降，原人身气化升降之常，顺人身自然之气化而调养之，则有病者自然无病。此两方之中所以不用柴胡皆用桂枝也。（《医学衷中参西录》）

张之亮医案

○马氏，50岁。

初诊：1986年4月15日。

主诉：身体瘦弱，呕吐，吐物带黄色，上腹及右胁下部剧痛，按之有物，反复发作数年。

诊查：苔白，便秘，脉弦。

辨证：胃气上逆，肝胆不和。吐物带黄色，判断有胆石。

治法：疏肝解郁，利胆排石。用厚朴三物汤排石止痛。

方药：厚朴12克，酒军10克，枳实6克，鸡内金（生）6克，石韦12克，党参15克，乳香5克，没药5克，甘草6克。

二诊：服药2剂后，呕吐加剧，随即吐出蚕豆大胆石1枚，腹痛顿减，呕吐停止。病有转机，再以补气血、助消化为法，方用八珍汤加减。处方如下。

党参16克，茯苓10克，炒白术12克，当归15克，川芎10克，白芍15克，焦山楂6克，炒麦芽9克，炙草5克。

三诊：服上方药2剂后，症状全部消失，病痊愈。（《中国现代名老中医医案精华》）

赵覆鳌医案

○肝木乘脾，饮邪入络，脘胁少腹串痛，食少神疲；木火凌金，咳逆频仍。脉象弦细而数。人虚症实，攻补两难。再延防成杂劳。

紫菀茸三钱（蜜炙），云茯苓三钱，橘皮、络各八分，旋覆花二分五厘（布包），汉防己八分，川贝母三钱（去心），通络散（即九制于术散）一分五厘，黄玉金一钱五分，丝瓜络一钱五分，银蝴蝶一钱，香苏茎六分，降香屑二分五厘，琥珀茯苓丸三分，术半枳术丸一钱五分。

脾阳素虚，曾患痰饮，已属痼疾。入秋以来，暑湿内动，新凉外加，致成滞下一：延及两月有余。脾胃正阴皆伤。辰下肝气横逆，左胁作痛，间阻作哕。脉象右细濡无神，左虚弦无力。朝暮立冬，防其痛久伤胃，有碍饮食。拟宣通气分，以冀止痛、上哕为吉。

云茯苓四钱，肉桂子五分，黄玉金一钱五分，白蔻衣一钱，白蒺藜二钱，苏茎八分，生、熟谷芽各一钱五分，橘络五分，旋覆花五分（布包），姜汁半夏二钱，砂仁壳七分。

血不养肝，肝热过旺，客岁滑胎两次。肝邪入居，右胁引痛。胆虚蕴痰，致成惊痫，又形呛咳。脉象虚数。近居经三月。拟方预调之。

银蝴蝶三钱，云茯苓三钱，炙甘草五分，净归身一钱五分（酒炒），杭白芍二钱，苦桔梗一钱五分，黄玉金一钱五分，紫菀茸三钱（蜜炙），醋炒柴胡六钱，川贝母二钱（去心），榧子仁七枚，枇杷花一钱五分（蜜炙）。

十五帖，三日一帖。

又：复方：抱木茯神三钱，粉丹皮一钱（盐炒），半夏粉一钱，左顾牡蛎四钱，香苏梗七分，黄玉金一钱五分，瓜蒌霜八分（去油），橘皮、络各七分（盐炒），络石藤六分，川贝母三钱（去心），春梅叶七片。

六帖，三日一帖。（《寿石轩医案》）

叶熙春医案

○郑，女，36岁。

肝既失疏，脾乏健运，右胁下不时作痛，左胁下有痞胀疼，脘闷，食入不舒，大便欠调，舌苔薄腻，脉象弦滞。当用两调肝脾之法。

炒晒术8克，麸炒枳实5克，醋炒蓬术6克，广郁金8克，炙鸡内金12克，岩柏12克，青陈皮各5克，炒川楝子

9克，炒娑罗子9克，夏枯草9克，荷包草24克，金匮鳖甲煎丸9克（包煎）。

二诊：两胁胀痛减轻，脘闷不若前甚，纳食略增，脉舌如前。病起日久。治当缓图。

盐水炒金铃子9克，麸炒枳实5克，醋炒延胡索6克，岩柏12克，青叶12克，荷包草24克，赤白芍各9克，制宣木瓜5克，青木香5克，生粉草5克，马兰头根12克，金匮鳖甲煎丸9克（分吞）。

○吴某某，男，29岁。杭州。

黄疸退后，胁肋持续胀痛，业近匝月。迩来口苦咽干，纳减寐劣，头痛目糊，小溲黄少，苔黄，脉来弦滑。证属湿热久蕴，肝郁气滞，先以清热渗湿，疏肝理气。

茵陈15克，广郁金9克，姜汁炒黑栀9克，柴胡5克，炒白芍6克，粉丹皮5克，淡竹叶9克，清水豆卷15克，扁石斛（擘，先煎）9克，益元散（荷叶包）9克，青陈皮（各）5克，制延胡索9克，盐水炒川楝子9克。

二诊：两胁胀痛见瘥，口苦咽干亦减，头痛，小便尚黄，纳食未增。再步原法出入。

前方去益元散、黑山栀，加香谷芽15克，鲜藿香9克，泽泻9克。

三诊：湿热渐化，小溲转清，胁部痛胀续有减轻，口不苦干，纳谷略增，而寐况见酣，苔薄白，脉小弦。再以疏肝和血继之。处方如下。

鳖血炒柴胡5克，炒当归9克，炒丹参12克，炒白芍6克，甘草2.4克，制木瓜8克，广郁金8克，青陈皮（各）5克，绿萼梅3克，辰茯神9克，薄荷梗5克，枳实2.4克，炒竹茹9克，夜交藤12克。

四诊：胁肋痛胀已除，纳食复常，惟稍劳后尚感乏力，寐多梦扰。续予前方去薄荷梗、枳实、炒竹茹，加炒枣仁2克，潼蒺藜9克，甘杞子9克，连服20余剂而安。（《叶熙春专辑》）

王九峰医案

○胁痛本属肝胆，二经之脉，皆循胁肋。素本忧劳，忧伤肺志，劳动心阳，心肺伤而肝郁。法当宣补，未可以东方气实，宜疏散治。

洋参，茯苓，冬术，当归，远志，木香，陈皮，炙草，姜，枣。

肝胆气滞不疏，胁肋痛如锥刺。宜济川推气饮。

肉桂，姜黄，枳壳，甘草，姜，枣。

抑郁伤肝，木乘土位，木性条达，不扬则抑，土德敦厚，不运则壅。气道不宣，中脘不快，两胁作痛。

香附，陈皮，半夏，甘草，姜，枣。

暴怒伤肝，木火载血妄行清窍，胁肋胀痛，烦热脉洪。宜先泻东方之实，兼助中央之土，以杜传脾之患。

当归，青皮，陈皮，茯苓，白术，白芍，丹皮，山栀，泽泻，象贝。

胁痛多年，屡发不已夕延今益甚，寒热、攻补、调气、养血等剂，遍尝无效。第痛时有一条杠起，乃食积之征也。暂以丹溪保和丸主治。

保和丸，每朝、晚服三钱。

肝火内郁，胁痛二便不爽。

川连，吴萸，山栀，青黛，当归，芦荟，木香，龙胆草。

肝藏诸经之血，肾司五内之精。缘少年嗜欲无度，损伤肝肾，精血两亏。精虚不能化气，血虚无以涵肝。气血犹泉流也，虚则不能流畅，凝滞不通，不致胸胁作痛，延绵不止，虚痛奚疑。法当培补气血，治其致病之本，不叮泛服行气通经之品。

熟地，当归，肉桂，杜仲，牛膝，枸杞，甘草。

肝胆之脉，循乎胁肋。忧思过度，致伤心脾，气血不能流贯，致令厥、少二经不利，心脉亦循胸出胁。脾伤故木不安，是以胁肋隐痛。宜先培补心脾，治其致病之源。

洋参，冬术，熟地，炙草，柏子仁，茯苓，当归，远志木香，酸枣仁。（《王九峰医案》）

林佩琴医案

○堂弟，右胁久痛，牵引背膊，呼吸不利，咳则痛甚，坐必体伛，食入稍安，右脉浮弦。此操劳所伤，损动肺络，当春水旺，痛难遽止。夫诸气肢郁，皆属于肺。然痛久则入络，姑用苦辛宣通。老韭根、当归须、郁金、杏仁、川贝母、陈皮、佛手柑，二服痛减。按其胁仍觉痞硬，仿咸以软坚。用旋覆花、牡蛎粉、白芍、金橘皮、延胡、当归、降香，二服，转用甘缓理虚，以参、苓、归、芍、陈、贝、甘草，痛缓。其亲戚一医以为肝肾阴虚，用熟地滋腻，竟成单胀矣。

○郭，去秋肋痛痰血，见症于肝，不足于肾，入春医用通摄奇经，未效。改用桂心、蒺藜等药平肝，不知肝为刚脏，药忌刚燥，痛宜益加矣。延至夏初，木火相乘，体羸食减，日晡寒热，咳嗽气促，口干舌腻，坐则胁背牵引刺痛，脉来弦数无神。症由情志不遂，肝胆寄居之相火，上侮肺金，以至痰红气急，日就羸怯，此以水涵木之法，急宜进商也。阿胶、麦冬、白芍、贝母各二钱，五味子五分，石斛、黑豆皮各三钱，丹皮钱半，二服寒热止，嗽痛减，食加餐矣。又令晨服燕窝汤，晚服生脉散，症有起色。

○韩，右胁在块，梗起攻胸，气痹食少，宵胀引背。此肝强胃弱，升降失和，泄肝通胃可效。厚朴、枳壳、杏仁、蒌仁、青皮、旋覆花、降香末、木瓜，三服而平。（《类证治裁》）

程杏轩医案

○蔚兄来诊云："病初右胁刺痛，皮肤如烙，渐致大便闭结，坐卧不安，每便努挣，痛剧难耐。理气清火，养血润肠，药皆不应"。切脉弦急欠柔。谓曰："易治耳，一剂可愈。"蔚兄云："吾病日久，诸药无灵，何言易治？"予曰："此乃燥证。肺苦燥，其脉行于右，与大肠相表里。方书论胁痛，以左属肝，右属肺，今痛在右胁，而便闭结，肺病显然。但肝虽位于左而其脉萦于两胁，《内经》言："邪在肝则两胁中痛，今痛虽在右胁，不得谓其专属肺病已也。夫金制木，忧伤肺，金失其刚，转而为柔，致令木失其柔，转而为刚，辛香益助其刚，苦寒愈资其燥，润肠养血，缓不济急。"订方用瓜蒌一枚，甘草二钱，红花五分。蔚兄见方称奇，乃询所以。予曰："方出《赤水玄珠》。夫瓜蒌柔而润下，能治插胁之痛，合之甘草，缓中濡燥。稍入红花，流通血脉，肝柔肺润，效可必矣。"服药便道痛减，能以安卧，随服复渣，微溏两次，其痛如失。（《杏轩医案》）

张聿青医案

○钟左，右胁作痛，脉象沉弦。饮悬胁下，脾肺之络在右也。

广郁金，赤白苓，广皮，旋覆花，生香附，制半夏，炒苏子，枳壳，真猩绛，青葱管。

二诊：胁下之痛，仍然未定。左脉弦大，右关带滑。气湿郁阻不宣，再为宣通。

制半夏，制香附，杭白芍，川萆薢，川芎，橘皮络，旋覆花，真猩绛，广玉金，葱管，醋炒柴胡。

○阙左，烟体痰浊素盛，痰湿下注，发为泻痢。痢止而痰湿不行，升降开合之机，皆为之阻，以致右胁作痛，痛势甚剧，按之坚硬有形，中脘板滞，不时呃忒。气坠欲便，而登圊又不果行。苔白罩梅，脉形濡细。此痰湿气三者互聚，脾肺之道路，阻隔不通，以致流行之气，欲升不能，欲降不得，所以痛甚不止矣。气浊既阻，中阳安能旋运，挟浊上逆，此呃之所由来也。在法当控逐痰涎，使之宣畅。然脉见濡细，正气已虚，病实正虚，深恐呃甚发厥，而致汗脱。拟疏通痰气，旋运中阳，以希万一。即请明哲商进。

生香附二钱（研），真猩绛七分，公丁香三分，橘红一钱，橘络一钱五分，磨刀豆子四分（冲），姜汁拌炒竹茹一钱五分，炒枳壳一钱，旋覆花三钱（包），磨郁金七分（冲），青葱管三茎。

改方，服一剂后痛势大减。去郁金，加苏子三钱，炒白芥子一钱，乳没药各二分，黑白丑各三分，六味研极细末，米饮为丸如绿豆大，烘干，开水先服。其内香附、旋覆花用一钱五分。

原注：服后右胁不痛，但便泄不止，改用连理汤出入。师云此乃不治之症。正蒙附志（《张聿青医案》）

谢星焕医案

○万海生，腹胁胀痛，或呕或利，而胀痛仍若。医者不察，误与消食行滞之剂，遂腹胁起块有形，攻触作痛，痛缓则泯然无迹。自冬迄春，食减肌削，骨立如柴，唇红溺赤，时寒时热。诊脉两手弦数，似属木邪侮土之证，究归阴阳错杂之邪，正《内经》所谓胃中寒、肠中热，故而且泻。处仲景黄连汤加金铃、吴萸、白术、川椒，数剂而安，随进连理汤乃健。

黄连汤：黄连，干姜，人参，桂枝，半夏，甘草，大枣。

（左右胁痛）余素胃气不清，喉间有腐秽结痰如豆粒者时出。一日倚栏片刻，觉右胁疼痛，右肩肘胛重坠莫举，身稍转侧，即牵引胁肋疼痛颇甚，身略恶寒，投发表药不应。因思此症非风非气，必败痰失道，偏注右胁之故。以乎胃、二陈，加芥子、蒌仁，二剂而安。

附：后治周成翁，恶寒胃痛，医与疏渗药，胃痛偶减，忽加左胁疼痛，时发眩晕，欲补未决。延余诊之，脉来濡滑。因推胃中痰饮，流注肝络，故有风旋痰眩之象，与二陈加芥子、瓜蒌、枳实而痊。

平胃散：苍术，厚朴，陈皮，甘草。

二陈汤：半夏，茯苓，陈皮，甘草。（《得心集医案》）

吴简庵医案

○道长姚子方、缘酰嗜火酒，能饮三斛。患胁肋疼痛，气逆眩运，口苦耳鸣，胸膈胀满。诊脉洪弦数，皆由纵饮无度，口腹不慎，湿热之邪壅滞中焦，气逆不解，延及少阳、厥阴，以致肝胆火盛。盖胁者肝胆之部，肝火盛，故作痛也。即用龙胆泻肝汤七剂，痛减过半。易用五苓散及葛花解醒汤（葛花、豆蔻、砂仁、木香、青皮、陈皮、人参、白术、茯苓、神曲、干姜、猪苓、泽泻）以补脾利湿。用药月余。诸证悉瘳。

○徐晴圃中丞，住闽藩时，如君抵暑，即胁肋痛胀，寒热骨蒸，烦渴吐酸。诊脉虚弦数，此系血虚肝燥，经脉阻滞，气逆不调，火郁肝经，非受客邪也。凡胁痛之病，本属肝胆二经，以二经之脉皆循胁肋故也。宜进八味逍遥散，加白芥子、乌药以抑肝气，兼以调经养血。遂服三帖甚效。继用小营煎（当归、芍药、枸杞、炙甘草、熟地、山药）加制香附、枣仁、茯神，服数帖而安。（《临证医案笔记》）

蒋宝素医案

○肝胆气郁不伸，胁肋痛如锥刺。

柴胡根，黄芩，制半夏，川黄连，淡吴萸，油足肉桂，枳壳，片姜黄，炙甘草，生姜，大枣。

胁痛本属肝胆气滞，以二经脉络皆循胁肋故也。逍遥散加减主之。

银州柴胡，当归身，大白芍，赤茯苓，川芎，制香附，青橘皮，黑山栀。

胁痛有年，屡发不已。寒热攻补，调气养血，遍尝无效。

芦荟，龙胆草，猪胆汁，炒黄连，青黛，牛胆星，牡蛎粉，白芥子，文蛤，小青皮，广木香，桂枝。

肝火内郁，胁痛，二便不爽。

川黄连，淡吴萸，白苦参，川楝子，黄芩，玄明粉，生大黄，炙甘草，龙胆草，柴胡根。（《问斋医案》）

叶桂医案

○张，六五，胁胀夜甚，响动则降，七情致伤之病。肝郁橘叶，香附汁，川楝子，半夏，茯苓，姜渣。

○陈，气热攻冲，扰脘入胁。

川连，牡蛎，夏枯草，炒半夏，香附，炒白芥子。

○徐，四九，劳怒阳动，左胁闪闪，腹中微满，诊脉弦搏，左甚。当先用苦辛。

郁金，山栀，半夏曲，降香末，橘红，金石斛。

○汤，十八，气逆，咳血后，胁疼。（金不制木）

降香汁八分（冲），川贝一钱半，鲜枇杷叶三钱，白蔻仁五分，杏仁二钱，橘红一钱。

○丁，由虚里痛起，左胁下坚满，胀及脐右，大便涩滞不爽。用缓攻方法。（湿热壅滞）

小温散丸。

○某，痰饮搏击，胁痛。（痛兼痰饮）

半夏，茯苓，广皮，甘草，白芥子，刺蒺藜，钩藤。

○沈，五十，左胁下痛，食入则安。（营络虚寒）

当归桂枝汤加肉桂。

○朱，五二，左乳旁痛绕腰腹，重按得热少缓。此属阴络虚痛。十一年不愈，亦痼疾矣。

当归三钱，肉桂一钱，小茴七分，丁香皮五分，茯苓二钱，淡干姜一钱。

○尤，四五，痛从中起，绕及右胁，胃之络脉受伤，故得食自缓。但每痛发，必由下午黄昏，当阳气渐衰而来，是有取乎辛温通络矣。

当归，茯苓，炮姜，肉桂，炙草，大枣。

○郭，三五，痛必右胁中有形攻心，呕吐清涎，周身寒凛，痛止寂然无踪。此乃寒入络脉，气乘填塞阻逆。以辛香温通法。（寒入络脉气滞）

荜茇，半夏，川楝子，延胡，吴萸，良姜，蒲黄，茯苓。

○汪，六八，嗔怒动肝，寒热旬日，左季胁痛，难以舒转。此络脉瘀痹，防有见红之事，静调勿劳可愈。（血络瘀痹）

桃仁，归须，五加皮，泽兰，丹皮，郁金。

又：桃仁，归须，丹皮，桑叶，川楝子皮，黑山栀皮。

又：络虚则热，液亏则风动，痛减半，有动跃之状。当甘缓理虚。

炙甘草汤去姜、桂。

又：痛止，便难，液耗风动为秘。议用东垣通幽法。

当归，桃仁，柏子霜，火麻仁，郁李仁，松子肉，红花。

○凌，肝着，胁中痛，劳怒致伤气血。

川楝子皮，炒延胡，归须，桃仁，生牡蛎，桂枝木。

○沈，二一，初起形寒寒热，渐及胁肋脘痛，进食痛加，大便燥结。久病已入血络，兼之神怯瘦损，辛香刚燥，决不可用。

白旋覆花，新绛，青葱管，桃仁，归须，柏子仁。

○王，二四，左前后胁板着，食后痛胀，今三年矣。久病在络，气血皆窒，当辛香缓通。

桃仁，归须，小茴，川楝子，半夏，生牡蛎，橘红，紫降香，白芥子。

水泛丸。

○汪，痛在胁肋，游走不一，渐至痰多，手足少力。初病两年，寝食如常，今年入夏病甚。此非脏腑之病，乃由经脉，继及络脉。大凡经主气，络主血，久病血瘀，瘀从便下，诸家不分经络，但忽寒忽热，宜乎无效。试服新绛一方小效，乃络方耳。议通少阳阳明之络，通则不痛矣。

归须，炒桃仁，泽兰叶，柏子仁，香附汁，丹皮，穿山甲，乳香，没药。

水泛丸。

○程，四八，诊脉动而虚，左部小弱，左胁疼痛，痛势上引，得食稍安。此皆操持太甚，损及营络，五志之阳，动扰不息。嗌干舌燥、心悸，久痛津液致伤也。症固属虚，但参、术、归、芪补方，未能治，及络病。《内经》肝病，不越三法，辛散以理肝，酸泄以体肝，甘缓以益肝，宜辛甘润温之补。盖肝为刚脏，必柔以济之，自臻效验耳。

炒桃仁，柏子仁，新绛，归尾，橘红，琥珀。

痛缓时用丸方：真阿胶，小生地，枸杞子，柏子仁，天冬，刺蒺藜，茯神。

黄菊花四两丸。

○朱，肝络凝瘀，胁痛，须防动怒失血。

旋覆花汤加归须、桃仁、柏仁。

○李，十九，左胁痞积攻疼。

生牡蛎，南山楂，炒延胡，川楝子，炒桃仁，归须，丹皮，桂枝木。

○蒋，三六，宿伤，左胁腹背痛。

炒桃仁，归须，炒延胡，片姜黄，五茄皮，桂枝木，橘红，炒小茴。

○沈，暮夜五心热，嗌干，左胁痛。肝肾阴亏。（肝肾阴虚）

人参，生地，天冬，麦冬，柏子霜，生白芍。

○黄，左胁骨痛，易饥呕涎。肝风内震入络。（肝风入络）

生地，阿胶，生白芍，柏子仁，丹皮，泽兰。

又：照前方去白芍、泽兰加桃仁、桑枝。

又：肝胃络虚，心嘈如饥，左胁痛，便燥，少血。

生地，天冬，枸杞，桂圆，桃仁，柏仁。

熬膏，加阿胶收。

○程，胁下痛犯中焦，初起上吐下泻，春深寒热不止。病在少阳之络。（胆络血滞）

青蒿根，归须，泽兰，丹皮，红花，郁金。

○胡，三四，诊脉右弦，左小弱涩。病起积劳伤阳，操持索思，五志皆逆。而肝为将军之官，谋虑出焉，故先胁痛，晡暮阳不用事，其病渐剧。是内伤症，乃本气不足，日饵辛燥，气泄血耗。六味滋柔腻药，原非止痛之方，不过矫前药之谬而已。《内经》肝病三法，治虚亦主甘缓。盖病既久，必及阳明胃络，渐归及右，肝胃同病，人卧魂藏于肝，梦寐纷纭，伤及无形矣。议用甘药，少佐摄镇。（肝肾皆虚）

人参，枣仁，茯神，炙草，柏子仁，当归，龙骨，金箔。

桂圆肉煮浓汁，捣丸。

○胁痛一证，多属少阳厥阴。伤寒胁痛，皆在少阳胆经，以胁居少阳之部。杂症胁痛，皆属厥阴肝经，以肝脉布于胁肋。故仲景旋覆花汤，河间金铃子散，及先生辛温通络，甘缓理虚，温柔通补，辛泄宣瘀等法，皆治肝着胁痛之剂，可谓曲尽病情，诸法毕备矣。然其症有虚有实，有寒有热，不可概论。苟能因此扩充，再加详审，则临症自有据矣（邹时乘）。（《临证指南医案》）

王士雄医案

○单小园巡检，患右胁痛，医予温运药，病益甚，至于音喑不能出声，仰卧不能反侧，坐起则气逆如奔，便溺不行，汤饮不进者，已三日矣。孟英诊其脉沉而弦。与旋覆、赭石、薤白、蒌仁、黄连、法夏、竹茹、贝母、枳实、紫菀，加雪羹，服之，一剂知，数剂愈。（《王氏医案》）

程茂先医案

○郑于房尊堂，年六十岁，体气羸弱，茹素而饮食少。四月间得胁痛症，时或胃脘亦痛。初医用流气化滞之药过多，不惟胁痛未除，因而牵引脊背腰胯，痛楚异常，夜甚于昼，目不交睫者数夜矣。乃邀予视之，六脉极其缓弱，惟肝部弦急如线，知其为中气不足，血虚之候也。壮者气行则愈，今气弱不能运动，故尔凝滞作痛，正乃痛则不通之故。然此有实有虚，况夜甚于昼，非血虚而何？正当温补，而反克伐，所谓诛罚无过，虽欲不痛，其可得耶？乃用参、芪、苓、术、甘草、茯苓之类，重加白芍、当归，少用延胡索、青皮为佐，一剂而痛微，数剂而痊愈矣。

○殷在兹文学，年三十余，得胁痛之症。医以养血治之，而痛益剧，饮食减少，肌肤渐瘦。献岁汪善卷考廉邀余过诊，六脉沉而俱弦，约五至，面白而汲青。余曰：“据色脉乃属肝木有余，脾气郁结。”问曾患疟否，云：“去年夏秋之间曾染此疾，疟后亦未复元。”在兹为人深沉，喜静，怒而不发，今气郁亦其宜焉？余乃用柴胡、陈皮、青皮、白芥子、香附、枳壳、黄芩、桔梗之类，一剂知，数剂愈。（《程茂先医案》）

其他医案

○丹溪治一人，年三十六，虚损瘦甚，右胁下疼，四肢软弱。二陈汤加白芥子、枳实、姜炒黄连、竹沥，八十帖安。（治虚人有痰，此方可法。）

项彦章治一人，病胁痛，众医以为痈，投诸香、姜、桂之属，益甚。项诊之，曰：此肾邪也，法当先温利而后竭之。以神保丸下黑溲，痛止，即令更服神芎丸。或疑其太过，项曰：向用神保丸，以肾邪透膜，非全蝎不能引导，然巴豆性热，非得芒硝、大黄荡涤之，后遇热，必再作，乃大泄滞数出，病已。所以知之者，以阳脉弦，阴脉微涩，弦者，痛也，涩者，肾邪有余也。肾邪上薄于胁，不能下，且肾恶燥，今以燥热发之，非得利不愈。经曰：痛随利减，殆谓此也。（琇按：虚人恐不胜此。）

虞恒德治一人，年四十余，因骑马跌扑，次年，左胁胀痛，医与小柴胡汤，加草龙胆、青皮等药，不效。诊其脉，左手寸尺皆弦数而涩，关脉芤而急数，右三部，惟数而虚。虞曰：明是死血症。（脉涩为血少。又云：失血之后，脉必见芤。又曰：关内逢芤则内痛作，论脉固属血病，然断之日死血，亦因跌扑胁胀痛故耶。）用抵当丸一剂，下黑血二升许，后以四物汤，加减调理而安。

橘泉治一老，八十余，左胁大痛，肿起如覆杯，手不可近。（实证。）医以为滞冷，投香桂、姜黄，推气之剂，小腹急，胀痛益甚。翁曰：此内有伏热瘀血在脾中耳。经所谓有形之肿也。（有形之肿宜以削之。）然痛随利减，与承气汤，加当归、芍药、柴胡、黄连、黄柏下之，得黑瘀血二升，立愈。

张戴人治一人，病危笃，张往视之，其人曰：我别无病，三年前，当隆暑时，出村埜，有以煮酒馈予者，适村落无汤器，冷饮数升，使觉左胁下闷，渐作痛，结硬如石，至今不散。针灸磨药，殊无寸效。戴人诊之，两手俱沉实而有力，先以独圣散吐之，一涌二三升，气味如酒，其痛即止，后服和脾安胃之剂而愈。《儒门事亲》。

张文仲，则天初，为侍御医。特进苏良嗣，因拜跪便绝倒。文仲候之曰：此因忧愤，邪气激也。若痛冲胁，则剧难救，自晨至食时，即苦冲胁绞痛。文仲曰：若人心，即不可疗。俄而心痛，日旰而卒。

一人，年近六十，素郁怒，脾胃不健，服香燥行气，饮食少思，两胁胀闷，服行气破血，饮食不人，右胁胀痛（丹溪云：右胁悉属痰，左胁瘀血），喜用手按，彼疑为膈气，痰饮内伤。薛曰：乃肝木克脾土，而脾土不能生肺金也，若内有瘀血，虽单衣亦不敢着肉（妙别。）用滋化源之药四帖，诸症顿退，彼以为愈。

薛曰：火令在迩，当健脾土以保肺金。彼不信，后复作，另用痰火之剂，益甚。求治，左关右寸滑数，此肺内溃矣，仍不信，乃服前药，吐秽脓而死。

一妇人，饮食后，因怒患疟、呕吐，用藿香正气散，二剂而愈。后复怒，吐痰甚多，狂言热炽，胸胁胀痛，手按少止。脉洪大无伦（无伦为虚），按之微细。此属肝脾二经血虚，以加味逍遥散加熟地、川芎，二剂，脉症顿退，再用十全大补而安。此症若用疏通之剂，是犯虚虚之戒矣。

一男子，房劳兼怒，风府胀闷，两胁胀痛。薛作色欲损肾，怒气伤肝，用六味地黄丸料，加柴胡、当归一剂而愈。（琇按：此法移治腹痛门中，石山治一人面色苍白之症，宜收捷效。）

石山治一人客维扬，病胁痛，医以为虚，用人参、羊肉补之，其痛愈甚。一医投龙会丸，痛减。汪诊，弦濡而弱，曰：脾胃为痛所伤，尚未复。遂以橘皮枳术丸，加黄连、当归，服之而安。越五年，腹胁复痛，彼思颇类前病，欲服龙会丸，未决。汪诊之，脉皆濡弱而缓，曰：前病属实，今病属虚，非前药可治也。以人参为君，芎、归、芍药为臣，香附、陈皮为佐，甘草、山栀为使，煎服十余帖，痛止食进。

黟县县丞，年逾五十，京回，两胁肋痛（肋与胁不同），医用小柴胡汤，痛止。续后痛作，前方不效。汪诊之，脉皆弦细而濡，按之不足，曰：此心肺为酒所伤，脾肾为色所损，两胁胀痛，相火亢极，肝亦和焚。经曰：五脏已虚，六腑已竭，九候虽调者死，此病之谓欤。寻卒。

休宁金上舍环海自述云：曾因送殡，忍饥过劳，患腰肋连肿痛，不能转侧，医治不效。有一儒者诊视，曰：此肝火也。投龙胆泻肝汤，当归龙会丸而愈。（《名医类案》）

○许学士云：沈存中《良方》，顷在建阳医者王琪言：诸气惟膀胱胁下痛最难治，惟神佑丸能治之。熙宁中，予病项骨痛，诸医皆作风治之，数月不瘥，乃流入于背膂。又两臂牵痛甚苦，忆琪语有证，乃合服之，一服而瘥，再发又一服立效。方用木香、胡椒各二钱五分，巴豆十枚去皮心膜研，干蝎七枚，右四味共为末，汤浸蒸饼为丸，如麻子大，用朱砂为衣，每服五丸，视诸经痛，用引送下。心膈痛，柿带灯心汤下。腹痛，柿蒂煨姜汤下。血痛，炒姜醋汤下。肾气胁下瘸，茴香洒下。大便不通，蜜汤调槟榔末一钱下。气噎，木香汤下。宿食不消，茶酒任下。

张宅张郎气痛，起自右胁，时作时止。脉沉而弦，小便时有赤色，吞酸喜呕出食。此湿痰在脾肺间，而肝气乘之。小柴胡汤去黄芩，加川芎、白术、木通、白芍、滑石、生姜、煎汤下保和丸三十五粒。

孙文垣治徐三泉子，每午发热，直至天明，夜热更甚，右胁胀痛，咳嗽则疼痛，坐卧俱疼。医以疟治罔效，已二十余日。后医谓虚，投以参、术、痛益增。诊之左弦大，右滑大搏指。《经》云：左右者，阴阳之道路也。据脉肝胆之火，为痰所凝，必勉强作文，过思不决，木火之性不得通达，郁而为痛。夜甚者，肝邪也。初治当通调肝气，一剂可瘳。误以为疟，燥动其火，补以参、术，闭塞其气。《经》云：体若燔炭，汗出而散。今汗不出，舌苔已沉香色，热郁极矣，不急救立见凶危。以仲景小陷胸汤为主，大瓜蒌一两，黄连三钱，半夏二钱，前胡、青皮各一钱，水煎服。夜服当归龙荟丸微下之。医犹争曰：病久食不进，精神狼狈若此，宁可下乎？日垢漏有余，有余者泻之。已误予补，岂容再误哉。服后夜半痛止热退，两帖全安。

虚山内人胸胁胀痛，五更嘈杂，则痛更甚，左寸关脉洪滑。孙谓此肝胆有郁火，胃中有胶痰，乃有余之病。《经云》：木郁则达之。又云：通则不痛。与以当归龙荟丸一钱五分（琇按：既云木郁达之，却不用达之之药，而用逆折之法，火虽渐泄，而木之本性亦伤矣。此亦劫剂之类也），大便行一次，痛随止，惟声不开（却是何故？），以陈皮、柴胡、贝母、茯苓、甘草、白芍、酒芩、香附、杏仁、桔梗，调之而安。

学士徐检老体丰厚，善饮，致有肠风，计下血不下数桶，因而委顿。己卯冬，右胁极疼痛，上至耳后，夜分尤甚，左右不能转动，动则痛甚。饮食减，面色青，汗出如雨，湿透衣被，故不敢合睫而睡。族医皆投以香附、青皮，及辛散之剂，痛愈甚，汗愈多，面愈青。逆予诊之，两寸短弱，左关弦而搏指，右关沉滑，六脉皆近七至。予曰：据病在少阳经，必始于怒，木火之性，上而不下，故上冲耳后而皆痛也。夜痛甚者，盖夜属肝气用事。《内经》云：司疏泄者肝也。邪在肝胆，故合目汗即大出，中焦原有湿痰（此语凡案必阑人，而前后并不照应），法当调肝清热，解毒为主（毒字，鹘突之至），兼利小便。（语亦无因。）不可遽止汗，使邪无出路。逆其木火之性，不惟痛加，且将发肿毒，而害非浅矣。《内经》云：膏粱之变，足生大疔。当预防之。（亦非此症真谛。）公曰：何为敛剂，而谓不宜？予曰：当归六黄汤，内有地黄、当归、芪，皆滞痰闭气之味，桔梗亦非所宜。《经》曰：下虚者，及怒气上升者，皆不可用，故当慎也（且将发肿以下，皆有心穿插）；因以柴胡、黄连为君，白芍、甘草、天花粉为臣，以前胡、连翘为佐，龙胆草为使，服后汗虽仍旧，痛即减三之一，不妨睡矣。仍用前药，病又减半。第三日又服，左右转动如常，饮食亦加。予未至，公已先迎姑苏盛氏，盛公幼时窗友也，家世授医。公初不急予，日引领期盛到，可刈枯铲朽也。盛至诊毕，遂诘曾用何剂。以予剂示盛，盛大叫称谬。谓当隆冬之候，汗多如此，阳气大泄。何以柴胡为君？喉中痰既未清，又何不用桔梗？当归六黄汤，前贤已试之药，置而不用，是舍纪律而务野战也。即以六黄汤加桔梗以进，据此孙君真是神仙。公雅信盛，仍倾心以从，速煎服之，未逾时而旧病随作，色色加恶（四字忮甚），左右复不能转动，自戌至子丑，若不能支持者。语之曰：服孙君药虽未全可，亦已去泰甚，彼曾言二药不可用，何为轻犯，而受此苦。宜取孙君药煎饮，饮下即伏枕，鼾鼾达旦始寤。（抑或未必。）命使速予至，而扣予曰：人言隆冬汗出不当用柴胡，而公用为君何旨？予曰：胆与肝为表里，肝胆之火，郁而不发，故痛。痛极而汗，汗出而痛减者，是火从汗出。盖汗乃邪出之门也，予故曰：汗不可敛。《本草》云：柴胡泻肝胆火。而以黄连佐之。《内经》云：木郁则达，火郁则发。言当顺其性而得导之，势则易克。古人治火之法，轻则正治，重则从其性而升之者如此。盖医贵变通，如阴虚火动而汗出者，内无余邪，故以六黄汤敛而降之，常治法也。今内有余邪未出，遽敛降之，邪无从出，势必成毒，故变常而从治者，使邪有出路，木火之性不逆，则毒不成，而痛可减也。公曰：善哉，孙君之剂，奇正相生，不下武子兵法，何轻以无纪律议之，愿投而奏凯也。予曰：公数日后疮疡大发，两胯且有兴块作痛，此毒出之征。公于时无恐，改用柴胡、白芍、甘草、丹参、苦参、茯苓、瞿麦、车前、黄柏、连翘、金银花，三日而痛全减，汗全收，左右不难转动矣。逾日公谓肌肤痒甚，累累然似瘾疹，岂疮出与？欲以药治之。予曰：可。再三日，两胯果然发兴块，如棋子大者数枚且痛。予已制蜡矾丸以待，至是授服之，疮果遍身大发，两腿为甚，一月余而瘳。公始信予防毒之言不谬。披愫交欢，且作序识胜（何胜之有），期与终身不替云。

是案孙君生平得意笔也，然治法非奇，行文颇谬，盈篇猥语，满纸忮心。本不入选，顾集中收彼案微悉加节略，独于此仍其原本，以见一斑。第亦偶然，非有心吹索前人之短也。

刘默生治诸葛子立胁痛连腰脊，不能转侧。服六味加杜仲、续断不效。或者以为不能转侧，必因闪挫，与推气散，转剧。刘诊之，曰：脉得弦细乏力，虚寒可知。与生料八味丸加茴香，四剂而安。《医通》。

李士材治一妇人，受暑胁痛，皮黄发泡，用清肝破气之剂不效，用大瓜蒌一个，捣烂，粉草、红花少许，药入而痛止。《病机沙篆》。

朱丹溪治杨淳三哥，旧有肾疾，上引乳边及右胁痛，多痰，有时膈上痞塞，大便必秘，平时少汗，脉弦甚。与保和温中各二十丸，研桃仁、郁李仁吞之而愈。《纲目》。

陈三农治一人，右胁痛引背，口干舌燥，上身发热，腰以下俱冷，右关尺不起。此血虚，气无所附，宜用温药行动其气，使气有所归，水升火自降矣。用干姜、肉桂各五分，当归壹钱，吴茱萸半分，盐水煎服。上身热退，下体温暖，阳气渐回，但食难消化，此元气未复耳。理脾胃为主，养血次之，胃气一转，诸病自愈。用参、苓、归、术各一钱，姜、桂各五分，神曲六分，陈皮四分，炙甘草三分，渐愈。

一人遇劳与饥则胁痛，用八珍加牛膝、木瓜、山药、石斛、苡仁、枣仁、柏子仁、桃仁，数服顿愈。一人同此，医投平肝药，痛甚而殒。谨录之以为世戒。

一人痛引腰胁，脉弦数有力，知肝火郁结也，投龙荟丸五十粒顿愈。《大还》立斋治一男子，脾胃不和，服香燥行气之剂，饮食少思，两胁胀闷。服行气破血之剂，致饮食不入，右胁胀痛，喜手按之。（虚证可知。）曰：乃肝木克脾土，而脾土不能生肺金也。用滋化源之药四剂，诸症顿退。又曰：火令在迩，当再补脾土，以养肺金。不信，后复作吐脓而殁。

王肯堂治云中秦文山，掌教平湖，因劳患两胁满痛，清晨并饥时尤甚。书来求方，知其肝虚，当母子兼补。令用黄芩、白术、当归、熟地、川芎、山萸、山药、柏子仁之类，佐以防风、细辛各少许，姜、枣煎服，不数剂而愈。王客长安时，闻魏昆溟吏部之变，因投谒忍饥，归而胁痛，无他苦也。粗工以青皮、枳壳之类杂投之，遂致纠缠不痊，可不监哉。

朱丹溪治寿四郎右胁痛，小便赤少，脉少弦不数，此内有久积痰饮，因为外感风寒所遏，不能宣散，所以作痛。以龙荟丸三十五粒，细嚼姜皮，以热汤下。服后胁痛已安，小便尚赤少，再与白术三钱，陈皮、白芍各二钱，木通一钱半，条芩一钱，甘草五分，姜三片，煎热饮之。

方提领年五十六，因饮酒后受怒气，于左胁下与脐平作痛，此以后渐成小块，或起或不起，起则痛，痛止则伏，面黄口干无力，食少，吃物便嗳。服行气药，转恶风寒。脉之左大于右，弦涩而长，大率左手重取则全弦，此热散太多，以致胃气大伤，阴血下衰。且与和胃汤以补胃气，滋养阴血，并下保和丸，助其运化。俟胃稍实，阴血稍充，却用消块和胃。人参三钱，白术钱半，陈皮一钱，白芍、归身各五分，干葛三分，红花豆大，炙草二钱，作一帖，下保和丸二十五，龙荟十五。

琇按：此症全属肝伤，木反克土，其块隐现不常，乃虚气也。时师多以香燥辛热治之，促人年寿。余治此不下数十人，悉用一暴汤，加川楝、米仁、蒌仁等，不过三五剂，其病失。若立斋多用加味逍遥散，鼓峰、云峰辈多用滋水生肝饮，皆不及余法之善。

薛立斋治昆庠马进伯母，左胛连胁作痛，遣人索治。意此郁怒伤肝脾，用六君加桔梗、枳壳、柴胡、升麻。彼别用苍术药益甚。始请治，其脉右关弦长，按之软弱，左关弦洪，按之涩滞。乃脾土不及，肝木太过，因饮食之毒，七情之火也。遂用前药数剂，脉症悉退。再加芎、归痊愈。此等症误用败毒行气、破血导痰，以致不起者多矣。

一治男子因怒胁下作痛，以小柴胡加四物，加青皮、桔梗、枳壳治之而愈。

张景岳治一姻家，年力正壮，素饮酒，常失饥伤饱，偶饭后胁肋大痛。自服行气化滞等药，复用吐法，尽出饮食，吐后逆气上升，胁痛虽止，而上壅胸膈胀痛更甚，且加呕吐。张用行气破滞等（愚哉！），呕痛渐止。而左乳胸胁之下，结聚一块，胀实拒按，脐腹膈间不能下达，每戌亥子丑之时，胀不可当。因呕吐既已，可以用下，凡大黄、芒硝、三棱、巴豆等及萝卜子、朴硝、及大蒜罨等法，毫不应，愈攻愈胀。（势所必然。）因疑其脾气受伤，用补尤觉不便（庸极！），汤水不入者，二十余日。无计可施，只得用手揉按其处，觉肋下一点；按著痛连胸腹，细为揣摩，正在章门穴，章门为脾之募，为脏之会。且乳下肋间，正属虚里大络，乃胃气所出大路，而气实通于章门。因悟其日轻夜重，本非有形之积，而按此连彼，则病在气分无疑（犹属盲猜）。乃用神术散，令日服三、四次，兼用艾火灸章门十四壮，以逐散其结滞之胃气。（到底未知为肝病。）不三日胀果渐平，食乃渐进，始得保全。（幸矣。）此基症治俱奇，诚所难测哉。

琇按：张君生平于薛氏诸书，似未曾寓目，至胁痛由于肝脉为病，至死不知，良可哀也。此症之愈，金在一灸，与呃逆病，诸治不效，灸虚里立止正同。

吴桥治陈泉，中年两胁极痛楚，冷汗淋漓，伏枕昏昏，呕逆绝勺饮者六日矣。桥诊之曰：无伤，此畜血尔，家人曰：固也。昔者呕血数升，即有畜且尽矣。曰：畜未尽尔，尽则当瘥。日暮乃投补中行血一剂，饮之仅内其半，中夜尸寝，家人升屋而号。桥曰：再予之半，阳当回。故寝以需来复，复则败血行矣。第具人参汤待之。鸡鸣而苏，大汗大吐大下，下则垂垂满器，如腐肝败荣。乃进参汤，大汗渐止。又七日乃复初。或问：畜血而腹不鼓何也？且昔呕血数升，其后何畜之多也？曰：病得之怒而伤肝，或以蹶而畜血，伤肝则血不纳，蓄血则道不通，犹之沟浍塞流，则新故皆壅矣，故多也。《太函集》。

汪云程年近七旬，患胸胁痛，转侧滋甚，寒热交作，喘咳烦躁，再信不能伏枕。医下之，病益深。桥诊之，六脉浮滑大而搏指，曰：病得之过饮且下，故火上炎，以清凉一服而愈。《太函集》。

魏玉横曰：范康侯年弱冠，患胁痛已六七年。更医既屡，转益羸瘠，食少而气馁，言懒而神疲，稍远行则心下怦怦然，遇劳则膈间如裂。就予诊，告以初时但腹胁痛，医与逍遥散暂愈，再发，再服不应矣。医投四磨饮亦暂愈，再发，再投亦不应矣。更医，用五香散、越鞠丸，则愈而即发。自是腹中忽有块，再更医以为痞积，进青皮、厚朴、五灵脂、延胡索之类，块益多，时隐时现，上下左右，约六七枚，如拳如掌，往来牵痛。近有老医谓为虚也，用当归、白芍、香附、郁金之类，服之了无进退。予曰：似君之疾遍宇内矣，误治而毙者，可胜道哉！盖古来方书于此症，殊无肯綮，无怪乎世之梦梦也。原其误人之始，只肝无补法四字，遂使千万生灵，含冤泉壤。或以疏散成劳，香燥成膈，或以攻伐成鼓，或以辛热成痈，其于变症，笔难尽述。幸子青年，禀赋厚而未婚，故仅若此，否则不可言矣。今据脉已细数弦涩，脏气已亏，幸不数，且无咳嗽夜热，犹可为也。第服余剂，只可希远效，而不可求近功耳。与生、熟地、沙参、麦冬、杞子、枣仁等剂略安。至数十剂块渐减。遂以方为丸，服数年益就痊可。今已娶，第能樽节，庶无后患也。盖此症惟两仪膏最妙，然有力者，始能用之。

万某年三十余，因析居阋墙，胁痛，左胁下有块如盘，按之坚硬，食下则胀痛甚，不能侧卧，百治莫应，枯瘁如柴矣。偶乎药肆，遇人谓之曰：此病惟淳佑桥魏某能治。因就诊，脉之弦且急，曰：肝举症也，肝叶左三右四，血足则润而下垂，今怒火伤阴，其叶燥硬，故而不下也。《经》曰：肝病则迫胃逆咽。故左叶张，则支腋而不可侧卧，右叶张则侵脘而不能容食。昧者不知，投以香散，则如火上添油耳。与生熟地、沙参，麦冬、蒌仁、米仁、杞子、川楝，十余剂，其病如失。

黄锦芳治刘尚卿右胁痛，咳嗽头痛，肝脉微起，右脉沉滑，而脾部有一小珠，嗽必努力痰则清稀，上有白沫，挑起如藕丝不断。用附子二钱，茯苓三钱，半夏二钱，故纸三分，木香五分，牛膝一钱，嘱其勿食腻滞等物，俾水行痰消，气平而痛自止。病者问：痰病自何而来？黄曰：痰病甚多，五脏各有见症。在脾名湿痰，其候脉缓面黄，肢体沉重，嗜卧不厌，腹胀食滞，其痰滑而易出，宜二陈、六君之类治之。在肺名气痰，又名燥痰，其候脉涩面白，气上喘，洒淅恶寒，悲愁不乐，其痰涩而难出，宜利膈清肺饮加减治之。在肝名风痰，脉弦面青，肢胁满闷，便溺闭涩，时有燥怒，其痰青而多泡，宜十味导痰汤，千缗汤，加减治之。在心名热痰，脉洪面赤，烦热心痛，口干唇燥，时多喜笑，其痰坚而成块，宜凉膈散，加苓、半治之。在肾名寒痰，脉沉面黑，小便急痛足寒而逆，心多恐怖，其痰有黑点而多稀，宜桂苓丸、八味丸加减治之。至论其本，则痰之化在脾，而痰之本在肾。如火不生土者，即火不制水，阳不胜阴者，必水反侮土，是阴中之火衰也。火盛金燥，则精不守舍，津液枯槁则金水相残，是阴中之水衰也。寒痰、湿痰，本脾家病，然必由于肾之亏。木郁风生，本肝家病，然必由于肾水之亏。火盛克金，其痰在肺，然必由于肾火之炽。今此症痰虽在胁、在胃、在脾、实因肾火衰微而起。故用附子迅补真火以强土，苓、半以除脾湿，木香以疏滞气，牛膝引左气下行归肾，故纸引右气下行归肾，气归则痰清矣。果数荆而愈。（《续名医类案》）

〇人有两胁作痛，终年累月而不愈者，或时而少愈，时而作痛，病来之时，身发寒热，不思饮食，人以为此肝经之病也，然肝经之所以成病，尚未知其故。大约得之气恼者为多。因一时拂抑，欲怒而不敢，一种不平之气，未得畅泄。肝气郁而胆气亦郁，不能取决于心中，而心中作热，外反变寒，寒热交蒸，则肝经之血停住于两胁而作痛矣。倘境遇顺适，则肝气少疏，其痛不甚。及夫听恶声，值逆境，又触动其从前之怒气，则前病顿兴，而痛更重矣。治法，必须解其怒气，要在平肝。方用遣怒丹。

白芍二两，柴胡一钱，甘草一钱，乳香（末）一钱，广木香（末）一钱，白芥子三钱，桃仁十粒，生地三钱，枳壳三分。

水煎服。一剂痛轻，四剂痛止，十剂病除。

夫平肝之药，舍白芍实无第二味可代。世人不知其功效，不敢多用。孰知白芍必多用而后能取胜，用至二两，则其力倍于寻常，自能遍舒其肝气。况助以柴胡之疏泄，甘草之调剂，桃仁、白芥以攻其败瘀，乳香、广木以止其疼痛，安得不直捣中坚，以解散其敌垒哉！

此症亦可用宣郁定痛汤。

白芍一两，川芎、当归、丹皮各三钱，柴胡二钱，甘草、白芥子、大黄、牛膝、炒栀子各一钱。水煎服。二剂即安。

人有横逆骤加，一时大怒，叫号骂詈，致两胁大痛而声哑者，人以为怒气伤肝矣。然而其人必素有火性者。此等肝脉必洪大而无伦次，眼珠必红，口必大渴呼水，舌必干燥而开裂。当急用平肝泻火之药，方能舒其暴怒之气。倘少迟药饵，或药饵不中其病，必触动其气，有吐血倾盆之患矣。急用平怒汤。

白芍三两，丹皮一两，当归一两，炒栀子五钱，荆芥（炒黑）五钱，天花粉三钱，甘草一钱，香附三钱。

水煎服。一剂而气少舒，二剂而气大平，三剂痛如失，不必四剂也。

盖肝性最急，怒则其气不平，用芍药平其气也，甘草缓其急也。肝气既平而且缓，而后可散其气而泻其火矣。当归辛以散之也，荆芥引而散之也，栀子、丹皮凉以泻之也。然而徒散其火，而火为痰气所结，则散火而未能遽散，故又加香附以通其气，加花粉以消其痰。君臣佐使，无非解纷之妙药，怒气虽甚，有不自知其解而解者矣。或疑药剂太重，凉药过多，讵知其人素系有火，又加大怒，则五脏无非热气，苟不用大剂凉药，何以平其怒而解其火哉！

此症用平怒散亦妙。

白芍一两，丹皮一两，当归五钱，炒栀子、牛膝各三钱，甘草、柴胡、广木香各一钱，枳壳八分。水煎服。一剂轻，二剂愈。

人有跌扑之后，两胁胀痛，手不可按，人以为瘀血之作祟也，用小柴胡汤加草龙胆、青皮等药而愈。次年而左胁复痛，仍以前药治之，不能取效。盖瘀血存于其中，积而不散，久而成痛也。夫小柴胡，乃半表半里之药，最能入肝以疏木，而胁正肝之部位，宜乎取效而不效者，以小柴胡止能消有形之活血而不能散有形之死血也。血活易于流动，行气而瘀滞可通，血死难于推移，行气而沉积不化，必用败血之药，以下死血，而痛可除也。方用抵当丸，以水蛭、虻虫有形之毒物，庶易下有形之，死血耳。服一剂，必便黑血而愈。愈后乃用四物汤加减而调理之。

熟地一两，白芍一两，丹皮三钱，川芎一钱，当归五钱，三七根（末）三钱。

水煎服。

四物汤，补血之剂也，既下死血，何以又补其血乎？不知血死既久，在肝经则肝血已无生气，若不补其血，则肝舍空虚，未必不因虚而成痛，惟补其血，则死血方去而新血即生，肝气快乐，何至有再痛之虞乎。然则补血可也，又加三七根以止血者，何居？恐水蛭、虻虫过于下血，万一死血行而活血随之而下，不徒补无益乎？所以于补中止之，得补之益而无下之失，始奏万全之功也。

此症亦可用散瘀汤。

水蛭（炒黑色，为末）一钱，当归五钱，丹皮、红花各五钱，甘草一钱，生地三钱。水煎服。一剂即愈。

人有右胁大痛，肿起如覆杯，手不可按，按之痛益甚，人以为肝经之火也，谁知是脾火内伏，瘀血存注而不散乎！夫胁虽为肝位，而肝必克脾，脾受肝克，则脾亦能随肝而作痛。然而无形之痛，治肝而痛可止；有形之痛，治脾而痛始消。今痛而作肿，正有形之痛也，乃瘀血积于脾中，郁而不舒，乘肝部之隙，因外肿于右胁耳。治法，必须通脾中伏热，而下其瘀血，则痛可立除也。

方用败瘀止痛汤。

大黄三钱，桃仁十四粒，当归三钱，白芍一两，柴胡一钱，黄连一钱，厚朴二钱，甘草一钱。

水煎服。一剂而瘀血下，二剂而痛除，肿亦尽消。

此方大黄、柴胡、黄连同用，能扫瘀去陈，开郁逐火，迅速而无留滞之苦。然非多用白芍，则肝气难平，而脾中之热，受制于肝，正不易散，是病在脾，而治仍在肝也。

此症用木土两平汤亦效。

石膏、茯苓、苍术、炒栀子各三钱，白芍五钱，甘草一钱。水煎服。一剂轻，二剂愈。

人有贪色房劳，又兼恼怒，因而风府胀闷，两胁作痛，人以为色欲损肾，怒气伤肝，理当兼治，而不知兼治之中，尤当治肾也。盖肝为肾之子，肾足而肝气易平，肾亏而肝血多燥。肝恶急，补血以制其急，不若补水以安其急也。况肝血易生而肾水难生，所以肝血不足，轻补肝而木得其养矣。肾水不足，非大用补肾之味，则水不能生，然则房劳之后胁痛，其亏于精者更多，乌可重治肝而轻治肾哉！方用填精益血汤。

熟地一两，山茱萸五钱，白芍五钱，当归三钱，柴胡一钱，丹皮二钱，沙参三钱，茯苓二钱，地骨三钱，白术三钱。

水煎服。一剂而肝气平，二剂而胁痛止，连服十剂痊愈。

此方重于补肾以填精，轻于舒肝以益血，治肝肾之中而复去通腰脐之气，腰脐气利，而两胁之气有不同利者乎？故精血生而痛亦止耳。

此症亦可用水木两滋汤。

熟地、山茱萸、山药各四钱，白芍、当归各五钱，甘草一钱。水煎服。（《临证医案伤寒辨证录》）

脘腹痛

王旭高医案

〇胡，腹中雷鸣切痛，痛甚则胀及两腰，呕吐酸苦水。此水寒之气侮脾，乃中土阳气不足也。温而通之。

附子理中汤去草，加川椒、吴茱萸、水红花子。

复诊：脾脏虚寒，宿积痰水阻滞，腹中时痛，痛甚则呕。仿许学士法。

附子理中汤加当归、茯苓、吴茱萸、枳实、大黄。

渊按：温下之法甚善，惜以后易辙耳。

三诊：腹痛，下午则胀，脉沉弦。此属虚寒挟积。前用温下，痛势稍减。今以温中化积。

川熟附，党参，干姜，花槟榔，茯苓，当归，青皮，陈皮，乌药。

四诊：腹痛三年，时作时止，寒在中焦，当与温化无疑。然脉小弦滑，必有宿积。前用温下、温通两法，病虽减而未定。据云每交午月其痛倍甚，则兼湿热，故脉浮小而沉大，按之有力，此为阴中伏阳也。当利少阴之枢，温厥阴之气，运太阴之滞，更参滑以去着法。

柴胡，白芍，枳实，甘草，吴茱萸，茯苓，木香，白术。

另用黄鳝三段，取中七寸，炙脆，共研末。分三服。

渊按：既知宿积，何不再进温下？三年之病，谅非久虚。脉浮小沉大，乃积伏下焦。盖痛则气聚于下，故脉见沉大。此论似是而非。

五诊：腹痛，左脉弦，木克土也。仲景云：腹痛脉弦者，小建中汤主之。若不止者，小柴胡汤。所以疏土中之木也。余前用四逆散，即是此意。然三年腹痛，痛时得食稍安，究属中虚；而漉漉有声，或兼水饮。今拟建中法加椒目，去其水饮，再观动静。

老桂木，白芍，干姜，炙甘草，党参，川椒目。

渊按：此寒而有积，为虚中实证，与建中甘温不合，故服之痛反上攻，以甘能满中，胃气转失顺下也。

六诊：用建中法，痛势上攻及胃脘，连于心下，左脉独弦滑，是肝邪乘胃也。姑拟疏肝。

金铃子，延胡索，吴茱萸，香附，高良姜，木香，白檀香。

〇沈，肝胃气痛，发则呕吐酸水。治以温通。

二陈汤去草薢，加瓜蒌皮、吴茱萸、白胡椒、当归、香附、川楝子。

〇殷，呕而不食，病在胃也；食而腹痛，病在脾也；痛连胸胁，肝亦病矣。气弱血枯，病已深矣。租胃养血，生津益气为治。

淡苁蓉，枸杞子，归身，火麻仁，大麦仁，茯苓，半夏，陈皮，沉香，砂仁。

〇谭，脘痛欲呕，甚则防厥。

党参，陈皮，茯苓，川椒，吴茱萸，蔻仁，生姜。

〇冯，脾胃阳衰，浊阴僭逆，每至下午腹左有块，上攻则心嘈，嘈则脘痛，黄昏乃止，大便常艰。拟通胃阳而化浊阴，和养血液以悦脾气。

淡苁蓉，陈皮，吴茱萸，茯苓，柏子仁，郁李仁，沙苑子，乌梅，川椒，制半夏。

复诊：脘痛呕酸，腹中亦痛。非用辛温，何能散寒蠲饮?

二陈汤去草，加肉桂、制附子、干姜、吴茱萸、川椒、白术、蔻仁。

〇冯，当脐腹痛，呱呱有声。此寒也，以温药通之。

二陈汤去草，加淡苁蓉、当归、干姜、吴茱萸、乌药、砂仁。

复诊，温肾通汤以散沉寒之气。久服腹痛自已。

前方去当归，加川熟附、胡芦巴。

〇顾，当脐硬痛。不食不便，外似恶寒，里无大热，渴不多饮，寒食风热互结于脾胃中。用《局方》五积散合通圣散，分头解治。

五积合通圣，共为末。朝暮各用开水调服三钱。

复诊：用五积合通圣温通散寒，便通而痛未止，脉迟，喜食甜味，痛在当脐，后连及腰，身常懔懔恶寒。此中虚阳弱，寒积内停。拟通阳以破其沉寒，益火以消其阴翳。

四君去草，加肉桂、制附子、木香、玄明粉、乌药、苁蓉。

三诊：温脏散寒，腹痛已止。今当温补。

淡苁蓉，杞子，熟地，当归，茯苓，陈皮，吴茱萸，制附子，乌药，砂仁。

渊按：尚嫌腻滞，仍从四君加减为妙。

○袁，三四年来腹痛常发，发则极甚，必数日而平。此脾脏有寒积，肝经有湿热。故痛则腹中觉热拟温脾，兼以凉肝。

金铃子散，陈皮，茯苓，干姜，白术，川朴，白芍，神曲，砂仁。

复诊：腹中寒积错杂而痛，古今越桃散最妙，变散为丸可耳。

淡吴萸，干姜，黑山栀，白芍，炙甘草。

另神曲末一两，煮糊为丸。每朝服三钱，开水送下。

夫越桃散惟姜、栀二味，吴萸、白芍者，复以戊已法，加甘草，取其调和也。

○某，中气不足，溲便为之变。腹中结瘕，亦气之不运也。

二陈汤去草，加白术、沙苑子、焦神曲、苡仁、泽泻、砂仁、通草。

复诊：肝胃不和，脘腹作痛，呕吐酸水痰涎，经来则腹痛。先与泄肝和胃。

川连，半夏，陈皮，茯苓，瓜蒌皮，薤白头，干姜，蔻仁，猩绛，旋覆花。

三诊：腹中久有癖块，今因冷食伤中，腹痛泄泻，呕吐不止，心中觉热。拟苦辛通降，先止其呕。

二陈汤去草，加黄芩、川连、川朴、苏梗、藿梗、蔻仁、泽泻。

改方加神曲。

○某，自咸丰四年秋季，饱食睡卧起病，今已五载。过投消积破气之药，中气伤戕。脘间窒痛，得食则安，不能嗳气，亦不易转矢气，脉迟弦。肝胃不和，阳虚寒聚于中。拟通阳泄木法。

苓桂术甘汤加陈皮、白芍、吴茱萸、干姜，大枣。

复诊：胸背相引而痛，证属胸痹。

二陈汤去草，加瓜蒌仁、制附子、桂枝、干姜、吴茱萸、蔻仁、竹茹。

○孙，中虚土不制水，下焦阴气上逆于胃，胃脘作痛，呕吐清水，得食则痛缓。拟温中固下，佐以镇逆。

四君子汤去草，加干姜、乌药、白芍、熟地、紫石英、代赭石、橘饼。

渊按：土虚水盛，用熟地未合。若欲扶土，不去草可也。

○秦，悬饮居于胁下，疼痛，呕吐清水。用仲景法。

芫花、大戟、甘遂、白芥子、吴茱萸各三钱，大枣二十枚。

将河水两大碗，上药五味，煎至浓汁一大碗，去滓，然后入大枣煮烂，候干。每日清晨，食枣二枚。

渊按：此十枣汤、葶苈大枣泻肺汤之变法也。以吴萸易葶苈，颇有心思。

○某，寒气凝聚，少腹结瘕，时或上攻作痛。法以温通。

小茴香，吴茱萸，木香，青皮，乌药，延胡索，三棱，砂仁，香附。

○钱，脉微细，阴之象也。少腹有块，上攻及脘，自脘至嗌一条气塞，发作则块攻大痛欲厥，头汗如雨。用方大法，温通无疑。惟舌黄腻浊苔，便泄臭秽，必兼湿热；而块痛得按稍减，又属虚象。

金铃子散，人参，乌梅，乌药，泽泻，破故纸，吴茱萸，木香，肉桂，枸杞子，五味子，茯苓，肉果。

复诊：水饮痰涎与下焦浊阴之气盘踞于中，中脘腹胁有块，攻撑作痛，痛甚发厥。昨用温通，痛势稍减。但脉仍微细，泄仍臭秽，谷食厌纳，中气大虚，阴气凝结，当脐硬痛，恐属脏结。攻之不可，补之亦难，仍为棘手。

前方去人参、五味、乌药、故纸、肉果，加白芍、干姜、萱花、橘饼。

○某，腹中有寒，疼痛不止，法当温通。

金铃子散，干姜，吴茱萸，当归，枸杞子，官桂，木香，乌药，紫石英。

○张，寒气稽留，气机不利，胸背引痛，脘胁气攻有块。宜辛温通达。

二陈汤去草，加瓜蒌皮、薤白头，干姜、吴茱萸、延胡索、九香虫。

○某，肝胃不和，腰胁胸背相引而痛。舌光无苔，营阴内亏，大便溏薄，脾气亦弱，并无呕吐痰涎酸水等症。宜辛温通阳，酸甘化阴。

陈皮，茯苓，苏梗，吴茱萸，沙苑子，枸杞子，薤白头，白芍，橘饼。

渊按：脾肾虚寒宜甘温，营阴内虚宜柔缓，故不用姜、附刚燥之药。

○某，饮停中脘，脘腹鸣响，攻撑作痛。大便坚结如栗，但能嗳气而无矢气，是胃失下行而气但上逆也。和胃降逆。逐水蠲饮治之。

二陈汤去草，加代赭石、旋覆花、神曲、干姜、白芍、川椒、甘遂、泽泻。

○某，丹田有寒，胸中有热，中焦不运，湿甚生虫。予黄连汤。

川连，肉桂，吴茱萸，干姜，砂仁，使君子，半夏，青皮，乌药，花槟榔。

复诊：虫痛，面黄吐涎。拟苦辛法。

川连，桂枝，川椒，蔻仁，乌梅，芜荑，焦六曲，香附合金铃子散。

○张，脘痛两载，近发更勤，得温稍松，过劳则甚。块居中脘，患处皮冷。怯以温通。

二陈汤去草，加炮姜、吴茱萸、木香、川朴、归身、神曲、泽泻、生熟谷芽。

复诊：腹痛有块，肝脾不和，食少面黄。治以疏和。

丹参，白芍，怀山药，茯苓，茯神，冬术，神曲，香附，砂仁。

○仁渊曰：脘痛属胃，腹痛属脾。吞酸呕苦。俗名肝气，乃积饮病也。或得之喜餐生冷，或忧思郁结。夫肝胆属木而喜升达，寄根于土。今脾胃为生冷忧思伤其阳和之气，布化转运失职，肝胆无温润升达之机，郁久而肆其横逆，侮其所胜，脾胃受克，气机与痰饮凝滞于中脘，故作痛耳。其吞酸呕苦者，脾寒不化，胃中之水饮停积，如食物置器中不动，其味变焉。稼穑味甘，今胃不能化，木乘其胜，而齐木之味，化而为酸；齐胆火之味，化而为苦。木气冲逆，泛呕不已，久久积饮成囊，亦生癖块。由餐凉而起者，尚可治；由七情而起者，每成噎膈。盖忧思既久，中阳受伤，呕多胃汁槁枯，始则阳气伤，继则阴津竭，营卫少生化之源，胃管干瘪，肠液不充矣。徒恃医药无益，须怡神静养。治法喻氏进退黄连汤，最有深意，辛以化胃，苦以降逆，所谓能变胃而不受胃变也。罗谦甫治中汤亦合，用金以制木，若南阳之瓜蒌薤白等，或辛或苦，或通或润，皆可用。务在通中焦阳气，使脾胃之阴凝开，肝木之郁结达，其痛自已。若腹痛须分部位。当脐太阴，脐旁少阴，少腹厥阴。尤宜辨寒热虚实，大抵寒多热少，虚多实少；热者多实，虚者多寒。《内经·举痛论》寒者八九，热者一二，须从脉证细辨焉。湿郁之年，亦多是证，亦脾胃为寒湿所郁，阳气不得宣化耳。（《王旭高临证医案》）

○肝胃气痛，痛久则气血瘀凝，曾经吐血，是阳明胃络之血，因郁热蒸迫而上也，血止之后，痛势仍作，每发于午后，诊脉小紧数，舌红无苔，乃血去阴伤，而气分之郁热，仍阻于肝胃之络，而不能透达，宜理气疏郁，取辛通而不耗液者为当。

川楝子，延胡，郁金，香附，茯苓，陈皮，旋覆花，山栀（姜汁炒），白螄螺壳，左金丸。

诒按：方法轻灵，自然中病。

肝气与饮邪，相合为病，脘腹作痛，呕吐酸水，拟苦辛泄木，辛温蠲饮。

川连（吴萸炒），陈皮，木香，丁香，蔻仁，干姜，川楝子，延胡，香附，川椒。

诒按：肝气病兼证最多，须看其立方融洽处。

脉双弦，有寒饮在胃也，脘痛吐酸，木克土也，得食则痛缓，病属中虚，当和中泄木祛寒，小建中汤加味主之。

白芍，桂枝，干姜，炙草，半夏，橘饼，川椒，党参，白术。

诒按：大小建中合剂，方药稳切。

脘痛，肢冷脉伏，头汗淋漓，防厥。

金铃子，五灵脂，延胡，旋覆花，赭石，乳香，没药，丁香，蔻仁，香附。

诒按：此肝气挟瘀之证，故立方如此。

再诊：脘痛，甚则防厥。

姜黄，半夏，陈皮，茯苓，香附，吴萸，旋覆花，赭石，蔻仁。

肝木挟下焦水寒之气，乘于脾胃，脘痛攻胁，呕吐酸水，脉细而弦，拟温中御寒，扶土抑木方法。

炮姜，川椒，吴萸，党参，桂枝，白芍，白术，茯苓，香附，砂仁。

诒按：此肝气挟感寒治法，用药颇精到。

素有肝胃气痛，兼有寒积，脘痛胀满，痛及于腰，刻不可忍，舌苔白腻，渴不欲饮，大便似利不利，脉象沉弦而紧，按证恐属脏结，颇为险候，非温不能通其阳，非下不能破其结，仿许学士温脾法。

干姜，附子，肉桂，川朴（姜汁炒），枳实，大黄。

再诊：脘腹胀满上至心下，下连少腹，中横一纹，如亚腰葫芦之状，中宫痞塞，阴阳格绝，上下不通，势频于危，勉进附子泻心法，通阳以泄浊阴，冀大便得通为幸，否则恐致喘汗厥脱，难以挽回。

附子，川连（姜汁炒），川朴（姜汁炒），大黄（酒浸），长流水煎。

再服备急丸干姜、大黄、巴豆霜七粒，砂仁汤下。

三诊：两投温下，大便仍然不通，胸腹高突，汤水下咽辄呕，肢渐冷，脉渐细，鼻煽额汗，厥脱堪忧，按结胸脏结之分，在乎有寒热无寒热为别，下之不通，胀满愈甚，乃太阴脾脏受戕，清阳失于转运，崔行功有枳实理中一法，取其转运中阳，通便在是，挽回厥脱亦在是。

人参，枳实，炮姜，川附，陈皮，冬术。

诒按：两投温通重剂，不得小效，枳实理中力量不及前方之大，恐未必能奏效也。阅《夜话录》中所载一证，与此相似，治之未效，后拟用温药下来复丹。未及试用，正可与此参观。

三四年来，腹痛常发，发则极甚，必数日而平，此脾脏有寒积，肝经有湿热，故痛发则腹中觉热，拟温脾法兼佐凉肝。

金铃子，延胡，陈皮，茯苓，白术，川椒，干姜，白芍（吴萸炒），神曲，砂仁。

再诊：腹中寒热错杂而痛，古方越桃散最妙，变散为丸，常服可耳，稍为加减，以合体气。

干姜，山栀，吴萸，白芍，炙草。

共为末，神曲糊丸，每服三钱，开水送下。

原注越桃散惟姜、栀二味，加吴萸、白芍者，复以戊己法也；甘草者，取其调和也。

诒按：病邪错杂，用药却须一线乃佳，如此丸方，即合法也。

腹痛便溏，脾阳弱也；周身疼痛，卫阳弱也，补中土，益卫气，黄芪建中汤主之。

黄芪，桂枝，白芍，白术，炙草。

诒按：方案俱老到。

便血之后，余瘀凝于肝络，余热留于小肠，故少腹疼而小便热痛也。化瘀泄热为治。

桃仁（炒黑），丹皮，鲜生地，木通，黑栀，滑石，归身，楂炭，生蒲黄，新绛。

另回生丹一粒

诒按：理法双清。

用五积合通圣温通散寒，便通而痛未止，脉迟，喜食甜味，痛在当脐，后连及腰，身常懔懔恶寒，此中虚阳弱，寒积内停，拟通阳以破其沉寒，益火以消其阴翳。

四君子去甘草，加肉桂、附子、木香、乌药、苁蓉、玄明粉。

诒按：方中玄明粉一味，不甚妥洽，拟去之。

（《柳选四家医案·评选环溪草堂医案》）

曹仁伯医案

〇心痛有九，痰、食、气居其三，三者交阻于胃，时痛时止，或重或轻，中脘拒按，饮食失常，痞闷难开，大便不通，病之常也。即有厥证，总不离乎痛极之时。兹乃反是，其厥也，不发于痛极之时，而每于小便之余，陡然而作，作则手足牵动，头项强直，口目㖞斜，似有厥而不返之形，及其返也，时有短长，如是者三矣。此名痛厥，良以精夺于前，痛伤于后，龙雷之火，挟痰涎乘势上升，一身而兼痛厥两病，右脉不畅，左脉太弦，盖弦则木乘土位而痛，又挟阴火上冲而厥，必当平木为主，兼理中下次之，盖恐厥之愈发愈勤，痛之不肯全平耳。

川椒七粒，乌梅三分，青盐一分，龙齿三钱，楂炭三钱，神曲三钱，莱菔子三钱，延胡钱半，川楝子钱半，青皮七分，橘叶一钱，竹油一两。

诒按：厥发于小解之时，其厥之关于肾气可知矣，用药似宜兼顾，立方选药，熨帖周到。

再诊：据述厥已全平，痛犹未止，便黑溺黄，右脉反弦，想诸邪都合于胃也。胃为府，以通为补，悬拟方。

芍药，青皮，陈皮，黑栀，川贝，丹皮，楂肉，竹油，莱菔子，青盐，延胡。

诒按：诸邪都合于胃，从右脉之弦看出，是病机紧要处。

三诊：痛厥已平，尚有背部隐疼之候，腰部亦疼，气逆咳呛，脉形细数，想肝肾阴虚。气滞火升，肺俞络脉因之俱受其伤也。

四物汤旋覆花汤二母雪羹汤。

四诊：腰脊尚疼，咳嗽不止，苔白底红，脉形弦细，是阴虚而挟湿热也。

豆卷，蒺藜，黑栀，川芎，归身，麦冬，沙参，甘草，雪羹汤，半夏。

原注：此素有痰积，又肾虚而相火上冲于胃，胃中痰饮，阻滞窍隧，痛厥见焉。第一方，用泄肝和胃法，以化其阻滞，合金铃子散以清肝火，加楂曲以消食，菔子、竹油以化痰。厥平而痛未愈，故第二方用景岳化肝煎，以代金铃子散，兼以化痰。第三方通其络。第四方，仿白蒺藜丸，专于治痰。

诒按：此证得力，全在前两方，疏肝化痰，丝丝入筘。

脾气素虚，湿郁难化，而木之郁于内者，更不能伸，所以酸水酸味，虽有减时，而灰白之苔，终无化日，无怪乎脉小左弦、脘胁胀痛也。此臌，胀之根，毋忽。

附子理中汤合二陈汤，加川朴、香附、川芎、神曲。

诒按：似可参用柴、芍辈，于土中泄木。

病分气血，不病于气，即病于血，然气血亦有同病者，即如此病，胃脘当心而痛，起于受饥，得食则缓，岂非气分病乎？如独气分为病，理其气即可向安，而此痛虽得食而缓，午后则剧，黄昏则甚，属在阳中之阴、阴中之阴之候，其为血病无疑。况但头汗出，便下紫色，脉形弦细而数，更属血病见证，但此血又非气虚不能摄血之血，乃痛后所瘀者，瘀则宜消，虚则宜补，消补兼施，庶几各得其所。

治中汤合失笑散。

另红花、玄明粉为末和匀，每痛时服二钱。

原注分明两病，一是脾虚，气分不能畅迭而痛，得食则缓，宜补可知，然人每疑痛无补法者，以痛必有痰气凝滞也。先生用理中以补脾，即加青皮、陈皮以通气。至便紫、脉弦数，肝家之血必有瘀于胃脘者，此时不去其有形之瘀滞，痛必不除，病根不拔也。此种病，世医不能治，往往以为痼疾，不知不去瘀，则补无力，徒去瘀则脾胃更伤，先生则双管齐下，立案清澈，度尽金针，非名家恶能如是？

胃脘当心而痛，少腹气升，呕吐酸苦痰涎，脉形弦数，显系寒热错杂之邪！郁于中焦，肝属木，木乘土位，所有积饮从此冲逆而上，病已年余，当以和法。

附子理中汤加川连（姜汁炒）、川椒、黄柏、归身、细辛、半夏、桂枝、乌梅肉。

原注：此连理汤合乌梅丸，吐涎酸苦，是胃中错杂之邪，用姜连、半夏以化之；逆冲而上之肝气，用乌梅法以和之。

诒按：半夏反附子，在古方多有同用者，然可避则避之，亦不必故犯也。

胃脘当心而痛，脉形弦数，舌绛苔黄，口干苦，小便赤，另派火热之象，气从少腹上冲于心，岂非上升之气，自肝而出，中挟相火乎。

化肝煎（芍、青、栀、泽、丹、陈、贝）。

脘痛下及于脐，旁及于胁，口干心悸，便栗溺黄，脉弦而数。此郁气化火也。

化肝煎合雪羹。

原注：此景岳化肝煎也，必肝有实火者可用，口干、脉数、溺黄，是其的证也。

中焦失治为痛，以治中汤为法，是正治也，不知中焦属土，土既虚，不能升木，木即郁于土中，亦能作痛，以逍遥散佐之，更属相宜。

治中汤逍遥散雪羹。

诒按：此木郁土中之病，立方妥帖，易施。

瘀血腹痛，法宜消化，然为日已久，脾营暗伤，又当兼补脾阴为妥。

归脾汤去芪术，加丹参、延胡。

诒按：此病用补，是专在痛久上着眼。

当脐胀痛，按之则轻，得食则减，脉形细小而数，舌上之苔，左黄右剥，其质深红，中虚伏热使然。

治中汤加川连，雪羹。

诒按：此等证不多见，立方亦甚难，须看其用药的当处。

少腹久痛未痊，手足挛急而疼，舌苔灰浊，面色不华，脉象弦急，此寒湿与痰，内蕴于肝经，而外攻于经络也。现在四肢厥冷，宜以当归四逆汤加减。

当归，小茴香，炒白芍，肉桂，炒木通，半夏，苡仁，防风，茯苓，橘红。

诒按：寒湿入于肝经，病与疝气相似，治法亦同。

再诊少腹之痛已止，惟手冷挛急未愈，专理上焦。

蠲痹汤（防、羌、姜黄、归、芪、草、赤芍）去防，合指迷茯苓丸。

少腹作痛，甚则呕吐，脉右弦左紧，俱兼数，舌苔浊腻，口中干苦，头胀溺赤，此湿热之邪，内犯肝经，挟痰浊上升所致，泄之化之，得无厥逆之虞，为幸。

旋覆花汤，三子养亲汤（苏子、白芥子、莱菔子），金铃子散。

另乌梅丸。

诒按：旋覆、金铃以止痛，三子以除痰，更用乌梅丸以泄肝，所以面面都到也。

再诊呕吐已减，白苔稍化，头胀身热亦缓，惟腹之作痛，便之下利，脉之紧数，以及口中之干苦，小水之短赤，尚不肯平，肝经寒热错杂之邪，又挟食滞痰浊为患也，仍宜小心。

葛根黄芩黄连汤加延胡，楂炭，赤苓，陈皮，莱菔子。

另乌梅丸。

诒按：想因下利较甚，故用药如此转换。

三诊：余邪流入下焦，少腹气坠于肛门，大便泄，小便短，舌苔未净，更兼痔痛。

四苓散合四逆散加黄芩，黄柏，木香。

诒按：至此而内伏之湿热，从两便而外泄矣。

肝脉布于两胁，抵于少腹，同时作痛，肝病无疑，肝旺必乘脾土，土中之痰浊湿热，从而和之为患，势所必然。

逍遥散（柴、荷、苓、术、归、芍、草），加栀、丹，合化肝煎。

诒按：此治肝气胁痛，诚然合剂。案所云湿热痰浊，虽能兼顾，嫌未着力。

气结于左，自下而盘之于上，胀而且疼，发则有形，解则无迹，甚则脉形弦数，口舌干燥，更属气有余便是火之见证，急须化肝。

化肝煎。

诒按：凡肝气上逆者，多挟木火为病，故化肝煎为要方。

中脘属胃，两胁属肝，痛在于此，忽来忽去，肝胃之气滞显然已历二十余年，愈发愈虚，愈虚愈痛，气分固滞，血亦因之干涩也，推气为主，逍遥佐之。

肉桂，枳壳，片姜黄，延胡，炙草，逍遥散。

再诊：病势不增不减，诊得左脉细涩，右部小弱，气血久虚，致使营卫失流行之象，非大建其中不可。

肉桂，归身，白芍，川椒，饴糖，干姜，陈皮，炙草，砂仁。

原注：前方严氏推气散也，先生谓左胁作痛是肝火，用抑青即左金以泻心平木；右胁作痛是痰气，用推气法以理气化痰。按姜黄入脾，能治血中之气；蓬术入肝，能治气申之血，郁金入心，专治心胞之血，三物形状相近，而功用各有所宜。

诒按：久病中虚，故转方用建中法。

腹左气攻胀痛，上至于脘，下及少腹，久而不愈，疝瘕之累也，痛极之时，手足厥冷，呕逆，当从肝治。

当归四逆汤（归、桂、芍、草、辛、通、姜、枣）合二陈汤、吴仙散（吴萸、茯苓）。

诒按：病偏于左，更加支厥，此肝病确据也。

再诊：痛势已缓，尚有时上时下之形，邪未尽也。

吴仙散合良附散、二陈汤去甘草，加当归（小茴香炒）、白芍（肉桂炒）。（《柳选四家医案·评选继志堂医案》）

邵兰荪医案

○安昌徐妇，血虚气冲，腰腹痛，带下，背板，脉沉弦，脘中偶痛。宜养血、和胃、平肝。

归身二钱，生牡蛎四钱，炒杜仲三钱，川楝子二钱，茯神四钱，草蔻一钱，小胡麻三钱，玫瑰花五朵，仙半夏钱半，木蝴蝶四分，丹参三钱。

清煎四帖。

又：带下未除，脉细，舌厚黄，腹痛恶心，仍遵前法加减为妥。

归身二钱，仙半夏钱半，覆盆子三钱，小胡麻三钱，炒白芍钱半，广皮钱半，炒杜仲三钱，佩兰叶钱半，生牡蛎四钱，延胡钱半，青木香五分。

清煎四帖。

介按：肾虚而带脉失于固束，则背板腰痛而带下，肝阳逆行而阻气，则脘腹作痛，总因血虚肝滞所致。故以和胃平肝，补肾养血为主，次以腹痛恶心，又参用理气之品。

○安昌李文彬，脘痛窒极，口涌清水欲呕，脉弦，舌白，中心微黄，肢稍乍冷，宜厥阴阳明同治。七月廿四日。

干姜二分，草蔻一钱，降香八分，瓦楞子三钱（打），吴萸三分拌炒川连八分，桂丁四分，厚朴一钱，仙半夏钱半，谷芽四钱，通草钱半，玫瑰花五朵。

清煎三帖。

又：脘痛未除，呕恶已差，脉弦，肝横，舌厚嫩黄。宜疏泄厥阴为治。七月廿十七日。

楝子三钱，枳实钱半，瓜蒌皮三钱，郁李仁三钱，延胡二钱，炒谷芽四钱，薤白一钱，玫瑰花五朵，草蔻一钱，猬皮钱半，厚朴钱半。

清煎三帖。

又：脘痛较减，脉弦，嗳气上逆，肝木未和。姑宜镇逆和胃为妥。八月初四。

金沸花三钱（包煎），川楝子三钱，瓦楞子四钱，炒谷芽四钱，代赭石三钱，延胡二钱，薤白一钱，鸡内金三钱，仙半夏钱半，猬皮钱半，厚朴钱半。

清煎四帖。

介按：肝气逆行犯胃，而清水泛溢作呕，胃脘痹痛。初方通阳泄浊，次则和胃平肝，终则参以镇逆之品，秩序不乱，故多奏效。

○头蓬何，脘腹联痛有瘕，脉弦细，舌白，便溺涩。症属重险，宜治防厥，候政之。六月廿三日。

瓜蒌皮五钱，川楝子三钱，郁李仁三钱，降香八分，薤白钱半，草蔻一钱，广郁金三钱，玫瑰花五朵，生香附三钱，通草钱半，炒延胡三钱。

清煎二帖。

又：脘痛未除，大便已通，脉弦细，舌腻，还宜防厥，呕逆，宜和肝胃为主候正。六月廿五日。

仙半夏二钱，川楝子三钱，九香虫三钱，通草钱半，左金丸八分，制延胡二钱，五谷虫三钱（酒炒），玫瑰花五朵，厚朴一钱，草豆蔻一钱，降香八分。

清煎二帖。

介按：肝阳侮胃，气聚成瘕，而脘腹联痛，此因情怀忧郁，肝气无从宣泄。前后两方，系是泄厥阴以疏其用，和阳明以利其腑。药取苦味之降，辛气宣通之义。

○安昌黄，嗜酒湿胜，脉弦，肝横，脘腹痛，宜解酒，分消利气为主。三月初三日。

川楝子三钱，瓦楞子四钱，鸡内金三钱，鸡棋子三钱，延胡三钱，白蔻仁八分（冲），厚朴一钱，玫瑰花五朵，小青皮八分，乌药三钱，降香八分。

清煎三帖。

介按：水谷之湿内着，脾阳不主默运，胃腑不能宣达，因而肝气乘侮，以致脘腹联痛，治以疏脾降胃以平肝，令其气机运布而渐瘥。

○安昌俞，脘腹联痛较减，脉弦细。腰胯坠，湿热犹存，还宜前法加减再进。元月初七。

川楝子三钱，草蔻一钱，鸡内金三钱，九香虫钱半，延胡三钱，茯苓四钱，木蝴蝶四分，玫瑰花五朵，生牡蛎四钱，豨莶草三钱，通草钱半，引路路通七颗。

四帖。

又：腹痛已缓，腰胯犹坠，背掣，脉濡细，口甜。宜和肝胃为主。元月廿九日。

仙半夏钱半，豨莶草三钱，木蝴蝶四分，独活钱半，左金丸八分，丝瓜络三钱，广郁金三钱，玫瑰花五朵，茯苓四钱，沉香曲钱半，通草钱半，（引）路路通七颗。

四帖。

介按：肝阳侮胃，胃虚不能司束筋骨，兼以湿热凝滞于脾肾之经。阻其气血流行之隧道，以致腰跨坠痛。且背为阳明之腑，兹被风阳之扰，不能束筋骨而利机关，遂致背掣，故治以平肝和胃，渗湿通络之剂。

○渔庄沈，脘痛较减，脉弦，舌黄根厚，寒热交作，仍遵前法加减为妥。四月廿九日。

川楝子三钱，枣儿槟榔三钱，生香附三钱，左金丸八分，延胡二钱，广郁金三钱，川朴一钱，炒谷芽四钱，降香八分，通草钱半，蔻壳钱半，引路路通七枚。

四帖。

介按。脾胃湿热未清，肝阳乘势侵侮，而致脘痛寒热，故以平肝渗湿力治。

○大义汪，脘痛已差，大便不快，脉弦，舌根黄厚，溲溺赤。宜启膈、和中、疏肝。九月二十日。

瓜蒌皮三钱，川楝子三钱，炒谷芽四钱，瓦楞子四钱，薤白一钱，延胡二钱，郁李仁三钱，玫瑰花五朵，厚朴一钱，通草钱半，鸡内金三钱，路路通七个。

介按：湿热阻遏清阳，而肝阳上逆，胃不下行，致大肠失于传导，小肠失于变化，而二便不爽。然脉象仍弦，故治以泄肝和胃而启膈通阳。

○某，水亏木旺，脉形两手皆弦，食入脘格，脐下胀闷，暮夜手足心发热。姑宜养胃、和中清肝。三月十二日。

钗斛三钱，鸡内金三钱，谷芽四钱，炒青皮七分，省头草钱半，石决明六钱，香附钱半，绿萼梅钱半，左金丸八分，川楝子钱半，合欢皮二钱。

清煎三帖。

介按：胃液既亏，脾失健运，而肝阳愈横，故治以升脾养胃兼柔肝。

○蜀阜孙，腹痛联脘，脉弦，肝横，嗳气上逆。姑宜疏肝和中。

川楝子三钱，鸡内金三钱，生香附三钱，左金丸八分，延胡二钱，贡沉香五分，广郁金三钱，佛手花八分，炒青皮八分，炒谷芽四钱，枳壳钱半，路路通七枚。

四帖。

介按：肝横气滞，胃弱不和，以致腹痛联脘，嗳气上逆，是属旋覆代赭石汤之症。今以疏肝和中为治，可谓别出心裁。

○遗风庞，营虚胃痛，脉虚，心悸，宜辛甘治之。六月初三日。

丹参三钱，沉香曲钱半，九香虫钱半，生牡蛎四钱。

清煎四帖。

又：胃痛未除，脉虚左弦，心悸如悬，仍宜养血平肝。六月初八日。

全当归钱半，川楝子三钱，茯神四钱，乌药钱半，九香虫钱半，炒延胡钱半，炒谷芽四钱，玫瑰花五朵，生牡蛎四钱，草蔻一钱，丹参三钱。

清煎四帖。

介按：五液未能上承，心阳过动，愈耗营阴，是以心悸胃痛。养血平肝，洵治此症之要图。（《中国医学大成·邵兰荪医案》）

张聿青医案

○俞左，寒饮停聚胃中，胃阳闭塞。中脘作痛，甚至有形，按之辘辘。不入虎穴，焉得虎子。

薤白头，大腹皮，公丁香，白茯苓，川朴，制半夏，老生姜，白蔻仁（研，后入）。黑丑三分，交趾桂一分，上沉香一分，后三味研细末先调服。

二诊：温通胃阳，兼逐停饮，中脘作痛大退，的是寒饮停于胃府。从此切忌寒冷水果，勿再自贻伊戚。

制半夏一钱五分，木猪苓一钱五分，大腹皮一钱五分，泽泻一钱五分，公丁香三分，制香附二钱，白茯苓三钱，川朴一钱，高良姜四分，橘皮一钱，生姜二片。

○某，中脘有形辘辘，攻撑作痛。厥气郁于胃中也。

杭白芍一钱五分（淡吴萸四分，同炒），酒炒延胡索一钱五分，炒枳壳一钱，广玉金一钱五分，台乌药一钱五分，香橼皮一钱五分，沉香片四分（后入），金铃子（切）一钱五分，砂仁七分（后入），制香附（研）一钱五分。

○某，脉象沉弦，中脘有形作痛。此中阳不足，寒浊阻于胃府也。

薤白头三钱，广皮一钱，茯苓三钱，高良姜四分，沉香曲二钱，干佛手一钱，半夏一钱五分，制香附二钱，瓦楞子五钱（打），丁香一钱五分，蔻仁一钱二分，二味研细末，每服五分，盐汤下。

○沈右，中脘有形，食入痞阻。苔白罩霉，脉沉弦细。此痰气郁结胃中，当为宣通。

广郁金一钱五分，建泽泻一钱五分，沉香曲二钱（炒），川桂枝三分，制半夏一钱五分，薤白头三钱，瓜蒌仁三钱，茯苓三钱，广皮一钱，制香附二钱。

二诊：苔霉全化，中脘渐舒，然脉象尚带沉弦。宜肝胃两和，疏通痰气。

制半夏一钱五分，炒沉香曲二钱，白蒺藜（去刺，炒）三钱，枳实一钱，制香附二钱，广玉金一钱五分，香橼皮一钱，整砂仁四粒（入煎），上广皮一钱。

○左，胃痛虽减，然左关颇觉弦硬，得食则痛稍定。良以因寒致郁，因郁生火。以连理汤出入。

雅连五分（吴萸三分，同炒），奎党参二钱，淡干姜五分，延胡索一钱五分，金铃子一钱五分，炒冬术二钱，制香附二钱，香橼皮一钱五分，缩砂仁五分。

○许右，温通而痛仍不定。谅以节令之交，阴阳转换之时，气机难于畅达。勿以为药之罔效，而变计焉。

薤白头，半夏，香附，乌药，砂仁，青皮，瓦楞子，陈皮，上安桂三分（去粗皮，研，后入）。

二诊：吃面食果，气寒肝横。防厥。

吴萸，青皮，金铃子，白芍，砂仁，香附，枳壳，沉香片，陈皮。

三诊：中脘作痛，得温即定，此中阳为湿寒所阻，经云：温则消而去之。

高良姜，广皮，郁金，陈香橼皮，乌药，半夏，香附，公丁香，白蔻仁（二味研细末，先送下）。

○杨左，中脘作痛，每至呕吐，寒热交作。脉象关滑，而沉候濡缓。此饮停于内，遂致土滞木郁。难杜根株。

川桂枝，炙甘草，茯苓，广皮，香附，淡干姜，制半夏，枳壳，姜汁炒竹茹。

○某，脉形细弱，背腧作胀，中脘作痛，不纳不饥。此由先天不足，气弱失运，运迟则生湿，气弱则生寒，寒湿交阻，宜乎其脘痛不纳矣。急则治标，宗此立方。

制香附，九虫香，瓦楞子，广皮，白蔻仁，香橼皮，公丁香。

○洪左，中脘作胀，而且剧痛，呕吐涎水，脉象沉弦。此寒饮停阻胃中，恐致痛厥。

上安桂七分（后入），荜茇六分，赤白苓各一钱，香附三钱，公丁香三分，制半夏三钱，广皮一钱五分，香附三钱，薤白头三钱，上沉香三分，黑丑一分，后二味研细末，先调服。

二诊：剧痛欲厥；业已大定，出险履夷，幸矣幸矣。前法再进一步。

上安桂，半夏，广皮，薤白头，老生姜，瓦楞子，香附，乌药，香橼皮，茯苓。

○徐左，中脘作痛，腹满气撑，便阻不爽。脉两关俱弦。厥气挟痰，阻于胃府，久则成膈。

薤白头三钱，瓜蒌仁四钱，酒炒延胡索一钱五分，青皮一钱，瓦楞子五钱，制香附二钱，

淡吴萸五分，枳壳一钱，沉香二分，公丁香三分，黑丑三分，湘军四分（后四味研细，先服）。

二诊：脘痛微减。然稍有拂逆，痛即渐至。还是肝胃不和，再为疏泄。

赤芍（吴萸四分，同炒），制半夏，香附，乌药，薤白头，陈香橼皮，砂仁，青皮，延胡，瓦楞子。

○席右，中脘作痛。脉形弦滑，独尺部濡细而沉。此由命火衰微，在下之蒸变无力，在上之痰气停留。遍体作酸，以胃病则不能束筋骨而利机关也。宜辛以通之。

枳实，赤白苓，半夏，广皮，香橼皮，香附，瓦楞，薤白头，姜汁炒蒌仁。

○虞右，木郁土中，中脘作痛，胃脘之间，时有烘热之象。脉细关弦。肝经之气火，冲侮胃土。急宜开展襟怀，使木气条达。

醋炒柴胡，杭白芍，金铃子，广郁金，当归身，制香附，青陈皮，麸炒枳壳，粉丹皮，姜汁炒山栀。

二诊：中脘烙热较退，痛亦略松。然每晨面肿，头晕耳鸣。无非火气生风蔓延所致。

金铃子，制香附，川雅连（淡吴萸同炒），麸炒枳壳，白蒺藜，东白芍，蜜水炒小青皮，十大功劳叶，桑叶。

三诊：气注作痛渐轻，而咽中仍然如阻，时仍潮热。还是气火之郁。

磨苏梗，朱茯神，生香附，炒枳壳，磨郁金，炒枣仁，煅龙齿，白蒺藜，粉丹皮，钩钩，逍遥丸。

○沈左，辛通气分，中脘痞阻较定，痛呕泄泻，的是木乘土位。经云：寒则湿不能流，温则消而去之。

白芍一钱五分（吴萸四分，同炒），沉香曲二钱，茯苓三钱，枳壳一钱，砂仁七分，香橼皮一钱五分，上瑶桂三分（饭丸，先服）。

○左，胸阳旋转而痛止，浊痰留恋而未清。欲使其气分宣通，当问其谁为阻我气分者。

炒潜于术一钱五分，公丁香三钱，炮姜炭四分，橘红一钱，制半夏一钱五分，白蔻仁七分，炒枳实一钱，香橼皮一钱五分，川桂枝五分，云茯苓三钱。

照方十帖，研末为丸，每服三钱。

○某，痛势大减，然气冲至脘，则痛仍剧，大便不行。肝胃不和，气浊内阻。再为疏通。

青皮，金铃子，郁金，整砂仁，木香槟榔，白蒺藜，制香附，川雅连（淡吴萸同打）。

二诊：大便已行，并呕涎水，痛势递减，而仍未止。再辛通胃阳。

薤白头，制香附，沉香片，砂仁，上瑶桂，制半夏，青陈皮，瓜蒌仁，茯苓。

○某，胃脘作痛，痛久气血凝滞，中脘坚硬，恐结聚不散，而变外疡。

延胡索，瓦楞子，蓬莪术，当归尾，南楂炭，制香附，川郁金，台乌药，青陈皮，磨沉香，旋覆花，青葱管。

○尤右，脘痛气撑腹满，肢体震动，大便不解。厥气纵横，恐致发厥。

川楝子（切）一钱五分，制香附三钱，白蒺藜三钱，炒白芍一钱五分，淡吴萸五分，郁金一钱五分，醋炒青皮一钱，陈香橼皮一钱五分，磨沉香四分，煨天麻一钱五分，川雅连四分（吴萸同炒，入煎），砂仁七分。

○左，中脘有形作痛，痛引背脊。痰气交阻阳明，势难杜截根株。

薤白头三钱，瓜蒌仁三钱，制半夏一钱五分，乌药一钱，瓦楞子四钱，制香附二钱，延胡索（酒炒）一钱五分，砂仁七分，淡吴萸四分，赤芍一钱五分（同炒），香橼皮一钱五分。

○范右，中脘不时作痛，痛则牵引背肋，甚至呕吐痰涎，肤肿面浮，往来寒热。肝胃不和，夹饮内阻。拟辛润通降法。

薤白头三钱，制半夏一钱五分，白蒺藜三钱，白僵蚕三钱，橘红一钱，瓜蒌霜四钱，白茯苓三钱，煨天麻一钱，紫丹参二钱。

二诊：脘痛已止，胸闷呕吐亦减。两关脉弦。还是肝阳犯胃未平也。

制半夏一钱五分，代赭石三钱，旋覆花（包）一钱五分，白蒺藜三钱，炒竹茹一钱，白茯苓三钱，橘皮一钱，川雅连二分（淡干姜二分，同炒）。（《张聿青医案》）

少腹痛

谢星焕医案

○汪慎余，由苏州归，时当酷暑，舟中梦遗，旋因食瓜，继以膏粱，致患小溲淋痛。此湿热乘虚入于精道之据。途次延医，投利湿清火之药，淋痛虽减，又加少腹胀急。舟至许湾，左睾丸偏坠，胯胁牵痛，而少腹之胀日益甚，小水清利，大便不通。连延数医，俱以五苓散合疝气方，更增车前、木通，颠连两日，少腹胀不可当，左肾肿大如碗，烦躁闷乱，坐卧不安。急切邀治，脉得沉弦。遂处桃仁承气汤，重用肉桂，加当归，一服大便下瘀黑二升而愈。夫邪结膀胱少腹胀急之症，原有便溺蓄血之分，在气在血之辨，盖溺涩证小便不利、大便如常，蓄血证小便自利、大便黑色，此气血之辨，古训昭然。今者少腹胀急，小便自利，则非溺涩气秘，显然明矣。独怪市医既不究邪之在气在血，且已知小便自利，反以利水耗气之药，其何以操司命之权耶。

此症愈后，继以后一方连服数剂，以杜其根。

附方：当归，附子，肉桂，山甲，延胡索，桃仁。

按：《伤寒论》云：蓄血证，少腹硬满，小便自利，大便黑色，桃仁承气汤主之。水气证，头汗出，大便如常，小便不利；五苓散主之，十枣汤亦主之。燥粪证，腹满痛，大小便俱不通利，承气汤主之。男澍谨识。（《得心集医案》）

林佩琴医案

○耿，腹痛旧恙，行走劳倦辄发，今由少腹痛引腰，卧则少缓，脉宋虚软，少神，乃冲督经病。用小茴香、沙苑子、补骨脂、降香末、杜仲（姜汁炒）、核桃肉、鹿角霜，三服痛除。

○族兄，小腹右偏痛，直注大股正面、侧面而下至膝盖止，因行走劳顿，寒热痛发，必是小腹先受寒袭于腿经，故痛而发寒热也。宜温通，勿使成痹。但在高年，不宜过剂。橘核（酒炒）、木香、木瓜、归须、牛膝、小茴香、桑寄生、生姜、葱白，再服微汗，而痛如失。（《类证治裁》）

张聿青医案

〇王左，痛从少腹上冲，日久不止。脉细虚软。夫少腹两旁属肝，居中为冲脉，冲脉布散胸中，今自下冲上，显属奇脉空虚，厥气肆扰也。

酒炒当归四钱，老生姜二钱，炒杞子三钱，川断肉三钱，炙黑甘草二分，杭白芍一钱五分，上安桂四钱（饭糊为丸，先服），精羊肉一两五钱（煎汤，去尽油沫，代水煎药）。

〇左，气从少腹上冲则腹满，甚至于犯心胸则懊憹难忍。此冲气上逆。姑调气熄肝。

盐水炒香附，白蒺藜，金铃子，杭白芍，盐水炒青皮，双钩钩，整砂仁，淡吴萸，天麻，金匮肾气丸。

〇左，少腹痛，冲及脘。当治肝胃。

淡吴萸，制香附，炒枳实，南楂炭，整砂仁，炒白芍，制半夏，青皮。

〇左，气虚湿滞，气虚则肌肉不充，湿滞则少腹撑满。拟补中寓泻。

大有芪四钱，奎党参四钱（同芪研极细末）。制半夏一钱五分，云茯苓三钱，生熟草各三分，广皮一钱（四味煎汤，送参芪末）。（《张聿青医案》）

腹　痛

周小农医案

〇鲍左，年三十余，宁波厂工人。壬戌三月中旬，腹痛呕吐酸涎，以暮为剧，溲赤黄少，睾丸左大，得矢气便泄则减。脉右弦左沉。饮停气滞，防厥。茯苓四钱，泽泻二钱，苍术一钱，蔻仁五分，青陈皮各一钱，吴萸二分，高良姜四分，香附二钱，乌药三钱，旋覆花三钱，制半夏三钱，代赭石七钱，小茴四分，官桂五分，伏龙肝二两。另玉枢丹四分，黑丑五分，丁香二分，九香虫三分，荔核五分，研末，下午姜汤下。

〇袁左，西袁巷，已未五月诊。腹痛右甚，拒按，便秘，溲黄，呕吐。脉数，苔黄。湿热积滞，气不宣通，故成晦闷痞塞之象。藿、橘、腹皮、乌药、茯苓、川朴、蔻仁、薏仁、蚕沙、滑石、通草、枳壳、郁金，另三盒济生丸。服后，吐止溲少，便仍不通。二陈合四苓、茵、藿、麦、曲、滑石，另服木香导滞丸，得便，诸症均已。

〇程伯渊，安徽。丙辰四月中旬，县署王君兰远介来诊。述知腹痛，脐左为甚，或夏或冬，发已七年，自帖肉桂膏药，得后与气快然如衰，便溏居多。脉右候弦濡，左部较弱；舌红有刺，甚则苔黄纹裂。天燥则喉痛，思索则头昏，面色瘁白无华。肾水亏而肝阴衰，厥气聚而饮邪阻，惟心胃有热，宜匮药丸法，兼筹并顾。拟以熟地、归、芍、杞子、九香虫、山萸、山药、川楝、丹皮、坎气、研末，蜜水泛丸如痧药大；复以石斛、云苓、泽泻、于术、陈皮、木香、山栀、沙参、霞天曲（研）、枇杷叶、玄参煎汤泛上前丸，如绿豆大为度。丁巳六月，兰君述及丸方合宜，腹病未作；惟天燥喉仍痛，阴未复也。

〇徐仲卿，向有脘痛嗳噫，嗜饮，苔煤。甲子春正月，小腹作前，攻掌满腹，坚如石板，灼热，溲热，而口不渴。脉弦数异常。向来肝郁，乘木令而猖獗。宜清肝理气软坚。瓜蒌、白芍、金铃子、延胡索、黑山栀、京三棱、莪术、川连、香橼、丹皮、枸橘李、两头尖、乌药、苏子、海蛇、荸荠，煎汤代水。另龙涎香、鸡内金、伽楠香、瓦楞子，研末，冲服。二剂。痛止，脘闷，用金匮旋覆花汤、金铃子散、化肝煎加减，旋安。后拟丸方：归须、白芍、远志、九香虫、枣仁、丹皮、刺猬皮、瓦楞子、蛤粉、金铃子、乌梅、木瓜、杞子、鳔胶、乌贼骨、蔓荆子、莪术、香橼、香附、沉香曲、鸡内金、百草霜、黑木耳，研，炼蜜丸，晒。早晚各服三钱。

○薛桂，西城郭。丁巳四月中间，因债款无着，肝气横逆，少腹攻痛。先服本里许医方，未应。越半月延诊。脉弦而滞，苔白而腻。厥气冲突，溲淋而赤。前曾呕吐，热之鸱张可知。今痛在少腹，不能按拊，是肝火郁陷于下，而气聚湿阻。拟柴胡、白芍、山栀仁、丹皮、金铃子、延胡索、老苏梗、半夏、赤白苓、川朴、香附、两头尖、路路通。另伽楠香、西血珀、瓦楞子、没药，研细冲服。复诊：大痛定，仅微痛，腹可拊，溲亦多，原方增损而痊。

○施永隆，沪南。丙午正月十三日，因大气忿，即病腹痛气逆，至数夜未眠。痛引少腹，旁功胁背。向有嗽痰，幸未并发。脉左沉右数滑，苔白腻。是肝气挟痰乏症：先使磨郁金、乌药、苏梗、伽楠香服之。得吐痰食，渐松。续进半夏、陈皮、茯苓、沉香、蔻仁、娑罗子、瓦楞子、金铃子、黑山栀。服后连得矢气，气逆即平。然向有癖块，已消复撑，腹硬痰灰，左脉已起而弦，气火犹未尽熄。即定青皮、橘叶络、旋覆、郁金、丹皮、黑山栀、木香、白芍、金铃子、延胡索、沙参、木蝴蝶，雪羹汤代水煎药。胀消痰化而愈。

○陆仁德，十余岁。辛酉七月初三日，恶寒，身热，胸痞，腹痛，舌白。医投香薷、豆豉、朴花、杏仁、桔、薄、槟榔、蔻仁、神曲、滑石、郁、栀、通草、辟瘟丹，得汗而寒似退。越日身热，热至逾日不退。初八日延予诊，烦懊，口渴引饮，气逆胀闷。按其腹烙热如炉，脐边拒按作痛。脉数，苔转黄色。述如烦闷欲推。或呕痰涎。暑邪挟痰积交阻，恐其热甚变端。益元散（荷叶包）、青蒿、绿豆衣、扁豆衣、二苓、薏、郁、豆卷、藿、通、佩兰、芩、连、竹叶、枇杷叶、西瓜翠衣，用萝卜、茅根煎汤代水。另枳实、槟榔、苏梗、乌药末。服后沃叶痰涎，背部发出斑疹，云头隐隐，其腹灼顿减，暑由血络外泄也。前方去豆卷、二苓、黄芩、薏、通，加蒌皮、牛蒡、白蔷薇花、鲜冬瓜；去四磨末，加三合济生丸。是晚颈旁瘙痒。初十日胸腹又发斑疹，腹痛未便，内蕴之积尚留。拟栀、豉、蒿、芩、鸡苏散、绿豆衣、木通、连翘、蒡、薏、蝉衣、野蔷薇花、竹叶、川连、茅根，用冬瓜、萝卜煎汤代水。另指迷茯苓丸。外以皮硝、导滞丸研，同鸡蛋白、面敷脐。大便未行。十一日晨，热未起时，服润字丸一钱。少时先便于黑，后溏，有血瘀状。热起较轻，惟腹尚拒按。原方加减，去润字丸，属以鸦胆子去壳日服四十粒。积垢日解。越数日，转为疟象，而有凉退之时。用清脾饮去术、甘，加大腹皮、生薏仁、佩兰花、白茉莉花、野蔷薇花。因秽浊上冲，口味不正也。复用半贝丸二钱，服于未发之一时前，热势更衰。嘱将前药黄昏煮成，露于星月之下，翌日隔水炖热提早服之，寒热全止。后谨慎饮食，未致反复。

○张渔户，丁丑十二月廿四日诊：初由脘痛，针治后，移至少腹，拒按，便泄，身热口渴，溲少。邪伏厥阴，痛甚防厥。川楝子四钱，两头尖五钱，青皮一钱，软柴胡五分，大腹皮三钱，橘核四钱，白芍三钱，枳壳钱半，通草钱半，忍冬藤四钱，射干钱半，红曲三钱，荷叶四钱。另血珀五分，延胡索三钱，醋炒乌药七分，研末，开水调服。复诊：寒热痛势均减，小溲仍少，病由食饱后扶人上船，闪挫受惊，惊则气乱，蕴结肠中也。延胡索三钱，血珀五分，蝼蛄二枚（去头），雄精一分，研末，开水调服。金铃子三钱（茴香汤炒），青皮（醋炒）一钱，广木香一钱，荔橘核三钱，白芍（吴萸汤炒）三钱，楂肉四钱（赤沙糖三钱炒），红曲三钱，大腹皮二钱，桂枝五分，乌药二钱，鼠矢四钱，刘寄奴三钱，乳香三钱，没药三钱，地肤子三钱。外敷豆豉、葱须、皮硝、车前、田螺、捣匀，加鸡子白、面粉，烘热，敷痛处。得溲而安。

○荣右，沪南。腹痛拒按，暮热。脉左弦搏，右濡，苔薄。血虚肝旺，土衰木乘，先清郁陷之肝火。桑叶、丹皮、银柴胡、青蛤、旋覆、青蒿、橘叶、黑山栀、蒺藜、金铃子、香附、淮麦。五剂。夜热退，腹痛有形。用老苏梗、乌药、白芍、香附、橘叶核、金铃子、延胡索、娑罗子、黑山栀、鸡内金、木香，痛定腹舒，而数月之后又发，以养肝理气之品为丸授之。（《周小农医案》）

丁甘仁医案

○脘腹作痛，延今两载，饱食则痛缓，微饥则疼剧心悸。舌淡白，脉左弦细，右虚迟。体丰之质，中气必虚。虚寒气滞为痛，虚气散逆为胀，肝木来侮，中虚求食。前投大小建中，均未应效，非药不对证，实病深药浅。药拟小建中加柴胡汤，合荆公妙香散，复方图治，

"奇之不去则偶之"之意。先使肝木条畅，则中气始有权衡也。大白芍、炙甘草、肉桂心、潞党参、银柴胡、仙半夏、云茯苓、陈广皮、乌梅肉、全当归、煨姜、红枣、饴糖、人参、炙黄芪、淮山药、茯神、龙骨、远志、桔梗、木香。上药为末，每日陈酒送下，如不能饮，米汤亦可。

少腹为厥阴之界，新寒外束，厥气失于疏泄，宿滞互阻，阳明通降失司，少腹作痛拒按，胸闷泛恶，临晚形寒身热，小溲短赤不利，舌苔腻黄，脉象弦紧而数。厥阴内寄相火，与少阳为表里，是内有热而外反寒之征。寒热夹杂，表里并病，延今两候，病势有进无退，急拟和解少阳，以泄厥阴，流畅气机，而通阳明。

软柴胡八分，黑山栀一钱五分，清水豆卷八分，京赤芍一钱五分，金铃子二钱，延胡索一钱，枳实炭一钱五分，炒竹茹一钱五分，陈橘核四钱，福泽泻一钱五分，路路通一钱五分，甘露消毒丹（包煎）五钱。

复诊：前投疏泄厥少通畅阳明，已服两剂。临晚寒热较轻，少腹作痛亦减，惟胸闷不思纳谷，腑气不行，小溲短赤，溺时管痛，苔薄腻黄，脉弦紧较和。肝失疏泄，胃失降和，所化不及州都，膀胱之湿热壅塞溺窍也。前法颇合病机，仍从原意扩充。

柴胡梢八分，清水豆卷八钱，黑山栀二钱，陈橘核四钱，金铃子二钱，延胡索一钱，路路通一钱五分，方通草八分，福泽泻一钱五分，枳实炭一钱，炒竹茹一钱五分，荸荠梗一钱五分，滋肾通关丸（包煎）三钱。（《丁甘仁医案》）

○脐腹胀痛、纳少，二便不利，脉沉细而涩，舌苔薄腻。此脾阳不运，肝失疏泄，宿瘀痰湿凝结募原之间，症势甚重。宜温运分消，理气祛瘀。

熟附片八分，大白芍二钱，肉桂心三分，连苓三钱，金铃子二钱，延胡索一钱，细青皮一钱，小茴香八分，春砂仁八分，台乌药八分，大腹皮二钱，谷麦芽（炒）各三钱，乌梅安胃丸（包）三钱。

新寒引动厥气，肝脾不和。初寒热，继则胸腹作痛，痛引腿股，小溲不利，腑行不爽。宜疏泄厥气，而渗湿热。

柴胡梢七分，炒赤芍二钱，清水豆卷四钱，金铃子二钱，延胡索一钱，陈橘核四钱，绛通草八分，茺蔚子二钱，黑山栀钱半，春砂壳八分，两头尖钱半，枸橘（打）一枚，路路通二钱，滋肾通关丸（包煎）二钱。

腹痛偏右，纳谷减少，宜泄肝理气，和胃畅中。

全当归二钱，炒赤白芍各二钱，金铃子三钱，延胡索一钱，云茯苓三钱，细青皮一钱，台乌药八分，制香附钱半，春砂壳八分，紫丹参三钱，炒谷麦芽各三钱，佩兰梗钱半，细橘叶钱半。

受寒引动厥气，脾胃不和，腹痛已久，纳谷减少，脉象弦小而紧，舌苔白腻。宜温胃和中而泄厥气。

大白芍二钱，淡吴萸四分，制香附钱半，炒谷麦芽各三钱，肉桂心四分（研末，饭丸，吞服），云茯苓三钱，带壳砂仁八分，煅瓦楞四钱，仙半夏三钱，陈广皮一钱，台乌药钱半，荜澄茄一钱，乌梅安胃丸（包煎）三钱。

太阴为湿所困，运化失常，腹痛便溏，已延匝月，脉象濡细。拟附子理中汤。

熟附块一钱，炮姜炭五分，生白术二钱，云茯苓三钱，炒怀药三钱，炒扁豆衣三钱，春砂仁八分，六神曲三钱，炒谷芽三钱，炒苡仁三钱，干荷叶一角，清炙草八分，陈广皮一钱。

新寒引动厥气，挟湿滞内阻，脾胃运化失常，胸闷腹胀且痛，纳少溲赤，舌苔薄腻，脉象濡细，宜疏邪理气，和胃畅中。

炒荆芥钱半，紫苏梗钱半，藿香梗钱半，赤茯苓三钱，枳实炭一钱，制小朴一钱，福泽泻钱半，春砂仁八分，六神曲三钱，炒谷麦芽各三钱，大腹皮二钱。（《丁甘仁医案续编》）

张锡纯医案

○冷积腹疼。

王佑三，大城王家口人，年五十岁，在天津业商，少腹冷疼，久服药不愈。

病因：自幼在家惯睡火坑，后在津经商，栖处寒凉，饮食又多不慎，遂得此证。

证候：其少腹时觉下坠，眠时须以暖水袋熨脐下，不然则疼不能寐。若屡服热药，上焦即觉烦躁，是已历二年不愈。脉象沉弦，左右皆然，至数稍迟。

诊断：即其两尺沉弦，凉而且坠论之，知其肠中当有冷积，此宜用温通之药下之。

处方：与以自制通彻丸（系用牵牛头末和水为丸，如秫米粒大）三钱，俾于清晨空心服下。

效果：阅三点钟，腹中疼似加剧，须臾下如绿豆糊所熬凉粉者若干，疼坠脱然痊愈，亦不觉凉。继为开温通化滞之方，俾再服数剂，以善其后。

○肠结腹疼。

李连荣，天津泥沽人，年二十五岁，业商，于仲春得腹结作疼证。

病因：偶因恼怒触动肝气，遂即饮食停肠中，结而不下作疼。

证候：食结肠中，时时切疼。二十余日大便不通。始犹少进饮食，继则食不能进，饮水一口亦吐出。延医服药，无论何药下咽亦皆吐出，其脉左右皆微弱，犹幸至数照常，按之犹有根柢，知犹可救。

疗法：治此等证，必止呕之药与开结之药并用，方能直达病所；又必须内外兼治，则久停之结庶司下行。

处方：用硝菔攻结汤（方载三期三卷系用净朴硝四两，鲜莱菔五斤切片，将莱菔片和朴硝用水分数次煮烂即捞出，再换生莱菔片，将莱菔片煮完，可得浓汁一大碗，分三次服）送服生赭石细末，汤分三次服下（每五十分钟服一次），共送服赭石末两半，外又用葱白四斤切丝，醋炒至极热，将热布包熨患处，凉则易之。又俾用净萸肉二两，煮汤一盅，结开下后饮之，以防虚脱。

效果：自晚八点钟服，至夜半时将药服完，炒葱外熨，至翌日早八点钟下燥粪二十枚，后继以溏便。知其下净，遂将萸肉汤饮下，完然痊愈。若虚甚者，结开欲大便时，宜先将萸肉汤服下。（《医学衷中参西录》）

黄文东医案

○徐某某，女，42岁。

初诊：1965年4月6日。

右脐腹攻撑作痛，发作时疼痛更剧，已有8年，大便不爽，胸闷纳呆，夜寐不安，舌质胖边紫，苔根腻，脉细，过去曾下蛔虫甚多，治拟辛苦酸杀虫止痛之法，方宗乌梅丸意。

紫苏梗9克，制香附9克，煨金铃子9克，鹤虱6克，槟榔9克，川椒4.5克，炒枳实9克，青陈皮（各）4.5克，炙乌梅3克。5剂。

二诊：4月11日。

胃肠不和，通降失常，饮食不香，大便干结，脘闷及脐腹作痛1日数次，服药后痛热较轻，面色晦滞，苔根腻未化，舌边紫，脉细，为内有瘀血之象，再拟和胃润肠，理气化瘀之法。

肉桂心（后下）1.5克，炙乳没（各）3克，沉香曲9克，大腹皮9克，陈皮4.5克，广木香4.5克，麻仁12克，炒枳壳4.5克，丹参9克，赤芍9克，煅瓦楞18克，炙甘草4.5克。7剂。

三诊：4月18日。

服上方后，脐腹痛十去其六，胸脘闷偶有刺痛，舌质青紫，苔腻渐化，病延8载，沉寒内结，再予温通宣化，和胃畅中。

肉桂心（后下）2.4克，沉香曲9克，大腹皮9克，广郁金9克，丹参9克，桃仁9克，陈皮4.5克，薤白头4.5克，瓜蒌皮9克，炒枳实9克，焦白术9克，炙甘草4.5克。7剂。

四诊：4月25日。

脐腹痛十去七八，饮食正常，月经过期，胸闷未除，舌边紫，脉细，仍守原法。

上方去大腹皮、陈皮、枳实、白术、甘草，加乌药9克，京三棱9克，赤芍9克，煅瓦楞18克。7剂。

五诊：5月2日。

脐腹痛已消失，月经已行，多年顽疾，已经向愈，再用原方调治，前方去京三棱续服7剂。（《黄文东医案》）

何承志医案

○赵某，男，27岁。

初诊：1982年12月22日。

主诉：西医诊断为粘连性肠梗阻。

诊查：平素嗜纳牛羊肉，经常便秘腹痛。脉弦，苔薄。

辨证、治法：此属手足阳明腑实也，治与承气汤。

方药：生军10克（后下），玄明粉10克（冲），川朴10克，木香10克，败酱草15克，红藤15克，皂角针10克，青陈皮各10克，枳实10克，2剂。

二诊：12月24日。药后便下黏腻，燥屎甚多，腹痛已瘳。脉弦，苔薄腻。再予击鼓前进。

方药：当归10克，川朴10克，枳实10克，皂角针10克，败酱草15克，青陈皮各10克，制半夏10克，生苡仁30克，木香10克，制川军10克（后下），5剂。（《中国现代名老中医医案精华》）

马文奇等医案

○李某，男，43岁。1996年2月17日初诊。

患者5年来反复发作，左下腹及脐周胀痛，痛时欲便，便后痛减，大便每日2～3次，质稀，有大量黏液，每食生冷或油腻症状加重。常用吡哌酸、颠茄片、消胀片等治疗，效果不佳。诊时见形体消瘦，面色苍白，肠鸣活跃，舌质淡苔白略厚腻，脉沉细。大便常规示黏液，集卵法未见虫卵，腹部B超未见异常，肠镜示全大肠无病变。

中医诊断：腹痛。

西医诊断：肠道易激综合征。

方药：消风散加减。

荆芥、防风、苦参、苍术、炒白芍、炒白术、焦山楂各10克，蝉蜕6克，当归8克，补骨脂15克。1日1剂，水煎2次，饭前半小时温服。

连服15天后腹痛腹胀消失，大便1日1次成形，无黏液，又口服参苓白术散10天，巩固疗效。至今未发，体质亦逐渐壮实。［甘肃中医，1997，10（6）］

董德懋医案

○郝某某，男，23岁，门诊号105133，初诊日期：1980年8月10日。

间歇性发热伴腹痛10年。每次发病高热持续20～30日，伴急腹痛，痛在脐周。每2～3个月发病一次。1975年5月发病住某医院，诊为血紫质病。

现症：发热，体温37.8摄氏度，不汗而畏寒，脘腹胀痛感凉，喜按喜温，腹泻，泻后痛略减。脉缓弱，苔中后腻而润，舌尖边红。拟甘温除热法。

方药：干姜6克，党参10克，炙甘草9克，白术10克，白芍10克，桂枝6克，延胡索6克，川楝子10克，大枣5枚，生姜3片。

二诊：上方服3剂，热退，脘腹隐痛，食欲不佳。上方加陈皮6克，藿香10克。

三诊：服药7剂，纳谷渐馨，脘腹痛减，得食痛缓，苔薄腻，脉细弱。

方药：党参10克，白术6克，陈皮6克，半夏10克，砂仁5克，木香3克，佩兰10克，香附10克，苏藿梗各1克，白芍10克，延胡索8克，炙甘草5克。

上方每日1剂，服20剂后，改为间服一剂。随访半年，病未发。［中医杂志，1981，（2）］

熊魁梧医案

○杨某某，男，45岁。

初诊：1982年5月15日。

诉于1978年9月14日晚因天热露宿至鸡鸣，次日即少腹胀痛，经西药治疗疼痛消失。旬日后腹痛再作，此后反复发作近4年之久。虽经中西医多方治疗，病情仍每况愈下，近3月来发作频繁，甚则5～7日一发，病势急迫，几不欲生，就诊时患者面色苍白，双手压腹，口中呻吟，恶心欲呕，四末厥冷，腹部喜暖，按之柔软，小腹及小腹胀痛，痛区散见核桃大小包块，触之柔软，揉按则可行消散，少顷，包块兀自又起，二便尚调，舌质稍淡，苔薄白，脉沉细弦，治宜养血和营，温中散寒，行气止痛，拟当归四逆汤合吴茱萸生姜汤加味。

当归15克，桂枝9克，白芍15克，细辛4克，木通9克，吴茱萸6克，乌药10克，香附10克，生姜15克，炙甘草10克，大枣12枚。5剂。

服法：每4小时服药1次，痛解则1日服3次。

翌日，患者之妻欣喜若狂，奔走来告：昨日饮药后，须臾痛减，至今已服药5次，其痛顿失，余嘱：尽服余药，续服十全大补膏1个月以资巩固。1983年5月、1985年7月2次随访，未见再发。（《中国现代名中医医案精华》）

许书滨医案

○李某，女，24岁，已婚，农民，住院号：51463，1983年1月31日入院。

患者于产后34天突然右季肋部绞痛阵作，经当地保健院治疗，诊治旬余后症未见好转而住入县医院治疗，诊为“胆道蛔虫症”，经治疼痛得减并驱出蛔虫十余条而出院。出院甫2天即见胃脘疼痛，呕吐频作，因疼痛难撤而来治疗。入院症见腰痛阵作，痛引右胁，口干咽燥、夜寐盗汗，精神倦怠，面无华色，形体消瘦，肢软乏力，时自啼哭，喜背行走，语音微弱，纳呆欲呕，小溲短赤，大便干结，舌质淡白，苔薄黄，脉弦细而数。

体检：体温36摄氏度，血压134/86毫米汞柱，脉搏82次/分。慢性病容，贫血外观，表情痛苦，巩膜轻度黄染，浅表淋巴结未见肿大，心率80次/分，律齐，心肺听诊未见异常，肝于肋下1厘米，剑突下2.5厘米可触及，质软，无明显叩击痛，上腹部压病，全腹软未扪及包块，有蛔虫病史，无肝胆疾患及高血压病史。

实验室检查：白细胞6.8×10^9/升，中性粒细胞0.60，淋巴细胞0.37，大单核细胞0.03，血红蛋白75克/升，肝功能正常。入院初诊为蛔虫证，中西药兼进诸症未减，而转从郁证施治症仍然，后查尿紫胆原为阳性即确诊为蓄血证。

辨证：瘀热蕴结，气血两虚，阴液已亏。

治法：先攻下逐瘀，兼清湿热。

方药：桃仁承气汤去桂枝、芒硝，加土鳖虫、延胡索、麦冬、柴胡、半夏、茵陈、黄芩。续进5剂，丹参片每次3片，日3次。

腹痛显减，大便通畅，余症仍然，此乃气血已虚，阴液亏损，治从调理气血，益气长阴之法着手。方选生化汤合生脉饮增损。

方药：桃仁10克，当归6克，川芎4克，麦冬15克，太子参25克，生苗15克，生地12克，茯苓12克，条芩8克，益母草10克。

续服6剂后腹痛已撤，余症亦减，按上方去桃仁、益母草，加柴胡6克，白芍12克，白术10克。续服5剂诸症均撤，要求出院。嘱以八珍丸及补中益气丸交替服之，旬余后来院做尿紫胆原复查为阴性。半年后随访未见复发。

○吴某，女，已婚，农民，门诊号225356。1983年6月8日就诊。

罹病旬余，肇于匝月前顺产第二胎，产后曾饮米酒十余千克，复加家事操劳，半个月后腹痛频作，继则恶心欲呕，曾经当地卫生院诊治，中西药兼进，未能取效。辰下症见脐周闷病，绵绵不断，胸闷脘痞，恶心欲呕，口苦纳少，神疲态倦，面色萎黄，大便燥结，小便黄赤，舌质暗红，苔黄腻，脉弦细而数，无胃病史。查血常规正常，肝胆超声波检查未见异常，粪检未见蛔虫卵，隐血（-），尿紫胆原阳性。

辨证：揣其因系产后本虚，复因劳逸失宜，饮酒无度，湿热蕴积，脾胃升降失调，气血失畅。

治法：辛开苦降，和胃降逆，兼调气血。

方药：半夏泻心汤合生化汤化裁。

黄芩8克，川连须6克，法夏8克，党参15克，生姜2克，茵陈10克，藿香梗5克，复方丹参片2片，每日3次。

次诊：服药6剂后，腹痛悉撤，呕恶已除，大便畅通，余症亦减大半。但感腹胀肠鸣，矢气则舒。悟其产后本虚，罹病后纳少又迭进中西药，中宫失健，气血难复，故改用健脾理气，调理气血之法。方拟香砂六君子汤加减。方药：党参15克，黄芪15克，川芎3克，当归4克，白术10克，茯苓12克，陈皮6克。复方丹参片2片，每日2次。续服2周诸症尽撤，尿紫胆原试验阴性。

○曾某，女，31岁，已婚，农民，住院号：54451，1983年10月2日入院。

缘于月余前顺产第三胎后，曾饮米酒约15公斤，甫旬余则行房纵欲，3天后突感脘腹疼痛，当地卫生院先后以“虫痛”及“月内风”为诊治，造投中西药周余，均见罔效而转至地区医院，诊为“胆道蛔虫”，经治症未减，后又转住部队某医院，诊为“胆囊炎”，数日后斯症仍然，遂转住本院。主诉上腹及脐周疼痛历16天，头晕欲呕已9天。入院后症见脘腹痛如锥扎，脐周为甚，时作时止，按之痛增但难定处，痛时呻吟，嚎哭，弯腰屈膝，形体消瘦，神惫态倦，面色苍黄，巩膜微黄，声嘶短气，烦躁少寐，头晕欲呕，口苦纳少，大便5天未行，溲黄赤，舌质紫晦，苔黄腻，脉弦细而数。

体检：体温36.8摄氏度，血压150/110毫米汞柱，神志清楚、五官端正，急性痛苦面容，消瘦外观，巩膜及皮肤轻度黄染，颈淋巴结无肿大，心率120次/分，心肺听诊无异常，肝脾（-），腹软平坦，腹肌无紧张，未扪包块，脐周压痛，但其位不定，无反跳痛。无肝胆疾患及高血压病史。

实验室检查：白细胞6.4×10^9/升，中性粒细胞0.69，淋巴细胞0.25，大单核细胞0.04，血红蛋白80克/升，尿紫胆原试验阳性，蛋白微量，尿三胆阴性，粪检未见异常。

辨证：瘀热蕴结，气滞蓄血。

治法：治先攻下逐瘀，兼清湿热。

方药：桃仁承气汤加减。

桃仁10克，大黄8克，桂枝8克，土鳖虫5克，归尾5克，枳实8克，半夏6克，延胡索8克，茵陈12克，黄芩8克，凤凰蜕10克，另以复方丹参片2片，每日3次。

服药2剂，大便已通，色棕黑，腹痛已减。前法入扣，守法增损。大黄改用4克，去土鳖虫、枳实、凤凰蜕，加藿香梗5克，川楝10克。进9剂后，腹绞痛已撤，惟感入夜脐周闷痛，烦躁、头晕均除，血压已正常。但见肢软乏力，四肢不温，形寒畏冷，脘痞腹胀，口苦纳少，溲淡黄，舌淡苔薄黄，尿紫胆原弱阳性。此乃蓄血已解，脾虚气弱，湿热未清。改用健脾益气，佐以清除湿热余邪。方取补中益气汤合半夏泻心汤化裁。方药：黄芪20克，党参15克，苍术8克，当归4克，陈皮6克，法夏6克，条芩6克，茵陈10克，桃仁6克，麦芽10克，甘草4克。调治旬余获愈出院。旬日后来院行尿紫胆原复检为阴性。［福建中医药，1996，21（16）］

张琪医案

○王某，女，7岁，1984年8月13日初诊。

2个月前突然腹痛，继则下肢关节疼痛并出现紫斑点，尿化验红细胞充满，蛋白（+++）随之入哈医大一院住院，被诊断为过敏性紫癜肾炎，曾用大量激素等药物治疗，疗效不显，遂来门诊求治。尿检蛋白（+++），红细胞50个/高倍视野以上，白细胞4～6个/高倍视野。全身乏力，嗜卧，自汗，溲赤，手足心热，面貌呈柯兴征，便秘，舌尖赤，苔白干，脉象滑数。

辨证：毒热蕴结于血络，迫血妄行外溢。

治法：清热解毒，凉血止血法。

方药：白花蛇舌草30克，大黄7.5克，桃仁15克，藕节25克，生地20克，侧柏叶20克，小蓟40克，茅根50克，黄芩10克，甘草10克，水煎服。

8月20日二诊：服上方6剂，紫斑减轻，尿检红细胞10～15个/高倍视野，尿蛋白（+），仍手心热，舌尖赤，脉滑数。前方加公英30克，地丁30克。

8月27日三诊：服药6剂，手心热减轻，力气增加，尿检红细胞8～10个/高倍视野，蛋白（++），舌尖赤，脉滑。

9月4日四诊：出现反跳，尿检红细胞50个/高倍视野以上，蛋白（++），苔白脉滑。综合分析，热邪虽减，但血络受损未复，宜在清热凉血基础上加炭类药以修复损伤之血络。

方药：大黄炭10克，血余炭10克，地榆炭15克，蒲黄炭10克，黄芩10克，焦栀子10克，生地20克，丹皮10克，侧柏叶20克，茅根50克，桃仁15克，小蓟30克，白花蛇舌草50克，生甘草10克。

9月14日复诊：服上方10剂，诸症悉减，尿检红细胞3～4个/高倍视野，蛋白（+），苔白脉滑。病情渐趋稳定，遂以上方加黄芪30克调治，继服二十余剂而痊愈。按本案初起即为毒热蕴结，迫血妄行所致，虽迭经激素治疗尚未缓解。故以公英、地丁、白花蛇舌草清热解毒，小蓟、生地、黄芩清热凉血止血，藕节、柏叶以增止血之效。临床上，凡属紫癜肾正气未衰者，余常喜用大黄与桃仁配伍，确有泄热开瘀止血之效，尤其是对屡用激素而有瘀热之象者，首选大黄、桃仁，常收到满意效果。（《张琪临证经验荟要》）

曲崇崑医案

○李某，男，29岁，于1979年4月20日入院，住院号10192。

患者左上腹疼痛反复发作3年，持续性疼痛，阵发性加重伴呕吐2个月余。3年前无明显诱因，突然左上腹部疼痛，持续1小时左右，经市某医院诊为“肠痉挛”，给予解痉剂治疗后缓解。2个月前，又发生间歇性上腹、下腹部脐周围疼痛，每次持续数小时、数天不等，呈阵发性加剧，伴频频呕吐，口苦咽干，不欲饮水而收入某院，给予解痉、镇痛治疗，疼痛可暂时缓解。须臾，疼痛复作，收住院治疗2个月。查尿紫胆原（+），诊为“血卟啉病”。因治疗效果不著，转入我院。

诊见：形体消瘦，面黄无华，表情痛苦，语音低微，少气懒言。舌质淡红、苔黄厚，两脉沉细，右脉兼小弦。脐周压痛，无反跳痛。化验：尿紫胆原（+）。

辨证：胸脘郁热，胃失和降，逆而呕吐；寒盛于腹，寒凝气滞，故腹痛。证属上热下寒证。

治法：清上温下，和胃降逆。

方药：黄连汤。

黄连、党参、干姜、桂枝各10克，大枣5枚，甘草6克。水煎服，每日1剂。

方中以黄连清胸中之热，干姜温腹中之寒，辛开苦降，以复中焦升降之机；党参、甘草益胃和中；桂枝通阳散寒。服药3剂，呕吐暂止，仅恶心、腹痛时作，痛势已缓。谨守病机，原剂再进。

5月12日复诊：腹痛每日三四发，喜温喜按，呕恶已罢，食纳尚可，畏寒肢冷，舌苔薄黄，脉弦细小数。据症，上热之证犹存，且见厥冷，改投乌梅汤治之。

方药：乌梅、党参各15克，干姜、黄连、附子各6克，当归12克，细辛3克，川椒、黄柏各10克，水煎服。每日1剂。

服药10分钟左右，自觉周身有热感，腹病减轻，日二三发，痛时缩短。

6月2日三诊：呕吐未作，腹痛隐隐，喜温喜按，畏寒肢冷，舌淡苔白，脉沉细。拟四逆汤加味温里回阳。

方药：附子10克，干姜15克，炙甘草20克，茯苓、白术各15克，肉桂10克，水煎服。

服7剂后，腹痛、呕吐均止，查尿紫胆原（－）。出院后停药3个月，诸症未发，连续3次复查尿紫胆原均为阴性。［湖南中医杂志，1987，（1）］

丁向前医案

○王某，男，37岁，司机。1996年4月11日就诊。

患者自诉经常腹痛，痛无规律，时轻时重，腹满胁胀、嗳气口干，腹泻与便秘交替而作，腹泻时日行3～4次，持续4～5天，便秘时2～3日1次，持续旬余。病延四载，请医诊为“慢性肠炎”、“肠功能紊乱”、“肠神经官能症”等，曾经诸氟沙星、酚酞、谷维素、庆大霉素等药治疗罔效。2周前至某医大附院诊治，纤维肠镜检查示肠蠕动亢进，激惹征（＋），诊为“肠道易激综合征”，建议中医治疗。刻诊：腹痛而泻，泻而痛不减，便溏，日行3次，腹胀及肋，嗳气，夜寐欠宁。舌边红、苔薄，脉弦。大便常规培养均正常，钡灌肠示结肠袋增加，考虑其病延数载，治当审证求因。

辨证：该患者驾乘奔波于外，精神紧张，且又起居、饮食失调，易致肝木失于疏泄，脾土失于健运，木郁侮土，枢机不利，气郁不畅。

治法：疏郁理气。

方药：柴胡10克，枳壳10克，陈皮10克，半夏10克，防风10克，白术10克，茯苓10克，山药10克，生姜10克。每日1剂，水煎服。

上方连服9剂，痛泻得止，诸症向愈。为善后计，嘱其怡情畅志，慎饮食起居，常以山药为食，取其益土之意，以决明子代茶，取其抑木之功。随访迄今未发。［江苏中医，1999，20（4）］

李树平医案

○马某，男性，74岁。

患者腰痛伴尿血7天，尿液如茶褐色，腰部疼痛时剧，头昏，耳鸣，口不渴，无恶寒发热，无尿频急痛诸症。左腹部扪及较大之肾脏，肾区叩击痛阳性，两下肢无凹陷性水肿，血压22/14千帕，舌苔灰腻，脉象细数。尿常规：红细胞（++++），脓细胞（＋）。B超示：左肾增大，左肾上极见5.1厘米×5.3厘米液性区，下极见1.6厘米小暗区，左肾盂见0.8厘米强光回声。摄腹部平片示：左肾结石。诊断为多囊肾伴发左肾结石，属肾阴虚结石瘀血阻滞型，予以滋肾排石化瘀止血法。

生地15克，丹皮10克，金钱草20克，泽泻12克，小蓟30克，茯苓15克，旱莲草20克，海金沙20克，三七粉4克（冲服），琥珀粉4克（冲服），鲜茅根30克，威灵仙20克，山萸肉12克。

上方连服10帖，尿检红细胞3～5/高倍视野，脓细胞少，再稍调整进治1周，从尿道内排出小结石1枚，复查尿常规正常，血压20/12千帕，临床告愈。［上海中医药杂志，1993，29（6）］

张羹梅医案

○凌某某，男，25岁，门诊号：861251，初诊日期：1960年2月24日。

反复发作腹痛3年，伴有尿红。每月剧烈发作2～3次，曾剖腹探查无病变，小便化验发现血紫质。诊断为血紫质病（间歇性急性型）。症见：腹痛如绞，几不欲生，神疲头晕，夜寐不安，脉浮大无力，舌厚腻、质红。

辨证：血瘀于内，不通则痛。

治法：活血祛瘀为治。

方药：全当归12克，赤白芍各9克，生地9克，川芎4.5克，丹参9克，山药12克，5剂。

2月29日（二诊）：腹者脏腑之所居也，气血不足以温养，亦可导致腹痛。观其面，皖白无华，按其腹，柔而喜按，诊其脉，虚而无力，望其舌，苔净舌红，皆气血不足也。

炙黄芪12克，潞党参12克，全当归9克，炒白芍9克，熟地黄12克，湖丹皮9克，川石斛12克（先煎），天花粉12克，厚杜仲9克，肉苁蓉12克，生石决18克（先煎）。

上药服至4月13日，腹部疼痛已解，情况颇为安定。至4月19日，因较操劳，腹中又觉不舒，胃纳随之不馨。原方加炒白术9克，云茯苓9克，上药服至6月25日，症状全部消失，精神正常，恢复工作。1967年又复发，用上法调治十余剂即安。（《临证偶拾》）

陈乔元医案

○张某，女，30岁。

因阵发性脐周绞痛3年，加重半年，于1991年10月

30日来诊。患者发病后曾多处求医，先后诊为“胆囊炎”、“十二指肠球部溃疡”、“子宫肌瘤”等病，未见效果。刻诊：腹痛阵发，以脐周为中心，疼痛时轻时重，受寒饮冷加重，重则绞痛难忍，伴有出汗，肠鸣有声；轻则隐痛不适，喜温喜按。口干苦，无呕吐，无发热，头晕，时失眠，大便干燥，小便色红，舌质偏红，苔薄黄，脉弦稍数。腹软，无压痛，余无异常。血、尿、粪常规，肝功能，肝、胆、胰、子宫B超，上消化道钡透均未见异常，尿卟胆原试验阳性。诊为急性间歇型肝性血卟啉病，辨证为寒热错杂型腹痛。给附子泻心汤加减：制附片10克，炮姜10克，炒白芍15克，炙甘草10克，黄连5克，木香10克，炒延胡索10克，大黄10克。每日1剂。3天后腹痛明显好转，8天后腹痛消失，尿卟胆原复查阴性。前后共服15剂药，诸症消失，随访至1993年7月未复发。［四川中医，1992，（6）］

罗汉中医案

○患者邱某，男，4岁。1987年4月5日初诊。

主诉：左侧腹腔内有一巨大肿瘤向外膨胀突起1年余。患儿自出生后一贯健康，1986年1月20日患麻疹，愈后10多天始发现左侧腹部逐渐肿胀增大，旋复跌倒一次，碰伤腹部，患处并发疼痛2周，后经某医院诊治疼痛遂止，但腹部肿胀不消。刻下腹围周径65厘米，以手按肿胀处，则觉坚硬如石，患儿稍事活动即见气促，叩诊有轻浊音，无腹水。肛门指诊：空虚未摸及肿块。心肺正常，饮食及二便一般，余无特殊变化。1年来曾投医多家医院，服药数百剂未愈。前几天在某医院检查，B超显像报告单为：腹腔见一巨大囊腔，上至脐下，下至髂嵴，外有包膜，整齐光滑，大小约22.7厘米×19厘米×12.7厘米，内又分蛹多房，囊腔后壁回声增强，小囊腔提高灵敏度时可见少许细光点，反射内壁上黏附着1~2个小光团（直径0.6厘米左右）。超声显像意见：①腹腔囊性肿瘤；②可疑巨结肠症？又X线钡剂造影：①直肠无明显病变，疑肠外肿物；②左下腹部结合透视，可见一较大的包块影。再尿液检查报告：蛋白少许，白细胞（+），红细胞（+）。西医诊断：先天性左侧巨大多囊肾。

我予中医辨证论治：左腹肿胀处按之坚硬如石，固定不移，显然为瘀血积聚，气机欠通，法当活血祛瘀，佐以行气，俾气行则血行，血行瘀去则积聚自消。

处方：田三七100克，土鳖虫50克，香附50克。共研粉末，日服3次，每次服2克，开水冲服。连服38天，腹腔内积块彻底消除，腹部平坦如常人。为巩固疗效，嘱原方减量续服，每日服2次，早、晚每次服1克，连服6个月。1990年12月8日随访，小孩健康活泼如常人。［上海中医药杂志，1993，29（6）］

王震权医案

○徐某，男，17岁，学生。1993年11月5日初诊。

患者于2周前，因剧烈腹痛住本院外科，拟肠梗阻行手术治疗，术中未见异常，术后腹痛缓解痊愈出院。但近3天来，腹痛逐渐加重，经西医输液、抗炎治疗无效，注射山莨菪碱及哌替啶，仅可暂缓疼痛，故来中医门诊求治。诊见：患者痛苦面容，呻吟不安，体温38.6摄氏度，脉搏86次/分。脉沉细，舌质淡，苔白腻。巩膜无黄染，心肺正常，肝脾未扪及，血压16/10千帕，腹软未扪及包块，未见肠型。血白分检查：白细胞9.6×10^9/升，中性粒细胞0.68，淋巴细胞0.30，嗜酸粒细胞0.02。尿粪卟啉（++++），血铅0.08毫克/升。

辨证：中焦虚寒，脾失健运。

治法：温中补虚，和中缓急。

方药：黄芪建中汤加味。

黄芪20克，炒白芍30克，桂枝12克，炙甘草、砂仁、生姜各10克，延胡索15克，饴糖30克，大枣5枚。3剂。

服药1剂，腹痛好转，服完3剂，腹痛完全缓解。为巩固疗效，再服药3剂，无任何不适，复查白细胞4.7×10^9/升，尿粪卟啉阴性，尿铅定量0.08毫克/升。随访至今未复发。［江苏中医，1994，（11）］

杨传华医案

○姜某，男，38岁，农民。1993年7月28日初诊。

主诉：腹痛伴呕吐、腹泻1天。

病史：患者日前被狗咬伤，就医于本村村医，予配制含斑蝥散剂内服，服首剂约20分钟后即感上腹隐痛，约2小时后腹痛加剧，伴有呕吐、腹泻，呕吐物先是食物残渣，继而绿水及黏液，混杂有少量血丝。诊时腹痛阵阵，时呕欲吐，头痛，胸闷，体倦乏力，舌淡少苔，脉细数。

西医诊断：斑蝥中毒。

辨证：热毒内蕴。

治法：清热解毒。

方药：黄连解毒汤加味。

黄连6克，黄芩9克，黄柏9克，炒栀子9克，金银花30克，连翘12克，绿豆60克，白芍10克，甘草9克，9剂水煎服。

7月31日二诊，述服药3剂后腹痛呕吐已止，能少量进食，仍便溏，头昏头重，短气乏力，舌淡苔薄白，脉细弦。思其大毒已去，于上方去黄柏、金银花、连翘，改甘草为6克，加党参、黄连各30克，5剂水煎服。

8月5日三诊，微觉乏力，余症基本痊愈，遂停药，嘱其休息，调理饮食。［山东中医药大学学报，1994，（5）］

潘俊茂医案

○陈某，女，35岁，干部。1992年10月诊。

病史已有8年，每遇情绪激动、紧张、食生冷食物，甚或怀疑自己饮食不洁时即感左下腹痉挛性疼痛，痛时即有便意，急欲登厕，泻下黏液稀便或水样便。平素常有肋部、左上腹窜痛不舒、失眠、心悸、多汗等症。多次作X光摄片、B超等检查无器质性疾病。曾服西药、药物保留灌肠等均无明显效果。近因工作变换，情绪波动，上述腹痛腹泻等症状又作，且日甚一日，精神紧张，疲惫消瘦。诊为肠易激综合征伴脾曲综合征，以宁心安肠汤（丹参15克，合欢皮20克，酸枣仁10克，茯神10克，白芍30克，生甘草5克，炒白术10克，炒扁豆10克，炒苡仁15克，车前子10克，乌梅5克，秦皮20克）加木香10克、乌药15克予服，并耐心解释，消除患者恐癌心理，指导其养生锻炼、饮食卫生常识等。服药1周即见明显效果，腹痛未作，大便日行1次。继服原方巩固治疗2周，诸症消除。至今5年中偶有发作，仍服原方则效。［江苏中医，1998，19（6）］

张红兵医案

○仲某，女，38岁。

因咽干、呕吐、腹胀痛、便秘、小便呈浓茶色3天，曾用阿托品、普鲁苯辛治疗无效，于1979年11月23日入院。血压130/90毫米汞柱，神清，痛苦面容，皮肤黏膜无溃破，两手背有紫黑色斑，咽微充血，两侧扁桃体Ⅰ度肿大、充血，有少许脓性分泌物，腹软，肝脾肋下未触及，上腹部及脐周围有压痛，无反跳痛，肠鸣音正常。四肢脊柱无异常，神经系统检查阴性。尿卟胆原试验阳性，大便常规及肝功能正常。诊断为肝性血卟啉病混合型急性期，急性化脓性扁桃体炎。曾予补液，口服己烯雌酚、氯丙嗪、泼尼松、维生素C，肌内注射青霉素治疗，当晚出现兴奋，躁动，腹痛阵发性加剧，次日又出现幻觉，舌苔黄腻，脉弦数。停用西药，予大黄黄连泻心汤加味：大黄（后下）10克，黄连6克，黄芩10克，枳实10克，陈皮10克，木香10克，延胡索 10克，泽泻10克。3剂，每日1剂。患者要求出院回家服药。11月25日追访，谓24日晚大便已通，腹痛明显减轻，躁动已减少。11月30日临床症状消失，来院复查尿卟胆原试验阴性。

○刘某，男，63岁。

因持续性腹痛阵发性加剧4天，于1983年4月18日就诊。患者饮酒后发病，先上腹痛明显，后全腹疼痛难忍，4日未进食，尿色深黄，便秘。曾予西药并灌肠，症状无改善。症见头晕，口干，口苦，欲饮水，时恶心，血压162/92毫米汞柱，巩膜黄染，上腹部有压痛。舌质干苔黄，脉弦数。黄疸指数20单位，新鲜尿曝晒于阳光下变为深红色，尿卟胆原试验阳性。诊断为肝性血卟啉病急性间歇型。单用中药治疗，处方：大黄10克，黄连6克，竹茹12克，法夏10克，陈皮10克，厚朴10克，木香10克，泽泻10克，佩兰10克。服1剂后，腹痛稍减，余症如前，原方加玄明粉10克冲服。服1剂后矢气恶臭，下稀便2次，能进食。2剂后日泄稀便4次，尿色淡黄，仅有时下腹部隐痛，舌质转润，但苔色仍黄，予初诊方加炒谷芽10克。

3剂后诸症消失，复查尿卟胆原阴性，黄疸指数6单位。［中医杂志，1984，（6）］

刘宇富医案

○雷某，男，36岁，会计。病历号：47375。

腰痛、血尿月余，加重1周。患者因腰痛、尿血于1988年11月4日收外科治疗，经B超提示：双侧多囊肾。给予止血、抗感染、输血等支持治疗未缓。于12月17日邀余会诊。

症见：患者伏卧床上，不能转侧，右侧腰痛，日夜呼唤，阵发加剧。尿少，色呈酱油样，排尿困难，淋漓不尽，茎中隐痛，大便秘结，精神极差，不思饮食，口干不欲饮，面色萎黄，目无黄染。舌质淡，苔白腻而干，脉左弦、右弱小。扪其双肾区，拒按，夸大压痛（Ⅲ）。宿有痰饮病史。B超报告示：双肾均可见多个大小不等囊性无回声区，左肾一个大的无回声区4.5厘米×4.2厘米，右肾一个大的无回声区4.7厘米×4.5厘米，其右肾下极可见5.1厘米×5.1厘米囊性无回声区，双肾集合系统光点均消失。

实验室检查：尿常规：蛋白尿（+），红细胞（+++），白细胞（+）。血清检查：肝功能属正常范围，二氧化碳结合力18毫摩尔/升，尿素氮9.6毫摩尔/升，肌酐353.6微摩尔/升，氯化物104毫摩尔/升，血清钙1毫摩尔/升，血常规：血红蛋白84克/升，红细胞2.9×10^{12}/升，白细胞4.5×10^{9}/升，嗜酸性粒细胞0.05，淋巴细胞0.35。

辨证：肾积聚，乃气滞血瘀，阴虚挟湿之候。

治法：育阴止血，消瘀益肾。

方药：南沙参、苡米、滑石各30克，血余炭、蒲黄炭各4克，鲜茅根50克，乌贼骨、东阿胶、五灵脂、瞿麦各15克，怀牛膝、花粉各20克，茜草12克，甘草8克。日1帖，煎3服。

1989年1月1日二诊：药服15剂，血尿止，腰痛锐减，精神增强，可以下地活动，纳食增，舌苔渐化，舌质尚淡，脉弱虚。因患者困于经济，要求带药回家调治。考虑血尿虽止，须防炉烟虽熄，灰火复燎，仍守消瘀止血偕滋肝肾之品善后。方用：杜仲20克，苡仁、旱莲草、小蓟各30克，泽泻、丹皮各10克，蒲黄、血余炭各6克，女贞子、阿胶各15克，山萸肉、五灵脂各12克，山药、生熟地各15克，莪术8克，灯心3克。带药15帖回家调治。

蜜丸处方：党参、茯苓、阿胶、黄芪、五灵脂、枸杞各150克，沙参、滑石、苡仁、茅根200克，甘草、瞿麦各80克，乌贼骨、山药、花粉、牛膝、生熟地各200克，山茱萸、茜草、蒲黄各100克，肉桂15克。蜜丸如梧桐子大，每服30粒，每日服2次，早晚用灯心汤送下。［上海中医药杂志，1993，29（6）］

周晨晖医案

○曾某，女，23岁。

以产后53天，小腹疼痛反复发作27天而入院。患者足月顺产妇，产后恶露淋漓不尽，30天方尽，嗣后见小腹痛，呈阵发性，伴恶心呕吐，便秘，纳少，双下肢肌肉疼痛，按之痛甚，舌质淡红，苔薄黄，脉弦数。查体：体温37摄氏度，心肺无异常，腹软，小腹压痛明显，无反跳痛，肠鸣音正常，双下肢无红肿。血常规血红蛋白80克/升，白细胞 8.4×10^{9}/升，中性粒细胞 0.70，淋巴细胞 0.30，给予下瘀血汤加味及葡萄糖溶液支持治疗，并肌内注射复冬2毫升；第二诊，大便通畅，日行3次，质软，色红褐，腹痛减轻，治疗上给予停用复冬，余治法同第一诊，入院第5天，大便色转为黄色，复查尿卟胆原转阴而出院。

下瘀血汤加味：大黄（后下）、瓜蒌各15克，桃仁、蛇虫各12克，枳实、白芍、柴胡、延胡索、黄芩、半夏各9克，甘草5克，黄连3克。每日1剂，水煎2遍，混匀，分2次口服。［实用中医药杂志，1999，（4）］

叶心清医案

○沈某，男，46岁。

因发作性腹部剧痛27年，于1959年7月住入某院，该院于8月5日邀叶老会诊。

患者自1932年来，每年均有数次腹痛发作，初因症状较轻，未加注意。自1958年以来发作频繁，甚则隔一二日即发作一次，每因用脑过度或烦急后诱发。疼痛常以心窝部及左下腹为著，甚则满腹疼痛，多为持续痉挛性绞痛，日渐增重，最后常需使用麻醉剂方可止痛。腹部喜温热及按压，食纳差，夜寐欠佳，大便调，小便短黄，曾在国内各大医院及去苏联治疗，均未根治。

检查：腹软，未触及肿物或包块，肠鸣音亢进，胃肠造影显示有肠痉挛，肝功能及其他各项化验检查均正常；脉为沉弦，尤以肝脉为著，苔白而燥。

辨证：寒凝气滞。

治法：理气散寒。

方药：竹柴胡6克，吴萸子4.5克，茯苓12克，厚朴6克，川连1.8克，白芍12克，花椒2.4克，泽泻4.5克，肉桂3克，黄柏6克，金铃子12克，小茴香3克，甘草3克。

服2剂后腹剧痛止，偶有肠鸣，足心热胀麻木，夜寐仍欠佳，苔脉无变化。嘱上午服原方，下午服清热、宁心、安神之剂。

方药：银柴胡6克，知母9克，茯苓15克，酸枣仁（炒，打）12克，橘络9克，夜交藤30克，远志6克，冬瓜皮子各12克，寸冬12克，炒麦芽9克，蒲公英18克。

针三阴交（双侧），留针30分钟；点刺中脘、期门（右）、神门（双），隔日1次。

针药20天后，情况大有好转，仅偶感腹部不适，两足心热胀麻木均减，脉弦渐平，苔薄白。停止针治，按前法继服汤药2个月后，诸症悉除。为善其后，以下方配药膏7料，以调肝补肾，安神健脾。

方药：杜仲180克，熟地300克，桑寄生150克，青皮60克，酸枣仁180克，何首乌180克，泽泻60克，牛膝120克，竹柴胡30克，茯苓180克，苡米240克，麦冬150克，蒲公英180克，炒内金60克。上药浓煎，以白蜜125克收膏。每次半汤匙，1日1次。

半年以后，追踪观察，情况良好，腹痛未再复发，坚持正常工作。（《叶心清医案选》）

马荫笃医案

○王某，女，32岁。1976年10月15日就诊。

患者于1974年3月15日生气后，当晚发生全腹剧烈绞痛，恶心、呕吐，吐出胃内容物，用阿托品、杜冷丁不能缓解疼痛。大便十余天未解，手麻，双髋以下感觉迟钝，继之双下肢瘫软不能行走，脚抽搐。住入东北某医院，诊为“血卟啉病”，给予维生素B族药物、氯丙嗪及针灸、中药等治疗4个月，症状好转出院。此后常于情志不畅、月经前后，出现上述症状。现因外感后，上症复发而入院。查体：体温37摄氏度，脉搏102次/分，血压16.8/13.3千帕（126/100毫米汞柱），面色皖白，表情痛苦。皮肤、全身淋巴结、头颈、心肺皆无异常所见。腹平软，全腹压痛，无反跳痛，肝未触及，脾肋下可及1.5厘米，未触及包块。脊柱四肢正常，膝位反射正常。化验：尿常规正常，肝功能正常，心电图正常，10月21日尿卟啉定性阳性，据此乃诊为血卟啉病。入院后曾给予维生素B族，静脉滴注普鲁卡因、依地酸钙二钠（EDTA）及葡萄糖、氢化可的松、ATP、辅酶A，口服阿司匹林等，均无明显效果，为缓解剧痛曾间断用氯丙嗪和麻醉镇痛剂。10月21日试用中药治疗，先以半夏泻心汤治疗数日无效。

治法：益气养血，理气化瘀。

方药：浮小麦45克，大枣5个，生甘草15克，制香附12克，瓜蒌9克，党参30克，杭白芍30克，当归15克，地龙12克，生蒲黄9克，炒五灵脂12克，延胡1.8克（冲）。

服上药10剂，腹痛明显减轻，余症改善，尿卟啉定性转阴。再宗上方加减，继续服药13剂，再复查尿卟啉定性仍为阴性。至12月25日，尿卟啉定性仍阴性，其他检查基本正常出院。［新医药学杂志，1977，（10）］

倪宣化医案

○邓某，男，42岁。

初诊：1975年3月。

主诉：左少腹剧烈疼痛，西医诊断为肠粘连，嘱其手术治疗，患者不愿手术，遂来中医就诊。

诊查：颜面苍白，表情痛苦，畏寒，纳呆，大便溏泄，小便清长，匍匐而行以缓急迫。扪之腹软，无包块索状物。苔白薄，舌质淡嫩，脉沉弱。

辨证：证属寒滞肝脉。

治法：治以温经散寒，行气通络。

方药：暖肝煎加味。

当归10克，灵枸杞10克，小茴香15克，台乌药10克，茯苓10克，肉桂10克，沉香5克，花椒（去汁）30粒。

服药2剂而愈。（《中国现代名中医医案精华》）

孙泽东医案

○吴某，女，40岁，农民。

因右上腹疼痛，于大队医疗站治疗5天无效，于1975年6月10日到院治疗。到院后疼痛剧烈，呕吐3次，呕吐物如山楂水样，咖啡色，潜血阴性，心肺正常，肝未扪及，体温正常。初诊：胆道疾病？用氯丙嗪等对症治疗，效果不佳。于起病后第8天验尿卟啉阳性，用膈下逐瘀汤3剂，症状与体征完全消失，复查尿卟啉阴性。（《名方治疗疑难疾病》）

陈务斋医案

○病者：谢可廷，年二十余岁，广东顺德县人，住广西梧州市，商业，体壮。

病名：寒结腹痛症。

原因：患疟疾愈后，气血衰弱，屡屡不能复元。诱因过食生冷果实，停留不化，肠胃蓄湿，湿郁气滞，肝气抑遏。

症候：四肢困倦，食量减少，腹中痞满，肠鸣疼痛，时痛时止，咽干口渴，继则腹中绞痛，历月余之久，昼夜而痛不止，食量全缺，口更燥渴，肌肉消瘦，腹中膨胀，气逆喘急，唇赤而焦，舌干而涩，全体大热，大便燥结，旬日不行。

诊断：诊左右六脉浮大而数，按则无力。验诊体温不足，听诊呈低音，兼水泡音。以脉症合参，定为寒结腹痛之症也。此由病后元气衰弱，过食生冶，停留肠胃，蓄湿积塞，土湿水寒，湿气愈长，阳气愈衰，肾水凝寒，肝木抑郁，肺金干燥，大肠津竭不行，浮火升提。前医用清热理气去湿之方，数十服则痛甚燥甚，又一医谓表里俱实，用防风通圣散治之，仍痛仍燥，而体热增加，大便更不行，至阴凝于内，阳越于外，成为危急，外象大热，内实凝寒，幸脉尚未散乱，谅能救治。

疗法：汤剂用附子理中汤，加吴萸、木香、白芍、川椒。取姜、附、吴萸、川椒温中达下为君，白术、甘草运脾和胃为臣，白芍、木香理气平肝为佐，人参生津助气为使。一服后腹痛已减，体热略退，燥渴亦减，诊脉略缓。又照方加半倍，连二服后，大便泻下稀量之水，兼有粪粒，形同单屎，腹满已消，痛渴訾除，唇白舌白，诊脉沉迟。再将此方加三倍姜、附，数服则食进病除。

处方：附子理中汤加减方。

熟附子五钱，贡白术五钱，干姜四钱，炙甘草二钱，苏丽参四钱，广木香钱半，吴茱萸二钱，川椒钱半，炒白芍三钱。

煎服。

效果：五日腹痛已除，胀痛亦消，燥渴已除，二十日食量已进，元气亦复。

廉按：寒湿伤脾，肾阳将竭，用附子理中，自是正法。（《全国名医验案类编》）

石山医案

○治一人，年五十余，瘦黑理疏，忽腹疼，午后愈甚，医治以快气之药，痛益加。乃曰：午后血行于阴分，加痛者，血滞于阴也。四物加乳、没服之，亦不减。汪诊之，脉浮细而结，或五七至一止，或十四五至一止。经论：止脉渐退者生，渐进者死。今止脉频则反轻，疏则反重，与脉经实相矛盾。汪熟思少顷，曰：“得之矣”。止脉疏而痛甚者，以热动而脉速；频而反轻者，以热退而脉迟故耳。病属阴虚火动无疑。且察其病起于劳欲，劳则伤心而火动，欲则伤肾而水亏。以参、芪补脾为君，熟地、归身滋肾为臣，黄柏、知母、麦冬清心为佐，山楂、陈皮行滞为使，人乳、童便出入加减。惟人参加至四五钱，遇痛进之则愈。或问：诸痛与瘦黑人及阴虚火动，芪、参在所当禁，今用之颇效，何故？汪曰：诸痛禁用参、芪者，以暴病形实者言耳。若年高气血衰弱，不用补法，气何由行？痛何由止？经：壮者气行则愈是也。（《石山医案》）

费绳甫医案

○湖南王石庵，胸腹作痛，得食则安，大便溏泄肢冷。诊脉细弱，此脾虚也。当甘温扶中。

别直参二钱，益智仁一钱五分，大白芍一钱五分，粉甘草五分，陈广皮一钱，大枣二枚，五剂即愈。

○湖州施紫卿太守，胸腹作痛，陡然而来，截然而止，痛时口多清涎，余诊其脉，细弦而结，此虫痛也。

大雷丸三钱，使君子三钱，陈鹤虱三钱，南沙参四钱，川石斛三钱，陈广皮一钱，开口花椒子十粒。

二剂，大便下虫一条而愈。

○丹阳虞子坨之令堂，年已六十有五，忽患痧胀，腹痛作恶，目不见物。耳不闻声，急延余诊，脉皆沉伏。邪挟秽浊，闭塞气道。必须芳香解秽，宜通气机。

香豆豉三钱，藿香梗一钱五分，冬桑叶一钱五分，象贝母三钱，大杏仁三钱，陈广皮一钱，川通草一钱，鲜佩兰一钱，佛手露二钱。

一剂知，二剂已。（《费绳甫医话医案》）

萧琢如医案

○谭某，患腹脐畏寒而痛，时值夏历五月，常以火炉帖熨脐间，不可刻离。托敝本家挽余过诊，舌色红，苔黄而厚，饮食不美，精神疲倦，脉弦数，自谓曾服温补无效。余曰：“此湿热而兼木郁，温补诸品切不可沾唇，火炉急宜去之，毋助桀为虐。”奈以畏冷，故不愿即去，为疏平胃散合左金丸作汤，三服，冷痛大减，始肯撤去火炉，嗣以越鞠、平胃、左金等方出入加减，二十余剂，平复如初。（《遁园医案》）

齐秉慧医案

○曾治梁济舟，患腹中痛极，手足皆青。予曰：此乃寒邪直中肾经也。急与人参三钱、白术五钱、黄芪五钱、熟地五钱、附子二钱、肉桂二钱、吴茱萸五分、干姜五分，煎服即安；此方妙在急温命门之火，而佐热其心包络之冷，故痛立止，不致上犯心而中犯肝也。临证之工，当于平日留心，不致以仓卒误人性命也。

○曾治俞天明，患腹痛不能忍，按之愈痛，口渴饮冷水即止，少顷依然大痛，其兄惶迫。予曰：此火结在小肠，若不急疗，顷刻即逝。乃与定痛至神汤，用炒栀三钱、甘草一钱、茯苓一两、白芍五钱、苍术三钱、大黄二钱、厚朴二钱，水煎一剂，服毕痛止。此方妙在舒肝木之气，利膀胱之水，更妙在甘草和诸痛，栀子泻郁热，又恐其效不速，更佐之走而不守之大黄，则泻火逐淤，尤为至神也。（《齐氏医案》）

林佩琴医案

○薛，寒热咳嗽，数日后小腹掣痛，疑为肠痈。诊脉浮弦，全不沉数，乃络虚气聚，非肠痈也。用杏仁、瓜蒌、茴香、橘核、当归、延胡（俱酒焙）、木瓜，二服全瘳。（《类证治裁》）

潘兰坪医案

○香邑黄阁乡麦树基每日交酉必腹痛（脏腑十二时流注说以酉属肾经），将交戌痛乃渐止，病年余，无有能愈之者。一医会作热积治，用朴、枳、连、柏，渐增肠鸣（寒气），更或时吐时泻。又更一医治以自制小丸，此后则诸恙倍增肠鸣，虽远坐亦闻，腹痛每至于闷死，必酉刻将尽始渐醒而痛缓，日日如是，无有间者，危急之际，邀余诊，脉无神，结见两关左尺，拟附子粳米汤加味治之，熟附子三钱，炒粳米、制半夏各四钱，丽参、木瓜、炙草、南枣肉各一钱，是晚痛虽止，而肠尚鸣，亦将交戌而其鸣乃息。翌日诊，原方如土炒白术五钱枣肉改用三钱，木瓜改用一钱半，是晚诸恙俱安.隔年余，适到黄阁复邀诊，据述今年上半载无恙，后半载每月复发一二次，因痛不比去年之甚，故加味复方，仅服半剂，而自能渐安，余仍用附子粳米汤合理中汤加味，为小丸，令其常服，以防后患。防党参、白术各四两，附子、当归各一两，丽参、半夏、干姜、木瓜、甘草各五钱，用大枣糯米煎稠粥，为小丸，每服三钱，早晚淡盐汤送。后闻连服五料，乃收全功。（《三三医书·评琴书屋医略》）

沈奉江医案

○南门外窦仲卿，年三十余。甲子秋行房之明日，食面一碗，陡然腹痛；脐极收引，汗出如雨，误以为痧也，延针科刺之，屡针无效，三日痛仍如故，汗亦不止。用炒热麸熨之，仍不见松，且便泄如蟹沫。诊其脉沉细，舌苔白腻。先生决其为寒也。阳气不足，中下焦阴寒疑结不散。方用醋炒高良姜、酒炒制香附、制附子、煨木香、神曲、郁金、吴萸、炒白芍，法半夏、沉香、老桂木。外用白胡椒、肉桂、麝香少许，研末帖脐。嘱其勿用鹁鸽伤害生命，一剂已。

○东门内表善坊苍殷君一清，苏州桃坞中学毕业生也，任职上海工部局事。病少腹作痛，间及两胁、胸背，得食则呕，甚至不能直立，卧则气上冲，痛楚莫可言状，缠绵半载，形神瘦弱，面色青灰。扛阴朱君用疏肝理气，一派香燥之药，服二十余剂毫不见效。又延他医，以为虚劳损证也，似见小效。一日来就诊，脉沉细，舌苔薄白，按腹板硬，已七日不便，得病以来，便常艰少。先生曰："元气虽虚，定有干结燥粪，非攻下不可，但恐正元不支耳。多服香燥之药，肝阴受伤；腑实不能则其气上泛为逆，故呕恶；肝主筋，本藏既燥，则血不营筋拟先通腑，取通则不痛之义。"用人参须三分，生大黄三钱，玄明粉一钱，枳实二钱，制香附三钱，橘络二钱，制半夏三钱，川雅连四分，同淡吴萸三分，炒竹茹二钱，佛手二钱。复诊大便未解，少腹仍痛，再拟攻下；生大黄三钱，玄明粉一钱，玄参三钱，带皮槟三钱，瓜蒌皮三钱，木香七分，秦艽钱半，沉香五分。服后大便下燥结硬粪尺许，坚如铁，粗如小臂。下时稍觉神疲，腹痛随止，少腹仍板，时吐酸水，肝胃不和也。再用和胃，佐以润肠：藿香梗三钱，法半夏三钱，淡吴萸四分，黄连二分同炒枳壳二钱，带皮槟三钱，省头草三钱，细青皮二钱，香附二钱，橘、白络各钱半，沉香五分，磨冲。另先服清导丸三粒（系西药）。服后又下燥屎如前，按腹略软，惟呕逆，肝气横撑经络，稍有微痛，中脘不运。仿半夏茯苓汤加减：制半夏五钱，茯苓五钱，枳壳二钱，橘络二钱，炒天生术二钱，沉香屑五分，炒谷芽三钱，炒天生术二钱，沉香屑五发，炒谷芽三钱，左金丸一钱，另醋炒高良姜七分，酒炒制香附钱半煎服，又下燥结与溏润之粪不知凡计，宿积从此清矣，呕逆亦止。只以肝木克土，脾胃受伤，当以培土抑木：天生术三钱，山药三钱，扁豆衣三钱，白芍五钱，萸肉钱半，炙乌梅五分，橘、白络各一钱，制半夏三钱，茯苓四钱，檀香、炒谷芽各三钱，白残花一钱，胃气大醒，每餐能食碗许，但右胁稍觉微痛耳。再从效法扩充：野于术三钱，怀山药三钱，扁豆衣三钱，白芍五钱，橘络一钱，川断三钱，郁金二钱，萸肉钱半，归身钱半，甜杏仁二钱，甘杞子二钱，生谷芽三钱。饮食加增，惟右胁下稍觉作酸，背旁痛处大如掌，此系有留饮也，当以蠲饮兼调脾胃：茯苓五钱，陈皮一钱，橘络一钱，远志二钱，法半夏二钱，扁豆衣三钱，泽泻三钱，桑枝三钱，神曲三钱，秦艽钱半，炒谷芽三钱，荷叶边一转。嗣后诸恙日退，调理而瘳。（《三三医书·沈鲐翁医验随笔》）

程杏轩医案

○喜庆辛未春，予患眩晕，不出户者累月。友人张汝功兄来，言洪梅翁病剧，述其症状，起初少腹痛呕吐，医谓寒凝厥阴，投以暖肝煎，痛呕益甚，又谓肾气上冲，更用理阴煎合六君子汤，每剂俱用人参，服之愈剧。脘痞畏食，昼夜呻吟，面目色黄，医称体亏病重，补之不应，虑其虚脱，举室忧惶。复有指为疸证，欲进茵陈蒿汤者。嘱邀予诊以决之。予辞以疾，汝兄强之，于是扶掖而往。诊毕笑谓翁曰：“病可无妨，但药只须数文一剂，毋大费主人物料。”方疏加味逍遥散，加郁金、陈皮、谷芽、兰叶。乃弟并锋翁曰：“家兄年将花甲，病经多日，痛呕不食，胃气空虚，轻淡之品，恐不济事。”予曰：“此非虚证，药不中病，致益剧耳。经云：诸痛属肝。病由肝郁不疏，气机遏抑，少腹乃厥阴部位，因而致痛。肝气上逆，冲胃为呕，温补太过，木郁则火郁，诸逆冲上，皆属于火，食不得入，是有火也。至于面目色黄，亦肝郁之所使然，非疸症也。逍遥一方，治木郁而诸郁皆解，其说出赵氏《医贯》，予辑载拙集《医述》中。检书与阅，翁以为然。初服各症均减，服至四剂，不痛不呕，黄色尽退。共服药十二剂，服食如常。是役也，翁病召诊，日皆汝兄代邀，语予曰：“翁前服参药不应，自以为殆，予药如此之轻，见效如此之速，甚为感佩，嘱予致意，容当图感。”予曰：“医者愈病，分所当然，惟自抱疾为人疗疾，行动蹣跚，殊可笑耳。翁有盛情，拙集辑成，藉代付梓，亦善果也，胜酬多矣。”晤间，翁问：“尊集成乎？”予曰：“未也。”翁问：“且诶脱稿，薄助剞劂。”阅兹廿载，集成而翁已仙矣。集首阅书姓氏款中，谨登翁名，不忘其言。

○予患腹痛多年，由午餐饭冷，强食而起。痛处在脐之上，痛时腹冷，掌按热熨稍瘥，虽盛暑亦必以帛护其腹，饮食渐减，喜暖畏凉，他物食尚相安，惟饭蒸煮未透，或稍冷食，则必痛。素嗜瓜果，得疾后不敢尝。向患痔红，食姜蒜烧酒即发，故忌之。此疾作时，食入阻滞，饮烧酒一二杯，反觉通畅，不但姜蒜不忌，即食椒末辣酱，均与痔红无碍。经云：痛者，寒气多也。证属寒凝气滞无碍，予素畏药，痛发无何，香砂、姜、萸、陈、半、谷芽、神曲之类，服一两剂即罢去。往岁发疏尚轻，惟餐饭不能如常，年来发频且重，不拘何物，餐后必痛，须食下行，其痛方止。于是餐后不敢坐卧，乃学古人养生，食后行百步，常宜手摩腹之法，并遵释教，过午戒食，然亦无益于病，遂视食为畏途。无如疾经多载，消恐耗元，补防助壅，踌躇无策。友人谓予年近古稀，命阳衰弱，寒从内生，是以喜暖畏凉，釜底无火，物终不熟，是以谷食难化，须用八味丸补火生土。所论固是，予意终未坦然。思痛苦在膈，虑其妨食成噎，今幸在腹，当不害命，药饵乱投，恐反有伤，恪守不药得中医之诫。

○灿翁年近七旬，向患腹痛，一夕忽吐下紫瘀血块数碗，头晕自汗，目阖神疲，诊脉芤虚。谓其子曰：“此血脱证也。”书云：久痛多蓄瘀。盖腹痛数年，瘀蓄已久，一旦倾囊而出，夫气为血之帅，高年气虚，切虚晕脱。古人治血脱，每用独参汤以益其气，但目下参价甚昂，恐难措办，乃订大剂黑归脾汤，资其化源，固其统摄，未几获痊。次年病复，虽不若前之剧，亦觉困倦莫支，仍守前法治愈。其子忧甚，恐其再发，商图善后之策。予思蓄之故，必有窠囊，如水之盈科而进。按胃为生血之源，脾为统血之脏，苟脾健胃强，则气血周流，何蓄之有。经以六经为川，肠胃为海，譬诸洪水氾滥，究缘江河失疏，为订二方，早用归脾丸，晚用参苓白术散，每方俱如丹参、干漆二味，冀其去瘀生新。服药经年，其病遂绝。

○己丑季夏，旌邑孙村汪宅延诊。下塌塾中，时二鼓既寝，急欲大便。灯灭，暗中摸索跌仆，莫能挣扎，大孔汩汩，遗出如泻水状。呼仆持火至，扶起视地，皆污色如漆，汗淋气坠，即忙就枕。汪宅献楠、志仁二公闻之，驰至，殊为首惊。予曰：“无妨。此因久痛蓄瘀，刻瘀下脱，未免伤气耳。”饮党参、桂圆汤。

少顷，气稍续，汗亦敛。次早登厕，犹有余瘀。予恐其瘀复脱。遄归。到家更衣，瘀已无矣。自此，腹不再痛，餐饭如常。细求其故，究由瘀凝肠胃，阻其传导之机，以故食入则痛。夫血犹水也，血之结而为瘀亦如水之结而为冰，所以痛处常冷，按熨饮醇，热气至，故觉稍快。至于瘀蓄年久，胶固已深，一旦倾囊自出，理殊不解，得无长夏炎蒸，奔驰烦劳，动则相化，如雪消而春水来耶？从斯悟人，书称久痛在络，络主血，不独肢体之痛为在络，即胸腹之痛，痞积之痛，皆为在络，皆宜治血，无徒从事于气。又如噎隔一证，方书虽有胃脘枯槁，及阳气结于上，阴液衰于下等语，然由瘀血阻塞胃口者恒多。进而思之，予疾将十年，固未能自知瘀蓄于先，然不药稳持，尚不失为中驷，不然补泻杂投，不殒于病，而殒于药矣。予见败坏之证，自萎者十之二、三，药伤者，十之七八。药本生人，而反杀人，可不惧哉！自今以往，伏愿医家，证未审明，勿轻用药，病家疾如可待，勿急求医，如此或亦可为卫生之一助耳。（《杏轩医案》）

陈廷儒医案

〇腹痛一证，有热，有寒，有气，有血，有浊，有虫，有实，有虚，有内停饮食，有外感风寒，有霍乱，有内痈，治苟如法，虽数年宿恙，不难应手奏功。壬辰冬，余寓天津，苏州严某，每于申时后、子时前，腹中作痛，上乘胸脘，甚至呕吐，静养则痛轻而缓，劳乏则痛重而急。病经十年，医治不效。余切其脉，虚细中见弦数象，知是气血两亏之体，中有酒积未清，故至申子二时，蠢然欲动，尝见书载祝由科所治腹痛证一则，与此情形颇合，惟彼专去病，故用二陈汤加川连、神曲、葛根、砂仁，而此则病经多年，正气既虚，阴血亦损，法当标本兼顾，因师其方，加参、术、地、芍治之，服至十数剂，病果由重而轻，由轻而痊矣。当此症初愈时，十年夙恙，一旦奏功，人闻其异，索方视之，以为效固神奇，药乃平淡，莫名所以然，殊不知治病原无别法，不过对症用药而已，药与症合，木屑尘根，皆生人妙品，岂必灵芝、仙草，始足却病以延年！少腹正中，为任冲分野；厥傍，为厥阴肝经分野。其痛满有三：曰燥结，曰热结，曰血结，皆为内有留着，非虚气也。甲午，都中有胡某，少腹气痛，上冲两胁，日夕呻吟，甚且号叫，并见面赤汗淋，尿少便结等症，来延余诊。切其脉，痛极而伏，按之许久，指下隐隐见细数而浮之象，审是阴不济阳，阳气炽张，横逆无制所致，法当微通下窍，使浊阳不上干，诸症斯已。用清润汤加羚羊角。一剂，二便通，痛遂平，后承是方加减而愈。时有自命为知医者，进而问曰："热则流通，通则不痛，凡治腹痛，总以温通为宜，今用清利，其偶然乎？"答曰：固哉！子之论治病也，夫热则流通一语，是与寒则凝滞对待而言，通则不痛一语，是统言寒热虚实。"通"字当作"和"字解，犹言和则不痛也。今子牵合言之，是诬书之通者而不通矣。其能令病人不通者而通乎？血温通与清利，治法何常之有？子谓治腹痛总以温通为宜，此等识见，真如井底蛙，日处井中，因以为天极小，只有寒气与湿气，殊不知井以外，风、火、燥、暑四气较寒湿而倍之。并寒湿二气，久之亦从火化乎，况乎五志之火，六欲之火，七情之火，人固无在不与火为缘乎？惟寒邪初中，寒食留结，或房劳致损，或力役致伤，与夫病久误治致虚，则不得用清利之剂，又当温而通之，更温而补之。总之，病无定情，治无定法，可温则温，可清则清，可通则通，可补则补，随症论治而已，若执一见以治病，其不误人者几希！（《珍本医书集成·诊余举隅录》）

凌晓五医案

〇钱左（三月），寒湿气滞，肝胃不和，绕脐腹痛，纠缠不已，脉右弦滑，治宜泄木和中。

金铃子，荔枝核，新会皮，小茴香，淡干姜，延胡索，宣木瓜，法夏，焦麦芽，制香附，左金丸，小青皮，广木香。（《三三医书·凌临灵方》）

张聿青医案

〇徐左，气虚脾弱生痰。脾为湿土，喜温恶寒，燕窝清肺养阴，清肺则伤脾土，养阴愈助脾湿，所以服食既久，而得腹痛便泄之证。拟和中温运，清利水湿，以善其后。

台白术，制半夏，生熟薏仁，川朴，煨姜，云茯苓，木猪苓，土炒陈皮，泽泻。

〇柳右，腹痛脉沉，气寒而肝横也。

制香附，砂仁，桂枝，磨木香，炮姜，小青皮，沉香，乌药，枳实炭，楂炭。

二诊：腹痛稍减，脉形沉细。前年大便解出长虫。

良由木失条达，东方之生气，挟肠胃之湿热，郁而生虫矣。调气温中，参以劫虫。

广郁金一钱五分，使君子一钱五分，金铃子一钱五分，制香附二钱（打），白蒺藜三钱，川桂枝五分，朱茯神三钱，陈皮一钱，焦楂炭三钱，砂仁七分，炙乌梅一个。

三诊：脉症相安，但腹痛仍未全定。前法进退，以图徐愈。

金铃子一钱五分，使君子一钱五分，延胡索一钱五分，广皮一钱五分，制香附二钱，砂仁七分，广郁金一钱五分，鹤虱一钱五分，楂炭二钱，乌梅八分。

○某，腹痛难忍，大便解出长虫，腹胀坚满，此蛔蚀而肝木失疏。恐致痛厥。

使君子三钱，花槟榔一钱，炒鹤虱三钱，炙苦楝根三钱，川雅连四分，臭芜荑二钱，广玉金一钱五分，淡吴萸四分，乌梅丸一钱五分（开水送下）。

○左，当脐作痛。前投疏通不应，再仿塞因塞用法。

熟地炭，萸肉炭，丹皮，福泽泻，杭白芍，云茯苓，炒山药，砂仁，龟甲心五钱（瓦上炙成炭，开水先调服）。

○王右，当脐作痛，面色浮黄，湿食寒交阻不运，急为温化。

台乌药一钱五分，制香附二钱（打），缩砂仁七分，焦楂炭三钱，枳实炭一钱，云茯苓三钱，沉香片四分，香橼皮一钱五分，上安桂四分（饭糊为丸，先服）。

二诊：当脐作痛稍减。再为辛通。

白芍，楂炭，砂仁，沉香片，上安桂四分（饭丸），郁金，青皮，制香附，金铃子。

三诊：加熟地黄四钱。龟甲心四钱，炙枯成炭，陈酒先调服。

○左，宣通营络，大便频泄，腹痛顿止。泄则滞通，所以痛止极速。效方出入主政。

延胡索一钱五分，台乌药一钱五分，广郁金一钱五分，橘络一钱，赤白苓各二钱，当归须一钱五分，制半夏一钱五分，楂炭三钱，佩兰叶一钱五分，单桃仁二钱，广陈皮一钱，瓦楞子四钱。（《张聿青医案》）

王励斋医案

○仲景云：少阴脉沉，小便白。予治赵公著，徐氏子二证，俱内中阴寒之证，少腹痛，痛甚则汗出，此一定无疑之证。余证则一，泻而鼻衄，口渴，舌有白苔；一不泻不渴，而唇皮裂卷。至於脉皆浮数，小便皆黄，俱用附、桂、吴萸、黑姜、延胡索、牛膝、乳没而愈。此乃下焦阴寒逼火于上，故见此脉，小便黄者，二人原有此旧疾，凡寒证久郁不散，皆变为火。然此处非比他处，虽有寒火夹杂，仍当用热药以散之，是又不可概以脉浮数，小便黄，鼻衄，唇裂，谓非少阴证也。

雉煆陈相文，言在盱眙县行医，有卖枣子客人，体甚健，色事后多食面饼冷羊肉，满腹胀痛甚剧，众医以常例治之不效，陈用巴豆丸八钱治愈。又治一胃证，已一日矣。用黄连三钱而愈。予以为谬言。家舅母年八十四，今岁胃疼复发。舌黄干不能语，脉迟有力，诸表兄弟以为年老，不许用瞑眩之剂。予只得用香砂、二陈、炒栀、枳、朴、熟军一钱半，人参八分，毫不见效。用木香一钱，炒栀、吴萸八分，川连一钱半，延胡索、半夏各二钱，青皮、枳实各一钱，服后三泻而痛止。脉转浮数，郁火伸矣。舌犹干，强不肯服药，频饮西瓜水而愈。然炒栀三钱，不减黄连钱半之力，方知陈言用黄连三钱不谬矣。此既不谬，而用巴豆丸八钱，又岂全谬耶？然未经目睹，终难轻用也。

按：巴豆丸，我地之人服五分为止，陈云盱眙之人可服一钱半为止。山东之人较强盱眙，此系山东之最健者，故能任此大剂也。（《医权初编》）

陈莲舫医案

○（肝木侮土腹痛证）（紫封先生）夏秋间，候脉两次，深悉操劳过度，事事每多躬亲，心阴早亏，因之借用肝阳，遂至厥阴充斥，脾胃受其所侮，久有腹痛，彻上彻下，虽痛势有时得止，仍随时举发，甚则肌目发黄，肤体发痒。赋禀未常不厚，花甲尊年，未免由下虚上，种种见证，无非肾不涵肝，肝邪侮土，积湿生风，太阳阳明为所受困。用药之义，胃主容纳，脾主输运，调补中须化湿滞，肾主蛰藏，肝主柔顺，养阴须熄风燥。候法家正之。

清理方：生白术，范志曲，焦苡米，白茯苓，川楝子，生白芍，炒丹参，厚朴花，金石斛，新会白，生谷芽，嫩白薇。

加白檀香、西砂仁、干荷叶、红皮枣。

上方或停顿食滞，或感受风寒，腹痛又起，酌服二三剂不等，平复即不服，仍服调理方。

调理方：饭蒸于术，制首乌，白蒺藜，法半夏，炒丹参，九香虫，潞党参，范志曲，潼蒺藜，元金斛，炒杜仲，土炒归身，生白芍，白茯苓，炒菟丝，黑料豆，蜜豨莶，酒炒金铃子加红皮枣，甘杞子。

上方腹痛小发可服，不发亦可服，大合四季调理，二三日酌服一剂，最为稳妥。

腹痛便溏，脉息濡细，舌白。拟从温养。

淡吴萸，酒炒白芍，广木香，焦建曲，佛手柑，淡姜渣，法半夏，制香附，炒川断，炒陈皮，九香虫，炒杜仲，西砂仁。

风冷入腹，绕脐作痛，痛无定时，脉象濡细。治宜和养。

生白术，酒白芍，炒香附，沉香曲，炒当归，川桂枝，九香虫，新会皮，川楝子，陈橼皮，大腹皮，炒丹参，西砂仁。

诵读太严，肝脾受伤。向有头眩耳鸣，屡屡发动。近加脘胀腹痛，时平时作。屑肝阳上升，脾失健运.合脉细弦，治以调降。

白蒺藜（去刺），炒杭菊，抱木神，法半夏，佛手柑，苍龙齿煅，双钩藤（后入），生白芍，沉香曲，白僵蚕，炒香附，新会皮，荷边。（《陈莲舫医案秘钞》）

程茂先医案

○吴见可年四十之外，深秋时，夜食螃蟹数枚，又吃不热细酒数杯，且有内事。丙夜，闻城中回禄，惊起而视，未穿中衣，因而腹渐作疼不止。天未明时，其老仆云系转筋，火煎黍黍汤一碗，冷定与饮，饮下痛益甚，手足俱冷，平旦邀予过诊，六脉极微如珠丝，口唇青紫。余曰："此真阴证也。"但事急矣，不遑候药，先以生姜捣汁半瓯，用滚白汤冲之灌下。少迟再诊，脉渐有神，随用附子理中汤。一剂痛亦旋止，再剂而瘳。

○江汝为年四十五岁，面黄气弱。五月间，患悠悠腹痛，医治二十余日不愈，或消导，或破气，俱无寸功，而痛反剧，一医谓："通则不痛，痛则不通。"乃用大黄丸下之，而痛愈甚，且牵连右胁不能伸腰。逆余治之，六脉弦缓无力，两手指尖俱冷，余曰："悠悠痛而无休歇者，寒也。有诸内必形诸外，况两手指俱冷，非寒而何？今用大黄者，以寒治寒，不加痛何待焉？余乃以黑干姜、吴茱萸、二术理中，加以青、陈之类，两剂而痛除，四剂而痊愈矣。然此症极明而易知，何烦立案，但医者不能用温中之法，以致展转加重，渐致沉笃。非医者之过而谁欤？

○郑超宗孝廉之尊人东里先生年五十八岁，素多能，而家事繁剧，其中虚可知。上年鼻衄，日注数盆，六、七日方止，其血虚可知。今年八月间，患滞下初痊，中气伤而未复，因过劳得少腹痛之症，渐致痛连胸膈，大汗如雨，非虚而何？医作疝治数日，悉皆破气之品，虚而又虚，大便不通，更医仍作疝治，只云："通则不痛，痛则不通。"邈不知其脉之虚实、寒热也，妄用大黄丸一服，兼以治疝之药，痛益甚，汗益多。次早，又进前丸一服，则发呃矣。至午间方延钱君羽、吴敬心同余诊视，六脉将绝，而足冷过膝，手冷过肘，面色青黑，自汗淋漓，余曰："不可为也。"不得已乃用人参五钱，加以姜附温中之剂，药性未，行而申时告变矣。呜呼！若此之类，皆医误之耳，岂可概归天命邪？倘东里先生自能择医，不专任于凡庸，或可无死。读孝廉君行略，益知其有终天之恨矣，业斯道者可不慎哉！

○洪征之年二十九岁，六月尽间因心事拂郁，少腹作疼，大便泻泄一两日，似有作痢之意，延余过诊，时六脉全无，细寻经渠、列缺之间，脉亦不应，手臂俱冷，令人探其足，亦冷至膝，惟小腹痛甚，予曰："此又非痛极而脉伏之，比观其手足如冰，其阴寒必矣。"询之，乃云："适有友人送痢疾药一服，服之大行数次，遂致萎顿，而腹疼不已。"予曰："症属虚寒，而复用瞑眩之剂大下之，以致脉绝，手足如冰。当此之时，治标为急，痢之一节且置度外。"于是重用姜附一剂而脉见，两剂两手足温，此亦急用温中，幸尔无虞。迟则事未可知，又何暇治其痢疾也。（《程茂先医案》）

吴东旸医案

○陈竹坪先生，沪上大善士也。常以活人为心，专治服生鸦片，经其挽救者千百人，遇贫且病者，恒代延医给药，施以钱米，人甚德之。曾诊其夫人之恙，因而识予，癸未四月，邀诊一倪姓童，年甫九龄，因父病，家不举火，乞食于邻，邻人伺以冷粥，遂腹痛、泄泻。沪上有时医子，全未读书，仅执数方以袭父业。以耳为目者多延之，以为名医后，必名医也。被其戕害者，不可胜计。是症适先延之，乃进以发散消导之剂，旋即饮食不进，头汗淋漓，呻吟不绝。问之，但云胸中难受，莫名其状耳。余谓童年并无七情六欲之感，冷粥停滞，乃最易治之证。用参、苓、归、芍，加调气之药，一方而愈。原其头汗出者，误服豆卷发散之品也。再有桂、曲、麦芽、槟榔、枳实，枯肠馁腹，何以克当，必至中气曰伤，归于不救，直是无端索其命耳！

余见此君之仅用数方，以应万病者屡矣。欲面规之，窃恐水火不入，故尝为论说，登诸日报，深冀此君见之，知以人命为重也。（《医学求是》）

谢星焕医案

○（冷积腹痛）江发祥，得痃癖病，少腹作痛，左胁肋下有筋一条高突痛楚，上贯胃脘，下连睾丸，痛甚欲死，或呕或利，稍缓若无，呕利则痛苦迫切，连宵累日，绝粒不进，或得腹中气转，稍觉宽舒。医人不识，辄以治疝常法，苦辛之味，杂投不已。有以肾气不藏者，或以冲任不固者，而金匮肾气、青囊斑龙，迭投益甚。误治两载，疾已濒危。视其形瘦骨立，腹胁帖背，知为误药减食所致。按脉滑沉，且觉有力。审病经两载，形虽瘦而神不衰，拟是肝胃二经痼冷沉寒，积凝胶聚，绸缪纠结，而为痃癖之症。盖痃者，玄妙莫测之谓，癖者，隐辟难知之称，察脉审症，非大剂温通，何以驱阴逐冷。于是以附、术、姜、桂、故纸、胡芦巴、丁蔻大剂，稍加枳实、金铃，以为向导，兼进硫磺丸火精将军之品，用以破邪归正，逐滞还清，冀其消阴回阳生魂化魄之力，日夜交斟。按治半月，病全不减。再坚持旬日，势虽稍缓，然亦有时复增，且沉滑着指之脉，仍然不动。因谓之曰：病虽减，而积未除，尚非愈也，此症颇顽，姑忍以待之，所喜者倾心信治，余益踌躇。因思冷积不解，欲与景岳赤金豆攻之。然恐久病体衰，断难胜任其药，只得坚守前法。再进旬日，忽然大便大通，所出尽如鱼脑，其痛如失。姑减硫黄丸，仍与前药，稍加黄柏，每日出鱼脑半瓯。再经半月，前药不辍，鱼脑方尽，冷积始消，前此腹肋高突之形，决然无迹，厥后露出皱纹一条，如蛇蜕之状。乃知先贤人身气血痰水之积，均有游巢科臼之说，为有征矣。

周孔昌，体肥而弱，忽然腹痛泄泻，十指梢冷，脉甚微，因与理中汤。服后，泄未止而厥逆愈进，腹痛愈甚，再诊无脉，知阴寒入肾，盖理中者，仅理中焦，与下焦迥别。改进白通汤，一服而安。

次日其堂兄腹痛缠绵，渐至厥逆，二便阻闭，胀闷之极，已进攻下，而痛愈重。促余诊治。六脉俱无，且面青唇白，知为寒邪入肾。亦与白通汤，溺长便利而安。

门人不解，疑而问曰：一泄泻不止，一二便阻闭，何以俱用白通汤而愈。答曰：少阴肾者，胃之关也，前阴利水，后阴利谷，其输泄有常度者，原赖肾脏司开阖之权耳，若肾受寒侵，则开阖失职，胃气告止，故厥逆无脉也。今两症虽异，而受病则同，一者有开无阖，故下利不止；一者有阖无开，故二便皆闭。均以白通汤复阳散寒。温暖肾气，使肾气得权，复其开阖之旧，则开者有阖，阖者有开矣。噫！此《金匮》奥义仲景隐而未发者，子辈既从吾游，读书必悟境，悟能通神，洵非虚语，乃知圣人之法，变化无穷也。

白通汤：葱白，附子，干姜。（《得心集医案》）

李修之医案

○内卿令乔殿史次君，自幼腹痛，诸医作火治，气治，积治数年不愈，后以理中、建中相间而服，亦不见效，特延予治，六脉微弦，面色青黄。予曰：切脉望色，咸属肝旺凌脾，故用建中，以建中焦之气，俾脾胃治而肝木自和，诚为合法，宜多服为佳。复用数帖，益增胀痛。殿史再延商治，予细思无策。曰：贤郎之痛，发必有时，或重于昼，或重于夜，或饥饿而发，或饱逸而止，治皆不同。殿史曰：方饮食下咽，便作疼痛，得大便后，气觉稍快，若过饥则痛，交阴分则帖然。予曰：我得之矣，向者所用小建中，亦是治本之方。但药酸寒甘饴发满，所以无效。贤郎尊恙，缘过饥而食，食必太饱，致伤脾胃失运用之职，故得肝旺凌脾之候。所谓源同，而流异者是也。今以六君子汤加山楂、麦芽助其健运之机，令无壅滞之患，则痛自愈也。服二剂而痛果止，所以医贵精详，不可草草。

文学包曰：余因食蟹腹痛，发则厥逆，逾月不已，延余商治。述前服平胃、二陈，继服姜、桂、理中不但无效，反增胀痛。余曰：痛非一端，治亦各异，感寒者绵绵无间，因热者作止不常，二者判若霄壤。尊恙痛势有时，脉带沉数，其为火郁无疑，虽因食蟹，然寒久成热，火郁于中，热郁似寒，厥冷于外，此始末传变之道，明训可考。奈何执泥虚寒，漫投刚剂，是以火济火，求愈岂不难哉？以四逆散加酒炒黄连一剂而愈。

春元唐次仲，小腹脐傍刺痛连胁及胸，坐卧不安。余诊六脉弦滑，重取则涩，此食后感怒，填寒太阴，致肝气郁而不舒，胸困作痛。经曰：木郁达之，解其郁而痛自止。用二陈汤合平胃散加枳壳、木香一服而愈。

胡文宰子舍，向患怯弱。乙巳季夏，方饮食后，急腹中绞痛，自谓着暑，调天水散一服不愈。又疑停食，进山楂麦芽汤其痛更增，以厥昏晕，无有停歇，中脘硬痛，手不可近，两眼露白，舌缩谵语，状若神灵。延医调治，或曰：大便实而用枳、朴，或云积暑而用苓、连。诸药杂投，病势益增，当事者咸疑惧无措。余独谓虚症，力主大补之剂。盖乎昔脉弦洪兼数，且右手更旺，今也转数成迟，左手更觉无本、根，此至虚有盛候。凭脉合症之良法，急煎理中汤加陈皮、半夏与服，庶胃气充肺，元阳流动，部有蓄积盘踞，方隅定然，向风白化，果一剂而稍安，数剂而痊愈。（《旧德堂医案》）

叶桂医案

○某，四十，腰痛腹痛，得冷愈甚。（阳气不通）

桂枝木，茯苓，蕲艾，生香附，青皮，炒小茴。

○吴，五三，当脐微痛，手按则止。此络空冷乘阳气久虚之质。自述戒酒谷增。不可因痛，再以破泄真气。

茯苓，生姜，煨熟术，肉桂。

○俞，十九，腹痛六七年，每发必周身寒凛，吐涎沫而痛止。此诸气郁痹，得涌则宣之象。法当升阳散郁。（郁伤脾阳）

半夏，草果，金铃子，延胡，厚朴，生姜，苏梗。

○程，秽浊阻遏中焦，气机不宣，腹痛脘痹。当用芳香逐秽，兼以疏泄。（秽浊阻气）

藿香，厚朴，杏仁，莱菔子，半夏，广皮白。

○郑，脉沉微，腹痛欲大便。阴浊内凝，乃阳气积衰，通阳必以辛热。（阴浊内阻，腑阳不通）

生白术，吴萸，良姜，川熟附，茯苓，小茴。

○某，腑阳不通，腹痛，用禹余粮丸，暖下通消，二便通，胀缓，腹仄。此无形之气未振，宜疏补醒中。

生白术，厚朴，广皮，半夏，茯苓，生益智，姜汁。

○某，气结，腹痛食少，寒热。（肝气郁）

逍遥散去术加郁金、香附。

○毕，小便自利，大便黑色，当脐腹痛，十五年渐发日甚，脉来沉而结涩。此郁勃伤及肝脾之络，致血败瘀留，劳役动怒，宿疴乃发。目今冬深闭藏，忌用攻下。议以辛通润血，所谓通则不痛矣。（郁伤肝脾，络血凝瘀）

桃仁，桂枝木，穿山甲，老韭白。

煎送阿魏丸一钱。

○徐，四十，疹发五六年，形体畏寒，病发身不大热，每大便，腹痛里急。此皆气血凝滞，当以郁病推求。

当归，酒制大黄，枳实，桂枝，炙草，白芍。

○某，劳力伤气，浮肿，食入腹痛。姑用戊己调中。（劳伤中阳）

白芍二钱，炙草五分，当归（炒焦）一钱半，生益智七分（研），广皮一钱，煨姜一钱，枣肉三钱。

河水煎。

○袁，四五，当脐腹痛，发于冬季，春深渐愈，病发嗳气，过饥劳动亦发。宜温通营分主治。（营分虚寒）

当归，炙草，肉桂，茯苓，炮姜，南枣。

○华，腹痛三年，时发时止，面色明亮。是饮邪，亦酒湿酿成。因怒左胁有形，痛绕腹中及胸背诸俞，乃络空饮气逆攻入络，食辛热痛止，复痛。盖怒则郁折肝用，惟气辛辣可解，论药必首推气味。（郁怒饮气入络）

粗桂枝木一钱，天南星（姜汁浸，炮黑）一钱半，生左牡蛎五钱（打碎），真橘核（炒香，打）一钱半，川楝子肉一钱，李根东行皮一钱。

○某，长夏腹胀减食，微痛。是暑伤在气分。东垣每调和脾胃，疏泄肝木，最属近理。若守中之补，及腻滞血药皆左。（暑伤中气）

人参，广皮，白芍，茯苓，谷芽，生益智仁。

○腹处手中，痛因非一。须知其无形及有形之为患，而主治之机宜，已先得其要矣。所谓无形为患者，如寒凝火郁，气阻营虚，及夏秋暑湿痧秽之类是也。所谓有形为患者，如蓄血、食滞、癥瘕、蛔、蛲、内疝及平素偏好咸积之类是也。审其痛势之高下，辨其色脉之衰旺，细究其因，确从何起。大都在脏者以肝脾肾为主，在腑者以肠胃为先。夫脏有贼克之情，非比腑病而以通为用也。此通字，勿执攻下之谓，古之建申汤、理申汤、三物厚朴汤及厚朴温中汤，各具至理。考先生用古，若通阳而泄浊者，如吴茱萸汤，及四逆汤法。清火而泄郁者，如左金丸，及金铃散法。开通气分者，如四七汤，及五磨饮法。宣攻营络者，如穿山甲、桃仁、归须、韭根之剂，及下瘀血汤法。缓而和者，如芍甘汤加减，及甘麦大枣汤法。柔而通者，如苁蓉、柏子、肉桂、当归之剂，及复脉加减法。至于食滞消之，蛔扰安之，癥瘕理之，内疝平之，痧秽之候以芳香解之，偏积之类究其，原而治之，是皆先生化裁之法也。若夫疡科内痈，妇科四症，兼患是病者，更于各门兼参其法而用之，则无遗蕴矣（邵新甫）。（《临证指南医案》）

郑在辛医案

○山西典客宋兄因多餐肉食而兼生冷，微有感冒，胸中饱胀，腹痛便秘，此当温中化滞。而前医概用山楂、神曲、麦芽、腹皮、枳、朴消导之剂，殊不知冷食积中，须温方化，过用消克，反伤胃阳而食愈结。医不知此，消导不效，以大黄下之，惟便粪水，又以丸药下之，则冷结不通，计二十日，清治于余。脉细紧，手足清冷，胸结而硬，舌紫苔白。幸肾阳不虚。上结于胸，下结于脏，用苍术、关夏、干姜、附子、白蔻，十剂胸结方开。下注腹痛，加肉桂，日服半硫丸二钱。惟进谷汤，不令清饿，冷秘二十八日，大便微通，初硬后溏。大黄丸得温方化，洞泻数次，然后胸腹大开，后以理中汤加苓、复、砂仁温胃，匝月方痊。（《素圃医案》）

张仲华医案

○脾肾之阳素亏，醉饱之日偏多，腹痛拒按，自汗如雨，大便三日未行，舌垢腻，脉沉实，湿痰食滞，团结于内，非下不通，而涉及阳虚之体，又非温不动，许学士温下之法，原仲圣大实痛之例化出，今当宗之。

制附子五分，肉桂四分，干姜五分，生大黄四钱，枳实一钱五分，厚朴一钱。

诒按：论病立方，如良工制器，极朴属微至之妙。

再诊大府畅行，痛止汗收，神思倦而脉转虚细，拟养胃和中。

北沙参三钱，甘草三分，橘白一钱，白扁豆三钱，丹皮一钱五分，石斛三钱，白芍一钱。（《柳选四家医案·评选爱庐医案》）

○陈左，脾肾之阳素亏，醉饱之日过勤，腹痛拒按，自汗如雨，大便三日未行，舌垢腻，脉数实。湿热食滞团结于内，非下不通，而涉及阳虚之体，非温不动。许学士温下法，原从仲圣大实痛之例化出，今当宗之。

制附子五分，上肉桂四分，淡干姜五分，制川朴一钱，炒枳实一钱五分，生大黄四钱（后下）。

寿南按：大承气加姜、附、桂，温通下滞，识到胆壮。

复诊：大腑畅行，痛止汗收，神思倦而脉转虚细。拟养胃和中。

北沙参三钱，生甘草三分，炒橘白一钱，炒扁豆三钱，川石斛三钱，炒白芍一钱，丹皮一钱五分。（《吴中珍本医籍四种·张爱庐临证经验方》）

秦景明医案

○一友偶患伤寒，将及月余矣。因食糯团子，为食所伤，自用自专，竟服消食降气之剂，有伤元气，此时稍进粥一杯许，则腹左右痛不可忍，必待手按摩之，此痛方止。余到，问目下所服何方？彼云：补中益气汤，正合愚意，然痛不止者何故？盖以多用木香之故也。气多弱而反欲行气，焉有不痛之理。余即以此方去木香一味，加参一钱，服药而痛竟立止矣，食饮大进矣。乃知医之长短，止在药之一二味也。（《医验大成》）

邵兰荪医案

○渔庄沉，秋暑内逼，腹痛如绞，大便赤不爽，脉弦濡，舌赤，呕恶，防痢。七月廿四日。

藿香钱半，红藤钱半，炒银花三钱，仙半夏钱半，左金丸八分，广郁金三钱，滑石四钱，莱菔子三钱，省头草三钱，川朴一钱，枳壳钱半。

清煎二帖。

介按：暑热内逼肝经，阻碍气机，扰乱肠胃，因而腹中绞痛。治以平肝清热，理气止痛，方法甚佳。

〇渔庄沉，腹痛已除，胃气较振，脉两手皆弦，肝横气滞，阴火不敛，姑宜养胃泄肝。八月初三日。

黄草斛三钱，左金丸八分，焦栀子三钱，川楝子三钱，生石决明六钱，白芍钱半，广郁金三钱，佛手花八分，丹皮三钱，枳壳钱半，木蝴蝶四分，（引）路路通七枚。

二帖。

介按：此系腹痛少减，肝热未清，胃阴未复之症。

〇安昌沉，闺女腹痛欲呕，脉寸弦滑，此由寒温失调，夹食为患，咳逆。宜开提和中，防变。九月廿二日。

桔梗钱半，枳壳钱半，省头草三钱，青木香七分，山楂四钱，前胡钱半，原郁金三钱，光杏仁三钱，红藤钱半，藿香二钱，炒麦芽三钱。

清煎三帖。

介按：寒凝火郁，挟秽浊食滞而阻遏气机，故以芳香逐秽，兼以疏泄清肺为治。

〇某，便泻已止，脉弦，腹痛肠鸣。姑宜清肝和中。

川楝子三钱，新会皮钱半，通草钱半，生牡蛎四钱，茯苓四钱，广郁金三钱，炒白芍钱半，玫瑰花五朵，左金丸八分，炒谷芽四钱，广木香七分。

清煎四帖。

介按：气滞湿阻，六腑不和，以致先泻后痛。但古人以胃为阳土，肝属阴木，治胃必主泄肝，制其胜也。

〇安昌陈，腹痛已差，脉弦，脘闷气冲，舌微黄，故宜顺气和中。五月十七日。

乌药二钱，川楝子三钱，刺蒺藜三钱，左金丸八分，生牡蛎钱半，厚朴一钱，枳壳钱半，玫瑰花五朵，沉香曲钱半，炒青皮八分，仙半夏钱半。

清煎四帖。

介按：肝热未清，气机阻痹，治以泄肝和胃，方极稳妥。

〇某，腹痛较差，脉沉弦，头晕，仍遵前法加减为妥。五月十三日。

川楝子三钱，刺蒺藜三钱，仙半夏钱半沉香曲钱半，延胡二钱，茯神四钱，新会皮钱半，玫瑰花五朵，生牡蛎四钱，鸡内金三钱，左金丸八分。

清煎二帖。

介按：肝气稍平，而内风未熄，以致头晕。治以柔肝熄风，兼理气。藉止腹痛而缓晕。（《中国医学大成·邵兰荪医案》）

杨爵臣医案

〇病经两月，杂治益剧，延予往。诊得胸前痞闷；小腹鞕硬如石，时觉隐痛；小便短赤若塞，玉茎上缩；呼吸若不相续，吸气尤短促；心悸，人梦惊汗不安；四肢软怯，时作麻木；腰如束，踹如蹈，空坐必帖实。此心肾大亏，脾肺失运，乙甲并病，冲督交伤，冰火无既济之占，阴阳有坐困之象。本体内损，医以杂感温病例之，无怪其剧矣。揆厥由来，非得于起居不慎，即座受虚惊所致。幸神色虽馁，六脉尚无败象。然难治已甚，再误不救。时庚寅长夏八日。

初方：酒炒白薇，桂枝，夜交藤，醋炒当归，熟附块，茯神，茜草，法半夏，牡蛎，莲心。

初九日复诊：前方去茜草，加龙齿、妇人发灰。

十二日，前方两服，诸症向愈。五日不更衣，腰微酸，饮食无味。

茯神，夜交藤，牡蛎，桂枝木，蜜炙半夏，酒炒当归，白芍，续断，炙芪，炙草，六曲，谷芽，莲心。

十四日，诸恙悉愈。大便溏，用异功散加减，数服而安。

土炒白术二钱，炙草一钱，茯神五钱，煨木香五分，盐水炒陈皮一钱五分，六曲三钱，白芍三钱，续断三钱，炮姜炭一钱，谷芽五钱。（《治验论案》）

何其伟医案

〇脾肾气亏，命火衰弱，腹痛便柔，纳食间欲呕吐。舍温补中下焦，别无善策。

上肉桂，焦于术，菟丝子，煨肉果，淮山药，炮姜炭，炙黑草，补骨脂，新会皮，白茯苓。

素有腹痛之患，投温剂则稍效。现在愈发愈密，胸次不舒，胃减便闭，脉软神倦。此属肝脾郁滞，下元命火失化也。治以温润之法。

上肉桂，菟丝子，淡苁蓉，煨益智，陈皮，西党参，枸杞子，柏子仁，法半夏，煨姜。

肝郁气滞，腹痛频作，面黄神倦；久恐成瘕癖之患，难许速效。

炒白芍，枸杞子，紫石英，炒艾绒，小茴香，炒归身，川楝子，制香附，川牛膝。

虫积腹痛。

胡黄连，炒白芍，焦建曲，炒枳壳，炒乌梅，炮黑姜，川楝子，大麦芽，煨木香。（《斡山草堂医案》）

王士雄医案

○友人洪岳山，用仙人杖炭与煅牛齿等分研末，柏子内青油调，以箍脓甚效。后余治一肝郁为病，中脘胀滞作痛，腹渐大，欲成胀病。治以宣利疏养之法，二十余剂，腹中已觉宽畅，惟大腹仍空阜不瘪。思索再四，于原方加入仙人杖数寸，一剂果子，盖嫩竹出土自枯，取其自然之性，遂合病机，而收捷效。愚谓方药主治，皆可借用。

○贤倡桥朱君兰坡令堂，年已六旬。素患跗肿，夏季患疟转痢，痢止而腹之疼胀不休，渐至脘闷面浮，一身尽肿，遍治罔效，卧榻百日，后事皆备。闻余游禾，谆乞一诊。左极弦细，右弱如无，舌赤无津，呻吟呕沫，不眠不食，溲短目眵。系肝旺之体，中土受伤，运化无权，气液两竭。如何措手，勉尽人谋，方用参须、石菖蒲、仙夏各一钱，石斛、冬瓜皮、建兰叶各三钱，竹茹一钱五分，姜汁炒川连四分，陈米汤煎服。诘朝兰坡忻忻然有喜色而相告曰已转机矣。求再诊。余往视，面浮已减。病者輾然曰：胸腹中舒服多矣，故不呻吟。且进稀粥，按脉略起。遂于原方加冬虫夏草一钱，乌梅肉炭四分，服后连得大解，色酱而夹蠕蠕之虫盈万，腹之疼胀遂蠲，肢肿亦消，舌润进粥。又邀余诊，色脉皆和，喜出望外。初亦不知其虫病也，所用连、梅，不过为泄热生津、柔肝和胃之计，竟能暗合病情。殆兰坡孝心感格，故危险至是，可以一二剂取效。谨识之，以见重证不可轻弃，而余侥幸成功，实深渐恧。将返棹，留与善后方，惟加燕窝根、薏苡、白蒲桃干而已。冬初余再游禾，询其所亲，云已出房，因索原方案归录之。（《归砚录》）

○许仲筠，患腹痛不饥，医与参、附、姜、术诸药，痛胀日加，水饮不沾，沉沉如寐。孟英诊脉：弦细，苔色黄腻。投以枳、朴、萸、连、栀、楝、香附、蒺藜、延胡等药，二剂。便行脉起，苔退知饥而愈。

○阮范书明府令正，患腹痛欲厥，医见其体甚弱也，与镇逆通补之法，而势日甚。孟英察脉，弦数左溢，是因忿怒而肝阳勃升也。便秘不饥，口苦而渴。与雪羹、栀、楝、旋、绛、延胡索、丹皮、茹、贝，下左金丸而愈。逾年，以他疾殁于任所。

○陈春湖令郎子庄，体素弱，季秋，患腹痛，自汗，肢冷，息微。咸谓元虚欲脱，孟英诊之，脉虽沉伏难寻，而苔色黄腻，口干溺赤。当从证也。与连、朴、楝、栀、延胡索、蚕沙、省头草等药，服之而康。次年患感，复误死于补。

○张月波令弟，陡患腹痛，适饱啖羊肉面条之后，医皆以为食滞。连进消导，痛甚而渴，得饮大吐，二便不行。又疑寒结，叠投燥热。其病益加，呻吟欲绝，已四日矣。孟英视之，脉弦数，苔干黄，按腹不坚。以海蛇一斤、凫茈一斤，煎汤频灌，果不吐。令将余汤煎栀、连、楝、斛、茹、芩、枇杷叶、知母、延胡、柿蒂、旋覆为剂，吞龙荟丸，投匕而溲行痛减。次日更衣而愈。（《王氏医案》）

胡住想医案

○邱生，年十八岁。正月间，过食曲饼汤面，遂不快，发热，头痛。邀余诊之，脉略紧，中沉洪滑。曰：当先除去风寒，以九味羌活汤一帖，寒热、头痛悉失，但觉不快耳！予适他去，彼延别医，用柴平汤一帖，病不减。晚归诊之，脉洪，汗出，而腹痛甚，不可按。以玄明粉泡汤下导滞丸二钱，其痛减半，尚有胀，再用前丸一剂，而饱胀如脱，但腹痛耳，复增疟状。予又诊之，六脉俱细弦，此脾土受木乘，又被伐之过，宜用温补，以理中汤二剂，肚痛除。又以过食复饱，诊之，弦细如前，仍以前汤，但温脾胃，而食自消，诸症去。

○淮安客，年三旬外，季夏患瘴疟，单热不寒，连日发于午后，热躁谵语，至次日天明才退，数日后，忽腹痛，昼夜无间，勺水不进，呼号欲绝，遇疟发时。即厥去。延医治之，投药皆不效。求余诊，脉弦细而濡。余谓：弦细为虚为暑，而濡为湿。盖暑邪为疟，湿热乘虚内陷而腹痛。用酒炒白芍，炙草五分，水煎，调下天水散五钱。服后腹痛如失，次日疟亦不发。（《慎柔五书》）

其他医案

○人有腹痛欲死，手按之而更甚，此乃火痛也。但火痛不同，有胃火，有脾火，有大小肠火，有膀胱火，有肾火，不可不辨也。胃火者，必汗而渴，口中臭，脾火者，必走来走去，无一定之处也，大肠火者，大便必闭结，而肛门必干燥后重，小肠火者，小便必闭涩如淋，膀胱火者，小便闭涩而苦急，肾火者，则强阳不倒，口不渴而面赤，水窍涩痛是也。既知火症分明，然后因症以治之，自然不差。然而各立一方，未免过于纷纭，我有一方，可以共治有火之腹痛，方名导火汤。

玄参一两，生地五钱，车前子三钱，甘草一钱，泽泻二钱。

水煎服。连服二剂而诸痛皆可愈也。

夫火之有余，水之不足也，玄参、生地滋其阴而阳火自降，况又益之车前、泽泻之滑利，甘草之调和，尤能导火解氛，化有事为无事。倘知为胃火而加石膏，知为脾火而加知母，知为大肠火而加地榆，知为小肠火而加黄连，知为膀胱火而加滑石，知为肾火而加黄柏，尤效之极也。

人有终日腹痛，手按之而宽快，饮冷则痛剧，此寒痛也，不必分别脏腑，皆命门火衰而寒邪留之也。盖命门为一身之主，命门寒而五脏七腑皆寒矣，故只宜温其命门之火为主。然命门之火不可独补，必须治兼脾胃，火土相合，而变化出焉。然又不可止治其土，盖土之仇者，肝木也，命门助土而肝木乘之，则脾胃之气，仍为肝制而不能发生。必须制肝，使木不克土，而后以火生之，则脾胃之寒邪既去而阳气升腾，浊阴消亡于乌有，土木无战克之忧，而肠腹享安宁之乐矣。方用制肝益火汤。

白芍三钱，白术五钱，茯苓三钱，甘草一钱，肉桂一钱，肉豆蔻一枚，半夏一钱，人参三钱。

水煎服。一剂而痛减半，再剂而痛尽除也。

方中虽六君子加减，无非助其脾胃之阳气，然加入白芍，则能平肝木之气矣，又有肉桂以温命门之火，则火自生土，而肉豆蔻复自暖其脾胃，则寒邪不战而自走也。

此症亦可用消寒饮。

白术、人参各五钱，肉桂、肉豆蔻、甘草各一钱。水煎服。一剂即止。

人有腹痛，得食则减，遇饥则甚，面黄体瘦，日加困顿者，此腹内生虫也。夫虫之生也，必有其故，或因饥食难化之物，渴饮寒冷之汤，以致久变为虫者有之。若阴阳之气旺，虫即生而亦随灭，安能久据于腹而作巢窟哉，惟其阴阳之气衰，不能运化于一身，而虫乃生而不死矣。其初食物，后将饮血而不可止，乃至饮血，而腹痛之病作。然则治法，乌可单杀虫而不培其阴阳之气血乎。方用卫生汤。

人参三钱，白术五钱，白薇一钱，甘草一钱，榧子十枚（切片），槟榔一钱，使君子十个（去壳），干葛一钱。

水煎服。一剂而腹转痛，二剂而腹痛除矣。

此服药后而腹痛者，拂虫之意。切戒饮茶水，一饮茶水，止可杀虫之半，而不能尽杀之也。故禁食半日，则虫尽化为水，从大小便而出。方中用人参、白术为君，以升其阳气，阳升而虫不能自安，必头向上而觅食，所佐者尽是杀虫之药，虫何能久存哉！倘一饮茶水，则虫得水而反可死中求活矣，虽暂时安帖，久则虫多而痛如故也。

此症用逐虫丹颇效。

白薇、茯苓各三钱，雷丸、甘草、槟榔各一钱，黄连五分，使君子十个，乌梅一个。水煎服。三剂痊愈。

人有腹痛至急，两胁亦觉胀满，口苦作呕，吞酸欲泻，而又不可得，此乃气痛也。用寒药治之不效，热药亦不效，用补药亦不效。盖肝木气郁，下克脾土，土畏木克而阳气不敢升腾，因之下行，而无可舒泄，复转行于上而作呕，彼此牵掣，而痛无已时也。治法，必须疏肝气之滞而又升腾脾胃之阳气，则土不畏木之侵凌，而痛自止也。方用消遥散加减最妙。

柴胡一钱，白芍五钱，白术一钱，甘草一钱，茯苓三钱，陈皮一钱，当归二钱，神曲一钱。

水煎服。二剂而痛止矣。

盖逍遥散解郁，而此痛又须缓图，不必更用重剂，再服四剂而奏功全矣。

此症用苍白甘草汤亦妙。苍术五钱，白芍一两，甘草一钱。水煎服。

二剂愈。

人有多食生冷燔炙之物，或难化之品，存于腹内作痛，手按之而痛甚者，此食积于肠，闭结而不得出，有燥屎之故也。法宜逐积化滞，非下之不可，然而下多亡阴，不可不防。夫人能食者，阳旺也，能食而不能化者，阴衰也，使阳旺之人，何物不能消化，焉有停住大肠之理，必阴血不能润于大肠，阳火焚烁而作祟，遂致大肠熬干，留食结为燥屎，而不下矣。及至燥屎不下，则阴阳不通，变成腹痛之楚。治宜于滋阴之中而佐以祛逐之味，则阴不伤而食又下也。方宜用逐秽丹。

当归尾五钱，大黄三钱，甘草一钱，枳实一钱，丹皮三钱。

水煎服。一剂而燥屎下，腹痛顿除，不必用二剂也。

此方用大黄、枳实以逐秽，加入当归、丹皮以补血生阴，攻补兼施，复何患于亡阴哉！

此症用利腹汤亦甚效。

大黄三钱，当归五钱，枳壳、山楂、麦芽、厚朴、甘草各一钱，桃仁十粒。

水煎服。一剂即通，腹亦不痛矣。

人有腹痛，从右手指冷起，渐上至头，如冷水浇灌，由上而下，而腹乃大痛，既而遍身大热，热退则痛止，或食或不食或过于食而皆痛也，初则一年一发，久则一月一发，发久则旬日一发也，用四物汤加解郁之药不应，用四君子汤加消积之药又不应，用二陈汤加消痰破气和中之药复不应，人以为有瘀血存焉，谁知是阳气大虚乎！

盖四肢为诸阳之末，而头乃诸阳之会，阳虚恶寒，阴虚恶热，阳虚而阴来乘之则发寒，阴虚而阳往乘之则发热，今指冷而上至于头，明是阳不能敌阴，以失其健运，而痛乃大作。痛作而热者，寒极变热也，及其寒热两停，阴阳俱衰，两不相斗，故热止而痛亦止也。治法，单补其阳，阳旺而阴自衰，况阳旺则气自旺，气旺则血自生，气血两旺，而阴阳又何致争战而作痛哉！方用独参汤。

人参一两加陈皮八分、甘草一钱，水煎服。数剂而痛轻，十剂而痛止矣。

夫独参汤，乃补气之药也，仲景夫子曰：血虚气弱，以人参补之，故用之而止痛也。或曰四君子汤亦补气之剂，何以用之而不效？

盖四君子有白术、茯苓以分人参之权，不若独参汤之功专而力大，况前此兼用消积破气之药，是为诛伐无过，用四君止可救失耳，何能成功哉！

此症用阴阳和合汤亦效。

白术五钱，人参二钱，甘草一钱，柴胡一钱，白芍五钱，枳壳五分。水煎服。二剂痊愈。（《临证医案伤寒辨证录》）

○华佗治一人，病腹中攻痛，十余日，鬓发堕落。佗曰：是脾半腐，可刳腹治也。使饮药令卧，破腹就视，脾困半腐坏，以刀断之，割去恶肉，以膏傅之，即瘥。《独异志》。

元丰中，丞相王郇公，小腹痛不止，太医攻治皆不效，凡药至热如附子、硫黄、五夜叉丸之类，用之亦不瘥。驸马张都尉，令取妇人油头发，烧如灰，细研筛过，温酒调二钱（此治阴虚），即时痛止。《良方》。

罗谦甫治真定一士人，年三十余，肌体本弱，左胁下有积气，不敢食冷物，觉寒则痛，或呕吐清水，眩晕欲倒，目不敢开，恶人烦冗，静卧一二日，及服辛热之剂，则病退，延至初秋，因劳役及食冷物，其病大作，腹痛不止，冷汗自出，四肢厥冷，口鼻气亦冷，面色青黄不泽，全不得卧，扶几而坐，又兼咳嗽，咽膈不利，与药则吐，不得入口，无如奈何。遂以熟艾半斤，白纸一张，铺于腹上，纸上摊艾令匀，又以预葱数枝，批作两片，置艾上，数重，再以自纸覆之，以慢火熨斗熨之，冷则易之（外治法妙），觉腹中热，腹皮暖不禁，以棉三袒多缝带系之，待冷方解。初熨时，得暖则痛减，大暖则痛止，至夜得睡。翌日，再与对症药服之，良愈。（《内经》云：寒气客于小肠募原之间，络血之中，血泣而不得注于大经，血气稽留不得，行，故宿昔而成积也，又寒气客于肠胃，厥逆上出，故痛而呕也。诸寒在内作痛，得炅则痛立止。）

李子豫治豫州刺史，许永之弟，患心腹痛，十余年，殆死。忽一日夜间，闻屏风后有鬼，谓腹中鬼曰：明日，李子豫从此过，以赤丸杀汝，汝其死矣。腹中鬼曰：吾不畏之。于是使人候子豫，豫果至，未入门，患者闻腹中有呻吟声，及子豫入视，鬼病也。遂以八毒赤丸与服。（方见鬼疰门。）须臾，腹中雷鸣彭转，大下数行遂愈。今八毒丸方是也。《续搜神记》。

一男子，壮年，寒月入水网鱼，饥甚，遇凉粥食之，腹大痛，二昼夜不止。医与大黄丸不通，与大承气汤，下粪水而痛愈甚。诊其六脉，沉伏而实，面青黑色。（青黑为寒，得温即行。）

虞曰：此大寒症，及下焦有燥屎作痛。先与丁附治中汤一帖，又与灸气海穴，二十一壮，痛减半，继以巴豆（巴豆行寒积）、沉香、木香，作丸，如绿豆大，生姜汁送下五粒，下五七次而愈。

丹溪治一老人，腹痛不禁下者，用川芎、苍术、香附、白芷、干姜、茯苓、滑石等剂而愈。

一人，于六月投渊取鱼，至秋深雨凉，半夜小腹痛甚，大汗，脉沉弦细实，重取如循刀责责然。与大承气汤加桂，二服，微利痛止。仍连日于申酉时（申酉为足太阳少阴）复痛，坚硬不可近，每与前药，得微利，痛暂止。于前药加桃仁泥，下紫黑血升余，痛亦止，脉虽稍减，而责责然犹在。又以前药加川附子，下大便五行（亦得温即行），有紫黑血如破絮者二升而愈。又伤食，于酉时，复痛，在脐腹间，脉和，与小建中汤，一服而愈。

一少年，自小面微黄。夏间，腹大痛，医与小建中汤加丁香，三帖不效。加呕吐清汁，又与十八味丁沉透膈汤二帖，食全不进困卧，痛无休止，如此者五六日不可按。又与阿魏丸百粒，夜发热，不得寐，口却不渴，脉左三部沉弦而数实，关尤甚，右沉滑数实。遂与大柴胡加甘草四帖下之，痛呕虽减，食未进，与小柴胡去参、芩，加芍药、陈皮、黄连、甘草，二十帖而愈。（加减法妙。）

一人，中脘作疼，食已，口吐血，紫霜色，二关脉涩，乃血病也。跌仆而致。治以生新去陈之剂，吐出片血碗许而安。

张至和，吴郡人，精于医。尝治人腹疾，为庸医误用热药，张知不可疗，辞之。其人别延周济广，不再药而愈。乃遣从者市肴羞，故令迂路经张门。张问之，曰：吾主疾愈，置以谢周某者。张笑曰：亟回家。此当大便下脓，若恐不及见矣。果然。

程明佑治王汝恭，夜御内，诘旦，煎寒腹痛。医投五积散。热甚，又投十神汤、小柴胡，遂聩。程教以饮水。一医曰：病得之入房，内有。伏阴，复投以水，必死。及一饮，腹不痛，再饮至一斗，病已。（非神明者不能，治法不可为训。）所以知汝恭当饮水而解者，切其脉，阳盛；格阴，热入厥阴也。

汪石山治一人，年五十余，形瘦而黑，理疏而涩，忽腹痛，午后愈甚。医曰：此气痛也，治以快气之药，痛益加。又曰：午后血行于阴分，加痛者，血滞于阴也，以四物加乳、没服之，亦不减。汪诊之，脉浮细而结，或五七至一止，或十四五至一止。经论止脉渐退者生，渐进者死。今止脉频则反轻，疏则反重，与《脉经》实相矛盾。汪熟思少顷，曰：得之矣，止脉疏而痛甚者，以热动而脉速（为病脉，属邪盛），频而反轻者，以热退而脉迟故耳。（为本脉，属元虚。）病属阴虚火动无疑（热动脉速），非止疏也，因脉速而止不觉耳。热退脉迟，而止脉愈觉频耳。前方邪盛之脉，后为元虚之脉）。且察其病起于劳欲，劳则伤心而火动，欲则伤肾而水亏。以参、芍补脾为君，熟地、归身滋肾为臣，黄柏、知母、麦冬清心为佐，山楂、陈皮行滞为使，人乳、童便，出入加减，惟人参加至四五钱，遇痛进之则愈。或曰：诸痛与瘦黑人，及阴虚火动，参、芪在所当禁。今用之顾效，谓何？曰，药无常性，以血药引之则从血，以气药引之则从气，佐之以热则热，佐之以寒则寒，在人善用之耳。况人参不特补气，亦能补血，故曰：气血弱，当从长沙而用人参是也。（东垣治中汤，人参同干姜用，亦谓里虚则痛，补不足也。）所谓诸痛禁用参、芪者，以暴病形实者言耳。若年高气血衰弱，不用补法，气何由行，痛何由止。经曰：壮者气行则愈，是也。

一人，体弱色脆，常病腹痛，恶寒发热，呕泄蜷卧，时或吐虫，至三五日，或十数日而止。或用丁、沉作气治，或和姜、附作寒治，或用削克作积治，或用燥烈作痰治，俱不效。诊其脉皆濡小近快（数），曰：察色、诊脉、观形，乃气虚兼郁热也。遂用参、芪、归、术、川芎、茯苓、甘草、香附、陈皮、黄芩、芍药，服之而安。或曰：诸痛不可用参、芪，并酸寒之剂，今犯之，何也？曰：病久属郁，郁则生热，又气属阳，为表之卫，气虚则表失所卫，而贼邪易人，外感激其内郁，故痛大作。今用甘温以固表，则外邪莫袭，酸寒以清内，则郁热日消，病由是愈。（博按：此案原刻脱误。）

一人，面色苍白，年四十六，素好酒色、犬肉。三月间，因酒兼有房事，遂病左腹痛甚，后延右腹，续延小腹，以及满腹皆痛，日夜叫号，足不能伸，卧不能仰，汗出食阻。（此案终无身热表证。）自用备急丸，利二三行而随止，痛仍不减。（医见利之痛不止，决疑虚证。）汪诊其脉皆细快，右脉颇大于左，独脾脉弦而且滑，扶起诊之，右脉亦皆细数，恐伤酒肉。用二陈加芩、楂、曲、柏，进之不效。再用小承气汤，仍不利。蜜枣导之，仍不利。乃以大承气汤，得二三行，痛减，未除。（凡此治法，皆急则治标，不然痛安能减。）令其住药，只煎山楂汤饮之。次日，烦躁呕恶，渴饮凉水，则觉恶止爽快，请朝诊脉，皆隐而不见（见此症总属痛伤元气，脉亦不见），四肢逆冷，烦躁不宁，时复汗出。举家惊愕，疑是房后阴症，拟进附子理中汤。汪曰：此治内寒逆冷也。《活人书》云：四逆无脉，当察症之寒热。今观所患，多属于热，况昨日脉皆细数，面色近赤，又兼酒后而病，六脉虽绝，盖由壮火食气也。四肢者，诸阳之末，气被壮火所食，不能营于四肢，故脉绝而逆冷也。此类伤暑之症，正合仲景所谓热厥者多，寒厥者少，急用大承气汤下之之类。向虽下以大承气。其热尚未尽，难以四逆汤证与比。今用附子热药，宁不助火添病耶？如不得已，可用通脉四逆汤。尚庶几焉。以其内有童便、猪胆汁，监制附毒，不得以肆其虐也。连进二服，脉仍不应，逆冷不回，渴饮烦躁，小便不通，粪溏反频，腹或时痛。更进人参白虎汤二帖（白虎汤如何敢用？），躁渴如旧。更用参、术各三钱，茯苓、麦冬、车前各一钱，五味、当归各五分，煎一帖，脉渐见如蛛丝。汪曰：有生意矣。仲景论绝脉服药微续者生，脉暴出者死，是也。左手足亦略近和，不致冰人，右手足逆冷如旧，但口尚渴，便尚溏，一日夜约十余度，小便不通。汪曰：渴而小便不利者，当利其小便。（此非伤寒发热，以痛为准，以渴为凭，故日利其小便。倘伤寒发热而用此案为法，何异痴人说梦。）遂以天水散，冷水调服三四剂，不应。再以四苓散加车前、山栀，煎服二帖，小便颇通。但去大便而小便亦去，不得独利。汪曰：小便未利，烦渴未除，盖由内热耗其津液也。大便尚溏者，亦由内热损其阳气，阳气不固而然也。遂用参、术各三钱，茯苓钱半，白芍、车前、门冬各一钱，山栀七分，五味五分，连进数服，至第九日，逆冷回，脉复见，诸症稍减，渐向安。（琇按：是症外无寒热，因利而渴、而厥，而躁汗，遂乃寒热杂进。幸而不死，必其人元气素强，否则参苓麦味，缓不及矣。）（《名医类案》）

○周汉卿治永康人腹疾，伛偻行。卿解衣视之，气冲起腹间者二，其大如臂，刺其一砉然鸣，又刺其一亦如之，加以按摩，疾遂愈。《明史》。

通府赵孟威云：其妹小腹痛，服附子理中汤，附子服过八十余粒，此乃沉寒痼冷之甚，不多有者。又壬午仲冬金台一男子患腹痛，误服干姜理中丸，即时口鼻出血，烦躁发狂，入井而死。（二条俱见薛公案。）

李北川仲夏患腹痛吐泻，两手足扪之则热，按之则冷。（外假热内真寒之证。）其脉轻诊则浮大，重诊则微细（外假热内真寒之脉），此阴寒之证也，急服附子理中汤不应，仍服至四剂而愈。

汪石山治大坑方细形瘦，年三十余，忽病腹痛，磊块起落如波浪然，昼轻夜重。（病在血分可知。）医用木香磨服，及服六君子汤，皆不验。诊其脉浮缓弦小，重按似涩。曰：此血病也，前药作气治谬矣。彼谓血则有形，发时则有块磊痛，减则消而无迹，非气而何（此难亦不可少）？盖不知有形者，血积也。无形者，血滞也。滞视积略轻耳，安得作气论耶？若然则前药胡为不验。遂用四物汤加三棱、蓬术、乳香、没药，服之其痛遂脱然。《本传》。

焦太史当脐切痛，作食气疗之无功。李诊之曰：当脐者，少阴肾之部位也，况脉沉而弱，与气食何干，非徒无益，反害真元。以八味丸料煎饮，不十日而痊。

胡京卿少腹作痛，连于两胁，服疏肝之剂，一月以来，日甚一日。李诊之，左关尺俱沉迟，治以理中汤加吴茱。

柴屿青治广抚讳苏昌，将赴沈阳京兆任时，伊嫂腹疼吐酸，日夜转侧呼号，已治木，求一诊以决之。其脉微紧，受寒所至，并非危症，何用惊惶若此。苏云：昨服药稍定。以方就政，并属定方。柴见前方系附子理中汤，颇合是症，遂不另立。

王海藏治姬提领，因疾服凉剂，数日遂病脐腹下大痛，几至于死。与姜、附等剂虽稍苏，痛不已，随于本方内倍白芍服之愈。《纲目》。

陆肖愚治尤少溪，年近六十，性急多怒，因食冷粽四枚，遂患腹痛。并胁亦痛。医用平胃散加枳实、黄连不效。彼亦知其家润字丸方，以五钱分三服，令一日内服之，大便已泻，而痛仍未止。谓通则不痛，今通而仍痛，药方浅而积未尽也，再以五钱令一日服之，大便数十行皆清水，而痛反增剧，号叫不已，饮食不进，面色青紫，势危极。陆脉之，弦细沉弱，右关弦而有力。曰：虚中有实，消则元气即脱，补则腹痛尚剧。因用理中汤料五钱，配枳实五钱，一日二剂，始下坚积缶许，是夜痛大减。明日减枳实之半，又二剂而腹痛痊愈。第胁间尚微痛，去枳实加青皮、吴茱萸，数剂而痊。后以调气养荣汤理之。

张三锡治一人腹痛而泻，口干而时赤，乃积也。与木香槟榔丸，一服去硬物愈。

一酒客每日腹痛泻黄沫，知积热也。投芩、连、厚朴、炒栀子、木通、泽泻、赤苓，二剂少可。复以酒蒸大黄为丸，酒下二钱，凡三服遂不发。

罗谦甫治副使覃郎中，年四十九岁，至正丙寅春，病脐腹冷痛，完谷不化，足胻寒而逆，皮肤不仁，精神困弱。诊其脉沉细而微。遂投以大热甘辛之剂，及灸气海百壮、三里二穴各三七壮、阳辅各二七壮。三日后以葱熨灸，疮皆不发。复灸前穴依前壮数，亦不发。十日后疮亦更不作脓，疮口皆干。癸丑岁予随朝承应，冬屯于卓多地面，学针于窦子声先生，因论穴，窦曰：凡用针者，气不至而不效，灸之亦不发。大抵本气空虚，不能作脓，失其所养故也。（雄按：此是名言，更加不慎，邪气加之，病必不退。）异日因语针科呼教授，亦以为然。戊辰春，副使除益州府判，到任未几，时患风疾，半身麻木，自汗恶风，妄喜笑，又多健忘，语言微涩。医以续命汤复发其汗，津液重竭，其症愈甚。因求医，还家日久，神气昏愦，形容羸瘦，饮食无味，便溺遗矢，扶而后起，屡易医药，皆不能效。因思《内经》云：阳气者，若天与日，失其所则折寿而不彰。今因此病，而知子声先生之言矣。或曰：副使肥甘足于口，轻暖足于体，使令足于前，所言无不如意。君言失其所养，何也？予曰：汝言所以养之，正所以害之。务快于心，精神耗散，血气空虚，因致此疾。《灵枢》云：人年十岁，五藏始定，血气已通，其气在下故好走。二十岁血气始盛，肌肉方长，故好趋。三十岁五藏大定，肌肉坚血气盛满，故好步。四十岁五脏六腑十二经脉皆大盛，以平定，腠理始疏，华容颜落，发颇斑白，平盛不摇，故好坐。五十岁肝气始衰，肝叶始薄，胆汁始减，目始不明。六十岁脾气始衰，皮肤已枯，善尤悲，血气懈惰，故好卧。七十岁脾气始衰，皮肢已枯。八十岁肺气衰，魂魄散离，故言善误。九十岁肾气焦脏枯，经脉空虚。百岁五脏皆虚，神气皆去，形骸独居而终矣。盖精神有限，嗜欲无穷，轻丧性命，一失难复。其覃氏之谓欤。

薛立斋治罗给事小腹急痛，大便欲去不去，此脾肾气虚而下陷也。用补中益气送八味丸二剂而愈。此等症候，因利药致损元气，肢体肿胀而死者，不可枚举。

副郎李孟卿常患腹痛，每治以补中益气汤加山栀即愈。一日因怒腹痛，脉弦紧，以前汤吞左金丸二十粒而愈。

汪讱庵尝病腹中啾唧，经两月。有友人见招，饮以芦稷烧酒，一醉而积疴畅然。（芦稷最能和中，煎汤温服，治霍乱如神。）

《华陀传》：有人病腹中半切痛，十余日中发眉堕落。是脾半腐，可刳腹养活也。使饮药令卧（或即麻沸散也），破腹就视，脾果半腐坏，以刀断之，刮去恶肉，以膏傅之，饮之药，百日平复。（雄按：此事果实，法亦不传，似可不选。）

赵从先治保义郎顿公苦冷疾。时方盛暑，俾就屋开三天窗，于日光下射处，使顿仰卧，操艾遍铺腹上，约数触，移时日光透脐腹不可忍，俄而腹中雷鸣下泻，口鼻间皆浓艾气乃止。明日复为之，如是一月疾良已。乃令满百二十日，宿疴如洗，壮健如少年时。赵曰：此孙真人秘诀也。世人但知灼艾，而不知点穴，又不审虚实，徒受痛楚，损耗气力。日者太阳真火，艾既遍腹，徐徐照射入腹之功极大，五六七月最佳。若秋冬间当以厚艾铺腹，蒙以棉衣，以熨斗着盛炭火慢熨之，以闻浓艾气为度，亦其次也。

缪仲淳治高存之长郎患腹痛。问曰：按之痛更甚否？曰：按之则痛缓。曰：此虚症也。即以人参等药饮之，数剂不愈，但药入口则痛止。其痛每以卯时发，得药即安，至午痛复发。又进再煎而安。近晚再发，又进三剂而安。睡则不复痛矣。如是者月余，存之疑之，更他医药则痛愈甚，药入痛不止矣。以是服缪方不疑。一年后渐愈，服药六百剂全瘳。（雄按：治法已善，而六百剂始瘳者，方未尽善也。）人参三钱、白芍三钱，甘草一钱，麦冬三钱，当归二钱，橘红一钱五分，木瓜一钱。又复位方加萸肉二钱，黄柏一钱五分，鳖甲二钱，枸杞三钱。又以饮食少，时恶心，去当归、黄柏，加牛膝三钱，秦艽一钱五分，枣仁三钱，石斛二钱，延胡索一钱。《广笔记》。

示吉曰：毛方来忽患真寒症，腹痛自汗，四肢厥冷，诸医束手。予用回阳汤急救而痊。吴石虹曰：症暂愈，后必下脓血则危矣。数日后果下痢如鱼脑，全无臭气。投参附不应，忽思三物桃花汤，仲景法也，为丸与之，三四服愈。（沈效兄抄本。）

徐灵胎曰：腹痛久者，必有积滞，必用消积丸药，以渐除之。但用煎方，不足以愈久病也。（《续名医类案》）

腰 痛

董建华医案

○刘某某，男，66岁，病案号87869。1987年10月19日初诊。

腰痛十余年，不耐远行久立，劳则痛增，卧则减轻，神疲乏力，脘腹胀痛，大便溏薄，舌淡红苔白厚，脉沉细。

辨证：脾肾两虚，湿邪阻滞。

治法：健脾益肾，行气利湿。

方药：黄芪10克，党参10克，熟地10克，山萸肉10克，杜仲10克，山药10克，扁豆10克，茯苓10克，生薏苡仁15克，枳壳10克，大腹皮10克。6剂。

药后腰痛减轻，脘腹稍畅，大便正常。乃守方义，据症出入，继治2月余，腰痛大愈。（《董建华老年病医案》）

张琪医案

○马某，女，20岁。

初诊：1977年8月16日。某医院住院病人。腰痛，手足热，全身无力，小便色黄。尿常规检查：蛋白（+），红细胞（+），白细胞（+），颗粒管型偶见，诊断为局灶性肾炎。经用中西药治疗三个月无明显效果。8月16日邀余会诊，见症同前。

诊查：舌尖赤，脉沉滑。

辨证：湿热蕴蓄。

治法：清热利湿。

方药：茅根50克，公英50克，连翘25克，大黄5克，小蓟30克，生地20克，藕节20克，茯苓20克，甘草10克，白花蛇舌草50克。

二诊：8月31日。服上方12剂后，腰痛消失，小便转淡黄，全身有力。尿常规检查：蛋白（－），红细胞2～5个/高倍视野，白细胞（－），管型（－）。脉象沉，舌尖赤，继用前方增减以巩固之。

方药：枸杞子20克，菟丝子20克，公英50克，茅根50克，大黄5克，小蓟30克，生地20克，藕节20克，侧柏叶20克，生蒲黄15克，甘草10克，白花蛇舌草50克。

三诊：9月10日。服上方9剂，症状全部消失，尿色转淡黄。尿常规检查各项皆转阴，脉沉舌润，停药观察而出院。（《中医肾病临证荟萃》）

时振生医案

○王某，男，35岁，干部。住院号：31667，1987年4月23日初诊。

主诉：腰酸痛、乏力、头晕1年余。

病史：患者于1986年3月发烧愈后又劳累过度，遂觉腰酸腰痛，小便不畅。曾在外地就诊，检查尿常规：尿蛋白（+++），红细胞1～2/高倍视野，血压18.8/13.3千帕，血尿素氮4.0毫摩尔/升。诊为慢性肾炎，给予激素、降压药物治疗，未见明显好转，1987年4月23日来我院就诊。当时情况：腰酸痛，眩晕，口干欲饮，手足心热，睡眠多梦，食纳尚可，二便调。

检查：肢体无浮肿，口唇色暗，舌质红有瘀点，舌苔剥脱。脉象：右弦滑，左沉细弦。尿常规：尿蛋白（++），红细胞1～2/高倍视野，白细胞0～1/高倍视野。酚红排泄试验：15分钟15%。24小时尿蛋白定量2.88克，血尿素氮4.5毫摩尔/升，血肌酐170微摩尔/升，血红蛋白150克/升，血浆白蛋白32克/升，球蛋白28克/升，血压18.8/13.3千帕。

诊断：腰痛（慢性肾炎合并肾功能不全）。

辨证：阴虚阳亢，挟热挟瘀。

治法：滋养肝肾，佐以化瘀。

方药：知母10克，黄柏10克，生地15克，山药12克，山萸肉10克，茯苓15克，泽泻15克，丹皮10克，丹参30克，益母草15克，怀牛膝15克，草决明15克，钩藤15克，半枝莲15克。

服上药2周后，患者自觉腰痛好转，眩晕减轻，血压17.3/13.3千帕。效不更方，遂以上方进退治疗3月余，血压、肾功能恢复正常，诸症消失。检查尿常规：尿蛋白（±），镜检（-），24小时尿蛋白定量0.2克，血尿素氮1.94毫摩尔/升，血肌酐174微摩尔/升，血浆白蛋白47克/升，球蛋白17克/升，血压17.3/12千帕。病情完全缓解。（《中国当代名医医案医话选》）

郑玉清医案

○杨某，男，42岁，工人。1989年12月28日初诊。

主诉：腰痛4年余。病史：1984年开始腰部剧烈疼痛，坐立不能，伴有呕恶、汗出等症，B超示双肾结石，直径为3毫米，用止痛剂方可缓解，多方求治于中医、西医，效果不显，疼痛虽减轻，但结石渐增大。1989年做B超，结石直径7.5毫米，持续腰痛，微热，于是请余诊治。

检查：神疲乏力，面色微红，口渴不欲饮，纳差，大便溏，小便黄。舌质淡红，苔微腻，脉濡数。

诊断：腰痛（肾结石）。

辨证：湿热蕴结型。

治法：清热利湿排石。

方药：金钱草25克，海金沙25克，冬葵子25克，石韦25克，鸡内金15克，瞿麦25克，萹蓄25克，黄柏15克，栀子15克，王不留行15克，白芍25克，生甘草15克。8剂，日1剂，水煎服。

1990年1月6日二诊：腰痛明显减轻，效不更方，上方继服8剂。

1月15日三诊：B超示结石已缩小为1.5毫米，上方中加川断15克，寄生15克，连服18剂，B超示双肾结石消失，现已痊愈。

○王某，女，55岁，工人。1989年12月19日就诊。

主诉：渐进性腰痛近半年。病史：近几年来经常腰痛，呈渐进性加重。1989年4月，因腰痛加剧，并伴小腹痛，口干苦，发热37.5摄氏度~38摄氏度，住进黑龙江中医学院附属医院治疗，住院期间连续检查3次B超，诊断为：右肾囊肿、右肾积水，经抗生素治疗月余，因未见显效而出院改服中药及外敷膏药治疗，症状有所缓解，腰痛减轻。10月因再次发热住入哈医大。经B超、肾脏摄影等项检查，确诊为左肾积水、右肾萎缩，功能丧失，并拟手术切除右肾，因考虑患者当时身体状态欠佳及本人不同意而出院。后虽经多处求医，症状仍渐加重，故于12月19日来余处求诊。检查：患者形体消瘦，面色晦黯，精神倦怠，舌质淡体胖，苔薄白，脉濡数。肾区叩痛，未扪及包块。尿常规示：蛋白（+），白细胞：1~3个/高倍视野；B超检查示：右肾萎缩，左肾积水，皮质变薄。

诊断：腰痛（肾积水）。

辨证：脾肾阳虚、水泛为痰。

治法：温补脾肾，化气行水。

方药：桂枝25克，云苓25克，白术15克，甘草15克，丹参25克，桃仁15克，肉桂7克，香附15克，白芍25克，川断15克，寄生15克，黄芪25克，6剂，1日1剂，水煎服。

12月25日二诊：服药后自觉身体较前轻松，腰痛减轻，尿常规恢复正常，效不更方，继服10剂。

1月5日三诊：患者因日前着凉而感咽喉燥痛，腰痛略反复，舌淡边尖红，脉弦滑。处方如下。

双花25克，连翘15克，黄芩15克，桔梗15克，牛蒡子15克，玄参15克，寸冬15克，桂枝15克，云苓25克，白术10克，生甘草15克。

1月11日四诊：患者咽喉燥痛感消失，仍感轻微腰痛，B超检查示：右肾萎缩，左肾积水较前明显减少。更方以温补脾肾，化气行水兼活血。处方如下。

桂枝15克，白术15克，云苓25克，生甘草15克，丹参25克，桃仁15克，红花15克，香附25克，川断15克，当归15克。

2月6日五诊：自觉症状基本消失，B超检查：右肾萎缩，左肾正常。嘱患者避免过劳，改服肾气丸以巩固疗效。半年后追访，查B超：左肾正常，右肾萎缩。（《中国当代名医医案医话选》）

张泽生医案

○方某，女，49岁。

1963年6月21日初诊：腰髂部冷痛重着，“如带五千钱”，不能转侧，活动不利，天阴下雨则疼痛尤甚，纳谷不香，时而嗳气，大便秘结，少腹部胀坠不适，下肢困重。舌苔白腻，脉沉而小滑。

辨证：肾虚寒湿停聚，痹阻络脉。

治法：治拟益肾温经为主。

方药：川桂枝3克，淡干姜3克，炒白术9克，生甘草3克，炒薏苡仁12克，金狗脊9克，盐水炒补骨脂9克，功劳叶9克，炒陈皮5克，姜川连1.5克。

二诊（7月15日）：服上方3剂，腰痛即止。近因受凉，腰痛复甚，左侧尤重，脘痞作恶，舌苔白腻，脉沉细。仍当祛寒化湿和络。处方如下。

炒苍术6克，川桂枝3克，香独活9克，生薏苡仁12克，青防风3克，左秦艽6克，酒炒桑枝12克，炙丝瓜络9克，姜半夏9克，上川朴3克，广陈皮5克，炒枳壳5克。（《张泽生医案医话集》）

吕仁和医案

○刘某，女，53岁，1986年6月13日初诊。

患者于1981年曾因“狼疮性肾炎”住某医院，经激素治疗，水肿消失，而尿蛋白始终维持在（+），尿潜血（+++），胁痛，腰痛，畏热汗出，血沉80毫米/小时，舌质暗，苔灰，脉弦细数。

辨证：风邪留恋，气血郁滞。

治法：疏肝解郁，活血祛风。

方药：柴胡10克，白芍15克，当归15克，丹皮10克，生地15克，紫草10克，山栀10克，黄芩6克，地龙10克，川芎10克，太子参15克。

7月21日复诊：尿检阴性，血沉20毫米/小时，但患者自述疲乏，查舌体胖，脉沉细而弦。

辨证：气血不足，湿邪留滞。

治法：补气养血，清利湿邪。

方药：生黄芪15克，当归10克，芡实10克，金樱子10克，地榆20克，石韦30克，木通10克，土茯苓20克。

8月7日复诊：患者病情平稳，近日出现口糜，舌尖有红点，脉沉细。

辨证：阴虚火旺。

治法：治以滋阴清热。

方药：玄参15克，生地15克，麦冬10克，首乌10克，牛膝10克，生甘草10克。

1986年11月13日复诊：患者自诉胁胀，双肾区胀满不舒，大便偏干，尿检蛋白（+），肝功能检查：麝香草酚浊度试验（TTT）12单位，麝香草酚絮状试验（TFT）（+++），舌红，苔薄腻色黄，脉弦细。

辨证：乃气阴受伤，热毒内蕴，气血郁滞。

方药：开郁调肝，补益兼以清化。

柴胡10克，郁金10克，丹参15克，黄芩10克，山栀10克，猪苓20克，枳壳6克，枳实6克，厚朴6克，当归10克，太子参10克，紫草10克，蝉衣10克。

1987年1月8日复诊：尿检阴性，肝功能正常。随访1年，病情稳定。［中医杂志，1990，31（4）］

沈毅道医案

○陈某，男，62岁，退休工人。初诊：1979年5月17日。

3天前跌仆，右侧腰部撞在硬物上，当即腰痛颇剧，转侧不利，腰腹胀重不适，解小便时腰痛更甚，尿色淡红，尿检红细胞（+++），腰部压痛敏锐，脉弦，苔白。

治法：祛瘀止血，利水定痛。

方药：西琥珀（分冲）、参三七（分吞）各3克，茜草炭、丹皮炭、赤芍、海金沙、车前子（包）、广郁金、延胡索、猪苓、桃仁各10克，生地15克，5剂。

二诊：5月23日。腰痛减轻，腰腹胀重亦有好转，尿血未止，局部压痛仍存，治用原方。5剂。

三诊：5月27日。腰痛及局部压痛均大为减轻，仅腰部转侧尚痛，血尿已止，小腹仍有作胀，脉细弦，苔白。

治法：活血化瘀，理气止痛。

方药：参三七3克（分吞），赤白芍、当归、广郁金、延胡索、海金沙、车前子（包）各10克，小茴香5克，炒橘核12克，生黄芪15克，甘杞子、荔枝核各12克，5剂。

四诊：6月2日。腰部疼痛基本消除，转侧屈伸如常，腹胀亦瘥，惟感腰部酸软乏力伴下垂感，局部压痛甚微。脉弦细，苔白。

治法：补中益气，益肾壮腰。

方药：生黄芪15克，西党参、川断、补骨脂、当归各12克，炒冬术、甘杞子各10克，陈皮、小茴香各5克，升麻、炙地各6克，7剂。（《沈毅道医案》）

王济生、陈丽霞、陈燕医案

○患者，男，28岁。

因腰痛5天伴呕吐2天于1996年12月4日入院。患者因外感致咳，X线胸片示：双肺纹理增多。于8天前用庆大霉素24万单位静脉滴注，每日1次，3天后出现腰痛，未引起重视，用至第五天后，腰痛加重，查尿常规：蛋白（++++），红细胞 0～2个/高倍视野。某医生嘱停庆大霉素、改用头孢唑啉5克加入液体静脉滴注，每日1次（第五天晚上始用），用后患者发生呕吐，次日又用1次致患者腰痛、呕吐加重，遂停用头孢唑啉，并于第二天查尿常规：蛋白（+++），红细胞（+），白细胞少许，血Cr 350微摩尔/升，BUN 12毫摩尔/升，CO_2CP 22.5毫摩尔/升，转肾内科门诊，以庆大霉素、头孢唑啉致急性肾功能衰竭收入院。患者既往无肾脏病史，2个月内未用过其他损肾药物。查体无阳性体征。血常规正常。B超示：左肾10.2厘米×5.4厘米，右肾9.5厘米×5.1厘米。

主症：腰酸痛，乏力，时有恶心呕吐，纳差，夜尿3次。舌质暗红，苔薄腻略黄，脉细滑。

辨证：脾肾亏损，湿热浊毒内留。

治则：健脾补肾，活血泄浊，佐以清利。

方药：党参15克，黄芪15克，女贞子10克，枸杞子10克，淫羊藿30克，丹参30克，益母草30克，石韦20克，车前子（包）20克，生大黄（后入）10克冰煎服，日1剂。配合5%葡萄糖注射液 250毫升加复方丹参注射液20毫升静脉滴注，每日1次。12月5日查血Cr 218微摩尔/升，BUN 4.7毫摩尔/升，24小时尿蛋白定量0.75克，总尿量3100毫升。

12月11日，血Cr 113.9微摩尔/升，BUN 5.2毫摩尔/升，24小时尿蛋白总量0.5克，总尿量2000毫升，夜尿1~2次，症状缓解。［山东中医杂志，1997，16（7）］

赵绍琴医案

○邢某，女，38岁。

初诊：腰痛半年有余。经某医院尿常规检查尿蛋白阳性持续不降，确诊为慢性肾小球肾炎。西医建议激素治疗，患者惧而未服。后就诊于某中医，令服六味地黄丸3个月，尿蛋白增加为（++），腰痛加剧。诊脉濡滑且数，舌红苔白而润，一身疲乏，夜寐梦多，腰痛不能自支。

辨证：湿邪阻滞，热郁于内。

治法：先用清化湿热方法，兼以和络。

方药：荆芥6克，防风6克，白芷6克，独活6克，生地榆10克，炒槐花10克，丹参10克，茜草10克茅芦根各10克，丝瓜络10克，桑枝10克。7剂。

二诊：药后腰痛减轻，精神好转，气力有增。尿常规化验：蛋白（+），白细胞1~2个/高倍视野。舌红苔白，脉象濡数，仍用前法进退。处方如下。

荆芥6克，防风6克，白芷6克，独活6克，生地榆10克，炒槐花10克，丹参10克，茜草10克，茅、芦根各10克，焦三仙各10克，丝瓜络10克，桑枝10克，水红花子10克，7剂。

三诊：腰痛续减，精力日增，每日步行2~3小时，不觉疲劳。饮食增加，是为佳象，然则仍需慎食为要，不可恣意进食，继用前法。处方如下。

荆芥6克，防风6克，苏叶10克，白芷6克，生地榆10克，赤芍10克，丹参10克，茜草10克，茅、芦根各10克，焦三仙各10克，水红花子10克，7剂。

四诊：近因饮食不慎，食牛肉1块，致病情加重，腰痛复作，夜寐不安，尿常规蛋白（++），颗粒管型0~2。脉象滑数，舌红苔白根厚。再以疏调三焦方法。处方如下。

荆芥6克，防风6克，苏叶10克，独活10克，生地榆10克，炒槐花10克，丹参10克，茜草10克，焦三仙各10克，水红花子10克，大腹皮10克，大黄1克，7剂。

五诊：药后大便畅行，舌苔渐化，脉象濡软，腰痛渐减，夜寐得安，尿常规化验蛋白（+），颗粒管型消失。病有向愈之望，然饮食寒暖，诸宜小心。处方如下。

荆芥6克，防风6克，白芷6克，独活6克，生地榆10克，炒槐花10克，茅、芦根各10克，焦三仙各10克，水红花子10克，大腹皮10克，大黄1克。7剂。

上方继服2周后，尿蛋白转阴，腰痛消失。后以上方为基础加减治疗半年，尿蛋白保持阴性，腰痛未作，精力日增，未再反复。

○赵某，男，47岁。

初诊：腰痛时作时止，已有数月，未曾在意。近日单位体检，查出尿蛋白阳性。后复查多次均为（+++），经某医院肾穿，确诊为慢性肾小球肾炎，给予泼尼松治疗，未效。自觉腰痛加剧，并伴明显疲乏无力。患者形体魁梧，较胖，体重90千克，舌红苔黄厚腻，脉象弦滑有力。唇紫且干，大便干结，小溲黄赤。

辨证：湿热积滞蕴于胃肠，三焦传导不畅。

治法：先用清化湿热，疏利三焦方法。

方药：藿香10克（后下），佩兰10克（后下），荆芥6克，苏叶6克，白芷6克，独活6克，生地榆10克，炒槐花10克，丹参10克，茜草10克，焦三仙各10克，大腹皮10克，槟榔10克，大黄3克（后下），7剂。

严格忌食高蛋白及辛辣刺激性食物，以防其增重郁热。

二诊：药后大便较畅，舌苔渐化，夜寐较安，仍觉腰痛，尿常规蛋白减为（+），脉仍弦滑，热郁未清，仍用清化方法，饮食寒暖，诸宜小心，坚持走步锻炼，不可松懈。处方如下。

荆芥6克，防风6克，白芷6克，独活6克，生地榆10克，炒槐花10克，丹参10克，茜草10克，焦三仙各10克，水红花子10克，大腹皮10克，槟榔10克，大黄3克，7剂。

三诊：腰痛渐减，精神体力均有好转，治疗以来坚持素食，并行锻炼之法，体重已减3公斤，心中不免忐忑。消去多余脂肪而体力有增，此正求之不得，何忧之有，心、肺、肝、肾皆将得益于此。素食与体力锻炼，为本病治疗不可缺少之手段，益将并行，不可稍怠。仍用前法进退。处方如下。

荆芥6克，防风6克，白芷6克，独活6克，生地榆10克，炒槐花10克，丹参10克，茜草10克，焦三仙各10克，水红花子10克，丝瓜络10克，桑枝10克，大黄3克，7剂。

四诊：昨日尿常规检验结果，尿蛋白转为阴性，尿沉渣镜检未见异常。腰痛明显减轻，体力续有增强，每日步行2～3小时不觉劳累。诊脉弦滑，舌红苔白根厚。郁热日久，仍未尽消，继用清化方法。处方如下。

荆芥6克，防风6克，白芷6克，独活6克，生地榆10克，炒槐花10克，丹参10克，茜草10克，赤芍10克，焦三仙各10克，水红花子10克，大黄3克，7剂。

五诊：腰痛全止，惟活动太过则有酸意，二便如常，食眠俱佳。体重下降甚速，已减至84千克尿常规检查阴性。脉象弦滑不数，舌红苔白。湿热积滞渐化仍宜清化余邪，忌口与锻炼仍不可缺也。处方如下。

荆芥6克，防风6克，白芷6克，独活6克，生地榆10克，炒槐花10克，丹参10克，茜草10克，茅、芦根各10克，焦三仙各10克，水红花子10克，大黄3克，7剂。

后依上方加减治疗半年余，尿蛋白始终保持阴性。患者体重下降至70千克，较治疗前减轻20千克。外形看上去较为瘦削，但精神体力都非常好。停药以后，逐渐恢复正常饮食，体重也逐渐回升，肾炎蛋白尿未见复发。（《赵绍琴临证验案精选》）

丁甘仁医案

○汪翁。腰痛偏左如折，起坐不得，痛甚则四肢震动，形瘦骨立，食少神疲，延一月余。诊脉虚弦而浮，浮为风象，弦为肝旺。七秩之年，气血必虚，久坐邪风入肾，气虚不能托邪外出，血虚无以流通脉络，故腰痛若此之甚也。掘拟大剂玉屏风，改散为饮。

生黄芪五钱，青防风五钱，生白术三钱，生甘草六分，全当归二钱，大白芍二钱，厚杜仲三钱，广木香五分，陈广皮一钱。

原注：此方服后，一剂知，二剂已。方中木香、陈皮二味，止痛须理气之意也。（《丁甘仁医案》）

张锡纯医案

○腰疼。

天津保安队长李雨霖，辽阳人，年三十四岁，得腰疼证。

病因：公事劳心过度，数日懒食，又勉强远出操办要务，因得斯证。

证候：其疼剧时不能动转，轻时则似疼非疼绵绵不已，亦恒数日不疼，或动气或劳力时则疼剧，心中非常发闷。其脉左部沉弦，右部沉牢，一息四至强。观其从前所服之方，虽不一致，大抵不外补肝肾强筋骨诸药，间有杂似祛风药者，自谓得病之初，至今已三年，服药数百剂，其疼卒未轻减。

诊断：《内经》谓通则不痛，此证乃痛则不通也。肝肾果系虚弱，其脉必细数，今左部沉弦，右部沉牢，其为腰际关节经络有瘀而不通之气无疑，拟治以利关节通经络之剂。

处方：生怀山药一两，大甘枸杞八钱，当归四钱，丹参四钱，生明没药四钱，生五灵脂四钱，穿山甲（炒捣）二钱，桃仁（去皮捣碎）二钱，红花钱半，土鳖虫（捣碎）五枚，广三七（轧细）二钱。

药共十一味，先将前十味煎汤一大盅，送服三七细末一半，至煎渣重服时，再送其余一半。

效果：将药连服三剂腰已不疼，心中亦不发闷，脉象虽有起色，仍未复常，遂即原方去山甲加川续断、生杭芍各三钱，连服数剂，脉已复常，自此病遂除根。

说明：医者治病不可预有成见，临证时不复细审病因。方书谓腰者肾之府，腰疼则肾脏衰惫，又谓肝主筋、肾主骨，腰疼为筋骨之病，是以肝肾主之。治腰疼者因先有此等说存于胸中，恒多用补肝肾之品。究之此证由于肝肾虚者甚少，由于气血瘀者颇多，若因努力任重而腰疼者尤多瘀证。曾治一人因担重物后腰疼，为用三七、土鳖虫等分共为细末，每服二钱，日两次，服三日痊愈。又一人因抬物用力过度，腰疼半年不愈，忽于疼处发出一疮，在脊梁之旁，微似红肿，状若覆盂，大径七寸。疡医以为腰疼半年始发现此疮，其根蒂必深，不敢保好，转求愚为治疗，调治两旬始愈。然使当腰初觉疼之时，亦服三七、土鳖以开其瘀，又何至有后时之危险乎！又尝治一妇，每当行经之时腰疼殊甚，诊其脉气分甚虚，于四物汤中加黄芪八钱，服数剂而疼愈。又一妇腰疼绵绵不止，亦不甚剧，诊其脉知其下焦虚寒，治以温补下焦之药，又于服汤药之外，俾服生硫黄细末一钱，日两次，硫黄服尽四两，其疼除根。是知同是腰疼而其致病之因各异，治之者安可胶柱鼓瑟哉。（《医学衷中参西录》）

孙鲁川医案

〇李某某，男，45岁，农民。1969年10月5日初诊。

腰痛，迄今7月，起因已忘却。检阅前服药方，有主发散风湿者，有主温补肾阳者，皆无效果。目前，腰痛时轻时重，轻则酸楚沉痛，重则状如锥刺，不敢俯仰，大便经常干燥。脉象沉涩，舌苔白薄，质暗有瘀血斑点。

辨证治疗：“腰为肾之府”，痛如锥刺，不可俯仰，是为血瘀腰痛之候，脉来沉涩，舌有瘀斑，皆属血虚有瘀之象。发散风湿，耗散津液，反助血瘀益甚，瘀血不去，新血不生，补之适足以为害也。今遵王清任身痛逐瘀汤合张寿甫活络效灵丹，复方调治。

方药：当归12克，桃仁9克，红花6克，赤芍9克，乳没（各）6克，丹参25克，生地18克，怀牛膝12克，生大黄9克。

水煎服。

二诊（10月8日）：上方连服3剂，腰痛非但不减反而痛甚。惟大便转润，其色黑褐，脉仍沉涩。便润色褐，腰痛甚，是血活瘀化之兆。继服上方，以待瘀化络通，自获效果。

三诊（10月15日）：上方连服6剂，腰痛十去六七，俯仰较前灵活，大便变黄。上方即效，继予原方3剂。

四诊（10月18日）：继服上方6剂，腰已不痛，惟腰间尚感酸楚，仍以原方加减。处方如下。

当归12克，丹参18克，骨碎补9克，狗脊12克，川续断18克，炒杜仲12克，桑寄生18克，鸡血藤25克，怀牛膝12克。

水煎服。

患者又服6剂，诸症均愈。参加农业生产。（《孙鲁川医案》）

章次公医案

〇匡某，男。

以腰痛为主证，晨起不利俯仰转侧，起床后其痛若失。此坐骨神经痛。局部用热熨，内服独活寄生汤。

独活9克，当归9克，生苍术9克，桑寄生9克，细辛2.4克，木瓜9克，杜仲9克，怀牛膝9克，川芎4.5克。（《章次公医案》）

王占玺医案

〇鲁某，女性，43岁。

1983年1月20日初诊。于1980年1月19日因患“右侧输尿管结石”，入中国人民解放军309医院行手术取石后。同年2月6日出院。出院后一直很好。于1982年12月20日因又突然发生右侧腰部绞刺而痛。持续2～3小时之久，痛后出现血尿，又去309医院检查。X线平片发现右侧肾区有黄豆大结石阴影1个，小豆大2个，盆腔右侧见有2个小豆大致密阴影，并诊断为“右肾、输尿管结石”。由本院职工何师傅带患者于1983年1月20日来诊。当时症状为发作性右侧腰部绞痛，且可引及右侧少腹及阴股部疼痛，痛甚则伴以恶心、呕吐黏液，痛后即伴以肉眼或镜下血尿。自此次发病后，如此大的腰部绞痛发作共2次。来诊时正值第2次发作后，遂查尿常规：蛋白（－），红细胞20～30/高倍视野，白细胞1～2/高倍视野。患者体格中等，营养丰满，舌苔薄腻，舌质正常，脉象弦紧两尺俱弱，胸部心肺无阳性体征，腹部肝脾未能触及，右肾脊肋角有叩击痛，腰部及右腹均有压痛，但无明显抵抗紧张。无其他阳性体征。处予三金二石汤加味：金钱草60克，郁金10克，内金10克，石韦15克，滑石30克，甘草6克，狗脊12克，川断12克，牛膝10克，王不留行10克，仙灵脾12克，延胡索12克。每日煎服1剂。嘱服30剂后复查。服用6剂后又行腹部平片检查，右侧肾区阴影消失，只有右侧中腹部第五腰椎水平处可见一个红豆大圆形阴影，并考虑为右肾结石下移至输尿管，或已部分排出体外。又继服前方，服至16剂时又有上述右侧腰腹绞痛发作1次，历经1小时许即行缓解。又服14剂过程中，无疼痛发作，悉如常人，且可参加正常劳动，亦无任何自觉症状。因患者自觉痊愈，于1983年2月26日来院要求进行X线复查。经平片检查右肾、输尿管等处原有阴影消失，尿常规阴性，告临床治愈。为防止复发，又用上方3剂共为细末，炼蜜为丸，每丸10克重，早晚各服1丸为善后处理。（《临床验案》）

林佩琴医案

○孙，中年肾阳虚，腰痛溶溶如坐水中，形色苍，不胜刚燥，用温养少阴，兼理奇脉。杞子、补骨脂、核桃肉、当归、牛膝酒蒸、续断、杜仲炒、沙苑子炒、酒浸服，效。（《类证治裁》）

凌晓五医案

○老宸兄，劳伤蓄血，阻住腰膂筋络，症起腰腧，抽掣作痛，交阴分时为甚，皮色不变，眠食欠安。脉弦涩数，治宜疏散。

金毛狗脊，赤白芍，鸡血藤，西秦艽，全当归，川断肉，明乳香七分，麻皮，绵杜仲，粒红花，炒甲片。

肾虚腰痛青蛾丸主之。（《三三医书·凌临灵方》）

陈莲舫医案

○心悸头蒙，最关系腰痛屡作，营亏气痹。脉细弦。治以和养。

西洋参（元米炒），金狗脊，制香附，抱木神，炒丹参，法半夏，东白芍，炒菟丝，炒杜仲，炒当归，焙杞子，炒竹茹，新会皮，丝瓜络，龙眼肉。（《陈莲舫医案秘钞》）

张聿青医案

○左，肝肾两亏，风与湿袭入经络，肩背腰膂俱痛。再宣络而理湿祛风。

桂枝，秦艽，独活，橘皮络，威灵仙，萆薢，薏仁，防风，桑寄生，二妙丸。

○沈左，由胁痛而致吐下皆血，血去之后，络隧空虚，风阳入络，胸膺腰膂两胁皆痛，时或眩晕。脉象虚弦。宜育阴以熄肝，养营以和络。

阿胶珠二钱，柏子霜三钱，煅龙齿三钱，甘杞子三钱，细生地四钱，杭白芍一钱五分，白归身二钱，炒萸肉一钱五分，云茯苓三钱，厚杜仲三钱。

○左，疏补兼施，气分尚属和平，而腰膂酸楚，颇觉板胀，肝肾虚而湿走入络，再益肝肾，参以制肝。

上瑶桂四分，厚杜仲三钱，盐水炒菟丝子三钱，甘杞子三钱，血鹿片三分，淮牛膝三钱，盐水炒潼沙苑三钱，云茯苓三钱，土炒东白芍一钱五分，小茴香五分，别直参（另煎，冲）一钱。

二诊：体重腰脊作痛。肝肾空虚，所有湿邪复趋其地。用肾着汤出入。

淡干姜四分（炒），广橘红一钱，生熟甘草各二分，独活一钱，焦白术二钱，云茯苓一两，制半夏一钱五分。

○右，腰府作痛，脉形沉细，肝肾虚而湿寒乘袭也。

川萆薢，黄柏，当归须，赤猪苓，泽泻，川桂枝，独活，延胡索，生米仁。

○邹左，肝肾不足，闪挫气注，腰府不舒。当益肝肾而和络气。

川桂枝五分，杜仲三钱，炒牛膝三钱，炒丝瓜络一钱五分，川独活一钱，猩绛五分，旋覆花二钱（包），生熟薏仁各二钱，橘红一钱五分，青葱管三茎。

○某，腰背作痛，右腿股不时麻木，气虚而湿热袭流经络。恐成痿痹。

炙绵芪，木防己，制半夏，广橘红，焦冬术，赤白苓，白僵蚕，桑枝，左秦艽，川萆薢，川独活。

○席左，痛胀退而复甚，腰膂作废，大便不调。痰湿之闭阻虽开，而肝肾之络暗损。宜舍标治本，而通和奇脉。

干苁蓉二钱，杜仲三钱，盐水炒菟丝子三钱，炒萸肉一钱五分，甘杞子三钱，酒炒白芍一钱五分，川桂枝三分，酒炒当归二钱，柏子霜三钱，橘络叶一钱五分。

二诊：通和奇脉，脉症相安，惟腰府仍然作酸，大便涩滞。营络不和。前法进退。

干苁蓉三钱，川桂枝四分，柏子霜三钱，盐水炒厚杜仲三钱，酒炒白芍二钱，粉归身二钱，酒炒淮牛膝三钱，川断肉三钱，火麻仁三钱，甘杞子三钱。

三诊：脉症相安，腰府作酸。还是络虚气滞。效方扩充。

川桂枝四分，甘杞子三钱，干苁蓉二钱，柏子霜三钱，火麻仁三钱，酒炒当归身三钱，酒炒杭白芍一钱五分，盐水炒菟丝子三钱，炒萸肉一钱五分，盐水炒补骨脂三钱。

四诊：腰痛作酸递减，痰带灰黑，肾寒肺热。前法参以化痰。

竹沥半夏一钱五分，酒炒怀牛膝三钱，厚杜仲三钱，菟丝子三钱，广橘红一钱，海蛤粉三钱，川桂枝四分，火麻仁三钱，甘杞子三钱，干苁蓉二钱，炒竹茹一钱。

五诊：肝肾空虚，络气不宣，腰酸气阻，痰带灰黑。再益肝肾而宣络气。

厚杜仲三钱，甘杞子三钱，柏子霜三钱，白茯苓三钱，干苁蓉三钱，制香附二钱（打），橘红络各一钱，旋覆花二钱（包），海蛤粉三钱，冬瓜子三钱。

六诊：肝肾不足，湿痰有余，时分时开时阻，络隧因而不宣。再调气化痰，以宣络隧。

制香附二钱，炒枳壳一钱，半夏一钱五分，旋覆花一钱五分，橘红络各一钱，海蛤粉三钱，杜仲三钱，越鞠丸三钱（先服）。（《张聿青医案》）

谢星焕医案

○湿热腰痛。

徐伯昆、长途至家，醉饱房劳之后，患腰痛屈曲难行。延医数手，咸谓腰乃肾府，房劳伤肾，惟补剂相宜，进当归、枸杞、杜仲之类，渐次沉困，转侧不能，每日晡心狂意。躁，微有潮热，痛楚异常，卧床一月，几成废人。余诊之，知系湿热聚于腰肾，误在用补。妙在有痛，使无痛，则正与邪流。已成废人。此症先因长途扰其筋骨之血，后因醉饱乱其营卫之血，随因房劳耗其百骸之精，内窍空虚，湿热扰乱，血未定静，乘虚而入，聚于腰肾之中。若不推荡恶血，必然攒积坚固，后来斧斤难伐矣。以桃仁承气汤加附子、延胡索、乳香数剂，下恶血数升而愈。

桃仁承气汤（仲景）。

桃仁，大黄，芒硝，甘草，桂枝。

○蓄血腰痛。

黄绍发，腰屈不伸，右睾丸牵引肿痛，服补血行气之剂，病益日进。余诊脉象弦涩带沉。询其二便。小便长利，不及临桶，大便则数日未通，知为蓄血无疑。处桃仁承气汤，加附子、肉桂、当归、山甲、川楝，下黑粪而愈。（《得心集医案》）

横柳病鸿医案

○左。劳倦腰疼足楚，脉细不应指。恐易延痿候。

党参，枸杞，酒炒白芍，焦冬术，炒牛膝，煅龙骨，杜仲，鹿角霜，酒炒归身，炙甘草，陈皮，茯苓，木香，川桂木。

○左。劳倦伤神，腰痛耳鸣，脉弱。当从补益。

潞党参二钱，制首乌三钱，枸杞子三钱，秦艽钱半，煅牡蛎三钱，生草四分，辰茯神三钱，焦冬术二钱，煨天麻八分，炒怀膝三钱，酸枣仁三钱，广皮八分，远志肉钱半，加荷蒂二枚。

○左。调补气阴，以扶劳倦。腰背酸痛，头眩心跳，脉弱。亟宜节。

潞党参二钱，当归身二钱，怀牛膝三钱，炒枣仁三钱，水炙草四分，木香五分，焦冬术二钱，枸杞子三钱，煅龙齿三钱，远志钱半，辰茯神三钱，陈皮八分，加细桑枝五钱，浮小麦四钱。

○周右，三十二岁。丁丑二月十三日未刻。劳倦，腰疼腹痛，脉数涩。当用温理，切忌生冷为要。

炒党参钱半，焦冬术钱半，煨益智一钱，煅牡蛎三钱，广木香四分，炒枣仁三钱，炮黑姜四分，焦白芍钱半，炙甘草四分，茯苓三钱，炒小茴香六分，广陈皮一钱，加砂仁壳六分、官桂四分。

○朱，五十九岁。丁丑三月初九日晨诊。调补气阴，以扶劳倦。腰疼骨楚，气急。亟宜节力。

潞党参二钱，焦冬术钱半，当归身二钱，枸杞子二钱，酸枣仁三钱，炙甘草三分，怀牛膝二钱，茯苓二钱，广陈皮一钱，煅牡蛎三钱，广木香四分，加煨姜二片、胡桃两枚（杵）。

○赵右，五月初一日未刻。调补气阴，以扶劳倦，腰疼骨楚，脉弱。夏令亟宜节烦为要。

潞党参二钱，焦冬术钱半，当归身三钱，怀牛膝二钱，炙乌贼骨三钱，川芎八分，枸杞子三钱，厚杜仲三钱，炙甘草四分，茯苓三钱，炒枣仁三钱，广陈皮一钱，加砂仁壳五分、广木香四分。

○陈右，十月二十日。劳倦腰痛，脉乱。当从柔养。

生黄芪钱半，焦冬术钱半，炒归身二钱，炙甘草四分，秦艽钱半，原生地四钱，厚杜仲三钱，枸杞子二钱，山萸肉钱半，焦白芍钱半，陈皮钱半，加胡桃肉两枚。（《何鸿舫医案》）

蒋宝素医案

○腰为肾府，痛属肾虚。肾与膀胱相为表里，太阳之脉夹脊抵腰，督、带、冲、任要会于此。寒湿乘虚而入，损及奇经，极难调治。

厚杜仲，补骨脂，当归身，川芎，独活，藁本，制附子，胡桃肉。

肾虚湿热不化，腰痛屡发不已。

大熟地，粉丹皮，福泽泻，怀山药，山萸肉，赤茯苓，制苍术，薏苡仁。

腰痛如折，屡发不瘳，久客鱼盐之地，海滨傍水，湿热乘虚而入。法当补泻兼施。

厚杜仲，破故纸，怀牛膝，川萆薢，五加皮，威灵仙，白菊花，青木香，胡桃肉。（《问斋医案》）

其他医案

○人有两腰重如带三千文，不能俯仰者，夫腰痛不同，此病因房劳力役，又感风湿而成。伤肾之症，治须补肾矣，然有补肾而腰愈痛者，其故何也？盖腰脐之气未通，风湿入于肾而不得出故也。法宜先利其腰脐之气，以祛风利湿，而后大补其肾中之水火，则腰轻而可以俯仰矣。方用轻腰汤。

白术一两，薏仁一两，茯苓五钱，防己五分。

水煎服。连服二剂，而腰轻矣。

此方惟利湿而不治腰，又能利腰脐之气，一方而两治之也。然不可多服者，以肾宜补而不可泻，防己多用，必至过泄肾邪，肾已无邪可祛，而反损正气，故宜用补肾之药，而前药不可再用矣。方另用三圣汤。

杜仲一两，白术五钱，山茱萸四钱。

水煎服。

此方补肾中之水火，仍利其腰脐者，肾气有可通之路，则俯仰之间，无非至适也。

此症用术桂汤亦神。

白术三两，肉桂三分。

水煎服。二剂痊愈，不再发。

人有动则腰痛，自觉其中空虚无着者，乃肾虚腰痛也。夫肾分水火，未可以虚字一言了之。经谓诸痛皆属于火，独肾虚腰痛非火也，惟其无火，所以痛耳。治法，似宜单补肾中之火，然而火非水不生，若徒补火而不补水，所谓无阴不能生阳，而痛不可遽止，必须于水中补火，永火既济，肾气足而痛自除，此即贞下起元之意也。方用补虚利腰汤。

熟地一两，杜仲五钱，破故纸一钱，白术五钱。

水煎服。连服四剂自愈。

熟地补肾水也，得白术则利腰脐而熟地不腻，杜仲、破故纸补火以止腰痛者也，得熟地则润泽而不至干燥，调剂相应，故取效最捷耳。

此症用实腰汤亦佳。

杜仲一两，白术一两，熟地一两，山茱萸四钱，肉桂一钱。

水煎服。十剂痊愈。

人有腰痛，日重夜轻，小水艰涩，饮食如故者，人以为肾经之虚，谁知是膀胱之水闭乎！膀胱为肾之府，火盛则水不能化，而水反转入于肾之中。膀胱，太阳之经也，水火虽犯肾阴，而病终在阳而不在阴。若不治膀胱，而惟治肾，用补精填水，或用添薪益火，适足以增其肾气之旺。阴旺而阳亦旺，肾热而膀胱益热，致水不流而火愈炽。膀胱之火愈炽，必更犯于肾宫，而腰之痛何能痊乎！方用宽腰汤。

车前子三钱，薏仁五钱，白术五钱，茯苓五钱，肉桂一分。

水煎服。一剂而膀胱之水大泄，二剂而腰痛顿宽也。

夫车前、茯苓以利膀胱之水，薏仁、白术以利腰脐之气，则膀胱与肾气内外相通。又得肉桂之气，尤易引肾气而外达于小肠，从阴器而尽泄，腰痛有不速愈哉！

此症用术桂加泽泻汤亦神。

白术一两，泽泻三钱，肉桂五分。

水煎服。一剂即通。

人有大病之后，腰痛如折，久而成为伛偻者，此乃湿气入于肾宫，误服补肾之药而成之者也。夫腰痛明是肾虚，补肾正其所宜，何以用补肾填精之药不受其益，而反受其损乎？不知病有不同，药有各异，大病之后，腰痛如折者，乃脾湿而非肾虚也。脾湿当去湿，而乃用熟地、山茱一派滋润之药，虽非克削之味，而湿以加湿，正其所恶，故不特无益，而反害之也。医工不悟，而以为补肾之药尚少用之也，益多加其分两，则湿以助湿，腰骨河车之路，竟成泛滥之乡矣，欲不成伛偻，不可得也。方用起伛汤。

薏仁三两，白术一两，黄芪一两，防风三分，附子一分。

水煎服。日用一剂，服一月而腰轻，服两月而腰可伸矣，服三月而痊愈。

此方利湿而又不耗气，气旺则水湿自消，加入防风、附子于芪术之中，有鬼神不测之机，相畏而相使，建功实奇。万不可疑药剂之大而少减其品味，使废人不得为全人也。

此症用芪术防桂汤亦可。

白术四两，黄芪二两，防已一钱，肉桂一钱。

水煎服。十剂轻，二十剂愈。

人有跌打闪挫，以至腰折不能起床，状似伛偻者，人以为此腰痛也，而不可作腰痛治。然腰已折矣，其痛自甚，何可不作腰痛治哉？或谓腰折而使之接续，其中必有瘀血在内，宜于补肾补血之中而少加逐瘀治血之药，似未可止补其肾也，而不知不然。夫肾有补而无泻，加逐瘀之味，必转伤肾脏矣。折腰之痛，内伤肾脏而非外伤阴血，活血之药不能入于肾之中，皆不可用，而必须独补肾也。惟是补肾之剂，小用不能成功耳。方用续腰汤。

熟地一斤，白术半斤。

水大碗数碗，煎服。一连数剂，而腰如旧矣。

夫熟地原能接骨，不止补肾之功，白术善通腰脐之气，气通则接续更易，但必须多用为神耳。使加入大黄、白芍、桃仁、红花之药，则反败事，若恐其腰痛而加杜仲、破故纸、胡桃等品，转不能收功矣。

人有露宿于星月之下，感犯寒湿之气，腰痛不能转侧，人以为血凝于少阳胆经也，谁知是邪入于骨髓之内乎！夫腰乃肾堂至阴之宫也，霜露寒湿之气，乃至阴之邪也，以至阴之邪而入至阴之络，故搐急而作痛。惟是至阴之邪易入而难散，盖肾宜补而不宜泻，散至阴之邪，必泻至阴之真矣。然而得其法，亦正无难也。方用转腰汤。

白术一两，杜仲五钱，巴戟天五钱，防已五分，肉桂一钱，苍术三钱，羌活五分，桃仁五粒。

水煎服。一剂而痛轻，再剂而痛止也。

此方以白术为君者，利湿而又通其腰脐之气，得杜仲之相佐，则攻中有补，而肾气无亏，且益之巴戟、肉桂以祛其寒，苍术、防已以消其水，更得羌活、桃仁逐其瘀而行其滞，虽泻肾而实补肾也。至阴之邪既去而至阴之真无伤，故能止痛如神耳。

此病用术桂防豨汤亦佳。

白术一两，肉桂三钱，防已一钱，豨莶草五钱。

水煎服。十剂见效。（《临证医案伤寒辨证录》）

○郝允治殿丞姚程，腰脊痛，不可俯仰。郝曰：谷，浊气也，当食发怒，四肢受病，传于大小络中，痛而无伤。法不当用药，以药攻之则益痛。须一年能偃仰，二年能坐，三年则愈矣。果然。

东垣治一人，露宿寒湿之地，腰痛不能转侧，胁搐急，作痛月余。《腰痛论》云：皆足太阳（膀胱）、足少阴（肾）血络有凝血作痛，间有一二症，属少阳胆经外络脉病，皆去血络之凝乃愈。经云：冬三月禁针，只宜服药通其经络，破血络中败血，以汉防已、防风各三分，炒曲、独活（胆）各五分，川芎、柴胡（胆）、肉桂（肾）、当归、炙草、苍术各一钱，羌活（膀胱）钱半，桃仁五粒，作一服，酒煎服愈。（配方精妙，后学当触类而长之。）

韩悉治一人，患腰疼痛，以胡桃仁，佐破故纸，用盐水糊丸，服之愈。

丹溪治徐质夫，年六十余，因坠马腰疼，不可转侧，六脉散大，重取则弦小而长，稍坚。朱以为恶血虽有，未可驱逐，且以补接为先。遂令煎苏木、人参、黄芪、川芎、当归、陈皮、甘草。服至半月后，散大渐敛，食亦进，遂与熟大黄汤，调下自然铜等药，一月而安。

王绍颜《信效方》云：顷年，得腰膝痛不可忍，医以肾风，攻刺诸药不效。见传相方有此验，立制一剂，神效。方以海桐皮二两，牛膝一两，羌活、地骨皮、五加皮、薏苡仁各一两，甘草五钱，生地十两，右净洗，焙干，细锉，生地黄以芦刀子切，用绵一两，都包裹入无灰酒二斗浸，冬二七日，夏七日，候熟，空心饮一杯，或控干焙末，蜜丸亦可。

戊戌秋，淮南大水，城下浸灌者连月。王忽脏腑不调，腹中如水吼，数日，调治得愈。自此腰痛不可屈折。虽沐亦相妨，遍药不效。凡三月，此必水气阴盛，

肾经感此而得，乃灸肾俞，三七壮，服鹿茸丸而愈。《医学纲目》(《名医类案》)

○陶弘景曰：相传有人患腰脚弱，往栗树下食数升，便能起行。此是补肾之义，然应生啖，若服饵则宜蒸曝之。按：苏子由诗曰：老去自添腰脚病，山翁服栗旧传方，客来为说晨与晚，三咽徐收白玉浆，此深得食栗之诀也。《本草纲目》。

窦材治一老人，腰脚痛不能行步。令灸关元三百壮，更服金液丹，强健如前。(琇按：窦氏之法，惟沉寒痼冷者宜之。有此痼疾，即有此蛮治，亦未可尽废。时误用则受祸最最烈矣。)

张仲文传神仙灸法：疗腰重痛不可转侧，起坐艰难及冷痹脚筋牵急，不可屈伸。灸曲瞅两纹头，左右脚四处，各三壮。每灸一脚，二火齐下，艾炷才烧至肉，初觉痛，便用二人两边齐吹至火灭。午时著灸，至人定以来，脏腑自动一二行，或转动如雷声，其疾立愈。此法神效，卒不可量也。《纲目》。

张子和治赵进道病腰痛，岁余不除。诊其两手脉沉实有加。以通经散下五七行，次以杜仲去粗皮，细切炒断丝为细末，每服三钱。猪腰子一枚，薄批五七片，先以椒姜淹去腥水，掺药在内，裹以荷叶，外以湿纸数重封，以文武火烧熟，临卧细嚼，温酒送下。每旦以无比山药丸一服，遂数日而愈。(琇按：此子和用补药法也，其精切简当，视后世之用补者，何如？)

一人六十余，病腰尻脊胯俱痛，数载不愈，昼静夜躁，大痛往来。痛作必令人以手捶击，至五更鸡鸣则渐减，向曙则痛止。左右及病者皆作鬼神阴遣，百方祷祝无验。淹延岁月，肉瘦皮枯，饮食减少，暴怒日增，惟候一死。张诊其两手脉沉滞坚劲，力如张缰。谓之曰：病虽瘦，难于食，然腰尻脊胯皆痛者，必大便坚燥。其左右曰：有五七日，或八九日见燥粪一块，如小弹丸，结硬不可言。曾令人剜取之，僵下一两块，浑身躁痒，皮肤皱揭，枯涩如麸片。既得病之虚实，随用大承气汤以姜枣煎之，加牵牛头末二钱。不敢言是泻剂，盖病者闻暖则悦，闻寒则惧，说补则从，说泻则逆，此弊非一日也。(雄按：可谓洞明世事，练达人情，而况一齐人傅之，众楚人咻之乎。)及煎服使稍热咽之，从少累多，累至三日，天且晚，脏腑下泄四五行，约半盆。以灯视之。皆燥粪痹块，及瘀血杂脏秽不可近。须臾痛减九分，昏睡如常人。至明日将夕，始觉饥而索粥，温良与之，又困睡一二日，其病尽去。次令饮食调养，日服导饮丸、甘露散，滑利便溺之药，四十余日乃复。盖虚结与闭，虽久犹可解而决去。腰脊胯痛者，足太阳经之所过也。《难经》曰：诸痛为实。又痛随利减，不利则痛何由去？故凡燥症皆三阳病也。病者既痊，寿乃八十岁。

卫德新因之析津，冬月饮寒冒冷，病腰常直不能屈伸，两足沉重，难于行步，途中以床舁。程程问医，皆云肾虚。用苁蓉、巴戟、附子、鹿茸，大便反秘，潮热上周，将经岁矣。乃乞拯，张曰：此十日之效耳。卫曰：一月亦非迟。张曰：足太阳经血多，病则腰似折，腘如结，腨如裂，太阳所致，为屈伸不利。况腰者，肾之府也，身之大关节。今既强直而不利，宜咸以软之，顿服则和柔矣。《难经》曰：强力入房，则肾伤而髓枯。枯则高骨乃坏而不用。与此正同。今君之症，太阳为寒所遏，血坠下滞腰间也。(原缺五字。)必有积血非肾虚也。节次以药之，下可数百行，去血一二斗，次以九曲玲珑灶蒸之，汗出三五次而愈。初蒸时至五日。问曰：腹中鸣否？曰：未也。至六日觉鸣，七日而起，已能揖人。张曰：病有热者勿蒸，蒸则损人目也。

饶之城中某病肾虚腰痛。沙随先生以其尊人所传宋谊叔方，用杜仲酒浸透炙干，捣罗为末，无灰酒调下。如方制之，三服而愈。《搓庵小乘》。

龚子才治一人跌后腰痛，用定痛等药不效。气血日衰，面耳黧色。龚曰：腰为肾之腑，虽曰闪伤，实肾经虚弱所致也。遂用杜仲、补骨脂、五味子、山楂、苁蓉、山药空心服。又以六君、当归、白术、神曲各二钱食远服。不月而瘥。

张路玉曾治沈云步媳，常有腰痛带下之疾，或时劳动，则日晡便有微热。诊其两尺皆弦，而右寸关虚，虚濡少力。此手足太阴气衰，敷化之令不及也。合用异功散加当归、丹皮补胃中营气，兼杜仲以壮关节，泽泻以利州都，则腰痛带下，受其益矣。

江苏总藩张公严冬腰腹重痛，甲夜延诊，候脉得沉，沉滑而缺。遂与导痰兼五苓之制，一剂而腹痛止，三啜而腰胯驰纵自如。未尝用腰痛之药。(沉为热在里，滑为痰，故消导分利，而愈。)

卢不远治陈孟抒父，六月中受寒，尚淹淹未甚也。至次年一月，忽小腹与腰急痛，即令人紧挽外肾，稍松便欲死。与羌活、黄柏，茯苓、肉桂等剂，令刮委中，痛止两足软。至五月天热，身发紫癜，有汗至足乃愈。此乃肠腑病也。《经》曰：小肠病者，腰脊控睾而痛。以羌活人太阳小肠，故痛随愈。其足软未瘳者，原以寒邪郁火，故需夏时，则火力全而血脉之邪始去。所以瘢出足汗，百骸畅美，寒净而火遂融通也。

吴孚先治尹瑞之腰痛异常，从目内眦进药而愈。或问之，曰：是乃睛明穴也，在目内眦红肉中，其脉行足太阳经于腰背，下应足少阴通于心腹。腰背之痛，从睛明进药，良有奇验。古来神圣，有从耳进药者，病愈而耳聋，针之则愈矣。

张三锡治一人瘦弱，性复嗜酒，致腰及两胫痛不可忍，作肾虚治不应。诊之左脉濡细而数，乃血虚受热也。遂以四物汤加生地、知、柏、牛膝、肉桂少许，二剂知，十剂已。

一人因太劳又过饮酒，致湿热乘入，客于经络，腰痛夜更甚，不得俯仰，脉濡而弱。先与拈痛去参、术，二剂稍愈。遂改用四物汤加杜仲、牛膝、独活、肉桂，顿瘳。

一人脉症同上，服拈痛渐减。一人改用附、桂，遂攻出一痈，出脓大补始消。

一人肥盛而肢节痛，腰更甚，脉沉濡而滑。知湿痰也，与二陈汤加南星、二术、二活、秦艽、防风、十剂愈。

一人因坠马后腰痛不止，日轻夜重，瘀血谛矣。与四物去地黄，加肉桂、桃仁泥、苏木，四服大便下黑而痊。

王叔权曰：舍弟腰疼，出入甚艰。余用火针，微微频刺肾俞，则行履如故。初不灸也，屡有人腰背伛偻，来觅点灸。予意其是筋病使然，为点阳陵泉，令归灸即愈。筋会阳陵泉也。然则腰疼，又不可专泥肾俞，不灸其他穴也。

陈三农治一士，精神倦怠，腰膝异痛不可忍。或谓肾主腰膝，乃用桂、附之剂，延两月，觉四肢痿软，腰膝寒冷，遂恣服热药，了无疑惧。诊伏于下，及重按之振指有力。此阳盛格阴，乃火热过极，反见胜己之化。以黄柏三钱，胆草二钱，芩、连、栀子各一钱五分，加生姜七片，为之向导，乘热顿饮，移时便觉腰间畅快，三剂而痛若失。

一人体厚，腰间常冷，与肾著汤加星、半夏、术，三服痊愈。

朱鹤山老年久患腰痛，用茯苓三钱，枸杞三钱，生地二钱，麦冬五钱，人参二钱，陈皮三钱，白术三钱，河水二盅，煎八分，日服一剂，强健再生子，八十未艾。《广笔记》。

缪仲淳治钱晋吾文学腰痛甚，诊之，气郁兼有瘀血停滞，投以牛膝五钱，当归二钱五分，炙甘草一钱，苏梗一钱，五加皮三钱，橘红二钱，制香附二钱，续断二钱，水二盅煎八分，饥时加童便一大杯服，二剂痊愈。同上

缪之外祖李思塘，少年患腰痛，至不能坐立。诸医以补肾药疗之不效。朱远斋者湖明医也，用润字号丸药下之，去黑粪数升。盖湿痰乘虚流入肾中作苦，痰去方以补药滋肾，不逾月起。惜其方传者不真。同上。

李学虬曰：先安人因女亡，忽患腰痛，转侧艰苦，至不能张口授食。投以鹿角胶不愈。以湿痰疗之，亦不效。遍走使延仲淳，曰：此非肾虚也，如肾虚不能至今日矣。用白芍药、制香附各三钱，橘红、白芷、肉桂各二钱、炙草一钱，乳香、没药各七分半，灯心同研细，卧服下之。一剂腰脱然，觉遍体疼。仲淳曰：愈矣。再煎滓服立起。予骇问故。仲淳曰：此在《素问》，木郁则达之。顾诸君不识耳。《广笔记》。

薛治一男子年四十余患腰痛，服流气饮、寄生汤不应，热手熨之少可。盖脉沉弦，肾虚所致，以补肾丸愈之。

张景岳治薰翁年六旬，资禀素壮，因嗜火酒，致湿热聚于太阳（膀胱），忽病腰痛不可忍，至求自尽。诊六脉，皆甚洪滑，且小水不通，而膀胱胀急。遂以大分清饮，倍加黄柏、龙胆草，一剂小便顿行，腰痛如失。

钱国宾治榆林张参戎，体厚力大，素善骑射，壮时纵欲，水败火亏，腰胯如折。其脉寸关浮大，两尺若有若无，不可以揖，非人扶不起已三年，筋骨皆冷。以六味丸加河车膏、龟鹿胶、参、归、桂、附，补其真元肾命，年余方能步。又五年卒。

魏玉横曰：陆茂才父：年七十，素有肝病，偶于春分日玉皇山顶烧香，玉皇之高，为湖上众山之最，晨而往，晡而归，足力可云健矣。至夜忽腰大痛，不可转侧。或以为劳伤兼感冒，宜先表散，与羌活、秦艽等一剂，痛益剧。脉之弦硬，三五不调，二便俱秘，面黯囊缩，日夜不得眠。曰：此肝肾大伤，疏泄太过，症濒危矣，岂可再投风药。以养青汤加牛膝、当归，痛略减。

二便仍秘，且呕恶发呃，此地气不得下行，而反上攻也。前方重用熟地，外以田螺、独蒜，捣烂敷脐下，二便既行；呕呃遂止。痛忽移入少腹控引睾丸，前方杞子至二两，再入白芍、甘草，数剂渐瘥。乃畏药停数日，觉复甚，又与数剂而安。

裴兆期治一人腰痛，用杜仲、山萸、当归、续断之类，久而弥甚，就质于裴。裴细审之，其人饮食减少，时发恶心呕吐，乃胃中湿痰之候也。且其痛卧重而行轻，每卧欲起，则腰胯重坠不能转侧，必将身徐徐摆动，始克强起而行。迨行久反渐觉舒和。此盖湿痰乘气静而陷于腰胯之间，故作痛，乘气动而流散于腰胯之外故渐舒和。若肾虚则卧而逸，痛必当轻，行而劳，痛必当重。何以如是之相反耶。初与小胃丹五十粒，连下宿水四五行。继以二陈汤去甘草加苍术、泽泻、砂仁，三剂痛顿减。随与苍术为君之大补脾丸，服末旬余，痛即如失。（《续名医类案》）

痹证诸痛

陈莲舫医案

○腰胁及臀，皆为疼痛，脉细弦。治以疏和。

金沸草，香独活，白归须，五加皮，木防已，猩绛屑，宣木瓜，新会皮，川郁金，佛手柑，白茯苓，丝瓜络。（《陈莲舫医案秘钞》）

叶桂医案

○陈，久痛必入络，气血不行，发黄，非疸也。（血络瘀痹）

旋覆花，新绛，青葱，炒桃仁，当归尾。

○庞，四八，络虚则痛。有年色脉衰夺，原非香蔻劫散可效。医不明治络之法，则愈治愈穷矣。

炒桃仁，青葱管，桂枝，生鹿角，归尾。

此旋覆花汤之变制也。去覆花之咸降，加鹿角之上升，方中惟有葱管通下，余俱辛散横行，则络中无处不到矣。

又，辛润通络，病愈廿日。因劳再发，至于上吐下闭，是关格难治矣。且痛势复来，姑与通阳。阿魏丸四钱，分四服。

○李，四六，积伤入络，气血皆瘀，则流行失司，所谓痛则不通也。久病当以缓攻，不致重损。

桃仁，归须，降香末，小茴，穿山甲，白蒺藜，片姜黄，煨木香。

韭白汁法丸。

○杨，三一，由周身筋痛，绕至腹中，遂不食不便。病久入络，不易除根。

归身，川桂枝，茯苓，柏子仁，远志，青葱管。

○章，痛乃宿病，当治病发之由。今痹塞胀闷，食入不安，得频吐之余，疹形朗发。是陈腐积气胶结，因吐，经气宣通。仿仲景胸中懊侬例，用栀子豉汤主之。

又，胸中稍舒，腰腹如束，气隧有欲通之象，而血络仍然锢结。就形体畏寒怯冷，乃营卫之气失司，非阳微恶寒之比。议用宣络之法。

归须，降香，青葱管，郁金，新绛，柏子仁。

○黄，痛则气乱发热，头不痛，不渴饮，脉不浮。非外感也。暂用金铃散一剂。

金铃子，炒延胡，炒桃仁，桂圆。

又，痛而重按少缓，是为络虚一则气逆紊乱，但辛香破气忌进。宗仲景肝着之病，用《金匮》旋覆花汤法。

旋覆花，新绛，青葱管，桃仁，柏子霜，归尾。

○汪妪，脉小涩，久因悒郁，脘痛引及背胁。病入血络，经年延绵，更兼茹素数载，阳明虚馁，肩臂不举。仓卒难于奏效，是缓调为宜。议通血络润补，勿投燥热劫液。

归须，柏子仁，桂枝木，桃仁，生鹿角，片姜黄。

○朱，头巅至足，麻木刺痛，热炽。阴分伏热，滋肾丸。

○张，初受寒湿，久则化热，深入阴分，必暮夜痛甚。医用和血驱风，焉能直入阴分？议东垣滋肾丸，搜其深藏伏邪。

肉桂八钱，黄柏四两，知母四两。

俱盐水炒，水泛丸。

○王，脉数而细，忽痛必热肿，且痛来迅速。思，五行六气之流行，最速莫如火风。高年脂液久耗，人身之气，必左升右降。相火寄于肝，龙火起于肾，并从阴发越。本乎根蒂先亏，内乏藏纳之职司矣。每日服东垣滋肾丸三钱，秋石汤送，以泻阴中伏热。

○许，二一，痛为脉络中气血不和，医当分经别络。肝肾下病，必留连及奇经八脉，不知此旨，宜乎无功。（肝肾奇经脉络不和）

鹿角霜，桑寄生，杞子，当归，沙苑，白薇，川石斛，生杜仲。

○范，病后精采未复，多言伤气，行走动筋，谓之劳复。当与甘温，和养气血。下焦痛，肝肾素虚也。（肝肾虚下焦痛）

人参，小茴香（拌炒当归），沙苑，蒺藜，茯神，炒杞子，菊花炭。

○经云："诸痛痒疮，皆属于心"。夫心主君火，自当从热而论。然此乃但言疮耳。若疡科之或痈或疽，则有阴有阳！不可但执热而论矣。又如《举痛论》中所言十四条，惟热留小肠一条。则主乎热，余皆主平寒客。故诸痛之症，大凡因于寒者，十之七八，因于热者，不过十之二三而已。如欲辨其寒热，但审其痛处，或喜寒恶热，或喜热恶寒，斯可得其情矣。至于气血虚实之治，古人总以一"通"字立法，已属尽善。此"通"字，勿误认为攻下通利讲解，所谓通其气血，则不痛是也。然必辨其在气分与血分之殊。在气分者，但行其气，不必病轻药重，攻动其血；在血分者，则必兼乎气治，所谓气行则血随之是也。若症之实者，气滞血凝，通其气而散其血则愈；症之虚者，气馁不能充运，血衰不能滋荣，治当养气补血，而兼寓通于补。此乃概言其大纲耳。若夫诸痛之症，头绪甚繁，内因七情之伤，必先脏腑而后迭于肌躯；外因六气之感，必先肌躯而后入于脏腑。此必然之理也。在内者考内景图，在外者观经络图。其十二经游行之部位：手之三阴，从脏走手，手之三阳，从手走头；足之三阳，从头走足；足之三阴，从足走腹。凡调治立方，必加引经之药，或再佐以外治之法，如针灸、砭刺，或敷贴、熨洗，或按摩、导引，则尤易奏功。此外更有跌打闪挫，阴疽内痈，积聚癥瘕，蛔蛲疝痹，痧胀申恶诸痛，须辨明证端，不可混治。今观各门痛证诸案，良法尽多，难以概叙。若撮其大旨，则补泻寒温，惟用辛润宣通，不用酸寒敛涩以留邪。此已切中病情，然其独得之奇，尤在乎治络一法。盖久痛必人于络，络中气血，虚实寒热，稍有留邪，皆能致痛。此乃古人所未及详言，而先生独能剖析明辨者。以此垂训后人，真不愧为一代之明医矣（华德元）。（《临证指南医案》）

血　证 ➤➤➤

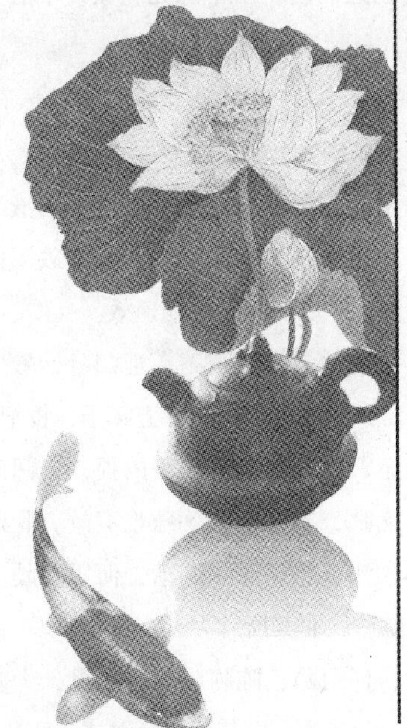

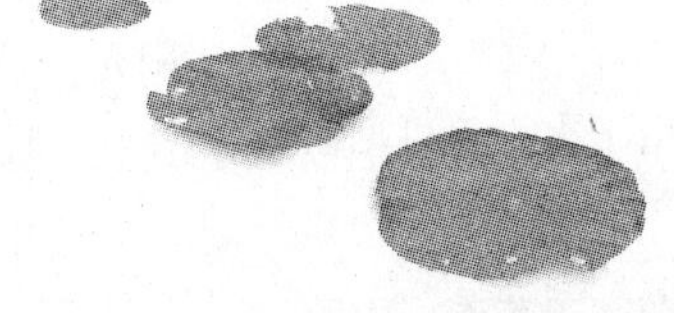

血 证

齐秉慧医案

○曾治西席达夫樊孝廉，向有血证，来家馆复作，人事倦怠，饮食少进，面青唇黑。余曰：先生贵恙乃心、肝、肾、脾四经俱属亏损，先与逍遥散一服，吞左金丸三十粒以疏肝和脾，而神气清爽。再与补中益气汤加麦冬、北味、茯神、远志、怀山、熟地以滋化源，摄血归经，兼服龟鹿地黄丸一料，壮水生血而愈。明年赴京，至今不发。

又治其弟廪生三锡，亦余西宾也，同患血证，亦用前法，调理而愈。次年体偏枯，右手足不遂，乃与独活寄生汤二十剂，补中汤加红花三分、黄柏三分，史国公药酒四十斤，汤药二十剂而痊愈。药酒方多，试之神验者惟此。（《齐氏医案》）

蒋宝素医案

○肾虚水不济火，又不涵木，火载血上，木击金鸣。脉来弦数少神，不致气喘、喉疼为妙。法当壮水之主，加以介潜之意。

大熟地，怀山药，青蒿梗，云茯苓，粉丹皮，地骨皮，百部，酥炙龟甲，醋炙鳖甲。

天地无逆流之水，从乎气也。人身无倒行之血，由于火也。然气火有余，乃真阴不足。苦寒虽效，究非常服之方。血虽阴类，运之者，其和阳乎。

大熟地，当归身，大白芍，丹参，三七，茜草根，桃仁，藕汁，童便。

逆流之水，从乎气。倒行之血，由于火。不可见血投凉，当以甘温壮水之主。

大生地，粉丹皮，福泽泻，怀山药，云茯苓，山萸肉，当归身，大白芍，丹参，藕节，童便。

甘温壮水之主，已获效机。再以十剂为末。水叠丸。早晚各服三钱，滚水下。

气有余便是火。火载血上，屡发甚涌。木叩金鸣为咳，津液凝结为痰。营卫乖分，往来寒热，六脉细数无神。二阳之病发心脾已著。有风消、息贲之变。

大生地，北沙参，大麦冬，当归身，大白芍，田三七，粉丹皮，黑山栀，童子小便。

失血后，咳不止，痰不豁，夜甚于昼，饮食少进，虚火时升，肾水不足以涵肝济火，金为火烁，又为木击，虚劳渐著。有气喘喉疼之变。法当甘温。壮水之主，辅以介屑潜阳之品，以资金水二脏之源，冀其肾升肺降为妙。

九制熟地，怀山药，白茯苓，酥炙龟甲粉，丹皮，大麦冬，醋炙鳖甲，百部，天门冬。

肺无因不咳。络不伤，血不出。曾经风热伤肺，继以烦劳伤心，思虑伤脾，抑郁伤肝，五志火迫血妄行。出诸口鼻，势如涌泉，入水不浮不沉，显是从肝脾而来，假肺胃之道而出。所幸脉无芤象，不必见血投凉。盖血为阴类，融运必借阳和之气。

大熟地，人参，当归身，冬白术，云茯苓，炙甘草，茜草根，血余炭，童子小便。

脉体六阳，先天本厚。神思过用，阴液潜消，无以涵木济火，木击金鸣，火载血上。阴不敛阳则不寐，虚里穴动为怔忡，病历有年，难期速效。

大生地，北沙参，云茯苓，当归身，酸枣仁，柏子仁，白芍药，大麦冬，天门冬，五味子，枇杷叶。

去夏失血，肺肾两伤。阴络内损，云门碎痛，阳桥脉盛，竟夕无眠，脉象虚弦，殊难奏效。壮水之主以镇阳光，是其大法。仍请原手调治，何用多歧。现在火令司权，远来就诊，非其所宜。

大生地，怀山药，陈阿胶，白知母，大麦冬，当归身，北沙参，五味子，白芍药，净银花，新荷蒂。

肾不涵肝，血失潜藏，水不济火，火载血上，肺热不能下荫于肾，肾虚子盗肺母之气，上下交损，过中不治。相火内寄于肝，君火动，相火随之。心有所思，意有所注，梦泄之病见矣。有情之血受伤，培以无情草木，声势必难相应。宜速屏除尘绊，一切皆空，方克有济。

大生地，粉丹皮，建泽泻，怀山药，云茯苓，当归身，大白芍，煅牡蛎，蛤粉炒阿胶，黄郁金，血余炭，藕节。

思为脾志，心主藏神。神思过用，病所由生。心为君主之官，脾司谏议之职。二经受病，五内乖分。肾虚水不涵木，又不济火，火载血上。土为木克，饮食减少。肝血少藏，忽忽善怒，心肾不交，心烦虑乱，夜或不寐。失位之血，远来则紫，后吐色红，近血又渐淡。与痰合而为一者，血迫近而未及化也。痰血本为同类，脏气盛则痰即化血，脏气衰则血即化痰。如乱世盗贼，即治世良民。舌上白苔，丹田有热，非积食可比。足得血而能步，血少故难行。荣弱心虚则口难言，牛属坤土，主治中央，最宜服食。土不制水，水溢高原，涎吐不禁，清气在下则生飧泄。病势弥留，脉来细涩，殊属可虑。昔黄帝问于岐伯曰：形弊血尽而功不立者，神不使也。精神不进，志意不治，精坏神去，荣卫不可复收何者，嗜欲无穷，而忧患不止。诚能内无眷慕之累，外无绅宦之形，以恬愉为务，以自得为功，从欲快志于虚无之守，何恙不已。

大熟地，人参，云茯苓，冬白术，当归身，绵州黄芪，酸枣仁，远志肉，柏子仁，白芍药。

血富于冲，所在皆是赖络脉以通调。络伤血随咳上，鲜瘀不一，其来甚涌，六脉弦数少神。素昔性情多怒，胸次窒塞。尚有停瘀，未宜骤补。王肯堂治血症，必先荡涤，然后培补。今宗其法。

当归尾，桃仁泥，赤芍药，田三七，黑山栀，茜草根，制军，油足肉桂，抚糖炒山楂，怀牛膝，藕节，童子小便。

脉来滑数少神，水弱肝虚，三阴不足，兼有湿热，液化为痰。痰也，血也，液也，三者同归一体。肾司五液，入脾为涎，自入为唾。涎唾不禁，痰间血点，从上腭而来，如铜壶滴漏。乃心脾之火，挟湿热上蒸巅顶，髓海之气不能调摄。六味、三才加减主之。

大生地，粉丹皮，建泽泻，怀山药，云茯苓，淡天冬，北沙参，生甘草，辛荑，细滑石，薄荷，活水芦根。

失血后，停瘀未尽，与湿痰互结于中，酿成腥臭之气，从咽喉而来，并无咳嗽，非肺痈可比。法当和脾胃以潜消，资化源而融化。

东洋参，绵州黄芪，冬白术，炙甘草，制半夏，陈橘皮，酸枣仁，远志肉，当归身，白茯苓，广木香，龙眼肉，生姜，大枣。

气火不两立，血热则妄行。出络之血宜清，新生之血宜固。爰以补阴益气，帅血归经，参入苦坚之品。

大熟地，人参，炙甘草，怀山药，当归身，陈橘皮，绿升麻，银柴胡，川黄连，川黄柏，乌梅肉。

人皮应天，无所不包。破则血溢，内膜亦复宜然。血症名目太多，徒资惑乱，当以内衄、外衄为例，如吐、咯、呕、唾、嗽、咳、溲、便、淋、痔、薄厥等血为内衄，齿、鼻、目、耳、舌、汗等血为外衄。五脏俞穴衄为重，六腑俞穴衄为轻。咳血虽少，难治。属肺脏。呕血虽多，易已，属胃腑。举一可知十。内衄逆于肉理，则生痈疽，故血症死生、轻重与痈疽部位同。现在左颊黑痣忽破，血如箭发，前阴根与肾囊连处亦破，血如泉涌，或名血箭，衄出于六腑无虑。《医话》念一散主之。

广西思州田三七，水磨如粉，晒干备用。并能统治内外诸衄。外敷醋调，内服酒下。谅人老少、强弱，病之轻重、新旧，一钱至三五钱不等。（《问斋医案》）

张千里医案

○石门颜，自幼阳弱腠疏，易感善咳。去秋至今，咳嗽不止，遂致失血屡发。血症初起，原为惊悸忧郁而来，至于咳久，则阳络勃动，所以仲冬及仲秋两次所吐较多也。血屡去则阴亦虚。身热晡盛，口燥咽痛。侧左则胁痛，侧右则气逆，此肝升太过，肺降不及，自然之理也。凡失血家最忌咳，况咳久至半年有余耶，今脉象芤虚弦迟，尚无燥扰动数之弊。然气血两虚已有明证，惟宜耐心却虑，善自调养，期其缓缓热退嗽止，不致延成损怯为幸。

西洋参一钱五分，丹皮一钱五分，杏仁二钱，川贝二钱，炙草四分，驴皮胶二钱，地骨皮一钱五分，米仁三钱，冬瓜子三钱，茅根五钱，枇杷叶两片，鲜生地四钱（蜜炙），紫菀一钱五分。

○杭州周，嗜酒之体，大便必溏，本无足虑，过投辛燥热药动营壅腑，以致鼻血，腹胀。因胀又进肾气丸，百日腹笥未敛，咳嗽反作，失血失音，脉象弦数，气血乖违，大失冲和矣。

鲜生地四钱，茜草根二钱，蒸玄参一钱五分，川百合四钱，川贝母二钱，杏仁二钱，盐水泡橘红一钱五分，驴皮胶二钱，甘草四分，茅根八钱，藕节两枚。

○平望吴，素有咳嗽失血，发作无时。去冬至今已逾两旬，痰清兼呕，时或带血，左眦赤，两额痛，不饥不食，食即呕逆，脉弦搏，肝阳郁勃，化风化火，挠金侮土，急宜清息。

羚羊角二钱，广郁金一钱五分，杏仁二钱，白蒺藜（炒）二钱，炒山栀一钱五分，九孔石决明（盐水，煅）三钱，川贝二钱，竹茹（姜汁炒）一钱，粉丹皮一钱五分，杭黄菊一钱五分，蛤壳三钱，霜桑叶一钱五分。

光按：既有咳呕，则此种脉症当用清镇，如旋覆、代赭等似不可少。

○盛泽赵，去夏疟后用力劳伤肝胆之络，络血上溢，因形瘦色苍，居平常有头晕，体本阴虚火盛，故肝胆易动。若是，今交初秋屡此复发，愈吐愈多，浓厚重著。将吐之时，必先脘下气聚有形上冲。干咳，头额觉胀，迨至血止气降，则嗳而矢气，显属肝胆郁勃之火，过升无制，扰动阳络之血，遂沸腾而出也。膈中作痒，大便干艰，气逆不敢平卧，脉象六部皆弦，木火内燃，有升无降，此时自当以平逆镇肝降气安络为要，毋使狂澜不靖，致成虚损。

旋覆花一钱五分，九孔石决明三钱，怀牛膝一钱五分，驴皮胶二钱，沉香三分，酒炒白芍一钱五分，郁金一钱五分，小川连三分，参三七一钱，穞豆衣三钱，胡麻三钱，荷叶一角。

光按：此方之沉香，不如易代赭为更稳妥。

又：血止后诸恙已乎，惟脘有瘀痞，气逆辄咳，便溏不畅，舌鲜口燥，脉象虚弦。肝胃血虚而气易逆也，宜柔剂通养。

西洋参一钱五分，驴皮胶二钱，蛤壳三钱，川贝母一钱五分，橘皮一钱五分，大生地三钱，白芍一钱五分，胡麻三钱，云苓二钱，九孔石决明（盐水，煅）三钱。

○安吉潘，去夏少寐，多饮酒，热引动心胃之火，以致阳络血溢，秋冬屡发，愈发愈多，胃络既空，饮食水谷之精微不能游溢，精气留酿，痰浊阻遏升降冲和之气，脉濡如弦。弦为饮，濡为气虚而失所附而也。时当初夏，宜和阳治饮为先，偏寒偏热皆非治法。

潞党参二钱，茯苓二钱，琥珀屑一钱，竹茹七分，制半夏一钱五分，陈皮一钱五分，穞豆衣三钱，莲子十粒，麦门冬一钱五分，蛤壳三钱，枣仁二钱。

光按：案语则一线穿成，立方则丝丝入扣。

○乎望张，失血起于前年，原属因伤动络。去冬复发较多，今夏五月初，咳嗽痰少。至秋初寒热似疟，是先受湿而后受暑。暑湿之邪纠缠至四阅月之久，自然络气不免震动，而血复涌溢也。今身热、舌黄、胸闷、便溏、喉痒、时咳、右胁之痛虽止，而脉象弦数，左甚于右，显属湿邪由气分伤及血分，肺胃失降，则肝阳易升也。宜急为通络化瘀，以清火邪，俟血止后，再商止嗽要法。

米仁三钱，小川连三分，鲜生地四钱，茅根五钱，杏仁二钱，郁金一钱五分，川贝母二钱，芦根八寸，冬瓜子三钱，茜草根一钱，藕节三个。

又：血止后，咳势亦稀，稍觉喉痒则咳作，而痰甚凝，夜寐安适，胃气亦和，惟潮热蒸蒸，面黄，舌黄，溺色浑浊，脉右三部虚涩和静，左三部数象亦已退，小弦未尽调畅，究属肝郁不调，挟内蕴之湿蒸为热，上熏则食少而咳逆也。此时咯血已将安静，可无翻覆涌越之虞，但咳嗽已经四月之久，必须通腑清湿，调肝肃肺，务期渐渐热退咳减为要。

苡仁三钱，杏仁二钱，小川连三分，橘皮一钱五分，川贝母二钱，茯苓三钱，炒山栀一钱五分，桑叶一钱五分，鲜生地四钱，丹皮一钱五分，飞滑石三钱，芦根八寸。

又：投甘凉淡渗苦降之剂，以清养肺胃厥阴之气，以渗湿化热。已二旬余，虽热减、食增、咳稀、寐安，然舌苔后半犹有凝黄，小溲犹带黄色，阴囊甚至湿痒淋漓，频转矢气，蒸蒸凝热，易以汗泄，足见其湿热之郁蒸于肺胃者，非伊朝夕矣。今脉得左部迟濡，右关尺同，惟右寸尚见濡滑。晨刻痰咳尚较多且厚，喉痒，宜滋润肺胃三焦，以理气化存津气，务使湿热痰浊渐就清澈，则胃纳充而体气复。阳虚湿胜之体，不可遽进呆补。

西洋参一钱五分，橘红一钱五分，泽泻一钱五分，丹皮一钱五分，芦根八寸，川贝母三钱，茯苓二钱，甜杏仁二钱，炒山栀一钱五分，枇杷叶两片，金石斛三钱，米仁三钱，鲜生地三钱，驴皮胶二钱。

光按：舌黄溲黄，阴囊湿痒，则下焦之湿热正复不少，用药仍宜兼顾。

○西鸡河沈，酒客，吐血每发必多，已经数年，血去既多，自然疲惫。今秋以来渐增咳逆，入夜着枕即咳，是胃脉上逆而阳不恋阴也。脉右细促数，左细弦数，论症颇非轻浅矣。

大熟地四钱，天门冬一钱五分，川贝母二钱，紫石英三钱，麦门冬一钱五分，驴皮胶二钱，海石粉二钱，炙甘草四分，大生地三钱，甜杏仁二钱，茯苓二钱。

光按：血后而咳，多致不治。盖血止络宁，不加咳呛，渐可复元。若咳呛不已，血络必致复裂，再呛再吐，反复无常，不死不已，此等方亦不过尽人事耳，欲[illegible]有效，诚戛戛其难矣。

○斜桥程，肺胃素有郁热，加以烟酒辛泄耗气助[illegible]，是以咳久未止，又复咯血，血虽不多，而热势夜[illegible]，脉右浮滑数，头晕舌黄。此属胃湿，因时而蒸动[illegible]。议清气络以消痰化湿除热为先。

米仁三钱，桑皮二钱，丹皮一钱五分，地骨皮一钱五分，杏仁二钱，瓜蒌二钱，川石斛三钱，通草七分，紫菀一钱五分，象贝三钱，茅根四钱，芦根八寸。

○双林穆妇，经行太早，阳明便属不充。去春咯血之后，或郁怒，或烦劳，辄易举发。今年热咳时作，于今为甚。脉弦数，舌黄而刺，咳呕，便溏，又为肝胆木火挟湿上扰肺胃。宜先清气熄热，莫作损症用补。

桑白皮（蜜炙）一钱五分，西洋参一钱五分，橘红一钱五分，炒山栀一钱五分，地骨皮一钱五分，叭甜杏二钱，莲翘二钱，黄芩一钱五分，粉丹皮一钱五分，川贝母二钱，桑叶一钱五分。

○泗安赵，失血屡发，已三四年。今夏独多，近更咳逆，痰稠带血，加以额胀、耳鸣、头晕、口渴、胸闷、溺黄，脉象芤弦，此由肝郁而致胃热、血虚而复受凝暑也。先清暑化气以理其标，徐止其咳以治其本，疏郁却虑，尤为静养之要图。

西洋参一钱五分，橘红一钱五分，丹皮一钱五分，荷叶一角，甜杏仁二钱，金石斛三钱，茜草根一钱，益元散（包）三钱，川贝母二钱，鲜生地三钱，枇杷叶两片。

○桐乡曹，吐血起于去夏，至今屡发而多，多为胃络之血，然不能左卧，咳而兼呕且有滑泄，是胃兼肝矣。今胃钝，舌白，脉右细弦、左反虚小而静，脉左静是血症之佳兆，然细弦是肝邪阴脉，今偏见于右，当是木乘中土，胃不降而肝过升，以致阳络之血上溢不止也。肝胃皆宜降，议以静药降之。

大熟地三钱，白芍一钱五分，驴皮胶二钱，川百合四钱，紫石英三钱，紫菀一钱五分，潞党参三钱，沉香三分，怀山药二钱，蕲艾一钱五分，款冬花一钱五分，童便半盏。

又：血止后咳逆未罢，仍难左卧。畏寒是阳虚胃弱，偏卧是气竭肝伤，脉微弱，神虚怯，根蒂未固，风浪难经，血之暂止不足恃，再发深为可忧，宜乘平时急为补养。

照前方去款冬、紫菀、蕲艾、沉香、童便，加蜜炙黄芪一钱五分、川贝母二钱（炙）、甘草四分。

光按：此亦不治之证。

○湖州杨颜，上年五月咯血不多，即有胁痛咳逆，迁延至今，内热脉数，咳既不止，左胁复痛，自然络血复动矣。若咳久不止，最易成损，急宜养阴滋气，先期热退胁和，然后力图咳止。

大生地三钱，白芍一钱五分，驴皮胶二钱，石决明三钱，地骨皮一钱五分，丹皮一钱五分，泽泻一钱五分，怀山药二钱，川贝母二钱，茯苓三钱，炙甘草四分。

○太湖杨，烦劳嗜酒，阳虚久矣。饮咳年余，冬夏两次失血，先伤气，后动营，病势骎骎入里。今气息短促，脉象虚数，不免有成损之虑，非息心静养何能充复。

西洋参一钱五分，杏仁二钱，款冬花一钱五分，榧子肉（冰糖炒）四粒，川贝母三钱，蛤壳三钱，炙甘草四分，驴皮胶二钱，茯苓二钱，川百合三钱。

○周渡曹，素有嗳气，原属肝郁，去冬劳冗伤肝，适当春木发动之初，咯血，左膺痛止而复作，是肝阳未靖，时冲其络。脉右虚而静，左弦而大。弦为肝阳勃动，大则为虚。宜柔静之剂育阴潜阳。

大熟地三钱，白芍一钱五分，女贞子三钱，炙草四分，驴皮胶二钱，牡蛎二钱，旱莲草二钱，藕节两枚，紫石英三钱，枣仁二钱，稆豆皮三钱。

又：去秋咯血后微咳，下发脏毒，肺火下移大肠，咳势顿止。近复吐血经旬，所去过多，寒热、盗汗、口腻、舌滑，脉芤弦虚数，阳络空洞，痰涎蒸聚，阳明虚耗极矣。急宜充养阳明，以为峻补肝肾之先导，息心静养，节劳戒怒，毋使久延成损。

潞党参二钱，陈皮一钱五分，怀山药二钱，穞豆衣三钱，大有芪一钱五分，茯苓二钱，川贝母二钱，甜杏仁二钱，大熟地三钱，丹皮一钱五分，泽泻一钱五分。

○嘉兴陈，前年冬，陡然咳嗽，吐血过多，遂致两年来咳嗽竟不肯止。内热时寒，痰多食少、舌光、口燥、肉削、神疲，脉象沉细虚数。胃肾两虚，虚则成损。若能屏弃一切，恬神静养，或尚有挽回之望，然治法先宜养胃，不可紊也。

西洋参一钱五分，杏仁二钱，生扁豆三钱，炙甘草四分，麦门冬一钱五分，川百合四钱，驴皮胶二钱，榧子肉（冰糖炒）七粒，川贝母二钱，怀山药二钱，女贞子二钱。

又：去冬咳嗽而失血，血虽不多，屡发无已，迄今仍有凝血、痰薄、头胀、消渴、汗多、时或脘腹痞胀，脉弦右甚。此胃湿内蒸肝阳上逆，因之肺不清肃络血时动，宜清肝胃以理肺，务使喘止。

西洋参一钱五分，茯苓二钱，小川连三分，丹皮一钱五分，陈皮一钱五分，杏仁二钱，白蒺藜二钱，桑叶一钱，川贝母二钱，蛤壳三钱，黄芩一钱五分，藕节两枚。

又：春间肺感，身热、咳嗽、胸痛，以致血症复发，嗣后竟似遇节必发者，肺络未为清养也。环唇赤瘰，亦属肺胃之火，病发则火内扰，故外反似退也。血症不宜屡发，宜先清上脘之照胀无虑也。

大生地三钱，旱莲草二钱，川贝母二钱，丹皮一钱五分，驴皮胶二钱，西洋参一钱五分，白蒺藜二钱，藕节两枚，女贞子三钱，金石斛三钱，炙甘草四分。

○吴江许，吐血发过两次，止后体无大异，今复发，每日碗许，已旬余不止，微寒而不大热，胸闷能食，溺黄，脉芤弦虚迟，此暑湿蒸郁、胃脉逆上、络血随溢，急宜清胃理气化邪，以和络止血为先。

犀角尖八分，白芍一钱五分，连翘二钱，茜草根二钱，益元散二钱，鲜生地三钱，丹皮一钱五分，杏仁二钱，川贝母二钱，紫菀一钱五分，藕节两枚，茅根四钱，西瓜翠衣一钱。

光按：此似阳虚证，而认为暑湿蒸郁者，其得窍在胸闷、能食、溺黄，若脉之芤弦虚迟，尚未足为凭也。

○盛泽汪，烦劳多思虑，体本阳虚，当此酷暑，不耐大气之发泄，加以暑热外逼，肝阳内动，以致胃脉逆上，阳络之血骤然涌溢，连吐三次，去血颇多且易，此属胃血为多，与向有失血微有区别。迄今半月余，咳逆渐止，夜寐尚和，其不便左卧，及头晕耳鸣等状，皆失血肝虚微有上扰耳。诊得脉虚濡而静，左手按之良久稍见弦象，舌苔滑腻，口淡，便泻忽作忽止，溺尤短数。足见血后阳明空洞，厥阴风木易动难熄，宜用血脱益气法，和胃熄肝并进。

潞党参二钱，陈皮一钱五分，炒香扁豆三钱，[illegible]仁二钱，怀山药二钱，茯苓二钱，穞豆衣二钱，莲[illegible]粒，川百合四钱，白芍一钱五分，驴皮胶二钱，藕[illegible]枚。

○胥塘陈妇，数年来咳呕曾无虚日，逢节必吐[illegible]其所以咳呕吐血者，皆属气逆之故，甚或不能平卧，[illegible]少内热，经候愆期，脉虚涩。此冲任不足，易致逆举，非仅肺胃为病，积年虚证，调复不易。

大熟地三钱，归身二钱，驴皮胶二钱，怀山药二钱，枸杞子二钱，白芍一钱五分，左牡蛎二钱，炙甘草四分，紫石英三钱，川贝二钱。

○余杭费，咳嗽三四年，时或失血，去秋以来，更加便血，溏则不多，溺浑，脉弦大，肺、胃、大肠湿热蒸郁，久而不化，阴阳之络皆伤矣。然治咳难而治血易，宜先戒酒。

西洋参二钱，杏仁二钱，炒荆芥三钱，椿根白皮三钱，川贝母二钱，茯苓二钱，炒冬术一钱五分，柿饼半枚，驴皮胶二钱，炙草四分，荷叶一角。

○杭州沈，肝阳遏郁，郁极上乘冲动大络，则右胁痞闷作痛，咯痰如胶，时或失血，得嗳气与矢气则稍快，素易梦泄。亦属肝肾之热，宜先和络化滞，以防血溢过多。

归须二钱，旋覆花一钱五分（包），川郁金一钱五分，荸荠两枚，米仁三钱，海石粉二钱，漂青黛一钱，陈海蜇二钱，蛤壳三钱，川贝母二钱，橘红一钱五分。

○临平钟，体肥，阳明偏旺，幼即患头痛兼吐痰血。近年来，酒热助胃湿火，痰浊益甚。今春来，咳嗽痰血较去秋更剧，便难，胃钝，气逆火升，脉弦滑数。

此皆阳明失降，痰火内蕴，宜通降宜清养阳，已能戒酒，可望痊愈也。

西洋参一钱五分，知母一钱五分，苏子一钱五分，鸡距子二钱，煨石膏二钱，杏仁二钱，米仁三钱，枇杷叶两片，川贝母二钱，陈皮一钱五分，茅根四钱。

○嘉善许，向有干咳气逆之症，每发必咳甚，不能平卧。向发于冬时为盛，此心火凌金之咳，既经多年，肺胃阳络受其冲击久矣。当此流火烁金之令，络血妄动，烦渴内炽，须进甘凉，所由至矣。今脉芤虚而静小。论症情尚可无碍，但肺金素虚，心火易炽，静养善调，究不可忽。

西洋参二钱，杏仁二钱，川贝母二钱，玄参一钱五分，鲜生地三钱，金石斛三钱，莲子十粒，枇杷叶两片，驴皮胶二钱，益元散三钱，藕节两枚。

○桐乡孙，秋冬咳逆少痰，匝月复。继以吐血，血后咳逆，无故反加胸次隐痛。此属阳虚痰饮，内踞久则胃络血涌。血去之后，烦劳不能静养，以致痰饮瘀血膹郁中宫。今喘咳、短气、舌黄、脉弦，凡胃脉逆上，血家大忌，论症颇非轻浅。

潞党参二钱，陈皮一钱五分，沉香三分，驴皮胶二钱，旋覆花一钱五分，茯苓二钱，炙草四分，参三七一钱，炙大有芪一钱五分，苏子一钱五分，新绛一钱。

光按：此不治之症，方却清灵可喜。

○马窑陈，痰饮为咳，起于秋季。虽经屡次失血，甚少至春又复稍来。是春木隐隐勃动，上扰阳络，故复连吐三日，血去过多，凡咳而兼呕，痰薄而稠，本属胃家。痰饮为咳，咳久则胃脉逆上，血热沸涌，所以上越过多。今虽脉象静小，而咳引胸痛，便难口燥，多梦纷纭，尚属阳明气火上壅，未能通降，犹恐络血复动。急宜清肺疏腑，以化热安络为要。

西洋参一钱五分，杏仁二钱，粉丹皮一钱五分，米仁三钱，鲜生地三钱，橘红一钱五分，参三七一钱，藕节两枚，犀角尖六分，苏子一钱五分，白芍一钱五分。

○上柏李，上年夏秋寒热往来，继以吐血过多、痔疡，遂致咳嗽，右腹时痛，近进附桂等剂，咳逆益炽，咽痛皆发，脉数。最防络血大来，深为可虑。

小生地三钱，西洋参二钱，杏仁二钱，炙草四分，金石斛二钱，川贝母二钱，陈皮一钱五分，白芍一钱五分，青皮八分，延胡索一钱五分，荔子核两枚。

○嘉兴缪，每日午后必觉脘痛，已十数年矣。去春咳嗽起至今，吐血后，咳逆蒸热，舌白、溺黄、胃钝、脉虚。素来酒多谷少，中阳大虚，慎勿轻视。

潞党参三钱，陈皮一钱五分，泽泻一钱五分，炒扁豆三钱，怀山药二钱，茯苓二钱，蛤壳三钱，榧子肉（冰糖炒）十粒，制半夏一钱五分，麦冬一钱，炙草四分，竹茹一钱。

○屠镇朱，滑泄，舌心光，苔腻，此属心胃虚热，湿火下注，冬来交节，辄见咯血，蒸热，溺黄，脉濡弦，亦属湿热蒸郁之象。未可遽进壅补，反助相火。

西洋参二钱，陈皮一钱五分，粉丹皮一钱五分，莲子十粒，金石斛三钱，茯苓二钱，泽泻二钱，藕节两枚，驴皮胶二钱，米仁三钱，川贝母二钱，茅根四钱。

光按：吐血之证，其因多端，不可一概施治。热者寒之，虚者补之，伤者理之，肝胃上逆者清之镇之，肺络咳伤者调养之。缪氏三诀，颇能扼要。（《千里医案》）

其他医案

○张杲在汝州，因出验尸，有保正赵温，不诣尸所。问之即云衄血已数斗，昏困欲绝。张使人扶掖至，鼻血如檐滴。张谓治血莫如生地黄，遣人觅之，得十余斤，不暇取汁，因使生服，渐及三四斤。又以其滓塞鼻，须臾血定。又癸未，娣病吐血。有医者教用生地黄自然汁煮服（此治热血妄行），日服数升，三日而愈。有一婢半年不月，见釜中余汁，辄饮数杯，寻即通利，其效如此。

东垣治一贫者，脾胃虚弱，气促，精神短少，衄血吐血。以麦门冬二分，人参、归身三分，黄芪、白芍、甘草各一钱（血脱益气），五味五枚，作一服，水煎，稍热服愈。继而至冬，天寒居密室，卧大热炕，而吐血数次，再求治。此久虚弱，外有寒形，而有火热在内，上气不足，阳气外虚，当补表之阳气，泻里之虚热。夫冬衣薄，是重虚其阳，表有大寒，壅遏里热，火邪不得舒伸，故血出于口。忆仲景《伤寒》有云：太阳伤寒，当以麻黄汤发汗，而不与之，遂成衄，却与麻黄汤立愈。此法相同，遂用之。以麻黄桂枝汤，人参益上焦元气而实其表，麦门冬保肺气各三分，桂枝以补表虚，当归身和血养血，各五分，麻黄去根节，去外寒，甘草补脾胃之虚，黄芪实表益卫，白芍药各一钱，五味三枚，安其肺气，卧时热服，一服而愈。

丹溪治一妇，贫而性急，忽衄作如注，倦甚，脉浮数，重取大（大为阳。脉亦有大则为虚，非重取而得之也）且芤。此阳滞于阴，病虽重可治，急以萱草根入姜汁各半饮之。（《本草》云：萱草根同姜汁服，乃大热衄血仙方。）就以四物汤，加香附、侧伯叶，四服觉渴，仍饮以四物十余帖而安。（有形之血不能速生，无形之气所当急固。况症倦甚而衄如注耶？乃先生以为阳滞于阴，不投参术而用四物，后学宜细心别焉。）

一壮年患嗽而咯血，发热肌瘦。（吐血发热，治女人要问经次行否，恐气升而不降，当阅经水。俞子容治案可法。）医用补药，数年而病甚，脉涩。此因好色而多怒，精神耗少，又补塞药多，荣卫不行，瘀血内积，肺气壅遏，不能下降。治肺壅，非吐不可，精血耗，非补不可，惟倒仓法，二者兼备，但使吐多于泻耳。兼灸肺俞（左右）二穴（肺俞，膀胱穴），在三椎骨下横过各一寸半，灸五次而愈。

一人咳嗽吐血，四物加贝母、瓜蒌、五味、桑白皮、杏仁、款冬花、柿霜。（今人治血大率如此。）

一人年五十，劳嗽吐血，以人参、白术、茯苓、百合、白芍药、红花、细辛（细辛、红花，配方甚奇）、黄芪、半夏、桑白皮、杏仁、甘草、阿胶、诃子、青黛、瓜蒌、海石、五味、天门冬。

一人近四十，咳嗽吐血，四物换生地，加桑白皮、杏仁、款冬花，五味、天门冬、桔梗、知母、贝母、黄芩。

一人不咳吐而血见口中，从齿缝舌下来者，药用滋肾水，泻相火，治之不旬日而愈。后二人证同，俱以此法治之效。

一人因忧病咳吐血，面黧黑色，药之不效。曰：必得喜可解。其兄求一足衣食地处之，于是大喜，即时色退，不药而瘳。经曰：治病必求其本。又曰：无失气宜，是知药之治病，必得其病之气宜。苟不察其得病之情，虽药亦不愈也。

滑伯仁治一妇，体肥而气盛，自以无子，尝多服暖宫药，积久火盛，迫血上行为衄，衄必数升余，面赤，脉躁疾，神恍恍如痴。医者犹以上盛下虚丹剂镇坠之。伯仁曰：经云：上者下之今血气俱盛，溢而上行，法当下导，奈何实实耶？即与桃仁承气汤，三四下，积瘀既去，继服既济汤，二十剂而愈。

一人病呕血，或满杯，或盈盆盎，且二三一年，其人平昔嗜市利，不惮作劳，中气困之侵损。伯仁视之，且先与八宝散，一二日服黄芩芍药汤，少有动作，即进犀角地黄汤，加桃仁大黄汤。稍间，服抑气宁神散，有痰用礞石丸。其始脉芤大，后脉渐平，三月而愈，屡效。

一人乘盛暑往途中，吐血数口，亟还则吐甚，胸拒痛，体热，头眩，病且殆。或以为劳心焦思所致，与茯苓补心汤。仁至，诊其脉洪而滑，曰：犀角地黄汤，继以桃仁承气汤，去瘀血宿积，后治暑即安。

一人病咳血痰，诊其脉，数而散，体寒热。仁曰：此二阳病也，在法不治，当以夏月死。果然。

子和治一书生过劳，大便结燥，咳逆上气，时喝喝然有音，吐呕鲜血。以苦剂解毒汤，加木香、汉防己，煎服，时时啜之，复以木香槟榔丸泄其逆气，月余而痊。

吕沧洲治一人病衄，浃旬不止，时天暑脉弱。众医以气虚不统血（老生常谈），日进芪、归、茸、附，兹甚，求治。吕至，未食顷，其所衄血已三覆器矣，及切其脉，两手皆虚芤，右上部滑数而浮躁（脉浮参以时令），其鼻赤查而色白，即告之曰：此得之湎酒，酒毒暴悍而风暑乘之，热蓄于上焦，故血妄行而淖溢。彼曰：某尝饥走赤日，已而，醉酒向风卧，公所诊诚是。为制地黄汁三升许（补其本），兼用防风汤（泻其标），饮之即效。

项彦章治一妇，患衄三年许。医以血得热则淖溢，服泻心凉血之剂，益困，衄才数滴辄昏，六脉微弱，寸为甚。曰：肝藏血而心主之，今寸口脉微，知心虚也，心虚则不能司其血，故逆而妄行。法当养心，仍补脾实其子，子实则心不虚矣。（虚则补母有之，虚而补子之说，今见此案，信哉，医理无穷尽，无方体也。故其命方日归脾汤。）以琥珀诸补心药，遂安。

许先生论梁宽父病：右胁，肺部也。咳而吐血，举动喘逆者，肺胀也。发热脉数不能食者，火来刑金，肺与脾俱虚也。脾肺俱虚，而火乘之，其病为逆。如此者，例不可补泻。若补金，则虑金与火持，而喘咳益增。泻火则虚火不退位，而痃癖反甚。（真知个中三味。）正宜补中益气汤，先扶元气，少以治病药加之。闻已用药未效，必病势若逆，而药力未到也。远期秋凉，庶可复尔。盖肺病，恶春夏火气，至秋冬火退，只宜于益气汤中随四时升降寒热，及见有症，增损服之。或觉气壅，间与加减枳术丸，或有饮，间服《局方》枳术汤，数月逆气少回，逆气回，则可施治法。但恐今日已至色青、色赤，及脉弦、脉洪，则无及矣。病后不见色脉，不能悬料，以既愈复发言之，惟宜依准四时用药，以扶元气，庶他日既愈不复发也。其病初感必深，恐当时消导尚未尽，停滞延淹，变生他证，以至于今，宜少加消导药于益气汤中，庶可渐取效也。

一人膏粱而饮，至今病衄。医曰：诸见血者为热，以清凉饮子投之即止。越数日，其疾复作。医又曰：药不胜病故也。遂投黄连解毒汤，或止或作，易数医，皆用苦寒之剂，俱欲胜其势而已。饮食起居，浸不及初，肌寒而时躁，言语无声，口气臭秽（似热），恶如冷风，其衄之余波则未绝也。或曰：诸见血者，热。衄，热也。热而寒之，理也。今不愈而反害之，何耶？《内经》曰：以平为期。又言：下工不可不慎也。彼惟知见血为热，而以苦寒攻之，抑不知苦泻土。土，脾胃也，脾胃，人之所以为本者。今火为病而泻其土，火未尝除而土已病矣。土病则胃虚，虚则荣气不能滋荣百脉，元，气不循天度，气随阴化而无声肌寒也。噫！粗工嘻嘻，以为可治，热病未已，寒病复起，此之谓也。

吴球治一少年，患吐血，来如涌泉，诸药不效，虚羸瘦削，病危。亟脉之，沉弦细濡，其脉为顺，血积而又来，寒而又积，疑血不归源故也。尝闻血导血归，未试也。遂用病者吐出之血，瓦器盛之，俟凝，入铜锅炒血黑色，以纸盛放地上出火毒，细研为末，每服五分，麦门冬汤下，进二三服，其血遂止。后频服茯苓补心汤数十帖，以杜将来，保养半年，复旧。

徐德占治一人患衄尤急，灸项后发际两筋间宛宛中，三壮立止。盖血自此入脑，注鼻中。常人以线勒项后，尚可止衄，此灸宜效。

秀州进士陆迎，忽得疾，吐血不止，气蹶惊颤，狂躁跳跃，双目直视，至深夜，欲拔户而出，如是两夕。诸医尽用古方及单方，极疗不瘳。举家哀祷事观音，梦授一方，但服一料，当永除根。用益智一两，生朱砂二钱，青皮半两，麝香一钱，为细末，灯心汤下。（治惊狂吐血方，莫过于此。）陆觉，取笔记之，服之乃愈。

一人劳瘵吐血，取茜草一斤（琇按：后云蒴草状如茜草，则此处当作蒴草），净洗，碎为末，入生蜜一斤，和成膏，以陶器盛之，不得犯铁器，日一蒸一曝，至九日乃止，名曰神传膏。令病人五更起，面东坐，不得语言，用匙抄药如食粥，每服四匙，良久呷稀粟米粥压之，药只冷服，粟米饮亦不可太热，或吐或下，皆无害。凡久病肺损，咯血吐血，一服立愈。

蒴草如茜草，又如细辛，婺台二州有之，惟婺可用。

饶州市民季七，常苦鼻衄，垂困。医授以方，取萝卜自然汁和无灰酒，饮之则止。医云：血随气运转，气有滞逆，所以妄行。萝卜最下气而酒导之，是以一服效。经五日，复如前，仅存喘息，而张思顺以明州刊王氏单方，刮人中白置新瓦上，火逼干，以温汤调下即止（按：人中白能去肝火、三焦火，导膀胱火下行故也，且不多用火力，则清凉矣），今十年不作。张监润之江口镇，适延陵镇官曾棠入府，府委至务同视海舶，曾著白茸毛背子，盛服济洁。正对谈之次，血忽出如倾，变所服为红绝。骇曰：素有此疾，不过点滴耳。今猛来可畏，觉头空空然。张曰：君勿忧，我当为制一药。移时而就，持与之，血止不复作。人中白者，旋盆内积碱垢是也。盖秋石之类，特不多用火力。治药时，勿令患人知，恐其以为污秽不肯服。此方可谓奇矣。

魏华佗善医，尝有郡守病甚，佗过之，郡守令佗诊候。佗退谓其子曰：使君病有异于常，积瘀血在腹中，当极怒呕血，即能去疾。不尔，无生矣。子能尽言家君平昔之愆，吾疏而责之。其子曰：若获愈，何谓不言。于是具以父从来所乖谟者尽示佗，佗留书责骂之。父大怒，发吏捕佗。佗不至，即呕血升余，其疾乃平。《独异志》。

蔡子渥传云：同官无锡监酒赵无疵，其兄衄血甚，已死，入殓，血尚未止。（琇按：血未止则生气犹存。）一道人过之，闻其家哭，询之，道云：是曾服丹或烧炼药，予药之，当即活。探囊出药半钱匕，吹入鼻中立止，得活。乃栀子烧存性，末之。

一人鼻衄，大出欲绝，取茅花一大把，水两碗，煎浓汁一碗，分二次服，立止。《良方》。

一人，指缝中因搔痒，遂成疮，有一小窍，血溅不止，用止血药及血竭之类，亦不效，数日遂死。复有一人，于耳后发际瘙痒，亦有小窍出血，与前相似，人无识者。适有道人曰：此名发泉，但用多年粪桶箍晒干，烧灰敷之立愈。使前指缝血出遇之，亦可以无死矣。

邵村张教官患衄血多，诸治不效，首垂任流三昼夜不止，危甚。一道人教用生藕一枝捣帖颅囟，更以海巴，烧存性，为末，鹅管吹入鼻内，二三次即止。（海巴，俗名压惊螺，即云南所用具巴也。）

一人毛窍节次出血，少间不出，即皮胀则鼓，口鼻眼目俱胀合，名曰脉溢。以生姜汁并水各一二盏，服之愈。

人有灸火至五壮，血出一缕，急如溺，手冷欲绝，以酒炒黄芩一二钱，酒下则止。

一妇人三阴交（脾穴），无故出血如射，将绝。以手按其窍，缚以布条，昏仆不知人事，以人参一两，煎灌之愈。

陈斗岩治薛上舍高沙人，素无恙，骤吐血半缶。陈诊之，曰：脉弦急，此薄厥也。病得之大怒、气逆，阴阳奔并。群医不然，检《素问通天论》篇示之，乃服。饮六郁而愈。

有患衄出血无已，医以为热。沈宗常投以参附。或惊阻之，沈曰：脉小而少衰，非补之不可。遂愈。

有佐酒女子无苦也，王敏视其色赤而青，曰：此火亢金也，不可以复。果呕血死。

薛已治一童子年十四，发热吐血。薛谓宜补中益气以滋化源。不信，用寒凉降火愈甚。始谓薛曰：童子未室，何肾虚之有，参、芪补气，奚为用之，薛曰：丹溪云，肾主闭藏，肝主疏泄，二脏俱有相火，而其系上属于心，心为君火，为物所感，则易动心，心动则相火翕然而随，虽不交会，其精暗耗矣。又精血篇云，男子精未满，而御女以通其精，则五脏有不满之处，异日有难状之疾。遂用补中益气，及地黄丸而瘥。

汪石山一人，形实而黑，病咳痰少声嘶，间或咯血。诊之，右脉大无伦，时复促而中止，左比右略小而软，亦时中止。曰：此脾肺肾三经之病也。盖秋阳燥烈，热则伤肺，加之以劳倦伤肺，脾为肺母，母病而子失其所养，女色伤肾，肾为肺子，子伤必盗母气以自奉，而肺愈虚矣，法当从清暑益气汤例，而增减之。以人参二钱或三钱，白术、白芍、麦门冬、茯苓各一钱，生地、当归身各八分，黄柏、知母、陈皮、神曲各七分，少加甘草五分，煎服，月余而安。

一人形瘦而苍，年逾二十，忽病咳嗽咯血，兼吐黑痰。医用参术之剂，病愈甚。诊之，两手寸关浮软，两尺独洪而滑，此肾虚火旺而然也。遂以四物汤加黄柏、知母、白术、陈皮、麦冬之类，治之月余，尺脉稍平，肾热亦减。依前方再加人参一钱，兼服枳术丸，加人参、山栀，以助其脾，六味地黄丸加黄柏，以滋其肾，半年而愈。

一人形魁伟，色黑善饮，年五十余，病衄如注，嗽喘不能伏枕。医以四物汤，加麦冬、阿胶、桑白皮、黄柏、知母，进之愈甚。诊之，脉大如指。《脉诀》云：鼻衄失血，沉细宜，设见浮大，即倾危。据此，法不救。幸者色黑耳。脉大非热，乃肺气虚也，此金极似火之病，若补其肺气之虚，则火自退矣。医用寒凉降火之剂，是不知亢则害承乃制之旨。遂用人参三钱，黄芪二钱，甘草、白术、茯苓、陈皮、神曲、麦冬、归身，甘温之药进之，一帖病减，十帖病愈。

一人形近肥而脆，年三十余，内有宠妻。三月间，因劳感热，鼻衄久，而流涕不休，鼻秽难近，渐至目昏耳重，食少体倦。医用四物凉血，或用参、芪补气，罔有效者。诊之，脉濡而滑，按皆无力。曰：病不起矣。初因水不制火，肺因火扰，流涕不休。经云：肺热甚则出涕是也，况金体本燥，津液日泄，则燥者枯矣。久则头面诸阳之液，因以走泄。经云：枯涩不能流通，逆于肉里，乃生痈肿是也。月余，面目耳傍，果作痈疮而卒。后见流涕者数人多不救。（琇按：是症即鼻渊，多龙雷之火上升于脑，臭秽流溢。余以滋水生肝兼养肺金之剂愈者多矣。惟一人服苍耳、辛夷、白芷、薄荷等药已百余剂者，不救。此条当入鼻案。）

一人年逾四十，面色苍白，平素内外过劳，或为食伤，则咯硬痰而带血丝，因服寒凉清肺药，消痰药，至五六十帖，声渐不清而至于哑，夜卧不寐，醒来口苦舌干，而常白苔，或时喉中阁痛，或胸膈痛，或嗳气，夜食难消，或手靠物，久则麻，常畏寒，不怕热，前有癫疝，后有内痔，遇劳则发。初诊左脉沉弱而缓，右脉浮软无力，续后三五日一诊，心肺二脉浮虚，按不应指，或时脾脉轻按阁指，重按不足，又时或快或缓，或浮或沉，或大或小，变动无常。夫脉不常，血气虚也（琇按：脉变动无常为虚，宜记此语），譬之虚伪之人，朝更夕改，全无定准，以脉参证，其虚无疑，虚属气虚为重也。盖劳则气耗而肺伤，肺伤则声哑，又劳则伤脾，脾伤则食易积，前疝后痔，遇劳而发者，皆因劳耗其气，气虚下陷，不能升降故也。且脾喜温恶寒，而肺亦恶寒，故曰：形寒饮冷则伤脾，以已伤之脾肺，复伤于药之寒凉，则声安得不哑，舌安得不苔。苔者，仲景谓胃中有寒，丹田有热也。夜不寐者，由子盗母气，心虚而神不安也。痰中血丝者，由脾伤不能裹血也。胸痛嗳气者，气虚不能健运，故郁于中而嗳气，或滞于上则胸痛也。遂用参、芪各四钱，麦冬、归身、贝母各一钱，远志、酸枣仁、牡丹皮、茯神各八分，石菖蒲、甘草各五分，其他山楂、麦芽、杜仲，随病出入，煎服年余而复，益以宁志丸药，前病渐愈矣。且此病属于燥热，故白术尚不敢用，况他燥剂乎。

一人年三十余，形瘦神瘁，性急作劳，伤于酒色。仲冬吐血二盥盆，腹胀肠鸣，不喜饮食。医作阴虚治，不应。明年春，又作食积治，更灸中脘，章门，复吐血碗许，灸疮不溃，令食鲜鱼，愈觉不爽，下午微发寒热，不知饥饱。诊之，左手涩细而弱，右尤觉弱而似弦，曰：此劳倦饮食伤脾也。宜用参、芪、归身、甘草，甘温以养脾，生地、麦冬、山栀，甘寒以凉血，陈皮、厚朴，辛苦以行滞，随进喧凉，加减煎服，久久庶或可安。三年病愈。后他往，复纵酒色，遂大吐血，顿没。

一人年二十余，形瘦色脆，病咳血，医用滋阴降火，及清肺之药，延及二年不减。又一医用茯苓补心汤，及参苏饮，皆去人参服之，病益剧。诊之，脉细而数，有五至。汪曰：不可为也。或曰：四五至平和之脉，何为不可为？曰：经云，五脏已衰，六腑已竭，九候虽调犹死，是也。且视形症，皆属死候。经曰：肉脱热甚者死，嗽而加汗者死，嗽而下泄上喘者死，嗽而左不得眠肝胀，右不得眠肺胀，俱为死症。今皆犯之，虽饮食不为肌肤，去死近矣。越五日，果死。凡患虚劳，犯前数症，又或嗽而声哑喉痛，不能药，或嗽而肛门发瘘，皆在不救，医者不可不知。

一人年三十余，时过于劳，呕血甚忧，惟诊之，脉皆缓弱，曰：无虑也，由劳倦伤脾耳。遂用参、芪、归、术、陈皮、甘草、麦冬等煎服之，月余而愈。越十余年，叫号伤气，加以过饮，病膈壅闷有痰，间或咯血，噫酸，饮食难化，小便短赤，大便或溏，有时滑泄不止，睡醒口苦，梦多，或梦遗，医用胃苓汤，病甚。汪诊脉，或前大后小，或快，或缓、或细、或大、或弱、或弦，并无常度，其细缓弱时常多，曰：五脏皆受气于脾，脾伤食减，五脏俱无所禀矣。故脉之不常，脾之虚也，药用补脾，庶几允当。遂以参术为君，茯苓、芍药为臣，陈皮、神曲、贝母为佐，甘草、黄柏为使，服之泻止食进，后复伤食，前病又作。曰：再用汤服，肠胃习熟而反化于药矣，服之何益？令以参苓白术散加肉豆蔻，枣汤调下。又复伤食，改用参、术、芍、苓、陈皮、砂仁，丸服，大便即泻。曰：脾虚甚矣，陈皮、砂仁尚不能当，况他消导药乎，惟节饮食以养之，勿药可也。

一人年五十，形色苍白，性急，语不合，则叫号气喊，呕吐。一日左奶下忽一点痛，后又过劳恼怒，腹中觉有秽气冲上，即嗽极吐，亦或干咳无痰，甚则呕血，时发如疟。或以疟治，或从痰治，或从气治，皆不效。诊之，脉皆浮细，略弦而快，曰：此土虚木旺也，性急多怒，肝火时动，故左奶下痛者，肝气郁也，移气冲者，肝火凌脾而逆上也。呕血者，肝被火拢，不能藏其血也。咳嗽者，金失所养，又受火克而然也。呕吐者，脾虚不能运化食郁为痰也。（琇按：呕吐亦属肝火上逆，经曰：诸逆冲上，皆属于火，责之脾虚，疑非是。）寒热者，水火交战也。兹宜泄肝木之实，补脾土之虚，清肺金之燥，庶几可安。以青皮、山栀各七分，白芍、黄酴麦冬各一钱，归身、阿胶各七分，甘草、五味各五分，白术钱半，人参三钱，煎服月余，诸症悉平。

一人年逾三十，形色清癯，病咳嗽吐痰，或时带红，饮食无味，易感风寒，行步喘促，夜梦纷纭，又有癞疝。医用芩、连、二陈，或用四物降火，或用清肺，初服俱效，久则不应。诊之，脉皆浮濡无力而缓，右手脾部濡弱颇弦，曰：此脾病也。脾属土，为肺之母，虚则肺子失养，故发为咳嗽。又肺主皮毛，失养则皮毛疏豁而风寒易入，又脾为心之子，子虚则窃母气以自养，而母亦虚，故夜梦不安。脾属湿，湿喜下流，故入肝为癞疝，且癞疝不痛而属湿。宜用参、术、茯苓，补脾为君，归身、麦冬、黄芩，清肺养心为臣，川芎、陈皮、山楂，散郁去湿为佐，煎服效。后以人参四钱，黄芪三钱，白术钱半，茯苓一钱，桂枝一钱，常服而安。

谢大尹，年四十，因房劳病咳血，头眩脚弱，口气梦遗，时或如冷水滴于身者数点。诊之，脉皆濡缓而弱，右关沉微，按之不应。曰：此气虚也。彼谓房劳咳血梦遗，皆血病也，右关沉微，亦主血病，且肥大白人，病多气虚。今我色苍紫，何谓气虚？曰：初病伤肾。经云：肾乃胃之关也，关既失守，胃亦伤矣。故气壅逆血随气逆而咳也。又经云：二阳之病发心脾，男子少精，女子不月。二阳者，肠胃也，肠胃之病，必延及心脾，故梦遗亦有由于胃气之不固也。左手关部，细而分之，虽属肝而主血，概而论之，两寸主上焦而察心肺，两关主中焦而察脾胃，两尺主下焦而察肝肾，是左关亦可以察脾胃之病也；古人治病，有凭症，有凭脉者，有凭形色者，今当凭症凭脉，而作虚治焉。遂用参、芪各三钱，白术、白芍、归身、麦冬各一钱，茯神、栀子、酸枣仁各八分，陈皮、甘草各五分，煎服。朝服六味地黄丸，加黄柏、椿根皮，夜服安神丸，年余而安。越十年致政归，再诊之，右手三部，皆隐而不见，身又无病，此亦事之异也。世谓太素脉法，片时诊候，能知人终身祸福，岂理也哉。

一人形瘦色悴，年三十余，因劳咳吐血，或自汗痞满，每至早晨，嗽甚，吐痰如腐渣乳汁者一二碗，仍复吐尽所食稍定。医用参苏饮，及枳缩二陈汤，弥年弗效，人皆危之。诊脉濡弱近快，曰：此脾虚也，宜用参、芪。或曰：久嗽，肺有伏火，《杂著》云：咳血呕血，肺受火邪，二者禁用参、芪。今病犯之，而用禁药，何耶？曰：此指肺嗽言也，五脏俱有嗽，今此在脾。丹溪曰：脾具坤静之德，而有乾健之运，脾虚不运则气壅逆，肺为之动而嗽也，故脾所裹之血，胃所藏之食，亦随气逆而呕吐焉。兹用甘温以补之，则脾复其乾健之运，殆必有壅者通，逆者顺，肺宁而嗽止，胃安而呕除，血和而循经，又何病之不去哉。遂以参、芪为君，白术、茯苓、麦冬为臣，陈皮、神曲、归身为佐，甘草、黄芩、干姜为使，煎服旬日而安。

一人形色颇实，年四十余，病嗽咯血而喘，不能伏枕。医用参苏饮，及清肺饮，皆不效。诊之，脉皆浮而近快，曰：此酒热伤肺也，令嚼太平丸六七粒而安。（太平丸方：天冬、麦冬、款冬、知母、贝母、杏仁、桔梗、阿胶、生地、熟地、川连、炒蒲黄、京墨、薄荷、蜜、当归。）

村庄一妇，年五十余，久嗽咯脓血，日轻夜重。诊之，脉皆细濡而滑，曰：此肺痿也，平日所服人参清肺饮、知母茯苓汤等剂，皆犯人参、半夏，一助肺中伏火，一燥肺之津液，故病益加乃以天、麦门冬、阿胶、贝母为君，知母、生地、紫菀、山栀为臣，桑白皮、马兜铃为佐，款冬花、归身、甜葶苈、桔梗、甘草为使，五剂而安。

一人年逾三十，形近肥，色淡紫，冬月感寒咳嗽，痰有血丝，头眩体倦。医作伤寒发散不愈，更医，用四物加黄柏、知母，益加身热自汗，胸膈痞闷，大便滑泄，饮食不进，夜不安寝。诊之，右脉洪缓无力，左脉缓小而弱，曰：此气虚也。彼谓痰中有红，或咯黑痰，皆血病也。古云：黑人气实，今我形色近黑，何谓气虚？曰：古人治病有凭色者，有凭脉者。丹溪云：脉缓无力者气虚也。今脉皆缓弱，故知为气虚矣。气宜温补，反用寒凉，阳宜升举，反用降下，又加以发散，则阳气之存也几希。遂用参、芪四钱，茯苓、白芍、麦冬各一钱，归身八分，黄芩、陈皮、神曲各七分，苍术、甘草各五分。中间虽稍加减，不过行滞散郁而已，服百剂而安。

一人形色苍白，年三十余，咳嗽咯血、声哑夜热、自汗。诊之，脉濡细而近快，曰：此得之色欲也。遂以四物加麦冬、紫菀、阿胶、黄柏、知母，三十余帖，诸症悉减。又觉胸腹痞满，恶心畏食，或时粪溏，诊之，脉皆缓弱，无复快矣。曰：今阴虚之病已退，再用甘温养其脾胃，则病根去矣。遂以四君子汤，加神曲、陈皮、麦冬，服十余帖而安。（琇按：此与前案症治略同，则前之用四物知柏不应，非矣。）

江汝洁治程石峰乃尊吐血，六脉俱浮大而无力。江曰：浮而无力则为虚。又经曰：浮而无力为芤。又曰：大则病进，又曰：血虚脉大如葱管。据此，则知心不主令，相火妄行，以致痰涎上涌，火载血而上行。且岁值厥阴风木司天，土气上应，眚在于肾，肾水既虚，相火无制，灾生无妄，治当滋血，则心君得以主令，泻火，则痰涎可以白除。以甘草四分，黄芪三钱，白芪、生地黄各一钱，川归五分，水煎热服，一二剂而愈。

江篁南治休古林黄上舍，春初，每日子午二时呕血一瓯，已吐九昼夜矣。医遍用寒凉止血之剂，皆弗效，且喘而溺。诊之告曰：此劳倦伤脾，忧虑损心，脾裹血，心主血，脾失健运，心失司主，故血越出于上窍耳。惟宜补中，心脾得所养，血自循经而不妄行也。医投寒凉，所谓虚其虚，误矣。遂以人参五钱，白芍、茯苓各一钱，陈皮、甘草各七分，红花少许，煎加茅根汁服之，至平旦喘定，脉稍缓，更衣只一度，亦稍结。是日血未动，惟嗽未止，前方加紫菀、贝母，又次日五更，衄数点，加牡丹皮，寝不安加酸枣，夜来安静，血不来，嗽亦不举。既而，加减调理两月而安。

予治第五弟患嗽血，初一二剂，用知、贝母、天、麦门冬、归、芍清肺之剂，夜加胁疼，继用人参钱半，胁疼减，后加参至二钱，左脉近大而快，右略敛，少带弦而快，每咳则有血，大便溏。一日三更衣，以人参三钱，白术、紫菀各一钱半，茯苓、白芍各一钱，甘草九分，牡丹皮八分，加茅根、小溲，脉弦快稍减，加黄芪二钱，百部六分，是日嗽止，血渐少，既而血亦止。然便溏，乃倍参、芪、术、山药、陈皮、甘草、薏苡、白芍等药，兼与健脾丸而愈。（《名医类案》）

咳　血

丁甘仁医案

○陈左。痰饮咳嗽有年，迩来吐血，脉象濡小而数。气火升腾，阳络损伤，则血上溢，证势非轻。气为血帅，姑宜降气祛瘀，肃肺化痰。

炙白苏子钱半，甜光杏三钱，川象贝各钱半，紫丹参二钱，茜草根二钱，侧柏炭钱半，粉丹皮钱半，怀牛膝二钱，仙鹤草二钱，抱茯神三钱，鲜竹茹钱半，白茅花（包）一钱，藕节三枚。

○蔡先生。旧有痰饮咳嗽，迩来吐血数口，神疲肢倦，脉象左弦细，右芤滑而数。舌苔干腻。木火升降，肺金受制，阳络损伤，则血上溢。虑其增剧，暂拟凉肝清肺，祛瘀生新。

霜桑叶二钱，粉丹皮二钱，生石决四钱，紫丹参二钱，茜草根二钱，侧柏炭钱半，朱茯神三钱，鲜竹茹钱半，川贝二钱，瓜蒌皮三钱，甜光杏三钱，白茅花（包）一钱，藕节三枚，蚕豆花露四钱（后入），葛氏十灰丸（包）三钱。

○须左。痰饮咳嗽，已延两载，迩来吐血，舌苔白腻，脉象芤滑，此阳虚不能导血归经而血妄溢也。今拟侧柏叶汤合苏杏二陈汤加减，顺气化痰，祛痰生新。

侧柏炭钱半，炮姜炭三分，甜光杏三钱，炒荆芥八分，茜草根钱半，蛤粉炒阿胶二钱，炙白苏子钱半，真新绛八分，仙半夏钱半，仙鹤草三钱，象贝母三钱，旋覆花（包）钱半，藕节炭二枚。

○胡左。咳嗽吐血渐见轻减，脉象芤数不静，舌苔薄黄。阴亏质体，秋燥此动肝火，燥犯阳络，肺失清肃。再宜养阴凉肝，清燥救肺。

蛤粉炒阿胶二钱，霜桑叶三钱，粉丹皮二钱，川贝二钱，生石决六钱，茜草根二钱，侧柏炭二钱，仙鹤草三钱，瓜蒌皮三钱，甜光杏三钱，鲜竹茹二钱，茅根（去心）二扎，茅花（包）钱半，鲜藕节三枚。

另加枇杷叶露、蚕豆花露各四钱，后入。

○徐左。咯痰挟红色紫，阴虚肝火上升，阳虚不能导血归经，而血上溢也。腑行燥结，宜金匮侧柏叶汤加减。

蛤粉炒阿胶二钱，侧柏炭钱半，炮姜炭二分，茜草根二钱，紫丹参二钱，仙鹤草三钱，川贝母二钱，全瓜蒌三钱，鲜竹茹二钱，黑芝麻三钱，藕节炭两枚，葛氏十灰丸（包）二钱。

○刘左。旧伤络有宿瘀，肝火上升，咳嗽痰内带红，胸膺痹痛，内热口燥。脉象濡数。虑其增剧，姑拟清肝祛瘀。

冬桑叶三钱，粉丹皮二钱，紫丹参二钱，茜草根二根，侧柏炭二钱，川贝母二钱，瓜蒌皮二钱，甜光杏三钱，鲜竹茹二钱，白茅根二扎，白茅花（包）一钱，鲜藕节三枚，参三七（研细末）三分，鲜藕汁二两（炖温冲服）。

○管左。咳嗽痰红又发，阴分早亏，木火上升，肺金受制，阳络损伤，先宜清肝肺、祛痰。

冬桑叶二钱，粉丹皮二钱，生石决六钱，抱茯神三钱，茜草根二钱，侧柏炭钱半，川贝母二钱，甜光杏三钱，仙鹤草三钱，鲜竹茹三钱，白菀花（包）钱半，藕节三枚，蚕豆花露（后入）四两。

○滕左。客岁初冬咳嗽起见，继则音喑咯红，至今咳嗽不止，痰红又发，脉象左弦、右濡数。肺阴已伤，燥邪痰热留恋，颇虑外感而致内伤，入于肺损一途。

南沙参三钱，冬桑叶二钱，粉丹皮二钱，抱茯神三钱，茜草根二钱，侧柏炭钱半，川象贝（各）二钱，瓜蒌皮三钱，仙鹤草三钱，鲜竹茹二钱，生石决四钱，葛氏十灰丸（包）三钱。

○张左。头痛咳嗽，屡屡痰红，阴虚于下，木火犯肺，宜清燥救肺，而降肝火。

蛤粉炒阿胶钱半，川象贝各二钱，抱茯神三钱，瓜蒌皮三钱，甜光杏三钱，炙远志一钱，蜜炙马兜铃一钱，生石决八钱，黑穞豆衣三钱，冬瓜子三钱，北秫米（包）三钱，藕节三枚，水炙桑叶皮各钱半，枇杷叶膏三钱（冲服）。（《丁甘仁医案续编》）

刘惠民医案

○罗某，男，43岁。1956年10月15日初诊。

病史：20年前开始，常有间断性小量咳血，伴有咳嗽，吐痰，未注意治疗。近5年来因工作繁忙，咳嗽逐渐加剧，痰量增加，并于感冒受凉后即易发热，咳吐黄痰，有时痰中带血，重时则觉头痛，眩晕，胸闷，气喘，每次均需注射抗生素后始见减轻。两年前曾经支气管碘油造影检查，诊断为支气管扩张（右下），肺气肿。饮食一般，大便时稀。

检查：面色微黄，气短，舌苔薄黄，脉沉弦细。

辨证：痰热壅肺，失于清肃，脾肾气虚。

治法：清肺化痰止咳，益气健脾温肾。

方药：麻黄二钱，生石膏六钱，葶苈子一钱半，山药八钱，桔梗三钱，橘络三钱，白术三钱，款冬花三钱，鸡内金三钱，补骨脂二钱，神曲三钱，厚朴二钱，菟丝子四钱，炒酸枣仁一两二钱，芫荽子三钱，麦冬五钱，梨半斤（去皮、核），大枣三枚。水煎两遍，分二次温服。蛤蚧粉一钱，三七粉六分，琥珀粉三分。分二次冲服。

二诊（11月29日）：服药二十余付，咳嗽、吐痰均减轻，痰色由黄转白，较易咳出，偶带血丝，睡眠好转，消化转佳，大便已成形，仍觉气短。舌苔薄白，脉沉细。肺中热痰渐去，肾气仍有不足。嘱其继服原方。另本原方义加补肾益气药，配药粉服用，以资巩固。处方如下。

何首乌五两，山药三两，银耳三两，冬虫夏草三两，三七二两，白及六两，蛤蚧七对，琥珀一两半，川贝二两，橘络二两，白术一两，红豆蔻二两，共研细粉。另以麻黄六两，生石膏十两，枸杞子十二两，仙鹤草六两，马兜铃三两，芫荽子四两，共捣粗末，水浸一天，以文武火熬两遍，过滤取汁，文火熬成流膏，浸入上药粉中，拌匀，干燥，研细，装瓶。每次一钱五分，日三次，用蜜调服。

1957年2月23日随访：服汤药四十余付，药粉1料，病情显着好转，现很少咳嗽，痰量明显减少，易咳出，无血丝，现仍继服药粉中。（《刘惠民医案》）

黄振鸣医案

○梁某某，男，35岁。初诊：1989年3月5日。

病史：患者反复咳嗽、痰多、咯血2年余，近半年来感冒后常骤然剧咳、咯血，少则痰中带血，多则咯血100～200毫升。经某医院胸片示：“左下肺有环形透亮阴影”，支气管造影示：“左下肺支气管柱状扩张”，诊断为“支气管扩张”，每次服用西药症状缓解。近半月来，感冒后一直咳嗽，反复咯血。曾到某医院诊治，服用西药效果不明显，医生建议手术治疗。患者因害怕手术而来诊治。

来诊时症见：咳嗽，痰黄稠，痰中带血丝、色鲜红，胸胁引痛，口干，咽燥，大便秘结。

检查：面色潮红，舌红苔黄，脉弦微数。

血常规：白细胞计数12×10^9/升，中性粒细胞0.8；血沉30毫米/小时。

辨证：肝火犯肺，热灼伤肺络。

治法：清肝泻肺，和络止血。

方药：青叶15克，仙鹤草15克，炒栀子12克，象贝母10克，桑白皮15克，藕节18克，枇杷叶12克，瓜蒌皮12克，白茅根18克，大黄15克（后下）。田七末4.5克（分2次冲服）。

水煎服，复渣再服。

外治：桃蒜膏热敷双涌泉穴，每天2次，每次3小时。

复诊（3月8日）：服药3剂和外治后，每天大便2次，咳嗽、咯血较前减少大半，黄痰转清稀，仍感口干咽燥，胸胁引痛，舌红、苔略黄，脉微数。此乃肺阴不足，肺失清肃。处方如下。

桑白皮18克，白茅根18克，北杏12克，海底柏12克，麦冬12克，玄参15克，天花粉12克，象贝母12克，瓜蒌仁15克，田七末3克（分2次冲服）。

水煎服，复渣再服。

外治法同上。

三诊（3月13日）：服药5剂和外治后，咯血已止，胁肋与胸部引痛亦除，晨起仍咳嗽有痰。拟补益肺脾、柔肝宁络之法以培土生金。处方如下。

沙参12克，橘络12克，云苓18克，淮山药12克，白术12克，象贝母12克，麦冬12克。

四诊（3月23日）：服10剂，诸症悉除，复查血常规及血沉均正常。继用上方10剂，以巩固疗效。（《奇难杂证续集》）

武竹年医案

○王某某，男，41岁。初诊日期：1972年9月22日。

患者于20年前曾患肺结核，经两年治愈。予1971年9月间在国外工作时，突然咯血约600毫升，以后在半年之内咯血3次，曾在国外住院治疗。回国后于1972年1月22日在北京某某医院治疗。双侧支气管造影：两肺尖后段支气管不规则扭曲、轻度扩张。从1972年3月开始，经常小量咯血或痰中带血，长期服卡巴克洛、酚磺乙胺等西药止血不愈。于同年9月来我院中医门诊治疗。

主症：患者从1972年3月至今7个月来，曾大咯血4次，每次咯血量在500毫升以上，平时小量咯血从未止过。近日口燥咽干，咳嗽少痰，精神食欲均好。舌红、苔薄少津，脉沉弦细。

辨证：阴虚咯血。

治法：滋阴补肺佐止血之品。

方药：细生地30克，白茅根30克，老藕节15克，白及片15克，血余炭15克，荷叶炭15克，黄芩10克，焦山栀10克，炙百合15克，茜草根10克，生蛤壳15克。

二诊（1973年1月12日）：患者服前方药7剂后即不咯血，效不更方，嘱病人继服上药每日1剂。3个多月来仅小量咯血一次，仍有咳嗽，口干。再本前法变更。处方如下。

细生地30克，白及片15克，旱莲草15克，白茅根30克，天门冬12克，麦门冬12克，茜草根10克，炙百合15克，老藕节15克，生知母10克，黄芩10克，苦桔梗10克，荷叶炭15克，生蛤壳30克。

三诊（6月29日）：患者自述半年来，一直服前方，基本未停药，出国一次，回来后未再咯血，并且咳嗽已愈。以此方配制丸剂，带药出国长期服用巩固。

○贾某某，男，57岁。初诊日期：1973年3月。

患者罹肺结核病已18年，西医诊断为“慢性纤维空洞型肺结核”。曾患过慢性支气管炎。证候复杂，咳嗽气喘久治不愈，长期服西药效果不显，来我院治疗。

主症：咳嗽气喘，痰多，胸痛，咯血，自汗，舌淡胖齿痕，苔白厚腻，脉弦大有力。

辨证：肺痨咳喘。

治法：益气，止咳平喘。

方药：怀山药15克，炒白术12克，茯苓15克，青陈皮20克，炙紫菀10克，马兜铃12克，冬瓜仁15克，炙百部10克，法半夏10克，款冬花10克，大白果10克，海浮石15克。

二诊（4月27日）：服前方药一个月，每日1剂，咳嗽显着好转，但仍有气喘，痰多不易咯出，一个月来未再咯血。继服前方药减马兜铃。

三诊（5月29日）：患者近日来咳喘好转，痰量减少，但口燥咽干，口渴。舌淡红而干燥、苔白薄，脉沉弦细。依前法加减，服法如前。处方如下。

南沙参15克，北沙参15克，炙百部10克，炙紫菀10克，天门冬10克，麦门冬10克，青竹茹10克，怀山药15克，冬瓜仁15克，茯苓15克，炒白术12克，五味子6克，海浮石15克。

四诊（6月30日）：患者自日服中药1剂以来，咳喘诸症已愈，3个月来未再咯血。继服前方药巩固疗效。（《名老中医经验全编》）

施今墨医案

○赵某某，男，30岁。

十余年来，咳嗽痰多，曾多次咳血，多时达二三百毫升，目前又复咳血，食眠二便如常。在北京协和医院支气管造影，证实有两侧支气管扩张，不适宜手术治疗。舌苔薄白质淡，脉芤。

辨证：肺病已久，元气大伤，气虚不能制血，致咳血久治未效。

治法：急则治标，先予养阴、润肺、止血法。

方药：鲜生地10克，陈橘红5克，大生地10克，旋覆花6克（代赭石12克同布包），陈橘络5克，仙鹤草18克，小蓟炭10克，阿胶珠10克，炒杏仁6克，炙紫菀6克，苦桔梗5克，炙冬花5克，炙甘草3克，白及粉（分二次随药冲服）5克。

二诊：服药10剂，血止，咳嗽减少。前方加丹皮10克，三七粉、白及粉各3克，分二次随药冲服。

三诊：服药6剂，血未再咯，仍有轻微咳嗽，拟改丸剂常服。处方如下。

金沸草30克，炙紫菀30克，西洋参30克，炙百部30克，炒杏仁30克，陈阿胶30克，仙鹤草60克，炙桑皮30克，北沙参60克，南沙参30克，苦桔梗30克，淮牛膝30克，酒丹参60克，败龟甲60克，酒生地60克，白及60克，三七面30克，酒当归30克，炙甘草30克。

上药共研细面，蜜丸重10克，每日早晚各服1丸，白开水送服。（《施今墨临床经验集》）

窦存江医案

○王某，男，29岁，1996年2月17日初诊。

患者自幼感冒后即咳嗽气急，两周前因外感而发病，曾服药物效果不显，病有加重之势，前来诊治。证见患者形体消瘦，面色皖白，咳嗽咯痰，痰黄而黏，咯血胸痛，自觉发热，舌质淡红，脉细数。曾在某院胸片检查示：双肺纹理增粗、紊乱，支气管呈卷发状阴影，诊断为支气管扩张。

辨证：气阴两虚之咯血。

治法：补气滋阴，润肺止血。

方药：平金汤加味。

金银花10克，连翘10克，玄参12克，黄芩10克，百部10克，桔梗10克，仙鹤草10克，三七10克（冲服），旱莲草10克，何首乌10克，麦冬10克，甘草6克，白芍10克，知母10克，当归10克。5剂，每日1剂，水煎服。

二诊（2月23日）：药后咳嗽减轻，咯痰减少，少量咯血，胸痛减轻，舌脉同前，药已中病，继续服用5剂。

三诊（3月2日）咳嗽，咯痰、咯血均已消失，已无发热之感，舌质淡，脉细，病已基本痊愈，为巩固疗效再以补肺汤5剂以调理善后，随访半年未复发。［甘肃中医，1999，12（2）］

高辉远医案

○杨某，女，40岁。

慢性咳嗽已十余年，以往偶有痰中带血。近两年来，反复急性发作，每屡发则发热恶寒，汗出热不退，咳大量脓性痰，或呈绿色，伴有咯血，必须用抗生素，仅可暂时控制，诊断为：“支气管扩张合并铜绿假单胞菌感染。”两年之内，中西药未停，不仅脓痰咯血不止，而且体质愈虚，食欲减退，舌质嫩红，苔黄腻，脉浮滑而数。

辨证：高师辨为阴虚肺热，络脉损伤之证。

治法：养阴清热，益损止血。

方药：生地黄10克，人参10克（另煎兑入），茯苓10克，黄芪10克，炙甘草5克，百合10克，山药10克，生苡仁15克，虎杖10克，阿胶珠10克，侧柏炭10克，蜂蜜15克。

服14剂，热退汗止。再服14剂，脓痰明显减少，亦不咯血。坚持原方治5个月，痰培养：铜绿假单胞菌阴性。出院随访，15年未发。（《高辉远临证验案精选》）

裴学义医案

○张某某，男，12岁。初诊日期：1966年2月27日，住院号：714142。

主诉：患儿3年来频繁咳嗽，吐脓痰，近十天来咯血。

现病史：患儿5年前出麻疹后，喉中痰鸣轻咳，有痰，每值冬季经常感冒咳嗽。3年前春季某晚，咳嗽不止，痰多，次日到结核病防治所照胸片后，诊断为“支气管扩张”。

以后患儿即经常咳嗽，痰多，经常吐出大口黄黏脓痰，夜间盗汗。

10日前晚间，吐血一次，量约一茶杯，为暗红色。七八日前又吐血一次，约一碗，内有血块。两日前又咳，痰中带血。昨晚又痰中带血。今晨九时吐出暗红色血半碗，以后又吐两次，一直痰中带血而入院。

检查：体温37摄氏度，双肺叩诊呈清音，呼吸音粗，可闻及干啰音。神清，发育营养良好。

主症：患儿面黄，久咳咯血，时有汗出，手凉，不时咳吐血块。舌苔薄白、质微红，脉弦细。

辨证：热邪久蓄肺络不解，迫血妄行，以致咯血。

治法：清热凉血。

方药：鲜茅根30克，川贝母6克，血余炭9克，侧柏炭9克，蒲黄炭9克，青竹茹6克，桃仁6克，冬瓜子9克，枇杷叶9克，杏仁6克。

二诊：连进上方药3剂，仍咯血量多，且有呕吐，不欲纳食，面色苍黄，身有微热，大便日一行。舌苔薄白，质微红，脉弦细数。根据脉症合参，久热灼伤肺阴，木火刑金，迫血妄行，遂致咯血。改用重剂平肝潜阳凉血之法。处方如下。

生牡蛎30克，川贝母9克，竹茹24克，生赭石30克，藕节15克，鲜生地15克，栀子炭9克，侧柏炭9克，川牛膝9克，鲜茅根60克。

三诊：连进上方药2剂，咯血减少，仍有咳嗽，一般情况较好。舌质微红、苔薄微黄，脉弦细数。宗原法，藕节改24克，继服2剂。

四诊：药后咯血止，面色已转红润，咳轻，痰多，咽干。舌苔薄白，质红，脉象弦细（左弦右细）。再按原方继服药3剂，咯血基本痊愈，精神、食欲均佳。舌苔少，质微红，脉象和缓，痊愈出院。追访半年，未再复发。（《名老中医经验全编》）

邢锡波医案

○苏某某，女，35岁，教师。

患者咳嗽痰多已5年，有时发热，咯黏稠脓痰，有气味，如咯痰不爽即发热、胸痛。近年咯血，少时数日，血量多至200毫升，有时3～5日即咯血一次，气急，不能平卧。

检查：身体消瘦，食少纳呆。咳绿色脓性痰，有腥臭味。发热，咳嗽气促，不能平卧，时咳血痰，咳嗽肺气上逆，呼多吸少，吸气困难。舌质红，苔薄黄，脉弦数。支气管碘油造影：肺左下叶各支气管扩张，右下叶中后两基枝亦有扩张。因患者不愿手术治疗而采取保守疗法。

辨证：痰热内蕴，肺气不宣。

治法：清热宣肺，化痰降逆。

方药：百合24克，蛤粉18克，瓜蒌仁、麦冬、天竺黄各15克，枇杷叶、杏仁、百部各12克，浙贝、白前、竹沥、海浮石、五味子、清半夏、白及各9克。

二诊：连服5剂，咳嗽咯血减轻，痰量大减，呼吸平稳。脉仍弦，数象不显，痰少气降，肺气畅通。宜止血化痰，养肺止嗽。处方如下。

瓜蒌仁24克，百合、白及各18克，黄芩15克，花蕊石、枇杷叶、蛤粉、五味子各12克，清半夏、桑白皮、浙贝、海浮石各9克，血余炭6克，甘草3克。

三诊：连服5剂，咳轻，痰少，咯血很少，身热消除，食欲好转，痰稀，腥臭味已大减。舌质淡红，脉已不数，肺热已清，肺气下降，气宣咳平。宜养肺降逆，止血化痰。处方如下。

瓜蒌仁、百合、麦冬、小蓟各15克，枇杷叶、黄芩、五味子、代赭石各12克，浙贝、白及、海浮石、清半夏、花蕊石各9克，甘草6克。

四诊：连服5剂，咳轻痰少、无腥臭味，咯血已止，食量增加，身觉有力，夜能平卧。脉弦虚，舌淡无苔，肺气已复。宜养肺肾，止嗽化痰，防止咯血，巩固疗效以防复发。处方如下。

百合、百部、党参、沙参、瓜蒌仁各15克，玄参、枇杷叶、小蓟、熟地、胡桃肉各12克，蛤粉、清半夏、浙贝各9克。

此方宜长服以资巩固，间断服药2个月后，半年未发作。

○袁某某，女，18岁，学生。

自7岁即患慢性咳嗽，痰多为黄色脓性，放置可分层，脓痰下沉，上面为泡沫。不发热，冬季症状加剧。1年前开始痰中带血，有时大口咯血，胸疼，气促食少，体瘦身倦，经胸片及支气管造影，诊断为右侧支气管扩张。因不愿作手术而来就诊。脉弦虚数，舌质红，苔黄腻。

辨证：阴虚肺热，灼伤肺络。

治法：养肺清热，通络止血。

方药：白及、麦冬、百部各15克，枇杷叶、花蕊石、重楼、小蓟、百合各12克，五味子、乳香、黄连、贝母各9克。

二诊：连服4剂，咳嗽减轻，痰色白已无臭味，血量大减。气不急促，胸痛顿减，夜能安眠，食欲好转，身觉有力。脉弦虚数，舌质红，苔薄黄，是肺热渐退，清肃下行。仍宜清肺降逆，化痰止嗽。处方如下。

瓜蒌仁、蛤粉各15克，麦冬、白前、重楼各12克，黄芩、五味子、半夏、浙贝、枇杷叶、花蕊石各9克。

三诊：前方连服5剂，咳嗽轻微，痰量减少，无臭味及血。呼吸调匀，夜能安眠，食欲增加，身觉有力。脉弦虚，舌淡红，是肺热已退，清肃下行，痰清气平，胸气畅通。仍宜养肺降逆，止嗽化痰，防止出血。处方如下。

百合18克，知母、海浮石各12克，五味子、枇杷叶、浙贝、清半夏、花蕊石各9克，甘草3克。

连服5剂，胸不痛，咳轻痰少，胸闷气短清除，饮

食正常，精神清健，睡眠好，脉象弦细，舌已不红。上方连续服用，预防感冒，以防复发。（《邢锡波医案选》）

张琪医案

○王姓学生，年16岁。发热咳喘3个月，迁延不愈，咳痰色黄带血，经X线胸透右肺下叶片状阴影，诊断为大叶性肺炎，并支气管扩张，经用抗生素及止血剂效不显，来我院门诊，诊察所见体瘦神疲纳减，胸痛咳痰带血，有时大口咯血色鲜红，舌光红薄苔少津，脉弦略数。

辨证：此属燥热伤肺，肝火亢盛，木火刑金，灼伤血络之证。

治法：宜清肺润燥平肝凉血法。

方药：生地20克，寸冬20克，沙参15克，玄参15克，茅根50克，百合20克，藕节20克，桔梗15克，甘草10克，郁金15克。水煎服。

用上方7剂，血止痰减胸舒，精神转佳，再以肃肺平肝化痰宁络之剂，前方加瓜蒌15克，芦根50克，枇杷叶15克，血止痰清，诸症向愈。

《医门法律》有清燥救肺汤，治诸气膹郁，诸痿喘呕。喻昌谓："诸气膹郁之属于肺者，属于肺之燥也。而古今治气郁之方，用辛香行气绝无一方治肺之燥者"。清肺润燥，肺气得肃则气自下行，诸气膹郁自可解除，此喻氏之创见。余从实践中体会：凡肺感染日久不愈，多属肺阴亏耗，正气不足，此时无论中药清热解毒，西药之抗生素皆不能收效，或收效甚微；原因只着眼于除邪而忽视扶正之故耳。治疗此症喻氏之清燥救肺汤，吴氏之沙参麦门冬汤皆可选用。（《张琪临证经验荟要》）

黄文东医案

○李某，男，74岁。初诊日期：1974年12月17日。

患者咳血经久不愈已4月余。经胸透排除肺癌和肺结核，原有轻度肺气肿。目前咳不甚剧，前晚曾咯出鲜血十余口，痰如白沫，有时左胁隐痛，口干，动则气急，饮食二便均正常。舌苔薄，脉弦。

辨证：肝火犯肺，肺络受伤。

治法：清肺平肝，化瘀和络。

方药：泻白散合黛蛤散加味。

桑白皮12克，地骨皮12克，北沙参9克，杏仁9克，桃仁4.5克，丹皮9克，赤芍9克，制川军4.5克，黄芩9克，炙苏子12克，黛蛤散12克（包煎）。

二诊（12月24日）：咯血已止，胁痛亦减，咯痰不爽，纳食如常，舌苔薄，脉弦。仍与清肺平肝，滋阴宁络之法。

原方去桃仁，加瓜蒌皮9克、麦冬9克，再进6剂。

三诊（12月31日）。十余日来未见咯血，但左胁偶有牵痛，咳已少，鼻燥，二便正常。苔薄腻，脉弦。再拟清养气阴，润肺化痰以善其后。

北沙参9克，桑白皮9克，地骨皮9克，黄芩9克，杏仁9克，冬瓜子12克，丝瓜络6克，赤芍9克，炙远志4.5克。（《黄文东医案》）

刘秀英医案

○李某，女，32岁，工人，1990年3月2日初诊。

该患者近十年来咳嗽吐脓痰，咯血反复发作，曾多次在外院就诊，诊为支气管扩张。二十多日前，由于情志不遂，突然咯血，咯出血量1日多达100～300毫升，先在外院住院治疗半个月，给服止血药和抗生素控制感染，以及对症处理，其效欠佳，故特来我院肺科治疗。症见：咳嗽吐痰黄白相杂，痰中带血丝，偶有咯血盈口，胸胁胀痛，烦躁易怒，口苦，小便黄，大便偏干，2～3日一次，舌质红，苔薄黄，脉弦滑。胸片见：两肺纹理增粗、增多，以左下肺为著，伴有小片状阴影，同时伴有囊状改变，X片提示"支气管扩张"。实验室检查：外周血象白细胞 8.6×10^9/升。中性粒细胞 0.78，淋巴细胞 0.22。

辨证：病由肝郁化火，木火刑金，肺络受损，清肃失司。

治法：清肝肃肺，凉血止血。

方药：白鹤汤加减。

白及、生山栀、生黄芩、杏仁、生大黄、川贝母各10克，桑白皮20克，仙鹤草50克，黛蛤散、花蕊石各30克，地骨皮25克，生甘草3克，鲜藕汁60毫升另服，3剂，每日1剂，水煎2次，分3次饭前服。

二诊：上药服后大便已通，咳嗽减轻，痰量减少，痰中带血丝。夜间平安，精神好转，食欲增进，中药原方去生大黄，加北沙参10克补肺气，继服5剂，诸症悉除，随访3年未复发。［陕西中医，1996，17（5）］

张子琳医案

○田某，男，27岁，初诊日期：1976年6月10日。

咳嗽，吐白黏痰。十天前突然咳血，满口皆血。随后痰中带血点、血丝。有时痰血相混。口干，咽干，时有胸痛。舌质红，少苔，脉沉，至数正常。

辨证：肺气失宣，咳伤肺络。

治法：宣肺化痰，理气止血。

方药：桔梗6克，贝母10克，紫菀10克，橘红6克，炙杷叶6克，瓜蒌10克，麦冬10克，百部10克，甘草5克，茜草6克，阿胶10克，藕节10克，仙鹤草12克，地骨皮12克，桑叶12克，竹叶6克。

二诊（6月14日）：上方服4剂，咳嗽，痰中已无血，晚间咽干，胸痛减轻，头晕愈。下午手热，腰困，脉沉弱，仍遵上法。处方如下。

桔梗6克，贝母10克，杏仁10克，紫菀10克，橘红6克，炙杷叶6克，瓜蒌仁12克，麦冬10克，百部10克，苏子6克，茜草6克，地骨皮10克，甘草5克，沉香6克，丹皮6克，桑叶10克。

三诊（6月18日）：服上方4剂，再未咳血，胸痛好转。只有劳动时觉轻微疼痛。咳痰自黏，咽干，盗汗，小便频数，手热，腰困。脉仍沉弱。治宜滋补肺肾，化痰止嗽，辅以敛汗。上方改橘红为10克，瓜蒌仁10克，地骨皮12克，加辽沙参10克，五味子5克，菟丝子15克，杜仲12克，煅龙骨10克，煅牡蛎10克，浮小麦18克，枸杞子10克，去苏子、杏仁、紫菀、炙杷叶、茜草、沉香、桑叶，水煎服。

四诊（6月28日）：上方加减服6剂，胸痛轻微，咳嗽痰少而黏，盗汗止，小便次数减少，但尿时仍痛，手心还热，腰困。脉沉弱。上方加知母10克，桑叶10克，地骨皮改为21克，继服6剂，诸证渐安。（《张子琳医疗经验选辑》）

胡建华医案

○何某某，女，38岁，教师。初诊：1986年12月3日。

开路方：反复咯血已将十载。痰中夹血，甚则大量咯血。今年先后咯血7～8次，有时经月不止。常服卡巴克洛、紫珠草溶液、维生素K_3以及注射抗生素等。平时咳痰不多，感邪则痰量剧增。近月来痰中带血，血色鲜红紫暗相兼。口干咽燥，大便干结二三天一行。神疲乏力，气短，腰酸耳鸣，情绪急躁，胸痛。舌质红，苔薄黄，脉弦细数。外院曾作支气管造影检查，确诊支气管扩张。童年曾有百日咳及肺结核病史。治拟滋肾清肺，凉血化瘀。

方药：大生地15克，京玄参12克，野百合15克，制川军9克，生地榆30克，生蒲黄15克（包），白茅根30克，鱼腥草30克，桔梗4.5克，桑白皮15克，炙百部12克，黛蛤散16克（包），参三七粉6克，分2次吞服。7剂。

上方服后，咳血渐减，近两日来痰血消失。大便略溏，每日2次。口干咽燥，减而未除，仍觉乏力，腰酸，耳鸣。原方去茅根、参三七粉，加太子参15克，制川军减为6克，生地榆减为15克。续服7剂。

膏滋方：肺阴素虚，燥热伤络，以致反复咯血，迁延十载，金水同源，日久殃及肾阴，肠道失润，故见神疲气短，情绪烦躁，腰酸耳鸣，口干咽燥，大便干结，胸膺牵痛等症。舌质红，苔薄黄，脉弦细数。证属缠绵，图治匪易。治拟滋肾阴以潜虚阳，清燥热以宁肺络，佐以凉血化瘀，润肠以通便。

方药：生熟地各150克，山萸肉150克，淮山药150克，京玄参120克，炙龟甲150克，五味子80克，生晒人参50克，大麦冬150克，北沙参150克，野百合150克，旱莲草200克，枸杞子150克，甜苁蓉200克，桑椹子200克，生首乌150克，胡桃肉（打碎）200克，桃、杏仁各120克，仙鹤草200克，生蒲黄200克（包），鱼腥草200克，桑白皮150克，地骨皮150克，炙百部120克，茅芦根各200克，参三七粉50克，灵磁石300克，佛手干100克。

上药除生晒人参、参三七粉外，余药用清水隔宿浸透，煎3沸，过滤去渣取汁，文火浓缩，加陈阿胶200克，打碎，加陈黄酒300克炖烊，蜂蜜600克，于收膏时，将生晒人参另煎浓汁及参三七粉同时冲入膏中，缓缓调匀收膏。每早晚各服一匙，隔水蒸化。如遇感冒发热，伤食停滞，请暂停服用。服膏方期间，忌莱菔、饮茶、酗酒、吸烟，以及辛辣刺激性食物。保持情绪安逸，避免激怒忧郁。

复诊（1987年3月31日）：去岁服用膏方之后，精神较振，腰酸、耳鸣、气短等症明显减轻，大便正常。近3个月来，仅有一次感冒咳嗽，痰中带有少量血丝，2天后即止。苔薄腻，舌尖红，脉弦细。治拟益肾润肺，补气养血。处方如下。

生熟地各12克，山萸肉12克，野百合15克，大麦冬12克，北沙参15克，太子参15克，仙鹤草30克，桑白皮15克，桃杏仁各9克，当归12克，赤白芍各15克，桑椹子15克。

服上方的同时，嘱其每日清晨用藕粉20克，蜂蜜1汤匙，滚开水冲服。前方加减，调治8个月，仅有一次少量痰血，二三天即止。近半年多来，咯血未见复发。（《中医膏方经验选》）

张兆湘等医案

○刘某某，男，52岁。

1979年开始咳嗽痰多，缠绵不断，至1982年秋出现咯血3～6次，每次持续2～7日，稍劳即觉胸胁腰背酸痛。经支气管理碘油造影摄片，确诊为两侧性支气管扩张，不适宜手术，于1983年1月来我科门诊。患者久咳不已，咯血频发，形瘦，腰背疼痛，上楼时有轻度气急，舌质红、苔黄腻，脉细微数。予镇冲止血汤：代赭石（先煎）30克，生地、白茅根、仙鹤草各20克，桑皮（吴茱萸汁炒）15克，海浮石、诃子、栀子、浙贝、阿胶（烊化）各10克，藕节7个，田三七、甘草各3克。每日1剂，水煎服。1个疗程后，咳嗽、咯血均得到有效控制，服两个疗程后，诸证悉除。复查支气管碘油造影X摄片：两侧支气管扩张均较前明显好转。为巩固疗效，继续服药一个疗程停药。［江西中医药，1998，29（5）］

陈乔林医案

○蒋某，女，25岁，工人。1965年3月12日住院。

主诉：咯血4天。

病史：慢性咳嗽迁延不愈已11年。3年前开始晨起咯黄绿色脓痰，间或带血，左胸隐痛，X线胸片提示“支气管扩张”。近5个月来痰中带血增多，仅断续用青霉素、链霉素及止血剂。本次于4日前背小孩上楼时喉中觉热气上冲，旋即咯鲜血约100毫升，次日又咯一次约150毫升，服云南白药及止血西药后痰中仍带血。今日午后又咯血约100毫升，服柏叶汤无效。X线胸片提示“双肺纹理增粗，左下肺有环状透亮阴影”，以“支气管扩张”收住院治疗。

检查：神清，形体消瘦，自觉喉中灼热，口干欲饮，咯黄绿色稠痰带血，咯血每发于午后，血色鲜红，来势较急，大便二日未解，小便黄，口气臭，舌质红，苔黄少津，脉细弦数。心率94次/分，律齐，两肺呼吸音粗，左下背部可闻局部限性湿啰音。

诊断：咯血（支气管扩张），阴虚火旺，肺胃积热，迫血妄行。

治法：滋阴降火，清泄肺胃，凉血止血。

方药：生地黄15克，玄参15克，麦冬20克，白芍15克，黄芩10克，生大黄10克（后下），白茅根20克，醋淬花蕊石20克，藕节15克，苏子8克，童便一盅兑服。

二诊（3月14日）：服上方后解大便一次，口干减，未再咯血，但痰中仍带血，胸中觉热痛，夜咳，舌质仍红，黄苔退薄仍乏津，脉细，体征无变化。此火热冲气尚未平戢，阴液未复，守方再服2剂。

三诊（3月16日）：药后每日均解大便一次，黄绿痰已甚少，未再带血，胸中不作热痛，舌红，苔薄黄有津，脉细，续以清燥润肺，泄热化痰，以沙参麦冬饮加芦根、浙贝母、黄芩。

四诊（3月20日）：上方共服3剂夜咳甚疏，黄绿痰消失，舌质仍偏红，脉细。以益气养阴、补肺敛肺善后。予生脉饮加白及、紫菀、牡蛎、白芍、旱莲草。（《中国当代名医医案医话选》）

王林琅医案

○张某，女，35岁，1993年10月初诊。

主诉：咳嗽、咯黄痰2年，咯血1年。现每月咯血二三次，每次持续2～3天。腰背胸胁酸痛，形体消瘦。舌边尖红，苔黄腻，脉滑数。经碘摄片为两侧支气管扩张。

予咯血汤：桑白皮15克，丹皮12克，青黛10克，瓜蒌皮15克，桃仁10克，白茅根30克，黄芩15克，白及15克，生大黄10克，鱼腥草30克。加柴胡、郁金、三七，10剂。服后咳嗽减轻，咯血控制。继服1个月，巩固疗效。

此后每于春秋二季各服咯血丸：太子参30克，麦冬30克，百合30克，玉竹30克，山药30克，川贝30克，黄芩30克，桑白皮30克，地骨皮30克，桃仁30克，阿胶30克，研末为丸，每丸10克，早晚各服1丸连服1个月。1998年10月随访，咯血无复发。经碘摄片复查，支气管扩张明显好转。［光明中医，1999，14（5）］

赵绍琴医案

○付某某，女，43岁。

初诊：喘咳经常发作，晨起咯痰甚多，痰中带血，病已10年，经某医院确诊为支气管扩张症。近1个月来咳嗽不止，动即作喘，咳吐大量白痰，痰中带血，有时吐出鲜血盈口。脉象弦滑数，右寸脉大，按之空豁，舌红苔白浮黄。

辨证：热郁在肺，络脉受伤。

治法：肃降肺气以止其咳，凉血清营以止其血。

方药：旋覆花10克，枇杷叶10克，杏仁10克，浙贝母10克，川贝母10克，前胡6克，百部6克，茜草10克，小蓟10克，茅芦根各10克，黛蛤散6克（包煎）。7剂。

二诊：药后咳嗽渐减，吐血未止，咯痰仍多，再以肃降化痰方法，兼以止血。处方如下。

旋覆花10克，枇杷叶10克，杏仁10克，浙川贝母各10克，桑白皮10克，地骨皮10克，茜草10克，生地榆10克，小蓟10克，黛蛤散6克（包煎），茅芦根各10克，三七粉3克（分冲）。7剂。

三诊：咯血渐减而未全止，咳嗽时作，吐痰色白，舌红苔白，脉数而虚，气火上炎之势渐平，仍以前法进退。处方如下。

旋覆花10克，枇杷叶10克，杏仁10克，川浙贝母各10克，桑白皮10克，地骨皮10克，茜草10克，小蓟10克，茅芦根各10克，焦三仙各10克，三七粉3克（分冲）。

四诊：咳血已止。再以肃肺方法。处方如下。

杏仁10克，枇杷叶10克，川浙贝母各10克，小蓟10克，茅芦根各10克，百部10克，焦三仙各10克，山药10克，香稻芽10克。7剂。

药后诸症已愈，纳食增加，嘱其慎起居，多锻炼，增强体质，以防复发。（《赵绍琴临证验案精选》）

徐金顺等医案

○陈某，男，45岁，干部，1991年2月25日初诊。

患者两年前因经常反复咯血，咳嗽，经支气管造影检查，证实为右中下肺支气管扩张。近2年，每月都有少量咯血3次左右，每次咯血量30～50毫升。昨晚又大量咯血一次，约500毫升。西医诊断为支气管扩张症。给予口服参三七片，同时静脉滴注脑垂体后叶素10个单位，咯血未能得到控制，一夜又咯血300毫升左右。次日转中医治疗，停用其他一切止血及抗感染西药。治以平肝泻火，清热止血之咳血方合泻心汤煎剂雾化治疗。药用青黛（水飞）6克，炒瓜蒌仁9克，海浮石9克，炒山栀9克，诃子6克，大黄9克，黄连6克，黄芩9克。加水50毫升，煎取浓汁250毫升，置超声雾化器雾化吸入，半小时左右，每日4次。连用2天，血量大减，用药至第5天，血止、咳平、便解，精神转佳。至今已5年未复发。

○周某，女，20岁，教师，1990年9月11日就诊。

患者于1988年下半年起，经常咳嗽、咳唾泡沫痰或黄痰，并常挟带血丝，1989年正月，在县医院做支气管造影，诊断为支气管扩张症。本次就诊前，咳嗽加剧，痰中带血丝五六天，每天约50毫升左右，昨下午起开始大量咯血，一夜约500毫升，有紫血块，同时胸痛、便秘、溲赤、口干渴、苔黄舌红，脉细涩。证属瘀阻肺络，夹蕴痰热，治以化瘀止血，清热化痰，用上法雾化治疗，用药1天，紫血块即消失，仅痰中带血丝，用药3天后，痰中血丝全部消失。再继续用药5周，诸症平复，至今未复发。［实用中医内科杂志，1997，11（3）］

章次公医案

○刘某，男。

考其咯血之经时，其病灶不在肺；往日素无胃病，亦非胃溃汤出血可比。疑是血液失其凝固，遇有诱因，如指逆、疲劳，小血管破绽而血出矣。

方药：阿胶珠12克，炮附块9克，厚杜仲9克，花蕊石30克，鲜腥草15克（后下），熟地黄12克，全当归12克，龟甲30克，仙鹤草12克。

二诊：以其人温度只有36.1摄氏度，用温性止血剂，药后血不止。处方如下。

生熟地30克，仙鹤草30克，旱莲草15克，牡蛎30克，藕节5只，生阿胶30克，白及片9克，川贝9克，肥玉竹9克，童便一杯（去头尾）。

○陈某，男。

面目黧黑，不应见于弱冠之年；曾病瘰疬，今复逐渐消瘦，其病根潜伏久矣；咯吐鲜血，特病之暴发者耳。

方药：淡秋石15克，鲜生地60克，白及片9克，小蓟15克，京墨汁15克（分二次冲入药中），旱莲草18克，怀牛膝15克，鲜藕汁30克（分二次冲服），阿胶18克

（烊化）。

○浦某，男。

潮热、盗汗、咳嗽、咯血，十之八九为肺出血。

方药：马兜铃9克，仙鹤草15克，牛蒡子12克，川百合9克，阿胶15克（烊化二次冲），紫菀9克，海蛤壳12克，光杏仁9克，百部9克。

另：二冬膏180克、川贝母30克，研末和入膏中早晚各服一匙，开水冲。

二诊：X线所得为左肺结核。若能有充分之休息与营养，或能消大患于无形。处方如下。

桑白皮 9 克，地骨皮9克，银柴胡6克，炙鳖甲24克，白芍9克，百合9克，麦冬9克，阿胶珠4.5克，干地黄12克，冬青子9克，蒸百部9克。

另：琼玉膏、二冬膏，90克，川贝末30克，用法、用量同上。（《章次公医案》）

张育清医案

○李某某，男，37岁。

1997年7月8日诊，有支气管扩张病史十余年，曾多次因咯血住院。一周前受凉后开始发热，咽痛，咳嗽，咳痰色黄，自服“感冒清”、“螺旋霉素”后，热退，咽痛减轻，但出现痰中带血，血色鲜红，近2日咯血量明显增多，每日达300毫升左右，伴胸闷，心烦口渴，舌苔薄黄腻，舌质红，脉滑数，胸透示：右下肺支气管扩张伴感染。

辨证：肺热里盛，损伤肺络。

治法：清泄肺热，凉血止血。

方药：清金止血汤。

桑白皮15克，黄芩12克，山栀10克，仙鹤草15克，侧柏叶15克，白及30克，川牛膝12克，三七粉6克。加银花、连翘各30克，鱼腥草30克，芦根正15克。

二剂后咯血量明显减少，续服 3 剂咯血停止，诸证悉除。［光明中医，1999，14（3）］

李寿山医案

○徐某，男，60岁，干部。1962年4月24日初诊。

主诉：喘嗽咯血加剧二十余日。

病史：患者有肺结核史三十余年，已钙化。患咳喘二十余年，反复发作，偶有痰中带血丝，经治即止。近日由外感诱发喘咳咯血，痰白而稀泡沫，初为痰中带血丝，渐至大咯血盈口而出，色鲜红夹有暗淡血块，每日咯血约100～300毫升不等，伴有胸闷短气，烦躁汗出，心悸不寐，纳呆食少，倦怠乏力，卧床不起，动则喘咳引致咯血，晨起面浮，午后足肿，二便尚调。经多次专家会诊，确诊为支气管扩张并咯血，并有肺结核瘤、肺不张。曾用输血、吸氧、控制感染、止血镇静等法，中医投以咳血方、十灰散等方剂均未获效，病已3周多，病情日渐加重，而邀会诊。

检查：精神萎靡，面色㿠白，语声低微，时有咳嗽，咯血量多，色鲜红而有黯淡血块，形体虚浮。舌淡胖嫩，苔黑而滑，脉象虚数。X线拍片两肺纹理增强，可见不规则透明蜂窝状阴影，兼见肺叶不张，两肺可见钙化点及结核瘤。

诊断：咯血（支气管扩张并咯血），气虚火浮，不能摄血。

治法：温经摄血，引火归原。

方药：加味柏叶汤。

侧柏叶20克，艾叶10克，炮姜15克，西洋参25克。

水煎服，6小时一次，昼夜2剂，童便100毫升，每服5～10毫升，频频饮下，昼夜观察。

二诊（4月26日）：服药后病人感到舒适，咯血量减少，舌脉同前，效不更方，原法再服。

三诊（4月30日）：继进药后，咯血全止，诸症好转。舌淡红，黑滑苔已转白薄，脉转沉细，此浮火已敛，虚象显露，拟益气养阴，扶正宁血。处方如下。

西洋参30克，麦门冬15克，五味子6克，阿胶7.5克，粉丹皮6克。

水煎服，日1剂。

服药十余剂，临床症状消失，纳增寐安，二便自调，形气已复，神态奕奕。脉转弱滑，舌淡苔白薄，遂停药膳食调养月余而复原。（《中国当代名医医案医话选》）

邹云翔医案

○唐某某，男，40岁。

因反复咯血 3 月余，而于1972年5月13日入我院治疗。

患者于1954年曾突然咯血一次，量不多，色鲜红，X线胸部透视发现陈旧性肺结核，经用异烟肼、链霉素及止血药治疗而血止。1972年2月10日，患者又突然咯血，量很多，约500毫升，色鲜红，嗣后反复大量咯血。1972年2月10日到5月13日，3个月中先后8次大量咯血，其血量约50毫升，100毫升，500毫升不等。曾用过卡巴克洛、维生素 K、氨基已酸等止血药，开始有效，以后均无效果，须用脑垂体后叶素才能达到止血目的。但未几又咯血不止，脑垂体后叶素用量也日益增加，从10个单位增加到30个单位、40个单位，量小则无效。入院当日大量咯血，先用安络血10毫克，脑垂体后叶素20单位，血仍不止，又加脑垂体后叶素20单位，咯血才停止。然每天仍见咯陈旧性紫红色血块，自觉神疲乏力，头昏头痛，并有面赤火升之象，大便干结，脉象细弦。医者从肝经气火扰络，络伤血溢辨治，先后用凉血止血法，如生地、丹皮、赤芍、藕节炭、小蓟炭、白茅根、地榆等；平肝清火法，如冬桑叶、紫贝齿、珍珠母、蛤壳、菊花、制军、山栀、黄芩等；滋阴降火法，如玄参、知母等；活血和络法，如桃仁、蒲黄炒阿胶、当归、血余炭、花蕊石等；同时另服白及、血余炭、蒲黄等分研粉，每次1.5克，日服两次，又注射卷柏注射液，每次 1 支，每日 2 次。患者还自服云南白药数瓶，效均不显。入院后四十余天，小量咯血未有间断，大量咯血两次，都是经用脑垂体后叶素40单位，以及卡巴克洛、维生素K等止血药后，大量咯血才得以控制。6月22日因病房调整，转至邹老处治疗。初诊时未动前方，仅佐以炮姜炭温中止血，加蔓荆子祛风治头痛，咯血反增。6月26日二诊时，仍然咯血，有血块，胸闷而痛，呼吸不畅，咽喉作阻，前额疼痛而胀，苔薄，脉细弦。邹老认为，从病史知患者有肺结核近廿年，肺之气阴亏损可知，而肝经火旺，上冲犯肺，扰络动血，虚中挟实，从补气毓阴，清肺止血法治疗。

人参须4.5克，北沙参12克，炒子芩3克，川石斛9克，大黄炭0.9克，生熟蒲黄各4.5克（包），麦门冬9克，嫩白薇3克，海蛤壳9克，制半夏2.4克，鲜芦根3克。

药后咯血渐减，咯出物色转黯红而灰，但觉咽喉如有物阻，此肝气上逆阻咽之故。前方加绿萼梅4.5克，以理气疏肝。连续服用15剂，咯血全止，又服二十余剂巩固之，于1972年8月5日临床治愈出院。患者于当年9月中旬来信云，出院后，病情稳定，咯血未再复发。

○李某某，男，34岁，干部。

1956年9月20日初诊。患者曾患肺结核病，经治疗业已钙化。今年以来，常见咯痰挟血。近10天来咯血不止，有时痰中血量很少，有时盈口而出。住某医院诊断为支气管扩张症，中西药治疗少效，乃邀邹老会诊。咯血色红，精神倦怠，肢凉怕冷，失眠，胃纳不佳，口味觉甜，脉象细弦，苔薄，舌质淡红，肺肾不足，肝阳偏旺。

方药：东北参3克，麦门冬9克，肥玉竹6克，炙龟甲12克，阿胶珠6克，生地黄6克，川石斛9克，黑玄参12克，粉丹皮6克，海蛤壳12克，绿萼梅0.9克，云茯苓4.5克，抱茯神4.5克，川贝母1.8克，仙鹤草6克，冬瓜仁15克，炒青蒿3克。

复诊（10月8日）：称投药后咯血基本控制，但有时于晨间痰中仍有微量血液或血丝，胃纳渐好，脉来细弦，苔色如前，治守原意。处方如下。

炙龟甲15克，生地黄9克，熟地黄9克，黑玄参12克，麦门冬9克，清阿胶9克（烊化），海蛤粉12克，川石斛9克，北沙参12克，炒青蒿3克，仙鹤草12克，藕节炭3个。

三诊（10月20日）：咳嗽咯血已停止，精神亦好，纳佳，便调，惟觉口干，但不欲多饮，少寐，脉细弦，苔薄舌质偏红。仍从原法化裁治之。

汤药处方：鲜生地12克，黑玄参9克，天门冬6克，麦门冬6克，鲜石斛9克，炒青蒿6克，粉丹皮6克，绿萼梅3克，海蛤壳9克，炙龟甲9克，制首乌9克，潞党参9克，清阿胶6克（烊化），生甘草2.4克。

膏滋处方：炒青蒿24克，黑玄参60克，白蒺藜24克，绿萼梅12克，甜杏仁18克，地骨皮30克，藕节10个，福泽泻9克，嫩白薇30克，淮山药30克，穞豆衣30克，粉丹皮24克，生地黄30克，大熟地30克，枸杞子90克，海蛤壳90克，左牡蛎90克，大白芍30克，北沙参45克，天门冬30克，麦门冬30克，川石斛90克，化橘红21克，福橘络21克，炙紫菀24克，炙冬花30克，东北参30克，冬瓜仁30克。

以上浓煎3次去滓，取汁，另以川贝粉15克，真阿胶90克，炼蜜180克，白糖500克，文火收膏，每日早晚各一匙开水冲服。

四诊（1957年1月4日）：去年服用膏方两料以来，未作其他治疗，咯血未发，一般情况好，脉细微弦，苔薄。再拟养肺肾佐以平肝之品，以巩固疗效。处方如下。

大生地30克，大熟地30克，福泽泻24克，山萸肉30克，枸杞子90克，黑玄参45克，川石斛36克，粉丹皮24克，怀牛膝24克，南沙参36克，北沙参36克，东北参18克，淮山药36克，麦门冬45克，云茯苓36克，海蛤壳60克，藕节12个。

上药浓煎3次去滓，取汁，另以龟甲胶45克，清阿胶30克，炼蜜150克，白糖500克，文火收膏，每日早晚各一匙，开水冲服。

五诊（1958年1月7日）：一年来咯血未发，但入冬之后，胸络不舒，似觉气短，微咳，痰较稠，口渴少津。气火有余。脉象弦数，苔薄舌红。治拟养肺益肾，平肝潜阳，通络豁痰。

汤药处方：北沙参12克，东北参1.5克，鲜石斛9克，紫苏子9克，炙远志6克，旋覆花1.5克，化橘红4.5克，广橘络4.5克，黛蛤散9克（布包），川贝母4.5克，左牡蛎12克，青龙齿12克，冬瓜子15克，生甘草2.4克。

1957年1月4日膏滋方2料。此后患者每年至冬时，服用1957年1月4日膏方一二料，随访至1967年，咯血未发。（《邹云翔医案选》）

王九峰医案

○肝藏诸经之血，肺司百脉之气。水弱肝虚，火载血上。肺虚不能下荫于肾，肾虚子窃母气，下损于上，痰嗽带血。相火内寄于肝，君火动则相火随之，心有所思，神有所归，则梦遗之病见矣。有情精血易损，接以草木，声势必难相应，宜速屏除尘绊，恬淡虚无，水升火降，方克有济。

熟地黄汤去萸肉加白芍，走冬，川贝，血余。

金水亏残，龙雷震荡，载血妄行，上溢清窍。木扣金鸣为咳，肾虚水泛为痰。营卫乖违，往来寒热，脉来细数无神。数载屡发不已，虚劳之势已著。勉拟甘温壮水，以制阳光，不可过服沉寒，致戕生气。蓄瘀虽为阴类，运之者，其惟阳乎！

熟地黄汤加归身，白芍，麦冬。

年近四旬，幼年失血。今春举发，血虽止，痰嗽不已，平明尤甚，脉来滑数，痰多食少，阴伤子盗母气。现在溽暑流行，谨防狂吐。

生地，丹皮，茯苓，泽泻，当归，白芍，阿胶，川贝，紫菀，百部。

失血多年，早暮咳呛，交节尤甚。现在三四日一发，血发甚涌，胸次作胀，食少运迟。巅疼身热，脉来弦数，阴虚火载血上，木击金鸣为咳，不宜思虑劳心，当思静则生阴之理。

生地，牛膝，陈皮，旱莲，丹皮，白芍，茯苓，炙草，女贞子。

《经》以大怒则形气绝，而血菀于上。郁结化火，火载血上，狂吐之后，咳嗽延今不已。十余日必遗泄，脉来弦数，水不养肝，木击金鸣，肝虚侮胃，久延非宜。

熟地黄汤加二至丸。

服药三剂，形神稍振，饮食渐增，咳仍未止，痰色黄白不一，昨日无梦而遗，肾虚肝损，仍以乙癸同源主治。

前方加麦冬，胡桃。

乙癸同源，颇合机宜。复感暑湿，脾伤泄泻，痰嗽较甚。急则从标，暂以清暑益气。

孩儿参，泽泻，杏仁，白术，陈皮，神曲，茯苓，女贞，炙草，当归。

加减清暑益气，治标治泻。泻止，痰嗽亦减。症本阴亏，从乙癸同源例治，颇合机宜。第暑湿新瘥，未便滋补。

孩儿参，升麻，麦冬，甘草，石斛，桔梗，茯苓，淮山药。

痰嗽带血，起自夏初，日以益甚，延今半载，食少喉干，平明咳甚。气随血耗神虚，血由忧煎，气随怒减，吐血时言语错乱。胸喉之间，若烟障雾迷，懊侬莫能名状。七情之火，酒湿之热，灼阴耗液，积损为颓，谨防大汗。

熟地，杏仁，桃仁，三七，牛膝，芦根，藕汁，童便。

年逾六旬，二气就衰，冬客风冷，咳嗽绵延不已。今春痰带红紫，夜不能寐，身痛气急，动劳尤甚，饮食少思，且跗浮肿，蔓延于上，阴分大亏，兼有湿热，脉来停止，土败金残，生气大损，虑难奏捷。拟补肾开胃法，胃开则吉。

生地，山药，茯苓，杞子，归身，白术，胡桃。

失血之脉，缓静为顺，洪大为逆。半产之后，二气素乱，血随气上，痰嗽带血，痰少血多，脉来弦洪，且大且数，血不养肝，肝不藏血，气冲血逆，致有妄行之患。所服之方甚可，奈时令肝木用事，气火上腾，慎防喘汗血脱，金残肺痿。

生地，三七，牛膝，犀角，丹皮，血余炭，牡蛎，麦冬，童便。

先天不足，知识早开，水不养肝，肝虚易怒，怒则气升，有升无降，火载血上，红紫相间，形神不振。木扣金鸣为咳，肾水上泛为痰，始则痰少血多，延今则血少痰甚。阴亏水不制火，中伤气不接续，壮水滋肝，兼和肺胃。

熬地黄汤去萸肉，加女贞子，旱莲草，沙参，麦冬。

素有失血之患，心营肺卫俱伤，近乃复感寒邪，已经表散未解，身热憎寒，短气自汗，痰嗽带血，声嘶脉软，正虚邪实，殊为棘手。

柴胡，孩儿参，黄芩，甘草，半夏，陈皮，当归，白芍。

昨服小柴胡汤加减，表邪已解。本症阴虚，曾经咳血，龙雷内炽，五液交枯，虚热往来，渴不欲饮，自汗不收，痰嗽带血，面色戴阳，声嘶脉软。所幸胃气尚存，犹虑复感寒邪，变生难治。佣药大旨，迎夏至一阴来复，以滋金水之源。

六味去萸肉，加麦冬、阿胶、小麦。

进补金水之剂，诸症悉退，惟喉痒咳频仍然，夫肺属金而主咳，金之所畏者火也，金之化邪者燥也。燥甚则痒，痒甚则必咳。症本阴亏，水不制火，火灼金伤，精不化气，则肺病燥。法当润补为宜。

六味去萸肉加五味，麦冬，杏仁，胡桃肉。

肝藏诸经之血，肺司百脉之气，肾为藏水之脏，水亏不能生木，木燥生火，载血上行。木击金鸣为咳，肾水上泛为痰。阴偏不足，阳往乘之，舌绛咽干，蒸热夜甚，脉来细数无神，虚劳已着。勉以壮水之主，以镇阳光。现在木火上升之令，慎防狂吐。

六味去萸肉，加白芍、麦冬、牛膝、山栀。

思为脾志，心主藏神，神思过用，病所由来。心为君主之官，脾为后天之本，二经受病，五内心虚。水虚不能生木，木火载血上行，木击金鸣为咳。木乘土位，津液凝滞成痰，阴液不足以滋脏腑，二阳之病发自心脾。心烦意乱，形容枯槁，病魔不去，精神不生。辗转沉痼，岁月弥深，所服之方，却是法程。胃者卫之源，脾乃营之本，卫外失司则寒，营内失守则热。失位之血，离经远来则紫，吐后色红者，近血也，渐淡为痰，合而为一者，血迫近而未及化也。痰血本为同类，脏气盛则痰即化红，脏气衰则血即化痰。前论痰为精血所化，譬如乱世之贼盗，即治世之良民。舌上白苔，丹田有热也。足得血而能步，血少故难行。中州不运，食欲少思，内官运动，心有循持。未吐血前，脉强而硬，既吐血后，脉弦而软，显系血从肝来，营弱心虚则口难言。血化为痰，吐出方快，时或思卧，土困于中，心肾不交，竟夕不寐。脉来时弦细而急，或凝滞若不能自还，此三五不调，近乎涩革，两关尤甚，又似劲脉。总之脉缓则平，脉急则甚。左右者，阴阳之道路。阴阳互相克制，脉亦左右偏强。脾属坤土，主治，扣央，最宜服食，土不制水，水溢高源，涎吐不禁，清气在下，则生飧泄。昔黄帝问于歧伯曰：形弊血，尽而功不立者，神不使也。精神不振，志意不治，精坏神去，营卫不可复收。何者？嗜欲无功，而忧患不止。诚能屏除尘绊，恬淡虚无，补以药饵，何忧不已。

生地，洋参，茯苓，白术，甘草，归身，枣仁，远志。

血富于冲，所在皆是。赖络脉之堤防，从隧道以流注。久咳肺络受伤，血随咳上，鲜瘀不一，脉来浮数兼弦，症本阴亏，水不济火，火灼金伤，木击金鸣，清气不降，络有停瘀，未宜骤补。昔肯堂治失血之症，必先荡尽停瘀，然后培养。余宗其法，多酌高明。

当归，白芍，丹参，侧柏，三七，牛膝，糖楂，桔梗，茜根，桃仁，藕节。

伤风致损，必是肾虚，咳嗽痰多，微带鲜血，耳鸣盗汗，脱肛不收，脉来虚数，下损于上，肺肾两亏。速远房帏，独居静养，真阴来复，方能有济。

生地，茯苓，生牡蛎，淮药，百合，冬虫草，桃肉。

肺无因而不咳，络不伤血不出，客秋感冒，痰嗽食减，甚刚呕吐，至今吐血甚多，鲜红可畏。今春又吐，较前略少，痰嗽益甚，夜不能寐，身痛肢木，血不荣筋，面色带黄，阳盛水不济火，肾虚窃气于金，精损移枯于肺，脉带数象，尤非所宜。

犀角，白芍，茅根，生地，丹皮，甘草，怀膝，童便。

三阴不足，酒湿内伤，下有漏疡，火载血上，痰嗽食少，便溏，舌绛中有槽，左胁有动气，脉来虚弦。法宜清补，仍防狂吐。

大生地，怀药，白术，芡实，蛤粉炒阿胶。

去年咳血，调治已痊，近乃五心蒸热，痰嗽在夜，痰色多黄。阴亏脾湿生痰，渍之于肺，慎防血溢。

孩儿参，杏仁，生地，赤苓，陈皮，冬术，苡米。

暴怒伤阴，肝阳化火，载血上行，咳喘带红，脉来弦劲，法当清以降之。

大生地，白芍，丹皮，泽泻，黑栀，青皮，川连。

肝藏诸经之血，肺司百脉之气。失血后咳不止，气微促，食减，脉细数，由盛怒伤肾，水不济火，火载血上，木击金鸣。肾不纳，肺不降，故气促。前贤以诸端皆为危证，殊属不宜。拟方多酌高明。

云苓，法夏，归身，炙草，共为末，水泛丸。（《王九峰医案》

齐秉慧医案

○曾治清水范三才，患咳唾，痰血相兼，余亲治愈已三载矣。一日忽感风寒咳嗽，医家误用滋阴之药，酿成吐血不止，乃弟促骑求治。余曰：令兄新疾也，先宜发散，继以滋阴，方为合法，今误早为滋阴，闭其肺窍，恐不可及也。乃勉强以人参败毒散四剂予之，且看缘法何如，服之其咳愈剧，遂与鸡鸣丸，令每夜细嚼三五粒，日服补中汤加麦、味，不数日而咳嗽如失，血亦不吐，遂服六味都气丸而康。此丸余历验已久，活人亦多，同志君子，切勿忽视。

又治一书生咳咯有血，用麦门冬汤而效。（《齐氏医案》）

林佩琴医案

○毛，劳怯失血，尺寸脉俱洪数，乃肺肾亏损，用三才汤加丹皮、白芍、麦冬、鲜藕。数服血止，惟晡热咳嗽，用六味丸去萸、泻，加五味、白芍、龟甲（炙）、阿胶。蜜丸服，二料全痊。

○丁，痰中血点，溲后遗浊，五更不梦自泄，此肾阴虚，相火强也。六味去山萸，加鱼鳔（炒）、莲须、菟丝饼，稍佐黄柏（盐水炒），蜜丸。淡盐汤下，渐愈。

○黎，立冬后阳伏地中，龙潜海底，今值冬至，阳始生，而龙已不藏，致五夜阳升，灰痰带血，右尺不平，此知柏八味丸症也。又夙有肝气，左胁刺痛，则龙雷交焰矣。初服壮水潜阳，痰血已减，继服加减归脾汤，左胁痛止，灰痰亦少，血丝淡而若无，脉症将愈兆也。昨诊惟肝脉稍弦，左尺强于右，是水尚能制火。从此平心静摄，戒怒节欲，明春木火不至偏旺，则痊平可冀。熟地（水煮）、丹皮（酒炒）、泽泻（盐水炒）、茯苓（乳蒸）、山药炒、远志（甘草汁炒）、白芍（炒）、女贞子、藕粉、淡菜、牡蛎（煅研）。炼蜜丸服。（《类证治裁》）

凌晓五医案

○（离经之血未净）臧左（环域，三月），努力伤络，络血上溢盈碗，离经之血未净，咯痰见红，兼有咳嗽，五内烦热，良由操劳动肝，肝火激动胃络所致，脉弦数，治宜清解。

照东街费姓血溢之方加苏子、川贝。

○（瘀血滞于肺络）许（五月），努力伤络，络血不时上溢，血止而瘀滞肺络，肺失清肃，咳逆痰稠，脘闷胁痛，脉象弦数，治宜疏解佐以理络。

丹参，川郁金，旋覆花，鹿衔草，童便，参三七，新绛，炒白蒺，白茅根，泽兰，丝瓜络，炒苏子，藕节。

○（瘀血滞肺）徐左（合溪），努力伤络，瘀血内蓄，咳吐紫瘀，体疲内热，脉象郁数，治宜疏化。

丹参，川郁金，泽兰，怀牛膝，参三七末，延胡索，粉丹皮，茜根炭，桃仁，归尾，新绛，丝通草。

蓄血瘀滞，咳吐不止，用治蓄血之法甚妥。

○（痰中夹血）莫左，火盛刑金，肺失宣肃，咳嗽伤络，痰中夹血，胸胁引痛，脘闷肢倦，脉形郁数，治宜清络。

炒苏子，旋覆花，玫瑰花，川郁金，白杏仁，新绛，借节，银花露，真川贝，丝瓜络，丝通草，青芦根。

○（劳嗽见红）郦翁，掺用神机，肝胆气火偏旺，上刑肺金，肺失肃化之权，咳嗽震动，肺络交节见红，木叩金鸣。阳络伤则血外溢是也，脉小弦数，右寸关弦滑数兼见。治宜清金平木，兼以理络。

南沙参，真川贝，丹皮，枇杷叶，鹿衔草，炒苏子，旋覆花，怀牛膝，玫瑰花，藕节，白杏仁，生蛤壳，丝瓜络，仙鹤草，青芦根。

或用丹参、参三七、陈阿胶亦可。

如洋参、麦冬、燕窝、冬花、白芍、阿胶、女贞子、旱莲草之类随加，蓄血类伤寒，宜从《指掌》。

跌伤者亦从蓄血法。活蝌蚪治吐血大灵，带活吞半碗许即愈。白鹿衔治吐血大效，浸陈好酒佳。活曲蟮治伤血大效，浸陈酒佳。

○（久嗽吐白血）陈左（递浦，五十二岁），久嗽伤阴已成肺痿，咳嗽曾失血，但吐白沫，咽痛喉痹，妨纳饮食，五内烦热，便燥，溺水眩晕，体疲，形内羸瘦，积劳成之候。脉虚数近弦，姑拟滋清一则，兼其转机，附方请正。

台参须五分入煎，陈清阿胶一钱五分（藕粉炒成珠），北杏仁三钱（去皮尖），雪梨膏一两（分冲），冰糖水炒石膏三钱，连心麦冬一钱五分，炙冬花一钱五分，川贝（去心）二钱，酒炒丹皮一钱五分，生蛤壳五钱（真真黛五分拌打），霜桑叶二钱五分，冬虫夏草一钱五分（蜜炙），枇杷叶三张，炒马兜铃二钱，玫瑰花八分（后入）。（《三三医书·凌临灵方》）

张聿青医案

○胡左，痰带血点，痰稠如胶，心中有难过莫名之状。此本水亏于下，痰热扰上，切勿以其势微而忽之也。

海浮石三钱，煅决明四钱，川石斛四钱，丹皮炭一钱五分，藕节二枚，黑山栀二钱，钩钩三钱（后入），竹茹一钱（水炒），瓜蒌霜三钱，蛤黛散四钱，煅磁石三钱。

又：痰血已止，痰稠稍稀，的是肝火上撼心肺。再为清化。

海浮石三钱，煨决明四钱，川石斛四钱，丹皮炭一钱五分，瓜蒌霜三钱，煅磁石三钱。

川贝母二钱，海蛤粉四钱，茯神（辰砂拌）三钱，麦冬一钱五分（辰砂拌）。

又：血止而心阴未复，再平肝养阴。

朱茯神，拣麦冬（辰砂拌），当归炭，柏子仁，磁石（煅），金铃子，醋炒枣仁，丹参炭，煅龙骨，代赭石，香附（盐水炒）。

○某，湿热熏蒸，面色油晦，小溲浑赤，咯血鲜红。再淡以渗之，苦以泄之。

碧玉散，冬瓜子，生薏仁，郁金，盐水，炒竹茹，泽泻，丹皮炭，杏仁泥，赤白苓，川黄柏，枇杷叶。

○某，心中似有气冲，则咯吐全红。今血虽止住，而气冲未定，脉来弦大。肝火撼胃，胃气逆，血因之而上矣。

代赭石，丹皮炭，竹茹，牛膝炭，藕节，枳实，云苓，黑山栀，瓜蒌炭，磨郁金。

○顾左，风温袭肺，由咳而致见红，至今时来时止。脉象浮芤。恐其复涌。

丹皮二钱，瓜蒌霜三钱，川贝四钱，石斛四钱，青黛五分（包），山栀三钱，生扁豆衣四钱，郁金五分（磨冲），连翘三钱，竹茹一钱五分（盐水炒），藕节二枚。

○左，本是风湿留络，遍体酸楚。二旬以来，由咳而致痰红。风伤阳络，与水亏金损者有间也。

蜜炙桑叶，象贝母，丹皮炭，光杏仁，连翘壳，广郁金，帮芥穗，川贝母，炒蒌皮，紫菀肉，藕节。

○顾左，咽痛过食甘寒，风热内郁，激损肺络，由呛咳而致带红，痰稠而厚，颧红火升，血来每在清晨。脉象数大。宜泄膈热。

甘草三分，防风七分，薄荷五分，海蛤粉三钱，天花粉一钱，柿霜一钱，桔梗八分，磨犀尖二分，贝母一钱五分。

○陈左，屡次失血，渐致呛咳咽痒，气从上升，而痰中时仍带红，痰稠而厚，脉细弦数。是肾水不足，木火上凌损肺，遂令络血外溢。血去阴伤，气不收摄，出纳因而失常，恐入损门。

冬瓜子四钱，生薏仁四钱，炙桑皮二钱，车前子三钱，青芦尖一两，光杏仁三钱，川贝母二钱，怀牛膝（盐水炒）三钱，茜草炭一钱五分，都气丸五钱（二次服）。

二诊：血已止住，略能右卧、然仍咽痒呛咳，气从上升。脉细弦数，气口独大。血去既多，肾阴安得不伤？然上焦定然未肃，再清其上。

冬瓜子四钱（打），生薏仁三钱，丝瓜络一钱五分，炒蒌仁三钱，鲜荷叶三钱，鲜桑叶络三钱，象贝母二钱，光杏仁三钱（打），炒栀皮三钱，鲜枇杷叶一两（去毛），活水芦根一两（去节）。

三诊：偏右能卧，气升大退。然呛咳不爽，痰不易出。肺气不克清肃，再清其上。

瓜蒌皮三钱，光杏仁三钱，炒苏子三钱，象贝母二钱，冬瓜子四钱，鲜桑叶络三钱，生薏仁四钱，盐水炒橘红一钱，白茯苓三钱，青芦尖八钱，枇杷叶露一两。

四诊：偏右虽能着卧，呛咳气升，减而不止，痰出不爽，日晡发热。肺热阴伤，再润肺清金。

瓜蒌仁三钱，炙桑叶一钱五分，生甘草五分，冬瓜子四钱，川贝母二钱，甜杏仁三钱，生薏仁三钱，北沙参三钱，山栀皮三钱，青芦尖八钱，肺露一两（冲）。

五诊：清金润肺，暮夜呛咳已定，而每晨咳甚，痰不爽出，色带青绿，脉数内热，血去过多，阴伤难复，阳升凌犯肺金。拟育阴以平阳气之逆。

阿胶珠二钱，生甘草五分，蛤黛散三钱，雪梨膏五钱，炙生地四钱，川贝母三钱，甜杏仁三钱。

六诊：呛咳时轻时重，气火之升降也。频渴欲饮，咳甚则呕，肺胃阴伤难复，气火凌上不平。从肺胃清养。

大天冬三钱，生甘草五分，炒蒌皮三钱，冬瓜子三钱，川石斛三钱，北沙参四钱，川贝母二钱，黑山栀皮三钱，蛤黛散四钱，琼玉膏五钱（冲）。

○金，类疟之后，湿热未清，蕴结膀胱，溲血两次，咳恋不止，旋即咯吐见红。今虽止住，咳嗽仍然未尽。脉濡微数。良由湿热熏，蒸肺胃，遂致络损血溢，拟开肺气以导湿热下行。

冬瓜子三钱，薏仁三钱，象贝母二钱，丝瓜络一钱五分，绿豆衣二钱，杏仁三钱，茯苓三钱，竹茹一钱，鲜荷叶络三钱，生扁豆衣二钱，枇杷叶四片（去毛），活水芦根一两。

又：咳嗽咯血之后，元气未复，阳虚肝旺，脐下辘辘鸣响，两目干涩。脉沉而弦，苔白而腻。膀胱之湿，为风所激，所以鼓动成声。宜分利水湿，参以养肝。

生于术一钱五分，木猪苓二钱，泽泻一钱五，炒白芍一钱五分，橘叶三钱，白茯苓三钱，野黑豆三钱，女贞子三钱（酒炒）池菊花一钱五分。

○左，痰饮而致咯血，中州痞满不舒，噫出腐气。脉象沉弦，此脾土为湿痰困乏，不能统血。恐损而难复。

川雅连（姜汁炒）三分，制半夏二钱，上广皮一钱五分，焦白术一钱五分，郁金（磨，冲）五分，炮姜五分，白茯苓五钱，炒竹茹一钱，炒枳实一钱，沉香曲（炒）一钱五分。

○某，肺感风邪，胃停湿热，风湿热交迫，肺胃渐损，络血外溢。血从咳中而来，咳从邪起。若不急散其邪，必至延损。

制香附，光杏仁，橘红，生薏仁，茯苓，黑山栀，炒枳壳，前胡，丹皮炭，泽泻。

○杨左，努力损伤肺络，络血外溢，不时见红，左胁作痛，咽燥舌干。宜清养肺胃，以和脉络。

川石斛四钱，全当归二钱（醋炒成炭），鲜竹茹（盐水炒）二钱，降香片三分，丹参炭二钱，大麦冬三钱，冬瓜子三钱，杜苏子（盐水炒）三钱，丹皮炭二钱。

○许左，每至着卧，辄反不寐，坎水离火，不能相济，略见一斑。春升之际，阳气上升，鼓激损络，遂至咯血。火灼金伤，渐至咳嗽。至金水不能相生，血既时止时来，咳嗽更无底止。中气日薄，旋运力乏，时涌痰涎。脉细涩而沉，左关带弦。内伤重症，若得息心静养，或能带病支持。

南沙参三钱，光杏仁三钱，青蛤散四钱，牛膝炭三钱，川贝母二钱，炙紫菀肉二钱，炙云茯苓四钱，冬虫夏草三钱，生鸡子白一枚（调服），白蜜一钱五分（冲），藕节三枚，八仙长寿丸三钱（先送下）。

○陈左，血生于心，藏于肝，统于脾。善奕构思，思中有虑，既思且虑，脾土必伤，以致统摄无权，血液外溢，咯吐带红。以其为血之液也，所以血不鲜赤。心中有难以明言之状。此由少阴心经而来，未可以其势微也而忽之。拟补益心脾，导血归脾。

炙绵芪，奎党参，朱茯神，远志肉，野于术，炒枣仁，当归尾，广木香。

此案血液之论，体会入微，突出前贤，虽使西人见之，亦当折服。文涵志（《张聿青医案》）

陈莲舫医案

○咯血复发，肝脾为伤，属虚多邪少。治以清降。

番降香，旱莲草，参三七，光杏仁，炙苏子，川石斛，炙桑皮，生白芍，新会络，炒淮膝，白茯苓，炒藕节，炒丹参，丝瓜络，枇杷叶

咳久络伤，痰中失血，脉细弦。再从通降。

北沙参，番降香，炙苏子，川贝母，新会红，白茯苓，冬虫草，全福花（包），石白英，光杏仁，仙鹤草，枇杷叶，炙桑皮，肺露（冲）。（《陈莲舫医案秘钞》）

顾晓澜医案

〇朱。脉象沉细已极，按之却又数而不平，症由暑湿蕴伏肺胃经，曾经痰中带血不畅，现咳吐白痰，久而不已，且眼不藏精，面华无气，血分亏而虚外越，恐不免血冒重症，舌苔黄，姑用清营保肺为治。

肥玉竹四钱，生白扁豆二钱，麦冬肉一钱五分（米炒），桑叶一钱五分（米炒），当归须一钱五分（米炒），川石斛三钱，茯苓三钱，炙甘草五分，瓜蒌皮一钱五分，竹卷心一钱。

又：脉数无力，至数不清，精神大为萎顿；据述此番吐血甚多，色带红紫，究由胃家湿热，久积阳络，伤而上溢，急宜清胃散瘀可止。但血去中虚，食入气逆，最难调治，姑与八汁饮。

青皮甘庶汁五钱，藕节汁五钱，梨汁三钱，白果汁二钱，白萝卜汁二钱，青侧柏叶汁一钱，竹沥汁三钱，生姜汁一分，八汁和匀，隔水炖热，作两次服。

又：得便火气渐降，阴分渐和，惟寅卯时咳甚，痰中仍带紫瘀，比肝旺胃弱之故，脉亦右软左数，再用平肝和胃一法，可冀咳减血止。

大生地三钱（炒松），炒黑归身二钱，川石斛五钱，甜杏仁三钱（去皮尖），白扁豆三钱（去皮），蜜拌橘红一钱，炒黑桃仁一钱，炒黑侧柏叶一钱，炒栀皮一钱五分，藕节三个。

又：左脉已平，痰中血止，右关尚嫌虚弦，咳时振痛，此胃血去多，胃液不充，气滞之故。再用和胃生津，清金益气一法。

北沙参三钱（米炒），当归须一钱五分（米炒黑），白扁豆三钱（去皮），蜜拌橘络二钱，麦冬肉一钱五分（米炒），瓜蒌皮一钱五分（米炒），稽豆衣一钱五分（米炒），水炙黑黄芪一钱，炙黑甘草三分，橘叶七片。

又：照前方去黄芪、炙甘草，加甜杏仁三钱，去皮尖。五服后，每晨空心开水送八仙长寿丸三钱。

问此人初诊时，精神言谈，颇觉充足，即偶尔咳痰不甚，遂断定不免血冒，未十日，果血去极多，陡然萎顿，何先见若此。曰经云：望而知之谓之神。夫人五脏六腑精神皆聚于目，有余即是不足，此人眼光太露，面色过华，望去俱如酒后浮光，非自然真气，虚阳外越，阴分大亏，已有血热妄行之兆，况脉沉而数，舌燥而黄，内热业已发动，虽会痰中带血，数日即止。自恃壮年，能食健步，更无顾忌焉。能保其血不上溢耶。又问血冒时服八汁饮即定。岂八汁饮为血症之圣剂耶。日八汁饮在翻胃门中，血症门并无此方，医从意会，无不可通，盖胃为多血多气之脏，倾盆累碗，皆胃有积瘀蒸热，因络伤上溢，最忌苦燥。症由阴亏内热，厥势方张，又不能即投温纳，惟用甘寒诸汁，清润平和，胃即可受，虚热自平，而血止矣。且三汁五汁，劳怯门亦会有方，独不可加以八汁耶。前徐妇药入即吐，故全用果品，以安胃为主，此又更用侧柏叶、竹沥、姜汁，以降火化痰为主，参以四生饮法也。化裁通变，运用总由匠心，岂独一八汁饮哉。（《吴门治验录》）

谢星焕医案

〇李赓扬先生，苦诵读，馆僧寺。冬月衣被单薄，就炉向火，而严寒外束，虚热内蕴，渐致咳嗽吐血。医者见其神形不足，谬称痨损，日与养阴之药，遂至胸紧减食，卧床不起。余诊其脉，六部俱紧，重按无力，略有弦意，并无数大之象。密室中揭帐诊脉，犹云恶风；被縟垫盖，尚背心寒凛。按脉据症，明是风寒两伤营卫之病。若不疏泄腠理，则肺气愈郁，邪无出路。法当夺其汗，则血可止。经曰：夺血者无汗，夺汗者无血。奈体质孱弱，加以劳心过度，不敢峻行麻黄。然肺尝久闭，营分之邪，非麻黄何以驱逐。考古治虚入外感法，莫出东垣围范，因思麻黄人参芍药汤原治虚人吐血，内蕴虚热，外感寒邪之方。按方与服，一剂微汗血止，再剂神爽思食，改进异功合生脉调理而安。亦仿古治血症以胃药收功之意也，然余窃为偶中。厥后曾经数人恶寒脉紧咳嗽痰血者，悉遵此法，皆获全效。可见古人制方之妙，医者平时不可不详考也。

麻黄人参芍药汤：麻黄，芍药，黄芪，当归，甘草，人参，麦冬，五味，桂枝。

异功散：人参，茯苓，白术，甘草，陈皮。

生脉散：人参，麦冬，五味。

〇徐晓窗，年逾五十，形伟体强，忽患潮热咳血。楚南诸医，咸称血因火动，叠进寒凉，渐至胸紧头疼，不能自支。于是检囊归家，坐以待毙。延医数手，无非养阴清火，迨至饮食愈减，咳红日促。予按脉象紧数之至，且病经数月，而形神未衰，声音犹重，肌肤虽热，而厚衣不除，久病面色苍黑，额痛时如锥刺。内外谛审，并无内伤确据，一派外感明征。伏思表邪入阴，扰乱营血，必当提出阳分，庶几营内可安。乃以参苏饮除半夏，加入止嗽散，与服二剂，助以热粥，始得微汗，似觉头疼稍减；潮热颇息。以后加减出入，不越二方，或增金钗、麦冬，或参泻白散。调理一月，药仅十服，沉疴竟起，未尝稍费思索也。

附，后李维翰先生畏寒发热，脉紧无汗，咳嗽失红之症，医治弗效，慕名虔请。及余疏方，畏而不服，细为讲论，疑团稍释。奈前医纷纷，既不识表邪入阴之症，又不解夺汗无血之义，中坚阻之。而余独吹无和，以致热肠不投，越月见讣音悬市，自恨遇而不遇，抚躬一叹而已。

参苏饮：人参，紫苏，陈皮，枳壳，前胡，半夏，子葛，木香，甘草，桔梗，茯苓，姜，枣。

正嗽散：桔梗，甘草，橘红，百部，白前，紫菀。（《得心集医案》）

许琏医案

〇性智长老、有人传以坐禅云：“久久行之，则神气完足，上升泥丸，始能出定入※定，超脱生死苦海。”于是强制不睡，终夜枯坐。两月来体渐羸瘦，单声咳嗽，血从上冒，一吐盈掬，乃就余诊。脉虚大无力，三候皆然。余曰：“《内经》云：起居有时，不妄作劳，乃能形与神俱，而尽终其天年，度百岁乃去。此古圣教人养生之大道，修行何独不然？岂必强制枯坐，即能成仙成佛也？古云：磨砖何以成镜？坐禅何以成佛？良有以也。且归神炼气，乃道家功夫。释教以明心见性为上，坐禅虽是见性要着，其中却有妙谛。《六祖坛经》云：生来坐不卧，死去卧不坐。其了澈生死处，并不在坐与不坐，此又在长老自参，不可以明言者耳。至于禅堂坐香，如坐一柱香，即跑一柱香。始则缓步，后则紧步，使周身之气血，上下流通，不至凝滞。过二鼓即就寝矣。诚以子时不睡，则血不归经，必致吐血、衄血等证，昔志公和尚日夜讲经，邓天王悯其劳，为制补心丹以赐之。要知人身一小天地，呼吸之气，与之相通。不善用之，未有不立蹶者。譬谷麦为养生之本，既饱而强食之，徒伤其生；财物为立命之原，既得而妄取之，徒害夫义。非谓坐释无所俾益，第过于作劳，必入魔道，而此心反不能自主矣。大梅禅师云：即心即佛，是参禅要旨。认定宗旨下手，庶不致为旁门别壳所惑。盖心知色相，便当思‘知色相者是谁’，心知烦恼，便当思‘知烦恼者是谁’。思无所思，是为真思。行住坐卧，刻刻如此用力，将一旦豁然贯通，诚有不知其所以然而然者。古偈云：“铁马撞开青石门，玉鸡啄破黄金壳，这个消息，长老掩关静悟，必能自得。总之自性自禅，为禅门日用功夫。暗来明可度，邪来正可度，恶来善可度，知慧度痴愚，布施度悭贪，清静度烦恼，名曰六度。波罗蜜即到佛法世界。今长老为人所惑，枯坐不寐，则阴阳之枢纽不能交互，而阳浮于外，阴不内守，其有不病者几何？”为立潜阳固阴方法，用二地、二冬、石斛、京杏、参、苓、胶、菀、龟甲、牡蛎，煎好，加入人乳半盅，守服二十剂，不必更方。长老惟惟顶礼而去，过二十余日复来。据云服两剂血即止，今则精神日健，因于前方去杏、菀，加归、芍、枸杞，服之。强壮反逾于昔，从此坐禅，遂无所苦云。（《清代名医医话精华》）

蒋宝素医案

〇咯血从喉，无声易出，道近络伤，犹鼻衄之理，即肺管之衄，故有内衄之名。火旺阴亏，养阴清火为主。

灵犀角，大生地，粉丹皮，大白芍，当归身，怀牛膝，藕节，童便。

咳血属脏，难出道远。由于肾虚，水不济火，又不涵木，木击金鸣，火载血上。已入虚劳之境。

大熟地，粉丹皮，福泽泻，怀山药，云茯苓，川贝母，当归身，白芍药，童子小便。

伤风咳嗽见血，必是肾虚盗气于金，精损移枯于肺。痰多食少，盗汗耳鸣，脉数。速远房帏，独居静养，庶可保全。

大熟地，怀山药，山萸肉，北沙参，大麦冬，五味子，紫菀茸，川贝母，蛤粉炒阿胶，炙甘草，苦桔梗。

血渍喉间，咯出甚易，屡发不瘳，鲜瘀不一。素有肝积肥气。肝为藏血之脏，赖肾水以滋荣，肾水不足以荣肝木，驯致血失潜藏。少阴循喉，以是血从喉上。脉见芤象，殊属不宜。

大熟地，怀山药，山萸肉，粉丹皮，云茯苓，建泽泻，当归身，大白芍，龟甲，生牡蛎，九肋鳖甲。

五志七情化火，脏阴营液潜消。三春咯血，试水而浮，肺血可据，调治难痊。入夏反咳，经秋举发，狂吐盈碗，入水而沉属肾。肌肉渐消，饮食减，脉来数疾，自服犀角地黄汤加味，血虽止，其咳更甚。肺肾交损，上损从阳，下损从阴，过中难治。勉拟归脾、六君加减，以副远来就诊之意。

东洋参，云茯苓，冬白术，炙甘草，当归身，酸枣仁，远志肉，陈橘皮，制半夏，川百合，龙眼肉。

咯血甚涌，心嘈，舌赤，脉数兼弦。操劳体质，心脾之火不静，肝肾之阴有亏，阴络不固。血热妄行。宜补肝肾之阴，以制心脾之火。降气清火，以导气火下行，水升火降，血自归经。

大生地，粉丹皮，建泽泻，玄参，大麦冬，白知母，赤茯苓，胡黄连，赤芍药，田三七，制大黄。

倒行之血为逆，咯血从咽，属胃。势如涌泉，血如釜沸，阳明热极。亡阴脉大，尤为棘手，危急之秋，药宜瞑眩。宗肯堂法，导血下行，转逆为顺，应手乃吉。

大生地，桃仁泥，醋炒生大黄，粉丹皮，黑山栀，赤芍药，当归身，鲜藕汁。

咳血出于肺，呕血出于胃。咳呕交加，肺胃并损，脉见芤象，尤非所宜。

犀角片，鲜生地，大白芍，粉丹皮，黑山栀，桃仁泥，当归身，侧柏叶。

先吐后咳为阴虚，先咳后吐为痰热。咳吐相仍，无分先后，痰血交并，其来甚涌，所幸脉无芤象。三才、四物加减主之。

桂水炒生地，竹沥炒人参，荷汁炒天冬，姜汁炒黄连，柏叶炒当归，韭汁炒白芍，童便炒山栀，酒炒黄郁金，蜜炙枇杷叶。

溽暑流行，心火素旺，二火相济，咯血不止，气高而喘，脉虚身热。热极亡阴之象，虑难收效，不可拘服寒凉百无一生之说，勉拟一方，质诸明哲。

人参、大麦冬，五味子，生石膏，白知母，炙甘草，犀角片，鲜生地，赤芍，粉丹皮，青竹叶，童子小便。

干咳无痰有血，脏阴营液就枯，肺肾干槁危疴。拟方多酌明哲。

大生地，天门冬，大麦冬，川贝母，川百合，柏子仁，茜草根，当归身。（《问斋医案》）

李振声医案

○商仆某，每晨起咯血，医治以地黄。翁诊曰：病得之内而遇惊。胆蓄热，夜腾于胃，至晨而出。于地黄药加猪胆汁。日：服药病加则生。服药，病果加，以温胆汤治之，愈。（《李翁医记》）

邵兰荪医案

○陡亹王妇，肝气作痛，脉弦，经闭，咳痰带红，损怯已成，非轻藐之症六月初九日。

紫菀钱半，广橘红钱半，左金丸八分，白石英三钱，光杏仁三钱，川贝三钱，降香七分，绿萼梅钱半，生牡蛎四钱，茜草钱半，泽兰钱半，藕节三个。

四帖。

介按：左升属肝，右降属肺，兹以胃惫而肝阳横逆无制，肺失下降之权，以致咳血经闭，此方是泄肝降气，和血通络之意。

○安昌庞，肝阳烁肺，咳痰带红，脉弦数，舌色透明，便血，防损。二月初十日。

霜桑叶三钱，光杏仁三钱，焦山栀三钱，粉丹皮二钱，炒驴胶钱半，生石决明六钱，川贝钱半，生米仁四钱，山茶花钱半，银花炭二钱，橘络钱半。

清煎四帖。

又：痰红较差，脉弦劲，呛咳不已，咽痛已减，宜清肺化痰。二月二十日。

生地四钱，生石决明六钱，川石斛三钱，炒驴胶钱半，杏仁三钱，川贝二钱，生白芍钱半，鸡子黄一枚，玄参二钱，侧柏炭三钱，女贞子三钱。

清煎五帖。

又：咳嗽仍属带红，脉劲数，肝阳上升。宜清降为主。三月初七日。

生地四钱，桑叶三钱，侧柏炭三钱，小苏子二钱，光杏仁兰钱，生石决明六钱，天冬二钱，茜根三钱，玄参三钱，焦山栀三钱，橘红钱半，茅根一两（煎汤）。

五帖。

介按：《内经》云：阳络伤则血外溢，阴络伤则血内溢。谅以怒劳动肝，暗耗营阴，肺与大肠均受其戕，而逼血妄行，久延愈剧。前后三方，佥以柔肝肃肺，清热育阴，深合病机，故多奏效。

○安昌胡，咳血气促，脉弦数，舌微黄，寒热交作，此木火刑肺。宜清少阳为主。

霜桑叶三钱，杜瓜蒌皮钱半，小蓟草三钱，淮牛膝三钱，生石决明六钱，川贝二钱，淡竹叶钱半，白薇三钱，焦栀子三钱，茜草根二钱，橘络钱半。

清煎三帖。

又：血已除，咳嗽气促不已，脉数，舌黄，肝火犹炽。宜清降为妥十二月初二日。

紫菀钱半，桑叶三钱，白前钱半，女贞子三钱，天冬二钱，生石决明六钱，川贝二钱，谷芽四钱，遍金钗三钱，光杏仁三钱，淡秋石八分。

清煎四帖。

介按：阳明脉络日衰则发冷，阴亏而阳不潜藏则发热，总之，肝阳横逆而血上溢，故初方以柔肝肃肺，降气凉血而获效。次方于清降之中，参用养胃，立法秩序井然。

○张溇俞，咳血未除，脉数，右关弦，胸闷，舌微黄。宜清降消痰。

杜瓜蒌皮钱半，淡竹叶钱半，焦栀子三钱，赤芍钱半，京川贝二钱，广橘络钱半，光杏仁三钱，参三七一钱，小蓟草三钱，白前钱半，紫菀钱半。

清煎四帖。

介按：胃热冲肺，逼血上溢，诚以胃脘当心，是肝经交络所过之处。兹因肝胃郁热冲肺，而觉脘闷，治以清肺和络，凉血消瘀，用药颇为稳妥。

○安昌徐，遭忿动肝，气冲咳血，脉弦细，舌微黄。姑宜清降消痰。三月初七日。

苏子钱半，焦山栀三钱，茜根三钱，紫菀钱半，川贝二钱，橘络钱半，光杏仁三钱，天冬二钱，降香七分，白薇二钱，小蓟草三钱。

清煎五帖。

介按：嗔怒动及肝阳，血随气逆，此方宗缪仲醇气为血帅之意，确是对症良剂。

○安昌王，阴虚内热，便结，脉细数，精关不固，咳痰带红。宜存阴为主六月廿七日。

遍金钗三钱，焦栀子三钱，光杏仁三钱，茜根钱半，川贝二钱，侧柏炭三钱，炒知母钱半，小蓟草三钱，生地四钱，柏子仁三钱，广橘络钱半，鲜荷叶一角。

四帖。

介按：夏月藏阴，冬月藏阳，兹际夏令，适逢液亏之体，而阳不潜伏，升则血溢，降则遗精。此方滋阴清热，和血肃肺，治法极佳。

○安昌黄，肝阳烁肺，咳嗽带红，脉弦，迎风头疼，舌心光，耳鸣作痛。宜清少阳为主。

冬桑叶三钱，甘菊二钱，光杏仁三钱，焦栀子三钱，石决明六钱，川贝二钱，侧柏炭三钱，苦丁茶钱半，炒驴胶钱半，丹皮三钱，钗斛三钱，淡竹叶钱半。

清煎五帖。

介按：阴液未能上承，厥阳燔燎不已，冲肺则咳嗽带红，挟胆热而上蒙清窍，则头疼耳鸣。此方养胃肃肺，兼清肝胆之热，确是治病必求于本之义。

○安昌徐，痰血已除，脉虚数，咳嗽不已，气逆。宜清降为主。四月初七日。

霜桑叶三钱，广橘络钱半，淡竹叶钱半，瓜蒌皮钱半，光杏仁三钱，焦栀子三钱，生石膏六钱，象贝三钱，马兜铃一钱，白前钱半，前胡钱半。

清煎三帖。

介按：此是痰血已除，肺胃余热未清之证，故治以降气清胃为主。（《中国医学大成·邵兰荪医案》）

陈修园医案

○失血咳嗽，又兼三疟，病已数月，疟来胸脘酸痛。内则阴虚火动，外则寒邪深袭，法须兼筹并顾。经云：阳维为病苦寒热，阴维为病苦心痛。此阴阳营卫之偏虚也。拟用黄芪建中以和中而调营卫，并合生脉复脉两法以保肺肾之阴，方列后。

大生地三钱（炒），炒归身三钱，鳖甲二钱，青蒿一钱，黄芪二钱，炒白芍二钱，阿胶二钱（炒咸珠），沙参一钱，麦门冬二钱，炙甘草一钱，五味子八分，煨姜八分，红枣三枚。

病已半年有余，咳嗽而见臭痰，咯血，夜不得眠，或卧难着枕，舌白苔满布，大便干结，所谓热在上焦者，因咳为肺痿是也。诊得左寸脉数小，又与脉数虚者为肺痿之旨相合。而右关一部不但见数，且独大而又兼弦滑，是阳明胃经复有湿热浊痰熏蒸于肺，母病及子，土衰而金亦败，然肺之病属虚，胃之病属实，一身之病，虚实兼之，施治颇费棘手。姑拟一方列后。

薏苡仁四钱，紫菀一钱，白茯苓三钱，麦门冬二钱，桑白皮一钱五分，地骨皮一钱五分，阿胶一钱，橘红一钱，川贝母一钱，忍冬藤五钱，蛤壳五钱，炙甘草五分。

痰血经年屡发，饮食起居，仍复如常，脉形数涩小结。症非关乎损怯，由五志烦劳过动，肝胆内寄相火，郁勃上升，致震动络血上溢。必潜心摄养，始可渐复，否则木火内燔，劫烁真阴，病恐日复增剧。事宜预慎为佳，拟方开列于后。

生白芍三钱，淡黄芩一钱五分，黑山栀一钱五分，丹皮二钱，广郁金八分，川贝母二钱（去心），白菊花二钱，薄荷八分。（《南雅堂医案》）

退庵居士医案

○徐，四五，劳伤营气，复感新寒，发热喘促吐红，病甚危急，姑用解表以救里逆。

香豉三钱，紫苏一钱五分，杏仁三钱，前胡一钱五分，桔梗一钱，橘皮一钱，丹皮一钱五分，连翘一钱五分，甘草四分，姜皮四分，细葱头五个。

两服热缓嗽减，吐血未止，脉左细软，右浮弦皆数，舌苔淡黄，脉症可补，因右手浮弦，风邪未尽，佐理表一二味为稳。

党参，苡仁，生地，归身炭，麦冬，茯苓，甘草，橘皮，半夏，杏仁，薄荷。

三帖，去杏、薄，加于术、黄芪、炙草，十余剂方起。（《肘后偶钞》）

张仲华医案

○江左，咳吐似痰非痰，似血非血，左脉弦劲异常。迩届春升木旺，木火上刑于肺，金令不肃，反为木克，更兼终日嗜酒，胃中常是熏蒸于上，肺为娇脏，岂能耐此二火之日侮。症见《医通》，曰：咳白血不治。倘能戒酒养性，抛俗尘而恰情山水，较之服药胜多耳。否则木叶落时，恐难飞渡。属在世交，用敢直陈，望质之高见，然乎？否乎？姑拟清降润肺，权慰目前之急。

金石斛三钱，知母一钱五分，杏仁三钱，燕窝屑二钱（包），羚羊角一钱五分（先煎），川贝一钱五分，竹茹一钱五分，枇杷叶三钱（去毛）。（《吴中珍本医籍四种·张爱庐临证经验方》）

其他医案

○人有咯血者，血不骤出，必先咳嗽不已，觉喉下气不能止，必顪出其血而后快，人以为肺气之逆也，谁知是肾气之逆乎！肾气者。肾中之虚火也，虚火之盛，出于真水之衰，不能制火，致火逆冲而上，血遂宜大吐矣。又何必咳而后出，盖肺气阻之也。夫肺为肾之母，肾水者肺之顺子，肾火者肺之骄子也，肺本生肾水而不生肾火，恶骄子之凌犯也。其骄子因肺母之偏于肾水，乃上犯劫夺肺金之血，而肺又不肯遽予，故两相牵掣，而咯血也。方用麦味地黄汤。

熟地一两，山茱萸三钱，山药三钱，麦冬一两，五味子一钱，茯苓、泽泻、丹皮各二钱。

水煎服。连服四剂，血必不咯矣。服一月痊愈。

用六味汤以大滋其肾水，用麦冬、五味以大益其肺金，自足以制火之有余，何至于血之再咯出而哉！此治水所以不须泻火也。

此症用生熟二地汤亦妙。生地、熟地各二两。水煎服。十剂即愈。

人有嗽血者，因咳嗽而出血也，其症多因劳伤而成。耗损肾水，水不能分给于各脏，而又不慎于女色，则水益涸矣。水涸而肺金必来相生，以泄肺金之气，而无如肾水日日之取给也，则子贫而母亦贫矣。夫贫子盗母之资，则母有剥肤之痛，欲求救于胃，而胃又受肝火之凌，则胃不敢生肺。肝木生火，则心火必旺，心火一旺，必来乘肺。肺受外侮，必呼子以相援，而肾子水衰，不能制火，火欺水之无用，凌肺愈甚。肺欲避之子宫，而肾子之家，又窘迫干枯，无藏身之地，势不得不仍返于本宫，而咳嗽吐血矣。

治法，自宜救肺，然而徒救肺，而肾之涸如故，则肺之液仍去顾肾，而肺仍伤也。故治肺仍须补肾，肾水足而肝木平，心火息，不必治肺而肺已安矣。方用救涸汤。

麦冬二两，熟地二两，地骨皮一两，丹皮一两，白芥子三钱。

水煎服。一剂而嗽轻，二剂而咳轻，连服十剂，咳嗽除而血亦自愈。

麦冬与熟地同用，乃肺肾两治之法也。加入地骨、丹皮者，实有微义。盖嗽血必损其阴，阴虚则火旺，然此火旺者，仍是阴火而非阳火也。我用地骨、丹皮以解骨髓中之内热，则肾中无煎熬之苦，自然不索于肺金而肺中滋润，自然清肃之气下济于肾内。子母相安，则肾水渐濡，可以养肝木，可以制心火，外侮不侵，家庭乐豫，何至有损耗之失哉！至于白芥子，不过消膜膈之痰，无他深意。以阴虚咳嗽者，吐必有痰，故取其不耗真阴之气也。

此症用麦冬熟地汤亦佳。熟地一两，麦冬一两。水煎服。十剂痊愈。（《临证医案伤寒辨证录》）

唾 血

蒋宝素医案

○唾血属肾虚胃热，舌下廉泉穴开，唾与血并出，非吐血可比，乃伤胃热症。当从阳明有余，少阴不足论治。

大生地，粉丹皮，建泽泻，白知母，大麦冬，怀牛膝，滑石，茜草根，藕汁。（《问斋医案》）

其他医案

○人有唾血不止者，然止唾一口而不多唾，人以为所唾者不多，其病似轻，而不知实重，盖此血出于脾而不出于胃也。夫脾胃相表里者也，血犯胃，已伤中州之土，先天已亏矣，况更犯脾阴之后天乎？胃主受而脾主消，脾气一伤，不能为胃化其津液，虽糟粕已变，但能化粗而不能化精，以转输于五脏六腑之间，则脏腑皆困，是脾之唾血，更甚于胃之吐血矣。然而脾之所以唾血者，仍责之胃土之虚，不特胃土之虚，而尤责之肾水之衰也。盖胃为肾之关门，肾衰则胃不为肾以司开阖，而脾之血欲上唾，而胃无约束，任其越出于咽喉之上矣。故脾之唾血，虽脾火之沸腾，实肾胃二火之相助也。治法，平脾之火，必须补脾之土，更须补肾水，以止胃之火也。方用滋脾饮。

人参三分，茯苓二钱，玄参、丹皮、芡实、茅根、山药各三钱，熟地一两，沙参五钱，甘草五分。

水煎服。一剂而唾血止，再剂痊愈。

此方轻于治脾而重于补肾，诚探本之法也。倘止泻脾火之有余，必致损胃土之不足，胃气伤而脾气更伤，然后始去补肾，则不能生肾水矣，何能制脾火之旺哉！毋论唾血难止，吾恐胃关不闭，而血且大吐矣。此滋脾饮之所以妙耳。

此症用同归汤亦神效。

白术、玄参各一两，熟地二两，北五味一钱，荆芥（炒黑）三钱，贝母五分。水煎服。一剂即止血。（《临证医案伤寒辨证录》）

上消化道出血

王希知医案

○孙某，男，48岁。

主诉：患者于6天前，突然呕血，约二十余口，呈鲜红带少许瘀块，后不时零星呕出鲜瘀相杂之血，口苦心烦，脘胁隐作胀痛。近年余前曾呕血，经某院治疗血止后做胃镜检查，诊为“十二指肠憩室”。

诊查：患者形体瘦弱，面红唇赤，舌红苔黄，脉弦细而数。

辨证：诊为肾明亏虚，肝火上腾，犯胃伤络之证。

治法：以滋水泻肝清胃，凉血止血法治之。

方药：二至九合景岳化肝煎加减。

旱莲草20克，女贞子15克，生地12克，玄参15克，赤白芍各12克，丹皮10克，栀子10克，青皮10克，浙贝10克，侧柏叶12克，茜草根10克。

服药3剂血止，因余症未全消失，舌脉无变化，守方继服1周，上述诸症消失，但出现神疲倦怠，少气懒言，时有失眠，咽干不欲饮，舌红苔洁，脉弱细数。诊为失血后气阴两伤之候。用二至合圣愈汤加减调理3周，诸症悉退出院。

蒋宝素医案

○呕血从咽，有声难出，道远。由大怒肝伤，木犯中胃，血随气火上腾，假胃道而出，故有伤胃之名，即胃管之衄，在《内经》谓之薄厥。昔息夫躬、肖惠开等，俱惯怒呕血致败，不亦危乎。

大生地，当归身，大白芍，怀牛膝，粉丹皮，川黄连，犀角片，炙甘草，制军，龙胆草，黄芩，黑山栀，福泽泻，童子小便。

先天不足，知识早开，水不养肝，肝燥易怒，怒则气上，甚则呕血，鲜瘀不一，形神不振，木击金鸣为咳，肾水上泛为痰。始则痰少血多，近乃痰多血少，阴亏水不制火，中伤气不摄血。壮水滋肝，兼和肺胃。

大生地，粉丹皮，福泽泻，怀山药，云茯苓，北沙参，川百合，紫菀茸，藕节。

咳血出于肺，呕血出于胃。咳呕交加，肺胃并损，脉见芤象，尤非所宜。

犀角片，鲜生地，大白芍，粉丹皮，黑山栀，桃仁泥，当归身，侧柏叶。

肝郁，气火上腾，呕血甚涌，鲜瘀不一，胸满胁痛，内热心烦，脉数。乃薄厥危疴，不至汗喘为顺。

大生地，粉丹皮，建泽泻，大白芍，黄芩，黑山栀，川黄连，大贝母，陈橘皮，枳壳，小青皮。（《问斋医案》）

张仲华医案

○马左，素禀躁急，酷嗜麦食，而勿尝谷食者盖有年矣。夫肝用有余之体，而麦为肝谷，致使刚脏大失和平，血呕盈盆，纯是紫色凝块，呕后火升，肝阳有升无降，但肝为藏血之脏，将军之性，不动则已，动则猖獗，若不向静思顺，再多恼怒，难料其不复。盖气为血之帅也。拟苦降直折之法。

龙胆草三分（盐水炒），川连五分（盐水炒），川楝子一钱，生地炭四钱，真芦荟五分（烊入），乌梅二分（炒枯），炙石决一两，藕节炭三钱，青铅二个。（《吴中珍本医籍四种·张爱庐临证经验方》）

米伯让医案

○王某，男，19岁。

主诉：因反酸，胃痛6年，头昏、乏力，黑便4天，于1959年11月24日收住院。入院后诊为“溃疡病合并出血”，经多次输血和止血针药等治疗，病情反逐渐加重。特邀米老诊治。

诊查：症见精神萎靡，面色苍白，全身乏力，食欲不振，口臭，腹痛腹胀，恶心欲呕。昨日吐血200毫升，大便色黑呈柏油样。舌质淡，苔黄腻，脉细弱数。血压100/60毫米汞柱。红细胞2.56×10^{12}/升。大便隐血试验阳性。

辨证：证属脾虚湿盛，胃络损伤。

治法：宜健脾化湿，凉血止血。

方药：黄土汤加减。

灶心土24克，白术9克，炒黄芩9克，生地24克，杭芍12克，丹皮12克，阿胶9克（烊化兑入），炙甘草9克，地榆炭9克。

服药2剂后，症状好转，无吐血便血，大便稀色黄，无恶心呕吐，头晕、腹痛，有饥饿感，舌淡、苔白腻略黄，脉细弱，血压100/76毫米汞柱。继服上方药5剂。

药后精神明显好转，多食后腹部不适，大便日一二次，呈棕色，苔白腻，脉沉细。继服上方加血余炭12克，附子3克。

服上方药3剂后，大便成形，日1次，色黄。舌脉如前。继用上方药2剂，以巩固疗效。

药后大便正常，昨日食后腹胀，腹部隐隐作痛，咽干，苔白，脉细。血压正常。红细胞3.80×10^{12}/升。大便隐血试验阴性。证为脾胃虚弱，气津不足。以六君子汤加味。处方如下。

党参9克，白术9克，姜半夏9克，茯苓9克，陈皮9克，炙甘草9克，麦冬9克，五味子4.5克。

服上方药6剂后，症状消失，痊愈出院。（《中国现代名老中医医案精华》）

沈永林医案

○黄某某，男，36岁。农民。1996年3月28日就诊。

患胃溃疡已1年，常见胃脘隐痛，喜暖喜按，消谷善饥，泛吐清水，大便溏薄等。常服西药雷尼替丁、胃炎干糖浆等缓解。最近因连续夜间劳动5天，于第二天凌晨呕吐咖啡色液体，量约50毫升左右，急由家属护送来中医门诊治疗。约10分钟后即解柏油样大便，量约200毫升左右。证见患者面色苍白，冷汗淋漓，头晕心悸，胃脘隐痛。舌质淡白、苔薄白，脉细涩而数。测血压11/7千帕。心率每分钟110次，律齐，心音低钝。检查血红蛋白78克/升，大便潜血试验阳性。

辨证：证属劳倦过度，中气受损，脾胃虚弱，气血运行不畅，瘀血阻滞，损伤胃络而出血。

治法：温补行瘀止血。

方药：党参、炙黄芪、炒白术、炒白芍各15克，炙甘草、干姜炭、制大黄各5克，蒲黄、白及各10克。

5剂，如法服用，服药后过半小时饮米粥汤少许。第五天复诊时面色好转，测血压13/8千帕，心率每分钟96次。再服原方5剂。第十天化验大便潜血试验阴性，血压、脉搏正常，检查血红蛋白85克/升。于原方去制大黄、白及、蒲黄加怀山药、熟地、神曲各15克，5剂善后。随访1年，未见复发。［浙江中医杂志，1997，（10）］

张羹梅医案

○徐某，男，29岁。

初诊：1966年1月3日。

主诉：曾患有贫血及上腹部疼痛。近3个月来又出现柏油样大便。西医诊断为上消化道出血、出血性贫血、肥大性肾炎。

诊查：诊时面色萎黄，头晕心悸，食后脘腹作胀，大便黑如柏油。脉虚细，舌淡无津。

辨证：此为脾不统血，血不归经，便血乃作。

治法：宜归脾汤加减。

方药：潞党参9克，炙黄芪12克，全当归9克，熟地黄12克，大白芍18克，焦白术9克，云茯苓9克，炙甘草3克，瓦楞子12克（先煎），海贝粉12克（分2次吞）。

二诊：服上方药4剂后，症情稳定。守原方加仙鹤草12克，茜草根18克，活藕节12克。

上方服用13剂后，出血止，大便潜血试验阴性。再服药30剂，眩晕消失，面色红润，胃纳大增。（《中国现代名老中医医案精华》）

朱荣淇等医案

○章某，男性，19岁，1997年6月18日诊。

患者于昨天觉头晕乏力肢软未引起重视。今晨起床又感眼前昏暗，汗出肢冷，解下柏油样黑便约400毫升。既往有胃中嘈杂、饥饿感，但未作胃部检查。刻诊：面部无华，精神欠佳，血压 16/9.33千帕，心率 84次，律齐，腹软，无明显压痛点，血红蛋白80克/升，红细胞 3.8×10^{12}/升。大便隐血试验（+）。舌淡苦薄，脉细而软。胃镜检查示：十二指肠球部溃疡伴出血。

辨证：中阳亏虚，气不摄血。

方药：黄芪建中汤加味。

炙黄芪、白术各15克，桂枝5克，白芍30克，白及、炮姜各6克，煅瓦楞30克，海螵蛸20克，地榆炭、焦山楂各10克，饴糖25克（冲服）。

3剂后大便已转黄，隐血试验阴性，惟精神欠佳，仍宗原方治疗。一周后复诊，精神已佳，面色润泽，大便日解色黄，查大便隐血阴性。病无反复，上方去地榆炭，炮姜易干姜，加准山药、陈皮健脾理气以固疗效。［湖北中医杂志，1999，21（12）］

刘丰医案

○张某，男，41岁，工人。

因呕吐咖啡样物1次，黑便2次，于1996年5月5日上午来我院急诊。行紧急胃镜检查，诊断为复合性溃疡（活动期）而收入院。查血常规：红细胞2.8×10^{12}/升，血红蛋白85克/升。患者除呕血和黑便外，并伴有气促，口干苦，小便黄，舌红、苔黄干，脉弦数。

辨证：胃火炽盛，迫血妄行。

治法：清泻胃火，凉血止血。

方药：加味泻心汤。

黄芩12克，黄连、大黄各9克，牡丹皮、生地黄、紫珠草、蒲公英各15克，甘草6克。另服三七粉、白及粉各3克。每天 1剂，复煎，分2次凉服，并静脉滴注，10%葡萄糖注射液1000毫升。

第二天无呕血，大便颜色黄黑色，第3～5天大便均为黄色烂便，潜血均阴性。症状稍有改善，继服原方加黄芪、太子参各12克，益气养阴以善其后。［新中医，1999，31（7）］

王渭川医案

○朱某，男，59岁。

症状：患者体素衰弱，经常胃痛。突然大量吐血，色污有块。咳嗽，头痛而眩，胁肋牵痛，不能进食。脉弦芤数，舌淡红，苔薄白。

辨证：阴虚阳亢，肝气横逆伤胃，胃出血，并发风咳。

治法：滋肾柔肝，和胃宣肺。

方药：一贯煎加味。

沙参、鲜生地、归身、枸杞、炒川楝、麦冬、海浮石、阿胶、象贝、百部、九香虫各9克，白芍12克，柴胡6克，仙鹤草24克，山萸肉9克。

疗效：连服4剂后复诊，吐血已止，胃痛、胁痛亦减，能进稀粥。咳仍不畅，自觉心悸气紧。予清养胃络，宣肺柔肝，荣心运脾，主原方加减。处方如下。

沙参、生地、地榆、白及、台乌、九香虫、枇杷叶、川贝、鸡内金、荆芥炭各9克，山萸、炒北五味各12克，夏枯草15克，葶苈6克，蔻仁3克，薄荷1.5克。

上方连服4剂后，食欲好转，心悸气紧消失，咳嗽缓解。脉弦缓，舌淡红，苔薄白。上方再予增减续服，辅以调养，半月后痊愈。（《王渭川临床经验选》）

段庆中医案

○潘某，男，45岁，本地人，中学教师。就诊日期1992年10月3日。住院号4375。

患者嗜酒，30岁前，饱受饥寒，常以酒代食而患胃脘痛。后经中西药物治疗，常反复发作。近月来，因工作劳累，自觉精力不支，头昏乏力，口苦纳呆，大便干结，亦未介意。于10月3日晨，忽然呕吐黑血数口而就诊。诊见患者面色萎黄而灰，神怠气怯，胃脘部痞胀不适，舌红、苔黄燥，脉沉弦而涩。体格检查：体温 37.5摄氏度，脉搏78次/分，呼吸18次/分，血压 12.5/5千帕。心肺正常，胃脘部轻度压痛，肝脾未扪及。血常规：血红蛋白 85克/升，白细胞15×10^9/升，中性粒细胞0.8，淋巴细胞0.2，大便潜血（++++）。诊断为上消化道出血而收住院。投赭石黄芍汤：赭石30克，大黄炭10克，白芍30克，桃仁、蒲黄炭、五灵脂各10克，白及粉12克（冲服），炙甘草5克，3剂，2天服完。药后，呕吐、便血停止，大便潜血试验减至（++），胃脘部痞胀压痛仍在。守原方加瓜蒌30克，黄连6克，法夏3克，3剂，1天1剂。

三诊：精神好转，能进清淡饮食，胃脘部压痛消失，大便潜血试验阴性。以黄土汤加减调理半月而安（治疗中未输血，禁食期间除补充液体，加用抗生素外，未用其他止血药）。［湖南中医杂志，1997，13（4）］

黄振鸣医案

○梁启初，男，28岁。初诊：1978年农历8月19日。

病史：患者于1975年发现胃溃疡，持续胃脘痛反复不愈，1979年曾因呕血及黑便，在某医院住院治疗，出院诊断为："上消化道出血，胃溃疡"。后因某次暴食饮酒，食后2小时胃脘痛甚，次日清晨连续解柏油样黑便3天，服胃舒平、阿托品，肌内注射卡巴克洛均未效，脘闷而胀，口干引饮。

检查：舌质红降，舌苔黄腻，脉滑数。

辨证：胃热损络。

治法：清热止血。

方药：大黄6克，白及9克，枝花头18克，栀子18克，半枝莲18克，生地15克，丹皮9克，黄连9克，3剂，水煎服。

复诊：1978年农历8月22日。服药后，已感精神好，大便转黄色稍干结，胃脘闷消失。但尚脘胀不适，口干而渴，嗳气频频。继原方加入青皮9克，川朴6克，4剂，水煎服。

三诊：1978年农历8月27日。胃脘闷胀、疼痛均消失，舌苔转为薄黄稍腻；大便色黄，质软通畅，隐血试验阴性。再服4剂而愈。

四诊：1978年农历11月24日。患者因劳倦过度，外加饮食失调，暴食过饱，又解柏油样大便，量多而稀；头晕，心悸，舌质淡，苔微黄，脉细而弱。

此次继胃热出血后，又复出血，且量多，间隔时间短，损及脾胃，转以脾虚型为主，即按脾虚型治之而告愈。

○关某，男，27岁。初诊：1979年11月8日。

病史：患者于2个月前胃痛，呕吐少量咖啡色物后，继之出现柏油样大便，用西药治疗，出血停止。经X线钡餐检查，诊断为"十二指肠球溃疡"。1周前又排柏油样黑便2天，每日2～3次，量中等，上腹部隐痛连及胁肋，口苦，嗳气泛酸。

检查：血压100/60毫米汞柱（较基础血压偏低），脉搏88次/分。舌质紫暗，苔薄黄，脉弦数。剑突下偏右压痛明显。

化验：大便隐血试验（+）。

辨证：肝气郁滞。

治法：疏肝止血。

方药：郁金12克，生地15克，素馨针6克，栀子12克，大黄6克，白及9克，乌贼骨12克，甘草3克，田七末3克（冲服），2剂，每日1剂，水煎2次，早晚各服1次，食牛奶稀粥。

复诊：1979年11月12日。服药后2天，胃脘痛减轻，大便转黄，隐血试验（-）。又按前方再服4剂，服法如前。

三诊：1979年11月16日。胃脘痛全止，余症亦除，大便隐血试验2次均为阴性。嘱再服原方（免冷服），并注意休息和饮食，以善后。

1982年2月随访，患者自治愈后无排柏油便史，一直能参加正常生产劳动。有时因心情不畅，饮食不当，偶有胃脘痛，自行按方服用而愈。

○钟某，女，34岁。初诊：1979年12月27日。

病史：患者于1968年发现胃脘胀痛，每于冬春季节发作频繁，痛时喜温、喜按，1974年11月曾出现呕血及黑便，先后在1974年至1979年9月曾两次做X线钡剂胃肠道检查，均诊断为“慢性十二指肠球部溃疡”。这次因上腹部隐痛1个月余伴黑便3天，每日1~2次，每次约50~100毫升，而来门诊治疗。诊前曾用氢氧化铝凝胶及卡巴克洛等药治疗未效。大便隐血试验（+++）。自觉头晕，心悸，食欲欠佳。

检查：血压12/8千帕，脉搏94次/分。神志清楚，面色苍白，舌质淡胖，边有齿印，苔薄白，脉细。上腹部剑突下有明显压痛。

化验：血红蛋白90克/升，红细胞3.2×10^{12}/升。

辨证：脾胃虚弱。

治法：益气止血。

方药：黄芪18克，党参15克，白术12克，生地15克，白及12克，大黄炭12克，丹参15克，姜炭9克，春砂仁9克，2剂，水煎2次，早晚各冷服1次，辅以流质饮食。

复诊：1979年12月29日，服药后第2天，大便转为褐黄色并成形，头晕、心悸已消失，食欲明显好转。查：脉搏72次/分，血压14.6/9.8千帕；大便隐血试验（-）。

嘱可服软饭饮食。上方去大黄、白及，继服十余剂调理脾胃，以善其后。

此后观察10天，验大便2次，未见出血，随访约2年未见复发。（《奇难杂症》）

刘俐等医案

○张某，男，27岁，司机。

以往有胃溃疡，并有胃出血病史。1周前因劳累而突然呕血，黑便，经化验检查，大便隐血试验（++++），即予静滴酚磺乙胺，口服卡巴克洛、维生素K_4等处理，次日仍解黑便数次，第三日症情仍未缓解，要求中药治疗。患者精神萎靡，脘胁胀痛，胃中嘈杂，小便色黄，舌红苔黄腻，脉滑数。拟凉血止血，消瘀止痛为治。即予三七郁金汤加味：三七粉（冲）109克，郁金10克，熟大黄10克，牛膝10克，栀子10克，厚朴10克，藿香10克，茅根30克。水煎服，每日1剂，分2次口服。服药3剂后，诸症减轻，知饥思饮，舌红苔薄黄，脉趋缓和，大便色已转黄，隐血试验（+），继服3剂，大便隐血转阴，继以调理肝脾月余而愈。［实用中医药杂志，1997，（5）］

叶心清医案

○怡某，男，36岁，外宾，病案号：01946。

因反复黑色便5~6年，于1962年11月16日来我院就诊。

患者近五六年来大便常呈黑色，日渐疲乏无力，饥饿时胃脘部牵引不适，但无明显疼痛。今年曾吐血1次，去医院检查发现有十二指肠溃疡及贫血，红细胞2.5×10^{12}/升，时有头昏，易紧张，劳累后失眠，曾用西药治疗无效。脉弦数，肝脉尤甚，苔薄白。

辨证：阴虚肝旺，木旺侮土。

治法：调肝气，和脾胃。

方药：

（1）竹柴胡3克，杭白芍12克，潞党参12克，茯苓12克，吴萸子4.5克，黄芩4.5克，香附米4.5克，乌贼骨18克，砂仁3克，银花5克，蒲公英12克，炒内金4.5克，甘草3克。

每日1剂。

（2）竹柴胡90克，潞党参240克，香附米90克，乌贼骨300克，砂仁60克，蒲公英300克，广陈皮60克，当归180克，白芍180克，茯苓240克，酸枣仁（炒、打）

240克，何首乌240克，地榆炭120克，吴萸子60克，黄芩60克，冬瓜皮子各300克。

上药用白蜜250克取膏，熬至滴水成珠为度。1日2次，每次用白开水兑服半汤匙。

（3）三七粉60克，分100包，每晨空腹用白开水吞服1包。

先服汤药每日1剂，共服10天，同时服用三七粉。药膏制成后服药膏及三七粉。药后黑便及空腹不适感均有减轻，后有电影代表团来我国访问时带来患者信件，谓回国后服药3个月，又住院检查，见溃疡面积大为缩小，本国医生甚感惊奇，希望再服膏药。仍以原药膏方加茜草90克，再配二料，三七粉再服100天。（《叶心清医案选》）

刘雯聿医案

○肖某，41岁，1996年4月14日初诊。

胃脘刺痛1周，伴黑便4天。有胃病史10年，常反复发作。1994年曾住院，胃镜检查确诊为十二指肠球部溃疡、慢性浅表性胃炎。之后常胃痛、泛酸嘈杂、上腹部胀满疼痛，常在饥饿时及夜半时加重。自服快胃片、硫糖铝、西咪替丁等药可缓解。1周前因饮酒过量，胃病又作，刺痛难忍并伴有烧灼感，进食则加剧，恶心、大便色黑不干已4天，服药无效，昨晚，11时呕吐2次，呕吐物除宿食外混有暗红色血约200毫升，今晨未再吐，但仍恶心，头晕疲乏无力。查患者神志清楚，精神差，急性痛苦面容，形体较胖大，语声无力，口气秽浊，其妻陪同步入诊室。查：心肺（－），肝肺未触及，右上腹拒按，压痛明显，腹部平软未扪及明显包块，血压 12/9千帕。实验室检查：血红蛋白80克/升。当下劝其住院治疗，本人因工作关系拒绝，要求服中药治疗。观其舌质暗红，舌苔厚腻而黄，脉弦细数。证属胃脘痛合并出血（郁热兼瘀血型）。患者素有胃疾又加饮食不节，好烟嗜酒，日久蕴热，损伤胃络，迫血妄行；脉络瘀滞，血不循经而外溢，从胃而下随便而出则便血，随胃气上道从口而出则呕血。以致虚实挟杂，病情较重。急则治其标，首当止血定痛，故急用养阴清热，逐瘀止血，缓急止痛之法，血止痛减后再治其本。以自拟参发连胶汤加减治之。用药：党参30克、白及20克，黄连10克，阿胶12克（烊化），乌贼骨15克，茜草12克，天花粉12克，茯苓12克，山药12克，半夏10克，三七粉4克（冲服）。2剂。嘱其将药用凉水煎2次，每次2分钟，将2次药液混合后再分2次服用，保持情绪稳定，平卧少动，密切观察，随诊。

4月16日其妻前来代诉，服药1剂疼痛大减，大便日1次，颜色已变浅，2剂服完已能进流食，大便潜血试验上。但仍感胃脘隐痛，疲乏，口唇干裂，原方加浙贝母12克、黄芩10克、石斛12克、延胡索10克，将党参换太子参30克继服3剂，黑便消失，痛止。以原方加减治疗2个月，诸症尽除，已如常人，半年后复查，溃疡消失。［甘肃中医，1998，11（2）］

彭泽龙医案

○周某，男，62岁。

既往有十二指肠球部溃疡病史8年，多次在外院及我院胃镜检查确诊。曾5次因并发出血而住院治疗。本次再发呕血和黑便8小时，呕血2次，量约300毫升，色暗红，继则解柏油样黑便3次，总量约1200毫升，入院时症见头晕目眩，四肢厥冷，出冷汗，尿少，烦躁不安。查体温36.2摄氏度，脉搏122次/分，血压 10/6千帕，重度贫血外观，心率122次/分，律齐，双肺呼吸音正常，腹平，无腹壁静脉曲张，上腹压痛无肌紧张，肠鸣音活跃，舌淡红、苔黄厚，脉细数而弱。血红蛋白68克/升，白细胞11.2×10^9/升，中性粒细胞0.72，淋巴细胞0.28，大便潜血（++++），床头急诊胃镜示胃及十二指肠球部分别见0.8厘米×0.8厘米，0.8厘米×0.6厘米的溃疡，表面覆有厚黄苔，溃疡均有活动性出血。西医诊断为复合性溃疡并出血（重度）。

中医诊断：血证（呕血，便血）。

辨证：胃火灼伤胃络，气血亏损。

方药：急投黄白止血糊剂（黄芪40克，生大黄15克，蒲黄炭15克。浓煎取汁200毫升以白发和乌贼骨按1：1的比例研末备用。每次取药末20克，加云南白药0.5克，用汤药50毫升调成稀糊，缓缓内服，日服4～10次）服之，并予输同型（O型）血700毫升，补液扩容等治疗。

入院后第1天仍解黑夜便2次量约300毫升，已不呕吐，第二天解大便2次，为黄褐色，大便潜血（++），第3天解大便1次为黄色，大便潜血（+），脉搏、血压恢复正常。减少服药次数，日服3次，以后连续3天化验大便潜血均为阴性。临床症状仅见头晕乏力。改投八珍汤补

益气血，调理12天出院。随访至今未复发。［湖南中医杂志，1998，14（2）］

张子琳医案

○王某，女，21岁，农民，五台县人。

1973年4月29日初诊：大便出血已月余，先便后血，血色不鲜，全身无力，面色㿠白，大便偏溏，小便正常，月经忽前忽后不调，舌淡苔白，脉象沉弱。

辨证：此属中焦虚寒，脾不统血，所谓“远血”也。

治法：健脾温寒，养血止血。

方药：仿《金匮》黄土汤之意。

当归15克，乌梅3枚，白术15克，生地18克，阿胶10克，黑地榆10克，椿根皮12克，甘草6克，炒黄羊6克，灶心土120克，水煎服。

5月2日二诊：上方2剂后，大便出血显著好转，偶然见血，量已很少。食欲、睡眠、精神均可，惟大便仍偏溏。脉沉弱。上方当归改为10克，继服2剂，诸症痊愈。

1978年4月随访：治愈后，身体健康，再未便血。（《张子琳医疗经验选辑》）

血　尿

李开乐医案

○何某，男性，48岁，工人，1981年11月23日入院，病历号32346。

患者自1980年起无明显诱因而出现面色㿠白无华，但无自觉症状，未予诊治。1981年8月赴南方出差，途中发现凌晨尿色如酱油样，伴乏力。归来后凌晨排尿仍呈酱油色，伴头昏，耳鸣，全身无力，心悸，气短，自汗，视物昏花，纳呆腹胀，面目肌肤发黄，经某某医院诊为阵发性睡眠性血红蛋白尿。经用地塞米松、力勃隆、丙酸睾酮、多种维生素等药物治疗无效，症状日渐加重，乃来我院求治。

自诉酱油色尿每隔15～20天发作，每天十余次，持续3～5天，精神困惫，语气无力，少动懒言，面目肌肤黄染而虚浮，双下肢水肿，舌质淡、无苔，脉弦滑无力而数。血红蛋白60克/升，红细胞3.0×10^{12}/升，白细胞9.3×10^{9}/升，中性分叶核76%，淋巴细胞24%，血小板120×10^{9}/升。血浆结合白电泳消失，血浆游离血红蛋白56毫克%，黄疸指数15单位。血清铁242.5微克%，总铁结合力405微克%，未饱和铁162微克%，饱和度59.9%。糖水试验阳性，糖水定量5.5%，罗氏（Rous）试验、酸溶血试验、凝血酶试验、尿含铁血黄素试验均阳性，红细胞胆碱酯酶18.18单位，尿三胆正常，红细胞脆性试验开始溶血0.44%，完全溶血0.36%。骨髓象呈溶血性贫血，红细胞形态大小不等，呈帽徽型、馒头型、三角或多边形，其碎片占3%。实验室检查符合临床诊断。

四诊合参证属劳倦伤脾，运化失司，气血两虚，统摄无权之阴黄病，治以健脾益气补血。方选归脾汤化裁：黄芪50克，白术、龙眼肉、红参、白芍、生地、陈皮各15克，木香、川芎、升麻各10克，当归20克，大枣7枚。水煎服。住院次日又出现血红蛋白尿，持续3天，前方加乌药15克，继服。再服13剂后，自觉症状好转，体力增强，胃纳转佳，腹胀、水肿消失，血红蛋白尿未发作，但病人巩膜、肌肤仍有黄染，前方加茵陈30克。续服10剂后黄染消失，黄疸指数恢复正常，面色转润泽，血红蛋白提高到77克/升，自觉症状消失，继服前方以巩固疗效。前后共服85剂后出院。出院后继服前方1个月后恢复工作。随访1年余，血红蛋白尿一直未复发，精力旺盛，工作、生活均正常。实验室检查某些项目好转如血浆结合珠蛋白10.3微克%，血浆游离血红蛋白17.5毫克%，血清铁107.5微克%，总铁结合力430微克%，未饱和铁322.5微克%，饱和度25%，红细胞胆碱酯酶30单位。［中医杂志，1983，24（4）］

周永法医案

○男性，52岁，工人，于1991年4月13日入院，住院号33616。

患者间歇性解酱油色尿8年，近半年发作频繁，多在劳累或食酸性食物后发作，伴头昏乏力，心慌气短，面色萎黄，神情倦怠，声低懒言，唇甲色淡，腰酸背痛，纳食不香，舌淡，苔薄白，脉细。查体贫血貌，心肺阴性，肝脾未扪及，血象示：血红蛋白42克/升，网织红细胞 7.9%，尿含铁血黄素阳性，酸溶血试验阳性，骨髓象示："增生性贫血。"诊断为陈发性睡眠性血红蛋白尿症。西药予小苏打口服，同时加用中药益气化瘀止血剂。

处方：炙黄芪15克，党参15克，白术10克，当归10克，川芎10克，木香10克，茯苓15克，焦楂曲各15克，茜草炭30克，侧柏炭15克，大黄炭15克，丹参15克，阿胶珠10克，炙甘草5克，白及粉4.5克（冲服）。

治疗3个月，头昏乏力明显减轻，面色转润，尿色淡黄，血红蛋白 67克/升，尿隐血阴性，出院后继服中药，随访半年，血红蛋白稳定在80克/升以上。［山西中医，1995，11（6）］

时振生医案

○李某，男，27岁，工人。1987年3月初诊，肾炎专科号：1079。

主诉：双下肢紫癜伴血尿4月余。

病史：1986年11月感冒后出现四肢皮疹，瘙痒不已，几天后双下肢突然出现大片瘀斑，并伴有肉眼血尿，查尿蛋白（++），红细胞满视野，白细胞、管型偶见，住某医院诊断为"紫癜性肾炎"，经抗过敏及止血治疗3月，双下肢瘀斑稍好转，但尿蛋白和镜下血尿持续不消，自觉腰酸痛，咽干咽痛，手足心热，口干喜饮，小便黄赤，大便干结。

检查：神清，倦怠，双下肢仍有散在瘀斑，并有轻度浮肿。舌质红，苔薄黄，脉弦细。

尿检：蛋白（+++），红细胞满视野，白细胞5～10/高倍视野，管型0～3/低倍视野，肾功能尚正常。

诊断：尿血（紫癜性肾炎）。

辨证：肺肾阴虚，阴虚内热。

治法：养阴清热、凉血散瘀。

方药：生地15克，丹皮10克，麦冬10克，五味子10克，茯苓15克，泽泻15克，马鞭草30克，生侧柏30克，益母草30克，白茅根30克，白花蛇舌草30克，桔梗6克，8剂，水煎服。

二诊：服上药8剂后，尿蛋白即转阴，尿红细胞消失，诸症明显好转。继服上方加减月余，尿检持续多次阴性。后曾改服竹叶石膏汤等养阴清热加减善后，至今已3年余未见复发，肾功能保持正常。（《中国当代名医医案医话选》）

代立权医案

○丁某，男，34岁。

1984年3月12日住院。尿血伴腰腹胀痛反复发作5年余，先后行"膀胱镜"、"超声波"及"B型超声波"检查，诊断为多囊肾，曾于1980年做左肾手术治疗，未获理想疗效。近因感冒自服四环素后，卒感双腰腹胀痛难忍，继而齿衄，血量多，色鲜红，并肉眼血尿，色深红。经门诊肌内注射安络血及口服中药后，齿衄虽止，然尿血如故，小溲疼痛，大便秘结，头晕心悸，肢软乏力，失眠多梦，食欲减退。患者精神萎靡，面色萎黄晦滞，形体消瘦，左面颊见一囊肿，唇舌色淡，腹部膨隆，右胁下可触及癥块，质硬，无触痛，双肾区明显外隆，按之柔软，轻度叩击痛，舌淡红，体胖大，苔黄腻，脉弦滑有力。体温36.1摄氏度，脉搏80次/分，呼吸20次/分，血压190/130毫米汞柱，血红蛋白105克/升，红细胞3.8×10^{12}/升，尿素氮52.3毫克%，血肌酐2.3毫克%。尿呈暗红色，混浊，蛋白（+），红细胞（++++）以上。超声波提示：①肝硬化腹水，②双侧多囊肾。

开始治疗时辨证为阴虚火旺，虚火伤络，迫血妄行。拟滋阴降火、凉血止血法，以知柏地黄丸加味治疗，服10余帖后，仍尿血不止，色时暗时淡，而神疲肢软、心悸头昏、食欲不振诸症更为突出。继辨证为脾弱气虚，统摄失职以致血溢脉外，改按益气止血法治疗，服药数剂，仍未得效验。期间因感冒发热，病情急骤恶化，患者精神萎靡，昏昏欲睡，面色皖白晦滞，饮食衰减。头昏心悸，胸闷息促，双肾区胀痛，尿频、急、痛，量少，色暗红，唇舌淡白，舌体胖嫩，苔中尖黄腻，脉虚软无力。血红蛋白降至55克/升，红细胞2.1×10^{12}/升，白细胞2.4×10^{9}/升，尿蛋白（++++），红细胞（++++）以上。血压逐渐下降，病势危急，急救独参汤以稳定血压，复以三七末与阿胶合用，另以止血敏静脉滴注强行止血。二日后尿血骤然停止，尿转清，但为时短暂，患者继感双肾区胀痛难忍，如刀割针刺，尿时胀痛难以排出，经局部针灸处理，得尿，色绛暗，有瘀块，尿后腰痛旋止。据此症状，三辨为瘀血内阻，不通则痛。以益气活血为主，选用桂枝茯苓丸加三棱、莪术、党参、黄芪。茯苓15～24克，桂枝45克，桃仁10～15克，赤芍12克，丹皮12克，三棱15～20克，莪术15～20克，牡蛎24克，泽泻24克，党参24克，黄芪24克，三七6克（研末冲服）。5剂，尿血渐止，且腰腹疼痛亦停，后酌情以蒲黄、鳖甲、丹参、泽兰、茅根、猪苓等加减化裁，先后共50剂，精神，面色，睡眠，饮食诸况明显好转，头昏心悸，胸闷息促诸症均消失，二便调和，生活自理，舌红润苔薄白，脉微弦。血红蛋白稳步上升至90克/升，血压稳于160/100毫米汞柱，尿素氮28.6毫克%，血肌酐2.1毫克%，尿蛋白（+），红细胞少许。超声波提示：①肝脏明显缩小，腹水消失；②双肾液平段有所缩短。

本例尿血遍用滋阴降火、凉血止血、益气止血、固涩止血以及西药诸止血药罔效，后以益气活血法见功，关键在于此例尿血的特点是色红，有血块，且腰腹痛如刀割针刺。此系瘀血内阻，不通则痛，复因瘀血不去，新血不生，终致气血俱虚，出现头晕心悸、失眠多梦、神疲肢软、食纳呆滞、舌脉皆虚。故用大剂量破血逐瘀之物，直破其瘀，使瘀血得以消散，血脉得以畅通，新血得以归流，不独血止尿清，腰腹无痛，而且全身气血亏虚之状悉得改善。此外，加入黄芪者，其意有二：一为固本，本例出血日久，气随血损，头昏心悸，失眠健忘，神疲懒言，诸气血亏乏之症显而易见，在此借参芪益气扶脾，以复摄血之能；二为参芪与活血破瘀之品相须为用，于大队活血逐瘀药中少加益气之味，则能推动瘀破血行，增强活血逐瘀之力，此即“气行则血行”之意也。［河南中医，1989，9（4）］

颜正华医案

○张某，男，59岁，干部。1992年5月4日初诊。

1973年左腰部曾被马车轧过，后又查出左肾萎缩积水。1985年在日本国学习考查期间曾尿血，病因未查清，经服西药治愈。1个月前又突发尿血，原因不明。今每日尿血最少1次，尿中有血块，并伴口苦，脘胀食后加重，大便不爽，舌质暗红，舌苔腻，脉弦细数。

辨证：血瘀出血，兼热夹湿。

治法：化瘀止血，佐凉血利湿。

方药：仙鹤草30克，生地炭12克，阿胶珠10克，地榆炭12克，血余炭12克，炒蒲黄10克（包），当归6克，三七粉6克（另包，分吞），白茅根30克。7剂，每日1剂，水煎服，忌食辛辣油腻。忌饮酒，远房事。

二诊：病者连声叫好，云药后胃胀、口苦除，纳佳，大便通畅，尿血次数减少。今晨未尿血，小腹及会阴部甚感舒服。苔转薄腻，脉细数。上方加土茯苓30克，炒山栀10克，续进7剂。

三诊：服药期间只尿血1次，仍有血块，口微干欲饮，苔转薄黄腻，脉如前。上方去土茯苓加麦冬10克。连进7剂，尿血未作。

四诊：从昨起又尿血，每次量甚少，小便完后微有血出，但无血块，且排尿时茎中热。大便不畅，牙痛，咽痛，口干，舌脉同前。治以清热凉血、化瘀止血，兼以利湿。处方如下。

黄柏10克，知母10克，生地榆12克，生槐花15克，生地黄12克，生蒲黄（包）10克。白茅根30克，炒山栀10克，仙鹤草30克，阿胶珠10克，血余炭10克，全瓜蒌30克，三七粉（另包，分冲）10克。7剂。

五诊：咽痛、牙痛、尿血均已，大便仍不畅，小便微有灼热，并伴打呃、泛酸、小腹胀、虚恭多。处方如下。

仙鹤草30克，地榆炭12克，炒槐花15克，血余炭10克，炒蒲黄（包）10克，白茅根30克，三七粉（分吞）6克，陈皮10克，大腹皮10克，枳实6克，熟军10克。3剂。

六诊：大便畅，日一行。昨日因饮少量葡萄酒，又致尿血，但量甚少，且尿色黄，小腹仍胀，苔腻中厚。上方去熟军，枳实改枳壳10克，并加槟榔10克，青皮6克，小蓟炭12克，藕节炭5克，炒莱菔子10克。连进10剂，以巩固疗效，并嘱其日后忌酒。随访半年未发。（《颜正华临证验案精选》）

章真如医案

○徐某，女，35岁，营业员。1990年2月14日就诊。

主诉：小便带血1年余。

病史：1989年1月份，意外发现小便带血，尿时不痛，尿亦不频。初不介意，休息时则觉小便血色淡，劳累或感冒后、月经前后，尿血发生逐步频繁，面色苍白微浮，下肢按之亦肿，有时腰腿疲软，精力疲乏，眼睑浮肿较甚。乃至医院检查：尿常规，红细胞满视野，蛋白（+），诊断为出血性肾炎，给予抗生素、止血剂，不敢用激素，乃决定用中药治疗，而来我院就诊。检查：面色无华，眼睑浮肿，下肢重按微凹，精神萎靡，食欲欠佳，睡眠多梦。脉沉细，舌淡，苔薄白。尿常规：红细胞（++++），蛋白（++），白细胞（+），管型偶见。

诊断：尿血（出血性肾炎）。

辨证：阴虚火旺。

治法：滋肾养阴，利尿止血。

方药：知母10克，黄柏10克，生地15克，萸肉10克，泽泻10克，山药15克，丹皮10克，云苓10克，牛膝10克，茅根30克，藕节10克，花蕊石10克，5剂，每日1剂。

2月21日二诊：服前方后，小便量多，颜色较清亮，脉舌同前，乃按原方再进10剂。

3月6日三诊：自述小便基本正常，精神饮食有好转，面部及下肢浮肿皆退，前方有效，效不更方，仍按原方再进出10剂。

3月24日四诊：精神面色大有好转，面色转红润，尿常规检查：红细胞（+），蛋白（+），余正常，1个月来未见反复。患者喜形于色，因要求上班，不便煎药，乃改服膏剂，仍按原方开10剂，加女贞子150克，旱莲草150克，黄芪150克，当归100克，加蜂蜜500克，白糖200克，浓煎熬膏，每服1匙，每日2次，开水冲服。

4月5日五诊：据述服药期间，因劳累过度复发1次，但甚轻，1周后即平复，尿常规检查未见异常，按原方再进膏剂1料，近期追访，未见复发，身体非常健康。（《中国当代名医医案医话选》）

张琪医案

○刘某，男，35岁。

初诊：1976年10月12日。本年7月无任何诱因而出现血尿，伴腰酸乏力，恶心食少。当时尿常规检查，红细胞满视野，白细胞20～30/高倍视野，蛋白（+），血尿素氮80毫克%，二氧化碳结合力47.9容积%，某医院诊断为急性肾炎、肾功能不全。入院经中西医结合治疗3个月（中药补肾为主），症状无明显好转而来我院治疗。现症：腰酸无力，时有恶心，尿黄赤，手足心热。

诊查：舌质红，苔薄白，脉沉滑。尿常规：红细胞充满，白细胞10～15/高倍视野，蛋白（+），颗粒管型2～3，血尿素氮33毫克%，二氧化碳结合力49容积%。

辨证：湿热蕴蓄，侵伤血络。

治法：清热解毒利湿，凉血止血。

方药：小蓟40克，茅根50克，生地30克，大黄5克，赤芍20克，连翘25克，木通15克，公英50克，地丁30克，银花10克，甘草10克，白花蛇舌草50克。

二诊：10月27日。服药9剂后，腰已不酸痛，食欲明显增加，全身较前有力，尿色转淡黄，仍舌尖稍赤，脉沉滑。中间化验三次尿常规，逐渐好转，最后一次尿常规：红细胞5～6/高倍视野，白细胞5～6/高倍视野，蛋白（+），颗粒管型转阴，血尿素氮21.2毫克%，二氧化碳结合力55.6容积%。继以前方加黄芩15克，蒲黄15克，又服12剂，症状全部消失，尿常规转正常，于12月5日出院。（《中医肾病临证荟萃》）

○庞某，男，10岁，于1991年7月17日初诊。

2个月前发现尿色异常，尿混浊色赤，在当地医院化验尿蛋白（++），红细胞充满，疑诊“急性肾小球肾炎”，用青霉素治疗半月余，尿中红细胞有时15～20/高倍视野，有时则充满。来诊时尿色黄赤，小腹满闷不舒，大便秘结，手足心热，舌质红，苔白少津，脉滑数。

辨证：瘀热阻于下焦之尿血证。

治法：拟泄热逐瘀，凉血止血法。

方药：桃仁15克，文军5克，生地20克，丹皮15克，赤芍15克，贯仲20克，黄芩10克，茜草20克，生草10克，地榆炭20克，水煎服。

7月23日复诊服上方6剂，尿检红细胞10～15/高倍视野，蛋白（+），尿色转淡，大便通畅一日一次，小腹满闷症状减轻，仍有手足心热，舌质红苔白，脉滑稍数。上方继服6剂，7月27日复诊，尿检红细胞4～8/高倍视野，蛋白（－），除手足心热外，余无明显症状，仍以前方加藕节20克，侧柏叶15克。7月31日复诊，尿检红细胞1～3/高倍视野，尿蛋白（－），舌尖红，苔白有津，改用益气养阴清热法以巩固疗效。连服十余剂，诸症消失，尿检皆阴性而告愈。随访半年病情稳定未复发。

○岳某，男，34岁，1989年10月4日初诊。

患者于3天前饮酒后感受寒湿而突发寒战发热，体温高达39.2摄氏度，伴腰痛，尿频，尿急，肉眼血尿，尿检红白细胞满视野，哈市一院诊为“尿路感染”，用抗生素治疗2天而来诊。患者仍发热，体温38.3摄氏度，周身酸痛，头痛咽痛，尿色如浓茶，舌质红，苔白少津，脉数滑。

辨证：外感寒湿，入里化热，热入膀胱伤及血络。

方药：投予前方（清热解毒饮）治之，服药2剂周身汗出，体温下降至正常，但次日体温上升至38.2摄氏度，继用3剂，体温正常，尿色转淡，尿道刺激症状消失，尿中红细胞3～5/高倍视野，白细胞10～15/高倍视野，脉滑，舌苔转润，改用益气清热养阴之剂而愈。（《张琪临证经验荟要》）

李树平医案

○傅某，男性，62岁。

患者1年来，尿液浑浊，如脂如膏，尤其在进高脂餐后加重，排尿不尽，时滴沥而出，苦不堪言。刻诊：面色无华，腰部酸楚，疲乏无力，纳少便溏，尿液色白，时夹血，排出不畅，头昏耳鸣，畏寒怕冷，下肢水肿，按之凹陷，舌质胖淡，齿痕明显，苔薄腻，脉沉细弱。多次尿常规示：红细胞（++++），蛋白（++++），乳糜试验阳性。曾在外院服中药治疗，尿液时浊时红。B超检查提示：两肾多个大小不等之液性暗区。尿常规：红细胞（++++），蛋白（++），脓细胞（+），乳糜试验阳性。血查BUN 27毫摩尔/升，Cr 324微摩尔/升，血常规：血红蛋白 70.8克/升，红细胞 2.3×10^{12}/升，白细胞 4×10^{9}/升，中性粒细胞 74%，淋巴细胞 26%。

诊断为多囊肾合并乳糜尿，肾功能不全。

辨证：属脾肾阳虚型

治法：予以温补脾肾，养血止血，分别清浊法

方药：炮姜炭4克，阿胶20克，炙黄芪30克，粉萆薢15克，白术12克，益智仁10克，当归15克，刘寄奴15克，菟丝子12克，乌药10克，蒲黄炭15克，猪、茯苓各15克，鲜荠菜花30克。

服上方5帖药，复查尿常规，红细胞（++），蛋白（+），乳糜试验阴性。继进10帖，复查尿常规红细胞（+），脓细胞少。症状逐渐改善，惟复查肾功能无明显好转，水肿时起时伏，病程日久，肾气虚衰，难以恢复，予以金匮肾气丸、乌鸡白凤丸继以固效，并嘱注意饮食起居，以保护残存的肾功能。

○王某，女，27岁。

患者尿血3天，平素感腰部酸胀，近因剧烈运动后发现尿液颜色如洗肉水样，无尿频、尿急、尿痛诸症，口微干，饮水不多，舌红，苔薄，脉象细数。尿常规：红细胞满视野。B超提示：左肾明显增大，肾内见2.5厘米×2厘米液性暗区1个，右肾内见1.2厘米×1.6厘米液性暗区2个。

诊断：多囊肾性尿血。

辨证：属阴虚火旺型。

治法：予以滋肾清热凉血止血法。

方药：生地15克，丹皮12克，茯苓15克，泽泻12克，小蓟30克，知母10克，川柏10克，藕节30克，山药20克，萸肉10克，阿胶15克，鲜茅根30克。

服上方3帖后，尿常规红细胞（+），继服上方5帖后，尿常规正常，以知柏地黄丸巩固疗效，随访5年未复发。［上海中医药杂志，1993，29（6）］

何世英医案

○崔某，女，4岁。1965年10月22日入院，住院号68290。

患儿因发热，血尿半月入院。入院后经抗生素治疗1个月，热退，但血尿如故。因肾炎恢复较慢，故于11月11日约中医会诊。

诊查：眼睑浮肿，口腔左侧颊黏膜糜烂，尿量可，尿色深红，大便正常。心肺听诊未见异常，肝肋下1厘米，脾未触及。血压100/60毫米汞柱。舌质紫暗，脉象弦数。查尿常规：上皮细胞1～3/立方毫米，白细胞6～8/立方毫米，红细胞满布，蛋白（+）。管型：颗粒管型1～2，透明管型0～1。

辨证：本证属膀胱湿热，伤及血络而尿血。

治法：根据尿量尚可，尿色深红，舌质紫暗等，宜化瘀止血。

方药：三七末3克（冲服），血珀末1.6克（冲服），仙鹤草18.8克，阿胶9克（烊化）。

上药连服6天，血尿消失，尿化验正常出院。（《何世英儿科医案》）

景晓东医案

○朱某，女，38岁，教师。

因双下肢紫斑、血尿、蛋白尿反复发作4个月，加重1个月，于1996年4月7日前来我院就诊。诊前曾于1995年12月在白求恩医科大学第三临床医院诊为“紫癜性肾炎”，经服多种西药效果不佳，近1个月病情加重。来时

患者自述头晕耳鸣，腰膝酸软无力，时腰痛，小便呈红褐色，四诊见两颧潮红，双下肢小腿可见对称性紫斑，色暗，高出皮肤，扪之碍手，双下肢无水肿，口唇色红，舌质红少苦，脉细数。尿常规：蛋白（+++），红细胞（++++），白细胞（+），余（-）。

辨证：根据舌、脉、证，中医辨为血证，属肾虚血热候。

治法：滋阴补肾，清热凉血、止血。

方药：宁血煎。

知母20克，黄柏10克，紫草20克，赤芍15克，地榆炭20克，牡丹皮15克，蒲黄炭20克，茜草炭15克，生地10克，仙鹤草20克，蝉蜕15克，泽泻20克，山药20克，女贞子20克，旱莲草20克，冬虫夏草3克。每日1剂。

经服1周，双下肢紫斑明显减轻，尿常规：蛋白（++），红细胞（++），白细胞（-）；服药1个疗程，双下肢紫斑完全消失，亦无头晕耳鸣，腰膝酸软，腰痛等症，小便色正常，尿常规；蛋白（-），未见红、白细胞，继用原方研末入胶囊，每次5粒，日2次口服巩固治疗1个月，诸证悉除，随访至今未见复发。［吉林中医药，1998，（1）］

张伯臾医案

○孙某，女，17岁，门诊号73/75532。

一诊：1974年9月27日。发现急性肾小球肾炎已2月余，眼睑浮肿已退，现面色苍白，腰酸且痛，倦怠纳少，尿淡红，口干。尿检：蛋白（+++），红细胞45～55/高倍视野，白细胞0～1/高倍视野，屡服中西药，蛋白及红细胞未见减少。脉象沉细，舌质淡红。

辨证：肾阴损伤，肾气亦弱，阴虚且热，热入血分。

治法：滋肾凉血佐以益气。

方药：生熟地各9克，淮山药15克，山萸肉9克，茯苓12克，炒丹皮9克，炒黄柏6克，大小蓟各15克，太子参15克，荠菜花12克，琥珀屑1.2克（分吞）。7剂。

二诊：1974年10月5日。尿检：蛋白（+），红细胞20～25/高倍视野，较上次已减少，腰酸痛亦好转，尿赤稍淡，口干已除，面色依然，神怠乏力，脉象细弱，舌色红润。血热已减，肾脏气阴两伤未复，仍守前法。原方加制首乌12克，14剂。

三诊：1974年10月16日。尿检：蛋白少量，红细胞7～10/高倍视野，纳食稍增，精神亦佳，腰酸稍减，尿赤渐清，脉舌如前。血热虽减未清，肾脏亏损未复，仍守前方增损。原方去太子参，加党参12克，天冬9克。

四诊：1974年10月30日。尿检已正常，面色好转，纳食再增，精神转佳，腰酸减轻，脉细，舌淡红。血热得清，肾脏损伤亦有恢复之机，再拟滋肾益气。

方药：生熟地各9克，淮山药15克，山萸肉9克，茯苓9克，炒丹皮9克，党参12克，天麦冬各4.5克，黄芪12克，当归9克，生谷麦芽各15克，14剂。（《张伯臾医案》）

康子琦医案

○王某，男，17岁，学生，C 81168。

主诉：无痛肉眼血尿2年10个月。

现病史：2年前，牙龈受伤，感染化脓，经切开引流消炎治疗痊愈。2个月后，无何诱因出现肉眼血尿，无膀胱刺激症状，无腰痛，无浮肿，体温血压正常。病后口干渴多饮，面部皮肤发紧，大便干燥，数日一解，小便短赤。经中西医治疗无效。

既往史：出生6个月，患血小板减少性紫癜，经治疗恢复正常。

舌象：质稍红，苔薄黄稍腻。

脉象：弦滑。

其他体征、化验：双上肢、颈部皮肤湿疹样改变，其他无阳性发现。尿蛋白（-），红细胞满视野。白细胞0～2/高倍视野。尿多次结核菌（集菌涂片）及找瘤细胞均阴性，普通培养无菌生长。尿相差镜：大量异常红细胞。腹部平片、静脉肾盂造影、逆行肾盂造影、肾图均正常。

西医诊断：肾小球肾炎（IgA肾炎）。

中医诊断：尿血。

辨证：湿热内蕴，迫血妄行。

治则：火郁发之。

治法：清热利湿，凉血散风。

方药：萆薢12克，萹蓄12克，黄芩12克，大黄10克，车前子15克，连翘12克，赤小豆30克，生地30克，白茅根30克，茵陈30克，麻黄10克，荆芥10克，1日1剂。

二诊：服药3天后，尿色转清亮，大便通畅，1周后尿镜检：红细胞0～3/高倍视野。

三诊：继服上药17剂，自我感觉良好，大小便正常。尿检：红细胞消失。随访半年未复发，皮肤“湿疹”亦治愈。（《中医药学临床验案范例》）

常慧子医案

○庞某，男，8岁，1990年3月2月26日初诊。

一周前曾患感冒，发热39.3摄氏度，昨晨发现尿色鲜红，一日6～7次血尿，纳食减少，嗜睡乏力，舌淡红苔薄白，脉沉细。查体温 37.3摄氏度，面部浮肿，咽喉充血（+）；化验室检查：尿蛋白（++），红细胞（++），血BUN符合正常值。

西医诊断：急性肾小球肾炎。

辨证：正气不足，外感风热，热伤血络。

治法：益气散风，利温消肿，凉血解毒。

方药：补益清利汤加减。

黄芪10克，防风10克，炒栀子10克，滑石15克，木通10克，丹皮10克，竹叶10克，小蓟15克，蒲黄炭10克，银花15克，连翘15克，黄芩10克，水红花子10克，甘草6克。

服药3剂，尿色好转，再服4剂，尿液检查尿蛋白（±），红细胞偶见，又服5剂，尿检查已无异常，后改隔日服药1剂，共4剂，复查尿常规正常，临床痊愈，随访3年未发。［北京中医，1998，（5）］

刘彦彦等医案

○张某，9岁，学生。住院号，55480。

1989年3月，曾患“过敏性紫癜”，当时伴有膝关节肿胀、疼痛，曾用抗过敏、激素治疗10天后痊愈。因尿血5天，于1989年4月1日来诊。查：尿色如浓茶，尿量正常。舌质暗红，苔薄黄，脉滑数。化验检查：血小板计数：160×10^9/升；出血时间：3秒；凝血时间：2秒；尿常规：红细胞满视野；IgG：18.3克/升。甲皱微循环示：血流迟缓。

辨证：血尿（毒盛血瘀）。

治法：解毒化瘀。

方药：连翘15克，玄参15克，赤芍10克，紫草15克，蒲黄15克，益母草15克，小蓟15克，藕节10克。每日1剂，水煎服，连服3剂。

尿色变浅，如洗肉水色。尿化验：红细胞10～15个/400倍。上方加当归10克，生地10克。再进3剂。尿色变黄，尿常规：红细胞5～8个/400倍，继服上方2剂，尿常规正常而出院。上方减去紫草、赤芍、玄参，加用芡实10克，金樱子15克，巩固治疗。随访半年无复发。疗效评定为显效。［山西中医，1993，9（3）］

赵绍琴医案

○张某，男，30岁，于1993年2月4日初诊。

患者自1988年患急性肾炎，经住院治疗2个月痊愈出院。出院后2周发现尿赤、腰痛，又去医院检查：尿蛋白（++），尿潜血（+++），尿红细胞10～15/高倍视野，住院治疗1月余，效果不明显，经肾穿刺确诊为IgA肾病（系膜增殖型）。以后尿常规化验时好时坏，有时出现肉眼血尿，曾多次住院治疗，均未彻底治愈。由一朋友介绍求赵老医治。就诊时症见心烦梦多，腰痛，尿赤，舌红苔白，脉弦滑且数，尿检验：尿蛋白（++），尿红细胞5～7/高倍视野。

辨证：肝经郁热，深入血分，络脉瘀阻。

治法：清泻肝经郁热，凉血通络止血。

方药：柴胡6克，黄芩6克，川楝子6克，荆芥炭10克，防风6克，生地榆10克，丹参10克，炒槐花10克，茜草10克，茅、芦根各10克，小蓟10克，大黄1克。

服药7剂，睡眠转安，尿赤见轻，尿蛋白（+），尿潜血（+），尿红细胞消失。又服前方7剂，尿蛋白转阴，惟腰痛，尿潜血（+）。改为活血通络，凉血育阴方法，药用：荆芥炭10克，防风6克，赤芍10克，丹参10克，茜草10克，生地榆10克，丝瓜络10克，桑枝10克，旱莲草10克，女贞子10克，小蓟10克，藕节10克，茅、芦根各10克，大黄1克。服药20剂，腰痛消失，尿化验未见异常，无其他不适。又观察治疗3个月，未再反复，而告获愈。（《赵绍琴临证验案精选》）

丁甘仁医案

○肝为藏血之经，脾为统血之脏。肝脾两亏，藏统失司，溲血甚多，小便频数，大便溏薄，舌中剥边黄腻，脉濡弦而数，阴无阳化，阳不生阴，膀胱宣泄无权，足肿面浮，脾虚之象见矣。拟归脾汤法引血归经，合滋肾通关丸生阴化阳。

西洋参三钱，抱茯神三钱，紫丹参二钱，焦谷芽三钱，清炙黄芪三钱，炒枣仁三钱，茜草根炭一钱，焦白芍一钱五分，活贯众炭三钱，炒于术一钱五分，滋肾通关丸（包煎）二钱。

二诊：溲血有年，血色紫黑，少腹胀满，小溲频数，大便溏薄，内热心悸，耳鸣头眩，面色萎黄，腿足浮肿，脉左弦小而数，右满弦。肝虚不能藏血，脾虚不能统血，血随溲下，色紫黑，少腹满，宿瘀尚未清也。前进归脾法合滋肾丸，尚觉合度，再从原方复入通瘀之品。

前方去活贯众，加生草梢、蒲黄炭，琥珀屑、鲜藕。

三诊：溲血色紫，小溲频数，少腹酸胀，大便溏薄，兼有脱肛，头眩心悸耳鸣，腿足浮肿，两进归脾，病无进退，脾虚固属显然；小溲频数，少腹膜胀，肝热有瘀，亦为的当不移之理。惟病本虽在肝脾，病标却在膀胱。经云：胞移热于膀胱，则病溺血。膀胱者，州都之官，藏津液而司气化。气化不行，则病肿满肺者，膀胱水道之上源也。治肝脾不应，治膀胱不应，今拟清宣肺气，去瘀生新，下病上取，另辟途径，以观后效。

西洋参三钱，抱茯神三钱，茜草根二钱，通天草一钱五分，川贝母二钱，炙远志一钱，紫丹参二钱，活贯众炭三钱，清炙枇杷叶（去毛、包）三钱，生草梢八分。

另鲜车前汁、鲜藕汁各一两，炖温冲服。

四诊：昨投清宣肺气，去瘀生新之剂，溲血已减，小便亦爽，下病治上，已获效征。惟而浮足肿，脘腹作胀，纳谷减少，头眩心悸，大便不实。明系肝体不足，肝用有余，脾弱不磨，运化失其常度。急其所急，缓其所缓，又当从肝脾着手。肝为乙木，脾为戊土，脾虚木横，顺乘脾土，固在意中，则治肝实脾，下病治上，亦一定不移之法矣。

生于术三钱，扁豆衣三钱，紫丹参二钱，荸荠梗一钱五分，远志肉一钱，云茯苓三钱，陈广皮一钱，生草梢八分，生熟苡仁各三钱，生熟谷芽各三钱，清炙枇杷叶（去毛、包）三钱。

五诊：溲血已止，小便不爽，足肿面浮，纳谷减少，脉尺部细小，寸关濡弦。此血虚肝气肝阳易升，脾弱水谷之湿不化也。血虚宜滋养，脾弱宜温燥，顾此失彼，动形掣肘。今拟健运中土，而化水湿。

炒白术三钱，陈广皮一钱，炒神曲三钱，滋肾通关丸（包煎）三钱，连皮苓四钱，煨木香五分，谷麦芽各三钱，冬瓜皮（煎汤代水）一两，清炙草八分，春砂壳八分，炒苡仁三钱。

六诊：健运分消，肿仍不退，便溏口干不欲饮，面无华色，头眩耳鸣，纳谷减少，脉象尺部细小，寸关虚弦。血虚之体，肝阳易升，脾弱水谷之湿泛滥，欲扶脾土，须益命火，经所谓少火生气，气能生血，血不能自生，全赖水谷之精液所化。拟崇土渗湿法，再进一层。

炒於术三钱，连皮苓四钱，煨木香五分，滋肾通关丸（包煎）一钱，红枣三枚，热附片五分，陈广皮一钱，炒神曲三钱，焦苡仁三钱，清炙草四分，春砂壳八分，焦谷芽三钱，冬瓜皮五钱。

七诊：身半以下肿依然，胸闷纳少，大便溏泄，小便短少，口干不多饮，舌薄腻，脉象尺部细小，寸关濡弦无力。皆由肝肾阳虚，水谷之湿，生痰聚饮，横溢于募原之间。中气已虚，肝木来乘，气化不及州都，膀胱宣化无权也。再拟崇土渗湿，滋肾通关。

前方去木香、神曲，加炒淮药、炒车前子。（《丁甘仁医案》）

三阴不足，心移热于小肠，逼血下行，溲血已久，时轻时剧，内热口干，恙根已深，非易速痊。

姑拟滋养三阴，凉营祛瘀。

小生地五钱，大麦冬三钱，京玄参三钱，炙龟甲四钱，炙鳖甲四钱，生白芍二钱，阿胶珠二钱，生草梢六分，粉丹皮钱半，天花粉三钱，血余炭三钱，鲜藕（去皮）四两，白茅根（去心）两扎。（《丁甘仁医案医案续编》）

王九峰医案

○《经》以胞移热于膀胱则癃。溺血痛与不痛有别也，不痛为溺血，痛则为淋血。先溲后血，有时停瘀溺管，令不得溲，窘迫痛楚，莫能名状，必得瘀血块先出，大如红豆者数枚，则便随之，已而复作，于兹十载。当从热入血室论治。

生地，木通，甘草，牛膝，犀角，丹皮，白芍，归身，地榆，黄芩，柴胡。

素来善饮，湿甚中虚，五志不和，俱从火化，壮火食气，气不摄血，血不化精，湿热相乘，致有溺血之患。初服甲苓导赤而愈，后又举发，服知柏八味，化阴中之湿热，理路甚好。未能获效者，情志所伤也。第情志中病，虽有五脏之分，总不外乎心肾。议六味养心二方加减。

生地黄汤去萸肉，加柏子仁、归身、枣仁、麦冬、洋参。蜜丸。（《王九峰医案》）

张聿青医案

〇倪左，小便浑浊如泔，有时带出血条，却不作痛。此肾虚而湿热袭入肾与膀胱，宜泄热利湿。

海金沙三钱，当归炭二钱，川萆薢二钱，泽泻一钱五分，生地四钱，滑石块三钱，丹皮炭二钱，赤白苓各二钱，鲜藕三两（煎汤代水）。

二诊：尿血不止，尿管并不作痛，脉形细弱。肾虚湿热内袭，实少虚多之象也。

炙生地四钱，当归炭二钱，蒲黄六分，牛膝炭三钱，炒萸肉一钱五分，生甘草三分，丹皮炭二钱，山药四钱，藕节炭三枚。

三诊：膀胱湿热稍化，血稍减少，小溲仍然浑浊。前法再进一筹。

大生地四钱，当归炭二钱，蒲黄炭五分，沙苑（盐水炒）三钱，生山药三钱，丹皮炭二钱，牛膝炭三钱，炒萸肉一钱五分，淡秋石一钱，藕汁一杯（温冲）。

四诊：尿血渐减，脉亦稍缓。痛者为火，不痛者为虚。再益肾之阴。

大生地三钱，粉丹皮一钱五分，白芍一钱五分，大熟地二钱，山药三钱，旱莲草三钱，炒萸肉一钱五分，泽泻一钱五分，潼沙苑三钱，藕节二枚。

五诊：尿血递减，尚未能止。脉象微数。肾虚而虚火内迫，再育阴泄热。

大熟地四钱，炒五味三分，茯神三钱，旱莲草三钱，淡秋石一钱，大麦冬二钱，炒萸肉二钱，丹皮二钱，生山药三钱，白芍一钱五分，藕节炭三枚。

六诊：尿血渐退。再壮水益阴。

生熟地各三钱，粉丹皮二钱，炒萸肉二钱，炙五味三分，麦冬三钱，杭白芍一钱五分，淡秋石二钱，生山药三钱，泽泻（盐水炒）三钱，藕节三枚。

七诊：尿血之后，肾阴不复，再壮水育阴。

生熟地各三钱，生山药三钱，白芍一钱五分，大天冬二钱，党参三钱，生熟草各三分，炙五味三钱，泽泻一钱五分，大麦冬一钱五分。

八诊：溲血之症，原由肾水内亏，虚火郁结，迫损血分。前投壮水制火，诸恙得平。调理之计，自宜扩充前意。兹参入清养上中，以肺阴在上，而为水之上源也。

西洋参二两，奎党参四两，生山药三两，生于术二两，炒萸肉一两，炒扁豆三两，云茯苓三两，川石斛四两，粉丹皮二两，肥玉竹三两，怀牛膝（盐水炒）三两，生熟地各二两，天麦冬各三两，甘杞子三两，白芍（酒炒）一两五钱，生熟草各五钱，当归炭一两五钱，女贞子（酒炒）三两，潼沙苑（盐水炒）一两，厚杜仲（盐水炒）二两，炒知母二两，泽泻一两。

用清阿胶三两，龟甲胶三两，鱼鳔胶二两，冰糖三两，四味溶化收膏，每日晨服一调羹。

〇某，尿血并不作痛。

益元散，黑山栀，龙胆草，制香附，黄柏（盐水炒），甘草梢，川萆薢，赤白苓，车前子，泽泻。

〇左，尿血而不作痛，叠投壮水益肾，诸恙渐平。无如平素多湿，水得补而渐复，湿得补而渐滞，所以目眦带黄，而食不馨香也。急宜流化湿热。

制半夏二钱，制香附一钱五分，大腹皮二钱，生熟薏仁各二钱，上广皮一钱，建泽泻一钱五分，西茵陈二钱，猪茯苓各二钱。

又：小溲渐清，而面目尚带浮黄，还是气滞湿郁情形。

前方去茵陈、香附，加于术、砂仁、玫瑰花、广藿香。

〇左，溲血已止，而脉象尚觉弦硬，的是肝肾两亏，不能固摄，湿热乘袭其地。再从壮水之中，参以坚阴。

生地炭四钱，生牛膝五分，黑丹皮一钱，龟甲心五钱，茯苓三钱，黄柏炭一钱五分，黑山栀三钱，泽泻一钱五分，淡竹叶一钱五分，鲜藕一两，黄茧壳二钱，二味煎汤代水。

〇右，由牙疳而至鼻衄，兹则溲血作痛甚剧，此湿热蕴遏膀胱。

海金沙三钱，黑山栀三钱，木通五分，滑石四钱，黄柏（盐水炒）二钱，丹皮炭二钱，侧柏炭三钱，小蓟一钱，鲜生地七钱，淡竹叶三钱。（《张聿青医案》）

贺钧医案

〇王某，男。

猝然溲血，成块成条，气坠溺管痛，血块不得出，兼之咳嗽五年，痰多，舌黄，脉细数。肺虚，湿火下趋，激动阴血所致。延防癃闭。

鲜生地八钱（切），蒲黄炭三钱，大小蓟各三钱，甘草梢八分，淮牛膝一钱五分，桃仁泥二钱，黑山栀二钱，正滑石五钱，大麦冬三钱，泽泻一钱五分，淡竹叶廿片。

二诊：溲血痛势已减，而血块仍未全清，气坠已折。咳又复甚，自汗神疲，脉细数，舌苔浮黄。此湿火初清，肺肾之阴未复也。

北沙参五钱，细生地五钱，大小蓟各三钱，大白芍二钱，海蛤粉四钱，大杏仁三钱，大麦冬二钱，蒲黄炭三钱，淮膝炭一钱五分，赤苓四钱，正滑石五钱，藕节五个。（《贺季衡医案》）

陈莲舫医案

○（高淳县知县李方）谨读证情，当是尿血，与血淋诸证不同。考此证多属腑病，由小肠之热瘀注膀胱。惟多年久病，由腑及脏，心与小肠，肾与膀胱皆属表里相关，以致数年来溺血频仍，种种调理，有验有不验。大约心阴不复，肾关失司。现在血色不一，紫黑、鲜血日夜无度，紫块中又裹鲜血。大欸紫者出于管窍，鲜者随溢随下。精、溺管异路同门，所以有混淆之势，有似精遗，有似溺进，甚至茎梗发酸，毛际隐痛。至于头眩目花，胁胀腰酸，亦为应有之义。心与肝本通气，肾与肝本同源，从中肝邪煽烁不靖。用药之义，腑泻而不藏，脏藏而不泻，极为牵制。照病处方，温气须兼潜阳，滋阴须得利窍，与中虚呃逆，亦有照顾。想高明久药，明医必有卓见，请为政行。

西赤芍钱半，白莲须钱半，冬葵子钱半，凤凰衣钱半，东白芍钱半，云茯神三钱，鸭血炒丹参钱半，西琥珀（研末）三分，潼蒺藜三钱，生熟甘草各三分，九制熟地四钱（与琥珀同打），吉林参八分。另以盆秋石代水煎，安肉桂三分（去粗皮后入），加乱头发一团皂荚水洗净黄绢一方，约三寸，化灰冲。

尿血与血淋诸症有别。考此证多属腑病，由小肠之热瘀注膀胱。惟病久而由腑及脏，心与小肠，肾与膀胱，本关表里，故致数年来。溺血频仍，血色不一，紫黑鲜红，日夜无度。大致紫黑者出于管窍，鲜红者随溢随下。精、溺管异路同门，势当混淆。甚至茎梗发酸，毛际隐痛，或似精泄，或似溺进。至于头眩目花，胁胀腰酸，亦为应有之义。心与肝本同气，肾与肝本同源，从中肝邪尤为之煽烁，用药之义，腑泻而不藏，脏藏而不泻，极多牵制，照病处方，温气兼以潜阳，滋阴更须利窍，与中虚呃逆亦有照顾。

九制熟地，安玉桂，生甘草，凤凰衣，东白芍，吉参须，西琥珀，熟甘草，冬葵子，西赤芍，抱木神，白莲须，黄绢灰（冲），乱头发。

高年阳盛阴热，向来便血，近复血渗膀胱，渐成尿血，连发未止。脉细数。治从清养。

小蓟炭，沙苑子，川石斛，东石芍，煅牡蛎，西洋参，炒丹参，煅龙骨，抱木神，黑料豆，旱莲草，炒侧柏，制女贞，鲜藕汁。（《陈莲舫医案秘钞》）

蒋宝素医案

○经以胞移热于膀胱，则癃溺血。痛与不痛有别，不痛为溺血，痛则为血淋。先溲后血，不痛，有时瘀停溺管，令不得溲，窘迫莫能名状。必得血块如红豆数枚先出，则小便随行，已而复作，于兹五载。当从热入血室论治。

大生地，木通，甘草梢，怀牛膝，犀角片，粉丹皮，桂府，滑石，琥珀。

溺血，乃心胞之热移于膀胱。宜地髓煎合犀角地黄汤。

怀牛膝，鲜生地，犀角尖，大白芍，粉丹皮。

五志不伸，皆从火化。壮火食气，气不摄血，血不化精，为湿热所乘，致有溺血之患。屡发不已，曾服导赤、四苓而愈，后又不应。现服知柏地黄，壮肾水，化阴中之湿，理路甚奸，无效者，情志郁结也。然情志中病，虽有五脏之分，总不外乎心肾。再以地黄汤合补心丹加减兼治。

大生地，粉丹皮，建泽泻，怀山药，云茯苓，东洋参，五味子，玄参，丹参，天门冬，大麦冬，酸枣仁，远志肉，柏子仁。

溲血源源而来，自觉心下如铜壶滴漏。在《内经》名心下崩。犹坤道血崩之理，良由心火盛，肾水虚，肝不藏，脾失统。脉来弦数而空。年逾七旬，能无汗眩之虑。

大生地，人参，犀角片，粉丹皮，大白芍，大麦冬，玄参，丹参，天门冬，白茯神，酸枣仁，柏子仁，海螵蛸，五味子，琥珀粉。

内衄逆于肉理，则生痈疽，故血症死生、轻重与痈疽部位同。现在左颊黑痣忽破，血如箭发，前阴根与肾囊连处亦破，血如泉涌，或名血箭，衄出于六腑无虑。《医话》念一散主之。

广西思州田三七，水磨如粉，晒干备用。并能统治内外诸衄。外敷醋调，内服酒下。谅人老少、强弱，病之轻重、新旧，一钱至三五钱不等。

倒行之血为逆，咯血从咽，属胃。势如涌泉，血如釜沸，阳明热极。亡阴脉大，尤为棘手，危急之秋，药宜瞑眩。宗肯堂法，导血下行，转逆为顺，应手乃吉。

大生地，桃仁泥，醋炒生大黄，粉丹皮，黑山栀，赤芍药，当归身，鲜藕汁。

咳血出于肺，呕血出于胃。咳呕交加，肺胃并损，脉见芤象，尤非所宜。

犀角片，鲜生地，大白芍，粉丹皮，黑山栀，桃仁泥，当归身，侧柏叶。

先吐后咳为阴虚，先咳后吐为痰热。咳吐相仍，无分先后，痰血交并，其来甚涌，所幸脉无芤象。三才、四物加减主之。

桂水炒生地，竹沥炒人参，荷汁炒天冬，姜汁炒黄连，柏叶炒当归，韭汁炒白芍，童便炒山栀，酒炒黄郁金，蜜炙枇杷叶。

饮食男女，人之大欲存焉。太过则真阴不固，真阳失守。无根之火，逼血上涌，狂吐如倾，面色戴阳，气促非喘，四末微冷，小便澄清，脉来细涩如丝，阴盛格阳已著。速宜引火归源，否则有汗眩之变。

大熟地，怀山药，山萸肉，建泽泻，云茯苓，粉丹皮，油多肉桂，制附子。

衄如泉涌，口鼻皆出，竟日不止，诸药不应。虽有倒经之说，伤于冲脉则一。宜先用草纸十层，冷水浸透，贴在顶心，熨斗熨纸上，顶心觉热去熨斗，其衄即止，后服药。

川贝母，桑白皮，地骨皮，大麦冬，五味子，空沙参，薏苡仁，川百合，枇杷叶。

肝郁，气火上腾，呕血甚涌，鲜瘀不一，胸满胁痛，内热心烦，脉数。乃薄厥危疴，不至汗喘为顺。

大生地，粉丹皮，建泽泻，大白芍，黄芩，黑山栀，川黄连，大贝母，陈橘皮，枳壳，小青皮。

吐血忌参，乃火旺烁金之症。肺热还伤肺故也。现在所吐之血色暗，食少无味，面色不华，形神不振，脉来细数少神，症因忧思抑郁而起，显是中气有亏，不能收摄。宜归脾汤。

人参，绵州黄芪，冬白术，炙甘草，当归身，酸枣仁，云茯苓，远志肉，广木香，龙眼肉。

溽暑流行，心火素旺，二火相济，咯血不止，气高而喘，脉虚身热。热极亡阴之象，虑难收效，不可拘服寒凉百无一生之说，勉拟一方，质诸明哲。

人参，大麦冬，五味子，生石膏，白知母，炙甘草，犀角片，鲜生地，赤芍，粉丹皮，青竹叶，童子小便。

干咳无痰有血，脏阴营液就枯，肺肾干槁危疴。拟方多酌明哲。

大生地，天门冬，大麦冬，川贝母，川百合，柏子仁，茜草根，当归身。

方略医案

○南邑袁景奎先生，途中小解，不觉尿于蜣蛇，随受毒气，即生疮疡。服清热解毒之剂，疮稍愈而小便遗浊；又服五苓导赤，通利过甚，遂至阳强势举，肾茎外肿，肾管内痒，尿兼红白，医药迭更未效。延及两月，小便纯血，中有红丝，饮食日减，肌肉日瘦，举家仓皇，问医于孝廉杜少珊先生，力荐余治，诊得左手脉芤，右手脉弱，大汗淋漓，腰空欲脱，脐往内缩，气不接续，小便频数，鲜血不止。余恐气血两脱，遵古人血脱益气之旨，用归脾汤去茯神、木香，加二仙胶、血余煅、骨碎补、甘草梢，青盐为引经，而汗收血淡，顿思饮食。再服十余剂，而便长色清，肿消痒止，复加枣皮、杜仲、兔丝、狗脊、山药、芡实、鹿胶、龙眼肉，煎汤和丸，服一月而色泽身强，庶无负杜公之望也。

○章友洵六，肄业豫章书院。暑月患小便尿血，作文更甚，诸方不效，坚意旋里。余曰："此症服药可愈，秋闱在即，毋庸往返徒劳。"投以天王补心丹三剂，作文如故，乡试之卷，亦列荐焉，盖思出于心，心与小肠相表里，过劳心神，则血从下注也。（《尚友堂医案》）

薛雪医案

○尿血即血淋，热遗小肠膀胱为多。今四肢不温，膝酸足软，天暖犹欲火烘，脉缓小弱，此系八脉不摄。以壮冲任督脉，佐以凉肝，乃复方之剂。

鹿茸，鹿角霜，炒黑杞子，归身，生地，天冬。（《扫叶庄一瓢老人医案》）

曹仁伯医案

○阴虚之体，心火下郁于小肠，传入膀胱之府，尿中带血，时作时止，左脉沉数，小水不利。

生地，木通，甘草，竹叶，火府丹。

另大补阴丸。

诒按：此用导赤散合火府丹以清心火，即用大补阴丸以滋阴，虚实兼到。

经曰：胞移热于膀胱，则癃溺血。又曰：水液浑浊，皆属于热。又曰：小肠有热者，其人必痔。具此三病于一身，若不以凉血之品，急清其热，迁延日久，必有性命之忧。

导赤散合火府丹加灯心。

又丸方固本丸合大补阴丸猪脊髓丸加萆薢。

诒按：火甚者，阴必伤，火清之后，随进丸药以滋其阴。（《柳选四家医案·评选继志堂医案》）

孔云湄医案

○葛姓某病溺血，血皆成块，扁圆不一，大者如枣、如栗、如核桃，小亦如银杏之属。每溺方顺，忽止不下，则伏地呼痛，移时其块奔突而出，鲜血随之，尿乃再通。有一溲而见数块者，若逢一巨块则痛苦万状，求死不得矣。医以活血清热之药，杂八正莱治之不效，更用破块之品，欲化其死血。予适见之曰：不可。因问葛何以得此？曰：向有此病，因劳而得，愈数年矣。近以荷担远行，旧病复作，势乃倍重于前。问：腰疼乎？曰：疼甚且酸。予曰：此伤肾病也。肾本作强之官，经曰：因而强力，肾气乃伤。又云，持重远行，汗出于肾，故负重者，必束其腰，腰为肾之府，以此为出力处也，今以荷担之故，竭其肾力；又以远行之故，致肾力不继而受伤。腰中酸疼，血随溺下，亏损不为不甚，更用破块之药，重伤其血，肾气从此痿败矣。曰：死血不下，终成废人，与其贻悔于后，何如消患于前？予曰：消之有道，非破块利小便之药所宜也。盖小便之血有两途：其一自膀胱而下，半通半塞，滴滴不顺，欲止不能。是为淋血。淋血者，热在膀胱，从尿窍出者也。其一白肾而下，忽有忽无，甚则成块，不与尿俱，是为溺血。溺血者，伤其肾脏，从精窍出者也。夫肾主精血，肾伤血溢，伐及根本矣。其犹能动移者，有形之阴血虽亏，无形之元气尚存也。再以峻药促之，新血不动，败血终滞而难出。败血一去，新血将随以俱下，转消转涸，元气复于何丽乎？此病惟养肾和血，听其自然，勿扰勿固，俟元气自为鼓动，败血必不能留，而更以精窍之药为之向导，其痛楚亦必就轻减矣。至于车前、泽泻之属，只走尿孔，与精窍何涉？杂投甚无谓也。医乃惟惟，祈予立方，予遵法治之，数剂而愈。（《孔氏医案》）

何澹安医案

○腨胀尿血，由厥阴气郁，膀胱络伤也。暂用破瘀导下法。

川连，制军，川郁金，泽泻，甘草梢，赤苓，归须，延胡索，蒌皮，琥珀屑。

接服方。

萆薢，淡苓，牛膝炭，泽泻，生藕，赤苓，丹皮，生米仁，莲须。

湿热伤络，曾下尿血，神色萎黄。当用健中分理年六七岁，饮食少，溺时作痛。虚治一童年六七岁，尿血，苦痛，元旺。

投川连大黄，生于术，赤苓，泽泻，牡丹皮，冬瓜子，生米仁，萆薢，川柏，生甘草。

尿血兼浊，频解溺痛，左肋不和。恐有蓄血，此方暂服。

川连，萆薢，瓦楞子，甘草，归须，赤苓，延胡索。

心火内迫，膀胱络伤，以致尿血。

生洋参，元生地，丹参，血余灰，萆薢，大麦冬，牡丹皮，茯神，琥珀屑。

尿血溺痛，久延不痊，六脉无力。须标本兼顾。

西党参，炒丹皮，萆薢，炒阿胶，湖藕，云茯苓，炒杞子，升麻，甘草梢。

尿血久缠，腰腹作痛，屡投利剂，气陷。

伤津，以致精神萎顿，六脉细软。若不升清培补，恐交秋病剧。

西党参，赤茯神，升麻，沙宛，木香，制于术，甘草梢，杞子，萆薢，藕节。（《中国医学大成·何澹安医案》）

何其伟医案

○溺血久缠，小溲淋漓作痛，火升气喘，真阴亏极矣，不易愈。

炒熟地（沉香拌），上肉桂，炒黄柏（盐水拌），萸肉，车前子，炙龟甲，炒知母（盐水拌），炒怀膝（盐水拌），赤苓，象牙屑。

少阴络伤，小溲临了则有鲜血；脉细弱无力，阴虚极矣。

小生地，肥知母，牡丹皮，远志，车前，琥珀，炙龟甲，炒黄柏，柏子仁，赤苓，泽泻。

阴络内伤，溺中带血。此由劳动所致，久恐血淋。以清阴凉润为治。

细生地，肥知母，厚杜仲，川萆薢，建泽泻，牡丹皮，炒黄柏，生苡仁，炒车前，琥珀末。

便血溺血，阴络伤也。

炒生地，炒黄柏，生苡仁，生甘草，赤茯苓，炒黄连，牡丹皮，川萆薢，木通，福泽泻。

复诊：少阴阳明之络并伤，溺血止，而便血频下，何能速效耶！

炒阿胶，焦白芍，炒远志，炒苡仁，地榆炭，炒归身，白术炭，炒枣仁，白茯苓，血余灰。

积劳内伤，溺血而兼便血，肌瘦骨蒸，汗喘不止；脉象如丝。此劳怯之最重者，防其日剧。

西党参，大熟地，淮山药，白茯神，远志，牡蛎，炒冬术，炒归身，炙甘草，炒枣仁，血余灰。

五六年前曾患中风。近虽不发，而心肾两亏，不耐深思，精神疲倦，小溲临了带血；脉形虚细微，腰间发块成疽，此内外交迫之象，势非轻浅。拟方候高明酌用。

原生地，黑归身，淮山药，远志，柏子霜，泽泻，炙龟甲，牡丹皮，酸枣仁，茯神，琥珀末。

复诊：溺痛稍缓，小溲略通，胃气亦稍开；脉象仍形艺细。少阴真水久亏，郁火内炽，致成膏淋，尚未离乎险途也。

原生地，肉桂，炒知母，煅牡蛎，赤茯苓，泽泻，炙龟甲，丹皮，炒黄柏，琥珀末，象牙屑。

年甫十五，情窦初开即遭剥削。少阴络伤，以致尿血频下不止，溺了作痛；按脉细软无神。当此年龄，而本实先拔，岂可轻视耶？

原生地，肥知母，牡丹皮，茯神，枣仁，血珀末，炙龟甲，炒黄柏，柏子霜，远志，龙眼。

复诊：前用清通利窍之法，尿血日渐稀少，而小溲短数不禁。不特真阴大亏，而痛已经久，气分亦伤，无怪其不能收摄也。目前虽有华色，然根元甚薄，调理殊难，拟丸方常服。

党参，炙龟甲，归身（炒），山药，茯神，远志，芡实，生地，炒苑子，丹皮，炙草，枣仁，柏仁，龙眼。（《簳山草堂医案》）

张汝伟医案

○葛某，12岁。

伏热内蕴，外袭风邪，形寒微热，延经月余，不予治疗。猝然之间，溲血不止。乃如诊治。据述大便坚约，胃呆少纳已久，面色黄滞，良由伏热郁之，入于营分，乃从肝肾下达而溲血也，宜疏解营分之邪，兼以化滞。

荆芥穗、炒防风各钱半，细生地、大腹皮、干藕节、茜草炭、车前子（包）、带心翘、益元散（包）各三钱，薄荷八分。

本证始末：葛姓小孩，系伟故邻居，家世寒素，体质藜藿，起病月余，不以为事，未曾服药，家中父母，见小便溺血，乃图求治。此方一剂即愈者，抵抗力强，外邪至营分而已轻，血化汗解，药用荆防，清血分血热，一方清血止血，利小便，导邪出路，所以一剂即愈。此溲血，与寻常不同也。录之为另一例，本症方义说明，已详列本条，不再另立。（《临症一得》）

其他医案

○人有小便溺血者，其症痛涩，马口如刀割刺触而难忍，人以为小肠之血也，而不知非也。小肠出血，则人立死，安得痛楚而犹生乎！因人不慎于酒色，欲泄不泄，受惊而成之者。精本欲泄，因惊而缩入，则精已离宫，不能仍反于肾中，而小肠又因受惊，不得直泄其水，则水积而火生，于是热极而煎熬，将所留之精化血，而出于小便之外，其实乃肾经之精，而非小便之血也。治法，宜解其小肠之火，然而解火而不利其水，则水壅而火仍不得出，精血又何从而外泄哉！方用水火两通丹。

车前子三钱，茯苓五钱，木通一钱，栀子三钱，黄柏五钱，白芍一两，萹蓄一钱，生地一两。

水煎服。一剂而涩痛除，二剂而溺血止，三剂痊愈，不必用四剂也。

方中通利水火而又加平肝补血之药者，盖血症最惧肝木克脾胃，则脾胃之气不能升腾而气乃下陷，气陷而血又何从而升散乎！今平其肝则肝气疏，而脾胃之气亦疏，小肠之水火两通，败精有不速去者乎！

此症用通溺饮亦神。

黄柏、车前各三钱，茯苓、白术各五钱，王不留行二钱，肉桂三分，黄连一钱。水煎服。二剂即止血。（《临证医案伤寒辨证录》）

○薛立斋治一妇人小便血，因怒气寒热，或头痛，或胁胀，用加味逍遥，诸症稍愈，惟头痛，此阳气虚，用补中益气加蔓荆子而痊。后郁怒，小腹内病痛，次日尿痛热甚，仍用前散加龙胆草，并归脾汤。将愈，因饮食所伤，血仍作，彻夜不寐，怔忡不宁，此脾血尚虚，用前汤而愈。

一妇人尿血久，用寒凉止血药，面色萎黄，肢体倦怠，饮食不甘，晡热作渴，三年矣。此前药复伤脾胃，元气下陷而不能摄血也。盖病久郁结伤脾，用补中益气以补元气，用归脾汤以解脾郁，使血归经，更用加味逍遥，以调养肝血，不月诸症渐愈，三月而痊。

一产妇，小便下血，面色青黄，胁胀少食，此肝乘脾土之证。用加味逍遥散、补中益气汤，数服而愈。

后为怀抱不乐，食少体倦，惊悸无寐，血仍作，用加味归脾汤二十余剂，将愈，惑于众论，用犀角地黄汤之类，一剂，诸症复作，仍服前药而愈。

壶仙翁治瓜州赵按察病䐜胀，不能食，溲遗血。众医以为热，下以大黄之剂，神乏气脱而不能寐。召翁诊其脉，告曰：病得之劳伤心血，久则脾胃俱受伤耳。所以知按察之病者，切其脉左寸沉，右寸过左一倍，两关弦涩，尺反盛。盖烦劳不胜则逆郁而不通，不通则不能升降，而作䐜胀，䐜胀则不食，肉沸而不下，则关橐闭而溲且不输，故溲遗血。乃和以八补之剂，兼五郁之药，不数日而愈。越三月复作，如前治立除。（此案重见第四卷肿胀门。）（《名医类案》）

○薛立斋治一妇人，小便出血，服四物、蒲黄之类，更加发热吐痰，加芩、连之类，又饮食少思，虚症蜂起。肝脉弦而数，脾脉延而缓，此因肝气风热，为沉阴之脾伤，不能统摄其血，发生诸症然也，用补中益气汤、六味地黄而痊。

陆养愚治费右塘室，性执多怒，初夏忽患小水不利，阴中肿痛，月又尿血发热，时疫症盛行，医与解肌发表不效，脉之左关沉弦而数，右寸浮数而短。曰：此由心火过旺，时又火令，肺金受伤，失降下之权，故小水不利。足厥阴肝脉合纂间绕纂后阴器，为肝经所络之地，木气有余而寡于畏，故壅肿而痛。用人参、麦冬、知母、五味，滋肺经而还其输布之职，黄连、柴胡、白术、滑石、青皮、丹皮、青黛，泻肝火而绝其壅滞之气，数剂而诸症痊。（雄按：人参、五味未妥。）

张路玉治徐中翰夫人，尿血两月不止，平时劳心善怒，有时恼怒则膈塞气塞，诸治不效，又进香薷饮一服。诊之两手关尺俱弦细少力，两寸稍大而虚，遂疏异功散方，令其久服，可保无虞。若有恼怒，间进沉香降气散，一切凉血滋阴咸宜远之。别后更医，究不出参、术收功耳。

一徽商夏月过饮烧酒，尿血，或用辰砂益元散不效，服六味汤亦不效。张用导赤散，三啜而愈。有文学宋孝先，年七十余，尿血点滴涩痛，诸药不效，服生六味亦不应。云：是壮岁鳏居绝欲太早之故，令以绿豆浸湿，捣绞取汁微温，日服一碗，煮热即不应也。

内弟顾元叔尿血，尿孔不时酸疼，尿则周身麻木，头旋眼黑，而手足心常见发热，酸麻尤甚，脉来弦细而数，两尺搏坚，与生料六味，或加牛膝，或加门冬，服之辄效。但不时举发，以六味合生脉，用河车熬膏代蜜，丸服而痊。

薛立斋治一妇人，因怒尿血，内热作渴，寒热来往，胸乳间作胀，饮食少思。肝脉弦弱，此肝经血虚而热也。用加味逍遥散、六味地黄丸，兼服渐愈。又用八珍汤加柴胡、丹皮、山栀而痊。

马元仪治顾逊昭，患尿血已三月，或屡与升补不应。诊其右脉虚涩无神，左关独弦，茎中作痛，下多血块，形色憔悴，又多嗳气，此肝脾积热之候也。肝热则阴火不宁，而阴血自动，以血为肝脏所藏，而三焦之火，又寄养于肝也，故尿血茎中作痛等症作矣。脾热则湿气内壅，而生气不伸，以脾为湿土之化，而三焦之气，又运行于脾也，故时时嗳气，形色憔悴之候生矣。法当益肝之阴则火自息，利脾之湿则气自和。用生地、白芍、黄芩、萆薢、丹皮、甘草、车前，调理半载，痛定浊止而安。

陈总领云：余顷在章贡时，年二十六，忽小便后出血数点，不胜惊骇，旋却不疼，如是一月，若不饮酒，则血少，终不能止。偶有乡兵告以市医张康者，常疗此疾，遂呼之来，供一器药云是草药，添少蜜解以水，两服而愈。既厚酬之，遂询其药名，乃镜面草，一名螺靥草，其色青翠，所在石阶缝中有之。《良方》。

王执中云：人有患小便出血者，教酒与水煎苦荬菜根，服即愈。

立斋治一妇人尿血，阴中作痛，服清心莲子饮不应，服八正散愈盛，以发灰醋汤调服少愈，更以班龙丸而平。

钱国宾治广灵王，初右足拐外患毒，长八寸，横四寸，尿血如妇人之经，二月一来，自长流至点滴，约两铜盘，日夜不止，昏迷卧床，姜汤半月始生。病已二载，历治罔效，每临尿期，府中怖甚。脉沉细无力，右手少强。经云：男子久病，右手脉盛者可治。因立法内治升提药，荣行脉中，卫行脉外，气引血行，自归经络而止。外用雄黄、儿茶、乳香、没药、血竭各三钱，射香五分，朱砂二钱，百草霜一钱五分，共末以真蕲艾作条，安绵纸上，散药一钱，搓成捻子，长八寸，以麻油蘸透，在无风处侧卧，患处朝上，燃捻离疮尺二许，觉热远些，如冷近些，日熏二次，一捻作三次用，内外分治，尿血竟止，其疮四月亦痊。（《续名医类案》）

便血

周小农医案

○张凤祥，年廿余年，苏张祥丰业。父因喘早亡，先天不足。癸亥冬病。

甲子二月二日诊：阴虚阳旺，夜热咳嗽。苏城费医诊治四次，微减复盛，六脉动数，阴虚阳僭，发育时少阳相火上越，夜咳痰多，轰热，多梦易寐至十次；左耳发胀，亦少阳风火上行。宜育阴潜阳，清泄少阳。黛蛤八钱，橘络一钱，功劳子叶三钱，南沙参二钱，天竹子三钱，珍珠母八钱，白芍三钱，玄参钱半，浮海石四钱，紫贝五钱，制僵蚕二钱，紫菀二钱，川贝母五分研冲。六味地黄丸三钱，空腹服。

初五日复诊：左脉数较和，右数较弦，多痰夜嗽，易寐多梦较轻，轰热已止，左耳有胀。阴虚阳僭，木火易动，宗阴平阳秘之旨。青黛净五分，珍珠母八钱，生蛤壳一两，地骨皮钱半，旱莲草三钱，功劳子叶三钱，生牡蛎一两，浮海石五钱，白芍三钱，预知子三钱，紫贝八钱，赭石四钱，玉竹五钱，木蝴蝶七分。另川贝母四分，甜杏仁八分，研冲，夜服。六味地黄丸三钱，空腹淡盐汤送下。

初八日三诊：咳已大减，易寐，梦较少，夜有轰灼，便艰有血，食呆嗳气。阴虚阳亢，扰肺则咳，动肝则梦，阴络伤则便血，最费调理。仍循效方。黛蛤散一两，功劳子叶三钱，女贞三钱，旱莲草三钱，珍珠母一两，牡蛎一两，地骨皮二钱，白芍三钱，鳖甲五钱，木蝴蝶七分，白薇二钱，地榆二钱，龟甲二钱，赭石四钱。另甜杏仁九分去皮研，雪羹汤冲服。八仙长寿丸三钱，空腹服。三剂。

十一日四诊：夜咳轰热已减，转日咳，痰仍多，便血止，转溲热。脉动数未靖，较前已和。良由阳气不潜，火邪或上或下，不入于血，即并于气分也。粉沙参三钱，冬甜瓜子各三钱，黛蛤散八钱，紫菀三钱，天竹子三钱，木蝴蝶八分，功劳子叶三钱，白前二钱，茯苓神二钱，茅根二两。另川贝母五分，月石三分，研末，冲服。

十四日五诊：咳日夜仅十余声，轰热止，微衄。前方增损。匮药九方：先天不足，肝胆之火上刑则咳，动肝则梦，入阴分则热，伤络则失血，循耳窍则胀。以养阴平肝为本，清金肃肺化痰为佐，幸已大减，拟丸方调补，俾常服痊愈。大生地八两（砂仁七钱拌），茯苓神三两，丹皮三两，炒枣仁二两，小麦四两，天冬三两，白芍二两，黄柏一两五钱，鳖甲三两，女贞三两，旱莲三两，百部一两五钱，珍珠母四两，龟甲心五两，饮片研末，蜜水泛丸，晒。地骨皮二两，甜杏仁二两，黛蛤八两，功劳子叶二两，山栀仁三两，浮海石二两，夏枯草二两，瓜蒌一两，剪草二两，木蝴蝶一两，研末，枇杷叶膏四两，开水泛如绿豆大，晒，蜜贮。清晨下午各服四钱。痰多。另服月石二分，川贝母四分，研末，另冲。（《周小农医案》）

丁甘仁医案

○孙右。脾脏受寒，不能摄血，肝虚有热，不能藏血，血渗大肠，肠内有热，经事不调。拟黄土汤两和肝脾，而化湿浊。

炮姜炭八分，炒白芍一钱五分，炒于术一钱五分，陈皮一钱，阿胶珠二钱，炙甘草六分，灶心黄土（包煎）四钱。

复诊：肠红大减，未能尽止，经事愆期，胸闷纳少，脾胃薄弱，运化失常，再拟和肝脾、化湿热，佐以调经。

原方加大砂仁八分（研）、生熟谷芽各三钱。（《丁甘仁医案》）

○杨右。心生血，肝藏血，脾统血。肝脾两亏，藏统失职，血渗大肠，粪后便血，已有两载。面色萎黄，血去阴伤；肝阳上升，头眩眼花所由来也。脉象虚弦，宜归脾汤合槐花散，复方图治。

炒党参三钱，清炙草五分，白归身（土炒）二钱，阿胶珠二钱，煅牡蛎四钱，炒赤白芍各二钱，炙黄芪三钱，米炒于术二钱，抱茯神三钱，槐花炭三钱，黑荆芥一钱，炒枣仁三钱，藕节炭二枚，脏连丸一钱（吞服）。

○王右。便血虽减，根株未楚，脉象濡弦，舌苔淡白，肝势脾寒，藏统失司，血渗大汤。前投归脾汤加减，尚觉获效，今拟原法合黄土汤。

炒党参三钱，米炒于术三钱，朱茯神三钱，炒枣仁三钱，白归身（土炒）三钱，炒白芍二钱，炙黄芪三钱，阿胶珠二钱，炮姜炭五分，炙甘草五分，炒荆芥一钱，陈广皮一钱，灶心黄土一两（包煎）。

○张左。气虚脾弱，统摄无权，血渗大肠，便血脱肛坠胀，纳谷不香。宜益气扶土，佐以清营。

潞党参二钱，生黄芪三钱，清炙草五分，生白术钱半，全当归二钱，炒赤白芍各钱半，苦桔梗一钱，炒黑荆芥炭三钱，侧柏炭三钱，槐花炭钱半，陈广皮一钱，阿胶珠钱半，干柿饼三钱，藕节炭二枚。

○史右。胃火上升，湿热入营，便血屡发，唇肿时轻时剧，舌质红，苔薄腻。宜清胃疏风，清营化湿。

天花粉三钱，薄荷叶八分，冬桑叶三钱，甘菊花三钱，赤茯苓三钱，炒荆芥八分，槐花炭钱半，侧柏炭钱半，生赤芍二钱，大贝母三钱，杜赤豆一两。

二诊：旧有便血，屡次举发，唇肿时轻时剧，阴虚胃火上升，湿热入营，再宜清胃汤合槐花散加减。

小生地三钱，生赤白芍各钱半，熟石膏二钱，川升麻二分，生甘草六分，薄荷叶八分，天花粉三钱，炒黑荆芥一钱，槐花炭二钱，侧柏炭钱半，甘菊花三钱，川象贝各二钱，活芦根一尺，杜赤豆一两。

○郑左。肾主二便，肾阴不足，湿热郁于大肠，便结带血，宜养阴润肠，清化湿热。

全当归二钱，京赤芍二钱，小生地三钱，侧柏炭二钱，槐花炭三钱，炒黑荆芥一钱，生首乌三钱，全瓜蒌四钱，大麻仁三钱，干柿饼三钱，杜赤豆一两。

○姚左。阴分不足，肝火入营，血渗大肠，便血内热，咽喉干燥，头胀眩晕。宜养阴清营。

西洋参钱半，生甘草六分，炒黑荆芥一钱，槐花炭三钱，抱茯神三钱，天花粉三钱，肥知母二钱，小生地三钱，生白赤芍各二钱，川贝母二钱，甘菊花三钱，嫩钩钩（后入）三钱，黑芝麻三钱，干柿饼三枚。

○胡先生。风淫于脾，湿热入营，血渗大肠便血又发，内热溲赤，纳谷不旺，苔白腻黄，脉象濡滑而数。虑其缠绵增剧，急宜清营祛风，崇土化湿。

炒黑荆芥炭一钱，槐花炭三钱，侧柏炭钱半，云茯苓三钱，生白术二钱，生甘草六分，西茵陈三钱，生苡仁四钱，焦谷芽三钱，干柿饼三钱，杜赤豆一两，陈广皮一钱，藕节炭二枚。

○钱右。脾虚不能统血，肝虚不能藏血，血渗大肠，便血屡发，头痛眩晕，心悸少寐，脉象细弱。拟归脾汤加减。

潞党参钱半，米炒于术钱半，清炙草五分，白归身二钱，大白芍二钱，朱茯神三钱，炒枣仁三钱，阿胶珠三钱，炒黑荆芥一钱，槐花炭三钱，左牡蛎四钱，花龙骨三钱，藕节炭两枚，干柿饼三钱。（《丁甘仁医案续

编》)

施今墨医案

○张某，男，50岁。

大便下血，时发时止，历四五年。近期发作甚剧，血色鲜而量多，日五六次肛门堕脱，头晕眼黑，气短心跳，食不甘味，面色苍白，身疲，神倦，脉微无力，经过二月余。此症为直肠肛门出血，或因内痔发展所致。乃身体素亏，气血运行不周，胃肠郁热，大便时常燥结，粪毒无由排泄，迫血下行，瘀潴肠内，灌注既满，一泻而下，暂时出血，血止不久，复瘀又倾，如此循环不已，一若瘘管形成，是以数年间时发时止所由来也。若不标本兼顾，仍虑不觉再发，急以止血清热，补中益气之品为治。

别直参6克（煎浓汁分二次兑服），炙黄芪18克，漂白术9克，杭白芍9克（柴胡4.5克同炒），黑升麻3克，黑芥穗6克，炒地榆9克，炒槐米9克，广皮炭6克，当归身9克，黑山栀6克，炒枳壳6克，陈阿胶9克（另溶分二次兑服），炙甘草4.5克。

二诊：服3剂，血止，大便已复正常，日一次，头晕心跳，气短目黑，面色苍白如雪。亟需调补，继续常服，以防复发。

吉林参9克（另煎浓汁分二次兑服），野于术9克，云茯苓9克，山萸肉（炒）9克，龙眼肉16克，当归身9克，大熟地9克，淮山药15克，炙绵芪24克，远志（炒）9克，广木香3克，鹿角胶9克（另溶分二次兑服），五味子（打）9克，炙甘草3克。［中医杂志，1958，（5）］

张伯臾医案

○毛某某，男，18岁，住院号：74/5400。

胃脘疼痛已7载，每逢冬春则发作，1周来，胃脘疼痛夜间较剧，反酸泛恶，便血色黑，苔白质淡，脉细。脾虚生寒不能摄血，肝虚生热不能藏血，统藏失职，血不归经，下渗大肠则为便血。拟《金匮要略》黄土汤，刚柔温清和肝脾以止血。

党参12克，炒白术9克，熟附片（先煎）9克，熟地12克，炒黄芩9克，阿胶（烊冲）9克，仙鹤草30克，灶心土（包）30克。

服4剂，大便隐血阴性。（《张伯臾医案》）

肖熙医案

○王某某，男，21岁，未婚。

患者一年前曾患胃痛，便血，经某某医院诊治，病情有所转好，但未彻底治愈。五天前突发胃病，大便下血甚多，经治便血未止，精神极度疲乏，前来本院治疗。现症：面色苍白，唇甲无华，神疲肢倦，萎靡不振，饮食不思，心悸，失眠，眩晕，夜晚口干，胃脘不甚痛，或只感有时微痛，大便黯黑如柏油，大便隐血试验为强阳性，舌质淡，苔白燥，脉弦大而无力。

辨证：便血多次，气血已虚，此次下血日久未止，气血耗损更甚，察其面白唇淡，神疲肢倦，眩晕，心悸等症，纯属一派虚象，脉大无力，大便色黑，乃气血虚失统摄之征，便血而胃痛不甚乃邪少虚多之候。

治法：益气补血，养血止血为法。

方药：参芪四物汤加减。

潞党参24克，北绵芪15克，生熟地各12克，杭白芍9克，当归身9克，侧柏叶15克，粉丹皮6克，阿胶9克（冲服），地榆炭9克，酸枣仁9克，炙甘草4.5克。

二诊：上药2剂，肉眼便血不显，大便颜色转黄，大便隐血试验（+），精神转佳，诸症显减，处理拟按上服原方，继续服2剂（每日一剂）。

三诊：20天之后患者来就诊，告知上次便血服二诊药后，诸症消失，便血已止，因事回乡，停止服药。两天前因饮食关系，昨日复视大便色黑，稀溏不成形，但精神尚好，食欲稍减，口干不欲饮水，虚烦不眠，舌边红，舌苔白，左脉弦大，右脉呈弱，睽度脉症，拟血虚肝热，气虚脾寒之候，治以养血清热、益气温中为法，仿黄土汤加减。

生地15克，杭芍9克，黑地榆9克，潞党参15克，炮姜炭3克，阿胶9克（冲），伏龙肝12克（荷叶包煎），炙草3克。

每日1剂，一连服3天。服药后，大便颜色转黄、成形，再服二剂，大便正常，便血消失，大便隐血试验（-）。嘱其注意日常生活、饮食调理，继续服药巩固疗效，以防复发。［新中医，1978，（2）］

张锡纯医案

○袁镜如，住天津河东，年三十二岁，为天津统税局科员，得大便下血证。

病因：先因劳心过度，心中时觉发热，继又因朋友宴会，饮酒过度遂得斯证。

证候：自孟夏下血，历六月不止，每日六七次，腹中觉疼即须入厕，心中时或发热，懒于饮食。其脉浮而不实，有似芤脉，而不若芤脉之硬，两尺沉分尤虚，至数微数。

诊断：此证临便时腹疼者，肠中有溃烂处也。心中时或发热者，阴虚之热上浮也。其脉近芤者，失血过多也。其两尺尤虚者，下血久而阴亏，更兼下焦气化不固摄也。此宜用化腐生肌之药治其肠中溃烂，滋阴固气之药固其下焦气化，则大便下血可愈矣。

处方：生怀山药两半，熟地黄一两，龙眼肉一两，净萸肉六钱，樗白皮五钱，金银花四钱，赤石脂（研细）四钱，甘草二钱，鸦胆子仁（成实者）八十粒，生硫黄（细末）八分。

共药十味，将前八味煎汤，送服鸦胆子、硫黄各一半，至煎渣再服时，仍送服其余一半，至于硫黄生用之理，详于三期八卷。

方解：方中鸦胆子、硫黄并用者，因鸦胆子善治下血，而此证之脉两尺过弱，又恐单用之失于寒凉，故少加硫黄辅之，况其肠中脂膜，因下血日久易至腐败酿毒，二药之性皆善消除毒菌也。又其腹疼下血，已历半载不愈，有似东人志贺洁所谓阿米巴赤痢，硫黄实又为治阿米巴赤痢之要药也。

复诊：前药连服三剂，下血已愈，心中亦不发热，脉不若从前之浮，至数如常，而其大便犹一日溏泻四五次，此宜投以健胃固肠之剂。

处方：炙箭芪三钱，炒白术三钱，生怀山药一两，龙眼肉一两，生麦芽三钱，建神曲三钱，大云苓片二钱。

共煎汤一大盅，温服。

效果：将药连服五剂，大便已不溏泻，日下一次，遂停服汤药。俾用生怀山药细末煮作粥，调以白糖，当点心服之，以善其后。

〇高福亭，年三十六岁，胶济路警察委员，得大便下血证。

病因：冷时出外办公，寝于寒凉屋中，床衾又甚寒凉遂得斯证。

证候：每日下血数次，或全是血，或兼有大便，或多或少，其下时多在夜间，每觉腹中作疼，即须入厕，夜间恒苦不寐。其脉迟而芤，两尺尤不堪重按，病已二年余，服温补下元药则稍轻，然终不能除根，久之则身体渐觉羸弱。

诊断：此下焦虚寒太甚，其气化不能固摄而血下陷也。视其从前所服诸方，皆系草木之品，其质轻浮，温暖之力究难下达，当以矿质之品温暖兼收涩者投之。

处方：生硫黄（色纯黄者）半斤，赤石脂（纯系粉末者）半斤。

将二味共轧细过罗，先空心服七八分，日服两次，品验渐渐加多，以服后移时微觉腹中温暖为度。

效果：后服至每次二钱，腹中始觉温暖，血下亦渐少。服至旬余，身体渐壮，夜睡安然，可无入厕。服至月余，则病根拔除矣。

按：硫黄之性，温暖下达，诚为温补下焦第一良药，而生用之尤佳，惟其性能润大便（本草谓其能使大便润、小便长，西医以为轻泻药），于大便滑泻者不宜，故辅以赤石脂之黏腻收涩，自有益而无弊矣。

〇天津公安局，崔姓工友之子，年十三岁，得大便下血证。

病因：仲夏天热赛球竞走，劳力过度，又兼受热，遂患大便下血。

证候：每日大便必然下血，便时腹中作疼，或轻或剧，若疼剧时，则血之下者必多，已年余矣。饮食减少，身体羸弱，面目黄白无血色，脉搏六至，左部弦而微硬，右部濡而无力。

诊断：此证当因脾虚不能统血，是以其血下陷，至其腹所以作疼，其肠中必有损伤溃烂处也。当用药健补其脾胃，兼调养其肠中溃烂。

处方：生怀山药一两，龙眼肉一两，金银花四钱，甘草三钱，鸦胆子（去皮拣其仁之成实者）八十粒，广三七（轧细末）二钱半。

共药六味，将前四味煎汤，送服三七、鸦胆子各一半，至煎渣再服时，仍送服余一半。

效果：将药如法服两次，下血病即除根矣。

〇杜澧芑，年四十五岁，阜城建桥镇人，湖北督署秘书，得大便下血证。

病因：向因办公劳心过度，每大便时下血，服药治愈。因有事还籍，值夏季暑热过甚，又复劳心过度，旧证复发，屡治不愈。遂来津入西医院治疗，西医为其血在便后，谓系内痔，服药血仍不止，因转而求治于愚。

证候：血随便下，且所下甚多，然不觉疼坠，心中发热懒食，其脉左部弦长，右部洪滑。

诊断：此因劳心生内热，因牵动肝经所寄相火，致肝不藏血而兼与溽暑之热相并，所以血妄行也。宜治以清心凉肝兼消暑热之剂，而少以培补脾胃之药佐之。

处方：生怀地黄一两，白头翁五钱，龙眼肉五钱，生怀山药五钱，知母四钱，秦皮三钱，黄柏二钱，龙胆草二钱，甘草二钱。

共煎汤一大盅，温服。

复诊：右方煎服一剂，血已不见，服至两剂，少腹觉微凉，再诊其脉，弦长与洪滑之象皆减退，遂为开半清半补之方，以善其后。

处方：生怀山药一两，熟怀地黄八钱，净萸肉五钱，龙眼肉五钱，白头翁五钱，秦皮三钱，生杭芍三钱，地骨皮三钱，甘草二钱。

共煎汤一大盅，温服。

效果：将药煎服一剂后，食欲顿开，腹已不疼，俾即原方多服数剂，下血病当可除根。（《医学衷中参西录》）

沈湘医案

○气短心悸，腰疼，大便后下血，苔白脉沉弱。由于气虚不能摄血，血少不足养心，议气血双补，佐以温肾。

洋参三钱（另煎兑），炙黄芪五钱，白术三钱，茯神三钱，当归三钱，炒白芍三钱，炒枣仁三钱，炙甘草一钱，炮干姜一钱，菟丝子五钱，仙灵脾四钱，巴戟五钱，炒杜仲四钱。（《沈绍九医话》）

林佩琴医案

○夏，便红，遇劳辄甚，初服苦参子俗名鸦胆子，以龙眼肉裹，开水送下十粒效。后屡试不验，予按东垣论脾为生化之源，心统诸经之血，思虑烦劳，致心脾不司统摄。宜用归脾丸，或暂服加味归脾汤，其血自止，如言而瘥。汤丸内俱去焦白术。

○服侄，壮岁，便后沥血色鲜，乃肠胃远血，症属肠风。用升降法，荆芥、当归（俱醋炒）、白芍、槐米（俱酒炒）、黑山栀、生地、甘草炙黑、侧柏叶。三服愈。

○张，辛苦佣作，日夜便血数次，由冬入夏未止。阴络已伤，渐至食减无味，神色惨悴，脉来沉细而数，势必寒热，延成损怯。勉用摄血，佐以益脾，以脾统血也。仿驻车丸，去黄连。阿胶（水化）、炮姜、当归（土炒）、白芍、熟地、甘草（俱炒黑）、莲子炒、红枣、南烛子、茯神。三服红痢减，寒热亦止，口中和。据述，腹不痛，但里急，必连便二次，此属气虚不摄。专用潞参、炙芪、茯苓、山药、地榆酒炒、赤石脂，便血遂止。

○朱，春正痢血，一载未痊。阴络大伤，秋间三疟历冬，曾用常山劫剂未效。而浮足肿，食减神疲，懔寒宵热，脉虚近数。阴伤及阳，延成损怯矣。今痢纯红，日夜十数次。即培阳摄阴，尚恐不及。乃阅所服方，仍用制军辈，屡次通里，是欲竭其漏卮乎？怪愈治愈剧也，月潞参、茯苓、山药、白术炒、白芍、甘草（炙黑）、荆芥（醋炒黑）、乌梅、阿胶（煨）。一服血减，明日不甚怯寒矣。又加减十数剂，疟痢渐瘳。（《类证治裁》）

王九峰医案

○阳明多气多血，大肠本无血，肝藏诸经之血，赖脾以统之，中气摄之。气不摄血，渗入大肠而下。血不养肝，肝不藏血，不能受孕者，血海空虚也。生产之后，血不归经，气不归窟，形丰脉虚，外强中干。养心脾，以和肝胃。

洋参，生地，于术，茯神，炙草，远志，当归，白芍，枣仁，阿胶，木香。

心主血，肝藏血，脾统血，气摄血。湿热肠风，血随经了，常发常止，地黄汤加生地、槐米、白芍、芥炭。

阴络伤则便血。粪前血，近血也，粪后血，远血也。湿热伤阴，中气虚也。

补中益气加生地，卷柏。

便血骨痛，肝脾两伤。

当归，白芍，茯苓，旱莲，荆芥炭，槐朱，生地，侧柏荷叶，白术炭。

络伤便血，历十余年。精神不振，肝气病痛，心虚气短，不相接续，阳事痿顿，年甫四二，未老先衰。脉来虚软，右关弦滑，中虚肾肝胃气皆虚，阴阳并损，从阳引阴，从阴引阳，大封大固，是其法程。第营出中焦，资生于胃阳根于地，气根于肾，当从心脾进步。精血生于谷食，脾胃振作，为资生化源之本，不必寝事于阳，见血投凉。拟黑归脾汤加减。然否？眼裁之。

人参，熟地，茯神，枣仁，黄芪，于术，甘草，远志，龙眼肉，阿胶（藕粉研冲）。

服十剂后，加鹿角胶、鹿角霜、炙龟甲为末，以桂圆肉煎膏和丸。如胸攻作痛，以红糖汤送下。

便后血，乃远血也。血色鲜红，肛脱半时乃上，已十余年。头眩神倦，脉来软数，肾水不足，肝阴少藏，脾少统司，气无摄纳，从乎中治。议归脾举元。

熟地，洋参，茯苓，白术，当归，枣仁，远志，木香，升麻，桂圆。

脉滑数，酒湿伤阴，肠风便血。

生地黄汤去萸肉，加荆芥炭、黄芩、槐花末、侧柏叶。

便血数年，先后不一，红紫相间，中带红块，腹中隐痛，脉来滑数，按之无力。三阴内亏，湿热不化，阴络受伤，脾不统血，气不摄血，渗入大肠而下。

生地，归身，阿胶，白芍，赤石脂，于术，枣仁，槐花，鲜地榆。

衰年心脾气馁，肝肾阴亏，气馁不能摄血，阴亏无以制火。心主血，肝藏血，肾开窍于二阴。四经俱病，则营血失其统摄之司。血畏火燔，无以守静谧之职，妄行从魄门而出。拟归脾加减。

人参，冬术，茯苓，炙草，炙芪，当归（土炒），枣仁，远志，山漆。

血因火动，凉以和之。

生地，白芍，生甘草，黄芩，川断，炒地榆，槐蕊，乌梅肉。

《经》以中焦取汁，变化而赤，是谓血，劳损中伤，化机衰惫，注泄下行，其色如赭。脉来细数，此阳败于阴，真元几脱之象。拟回阳之法。多酌明哲。

熟地，人参，当归，炙草，炮姜，制附子，五味，山药，萸肉。

便血已历多年，近乃肤胀腹大，脉沉潜无力，绝不思食，脾肾两亏，生阳不布，水溢则肿，气凝则胀。心开窍于耳，肾之所司，耳闭绝无闻者，肾气欲脱，不能上承心也。勉拟一方，以尽人力。

洋参，冬术，茯苓，炙草，熟地，归身，枣仁，远志，苡仁。

脉来浮数而空，尺部独减，症本心脾气馁，脾肾阴虚，血失统司，水不制火，血注后阴，鲜瘀不定，便前便后俱有，远近之血交流，脉络不能摄固，血滑气脱，殊为棘手。

熟地，洋参，冬术，炙草，诃子肉，川断，白芍，五味，乌梅，龟甲，山药，鲜地榆，归身，蜜丸。

中央生湿，湿生土，土生热，热伤血。火灼金伤，阳明胃血下注大肠。血在便后，已历多年，所服黑地黄丸，黄土汤，均是法程。第湿热盘踞中州，伤阴耗气，血随气行，气赖血辅，必得中州气足，方能煦血归经。

生地，洋参，怀药，白术，归身，白芍，枣仁，远志，炙草，升麻，桂圆肉。（《王九峰医案》）

凌晓五医案

○（肠红）某，肠红三载，纠缠不已，肝脾营分受伤，从归脾汤法。（《三三医书·凌临灵方》）

张聿青医案

○周左，湿热未愈，肠红又至，腹痛便血。

血块紫殷。良以湿蒸热腾，血遂凝结。未便止遏，宜和营化瘀。

当归炭，粉丹皮，炒槐花，川连炭，荆芥炭，南楂炭，延胡索，炒赤芍，血余炭，泻青丸，上湘军（酒炒，后入）。

二诊：辛以燥湿，苦以泄热，并以丸药入下，使直达病所。湿热既退三舍，则凝瘀自然默化，所以腹痛渐定，便血大减。然肝为藏血之海，为神魂之舍，血去则肝虚，怒火则木动，此少寐多梦之所由来也。纳不馨旺，木气盛则土气衰也。但阴络未扃，恐血再渗漏，仍须务其所急。

生于术七分，川连炭四分，荆芥炭一钱五分，大红鸡冠花（炒黑）四钱，防风炭一钱，赤白苓各二钱，茅术一钱（麻油炒黄），制香附（炒透）一钱五分，黄柏炭二钱，泽泻一钱五分，猪苓一钱五分，煅龙齿三钱，夜交藤四钱。

○席左，向是肠痔，兹则大便之后，滴沥下血，此湿热蕴结肠中。

侧柏炭，枳壳，炒槐花，荆芥炭，制半夏，丹皮炭，泽泻，炒竹茹，黄柏炭，炒防风，当归炭，广皮。

○陈左，肠红日久不止，脉细濡弱，而右关独觉弦滑。此风湿热袭人大肠营分，非沉阴苦降，不足以达肠中也。

焦苍术一钱，炒荆芥一钱五分，黄柏炭三钱，秦艽一钱五分，丹皮炭二钱，生白术一钱五分，川连炭五分，泽泻一钱五分，炒防风一钱，大红鸡冠花（炙黑）三钱。

远血为脾不统血，黄土汤。近血乃肠胃湿热，赤小豆当归散。此人数月便血，精神如旧。师以为非身所藏之血，其血自痔中来，与遗泄属湿同。正蒙志。

○陆左，下血如注，面色浮黄，中州痞满。此风邪入于肠胃，迫损营分。风性急速，所以血来如矢。拟凉血宽肠，和中利湿。

侧柏炭，黄柏炭，苍术，枳壳，川朴泽泻，荆芥炭，炒槐花，广皮，制半夏，白茯苓。

二诊：血仍如注，气仍秽臭，散者鲜赤，瘀者如胶。良以脾土气虚，藏寒府热。拟温藏清府。

参须一钱，黄柏炭三钱，当归炭二钱，炮姜炭三分，炒于术二钱，茯苓四钱，川连炭五分，丹皮炭二钱，血余炭一钱，炒槐花二钱，黄芩炭一钱五分，上湘军一钱五分（酒炒透，后入）。

○某，便血四溅如筛，脉形浮大。此风邪袭入肠胃，所谓肠风是也。宜泄热化风。

侧柏炭，炒防风，当归炭，炙黑大红鸡冠花，炒槐花，炒丹皮，荆芥炭，枳壳，桔梗。

○某，下血如注，用断下渗湿法。

薏仁，黄柏炭，炒荆芥，苍术，炒黑樗白皮，猪苓，丹皮炭，炒防风，陈皮，地榆炭。

○许，大便带血，肛门作痛。湿热损伤大肠血分，宜宽肠凉血。

侧柏炭三钱，炒槐花一钱五分，酒炒白芍一钱五分，左秦艽一钱五分，丹皮炭二钱，黄芩炭一钱五分，大红鸡冠花（炙黑）二钱，枳壳一钱，阿胶珠二钱。

○某，风伤卫阳，咳剧自汗，今忽便血。风邪陷入肠胃，表里合病，势多变局。

荆芥炭，侧柏炭，炒槐花，茯苓，炒黄桑叶，防风炭，丹皮炭，杏仁泥，泽泻，枳壳。

○某，便血复发，每至圊后，气即下坠，坠则小溲欲解不爽。此气虚统摄无权，清阳沦陷也。

党参，黄柏炭，槐花炭，炙黄芪，醋炙柴胡，炙草，丹皮炭，炮姜炭，地榆炭，醋炙升麻，于术，当归炭。

○郑左，阴有二窍，一窍通精，一窍通水，水窍开则精窍常闭，无梦而泄，二十余年，而起居如常。其兼证也，上则鼻红，下则便血。其脉也，滑而实，其苔也，白而腻。此皆湿热盛极，致湿扰精宫，渐至阴络内伤。经云：阴络伤则血内溢，血内溢则后血。其病虽殊，其源则一。

苍术，防风炭，炒荆芥，川连炭，川萆薢，米仁，黄柏炭，炒槐花，丹皮炭，猪苓，泽泻，大淡菜。

○黄左，肠红止而复来，腹中疞痛，良由湿热未清。再从苦泄之中，兼和营卫。

当归炭一钱，荆芥炭一钱，左秦艽一钱五分，炙黑红鸡冠花三钱，血余炭三钱，炒丹皮二钱，炒枳壳一钱五分，苍术（麻油炒黄）一钱，黄柏炭三钱，炒槐花二钱，于术一钱五分，川连炭三分。

○洪左，肛门烙热稍退，然便血仍然不止。脉象细数。的是湿热损伤营分，阴络内伤。再拟养肝滋阴壮水。

生地炭五钱，丹皮炭二钱，黄柏炭一钱五分，酒炒白芍一钱五分，川连炭四分，地榆炭二钱，当归炭一钱五分，炒黑樗白皮三钱，清阿胶二钱，炒槐花二钱。

二诊：育阴泄热，便血递减。药既应手，当为扩充。

炙生地四钱，丹皮炭二钱，炒槐花二钱，炙黑樗白皮三钱，清阿胶二钱，黄柏炭二钱，当归炭二钱，炙龟甲三钱（先煎），泽泻一钱五分，白芍二钱，茯神三钱。

三诊：便血递减。再养血育阴，而固阴络。

清阿胶三钱，丹皮炭二钱，樗白皮一钱（炒黑），炙龟甲心六钱，大生地四钱，地榆炭二钱，建泽泻一钱五分，酒炒白芍二钱，炒槐花二钱，蒲黄炭一钱，赤小豆二钱，藕节二枚。

○叶右，向有肠红，春末夏初，渐觉肿胀。日来肠红大发，血出稀淡，脘痞腹胀，难于饮食。脉形沉细，苔白质淡。肝为藏血之海，脾为统血之帅，今脾阳不能统摄，所以血溢下注。脾难旋运，恐肿胀日甚。

生于术一钱，炙黑草三分，砂仁（后入）五分，生熟谷芽各二钱，制茅术一钱，炮姜五分，大腹皮二钱，百草霜一钱。

二诊：用苍术理中，便血大减，而便泄腹痛，胸脘痞满，气分攻撑，腹膨肤肿。脉沉细，苔淡白。脾稍统摄，而旋运无权，遂致肝木偏亢，气湿不能分化。前法再参以分化。

茅术一钱五分，木香五分，陈皮一钱，川朴四分，白芍一钱五分（吴萸二分同炒），连皮苓四钱，炮姜五分，炙草三分，砂仁五分，大腹皮一钱五分。

三诊：便血已止，而脘腹仍然胀满，大便泄泻，小溲不畅。脾虚不能旋运，气湿不行，升降失司。再运土利湿。

大腹皮二钱，连皮苓四钱，猪苓一钱五分，生熟米仁各二钱，上广皮一钱，广木香五分，泽泻一钱五分，炙鸡内金一钱五分，制香附二钱，生姜衣三分。

四诊：运土利湿，便血未来，而脘腹满胀，仍然不减，小溲不利，大便泄泻，两足厥逆，脉形沉细，肢体虚浮。阳气不能敷布，以致水湿之气，泛溢肌肤，再宣布五阳，以望转机。

熟附片五分，淡吴萸五分，泽泻二钱，薄官桂六分（后入），炙内金二钱，公丁香三分，白茯苓四钱，猪苓二钱，台白术二钱。

五诊：胀由于气，肿由于湿，宣布五阳，肿胀稍定，仍然不退，咳嗽气逆。肺主一身气化，再疏肺下气，参以理湿。

砂仁五分，甜葶苈六分，大腹皮二钱，花槟榔一钱，青陈皮各一钱，木香五分，炒苏子三钱，制香附二钱，连皮苓二钱，炙内金一钱五分，姜衣三分。（《张聿青医案》）

谢星焕医案

〇（肠风下血）王惠阶，年壮形伟，大便下血。医治半载，以平素嗜酒，无不利湿清热以止血，如地榆、柏叶、姜、连之类，服之不应。厥后补中、胃风、四神之属，投亦罔效。求治于余。诊脉小弦，大便或溏或泄，不及至圊，每多自遗，其血清淡，间有鲜色，更有奇者，腹中无痛，但觉愊幅有声鼓动。因悟此必虚风内扰，以风属无形有声，与经旨久风成飧泄吻合。且脉弦者肝象也，肝风内动，血不能藏故耳。因与玉屏风，重防风，加白术，乃扶土制木之意；更加葛根，辛甘属阳，鼓舞胃气，荷叶仰盂象震，挺达肝风，叠投多剂。其症一日或减，越日复增，轻重无常。于思虚风内动，按症投剂，疾不能瘳者，何故？思累夕，不得其解。忽记经有虚风邪害空窍之语。盖风居肠间，尽是空窍之地，非补填窍隧，旧风虽出，新风复入，无所底止，故暂退而复进。乃从《金匮》侯氏黑散驱风堵截之义悟出治法，填塞空窍，将原方加入龙骨、石脂，兼吞景岳玉关丸。不数日果获全瘳。

侯氏黑散：菊花，防风，白术，桔梗，人参，茯苓，当归，川芎，干姜，桂枝，细辛，牡蛎，矾石，黄芩。

玉关丸：灰曲，枯矾，文蛤，五味，诃子。（《得心集医案》）

蒋宝素医案

〇便血虽有肠风、脏毒、血痔诸名，然大肠本无血，总由脾胃而来，非脾虚失统，即火犯阳明，阴络内损，不必拘便前、便后、远血、近血之说。皆宜先服《医话》玄珠散。

川黄连，川黄柏，黄芩，山栀，地榆，干姜，绿升麻，柿饼。

上八味，俱用酒炒黑，加血余炭、百草霜、陈京墨，共十一味。等分为末，红花、苏木煎汤，调服三钱。

思虑伤脾，血失统摄，流注肠中，便血屡发。

人参，绵黄芪，冬白术，炙甘草，云茯苓，当归身，酸枣仁，远志肉，龙眼肉。

便血有年，诸药不效。近乃下如豚肝，日以益甚，乃结阴危症。三阴郁结不行，则无以和调于五脏，洒陈于六腑，但流注大肠为便血，此命门真火不足之所致也。

大熟地，怀山药，山萸肉，制附子，油肉桂，人参，当归身，枸杞子，冬白术，绵黄芪，绿升麻。

酒湿伤脾，脾不统血，便血不已。服归脾、解酲、渗湿等剂寡效，岂药中无向导之品，治非同气相求。用酒煎药宜有效矣。

人参，冬白术，云茯苓，炙甘草，地榆，丹参，大白芍，福泽泻，甘葛花。

酒水各半煎，温服。

经以胞移热于膀胱，则癃溺血。痛与不痛有别，不痛为溺血，痛则为血淋。先溲后血，不痛，有时瘀停溺管，令不得溲，窘迫莫能名状。必得血块如红豆数枚先出，则小便随行，已而复作，于兹五载。当从热入血室论治。

大生地，木通，甘草梢，怀牛膝，犀角片，粉丹皮，桂府，滑石，琥珀。

思虑伤脾，脾失统摄。抑郁伤肝，肝不潜藏。流注肠中为便血。不必拘前后、远近之说，调治肝脾为主。

银柴胡，当归身，冬白术，大白芍，炙甘草，白茯苓，东洋参，酸枣仁，远志肉，绵州黄芪，广木香，龙眼肉。

便血如痢，湿热化火烁阴。

赤石脂，禹余粮，金银花，当归身，赤芍药，大贝母，连翘，玄参，夏枯草，广木香，川黄连。

便血年余，逾发逾多，诸药不效。乃《内经》结阴危症。经以结阴者，便血一升，再结二升，三结三升。言其约数，一结一升，共三升。盖一阴主肝，二阴主肾，三阴主脾。三经真阴自结，无以调和于他脏，洒陈于六腑，惟流注于大肠。此命门真火虚衰所致，速宜益火之本，以消阴霾。

大熟地，怀山药，山萸肉，制附子，油多肉桂，枸杞子，鹿角胶，人参，当归身，补骨脂，紫衣胡桃肉。（《问斋医案》）

魏长春医案

○病者：王某，年三十七岁。

初诊：九月二十八日诊。

病名：伏暑便血。

原因：伏暑类疟，病逾三候，热久伤营化燥。

证候：表热不壮，内热甚炽，咳嗽气逆胁痛，协热下利，耳聋渴饮。

诊断：脉滑数，舌干糙苔焦黑，伏暑夹湿化燥证也。

疗法：苦寒清肠，甘凉救液为先。

处方：葛根三钱，黄芩三钱，黄连一钱，炙甘草一钱，鲜生地四钱，鲜金钗三钱，益元散四钱，玄参五钱，原麦冬三钱，天花粉五钱。

次诊：九月三十日，利止气平，舌红糙苔化脉缓。溲少口干耳聋，咳嗽痰白韧，内热未退，用清燥法。

次方：淡竹沥一两（冲），玄参五钱，原麦冬三钱，黄芩三钱，炙甘草一钱，苦杏仁三钱，天花粉三钱，牛蒡子三钱，旋覆花三钱（包煎），知母三钱，桑白皮三钱，地骨皮三钱。

三诊：十月一日。脉滑尺泽数大，舌红光滑无液，根苔黑。耳聋便闭，内热溲少，咳嗽痰韧，腹满疼痛，用清燥通腑法。

三方：玄参五钱，原麦冬三钱，炙甘草二钱，生白芍四钱，生龟甲八钱，生牡蛎八钱，鲜生地四钱，火麻仁五钱，瓜蒌仁五钱，郁李仁肉二钱，天花粉三钱。

四诊：十月五日，大便解后，身热已退。脉细而有歇止，舌淡红根苔灰。耳聋寒颤振栗，自汗神倦欲寐，咳痰白黏，元气衰弱。急进异功散，生脉散，龙牡救逆，甘麦大枣汤等复方补中敛汗，生津救脱。

四方：西党参二钱，炒冬术三钱，茯神四钱，炙甘草一钱，陈皮一钱，五味子一钱，原麦冬三钱，淮小麦三钱，红枣四枚，化龙骨三钱，煅牡蛎三钱。

五诊：十月六日，昨夜便血甚多，今日神清肢暖，耳窍稍聪。脉缓，舌淡红根苔灰黏，胃呆自汗，用调中敛汗法。

五方：西党参三钱，炒冬术三钱，茯神三钱，炙甘草一钱，当归身三钱，炒白芍五钱，陈皮一钱，银花三钱，丹皮炭二钱，糯稻根五钱，五味子一钱，原麦冬三钱。

六诊：十月七日，便血止，耳稍聪，自汗未已，口干，咳痰白黏，脉滑，舌质淡红苔灰，用补中生液清肺法。

六方：吉林参须二钱，原麦冬三钱，五味子一钱，茯苓三钱，糯稻根须五钱，炒白芍三钱，炙甘草一钱，橘皮一钱，制半夏三钱，火麻仁四钱，苦杏仁三钱，款冬花三钱。

效果：服后病愈身强。

炳按：人身之血气和，血温循环周行无阻则无病，冷则气滞血凝而为瘀，过热则血受热逼煎熬。不循轨道，亦成瘀，上溢则吐血，下溢则便血。本证便血乃暑热伏营，蒸逼营血，离经停蓄下焦，必先有小腹硬满，而后下血，宿血下后，小腹舒畅，结热同下，病可豁然，仲景伤寒论中，已有发明，兹不多赘。（《慈溪魏氏验案类编初集》）

何其伟医案

○日来下血渐止，而心火一动，血仍不摄，兼有心惕之患。此心营内耗也。法当滋养。

炒生地，归身炭，西党参，白茯神，煨木香，炙龟甲，丹皮炭，丹参炭，远志炭，龙眼肉。

肺移热于大肠，则患肠风；至肝气之作，营亏失养所致也。

炒川连，陈阿胶，炒丹皮，炒苡仁，炙黑草，炒黄芩，炒白芍，煨木香，白茯苓，煅禹粮。

心脾内损，肠风有年，营阴日亏，神倦肛坠。以归脾法加减治之。

焦白术，炒阿胶，炒白芍，远志炭，煨木香，炙黑草，炒归身，茯神，炒枣仁，炙升麻，血余灰。

童年劳伤下血，渐致腹痞胀满。久必成臌。

生鳖甲，地骨皮，广木香，焦建曲，赤茯苓，炒黄芩，川郁金，陈皮，焦楂肉。

脾肾两伤，下血年余不止，色鲜而多，甚至不禁；脉象细弱。营阴大亏矣，非补不效。

焦于术，炒阿胶，炒白芍，炒远志，茯苓，木香，炙黑草，归身炭，炒丹皮，炒枣仁，煅禹粮。

积劳内损，曾下黑血。现在神倦不振，脉形空弦。此心脾肾三脏之证，诸宜节劳静养为要。

炒熟地，炒萸肉，炒于术，柏子霜，白茯苓，炙龟甲，归身炭，炙黑草，炒枣仁，龙眼肉。（《簳山草堂医案》）

余景和医案

○（湿聚便血）常熟旱北门李姓妇，始以泄泻鲜红血，顾姓医进以白头翁汤，服后洞泻不止，纯血无度。邀余诊之，脉沉欲绝，冷汗淋漓，舌灰润，色如烟煤，肢冷，畏热，欲饮不能饮，言语或蒙或清。余曰：下痢纯血，议白头翁汤，亦未尝不是。然厥阴下痢纯血，身必发热。太阴湿聚，下痢纯血，身必发寒。太阴为至阴湿土，非温燥不宜，兼之淡以渗湿为是。拟胃苓汤加楂炭、炒黑干姜，一剂，尚未回阳，而神识稍清。再进白术二钱、猪苓二钱、赤苓二钱、炒薏仁四钱、楂炭三钱、泽泻二钱、桂枝一钱、炮姜五分、藿香一钱、蔻仁五分、荷叶蒂三枚、姜、枣，服之，泄泻已止，痢血亦停，渐渐肢温汗收，神识亦清。后将原方更改，服二三剂而愈。此症本不甚重，此方亦不甚奇，若拘于方书，误用寒凉，难免呃逆，虚痞呕哕，汗冷肢逆，恶候丛生，往往不救。甚矣！辨症之难也。

○（便血伤脾）吾友邹培之便血三年，脾土极虚，面浮足肿，色黄，胃气索然，精神极疲，稍服清剂则泻，稍服补剂则胀，稍服清利则口燥舌干，用药难于措手。丁雨亭先生曰：每日用黄土一斤，清河水五六碗，煎沸澄清，候冷去黄土，将此水煎茶、煮粥。依法试行一月，脾土稍旺，饮食稍增，便血亦减。再服二三月，诸恙大减，浮肿俱退。后服健脾、养血、化湿等剂，数十剂而愈。余问曰：黄土一味，此方出于何书？雨亭先生曰：仲景黄土汤治便血，重用黄土为君药。土生万物，脾土一败，诸药不能克化。取黄土色黄而味淡甘，以土助土，味甘入脾，色黄入脾，味淡渗湿。湿去则脾健，脾健则清升。此乃补脾于无形之中，勿以平淡而忽之。盖平淡中自有神奇耳。（《诊余集》）

程杏轩医案

○王某木工也，向患胃痛，诸治不效。一医以草药与服，陡然便血半桶，时时晕去，闭目懒言、汗淋气怯，诊脉全无，按脉乃血派，此必血脱之故。然血脱益气，须用人参，彼木工焉能得此，辞不与治，料其旦晚必脱也。越月遇诸途，见其行动如常，心窃讶之，后因他病来视，问其前恙，如何得此。曰："先生言我病危，非参莫救，求医无益，只得日煎党参汤饮之，侥幸得活。"予曰："此亦血脱益气法也。"再诊两手，仍然无脉。思人久无脉，焉能得生，沉吟半晌，恍然悟曰：此必反关脉也，覆候之，果然。渠乃匠人，脉之如何，原不自知。予前诊时，因见其外证之危，仓卒未及细究，识此告诸诊家，务须留神详察也。（《杏轩医案》）

张千里医案

○王泾江王，素体肝阴不足，易郁多火，所谓木火之质，故平日喜进甘凉，九秋便溏，遽用姜辣烧酒矫枉过正，大反其常，则大肠既受其燥劫，厥阴又助其郁火，以致肠血杂下，血色紫黯，粪色苍黄，腹中气聚攻逆亘塞，嗳与矢气，中仍不快，稍有郁怒则寝食皆乖，左眦倏红，唇燥口干，此皆肠血去多，风燥火炽之象也。凡肠风为病，前贤皆主燥论，况又挟肝经郁火而发于秋冬之交，其为大肠燥金之病明矣。不待论及便干、唇口燥而可决也，且木火偏旺之质，阳明肠胃津液易被消烁。今病几五旬，肠不润则胃亦虚，自然痰饮上溢，故口燥而恶汤饮，饮反喜温也。此属久病之兼症，又当分别观之。今脉得右虚小而静，左三部皆小弦见数，急当养阳明以止血为要。血止则肝得养而不致横逆，胃不逆而渐就通和，庶乎不至纠缠。

米炒洋参二钱，陈皮一钱五分，茯苓二钱，川贝母二钱，玫瑰花两朵，驴皮胶二钱，白芍一钱五分，荆芥（炒）三钱，椿根白皮（炒）三钱，粉丹皮一钱五分，炙甘草四分，白蒺藜二钱，柿饼半枚。

杭州许，烦劳饥饱，阳气久虚，便血百日，营阴又耗，以致肝阳挟冲气上逆，手指冷、懊憹、呕吐，或竟晕厥。今诊得脉弦，关尺欠柔。议通阳平逆为主，酸甘化阴为佐。潞党参二钱，陈皮一钱五分，旋覆花一钱五分，苏子一钱五分，生冬术一钱五分，茯苓二钱，白芍一钱五分，沉香三分，炙甘草四分，桂枝三分，小川连三分。（《千里医案》）

叶桂医案

○郑，夏至后，湿热内蒸，肠风复来。议酸苦法。（湿热）

川连，黄芩，乌梅肉，生白芍，广皮，厚朴，荆芥炭，菊花炭。

又：驻车丸二钱。

○某，脉右数，形色苍黑，体质多热，复受长夏湿热内蒸，水谷气壅，血从便下。法以苦寒，佐以辛温，薄味经月，可冀病愈。

茅术，川连，黄芩，厚朴，地榆，槐米。

○程，年前痰饮哮喘，不得安卧，以辛温通阳劫饮而愈。知脾阳内弱，运动失职，水谷气蒸，饮邪由湿而成。湿属阴，久郁化热，热入络，血必自下，但体质仍屑阳虚。凡肠红成方，每多苦寒，若脏连之类，于体未合，毋欲速也。

生于术，茯苓，泽泻，地榆炭，桑叶，丹皮。

○俞，阳虚，肠红洞泻。议劫胃水。（阳虚寒湿）

理中换生茅术、生厚朴、附子、炭炮姜。

○程，十七，脉沉，粪后下血。少年淳朴得此，乃食物不和，肠络空隙所渗。与升降法。

茅术，厚朴，广皮，炮姜，炙草，升麻，柴胡，地榆。

又：脉缓濡弱，阳气不足，过饮湿胜，大便溏滑，似乎不禁，便后血色红紫，兼有成块而下。论理是少阴肾脏失司固摄，而阳明胃脉但开无合矣，从来治腑，以通为补，与治脏补法迥异。先拟暖胃通阳一法。

生茅术，人参，茯苓，新会皮，厚朴，炮附子，炮姜炭，地榆炭。

○程，三一，食入不化，饮酒厚味即泻，而肠血未已。盖阳微健运失职，酒食气蒸，湿聚阳郁，脾伤清阳日陷矣。议用东垣升阳法。（湿遏脾阳）

人参，茅术，广皮，炙草，生益智，防风，炒升麻。

○某，阳虚体质，食入不化，饮酒厚味即泻，而肠血未止。盖阳微健运失职，酒食气蒸湿聚，脾阳清阳日陷矣。当从谦甫先生法。（中虚湿下陷）

人参二钱半，干姜二钱半（煨），附子三钱，茅术五钱，升麻三钱，白术二钱半，厚朴二钱半，茯神二钱半，广皮二钱半，炙草二钱半，归身一钱半，白芍一钱半，葛根二钱半，益智一钱半，地榆三钱半，神曲一钱半。

上药各制，姜枣汤丸。

○温，湿胜中虚，便红。

焦术，炒当归，炒白芍，炙草，防风根，煨葛根，干荷叶。

○刘，六一，郁怒，肠红复来，木火乘腑络，腹中微痛。议与和阴。郁怒木火犯土冬桑叶，丹皮，生白芍，黑山栀，广皮，干荷叶边，生谷芽。

○张二年，前冲气人脘，有形痛呕，粪前后有血。此属厥阳扰络，风动内烁，头巅皆眩痛。每日用龙荟丸。

○叶，嗔怒动肝，络血乃下，按之痛减为虚。夫肝木上升，必犯胃口，遂胀欲呕；清阳下陷，门户失藏，致里急便血。参、术、炮姜，辛甘温暖，乃太阴脾药，焉能和及肝胃？溪云：上升之气，自肝而出。自觉冷者，非真冷也。驻车丸二钱。

○程，四六，少阳络病，必犯太阴，脾阳衰微，中焦痞结，色痿如瘁，便后有血。论脾乃柔脏，非刚不能苏阳，然郁勃致病，温燥难投。议补土泄木方法。

人参，当归，枳实汁，炒半夏，桑叶，丹皮。

参、归，养脾之营；枳、半，通阳明之滞；桑、丹，泄少阳之郁。

○某，凡有痔疾，最多下血。今因嗔怒，先腹满，随泻血，向来粪前，近日便后。是风木郁于土中，气滞为膨，气走为泻。议理中阳，泄木佐之。（木郁土中）

人参，附子，炮姜，茅术，厚朴，地榆，升麻（醋炒），柴胡（醋炒）。

○某，便红，脉数。（大肠血热）

生地三钱，银花三钱，黄芩一钱，白芍一钱半，槐花一钱。

○程，二三，脉数，能食肠红，阴自下泄。肠腑热炽所致，非温补之症。

细生地，丹参，黄柏，黑稆豆皮，地榆炭，柿饼灰，槐花，金石斛。

○某，三七，内热，肠红发痔。当清阴分之热。

生地，炒丹皮，酒炒黄芩，炒黑槐花，柿饼灰，玄参，银花，黑山栀。

○汪，嗽血已止，粪中见红，中焦之热下移，肠胃属腑，止血亦属易事。花甲以外年岁，热移入下，到底下元衰矣。

细生地，川石斛，柿饼灰，天冬。

○赵，三六，劳倦，便后血。

炒黑樗根皮一两，炒黑地榆三钱，炒黑丹皮一钱，五加皮三钱，炒焦银花一钱半，苍术一钱，茯苓二钱，炒泽泻一钱。

○钱，十八，阴虚内热，肠红不止。

炒黑樗根皮一两，炒生地三钱，炒银花一钱半，炒黑地榆二钱，归身一钱半，生白芍一钱半，炒丹皮一钱，茯苓一钱半。

○蔡，三八，脉濡小，食少气衰，春季便血，大便时结时溏。思春夏阳升，阴弱少摄，东垣益气之属升阳，恐阴液更损。议以甘酸固涩，阖阳明为法。（阳明不阖）

人参，炒粳米，禹粮石，赤石脂，木瓜，炒乌梅。

○某，能食肠血，脉细色痿，肛痔下坠。议酸苦息风坚阴。

萸肉炭，五味炭，黄柏炭，地榆炭，禹粮石，赤石脂。

○吴，二八，中满过于消克，便血，食入易滞。是脾胃病。血统于脾，脾健自能统摄。归脾汤嫌其守，疏腑养脏相宜。（脾胃气滞）

九蒸白术，南山楂，茯苓，广皮，谷芽，麦芽。

姜枣汤法。

○某，二三，便血如注，面黄，脉小，已经三载。当益胃法。（脾胃阳虚）

人参一钱，焦术三钱，茯苓三钱，炙草五分，木瓜一钱，炮姜五分。

○李，三十，上年夏季，络伤下血。是操持损营，治在心脾。（心脾营损）

归脾饴糖丸。

○朱，入暮腹痛鸣响，睾丸久已偏坠，春正下血经月，颜色鲜明。此痛决非伤瘀积聚，乃营损寒乘，木来侮土，致十四载之缠绵。调营培土，以甘泄木，散郁宜辛，节口戒欲，百天可效。

人参，炒当归，炒白芍，肉桂，炮姜，茯苓，炙草，南枣。

又：细推病情，不但营气不振，而清阳亦伤，洞泄不已。而辛润宜减，甘温宜加，从桂枝加桂汤立法。

人参，桂枝，茯苓，生白芍，炙草，肉桂，煨姜，南枣。

又：仍议理营。

人参，于术，茯苓，炮姜，桂心，白芍，真武丸二钱。

○某，十八，便后下血，此远血也。（脾不统血）

焦术一钱半，炒白芍一钱半，炮姜一钱，炙草五分，木瓜一钱，炒荷叶边二钱。

○方，脉小左数，便实下血。乃肝络热腾，血不自宁。医投参、芪、归、桂甘辛温暖，昧于相火寄藏肝胆，火焰风翔，上蒙清空，鼻塞头晕，呛咳不已。一误再误，遗患中厥。夫下虚则上实，阴伤阳浮冒，乃一定至理。血去阴伤，（虚阳上冒）

连翘心，竹叶心，鲜生地，玄参，丹皮，川斛。

又：下血阴伤走泄，虚阳上升头目清窍，参、芪、术、桂辛甘助上，致鼻塞耳聋，用清上五六日，右脉已小，左仍细数。乃阴亏本象。下愈虚则上愈实，议以滋水制火之方。

生地，玄参，天冬，川斛，茯神，炒牛膝。

又：脉左数，耳聋胁痛。木失水涵养，以致上泛。用补阴丸。

补阴丸五钱，又虎潜丸羊肉胶丸。

○某，肠红黏黏滞，四年不痊，阴气致伤，肛坠刺痛，大便不爽。药难骤功，当以润剂通腑。（阴虚血涩）

生地，稆豆皮，楂肉，麻仁，冬葵子，归须。

○姚，劳伤下血，络脉空乏为痛；营卫不主循序流行，而为偏寒偏热。诊脉右空大，左小促。通补阳明，使开合有序。（劳伤营卫）

归芪建中汤。

○唐，四七，《内经》以“阴络伤，则血内溢。”盖烧酒气雄，扰动脏络聚血之所，虽得小愈，而神采爪甲不荣，犹是血脱之色，肛坠便甚。治在脾肾，以脾为摄血之司，肾主摄纳之柄故也。（脾肾虚）

晚：归脾去木香。早：六味去丹、泽加五味、芡实、莲肉、阿胶丸。

○沈，五五，酒湿污血。皆脾肾柔腻主病，当与刚药黑地黄丸。

凡脾、肾为柔脏，可受刚药，心、肝为刚脏，可受柔药，不可不知。谦甫治此症，立法以平胃散作主，加桂、附、干姜、归、芍，重加炒地榆以收下湿，用之神效，即此意也。

○吴，四二，腹痛下血，食荸荠、豆浆而愈。乃泄肺导湿之药。既愈以来，复有筋骨痿软，寒热，夜卧口干。乃湿去气泄，阳明脉乏，不主用事，营卫失度，津液不升之象。天真丸主之，去人参。

○支，五六，痔血久下，肌肉痿黄，乃血脱气馁，渐加喘促浮肿，再延腹胀，便不可为。此症脏阴有寒，腑阳有热，详于《金匮·谷疸篇》中，极难调治。

人参，焦术，茯苓，炒菟丝子，广皮，生益，智木瓜。

○杨，四八，中年形劳气馁，阴中之阳不足，且便血已多。以温养固下。男子有年，下先虚也。（肾阳虚）

人参，茯苓，归身，淡苁蓉，补骨脂，巴戟，炒远志。

生精羊肉熬膏丸，服五钱。

○田，三八，久矣晨泄腹痛，近日有红积。此属肾虚。

补骨脂，大茴香，五味，茯苓，生菟丝。

○陈，三七，脉左虚涩，右缓大，尾闾痛连脊骨，便后有血，自觉惶惶欲晕，兼之纳谷最少。明是中下交损，八脉全亏。早进青囊斑龙丸，峻补玉堂关元；暮服归脾膏，涵养营阴。守之经年，形体自固。

鹿茸（生，切薄，另研），鹿角霜（另研），鹿角胶（盐汤化），柏子仁（去油，烘干），熟地（九蒸），韭子（盐水浸炒），菟丝子（另磨），赤白茯苓（蒸），补骨脂（胡桃肉捣烂蒸一日，揩净炒香）。

上溶膏炼蜜为丸，每服五钱，淡盐汤送。

鹿茸壮督脉之阳，鹿霜通督脉之气，鹿胶补肾脉之血，骨脂独人命门，以收散越阳气，柏子凉心以益肾，熟地味厚以填肾，韭子、菟丝就少阴以升气固精，重用茯苓淡渗，本草以阳明本药，能引诸药，人于至阴之界耳。不用萸、味之酸，以酸能柔阴，且不能入脉耳。

○胡，十八，上下失血，先泻血，后便泻，逾月。阴伤液耗，胃纳颇安，且无操家之劳。安养闲坐百日，所谓静则阴充。（肾阴虚）

熟地，萸肉，茯神，山药，五味，龙骨。

○汪，肾虚，当春阳升动咳嗽，嗽止声音未震，粪有血。阴难充复，不肯上承，用阴药固摄。

熟地，白芍，茯神，黑稆豆皮，炒焦乌梅肉。

○陈，三十，肾阴虚，络中热，肝风动，肠红三载不已，左胁及腹不爽，少阳亦逆，多以补中调摄，故未见奏功。姑用疏补。为益脏通腑。

熟地炭，炒当归，炒楂肉，炒地榆，炒丹皮，冬桑叶。

又：益阴泄阳，四剂血止，但腰酸脘中痹，咽燥喜凉饮，肛热若火烙。阳不和平，仍是阴精失涵，用虎潜法。

熟地炭，白芍，当归，地榆炭，龟胶，知母，黄柏。

猪脊髓丸。

○某，沫血鲜红，凝块紫黑。阴络伤损，治在下焦。况少腹疝瘕，肝肾见症，前此精浊日久，亦令阴伤于下。

人参，茯神，熟地炭，炒黑杞子，五味，炒地榆，生杜仲。

又：左脉小数坚，肛坠胀。

人参，茯神，湖莲肉，芡实，熟地炭，五味。

○陈氏，脉小，泻血有二十年。经云："阴络伤，血内溢。"自病起十六载，不得孕育，述心中痛坠，血下不论粪前粪后，问脊椎腰尻酸楚，而经水仍至，跗膝常冷，而骨髓热灼。由阴液损伤，伤及阳不固密。阅频年服药，归、芪杂入凉肝，焉是遵古治病？议从奇经升固一法。（奇脉伤）

鹿茸，鹿角霜，枸杞子，归身，紫石英，沙苑，生杜仲，炒大茴，补骨脂，禹余粮石。

蒸饼浆丸。

○张，三九，劳力见血，胸背胁肋诸脉络牵掣不和。治在营络。（劳力伤络）

人参，归身，白芍，茯苓，炙草，肉桂。

○计，五三，瘀血必结在络，络反肠胃而后乃下，此一定之理。平昔劳形奔驰，寒暄饥饱致伤。苟能安逸身心，瘀不复聚。不然，年余再瘀，不治。（血瘀在络）

旋覆花，新绛，青葱，桃仁，当归须，柏子仁。

○宋氏，当年肠红，继衄血喉痛，已见阳气乘络，络为气乘，渐若怀孕者，然气攻则动如梭，与胎动迥异。倘加劳怒，必有污浊暴下。推理当如是观。

柏子仁，泽兰，卷柏，黑大豆皮，茯苓，大腹皮。

○便血一证，古有肠风、脏毒、脉痔之分，其见不外乎风淫肠胃、湿热伤脾二义，不若《内经》谓阴络受伤，及结阴之旨为精切。仲景之先便后血、先血后便之文，尤简括也。阴络即脏腑隶下之络，结阴是阴不随阳之征。以先后分别其血之远近，就远近可决其脏腑之性情，庶不致气失统摄，血无所归，如漏卮不已耳。肺病致燥涩，宜润宜降，如桑麻丸，及天冬、地黄、银花、柿饼之类是也。心病则火燃血沸，宜清宜化，如竹叶地黄汤及补心丹之类是也。脾病必湿滑，宜燥宜升，如茅术理中汤，及东垣益气汤之类是也。肝病有风阳痛迫，宜柔宜泄，如驻车丸及甘酸和缓之剂是也。肾病见形消腰折，宜补宜填，如虎潜丸及理阴煎之类是也。至胆经为枢机，逆则木火煽营，有桑叶、山栀、柏子、丹皮之清养。大肠为燥腑，每多湿热风淫，如辛凉苦燥之治。胃为水谷之海，多气多血之乡，脏病腑病，无不兼之，宜补宜和，应寒应热，难以拘执而言。若努力损伤者，通补为主；膏粱蕴积者，清疏为宜。痔疮则滋燥兼投，中毒须知寒热。余如黑地黄丸以治脾湿肾燥，天真丸以大补真气真精，平胃、地榆之升降脾胃，归脾之守补心脾，斑龙以温煦奇督，建中之复生阳，枳术之疏补中土，禹粮赤脂以堵截阳明，用五仁汤复从前之肠液，养营法善病后之元虚，此皆先生祖古方而运以匠心，为后学之津梁也（邵新甫）。（《临证指南医案》）

陈修园医案

○嗜酒豪饮，久必积热内蕴，熏蒸不已，致扰动脏络之血。考诸《内经》：阴络伤则血外溢。今观面唇淡白无华，显系血脱虚候，肛坠不收，便常见血，治宜责之脾肾。盖脾主统摄，肾主藏纳故也，兹从足太阴少阴施治。拟列丸剂方各一，按早晚服之。

丸方：大熟地四钱，陈萸肉二钱，淮山药三钱，白茯苓三钱，阿胶二钱，芡实二钱，湖莲肉二钱，五味子八分（炒）。

上药八味，易钱为两，糊丸如梧桐子大。早晨淡盐水汤送下四钱。

又汤剂方：人参二钱，白术二钱（土炒），白茯神二钱，酸枣仁二钱（炒），炙黄芪一钱五分，当归身一钱，远志一钱，龙眼肉二钱，炙甘草五分，生姜一片，大枣二枚。

水煎，晚间服。

诊得右脉缓大，左虚涩，便后见血，自觉有欲晕之状，纳食甚少，尾闾痛连脊骨。显见八脉空虚，已损及中下两焦。然积病有年，讵能朝夕奏效？守之以恒，图之于缓，庶可冀其渐复。兹拟列丸方于后，须如法守服，百日后应有功验。

大熟地八两（九蒸九晒），嫩毛鹿茸一两（切薄片，另研），鹿角霜一两五钱（另研），鹿角胶二两（盐汤化），赤茯苓三两，白茯苓三两，补骨脂四两（蒸透，炒），柏子仁四两（去油烘干），韭子三两（盐水炒），菟丝子三两（炒，研）。

上药十味溶成膏，炼蜜为丸如梧桐子大。每服五钱，淡盐水送下，早服两服。

便后血气红紫，兼有积块随下，脉缓濡弱。是阳气不足之象。过饮湿胜，大便时复见溏。推斯病原是少阴肾腑失司，乏固摄之权，而阳明胃脉有开无合。惟治腑之法以通为补，与治脏用补者不同。兹以和胃通阳为治。

人参一钱五分，茅术二钱，白茯苓三钱，川朴一钱，地榆二钱（焙成炭），炮附子五分，炮姜五分，陈皮八分。（《南雅堂医案》）

王旭高医案

○痔血虽自大肠来，亦属脾虚湿热，至于大疟，古云“邪伏三阴”，薛立斋云：三阴者，脾也。上年疟止，直至今夜复作，未免又有暑邪内伏，近日痔血，相兼为患，拟用清暑益气汤加味，内化湿热，外解新邪，总以益气扶中为主，俾中枢一运，自然内外分消矣。

党参，炙草，黄芪，苍术，冬术，当归，麦冬，五味，青皮，陈皮，神曲，黄柏，葛根，升麻，泽泻，防风，蜀漆，赤苓，煨姜，大枣。

诒按：宿病兼新邪而发，须先治新感，仍照顾宿病，乃能得手，此方是也。经云三阴疟疾，此三阴，专指太阴脾脏言，与统指肝脾肾三脏者不同。

再诊：素有便血之证，而患大疟日久。凡患大疟，其始必有寒邪，邪入三阴，大疟成焉。若阴虚之人，寒久必化为热，热陷三阴，便血作焉，而三阳之寒仍在也。温三阳之阳以少阳为始，清三阴之热以少阴为主，然血既由大肠而出，又当兼清大肠。方用棉子肉，内具生气，温少阳之阳也；鲜首乌性兼润血，清少阴之热也；柿饼灰性凉而涩，清大肠之血也。标本并治，虽不中不远矣。

棉子肉（炒黑）四两，柿饼灰四两，二味研末用。

鲜首乌二斤捣自然汁，取汁去渣，以汁调。

神曲一两煮烂，将上药末捣丸。每服三钱，枣汤下。

诒按：凡久病气偏，寻常汤药性味，牵制不能奏绩，必用性味专简之方，乃能见效，此方即用此意。

○脾虚不能摄血，便后见红，脾虚不能化湿，腹臌足肿，病根日久，肾阴亦伤，肾司二便，故小便不利，是皆脾肾二经之病也，法以温摄双调。

熟地，炮姜，茯苓，泽泻，陈皮，车前子，川朴，茅术，五味，丹皮，山药，阿胶。

诒按：凡脾肾两伤者，当斟酌于润燥之间，用药极难，古方惟黑地黄丸最佳，方亦从此化出。

再诊：熟地，茅术炭，白头翁，黄柏（盐水炒），炮姜炭，阿胶，五味，秦皮。

三诊：山药，川连（酒炒），泽泻，车前子，茯苓，川朴，陈皮（盐水炒），伏龙肝，煎汤代水。

炒黑肾气丸合黑地黄丸加阿胶，虎骨，鹿角霜，益智仁。

原注：第一方，用黑地黄丸加阿胶，治脾肾两虚，兼以摄其阴血。第二方，用白头翁汤，清厥阴之热，以止血。第三方，暗用平胃散以化湿，治其腹鸣外，合车前子、泽泻、山药，乃用六味地黄意补其肾，以利膀胱而通水道也，又再加伏龙肝，乃暗合黄土汤意，治少阴便血，层层回顾如此。

○便血肠燥，脉大气虚，补气则清阳自升，清肠则便血自止。

黄芪（炒黑），防风根，阿胶，地榆炭，当归炭，五味，荷蒂炭。

另金银花炒黑，一两柿饼灰一两槐米炒，一两猪胆汁泛丸，每朝服一钱。

诒按：立方用药，颇有思路可取，丸方尤佳。

○肠胃有湿热，湿郁生痰，热郁生火，大便下血，晨起吐痰，热处湿中，湿在上而热在下，治上宜化痰理湿，治下宜清热退火，用二陈合三黄为法。

半夏，陈皮，茯苓，川连，黄芩，杏仁，胡黄连，地榆皮，侧柏叶，百草霜。

诒按：两面周到，于此可得上下合治之法。

○肠痔脱肛便血，其根已久，有时举发，而脉象细数，营阴大伤，面黄少神，脾气大困，兼之腹中鸣响，脾阳且不运矣，一切苦寒止血之药，非惟少效，抑恐碍脾，拟东垣黑地黄丸法。

熟地（砂仁拌炒）一两，炮姜四分，黄芪（炙）三钱，茅术（米泔浸炒）一钱五分，五味（炒）一钱五分，党参三钱，荷叶蒂两个。

又原方加阿胶，伏龙肝。

诒按：方极正当，凡阴虚而脾阳困顿者，当取以为法。（《柳选四家医案·评选环溪草堂医案》）

王士雄医案

○王开荣，偶患腹中绞痛，自服治痧诸药，而大便泻血如注。孟英诊之，左脉颇和，右关尺弦大而滑，面色油红，喘逆不寐。予苇茎汤合金铃子散加银花、侧柏叶、山栀、石斛、黄芩、黄连，二剂后，面红退，血亦止。乃裁柏叶、银花，加雪羹，枯荷杆，又两剂。始发热一夜，得大汗周身，而腹之痛胀爽然若失，即能安寐进粥。改投沙参、知母、花粉、桑叶、枇杷叶、石斛、白芍、橘络、杏仁、冬瓜子、茅根、荷杆，三剂。大解行，而脉柔安谷。

○便血至三十余年，且已形瘦腰痛，嗽痰气逆，似宜乎温补之法矣。而嘉定沈酝书，患此濒危，求孟英以决归程之及否。比按脉：弦数，视舌：苔黄，询溺：短赤。曰：痔血也。殆误于温补矣。肯服吾药，旬日可瘳。酝书欣感，力排众论，径服其方，果不旬而愈。方用苇茎汤合白头翁汤加枇杷叶、旋覆花、侧柏叶、藕节，是肃肺祛痰，清肝凉血互用也。

○戊申元旦，陈秋槎参军，大便骤然下黑血数升，继即大吐鲜红之血而汗出神昏，肢冷搐搦，躁乱妄言。速孟英至，举家跪泣求命。察其脉，左手如无，右弦软，按之数。以六十八岁之年，佥虑其脱，参汤煎就。将欲灌之。孟英急止勿服。曰：高年阴分久亏，肝血大去而风阳陡动。殆由忿怒兼服热药所致。其夫人云：日来频有郁怒，热药则未服也。惟冬间久服姜枣汤，且饮都中药烧酒一瓶耳！孟英曰：是矣。以西洋参、犀角、生地、银花、绿豆、栀子、玄参、茯苓、羚羊（角）、茅根为剂，冲入热童溲灌之，外以烧铁淬醋，令吸其气，用龙骨、牡蛎研粉扑汗，生附子捣帖通泉穴，引纳浮阳。

两服后，血止，左脉渐起，又加龟甲、鳖甲，服三帖，神始清，各恙渐息，稍能啜粥，乃去犀、羚，加麦冬、天冬、女贞子、旱莲草投之，眠食日安，半月后，始解黑燥屎。两旬外，便溺之色始正，与滋补药调痊。仍充抚辕巡捕，矍烁如常。秋间赴任绍兴一，酉（年）秋，以他疾终。（《王氏医案》）

○秀水吴君水渔，年近七旬。平昔善饮，久患便泻带血，日夜十馀次，溺不单行，广治罔效，聘余往视。脉虚以弦，用补中益气汤去归、柴，加乌梅、黄柏、白芍、茯苓，不十剂而痊。其季郎雅轩，素有失血之患，近由穹窿山归，途次发热，兼以咳逆见血，医治两旬不应。余诊之，脉弦数而上溢，气冲则自觉血腥，喘汗睛红，面黧足冷，饥不能食，胁痛耳鸣，苔腻口干，小溲短赤，寤不成寐，痰色甚浓，乃禀赋阴亏，水不涵木，心火内炽，肺金受戕，兼感客邪，胃浊不降。甚难措手，即欲辞归，而虞君梅亭、胡君春田力乞疏方，勉图一二。爰以沙参五钱，蛤粉四钱，冬瓜子六钱，浮石、茯苓、石斛各三钱，桑皮二钱，竹茹、枇杷叶各一钱五分，丝瓜络、桃仁各一钱，芦根汤煎服。是清心肝以靖浮越之阳，肃肺胃而廓逗遛之热也。一剂脉色转和，气冲亦减。余留七日返棹，已热退便行，能安眠食，惟不能慎口腹，戒忿怒，故痰嗽胁痛未能尽蠲。逾二月，余游闻川过禾，因喉痛复邀过诊，仍是心肝之火上炎，为留三日，与龚萍江茂才内外协治而瘥。但病源匪浅，情性不柔，春令深时，恐兴险浪。临别与其友人徐姚岑君九鼎言之，以为左券。（《归砚录》）

徐大椿医案

○治一肠红。淮安程春谷，素有肠红证，一日更衣，忽下血斗余，晕倒不知人，急灌以人参一两，附子五钱而苏。遂日服人参五钱，附子三钱，而杂以他药。参附偶间断，则手足如冰，语言无力，医者亦守而不变，仅能支持，急棹来招，至则自述其全，赖参附以得生之故。诊其六脉极洪大而时伏，面赤有油光，舌红而不润，目不交睫者旬余矣，余曰：病可立愈，但我方君不可视也。春谷曰：我以命托君，止求效耳，方何必视？用茅草根四两作汤，兼清凉平淡之药数品，与参附正相反，诸戚友俱骇。春谷弟风衣，明理见道之士也，谓其诸郎曰：尔父千里招徐君，信之至，徐君慨然力保无虞，任之至，安得有误耶？一剂，是夕稍得寝，二剂手足温，三剂起坐不眩。然后示之以方，春谷骇叹，诸人请申其说，余曰：血脱扶阳，乃一时急救之法。脱血乃亡阴也，阳气既复，即当补阴，而更益其阳，则阴血愈亏。更有阳亢之病，其四肢冷者，《内经》所谓热深厥亦深也；不得卧者，《内经》所谓阳胜则不得入于阴，阴虚故目不瞑也。白茅根交春透发，能引阳气达于四肢，又能养血清火，用之使平日所服参附之力，皆达于外，自能手足温而卧矣。于是始相折服。凡治血脱证，俱同此。

雄按：治既明，而茅根功用，尤为发人所未发。

（《洄溪医案》）

吴瑭医案

〇癸亥十二月初二日，毛，十二岁，粪后便血，责之小肠寒湿，不与粪前为大肠热湿同科。举世业医者不知有此，无怪乎数年不愈也。用古法黄土汤。

炒中黄土二两，生地三钱，黄芩（炒）三钱，制苍术三钱，阿胶三钱，甘草（炙）三钱，熟附子三钱，白芍（酒炒）三钱，全归一钱五分，水八碗，煮成三碗，分三次服。

初七日，小儿脉当数而反缓，粪后便血，前用黄土汤业已见效，仍照前方加刚药，即于前方内去白芍、全归，加：附子一钱，苍术二钱。

〇戊寅七月初一日，孙，三十八岁，湖洲孝廉其人素有便红之症，自十八岁起至今不绝，现在面色萎黄，失血太多，急宜用古法，有病则病受之，虽暑月无碍也。

方法分两同前，服一帖即止。次日停服，后半月复发，再服一帖痊愈。

〇福，廿九岁，初因恣饮冰镇黄酒，冰浸水果，又受外风，致成风水。头面与身肿大难状，肿起自头，先与越脾汤发其汗，头面肿消，继与利小便，下截肿消胀消，后与调理脾胃。自上年十月间服药起，至次年三月方止，共计汤药一百四十三帖，其病始安，嘱其戒酒肉生冷。不意夏热甚时，仍恣吃冰浸水果，自八月后，粪后大下狂血，每次有升许之多。余用黄土汤去柔药加刚药，每剂黄土用一斤，附子用六钱或一两，他药称是。服至九十余帖，始大愈。

〇乙酉九月十七日，胡，三十岁，本系酒客，湿中生热，久而发黄，颜色暗滞，六脉俱弦，其来也渐，此非阳黄，况粪后见血，又为小肠寒湿乎。

灶中黄土八两，猪苓三钱，附子（熟）三钱，云茯苓皮三钱，泽泻三钱，茵陈五钱，炒苍术炭三钱，黄柏三钱。

煮三杯，分三次服。五帖痊愈。

〇乙酉四月廿二日，陈，三十四岁，粪后便血，寒湿为病，误补误凉，胃口伤残，气从溺管而出，若女阴吹之属瘕气者然，左胁肝部卧不着度，得油腻则寒战。丛杂无伦，几于无处下手。议治病必求其本，仍从寒湿论治，令能安食再商。与黄土汤中去柔药，加刚药。

灶中黄土四两，云苓五钱，川椒炭三钱，茅山苍术（生）三钱，附子（熟）三钱，香附三钱，生益智仁三钱，广皮三钱，生姜三钱。

煮三杯，分三次服。

五月初一日，照原方再服二帖。

初三日，心悸短气，加小枳实四钱、干姜二钱。四帖。

十一日，于原方去川椒炭。五帖。

廿一日，诸症皆效，大势未退，左脉紧甚，加熟附子一钱、干姜一钱、降香末三钱。三帖。

廿七日，诸症向安，惟粪后便血又发，与黄土汤法。粪后便血乃小肠寒湿，不与粪前为大肠湿热同科。

灶中黄土八两，附子（熟）四钱，黄芩炭四钱，云茯苓块五钱，苍术（炒）四钱，广皮炭三钱，生益智仁二钱。

煮三杯，分三次服。以血不来为度。

七月十四日，面色青黄滞暗，六脉弦细无阳，胃阳不振，暂与和胃，其黄土汤俟便红发时再服。

姜半夏六钱，益智仁三钱，川椒炭一钱，云苓块五钱，白蔻仁一钱，广皮三钱，生薏仁五钱。煮三杯，分三次服。

十七日，于原方加桂枝五钱。

十一月十五日，肝郁挟痰饮寒湿为病，前与黄土汤治粪后便血之寒湿，兹便红已止。

继与通补胃阳，现在饮食大进，诸症渐安，惟六脉弦细，右手有胃气，左手弦紧，痰多畏寒，胁下仍有伏饮。与通补胃阳，兼逐瘀饮。

姜半夏八钱，桂枝六钱，川椒炭三钱，云苓块（连皮）二两，全归三钱，肉桂（去粗皮）五钱，炙甘草五钱，川芎二钱。

煮三杯，分三次服。服一帖，冲气已止，当服药后，吐顽痰二口。

十一日，冲气已止，六脉紧退而弦未除，可将初十日方再服半帖，以后接服廿九日改定方，以不畏寒为度。

十二三日，服十一月十五日疏肝药二帖。

十四日，背畏寒，脉仍弦紧，再服十二月初十日桂枝加桂汤二帖，以峻补冲阳，服药后吐黑顽痰二口。

十七日，脉仍弦紧，背犹畏寒，阳未全复，照原方再服二剂，分四日服。

廿九日，前日之畏寒，至今虽减而未痊愈，脉之弦紧亦未充和，冲气微有上动之象，可取十四日桂枝加桂汤再服二帖，分四日，立春以后故也。

丙戌正月初五日，六脉俱弦，右脉更紧，粪后便红，小肠寒湿，黄土汤为主方，议黄土汤去柔药，加渗湿通阳。虽自觉心中热，背心如水浇，所谓自云热者，非热也，况有恶寒乎？

灶中黄土八两，桂枝五钱，黄芩炭四钱，云茯苓块六钱，附子（熟）四钱，广皮四钱，生薏苡仁五钱，苍术炭四钱。

煮四杯，分四次服。血多则多服，血少则少服。万一血来甚涌，附子加至七八钱，以血止为度。再发再服，切勿听浅学者忘转方也。

丸方阳虚脉弦，素有寒湿痰饮，与蠲饮丸法，通阳渗湿而补脾胃。

云苓块八两，桂枝八两，干姜炭四两，姜半夏八两，苍术炭四两，益智仁四两，生薏仁八两，广皮六两，炙甘草三两。

上为细末，神曲糊丸，小梧子大，每服三钱，日三服，忌生冷介属。

初十日，粪后便红虽止，寒湿未尽，脉之紧者虽减，当退刚药，背恶寒未罢，行湿之中，兼与调和营卫。

灶中黄土一两，桂枝四两，广皮（炒）二钱，云茯苓块三钱，白芍（炒）四钱，生姜三钱，生薏苡仁三钱，苍术炭三钱，大枣（去核）二枚，姜制半夏三钱，黄芩炭一钱五分。

煮三杯，分三次服。（《吴鞠通医案》）

孔云湄医案

○张氏子患泄血，血与粪俱，求予诊视。予曰：不须药也，但令减食，常茹淡蔬，则愈矣。从之果愈。赵氏子患泄血，血与粪俱，求予诊视。予为书方，党参、白术、云苓、炙甘草、制附子，而加荆芥、防风炒黑同服之，服二剂亦愈。或问其故，予曰：张氏子形气俱壮，六脉无病，其所以泄血者，饮食不节为之也。经曰：因而饱食，筋脉横解，肠游为痔。又曰：阴络伤则血内溢，内溢则便血。夫六七岁小儿，何知樽节，偶尔饱食过度，而复与群儿奔逐嬉戏，阴络之伤也不难矣。络伤之后，逢饱则血溢，此所以全无病状，而血随粪下也。吾令节减饮食，既不患填壅而伤络，常茹蔬淡，又不患助火而动血。数日之后，已伤之络可完，数十日之后，已完之络且固矣，而何以药为哉？赵氏子形气俱弱，又在泄泻下痢之后，其脉来迟而浮缓，右关尺为甚，肠胃空虚，风从内生之确候也。夫风者，善行而数变，适在肠胃之内，故逼血下溢。若其逆行上窜，轶人各络，不知又作何症矣，然即此一病，较之寻常内风飧泄、中热、烦心、出黄等症，不已重乎！而在已虚之肠胃，又夺其阴，其能不药自愈乎？乘其势未大炽之时，急以四君子实其中气，而用附子、荆、防追之使下，风势一去，阴血自静而内守矣。荆、防必炒黑者，生则上行而动血，黑则下行而止血也。此与张氏子同病异源，岂一例所能齐哉！或乃称善。（《孔氏医案》）

周召南医案

○伯殉师，三十一岁。少年曾有便血之症，已四五年不发矣。腊月忽下血六七日，日夜十余度，两胁作痛，攻在脐下，里急即行，两腿酸痛，饮食无味，脉弦大而滑。此肝不藏血，瘀积乃下。失血之脉宜沉细，不宜滑大。元气不敛反见有余之脉，虽有瘀血，先宜平肝止血为主，若敛之不及必大补气可也。服胶艾四物汤去川芎，倍白芍，加荆芥穗灰，二剂不止，商用补中益气汤，以去血由胁下，刮痛而下，非此不治也。孰意又有沮之者曰：人参不可轻用，用之无益，徒费资财。吾有妙药，不必人参，两日可愈。病者药从其言，二日之内，痛不可忍，体更惫，乃悔而服人参，煎药才下，胸腹胁痛即宽，方悟非参不救也。连进五日而愈。

次年冬又伤寒，愈后腹痛如捻，坐卧不宁，而痛必于丑寅之时重按方可，气或上攻如有硬物者，然移时乃止，已经一月，食人不快。病后之病，憔悴不堪，脉弦大而动。此中气既虚，阴气上乘故也。方以官桂、茯苓、白术、甘草、干姜、吴萸，以扶阳抑阴，三剂痛止，九剂愈。（《其慎集》）

曹仁伯医案

○脾虚不能化湿，焉能统血？血杂于水湿之中，下注不止。

茅术，地榆皮，槐花，炭郁金。

再诊：无毒治病，不必愈半而不取也。仍服原方可耳。

原注：此茅术地榆汤，其人便血，挟水而下，已及半载，人不困惫而面黄，大约湿热有余之体，此病两帖愈半，四帖痊愈。

诒按：审证的确，用药精当，有以匙勘钥之妙。

○肠澼便血，时重时轻，或痛或否，脉形细小，饮食少，此虚也，恐增浮喘。

归脾汤加荠菜花，荷叶，粳米。

诒按：此补脾摄血之正法也，稍加和胃之品，如广皮、砂仁辈，更为周密。

○便血之前，先见盗汗，盗汗之来，由于寒热，寒热虽已，而盗汗便血之证不除，脉小而数，气阴两虚之病也。

归脾汤去桂圆，加丹皮、山栀、地榆、桑叶。

诒按：此证营分中必有留热，宜于清营一边着意，但顾其虚犹未周到。

○阴络伤，则血内溢，为日已久。阴分固伤，阳分亦弱，而身中素有之湿热，仍未清楚，恐增浮喘。

大熟地，伏龙肝，阿胶，白术，赤小豆，附子，黄芩，炙草，当归，地榆皮，乌梅肉。

诒按：此《金匮》黄土汤加味，阴阳并治，而兼清湿热，立方颇为周到。

○湿热伤营，腹臌便血，久而不愈，左脉细涩，右芤，寸大尺小，加以浮肿，气分亦虚，不但不能摄血，而且不能清化湿热，防喘。

黄土汤（草、地、术、附、胶、芩、土）加大腹皮，桑皮，五加皮，党参，槐花。

原注：原方之妙，附子扶脾之母，黄芩清肝之热，熟地滋肾之阴，白术培脾之本，阿胶凉血之热，各脏照顾，非仲景不能作也。

诒按：增入之药，亦能与病机恰当。

○红白痢变为便血，当时血色尚鲜，后又转为紫黑，或带血水，而不了结。暑湿深入营中，气虚无力以化，降而不升也。

驻车丸（连、胶、姜、归）加广木香，党参，甘草，伏龙肝，荠菜花。

诒按：此证血分中有留邪，尚宜参用和血之品。

再诊：血虽渐止，气犹降而不升。

补中益气汤去陈皮合驻车丸加赤芍、伏龙肝。

○痔疾、下痢、脏毒三者，皆屑下焦湿热为患。

地榆散合三奇散芪、防、枳壳加广木香。

诒按：立方精到，拟再增银花、丹皮。（《柳选四家医案·评选继志堂医案》）

○彭上海，心肝所生所藏之血，不能统之于脾，渗入下焦，鲜者紫者尽从粪之前后而出，久而久之，面容黑瘦，脉息芤弦，饮食大减，将有浮喘之形。慎之慎之。

黄土汤阿胶用蒲黄末拌炒。

又：芤弦之革脉稍和，所患诸症，自属安适，前方的对无疑。所嫌小溲浑浊，内痔作痛，亦须兼理。

黄土汤阿胶用蒲黄拌炒，合赤豆当归散。

又：温通瘀血，革脉已和，独形芤象，腹痛已除，尚下渗血，痔痛溺浊，饮食虽增，口舌干痛。阴虚留热，暗伤营分可知，仿以黑止红意。

黑地黄丸合赤豆当归散槐花散。

○郑宁波，心生之血，脾气虚者失其统领之常，不能藏之于肝，反为渗入肠间，血从大便而出，谁日不然。而不知渗之已久，不独气从下陷，而且阴络暗伤，暗伤所有之血，无不从穿处以行，有如轻车熟路，漫无止期，营卫肌肉，皮毛筋骨，有损无益，自知不觉支持，饮食减少，言语无神，脉形芤涩而数，归入虚劳重候也。劳者温之，虚者补之，原属一定章程，但血之下者，似属漏卮情状，如不以久塞其孔之法治之，虽日从事于温补，亦属徒然。

黑归脾合赤石脂，龙骨，牡蛎，阿胶，伏龙肝。

○马上海，脾统血，肝藏血，统领失常，所藏者少，则左关脉息虽旺而芤，大便之余，带血不已，舌苔黄燥者如此，法当清养兼施。

加味归脾，大生地地榆。

○施吴江，脾虚不能统血，或脱于上，或脱于下，补脾之虚，以摄其血，尚易为也。惟凝滞于中，中宫变出块垒者，腹部胀满，最为难治。难治初非不治，然亦竟无许治之理。

四物汤合丹参炒楂，茺蔚，茯苓，炙草，（《吴中珍本医籍四种·曹仁伯医案》）

柳谷孙医案

○陈。便血初起，血出如喷，名曰肠风；继则里急后重，血出如滴，又为血痢。风湿扰及营分，郁而化热，两病兼作，治亦当两法兼顾。

上绵芪，防风根炭，荆芥炭，丹皮炭，槐花炭，红曲米炭，归身炭，大生地（炒），广木香，枳壳（踏炒），侧柏叶炭，茜根炭，晚蚕沙（炒黑），荷叶煎汤代水。

○许。肠漏久而不愈，脉虚数，内热色浮。营阴大伤，脾运不健。当养阴培土。归身炭，白芍（土炒），于术，煨广木香，枳壳（炒），砂仁，炙鸡金，菟丝子（酒炒），黄芪（炙），防风炭，炙甘草，生熟神曲（各），荷叶。

○李。便血如线而出，本届肠风。但大便溏垢不爽，舌苔黄浊晦厚，脘闷不纳，内热神倦。湿积之邪，留恋中焦，气机不能疏化。病情与滞痢相等，当从气分疏化，佐以和营清风。

广木香，奎砂仁，生苡仁，川朴，枳壳，茯苓，川芎炭，归身炭，川柏炭，茅术炭，防风，根炭，晚蚕沙，藕煎汤代水。（《柳宝诒医案》）

○吴，便血数日不止，湿热之留于营分者，由此疏泄，惟气机不化，脘气不舒。宜清泄营吩，疏通中气。

豆豉，桔梗，小生地炭，白芍，淡芩，炒枳壳，煨木香，炒归身，丹皮炭，防风根炭，绵芪，荷叶炭，藕。

○吴，肠风失血甚多，湿热下注使然。法宜清泄。

细生地炭，荆芥炭，槐米炭，归身炭，晚蚕沙，侧柏叶炭，丹皮炭，茜根炭，陈阿胶（地榆炭一钱研末炒），藕节炭。

再诊：便血甚多，气坠血注，前与清泄不效，拟固气摄营，佐以润肠泄热。

党参，细生地炭，槐米炭，防风根炭，黄芪，丹皮炭，柏子仁霜（绢包），归身，荆芥炭，阿胶（蒲黄粉拌炒）。

另：脏连丸三钱。

○赵，便血颇多，肝脾营气大伤，脉虚细，神倦乏力。当从肝脾清摄。

黄芪，槐米炭，阿胶（地榆炭一钱研末拌炒），枳壳（醋炒），大生地（炒松），丹皮炭，黑稆豆衣，广皮，归身炭，茜根炭，白芍，侧柏叶炭炒焦荷叶。

○姜，先患便血，腹中滞痛不爽，此湿热伤营之病，温之涩之，便血稍止，而湿热内踞。中气受伤，渐至脘腹胀满。刻诊脉象弦数，舌苔黄浊。法当清泄肝脾，勿容温补助邪也。

煨木香，枳壳（醋炒），酒炒淡芩，桔梗（酒炒），赤白芍，槐米炭，归身炭，防风根炭，丹皮炭，红曲米炭，川芎，炒焦荷叶。

另：小温中丸每服三钱。

○孟，便血不已，气坠肛脱，自属气虚下陷，宜用升补之法。但左脉弦数，腹中未和，舌苔带浊，仍有湿热留恋，浊痰上壅。宜先疏化。

青盐半夏，炒枳壳，茯苓，茜草根，橘红，煨广木香，归身炭，淡芩（炒黑），酒炒东白芍，

槐米炭，丹皮炭，炒焦荷叶，藕节炭。（《吴中珍本医籍四种·柳宝诒医论医案》）

李修之医案

○保定文选张鲁彦，少年登弟，纵恣酒色，患便血四年，午晨各去一次，诸药杂投，剂多功少。延予调治，诊其脉象，两手浮洪，断为肾虚火动之候。盖血乃精化，精充而血始盛。阴随阳动，阳蜜而阴乃固。房劳太过则真水亏，而虚火独发。元气不足则闭藏驰，而阴不固也。遂以熟地、山萸、山药、石斛、归身、白芍、秦艽、阿胶等煎成，调棉花子灰二钱，空心温服，数帖乃愈。

○常镇道尊陈公，久患下血，甲辰春召予调治。诊得六脉安静，右尺重按稍虚。此命门火衰不能生土，土虚荣弱，精微下陷而成便血之候。盖土为生化之母，堤防下气者。经曰：营出中焦。又曰：气因于中。中者脾胃也，为生气生血之乡，升清降浊之职。故胃盛则循经之血洒陈於外，脾强则守营之血滋养於中，皆赖少火生气耳。若元阳既亏，离虚无以生坤，坎满无以养艮，使脾胃衰残而清阳不升，转输失化而阴血不统。宜乎精华之气不能上奉，辛金反下，渗庚大肠也。当用甘温之剂，培中宫之虚；升阳之品，提下陷之气。庶生长令行，而阴血归藏。方以补中益气加阿胶、醋炒荆芥，数剂而安。（《旧德堂医案》）

○人有大便出血者，或粪前而先便，或粪后而始来，人以为粪前来者属大肠之火，粪后来者属小肠之火，其实皆大肠之火也。夫肠中本无血也，因大肠多火，烁干肠中之液，则肠薄而开裂，血得渗入，裂窍在上则血来迟，裂窍在下则血来速，非小肠之能出血也。小肠出血，则人且立死，盖小肠无血，如有血则心伤矣，心伤安能存活乎？故大便出血，统小肠论之以辨症则可，谓大便之血，以粪后属小肠则不可也，是治便血之症，宜单治大肠。然而大肠之所以出血，非大肠之故也，肾主大小便，肾水无济于大肠，故火旺而致便血也。方用三地汤。

熟地一两，当归一两，生地一两，地榆三钱，木耳（末）五钱。

水煎调服。一剂即止血，二剂痊愈。

精血双补，则肠中自润，既无干燥之苦，自无渗漏之患，况地榆以凉之，木耳以塞之，有不取效之速者乎？

此症用荸荠熟地汤亦神。

熟地三两，地栗三两，捣汁、同熟地煎汤服。二剂即止血。（《临证医案伤寒辨证录》）

其他医案

○东垣治一人宿有阳明血证，因五月大热，吃杏，肠游下血，唧远散漫加筛，腰沉沉然，腹中不和，血色黑紫，病名湿毒肠澼，阳明少阳经血证也。以芍药一钱半，升麻、羌活、黄芪各一钱，生、熟地黄、独活、牡丹皮、甘草、炙柴胡、防风各五分，归身、葛根备三分，桂少许，作二服。

罗谦甫治真定总管史侯弟，年四十余，肢体本瘦弱，于至元辛巳，因收秋租，佃人致酒，味酸不欲饮，勉饮数杯，少时腹痛，次传泄泻无，日十余行。越旬，便后见血红紫之类，肠鸣腹痛。医曰：诸见血者为热，用芍药柏皮丸治之不愈，仍不欲食，食则呕酸，形体愈瘦，面色青黄不泽，心下痞，恶冷物，口干，时有烦躁，不得安卧。罗诊之，脉弦细而微尺，手足稍冷。《内经》云：结阴者，便血一升，再结二升，三结三升。又云：邪在五脏，则阴脉不和，而血留之，结阴之病，阴气内结，不得外行无所禀渗肠间，故便血也。以苍术、升麻、黑附子（炮）一钱，地榆七分，陈皮、厚朴、白术、干姜、白茯苓、干葛各五分，甘草、益智仁、人参、当归、神曲、炒白芍药各三分，右十六味作一服，加姜、枣煎，温服食前，名日平胃地榆汤。此药温中散寒，除湿和胃。数服，病减大半，仍灸中脘三七壮，乃胃募穴，引胃上升，滋荣百脉，次灸气海百余壮，生发元气，灸则强食生肉。又以还少丹服之，则喜饮食，添肌肉。至春，再灸三里二七壮，壮脾温胃，生发元气，此穴乃胃之合穴也，改服芳香之剂，良愈。

丹溪治一人嗜酒，因逃难，下血而痔痛，脉沉涩似数，此阳滞于阴也。以郁金、芎、芷、苍术、香附、白芍药、干葛、炒曲，以生姜半夏汤调服愈。（浮数大芤为阳滞于阴，沉涩似数亦日阳滞于阴，但用药不同。想衄血与下血不同，毋混治也。且此数味俱皆升阳之药。）

一老妇性沉，多怒，大便下血十余年，食减形困，心摇动，或如烟薰，早起面微浮，血或暂止，则神思清，忤意则复作，百法不治。脉左浮大虚甚，久取滞涩而不匀，右沉涩细弱，寸沉欲绝。（肺主诸气。）此气郁生涎，涎郁胸中，心气不升，经脉壅遏不降，心血绝，不能自养故也。非开涎不足以行气，非气升则血不归隧道。以壮脾药为君，诸药佐之，二陈汤加红花、升麻、归身、酒黄连、青皮、贝母、泽泻、黄芪、酒芍药，每帖加附子一片，煎服四帖后，血止。去附，加干葛、丹皮、栀子而烟薰除，乃去所加药，再加砂仁、炒曲、熟地黄、木香、倍参、芪、术（用药圆转），服半月愈。

一人虚损，大便下血，每日二三碗，身黄瘦，以四物加藕节汁一合，红花、蒲黄一钱，白芷、升麻、槐花各五分，服之愈。

虞恒德治一男子，四十八，素饮酒无度，得大便下血症，一日如厕二三次，每次便血一碗。以四物汤加条芩、防风、荆芥、白芷、槐花等药，连日服之不效，后用橡斗烧灰二钱七分，调入前药汁内服之。又灸脊中对脐一穴，血遂止（灸法妙，下血之症，切记，切记），自是不发。

林回甫病小便下血，医用八正散与服，服后不胜其苦，小腹前阴痛益甚。（八正散通利药，服之而前阴痛益甚，虚可知。）一医俾服四君子汤，遂稍瘥，后服菟丝子山药丸，气血渐充实而愈。

张太守纲病脏毒，下血十余载，久服凉剂，殊无寸效。服小菟丝子丸，尽药而痊。（不愈，责之肾。）

周辉患大便下血，百药俱尝，止而复作，因循十五年。或教以人参平胃散，逐日进一服，至月余，而十五载之病瘳。（凡血症治用四君子收功，斯言厥有旨哉。）

王庭，王府长史也。病大便下血，势颇危殆。一日昏愦中，闻有人云：服药误矣，吃小水好。庭信之，饮小水一碗顿苏，遂日饮之而愈。

一人患下血，诸治不效。或教以老丝瓜，去向里上筋，烘燥不犯铁，为末，空心酒下二三匙，连数朝愈。（此方用过，效。）

薛立斋治一儒者，索善饮，不时便血，或在粪前粪后，食少体倦，面色痿黄，此脾气虚，不能统血。以补中益气加吴茱萸、黄连各三分，神曲一钱五分，四剂而血止。减去神曲、茱萸，三十剂而安。

一男子，每饮食劳倦便血，饮食无味，体倦口干。此中气不足，用六君子汤加芎、归，而脾胃健，又用补中益气而便血止，再不复作。

一男子，每怒，必便血或吐血，即服犀角地黄汤之类。薛曰：当调理脾胃。彼不信，仍服之，日加倦怠，面色痿黄。又用四物、芩、连、丹皮之类，饮食小思，心烦热渴，吐血如涌，竟至不起。此症久服寒凉损胃，必致误人。其脾虚不能摄血，不用四君、芎、归，补中益气之类，吾未见其生者。

一孀妇，年六十，素忧怒，胸痞少寐，所食枣栗面饼少许，略进米饮，则便利腹痛十年矣，复大怒，两胁中脘，或小腹作痛，痰有血块。用四君加炒黑山栀、茯苓、神曲，少佐以吴茱萸十余剂，及用加味归脾汤二十余剂，诸症渐愈。后因子忤意，忽吐紫血块碗许，次日复吐鲜血盏许，喘促自汗，胸膈痞闷，汤水不入七日矣，六脉洪大而虚，脾脉弦而实，此肝木乘脾，不能统摄，其血上涌，故其色鲜，非热毒所蕴。（辨证精确。）以人参一两，炮黑干姜一钱（理中汤妙，不然痞闷如何能除），服之即寐，觉而喘汗稍缓，再剂，熟寐半日，喘汗吐血俱止。若脾胃虚寒，用独参汤，恐不能运化，作饱，或大便不实，故佐以炮姜。

一产妇，粪后下血，诸药不效，饮食少思，肢体倦怠。此中气虚热，用补中益气加茱炒黄连五分，四剂顿止，但怔忡少寐，盗汗未止，用归脾汤而愈。

一妇但怒便血，寒热口苦，或胸胁胀痛，或小腹痞闷。此怒动肝火而侮土，用六君子加柴胡、山栀而愈，用补中益气、加味逍遥二药，乃不复作。

一妇人久下血在粪前，属脾胃虚寒，元气下陷。用补中益气加连炒茱萸一钱（茱萸炒连，连炒茱萸，用法妙），数剂稍缓。乃加用生吴茱萸三分，数剂而愈。

一妇人产后便血，口干饮汤，胸胁膨满，小腹闷坠，内热晡热，饮食不甘，体倦面黄，日晡则赤，洒淅恶寒。此脾肺虚，先用六君子加炮姜、木香，诸症渐愈，用补中益气，将愈，用归脾汤痊愈。（先后用药可法。）后饮食失节，劳役兼怒，发热血崩，夜间热甚，谵语不绝，此热入血室，用加味小柴胡二剂而热退，用补中益气而血止，用逍遥散、归脾汤调理而安。

江应宿治一友人朱姓者，患便血七年，或在粪前，或在粪后，面色痿黄，百药不效，每服寒凉，其下愈多。诊得六脉濡弱无力，乃中气虚寒，脾不能摄血归经，用补中益气汤，加灯烧落荆芥穗一撮，橡斗灰一钱，炒黑干姜五分，二剂而血止，单用补中益气十余服，不复作矣。

按：丹溪有曰：精气血气，出于谷气，惟大便下血，当以胃气收功。厥有旨哉。故薛立斋之诸案，多本诸此。（《名医类案》）

○张子和曰：乐彦刚病下血，医者以药下之，默默而死。其子企见张而问曰：吾父之死，竟无人知是何症。张曰：病锉其心也。心主行血，故被锉则血不禁，若血溢身热者死。火数七，七日故死，治不当下，下之不满数。企曰：四日死，何谓病锉心。张曰：智不足而强谋，力不足而强与，心安得不锉也。乐初与邢争屋不胜，遂得此病。企由是大服，拜而学医。

王砺恒治张大复肠血下注，痛不可忍，胸腹滞闷，痛极血濡缕着裈袜间，唼唼有声，曰：此欲脱也。然色鲜当不害，亟取贝母一两，令细研为末，分作十剂，酒少许咽下，三舐而注者减，色昏黑，又三舐之，息矣。后作寒热，十日而愈。后数年复发，血止则左胁肿痛，有声汩汩然达于腹，又数日汩汩声稍达于背，乃用沉香酒磨饮之，不三日减。《笔谈》。

汪龙溪手札云：去年得下血疾，半年有余，今春误食胡桃，胡桃能下血，则知胡桃当忌也。珊瑚纲。

龚子才治一人血痢，及下血不止，以六味丸加地榆、阿胶、炒黄连、黄芩、生地而愈。

孙文垣治董龙山夫人，年三十五，病便血，日二三下，腹不疼，诸医治三年不效。诊之，左脉沉涩，右脉漏出关外，诊不应病，谓血既久下，且当益其气而升提之，以探其病。乃用补中益气加阿胶、地榆、侧柏叶。服八剂，血不下者半月。偶因劳血复下，再索前药，乃谓之曰：夫人之病，必有瘀血，积于经隧，前药因脉难凭，故以升提兼补兼涩者，以探虚实耳。今得病情，法当下以除其根。董曰：便血三年，虽二三下而月沉不爽，且至五日，如此尚有停蓄耶。曰：以此而知其必有瘀也。经曰：不塞不流，不行不止，今之瘀，实由塞之故也，行则不塞，古人治痢，必先下之，亦此意也。用桃仁承气汤加丹皮、五灵脂、荷叶蒂，水煎，夜服之，五更下黑瘀半桶，复索下药，曰：姑以理脾药养之，病根已动，俟五日再下未晚。至期复用下剂，又去黑瘀如前者半，继以补中益气汤、参苓白术散，调理痊愈。

吴孚先治赖思诚，大便下血，已十有六月，诸医无功。诊得右寸实数，大便如常，是实热在肺，传于大肠，与黄芩、花粉、山栀、麦冬、桔梗，清其肺热，不数日其病如失。前治不效者，俱就肠中消息故耳。

李士材治学宪黄贞父，下血甚多，面色痿黄，发热倦怠，盗汗遗精。诊之曰：脾虚不能统血，肾虚不能闭藏，法当以补中益气。五帖，并而进之，十日汗止，二十日血止，再以六味间服，一月而安。

卢不远云：戊申秋，坐分水王元极家堂上，有人从外来，望其色黄而内深青，问元极，乃族兄也，问何病？云：惟便血。余谓春来病必甚，春分法当死，至已酉二月果殁。或问曰：君未尝诊候，何问之而遽断，知之且在半年之先也？予曰：脉者形之机，色者气之兆，尝读仓公舍人奴案，故心识其脾伤之色，至春土不胜木，法当死。然舍人奴以四月死者尚肥，而王之体已瘦耳。又曰：半年之前，岂无方可治乎？曰：君不闻扁鹊之言乎，越人非能生死人也，当生者越人能使之起耳。且疾之所在有四，曰络，曰经，曰腑，曰脏，络经及腑病，尚属半死，而脏病则绝不可活，况其人脏色已外显，又乌能治哉。

陆养愚治姚天池室，素有肠红证，服山栀、丹皮、芩、连，凉血之剂即止。近因恼怒饮食，遂患痞满，按之急痛，大便不行，医以丸药下之，大便已通，按之不痛，而胸膈仍不舒，饮食不进。再以行气药投之，痞胀不减，而便血大作，三四日不止，又以凉血药投之，血不止而反增呕恶，身体微热，旬日间肌肉削其半。脉之人迎沉而长，气口弦而急。夫沉涩者，血失也。弦急者，肝盛也。肝盛则脾虚，而痞满下血之症并作矣。用参、术、归、芍、芪、草、枯姜、阿胶，数剂血止胀宽，饮食渐进，去枯姜加熟地，调理月余而痊。

吕东庄治孙子川，久患下血病证，夏末忽滞下口渴，不思饮食，坐卧不宁，身体日夜发热，肛门下坠，周围肿痛，遍身软弱，身子羸瘦，行走懒怠，始则腹内闷痛，继而体热脉洪数。曰：若论滞下，则诸症皆死候也。然今在下血之后，则未可尽责之滞下，当变法治之。先用白术、茯苓、山药、神曲、苡仁、陈皮、甘草等药，强其中以统血。次用黄连、泽泻、黄芩、丹皮等药，以解郁积之热。后用熟地、归、芍等，以复其阴。次第进之乃痊。

薛立斋治一妇人，下血不已，面色瘦黄，四肢长冷，此中气下陷，用补中益气汤送四神丸，数服而愈。

光禄张淑人下血，烦躁作渴，大便重坠，后去稍缓，用三黄汤加大黄至四两方应，后又用三黄汤二十余剂而愈。此等元气，百中一二。

韩地官之内，脾胃素弱，因饮食停滞，服克伐之剂，自汗身冷，气短喘急，腹痛便血，或用滋补剂皆不应，乃用人参、炮附子各五钱，二剂稍应，却用六君子每剂加炮附三钱，四剂渐安。又用前汤，每加附子一钱，数剂乃痊。

一妇人因怒胸痞，饮食少思，服消导利气之药，痰喘胸满，大便下血，用补中益气加茯苓、半夏、炮姜四剂，诸症顿愈。又用八珍加柴胡、炒栀痊愈。

通府薛允頫下血，服犀角地黄汤等药其血愈多，形体消瘦，发热食少，里急后重，此脾气下陷，用补中益气加炮姜一剂而愈。

一男子便血，每春间尤甚，且兼腹痛，以除温和血汤治之而愈。

薛立斋治一男子，素有温热便血，以槐花散治之而愈。

一妇人粪后下血，面色痿黄，耳鸣嗜卧，饮食不甘，服凉血药愈甚。诊之，右关脉浮而弱，以加味四君子汤，加升麻、柴胡，数剂脾气已醒，兼进黄连丸数剂而愈。大凡下血，服凉血药不应，必因中虚气不能摄血，非补中升阳之药不能应，切忌寒凉之剂。亦有伤湿热之食，成肠澼而下脓血者，宜苦寒之剂，以内疏之，脉弦绝涩者难治，滑大柔和者易治也。

一男子粪后下血，诸药久不愈，甚危。诊之乃湿热，用黄连丸二服顿止，数服而痊。

一男子粪后下血，久而不愈，中气不足，以补中益气汤数剂，更以黄连散数服血止，又服前汤，月余不再作。

马元仪治汪氏妇，患便血症，时适澡浴，忽下血不已，遂汗出躁烦，心悸恍惚，转侧不安。诊得两脉虚涩，虚为气虚，涩为阴伤，人身阳根于阴，阴近于阳，两相维倚者也。今阴血暴虚，阳无偶必致外越，阳越则阴愈无主，其能内固乎，当急固其气，气充则不治血，而血自守矣。先以参附理中汤，继以归脾汤，及大造丸，平补气血而安。（入理深谈。）

蒋氏妇便血久不愈，脉右虚微，左弦搏，此郁结伤肝，肝病传脾，二经营血不守，以人参逍遥散，和肝益脾，二剂右脉稍透，症减一二。欲速愈，请用苦寒。曰：肝脾两经，为相胜之脏，木旺则土虚，用苦寒之剂，则重损其脾，惟此方益土之元，可以柔木，养肝之阴，可以安土。遂守前方，三十余剂而痊。

陆氏续集验方：治下血不已，量脐心与脊骨平，于脊骨上灸七壮即止，如再发，即再灸七壮，永除根。目睹数人有效。余常用此，灸人肠风皆除根，神效无比。然亦须按此骨突酸疼，方灸之，不痛则不灸也。但便血，本因肠风，肠风即肠痔，不可分为三，或分三治之非也。《医说续编》。（雄按：便血肠痔，岂可不分。）

卢州郭医云：赵俊臣帅合肥日，其胥司马机宜患酒毒下血，多至升斗，服四物汤每料加炒焦槐花二两，如常法煎服而愈。同上。

王嗣康为蔡昭先处厚朴煎，治积年下血。韩县尉云：乃尊左藏服之作效，右用厚朴五两（用生姜五两同捣开于银石器内，炒令紫色），右为一两，大麦蘖、神曲（二味各一两，同炒紫色），右炒为末，白水面糊为丸，如梧桐子大，疾作空心米饮下一百丸，平时三五十丸。嗣康云：肠胃本无血，元气虚肠薄，自荣卫渗入，今用厚朴厚肠胃，神曲、麦蘖消酒食，于术导水，血自不作也。《医说续编》。（雄按：肠胃本无血一言，洵为卓见。）

立斋治张刑部德和，便血数年，舌下筋紫，午后唇下赤，胃肺脉洪。谓大肠之脉散舌下，大肠有热，故舌下筋紫。又便血胃脉环口绕成浆唇下，即承浆也。午后阴火旺，故承浆发赤。盖胃为本，肺为标，乃标本有热也。遂以防风通圣散为丸，治之而愈。后每睡忽惊跳而起，不自知其故，如是者年余，脑发一毒掀痛，左尺脉数，此膀胱积热而然。以黄连消毒散数剂少愈，次以金银花、瓜蒌、甘草节、当归，服月余而平。（此肝经血虚而燥也，患此者颇多，以其不甚为害，故医亦莫之知耳。）

南昌邓思济传便红方：或因酒毒发者，先用川黄连，去须切片，酒炒细末，每服三钱，空心白酒调下，忌荤腥一月。服连末后必腹痛，去血愈多，复用白芍一两，白术五钱，甘草三钱，同炒拣开，先用白芍煎汤服，腹痛自止，后以白术、甘草同煎服，遂愈。又一法：以粳米三分，糯米三分，煮粥空腹服，遂愈。此无他，补胃气则阳明调，所以便红自除也。《广笔记》。（制方精妙。）

萧万舆治陈克元，年二十八，元气虚寒，面青白，肢体频冷，呕痰饱胀，小便清利，患大便下血，数月不出。脉沉伏如无，重按著骨，方见蠕动，曰：脉症相符，此脏气虚寒血脱也。以十全大补汤，去川芎、白芍，加熟附子、炮姜，少佐升麻，服四剂便血顿止。若以此属热妄投寒剂，必无生矣。

朱孝廉明耻，面色青黄，初为感寒，过饮姜汤，患内热，脱血，服芩、连寒剂即愈。后因劳复发，再服不纳，惟静养两旬方瘥。近因惊复作，仍倦怠增剧，脉之六部皆沉缓濡弱。曰：始受辛热投以苦寒，宜乎即愈。但热气既消，而广肠血窍尚未敛，血故遇劳即发。夫劳则伤脾，脾伤则不能统血，致下陷循故窍而出。此因于劳，非由于热也。今屡发而元气愈虚，惟至静固中之剂，庶可耳。以熟地为君，参、芪、归、术为臣，丹皮、炙草、知母、茯苓、阿胶为佐，引用升、柴，为丸，与服，仍兼饮加减归脾汤，月余诸症如失。（虚寒积热之外又有此一症，但既云至静固中之剂，则当归、丹皮似尚未合法。）

彭予白病脱血，久不痊，因积劳所致，万以为劳伤脾肺，即医家伎巧亦为之竭。曰：得无遇事过时而失食，热升燎于首面乎？曰：正苦此耳。屡服芩连清火之剂漫不应。脉之六部沉缓，与六味加玉桂、人参、五味，丸服，不数月沉疴顿痊。

乙丑岁，萧寓楚中时，适有仆妇，每患便血，投以脏连丸，随服随愈。

刘友善属文，病便血，服香连丸，经岁不愈，饮食如常，冬娶妇辍药却愈。次夏患痢，且能健啖，起居不倦，投香连丸四剂，至夜发厥而死。（此症全属肝火，于此可见。）大都此积服寒凉，脾气渐伤，又娶亲后精血日耗，元气不支，故遇血即仆，理可知也。祸非旦夕，有由来矣。

钱国宾治戴思云妻，得病年余，大便下血如腐，或紫或红，身体昏晕，久病虚且损矣。其脉沉浮滑滞，脾部更甚。细思血脉病久，当见芤虚数涩，此痰脉也。以导痰汤加九制大黄，二三服愈。

蒋仲芳治徐万寿，年二十余，七月中下血不止，遍医不效，至十月初屡次昏晕，事急矣。诊之，右寸独得洪数，是必实热在肺，传于大肠也。用麦冬、花粉、桔梗、玄参、黄芩、山栀、五味、沙参，服数剂而愈。

近见一症，寒热微渴，胸满微烦，小便利，大便稀而少，状如鸡粪，其色黑。蒋谓大便黑者血之瘀，稀者中之寒，血瘀间寒积在下焦，不得不下。遂用当归活血汤加熟大黄，温而行之，下尽黑物而愈。盖瘀血在下，兼热者多，兼寒者少，故古人未有陈案，此又出古法之外也。

吴桥治婺源令君，入府城乃病溲血，昼夜凡百行，溲皆纯血，咳逆绝食，且昏沉。医者以为新病也，请宣之。姚令君曰：不然，公止中道宿，就近召吴医乃可。桥暮至，六脉沉微，乃曰：明府下元极虚，误下且不救。甲夜进温补之剂，熟寐至夜分，觉乃啜粥汤，病去十七八。惊自语曰：何速也，试再诊之。曰：明府无忧，脉归矣。再荆而起，三剂乃归。《太函集》。

程氏兄弟并溲血，兄瘥弟剧，则以弟逆桥，入中庭，必由兄室，见兄在室烦乱，其言支离，户外徐视之，死气黪黪，弟妇速桥未入，则弟自房内号眺，桥作而叹曰：异哉，两君子俱，死矣。然瘥者顾急，则予望丽知之，剧者顾缓，则予闻而知之，长君色有死征，次君声有余响故也。既而诊之，兄脉将绝，病得之内，重以误下伤阴，家人以为然，病者始病而内，以故里急后重乘之，族医递为之下，急重乃通。今绝水浆，四肢逆冷。法曰：下痢烦躁者死，语言错乱者死，四肢厥冷者死，水浆不入者死。四端皆在不治中者，兄死。诊其弟，病视乃兄为轻，或当小愈，第多嘈多怒，亦必不终。旬日溲血平，寻以过饱淫怒伤脾，未几卒。《太函集》。

聂久吾表侄，年三十初咳红，服滋养清凉而愈。忽大便下血，血在下为顺，忽遽止之，半月后用新制脏连丸与服之愈。川连为末，酒拌，入猪大肠，韭菜盖蒸烂，捣匀晒干，仍为末，每连一两，入侧柏叶、当归末各二钱，和匀米糊为丸，梧子大，空心温酒，或白汤下二钱五分。

魏玉横曰：赵正为室人，年近四旬便血，面黄肢肿，凡补气补血，及气血两补，升提固涩，凉血温中之剂，莫不备尝而归脾为多，均罕验。方书谓粪前血其来近，粪后血其来远，今则二者皆有。脉之关前盛，关后衰，且弦且数。曰：此非脾不统血也，乃肝木挟火上乘于胃，血因之上逆。以病人肺气强，不为呕血，反侧溢入于大肠，而为便血。故有时血先注，渣滓后注，则便前有血。有时渣滓先注，血后注，则便后有血。有时渣滓前后与血俱汪，则便前后俱有血。盖阳明为多气多血之府，血去虽多，而不甚困也。第峻养其肝，使不挟火上逆，血自止矣。与生地黄、熟地炭、白芍、枣仁、杞子各五钱，炙甘草、酒黄芩各五分，川楝肉一钱，八剂全安。

一少年素有便血，自言触秽腹痛，经日不止。因觅土医刺其委中，出血如注，是即大发寒热，头痛如捣，腹胁满痛，不能转侧，谵语如鬼状。一馆中师，以大柴胡下之而愈。愈后不时寒热咳嗽，服滋阴清肺之药，两月而愈。其咳愈甚，近日饮食多进，大便作泻，而兼下血，左右关尺皆弦细而数。张飞畴曰：此必刺委中时，感冒风寒，因其人素有便血，邪乘虚入，而为热入血室，如阳明病下血谵悟之例。用大柴胡得愈者，是偶中，痛随利减之效，原非正治，所以愈后，不时寒热咳嗽，脾胃清阳之气下陷，而肺失通调输化之气也。斯时不与调补脾胃，反与清肺，则脾气愈伤，不能统血，而为下脱泄泻之患，虚损已成，虽可久，复生恐难为力矣。（《续名医类案》）

蓄血证

张聿青医案

○朱左，任重受伤，营血瘀滞，蓄而暴决，呕血盈盆，大便紫黑。由此面黄力乏，腹中结块。脉涩两关独弦。蓄者虽去，新者复瘀，势必复为呕下。临时汗脱，不可不虑。

于术，乌药，当归炭，五灵脂（酒炒），炒赤芍，蓬术，楂炭，桃仁，奎党参，焦麦芽，延胡，制香附。

蓄血呕血，急饮韭汁、童便。若时有冷汗及大便血下无度者，死症也。正蒙志。

○左，呕吐紫瘀，中州之痞满转舒，其为血蓄阳明，以通为顺，略见一斑。但神情困顿，由血虚而气阴并伤。治宜补气养阴，以图恢复，六府以通为用，阳明为多气多血之乡，补则滞，滞则涩不能流，安保气血之不复蓄乎。夫气血精神，藉资五谷，惟裕生化之源，斯不言补而补已在其中矣。

金石斛，甜杏仁，赤白芍，半夏曲，茜根炭，川牛膝，云茯苓，橘白，生熟谷芽，白蒺藜，盐水炒竹茹，泽泻。

○邵左，呕出紫瘀，气撑脘痞较退。深恐根蒂未除，而致复聚。

生锦纹一钱五分（酒炙，后下），延胡，竹茹炒赤芍，茯苓，韭汁半杯，当归炭，瓦楞子，白蒺藜。

二诊：逆上之血，已从下行，然脘腹仍觉不舒，脐下作满。蓄血未清，还恐变胀。

炒当归一钱五分，瓦楞子五钱，丹参炭三钱，川桂木五分，郁金一钱，炒赤芍一钱五分，玄明粉一钱（冲），参三七一钱，生锦纹一钱（酒炙），桃仁一钱五分，延胡索一钱五分。

三诊：便解色黄，瘀血已楚。再和中而运旋脾胃，以裕其生化之源。

当归炭，炒赤芍，野于术，茯苓，参三七，磨郁金，丹皮炭，牛膝炭，枳实，白蒺藜。

○左，脘痛之后，面目带黄，此营滞也。

当归炭，桃仁，旋覆花，黑山栀，泽泻，猩绛，泽兰叶，白蒺藜，炒牛膝，川郁金，延胡。

○左，少腹偏右作痛，曾经泻下紫瘀，当时痛减，今复渐甚。良由气中血滞，当为宣通。

楂炭，金铃子，制香附，延胡，赤芍，乌药，当归炭。沉香三分，大黄四分，木香二分，琥珀四分，以上四味研末，药汁调服。（《张聿青医案》）

曹家达医案

○某，男。少腹胀痛，小便清长，且目不识物，论证确有蓄血，而心窃疑之。乃姑投以桃核承气汤，服后片时即下黑粪，而病证如故。再投二剂，加重其量，病又依然，心更惊奇，因思此证若非蓄血，服下药三剂，亦宜变成坏病，若果属是证，何以不见少差，此必药轻病重之故也。时门人章次公左侧，曰：与抵当丸何如？余曰：考其证，非轻剂可瘳，乃决以抵当汤下之。服后，黑粪挟宿血齐下。更进一剂，病者即能伏榻静卧，腹胀平，痛亦安。知药已中病，仍以前方减轻其量，计虻虫6克，水蛭4.5克，桃仁15克，川军15克。后复减至虻虫、水蛭各1.2克，桃仁、川军各4.5克。由章次公调理而愈。后更询诸病者，盖尝因劳力负重，致血凝而结成蓄血证也。（《经方实验录》）

瘀血

甘欣锦等医案

○某，男，17岁。

从幼儿时起反复发生四肢及臀部等处瘀斑及血肿，肘、膝关节肿痛，外伤后出血不易止血，每次严重出血均需输血方止。曾在外院经多项实验室检查，确诊为血友病甲。肘膝关节X片示：骨质疏松，骨皮质变薄，部分呈囊性改变。

刻诊：牙龈渗血，色鲜红，两膝关节肿痛，不能步履。舌红苔薄，脉数。

辨证：证属血热妄行，外溢络脉，留着关节，血脉不通。

治法：清热凉血，和络止血。

方药：犀角地黄汤化裁。

犀角（水牛角代）、生地各30克，山栀、丹皮、丹参、赤芍各10克，茜草、三七、大蓟、小蓟各15克，牛膝10克。

5剂后血渐止，痛渐缓。已能步履。［江苏中医，1992，13（2）］

张锡纯医案

○刘书林，盐山城西八里庄人，年二十五岁，业泥瓦工，得瘀血短气证。

病因：因出外修工，努力抬重物，当时觉胁下作疼，数日疼愈，仍觉胁下有物妨碍呼吸。

证候：身形素强壮，自受病之后，迟延半载，渐渐羸弱，常觉右胁之下有物阻碍呼吸之气，与人言时恒半句而止，候至气上达再言，若偶忿怒则益甚，脉象近和平，惟稍弱不能条畅。

诊断：此因努力太过，致肝经有不归经之血瘀经络之间，阻塞气息升降之道路也。喜其脉虽稍弱，犹能支持，可但用化瘀血之药，徐徐化其瘀结，气息自能调顺。

处方：广三七四两。

轧为细末，每服钱半，用生麦芽三钱煎汤送下，日再服。

方解：三七为止血妄行之圣药，又为化瘀血之圣药，且又化瘀血不伤新血，单服久服无碍。此乃药中特异之品，其妙处直不可令人思议。愚恒用以消积久之瘀血，皆能奏效。至麦芽原为消食之品，生煮服之则善舒肝气，且亦能化瘀，试生麦芽于理石（即石膏）上，其根盘曲之状，理石皆成凹形，为其根含有稀盐酸，是以有此能力，稀盐酸固亦善化瘀血者也。是以用之煎汤，以送服三七也。

效果：服药四日后，自鼻孔中出紫血一条，呼吸较顺，继又服至药尽，遂脱然痊愈。

或问，人之呼吸在于肺，今谓肝经积有瘀血，即可妨碍呼吸，其义何居？答曰：按生理之学，人之呼吸可达于冲任，方书又谓呼出心肺，吸入肝肾，若谓呼吸皆在于肺，是以上两说皆可废也。盖心、肺、肝，原一系相连，下又连于冲任，而心肺相连之系，其中原有两管，一为血脉管，一为回血管，血脉管下行，回血管上行。肺为发动呼吸之机关，非呼吸即限于肺也，是以吸入之气可由血脉管下达，呼出之气可由回血管上达，无论气之上达下达，皆从肝经过，是以血瘀肝经，即有妨于升降之气息也。据斯以论呼吸之关于肺者固多，而心肺相连之系亦司呼吸之分支也。（《医学衷中参西录》）

徐大椿医案

○东山水利同知，借余水利书，余往索，出署，突有一人拦舆喊救命，谓我非告状，欲求神丹夺命耳。其家即对公署，因往视。病者死已三日，方欲入棺，而唇目忽动，按其心口尚温，误传余能起死回生，故泥首哀求。余辞之不获，乃绐之曰：余舟中有神丹可救。因随之舟中，与黑神丸二粒，教以水化灌之，非能必其效也。随即归家，后复至山中，其人已生。盖此乃瘀血冲心，厥而不返，黑神丸以陈墨为主，而以消瘀镇心之药佐之，为产后安神定魄、去瘀生新之要品，医者苟不预备，一时何以奏效乎？（《洄溪医案》）

柳谷孙医案

○血从上下而溢，血色瘀紫，血行后筋骨掣痛，内及脘腹，营络仍复不通，左胁结痞，亦未消化。总由营络窒滞，肝气内阻。仍宜疏肝和络，清导余瘀。

金铃子，延胡，青皮，归尾，牛膝，红花，桃仁，丹参，郁金，木通，乳香，降香，丝瓜络。

腰俞延及左胁，掣刺作痛，难于转侧，此血络瘀伤之病。脉软数，时有内热。阴气暗伤，当兼滋养。

大熟地，全当归，杜仲，川断，甘杞子，菟丝子，沙苑子，金毛脊，破故纸，长牛膝，旋覆花（红花四分同包），胡桃肉。

另：参三七四分血竭二分，乳香一分研末，陈酒冲服。

少腹偏左注痛，引及腰脊，寒热连绵。此病因血络瘀阻，邪机下注，热久阴亏，舌红脉数。姑与和络畅营，疏通邪滞。

金铃肉，延胡，归尾，桃仁，青蒿，白薇，丹皮，丹参，牛膝，吴萸（炒），橘络，橘核，木香，益母草。

经阻两年而无他病，近数日来，大小便滞痛不爽，两足肿痛不舒。病由营血瘀室，经络不畅，气机痹窒。姑先温营疏畅。

丹参，归尾，泽兰，桃仁，牛膝（红花三分炒），广郁金，楂炭，杏仁，桂枝，苏梗，香附，降香，琥珀末（冲服）。（《吴中珍本医籍四种·柳宝诒医论医案》）

张仲华医案

○吴左，呕血盈碗，紫色块磊，两载中已见五次。据述发病之前，左胁肋近脘必痛，吐后痛减，不妨胃纳。诊脉沉数看力，面色晦滞。询由努力而起，络内凝瘀作痛，但瘀血宜通，瘀净则止，苟使根蒂常留，则瘀渐积而必复发，且有妨新血矣。倘畏虚嗜补，往往成痨者，务宜宣通肝胃之络。

旋覆花一钱五分（包煎），参三七一钱，炒楂肉二钱，丹皮一钱五分，蒌仁三钱，醋炒延胡一钱五分，桃仁三钱，炒赤芍一钱五分，黑栀一钱五分，紫降香三钱。（《吴中珍本医籍四种·张氏治病记效》）

衄　血

许玉山医案

○患者：高某某，女，青年，学生。

齿龈渗血已久，不红不肿不痛，稍按或刷牙即口中积血，说话时久，则口有腥味，唾则见血，齿浮不固，舌红，少苔，脉细弱。

分析：齿为骨之所络，骨则主于肾。肾阴不足，虚火内生，蕴于齿络，血随火动，故见齿龈渗血。肾阴既亏，骨无所养，故齿浮而不固。舌红，脉细弱为阴虚津亏之象。

辨证：肾阴不足，虚火上炎之齿衄。

治法：滋阴益肾，凉血止血。

方药：当归12克，白芍12克，生地12克，玄参10克，旱莲草10克，何首乌12克，丹皮8克，阿胶12克，枸杞12克，知母9克，犀角（先煎）5克，女贞子9克，侧柏叶6克，甘草5克。

方解：方中何首乌、枸杞、女贞子、旱莲草、玄参、知母补益肝肾，滋阴降火，此为上病取下之法；当归、白芍补血敛阴；犀角、丹皮、生地、阿胶凉血止血，益阴清热；甘草泻火解毒。

服上方5剂即效，旬余齿衄大减，牙齿亦固，上方加减服10余剂而病愈。（《许玉山医案》）

邢锡波医案

○卢某某，女，52岁。

患者素有关节疼痛史，近一年来皮肤瘙痒，搔抓后皮肤出现血斑，以后发现出血点，于四肢与胸腹为多。

近3天来齿龈出血约2000毫升，晚间溢血更多。发热头痛，关节痛，尿血。用止血药及维生素等，均未控制出血。检查：神识昏惑，齿龈溢血，四肢及胸部有散在出血点。化验：血红蛋白95克/升，红细胞3.96×10^{12}/升，白细胞13.5×10^{9}/升，血小板25.74×10^{9}/升，出血时间15分未止，凝血时间2分。脉浮弦而数，舌质红，苔薄黄。

辨证：毒热郁营，热迫血溢。

治法：清热解毒，凉血止血。

方药：银花、大青叶、鲜茅根、藕节各24克，连翘、大蓟、小蓟各15克，丹皮12克，鲜菖蒲、鲜佩兰各9克，黄连6克，银柴胡4.5克，犀角粉1.5克（冲服）。

二诊：前方连服2剂，汗出身热渐退，齿龈出血减轻，神识清楚，脉弦数。是外热已清，营分之郁热尚未宣散，宜清营凉血止血。

方药：鲜茅根30克，银花、生地、藕节各24克，丹皮、仙鹤草、龟甲、茜草根、大蓟、小蓟各15克，栀子、槐花、阿胶各9克，黄连6克，犀角粉1.5克（冲服）。

三诊：前方连服5剂，身热已退，齿龈已不出血，周身出血点已吸收，无新出血点，精神和食欲已恢复。仍倦怠无力，有时心悸气短。脉细软，舌淡红。是营分之热已清，而中气仍虚弱，改用健脾养阴止血法。

方药：鲜茅根24克，生地、龟甲各15克，生山药、乌贼骨、大蓟、小蓟各12克，丹皮、白术、仙鹤草、茜草根各9克，阿胶6克，人参3克（冲服）。

上方连服4剂，诸症痊愈。血液检查亦恢复正常。

○曲某某，男，25岁，工人。

病史：左鼻孔衄血已有旬余，每日衄血3～4次，每次出血量在60～100毫升之间，屡经治疗无效。继而出现头眩，倦怠无力，心悸气短，胸脘满闷，周身关节酸痛，食欲不振，精神疲惫。

检查：血压16/11.3千帕，红细胞3.8×10^{12}/升，血红蛋白100克/升，血小板160×10^{9}/升，白细胞4.0×10^{9}/升。脉沉弦，舌淡无苔。

辨证：肝气上逆，血虚不荣。

治法：镇肝潜阳，养血止血。

方药：生地24克，龟甲24克，白芍18克，生赭石15克，生牡蛎15克，茜草15克，牛膝15克，生龙齿15克，磁石12克，海螵蛸12克，仙鹤草12克，大蓟12克，小蓟12克，丹参12克，阿胶10克。

连服2剂，衄血减少，仅午后出血1～2次，血量显著减少，头不眩，脉为虚数。后于原方加当归12克，吉林参3克，连服5剂，鼻衄不作，头不眩晕，食欲增进，身不酸痛。后减生龙齿、生牡蛎、磁石、大蓟、小蓟，加生山药20克，白术12克，以扶胃气，连服3剂，诸症消失而愈。（《邢锡波医案集》）

郭士魁医案

○宋某，47岁，男。

一年来头痛，眩晕，口内干热，齿鼻时衄，面色红赤，血压逐渐增高（由80/60至130/100毫米汞柱）。舌质紫黯，舌苔黄褐厚腻，脉沉弦而数。血查红细胞6.13×10^{12}/升，血红蛋白205克/升，骨髓象增生明显活跃。诊为真性红细胞增多症。

辨证：肝热上冲，瘀血内滞。

治法：清肝凉血，化瘀消滞。

方药：龙胆草15克，黄芩15克，泽泻15克，川芎15克，藕节30克，白茅根30克，鸡血藤30克，山栀9克，桃仁9克，红花9克，三棱18克，莪术18克，银柴胡12克，银花20克，丹皮5克，芦荟2克，青黛3克（冲），连服23剂。

头痛眩晕显减，出血已止，血压降至99/60毫米汞柱，红细胞降至4.9×10^{12}/升，血红蛋白降到179克/升。但出现便溏乏力，脉转沉细，前方减胆草、去芦荟，继服3个月，症状消失，血象及血压保持正常范围。[浙江中医杂志，1980（1）]

吴瑭医案

○己丑正月十六日，暨四十岁，衄血，右脉洪大，误用大剂当归，以致大衄不止，无论辛走行气之药不可用，即凉血和血，而不走清道者亦不见效，议清清道之热。

侧柏炭五钱，连翘（连心）三钱，银花炭三钱，黑山栀，四钱桑叶三钱，白茅根一两，凌霄花三钱。

煮三杯，分三次服。

廿一日，衄虽止，而气血两虚，脉双弦而细。法当补阳，以衄血初罢之候，且与复脉法。

大生地五钱，麦冬（不去心）四钱，炒白芍三钱，生鳖甲五钱，阿胶二钱，炙甘草四钱，生牡蛎五钱，麻仁二钱。

煮三杯，分三次服。

廿五日，前日衄血初止，六脉俱弦而细，气血暴虚也，似当补阳而未敢骤补，与一甲复脉汤四帖。

今日六脉俱大而滑，气血暴复也。仍与翕摄真阴，与三甲复脉汤法。

大生地六钱，白芍四钱，生牡蛎五钱，生鳖甲五钱，麦冬（不去心）四钱，生阿胶三钱，生龟甲五钱，麻仁三钱，炙甘草五钱。

煮三杯，分三次服。（《吴鞠通医案》）

孔伯华医案

○赵某，男。

经云："脾者仓廪之本，荣之居也。"脾为统血之脏，今肝木贼之，湿伤太久，而致脾所统之血，错乱妄行，湿气留滞，清浊相混，三焦气化不相调，四旁不应，上下充斥，是以内脏之外阅诸宫窍，皆见出血，大便黑，小溲赤，鼻衄，牙龈溢血尤盛，此"脾气散精，上归于肺"之脾肺相关者也。肉渐脱，肤色夭白，四末及爪甲更少荣色，舌绛，边缘猩红，苔白腻，唇白不焦而无华，纳少，口干不欲饮，日晡微热而潮汗，脉弦滑数，两关大。据述发病迄今已半年有余。西医检查谓"败血症"屡治不效，近来日益增剧。症颇险恶，姑拟清滋潜阳，扶健脾土，渗湿化燥，宣疏行气、助胃止血之标本兼顾法。

鳖血青蒿12克，血余炭9克，血琥珀（先煎）6克，生牡蛎（先煎）15克，赤小豆（布包煎）30克，焦谷稻芽各12克，旋覆花（布包煎）9克，珍珠母（研，先煎）30克，蒲黄炭9克，鲜藕30克，鲜茅根30克，鲜石斛（先煎）30克，焦栀子9克，生赭石9克，川柏9克，银花炭12克，生滑石块15克，川牛膝9克，川郁金9克，灵磁石（生研先煎）9克，乌犀角尖0.9克（另煎兑人），犀黄丸6克（冲服），黄土汤煎药，早晚各一次温服。

共诊16次，服药四十余剂，所患痊愈。

黄土汤煎药法：以净黄土（取新鲜者）120克及清水1000毫升左右，放入锅中，沸煎一小时，然后放入白矾少许使之沉淀，俟冷用纱布滤出澄清，再取黄土汤入砂锅内代水煎药。［中医杂志，1962，（7）］

其他医案

○窦材治一人，患衄血日夜有数升，诸药不效。窦为针关元穴，入二寸，留二刻，呼问病人曰：针下觉热否？曰：热矣。乃令吸气出针，其血立止。

龚子才治一人，年近五旬，索禀弱怯，患衄血长流五昼夜，百药不止，脉洪数无力。此去血过多，虚损之极，以八物汤加熟附子等分，又加真茜草五钱？水煎频服，连进二剂，其血遂止。又依前方去茜草，调理十数剂而愈。

李时珍治一妇人衄血，一昼夜不止，诸治不效，令捣蒜傅足心，即时遂愈。

杨乘六治施鸣玉衄血如注，三日半不止，凡止衄方法；并无一应，气息欲绝，脉之虚大而缓，面色萎黄，舌嫩黄而胖，知其四肢疲软，浑身倦怠懒于言，动辄嗜卧者，非朝伊夕也，询之果然。而衄起之故，缘自钟溪归家，一路逆风，操舟尽力，不及达岸即衄，至今第四日矣。曰：病人中气犬亏，本不足以摄血，一复因劳力太甚，重伤胃络。胃络，阳络也，阳络伤则血出上窍，胃脉络鼻，所以血出鼻孔也。乃用补中益气汤，加炒黑干姜，一剂而衄止。去干姜加白芍、五味子数剂，而从前诸症渐除。

一妇人因劳衄血，服凉药之剂，更致便血，或以血下为顺，仍用治血。薛曰：此因脾气下陷而从，当升补脾气，庶使血归其经。不信，果血益甚，乃朝用补中益气汤，夕用加味归脾汤而愈。此症用寒凉止血，不补脾肺而死者多矣。

马元仪治陆大史母，患衄血不已，两脉浮大而数，重按无神，面赤烦躁，口干发热，心悸恍惚。群作阳明火热，阴虚内动之症，治旬日转盛。此因忧思悒郁，致伤阳气，阳气既伤，阴血无主，上逆则衄，下夺则便，当作中虚挟寒治，用附子理中汤，内益人参至三两。众阻之，明日复诊，脉象散失较之浮数为更天渊，乃谓众曰：症既非实，以补养为生，然气血俱要，而补气则在补血之先，阴阳并需，养阳在滋阴之后，是以非助火而益水，不如是不得其平也。令进前方，不得已减去人参二两，服至第九日，衄血、便血俱止，后以归脾汤调理而愈。

谯知阁熙载，壬子年病衄血，用灯草数枚，以百沸汤煮，逐枚漉出，乘热安顶上，冷即易之遂愈。《百乙方》（此即灸上星、囟会之意。）

苏滔光云：其母夫人常衄血盈盆，百药不效，用好麻油纸捻红鼻中，顷之打嚏即愈，此方甚奇。同上沈明生治给谏姜如农长君勉中，患衄不已，去血盈斗，一月后衄止，复患囊痈，六脉如丝，精神倦怠，始犹健饮，渐至饘粥不入，先后医友但云：虚而当补，莫测病根所在，于是参芪不效，桂附随之，愈补而形愈虚，愈温而气愈弱，最后沈至，时届冬至矣。据脉与症，亦谓当温无疑，独念桂、附太热，始用补中益气，尝之毫无进退，忽悟吾亦踵其误矣。夫食虽不入，而大便秘结，症类虚寒，而口渴喜饮，盖衄之来，本因邪火上炽，乃遽用血脱益气之法，衄虽止而热不下，发为囊痈，既溃，疡科又泥寒药不能收口之戒，亦务温补，周旋左右者，目击病人尩羸，又阐众口称虚，强令进食，以久卧床褥之体，恣瞰肥甘，不为运化，是以药食并壅，内热外寒，此病中之病，初非衄与痈所致，宜其愈补而愈不灵也。先哲云：脉浮者谷不化。又云：大实有羸状，误补益疾。其斯之谓与。遂力主清润疏解，以硝、黄为前矛，而大便立通。以芩、芍为后劲，而饮食渐进。如丝之脉，一线添长，久冷之躯，一阳来复，不惟衄血不作，且令疮口易收，孰谓从脉可以舍症，不思而得病情哉。向非翻然易辙，转败为功，人惟知补之不效而已，又安知效之不在补也，此事难知如此。

吴桥治文学于学易，举孝廉病衄，其衄沮泪然，七昼夜不止，甚则急如涌泉。众医济以寒凉不效，急以大承气汤下之，亦不行。桥曰：孝廉故以酒豪，积热在胃，投以石膏半剂愈之。众医请曰：积热宜寒，则吾剂寒之者至矣，公何独得之石膏。桥曰：治病必须合经，病在是经，乃宜是药，石膏则阳明胃经药也，安得以杂投取效哉。《太函集》。

聂久吾治叶氏子，年十五患衄血，治不效，询其症，自九岁起，其初每年不过五七次，每次流数茶匙，至十一岁则每月一次，每次流半酒盏，十二岁则两月三次，每次流一酒杯，十三岁则每月两次，流半茶盅，十四岁则每月或两次，流大半碗，今十五岁，则八九日一次，每次流盈碗矣。瘦削骨立，夜间身热，危困极矣。诸医所用皆清热凉血之剂，十剂衄减四五，三十剂减七八，四十剂则两月一次，每次不过数点，五十剂全安，而肌肉丰矣。后或有时少作，以前方一剂立愈。地、芍、芎、归、二冬、知、柏、芩、连、首乌、花粉、丹皮、香附、甘草、龙眼肉，水煮调好发灰五分，食远服。（聂方轻极，每品不过七七分。）（《续名医类案》）

汗 血

姚朝辉医案

○某女，32岁。1981年12月11初诊。

半年来两手掌渗出鲜红色血汗，手帕擦去，五六分钟又复渗出。大便干，舌尖红，苔薄白，脉弦细。辨证为胃阴不足，胃火炽盛，熏蒸肌肉，故“阳乘阴而外泄，则发为皮肤血汗矣。”用地黄、赤芍、丹皮清胃火；仙鹤草、紫草凉血止血；牡蛎、糯稻根敛汗固涩；黄芩、白术清火平肝；甘草、红枣和中。5剂后汗血已止大半，又5剂痊愈。［浙江中医学院学报，1982，(6)］

蒋宝素医案

○汗血曰蔑。汗为心液，血从心生，心火暴甚，肾水虚衰，大亏之症。

大生地，灵犀角，人参，龙骨，牡蛎，龟甲，当归身，生黄芪，冬白术，郁李仁，黄芩，朱砂，人中白，藕汁，鹅血。(《问斋医案》)

失 血

王九峰医案

○右脉弦而洪，左脉弦大而芤。水不养肝，肝不藏血，气逆血上，血不归络，冲犯阳明，致有狂吐之患。天下无逆流之水，水由乎风；人身无逆行之血，血由乎气。脉不安静，波涛不定，防其壅逆，慎之。

犀角地黄汤加青铅，青麟丸，还魂草，赤芍，糖楂，茜草灰，牛膝，荆芥炭，柴胡，童便。

上年失血，得于醉饱之后，全属胃病。今次失血，因嗽而起。夫咳血与呕血不同，咳因嗽起，呕是逆来。脉象左关右尺洪而有力，余部细数。阴分素亏，交春生之气，龙雷鼓动，故不时头烘面热，耳鸣咳呛，误视头风，竟以辛温升散，致阳火独狂，冲破血脉，咳吐两昼夜未宁止。用犀角地黄，清心解热，未能制及龙雷。鄙意大荊有阴，兼以苦降之法，必得龙藏泽中，雷潜海底，方可向安。

细生地，黄柏，洋参，天麦冬，肥知母，丹皮，木通，玄参，龟甲。

先是腹痛胀，卒然吐血盈碗，血去胀消，精神饮食俱减，由思虑伤脾，抑郁伤肝所致。肝为血海，脾为血源，胀本肝脾之病，肝虚不能藏血，脾虚不能统血，血无所依，致有妄行之患。以养肝脾为主，佐以引血归经，从血脱益气例主治。

熟地黄汤去萸肉，加洋参、于术、牛膝、当归、三七、车前。

《经》以中焦取汁，变化而赤，是为血。积劳积损，中气大伤，化机不健，致败精华。所吐黑瘀，即经中败血。继吐血涎，即未化之血也。《灵枢》谓白血出者，不治也。勉拟理中汤，从胃论治，多酌高明。

理中汤。

血吐如倾，气随以脱，危急之秋，当先从其急，固气为主。盖有形之血，不能即生，无形之气，所当急固。使气不尽脱，则血可渐生，所谓血脱益气，阳生阴长是也。公议十全大补去川芎、肉桂，加杞子、麦冬。

阴液不足，木火有余，载血上行，每吐盈碗，服壮水潜阳等法，病势平复，年余不发。近因起居饮食失宜，加以调抬之心懈怠，遂致前症复萌，仍以壮水潜阳主治。

生地，归身，龟甲，丹参，丹皮，地骨皮，白芍，五味，麦冬，鳖甲胶，煎胶服之。

长夏失血，肺肾两伤，金水交亏，龙雷震荡，五液神魄之病生焉。神情恍惚，语言错乱，阴络内伤，云门卒痛，阳桥脉盛，竟夕无眠。脉象虚弦，殊难奏捷。壮水之主，以制阳光，是其大法。仍请原手调治，何必多歧。现在火令司权，远涉就诊，非其所宜。

大熟地，怀药，阿胶，知母，百合，麦冬，五味子，北沙参，归身。

暮春风温上受，发热三日，吐血鲜红，四月中旬，血又涌来，至今不止，胸胁相引而痛，是系肝胃不和。胃为多血之腑，肝为藏血之脏，肝阴少藏，胃血上涌，脉来洪滑，非其所宜。

犀角，人生地，白芍，丹皮，炙草，黑栀，怀膝，鲜藕汁，童便，红糖。

肝为血海，阳明乃气血之纲维。因失血寒凉逼伏，气郁阴伤，滋补则酸水上泛，中脘作痛，温剂则血又上溢，鲜瘀不一，肾虚中胃不健，饮聚痰生为患。

冬术，白芍，茯苓，香附，生姜。

三进真武汤，血上痛除，惟夹脊膂筋酸楚，左手大拇指乍寒乍热，督脉少运，仍防血逆上涌。

人参，白芍，冬术，茯苓，木香，枳实。（《王九峰医案》）

谢星焕医案

○（与许勋翁论失血）常观万物生成之道，惟阴与阳而已。盖非阳无以生，非阴何以成。有阴阳即为血气，阳主气，故气全则神旺；阴主血，故血盛则形强，人生所赖，惟斯而已。尊阃玉体违和，前承不鄙，冒雨赴召。脉证相参，由来者渐，先天禀赋，已为薄弱之体；客腊分娩，调理不无失宜，心旌摇摇，内烁真阴，阴血既伤，则阳气偏盛而变为火矣，是谓虚火劳瘵之萌也。前经治数手，不过见症投剂，未探真情，见其潮热，概行清火，目睹形羸，即为补血。孰知阴精日损，食饮无味，转劳转虚，转虚转劳，脉从内变，色不外华，而鼻血辄溢，食少力稀，正大易所谓龙战于野，其血元黄，乃亢龙有悔之象，非一二法所能疗。仆虽不敏，既叨不鄙，用敢直陈颠末。稍能深信，何辞病势之重，药进数剂，当有应验之功。足下勿以愚一管之见，视为泛常，幸甚。（《得心集医案》）

王旭高医案

○脉数，血不止，胃气大虚，胸中痞塞，大便常溏，是痞为虚痞，数为虚数。咳血三月，今忽冲溢，唇白面青，断非实火。大凡实火吐血，宜清宜降，虚火吐血，宜补宜和。古人谓，见痰休治痰，见血休治血。血久不止，宜以胃药收功。今拟一方，援引此例，未知有当高明否。

人参，扁豆，川贝，茯神，藕汁，京墨。

诒按：此方于扶胃药中，参以止血之意，固属正治。惟唇白面青，既见虚寒确据，似宜于此方中，参入炮姜等温摄之品，以敛浮阳而止血也。

再诊：脉数退，血少止，药病相当，颇得小效，而反恶寒汗出者，盖血脱则气无所依，气属阳，主外卫，虚则不固，故恶寒而汗出，最怕喘呃暴脱，措手莫及，犹幸胸痞已宽，稍能容纳。仿血脱益气之例，经曰阳生阴长，是之谓耳。

人参，扁豆，五味子，炙甘草，炮姜，山药（炒），鲜藕汁。

诒按：此与前方同意，以恶寒故加炮姜。

三诊：血脱益气，昔贤成法。今血虽大止，而神气益惫，唇白面青，怕其虚脱，欲牢根蒂，更进一筹。

人参，扁豆（炒），五味子，熟地（砂仁拌炒），附子（秋石水炒），麦冬，冬术，炮姜，陈皮，伏龙肝汤代水。

诒按：伏龙肝未审何意。此方大意，亦与第一方相似，渐参温补之意，以防其虚脱故耳。

四诊：肝肾之气，从下泛上，青黑之色，满于面部，阴阳离散，交子丑时防脱，勉拟镇摄，希冀万一。

人参，熟地，五味子，麦冬，茯神，坎气，肉桂，紫石英，青铅。

诒按：此方急于固脱，故用药如是。

五诊：血止三日，而痰吐如污泥且臭，是胃气大伤，肺气败坏，而成肺痿。痿者，萎也，如草木之萎而不振，终属劳损沉疴，极难医治。《外台》引用炙甘草汤，取其益气生津，以救肺之枯萎，后人遵用其方，恒去姜、桂之辛热。此证面青不渴，正宜温以扶阳，但大便溏薄，除去麻仁之滑润可耳。

人参，炙甘草，麦冬，阿胶，生地，炮姜，肉桂，五味子，紫石英。

诒按：痰如污泥，是必血液败腐，日久而然，并非肺痿，惟所用炙甘草汤，养血滋液，尚与病情不背。愚意加入薏仁、丹皮，略仿内痈治例似乎稍合。

六诊：病势依然，仍从前方加减。

前方加重炮姜，再加制洋参。

诒按：以后方，均是复脉加减。

七诊：连进炙甘草汤，病情大有起色，但咳呛则汗出，肺气耗散矣，散者，收之，不宜再兼辛热，当参收敛之品。

人参，熟地（沉香末拌炒），炙甘草，阿胶，五味子，黄芪（蜜炙），罂粟壳（蜜炙），大枣。

久咳失血，精气互伤，连进滋培，颇获小效，但血去过多，骤难充复。从来血证，肺肾两虚者，宜冬不宜夏，盖酷暑炎蒸，有水涸金消之虑耳，今虽炎暑未临，而已交仲夏，宜与生精益气，大滋金水之虚，兼扶胃气，则金有所恃，且精气生成于水谷，又久病以胃气为要也。

洋参，麦冬，五味，熟地，生地，党参，黄芪，山药，炙草，陈皮，茯神，扁豆。

诒按：层层照顾，可谓虑周藻密，方中拟再加百合、沙参。

再诊：血止胃稍醒，仍以原法为主。

前方加蜜炙粟壳。

另用白及一味为丸，每朝盐花汤送下三钱。

素患呕血，血止复发，现有胸痛，时时嗳气，舌苔白腻，脉细而迟，此胃中有瘀血，挟痰浊为患也。

旋覆花，郁金，杏仁，紫菀，瓜蒌仁，代赭石，茯苓，贝母，降香，枇杷叶。

诒按：血证中之变例，拟加丹参、桃仁。

血色紫而有块，此属肝火乘胃，瘀凝上泛也。仿缪仲淳法。

鲜生地，大黄（醋炒），阿胶（蒲黄炒），丹皮（炒），黑山栀，苏子，白芍，扁豆（炒），降香，枇杷叶，藕汁。

诒按：此肝火冲激于血络所致，最易留瘀致病，故用药如此。若再加茜根炭、三七，似于瘀血一面，更为着力。

始由寒饮咳嗽，继而化火动血，一二年来，血证屡止屡发，而咳嗽不已，脉弦形瘦，饮邪未去，阴血已亏，安静则咳甚，劳动则气升，盖静则属阴，饮邪由阴生也，动则属阳，气升由火动也。阴虚痰饮，四字显然，拟金水六君同都气丸法，补肾之阴以纳气，化胃之痰以蠲饮，饮去则咳自减，气纳则火不升也。

生地（海浮石拌炒），半夏（青盐制），麦冬（元米炒），五味子（炒），诃子，紫石英，丹皮炭，牛膝（盐水炒），怀山药（炒），蛤壳（打），茯苓，青铅，枇杷叶（蜜炙）。

诒按：阴虚而兼痰饮，用药最难，须看其两不碍手处。

去秋咳嗽，些微带血，已经调治而痊。交春吐血甚多，咳嗽至今不止，更兼寒热，朝轻暮重，饮食少纳，头汗不休，真阴大亏，虚阳上亢，肺金受烁，脾胃伤戕，津液日耗，元气日损，脉沉细涩，口腻而干，虚极成劳，难为力矣。姑拟生脉六君子汤，保肺清金，调元益气，扶过夏令再议。

洋参，沙参，麦冬，五味子，扁豆，制半夏，茯神，陈皮，炙甘草。

另枇杷叶露、野蔷薇露各一杯冲服。

原注：生脉散保肺清金，六君子去术，嫌其燥，加扁豆，培养脾阴，土旺自能生金也，不用养阴退热之药，一恐滋则滑肠，一恐凉则妨胃耳。从来久病，以胃气为本，经云有胃则生，此其道也。

诒按：此平正通达，调补方之久服无弊者。

咳嗽内伤经络，吐血甚多，脉不数，身不热，口不渴，切勿见血投凉。法当益胃，拟理中加味。

党参（元米炒），扁豆（炒焦），炙甘草，炮姜，归身炭，血余炭，丹皮炭，白芍，杏仁，陈粳米，藕节。

诒按：见识老到，立方精卓。

内则阴虚有火，外则寒邪深袭，失血咳嗽，又兼三疟，病已数月，疟来心口酸痛，胸腹空豁难通，经云阳维为病苦寒热，阴维为病苦心痛。此阴阳营卫之偏虚也，拟黄芪建中法，和中藏之阴阳而调营卫，复合生脉保肺之阴，复脉保肾之阴，通盘打算，头头是道矣。

归身炭，炙甘草，大生地（砂仁炒），五味子，鳖甲，黄芪，青蒿，沙参，白芍（桂枝三分拌炒），阿胶，麦冬，煨生姜，红枣。

诒按：正虚而兼有寒邪，故立方如是。

肝胃不和，脘痛呕酸，兼以酒湿，熏蒸于胃，胃为多气多血之乡，故吐出瘀血甚多，血止之后，仍脘中作胀，呕吐酸水，法宜调和肝胃，切戒寒凉。

制半夏，陈皮，茯苓，郁金，乌药，延胡，桃仁泥，炮姜炭，香附，鸡距子，苏梗。

诒按：此与阴虚失血不同，更兼气阻湿郁，故用药如是。

少阴水亏，阳明火亢，鼻血不止，拟玉女煎合四生饮法。

生地黄，鲜地黄，龟甲，石膏，知母，玄参，北沙参，怀牛膝，茜草炭，血余炭，茅根汁，侧柏叶汁，鲜荷叶汁，艾叶汁。

诒按：案方俱精洁不支。（《柳选四家医案·评选环溪草堂医案》）

缪遵义医案

○陈，29岁，痰中见红，咽中微干。

细生地，杜仲，生筋，龟甲，麦冬，梨肉，石斛，续断，鹿筋，当归，木瓜，蛤壳，金毛狗脊，枇杷叶，石南叶。

转方：右关欠圆润，故饮食尚少，无升腾气象。

黄鳝，砂仁，谷芽，冬虫夏草，神曲，陈皮，花生，檀香泥。

又：细生地，杜仲，当归，木瓜，茜草，藕粉，黄鳝，牛筋，续断，仙鹤草。

又：血止而咳未已。

生地，龟甲，杜仲，当归，黄鳝，梨肉，北沙参，麦冬，续断，地骨皮，牛筋，巴杏，鸭血，炙桑枝，枇杷叶。

○蒋，失血后虽不至数，而干咳无痰，火升不得卧，脉象虚数，皆属气火不下潜，真阴失守之所致。姑服大补阴丸。

炒熟地，龟甲，黄柏，知母，北沙参，麦冬。

〇王，燥火为患。

生地，龟甲，知母，黄柏，天冬，麦冬，牛膝。

〇汪，吐血颇多，却从阳明来，今即于补中带截法为妙。

黄芪，炙草，白芍，洋参，藕节，黄精，犀角，南枣，白绵纸灰。

转方：仍用前法，加入补阴之品。

生地，黄芪，藕汁，白芍，侧柏叶，犀角，东洋角，麦冬，白绵纸灰。

又：仍以前方增损。

犀角，东洋角，藕汁，侧柏叶，茅根，生地，橘红，麦冬，白芍。

〇黄，28岁，失血后腰痛。

熟地，天冬，猪肤，桑皮，地骨皮，潼沙苑，龟甲，麦冬，沙参，杜仲，续断。

转方：原方去桑皮、地骨皮，加莲须、鲸胶、花粉、藕粉。

和丸。

〇叶，40岁，咳嗽身热。门人杨立方诊。

枇杷叶，桑叶，川贝，杏仁，橘红，赤苓，青蒿，天花粉。

松批：治肺不用重剂，最合治风温之旨。但寒热之转甚，俱在下午以后，虑其阳入阴分，益留恋而不解，故改用升提，以防之。方中去青蒿、花粉、橘红，加葛根、桔梗。

〇程，失血后咳呛，脉象虚数，虑其火炎扰肺。

生地，猪肤，麦冬，沙参，桑皮，地骨皮。

复诊：证已减矣，可以进补。

熟地，黄柏，猪肤，沙参，龟甲，知母，人中白。

又：火犹上炎未已。

熟地，天冬，猪肤，生长生果，龟甲，麦冬，蛤蜊。

又：喉干咳呛。

熟地，归身，炙草，半曲，橘红，茯苓，猪肤，麦冬。

〇赵太仓，饮邪常发，偶带血出。饮症多温药，此以阴虚论，辛温忌进。

熟地，淡菜，浮石，麦冬，川贝，蛤蜊壳。

〇丁，血随气上涌，其势甚猛，滋镇大剂，姑进以却其锐。

熟地，龟甲，黄柏，知母，牡蛎，棋子铅。

转方：原方去熟地、棋子铅，加北沙参、女贞子。

〇赵，血症常发，宜于益阴中用堵截法。

熟地，龟甲，麦冬，沙参，侧柏叶，牡蛎，藕节炭。

〇沈，疟后咳呛未止，并见血。

阿胶，料豆皮，枇杷叶，桑皮，巴杏，沙参。

转方：色夭不泽，精气颇亏，宜实下焦。

鳗鲤丸加熟地、侧柏、人中白、龟甲胶、沙参、淡菜、鲸胶、莲须、猫头鹰、湘莲粉、猪脊髓为丸。

〇沈，26岁，嘉兴，血犹未净，清晨仍于痰中带血。

生地，麦冬，料豆皮，侧柏叶，藕节炭，石斛。

〇施，21岁，浏河，劳伤失血。

生地，料豆皮，黄芪，黄明胶，藕节，参三七汁。

〇叶，47岁，咳尚未止，而梦泄颇甚，四月内频发二次，恐其下屡泄而上亦不能摄也。须固摄以断泄为急务。

桑白皮，地骨皮，鳔胶，莲须，猪脊髓，山药，芡实，金樱子，鳖甲，青蒿，白绵纸灰。

复诊：原方加龟甲。

〇徐，24岁，荡口，血之至也必胸中痛，或喉中痛，热亦微，总为阴虚所致。

龟脊甲，青蒿子，蛤蜊连肉，白花百合，鳖甲，猪肤，沙参，白绵纸灰。

丸方：气分不足，患处在右，右主气，气为阳，阳微则营气亦为之不充，当从中州调理，使谷气充满，元阳得以复振，真阴得以奋复。

黄芪，坎炁，熟地，鹿角胶，黄精，杜仲，当归，杞子，枣仁，羊腰子，炙草，潼苑蒺饼，五味，羊尾，龟甲胶，紫衣核桃。

〇叶，右关脉弦搏，肝木乘旺，气扰胃脘，痛微见红，所由来也。心中悸动，夜间多汗，阴虚阳浮，治宜滋填固摄。

生地，石决明，枣仁，沙参，藕节，阿胶，淮小麦，麦冬，茯苓，白绵纸灰。

○林，56岁，失血后咳而喘。

熟地，淡菜，坎炁，沙参，麦冬，牛膝，胡桃肉。复诊：原方加棋子铅、猪肤。

○张，18岁，湖州，呛多则血见，每在清晨，病在肺也，而下根于肾。

熟地，淡菜，沙参，川石斛，陈皮，川贝。

转方：淡菜，沙参，料豆皮，川贝，侧柏，猪肤，麦冬，熟地，女贞子，陈皮，藕汁，龟甲，煎膏为丸。

○李，25岁，咳呛不止。

猪肤，玉竹，杏仁，桑白，紫菀，橘红。

○丁，21岁，诊脉短而数。经云：长则气治，短则气病，数则烦心。据经而论，气不足而营分热，虚者益之，热者清之，两得其平，斯可以治病。

玉竹，麦冬，甘蔗汁，川贝，料豆皮，十大功劳。

○马，30岁，海宁，胃脘痛后大失血，色紫微带黑色，吐后痛渐减，则向之所云痛者，瘀者为患也。徒补难效，于补中寓通为妥。

东洋参，于术，归身，枣仁，远志炭，韭汁，制军，黄芪，炙草，木香，茯神，桂圆肉，捣丸。

○高，18岁，不华于色，营分已虚，奈何迅扫一切，以重伤津液也。我为培其阴，以乞灵于天一生气。

熟地，怀山药，茯苓，淡菜，麦冬，白芍，丹皮，泽泻，燕窝。

○吴，28岁，多痰善噫。

淡菜，苏子，巴杏，蛤壳，川贝，枇杷叶，藕汁。

转方：清晨咳嗽痰多。

淡菜，川贝，巴杏，燕窝，青盐半夏，橘红，蛤壳，枇杷叶。

又：咳从吐红来，不可专治肺，现患脾泄。

谷芽，橘红，杏仁，神曲，苡米，茯苓，木瓜。

又：痰多气逆不顺。

枇杷叶，海浮石，金柑皮，川贝母，巴杏仁，藕汁。

又：头中微胀，多痰。

石决，蒌霜，浮石，蛤壳，川斛，川贝，橘红。

又：原方加甘菊炭、桑叶、丹皮。

又：胸中微痛，或因肝气之升，血亦因之。用清润法。

细生地，侧柏叶，橘子筋，料豆皮，藕汁，巴杏。

又：益气化痰。

淡菜川贝，藕汁，柿霜，北沙参，燕窝。

又：原方加桐城秋石。

又：丸方。

石决明，蒌霜，浮石，川贝，巴杏，甘菊，丹皮，淡菜，蛤粉，橘红，桑叶，花粉，柿霜，燕窝，煮丸。

○周，失血之后却不咳嗽，上传之患，此时无庸虑及。但脉象见数而右关微搏，恐火邪侵犯中州，又不可不急为之防也。议进滋养方。

熟地，茅根，鳖甲，龟甲，沙参，扁豆，料豆皮，十大功劳。

高气血平补。

人参，石决明，杜仲，莲须，藕，麦冬，石斛，湘莲，怀山药。

○赵，32岁，遇雨着寒，又复吐血，咳嗽，因于寒也。

落花生，青盐陈皮，青盐半夏，大茴香，洋虫，冬虫夏草，大麦冬。

○沈，20岁，咳嗽痰中见红，日晡寒热。

膏方：十大功劳叶一斤、红枣半斤，加猪肤六两，刮净去油，煎之再撇油，徐入十大功劳、红枣同煎膏。

○颜，62岁，感燥火而失血，宜润肺以滋化源。

生地，阿胶，藕节，侧柏，麦冬，北沙参，如交节气，加白绵纸灰十张。

吴，痰中仍带血出。

蛤壳，浮石，蝉壳，蒌霜，藕汁，川贝，柿饼炭，白绵纸灰。（《吴中珍本医籍四种·缪松心医案》）

曹仁伯医案

○饮食入胃，游溢精气，上输于脾，脾气散精，上归于肺，通调水道，下输膀胱，水精四布，五经并行，合于四时五脏阴阳，揆度以为常也。此乃饮归于肺，失其通调之用，饮食之饮，变而为痰不用分头而治之法，庶一举而两得焉。

桑皮，骨皮，知母，川贝，阿胶，枳壳，金针菜，姜黄，绿豆衣，藕汁，佛手。

原注：痰带血点，鼻干口燥，小水不多，大便血沫，总属痰火为患。第一方，用清金化痰。不效。第二方，加咳血、梦遗、畏火，三证归于肝火，一派清肝，略加养胃。第三方，从肺胃立方，略佐清汗之意。第四方，全以轻淡之笔，消暑化痰。

诒按：统观前后四案，议病用药，均能层层熨帖，面面周到，于此道中，自属老手。惟所长者，在乎周到稳实，而所短者，在乎空灵活泼。此则囿乎天分，非人力所能勉强矣。第一方就病敷衍，毫无思路。第二方清泄肝火，力量颇大。第三、四方则用药空灵不滞，是深得香岩师心法者。

咳嗽而见臭痰络血，或夜不得眠，或卧难着枕，大便干结，白苔满布，时轻时重，已病半年有余，所谓热在上焦者，因咳为肺痿是也。左寸脉数而小，正合脉数虚者，为肺痿之训，而右关一部，不惟数疾，而且独大、独弦、独滑，阳明胃经，必在湿生痰，痰生热，熏蒸于肺，母病及子，不独肺金自病，此所进之药，所以始效而终不效也。夫肺病属虚，胃病属实，一身而兼此虚实两途之病，苟非按部就班，循循调治，必无向愈之期。

紫菀一钱，麦冬二钱，地骨皮钱半，阿胶一钱，薏仁五钱，忍冬藤一两，川贝钱半，蛤壳一两，橘红一钱，茯苓三钱，炙草三分。

诒按：论病选药，俱极精到，此方亦从苇茎汤套出，可加芦根。

再诊：诸恙向安，右脉亦缓，药能应手，何其速也，再守之，观其动静。

前方加水飞青黛三分。

三诊：右关之大脉已除，弦滑未化，数之一字，与寸相同，湿热痰三者，尚有熏蒸之意，肺必难于自振。

前方加大生地（蛤粉炒）三钱，沙参三钱，蜜陈皮一钱。

四诊：迭进张氏法，肺金熏蒸，日轻一日，金性渐刚，颇为佳兆，然须振作，以著本来之清肃乃司。

前方去薏米加麻仁。

五诊：夜来之咳嗽，尚未了了，必得肺胃渐通乃愈。

前方去蛤壳茯苓加川斛百合。

六诊：肺虚则易招风，偶然咳嗽加剧，而今愈矣。脉数，右寸空大，阴气必虚，自当养阴为主，然阳明胃经湿热熏蒸之气，不能不兼理之。

前方去百合加知母

七诊：右脉小中带数，肺阴不足，肺热有余，其所以致此者，仍由胃中之湿热熏蒸也。

前方加丝瓜络、冬瓜仁、苇茎。

八诊：肺属金，金之母，土也，胃土湿热未清，上焦肺部焉得不受其熏蒸，所谓母病及子也。肺用在右，右胸当咳作疼，未便徒补，必使其清肃乃可。

前方加薏仁、杏仁。

九诊：来示已悉，因思动则生火，火刑于金则咳逆，火入于营则吐血，此十七日以后之病，失于清化，以致毛窍又开，风邪又感，咳嗽大作，欲呕清痰，血络重伤也。事难逆料，信然。

悬拟以复。

桑皮，地骨皮，杏仁，甘草，淡芩，茅根，知母，川贝，苇茎，忍冬藤。

两剂后去淡芩加麦冬、沙参、生地。

又丸方：大生地，白芍，丹皮，泽泻，沙参，茯苓，山药，麦冬，阿胶，用忍冬藤十斤煮膏蜜丸。

原注：此病道理尽具于第一案中，先生平日所言，起手立定根脚，以下遂如破竹，大约此病，拈定“胃火熏蒸”四字，方中得力，尤在忍冬藤一味。

宿积黑血，从吐而出，胸之痞塞少和，肺之咳嗽略减，是瘀血也。从上出者为逆，究非善状。

瘀热汤（旋、降、葱、苇、枇叶），参三七（磨冲）。

诒按：可加酒炙大黄炭数分，研末冲服，以导血下行。

再诊：所瘀之血，从下而行，尚属顺证，因势导之，原是一定章程。

当归，丹参，桃仁，灵脂，蒲黄，茯神，远志。

诒按：仍宜加牛膝、三七等导下之品。

昨日所溢之血，盈盆成块而来，无怪乎其厥矣。幸得厥而即醒，夜半得寐，其气稍平，今日仍然上吐，脉来芤数，火升颧红，咳逆时作，大便不爽而黑，阳明胃府必有伏热，防其再冒再厥。

犀角地黄汤加三七，牡蛎，龟甲，枇杷露。

诒按：此与下条，皆木火亢盛、阴血沸腾之证。

久咳失血，鲜而且多，脉数左弦，苔黄心槽，金受火刑，木寡于畏，以致阳络被伤也。防冒。

犀角地黄汤加二母，侧柏叶。

另：归脾丸

原注：吴鹤皋曰：心，火也；肺，金也。火为金之畏，心移热于肺，乃咳嗽，甚则吐血、面赤，名曰贼邪。是方也，犀角能解心热，生地能凉心血，丹皮、芍药性寒而酸，寒则胜热，酸则入肝，用之者，以木能生火，故使二物入肝而泻肝，此拔本塞源之治。

阳络频伤，胸前窒塞，咳逆不爽，舌红苔黄，脉形弦数，此系瘀血内阻，郁而为热，肺胃受伤。极易成损。慎之。

旋覆，猩绛，葱管，芦根，枇杷叶，忍冬藤，苏子，桑皮，川贝，知母，广郁金，参三七，竹油，地骨皮。

原注：前五味名瘀热汤，是先生自制之方，治瘀血内阻，化火刑金而咳，不去其瘀，病终不愈，此为先生独得之秘。

诒按：合二母泻白以清肺，佐苏、郁、三七以通痹，立方周到之至。

脘胁痞结作痛，形寒如疟，苔浊不纳，渴欲热饮，神情惫乏，此血络凝泣，湿邪附之欲化热，而未能透出也。

瘀热汤加香附，川连，归须，青皮，白芍，橘络。

瘀血先阻于中，一经补味，胸中遂痞，紫黑之血，从此而来。

瘀热汤加郁金汁。

原注：此方大效。

诒按：再加三七磨冲更妙。（《柳选四家医案·评选继志堂医案》）

尤怡医案

〇络热血溢，时气所触，非阴虚火浮之比，慎勿以滋腻治也。

荆芥，丹皮，茺蔚子，丹参，郁金，藕汁，细生地，小蓟炭。

诒按：勘证用药，老眼无花。

吐血得劳与怒即发，脉小数，微呛，病在肝心，得之思虑劳心，宜早图之，勿使延及肺家则吉。

阿胶，丹皮，牛膝，丹参，小蓟炭，三七，藕汁，童便。

诒按：此治吐血之正法，能止血而无留瘀之弊，最为稳当。

再诊前方去丹参、三七、藕汁、童便，加生地、白芍、茺蔚子。

又丸方六味丸加阿胶、五味子、小蓟炭、莲须，水泛丸。

失血咳逆，心下痞满，暮则发厥，血色黯，大便黑，肝脉独大，此有瘀血，积留不去，勿治其气，宜和其血。

制大黄，白芍，桃仁，甘草，当归，丹皮，降香。

诒按：此专治瘀积之法。

病后失血，色紫黑不鲜，此系病前所蓄，胸中尚满，知瘀犹未尽也，正气虽虚，未可骤补，宜顺而下之。

小蓟炭，赤芍，生地，犀角，郁金，丹皮，茺蔚子，童便。

诒按：此必尚有郁热见证，故方中用犀角，既有留瘀未尽，可加醋炙大黄炭。

凡有瘀血之人，其阴已伤，其气必逆，兹吐血紫黑无多，而胸中满闷，瘀犹未尽也，而舌绛无苔，此阴之亏也，呕吐不已，则气之逆也。且头重足冷，有下虚上脱之虑，恶寒谵语，为阳弱气馁之征。此证补之不投，攻之不可，殊属棘手。

人参，茯苓，三七，吴萸，乌梅，牡蛎，川连，郁金。

诒按：论病则层层俱透，用药亦步步着实，此为高手。

失血后，气从下逆上，足冷头热，病在下焦，真气不纳。

六味丸加五味，牛膝，牡蛎。

诒按：方亦妥当，若再进一层，可用金匮肾气法，以导火下行。

血去过多，气必上逆，肺被其冲，故作咳嗽，此非肺自病也，观其冲气甚则咳甚，冲气缓则咳缓，可以知矣。拟摄降法，先治冲气。

金匮肾气丸去肉桂，加牡蛎。

诒按：认证独的，法亦老当。

脉寸静尺动，屡经失血，觉气从下焦上冲，则呛，劳动则气促不舒，此病不在肺而在肾，治嗽无益，宜滋肾阴。

熟地，天麻，牡蛎，茯苓，杞子，萸肉，五味子。

诒按：病与上条相同，方中用天麻，不知何意。

心脉独大，口干易汗，善怒血逆，此心阴不足，心阳独亢，宜犀角地黄汤。

犀角地黄汤加茅根，甘草，山栀。

诒按：方案均精简熨帖。

痰中有血点散漫，此心病也。口干心热，当是伤暑，因暑喜归心故耳。

生地，茯神，扁豆，甘草，丹皮，竹茹，麦冬，藕汁。

诒按：方法清灵可喜。

葛可久论吐血治法，每于血止瘀消之后，用独参汤，以益心定志，兹以阴药参之，虑其上升，而助肺热也。

人参，沙参，生地，阿胶，牛膝，茯苓。

诒按：此失血后服人参一定之法。

劳伤失血，心下痛闷，不当作阴虚证治，但脉数咳嗽潮热，恐其渐入阴损一途耳。

生地，桃仁，楂炭，郁金，赤芍，制大黄，甘草，丹皮。

诒按：此证如早服补涩，则留瘀化热，最易致损，须看其虚实兼到，绝不犯手。

阴不足而阳有余，肝善逆而肺多郁，脉数气喘，咳逆见血，胁痛，治宜滋降，更宜静养。不尔，恐其血逆不已也。

小生地，荆芥，炭白芍，童便，郁金，藕汁，小蓟炭。

诒按：此亦气火上逆之证，可加牛膝、丹皮。

离经之血未净，而郁于内，寒热之邪交煽，而乱其气。是以腹满呕泄，寒热口燥，治当平其乱气，导其积血，元气虽虚，未可骤补也。

丹皮，楂炭，泽兰，赤芍，郁金，丹参，牛膝，小蓟。

诒按：此证挟外感之邪，可加荆芥炭、黑符豆衣。

久咳见血，音喑咽痛，乍有寒热，此风寒久伏，伤肺成劳。拟钱氏补肺法，声出则佳。

阿胶，杏仁，马兜铃，牛蒡，薏仁，贝母，糯米。

又：膏方，阿胶，贝母，甘草，橘红，杏仁，苏子，米糖，白蜜，姜汁，紫菀，木通，梨汁，桔梗，牛膝，萝卜汁，茯苓。

诒按：此正虚邪实之证，用药能两面兼顾，尚称稳适。（《柳选四家医案·评选静香楼医案》）

脐中出血

○人有脐中流血者，其血不十分多，夹水流出，人亦不十分狼狈，然脐通气海、关元、命门，乌可泄气乎！虽流血非泄气之比，而日日流血，则气亦随之而泄矣。治法，自应闭塞脐门，然而不清其源而徒闭其门，亦徒然也。夫脐之所以出血者，乃大小肠之火也。二火齐旺，必两相争斗于肠中，小肠之火欲趋出于大肠，而大肠之火欲升腾于小肠。两不相受，而火乃无依，上下皆不可泄，因脐有隙，乃直攻其隙而出。火出于脐，而血亦随之矣，然则治脐之出血，可不急安其大小肠之火乎？然大小肠之所以动火，以肾经干燥，无水以润之也，故治大小肠之火，仍须以治肾为主。方用两止汤。

熟地三两，山茱萸一两，麦冬一两，北五味五钱，白术五钱。

水煎服。一剂即止血不流，四剂除根。

熟地、山茱以补肾水，麦冬、五味以益肺气，多用五味子，不特生水，而又取其酸而敛之也，加白术以利腰脐，腰脐利则水火流通，自然大小肠各取给于肾水而无相争之乱，水足而火熄，血不止而自止也。

此症用障脐汤亦甚神。

大黄五分，当归、生地各一两，地榆三钱，水煎服。一剂即止血。（《临证医案伤寒辨证录》）

血友病

甘欣锦等医案

○患者某，男，19岁。

患者自幼躯体轻微外伤后不易止血，近年来发现牙龈反复出血，每次严重出血均需输血方止，前后已输血6次，家族中父母及一妹妹均无出血史，一个舅舅于青年时出血死亡。查体：轻度贫血貌，消瘦，牙龈见出血点，周身皮肤无紫斑，关节无畸形，下肢不肿。心肺正常，肝脾肋下未及。实验室检查（外院）：血红蛋白89克/升，红细胞3.59×10^{12}/升，白细胞 8.0×10^{9}/升，中性粒细胞66%，淋巴细胞 32%，嗜酸性粒细胞2%，血小板100×10^{9}/升。出血时间2分，凝血时间5分，凝血酶原时间13.6秒（对照13.8秒），凝血酶原消耗试验15.8秒（对照31.4秒），白陶土部分凝血活酶时间63秒（对照37.3秒）。血小板聚集试验正常，束臂试验阴性。凝血活酶生成试验异常，不被正常血清纠正，可被硫酸钡吸附的正常血浆（含血浆Ⅷ因子纠正，提示血浆Ⅷ因子缺乏，Ⅷ：C6%。诊断血友病甲。

刻诊：牙宣不止，片刻即吐，色鲜红，口唇绛红，口干欲饮，烦躁易怒，夜寐不安，纳可便调。舌红苔薄，脉滑数。

辨证：辨其诸证，乃系血热炽盛，迫血妄行，血出瘀留，瘀血内停。

治法：治拟清热凉血为主，佐入化瘀止血之品。

方药：犀角地黄汤合十灰散化裁。

药用：水牛角30克，生地15克，黑山栀、丹皮、赤芍、玄参各10克，白茅根15克，藕节炭、茜草、大黄炭各10克。5剂后复诊，药见效机，血已渐止，守方再进5剂。3个月后又来诊，状如前述，再拟前法又奏止血之功。［江苏中医，1992，13（2）］

冯朝政医案

○吕某，男，23岁，汉族，住院号2236。

于1976年8月31日夜因拔牙后出血，1日急诊入院。口腔检查后已拔除，伤口已缝合，压迫仍有出血。既往有关节肿疼皮下出血及注射后针孔流血史，其兄因出血不止而亡。其外甥亦有类似出血史。血压105/75毫米汞柱；束臂试验阴性；血红蛋白100克/升，白细胞7.1×10^{9}/升，血小板130×10^{9}/升，出血时间1分钟、凝酶时间41分钟（试管法），凝血酶原时间19秒（正常对照19秒），凝血时间20秒10（正常对照16秒10），血浆复钙化时间21分（正常对照2～3钟），白陶土部分凝血活酶时间108秒5（正常对照50秒），凝血活酶生成试验：结果提示抗血友病球蛋白（AHG）缺乏性血友病，AHG活力为2.5%。诊断为甲型血友病。住院后用西药止血剂及局部处理均无效。入院第4日停西药止血剂，改请中医治疗。

脉滑数，舌质红、舌苔黄，龈红。诊断血衄齿衄，症属胃火上炎，血随火动，治以清热解毒。泻心汤合石膏知母汤加减主之。

主药：黄连、黄芩各6克，生石膏、茅根各30克，知母、仙鹤草各15克，石斛、茜草炭各12克，生甘草9克。

服上方1剂后，出血明显好转，加大黄、焦栀子、党参、生地、枳壳、山豆根，共服6剂而完全止血出院。［中医杂志，1980，21（4）］

赵树桐医案

○患者男性，8岁，主因自幼反复出血，右侧肢体肿痛不能活动月余，于1977年7月8日来我院就诊。

患儿不满一岁时，与同年小儿玩耍，被小土块打破头部，出血不止。于当地医院手术缝合。

术后7天，伤口渗血不止，只得二次手术。术后20天拆线，仍有鲜血外溢，不得已用崩带压迫止血。出血共月余，方慢慢止住。

继后出现鼻衄，皮肤紫点或瘀斑，春重冬轻。至三四岁时出血倾向更加严重，鼻衄频发，有时鼻间断出血竟长达7～8日，非用犀角、地黄之类不能止血。皮肤紫斑遍及全身，且出现大片肿痛现象，以足、腿、臂之关节处尤甚。平均2~3个月一次大发作。服各种止痛药、止血药及抗生素均无著效。1973年7月赴天津儿童医院等求治，诊为“血友病”。嘱防止外伤，给予维生素B、维生素C、维生素K及卡巴克洛等治疗，并建议多吃花生米。

遵嘱治疗4年，反加重。全身皮肤紫斑及关节肿痛约15~30天一次大发作，每次大发作即不能行走，且间断出现牙龈出血及柏油样便。1977年3月，口鼻出血不止，口腔黏膜、上腭及舌面上均为紫泡。在当地用仙鹤草素、云南白药、三七粉、卡巴克洛等止血药均无效。随转至北京治疗。先后到儿童医院及人民医院血液科，经“生成试验”证实为第Ⅷ因子缺乏，确诊为“甲型血友病”。化验血常规：红细胞1.66×10^{12}/升，血红蛋白51~66克/升，有靶状红细胞，白细胞（6.6~12.0）$\times10^{9}$/升，中性粒细胞84%，淋巴细胞16%，血小板（83~250）$\times10^{9}$/升，网织红2%~18%，出血时间1分~2分，凝血时间1分15秒~2分。经输鲜血100毫升，出血倾向即止。但于56天后，出血倾向再发。2个月时突然右腹股沟及右下腹剧痛，用各种止痛药（包括吗啡、可待因）均无效。经当地医院会诊，考虑血友病出血所致。间断输血两次，并服中药丸（活血通络药），痛减，但出血倾向未解除。右侧肢体因近20天的剧痛已不能活动，皮色变黑而粗糙，并长出长毛，稍碰即痛，疼难忍。

检查：被动体位，慢性重病容，消瘦，严重贫血外貌，低热，全身皮肤散在性出血点及瘀斑。右下肢屈曲，右侧肢体明显变细，肌肤甲错，遍布寸许长毛。右肘、膝、踝关节及右足趾关节明显肿胀，不能触摸，痛觉异常过敏。脉缓弱。

宗法拟方：生脉散合三才封髓合龟鹿二仙加味。

处方：枸杞一两，东参一钱，龟胶三钱，鹿胶三钱，生地六钱，天冬三钱，麦冬三钱，五味一钱半，地龙三钱，三七一钱，当归三钱，乳香（炒）二钱，无龟鹿二仙胶时用阿胶三钱代替。

方解：人参补气回阳，气补则血摄，气足则血行；归、胶、地、冬滋阴补血，血足则瘀化，瘀化则痛止；地龙通络清热；乳香消瘀伸筋；三七止血而行瘀；枸杞补心肾；五味收敛耗散之气。

自7月11日服药起，患儿出血倾向明显好转，服至十多剂时，右侧肢体黑皮已渐脱，摸之无痛。已能行走十几步。由于痛减，食睡转佳，贫血状态亦渐改善，且鼻始流稠涕，证明脑已得补，遂减乳香一钱，加生地一钱。

9月21日除胃纳欠佳及皮肤偶有无痛性瘀点（2~3日即消）外，别无不适。诊脉：两寸浮数，右寸较弱，右关洪，左关平，右尺弱，左尺无力。分析脉象：两寸浮，在秋为得令，数而无力为血虚生热。左关平，右关洪，是肝弱于脾，为不克贼之佳兆。两尺弱为水火俱亏，似先天不足，总括为先天不足，血虚生热，拟阴阳并补，大益先天。于原方去阿胶，仍用龟鹿二胶各一钱，生地八钱，续服。并针对胃纳欠佳而配方：茯苓、芡实、莲肉、苡米各三两，石菖蒲一两，冰糖四两，每日当茶面食料分服。食欲乃增。

至11月19日来院复查时，食欲已从原每日3~4两增至一斤二两。精神好，体重明显增加。贫血已基本纠正，全身皮肤未见出血点及瘀斑。右侧肢体略细于左侧，肤色正常，长毛已全部脱落，跑跳如常儿。脉象和缓。化验血常规：红细胞3.75×10^{12}/升，血红蛋白110克/升，白细胞6.4×10^{9}/升，中性粒细胞61%，淋巴细胞37%，嗜酸性粒细胞2%，网织红细胞1%，血小板120×10^{9}/升，出血时5分，凝血时2分。［河北新医药，1978，（3）］

乔仰先医案

○姚某，男，17岁。

患者出生后14天即见小便出血，色鲜红，6个月时又见两胁紫癜。住某院确诊为甲型血友病。此后曾多次出血，部位遍及膝踝关节、颅内、左耳鼓膜等处，尤以血尿为频见。每次出血，用一般止血药均无效，必须采用“抗血友病球蛋白”（AHG）或输鲜血。小腿肌肉萎缩，右膝关节僵硬，行走不利，因久服激素而形体肥胖。先后曾住院治疗16次。

1981年7月17日又因血尿而住院。当时尿呈酱油色，伴左腰酸痛，头晕，左肩关节痛及左膝肿痛不能行走。用输血及AHG治疗，尿仍深红色夹有血块，左腰酸痛未止，虽加倍剂量，依然无效。历时2周，乃决定停用西药，改用中医治疗观察。诊时除上述见症外，患者面无华，左膝出血肿痛不能站立，大便正常，舌苔薄腻，脉细弦带数少力。

辨证：证属热迫血下，气随血失，瘀血留阻。

治法：凉血清热，健脾益气，化瘀止血。

方药：生地15克，六一散30克（包煎），炒黄柏10克，党参12克，黄芪12克，焦白术20克，仙鹤草15克，炒麦芽12克，炒谷芽12克。另用茅根30克，藕节30克。煎汤代茶。

服药3剂，尿血不减，上方加蒲黄6克（包煎），参三七粉3克（分吞）。服4剂后，血尿仍不止。续见血块排出。瘀热不清则血尿不止，久病难以速效。守法再进，以图见功：生地15克，地锦草30克，鲜茅根30克，广角粉1.5克（分吞），太子参15克，焦白术15克，藕节15克，茜草根15克，生蒲黄6克（包煎），甘草5克。

上方连服2周，血尿瘀块续下不停，进食尚可。瘀热顽缠，加之久损，守法攻顽。予上方加黄芩6克，丹皮6克，川军1.5克。服3剂药后，尿色转清，尿检连续3天，红细胞均为阴性。药证相合，原方续服。至9月3日，尿检连续7次完全正常，腰痛缓解，膝痛亦减。即日出院，后在中医门诊随访4个多月，血尿未见复发。（《血证专辑》）

白血病

赵绍琴医案

○崔某，男，16岁。

患慢性粒细胞性白血病3年余，经化疗虽有好转，但经常反复，服中药补剂则增重，1992年4月从外地来京求治于师。当时其周围血中幼稚细胞已有半年之久未曾消失，症见鼻衄齿衄，日苦咽干，心烦急躁，夜寐梦多，便干溲赤。舌红、苔黄根厚；脉象弦滑细数，按之有力。全是一派火热之象，遂立凉血解毒为法。方用蝉衣、青黛（冲）、片姜黄各6克，大黄2克，生地榆、赤芍、丹参、茜草、小蓟、半枝莲、白花蛇舌草各10克。服上方7剂，衄血渐止。继服7剂，血中幼稚细胞显著减少，后依上法加减治疗半年，诸证消失，周围血幼稚细胞消失，病情稳定，未见反复，遂携方返里继续调治。1995年9月其家人来亦告知，3年来坚持依法治疗，病情稳定，血象检验各项正常，目前仍每周服药2～3剂，以资巩固云。（《赵绍琴临证验案精选》）

赵秀英等医案

○李某，男，34岁。

因患急性粒细胞性白血病经化疗2月余，病情缓解出院，近因复发于1988年3月转中医诊治。患者面色黄白黯淡，浮胖无华，口唇淡白，周身软弱无力，气短懒言，腰酸，下肢浮肿沉重，两小腿有紫癜。脉细弱，舌淡胖大，苔薄白。体温37.5摄氏度。按阳虚气虚，心脾两亏施治。

处方：白术、当归、黄芪各20克，仙茅、补骨脂、肉苁蓉、远志、酸枣仁各15克，人参、柴胡、升麻各9克，甘草6克。水煎服，日1剂。烧鸡丹每服6克，日3次。

5日后，未见好转，自觉有低热口干，仔细推敲，证属气阴两虚，过投温燥反致劫阴。处方：太子参、银耳、黄芪各30克，山药、龟甲、白芍、白术、当归、黄精各20克，茯苓、麦门冬、五味子、地骨皮、白藤、知母各15克。水煎服，日1剂，烧鸡丹每服9克，日3次。

7日后，口干消失，下肢浮肿减轻，脉微弱。上方加山茱、菟丝子各15克，烧鸡丹用量不变。服1个月后，低热及下肢紫癜消失，面色红润，四肢稍显有力。守方共治疗6个月，查血象正常。嘱服烧鸡丹巩固。

药物配制：阿胶、鳖甲、蜜蜡各60克，血竭、孩儿茶、三七、火硝、穿山甲、蜈蚣、水蛭、鹿茸各9克，老母鸡1只（去内脏存毛）。将上药装入鸡腹内，缝合，以黄泥外糊2厘米厚，用木柴火烧至熟（约3～4小时），去泥土，拔净毛，撕碎晾干，鸡肉、鸡骨和药共研末备用。［河北中医，1991，13（4）］

冯建庄等医案

○某男，24岁，建筑工人。

1986年5月在北京304医院诊断为急性白血病，治疗缓解后回安阳。9月21日因高热持续不退3天来我院就诊。查：体温39.8摄氏度，急性病容，咽部充血，扁桃体轻度肿大，两肺呼吸音粗糙，心率124次/分，节律规则，血白细胞25×10^9/升，骨穿提示：骨髓增生极度活跃，原始+早幼粒0.57，形态多有畸变，诊断为急性白血病复发。化疗行HOAP方案并应用大剂量抗生素、激素、解热剂等治疗3天体温仍未下降，患者精神倦怠，颜面通红、口干不欲饮，烦躁不宁，腹胀纳差，大便5日未行，尿黄后质红绛、苔黄腻，脉弦数。即与大黄、甘草各30克，煎汤250毫升，徐徐饮服，服后排便3次，由秘结转为稀薄，便前轻度腹痛，针刺足三里穴后疼痛减轻。伴随排便矢气而腹胀腹部不适减轻，体温降至37.6摄氏度～38.5摄氏度之间，改大黄6克，甘草15克，沸水浸泡，分次饮服，化疗及其他西医治疗同时进行，入院第6天体温恢复正常，诱导缓解期除感冒体温达38.5摄氏度两天外，未曾出现持续高热，45天后完全缓解。现已缓解6年。［新中医，1997，29（1）］

张书林医案

○马某，男，27岁。1972年10月5日诊。

患者9个月前，因头晕心悸，腰腿酸痛，胸腹胀满，牙衄鼻衄，虚烦自汗，曾就诊于北京某医院。血常规：白细胞57.0×10^9/升，血红蛋白70克/升，血小板50×10^9/升，血片中查到幼稚细胞。骨髓象：有核细胞明显增生，原幼粒和早幼粒占29%。诊断为急性粒细胞白血病。来我处治疗。除上述症状外，还见舌淡苔白，脉沉细无力。心率100次/分，肝剑突下1厘米，脾脐下2厘米。胸背及四肢有大小不等紫斑7处。

辨证：脾肾两虚，心气不足。

治法：健脾补肾，养心益气。

方药：投健脾补肾汤加广角（另煎）2克，槐花20克，鸡血藤、鳖甲、砂仁、鸡内金各15克。并用栀子二仁膏外敷。

治疗20天，头晕恶心减轻，纳增神佳，牙衄鼻衄自汗均止，紫斑已吸收。舌红苔白，脉沉细。心率80次/分，肝未触及，脾肋下3厘米。血常规：白细胞12.0×10^9/升，血红蛋白100克/升，血小板120×10^9/升。上方去黄精、茯苓，加野菊花30克，紫河车粉（冲服）4克，停用外敷。上方略作加减调治半年基本康复。血常规：白细胞6.5×10^9/升，血红蛋白115克/升，血小板120×10^9/升，分类未见幼稚细胞。骨髓象：原始+幼稚细胞4%。原方改汤为丸，每丸10克，每日早晚各1丸巩固。以后连续2年复查未见异常。随访至今，未再复发。［浙江中医杂志，1990，8（7）］

万友生医案

○李某，男，35岁。

初诊：1980年11月24日晚7时30分。

患者自幼体弱多病，常感头昏乏力，容易失眠，多愁善感。近因精神受到刺激，失眠1周，且低热不退，乃于1980年10月16日住入某医院。入院后，查血发现幼淋0.42，白细胞2.9×10^9/升，骨穿确诊为“急性淋巴性白血病”。接受“化疗”一个疗程后，合并大叶性肺炎，高热不退，白细胞降至0.6×10^9/升。经用多种抗生素和清肺消炎，中、西药治疗无效，体温持续在40摄氏度上下不退。现虽高热而多汗肢冷，背心微寒，面白如纸，唇舌亦淡白，神疲肢倦，卧床不起，少气懒言，声低息微，脉虚数无力。并伴咳嗽胸痛，咯铁锈色痰，恶心厌食。从其主证来看，显属气虚发热，法当甘温除热，乃急投补中益气汤：黄芪、党参各50克，白参、白术各15克，洋参、升麻、柴胡、陈皮、炙甘草各10克。2剂。

二诊：11月28日晚6时40分。

上方因有争议，延至26日才开始服用，前日体温降至38.7摄氏度，昨日体温降至38.3摄氏度，精神稍有好转，无任何不良反应。今日医院停药观察，体温又升至38.7摄氏度。守上方加重柴胡15克，更加青蒿15克，再进3剂。11月31日上午患者家属告我，上方因配药困难，直至昨日下午5时才服下，当晚7时体温38.8摄氏度，9时下降至38.1摄氏度，直至今晨未再上升，精神见好。

三诊：12月1日晚8时50分。

体温下降至38摄氏度以下（早晨、中午37.9摄氏度，下午37.4摄氏度），精神转佳，今晨起坐竹椅上良久（从11月7日高热起，一直卧床，从未起坐过），说话声音渐扬，食欲亦见好转，昨日恶心减少，今日未再恶心。守上方再进4剂。

四诊：12月5日晚7时。

体温下降至37.5摄氏度（今晨37摄氏度），精神日益好转。惟仍咳嗽微痛，咯少量铁锈色痰。守上方加减：黄芪、党参各50克，红参、白术、柴胡、炙甘草、桔梗各10克，当归、升麻、陈皮、橘络、丝瓜络、枳壳、洋参各10克。再进4剂。

五诊：12月9日。

体温正常已3天，精神、饮食、说话恢复正常，咳嗽胸痛明显减轻。守上方加减以竟全功。

本例守上方加减调治到12月28日，咳嗽胸痛全除，铁锈色痰消失，经透视复查肺炎痊愈。1981年13日复查血象，其中白细胞已上升到3.9×10^9/升，幼淋为0.01，患者上班工作。（《万友生医案选》）

李立医案

○周某，女，35岁。1992年4月30日初诊。

患者因发热、无力、面色萎黄于1个月前经某院诊为慢性粒细胞白血病，住院月余因效不佳而转来我处治疗。症见形体消瘦，四肢疲软酸痛，面色苍白，午后发热时面赤口渴烦躁，溲赤便干，龈肿舌燥，舌右侧有瘀斑，苔薄白而干，脉弦细数。体温波动在39摄氏度～39.5摄氏度。血红蛋白63克/升，白细胞49.0×10^9/升，中性粒细胞0.32，淋巴细胞0.08，幼稚细胞0.60。

辨证：肝肾阴虚，火毒炽盛，宿瘀内结。

治法：滋阴养肝，清热解毒，活血化瘀。

方药：山药、枸杞子、麦冬各20克，生熟地、玄参、茯苓、当归各15克，山萸肉、胡黄连、猫爪草、栀子、龙胆草、地龙各12克，穿山甲、甘草各9克。

5月7日二诊，服上方7剂，自觉发热无力稍有好转，余症同前，脉弦有力。

方药：麦冬、天门冬、猫爪草、夏枯草、生地、丹皮、地骨皮、鳖甲、玄参各20克，青蒿、银柴胡、知母、秦艽、黄柏、胡黄连各15克，牡蛎30克，甘草9克。

服10剂后发热显著减退，体温37.4摄氏度，食欲大增，面色已显润泽后转红润，脉趋和缓。继进25剂，诸症尽消。红细胞4.0×10^{12}/升，白细胞10×10^9/升，中性粒细胞0.75，淋巴细胞0.25，血红蛋白110克/升。自动停药。

1993年7月复发，身体消瘦乏力，发热，自汗，脘腹胀大疼痛，脉弦数，舌绛紫。查：体温39.5摄氏度，上腹隆凸，肝肋下5厘米，脾肋下10厘米。红细胞3.5×10^{12}/升，白细胞75×10^9/升，中性粒细胞0.80，淋巴细胞0.20，血红蛋白85克/升。

辨证：属正虚瘀血阻滞。

治法：扶正祛邪，活血化瘀，软坚散结。

方药：柴胡、银柴胡、白薇、青蒿、丹皮、地骨皮、鳖甲、知母、黄芩、胡黄连、当归各15克，地龙、半枝莲、白花蛇舌草各30克，红花、穿山甲、甘草各9克。

服7剂后体温降至正常，腹胀痛减轻，原方去白花蛇舌草、鳖甲，加青皮15克，牡蛎30克。连服30剂诸症均减。继以原方为主化裁出入，又服药3个月，血象正常。

○刘某，男，23岁。1992年10月8日初诊。

患者1992年5月因急性粒细胞性白血病化疗1个月，因不良反应过大而中止治疗已2月余，求中医治疗。患者面黄颊赤，四肢酸困，午后至前半夜发热，口干唇燥，鼻血，腹胀满，大便燥结，尿短赤，脉弦数，舌红少津。白细胞55×10^9/升，中性粒细胞0.66，淋巴细胞0.04，幼稚细胞0.30。

辨证：邪毒肝火型。

治法：清热解毒，滋阴凉血。

方药：银柴胡、白薇、柴胡、秦艽、青蒿、白芍、黄芩、黄柏、知母、地骨皮、丹皮、胡黄连各20克，生地、地龙、麦冬、牡蛎各30克，甘草9克。

连进10剂，发热显著减轻，腹胀大减，脉较和缓，原方去黄柏、黄芩，加穿山甲10克，黄药子10克。嘱再服30剂，精神转佳，全身轻松，面色稍显红润。红细胞3.8×10^{12}/升，白细胞22×10^9/升，中性粒细胞0.70，淋巴细胞0.30，血红蛋白100克/升，血小板90×10^9/升。宗原方意，用清骨散去鳖甲，加银柴胡、白薇、地龙、枸杞子、当归各15克，麦冬、牡蛎、何首乌各20克，又服药2个月，红细胞4.3×10^{12}/升，血红蛋白110克/升，白细胞9.1×10^9/升，中性粒细胞0.77，淋巴细胞0.23，面色红润，症状完全消失，近期治愈，嘱上方隔日服1剂，3个月后，改丸剂长期巩固。［河北中医，1995，17（2）］

王绪鳌医案

○李某，男，31岁，工人。1968年12月就诊。

主诉：头昏乏力5个月，高热1周余。

病史：1968年7月起自感乏力，头昏，继而发生贫血。于8月9日经骨髓检查：原始粒细胞92%，被诊断为“急性粒细胞性白血病”，经用激素、抗生素、输血及6-MP等治疗，未见缓解。在治疗过程中因出现左侧颞部疖肿而呈弛张型高热，诊断“急性白血病并发败血症”，应用红霉素，及多种新型抗生素等治疗无效，病情恶化。高热持续1周未退，白细胞减少至2.0×10^9/升而被迫停用6-MP，于同年12月邀余会诊。

检查：精神软弱，面色苍白无华，自汗高热（体温：40摄氏度），血红蛋白下降至480克/升，白细胞100×10^9/升，血小板32.0×10^9/升，末梢血幼稚细胞0.65，血压15.5/9.33千帕，舌质淡，苔薄白，脉虚弱。

辨证：热劳（急性白血病并发败血症）热毒炽盛，气血虚弱。

治法：清热解毒，凉益补血。

方药：①生马钱子0.9克，生甘草3克，山豆根9克，紫草30克，丹皮9克，赤白芍各9克，七叶一枝花15克，鲜生地30克，连翘12克，大青叶24克，牛膝炭9克，鲜芦根30克，焦山栀9克，清炙芪30克，当归身6克，犀黄丸4.5克（吞服）水煎，1日2次口服。②另用仙鹤草30克，鹿衔草30克，石仙桃30克，凤尾草15克，生甘草30克，水煎代茶频频饮服，1日1剂。

同时积极配合西医支持疗法，如输血等。3天后体温下降，半月后病者精神转佳，汗出减少，胃纳已加。复查血象血红蛋白上升至135.0克/升，白细胞3.2×10^9/升，血小板108.0×10^9/升，血中幼稚细胞明显下降，继续服用中药，并在代茶方中加用喜树根30克，间断应用少量6-MP，于1969年5月7日复查骨髓抑制，即停用6-MP继续服用上方，配合应用长春新碱。在用药过程中曾出现手指麻木，肌肉震颤，全身酸痛。便秘，脱发等不良反应。于6月中旬起即停用一切抗白血病西药及输血，单用以上中药又自服红参每日3～6克，并用红砒、雄黄酒精沿脊柱涂擦，擦后3～4天，沿脊柱局部出现粟米样水疹或较大疱疹，病人感觉整个脊柱有热烫感，未见不良反应。1969年8月病情日趋好转，能起床步行，复查血象好转，于12月出院休养，并继续服用中药，在前方基础上，加强补气养血，如人参、白术、黄芪当归之类。1971年随访，检查骨髓为“正常骨髓象”，外周血象正常，未见幼稚细胞。体力、精神均佳，参加正常工作。继续随访至今，已健康生活22年，血象均正常。（《中国当代名医医案医话选》）

杨淑莲医案

○赵某，女，40岁，农民。

因面色苍白、乏力、间断发热4个月伴皮肤瘀斑一个月于1991年7月17日入院，查体：体温36.7摄氏度、脉搏 80次/分、血压 17.5/12.5千帕（130/90毫米汞柱）。神清，中度贫血

貌，全身皮肤可见散在出血点，双上肢、左下肢见大片瘀斑。肝大肋下2厘米，脾大左肋下2厘米。血象：红细胞 23×10^9/升，血红蛋白 70克/升（7克%），白细胞 20×10^9/升，分类：中性粒细胞0.15，淋巴细胞0.05，幼稚细胞0.80，骨髓象：骨髓增生明显活跃，M/E 6.15∶1。粒系高度增生，原+早幼粒占53%，部分胞浆内可见空泡。过氧化酶染色阳性。弥散性血管内凝血（DIC）检查均阴性。诊断：急性粒细胞白血病。即给予HOA方案化疗，用药同时，皮肤出现大片瘀斑，以下肢为甚，子宫出血不止，经应用止血定、止血芳酸等无效。复查DIC：3P试验阳性，凝血酶原时间（PT）19秒（正常15秒），优球蛋白溶解时间（ELT）70分钟。诊断为DIC，而给予复方丹参2毫升/日加盐水中静脉滴注，连用4天效果不明显，且口腔血泡，穿刺部位血肿，双下肢瘀斑肿胀疼痛，不能忍耐，化验：3P（+），PT21秒（正常15.4秒），ELT，15分钟，即加大丹参用量10毫升/日，3天后子宫出血停止（出血22天），再加大丹参用量至40毫升/日3天，对DIC检查有所好转，但临床又现血尿，血色黯红，考虑为瘀伤肾络，故再加大丹参用量60毫升/日共7天，化验：3P（+），ELT>90分钟，125毫克%，PT18秒（正常16秒），继续应用10天，临床出血症状消失，DIC检查均阴性，达痊愈。治疗时间为29天，丹参总用量达938毫升。［河北中医，1993，15（2）］

朱良春医案

○吴某，男，48岁。

患者因乏力8个月，加重4个月，并出现消瘦，面色苍白无华，出汗，有低热及下肢浮肿。脾肿大，下缘脐下3厘米，右缘过正中线2厘米，质硬；两腋下各有2～3个黄豆大小淋巴结，左大腿内侧有一5厘米×5厘米大小陈旧性瘀斑。实验室检查：白细胞250×10^9/升，分类中性粒细胞55%，中幼粒25%，晚粒8%，酸性粒细胞4%，淋巴细胞8%，血红蛋白98克/升，血小板90×10^9/生。血片AKP积分0/100个中性分叶核。骨髓象报告：有核细胞极度增生，呈“慢粒”表现。收住入院后按上述见症，结合青红苔薄，脉弦数，诊为邪毒入髓伤血，气血虚兼血瘀，急拟清热凉血，以防热盛动血。

处方：水牛角30克，狗舌草30克，蛇舌草30克，炒

山栀6克，黄芩6克，丹皮12克，丹参12克，赤芍12克，生地12克，紫草9克，玄参9克，蒲公英15克，川楝子9克，延胡9克。

二诊：胁下胀痛好转，未出现新的瘀点，仍以前方去栀、芩、紫、玄、楝、延，加三棱6克，莪术9克，鳖甲12克，牡蛎15克，赤芍12克，夏枯草、郁金各9克。

三诊：症情稳定，汗止热退，胁下肿块缩小。血象报告有改善。白细胞已下降至130×10^9/升。原方去生地、川芎、牡蛎、夏枯草、郁金、丹参，加太子参、麦冬各12克，石斛10克，桃仁9克，鳖甲12克。

上方加减服3个月，白细胞逐步下降至出院时7.1×10^9/升，分类正常，未见幼稚细胞，血红蛋白上升至113克/升。脾脏明显缩小，从脐下3厘米到不能触及，腋下淋巴结消失。骨髓象报告呈白血病缓解期。近期疗效显著，出院随访调治。（《血证专辑》）

徐瑞荣等医案

○石某，男，42岁，农民。

急性单核细胞白血病完全缓解1年2个月，近1周视力下降渐至模糊不清，伴头痛、呕吐、偶有抽搐。查体：双侧视乳头水肿，胸骨处无压痛，全身浅表淋巴结不大，心肺正常，肝脾不大，外周血：血红蛋白120克/升，白细胞 6.5×10^9/升，血小板110×10^9/升。骨髓检查：增生明显活跃，原幼单核细胞2%。脑脊液压力增高，离心沉淀涂片查见白血病细胞。诊断：急性单核细胞白血病髓外复发，中枢神经系统白血病。属中医肝风内动型，给予天麻钩藤饮加减：天麻12克，钩藤9克，珍珠丹30克，羚羊粉1.5克，僵蚕6克，石决明、杜仲、桑寄生各15克，牛膝、茯神、地龙、龙胆草各12克，知母9克。水煎服，每日1剂。鞘内注射甲氨蝶呤5毫克、地塞米松5毫克。同时给予HA化疗方案1疗程。2周后视力恢复，临床症状消失。鞘内注射至第5次时，脑脊液检查正常。再继续治疗3次，随后定期强化治疗，至今生存3年6个月以上。［四川中医，1997，15（1）］

刘玺珍等医案

○张某，女，30岁。

1987年1月确诊为慢性淋巴细胞性白血病。患者形体瘦弱，面色黯淡，周身无力，午后发热，肝脾肿大，腹胀，齿衄，月经3个月未行，两下肢有瘀斑，舌紫黯，脉沉细涩。

辨证：瘀血阻络，气阴两虚。

方药：太子参、白芍、牡蛎、银耳、山药各30克，当归、生地黄、熟地黄、玄参各20克，丹参、地龙、胡黄连各15克，牡丹皮、桃仁、土鳖虫各10克。水煎服，日1剂。烧鸡丹每服9克，日3次。

10日后齿衄减轻，其他症状如故。上方加鸡血藤、五灵脂各15克，青皮9克，烧鸡丹用量不变，连服1个月，体温36.8摄氏度，体力增强，月经来潮。原方去土鳖虫、桃仁，隔日1剂，烧鸡丹每服10克，日3次，2个月后，齿衄止，面色稍显红润，体力大增。继以烧鸡丹连服半年，血象正常，症状消失。

药物配制：阿胶、鳖甲、蜜蜡各60克，血竭、孩儿茶、三七、火硝、穿山甲、蜈蚣、水蛭、鹿茸各9克，老母鸡1只（去内脏存毛）。将上药装入鸡腹内，缝合，以黄泥外糊2厘米厚，用木柴火烧至熟（约3～4小时），去泥土，拔净毛，撕碎晾干，鸡肉、鸡骨和药共研末备用。成人每服6～10克，每日3次，儿童酌减。

○张某，男，18岁。

1986年2月诊为慢性粒细胞性白血病。患者形体消瘦，四肢疲软，面色苍白，潮热盗汗，口干，舌质红，苔花剥，脉细数。体温38摄氏度。血象：血红蛋白93克/升，白细胞49.6×10^9/升，中性粒细胞32%，淋巴细胞8%，幼稚细胞60%。

辨证：肝肾阴虚。

方药：龟甲、熟地黄、山药、枸杞子、银耳、当归、白芍药各20克，青蒿、地骨皮、牡丹皮、知母、白薇、百合各15克，黄柏9克。水煎服，日1剂。烧鸡丹每服6克，日3次。

7日后自觉体力稍增，口干减轻。上方加天门冬、麦门冬、玄参各15克，烧鸡丹用量不变。继用14日，体温37.2摄氏度，食纳增，面色已显润泽。中药守方，烧鸡丹每服9克，日3次。2个月后，体温，36.5摄氏度，无自觉症状。停中药。单服烧鸡丹4个月。化验血象正常。［河北中医，1991，13（4）］

邓绍明医案

○杨某，男，41岁。工人。1982年3月20日就诊。

患者诉头晕目眩，神倦少气，纳少便溏3月余，在当地作“贫血及血小板减少”治疗效果不佳。后赴省某医院作骨髓穿刺检查，结果为幼稚细胞（原幼+早幼）占67%。查血常规：血红蛋白65克/升，白细胞3.5×10^9/升，血小板65×10^9/升，幼稚细胞66%。诊断为急性粒细胞性白血病。并在该院住院治疗，入院后采用HA方案5个疗程的化疗及输血支持对症治疗94天，复查骨髓中幼稚细胞仍占66%，末梢血红蛋白61克/升，白细胞3.4×10^9/升，血小板55×10^9/升，病情危重出院而转我院治疗。

刻诊：头发脱落稀疏，面色唇甲苍白，全身散在性瘀点，语声低微，音质淡红无苔，脉沉细弱。中医诊断为“虚劳”、“血证”。

辨证：脾失健运，气血亏损，瘀滞邪恋之证。

治法：健脾益气，养血活血，解毒祛邪。

方药：红参须10克（另蒸冲），当归15克，丹参15克，生黄芪90克，阿胶（烊化兑），白术、茯苓各12克，白芍、生牡蛎、山药各20克，白花蛇舌草、半边莲、半枝莲各30克，4剂。

复诊（3月24日）：自诉服上方后头晕目眩减轻，纳增，精神转佳，全身瘀点稍隐。效不更方，仍用原方加蚤休12克。守方增损计服62剂，头发黑密而有光泽，语声宏亮，面色唇甲红润，全身瘀点完全消失，诸症告愈。复查血常规：血红蛋白125克/升，白细胞5.6×10^9/升，血小板150×10^9/升，未见幼稚细胞。1982年5月30日赴省某医院复查骨髓象意见：“增生活跃，原幼粒比例下降，红系比例升高，骨髓在完全缓解范围内。”后追访6年，病情未见复发。［湖南中医杂志，1989，5（3）］

赵玉森医案

○曾某，男，22岁。于1980年1月19日初诊。

患者近半年来反复发作上腹部疼痛，以凌晨2点钟左右为甚。每次发作与饮食、季节无明显关系，无恶心呕吐、冒酸打呃、便血史。此次上腹部持续疼痛一天，逐渐加重。

查体：体温39摄氏度，脉搏94次/分，呼吸25次/分，血压80/30毫米汞柱。急性失血病容，上腹部剑突下轻度压痛。入院3天，因血红蛋白和白细胞进行性下降（血红蛋白：35克/升→26克/升→20克/升；白细胞12.9×10^9/升→7.4×10^9/升→3.4×10^9/升），骨髓穿刺检查：骨髓增生活跃，以红细胞系统增生为主，粒红比例倒置1：1.3。在增生的有核红细胞中，以早期为多数。在白细胞系统方面，也表现有越前期者，其比例相对越高，越接近成熟期，比例越低的裂孔现象。诊断为：红白血病。住院经抗感染、输血、对症处理，血压好转，建议外出治疗而出院，始邀余诊治。

症见面色苍白，唇无华，头晕目眩，气短懒言，食欲不振，心悸、怔忡，腹部剧痛，面部和足髁关节部浮肿，畏寒肢冷，便秘，脉浮大无力，舌淡苔白。

辨证：此乃气血俱虚，五脏虚损所致。

治法：急宜大补气血佐以温阳。

方药：十全大补汤。

党参60克，黄芪60克，当归15克，川芎12克，熟地15克，茯苓12克，白术12克，白芍30克，桂枝12克，大枣12克，炙草6克，生姜3片，5剂。

药后食欲大增，大便已解，精神倍增，但仍畏寒、腹痛。守原方去桂枝，加附片12克（先煎），肉桂6克（研末冲服）。服20剂后外周血象：血红蛋白34克/升，红细胞1.54×10^{12}/升，白细胞7.1×10^9/升。分类：幼稚粒细胞9%（早幼粒2%，中幼粒6%，晚幼粒1%），淋巴细胞20%，中性粒细胞48%，嗜酸性粒细胞1%，有核红细胞22%（早幼红6%，中幼红11%，晚幼红5%）。患者血细胞明显回升，食欲、体力明显好转，大小便正常，但上腹部时有隐痛，脉微弦。此系肝血不足，失于疏泄所致，用疏肝理气，养血和营法。柴胡疏肝散加减：柴胡12克，川芎10克，广香12克，香附12克，当归15克，白芍12克，茯苓12克，白术12克，枳实12克，川芎12克，甘草10克。

3剂后腹痛消失。后用十全大补汤和柴胡疏肝散两方加减交替服用，调治3个月。其间，曾加板蓝根30克，夏枯草30克，丹参15克以清热解毒，活血散结；用砂仁10克，山楂30克，神曲30克，莱菔子12克，消上腹部胀闷感；加玉屏风散和龙牡治自汗。这期间，曾化验4次。5月29日血象：血红蛋白99克/升，血细胞6.2×10^9/升，分类：中性粒细胞68%，淋巴细胞32%。停药观察。7月11日血象又出现幼稚细胞：中幼粒2%，晚幼粒6%，中幼红2%，晚幼红4%。患者除自汗外，无任何不适。宜益气固表敛汗，用玉屏风散合牡蛎散化裁。5剂后，自汗消失。继用下方善后。

党参30克，黄芪30克，防风12克，白术12克，当归12克，生地12克，柴胡12克，广香18克，川芎10克，大枣10克，甘草10克。

8月12日外周血检查已无幼稚细胞，停药观察。随访5年至今仍健在。［四川中医，1986，4（1）］

马玉红医案

○朱某，男，11岁。

主因面黄、乏力20日，加重5日于1993年6月4日入院。查外周血象、骨髓穿刺诊为急性粒细胞白血病，经输血支持治疗，抗生素预防感染7天后，以HA方案化疗1疗程，化疗结束第3日，患儿出现高热，体温39摄氏度～40摄氏度，面色苍白，乏力，皮肤散在瘀点，鼻衄，查咽部无充血，扁桃体不大，听诊双肺呼吸音清，未闻及干、湿啰音，二便调。查外周血象：白细胞0.8×10^9/升，中性粒细胞0.45，淋巴细胞0.55，血红蛋白70克/升，血小板10×10^9/升。诊断：骨髓抑制。给予间断输血支持治疗，以头炮唑啉、阿米卡星控制感染5日，激素退热无效，体温仍波动在39摄氏度～40摄氏度，患儿极度疲乏，停用抗生素，改服清热Ⅱ号：银花15克，连翘15克，板蓝根15克，青黛3克，生地黄9克，白薇9克，黄芩6克，生石膏15克，玄参9克。水煎服，日1剂，分2次温服。服1剂后体温降至38.5摄氏度，2剂体温降至正常，精神明显好转，饮食渐增。［河北中医，1998，20（4）］

曹德聪医案

○马某，女，25岁。工人。

1971年11月住院。诊断为急粒白血病，白细胞20.0×10^9/升，原粒细胞79%，血红蛋白45克/升，血小板6.0×10^9/升，骨髓原粒细胞93%。经6-MP、野百合碱、泼尼松治疗2周后，白细胞降至0.6×10^9/升，血红蛋白36克/升，血小板8.0×10^9/升。症见心悸气短，不能平卧，虚汗淋漓，四肢厥冷，面色皖白，肢软乏力，舌质淡，脉细弱。

辨证：此属气血两竭，阳虚欲脱。

治法：急宜益气温阳、敛汗宁心。

方药：别直参3克（另煎兑服），炒白术、炒白芍、生地、熟地、五味子各9克，茯苓15克，炙甘草4.5克，远志、陈皮各6克，肉桂1.5克。

连服11天后，诸症明显好转，白细胞上升至2.3×10^9/升，中性粒细胞59%，淋巴细胞38%，可疑幼稚细胞3%，血小板10.4×10^9/升。20天后复查骨髓，粒细胞已见增生，成熟良好，共占71%，三系造血细胞比例均已正常，血红蛋白112克/升，血小板190×10^9/升，白细胞14.0×10^9/升，分类正常，缓解出院。［浙江中医杂志，1985，20（9）］

陈松育医案

○赵某，男，20岁。于1974年9月17日入院。

经检查确诊为淋巴肉瘤细胞型白血病。入院后用COP方案3个疗程，血象及骨髓象未有进步，至10月26日病情恶化，肝脾及淋巴结肿大加重，胸前及下肢出现散在出血疹，3天后又增鼻衄且量多，并有齿衄，胸腹下肢出血斑疹密布成片。已呈并发DIC之象。立即加服中药，以滋阴降火，凉血化瘀止血。药用：生地30克，丹皮、赤芍各15克，栀子10克，紫草15克，茜草20克，另参三七6克（分次吞服）。后因神萎，脉虚，加服红参6克，参三七改云南白药（1瓶分4次服），日服2次。4天后出血得以控制。停中药3天又有少量新出血点及鼻衄；再服上方1周，病情稳定，肝脾肋下未触及，浅表淋巴结仅左腋下可扪及蚕豆大小1个。精神转振，能下床活动。后转养阴清火、化痰软坚之方，配合化疗，获缓解。

○余某，女，60岁。

因发热乏力，贫血四十余日，经骨穿确诊为急性单核细胞性白血病（原幼单44.4%），于1973年12月26日住院。入院时外周血象：血红蛋白20克/升，红细胞1.25×10^{12}/升，白细胞1.38×10^9/升，原幼单32%。入院后用CAP方案治疗至1974年2月5日，白细胞下降至0.9×10^9/升，血红蛋白20克/升，红细胞0.94×10^{12}/升，血小板40×10^9/升，复查骨髓象原幼单30.4%。病情危重，停用化疗，改用中药治疗，药用：红参6克，北沙参、生地各30克，山萸肉12克，丹皮10克，玄参12克，天冬10克，五味子3克，白花蛇舌草60克，龙葵30克。半月后病情好转，血红蛋白62克/升，红细胞2.77×10^{12}/升，白细胞8.0×10^9/升，原幼单细胞消失，无临床症状。服上方四十余剂，住院2个月完全缓解而出院。

○李某，男，38岁。住院号28593。

因头昏乏力，低热二十余日，于1975年9月23日入院。血象：红细胞1.87×10^{12}/升，血红蛋白68克/升，白细胞4.1×10^9/升，血小板40×10^9/升，幼淋1%。骨髓象：

原淋+幼淋44.6%，确诊为急淋。患者低热盗汗，头昏，颈、颌下、腋、腹股沟淋巴结肿大如黄豆，无压痛及粘连，肝肋下1厘米，面赤升火，舌淡红苔薄黄腻，脉细滑数。入院后化疗用OP方案，后MP3周，中药每日1剂。药用：夏枯草15克，半夏10克，牡蛎30克，黄药子15克，蟾皮6克，玄参、生地、天冬各15克。服上方加减出入1个月后，复查血红蛋白109克/升。白细胞6.9×10^9/升，无幼稚细胞，血小板130×10^9/升。低热、盗汗等症状消失，浅表淋巴结不肿大。11月10日复查骨髓，原淋+幼淋为0。病情完全缓解出院。出院后间断服中药，并化疗维持缓解，至1977年2月缓解16个月后复发，二次入院后，单用化疗，未获缓解而死于颅内出血。

○刘某，男，59岁。住院号47848。

因高热乏力10天，经检查确诊为急粒而于1978年3月6日入院。经COAP方案化疗，并用多种抗生素治疗，而发热始终不退，白细胞从24.2×10^9/升降至1.6×10^9/升。而配用中药升白细胞，至4月14日，白细胞回升至4.1×10^9/升，而高热仍不退，体温在39摄氏度～40摄氏度，汗多，舌中光剥红绛，根边有黄苔。至此，高热已四十余天。

辨证：热毒炽盛，气血两燔，营阴耗伤。

方药：生石膏30克（先煎），知母10克，生地15克，石斛12克，银花、连翘、大青叶、青蒿各15克，升麻10克，后又加黄连、芦根。

药服10剂而热势显减，转为低热（37.6摄氏度～38.4摄氏度）。转方滋阴清热，药用：青蒿、鳖甲、沙参、石斛各12克，麦冬10克，大青叶15克，龙葵30克，生甘草3克。药服5剂，体温正常。后转益气养阴解毒之方，配合化疗而获完全缓解，于8月23日出院。［江苏中医，1991，12（11）］

白细胞减少症

王云鹏医案

○周某，男，63岁。

患鼻咽癌，放疗进行15次时，全身乏力，精神萎顿，无食欲，畏惧放疗，舌质淡，苔白腻，脉弦细，白细胞2.7×10^9/升。患者已中止放疗5天，服用多种升白细胞西药无效来诊。处方以升白合剂化裁：太子参50克，黄芪40克，鸡血藤、茯苓各20克，当归、白术、鸡内金各15克，紫河车6克，红枣30枚。服3剂后，白细胞上升，服完6剂，白细胞已升至5.2×10^9/升，全身乏力症状明显改善，胃纳增，精神振，信心足。上方去白术、茯苓、鸡内金，加补骨脂、菟丝子各15克，同时服食西洋参6克，直至放疗结束，白细胞保持在4.6×10^9/升以上。［四川中医，1998，16（1）］

冯松杰等医案

○李某，男，56岁，工人。

因慢性肾功能不全、尿毒症于1998年3月12日入院。住院后连续5次出现白细胞减少。3月15日，2.3×10^9/升；3月30日，2.6×10^9/升；4月12日，2.5×10^9/升；5月5日，2.1×10^9/升；5月15日，2.3×10^9/升。患者纳少，便溏，神倦，乏力，已用六君子汤合参苓白术散出入治疗2个月。5月17日起用茜草，处方：茜草30克，太子参、茯苓、山药、焦楂曲各15克，苍白术、法半夏、佛手、枳壳、炙鸡内金各10克，陈皮5克。每日1剂。5月24日复查血常规：白细胞4.2×10^9/升。［陕西中医，2000，21（3）］

马燕玲等医案

○某男，40岁，肝硬化3年。

因头昏、乏力、失眠、纳差，血检血红蛋白、白细胞、血小板计数低下2年多。1989年3月起，反复来我院门诊求治，经中西药物治疗效果不显。1992年4月检查血红蛋白70克/升，白细胞计数2.7×10^9/升，血小板56.4×10^9/升。查体：贫血貌，心率92次/分，律齐，无病理性杂音。两肺无异常，肝脾未及。经黄山绞股蓝冲剂每次50克，每日2次口服，1个月后复查，血红蛋白为92克/升，白细胞计数为4.2×10^9/升，血小板计数为90.2×10^9/升。3个月后，患者睡眠良好，头昏、乏力、心悸等症状消失，可下田作一般劳动。［河北中西医结合杂志，1997，（2）］

沙明杰医案

○杨某，男，50岁，1992年6月3日初诊。

因乏力、头晕、低热半年，曾多次在我院内科及外院诊治，多次检查血常规均提示白细胞减少，原因不明，配服肌苷、利血生、脱氧核苷酸钠等3个月，效果不明显，刻诊：头晕乏力，气短懒言，面白少华，食欲不振，舌质淡，苔薄白，脉细弱，证属脾胃虚衰，中气不足，查血常规示白细胞为1.7×10^9/升，治以补中益气汤加味：黄芪30克，党参15克，白术10克，当归12克，陈皮10克，柴胡12克，升麻6克，女贞子12克，大枣10枚，谷麦芽各12克，日1剂，水煎服。服药后头晕乏力，气短懒言消失，食欲增加，复查白细胞3.6×10^9/升，继以原方加龙眼肉15克，治疗3天，检查白细胞为4.8×10^9/升，且原有症状消失，后又以原方加减巩固治疗半个月，随访至今未复发。［实用中医药杂志，1998，14（6）］

杨进医案

○陈某，女，24岁，住院号：840813。

1984年7月31日扶行入院。症见神疲乏力，心慌气短，头昏失眠，齿龈渗血，双下肢紫癜，口淡纳差，舌淡、苔白，脉细弱。查周围血象：血红蛋白100克/升，红细胞3.1×10^{12}/升，白细胞3.1×10^9/升，血小板85×10^9/升。发病原因为两月前患“肠炎”用氯霉素一周。西医诊为：白细胞减少症，血小板减少性紫癜。中医诊为“虚劳”。证属心脾两虚。服用生白糖浆（黄芪、党参、丹参、山萸肉、补骨脂、制首乌、鸡血藤、全当归、茜草根、焦山楂各15克）的同时，方拟归脾汤加地榆炭、仙鹤草等。服药十天，齿衄止，肌衄渐消。停服水煎中药，单纯予生白糖浆口服。共留院27天，临床诸证悉除，复查周围血象：血红蛋白105克/升，红细胞3.45×10^{12}/升，白细胞4.9×10^9/升，血小板105×10^9/升。嘱其带生白糖浆巩固治疗10天出院，随访2年未发。［新中医，1989，21（8）］

支楠等医案

○陈某，女，45岁，工人，病程1年。

患者于1994年3月，发现左侧乳腺癌，本月做左乳腺根治术，病理：左乳腺髓样癌。随后做化疗两个疗程，放疗一个疗程，查血白细胞2×10^9/升，停止放化疗。患者主诉：头晕、气短、烦热、纳呆、恶心欲吐、口干舌燥、腰膝酸软、自汗盗汗、大便秘结、面色苍白、舌红少苔、脉沉细数。

辨证：此系气阴两虚，热毒内蕴。

方药：养阴生白饮。

西洋参15克，冬虫夏草20克，石斛、百合各15克，竹茹10克，当归6克，白芍10克，阿胶10克（烊化），虎杖12克，蒲公英15克，山楂10克，炒枳壳10克，三七粉3克（冲），珍珠3克（冲）。水煎服，

服药3周。自觉症状明显减轻，查白细胞4.2×10^9/升。随后坚持化疗3个疗程，并配合服养阴生白饮3个月，定期复查血白细胞维持在$(4\sim5.0)\times10^9$/升。随访至今病情稳定。［北京中医，1997，（5）］

柴晓抗医案

○王某，男，20岁，学生。1995年9月20日初诊。

就诊时诉头昏、无力，查血时发现白细胞3.1×10^9/升，其余各项检查均正常。给服白灵汤：太子参10克，黄芪12克，生地10克，熟地10克，黄精10克，丹参12克，天冬10克，鹿角胶10克（烊化）。水煎服，每日1剂。2周后复查，血白细胞计数达4.5×10^9/升，自觉症状消失，停药1个月后复查，白细胞为4.3×10^9/升。［江苏中医，1996，17（11）］

田建明等医案

○王某，男，53岁。

因右肺癌化疗后3个月，于1996年5月3日就诊：患者形体消瘦，面色无华，头晕乏力，腰膝酸软，气短自汗，畏寒肢冷，食欲不振，舌淡暗，两脉沉细无力。化验：白细胞计数2.1×10^9/升，血红蛋白60克/升，血小板计数8.0×10^9/升。

辨证：肾气不足，精亏血少。

治法：补肾生精化血。

方药：自拟补肾生精化血汤。

补骨脂、黄芪、菟丝子、黑豆各30克，鹿角胶（烊化）、阿胶（烊化）、紫河车（冲服）各10克，枸杞子、女贞子、熟地、丹参各15克，砂仁（后下）、炙甘

草各6克。日1剂，水煎服。

20天为一疗程。连服一疗程后症状基本消除，化验周围血象均转正常。［四川中医，1997，15（8）］

江宗发医案

○黄某，男，46岁，农民。1995年5月19日初诊。

头晕无力，低热已半年。半年前不明原因自觉头晕，身乏无力，不规则发热，体温在37.2摄氏度～37.8摄氏度之间，动则心跳气短，失眠，食欲不振，二便正常。去某县医院和某市医院进行多方面检查，除发现白细胞低于2.0×10^9/升，余皆为正常。给予服用升白细胞药物如维生素B_6、维生素B_4、维生素B_{12}和叶酸、三磷酸腺苷、辅酶A、利血平、肌苷、鲨肝醇、泼尼松等，未见其效。他人介绍来我院就诊。望其面色苍白，舌质微暗，苔薄腻，脉稍滑，胸腹无其他阳性体征。多次查白细胞2.5×10^9/升～3.0×10^9/升之间，中性粒细胞20%～30%，淋巴细胞60%～70%，红细胞及血小板计数正常。

诊断：白细胞减少症。

辨证：心脾虚挟瘀证。

治法：益气养血，健脾补肾，活血祛瘀。

方药：自拟促白细胞汤。

太子参30克，炒白术30克，炙黄芪30克，菌灵芝20克，何首乌20克，补骨脂15克，紫河车15克，茜草根15克，穿山甲15克。水煎服，日服1剂，3次分服。

服药7剂，症状明显减轻，白细胞升至4.6×10^9/升，守方8剂，诸证已除，白细胞升至7.6×10^9/升，中性粒细胞68%，淋巴细胞30%，嗜酸性粒细胞2%。嘱患者服归脾丸2个月善后。于1996年8月16日来院复查白细胞8.0×10^9/升，中性粒细胞70%，淋巴细胞28%，嗜酸性粒细胞2%，且已正常生活和劳动。［实用中医内科杂志，1997，11（4）］

高远生医案

○杨某，男，35岁。1987年10月26日初诊。

患者因胃癌1986年2月施胃大部切除术，随即进行丝裂霉素化疗，每4个月一次。治疗后常感头昏乏力，恶心，食欲不振，多次查血白细胞（2.8～3.7）$\times10^9$/升，血小板（38～80）$\times10^9$/升。症见头昏乏力，气短懒言，面色少华，腰酸膝软，舌质淡，苔薄白，脉细弱。查血白细胞3.0×10^9/升，中性粒细胞64%，嗜酸性粒细胞1%，淋巴细胞35%，红细胞4.6×10^{12}/升，血小板45×10^9/升。

辨证：气血亏虚，肾精不足。

治法：补气养血，滋肾益精。

方药：生黄芪20克，红参10克，太子参15克，枸杞子10克，大枣5枚，水煎两次，加红糖50克，早晚分服，药渣（除黄芪外）随汤食之，每日1剂。

10天后，自述头昏乏力、气短症状明显减轻，查血白细胞5.6×10^9/升，血小板100×10^9/升。

继服原方一周，诸症皆除，查血白细胞6.5×10^9/升，血小板150×10^9/升。临床治愈，随访一年正常。［河北中医，1989，11（3）］

刘殿青医案

○唐某，男，51岁，农民。

因胃窦癌于1994年4月20日在本院行胃窦癌根治术，术后1个月行AFM方案化疗。第二周期结束后，患者自觉头晕、心悸，气短乏力，食少无味，动则出汗，夜眠不实，面色少华，舌淡、苔白，脉细弱。血液检查：血红蛋白96克/升，白细胞3.2×10^9/升，中性粒细胞0.6，淋巴细胞0.39，血小板81×10^9/升，遂诊断为白细胞减少症（化疗后）。拟芪虎汤：黄芪、生苡米各30克，虎杖、鸡血藤各15克，当归、何首乌、菟丝子、大枣各10克，炙甘草6克。加炒枣仁10克，陈皮6克，炒二芽各15克，每日1剂，并嘱服每周服2只新鲜胎盘，10日后复查白细胞达4.2×10^9/升。又以上方再服10日，白细胞5.6×10^9/升，血小板100×10^9/升，化疗后，复查白细胞、血小板计数一直在正常范围内，3个月后，定时查血象，白细胞计数均在5.0×10^9/升以上。［陕西中医，1997，18（2）］

张浠崧医案

○患者张某，女，48岁，工程师。1990年10月17日入院。住院号：21493。

主诉：头昏、眩晕8年，加重3个月。有白细胞减少史4年，白细胞计数一直在2.6×10^9/升左右。

诊见患者头昏眩晕，甚则视物昏花，面色少华，失眠，多梦，疲乏，畏寒肢冷，腰膝酸软。舌质淡，苔薄白，脉细弱。

实验室检查：血红蛋白80克/升，红细胞2.9×10^{12}/升，白细胞2.65×10^{9}/升，中性粒细胞78%，淋巴细胞22%。大小便常规正常。胸透心肺正常。脑电阻图、脑电图、心电图均正常。颈椎正侧位片：未见骨质异常。

治疗给予乌鸡白凤丸，每次6克，一日2次；刺五加片，每次4片，1日3次。同时用ATP 20毫克、辅酶A100单位，肌内注射，每日1次。

1周后复查：血红蛋白95克/升，红细胞3.18×10^{12}/升，白细胞4.6×10^{9}/升。临床症状较入院时明显好转。

第2周复查：血红蛋白92克/升，红细胞3.18×10^{12}/升，白细胞4.9×10^{9}/升。临床症状基本消失。

患者住院1个月，经上法治疗后诸症消失出院。［四川中医，1991，9（10）］

昌年发医案

○陆某，女，43岁，于1995年12月21日初诊。

因患鼻咽癌行钴放疗后一周余，出现头昏乏力，白细胞下降，曾口服利血生、鲨肝醇等药，效不著，而前来我院中医科门诊。刻诊：面色㿠白，头昏目花，夜睡多梦，神倦乏力，口干欲饮，苔薄腻，脉细弱。血常规检查：白细胞31×10^{9}/升，方用参白血汤加减：生晒参10克先煎，白术10克，鸡血藤30克，生黄芪30克，全当归10克，杞子15克，生阿胶10克拌冲，广木香6克，熟地15克，鹿角片10克，川石斛15克，炒枣仁20克，炙甘草6克，生姜3片，红枣5枚。上方连服1疗程后，头昏乏力症状改善，睡眠好转，白细胞复查4.7×10^{9}/升，嘱原方再服1疗程。白细胞复查，由原来4.7×10^{9}/升升高到6.4×10^{9}/升。［黑龙江中医药，1998，（5）］

丁兆生医案

○杨某，男，27岁。本院职工。

6年前在放疗科工作，无明显诱因出现全身乏力，头晕目眩，心悸气短，腰膝酸软，经常感冒，多次住内科及到天津、北京等地诊治，仍不见好转，血常规白细胞经常波动在3.0×10^{9}/升左右，初诊于1989年3月27日，病人除上述症状外，舌质淡苔薄白，脉沉细无力，查白细胞3500/立方毫米。其余正常，证属心、脾、肾俱虚，投以升白汤6剂，每日1剂。

二诊：病人舌淡苔白，脉沉细，化验白细胞4.9×10^{9}/升，继投原方6剂，病人服药后自觉症状消失，白细胞计数升为5.2×10^{9}/升，再投原方6剂，每周2剂以巩固疗效，追访10个月未复发。

升白汤：莲子10克，酸枣仁12克，白术30克，山药30克，熟地30克，白芍10克，甘草6克。［河北中医，1990，12（3）］

吴虹等医案

○赵某，男，53岁，工人，于1996年11月28日入院，住院号：050659。

患者因结肠癌于1996年8月在本院作根治术，病理报告示：“高分化腺癌累及全层。”1996年9月开始予长春新碱、甲环亚硝脲、5-氟脲嘧啶联合化疗，第2个化疗疗程结束后18日来院就诊。证见：神疲乏力，少气懒言，纳呆乏味，腰酸耳鸣，舌淡苔白，细弱。查血常规血红蛋白107克/升，红细胞3.42×10^{12}/升，白细胞3.1×10^{9}/升，中性粒细胞0.06，淋巴细胞0.28，血小板87×10^{9}/升。入院予升白饮治疗。处方：潞党参20克，炙黄芪30克，炒白术12克，云茯苓10克，砂仁5克，女贞子20克，鸡血藤30克，桑寄生15克，补骨脂20克，炒当归10克，虎杖15克，广木香10克。服药14帖，诸证改善，复查血常规：血红蛋白110克/升，红细胞3.72×10^{12}/升，白细胞4.7×10^{9}/升，中性粒细胞0.70，淋巴细胞0.28，血小板108×10^{9}/升。以后随证加减，坚持中药治疗，直至6个疗程化疗顺利结束。［安徽中医临床杂志，1999，11（5）］

陆中岳医案

○洪某，男，68岁。1987年8月15日诊。

头昏目蒙，肢体困倦，午后低热，有汗不解，口干不欲饮，胸满不食，下肢轻浮，小便短赤已1周。脉濡小数，苔薄滑微黄、舌质淡绛嫩胖。血象：血红蛋白78克/升，红细胞2.7×10^{12}/升，白细胞2.4×10^{9}/升（分类：中性粒细胞46%，淋巴细胞54%）。西医拟诊为病毒感染，眼病毒灵、维生素B_4、利血生等药3天无效。证属湿温，辨为脾阳素虚，湿热内陷。予基本方3剂。复诊诸症减轻，白细胞3100/立方毫米，上方加生谷麦芽各10克，再3剂。三诊诸症续有好转，但白细胞回升较缓。仅3800/立方毫米，上方去红参，加当归10克，鸡血藤、党参各30克，续服6剂而愈。复查血象：血红蛋白102克/升，红细胞3.0×10^{12}/升，白细胞5.6×10^{9}/升（分类：中性粒细

胞68%，淋巴细胞30%）。［浙江中医杂志，1988，23（7）］

唐小明医案

○刘某，男，35岁，工人。

因精神失常反复5年，加重10天，于1992年4月18日以“精神分裂症”入院。入院体查无异常，血常规：血红蛋白130克/升，白细胞6.7×10^9/升，中性粒细胞0.71，淋巴细胞0.29。入院后用氯氮平500毫克/天，治疗48天。7月6日出现头昏耳鸣，纳呆乏力，腰膝酸软，舌质淡，苔白，脉沉细等症。查血象示：白细胞3.0×10^9/升，中性粒细胞0.54，淋巴细胞0.44，嗜酸性粒细胞0.02。骨髓象：粒细胞增生低下。

辨证：肾精亏虚，填精补肾。

方药：左归饮加味。

熟地20克，山茱萸15克，淮山药15克，茯苓12克，枸杞15克，菟丝子12克，女贞子10克，何首乌15克，炙草10克，水煎服日1剂。

服药5剂后，复查血象示：白细胞3.4×10^9/升，余项正常。继服10剂后复查，白细胞4.4×10^9/升，余项正常，且自觉症状消失，完成1个疗程（30天）及1周后复查：白细胞计数在（5.2～4.8）$\times10^9$/升之间。［湖南中医杂志，1998，14（1）］

血小板减少性紫癜

法乐环等医案

○吴某，女，46岁，干部，门诊号407526，住院号81744。

因贫血1年，不规则发热8个月于1983年10月4日来我院内科住院治疗。

患者近一年来头痛头昏，精神倦怠，气短乏力，面色苍白，有时晕倒，饮食不香，或有腹痛。近8个月来有不规则发热，五心烦热，胸前及两下肢有出血点及瘀斑。月经量增多，经色正常，无血块。二便如常。曾在外院按“血小板减少性紫癜”、“增生性贫血”等用利血生、沙肝醇、肌苷等治疗无效。患者对磺胺类药，青、链霉素以及解热镇痛药均过敏。

查体：体温38摄氏度。贫血外貌，前胸皮肤可见针尖大小少许出血点，压之不褪色，心肺（-）。腹软，肝脾未触及，两下肢散在小出血点和陈旧性大块瘀斑。

实验室检查：血红蛋白51克/升，红细胞1.7×10^{12}/升，白细胞2.2×10^9/升，血小板60×10^9/升，网织红细胞4.3%。骨髓象呈增生稍减低。溶血试验：糖水试验和酸溶血试验均阳性。尿含铁血黄素试验阳性。

诊断：阵发性睡眠性血红蛋白尿，不发作型。

治疗观察：在加用中药前的106天和加用中药后的122天中，西药治疗均用泼尼松15～40毫克/日，碳酸氢钠1.0～1.5克/日，10%枸橼酸铁胶30毫升/日，氯化钾1.5～2.0克/日，以及维生素E等。加用中药治疗前还曾用丙酸睾酮100毫克/日，地塞米松及庆大霉素，并曾多次给予间断吸氧和输洗涤红细胞等。

在加用中药前虽经西药多方治疗，患者症状改善不著，并表现无力下地行走，须人搀扶背抱，视力模糊，并曾一度失明，晨起解啤酒样小便，面部及下肢浮肿等。溶血试验及尿含铁血黄素仍持续阳性。末梢血象无明显改变。于106天西药治疗后，血红蛋白62克/升，红细胞2.2×10^{12}/升，白细胞3.8×10^9/升，血小板计数反见下降，为12×10^9/升。随即加用中药治疗。

中医根据上述表现和苔薄白，舌淡胖嫩，脉细弱。辨证为气阴（血）两虚，予三才封髓丹为主治疗。药用人参（白人参、西洋参）、天冬、熟地、黄柏、砂仁、甘草，六者共奏补气健脾、滋阴益肾、养血生津之功。加用黄芪、麦冬、四物等药益增其力。有溶血、出血倾向时，加用白茅根、茜草炭、犀角、地黄之类凉血清热、活血止血。坚持治疗122天，患者已能自行来诊，诸症悉减，精神好转，食量增加。体征除大腿内侧尚有未吸收的陈旧瘀斑外，未见新鲜皮肤出血点。晨起尿色偶见加深，月经量恢复正常。溶血试验及尿含铁血黄素试验均转阴性。治疗结束时的末梢血象均见改善，血红蛋白73克/升，红细胞2.6×10^{12}/升，白细胞5.7×10^9/升，血小板数增至100×10^9/升。从加用中药前后多次末梢血象化验的动态观察结果来看，加用三才封髓丹为主的治疗，较单纯应用西药有明显效果。［中西医结合杂志，1982，5（7）］

邹云翔医案

○王某某，女，41岁。

因口腔出血伴皮肤起红点4天而就医。查血小板12×10^9/升，西医诊断为原发性血小板减少性紫癜，即转来我处治疗。衄血如注，满嘴鲜血，周身红点及紫癜密布，气怯面黄，唇甲苍白，头昏而晕，心悸不宁，口干而不欲饮，齿痛而无红肿，脉沉细无力，舌质淡，苔薄白。

辨证：气阴两虚，虚火上炎。

治法：补气摄血，滋阴养血，益肾潜阳，引火归原。

方药：绵黄芪15克，太子参9克，西当归9克，杭白芍9克，清阿胶6克（烊化冲入），活磁石15克，墨旱莲15克，枸杞子9克，骨碎补15克，川石斛15克，血余炭9克（包），小红枣5个（切开），炮姜炭1.5克，制附片3克，肉桂粉0.9克（吞服）。

本方从喻嘉言，黄坤载血证方脱化而来。若残火不敛，徒补气摄血，滋阴养血，益肾潜阳则难以奏效，方用姜、附、桂是敛残火，亦反佐变通之法。服药后血即渐止，半月后衄血全止，身上红点以紫癜隐没，精神好转，血小板升至60×10^9/升，乃出院休养。半月后来院复查，血小板已升至100×10^9/升，而停止服药。［新医药杂志，1978，（6）］

真性红细胞增多症

郭元仓医案

○患者王某，女，41岁，于1983年10月21日来我院就诊。

主诉：头痛、眼结膜充血9年，头晕、鼻衄、胸闷4年。全身皮肤及黏膜呈紫红色，尤以颊部及眼结膜为甚；经期腹痛，月经量多，色褐有块；月经后头痛、头胀缓解。曾多次求医治疗，均以眼结膜炎、月经不调等病治疗无效。体检，体温37摄氏度，呼吸22次/分，脉搏96次/分，血压160/92毫米汞柱，全身皮肤及黏膜呈紫红色，四肢远端青紫，双下肢瘀斑，眼结膜充血，口唇紫绀，呼吸促，心音强，脾肋下2厘米，质稍硬，压痛，舌质暗紫，脉沉涩有力。

实验室检查：血红蛋白170克/升，红细胞7.1×10^{12}/升，白细胞13.0×10^9/升，血小板480×10^9/升。骨髓象：全血细胞显著增生，以幼红细胞为甚，早幼红细胞2.4%，中幼红细胞11.4%，晚幼红细胞15.75%，原始红细胞1.2%，脂肪细胞减少。诊断：真性红细胞增多症。

治疗经过：当归、生地、赤芍、桃仁、川芎各15克，红花、䗪虫各10克，水蛭3克（研末冲服）。每日1剂，水煎分3次服。10剂后头痛、头胀、乏力明显好转，四肢远端皮肤变为红紫色，实验室检查各项指标也明显下降。又服30剂，活动后无气促，全身皮肤黏膜接近正常，脾脏明显缩小，肋下1厘米，质地变软，舌两边紫，脉弦涩，血压146/80毫米汞柱。实验室检查：血红蛋白140克/升，红细胞5.1×10^{12}/升，白细胞9.0×10^9/升，血小板200×10^9/升。效守原方，又继服10剂，近3年来随访未复发。［中西医结合杂志，1988，8（11）］

贫 血

董德懋医案

○张某某，男，47岁，住院号152046，初诊日期：1973年11月。

患者上下肢及胸部出血点已6年，经血液化验及骨髓象。显示再生不良，全血细胞减少，某医院确诊为再生障碍性贫血，兼有冠心病，继发性房颤等多种慢性病。迭经中西医各种治疗，效果不佳，6年来输血53000余毫升。

现症：头晕目眩，面色晦暗，唇甲苍白而黯，心悸怔忡，失眠少寐，性欲消失，四肢浮肿，汗出畏寒，气短懒言，腰酸腿软，两胁疼痛，胸闷纳呆，腹痛腹泻，脉缓细而滑，苔厚白而腻。

辨证：五脏俱病，关键在寒湿困脾。

治法：苦温燥湿，醒脾开胃。

方药：佩兰叶9克，苏藿梗各5克，苍术10克，厚朴花5克，砂仁壳5克，白豆蔻5克，陈皮炭10克，代代花5克，茯苓皮10克，绿萼梅6克，焦薏仁12克，白通草5克，建神曲10克。

守上方每周6剂，曾随症加吴萸、干姜、附片等。服药约2个月，诸症均减，停止输血。血液化验已近正常，继服上方出入，至1974年4月1日出院。血象稳定。惟感头晕目眩，倦怠无力，脉细弱，苔白腻，舌质淡。寒湿已近清彻，正虚之象颇著，拟益气健脾，祛湿开胃，携下方服用。

方药：党参15克，生黄芪15克，白术10克，云茯苓9克，陈皮炭9克，炒枳壳9克，厚朴花6克，佩兰叶9克，砂仁壳5克，焦三仙18克，当归10克。

每月10～20剂，1974年9月及1975年9月，两次骨髓象显示接近正常。1980年3月随访，患者血象稳定，已上全日班3年余。［中医杂志，1981，（2）］

谢仁敷医案

○马某，54岁，女性，汉族，已婚，干部。病历号271182。

初诊1985年8月30日。主诉：间发鼻衄、皮肤紫癜十余年，近2年加剧。现病史：从1972年常发生鼻衄，皮肤紫癜或瘀斑，经医院检查，发现血小板减少，一般波动于（20～30）$\times 10^9$/升，近2年症状加剧，曾服多种中西药物，有时能控制出血，但血小板无明显上升。1988年元月，突有畏冷发热，在当地医院诊为“病毒感染”。经数日退热，仍觉乏力，后医院检查示全血细胞减少，网织红细胞增高，骨髓穿刺：示增生性贫血。查抗核抗体、抗DNA抗体、狼疮细胞均阴性。就诊时脉证：自觉头晕头痛，心烦失眠，食纳不香，间有鼻衄，大便稍干。舌质红、苔薄，脉弦细。过去史：既往体健。已停经近4年。体检：皮肤散在出血点，浅表淋巴结不大。巩膜无明显黄染，心率98次/分，双肺呼吸音清晰，腹软，肝脾未扪及，下肢无凹陷性水肿。实验室检查：血红蛋白108克/升，白细胞6.6$\times 10^9$/升，中性分叶核66%，淋巴细胞34%，网织红细胞4.2%，血小板17$\times 10^9$/升，尿常规阴性，尿含铁血红素试验阴性，酸溶血、热溶血及糖水试验均阴性，抗人球蛋白试验阳性。肝功能检查正常，血清总胆红素1.2毫克/分升，自身抗体阴性，IgG、IgA、IgM均在正常范围。骨髓增生活跃，粒：红为1.38，红系增生，以中晚幼红细胞为多。西医诊断：Evan氏综合征——自家免疫性溶血性贫血合并血小板减少。中医诊断：阴虚衄血。

初诊治拟养阴清热宁心，用二至丸及甘麦大枣汤加味。女贞子、旱莲草、石韦、大枣各15克，浮小麦、黄芪、鸡血藤、土茯苓各30克，甘草10克。水煎服，每日1剂，服乌鸡白凤丸，每日2次，每服1丸。

1985年9月17日，服药15剂，未有鼻衄日前曾去附近医院查血小板为5$\times 10^9$/升，仍觉心烦失眠，疲乏，近日鼻侧有小疖肿，舌尖红，脉弦细。查血象：血红蛋白135克/升，白细胞9.0$\times 10^9$/升，网织红细胞1.6%，血小板5.3$\times 10^9$/升。仍以原方加苡仁15克，服金莲花片。

1986年7月29日，患者于去年诊视后，因事返回四川，未能再来京，回家后仍服用1985年9月就诊时服药四十余剂，自觉症状明显减轻，血小板保持于（30～40）×10^9/升。未再服药。到1985年12月5日，突发眩晕，当时检查血红蛋白78克/升，血小板36×10^9/升，网织红细胞8.6%，在当地住院月余，眩晕止。但仍觉头晕不适，鼻衄及皮下出血不止，服用多种药方，效果不著，乃再次来京。就诊时，诉头晕乏力，眠差易怒，食纳欠佳。舌尖红，苔白，脉弦小无力。下肢皮肤少数出血点，巩膜微黄染，心尖部闻及收缩期吹风样杂音。血红蛋白82克/升，血小板41×10^9/升，网织红细胞6.4%，抗人球蛋白试验阳性，骨髓象示增生性贫血。证属肝肾阴虚，虚火上炎。治拟养肝肾宁心。二至丸加味：桑椹、女贞子、旱莲草、柏子仁、莲子心、制首乌各15克，肉苁蓉、黄芪、卷柏、浮小麦各30克。每日1剂。1986年8月12日，服药两周，症状好转，已能入睡，但只能睡4～5小时。舌脉同前。血红蛋白94克/升，网织红细胞5.2%，血小板91×10^9/升。原方加鸡血藤、玉竹各30克。1986年8月26日，症状继续好转，近觉咽干，舌苔薄，脉弦滑。体查未见皮肤出血点，巩膜无黄染。处方：女贞子、旱莲草、桑格莲子心、石韦、沙参、麦冬、玄参各15克，黄精30克。每日1剂，再加服乌鸡白凤丸。1986年9月16日，近日觉咽干口苦，双胁隐痛，皮肤散在瘀斑。血红蛋白109克/升，网织红细胞3.2%，血小板51×10^9/升。方用一贯煎加减：麦冬、北沙参、枸杞、干地黄、石斛、莲子心、桑椹各15克，苡仁30克，川楝子10克。每日1剂。1986年9月30日，症减，舌苔薄，脉弦。血红蛋白100克/升，网织红细胞2%，血小板80×10^9/升。上方加女贞子、旱莲草各15克。1986年10月21日，已无明显自觉症状。近日有外感，头痛、咳嗽、痰不多。咽痛，苔薄白，脉浮弦。拟疏风解表，用杏苏饮化裁。苏叶、杏仁、前胡、桔梗、自主、防风各10克，银花3克，瓜蒌皮、金果榄各15克，甘草6克。服4剂。1986年11月5日，除稍有头晕、有时睡眠欠佳，无其他不适，苔薄，脉弦。体查无明显体征。血红蛋白104克/升，白细胞8.5×10^9/升，分类正常，网织红细胞1.5%，血小板78×10^9/升。脉症已趋平稳，血象亦有进步，继续滋养肝肾。方用：黄芪、肉苁蓉、苡仁、黄精各30克，桑椹、女贞子、旱莲草、茺蔚子、卷柏、石韦各15克。取药4剂，制成蜜丸，早晚各10克。于1986年12月中旬返回四川。1987年9月曾来信，一直服用所配制丸药，先后已服3料，无明显自觉症状，血红蛋白保持100克/升以上，血小板波动于（70～90）×10^9/升间，但无出血情况，近1个月已停药。［中西医结合杂志，1989，9（2）］

谢文英医案

○李某，女，42岁，1994年4月23日初诊。

患病2年，怕冷8个月，上午加重，伴头晕乏力，皮肤牙龈出血，腰酸痛，气短自汗，腹胀，便溏每日3～5次，月经提前，间隔10～15天来潮一次，色淡量多，有瘀块，7～10天净。曾有肾炎史，于1993年中段尿培养有大肠杆菌生长，服用氯霉素。1994年1月，做骨穿检查，诊断为再生障碍性贫血。体检：面色苍白，脉缓弱，舌质淡有瘀点，苔白，肝肋下1.5厘米，下肢有散在出血点，牙龈见渗血。查血：血红蛋白49克/升，白细胞2.8×10^9/升，中性粒细胞0.57，淋巴细胞0.43，血小板50×10^9/升，给以生血Ⅰ号（黄芪15克，附子6克先煎，党参12克，茯苓10克，白术10克，山茱萸10克，枸杞子10克，墨旱莲20克，鹿茸3克另冲，紫河车6克另冲，阿胶10克烊化另饮，丹参10克，砂仁6克，甘草6克。水煎，日1剂，早晚分服）加减治疗3个月，病情稳定，舌红苔白润，脉细。查血：血红蛋白100克/升，白细胞4.3×10^9/升，中性粒细胞0.75，淋巴细胞0.25，血小板130×10^9/升。嘱其用生血Ⅰ号汤加减制为散服用，巩固疗效。1996年2月16日，查血：血红蛋白120克/升，白细胞4.6×10^9/升，中性粒细胞0.76，淋巴细胞0.24，血小板130×10^9/升。随访至今健康。［河南中医，1997，17（5）］

韩志坚医案

○汪某，男，33岁。

因发热半月，尿血10天，于1987年10月2日住传染科，住院号：6234。患者半月前起病，发热，体温持续在39摄氏度～40摄氏度左右，疑为伤寒、疟疾，在当地医院服氯喹及伯氨喹淋治疗，药后第3天出现尿血，继而出现进行性贫血，因病情加重于10月2日转送我院传染科治疗。住院体查：体温39.2摄氏度，血压88/55毫米汞柱，呈急重病容，表情淡漠，巩膜轻度黄染，重度贫血貌，心率95次/分，律齐，心尖区可闻及二级收缩期杂音，两肺呼吸音清晰，腹平软，肝脾未扪及。实验室检查：尿常规：尿呈棕色，蛋白（++）；尿隐血（+++），尿胆原（+），胆红质（+）；血常规：红细胞1.5×10^{12}/升，血红蛋白40克/升，白细胞14.0×10^{9}/升，血小板12×10^{9}/升，尿素氮35毫克/升，肥达反应O.H凝集价1：640，住院时诊断为伤寒、溶血性贫血。住院后给予西药氨苄西林、复方磺胺甲嗯唑、六氨基己酸、激素及输血等处理，药后两天溶血症状未见好转，仍发热，尿胆原（+）、胆红质（+），红细胞1.45×10^{12}/升，病情重笃，病者家属要求用中药治疗，于10月4日晚上9时邀余会诊。诊视见小便呈酱油色，身热，体倦，气短，纳少，干呕，面色萎黄无华，苔白中稍黄，舌质淡胖，脉细弱。证属脾气虚弱，气不摄血，气虚发热，胃失和降所致。中药治以益气止血为主，佐以补血和胃之品，投补中益气汤加味：柴胡12克，党参25克，炙黄芪40克，白术15克，当归身12克，升麻4克，陈皮8克，砂仁8克，法半夏6克，红参10克（蒸兑），阿胶15克（烊化），甘草5克。2剂，当晚急煎服1剂。药后次日凌晨小便转淡黄色，干呕除，服完第2剂后小便转清，尿血除，复查尿双胆转阴，体温亦下降至37.8摄氏度。但因病者溶血过多致重度贫血，仍感头晕，体倦，夜寐不安而多梦，苔白，脉细弱，拟前方加炒枣仁13克，连服3剂并配合输血300毫升，病情转危为安，后以八珍汤加味调整数日，复查血象，血红蛋白70克/升，红细胞2.84×10^{12}/升，一般情况可，于10月14日痊愈出院，出院后继拟十味汤加味6剂，调治巩固疗效。［湖南中医杂志，1988，4（4）］

巫德文医案

○刘某，女，46岁，农民。1993年10月21日就诊。

近半年来常感头昏目眩，四肢乏力，心慌心悸，失眠多梦，纳差无味，腰膝酸痛，时而多汗，伴月经量多，每次行经时间为10～14天，舌质淡红，苔薄白，脉象细弱。实验室血液检查：血红蛋白98克/升，红细胞3.4×10^{12}/升，白细胞4.0×10^{9}/升。西医诊断：缺铁性贫血。中医诊断：血虚。证属气血两虚，月经不调。治宜滋阴补血，健脾益气，调经活血。给服“神箭牌”驴胶补血冲剂，每日服2次，每次1包（20克），开水冲服。服药1个月后，症状及体征明显好转，实验室血液检查：血红蛋白98克/升，红细胞3.4×10^{12}/升，白细胞5.2×10^{9}/升，月经行经期缩短为6～7天，经量明显减少，可参加正常工作。后嘱其继续服驴胶补血冲剂，1个月后，症状消失，月经正常。实验室血液检查在正常范围，随访2年复查，血液检查正常。［湖南中医杂志，1998，14（3）］

刘普希医案

○黄某，女，63岁。1981年8月13日诊。

自觉倦怠乏力、头晕已五六年，近2个月症状加重，纳差，心悸，步行无力，需人扶持，夜间咽干，腰酸明显，大便数日一行，面色萎黄无华，舌淡光莹裂纹，脉细。确诊为“巨幼细胞性贫血”，经用西药治疗虽暂减轻，未见显效。血象：血红蛋白42克/升，红细胞1.02×10^{12}/升，白细胞2.0×10^{9}/升，中性粒细胞64%，淋巴细胞36%。此系虚黄，乃脾肾两虚，精血不足。治以益精填髓扶中为主。以《素问病机气宜保命集》煨肾丸加减：甜苁蓉、菟丝子、杞子、潼蒺藜各10克，怀牛膝6克，肉桂、木瓜各4克，怀山药12克，焦白术8克。3剂后，自觉较舒，纳增，舌淡嫩，脉濡数，原方加党参（或黄茂）、当归，益气补血。14剂后，面色较前润泽，精神好转，两膝酸软，听觉欠聪，脉濡，舌红苔薄。血象：血红蛋白65克/升，红细胞2.54×10^{12}/升，白细胞5.7×10^{9}/升，中性粒细胞69%，淋巴细胞31%，血小板120×10^{9}/升。再以大补气血，滋填下元，以精血互生为法：熟地15克，炙黄芪、杞子、黄精、党参各12克，当归、焦白术、甜苁蓉、菟丝子、炒白芍各10克，炙甘草4克。继服15剂，面色红润，稍感疲倦，舌转红有裂，脉稍细；血红蛋白80克/升，红细胞3.10×10^{12}/升，白细胞0.733×10^{9}/升，中性粒细胞72%，淋巴细胞28%，血小板145×10^{9}/升。辨为肾精不足，治以益肾补血：熟地15克，怀牛膝、苁蓉、川断、补骨脂、菟丝子各10克，狗脊12克，当归8克，莪术6克，炙甘草4克。10剂后血象检查正常范围，除稍头昏外其他症状明显好转，面色红润，脉右缓大左调，舌质偏红，苔薄，仍宗填精生血论治，上方加炙黄芪、杞子各10克，党参15克。15剂。1个月后复查血红蛋白110克/升，红细胞3.38×10^{12}/升。随访年余，健康如常。［浙江中医杂志，1985，20（3）］

杨文医案

○张某，女，4岁，1974年7月12日初诊。

病儿因面色萎黄，形体消瘦，夜寐不安，食少便溏，经某医院检查：血红蛋白35克/升，红细胞

1.25×10^{12}/升，白细胞4.6×10^{9}/升，血小板53×10^{9}/升，网织红细胞0.45%，诊断为溶血性贫血住院，以激素治疗月余未见好转来诊。

患者面色苍白，唇淡无华；低头不语，头抬无力，舌质淡，苔薄白，脉细微。据其母述：在怀孕期间因忙于工作，其女产时生于途中。生后4年来始终形体消瘦，食欲不佳。统观患儿表现及病史分析，证属先天内伤，肝脾俱虚，阳不生阴。治以补养肝肾，健脾开胃，助阳生阴之法：红人参3克（先煎兑服），白术6克，炙甘草4.5克，生熟地各6克，巴戟天3克，白芍3克，山萸肉4.5克，石斛3克，肉苁蓉3克，五味子1.5克，肉桂1克，茯苓4.5克，川芎3克，麦冬4.5克，附子1克（先煎），当归4.5克，大红枣3枚。两煎混合共250毫升，分四次服。连服5剂，面色稍转红润，胃纳已增，二便正常，但仍低头不语，精神不振，舌、脉如故。复查血红蛋白50克/升，红细胞1.38×10^{12}/升，白细胞5.1×10^{9}/升，血小板55×10^{9}/升，网织红细胞0.6%。患儿贫血已久，病情较重，一般药味难复，故守原方加入仙鹤草15克防止出血，鹿茸粉0.5克（分四次冲服），补肾阳，益精血。又连服15剂，颜面红润，眼有神色，说话有力，胃纳大增。舌苔白有津，脉细有力。复查血红蛋白95克/升，红细胞3.25×10^{12}/升，白细胞6.5×10^{9}/升，血小板100×10^{9}/升，网织红细胞2.2%。病情渐复，原方减去红人参、鹿茸，加入胡桃肉12克（先吃），仙灵脾20克，以温柔之品补肝肾，益精气，助阳生阴，再服7剂。面色已复，说话有力，胃纳恢复正常，舌、脉正常，血象复查：血红蛋白112克/升，红细胞3.5×10^{12}/升，白细胞7.15×10^{9}/升，血小板105×10^{9}/升，网织红细胞2.5%。为防止复发，嘱继服补血汤：黄芪9克，当归6克，大红枣3枚，再服10剂善后。［河北中医，1984，6（1）］

熊魁梧医案

○何某，男，1.5岁，湖南临湘县人，1981年6月28日初诊。

发烧四月，皮肤逐渐苍白加重2个月。

患儿出生时哭声低微，两三个月后全身皮肤发白，精神差，不喜哭笑，发育缓慢。4个月前因反复发热，皮肤苍白，曾于当地医院查血红蛋白为45克/升，经治2个月无效，转湖南长沙某附属医院住院，查体温37.3摄氏度，心律104次/分，呼吸30次/分，心尖区可闻及Ⅰ～Ⅱ级收缩期杂音，肝肋下2.5厘米，脾肋下4厘米，血红蛋白50克/升，红细胞3.45×10^{12}/升，白细胞0.1×10^{9}/升，血小板计数260×10^{9}/升，网织红细胞4.2%，红细胞脆性下降，黄疸指数9单位，胆红质1.28毫克，血红蛋白电泳及血红蛋白碱变性试验以及颅骨平片检查均符合“β-地中海贫血”，经抗感染，输血100毫升等对症治疗，症状略有改善。出院诊断为“β-型地中海贫血”。

1981年8月3日又因持续发热，体温波动在38.5摄氏度左右，皮肤苍白，在武汉某附属医院住院，经骨穿诊为溶血性贫血，抗人球蛋白试验阴性，查血红蛋白68克/升，网织红细胞4%，红细胞脆性下降，醋酸薄膜血红蛋白电泳大致正常，HbA2定量3.1%，游离血红蛋白5毫克%，淀粉凝胶血红蛋白电泳Am带较正常人增宽，血红蛋白碱变性试验8.36%，高铁血红蛋白还原率78%，异丙醇试验（-），胸片及颅骨拍片（-），心尖区可闻及Ⅰ～Ⅱ级收缩期杂音，胸骨左缘Ⅱ～Ⅲ级收缩期杂音，以“β-地中海贫血”、“佝偻病”收入院，经输血100毫升、抗感染、对症治疗，住院25天，出院诊断β-地中海贫血，佝偻病，败血症。但患儿精神差，诸证无甚好转，而于8月29日出院前来求诊。

现仍低热不退，体温37.5摄氏度，精神疲乏，面色无华，指甲淡白，肌肉消瘦，食纳不佳，眼闭嗜睡，大便干，小便黄，肝肋下1厘米，脾肋下3厘米，音质淡红，少津，苔薄黄，脉细数。拟清热养阴、凉血生津法。

沙参、麦冬、生地、白芍各9克，山药12克，扁豆、莲肉各10克，五味子、地骨皮、白薇各6克，炙甘草5克，大枣5枚。8剂。

9月15日二诊：热已退净，食纳转佳，精神好转，大便正常，小便黄，音质淡红，津液较前增多，脉细数，拟健脾益气，调肝养阴法。

党参、白术、山药、茯苓、白芍、丹参各9克，银柴胡、陈皮、炙甘草各6克，枳实7克，鳖甲15克，大枣7枚。8剂。

12月6日三诊：患儿精神好，能下地到处活动，肌肉已较丰满，面色红润，查血红蛋白10克，脉舌同前。拟健脾益气，调理中州法。

党参、茯苓、丹参各9克，鳖甲、扁豆、生山楂各10克，山药12克，白术8克，陈皮6克，大枣5枚，炙草4克。10剂。

1982年3月6日四诊：上方连服10剂后，又持续服用，现食纳、精神、睡眠较安，惟肝脾肿大，仍以原方加棱、莪直入肝脾，祛瘀行气借攻补兼施之法，以奏驱邪扶正之功。

当归、党参、白术、丹参各9克，山药、茯苓各12克，莪术、三棱各3克，鳖甲15克，陈皮7克，炙草6克，大枣7枚。10剂。

药后患儿情况均好，半年随访无恙。［湖北中医杂志，1983，5（2）］

孟涛医案

○张某，男，26岁，工人，1992年7月16日来诊。

主诉：头晕、心悸，周身乏力伴反复鼻血1年余。曾去某院诊治，经骨穿查骨髓象确诊为慢性再生障碍性贫血，给输血，口服左旋咪唑、司坦唑醇等治疗，效果不显。查面色无华，唇甲色淡，气短懒言，舌质淡苔白，脉沉细无力。皮肤黏膜可见散在性出血点及青紫斑，心率120次/分，律齐，心尖区闻及Ⅲ级吹风样收缩期杂音。血象：血红蛋白35克/升，白细胞 2.3×10^9/升、血小板 22×10^9/升。骨髓检查：增生低下，红细胞系、粒细胞系增生均减低，淋巴细胞比值偏高占0.59，未见巨核细胞。

西医诊断：慢性再生障碍性贫血。

中医诊断：血证、虚劳。

辨证：证属肾阳虚型。

方药：投障愈活髓汤1号方。

黄芪50克，党参30克，山药15克，补骨脂20克，巴戟天20克，肉桂6克，附子9克，当归20克，山茱萸20克，鸡血藤30克，鹿角胶20克，仙茅20克，仙灵脾20克，枸杞子30克，仙鹤草30克，甘草6克。每日1剂，水煎，分2次冷服。配用丙酸睾酮50毫克肌内注射，隔日1次。

治疗75天，诸症减轻。血红蛋白105克/升，白细胞 3.5×10^9/升，血小板 62×10^9/升，嘱其继服原方治疗。半年后复诊，血红蛋白130克/升，白细胞 4.8×10^9/升，血小板 120×10^9/升，诸症若失。随访1年无复发。［山东中医杂志，1995，14（7）］

胡建华医案

○钱某，女，17岁，学生。1973年4月6日应邀会诊。

主诉：阴道流血伴鼻衄不止二十余天。

病史：上月11日月经初潮，伴鼻衄量多，色鲜红，经卫生院治疗，出血仍不止。平时齿龈渗血已多年，近2年来多次鼻衄。诊断：①贫血待查；②原发性血小板减少症。于3月17日收入县人民医院内科病房。近日经骨髓穿刺检查诊断为："再生障碍性贫血"。入院20天来，用各种中西医药（卡巴克洛、维生素K_1、酚磺乙胺、抗生素及中药凉血止血剂）治疗，并多次输血，阴道出血及鼻衄仍然不止。昨今两天，出血量较大。病势沉重，危在旦夕，故邀余前往会诊。

检查：神清，畏寒蜷缩，神情淡漠，面色㿠白憔悴，面目虚浮，腿部皮肤紫癜多处。肝脾未及，神经系统（－）。舌质胖淡白，脉濡数，重按无力。体温37.6摄氏度，心率116次/分。血象：血红蛋白40克/升，红细胞 1.28×10^{12}/升，白细胞3.7×10^9/升，血小板50×10^9/升，血压16/9千帕。

诊断：血证（再生障碍性贫血）。

治法：益气摄血，助阳护阴，化瘀止血。

方药：生晒人参9克，炙黄芪12克，仙灵脾9克，仙茅9克，生蒲黄15克（包煎），生地榆30克，陈阿胶9克（烊冲），大生地15克。参三七粉1.5克，分2次吞服，2剂，水煎服。

4月8日二诊：服上方后，阴道出血明显减少，昨起精神好转，胃纳增加。脉濡细数，舌质淡胖。病势仍在重途，不容忽视。原方去生晒人参，加潞党参30克，红枣5枚，2剂。

4月10日三诊：阴道出血及鼻衄续减，精神略振，已能半卧位或稍稍坐起。原方2剂。

4月12日四诊：阴道出血已止，尚有少量鼻衄，面色好转，面目虚浮亦减。回答问题时，微露笑容。舌质胖，苔薄腻，脉游细。体温36.9摄氏度，心率86次/分。血象：血红蛋白68克/升，红细胞2.45×10^{12}/升，白细胞4.1×10^9/升，血小板66×10^9/升，原方2剂。

以后仍用原方加减调理。第2次月经来潮时，量偏多，2周后干净，无出血不止现象。（《中国当代名医医案医话选》）

方朝辉医案

○王某，女，26岁，工人，1995年6月20日初诊。

1年前无明显原因出现纳差、乏力等症。查血常规：血红蛋白76克/升，红细胞32×10^{10}/升，血清铁7.3微摩尔/升，红细胞涂片显示为小细胞低色素性贫血。用硫酸亚铁0.3克，每日3次，后因出现恶心、呕吐、腹泻等症状而停药。近2个月来出现面色苍白，倦怠乏力，心悸，活动后有气促不适感，耳鸣，偶有浮肿。

查体：面色苍白，毛发干枯，皮肤干燥，指甲变薄、缺少光泽，心率98次/分，律齐，双踝部轻度水肿，舌质淡胖、苔薄，脉濡细。

诊断：缺铁性贫血。

辨证：证属心脾两虚，气血不足。

方药：归脾汤为主加减。

黄芪30克，白术15克，党参15克，当归25克，茯苓15克，远志10克，阿胶10克（烊化），益母草10克，甘草6克。每日1剂。

服药1个月后，查血常规：血红蛋白122克/升，红细胞 4.4×10^{9}/升，血清铁14.1微摩尔/升。诸症消失。［山西中医，1997，13（2）］

张胜医案

○赵某，女，4岁，于1972年8月来诊。

患儿素体较瘦，近一年多食欲不佳，有时亦能进肥甘食物，但常感乏力，玩耍时间稍长即不能坚持，性情急躁，易哭，易怒。小溲黄，大便时结时清，形体日渐羸瘦，面色晦黯无华，精神不振，目无光彩，口唇、爪甲、眼睑均显淡白，毛发干枯色黄。1972年4月在本县某医院曾诊断为“黄疸型肝炎”而住院治疗。病程中午后常发低热，由于症情日趋严重，乃转上海某医院诊治，血液检查报告：白细胞5.8×10^{9}/升，中性粒细胞54%，淋巴细胞36%，嗜酸性粒细胞4%，单核细胞5%，嗜碱性粒细胞1%，红细胞3.0×10^{12}/升，血红蛋白65克/升，网织红细胞20%。红细胞形态呈球形，中央无苍白区，诊断为“遗传性球形细胞增多症”。家属要求服用中药，当时患儿脉濡细，舌淡少苔，边有齿痕。认为病属先天不足，肝肾亏损气血虚弱之证，拟益肾健脾养肝，资生气血之法，制“精蛉丸”缓图之。每次10粒，每日3次，研细后用糖开水调服。服药2个月，证情渐见好转，脸色亦较红润，小儿神情食欲皆见改善，血红蛋白已升至9克。嘱其家长，照原方调治，历时4个月，诸症消失。

附精蛉丸方：精蛉40只，补骨脂60克，肉苁蓉60克，糖人参60克，生白术60克，白归身60克，花生仁连衣60克，杜赤豆60克。上药共为细末，以白蜜为丸，如绿豆大。［江苏中医杂志，1984，5（1）］

乔仰先医案

○杨某，男，10岁。1976年11月20日初诊。

主诉：面色萎黄，神疲乏力3年，半年来伴有鼻、牙龈出血。

病史：1973年起出现贫血，面㿠无光，头昏目眩，心悸心慌，气短，乏力。经多次住院，采用泼尼松、丙酸睾酮、输血等治疗，但病情仍反复不已，并出现鼻衄，牙衄，低热，平时常易外感而发热。再次住院治疗，于1976年8月30日做骨穿检查，诊为“再生障碍性贫血”，采用中西医结合，病证尚不能控制，请乔主任用中药治疗。

检查：面色萎黄，眼结膜苍白。舌质淡白，脉弦滑小数。体温37.4摄氏度，血红蛋白35克/升，红细胞11.9×10^{12}/升，白细胞2.4×10^{9}/升，血小板74×10^{9}/升。

辨证：虚劳（再生障碍性贫血），脾肾两虚、阳虚偏重型。

治法：温补脾肾。

方药：党参9克，黄芪9克，焦白术9克，甘草4.5克，当归9克，白芍12克，肉苁蓉9克，枸杞子9克，生熟地各9克，肉桂3克，牛角鳃15克，地锦草12克，红枣5个。

1977年1月22日二诊：激素已停用2个月，连服以上中药，低热、出血未作，精神日渐转胜，继用上方去牛角鳃、地锦草，加干姜1.5克。

1977年3月4日四诊：面色转华，精神尚佳，已能全天上学读书，再拟补肾健脾。上方加龟甲9克，黄精12克，附子6克，鹿角粉（分吞）3克。以增添药力，巩固疗效。

该病人连续服用本方3年余（有时停药1～2个月）除在外感或有出血病证时加用清宣之方银翘散，及止血之品茅根、牛角鳃外，证情日趋稳定。1980年11月10日化验，血红蛋白120克/升，红细胞36×10^{12}/升，白细胞8.4×10^{9}/升，血小板72×10^{9}/升。1990年4月19日随访，其文云：患者症情一向良好，面色红润，周身无出血，多年来外感亦少。血常规多次复查。血红蛋白120克/升，红细胞39×10^{12}/升，血小板$75\sim120\times10^{9}$/升之间。

（《中国当代名医医案医话选》）

罗永成等医案

○涂某，男，25岁，未婚，工人，1977年6月23日入院。

齿龈出血，自觉低热，头晕、心悸两月余。有近两年来反复多次服用氯霉素治疗慢性肠炎史。入院检查：体温36.8摄氏度，心率84次/分，血压13.3/8.31千帕。面色苍白，牙龈有血迹，皮肤可见散在出血点，以两上臂为多见，浅表淋巴结不肿大。心肺听诊正常，肝脾未扪及。血常规检查：红细胞1.5×10^{12}/升，血红蛋白45克/升，白细胞1.15×10^{9}/升，血小板5×10^{9}/升。骨髓象检查：骨髓增生减低。诊断：再生障碍性贫血。

症见少气懒言，头晕耳鸣，心悸，腰酸膝软，遗精，四肢无力，畏寒，腹胀便溏，纳呆少食，皮肤散在瘀点。舌质淡，脉沉细无力。

辨证：虚劳（脾肾两虚型）。

治法：健脾固肾，益气摄血。

方药：红参7克，山药15克，熟地18克，补骨脂、阿胶、炙甘草、枣皮各10克，茯苓、鹿胶各9克（烊化兑服），陈皮8克，肉桂1.5克。

共服四十余剂，患者精神好转，皮肤出血点减少，不畏寒。血常规检查：红细胞2.3×10^{12}/升，血红蛋白60克/升，白细胞2.5×10^{9}/升，白细胞分类：中性粒细胞48%，淋巴细胞50%，单核细胞2%，血小板80×10^{9}/升。守上方去肉桂加旱莲草15克，砂仁8克。服药20剂后，出血点全部吸收，腰酸遗精均好转。但食后仍腹胀，大便溏，日二至三次。易方为温运脾阳，补气养血：党参15克，黄芪20克，焦白术12克，陈皮10克，当归、砂仁各8克，补骨脂9克，升麻、柴胡各5克，甘草8克，生姜2片，大枣5枚。守上方连服五十余剂，上述症状消失。血常规检查：红细胞4×10^{12}/升，血红蛋白125克/升，白细胞5×10^{9}/升，中性粒细胞53%，淋巴细胞46%，单核细胞1%，血小板100×10^{9}/升。复查骨髓象正常。于1978年1月出院，随访未复发。［湖北中医杂志，1989，11（6）］

○何某，女，23岁，已婚，教师。

患者1983年2月因小产后出现进行性贫血，皮肤瘀斑瘀点，牙龈经常出血，逐渐加重，曾多次做血象及骨髓象检查，确诊为“再生障碍性贫血”。用丙酸睾酮等治疗无效，于1986年3月1日转入我院治疗。

诊见患者面色苍白，皮肤大片瘀斑，以双下肢为甚，牙龈有血迹，头目眩晕，心慌心悸，身软无力，不能下床活动，月经量多，经期长，历时半月，或用止血药后才干净。全身浅表淋巴结不肿大，心肺听诊正常。血常规检查：红细胞1.6×10^{12}/升，血红蛋白40克/升，白细胞3.2×10^{9}/升，中性粒细胞56%，淋巴细胞40%，单核细胞4%，血小板计数60×10^{9}/升。骨髓象检查：骨髓增生减低，巨核细胞少见。舌质淡后苔薄白，脉细缓无力。辨证属脾虚型，治当健脾宁心、益气摄血法。方用基本方加田七粉8克，每日1剂，水煎，分2次内服。守方治疗，每周输血300毫升，1个月后改为10天输血300毫升，并间隔10天。于1986年4月28日查血常规：红细胞1.8×10^{12}/升，血红蛋白50克/升，白细胞3.2×10^{9}/升，中性粒细胞 54%，淋巴细胞42%，单核细胞4%，血小板计数70×10^{9}/升，停止输血，继守方去四七粉，加炒茜草10克。并加服猪排大枣汤（每日用猪排骨4两，大枣一两，煮汤，不加盐，早晚各服一碗）。3个月后患者月经逐渐规则，经量减少，皮肤出血点及瘀斑消失，面色转红润。11月23日血常规检查：红细胞3.6×10^{12}/升，白细胞6.2×10^{9}/升，血红蛋白110克/升，血小板计数110×10^{9}/升而出院。1988年怀孕生一男孩，产时出血量不多，产后未出现贫血，复查血常规及骨髓象正常，随访至今，现已上班工作。

处方：党参、黄芪各30克，白术、山药各15克，炙甘草、炒枣仁、茯神各10克，当归、远志各6克，龙眼肉、枸杞子各12克，醋龟甲20克，大枣10枚。每日1剂。［湖北中医杂志，1992，14（2）］

刘波舟医案

○于某，女，30岁。

1994年1月3日初诊。

发热数月不退，热度时高时低。经某医院检查，血红蛋白100克/升，白细胞3.5×10^{9}/升，血小板78×10^{9}/升，脾不大，诊断为“再生不良性贫血”。患者精神萎靡，头晕，乏力，时有齿衄，食欲减退，动则心慌，汗出。舌质淡，苔白，脉细无力。

辨证：血虚发热。

治法：益气养血。

方药：疏圣愈汤加味。

当归20克，白芍20克，生地30克，川芎10克，党参15克，黄芪20克，地骨皮12克。服7剂，发热即止，头晕、乏力、心慌，皆有好转。仍动则汗出，齿衄，原方去地骨皮，黄芪增至30克，并加阿胶10克。连服7剂，精神、饮食大有好转，汗出、齿衄皆愈。上方出入进退月余，血红蛋白升至126克/升，白细胞4.5×10^9/升，血小板123×10^9/升，发热未再发作。（《刘渡舟临证验案精选》）

黄文东医案

○陈某，女，20岁，职员。

初诊：1974年12月27日。

面无华色，头晕耳鸣，腰疼，月经落后一周，量不多，此外无出血现象，咽喉疼痛，大便不成形，食欲不振。舌质淡，苔薄白，脉细。患者自幼贫血（5岁起）。来我院门诊治疗已半年余，服调补气血之剂效不明显。本月9日验血：血红蛋白33克/升，红细胞1.36×10^{12}/升，白细胞5.2×10^9/升，血小板计数65×10^9/升，网织红细胞0.5%。

西医诊断：溶血性贫血。

辨证：证属脾肾俱虚，阳不生阴与一般气血虚者不同。

治法：补养脾肾，助阳生阴之法。

方药：党参四钱，白术四钱，茯苓三钱，炙甘草二钱，当归三线，白芍三钱，生熟地各三钱，川断四钱，仙灵脾三钱，巴戟天三钱，仙鹤草一两，红枣五枚。5剂。

二诊：1975年1月6日。

面色渐转红润，精神较振，胃纳已增，二便正常，略有腰酸。舌淡，苔薄润，脉细。复查血象：血红蛋白77克/升，红细胞2.5×10^{12}/升，白细胞3.7×10^9/升，血小板计数88×10^9/升，网织红细胞1.0%。

守原方加黄芪片一钱分吞。7剂。

三诊1月13日。

自诉服药后一般情况均有明显改善，面有华色，唇渐红，胃纳佳，二便调。舌苦薄润，脉细。

原方。7剂。

四诊1月28日。

情况较好，大便干燥，二三日一次，多梦。舌略胖，脉细。

血象：血红蛋白77克/升，红细胞2.95×10^{12}/升，白细胞5.0×10^9/升，血小板计数98×10^9/升，网织红细胞2%。再守原意。

党参四钱，白术四钱，茯苓三钱，炙甘草二钱，当归三钱，白芍三钱，川芎二钱，生熟地各三钱，仙灵脾五钱，巴戟天三钱，仙鹤草一两，续断三钱，胡桃肉四钱，红枣三钱。7剂。

○倪某，女，20岁，学生。

病史：1967年初，渐感面黄乏力，饮食减少，贫血现象明显。5月份第一次住外地某医学院附属医院至9月份出院。入院时血色素为血红蛋白为70克/升，即输血300毫升，血红蛋白上升为100克/升，一星期后又复下降，又输血200毫升；同时用西药抗感染、维生素B_{12}、叶酸等，及中药补养气血之剂，仍无好转。血红蛋白下降至40克/升左右，血小板为30×10^9/升。住院期间，经过骨髓穿刺检查，诊断为再生障碍性贫血。同年6月份（在住院期间）特来上海要求中医治疗。

初诊：1967年6月14日。

面色无华，形瘦神疲，纳食甚少，月经色淡量少，经期延长。舌质淡，脉细弱。

辨证：由于疲劳过度，内伤肝脾，肝不藏血，脾不统血，水谷不化精微，气血来源缺乏，兼有阳虚恶寒之象。

治法：健脾养肝，调补气血，兼温肾阳之法。

方药：党参四钱，白术三钱，黄芪四钱，炙甘草二线，当归三线，白芍四钱，仙鹤草一两，鹿角片四钱，巴戟天三钱，红枣五枚。

此方带回，每日1剂。回去后，并用西药泼尼松每日60毫克，一般西药治疗照旧。经过两个月的治疗，没有输血，血象明显上升，血红蛋白为80克/升左右，血小板（80～100）×10^9/升；到九月份，血象基本稳定，停用西药。出院后，中药照前，每日1剂。以上是从1967年5月至9月第一阶段的经过情况。

1968年2月，因患急性阑尾炎，检查血小板50×10^9/升，血红蛋白又下降，故未动手术，采取保守疗法。3月份曾因脑贫血而昏倒一次（约半小时），再入院治疗，即用泼尼松每天60毫克，男性激素丙酸睾酮每天50毫克，同时继续服用中药（前方）。2个月后，血象又上升，血小板100×10^9/升余。至6月份出院，逐步减少西药，中药照旧，改为两天服一剂，一直到1969年3月，西药完全停用，单用中药。因原方内巴戟天未能配到，特来改方，方药如下。

党参四钱，炒白术三钱，炙黄芪四钱，炙甘草二钱，当归四钱，白芍三钱，仙鹤草一两，红枣十枚，加制狗脊三钱，川续断三钱，制首乌三钱，仙灵脾四钱，阿胶三钱，鹿角胶一钱半（烊冲），除鹿角片、巴戟天。

此方间日服1剂，至1969年冬令，用10倍量煎成膏剂，每日冲服。

以上是1968年6月至1969年稳定阶段的情况。

从1969年以来，自觉精神较好，体力渐复，血象一直稳定，一般家务已能胜任。因此，从1970年以后，中药开始继续服用。在1972年春、夏二季基本没有用药，从秋至冬有时服中药或膏剂。血象保持在血红蛋白（100～110）×10^9/升之间，血小板100×10^9/升左右，白细胞、网织红细胞等均属正常范围。（《黄文东医案》）

马凤友医案

○许某，28岁，女，1986年10月20日诊。

自觉头晕眼花，心悸失眠2个月，近日精神萎靡，手足发麻，经行量少，2～3月一行，面色萎黄，唇色淡白，舌质淡，脉细无力。实验室检查系小细胞低色素性贫血。

诊断：缺铁性贫血。

治法：大补气血，平调阴阳，兼理脾胃。

方药：补铁调红汤。

当归、川芎、党参、白术各20克，熟地、甘草各15克，阿胶或鹿角胶、黄芪各30克，枸杞子、女贞子、鸡血藤各25克，何首乌、陈皮各15克。加柏仁20克，黄芪加至100克，另用萎黄丸如法服。

服药14剂，临床症状消失，服21剂后，实验室检查各项指标正常，用上方5剂为丸，久服之，以善其后。

附萎黄丸药物组成：生铁末5份，胆矾3份，鸡内金1份。共为末蜜丸，如黄豆大，每服5粒，日3次。［实用中医内科杂志，1991，5（2）］

赵坤元医案

○陈某，男，3岁，1990年11月7日初诊。其父代述，

患儿近2个月来不欲饮食，动则汗出，精神欠振，大便日行2次，不成形，经常感冒，查血红蛋白79克/升，红细胞2.6×10^{12}/升，白细胞6.4×10^9/升，头发微量元素铁6.6，锌49.2，钙326.9，锰0.4，铜4.3，钴0。诊为缺铁性贫血，予以口服健儿蜜（经药厂制成糖浆后，每100毫升中，合党参、白术、茯苓、淮山药、山楂各10克，大枣5枚，蜂蜜50克，硫酸亚铁2克）10毫升/次，日服3次，服药1周，饮食渐增，大便调，共坚持用药2个月而愈，复查血红蛋白124克/升，红细胞3.5×10^{12}/升，白细胞7.2×10^9/升。

○李某，女，17个月，1989年12月4日初诊。

其母代述：患儿断奶（10个月断奶）后3个月，出现食欲不振，夜间汗出，精神尚可，大便间日行，质软，刻诊：患儿面色萎黄，前囟未闻，咽、心肺正常，肋外翻，血红蛋白72克/升，红细胞2.65×10^{12}/升，白细胞4.3×10^9/升，诊为缺铁性贫血，予以口服健儿蜜10毫升/次，日服3次，同时嘱饮食调理，添加猪肝、蛋黄等，2个月后复查血红蛋白104克/升，红细胞3.12×10^{12}/升，白细胞6.4×10^9/升，贫血状态遂见改善。［新中医，1991，23（5）］

万友生医案

○谢某，女，16岁。

一诊：1992年11月3日下午。

患缺铁性贫血。面色萎黄，头晕神疲，形寒易感，夜间常出虚汗，唇舌淡白，脉细弱。血红蛋白下降至40克/升。素患胃脘胀痛，不饥，食少，投以当归补血汤合香砂六君子汤加减：黄芪50克，当归10克，太子参30克，焦白术15克，云苓15克，炙甘草5克，陈皮15克，广木香10克，砂仁10克，大腹皮10克，枳壳10克，甘松15克，佛手15克，山楂15克，六曲5克，谷麦芽各30克，鸡内金10克。3剂。

二诊：11月7日下午。

腹胀解除，食增，神旺，头不晕，虚汗止，守上方再进3剂。

三诊：11月10日下午。

面色转华，唇色红润，血红蛋白上升到110克/升的正常范围，但仍脘腹微胀，守一诊方再进3剂以巩固疗效。（《万友生医案选》）

张斌医案

○李某，男，39岁，家住集宁市。

1981年1月在乌盟医院诊断为“再生障碍性贫血”。化验：血红蛋白60克/升，白细胞3.8×10^9/升，血小板72×10^9/升。经输血治疗，仍牙龈及鼻出血，病情甚为危重。经本院教师介绍，请张斌教授治疗。

初诊（1月15日）：患者面色皖白，身疲乏力，自汗，食欲不振，除上述出血症外，尚有咯血，小腿及臂部有出血点，腰腿酸困，脉细弱无力，舌质淡苦少。为脾肾两虚，气血双亏。嘱其仍配合输血以救急，服中药以治本。

处方：仙茅12克，仙灵脾24克，熟地黄24克，炒山药12克，山萸肉12克，茯苓9克，当归12克，黄芪24克，炒白术12克，党参15克，鹿角胶9克（烊化），阿胶9克（烊化），杜仲炭12克，桑寄生24克，陈皮9克，炙甘草6克。

二诊（二月28日）：服上药9剂，头晕减轻，饮食亦可，出血现象稍有减轻，但仍觉身疲乏力，腰酸腿困，小便频而量少，仍属脾肾双亏，气阴两虚之证。

处方：仙茅12克，仙灵脾24克，熟地黄24克，山药12克，山萸肉12克，茯苓12克，黄芪36克，当归12克，白术12克，红参6克，鹿角胶12克（烊化），阿胶12克（烊化），仙鹤草12克，杜仲炭15克，菟丝子15克，桑寄生24克，金樱子12克，女贞子24克。

三诊（2月9日）：血常规化验：血红蛋白60克/升，白细胞3.0×10^9/升，血小板30×10^9/升。手足心热，舌边尖略红，脉细数。仍有出血现象，为气阴两虚，虚热内生。

处方：龟甲胶15克（烊化），鹿角胶15克（烊化），阿胶12克（烊化），仙灵脾24克，仙茅12克，菟丝子15克，桑寄生30克，金银花30克，黄柏9克，当归12克，黄芪24克，杜仲炭15克，牛膝12克，仙鹤草12克，甘草6克。

四诊（3月12日）：上方服二十余剂，手足心无热感，舌边尖已不红，脉细弱，出血现象明显减少。

处方：黄芪48克，当归12克，红参6克，白术12克，茯苓9克，鹿角胶12克（烊化），阿胶12克（烊化），炙龟甲60克，熟地黄24克，山萸肉12克，山药12克，仙茅15克，仙灵脾30克，菟丝子15克，桑椹子15克，仙鹤草9克，枸杞子12克，五味子12克，女贞子30克。

五诊（4月5日）：血常规化验：血红蛋白60克/升，白细胞5.0×10^9/升，血小板60×10^9/升。上方服用二十余剂，出血已消失，现已停止输血，继用下方治疗。

处方：生熟地黄各15克，生山药15克，山萸肉克15，枸杞子15克，仙茅15克，仙灵脾30克，女贞子30克，菟丝子24克，阿胶15克（烊化），鹿角胶15克（烊化），红参9克（另炖），黄芪48克，当归12克，龟甲胶15克（烊化），五味子12克，仙鹤草24克，天花粉12克，炙甘草克。

另加服人参归脾丸及胎盘糖衣片。

六诊（5月9日）：血常规化验：血红蛋白120克/升，白细胞7.0×10^9/升，血小板102×10^9/升。全舌转红，脉稍弱，疾病已愈。但体质仍有虚，继以下方巩固疗效。

处方：熟地24克，炒山药18克，山萸肉12克，茯苓9克，泽泻9克，丹皮9克，炮附子6克，黄芪48克，红参9克，意苡仁15克，当归12克，菟丝子24克，桑螵蛸24克，仙茅12克，仙灵脾24克，鹿茸3克（另包），五味子12克，炙甘草6克，莲须9克，炒白术9克，仙鹤草12克，阿胶12克（烊化），制首乌24克，巴戟12克。

此患者于5月病愈后，又坚持服药，共服药约160余剂，随访至今病未复发。（《内蒙古名老中医临床经验选粹》）

潘树和等医案

○战某，男，33岁。病历号36817。1985年11月1日初诊。

主诉：头晕乏力，齿龈出血1.5年。

现病史：患者1984年无诱因出现周身乏力面色苍白，齿龈皮肤出血，发热，全血减少，骨髓象诊断再障。曾用雄性激素、输血对症治疗无效。血红蛋白48克/升，白细胞2.45×10^9/升，中性0.30，淋巴0.70，网织红血胞0.3%，血小板23×10^9/升，骨髓象三系增生低下，淋巴比值增高，血小板罕见，符合再障。

西医诊断：再障。

中医诊断：虚劳（肾阴阳两虚）。

治疗经过：初诊补肾益气生血，生熟地、丹皮、茯苓、当归、党参、白术、甘草、三仙、女贞子、菟丝子、黄精、大小蓟、地骨皮各15克，附子10克，黄芪30克，阿胶10克（冲服）。水煎服日1剂，2%鹿茸注射液

250毫升，日1次静脉滴注。西药：青霉素、丙酸睾酮50毫克，日1次肌内注射，病人治疗一个月头晕乏力好转，2个月面色转红润，血红蛋白60克/升，齿龈出血停止。病人因发热38摄氏度，咽部充血，继上方加银花30克，山豆根20克。口服10剂发热控制，继上方治疗8个月，无需输血，血红蛋白120克/升，白细胞5.1×10^9/升，中性0.60，淋巴0.40，血小板80×10^9/升，诸症消失，临床治愈。［河北中医，1992，14（1）］

朱良春医案

○吴某，女，18岁。

患者因有“再障”史8年，心悸头昏，鼻衄、齿衄、皮下出血10天而入院。查血象：血红蛋白40克/升，红细胞1.38×10^{12}/升，白细胞2.4×10^9/升，血小板28×10^9/升。骨髓检查报告：有核粒细胞增生不良，呈“再障”贫血骨髓相变化。

诊见面色白，脱发显著，眼睑、指甲、口唇苍白、倦怠乏力，经闭，有少量鼻衄及齿衄在下肢有紫癜。舌淡苔少，脉细数无力。

辨证：证属虚劳、血证。

治法：补气摄血，凉血止血。

方药：当归补血汤加味。

党参12克，黄芪20克，当归6克，白术9克，生地12克，茅根12克，藕节12克，仙鹤草9克，白芍12克，茯苓10克，炙草5克。

药后衄止，体力未复，原方去茅根、仙鹤草、藕节；加补肾、活血之品鹿角片3克，巴戟肉、山萸肉9克，菟丝子、鸡血藤、丹参、赤芍各12克，加减调治10个月，症情稳定。血象检查：血红蛋白65克/升，红细胞2.25×10^{12}/升，白细胞3.8×10^9/升，血小板42×10^9/升。骨髓呈增生活跃变化。出院继续调养，以资巩固。（《血证专辑》）

徐文姬医案

○某女，18岁，学生。

自小体弱，齿龈反复出血。月经量多，皮肤出现瘀斑年余。血象示：全血细胞减少。骨髓象示：骨髓增生低下，粒系统增生低下，红系统增生极度低下，淋巴及网状细胞比值增加血小板极少见。诊断为“再障”。病前曾服过氯霉素和抗风湿药。证见面色萎黄，腰膝酸软，畏寒肢冷食欲不振，腹胀便清，双腿散在紫色斑块，舌淡苔薄白，脉细滑无力。

辨证：证属脾肾阳虚，精血不足。

治法：健脾补肾填精益髓。

方药：白术12克，茯苓20克，黄芪25克，菟丝子15克，熟地12克，当归5克，首乌20克，鹿角胶9克，陈皮12克，炙草5克，补骨脂40克，仙灵脾40克，党参30克，阿胶15克，荆芥炭10克，白茅根20克，三七3克。

服药10剂，畏寒肢冷，食少便溏有好转，皮下瘀斑消退，月经净，一个疗程（40天）后头昏乏力浮肿消失，面色红润，随症加减，连服2个疗程，诸症控制，血红蛋白 110克/升，白细胞6.5×10^9/升，血小板110×10^9/升，骨髓检查基本正常，出院后继服原方，半年后随访一次，一切正常。［实用中西医结合杂志，1996，9（6）］

王恒兴医案

○张某，女，41岁，1981年12月6日入院，住院号0247403。

3个月前因患牛皮癣服用白消安，每次2片，每日3次，连用50天后，出现心悸乏力，查红细胞1.2×10^{12}/升，血红蛋白40克/升，白细胞4.0×10^9/升，血小板50×10^9/升。1981年11月12日经骨髓象检验确诊为继发性再障。

诊见：面色苍白，咯痰带血，胸前及四肢散见瘀斑，舌淡苦白，脉虚大。

辨证：证属虚劳亡血（阳虚型）

治法：温肾壮阳，佐以益气健脾。

方药：人参15克，海马5克，鹿角胶15克，补骨脂10克，肉桂10克，熟地20克，蛤蚧1对，黄芪30克，白术15克，槐花15克。研末炼蜜为丸，每丸10克。

每次1丸，每日3丸，连用3个月，查红细胞4.0×10^{12}/升，血红蛋白105克/升，白细胞6.0×10^9/升，血小板120×10^9/升，网织红细胞1.5%，1982年3月24日复查骨髓象：增生活跃，症状若失，康复出院。［河北中医，1990，12（3）］

郭付生医案

○郑某，女，27岁，农民，1982年10月20日就诊。

患者3年前患关节炎服保泰松，1个月后出现严重贫血，经市医院确诊为再障。几经治疗无效，遂来我处求治。血象检查：血红蛋白50克/升，白细胞3.5×10^9/升，血小板40×10^9/升。

诊见：心悸，气短，眩晕，倦怠无力，腰膝酸软，低热，闭经3年，面色皖白，口唇色淡，舌体胖大，边有齿痕，舌淡、苔白，脉细数无力。

诊断：慢性再生障碍性贫血。

辨证：脾肾两虚。

方药：黄芪60克，党参、生地、熟地各30克，首乌24克，山萸肉、焦白术、补骨脂、当归、炙甘草各12克，菟丝子、枸杞各15克，鹿角胶20克。日1剂。

二诊：上方服30剂，心悸、倦怠无力、眩晕、腰膝酸软减轻，体温正常，仍闭经，口唇色淡，舌脉同前。原方继服120剂，症状消失，月经正常，能胜任一般劳动。查骨髓及血象示：骨髓增生明显，血红蛋白101克/升，白细胞6×10^9/升，血小板90×10^9/升。按上方隔日1剂，又服药90剂停药，经追访8年未见复发。［新中医，1992，（12）］

朱胜典医案

〇陈某，女，24岁，湖北省枝江县人，1978年3月15日初诊。

主诉：贫血10年，进行性黄疸3个月。

患者1968年开始感觉疲乏、眩晕，动则心悸气短，月经量多，常有鼻衄。1977年秋加重，易招外感，历月难愈，精神体力日衰，皮肤发黄苍萎少泽，巩膜青黄如绿，尿如酱油。查血红蛋白60克/升，黄疸指数100单位，在某某医学院附院做骨穿、血红蛋白电泳、抗碱血红蛋白测定等检查，确诊为“β-地中海贫血，轻型”。建议输血，切脾，患者拒绝，遂回本地服中药。

现症：乏力，头昏心悸，眠差多梦，口苦，纳少，微渴，动则汗出，腰酸膝软，手足心热。诊见面目萎黄，肌肤指甲淡黄光泽，神衰气怯，脉濡数，舌淡白质嫩，苔薄白，拟补肾健脾，助阳生阴，方用理阴煎加味：熟地、菟丝子、枸杞、山药、党参、当归、莲米、仙灵脾各15克，天冬、白芍各12克，五味子、鹿胶各10克，黄芪30克，益智仁6克，茵陈24克。服20剂。

4月10日二诊：面色渐红，精力稍增，睡眠好，大便正常，尿黄，右腋下淋巴结肿痛，脘闷，脉细数，舌嫩淡尖红，苔薄白，为湿热蕴阻肌腠，恐闭门留寇，反受其害，上方去枸杞、熟地、白芍，加板蓝根、山楂、白术。

服21剂后，精神饮食消化均正常，肝功能各项正常，现微咳，痰少，咽干，脉细弦，舌尖红苔薄白，首方加沙参、桔梗、龙眼肉，炒螵胶研末冲服，嘱其常服龟、鳖、胎盘等。

8月28日四诊，服上方23剂后自觉无不适而停药。近来食后胀气，膝以下盗汗，午后低热，为暑伤气阴，阴不敛阳所致，拟健脾固肾、益气养阴。太子参、山药、苡仁、枸杞、菟丝、黄芪、金樱子各15克，白术、茯苓、陈皮、当归、补骨脂、白芍各10克，益智仁、甘草各6克。3剂后，潮热盗汗已止，心下嘈杂，口苦头眩、双腿内侧散见紫癜，有压痛。为精血不足、心肝有偏旺之火，逼迫血络外溢，上方去益智仁、金樱子、补骨脂，加炒玳瑁、天冬各10克，服6剂后诸证平复，时入秋令，体和神爽，查血红蛋白90克/升，遂停药。当年冬季结婚，孕期康宁，足月顺产一男婴，追访6年未发。［福建中医药，1985，16（1）］

张尚华医案

〇卞某，女，30岁，教师。

因间歇性鼻衄伴皮下瘀斑6年，加重1月于1987年4月3日就诊。自诉1981年5月产一男婴，满月后突然发现双下肢有少量瘀斑，每处大小为1厘米×0.5厘米左右，当时未予介意。1981年春节时，间常鼻衄，双下肢皮下瘀斑增多，范围较前增大，每处约1.5厘米×0.8厘米，并累及双上肢，遂至某厂职工医院就诊，查血红蛋白72克/升，白细胞2.8×10^9/升，中性粒细胞53%，淋巴细胞47%，血小板70×10^9/升，予以硫酸亚铁、利血生、肝精补血素、归脾丸、人参鹿茸丸，经治疗5个月，疗效不佳，故前往省某医院行骨穿检查：红细胞3.0×10^{12}/升，白细胞2.95×10^{12}/升，网织红细胞0.3%，骨髓有核细胞增生低下。诊断：再生障碍性贫血。曾住院治疗两次，均以病情稍好转而出院。近1个月来，诉头昏耳鸣加重，鼻衄间隔时间缩短，量多，每次约5~10毫升，色淡红，胸烦，胸闷，手足心热，纳差，月经周期缩短，量多，每次需卫生纸约4刀，大便稀溏。查：面色苍白，四肢皮下可见大量瘀斑，大小为0.5厘米×0.8厘米~2厘米×1厘米，体温37.8摄氏度，心率76次/分，律齐，未闻及病理性杂音，舌质淡红、苔薄白，脉细。笔者思其前医所治，并结合临床，自拟犀黄河车汤治之：犀角4克（磨服），黄芪30克，紫河车粉12克（兑服）丹皮12克，栀子12克，菟丝子15克，枸杞15克，菊花12克，柴胡15克，郁金12克，羊蹄根12克，旱莲草20克，仙鹤草20克，山药15克，三七3克（冲服），甘草6克。水煎服，每日1剂，一日两次。忌食辛辣、醇酒之品。连服35剂后，面色稍转红润，鼻衄时间明显缩短，胸烦、胸闷好转，且此次月经量较前次减少，用卫生纸2刀左右，皮下瘀斑范围大大缩小，但仍感头昏较甚。查：血红蛋白80克/升，白细胞3.3×10^9/升，中性粒细胞60%，淋巴细胞40%，血小板89×10^9/升。药已中病，效不更方。故在上方基础上去郁金12克，加参须15克（泡服），再服40剂后，骨髓象复查提示：再障已基本缓解。最后嘱患者常服硫酸亚铁、利血生、阿胶补血冲剂，并连服。人工流产术后绒毛组织8个月，以求稳定疗效，追访1年，未见复发。［湖南中医杂志，1989，5（3）］

邓泽普等医案

○丁某某，男，8个月，住院号：802。

因进行性贫血2个月，加重10天伴倦怠无力、形寒肢冷、食少便溏，于1979年2月10日收住我科。其母孕期无氯霉素、保泰松服用史，亦未接触X线，其姐无此类似病史。体查：重度贫血貌，神萎面苍，舌质淡、苔薄润，脉细弱。巩膜无黄染，心前区可闻及二级收缩期杂音，两肺无异常，腹软，肝肋下3厘米，质软，脾未触及，皮肤无瘀斑及出血点，浅表淋巴结不肿大。血象：血红蛋白22克/升，红细胞0.92×10^{12}/升，白细胞9.8×10^9/升。中性0.55，淋巴0.43，单核0.02，血小板104×10^9/升，出、凝血时间为1.5与2分钟，网织红细胞0.002，红细胞脆性试验开始溶血0.0042氯化钠，完全溶血0.0034氯化钠，血沉98毫米/1小时，抗人球蛋白试验阴性，红斑狼疮细胞未找到。尿、粪常规正常。胸片：心肺及纵隔无异常。骨髓象：有核细胞增生活跃，粒细胞系统72.8%，红细胞系统明显受抑制，仅见中幼红0.8%，其他阶段缺如，粒：红=91：1，巨核细胞及血小板均正常。肝功能正常。确诊先天性纯红再障。除予能量、维生素、输血外，按中医血虚、虚劳之脾肾阳虚型辨证。治以温肾健脾，方用二仙汤化裁（仙茅、仙灵脾、当归、首乌、补骨脂、鹿角胶、阿胶各5克，党参、枸杞子、山药、黄芪、熟地、虎杖各9克，鸡血藤15克，陈皮3克，大枣5个）。日1剂，4次分服。连服2月余。于3月23日复查血象：血红蛋白88克/升，红细胞3.24×10^{12}/升，白细胞5.7×10^9/升，中性0.34，淋巴0.64，单核0.02，血小板160×10^9/升，出、凝血时间正常，网织红细胞0.014。守前方巩固治疗。4月30日复查出血象：血红蛋白110克/升，红细胞3.86×10^{12}/升，白细胞10.6×10^9/升，中性0.35，淋巴0.65，血小板200×10^9/升，出、凝血时间正常，网织红细胞0.022。复查骨髓象：有核细胞增生活跃，粒：红=1.2：1，巨核细胞及血小板正常。一般情况良好完全缓解出院，继以胎盘粉与前方交替应用半年善其后，随访10年未发。

○李某，女，12岁，住院号：1035。

月前因“上感高热”曾肌内注射复方氨基比林，此后，贫血进行性加剧，伴鼻衄、口干、头昏目眩、腰酸耳鸣、乏力，于1979年3月19日收住我科。体查：面苍颧红，鼻腔有血迹，舌红、少苔，脉细数无力，指纹淡紫。巩膜无黄染，心肺阴性，腹软稍胀，肝脾未触及。血象：血红蛋白20克/升，红细胞0.84×10^{12}/升，白细胞10.5×10^9/升，中性粒细胞0.56，淋巴细胞0.36，嗜酸性粒细胞 0.06，单核细胞0.02，血小板82×10^9/升，出、凝血时间均0.5分钟，网织红细胞0.001。骨髓象：有核细胞增生尚活跃，粒细胞系统增生明显活跃占76.4%，红细胞系统缺如，巨核细胞全片24只（颗粒巨核9只，成熟巨核7只，幼稚巨核、裸核各4只），血小板散在可见，但有病理性血小板，红细胞脆性试验开始溶血0.0042氯化钠，完全溶血0.0034氯化钠，血沉90毫米/小时，抗人球蛋白阴性。红斑狼疮细胞未找见。胸片：心肺及纵隔无异常。确诊获得性纯红再障。辨证为血虚、虚痨证之肝肾阴虚型。治以滋阴养血，补肝肾，方用大菟丝子饮加味：菟丝子、肉苁蓉、补骨脂、枸杞子、桑叶子、山萸肉、女贞子、旱莲草各9克，首乌、熟地各12克。每日1剂，4次分服。配合输液、输血、能量、维生素等。服药5剂鼻血停止，服15剂上述症状逐步改善。继进中药4周，复查血象：血红蛋白90克/升，红细胞3.2×10^{12}/升，白细胞4.8×10^9/升，中性粒细胞0.58，淋巴细胞0.41；单核细胞0.01，血小板98×10^9/升，出、凝血时间正常，网织红细胞0.0018。继续巩固治疗1.5个月，复查骨髓象：有核细胞增生活跃，粒：红=2：1，巨核细胞无异常，病理性血小板已不见。临床亦无不适，住院88天完全缓解出院。继以六味地黄丸半年善其后，随访10年未见复发［新中医，1992，24（8）］

张琪医案

○周某，男，25岁。1972年10月14日会诊。

一年来自觉头昏心悸，全身乏力，口干，牙龈出血。入某医院住院，经血常规及骨髓象检查，符合再生障碍性贫血。曾用中西药治疗，无明显效果，每周需输血500毫升以维持。诊见：面色白无华，口唇牙龈淡白，舌淡少津，心悸怔忡，气短乏力，心烦，口干苦，不欲食，身热（体温在38摄氏度左右），手脚热，鼻时衄血，脉象芤数。血常规检查：血红蛋白50克/升，红细胞1.7×10^{12}/升，白细胞1.0×10^{9}/升，血小板30×10^{9}/升。骨髓检查：呈中度受抑制改变。辨证为肝肾阴虚，血分虚热之证，即投滋阴凉血汤原方，服至11月19日，面色红润，心悸已宁，鼻未衄，手足热减轻，身热已退，舌红润，脉弦略数。12月10日血常规：血红蛋白120克/升，红细胞4.5×10^{12}/升，白细胞4.4×10^{9}/升，血小板70×10^{9}/升；骨髓象检查示增生良好。续服原方10剂，病情缓解而出院。（《血证专辑》）

○张某，男，30岁，干部。1975年3月16日初诊。

一年来自觉全身乏力，头昏，心悸，经某医院血常规检查，血红蛋白75克/升，红细胞2.5×10^{12}/升，白细胞6.0×10^{9}/升，血小板计数为50×10^{9}/升。

骨髓检查：红系生成极度减低，骨髓有核细胞生成减低。

诊断：慢性再生障碍性贫血。曾用中西药治疗效果不显，来我所门诊治疗。

中医诊察：面色苍白，口唇及齿龈淡，舌淡润，结膜苍白，头昏，气短，心悸，全身乏力，无出血，未发烧，脉象沉弱。

辨证：心脾两虚，气血不足。

治法：补心脾，益气血。

方药：黄芪50克，党参30克，白术15克，茯苓20克，远志15克，当归20克，熟地20克，川芎15克，五味子10克，甘草10克。水煎，日两次服。

4月6日至5月9日二次复诊，连续服18剂，症状明显好转，全身有力，心悸气短大好，面色转润有光泽，口唇及牙龈皆转红，脉象沉有力，此气血见复之佳兆。（4月21日血常规检查：血红蛋白95克/升，红细胞3.04×10^{12}/升，白细胞5.8×10^{9}/升，血小板计数99×10^{9}/升。）

第二次处方：于前方加入补肾之剂，脾肾合治。

黄芪50克，党参30克，白术15克，当归20克，茯苓20克，远志15克，五味子10克，川芎15克，甘草10克，熟地25克，玉竹20克，菟丝子20克，首乌20克。水煎服，日两次服。

5月22日复诊：服上方6剂，症状进一步好转，脉沉滑，舌转红润，血液象检查：血红蛋白100克/升，红细胞3.2×10^{12}/升，白细胞5.4×10^{9}/升，血小板计数135×10^{9}/升。

5月26日至6月27日两次复诊：继用上方18剂，已无明显症状，6月14日血常规检查：血红蛋白120克/升，白细胞5.2×10^{9}/升，红细胞3.84×10^{12}/升，血小板130×10^{9}/升。6月23日检查：血红蛋白130克/升，红细胞4.16×10^{12}/升，白细胞5.1×10^{9}/升，血小板105×10^{9}/升。

8月7日随访，病人又服上方10剂，一直病情稳定，已上班。（《张琪临证经验荟要》）

钟礼美医案

○患者某，女，7岁，外国籍，1972年8月会诊。

进行性贫血、特殊外貌（面色棕黑，左眼睑下垂，两颧突出，嘴大，上唇厚而上翻）、发热、肝脾肿大已4年余。1967年10月患儿（2岁半）因贫血、脾肿大在某部队医院诊断为地中海贫血，用铁剂、激素、中药治疗，因病情加重，于同年11月29日入青岛某某医院治疗，效果仍不显。以后又先后赴上海、南京等地医治，均无明显效果。1970年9月28日，患儿血红蛋白40克/升，肝脾肿大，一般情况很差，又入某部队医院，经输血（20天输血一次）、激素、中药治疗，病情日趋危重，于1972年8月会诊。

患儿面色棕黑，特殊外貌，头发枯稀，骨瘦如柴，反复高热，精神萎靡，纳食很少，便少尿红，脉沉细数无力，舌质淡、苔薄白，两肺呼吸音正常，心尖部可闻及二级吹风样收缩期杂音，心率116次/分，心界不大。腹部隆起，肝肋下4厘米，剑突下4.5厘米，质硬，脾肋下9厘米，高出腹部皮肤10厘米，表面凹凸不平，压病，质硬。血红蛋白40克/升，红细胞2.9×10^{12}/升，红细胞大小相差4～5倍，部分呈长形，淡染色区扩大，可见多染性红细胞及多靶形红细胞，有核红细胞19%；白细胞9.65×10^{9}/升，中性粒细胞40%。证属正虚邪实，治当扶正驱邪。停服西药并停止输血，针刺足三里、血海、三阴交、地机等穴，每天1次，补法，留针15分钟。中药内服八珍汤加味：党参、白术、茯苓、当归、川芎、熟地、白芍、丹参、苡仁。水煎服，每日1剂。

连续治疗2个月后，一般情况好转，体温正常，可起床活动，纳食增多，脉细有力，舌质转红、苔薄白，心率90次/分，肝未扪及，脾肋下6厘米，高出腹部皮肤7厘米，针刺穴位及中药服用同前。再治2个月后精神如常，纳佳便常，脉细有力，舌质淡红，苔薄白，心率80次/分，脾肋下5厘米，高出腹部皮肤3厘米，针刺同前。中药改服疏肝汤加减：当归、白芍、茯苓、白术、甘草、党参、鳖甲、龟甲。水煎日服1剂。2个月后，无自觉症状，脾肋下4厘米，表面光滑，边钝圆，质稍硬，脉平舌净，用八珍汤、疏肝汤交替内服，针刺同前，每周2次。

继续治疗2个月，以后每年随访6次。1977年12月随访，经江西中医学院附属医院及上海复旦大学遗传研究所、上海市儿童医院遗传研究室检查，证实为血红蛋白E合并β–地中海贫血症。1980年2月12日血液检查：血红蛋白80克/升，红细胞4.03×10^{12}/升，红细胞形态呈轻度大小不等并异形［靶形（+），环形（+），泪滴样（+）］，幼稚红细胞占红细胞的3%；抗碱血红蛋白含量16.4%；异丙醇试验正常；红细胞镰变（–）；血红蛋白溶解度（–）。观察10年，未见复发。［中医杂志，1982，23（12）］

血紫质病

张羹梅医案

○凌某某，男，25岁，门诊号：861251，初诊日期：1960年2月24日。

反复发作腹痛3年，伴有尿红。每月剧烈发作2～3次，曾剖腹探查无病变，小便化验发现血紫质。诊断为血紫质病（间歇性急性型）。症见：腹痛如绞，几不欲生，神疲头晕，夜寐不安，脉浮大无力，舌厚腻、质红。

辨证：血瘀于内，不通则痛。

治法：活血祛瘀为治。

方药：全当归12克，赤白芍各9克，生地9克，川芎4.5克，丹参9克，山药12克，5剂。

2月29日（二诊）：腹者脏腑之所居也，气血不足以温养，亦可导致腹痛。观其面，䀮白无华，按其腹，柔而喜按，诊其脉，虚而无力，望其舌，苔净舌红，皆气血不足也。

炙黄芪12克，潞党参12克，全当归9克，炒白芍9克，熟地黄12克，湖丹皮9克，川石斛12克（先煎），天花粉12克，厚杜仲9克，肉苁蓉12克，生石决18克（先煎）。

上药服至4月13日，腹部疼痛已解，情况颇为安定。至4月19日，因较操劳，腹中又觉不舒，胃纳随之不馨。原方加炒白术9克，云茯苓9克，上药服至6月25日，症状全部消失，精神正常，恢复工作。1967年又复发，用上法调治10余剂即安。（《临证偶拾》）

董德懋医案

○郝某某，男，23岁，门诊号：05133，初诊日期：1980年8月10日。

间歇性发热伴腹痛10年。每次发病高热持续20～30日，伴急腹痛，痛在脐周。每2～3个月发病一次。1975年5月发病住某医院，诊为血紫质病。

现症：发热，体温37.8摄氏度，不汗而畏寒，脘腹胀痛感凉，喜按喜温，腹泻，泻后痛略减。

脉缓弱，苔中后腻而润，舌尖边红。拟甘温除热法。

方药：干姜6克，党参10克，炙甘草9克，白术10克，白芍10克，桂枝6克，延胡索 6克，川楝子10克，大枣5枚，生姜3片。

二诊：上方服3剂，热退，脘腹隐痛，食欲不佳。上方加陈皮6克，藿香10克。

三诊：服药7剂，纳谷渐馨，脘腹痛减，得食痛缓，苔薄腻，脉细弱。

方药：党参10克，白术6克，陈皮6克，半夏10克，砂仁5克，木香3克，佩兰10克，香附10克，苏藿梗各1克，白芍10克，延胡索8克，炙甘草5克。

上方每日1剂，服20剂后，改为间服一剂。随访半年，病未发。［中医杂志，1981，（2）］

痹证和痿证

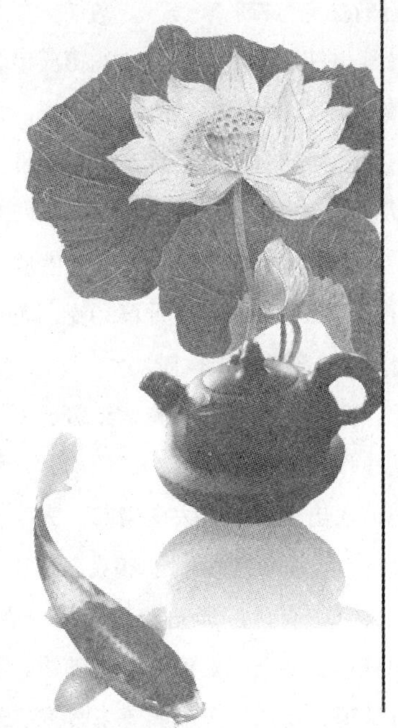

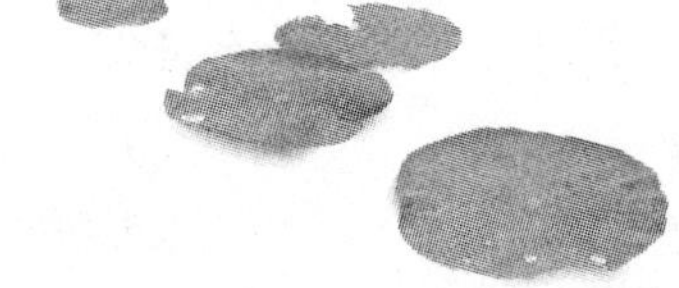

痹 证

张伯臾医案

〇陈某，女，17岁。1976年10月6日初诊。

一年半以前，因反复高热，皮疹，关节游走性酸痛，血沉120毫米/小时，血白细胞34.3×10^9/升，在某医院确诊为变应性亚败血症，用激素、抗生素及中药治疗，症状好转出院。近半年来经常低热，二周来高热，日晡恶寒，入夜身热渐高，可达39摄氏度以上，天明热退不净，面色㿠白，四肢不温，无汗，作恶，纳减，脉细数无力，舌红苔薄白而润，口不干。病久正虚邪恋，书有甘温除热之法，今宗之。潞党参12克，炙黄芪12克，生白术9克，全当归9克，熟附片（先煎）6克，炙甘草4.5克，软柴胡4.5克，炒黄芩4.5克，制半夏9克，菟丝饼15克，7剂。

10月13日二诊：高热已退，恶寒亦解，稍有恶心，面色㿠白，舌红转淡，苔薄脉细。前法合度，毋庸更张，原方7剂。

10月27日三诊：身热退后未发，肢节稍有酸痛，皮疹作痒，脉细舌淡苔薄，前方加祛风化湿之品。潞党参12克，炙黄芪12克，生白术6克，全当归9克，熟附片（先煎）6克，炙甘草4.5克，防风己各9克，炒黄芩9克，菟丝饼15克，鹿角片（先煎）9克，7剂。

11月10日四诊：指趾关节病微肿，皮疹仍有，苔薄润，脉小数。制川乌（先煎）6克，生麻黄4.5克，炙黄芪15克，炒白芍12克，全当归12克，防风己各9克，仙灵脾15克，菟丝子12克，蜜糖（分冲）30克，7剂。

11月24日五诊：指关节及足背痛减，皮疹已除，纳增，脉细数苔薄。原方生麻黄改炙麻黄4.5克，加潞党参12克，虎杖15克，鹿角片9克，14剂。病情逐渐稳定，再用上方治疗观察3个月余，未见反复而出院。门诊随访一年余未见复发。

〇陈某，女，53岁。

1975年5月14日初诊。发热、皮疹、关节痛反复发作延今两载，经某医院住院治疗，诊断为变应性亚败血症，出院后仍经常发热关节痛。现早晚先寒后热，热势渐高，得汗热退，5日来胸背发出红斑，间有疱疹，如灌浆状，脉细涩，舌光边暗，口干便软。阳证阴脉，正虚邪热化毒，侵犯营血。拟犀角地黄汤加味。广犀角（先煎）9克，鲜生地30克，炒丹皮9克，赤白芍各30克，银花30克，带心连翘15克，白花蛇舌草30克，炙升麻9克，生黄芪12克，生甘草9克，红藤30克，败酱草30克，7剂。

6月4日二诊：疮疹红斑已退，体温亦退4日，惟仍感烦热如火迫，舌光质暗，便软脉小。仍拟原法出入，从热毒施治，佐以化瘀之品。广犀角（先煎）9克，大生地18克，炒丹皮12克，赤白芍各9克，银花15克，连翘15克，汉防己12克，生黄芪12克，生甘草9克，红藤30克，败酱草30克，杜红花6克，7剂。

6月11日三诊：4日来身热又起，达38摄氏度，前发红斑渐回，但又有新红斑出现，纳呆口干苦，大便不爽，舌光红边青，二便均有热感，脉细。正虚邪实，前法宜参益肾之品。仙灵脾15克，仙茅15克，炒知柏各9克，全当归15克，广犀角（先煎）9克，大生地18克，炒丹皮9克，赤白芍各6克，白花蛇舌草30克，炙黄芪12克，土大黄30克，败酱草30克，14剂。

7月2日四诊：身热一周未发，胸背红斑已回，但右手臂红斑尚未退净作痒，怕冷汗多，二便均利，脉细苔薄边质暗。再拟前法出入。上方去全当归、大生地、白花蛇舌草、土大黄、败酱草，加大地龙9克，紫草12克，白鲜皮12克，生甘草9克，广犀角粉改为（分吞）4.5克，本方稍作加减连服30余剂。停药半年随访，平时偶有低热，一二日即退，皮疹及关节痛等未复发。未服激素类药物。（《张伯臾医案》）

张子琳医案

〇李某，女，58岁，太原市某校教师。

1977年5月18日初诊：从1975年9月开始，两下肢疼痛，酸困无力，得热痛减，遇冷痛增，小腿发冷，局部皮色不变，触之热，无间歇跛行。手心烧，食纳如常，二便一般。苔白质淡，脉沉紧。跗阳脉搏动尚正常。

辨证：此为素体阳虚，腠理不密，寒湿下浸，流走经络，气血痹阻之痛痹。

治法：温经散寒为主，佐以祛风除湿。

方药：黄芪桂枝五物汤合桂枝附子汤加味。

黄芪15克，桂枝5克，炒白芍10克，当归10克，川芎6克，秦艽10克，独活10克，木瓜10克，附子10克，牛膝10克，苍术10克，薏苡仁15克，生姜3片，大枣3枚。

水煎服。

二诊：6月15日。

上方服6剂，两下肢疼痛及酸困均减轻，较前有力，小腹仍觉发冷。脉沉弱。再以原方加减。

方药：黄芪24克，桂枝10克，炒白芍12克，当归10克，川芎6克，秦艽10克，独活10克，木瓜10克，牛膝10克，白术10克，附子11克，薏苡仁15克，生姜3片，大枣3枚。

水煎服。

三诊：6月23日。

上方服4剂，患肢冷痛基本消失，但苔白薄腻，脉沉迟无力。上方黄芪改为30克，继服2剂，之后痹证基本治愈，嘱其仍当避寒保暖，以防复发。（《张子琳医疗经验选辑》）

袁淮平医案

○吉某，女，49岁，教师。住院号93222。

主诉：四肢末端肤色改变半年余。发作时四肢指、趾呈对称性苍白-紫绀-潮红之过程。伴发凉、刺痛、胀痛，浸温水中症状可缓解。每于劳累、激动、受寒诱发。患者反复牙龈出血，颌下淋巴结发炎，全身乏力，进行性消瘦。入院前多次拟诊低温冷凝集症，二次骨穿均未成功。入院时已手不能握、足不任履，需他人搀扶方可挪行。综合体检及实验室各项检查、X线、肝脏B超等所示，诊断原发性巨球蛋白血症合并肺心病、肝硬化。指甲皱襞微循环观察：右手无名指血管模糊，排列紊乱，袢数减少，管袢增长，袢顶极度增宽，动、静脉枝极度增宽4～5倍，血管张力减低，血流缓慢呈粒状，有凝集现象。左手较右手为轻。

中医辨证：时值炎夏，四肢厥冷，形寒色白，少气神疲，心惕不宁，舌紫苔白，脉涩而伏。考此患者病始于半年前，时值隆冬，体虚受寒，气血被遏，阳气不能温运四末，血液凝滞于脉络使然。即依《伤寒论》351条所训："手足厥寒，脉细欲绝者，当归四逆汤主之。"遂拟温经散寒、益气活血法。采上方出入：桂枝10克，细辛3克，川芎10克，黄芪15克，当归12克，红花10克，赤白芍各10克，地龙10克，甘草6克。水煎日两服。3剂后四肢转温，唇色透红；服30剂后舌紫转淡红，脉出小弦。此药后阳气来复，新血始通之象。复查微循环如前述。全身症状随之悉减，雷诺现象消失，手足有力，竟能独自行走，自动要求出院带药自服。［中医杂志，1986，27（1）］

蔡建成医案

○尹某，女，21岁。

1981年12月底因间歇性寒战高热，出冷汗，全身散在性斑疹、荨麻疹样皮疹（不高出皮肤、压之褪色、略感瘙痒），全身关节红肿疼痛，在大连市某医院治疗。体温39摄氏度～40摄氏度，血白细胞（25～30）$\times 10^9$/升，血沉32～62毫米/小时，血红蛋白73～108克/升，血培养、类风湿因子、抗核抗体、狼疮细胞均阴性，心电图、肝功能均正常。诊断为变应性亚败血症，用多种抗生素和泼尼松疗效不显。1983年3月来院就诊。检查：体温37.7摄氏度，全身关节疼痛，但以两腕、踝关节最明显，并伴轻度肿胀，四肢皮疹隐见，下肢夜间胀、麻、痛更甚。血白细胞10.7×10^9/升，血沉85毫米/小时，血红蛋白80克/毫升。尿检：蛋白痕迹，红细胞（+），心电图、肝功能及其他检查均无异常。苔白腻。舌淡紫，脉细数。用雷公藤合剂（制作方法：雷公藤250克，生川草乌各60克，杜仲、红花、川牛膝、当归、桂枝、木瓜、羌活各18克，加水2500毫升，文火煎至1000毫升，去渣加冰糖250克，冷却后加白酒1000毫升，入瓶备用20克/升，每日3次，一周后关节疼痛好转，即减去激素。继服合剂半个月，复查血白细胞6×10^9/升，血沉30毫米/小时，尿检红细胞0～1/高倍视野。连续服用2个月后下肢胀麻感消除，踝腕关节肿胀消失，关节疼痛痊愈而回乡。停药后因气候变化，曾有轻度反复，再服而愈。继而服药达10个月。停药月余复查肝功能正常，血红蛋白82克/升，血白细胞、血沉均在正常范围。患者服药期间肝功能锌浊度一度增高至16单位，月经减少或经阻2个

月，停药后恢复正常。随访3年余未见复发。［上海中医药杂志，1989，（6）］

尚尔寿医案

○魏某，男，30岁，北京制呢厂工人。病历号307405，初诊日期：1990年12月12日。

患者于6年前先感左上肢疼痛，麻木，感觉消失。今年8月19日始伴头痛，颈部发酸发痛、背痛，面部皮肤有痒感，上肢肌力尚可，双下肢有无力感，四肢肌肉未见消瘦，经北京天坛医院确诊为“脊髓空洞症”。

1990年10月4日，北京市神经外科研究所核磁共振扫描报告书印象：颈3-上胸段脊髓空洞症。现患者左上肢疼痛，肌肉未见萎缩，左上肢、左手、左肩、左颈及左面部有麻木感。近日伴有头痛，面部痒，手指发肿，四肢肌力尚可。不恶心、呕吐，饮食一般，夜寐差。舌体肥大，舌质淡红，苔薄白，脉细弱，右脉尤甚。

西医诊断：脊髓空洞症。

辨证：痹证（肝肾不足，痰瘀阻络）。

治法：滋补肝肾，活血通阳祛痰。

方药：

①复肌宁片5瓶，6片，每日3次。

②复肌宁1号方加味：黄芪25克，胆星10克，菖蒲10克，牡蛎20克（先下），桂枝10克，半夏10克，云苓10克，麦冬15克，桃仁10克，伸筋草15克，酸枣仁20克，远志15克，每日一剂，水煎服。

1990年12月26日，服药后，消化好，大便无力，泄泻，左上肢无力，上半身感觉异常（无痛温觉），胸椎处有压痛（上段），下肢正常。拟原方继服。

1991年1月9日，患者自觉服药后食欲消化较好，头痛较前好转，睡眠尚可，四肢感觉功能仍差。舌体肥大，苔薄白，脉细弱。据症原方加杜仲炭15克，钩藤15克。

1991年3月20日，患者服药后病情好转，头痛明显见好，头部感觉较前敏感，有痛觉，饮食睡眠尚可，舌质淡，苔薄黄，脉细弱，据症原方减桂枝为5克，去酸枣仁，加穿山龙10克，复肌宁10瓶，4片，每日3次。

1991年5月8日，服药后痛温觉已有改善，颈背部时感不适，继用3月20日药方加减。

黄芪25克，胆星10克，菖蒲10克，牡蛎20克（先下），钩藤15克，杜仲15克，桂枝10克，半夏10克，云苓10克，麦冬15克，桃仁10克，伸筋草15克。

1991年5月22日，服药后继续好转，额部、面部麻木继续好转，有感觉，痛觉较前灵敏，左上肢麻木感明显减轻，脊背胸椎痛、酸、胀感消失，头部不适，四肢关节遇阴雨天不适，纳呆，舌淡红，苔薄白，脉弦细。

据症调整处方：黄芪25克，胆星10克，菖蒲10克，牡蛎20克，珍珠母20克，钩藤15克，杜仲15克，牛膝15克，僵蚕10克，地龙10克，桂枝10克，半夏10克，云苓10克，麦冬15克，桃仁10克，伸筋草15克，每日一剂，水煎服。

1991年6月5日，患者左头额感觉较前灵敏，右额正常，左颈部麻木感较前减轻，头痛减轻，双下肢仍发凉无力。舌质淡红，苔薄白，脉细弱，右脉尤甚。药用5月22日方加佛手15克。

1991年7月31日，患者睡眠佳，饮食尚可，头晕消失。口渴多饮，左上肢时发凉，偶有震颤，左上肢抓举自如有力，痛、温觉均有。舌质淡红、苔白腻，脉细弱。

据症调整处方：黄芪15克，胆星10克，菖蒲10克，牡蛎20克（先下），珍珠母20克（先下），钩藤15克，杜仲15克，牛膝15克，僵蚕10克，地龙108，半夏10克，云苓10克，麦冬15克，桃仁10克，伸筋草15克，酸枣仁20克，远志10克，陈皮10克，每日一剂，水煎服。1991年8月28日，患者头额有知觉，不头痛，头部及左颈麻木感均消失，无发酸感，双下肢行走有力，舌质淡红，苔薄白，脉弦细，中药继服7月31日方，每3天一剂，巩固疗效。（《当代名医尚尔寿疑难病临证精华》）

张志坚医案

○朱某，男，12岁。1981年7月7日初诊。

患者于1979年3月因高热、关节疼痛，曾先后多次住某医院治疗，辗转数月，体温持续在38.5摄氏度～40摄氏度之间，乃于同年12月底转赴上海医院检治。

检查情况：白细胞16.1×10⁹/升，中性粒细胞88%，血沉98毫米/小时，类风湿因子、抗核因子、血培养均阴性，粘蛋白11.9毫克%，淋巴细胞转移因子59%，花环试验：56%，B17%。胸部摄片、心电图。抗“O”滴定、肝功能及二便常规等均属正常。

经用多种抗生素、激素、左旋咪唑及吲哚美辛、阿司匹林、丙种球蛋白等药物治疗，历时164天，疼痛略有改善，身热依然起伏。出院诊断为变应性亚败血症。返回原籍后虽多方求治，病情未得控制，乃前来我处进行中医治疗。

辨证施治：初因其憎寒燔热（体温40摄氏度），一日再作，舌苔白腻，辨为痰浊交阻膜原，予柴胡达原饮化裁，药后大汗出而热势稍衰，继则出现夜热早凉，口干，脉象细数，诊为邪入阴分，阴虚内热，改投青蒿鳖甲汤合清骨散加减，身热虽衰，疼痛不减。继又出现形寒肢冷，关节剧痛，舌淡苦白，一派阳衰阴凝之象，仿仲景乌头汤意，治疗仍无效验，寒热乍作乍止（体温39.8摄氏度），骨节酸痛时轻时重；上自胸腔，下及股膝，历节走注疼痛，以致寐不安宁；颈胸皮疹散在，颜色暗红微痒，舌质暗红，苔薄黄，脉象细数。窃思前议，祛风、清滋不应，和解、温散无功，既非纯寒、纯热之证，亦与虚实之单一者不同。揆度病机，此系肾虚阴阳两乖于内，风寒湿邪乘袭于外，血气愆行，经络闭阻为患。乃选用《圣惠方》仙灵脾浸酒方出入，益肾而调阴阳，扶正以达痹邪。

处方：仙灵脾30克，桂枝5克，防风10克，羌活10克，粉萆薢15克，生地30克，淮牛膝10克，淡附片5克（先煎卜），骨碎补15克，海桐皮15克，川芎5克，青风藤30克，络石藤30克，玉泉散15克（包煎），佛手片10克，水煎服，每日1剂。

服药7剂，寒热未作，皮疹亦隐，肢节酸痛十去六七，夜寐转安。法既合拍，毋庸更张，守方续投，身热竟退，关节肿痛得平。复查血沉、血象均在正常范围，以后改为间断服药，调治2个月而愈。辍药半年随访，患者面色红润，体重增加，业已上学复课；1983年2月再访，康健如常儿，多年痼疾遂瘥。［江苏中医杂志，1983，4（5）］

曹美莹医案

○姚某，女，25岁。

1978年4月15日晚，左小腿被飞虫叮后，起10毫米×4毫米之水疱，之后全身皮疹，瘙痒不适。半月后出现低热、四肢关节酸痛，经用青霉素及抗过敏治疗无效。5月10日住某医院50天，疑“变应性亚败血症”，但用激素不能控制复发，出现弛张型高热，全身反复皮疹，大关节游走性疼痛，浅表淋巴结肿大。9月1日住武汉某院，体查：体温39摄氏度，脉搏110次/分，呼吸28次/分，血压120/70毫米汞柱，心尖可闻及Ⅱ级收缩期杂音，肺（-），肝肋下1cm并有压痛，脾未及。颜面及全身均见多形性红色丘疹，左膝关节红肿。化验：血红蛋白80克/升，红细胞3.0×10^{12}/升，白细胞13.2×10^{9}/升，血沉50毫米/小时；骨髓穿刺为轻度增生。臆断为“变应性亚败血症”或“红斑狼疮”。经多次检查未找到狼疮细胞，曾用抗生素、马来酸氯苯那敏、酒石酸白霉素加10%葡萄糖静脉滴注，丙酸睾丸素肌内注射及各种对症治疗均无效。因病情反复，故于12月10日又转入武汉某院，最后确诊为“变应性亚败血症”。曾在当地服用中药无效，只得依赖激素。1981年2月11日来我院就诊。体温37.8摄氏度，满月形脸，眼睑及周身均有形态不一的红色丘疹且瘙痒，肘腕指膝关节疼痛肿胀，活动受限，皮肤表面极粗糙，布不规则深色条纹，间杂如绿豆大褐色斑点，犹似蟾蜍皮。自述每日服用泼尼松20毫克，但仍冷颤后发热，一二小时自退，脘胁胀满，右胁胀痛，恶心纳呆，食入胀甚，行走需人扶持。化验：血红蛋白107克/升，红细胞3.53×10^{12}/升，白细胞14.0×10^{9}/升，血沉69毫米/小时。X片示双手指间、掌指、膝关节间隙变窄，骨质未见异常。超声波报告肝肋下2厘米，密集波型。青苔薄净，脉弦细数。嘱逐渐停用泼尼松，予消风散加黄藤：荆芥、防风、羌活、独活、蝉衣各10克，生石膏15克，丹皮、土茯苓、僵蚕、贝母、生地各12克，黄藤10克，水煎服，5剂。2月18日复诊：服用2剂后，关节痛轻，体温正常。黄藤改为每剂12克，继服前方。3月16日复诊：泼尼松减至半片，肘膝关节肿胀消除，仍泛恶纳呆，脘胁胀满，化验肝功能正常，白细胞计数正常。舌苔薄净，脉细滑。黄藤改为每剂15克，并加用香砂六君丸，停服泼尼松。3月28日复诊：皮疹已减少，泛恶、脘胁胀满已除，纳佳，血沉16毫米/小时，血红蛋白12.9克%。仍服原方及香砂六君丸至4月底。1982年5月中旬随访，诸症皆失，皮肤光洁，惟指关节仍呈梭状改变。［陕西中医，1982，3（6）］

陈艮山医案

○病者：陈雨洲之媳李女士，进贤人，寓南昌。

病名：风湿成痹。

原因：素因性急善怒，时患小腹痛，溺艰觞，频下白物，经水忽断。中医治之，时愈时发。后随夫留学东洋，赴医院治疗，医云子宫有毒，必须剖洗方能见效，愈后三月，且能受孕。果如所蓄。分娩后旧病复发，再往该院请治。医云无法。再剖纵愈，而子宫亦伤，不能复孕，力劝回国。旋觉腹中有一硬块，时痛时止，时作冶热，白带淋漓，面色黄瘦，饮食少进。他医曰为大虚症，用八珍加龟胶，连进数剂，忽患周身浮肿，白带更甚，阴烧不退，群医束手。

症候：一身浮肿麻痹，少腹痛，带下频频，日夜烧热，舌苔白滑淡灰。

诊断：两脉沉迟，断为风寒湿三气合而成痹。

疗法：仿仲景治风湿例，君以苍术、泽泻燥湿，佐以麻、桂透表去风，引用姜皮导至皮肤。一剂胸部稍舒，举动稍活。再用川萆薢、威灵仙、泽泻、川乌、天麻、秦艽、麻黄、桂枝、茯苓皮、大腹皮、冬瓜皮等药数剂，肿消食进。惟两脚肿胀未消，乃用鳅鱼炒蒜头食之。

处方：苍术二钱，泽泻二钱，麻黄二钱，桂枝钱半姜皮三钱（为引）。

又方：川萆薢四钱，威灵仙四钱，泽泻片三钱、制川乌二钱，明天麻二钱，秦艽二钱，麻黄二钱，桂枝二钱，茯苓皮二钱，大腹皮三钱，冬瓜皮三钱。

水二碗，煎成一碗，温服。

效果：服初方一剂稍愈，再服次方，逐渐加减，十余日肿消热退，食亦渐加。食鳅鱼炒蒜头，两脚肿亦消尽。再教以早服人参养营丸三钱，夜服龟龄集三分。调理三月余，白带愈，经如期，旋受孕生子。可见医者不能复孕之言，亦有不足信者也。

廉按：断症老当，处方雄健，宜乎得奏全功，然非精研伤寒论及金匮，确有心得者不办。（《全国名医验案类编》）

林佩琴医案

○李，左臂自肩以下骨节大痛，经所谓寒胜则痛也。来势甚骤，若游走上下骨骱，即俗谓白虎历节风。痛如虎咬，刻不可忍，此非厉剂不除，投以川乌头炮去脐皮、草乌头炮去皮，姜汁制、松节油，一剂，服后饮酒以助药势达病所。夜半身麻汗出，平旦而病若失矣。此仿活络丹法。

○张，五旬外，左臂素患肿痛，因涉江受风一夜，全身麻痹，脉虚濡，此真气虚而风湿为病，乃痱中根萌也。经曰：营虚则不仁，卫虚则不用，营卫失调，邪气乘虚袭入经络，蠲痹汤主之，数服而效。《准绳》云：凡风痹偏枯，未有不因真气不周而病者。治不用黄芪为君，人参、归、芍为臣，桂枝、钩藤、荆沥、竹沥、姜汁为佐，徒杂乌、附、羌活以涸营而耗卫，未之能愈也。严氏蠲痹汤用黄芪、炙草以实卫，当归、白芍活血以调营，羌、防除湿疏风，姜黄理血中滞气，入手足而驱寒湿，用酒和服，专借以行药力也。

○王，伤酒涉水，湿袭阴络，右腿痹痛，由髀骨直至委中穴。参用三痹汤内服，桂心、茯苓、牛膝、杜仲、白术、苍术、当归、独活、桑枝煎汤。外用防风、桂枝、木瓜、当归、豨莶、葱白煎汤熏洗，汗出为度。夫湿痹重着，今腿痛已定，通移膝胫，仍以逐湿痛痹法治。川乌、桂心、独活、牛膝、虎胫骨、归尾、没药，以溺少加茯苓、车前子，二服，兼用洗药，痛止能行。数十日内，戒酒肉风冷劳动。

○王，有年，盛暑脉沉缓，身半以下酸痛，胫膝无汗，手足不湿，便艰梦泄，皆湿热壅阻致痹，先通其壅。用蒸牛膝、当归、秦艽、川芎、玉竹、杏仁、陈皮、淡苁蓉。二服便润，去苁蓉、杏仁，专理经络湿邪，加桂枝、桑寄生、独活、薏苡、杜仲、熟地炒。十数服全瘳。（《类证治裁》）

凌晓五医案

○（行痹）某，风湿为痹，游走无定，即前方加（乳香七分陈酒半杯）入煎。

（着痹）邱，风寒湿三气杂至合而为痹，风胜为行痹，寒胜为痛痹，湿胜为着痹，足筋痹由血不荣筋，寒湿下注阳明经络而成，脉弦数，苔薄白，治宜疏解。

米仁，西秦艽，带皮苓，怀牛膝，川萆薢，全当归，晚蚕沙，虎胫骨，宣木瓜，粒红花，垂下野桑枝，小活络丹一颗（剖开用开水化服）。（《三三医书·凌临灵方》）。

陈莲舫医案

○风寒湿合而成痹，寒胜者为痛痹，痛势由环跳及于盖膝，步履不仁，脉息沉弦。治宜疏和。

香独活，炙虎胫，天仙藤，生白芍，炒杜仲，桑寄生，酒当归，川桂枝，炒川断，五加皮，淮牛膝，新会络，丝瓜络。（《陈莲舫医案秘钞》）

薛雪医案

○寒湿着关节，痰饮阻气分，咳而痹痛。

川桂枝，茯苓，熟附子，熟半夏，木防己，北细辛。

脉小，足冷，四肢发瘪，骨骱肿痛，风湿已入经络成痹。形脉皆虚，护卫以攻邪。

防风，生黄芪，片姜黄，羌活，当归，独活，海桐皮。

风寒久必入脉络，外卫阳失护，已现右肢麻木。虽鼻渊脑寒，不可发散。议和血脉，以逐留邪。

黄芪，归身，防风根，川桂枝，木防己，明天麻，熬膏。

风为阳，湿为阴，二气相搏，窒于肌腠之里，着于关节，周行不利为痛。一得三焦气行，湿无沉着，气通病解。

飞滑石，紫厚朴，白蔻仁，茯苓皮，通草，杏仁，木防己，大豆黄卷。（《扫叶庄一瓢老人医案》）

蒋宝素医案

○经以风寒湿三气合而为痹。遍身痛处不移，乃湿胜之着痹也。胜湿汤加减主之。

羌活，独活，汉防已，青防风，制苍术，冬白术，川芎，藁本。

经以卧出而风吹之，血凝于肤者为痹。遍身痛无定所，游走不一，乃风胜之行痹也。桂枝汤加味主之。

桂枝，炙甘草，赤芍药，麻黄，制附子，当归身，川芎，生姜，大枣。

经以厥阴有余为阴痹。遍身痛如虎咬，关节尤甚，故又名白虎历节风，乃寒胜之痛痹也。小青龙加减主之。

麻黄，桂枝，炙甘草，赤芍药，北细辛，制半夏，制附子，油松节，炮姜。

尊荣体质，骨弱形丰，因劳汗泄，三气乘虚而入，合而为痹，痛无定止。

当归身，川芎，青防风，炙黄芪，冬白术，五加皮，晚蚕沙，油松节，生姜。

血热召风，遍体酸疼如掣。

大生地，当归身，川芎，白芍药，丹参，威灵仙，独活，秦艽，汉防已，片姜黄。

左臂隐痛，麻涩难伸，右腕不随人用。由于肝木化风，脾湿生痰，与外风寒湿相合，风淫末疾，痰阻气机，有转类中偏枯之虑。扶二气，却三邪为主。

绵黄芪，青防风，冬白术，当归身，川芎，秦艽，独活，威灵仙，嫩桑枝。

服药四剂，左臂之痛渐苏，右腕之弱如故。气机不利，太息不伸。肝木素失条疏，脾蕴湿痰，外与三邪相搏，六脉转觉沉潜，依方进步可也。

绵黄芪，青防风，冬白术，人参，桂枝，当归身，川芎，制半夏，制南星，嫩桑枝，油松节。

病原已载前方，第痹聚在臂腕之间，乃太阴、阳明、厥阴连络交经之处。肝不条达，胃失冲和，脾失健运，风寒湿得以乘之。扶二气，却三邪已获效机，更益以斡旋中气，以畅清阳之品为丸，缓缓图痊可也。

人参，绵黄芪，冬白术，青防风，当归身，川芎，桂枝，茜草根，陈橘皮，银州柴胡，绿升麻。

水迭丸。早晚各服三钱。

阳虚则寒从中生，血燥则风从肝起。脾弱不能渗湿，本气自病为痹。筋骨痛无定止，犹类中之意，扶正为先。

大熟地，当归身，防风水炒黄芪，白芍药，川芎，怀牛膝，制附子，油足肉桂，炙甘草，油松节，宣木瓜。

中有病，旁取之。中者，脾胃也。旁者少阳甲胆也。脾湿不运而成湿痹。宜助甲胆春升之气，用风药以胜之。

羌活，独活，汉防已，青防风，柴胡根，绿升麻，制苍术，威灵仙，川芎，白芷，藁本，生姜。

天之风属木，人之风属肝。内风引动外风，与寒湿合而为痹。四肢隐痛不适，时觉肉瞤筋惕。有转偏枯之虑。

绵州黄芪，青防风，川芎，当归身，桂枝，威灵仙，赤茯苓，炙甘草，嫩桑枝。

始因拇指强直，麻痹不舒，蔓延肢体，彼此相牵。近乃痛如针刺，或筋脉动惕，延今半载。素本阴亏体质，风寒湿得以乘之，合而为痹。邪正不两立，气血如泉源，源流不畅则不通，寒湿稽留而不去。法当静补真阴为主，流气活血辅之。

大熟地，怀山药，山萸肉，当归身，宣木瓜，怀牛膝，红花，苏木，制香附，威灵仙。

病延三载之久，半体酸疼在右，逢阴雨、烦劳益甚。居处过湿，湿合风寒，凝滞营卫之间，肝脾肺三经受困。肝恶风，脾恶湿，肺恶寒故也。肝位于左，肺藏于右，脾用在右，木必克土，故痛偏在右。有偏枯之虑。

人参，冬白术，云茯苓，炙甘草，制半夏，陈橘皮，当归身，芎劳，桂枝，香白芷，生姜，大枣。

气主煦之，血主濡之。气血不足以煦和濡润，为风寒湿所乘，合而为痹。肩项痛无定止，肢臂难以屈伸，脉来细软如绵。素昔心境烦劳过当，二气潜消于畴昔，诸症互见于当前，有类中偏枯之虑。难期速效，当以缓图。

大熟地，人参，绵州黄芪，青防风，冬白术，当归身，川芎，制豨莶，桂枝，炙甘草，赤芍药。

二气素虚。三邪易袭。痛自缺盆，斜连肩背，举发无时，逢阴雨风霾益甚。缘产育多胎，去血过当，不能荣养经络所致。扶二气，却三邪为主。

大熟地，人参，制苍术，川芎，当归身，制豨莶，桂枝，赤芍药，炙甘草，生姜，大枣。

风袭风池，湿着风府。项背强痛，不能旁顾。

麻黄，桂枝，制苍术，青防风，香白芷，蔓荆子，川芎，藁本，炙甘草，赤芍药，生姜，大枣。

经以伤于湿者，下先受之。足之三阴，从足走腹。肝为一阴，主筋。肾为二阴，主骨。脾为三阴，主肌肉。邪之所凑，其气必虚。风寒湿乘虚，合而为痹。水流湿就下，故痹自下而上。肌肉筋骨相引而痛，痛处不移为着痹，逢阴雨腹中膜胀，湿甚可知。虽云治湿宜利小便，然新湿可利，久湿非其所宜。过利能无伤阴耗液之虑。宜乎崇土为先。

人参，云茯苓，冬白术，炙甘草，绵黄芪，青防风，制半夏，陈橘皮，晚蚕沙，油松节，薏仁米。

风湿相搏，骨节烦疼，有汗恶风，不欲去衣。温通卫阳主治。

制附子，桂枝，羌活，青防风，炙甘草，威灵仙，赤芍药，生姜，大枣。（《问斋医案》）

张千里医案

〇大河施谦山，痹痛起于长夏，愈而复作，今又月余，初起手足关节等痛而且肿，此固痹也。湿甚于风，则兼肿。前贤谓风寒湿三气合而为痹，又有行、着、痛三痹之别。可知痹证中必当细辨也，今诸处皆愈，惟左膝犹肿挛而难伸，腘外侧之筋时或掣痛，闻木声亦痛，此痹在阳明而兼少阳也。舌黄不渴，胃钝少纳，易汗，脉濡涩，湿盛于风显然矣。宜专治阳明以通络，化湿兼治少阳，以养络熄风，冀其速效不致纠缠成疾。

潞党参，川牛膝，威灵仙（酒炒），归须，生冬术，木防己，秦艽，川黄柏，苡米，豨莶草，木瓜，丹皮，忍冬藤，桑寄生。

光按：此等证，近世多谓之风，杂用白花蛇、蜈蚣等毒药，益以烧针，致阴津劫尽，反痛成疾者比比皆是。

〇塘楼伊，先腰脊痛两腿侧廉，后复聚于右肩胛及右臂外侧，上行部位皆在阳经。且游行上下者为风。痛有作止，而闪挫震动辄甚者，为痰。痰阻乎阳明少阳之络，宜通络化痰为主，毋事多歧。病经半年，杂药乱投，虽有中窍之方，恐难速效耳。

羚羊角一钱五分，丹皮一钱五分，钩藤三钱，片姜黄五分，当归须二钱，橘红一钱五分，枳实五分，天竺黄二钱，米仁三钱，桔梗三分，桑叶一钱五分，忍冬藤五钱。

指迷茯苓丸每服五钱，早晚二次，陈酒送下。

光按：此方用羚羊、丹皮以清少阳，佐钩藤，桑叶以祛风，枳实、竹黄、橘红、米仁以通络蠲痰，引以姜黄、忍冬、桔梗，复以茯苓丸以化肩臂之痰，面面俱到。

〇新市高，烦劳伤阳，阳虚气痹，升降不和，脉络滞痛，痛自左肩下至右腰及尻，且作止不常，呕逆、头疼、舌黄、便结，是病在气络矣。和阳平肝通络化痰，未可专用太阳之药。

茯苓，米仁，川连，姜竹茹，桂枝，旋覆花，陈皮，丝瓜络，生冬术，归须，独活。

晨服清气化痰丸三钱，盐汤下。

〇新塍卜，湿热之邪混杂三阳。迄今旬日，虽壮热、神昏、身痛等症俱退，而邪势留经入腑，膀胱气痹，少腹高突拒按，小溲淋沥，大便闭结，所谓邪犯太阳之本，已成胞痹矣。脉来弦滑，宜急急宣通少腑，以防湿浊阴邪上逆、喘脱。

猪苓一钱五分，生冬术一钱五分，泽泻一钱五分，木防己一钱五分，茯苓一钱五分，小川连三分，桂枝三分，飞滑石三钱，木通一钱，车前子二钱。

光按：此五苓加味。若势急，可先用葱白熨法，及罨脐法颇获捷效。

又大小便虽俱通，然宿矢未尽，胞痹未平，舌黄，脉右弦实，仍宜通利，犹在险途。

照前方去木通、滑石、车前，加煨大黄二钱，枳壳八分，桃仁十粒、薤白一钱。

○嘉兴陆妇，左脘右膝痛肿，甚于他处痛。属风肿、属湿、属热，未可执定，前贤风寒湿三至成痹论治也。体肥必多湿，必畏热。当此湿热郁蒸之时，稍感风邪则痹痛作矣。迄今两旬，投羌桂辄作咽痛而胃钝便溏，身动则痛剧，驯致头痛、肢体发热、口干、舌燥有裂纹、苔黄、气粗、惊惕、少寐，兼有错语，自觉神思不清，脉右滑大而数、左弦数，其为阳明热痹，痹在脉络，不在筋骨明矣。痹既在络脉，则躯壳之病虽重无碍，今热灼阳明、内逼心胃，则高年岂可轻视？右滑大，显属湿酿成痰，胃热及肺；急宜滋肺胃、养心营，以化热化痰为要。因症施治，不致痰热内蒙则吉。

西洋参二钱，鲜生地三钱，米仁三钱，霜桑叶两片，木防已一钱五分，羚羊角一钱五分，丹皮一钱五分，芦根一尺，煨石羔二钱，天竺黄二钱，川贝一钱五分。

光按：先贤论痹多谓风寒湿三气杂合，但近世所见者多风湿热。良以初手多用羌活、桂枝，益以烧针，即有寒邪，亦已化热。

○湖州汪，左臂痛止后，右手脘及左足肿痛，此名流火，乃湿热阻遏阳明之络，非伤科病也。湿热阻腑，所以舌黄、便干、胃钝，今脉弦数，急宜疏腑以化湿热。

归须二钱，木防已一钱五分，赤苓四钱，片姜黄五分，米仁二钱，小川连三分，丹皮一钱五分，豨莶草五分，丝瓜络三钱，牛膝二钱，煨石膏三钱，五加皮二钱，忍冬藤四钱（《千里医案》）

叶桂医案

○吴，风湿相搏，一身尽痛，加以堕水，外寒里热，痛极发厥，此属周痹。（周痹）

桂枝木，片姜黄，羚羊角，海桐皮，花粉，白蒺。

又，照前方去姜黄、白蒺，加大豆黄卷、木防已。

○鲍，四四，风湿客邪，留于经络，上下四肢流走而痛，邪行四犯，不拘一处，古称周痹。且数十年之久，岂区区汤散可效？凡新邪宜急散，宿邪宜缓攻。

蜣螂虫，全蝎，地龙，穿山甲，峰房，川乌，麝香，乳香。

上药制末，以无灰酒煮黑大豆汁泛丸。

○杜，三三，温暖开泄，骤冷外加，风寒湿三气交伤为痹，游走上下为楚。邪入经隧，虽汗不解，贵乎宣通。

桂枝，杏仁，滑石，石膏，川萆薢，汉防己，苡仁，通草。

又，经脉通而痛痹减，络中虚则痿弱无力，周身汗出，阳泄已多，岂可再用苦辛以伤阳泄气乎？《内经》以筋缓为阳明脉虚，当宗此旨。

黄芪，防风，白术，茯苓，炙草，桂枝，当归，白芍，苡仁。

又，大凡邪中于经为痹，邪中于络为痿。今痹痛全止，行走痿弱无力，经脉受伤，阳气不为护持。法当温养通补，经旨春夏养阳，重在扶培生气耳。

黄芪四两，茯苓三两，生白术三两，炙草，淡苁蓉二两，当归三两，牛膝二两，仙灵脾二两，虎骨胶、金毛狗脊十二两，无灰酒浸半日，蒸熬膏。

胶膏为丸。

○刘，三一，濒海飓风潮湿，着于经脉之中，此为周痹。痹则气血不通，阳明之阳不主司事，食腥腻遂不化为溏泻。病有六七年，正虚邪实，不可急攻，宜缓。

生白术，生黄芪，海桐皮，川桂枝木，羌活，防风根。

○周，痛势流走而肿，后感外邪，参药不可与也，从行痹治。

羌活，木防已，石膏，生甘草，海桐皮，杏仁。

○吴，寒入阴分，筋骨痛软，此为痹证。遗泄内虚，忌用表散劫真。

当归，沙苑，北细辛，桂枝木，生白，术茯苓。

又，虎骨，当归，北细辛，生白术，茯苓。

又，行痹入左足。

生虎骨，萆薢，苡仁，半夏茯苓。

○某氏，风湿化热，萃于经脉，肿痛游走，病名行痹，世俗呼为历节风是也。

桂枝，羌活，石膏，甘草，杏仁，防风。

又，行痹，腹中痛，便难，不知饥。

瓜蒌皮，紫菀，杏仁，郁金，半夏，山栀，桑枝。

〇俞，肩胛连及臂指，走痛而肿一年，乃肢痹也。络虚留邪，和正祛邪。（肢痹）

黄芪，防风，海桐皮，生白术，归身，川羌活，片姜黄，白蒺藜。

〇李，三四，脉小弱，当长夏四肢痹痛，一止之后，筋骨不甚舒展。此卫阳单薄，三气易袭。先用阳明流畅气血方。

黄芪，生白术，汉防己，川独活，苡仁，茯苓。

〇朱，三二，肢痹痛频发。

羚羊角，木防己，川桂枝尖，晚蚕沙，川萆薢，白通草，生苡仁，茯苓。

〇汪，冬月，温暖，真气未得潜藏，邪乘内虚而伏。因惊蛰节，春阳内动，伏气乃发。初受风寒，已从热化，兼以夜坐不眠，身中阳气，亦为泄越。医者但执风寒湿三邪合成为痹，不晓病随时变之理。羌、防、葛根，再泄其阳，必致增剧矣，焉望痛缓？议用仲景木防己汤法。

木防己，石膏，桂枝，片姜黄，杏仁，桑枝。

又，气中伏邪得宣，右肢痹痛已缓，血分留热壅着，左肢痛势未衰，足微肿。体质阴虚，仍以宣通轻剂。

羚羊角，桂枝木，片姜黄，花粉，木防己，杏仁，桑皮。

〇顾，湿热流着，四肢痹痛。

川桂枝，木防己，蚕沙，石膏，杏仁，威灵仙。

〇某，左脉如刃，右脉缓涩，阴亏本质，暑热为疟，水谷湿气下坠，肢末遂成挛痹。今已便泻减食畏冷，阳明气衰极矣。当缓调，勿使成疾。（寒湿）

生白术，狗脊，独活，茯苓，木防己，仙灵脾，防风，威灵仙。

又，湿痹，脉络不通，用苦温渗湿小效。但汗出形寒泄泻，阳气大伤，难以湿甚生热例治。通阳宣行从通脉络，生气周流，亦却病之义也。

生于术，附子，狗脊，苡仁，茯苓，萆薢。

〇黎，十九，长夏湿胜气阻，不饥不食，四肢痹痛，痛甚于午后子前，乃阳气被阴湿之遏。色痿黄，脉小涩。以微通其阳，忌投劫汗。

茯苓，萆薢，木防己，晚蚕沙，泽泻，金毛狗脊。

〇黎，肢膝麻痹，足膝为甚。

当归、杞子、生虎骨、油松节各二两，川芎、狗脊、萆薢、淮牛膝、仙灵脾、檀香泥白茄根、沙苑各一两。

火酒、醇酒各半，浸七日。

〇某，三七，寒湿滞于经络，身半以下筋骨不舒，二便不爽。若非迅疾飞走，不能效。蠲痛丹。

〇某，劳力感湿，腰痹酸痛，四肢乏力。

生杜仲，生苡仁，沙苑子，茯苓，粗桂枝木，金毛狗脊，晚蚕沙，木防己。

〇某，十五，年中，痹痛三发。述痛久流及肢节骨骱，屈曲之所皆肿赤。此寒湿变热为欲解，病在躯壳筋骨，无害命之理。但病深沉下甚，已属阴邪，小腹胀，小溲全无。

川独活八分，汉防己八分，川熟附八分，粗桂枝木一钱，茯苓五钱，川萆薢一钱，木猪苓一钱。

又，生白术三钱，茯苓三钱，川熟附一钱，川独活五分，北细辛一分，汉防己五分，猪苓一钱半，泽泻一钱。

又，阳虚湿痹，痹愈，下焦无力。用斡旋其阳。

茯苓四两，生白术二两，泡淡生干姜一两，肉桂五钱。

以上四味，生研末，滚水泛丸，每早服三钱，开水下。

〇何，三六，脉沉，目黄舌肿，周身四肢疹发，胃痛，肢末皆肿强，遇冷饮凉即病。此久伏湿邪，阳气伤损。议温气分以通周行之脉。

川乌头，生白术，桂枝木，茯苓，半夏，姜汁。

〇唐妪，右后胁痛连腰胯，发必恶寒逆冷，暖护良久乃温。此脉络中气血不行，遂至凝塞为痛。乃脉络之痹证，从阳维阴维论病。

鹿角霜，小茴香，当归，川桂枝，沙苑，茯苓。

〇王，努力，经气受伤，客邪乘卫阳之疏而入，风湿阻遏经隧，为肿为痛，大汗连出，痛仍不止，而大便反滑。其湿邪无有不伤阳气者，固卫阳以却邪，古人正

治。以湿家忌汗耳。（风湿）

生于术三钱，防风根五分，生黄芪三钱，片姜黄一钱，桂枝木五分，海桐皮一钱，羌活五分，独活五分。

又，人参一钱，生于术二钱，黄芪三钱，炒当归一钱半，川桂枝一钱，炙甘草五分，煨姜七分，南枣二枚。

又，风湿肿痹，举世皆以客邪宜散，愈治愈剧，不明先因劳倦内伤也。盖邪之所凑，其气必虚。参术益气，佐以风药，气壮托出其邪，痛斯止矣。病人自云手足如坠如无，讵非阳微不及行乎四末乎？此皆误治，致参药过费耳。

人参一钱，生于术二钱，黄芪二钱，归身一钱半，肉桂三分，炙甘草三分，煨姜一钱，南枣一枚。

又，遗泄阴伤，兼以敛摄。

人参一钱，生于术二钱，黄芪三钱，归身一钱，炙草五分，熟地三钱，茯神三钱，五味五分，白芍一钱。

丸方，人参二两，黄芪四两，茯神二两，杞子二两，鹿角霜二两，鹿茸二两，归身三两，炙草一两，菊花炭二两，炼蜜丸。

〇王，风湿痹痛。

防己，生于术，川独活，茯苓，炒黄柏，生苡仁。

又，痹在四肢。

羚羊角，白蒺藜，海桐皮，滑石，大豆黄卷，苡仁。

又，照前方去蒺藜、苡仁，加连翘、青菊叶、花粉。

又，羚羊角，犀角，连翘，海桐皮，大豆黄卷，花粉，姜黄，金银花。

〇金，风湿热走痛，二便不通，此痹证也。

杏仁，木防己，寒水石，郁金，生石膏，木通。

〇李，风湿肌肿而痛，畏热。

炒黄柏，茅术，制蒺藜，木防己，秦艽，钩藤。

又，黄柏，防己，茯苓，苡仁，萆薢，虎骨。

〇杨，四肢流走痹痛，风胜移走，湿凝为肿，下焦为甚。邪入阴分。蠲痛丹。

〇蒋氏，便溏食少，腰腹以下骨骱肢节沉痛。

人参，生于术，制白松香，茯苓，汉防己，北细辛，川独活，苡仁。

〇王，身半以上属阳，风湿雨露从上而受，流入经络，与气血交混，遂为痹痛。经月来，外邪已变火化，攻散诸法，不能取效。急宜宣通清解，毋使布及流注。

防己，姜黄，蚕沙，杏仁，石膏，滑石。

〇毛氏，风湿相搏，一身肿痛，周行之气血为邪阻蔽。仿仲景木防己汤法。

木防己，石膏，杏仁，川桂枝，威灵仙，羌活。

〇洪，四三，湿盛生热生痰，渐有痿痹之状。乃阳明经隧为壅，不可拘执左属血、右属气也。《金匮》云："经热则痹，络热则痿。"今有痛处，治在气分。（湿热）

生于术三钱，生黄芪三钱，片姜黄一钱，川羌活一钱，半夏一钱，防风五分，加桑枝五钱。

又，芪、术固卫升阳，左肩胛痛未已。当治营中，以辛甘化风法。

黄芪，当归，炙草，防风，桂枝，肉桂。

〇张，骨骱走注行痛，身体重着，不能转舒，此为湿痹。但阳虚之质，忌辛散苦寒药。

桂枝木，木防己，苡仁，羚羊角，大豆黄卷，杏仁，橘红。

〇方，左脉弦大，面赤，痰多，大便不爽。此劳怒动肝，令阳气不交于阴，阳维、阳蹻二脉无血营养，内风烁筋，跗臁痹痛，暮夜为甚者，厥阴旺时也。病在脉络。

金斛，晚蚕沙，汉防己，黄柏，半夏，萆薢，大槟榔汁。

又，痛右缓，左痛。湿热未尽，液虚风动也。

生地，阿胶，龟甲，稆豆皮，茯苓，通草。

〇某，十九，舌白，目彩油光，腰痹痛。湿邪内蕴，尚未外达，必分利湿邪为主。

杏仁，苏梗木，防己，厚朴，茯苓皮，花粉，晚蚕沙，茵陈。

〇吴氏，风湿化热，蒸于经络，周身痹痛，舌干咽燥。津液不得升降，营卫不肯宣通，怕延中痿。

生石膏，杏仁，川桂枝，苡仁，木防己。

又，石膏，杏仁，木防己，炒半夏，橘红，黑山栀，姜汁，竹沥。

〇石，脉数右大，温渐化热，灼及经络，气血交阻，而为痹痛。阳邪主动，自为游走，阳动化风，肉腠浮肿。俗谚称为白虎历节之谓。

川桂枝木，防己，杏仁，生石膏，花粉，郁金。

又，照前方去郁金加寒水石、晚蚕沙、通草。

又，脉大已减，右数象未平，痛缓什七，肌肤甲错，发痒，腹微满，大便不通。阳明之气未化，热未尽去，阴已先虚，不可过剂。

麻仁，鲜生地，川斛，丹皮，寒水石，钩藤。

○某，久痹酿成历节，舌黄痰多。由湿邪阻着经脉。

汉防己，嫩滑石，晚蚕沙，寒水石，杏仁，苡仁，茯苓。

○宋，病者长夏霉天奔走，内踝重坠发斑，下焦痛起，继而筋掣，及于腰窝左臂。经云："伤于湿者，下先受之。"夫下焦奇脉不流行，内踝重着，阴维受邪，久必化热烁血，风动内舍乎肝胆，所谓少阳行身之侧也。诊得右脉缓，左脉实，湿热混处血络之中，搜逐甚难。此由湿痹之症失治，延为痿废沉疴矣。三年病根，非仓猝迅攻。姑进宣通营络，参之奇经为治。考古圣"治痿痹独，取阳明"，惟通则留邪可拔耳。（湿热入血络）

鹿角霜，生白术，桂枝，茯苓，抚芎，归须，白蒺藜，黄菊花。

○某，初病湿热在经，久则瘀热人络。脓疡日多未已，渐而筋骨疼痛。《金匮》云："经热则痹，络热则痿。"数年宿病，勿事速攻。夜服蒺藜丸。

午服，犀角，玄参，连翘心，野赤豆皮，细生地，丹参，姜黄，桑枝。

○张，二九，四肢经隧之中，遇天令阴晦，疼痛拘挛。痈疽疡溃脓，其病不发；疡愈，病复至，抑且时常衄衄。经以"风寒湿三气合而为痹"。然经年累月，外邪留着，气血皆伤。其化为败瘀凝痰，混处经络，盖有诸矣。倘失其治，年多气衰，延至废弃沉疴。（痰血壅塞经络）

当归须四两，干地龙二两，穿山甲二两，白芥子一两，小抚芎一两，生白蒺二两。

酒水各半法丸。

○沈。从来痹证，每以风寒湿三气杂感主治。召恙之不同，由乎暑暍外加之湿热，水谷内蕴之湿热，外来之邪，着于经络；内受之邪，着于腑络。故辛解汗出，热痛不减。余以急清阳明而致小愈。病中复反者，口鼻复吸暑热也。是病后宜薄味，使阳明气爽，斯清阳流行不息，肢节脉络舒通，而痹痿之根尽拔。至若温补而图速效，又非壮盛所宜。（暑伤气湿热入络）

人参，茯苓，半夏，广皮，生于术，枳实，川连，泽泻，竹沥、姜汁法丸。暮服白蒺藜丸。

○某，冬月温舒，阳气疏豁，风邪由风池、风府流及四末，而为痹证，忽上忽下。以风为阳，阳主动也。诊视鼻明，阳明中虚可见。却邪之剂，在乎宣通经脉。（卫阳疏，风邪入络）

桂枝，羚羊角，杏仁，花粉，防己，桑枝，海桐皮，片姜黄。

又，症已渐安，脉络有流通意。仲景云："经热则痹，络热则痿。"知风淫于内，治以甘寒，寒可去热，甘味不伤胃也。

甜杏仁，连翘，玄参，花粉，绿豆皮，梨汁。

又，余热尚留，下午足寒，晨餐颈汗，胃未调和，食不甘美，因大便微溏，不必过润。

北沙参，麦冬，川贝，川斛，陈皮，谷芽。

○沈，三七，用养肝血熄风方，右指仍麻，行走则屈伸不舒，戌亥必心热烦蒸。想前法不效，杞、归辛温，阳动风亦动矣。议去辛用咸，若疑虑途次疟邪未尽，致脉络留滞，兼以适逐缓攻亦妙。（肝阴虚，疟邪入血络）

熟地，龟胶，阿胶，秋石，天冬，麦冬，五味，茯神。

蜜丸晨服。

桃仁，穿山甲，干地龙，抚芎，归须，丹皮，红花，沙苑。

香附汁丸，夜服。

○某，仲景以经热则痹，络热则痿。今痹痛多日，脉中筋急，热入阴分血中，致下焦为甚。所谓上焦属气，下焦属血耳。（热入下焦血分）

柏子仁，当归，丹皮，钩藤，川斛，沙苑。

又，痹痛，右膝甚。

生虎骨，柏子仁，牛膝，萆薢，苡仁，茯苓。

○某，四八，脉弦劲，右足踝臁肿痛，得暖得摩稍

适。此风寒湿三气混入经隧而为痹也。当用辛温宣通经气为要。（风寒湿入下焦经隧）

活络丹一丸，陈酒下。

○某，痹痛在外踝筋骨，妨于行走。邪留经络，须以搜剔动药。

川乌，全蝎，地龙，山甲，大黑豆皮。

○某，病后过食肥腻，气滞热郁，口腻黏涎，指节常有痹痛。当从气分宣通方法。气滞热郁苏梗，杏仁，蒌皮，郁金，半夏曲，橘红。

○陈，五四，劳动太过，阳气烦蒸，中年液衰风旋，周身痹痛。此非客邪，法宜两调阳明厥阴。（肝胃虚滞）

黄芪，生白术，制首乌，当归，白蒺藜，黑稆豆皮。

○张，五三，烦劳郁勃之阳，变现热气内风。《内经》以热淫风消，必用甘寒。前议谓酒客不喜甘、味，且痰多食少，亦忌甘腻滋滞。用清少阳胆热者，酒气先入肝胆也。酒汁湿着，肠胃受之。理明以通胃，胃肠气机流行食加，滑泄颇腻。今者气热，当午上冒，经络痹痛亦减于平日。主以和阳甘寒，宣通经脉佐之。（肝胆风热）

童桑，羚羊角，天门冬，枸杞子，白蒺藜，丹皮，茯苓，霍山石斛。

共熬膏。

○某氏，血虚风痹，骨骱肿痛。

羚羊角，细生地，玄参，当归，桂枝，桑枝，白蒺藜。

○金，三二，痹痛在下，重着不移。论理必系寒湿，但左脉搏数，经月遗泄三四，痛处无形，岂是六淫邪聚？然隧道深远，药饵未易奏功。佐以艾灸，冀得效灵。（精血虚）

枸杞子，肉苁蓉，虎骨胶，麋角胶，杜仲，桑椹子，天冬，沙苑，茯苓。

溶胶丸。

○孙，脉右大，阳明空，气短，闪烁欲痛。（气虚）

人参，生黄芪，熟白术，炙草，广皮，当归，白芍，半夏，防风根，羌活。

又，益气颇安，知身半以上痹痛，乃阳不足也。

人参，黄芪，熟于术，炙草，桂枝，归身，白芍，川羌。

○沉，痹痛在右，气弱有痰。

生于术，川桂枝，川独活，片姜黄，白茯苓，陈防己。

○王，辛香走窜，宣通经隧壅结气分之湿，有却病之能，无补虚之益。大凡药饵，先由中宫以布诸经。中焦为营气之本，营气失养，转旋自钝。然攻病必藉药气之偏，朝夕更改，岂是去疾务尽之道？另于暮夜进养营一帖。（营虚）

人参，茯苓，桂枝木，炙草，当归，炒白芍，南枣。

○吴，三六，筋纵痛甚，邪留正痹。当此天暖，间用针刺以宣脉络。初补气血之中，必佐宣行通络之治。（筋痹）

生黄芪，防风，桂枝，炒黑常山，归身，青菊叶汁。

○某，痹痛偏左，入夜尤甚。血中之气不行。（血中气滞）

归须，桑枝，苡仁，白蒺藜，姜黄，木防己。

○刘，三八，《周礼》采毒药以供医事，盖因顽钝沉痼，着于躯壳，非脏腑虚损。故必以有毒攻拔，使邪不留存凝着气血乃效。既效矣，经云："大毒治病，十去其五。"当此只宜爱护身体，勿劳情志，便是全功道理。愚人必曰以药除根，不知天地之气，有胜有复，人身亦然。谷食养生，可御一生；药饵偏胜，岂可久服？不观方士炼服金石丹药，疽发而死者比比。（血虚络涩）

何首乌，黑芝麻。

桑枝桂枝汤泛丸。

○某，脉沉小数，营中留热，骱骨尚有微疼。宜通经络，佐清营热。（营中热）

钩藤，细生地，当归须，白蒺藜，丹皮，片姜黄。

○此症与风病相似，但风则阳受之，痹则阴受之，故多重着沉痛。其在《内经》，不越手风寒湿三气。然四时之令，皆能为邪；五脏之气，各能受病。其实痹者，闭而不通之谓也。正气为邪所阻，脏腑经络不能畅达，皆由气血亏损，腠理疏豁，风寒湿三气，得以乘虚外袭，留滞于内，致湿痰浊血，流注凝涩而得之。故经云："三气杂至，合而为痹。"又云："风胜为行痹，寒胜为痛痹，湿胜为着痹"，以及骨痹、筋痹、脉痹、肌痹、皮痹之义。可知痹病之症，非偏受一气足以致之也。然，而病症多端，治法亦异，余亦不能尽述。兹以先生治痹之法，为申明一二。有卫阳疏，风邪入络而成痹者，以宣通经脉，甘寒去热为主，有经脉受伤，阳气不为护持而为痹者，以温养通补，扶持生气为主；有暑伤气湿热入络而为痹者，用舒通脉络之剂，使清阳流行为主；有风湿肿痛而为痹者，用参、术益气，佐以风药壮气为主；有湿热伤气，及温热入血络而成痹者，用固卫阳以却邪，及宣通营络，兼治奇经为主；有肝阴虚，疟邪入络而为痹者，以咸苦滋阴，兼以通逐缓攻为主；有寒湿入络而成痹者，以微通其阳，兼以通补为主；有气滞热郁而成痹者，从气分宣通为主；有肝胃虚滞而成痹者，以两补厥阴阳明为治；有风寒湿入下焦经隧而为痹者，用辛温以宣通经气为主，有肝胆风热而成痹者，用甘寒和阳，宣通脉络为主；有血虚络涩，及营虚而成痹者，以养营养血为主。又有周痹、行痹、肢痹、筋痹，及风寒湿三气杂合之痹，亦不外乎流畅气血、祛邪养正、宣通脉络诸法。故张景岳云："治痹之法，只宜峻补真阴，宣通脉络，使气血得以流行，不得过用风燥等药，以再伤阴气。"亦见道之言也（邹滋九）。（《临证指南医案》）

吴瑭医案

○五月初十日，昆氏，二十六岁，风湿相搏，一身尽痛。既以误汗伤表，又以误下伤里。渴思凉饮，面赤舌绛，得饮反停，胁胀胸痛，皆不知病因而妄治之累也。议木防己汤两开表里之痹。

生石膏一两，桂枝六钱，木防己四钱，杏仁四钱，生香附三钱，炙甘草三钱，苍术五钱。煮三杯，渣再煮一杯，分四次服。

十二日，胁胀止而胸痛未愈，于前方内加薤白、广皮以通补胸上之阳。

薤白三钱，广皮三钱。

十四日，痹证愈后，胃不和，土恶湿也。

姜半夏一两，秫米二合，生姜三片，茯苓块五钱。

水五碗，煮取二碗，渣再煮一碗，分三次服。

十六日，痹后清阳不伸，右胁瘕痛。

半夏六钱，薤白三钱，吴萸一钱，桂枝二钱，乌药二钱，青皮一钱五分，广皮二钱，郁金二钱。

煮取二杯，渣再煮一杯，分三次服。

○吴，十二岁，行痹。

生石膏五钱，桂枝三钱，海桐皮一钱五分，杏仁泥三钱，生薏仁三钱，防己二钱，茯苓皮二钱，片姜黄一钱五分，炙甘草一钱，牛膝一钱五分。

煮三杯，分三次服。

○癸亥十一月十五日，张，二十五岁，风湿。

羌活三钱，苦桔梗三钱，桂枝二钱，半夏二钱，苏叶三钱，杏仁泥三钱，陈皮二钱，生姜三片，炙甘草一钱。

煮三杯，分三次服。

十六日，风湿相搏，一身尽痛，汗之不汗，用麻黄加术法。

麻黄（去节）五钱，苍术五钱，杏仁五钱，桂枝三钱，炙甘草三钱，羌活一钱五分，生姜三片。

煮三杯，分三次服。

晚于前方内加熟附子三钱，半帖而愈。

○乙酉四月廿九日，胡，十八岁，跗肿，右脉洪，数，痰多咳嗽，口渴，茎中痛。与凉利小便法。

生石膏八钱，滑石六钱，海金砂五钱，云苓皮五钱，生薏仁五钱，甘草梢一钱五分，半夏三钱。

煮三杯，分三次服。四帖。

五月初六日，脉之洪数者减，去石膏二钱加杏仁三钱，广皮三钱。

十二日，湿热伤气，气伤则短，汗多必渴，湿聚则跗肿。与猪苓汤去阿胶，加银花，以化湿热，湿热化则诸证皆愈。

飞滑石六钱，猪苓四钱，银花三钱，云苓皮五钱，泽泻三钱，煮三杯，分三次服。

二十日，湿热不攘，下注腿肿，小便不利，茎中痛。

滑石六钱，茯苓皮五钱，萆薢五钱，猪苓三钱，薏仁三钱，晚蚕沙三钱，泽泻三钱，木通二钱，甘草梢一钱五分。

煮三杯，分三次服。服至小便畅为度。

廿四日，脉洪数，小便反黄，加黄柏、滑石，茎痛止，去甘草梢。

七月初四日，小便已长，肿未全消，脉弦滑，咳嗽多痰。

半夏六钱，生薏仁五钱，萆薢五钱，猪苓三钱，泽泻三钱，广皮四钱，茯苓皮五钱。

煮三杯，分三次服。

〇乙酉四月十九日，张，二十二岁，身热头痛，腰痛肢痛，无汗，六脉弦细，两目不明，食少，寒湿痹也。

川乌头三钱，桂枝五钱，防己三钱，熟附子三钱，生薏仁五钱，杏仁五钱，羌活二钱，泽泻三钱，茯苓皮五钱，广皮三钱。

煮三杯，分三次服。

五月初三日，服前方二帖，头痛止；旋即误服他人补阴药，便溏腹胀。今日复诊，因头痛愈，用原方去羌活，治药逆加厚朴三钱。

初八日，痹证已愈，颇能举步，便溏泄泻皆止，目已复明，胃口较前加餐，因多服一帖，脉稍数。寒湿有化热之象，当与平药逐其化热之余邪而已。

飞滑石六钱，杏仁二钱，蚕沙三钱，桑叶五钱，茯苓皮五钱，生薏仁五钱，泽泻三钱，防己二钱。

煮三杯，分三次服。

六月十八日，又感受暑湿，泄泻，脉弦，腹胀，与五苓法。

桂枝五钱，云苓皮五钱，生薏仁五钱，猪苓四钱，泽泻三钱，广木香二钱、炒苍术三钱，广皮三钱，大腹皮三钱。

煮三杯，分三次服。

〇乙酉六月二十日，赵氏，四十七岁，太阳寒痹，脉弦，背心板着而痛。

茯苓皮五钱，桂枝五钱，川椒炭三钱，生薏仁五钱，川乌头三钱，白通草一钱，防己三钱。

煮三杯，分三次服。

廿五日，服前药已效，而背痛难除，加附子三钱。

七月初二日，脉已回阳，痛未止，每日服半帖，六日三帖，加晚蚕沙四钱，木通三钱。

初九日，脉仍小，阳未回，背仍痛。再服三帖，分六日。

〇乙酉五月初六日，赵，三十六岁，痹证挟伏湿，腹胀痛，且有肥气，湿已化热，故六脉洪滑。此症本寒标热，先治其标，本当在后。

生石膏四两，桂枝六钱，厚朴五钱，防已四钱，杏仁泥六钱，姜半夏五钱，广皮四钱。

煮三杯，分三次服。四帖。

初十日，复诊尺脉洪数更甚，加云苓皮六钱、黄柏三钱、木通三钱。

十二日，尺脉仍洪，腹痛欲便，便后肛门热痛，后方再服二帖。

十六日，水停心下，辘辘有声。暂与逐水，无暇治痹。

半夏六钱，枳实六钱，生姜五钱，广皮五钱。

甘澜水八杯，煮成三杯，分三次服。

十九日，水响退，腹胀甚。仍服前方，去黄柏，加大腹皮。

廿三日，痹少减，胃闷不开，其人本有肥气；肥气成于肝郁，暂与两和肝胃。

半夏六钱，云苓块五钱，香附三钱，益智仁二钱，青皮二钱，厚朴三钱，降香末三钱，广皮三钱。

煮三杯，分三次服。

六月初三日，右脉大而数，去苏子、厚朴、青皮，加黄芩二钱。

初五日，诸症向安，脉亦调适，胃口亦开。以调理脾胃立法。

云苓皮五钱，半夏五钱，白蔻仁一钱五分，生薏仁五钱，黄芩炭二钱，广皮二钱。

煮三杯，分三次服。

二十日，误食西瓜寒冷，未有不发停饮者。

云苓块五钱，半夏五钱，公丁香八分，干姜三钱，小枳实三钱，白蔻仁一钱，广皮三钱，益智仁一钱五分。

煮三杯，分三次服。

〇乙酉五月廿九日，钱氏，三十四岁，寒痹，脉弦短涩而紧，由腿上连少腹痛不可忍，甚至欲厥，兼有痰饮胃痛。

桂枝六钱，云苓皮五钱，小茴香三钱（炒），川椒炭三钱，防已四钱，生薏仁五钱，川乌头三钱，海桐皮三钱，广皮三钱，片姜黄三钱。

煮三杯，分三次服。

六月初一日，左脉稍长，仍然紧甚，再服二帖。丸方：寒湿为病。

云苓块八两，炒苍术六两，熟附子二两，萆薢四两，川椒炭三两，生薏仁八两，小茴香四两（炒），川楝子三两，木通四两。

共为细末，神曲为丸，如小梧子大，每服三钱，姜汤下。

○乙酉正月初七日，杨氏，二十六岁，前曾崩带，后得痿痹。病者自疑虚损，询病情，寒时轻，热时重，正所谓经热则痹，络热则痿者也。再行经有紫有黑，经来时不惟腰腿大痛，小腹亦痛，经亦不调，或多或寡，日数亦然。此中不但湿热，且有瘀血，治湿热用汤药，治瘀血用丸药。左脉浮取弦，而沉取宽泛；右脉浮取弦，沉取洪。汤药用诸痹独取太阴法，丸药用化症回生丹。

生石膏二两，桂枝四钱，海桐皮三钱，杏仁泥五钱，生薏仁五钱，防己四钱，晚蚕沙三钱，云苓皮五钱，白通草一钱。

煮三杯，分三次服。

○乙酉，月，日，丘，四十六岁，暑湿痹证，误以熟地等柔药滑脾；致令泄泻，卧床不起，两足蜷曲不伸，饮食少进，兼之疝痛。先以五苓加川椒、广皮、木香止其泻，继以半夏、广皮、良姜、益智、白蔻开其胃，复以丁香、川椒、吴萸、云苓、薏仁、姜黄平其疝，又以防己、杏仁、桂枝、乌头、薏仁、云苓皮、川椒等伸其痹，末惟引痛，风在筋也，重用地龙、桂枝，引痛亦止，后以补脾胃而痊愈。

○王，四十六岁，寒湿为痹，背痛不能转侧，昼夜不寐二十余日，两腿拘挛，手不能握，口眼㖞斜，烦躁不宁，畏风自汗，脉弦，舌苔白滑，面色昏暗且黄，睛黄，大便闭。先以桂枝、杏仁、薏仁、羌活、广皮、半夏、茯苓、防己、川椒、滑石令得寐；继以前方去川椒、羌活，加白通草、蚕沙、萆薢，得大便一连七八日，均如黑弹子。服至二十余剂，身半以上稍松，背足痛甚，于前方去半夏，加附子片、子姜黄、地龙、海桐皮，又服十数帖，痛渐止。又去附子、地龙，又服十数帖，足渐伸。后用二妙丸加云苓、薏仁、萆薢、白术等药收功。

○何，六十二岁，手足拘挛，误服桂、附、人参、熟地等补阳，以致面赤，脉洪数，小便闭，身重不能转侧，手不能上至鬓，足蜷曲，丝毫不能转侧移动。细询病情，因大饮食肉而然，所谓湿热不攘，大筋软短，小筋弛长，软短为拘，弛长为痿者也。与极苦通小肠，淡渗利膀胱。

生石膏八两，防己五钱，胡黄连三钱，茯苓皮六钱，晚蚕沙四钱，飞滑石一两，杏仁三钱，龙胆草四钱，穿山甲三钱，白通草二钱，洋芦荟三钱，桑枝五钱，地龙三钱。

煮三碗，分三次服。

前方服至七日后，小便红黑而浊臭不可当，半月后，手渐动足渐伸，一月后下床扶椅桌能行，四十日后走至檐前，不能下阶，又半月始下阶，三月后能行四十步，后因痰饮，用理脾肺收功。此症始于三月廿三日，至八月廿三日停药。

○周，四十二岁，两腿紫绛而肿，上起小细疮如痱，已三年矣。两腿膝酸痛不能立，六脉弦细而紧，窦氏扁鹊心书谓之苏木腿，盖寒湿着痹也。

附子八两，云苓皮一两，桂枝一两，生薏仁一两，乌头六钱，煮四杯，分四次服。服至三十余帖而始策杖能行，后去乌附，用通经活络渗湿而愈。

○成，五十四岁，腰间酸软，两腿无力，不能跪拜，间有腰痛，六脉洪大而滑，前医无非补阴，故日重一日，此湿热痿也。与诸痿独取阳明法。

生石膏四两，杏仁四钱，晚蚕沙三钱，防己四钱，海桐皮二钱，飞滑石一两，萆薢五钱，生薏仁八钱，桑枝五钱，云苓皮五钱，白通草二钱，煮三碗，分三次服。

共服九十余帖。病重时自加石膏一倍，后用二妙散收功。

○乙酉正月十五日，赵，四十四岁，肝郁挟痰饮，肾水上凌心，心悸短气，腹胀胸痹，六脉反沉洪，水极而似火也。与蠲饮伐肾邪兼降肝逆法。

云苓皮一两，桂枝五钱，苏子霜三钱，小枳实五钱，川椒炭三钱，姜半夏八钱，降香三钱，旋覆花三钱（包煎），生姜汁（每杯冲三匙），广皮四钱。

甘澜水煮四杯，分早中晚夜四次服。四帖。戒生冷猪肉咸菜。

二十日，痰饮兼痹，肾水上凌心，惊悸短气，腰脊背痛，皆太阳所过之地；小便短而腹胀，肚脐突出。是内而脏腑，外而肌肉，无不痹者。且与开太阳之痹，脉洪大，与大青龙合木防已汤法。

生石膏四两，杏仁四钱，厚朴三钱，云苓皮六钱，防已四钱，飞滑石六钱，桂枝五钱，半夏五钱，生薏仁五钱，广皮三钱，小枳实五钱，通草一钱五分。

煮四杯，分四次服。

廿一日，于前方内加飞滑石四钱，晚蚕沙三钱。

廿三日，外而经络之痹，内而脏腑之痹，行痰开痹，俱不甚应。现在脉洪大，少腹胀，小便短而臭浊。先与开支河，使湿热得有出路，再商后法。

飞滑石一两二钱，海金砂五钱，猪苓四钱，云苓皮五钱，白通草一钱五分，小茴香三钱，川萆薢五钱，泽泻三钱。

煮三杯，分三次服。二帖。

廿五日，加去陈莝法：两头尖三钱，半夏五钱。

三帖。

二十九日，痹证挟痰饮，六脉洪数，湿已化热，屡利小便不应，非重用石膏宣肺热不可，诸痹独取太阴也。

生石膏四两，桂枝五钱，生薏仁五钱，防已五钱，晚蚕沙三钱，飞滑石二两，杏仁五钱，云苓皮五钱，黄柏四钱，白通草一钱五分，羌活一钱。

煮四杯，分四次服。四帖。

二月初四日，痹证十年，误补三年，以致层层固结，开之非易。石膏用至二斤有余，脉象方小其半。现在少腹胀甚，而小便不畅，腰痛胸痛，邪无出路，必得小便畅行，方有转机。

生石膏四两，桂枝六钱，杏仁泥六钱，老厚朴五钱，飞滑石四两，防已五钱，小茴香（炒炭）三钱，小枳实五钱，云苓皮一两，木通六钱。

煮四杯，分四次服。

以后脉大而小便不利用此，小便利者去滑石。

初五日，大用石膏，六脉已小。经谓脉小则病退，盖脉为病之帅，脉退不怕病不退。经又谓脉病人不病者死，人病脉不病者生。现在病归下焦血分，其人本有肝郁，兼通下焦血分。

云苓皮一两，桂枝六钱，小枳实五钱，防已六钱，小茴香（炒炭）六钱，海桐皮三钱，木通四钱，炒黄柏三钱，广皮三钱，川椒炭二钱，全当归三钱。

煮三杯，分三次服。

初六日，加石膏三两，滑石一两。

初七日，加厚朴三钱，姜半夏五钱。

蜣螂丸方：痹证挟痰饮疝瘕，六脉洪大。用诸痹独取太阴法，脉洪大之极者已小，难经所谓人病脉不病者生；但脉虽平而瘕胀痹痛未除，议以乌药散退瘕痹之所以难退者，以久病在络故也，再以缓通肝络法。脉若复大，仍服前方数帖，见效即止。

蜣螂虫一两，降香三两，小茴香三两（炒），穿山甲三两（炒），片姜黄三两，归须四两，川楝子三两，两头尖二两，海桐皮三两，口麝三两，滴乳香一两，地龙（去泥）二两。

共为细末，酒水各半为丸。每服二钱，日二三次。从此服蜣螂丸起，两月而止。

三月廿四日，痹证挟痰饮，脉本洪数，前用辛凉，脉减，兼用通络散瘕丸散亦效；现在六脉中部仍洪，但不数耳。议暂用宣肺。

生石膏四两，桂枝八钱，半夏八钱，杏仁八钱，云苓块一两，飞滑石二两，防已六钱，全归三钱，广皮三钱，小枳实四钱，海桐皮三钱。

煮四杯，分四次服。

二十六日，复诊右脉更大，小便反短，用苦辛淡法，于前方内加黄柏三钱。

四月十六日，痹证挟痰饮。

生石膏八钱，桂枝五钱，生薏仁五钱，云苓皮五钱，晚蚕沙三钱，防已四钱，杏仁泥五钱，姜半夏五钱，白通草一钱五分，广皮三钱。

煮三杯，分三次服。

十七日，内而胁痛，外而腰背痹，是气血兼痹也。

桂枝尖五钱，云苓皮三钱，防已三钱，杏仁泥五钱，旋覆花三钱（包煎），生薏仁三钱，广郁金二钱，半夏四钱，小枳实四钱，片姜黄二钱，白蔻仁一钱五分，归须二钱，广皮三钱。

煮三杯，分三次服。

二十五日，痰饮踞于中焦，痹痛结于太阳，气上冲胸，二便不利。

云苓块一两二钱，桂枝八钱，小枳实六钱，飞滑石六钱，姜半夏五钱，防已六钱，杏仁泥八钱，白通草一钱，广皮三钱。

煮三杯，分三次服。

五月初三日，大凡腹胀之疾，不责之太阴，即责之厥阴。此症自正月以来，开太阳之药，未有不泄太阴者，他症虽减其半，而腹胀不除，其故有三：一者病起肝郁；二者肝主疏泄，误补致壅；三者自正月以来，以右脉洪大之故，痹证虽重，治在肺经，经有诸痹独取太阴之明训。兹右脉平，而左脉大，不得着于前议，暂与泄厥阴之络，久病在络故也。

半夏五钱，旋覆花五钱（包煎），黄芩三钱，苏子霜三钱，归须三钱，厚朴五钱，小枳实五钱，降香三钱，晚蚕沙三钱，广皮三钱，杉皮三钱，广郁金三钱。

煮三杯，分三次服。

二十三日，左胁痛胀，卧不着席，胸亦闷胀，气短，肝脉络胸之故。

旋覆花三钱（包煎），归横须三钱，半夏五钱，广郁金三钱，广皮三钱，新绛纱三钱（包煎），苏子霜三钱，香附四钱，小枳实四钱，青皮三钱，川椒炭四钱，降香末三钱。

煮三杯，分三次服。七帖。

六月初一日，痰饮肝郁，脉弦细，气上冲胸。

旋覆花四钱（包煎），苏子霜三钱半夏六钱，降香末三钱，小枳实三钱，广郁金三钱，桂枝尖三钱，广皮五钱，公丁香二钱，片姜黄三钱，小青皮三钱。

煮三杯，分三次服。

初三日，痰饮上泛，咳嗽稀痰，兼发痹证。

桂枝六钱，云苓皮五钱，川乌三钱，小枳实四钱，防己六钱，杏仁五钱，飞滑石四钱，薏仁三钱，炒黄柏三钱，桂心二钱，广皮五钱，白通草二钱。

煮三杯，分三次服。

初六日，小便不畅，下焦湿聚。于原方复滋肾丸法。

十一日，痹证未尽除，痰饮未全消，当盛暑流行之际，逐饮开痹，即所以防暑。

半夏六钱，云苓块六钱，防己三钱，生薏仁六钱，桂枝三钱，杏仁三钱，小枳实二钱，广皮二钱。

煮三杯，分三次服。

十三日暑泄腹胀，舌黄。其人本有痰饮痹证，议五苓去术，加滑石、厚朴、杉皮、木香、半夏、藿香、广皮。

桂枝三钱，云苓皮五钱，木香一钱五分，飞滑石六钱，猪苓四钱，泽泻四钱，白蔻仁三钱，厚朴三钱，藿香，梗三钱，山连一钱，半夏三钱，川椒炭二钱，杉皮三钱。

煮三杯，分三次服。

十五日脉缓，服前方。

十六日脉缓甚，服前方。

二十二日，久病在络，其本病统俟丸药；立方但遂痰饮，宣气化，捍时令之暑湿而已。

半夏六钱，云苓块五钱，厚朴二钱，小枳实三钱，香附三钱，杉皮三钱，大腹皮三钱，广皮三钱。

煮三杯，分三次服。

二十六日，服化症回生丹起，每日一丸。

二十七日，脉浮，筋骨酸痛，气短，五心烦热。新感暑湿之气加以辛凉，与宣三焦。

银花三钱，小枳实三钱，杏仁三钱，藿香叶三钱，连翘三钱，广皮三钱，白蔻仁二钱，薏仁五钱。

煮三杯，分三次服。

七月初二日，背痛甚，先与通太阳之痹。

桂枝六钱，云苓皮八钱，小枳实五钱（打碎），杏仁泥三钱，防己五钱，半夏五钱，川椒炭二钱。

煮三杯，分三次服，亥初令完。

初九日，近日阴雨连绵，背痛腹胀不减，两便不爽，非嗳则哕。与宣痹开郁，兼去陈莝。

杏仁泥六钱，桂枝六钱，云苓皮（半皮半块），二两，防己六钱，小枳实五钱，公丁香三钱，厚朴五钱，晚蚕沙三钱，白蔻仁三钱，两头尖三钱，小茴香三钱。

煮四杯，分四次服。

二十一日，寒湿发痹，脉缓甚，中有痰饮。

茯苓（连皮）八钱，生薏仁四钱，枳实三钱，熟附子二钱，防己五钱，桂枝八钱，片姜黄三钱，薤白三钱，川萆薢五钱，杏仁四钱，川乌二钱，白通一钱五分，广皮五钱。

煮四杯，分四次服。

二十八日，脉弦紧，痰饮痹证癥瘕，因燥气而发，脏腑经络俱痹，故肢冷而畏寒也。峻与通阳。

桂枝一两，小枳实四钱，杏仁五钱，公丁香三钱，泽泻三钱，川椒五钱，片姜黄三钱，半夏五钱，穿山甲一钱，防己五钱，归须二钱，广皮六钱。

煮四杯，分四次服。

自六月二十六日起，每日空心服化症回生丹一丸。七月二十九日以后，每日服天台乌药散三分、五分、一钱、二钱不等。至十月二十日，每两乌药散中加巴霜一分，每晚服三分、五分不等，间有服至一钱。十一月初一日以后，每晚间服通补奇经丸。

十二月初十日，痹痛饮咳，脉弦细。

云苓皮六钱，桂枝八钱，生薏仁五钱，川萆薢五钱，飞滑石四钱，防己五钱，小枳实三钱，川椒炭三钱，川乌头三钱，杏仁四钱。

煮四杯，分四次服。

十二日，冲气上动，畏寒，脉沉细。与桂枝加桂汤法，直伐冲气。

桂枝尖一两二钱，紫石英六钱（研），小茴香五钱（炒），肉桂心八钱，云苓块三钱。

煮四杯，分四次服。

十三日，大寒节冲气未止，脉反弦紧。于原方内加当归五钱，川芎三钱。

服二帖，脉中阳气生动，冲气平，畏寒止。仍然早服化癥回生丹一丸，晚服通补奇经丸三钱。

〇戊子十一月初十日，宋女，十六岁，六脉弦紧，面色青白，寒痹攻胃，呕吐不能食，足酸痛不能行。误与阴虚门中之阴柔以助其阴，又大用苦寒坚阴，重伤胃阳，无怪日重一日也。先与和胃令能食，再商治痹。

姜半夏六钱，生薏仁六钱，生姜三大片，云苓块六钱，川椒炭三钱。

甘澜水八杯，煮取三杯，分三次服。

六脉俱弦而紧，经谓脉双弦者寒也，又谓紧则为寒。面色青黄，是色脉皆阴也。症现两腿足酸痛，不能履步跪拜。按：阳明主前，不能前者阳明伤也。太阳主却，不能却者太阳伤也。足太阳、阳明两经为风寒湿三邪之干而成痹，更可知矣。痛甚则气上冲心，呕不能食。按：诸上升之气，皆自肝而来。姑娘年轻失母，肝郁多端，肝木病则克胃土，挟寒上升，能不呕乎？《金匮》谓脚气攻心，发作欲死者是也。再按：脚气即痹证之一端。湿燥寒三者为阴邪，此乃阴邪太实之症，医法自当以通经达络和胃开郁为要。无奈不识阴阳，不分寒热，不知虚实，一以补阴寒凉纯阴之品误助病邪，甚有以大黄芒硝混下者，病家以得二便通利则病势少减，故屡用之，以致胃气伤残，日重一日矣。其大便通而病少减之故，盖肝主疏泄，肝病则不得疏泄，又痹者闭也，初病在络，经误治成久病，延及脏腑矣。即用通大便法，亦当温下，不当用寒下，既助寒湿之邪，又重伤胃阳，继伤肾阴，精神血气，无一不伤，从兹以往，尚有生理乎？经云劳者温之，未闻劳者寒之也。又云得谷者昌，又云有胃气者生，无胃气死。治此症第一义，急救胃气为要，胃气和而得食得寐，再商治痹。如居家者然，万事从缓，先安炉灶也。

十二日，脉弦细而紧，寒湿上攻，呕吐不食，与和胃止呕，稍能进食。仍宗前法，小便短，兼开太阳。

姜半夏六钱，萆薢五钱，益智仁二钱，生姜汁三匙（冲），云苓皮六钱，香附三钱。

煮三杯，分三次服。

十五日，寒痹六脉弦紧，不食而呕，便短，纯阴江寒之疾，与阖阳明，呕止得进食，与开太阳，便稍通。前方单救阳明，次方兼醒脾阳，将来治痹且须峻补肾中真阳，而世人以予药为热不可服，不知头等阳药如乌附之类，尚未服也。

姜半夏六钱，云苓（半块半皮）六钱，鸡内金三钱，生薏仁六钱，益智仁二钱，香附三钱，川萆薢四钱，白通草一钱，白蔻仁三钱，广皮二钱。

煮三杯，分三次服。

十七日，误伤胃阳，不食而呕，自以复阳明之阳为主。即以十七岁不月而论，经谓二阳之病发心脾，女子不月，此病亦当以通补阳明立法。再阳明主约束筋骨而利机关，经谓诸痿独取阳明，痿痹更以通补阳明为要。又谓虚则，补其母，阳明阳土也，其母火也，补火焉能不用热药哉！

姜半夏五钱，萆薢三钱，川椒炭一钱五分，生薏仁三钱，云苓块五钱，香附三钱，益智仁一钱五分，广皮炭三钱，生姜三钱。

煮三杯，分三次服。

〇己丑十一月初九日，鲁氏，三十八岁，太阳痹，腰腿痛甚，脉弦迟。与温通经络。

云苓皮五钱，桂枝五钱，片姜黄三钱，生薏仁五钱，海桐皮三钱，羌活一钱，木防己三钱，公丁香一钱，乳香一钱。

煮三杯，分三次服。服一帖去羌活，再服一帖。

十二日太阳痹，腰腿痛甚，因风寒而起，脉弦迟，与温通经络。兹风已化热，右脉洪大，痛未止。议用经热则痹例。

生石膏二两，桂枝六钱，小茴香三钱（炒），云苓皮六钱，杏仁泥五钱，生薏仁六钱，防己六钱，片姜黄三钱。

煮三杯，分三次服。

十七日，太阳痹，与经热则痹例已效，仍宗前法，加利小便，使邪有出路。

生石膏二两，桂枝六钱，生薏仁六钱，飞滑石四钱，晚蚕沙三钱，云苓皮六钱，防己六钱，杏仁泥五钱，小茴香三钱（炒），川萆薢三钱。

煮四杯，分日三、夜一四次服。（《吴鞠通医案》）

曹仁伯医案

○何松江，风寒湿三气杂至，合而为痹。痹久则三气之邪，未有不郁而为热，热处湿中，变为大筋软短，小筋弛长，软短为拘，弛长为痿，痿少拘多，湿热之邪，留于大筋为胜。舒筋一法，在所必需。

苡仁，归芍，白蒺藜丸，威灵仙，木瓜，牛膝，桑枝。

○周无锡，风寒湿三气杂至，合而为痹。痹从腰部腿骱而下，寒湿为多。

苓桂术甘，苁蓉，牛膝，木瓜，防风，防己，当归，秦艽。

○李光福，风寒湿三气杂至，合而为痹。温化为宜。

桂枝汤，二陈，茅术，羌活，萆薢，牛膝，当归，松节。

○周吴江，周痹减半，而其所痹之邪，尚留于肩臂胁部。肺肝两经，都被风湿之痰所阻。

指迷茯苓丸，海桐皮，川断，白芥子。

蠲痹去芪、草。

○张江阴，风寒湿三气杂至，合而为痹，若风气胜者为行痹，若以春遇此为筋痹。此间之痹，四肢游行，发于仲春之候，指臂强而难举，左关脉息弦急，因风而成筋痹，不问可知。

羚羊角散去独活、芎、防，加羌活、片姜黄、甘草、绿豆衣、龟甲。

○顾光福，右肩臑疲痛，延及臂肩，左脉芤数而浮，血虚招风所致。右属肺，肺气所主，久贮之痰，从而和之为患，兼理为宜。

蠲痹汤去防，加指迷茯苓丸、生姜。

○秦东山，疟中之风湿痰邪窜入经络，以致右肢痰痛，筋脉不舒，渐及于左，一手偏热，口中干苦，脉象弦数，肩背亦有不和之象，此名痹证。

牛蒡子散合蠲痹去防，加茯苓、炙草、羚羊角、桑枝。

○大师长兴，肩臑臂痛之经络都在三阳，而其累及阴经者，不过十之一二，本非内病可知。然遗精日久，曾患痎疟，又值心力俱劳之体，阴血大伤，不免有血不养筋之义。经筋为患，漫无愈期，所以六脉细小，而左关一部独形浮大也。汤丸并进乃妥。

蠲痹汤。

○陈泉州会馆，痛痹偏之于左，且有痿而不举之形，脉息浮弦。血虚之体，风邪乘此而入也，理之不易。

蠲痹加大生地木瓜、天麻。

○张湖州，肩背酸痛，形寒少纳，咳嗽久而如此。营虚血痹，风痰交阻于中，不能化解也。

蠲痹汤指迷茯苓丸。

○沉青浦，气血两亏，肩臑之痛延及手臂，动则如此，静则尚安，非补不可之候。然风痰之留落于其间者，不能不兼理之。

八珍蠲痹去防，加指迷茯苓丸。

○张上海，大股红肿作痛，延及于膝，且至胫骨亦有所伤，本属风寒湿三气杂至合而为痹也。久而不愈，膝骨日大而重，伸而难屈，脉形沉细而弦，欲成鹤膝风，不可忽视。

独活寄生汤，四物汤去芎，加四妙、苡仁、松节。

○孙平望，最虚之体，便是容邪之处。处疡之后，血分暗亏，亏则风湿之邪，乘此而袭，臂肩作痛，自右而移及于左，且兼项背几几，两肢难举，以冬遇此者为骨痹，以春遇此者为筋痹也。亦宜先从筋痹立方。

羚羊角散去独、附，加川断、乌药。

○孟常州，膝骨日大，上下渐形细小，是鹤膝风也。鹤膝风乃风寒湿三气杂至合而为痹之最重者。三气之邪既可为痹于膝，岂不可以挟肺之痰痹于肘耳！盖肺有邪，其气留于两肘，肘之所以痹于左者，左边属血，血属阴，阴血既亏，无怪乎腰脊之凸出，接踵而来也。

据述腰痛于前，咳嗽于后，肺与肾经先受风寒湿三气之邪，郁蒸为热，所以鼻流清涕，小溲常黄，脉形细小，左关独见弦数，右寸独形滑象，甚至身体偏侧肌肉暗削，行步无力，虚态百出。恐其难以支持，因病致虚而脱。

羚羊角，当归，白芍，桂枝，杏仁，知母，羌活，苡仁，制蚕，秦艽，桑枝，竹沥，茯苓。

○潘南汇，一臂不举，此为痹，载在风门，即名风痹也亦宜。然此痹起于外疡，阴血早虚，虚则风邪内袭，未免有之。古人之治风先养血，非无意也。

四物，川断，乌梢，白蒺藜，苡仁，橘红。

○钱湖州，病后遗邪于筋，筋从转后背作疼，变为下体麻痹，屈而不伸，以致大筋软短，软短为拘也。

羌独活，熟地，炙草，苡仁，茯苓，木瓜，归身，泽泻，桑寄生，牛膝，秦艽，于术，香附，制蚕，锁阳，丹皮，白芍，五加皮。

○朱平湖，阳明绕遍一身诸络，风热之邪，曾传阳明，阳明之血，从上而溢。既溢之后，一身诸络有如虫行皮中状，是热去风留也。

白蒺藜丸，防风，桑皮，陈皮，忍冬藤，赤芍，苡仁。

○徐太仓，湿热不攘，大筋软短，小筋弛长，软短为拘，弛长为痿。此乃不痿而拘，拘之为病，湿热邪气，独在于大筋，不言而喻。然软短之拘，虽为湿热之不攘，而湿热之中，似乎湿胜乎热，所以脉弦濡小，带有数意，舌苔满布带些黄意，溺不变，口不渴，四肢变软，经筋痉疼，甚至下病及上，以昭湿则下先受之之义。羌活胜湿汤一法，最为第一要着。

羌活，茅术，茯苓，防风，橘红，金狗脊，半夏，木香，藿香，秦艽，香附，白蒺藜，炙草，当归。（《吴中珍本医籍四种·曹仁伯医案》）

张仲华医案

○毛左，四体疼痛，遇冷则发，甚至颈项强直，右臂不能高举。症得五载，咸谓气血就亏，而一向服补，有增无减。症由风寒湿三气杂受，始于筋络经隧，渐侵骨节，痹证已成，尚恐及痿。《内经》曰：风气胜者为行痹，寒气胜者为痛痹，湿气胜者为着痹。痹久延痿，痿久处痪，日渐日深之病也，岂易骤拔。姑与宣络泄邪。

威灵仙（酒炒）一钱，羌活五分，炒秦艽一钱五分，旋覆花一钱五分，包，独活一钱（酒炒），炒狗脊一钱五分，鲜桑枝（酒炒）二两，油松节一两（劈），二味煎汤代水。（《吴中珍本医籍四种·张爱庐临证经验方》）

其他医案

○人有两足牵连作痛，腹又微溏，人不能寐，卧倒足缩而不能伸，伸则愈痛者，人以为寒湿之成痹也，谁知是风寒湿同结于大肠乎！夫风入大肠，日日大便，邪似易下，即有湿气，亦可同散，何以固结于中而痛形于两足耶？不知寒邪入腹而留于大肠，又得风湿相搏，每不肯遽散，因成为痹耳。治法，必去此风寒湿三气之邪，使不留于大肠，而痹病可愈。然而徒治大肠之邪，而风寒湿转难去也，又宜益大肠之气，令气旺于肠中，而转输倍速，则风寒湿亦易祛矣。方用逐痹丹。

人参一钱，茯苓五钱，肉桂三分，升麻五分，甘草一钱，薏仁一两，神曲五分，白术五钱。

水煎服。一剂而湿去，二剂而风寒亦散也。

此方治湿为多而治风治寒反轻者，盖水湿最难分消，治其难而易者更易。况治湿之中，不伤元气，则大肠自有传化之妙力，能使风寒随湿而同解也。

此症亦可用薏仁苓术汤。

茯苓、白术各五钱，薏仁一两，肉桂三分，炒荆芥三钱。水煎服。

人有呕吐不宁，胸膈饱闷，吞酸作痛，因而两足亦痛者，人以为胃口之寒也，谁知是风寒湿结于胃而成痹乎！夫胃喜热而不喜寒，胃口一寒，邪气因之相犯，风入于胃而不散，湿停于胃而不行，三者相合，而痹证乃成。治法，祛三者之邪而仍在调其胃气，胃气健而风寒湿不攻自解也。方用六君子汤加减。

人参三钱，白术五钱，生姜五片，陈皮五分，甘草五分，肉桂五分，荆芥三钱，茯苓三钱，半夏一钱。

水煎服。一剂轻，二剂又轻，三剂更轻，连服十剂，而饱闷酸痛之症尽去。

此方开胃而又善分消，加之生姜、荆芥尤善祛散风寒，以离散党羽，故奏功特神也。

此症亦可用温胃消湿丹。

人参、黄芪、茯神、巴戟天各三钱，远志一钱，肉桂三分，肉豆蔻一枚，益智仁、甘草、防风各五分。水煎服。

人有心下畏寒作痛，惕惕善惊，懒于饮食，以手按之，如有水声喎喎，人以为水停心下也，谁知是风寒湿结于心包络乎！夫水邪犯心则痛，风邪乘心则痛，寒邪入心则痛，是邪无论风寒湿，均能成病，重则未有不死者。今止畏寒作痛，而不致有死亡者，正心包以障心也。然心包既然障心，独当其锋，安得而不痛乎！治法，自当急祛风寒湿三者之邪，使之毋犯心包，而心君相安，何致心下之痛哉！虽然，徒祛风寒湿之邪，而不补心包之气，则心包太弱，而外援之师亦多相欺，反成覆亡之祸，故必补心包而兼治风寒湿也。方用散痹汤。

巴戟天五钱，白术五钱，菟丝子三钱，炒枣仁三钱，远志八分，山药五钱，莲子五钱，茯苓三钱，甘草三分，柴胡一钱，半夏一钱。

水煎服。一剂而惊止，二剂而胃气开，三剂而水声息，十剂而心下之痛安然也。

此方之药，似乎单治心也，然而心包为心之相臣，治心正所以治心包耳。譬如君主清明而相臣供职惟谨，自能安反侧于顷刻也。

此症可用巴戟天汤。

人参、白术、茯神、巴戟天、车前子各三钱，山药一两，半夏、肉桂各一钱。水煎服。

人有小便艰涩，道涩如淋，而下身生疼，时而升上，有如疝气，人以为疝，或以为淋，而不知非也，盖风寒湿入于小肠之间，而成痹耳。夫小肠，主泄水者也，水入小肠，何邪不去，乃缩住而不流，盖寒与风作祟也。治法，必须散小肠之风寒，而湿气不难去也。然而治小肠，必宜治膀胱之为得，膀胱利而小肠无不利也。虽膀胱亦有痹证，而与小肠之痹证无差别，故治小肠之痹，必当以治膀胱者治之耳。方用攻痹散。

车前子三钱，茯苓三钱，薏仁一两，肉桂五分，木通二钱，白术五钱，王不留行一钱。

水煎服。一连数剂，而似淋者不淋，似疝者不疝，再服数剂，而痛如失也。

此方利湿而又不耗气，祛寒而风自散，所以为佳，何用逐风之品，以损伤脏腑哉！此症可用寄奴汤。

白术一两，茯苓三钱，肉桂一钱，柴胡一钱，刘寄奴二钱。水煎服。

人有一身上下尽行作痛，有时而止，痰气不清，欲嗽不能，咽喉气闷，胸膈饱胀，二便艰涩，人以为肺气之不行也，谁知是风寒湿之犯于三焦乎！夫三焦主气，而流通于上中下之间者，气也。风寒湿，感一邪而气即不能宣矣，况三邪搏结，安能自舒乎？毋怪清浊二道，举皆闭塞，因而作痛也。治法，不急祛风寒湿三者之邪，则三焦何以流通哉！然三焦不可径治也，治三焦必宜治肾，肾气旺而下焦之气始通，更宜治肺，肺气肃而上焦之气始降，尤宜治脾胃，脾胃健而中焦之气始化。理肺肾脾胃之气，而益之散邪之药，则三焦得令，而风寒湿不难去也。方用理本汤。

人参一钱，白术五钱，麦冬三钱，山药五钱，芡实五钱，巴戟天三钱，肉桂一钱，桔梗五分，贝母五分，白芥子二钱，防己三分，茯苓三钱，豨莶草一钱。

水煎服。四剂而上中下之气乃通，一身之病尽解，再用四剂，诸症痊愈。

此方全去扶肺肾脾胃之气而轻于祛风寒湿者，正所以理其本也，而攻标在其内矣，况原未尝无荡邪之药乎，故能建功若是之神也。

此症也可用防桂术苓散。

白术、茯苓、防风各五钱，巴戟天三钱，肉桂一钱，桂枝八分，天花粉、黄芪各二钱。水煎服。

人有胸背、手足、腰脊牵连疼痛不定，或来或去，至头重不可举，痰唾稠黏，口角流涎，卧则喉中有声，人以为此痹证也，宜用控涎丹治之，而不知非也。夫痹虽合风寒湿三气之邪以成，然而人之气血不虚，则风寒湿何从而入？风寒湿之人，乃乘气血之虚而侵之也，乌可徒治其邪而不补其正乎。控涎丹用甘遂、大戟以祛邪，而无补气补血之药，往往用之以治痹而不能收功，反致败绩者，坐此弊也。法宜补正而助以祛邪，则百战而百胜矣。方名补正逐邪汤。

白术五钱，薏仁五钱，人参一钱，桂枝三分，茯苓一两，白芥子三钱。

水煎服。二剂轻，十剂愈。

白术、薏仁、人参、茯苓，皆健脾补气之药，又利水去湿之剂也。虽曰风寒湿合而成痹，其内最多者湿也。湿在经络肠胃之间，最难分化，逐其湿而风寒正不必治而自散，所以止佐桂枝数分而已足也。惟是既用参术薏苓以健土而利湿，尚何虑痰哉。然而风寒湿之邪，每藉痰为奥援，故治痹者必治痰。今用白芥子，膜膈之中痰且尽消，其余各处之痰，有不尽消者乎！痰消而风寒湿无可藏之薮，欲聚而作乱已不可得，况正气日旺哉。或曰：痹成于气血之虚，治法自宜气血双补矣，何以方中止用气分之药以益气，绝不用血分之药以益血也？不知气旺自能生血，且血有形之物，补之艰于速生，且恐因循等待，有碍生气之速，不若专补其气，而去风去湿去寒之更捷也。

此症亦可用自适汤。

黄芪、白芍、当归、茯苓各五钱，陈皮五分，半夏、羌活、甘草各一钱，柴胡二钱，桔梗五分。水煎服。

人有肌肉热极，体上如鼠走，唇口反裂，久则缩入，遍身皮毛尽发红黑，人以为热痹也。夫风寒湿三者合而成痹，未闻三者之中更添入热痹之谓。此乃热极生风，似乎痹证，而实非痹证也。治法，解其阳明之热而少散其风则得矣，不必更治其湿也。至于寒邪，尤不必顾，盖寒则不热而热则不寒耳。方用化炎汤。

玄参一两，甘菊花五钱，麦冬五钱，升麻三钱，羚羊角（镑）五分，生地五钱，荆芥（炒）三钱，水煎服。连服二剂而热少解，再服四剂而诸症尽愈矣。

方中用玄参、菊花、生地、麦冬，解其阳明之火，而更退其肺金之炎者，以肺主皮毛也。然而仅治其胃与肺，恐止散其在内之热而不能散其在外之热也，故又多用升麻、荆芥导之出外，而不使其内留，以乱心君之神明。外既清凉，而内有不快然者乎？至于羚羊角者，虽取其散火之毒，亦藉其上引而入于唇口之间，使缩者不缩而裂者不裂也。或谓既是阳明火毒，何不用石膏、知母寒凉之药以泻之？不知火热而外现于皮毛、唇口、肌肉之处，一用大寒大凉之药，则直攻其火，必从下泄，不能随升麻、荆芥之类而外泄矣。故不用石膏、知母，而用玄参、菊花，于补中表火之为得也。

此症用凉肢散亦效。

茯苓、薏仁、玄参各五钱，甘草、升麻各一钱，炒荆芥一钱，甘菊三钱，麦冬三钱，天花粉二钱。水煎服。

人有脚膝疼痛，行步艰难，自按其皮肉，直凉至骨，人以为是冷痹也，夫痹而日冷，正合风寒湿三者之旨也。此等之病，虽三邪相合，而寒为甚。盖挟北方寒水之势，侵入骨髓，乃至阴之寒，非至阳之热不能胜之也。然而至阳之热，又虑过于暴虐，恐至寒之邪未及祛而至阴之水先已熬干。真水涸而邪水必然泛滥，邪水盛而寒风助之，何以愈痹哉！方用真火汤。

白术五钱，巴戟天一两，附子一钱，防风一钱，牛膝三钱，石斛三钱，萆薢二钱，茯苓三钱。

水煎服。连服四剂而皮肉温矣，又服四剂而骨髓热矣，再服四剂脚膝之痛去，更服四剂而步履无艰难之态矣。

方中用巴戟天为君，补火仍是补气之药，而辅佐之味，又彼此得宜，不用肉桂，当归之品温其血分，实有意义。盖补气则生精最速，生精既速，则温髓亦速矣。若一入血分之药，则沾濡迟滞，欲速而不达矣。萆薢原忌防风，使之相畏而相使，更复相宜。所以同群而共济也。

人有肝气常逆，胸膈引痛，睡卧多惊，饮食不思，吞酸作呕，筋脉挛急，人以为此肝痹之证也。夫肝痹是矣，而肝之所以成痹者，人知之乎？虽风寒湿三者成之，然亦气血之不足而成之也。肝之血不足而湿邪乘之，肝之气不足而风邪乘之，肝之气血不足而寒邪乘之。有此三邪，直入于肝经，而后肝之血益亏，肝之气益耗，于是肝之魂不能藏于肝之中，乃越出而作惊也。肝经既病，何能生心，心无血养，安能生胃气哉！胃气不生，自难消化饮食，不能消化饮食而强饮强食焉，必至吞酸作呕矣。夫饮食所以养脏腑者也，饮食既不消化，不能变精以分布于筋脉，则筋脉无所养，安得而不拘挛哉！然则治法，乌可徒治风寒湿三者之邪，而不顾肝经之气血耶？方用肝痹散。

人参三钱，当归一两，川芎五钱，代赭石末二钱，羌活五分，肉桂一钱，茯苓五钱，酸枣仁一钱，丹砂末五分。

水煎，调丹砂、代赭石末同服。一剂而惊止，二剂而胸膈不痛，肝气不逆矣。再服四剂，而吞酸呕吐之病痊，筋脉亦不挛急矣。

方中用当归、川芎以生血，加入人参益气以开血，引代赭石去通肝气，以佐川归之不逮，气开血通，而后邪可引而出矣。又加肉桂以辟寒，加茯苓茯以利湿，加羌活以除风，则邪自难留，而魂自不乱矣。所以益之枣仁、丹砂，收惊特速也。

此症用二术救痹饮亦效。

白术、白芍、茯神各五钱，陈皮、肉桂、柴胡各一钱，枳壳五钱，远志、白芥子、苍术各三钱。水煎服。

人有咳嗽不宁，心膈窒塞，吐痰不已，上气满胀，不能下通，人以为肺痹也。肺痹之成于气虚，尽人而不知也。夫肺为相傅之官，治节出焉，统辖一身之气，无经不达，无脏不转，是气乃肺之充而肺乃气之主也。肺病则气病，而气病则肺亦病。然则肺痹即气痹也，肺痹既为气痹，治肺痹者，乌可舍气而不治乎？但肺虽主气，而补气之药，不能直入于肺也，必须补脾胃之气，以生肺气。然而生肺气者止有脾胃之土，而克肺者有心焉，仇肺者有肝焉，耗肺者有肾焉。一脏腑之生，不敌众脏腑之克，此气之所以易衰而邪之所以易入也。且脾胃之土，又能暗伤肺金。盖饮食入胃，必由脾胃之气以转入于肺，今脾胃既受风寒湿之邪，则邪亦随脾胃之气而输之于肺，而肺乃受伤矣。况多怒而肝之气逆于肺，多欲而肾之气逆于肺。肺气受伤，而风寒湿之邪遂填塞肺窍，而成痹矣。方用肺痹汤。

人参三钱，茯苓三钱，白术五钱，白芍五钱，苏叶二钱，半夏一钱，陈皮一钱，枳壳三分，黄连三分，肉桂三分，神曲五分。

水煎服。连用二剂而咳嗽安，再用二剂而窒塞开矣，用十剂而诸症尽愈。

或谓，人参助气是矣，但多用恐助邪气，何以用之咸宜乎？不知肺气之虚以成痹，非肺气之实以成痹也。人参畏实不畏虚，况又有苏叶以治风，半夏以消湿，肉桂以祛寒，则邪何能作祟哉；而且白术、茯苓以健脾开胃，白芍以平肝，黄连、肉桂以交心肾，则肺气自宁，自然下降，正不必陈皮之助矣。

此症可用助气散痹汤。

甘草、半夏、干姜各一钱，桔梗、茯神各三钱，人参二钱，陈皮、紫菀各五分，花椒、黄芩各三分。水煎服。

人有下元虚寒，复感寒湿，腰肾重痛，两足无力，人以为此肾痹也，而肾痹之成，非尽由于风寒湿也。夫肾虽寒脏，而其中原自有火，有火则水不寒，而风寒湿无从而入。无奈人过于作强，将先天之水日日奔泄，水去而火亦随流而去，使生气之原竟成为藏冰之窟，火不能敌寒，而寒邪侵之矣。寒气直入于肾宫，以邪招邪，而风湿又相因而至，则痹证生矣。法不必去邪，惟在补正。补正者，补肾中之火也，然而火非水不长，补火必须补水。但补水恐增其湿，湿旺而风寒有党，未必能遽去，为忧。孰知肾水者，火中之水也，此乃真水而非邪水也，真水衰而邪水始盛，真水盛而邪水自衰，故补真水而实足以制邪水也，况水中有火，何湿不去乎。夫最难治者，水邪也，水邪既去，风寒不治而自散矣。方用肾痹汤。

白术一两，山茱萸五钱，茯苓五钱，薏仁五钱，杜仲三钱，肉桂一钱，附子五分，防已五分，石斛二钱，地骨皮五钱。

水煎服。二剂而腰轻，四剂而痛止，十剂而两足有力，再十剂而痊愈。

方中补水之药少而去湿之药多，然而又无非补水也。于水中补火，则火无太炎之患；于水中去湿，则湿无太息之忧。寒湿既去，而风安得独留哉！方中又有防己之祛邪，故风寒湿尽去也。

此症用利气丹亦效。

白术、人参、山药各一两，附子三钱，山茱萸四钱，薏仁五钱，破故纸二钱，防已三分。水煎服。

（《临证医案伤寒辨证录》）

风痹

杨华亭医案

○病者：杨占亭，年五十八岁，山东牟平县养马岛之社长，住中原村。

病名：风痹。

原因：前清武生，因挽弓两臂用力太过，曾受重伤，幸少年时血气方刚，调治而愈。至上年十月十二日，风雪在地，被石滑倒，当即起立，皮肉未伤，初倚未觉。

症候：第二日晨起时，稍觉两臂微痛，至五六日，忽而眉背疼痛，忽而手足不能屈伸，忽而项强不得回顾，从此日重一日，百药无灵。

诊断：本年四月六日，召予诊之。脉左右手寸关弦紧而实，溢出寸两尺稍缓，惟左手肝部弦紧带急，脉症合参，此为风痹。内经痹论曰："痹之安生？曰，风寒湿三气杂至，合而为痹也。其风气胜者为行痹，寒气胜者为痛痹，湿气胜者为着痹。"寿夭则柔论曰："病在阳者名曰风，病在阴者名曰痹，阴阳俱病，名曰风痹。"此风寒乘虚入于经络之中，当年老时，气血俱衰，气衰无以行血，血衰无以养筋，又兼少年用力太过，至老而发作也。所幸者脏腑未病，饮食如初，脉弦紧而实，弦则主风，紧则主寒，弦紧兼见，则为风寒无疑，实者浮中沉三部皆见也，左手肝部弦紧而急，郎经所谓经络皆实，是寸脉急而尺缓也。金匮血痹篇云："左寸口关上小紧，宜针引阳气合脉和，紧去则愈。"圣济总录风湿痹论曰："风湿痹者，以风湿之气伤人经络而为痹也。"西医云：凡人知觉运动，必赖脑脊两髓。若骨压肉压浓水压，或胞衣坏髓掖坏，或受寒湿，或积败血，则脑髓木安，致舍脑气筋妄行其力，而风痹之症起矣。

疗法：针灸并用。第广日刺手太阳经肩外俞穴针入六分，二刺天宗穴针入五分，三刺臑俞穴针入八分，四刺屑贞穴针入五夯，五刺腕骨穴针入三分，左右手共十刺。后刺足少阳胆经风市穴针入五分，二刺足阳阴胃经阴市穴针入三分，三刺足三里穴针入五分。予用黄帝九针式内之毫针，以金作之刺针。手法用先泻后补之法，泻则泻其有余之风，补则补其气血之不足。入针时、医以右手大指迟后右韩，泻以老阴之八数行三周，共二十四数；再行一飞三迟之，令病人呼气一口，再将大指前进左转，补以老阳之九数行三周，共三九二十七数；再行一退三飞之法，令病人吸气之时，以右手出针，速将左手紧扪其穴，勿合气散血出。

第二日肩背痛疼之处，已去十之三四，脉弦紧之象，稍微和缓，惟项强之症如初即刺督脉经风府穴针入三分，二刺足少阳胆经风池二穴针入三分，后刺手十宜穴各针一分，手法亦行先泻后补之法，以少阴六数泻之，行三周，一十八数。令病人呼气一口，再补以少阻之七数，行七周，共七七四十九数。令病人吸气一口；以右手出针，速将左手紧扪其穴。惟十宜穴无手法，以三棱针刺之，微出血。

第三四日因风雨为针刺避忌之日。

第五日脉弦紧之象已去十之五六，出寸之脉，亦不见矣，项强之症如失，眉臂亦能屈伸而不痛，两腿稍能行走。此日针手阳明经之肩髃穴针入八分，二针曲池穴入五分，三针合谷穴入三分，四针手少用中渚穴入三分。手法与第二日同。予脑行云：敝人不能久居家中为君诊治，因烟埠（即芝罘）有事，请君去烟同寓，行孙真人向是穴之法，何处痛以何处刺之，庶能速愈。况君久居家中，家事累心，久而久之，脏腑受病，则手续又难一层。伊闻言甚喜，定于明晨去烟。

第六日早十时，坐轮赴烟，同寓靖安公司内。下午同伊至澡塘沐浴，去时伊枕木枕休息，即觉项部微痛，少时回寓，坐未一刻，项强之症陡来。此日夭雨，针家避忌。伊痛不能忍，不得已刺风府一穴、风池二穴、大椎一穴入五分，风门二穴入五夯。手法用龙虎龟凤四法疗之。手法行完，项强之痛已去。

第七八九日，未行刺法。见其症日退一日，医者不可每日行针，盖经络之气血，惯亦不灵矣。

第十日晨起时，风雨交作，至下午天晴，伊忽受外感证。内经云：伤寒一日刺风府，先针风府穴留三呼二，针风池二穴留七呼三，针风门二穴留七呼三。手法用泻法而不补。

第十一日外感证愈，惟缺盆骨微痛，两膝寒冷：灸手少阳经天穴左右各七壮，足少阳胆经肩井穴左右灸五壮，足阳明胃经三里穴左右各灸二七壮。

灸病手法：用樟木一片，厚三分，外口宽长一寸四五，内口圆直径三分。黄帝云：灸不三分，是谓徒宼。乃言成丁之年艾球之大小也。艾叶以五月五日采者为佳，用时暴干，入臼捣细，筛去尘土，撮去艾叶中之硬粳，洁白如棉，俗名艾绒。灸几壮，先将艾绒团成几球。出汗之手，不可令团，因艾湿难燃。再以墨将穴点正，以樟木板放于穴上，外用绒布一块，内剪一孔，套于樟木板之外，预防艾火落于肉上。外用香油灯（即芝麻油）一盏，镊子一把，水碗一个。将艾球于灯火上燃之，看艾球焯与木板齐，病人必呼痛，急镊下放于水碗之内。再取一球，轮流灸之。莫妙病人忍受一刻之苦，待艾球之火已灭，则一壮肯巳有十壮之功效。灸完时过四五小时，灸处必起水袍。用金针刺破，将水挤出，用西药布贴之，外缚以合口膏，古人用竹内皮贴之，予初用此法，多有成疮之患。

效果：二十天风痹之症已愈，至阴历五月八日回里。

廉按论症援引详明，取穴确有薪传，非平日研究

甲乙经及针灸大成者不办。此等验哭，学者宜注意焉。（《全国名医验案类编》）

高玉麟医案

○病者：杜君，年五十余岁，钱庄总经理。

病名：风痹。

原因：体肥多湿，痰郁经络，致四肢痹而不仁。

症侯：左半身自头面至足跟筋骨疼痛，皮肤不敢近衣被，耳鸣目糊，不食便阻。

诊断：脉左关弦濇，右关缓结，脉症合参，此湿痰挟风而作也。夫湿生于脾，上结为痰气，流于脏腑，则湮郁气道，散于四肢，则阻闭经络，凝结既久，气血难递，偶咸风邪，一官骸作废，此风痹之所由来也。

疗法：内服自配回天再造丸，外用太乙神针药灸尺泽风市两穴。

处方：真方回天再造丸，真蕲蛇四两（去皮骨，并头尾各三寸，酒浸，炙取净肉），两头尖二两（出乌鲁木齐，非鼠粪也，如无真者，以炙白附子代之），真山羊血五钱，北细辛一两，龟甲一两（醋炙），乌药一两，黄芪二两（蜜炙），母丁香一两（去油），乳香一两（焙，去油），麻黄二两，虎胫骨一两（醋炙），甘草二两，青皮一两，熟地二两，犀角八钱，没药一两（焙，去油），赤芍一两，羌活一两，白芷二两，血竭八钱（另研），全蝎二两半（去毒），防风二两，天麻二两，熟附子一两，当归二两，骨碎补一两（去皮），香附一两（去皮毛），玄参二两（酒炒），制首乌二两，川大黄二两，威灵仙二两五钱，葛根二两五钱，沉香一两（不见火），白蔻仁二两，广藿香二两，冬白术一两（土炒），红曲八钱，萆薢二两，西牛黄二钱五分，草蔻仁二两，小川连二两，茯苓二两，僵蚕二两，姜黄片二两，松香一两（煮），川芎二两，广三七十两，桑寄生两半，当门子五钱，桂心二钱，冰片二钱半，辰砂一两（飞净），天竺黄一两，地龙五钱（去土），穿山甲二两（前后四足各用五钱，油浸）。

右药必须道地，炮制必须如法，共研细末，择日于净室内炼蜜和合，捣五千杵为丸，重一钱，金箔为衣，外用蜡皮包裹。

每日一丸，服时用四物汤煎送。即用当归三钱、赤芍二钱、生地钱半、川芎八分、朝东桑枝五钱（酒炒）。如延累右半边亦痹者，前汤合四君子汤煎送前丸。即用潞党参三钱、生于术二钱，云茯苓三钱，炙甘草四分，朝东桑枝五钱（酒炒），青松针五钱。

太乙神针药方：艾绒三两，硫黄二钱，台麝、乳香、没药、松香、桂枝、杜仲、枳壳、皂角、细辛、川芎、独活、穿山甲、雄黄、白芷、全蝎各一钱。

右为末，秤准分量，和匀，预将火纸裁定，将药铺纸上厚分许，层纸层药，凡三层卷如大指粗细，杵令极坚，以桑皮纸糊六七层，再以鸡蛋清通刷外层，阴干，勿令泄气。

附用针法。

用生姜一大片，厚二分许，中穿数小孔，平放应针穴道一巳用白面捏一小碗，如酒杯大，碗底亦穿数小孔，将神针药料析出，再加艾绒少许，捏作团，置于面碗内点燃，平放于姜片之上，倾刻之间，药气即可透入。如觉甚热，将姜片略抬半刻，郎再放下。看碗底药将燃尽，取起另换，每一次换药三四回，便可收止。每日或一次，或二次不拘。

附穴。

尺泽穴，在肘中动脉处，郎肘弯横纹当中，屈肘纹见。

金鉴云：屈肘横纹筋骨罅中。

风市穴端立，垂手股外，中指尖到处。

效果：外治用神针一星期一次，内服丸药一颗，用药汤调下，约月余始痊。

廉按：风痹久延，每成风缓，圣济谓风缓即瘫缓，其病因气血虚耗，风寒湿气痹着筋骨，肢体缓弱串疼。此案所用回天再造丸，与圣济大活络丹，药品大同小异，能治胶节痛痹及虚人痿躄，服此顿验，而尺部酸痛痿软不仁，亦多种应，诚肢体大症必备之要方。惜配合需时，价值太昂，不如仍用大活络丹较为便利，以其市肆所备耳。太乙神针外治，虽亦有效，惟血虚生热者，不可擅用。（《全国名医验案类编》）

甘澍医案

○（风淫于内）汪宝泉，时届长夏，夜卧当风，值梦遗后，得风痹病，始苦左足肿痛，难以移立。即邀于视，亟祈补剂。诊之，脉大舌黄，身有微热，虽初起，其势已重，颇类脚气病，但无恶寒、发热、胸满、呕吐之症，且脉大舌黄，必是风痹。因告之曰：此风湿内蕴，久而化热，萃于经脉之中，法当轻扬辛凉之药宣通经隧，兼以甘寒味淡之属熄风渗湿。但湿凝为肿，风胜为痛，而风为阳，阳主动，势必流走经隧，恐身中四肢关节处，难免流注之苦。以风性游移，非比寒湿之邪仅着一处，留而不散，是以《内经》有周痹、行痹之称，即此症也。必邪去然后正安，不可谓因遗精而病，辄与温补助邪。疏与杏仁、桂枝、防己、防风、蚕沙、羚角、桑叶、通草之属，日夜连进二剂，左足稍愈，身热已除，果然右脚肿痛，更加薏苡、萆薢以利湿。按服三日，两足肿痛虽轻，忽又肘腕掌节肩髃各处，逐日游移，肿痛不堪，又以前方参加石斛、黄柏、天冬、玄参、茅根、桑枝、梨汁、竹沥，便闭稍加明粉，盖遵《内经》风淫于内，治以甘寒，热淫于内、治以咸寒。半月之久，按日两剂，其功始半，续进地黄丸一斤，乃奏全绩。原自古风痹痿厥之症，治不得法，常多殒命，治或稍差，亦成痼疾。总由不知风痹痿厥该何证，寒热虚实从何据，捡方试病，误人良多。夫四末之疾，必识动而劲者为风，不仁或痛者为痹，软弱不举者为痿，逆而寒热者为厥。况风者必多风热相兼，痹者必风寒湿相合，痿者必火乘金，厥者或寒或热，皆从下起而逆上也。然又病机变化，寒热虚实，皆从人之脏腑转移，表寒里寒，表热里热，阴虚阳虚，自有分别。或曰：风淫四末之症，案中分晰甚明，但所言寒热虚实，皆从人之脏腑转移者何。答曰：凡邪之所凑，必乘人身之隙而入，内外相召也。如其人身中素有蕴热，外风一袭，则风为热风。若其人身中素有虚寒，外风一袭则风为寒风。古之三化汤、防风通圣散，皆为治实火之风而设。八珍、十全、地黄饮子之类，皆为治虚火之风而设。经曰：风者善行而数变。正为变虚变实，必从人之脏腑虚实转变也。其间祛邪养正，必察其脏气之偏胜，究其邪气之深浅，庶几了然在望，投剂无差耳。《一得集医案》（《得心集医案》）

张聿青医案

○曾左，由面肿而发赤瘰作痒，渐致腿股带肿，恶心呕吐，手臂筋脉抽掣。此风湿相搏，阳明脉络失和。拟祛风理湿。

炒白僵蚕三钱（打），川朴七分，酒炒木防己一钱五分，制半夏一钱五分，煨天麻一钱五分，

青防风一钱，茯苓三钱，茅术一钱，酒炒桑枝五钱，橘红一钱。

二诊：脉象糊滑，苔白心黄，恶心呕吐，频渴欲饮，随饮随吐，手臂筋脉抽掣。湿痰蕴阻胃中，致清津不升，浊液不降。拟苦辛通降法。

制半夏二钱，川连五分，旋覆花二钱，茯苓三钱，竹茹一钱五分，橘皮一钱，干姜五分。代赭石三钱，太乙丹六分（研，先服）。

三诊：呕恶大减，未能尽止。形体恶寒，头巅觉冷，自汗淋漓，筋脉抽掣，脉形沉细。湿寒郁阻阳明，阳气不能敷布，而从外卫。再温化湿寒。

桂枝五分，公丁香三分，茯苓三钱，橘皮一钱，竹茹一钱五分，熟附片四分，制半夏一钱五分，蔻仁五分，老姜一钱。

四诊：温化湿痰，呕吐复盛，中脘胀满，痞阻不舒，恶风自汗，筋脉抽掣，沉细之脉，两关转大，颇带弦象。良由胃病则土难御木，风阳从而扰胃，再从肝胃主治。

土炒白芍一钱五分，制半夏二钱，川连五分，橘皮一钱，桂枝五分，干姜四分，旋覆花二钱（包），枳实一钱，白蒺藜三钱，炒竹茹一钱五分，代赭石四钱。

开方后，再问饮食所喜，因换后方。

又，温化湿痰，呕吐不定，频吐频渴，想吃甘甜，自汗恶风。右脉转大而觉濡软。良由频吐损伤胃阴，湿寒成燥，再甘凉以和胃阴。

大有芪一钱五分，防风七分（同炒），盐水炒半夏曲二钱，甜杏仁三钱，金石斛四钱，甘杞子三钱，土炒白芍一钱五分，白蒺藜三钱，钩钩三钱，淮小麦一钱五分，黑大枣四枚。

五诊：气冲呕吐大减，口渴较定，四肢肌肤作麻大退。的是频吐之后，胃液损伤，阳明络空，风阳从而阻络。前法扩充之。

白蒺藜三钱，大生地四钱，金石斛四钱，酒炒杭白芍一钱五分，大天冬三钱，甘杞子三钱，淮小麦五分，茯神二钱，双钩钩三钱，黑枣四枚。

六诊：呕吐口渴已定，筋掣肌麻亦轻的是阳明络空，肝风乘袭。效方扩充。

阿胶珠三钱，大天冬三钱，酒炒杭白芍一钱五分，厚杜仲三钱，淮牛膝（盐水炒）三钱，大生地四钱，甘杞子三钱，金毛脊三钱，淮小麦五钱，大枣二枚。

○洪左，湿热淋浊之后，髀关不时作痛，遍身作痒，脉象滑数，湿热流入络隧，恐成痿痹。

酒炒桑寄生三钱，白蒺藜（去刺，炒）三钱，独活一钱，川萆薢二钱，汉防己一钱五分，仙灵脾一钱五分，左秦艽一钱五分，生薏仁四钱，建泽泻一钱五分。

二诊：髀关仍然作痛，步履不健，肌肤作痒，肝肾虚而湿热阻络。不能欲速图功。

酒炒汉防已一钱五分，川萆薢二钱，酒炒淮牛膝三钱，川桂枝三分，防风一钱，当归三钱，白蒺藜（去刺，炒）三钱，生薏仁三钱，羌活一钱，独活一钱，二妙丸二钱（开水先下）。

三诊：脉症相安，然屈伸行动，髀关仍痛。风寒湿阻络未宣。

汉防已一钱五分，川萆薢二钱，酒炒淮牛膝三钱，独活一钱，左秦艽一钱五分，生蒺藜三钱，酒炒全当归二钱，木瓜一钱（酒炒），红花一钱，仙灵脾一钱五分，桑寄生三钱，生薏仁三钱，陈松节一两（劈）。

○刘右，痛痹复发。拟祛风理湿宣络。

仙灵脾三钱，川萆薢三钱，左秦艽一钱五分，酒炒全当归二钱，川桂枝四分，白茄根三钱，汉防已一钱五分，炙地龙（去泥）六分，虎胫骨二钱（酥炙，研细末，先调送下）。

二诊：痹痛稍减。再宣通脉络，理湿祛风。

汉木防已各一钱，酒炒全当归一钱，左秦艽一钱五分，羌独活各一钱，酒炒桑寄生三钱，陈松节三枚（劈），淮牛膝三钱，厚杜仲三钱，白茄根三钱，酥炙虎膝盖一对（研细末，分三帖调服）。

○钱左，风湿痰阻络，营卫之气，滞而不行，右半不遂，遍身作痛。宜温通经络。

川桂枝五分，左秦艽一钱五分，木防已一钱五分，炙绵芪二钱，酒炒桑寄生三钱，制半夏一钱五分，酒炒粉归身一钱五分，独活一钱，防风一钱，络石藤三钱，酒炒丝瓜络二钱。

二诊：遍身作痛渐平，而右腿骱仍然酸痛，脉象沉细。风寒湿三气内袭，遂致经络阻痹，营卫气不宣通，不通则痛，势必然也。

酒炒桑寄生三钱，左秦艽一钱五分，川萆薢二钱，川桂枝五分，酒炒淮牛膝三钱，炒仙灵脾二钱，厚杜仲三钱，川独活一钱，当归二钱，活络丸一粒（酒化服）。

○席左，每至寅卯之交，辄腹中胀满，蔓及腰膂，髀关亦觉重着作痛。脉沉而滑，苔白腻浊。此肝气夹痰内阻。用太无神术散法。

苍术，陈皮，藿香，香附，赤白苓，川朴，甘草，菖蒲，薏仁，炒枳壳。

二诊：胀满大退，然髀关仍然作痛。湿滞渐开，络痹未宣。再宣络而理湿邪。

萆薢，茯苓，独活，防已，菖蒲，薏仁，秦艽，桂枝，藿香，桑寄生，平胃丸。

三诊：胀满已舒，髀关作痛亦减，然身重力乏气短。病渐退，气渐虚，调理之品，恐助邪势，且缓补救。

桂枝，汉防已，生薏仁，郁金，橘皮络，川萆薢，秦艽，白茯苓，杜仲。

四诊：髀关尾间作痛稍减，其痛尾间为甚。还是湿痰所阻。

苍术，制半夏，陈皮，薏仁，泽泻，黄柏，川桂枝，茯苓，猪苓，萆薢。

五诊：尾间作痛，而腰膂髀关经脉牵掣，步履不便。脉象沉郁，重按带滑。湿痰留络，恐成痹证。

制半夏二钱，左秦艽一钱五分，建泽泻一钱五分，生薏仁四钱，川萆薢二钱，白茯苓三钱，橘皮络各一钱，丝瓜络（酒炒）一钱，指迷茯苓丸三钱（先服）。

六诊：腰膂髀关牵掣已舒，腹中又复胀满。络气已宣，而气湿究未得出。再理湿化痰，开郁行滞。

制半夏，茯苓，生薏仁，橘皮络，制香附，川萆薢，泽泻，木猪苓，左秦艽，越鞠丸。

七诊：气滞已宣，胀满已退，而腰府仍觉不舒。还是湿阻络隧。再和中理湿。

制半夏一钱五分，薏仁四钱，旋覆花二钱，风化硝八分，建泽泻一钱五分，川萆薢二钱，真猩绛五分，青葱管二茎，左秦艽一钱五分，乌药二钱，白茯苓三钱。

八诊：尾间作痛递减，左腰膂气觉滞坠。再流化湿滞，以宣络气。

制香附，半夏，茯苓，枳壳，焦苍术，广皮，川萆薢，薏仁，泽泻，二妙丸。

○林右，两臂作痛难忍。湿寒风袭入络隧，痛风之渐也。

蜜炙麻黄，白芍，生甘草，川芎，苍术，桂枝，当归，木防已，茯苓，秦艽。

○李左，遍身络隧不舒，动辄作痛，脉形沉滑。感寒夹湿，阻痹络隧。宜为温通。

川桂枝，木防己，茯苓，旋覆花，猩绛（包扎），左秦艽，蔓荆子，独活，酒炒丝瓜络桑寄生，橘红络，青葱管，酒炒桑枝。

○左，痰湿有余于上，肾水空虚于下，木失水涵，横暴之气，克脾则胀。营卫不克宣通，四肢脉络不和，阳气上升，神不归舍，将寐之际，心中难过，胸膺甚觉不舒，亦由卫气上逆，清肃之令不行。先降胆胃，使神能归舍再议。

制半夏二钱，广皮一钱，川楝子一钱五分，海蛤粉三钱，炒枳实一钱，陈胆星六分，茯苓三钱，白蒺藜三钱，水炒竹茹一钱五分，川连四分，瑶桂一分（二味研细末，饭丸，先服）。

毕万花膏方，始则湿毒流入筋骨，继则邪去络空。迭投肝肾并调，通补脉络，渐次而愈。惟每至卧着，则肢节作痛。人身气血周流贯通，本无一息之停。气中有血，血所以丽气也；血中有气，气所以统血也。卧着肢节作痛，是血中之气不行。宜养血和络，仍参宣通祛风之品。

砂仁，炙大熟地，酒炒桑寄生，肥玉竹，制半夏，盐水炒菟丝子，酥炙虎胫骨，川断肉，厚杜仲，酒炒片姜黄，干苁蓉，甘杞子，独活，海风藤，酒炒牛膝，海蛤粉，煨天麻橘红，奎党参，酒炒汉防己，炙绵芪，炒于术，泽泻，左秦艽，酒炒当归尾，白茯苓，生蒺藜，炙黑甘草，酒炒杭白芍。

加清阿胶、桑枝膏、冰糖收膏。

○孙右，腰膂髀关腿股俱觉作痛，肩臂难以举动，脉象弦滑。血虚肝风入络，络热则机关为之不利，不易图治也。

酒炒桑寄生三钱，左秦艽一钱五分，川桂枝五分，木防己二钱，光杏仁三钱，煨石膏四钱，生甘草五分，生薏仁四钱，萆薢二钱，酒炒桑枝五钱。

二诊：宣络以清蕴热，仍难步履，腰膂髀关，酸多痛少。病从血崩之后，由渐而来。的属血虚奇脉纲维失护。再通补奇脉，而益肝肾。

酒炒白归身二钱，盐水炒菟丝子三钱，干苁蓉二钱，酒炒淮牛膝三钱，盐水炒潼沙苑三钱，金毛脊四钱，甘杞子三钱，厚杜仲三钱，仙灵脾二钱。

三诊：症属相安。的是肝肾空虚，纲维失护。效方进退。

干苁蓉二钱，杜仲三钱，生蒺藜三钱，甘杞子三钱，炒萸肉一钱五分，盐水炒菟丝子三钱，酒炒怀牛膝三钱，酒炒白归身二钱，酒炒桑寄生三钱，海风藤三钱。

四诊：来函云舌苔光剥已润，腰膂髀关，酸多痛少，胸背作痛。从调摄肝肾之中，参以祛风宣络。

干苁蓉二钱，厚杜仲三钱，酒炒桑寄生三钱，白茯苓三钱，酥炙虎胫骨四钱，酒炒怀牛膝三钱，粉萆薢一钱五分，甘杞子三钱，木防己二钱，左秦艽一钱五分，川独活一钱，海风藤三钱。

○经右，遍体经络作痛，头旋掉眩，鼻流清涕，脉细弦而数，时辄不寐。血虚肝风袭入络隧，热气上冲，逼液为涕。拟养血荣经。

全当归二钱，柏子霜三钱，苍耳子三钱，阿胶珠三钱，大天冬三钱，粉前胡一钱五分，生熟甘草各二分，滁菊花二钱，川贝母二钱，酒炒杭白芍一钱五分。

二诊：节骱仍然作痛，头旋掉眩，少寐多涕，频渴欲饮，脉象细弦。皆由营血不足，肝风袭入经络。拟养血化风。

酒炒全当归二钱，苍耳子三钱，酒炒杭白芍一钱五分，酒炒桑寄生三钱，木防己一钱五分，左秦艽一钱五分，海风藤二钱，阿胶珠二钱，辛夷一钱五分，酒炒丝瓜络二钱。

三诊：节骱作痛，痛有休止，音声有时雌喑，口渴欲饮。血虚不能营养经络，胆火上逆，气热肺燥。宜泄胆木而清气养津，益营血而祛风宣络。

酒炒全当归二钱，秦艽一钱五分，麦冬三钱，酒炒白芍一钱五分，生扁豆衣三钱，甘杞子三钱，独活一钱，丹皮二钱，炒木瓜一钱五分，桑寄生三钱，桑叶一钱。

四诊：脉弦稍柔，经络掣痛较退，再养血宣络。

酒炒全当归二钱，杞子三钱，川贝二钱，柏子霜三钱，酒炒桑寄生三钱，橘络一钱，冬瓜子三钱，金石斛三钱，酒炒丝瓜络二钱，枇杷叶四片，炒木瓜一钱五分。

○王右，营血久亏，血不养经，手足经络作痛，脉弦头晕。养血熄风为治。

酒炒白归身二钱，酒炒杭白芍一钱五分，滁菊花一钱五分，酒炒木防己一钱，肥玉竹三钱，独活七分，干苁蓉一钱五分，酒炒桑寄生三钱，秦艽一钱五分。

苏右，由腹中作痛胀，而致经络作痛，腿膝尤甚，大便不行，脉象细数。阳明脉虚，风阳乘入。宜养血熄肝。

酒炒全当归三钱，酒炒木防己一钱五分，酒炒杭白芍一钱五分，酒炒桑寄生三钱，甘杞子三钱，火麻仁三钱，大生地四钱，桑椹子三钱，柏子霜三钱。

○经右，节骱作痛，两膝尤甚，背脇板胀，必得捶久方舒。人之一身，必赖气血营养，惟营血不足，斯络隧空虚，而诸病俱作。背脇为诸脉所辖。皆由木旺水亏，少阴之真阴愈少，则少阳之木火愈盛，逼液为涕，烁金则喑。其病虽殊，其源则一。

酒蒸女贞子三两，生甘草五钱，大麦冬二两，生白芍一两五钱，酥炙虎胫骨三两，甘杞子三两，大生地一两，白归身一两五钱，酒炒怀牛膝三两，大天冬二两，大熟地四两，干苁蓉一两钱，盐水炒菟丝子三两，白茯苓三两，炒萸肉一两，泽泻一两，盐水炒潼沙苑三两，粉丹皮二两，川石斛四两，厚杜仲三两，西洋参二两，黑豆衣二两，奎党参三两，黑玄参肉一两五钱，肥知母二两，玉竹一两五钱，炒木瓜一两。

加清阿胶三两，龟甲胶二两，鹿角胶二两，溶化收膏。

○陈左，熄风养血，臂痛稍轻。脉缓微弦，重按少力。从前法兼补阳明。

炙熟地，阿胶珠，于术，归身，云茯神，甘杞子，炙绵芪，白芍，玉竹，夜合花。

二诊：脉渐柔软，臂痛略轻。仍守调补气血，气血一充，则调理自和。

大生地四钱，炙绵芪三钱，奎党参三钱，杭白芍（酒炒）一钱五分，阿胶珠三钱，甘杞子三钱，生于术二钱，白归身（酒炒）二钱，干苁蓉一钱五分，川断肉三钱，肥玉竹三钱。

○高左，髀关作痛，以天晴霾为加减，湿也。

二妙丸独活寄生、二陈两汤煎汤送下。

○某，尻痛。

二妙丸用二陈汤送下。

○叶右，向有偏左头痛。兹则背脊恶寒，遍身作痛。营血不足，风阳乘虚入络。暂为宣通。

川桂枝二分，左秦艽一钱五分，桑寄生（酒炒）三钱，酒炒防己一钱，全当归二钱，白蒺藜（去刺，炒）三钱，嫩桑枝（酒炒）三钱，橘皮络各一钱，丝瓜络（酒炒）一钱五分。

二诊：身痛稍减，偏左头疼渐止。再和营血而熄肝阳。

粉全归（酒炒）二钱，炙黑草四分，桑叶一钱，玄参三钱，杭白芍（酒炒），一钱五分，池菊花一钱五分，丹皮二钱，南枣三枚，白蒺藜去刺（炒）三钱，黑豆衣三钱。

○顾右，遍身酸痛稍减，而腿股仍觉恶寒。前法参以辛温。

桂枝三分，川萆薢二钱，左秦艽一钱五分，茯苓三钱，炒桑枝四钱，防己一钱五分，桑寄生三钱，煨天麻一钱五分，薏仁三钱。

二诊：遍身酸痛大退。然仍肝阳上升，嘈杂气冲，经脉抽掣，四肢厥逆。良以阳明脉络空虚，肝阳乘袭。再通补阳明，参以熄肝。

奎党参三钱，制半夏一钱五分，炙黑草四分，归身二钱，淮小麦五钱，麦冬三钱，白芍（土炒）一钱五分，炒杞子三钱，茯神三钱，龙眼肉四枚，大南枣四枚。

○程左，苦温辛烈，燥胃强脾，口中津液转滋。盖湿流气化，则清津方能上供。惟足肿身痛未松。良以风湿相搏，不能遽化。再作日就月将之计。

苍术八分（麻油炒黄），连皮苓三钱，五加皮三钱，生薏仁四钱，猪苓二钱，泽泻一钱五分，汉防己五钱，川独活一钱，牡蛎泽泻散三钱（开水先服）。（《张聿青医案》）

寒 痹

杨华亭医案

〇病者：谢诚一，年三十八岁，山东福山县人，住狮子匡，经商芝罘。

病名：寒痹。

原因：筋肉肥大，全身富脂肪，身重一百六十余磅，略为运动则呼吸困难，商战过劳，少年厉事过度，精神窘迫，谈话之间即睡去。

症候：于甲子年五月十三夜间，因热去衣，赤身乘凉于天井内，瞬息睡去，少时被友唤醒。至第二日晨起时，稍觉项强，第三日项强之症见重，右臂微痛，至理发处，用按摩法，稍微见轻。于十六日晨七时，突患右肩背及手臂尽痛，呻吟之声不绝，痛汗如珠，右牛身起卧，不得自由。

诊断：脉两手寸关浮而洪大，惟右则重按而滑，左则沉取而涩，两尺微弦，脉症合参，此为寒痹。灵枢邪客篇所谓“脉大以濇者，为痛痹”。素问痹论“寒气胜者为痛痹”也。其脉浮者属风，滑者属痰，洪大者属火，涩者属血瘀，外寒搏内热厂经络凝滞，以致肩背手部疼痛，惟痛有定处，不似历节之走注流痛而肿，亦并半枯之无痛。因客邪由外入者，必入经络之内，经络所藏者无非气血，气血若被外寒所激，则脑气筋被气血所压，何处被压，必有疼痛之症。此人肥胖太甚，阳虚则不能外固，忽被风寒乘虚而人。经云：“邪入于阴则痹”也。夫血既以邪入而血痹于外，阳亦以血痹而闭于中，此仲师以针为治痹之先着，而揭诸章之首，以示后世之人也。乃近世针灸失传，俱以用药疗之，须知此病当疼苦万状之时，非药所能即止其疼苦，惟针则能手到疼止也。

疗法：针药并用，先用刺法，以止其痛，后服药以和之。刺手太阳经曲垣穴针人五分，秉风穴针人五分，天宗穴针人五分，臑俞穴针人八分，手太阴经尺泽穴针入三分（此穴速出针微血出），手阳明经合谷穴针入三分，少时睡去。因用当归、川芎、桃仁、红花为君，以和血中之凝滞，经云：治风先治血，血行风自灭，用秦艽、羌活为臣，以去经络之风，用半夏、云苓为佐以去痰，用制香附、地龙为使以通之。予临行云：此寒痹之症，非一二次所能治愈，初用针可，止二三少时之疼，二次能止五六少时，至三四次，可望痊愈。下午一时召予治之，问其屑背之痛已退：起卧自由，惟臂与手部，其疼如前。再刺手少阳经天井穴针人五分，支沟穴针透间使穴阳池穴针，人二分，中渚穴针人二分，复又睡去。

第二日晨七时，召予，问其膀臂之疼退尽，惟五指痛而且胀。郎刺手阳明经阳溪穴针人二分，手少阳经中渚穴针人二分，液门穴针人二分，大指少商穴、食指商阳穴、中指中冲穴、无名指关冲穴、小指少冲穴各用细三棱针刺之微血出，将前方内加薏苡仁、防己以利湿。

处方：全当归四钱，川芎一钱，桃仁三钱半，红花二钱，左秦艽二钱，川羌活一钱，半夏三钱，云苓三钱，香附三钱，干地龙一钱。

第二日方内加薏苡仁六钱、汉防己二钱。

效果：第三日，肩背手臂之疼痊愈，在家调养三日，仍回芝罘。

廉按：此乃治痹证之佳案也。（《全国名医验案类编》）

阳贯之医案

〇病者：邓少仪妻，年三十六岁，住石马巷街。

病名：寒痹。

原因：初感寒湿，历治不愈而成痹。

症候：肩臂腰腿周身皆痛，日重一日，已经两月。

诊断：脉左浮紧，右濡滞。浮为风，紧为寒，濡为湿，明明三气合而成痹，何前服三气对症之药皆不效，则仲景下瘀之法可以类推，勋臣痹证有瘀之说于斯益信。少仅以病久人弱，难堪峻剂为辞。力为详辨其义，血譬如水也，水经风寒而凝结成冰，此时欲使冰之凝结者，复成为水之活泼，治风寒乎，治冰乎，知必治冰而后可。故服表药，似对症而不及病所，徒虚其表，故不应。接服养血滋阴药，固是妇科妙品，而血为阴凝，愈滋愈瘀，故病加重。今以逐瘀为治，即治冰之意，幸勿囿于俗见以悔将来。

疗法：用王氏身痛逐瘀汤，嘱服三剂。次日复诊，昨日之药，已服一剂，反心烦甚。此因血瘀既久，骤用通逐，以药不无攻抉之势，故烦。若安然罔觉，是药不中病，接服毋间可也。若疑中病为犯逆。养痈成患，恐难措手于将来也。于是信心不疑，连服三帖诸症悉迟。

处方：全当归三钱，细生地三钱，光桃仁四钱，杜红花二钱，生枳壳二钱，赤芍二钱，川柴胡一钱，生甘草一钱，苦桔梗钱半，川芎钱半，杜牛膝三钱（为引）。

效果：凡九日，诊三次，略为加减，服药訾应，诸症悉迟，行动如常。

廉按：寒则凝血，湿则滞血，血之脉络窒塞，乃成痛痹，病势之常。王氏身痛逐瘀汤，确系经验之方，惟柴胡不如易桂枝，辛甘发散，以通经络，同牛膝尤有直达眉臂腰腿之长，则取效当更速矣。（《全国名医验案类编》）

热　痹

李向农医案

○梁某，男，62岁，农民。

2年前开始出现双膝、踝关节疼痛，他医每以“风湿性关节炎”治疗，反复注射泰必治、康宁克通等激素类药物，疼痛虽缓解一时，但病症反复发作，日见加重。并因用激素治疗导致胃溃疡应激性出血，已行胃溃疡切除术。近一个月来双膝、踝关节肿胀加重，疼痛难忍。经人介绍于1991年11月6日前来诊治。患者不能行走，需由家人背负而来。诊见其面色萎黄，形羸骨瘦。双下肢屈伸不利，不能站立，患部有灼热感，双膝肿大形如鹤膝，两踝肿大更甚。局部X线摄片、抗“O”、血沉、类风湿因子、血常规等，未发现有阳性征，血尿酸为606.9微摩尔/升，西医诊为痛风性关节炎，中医诊为热痹。考虑患者有胃溃疡病，用西药嘌呤醇类有不良反应，故采用中药配合针灸治疗。治宜清热通络，祛风除湿，滋补肝肾。处方：西洋参8克（另炖），太子参、桑枝、白茅根各30克，麦冬、茯苓、丹皮、山萸肉、泽泻、郁金各10克，生地25克，淮山药、石斛、宽筋藤各20克，羚羊角（另煎服）5克，连服3剂。

针灸以局部与循经取穴为主，第一组穴位：内外膝眼（双）、丘墟（双）、解溪（双）、阳陵泉（双），泻法；足三里（双），补法，接6805电针仪留针30分钟，外加委中穴放血，隔天1次。第二组穴位：梁丘（双）、申脉（双）、商丘（双）、行间（双）、阴陵泉（双）、鹤顶（双），用泻法；三阴交（双）、太溪（双），用补法。接通6805电针仪留针。两组穴位每天交替取穴，共3天。

11月9日二诊：疼痛减轻，夜能安睡，精神好转，舌红、苔黄，脉细数。上方加土鳖、地龙各10克，3剂。针灸如前。

11月12日三诊：精神转佳，面色红润，肿胀大减，已能下地慢行。再以前方加减。处方：西洋参（另炖）5克，太子参、白茅根各30克，石斛、茯苓、生地、宽筋藤、怀山药各20克，山萸肉、丹皮、泽泻各10克。针灸两组穴位交替进行。

半月后，关节肿痛完全消退，基本痊愈。后以益气养胃补肾方善后，并嘱其注意饮食，防其复发。随访2年未见复发，能进行日常劳动。［新中医，1996，（3）］

郑桥医案

○洪某，男，34岁。初诊日期：1964年6月5日。

患感冒已二十多天。现证两足趾热痛，痛甚不可忍，不敢着地，夜卧必置于被外，面黄赤，口唇舌质紫红，舌苔白腻，根部微黄，午后发热，脉濡数。

辨证：湿热闭阻经络。

治法：清热祛湿，活血开痹。

方药：苍术12克，防己12克，通草12克，苡米24克，地龙12克，牛膝12克，苏木9克，蒲公英30克，甘草6克。

水煎服，

外用桃仁12克，杏仁12克，薄荷9克，荆芥9克，栀子12克，上药为面加白面少许，白酒合调糊状，外敷痛处。

内服外糊并用，翌日痛止，服3剂能走路，8剂痊愈。（《老中医经验汇编》）

黄献民医案

○崔某，男，62岁，1995年81月5日就诊。

无诱因左第一跖趾关节红肿热痛，尤以夜晚痛甚1天。查：左第一跖趾关节红肿，扪之有热感，压痛，以关节内侧为甚，不能行走。血沉32毫米/小时，血尿酸730微摩尔/升，舌略红、苔黄腻，脉滑数。西医诊断为左第一跖趾痛风性关节炎。中医诊为痹证（湿热型）。以基本方加蒲公英10克，日1剂，水煎服。左第一跖趾关节处外敷三黄散水蜜以清热解毒，消肿止痛。治疗1周后症状消失，血沉和血尿酸已恢复正常。

基本方：防己、赤小豆各15克，黄柏、苍术、怀牛膝、地龙各10克，薏苡仁20克，连翘8克，甘草6克。水煎服，日1剂。关节痛甚者加海桐皮20克，热甚者加蒲公英15克，肿甚者加金银花10克。

三黄散水蜜：取黄柏粉、大黄粉、黄芩粉各等份，用蜜糖水调匀，外敷患处关节。［新中医，1997，29（6）］

席梁丞医案

○蔡某，女，30岁。

于1961年因关节疼痛全身发热，肌肤灼热（体温38摄氏度上下），烦渴引饮，大便秘结，盗汗颇多，住院治疗。罹病2个月，四肢关节疼痛剧烈，手足不能举动，甚至不能触摸。脉弦大数，舌质绛，苔黄腻少津，曾服白虎加桂枝汤、独活寄生汤等均未效。

辨证：阴血虚极，阴伤热炽，热甚灼筋，筋脉失养。

治法：滋阴清热，固表止汗。

方药：当归六黄汤加减。

黄芪24克，生地15克，当归9克，黄连4.5克，黄芩6克，黄柏6克，花粉9克，桑枝15克，秦艽9克。

连服4剂，热象盗汗大减，舌苔渐润，又进3剂，燥屎下，上肢关节疼痛渐有好转，自能持杯饮水吃饭。效不更方，再连服4剂，关节疼痛减轻。半月后能下床步履，同时配合针灸隔日一次，二旬之间，身凉脉静，诸证悉愈。（《席梁丞治验录》）

黎成贵医案

○刘某，男，42岁，干部。1995年11月10日初诊。

突发双足关节肿痛1个月。患者于1个月前由于饮酒过量，醉后入睡。于次日凌晨醒来自觉左足关节疼痛，足跟不能着地。当即到某医院检查，诊断为“风湿性关节炎”，给予吲哚美辛及追风透骨丸治疗。服药2天未效，于第4天双足关节肿痛，足跟不能着地，行走困难。送往某医院住院治疗。仍诊断为“风湿性关节炎”。用先锋霉素等药物治疗1周，未效。双足关节疼痛未减而出院。出院后邀余治疗。吾细查原由，翻阅病历，思其可能属“痛风性关节炎”。急查血尿酸：高达495微摩尔/升，确诊为痛风性关节炎。

诊查：患者形体肥胖，双足关节红、肿、热、痛，以足跟为甚，不能着地。舌质红、舌苔黄腻，脉滑数。

治法：清热解毒，化痰利湿。

方药：自拟除痛风汤。

土茯苓60克，银花30克，萆薢、车前子、黄柏、苡仁、防己各20克，生甘草、陈皮、川贝母、牛膝各10克。

用土制砂罐加水1000毫升，文火煎至1小时，取汁300毫升，二煎加水500毫升，文火煎至半小时，取汁200毫升。两煎混合，分温3服，1日3次。

禁忌：禁烟酒、高脂肪类食物和酸性食物。多食碱性食物，如魔芋、碱面等。

二诊：服上方3剂后，患者疼痛有所缓解。双足关节仍红肿，可扶杖行走，舌脉同前，仍续服上方6剂。

三诊：双足关节红肿疼痛消失，可弃杖行走，但仍觉足跟用力时疼痛。证明药应病机，再续服上方6剂以善其后。共服“除痛风汤”15剂，症状消失，痊愈上班，至今未见复发。［湖北中医杂志，1996，18（6）］

陈马环医案

○余某，男，58岁。

患者因右第1跖趾关节及手指多个关节反复疼痛8

年，于1989年6月13日就诊。

1984年曾因多个关节疼痛发作，在广州某医院确诊为痛风性关节炎（当时血尿酸880微摩尔/升），曾服别嘌醇、秋水仙碱等治疗，因胃肠道反应明显和转氨酶升高而自动停药。现症见指趾关节疼痛，且右侧第一跖趾关节稍外突变畸，局部轻压痛，无灼热感，困倦疲乏，胃纳可，二便正常，舌淡、苔白腻，脉滑。查血尿酸694微摩尔/升，血沉30毫米/小时，肝功能及转氨酶均正常。

辨证：脾虚挟湿，瘀浊阻滞，流注关节。

治法：益气健脾，泄浊化瘀。

方药：防己黄芪汤加味。

防己、白术、赤芍、泽兰各15克，黄芪25克，炙甘草10克，土茯苓50克，川萆薢、蚕沙各30克，全蝎7克。

每天1剂，连服5剂，自觉精神好转，守方进服2个月，复查血尿酸310微摩尔/升，血沉8毫米/小时，随后每月间歇服前方10剂，调治3个月以巩固疗效。患者经3年追踪，不定期复查血尿酸、血沉均正常，并间断服前方调理，病情稳定，未再发作。

○李某，男，48岁。

患者右踝关节间歇疼痛半年，剧痛1天，于1990年3月20日初诊。

症见右踝关节红、肿、热、痛，不能着地，1周前患者曾在外院查血尿酸660微摩尔/升，服止痛药及封闭治疗效果欠佳，苔黄腻，脉弦滑。证属湿热下注，关节瘀阻之痛风性关节炎，治以清热利湿，活血通络，方选三妙散加味。处方：苍术、黄柏、地龙各10克，牛膝12克，土茯苓80克，川萆薢、蚕沙各30克，蒲公英、赤芍各25克，泽兰、银花各15克，红花6克。连进5剂，每天1剂，复渣再煎，分2次口服。再诊右踝关节红肿消退，疼痛缓解，能下地活动。守方再进四十余剂，诸症悉除，复查血尿酸360微摩尔/升，随后用防己黄芪汤加减调治月余，控制进食高嘌呤食物，追踪至今，血尿酸正常，未见复发。［新中医，1993，（4）］

邱辉医案

○李某，男，46岁，司机，1995年5月13日初诊。

患者于5月12日觉足第一跖趾关节疼痛，用麝香风湿膏外敷未效。后疼痛逐渐加重，局部肿胀，夜间剧痛难眠，第二天跛行来院治疗。

诊见：左足第1跖趾关节红肿，灼热，压痛明显，拒触按，无波动感。舌红、苔黄腻，脉濡数。查血白细胞12×10^9/升，血尿酸650.3微摩尔/升，X线摄片未见骨质异常。有嗜酒史。

诊断：痛风性关节炎。

辨证：湿热下注。

治疗：即以下法治疗2天痊愈。1个月后因饮酒复发，再按下法治疗2天，诸症消失。追访1年，未见复发。

中药治疗：按中医辨证多属湿热下注热痹。治以清热利湿，祛风通络法。方用四妙汤加减。

处方：黄柏15克，苍术18克，薏苡仁、土茯苓、络石藤各30克，赤芍、制乳香、制没药各10克，防风、秦艽、泽泻、黄芩各12克，金银花、天花粉各20克，三七、甘草各6克。日1剂，水煎服。

西药治疗：泰必治A注射液和泰必治B注射液各1毫升，深部肌内注射，2天1次。

胃溃疡、高血压病、骨质疏松及白细胞减少等患者只用中药治疗。［新中医，1997，29（9）］

湿痹

周小农医案

○病者：史姓，忘其年名，住沪南。

病名：湿痹肿喘。

原因：先由湿郁化肿，继则由肿转蒙喘，屡治不应，改延予诊。

症候：面浮足肿，腹满有形，更加喘咳厌多。

诊断：脉濡带涩，苔白，据脉症是湿痹不宜，其所以痹而不宜者，由于气窒络瘀也。

疗法：仿前哲五子五皮饮加减，参以通络宣气。

处方：莱菔子三钱，苏子二钱，葶苈子钱半，瓦楞子六钱（煅研），新绛二钱，旋覆花二钱，大腹皮三钱，橘皮络各一钱，连皮苓四钱，竹沥半夏三钱，代赭石四钱（打）。

先用冬瓜皮子各一两、葱须一钱，煎汤代水。

效果：迭进两剂，陡吐狂血如紫黑块甚多，喘先定，继诊通络宣痹，绛复汤合吴氏宣痹汤［新绛二钱，旋覆花二钱，拌滑石四钱（包煎），光杏仁、竹沥半夏、焦山栀、连翘、赤小豆皮各三钱，生苡仁、晚蚕沙各四钱，汉防己钱半、葱须八分］，服二三剂后，肿亦退，腹宽面浮亦平，肫满因血阻窒有如此。故治肿满病，不但宜理气也。如此重症骤愈于数日之内，郎病者亦意所不料。

廉按：此肿而且满，满而转喘之实症，治法方用顺气开痰，通络宣痹，面面顾到，煞费经营，其病之去路，全在陡吐狂血如紫黑块甚多，学者宜注意之。（《全国名医验案类编》）

黄衮甫医案

○病者：黄松林，年三十八岁，业农，住泖湾村。

病名：湿痹。

原因：初伤湿，继受寒，寒湿相搏，遂致麻痹。

症侯：左足腰疼痛，伸屈不利，步履维艰。

诊断：脉左沉迟，右稍弦，症脉合参，断为着痹。内经论痹证，每与中风相合，然风则阳受之，而痹则阴受之。痹者闭而不适之谓也，今寒湿客于下，下焦属阴，以阴遇阴，湿性腻，寒性迟，湿遇寒而凝结愈力，寒遇湿而壅闭不宣，不通则痛，通则不痛。

疗法：方用麻黄、附子为君，黄芪、白术、白芍为臣，秦艽、伸筋草等为佐，使祛寒化湿之品，与通经活络互参。

处方：带节麻黄三分，西芪皮钱半，左秦艽钱半，丝瓜络三钱，伸筋草三钱，淡附子六分，焦白芍钱半，炙甘草四分，生白术钱半，千年健钱半。

效果：服药四剂，痛势愈半，后西芪、白芍加倍，再四剂而病愈。

廉按：案语精湛，处方稳健，于痹证确有心得，非博历知病，屡用达药者不办。（《全国名医验案类编》）

余景和医案

○常熟大市桥王姓，年二十五六，面色青黄，足肿如柱，胀至腰，腰重不能举，足软不能行。其父背负而至，余问曰：此症起于何时？答曰：已一年有余，服药近二百剂，鲜效。余诊其脉，涩滞不利，下体肿胀，足弱不能行，腰重不能举。余曰：此症虽未见过，揣其情，即黄帝所谓缓风湿痹也。《金匮》云：着痹，湿着而不去，腰中如带五千钱。《千金》云：脚弱病，总名谓之脚气，甚则上冲心腹，亦能致命。此症服补剂，往往气塞而闭者甚多。服表药而死者，未之有也。断不可因久病而补之。余进以活命槟榔饮方，橘叶四钱、杉木片一两、陈酒三两、童便二两，水二碗，煎至一碗，调入槟榔末二钱，服后，将被温覆而卧，遍身汗出如洗，肿退一半。再服一剂，汗后肿即全退，足渐能步履。复诊，更《本事》杉木散方加味，杉片五钱、大腹皮二钱、槟榔二钱、橘皮、橘叶各二钱、防己二钱、附子四分，酒二两，童便二两；服三剂，病痊。其父曰：药价极廉，不及百文，四剂即能愈此一年余之重症，神乎技矣。余曰：药贵中病，不论贵贱，在善用之而已。古人之方，不欺后学，所难者中病耳，如病药相合，断无不效验者。（《诊余集》）

痛　痹

吉良晨医案

○杨某，女，40岁。

始由左足挫伤，疼痛拘急，继而右腿及上肢疼痛且有麻感，遇寒加重，得暖则舒，头晕不清，月经错后，色黑量少，白带较多，苔白根厚，脉极细弱，微不可寻，略有涩象。病已四月，西医诊为“多发性动脉炎，动脉痉挛”，因多方医治无效，由东北边疆来京求治。

辨证：四诊合参，此为外伤经络，寒凝瘀滞，形成痹痛。

治法：益气通阳，行痹活络。

方药：生黄芪30克，川桂枝12克，黑附子（先煎）30克，全当归6克，鸡血藤30克，广陈皮6克，生姜片9克，炒谷麦芽各9克。

水煎服。

服药6剂，疼痛即有减轻，精神好转，按原方再加野台参15克以助中气，共服药12剂，自觉四肢舒畅，心情振奋，身轻神爽，只有轻微疼痛，手足已温，脉力有增。此为阳气已通，瘀滞渐畅之证，再拟益气温通，养血荣络为主以巩固疗效。生黄芪60克，野台参15克，川桂枝15克，黑附子（先煎）45克，全当归9克，广陈皮9克，鸡血藤30克，首乌藤30克，炒谷麦芽各9克，水煎服。另加人参须、当归须各9克煎水当茶饮服。因其证缓脉亦有力，患者在京长期治疗不便，已携方回籍续服，巩固疗效。（《临证治验录》）

凌晓五医案

○康左（七月），寒湿下注，足三里筋络肿痛，不能任地。《内经》云：伸而不能屈，病在骨是也，脉弦缓，治宜和营，以逐风湿。

照邱方加熟附片、威灵仙。（《三三医书·凌临灵方》）

其他医案

○方勺云：一人遍体作痛，殆不可忍，都下医，或云中风，或云中湿，或云脚气，药悉不效。周言亨言是血气凝滞所致，用延胡索、当归、桂心等分为末，温酒服三四钱，随量频进，以止为度，遂痛止。盖延胡索能活血化气第一品药也。其后赵侍制霆，因导引失节，肢体俱挛，亦用此数服而愈。《泊宅编》、《本草纲目》。

钱乙本有羸疾，每自以意治之，愈而复甚，叹曰：此周痹也，入脏者死，吾其已夫。既而曰：吾能移之使在末。因自制药，日夜饮之，左手或挛不能用，喜曰可矣。所亲登东山，得茯苓大逾斗，以法啖之尽。由是虽偏废，而风骨得坚如全人。

张子和治一衲子，因阴雨卧湿地，一半手足皆不随，若遇阴雨其病转加。诸医皆作中风偏枯治之，用当归、白芍、乳香、没药之类，久反大便涩，风燥生，经岁不已。张以舟车丸下之三十余行，去青黄沫水五升，次以淡剂渗泄之，数日手足皆举。张曰：夫风湿寒之气合而成痹，水痹得寒而浮，蓄于皮腠之间，久而不去，内舍六腑，日用去水之药可也。水湿者，人身中之寒物也，寒去则血行，血行则气和，气和则愈矣。

边校白公，以隆暑时饮酒，觉极热，于凉水池中渍足，便其冷也，为湿所中，脐股沉痛，又因醉卧湿地，其痛转加，意欲以酒解痛，遂连朝而饮，反成赤痛，发问止，且六七年，往往断其寒湿脚气，以辛热治之不效，或使服神芎丸，数服痛微减。他日复饮，疾作如前，睾囊痒湿肿硬，脐下似有物难于行。张曰：予亦断为寒湿，但寒则阳火不行，故为痛，湿则经隧有滞故肿。先以苦剂涌之，次以舟车丸百余粒，浚川散四五钱，微下一两行。张曰：如激剂尚不能攻，况于热药补之乎。异日又用神祐丸百，二十丸，通经散三四钱。又来日以神韦占八十丸投之，续见一二行。又次日服益肾散四钱，舟车丸百余粒，约下七八行，已觉膝睾寒者暖，硬者软，重者轻也，肿者赤退，饮食加进，又以涌之，其病全瘳。疏疏风丸方与之，此不肯妄服辛热，故可治也。

张子和治梁宜人，年六十余，忽晓起梳发，觉左指麻，斯须半臂麻，又一臂麻，斯须头一半麻，比及梳毕，从胁至足皆麻，大便二三日不通。医皆云风也，或药或针，皆不效。左手三部脉皆伏，比右手小三部，此枯涩痹也，不可纯归之风，亦有火燥相兼，乃命一涌一泄一汗，其麻立已。后以辛凉之剂调之，润燥之剂濡之，惟小指次指尚麻。张曰：病根已去，此余烈也，方可针溪谷。溪谷者，骨空也。一日清和往针之，用《灵枢》中鸡足法，向上卧针三进三引讫，复卓针起，向下卧针送人，指间皆然，手热如火，其麻全去。刘河间作《原病式》，常以麻与涩同归燥门中，真知病机者也。

琇按：燥为六气之一，其为病至夥而烈，然皆病成而变者为多，故皆散入诸症，不能专立一门。

人病湿痰肿痛，经年不能行，遇乞食道人授一方：用豨莶草、水红花、萝卜缨、白金凤花、水龙骨、花椒、槐条、甘草、苍术、金银花共十味，煎水蒸患处，水稍温即洗之。此方已医好数人。《续金陵琐事》。

周汉卿治诸暨黄生，背曲须杖行，他医皆以风治之。汉卿曰：血涩也，刺两足昆仑穴，顷之投杖去。《明史》。

朱丹溪治何县长年四十余，形瘦性急，因作劳，背痛臂疼骨节疼，足心发热，可与四物汤，带热下大补丸、保和丸，共六十粒食前服。

许知可在歙州，有一贵家妇人，遍身走注疼痛，至夜则发，如虫啮其肌，作鬼邪治。许曰：此正历节症也。以麝香丸三服愈。此药专治白虎历节风，疼痛游走无定，状如虫行，昼静夜剧。《本事方》、《医说续编》。

陈良甫治一妇人，先自两足踝骨痛不可忍，次日流上于膝，一二日流于髀骨，甚至流于肩，肩流于肘，肘流于后溪，或如锤锻，或如虫啮，痛不可忍，昼静夜剧，服诸药无效。陈诊之，六脉紧，曰：此真历节症也，非解散之药不能愈，但用小续命汤，一剂而效。邓安人夏月亦病历节，痛不可忍，诸药不效。良甫诊之，人迎与心脉虚，此因中暑而得之，合先服酒蒸黄连丸，众医莫不笑，用此药一服即愈，自后与人良验。《良方》。

宋青龙中司徒颜奋女，苦风疾，一髀偏痛。有人令穿地作坑，取鸡矢荆叶燃之，安胫入坑中熏之，有长虫出，遂愈。《范汪方》、《本草纲目》。

龚子才治张太仆，每天阴，即遍身痛如锥刺，已经数年，左脉微数，右脉洪数，乃血虚有湿热也。以当归拈痛汤，加生地、白芍、黄柏、去人参数剂而瘳。

张子和治麻先生妻，病代指痛不可忍，酒调通经散一钱，半夜大吐，吐毕而痛减。因叹曰：向见陈五曾病此，医以为小虫伤，或以草上有毒物因触之，迁延数月，脓尽方已，今日观之，可以大笑。

孙真人云：予以贞观五年七月十五日夜，以左手中指背解著庭木，至晓痛不可忍，经十日，痛日深，疮日高大，色如熟小豆色。常闻长者之论有此方，遂依治之，手下即愈，痛亦除，疮亦即瘥，未十日而平复。杨炎南行方著其效云，其方取蒲公草，捣傅肿上。《千金方》序。

琇按：上二症，即世俗所谓木蛇咬也。张说似不然之。

虞大民治一男子，四十岁，因感风湿，得白虎历节风症，遍身抽掣疼痛，足不能履地者三年，百方不效，身体羸瘦，骨立，自分于死。一日梦人与木通汤服愈，遂以四物汤加木通服，不效，后以木通二两锉细，长流水煎汁顿服，服后一时许，遍身痒甚，上体发红丹如小豆大粒，举家惊惶，随手没去，出汗至腰而止，上体不痛矣。次日又如前煎服，下体又发红丹，方出汗至足底，汗干后，通身舒畅而无痛矣。一月后人壮气复，步履如初。后以此法治数人皆验。

潘损曰：予少时读书郡学，夏月洗足，风湿搏于右足外踝，注痛十余年，足跟不仁，宦游北方。少愈，归老又发，前后几四十年，沉痼之疾也。嘉靖丁未，右臂亦遭此患，牵连上下手腕及指，将成偏痹，用药宣通驱逐，敷帖攻熨，百治不效。盖风邪入于筋骨，药力莫能达也。予思骨必有窍，喘息呼吸，百骸相通，邪气乘虚而入，亦可引之而出。又思手居上体，出路颇近，先从手臂试之，心之所注，气必至焉，元门运气之法，不过如是。乃澄心静虑，每夜侧卧，右臂向上，伸手平舒，以意从肩井骨窍中，步步存想而下，直至指尖复徐徐引气而上，过两腕，直至肩井旁分一路，穿颈入喉出口，细细吐之，每夜如是，行者往复十数遍，倦则止，行之二三夜，意熟路通，又四五夜，觉骨窍中有一线气，随意想上行，微微牵通，至十数夜，觉肩井红肿生小疮，而腹亦微痛，盖恶气上冲肩井旁一路，由喉下坠入腹，不能尽从口中吐出也。乃用拔毒膏贴肩井，疮溃而成脓，腹自利二三遍，痛止而右臂豁然通矣。因思足外踝，岁虽久而病跟所发，道虽远而骨窍相通。亦如前法，侧卧伸足，以意存想，以渐引气过膝，穿腿入腹，则恶气注腹而大痛，口不及引之而出也。忽一日大泻四五遍，臭味极恶，而足病亦瘳。此殆神启愚衷，独得灵异之诀，至妙至妙者欤。而昔人未之有行也。褚记室。

琇按：此与景岳之父，导痰饮之法颇宜参阅，张案在饮门。

孙文垣治姚画老夫人，年几七十，右手疼不能上头，医者皆以中风治不效，益加口渴烦躁。诊之右脉浮滑，左平。曰：此湿痰生热，热生风也。治宜化痰清热，兼流动经络，乃可瘳也。二陈汤倍加威灵仙、酒芩、白僵蚕、秦艽，四剂病去如失。

吴少溪有酒积，常患胃脘痛，近又腰眼足根肢节皆痛。孙曰：此由湿热伤筋，脾肺痰火所致，法宜清肃中宫，消痰去湿，俾经络流通，筋骨自不疼矣，切不可作风痛而用风剂。以二陈汤加威灵仙、苍术、黄柏、五加皮、枳实、葛根、山栀子进之，肢节痛减，改用清气化痰丸加瓦楞子、苍术、枳实、姜黄，用竹沥、神曲打糊为丸，调理而安。

李妓体素肥，患痛风，自二月起至仲冬，诸治不效。六脉大而无力，手足肢节肿痛，两胯亦痛，不能起止，肌肉消半，日仅进粥二碗，月沉两月一行。曰：此行痹也。以人参、白术、薏仁各三钱，当归、枸杞、杜仲、龟甲、苍耳子各二钱，晚蚕沙、秦艽、防风各一钱，附子、甘草、桂枝、黄柏各五分，五帖痛止肿消，改用归芍六君子加薏仁、丹参、红花、石斛、紫荆皮三十帖痊愈。（案中孙胡为友人，昵此妓，无力赎之。孙乃力肩治愈，设法卒归其人为良家妇。兹以文繁节之。）

崔百原，年四十余，为南勋部郎，患右胁痛，右手足筋骨俱痛，艰于举动者三月，医作偏风治之，不效。孙视其色苍神困，性多躁急，脉左弦数，右滑数，时当仲秋，曰：此湿痰风热为痹也。脉之滑为痰，弦为风，数为热，盖湿生痰，痰生热，热壅经络，伤其荣卫，变为风也。非假岁月不能愈，与二陈汤加钩藤、苍耳子、薏仁、红花、五加皮、秦艽、威灵仙、黄芩、竹沥、姜汁饮之，数日手足之痛渐减，胁痛如旧，再加郁金、川芎、白芥子，痛俱稍安，嘱其慎怒内观，以需药力，遂假归调养半年而愈。夏益吾，肢节肿痛，手足弯肿痛尤甚，不能动止，凡肿处皆红热，先起于左手右足，五日后又传于左足右手。此行痹证也。且喘咳气涌不能睡，脉之左浮数，中按弦，右滑数，乃湿热风痰，壅遏经络而然，以苍术、姜黄、薏仁、威灵仙、秦艽、知母、桑皮、黄柏、酒芩、麻黄服下，右手肿消痛减，夜服七制化痰丸，而嗽止得睡。两再剂，两足消半，左手经渠、列缺穴边肿痛殊甚，用薏仁、苍术、秦艽、甘草、花粉、五加皮、石斛、前胡、枳壳、威灵仙、当归，旋服旋愈。

一妇人年五十余，向来小水短少，今则右背盐匙骨边一点痛，夜尤甚，已半月，治不效，且右边手肢节皆胀痛，筋皆暴起，肌内上生红点子。脉两手皆滑数，右尺软弱，乃湿热伤筋，而起痛痹。以东垣舒筋汤为主，两帖而愈。

族孙，壮年患遍身筋骨疼痛，肢节肿痛，痛处如虎啮，如火燎，非三五人不能起居，呻吟不食。医投疏风之剂不应，又以乳香、没药活血止痛，亦不应。诊之六脉浮紧而数。曰：此周痹也，俗名白虎历节风，乃湿所致。丹溪云：肿属湿，痛属火，火性速，故痛暴而猛，以生地、红花、酒芩、酒连、酒柏、秦艽、防风、羌活、独活、海桐皮、威灵仙、甘草四帖痛减大半，再加赤芍、当归、苍耳、薏仁，去独活、秦艽，又八剂痊愈。

陆养愚治孙监司，体肥畏热，平时澡浴，每以扇代拭，后因丧子悲哀，不思粥饭，惟恣饮自解，忽脊背似胀，渐及肘膝酸疼，医谓脉气涩弱，骨节酸疼，乃血虚火郁也。用四物汤加丹皮、山栀、香附等，十剂不效，改用牛膝、首乌、枸杞辈，又十剂亦不效。再用鹿胶、虎骨、河车，病如故，举止甚艰，时时令人热手附摩，初则轻按如刺，良久虽重亦不痛矣。脉极浮极滑，中按即和，诊毕，以溢饮症对。问出何书，曰：仲景《要略》云：饮水流行，归于四肢，当汗出而不汗出，名曰溢饮。今闻澡浴不拭，是外之水湿，浸入皮肤矣。又悲忧饮酒，《内经》谓：悲哀伤肺，肺伤则分布之令失，且又过饮，则内之水湿，能不溢于经络乎。其特于阳分部位者，外湿不拭，阴处热而易干，阳处冷而难干，又酒性属阳，故其湿亦并溢于阳分也。治法：溢饮者，当发其汗，时天气颇寒，令构一密室，四围生火，以热汤置浴，桶中，乘腹饱时浴之良久。投药一剂，用防风五钱，苍术三钱，麻黄、苏叶、羌活、独活、威灵仙、甘草各一钱，煎一二沸，热服一满碗，频添热汤，浴至汗透方止。逾时便觉身体宽畅，夜间甚安，间三日又为之，如是五次，遍体轻快，病全去矣。因浴得病，即以浴治之，所谓求其属以衰之也。由此类推，可以应无穷之变矣。

邵南桥子，壮年患遍身筋骨疼痛，痛处热如火煅，食饮不下，呻吟不已。其脉浮之而数，沉之而涩，曰：此似白虎历节症，而其因总不出于血虚有火，若误以为风气，投表散燥热之药，病必增剧。用生地、当归、白芍、红花、酒芩、秦艽、花粉、连翘，数剂减半，十剂全瘳。

李士材治陆文学，两足麻木，自服活血之剂不效，改服攻痰之剂，又不效，半载后，手亦麻，左胁下有尺许不知痛痒，曰：此经所谓著痹也。六脉大而无力，气血皆损，用神效黄芪汤，加茯苓、白术、当归、地黄，十剂后有小效，更用十全大补，五十余剂始安。

王孝廉久患流火，靡药勿尝，病势日迫。李曰：

经年之病，痛伤元气，非大补气血不，可。彼曰：数日前，曾服参少许，痛大作，故不敢用。李曰：病有新久之不同，今大虚矣，而日后从事手散风清火，清火则脾必败，散风则肺必伤。言之甚力，竟不能决，遂不起。

一遍体疼痛，尻体皆肿，足膝挛急。李曰：此寒伤荣血，脉筋为之引急，《内经》所谓痛痹也。用乌药顺气散，七剂而减，更加白术、桂枝，一月而愈。

冯楚瞻治李相国（讳）之芳，当耿逆之变，勤劳军旅，左臂强硬作痛，上不能至头，下不，能抚背，医与驱风活络，不效。且大便圆如弹子，以书有粪如羊矢者不治，深以为忧。诊之，六脉大而迟缓无神，知为中气久虚，荣卫不能遍及支末，乃有偏枯之象。至其大便，亦由中气不足，命门火衰，以致运行不健，转输迟滞，糟粕不能连接直下，犹蜣螂之转丸，故圆而且犬，非若关格之病，津液燥槁，肠胃窄细，致黑小如羊粪者，然宜空心服八味，加牛膝、杜仲，以培其本，食远以加减归脾，加甜薄桂，以壮其标，元阳得旺，则运行健而大便自调，气血既充，则肢节和，而臂强自愈矣。如法而痊，精神更倍。

卢不远治张二如病，脊膂痛，艰于起拜，形伛偻，楚甚。脉之以为精虚，须龟鹿四仙膏一大剂，服三月方可愈。彼不信，越三年，再求治，用四仙膏一料，佐以透冰丹二十粒，痊愈。或问故，曰：此房后风入髓中也，骨气不精，故屈伸不利，用透冰以祛肾风，用四仙以填骨髓，病去精满，百体从令矣。顾渠三年之中，未尝不服补精血，祛风邪之药，不知药不可笼侗而用，须精专，必使之填髓入骨中，透风自骨出，斯为合法耳。

孙文垣治程参军，年六十四，向以乏嗣，服下元药太多，冬月单裤立溪边督工受寒，致筋骨疼痛，肩井缺盘，脚膝跟踝，及骨节动处，皆红肿而痛，卧床三年，或认为虚为寒，为风为湿，百治不效，腿间大肉尽消，惟骨节合处，肿大而痛。脉之弦涩有力，知为湿热痰火，被寒气凝滞，固涩经络也，所喜目中精神尚在，胃气未全损，其小便在器。少顷则澄结为砂，色红而浊，两膝下及脚指，皆生大疮，疮靥如靴钉状，皆由向服春方所致。为先逐经络凝滞，然后健脾消痰，俾新痰不生，血气日长，后以补剂收功，斯得也。以新取威灵仙一斤，装新竹筒中入烧酒二斤塞筒口，刮去青皮，重汤煮三炷宫香为度，取出晒干为末，用竹沥打糊为丸，桐子大，早晚酒送一钱，日服二次。五日后，大便去稠黏痰积半桶，肿痛减大半，改以人参、石斛、苍术、黄柏、薏仁、苍耳子、牛膝、乌药叶、龟甲、红花、犀角、木通，煎服二十帖，又用前末药服三日，又下痰积如前之半，仍以前药服半月。又服末药三日，腹中痰渐少，乃以虎骨、晚蚕沙、苍术、黄柏、丹参、杜仲、牛膝苓叶、薏仁、红花、五加皮、苍耳子、龟甲，酒打糊为丸，梧子大。每空心服七八十丸，外以丹，溪保和丸，食后服半年，痊愈。

孙质庵患痛风，两手自肩髃（巨骨下臂臑上）及曲池（肘挛处三里上），以至手梢，两足自膝及跟尻，肿痛更甚，痛处热（火流注也），饮食少，伏褥者三年。脉之皆弦细而数，面青（肝色）肌瘦（火多），大小腿肉皆瘦削。（三阴虚损。）曰：此得之禀气弱，下虚多内，以伤其阴也。燕地多寒，今血虚则筋失养，故营不营于中，气为寒束，百骸拘挛，故卫不卫于外，是名周痹。治当养血舒筋，疏湿润燥，使经络通畅，待痛止，即以大补阴血之剂，实其下元。先与五加皮、苍术、黄柏、苍耳子、当归、红花、薏仁、羌活、防风、秦艽、紫荆皮二十剂，筋渐舒，肿渐消，痛减大半，更以生地、龟甲、牛膝、苍术、黄柏、晚蚕沙、苍耳子、薏仁、海桐皮、当归、秦艽三十剂，肿痛全减。戒之曰：难足而易败者阴也，须痛绝酒色，以固根本，斯刀圭可恃。乃用仙茅为君，杞子、牛膝、鹿胶、虎骨、人参为臣，熟地、黄柏、晚蚕沙、茯苓、苍耳子为佐，桂心、秦艽、泽泻为使，蜜丸服百日，腿肉长完，精神复旧。

俞东扶曰：此案论治处方俱极精当，叶案有蓝本于此者。

薛立斋治一男子先腿肿，后四肢皆痛，游走不定，至夜益甚。服除湿败毒之剂，不应。诊其脉滑而涩。此湿痰浊血为患。以二陈汤加苍术、羌活、桃仁、红花、牛膝、首乌治之而愈。凡湿痰湿热，或死血流注关节，非辛温之剂，开发腠理，流通隧道，使气行血和，焉能得愈。

一男子肢节肿痛，脉迟而数，此湿热之症。以荆防败毒散，加麻黄二剂，痛减半。以槟榔败毒散，四剂肿亦消。更以四物汤，加二术、牛膝、木瓜，数剂而愈。

一妇人两腿作痛，时亦走痛，气短自汗，诸药不应。诊之尺脉弦缓，此寒湿流注于肾经也。以附子六物汤治之而愈。但人谓附子有毒，多不肯服，若用童便炮制，何毒之有，况不常服，何足为虑。薛中气不足，以补中益气汤加附子，服之三年，何见其毒也。经云：有是病，用是药。

冯楚瞻治唐某，患左足左手骨节疼痛，势如刀割，且夕呼号，既而移至右手右足皆遍矣。或用祛风活络之剂，不效，见其口燥咽干，误作流火，投以凉剂，幸而吐出，神气疲困，六脉洪弦。此气血久虚，筋骨失养，将成瘫痪之候，惟宜大用熟地、当归、白芍养血为君，银花、秦艽少借风势以达药力于筋骨为臣，牛膝、续断、杜仲以调筋骨为佐，更用桂枝、松节，以鼓舞药性，横行于两臂为引。再用参、术以固中培元，调理半月，渐瘳。后以生脉饮，送八味丸加牛膝、杜仲、鹿茸、五味子各四五钱，日中仍服前剂，始能步履。更以大剂补气血，强筋壮骨之药，以收全功。未几，其室人因日夜忧劳，亦患是症，六脉沉微，右手足疼痛，既而不流于左，而竟攻之于里，胸脘痞闷，恶心疼痛欲绝，知为内伤日久，寒邪不为外达，直中阴分，宜急温之，以人参、白术各五钱，玉桂、附子各二钱，浓煎徐徐温服，次日脉少起，胸中病痛闷大减，身有微热，左亦略疼，此阳气还表，寒邪欲外散之机也。照方再服，内症渐平，惟手足之痛尚在，然亦不甚。以参、术补中为君，归、芍养血为臣，杜仲、续断、牛膝、秦艽、桂枝舒筋活络为佐，痊愈。夫痛风止有五痹：皮痹、脉痹、肌痹、骨痹、筋痹，未闻有脏腑之痹也。然经曰：寒气胜者为痛痹。又曰：其留连筋骨间者疼久，其留皮肤间者易已，其入脏者死，可不慎欤。

薛立斋治一妇人，肢节作痛，不能转侧，恶见风寒，自汗盗汗，小便短，虽夏亦不去衣，其脉浮紧，此风寒客于太阳经，用甘草附子汤，一剂而瘥。

一妇人月经不调，且素有痛风，遇劳必作，用众手重按稍止，此气血俱虚。用十全大补加独活而痛痊，用六味丸、逍遥散而经调。

一妇人肢体作痛，面色痿黄，时或赤白，发热恶寒，吐泻食少，腹痛胁胀，月经不时，或如崩漏，或痰瘴喘嗽，头目眩痛，或五心烦热，口渴饮汤，或健忘惊悸，盗汗无寐等症，卧床年许，悉属肝脾亏损、气血不足所致，用十全大补，加味归脾，兼服月余，诸症悉痊。

张仲景治妇人六十二种风，及腹中血气刺痛，以红蓝花酒主之，红花一味，以酒一大碗，煎减半，顿服一半，顷之再服。

喻嘉言治张令施弟伤寒坏症，两腰偻废，彻夜痛叫，百治不效，脉亦平顺无患。其痛则比前大减。曰：病非死症，但恐成废人矣。此症之可以转移处，全在痛如刀刺，尚有邪正互争之象。若全不痛，则邪正混为一家，相安于无事矣。今痛觉大减，实有可虑。病者曰：此身既废，命安从活，不如速死。欲为救全，而无治法，谛思良久，谓热邪入两腰，血脉久闭，不能复出，止有攻散一法。而邪入既久，正气全虚，攻之必不应，乃以桃仁承气汤，多加肉桂、附子二大剂与服，服后即能强起，再仿前意为丸，服至旬余全安。此非昔人之已试，一时之宜也，然有自来矣。仲景于结胸症，有附子泻心汤一法，原是附子与大黄同用，但在上之症气多，故以此法泻心。然在下之症多血，独不可仿其意，而合桃仁、玉桂以散腰间血结乎。后江古生乃弟伤寒，两腰偻废，痛楚，不劳思索，径用此法，二剂而愈。

陈洪章治沈沃田，年七十余，左臂及指，拘挛不能伸舒，食减神惫。或谓老人虚弱，用补剂以致日甚。陈诊之曰：此由风湿邪郁胸脾，波及四肢，用二陈汤加芒硝、砂仁，以薏苡仁三两，煎汁煎药，连服四剂，病去大半。去硝，仍用二陈，又服六剂，而痊愈。沃田手札新案。

立斋治一妇人，肢节肿痛，胫足尤甚，时或自汗，或头痛，此太阳经湿热所致，用麻黄左金汤，二剂而愈。

昔有人患足痹者，趁舟，见舟中一袋，以足倚之，比及登岸，足以善步。及询袋中何物，乃木瓜也。《本草备要》。

王执中云：有贵人手中指挛，已而无名指亦挛。医为灸肩颙、曲池、支沟而愈。支沟在腕后三寸。或灸风池，多有不灸支沟，或灸合谷云。

李景中中丞，传筋骨疼甚，如夹板状，痛不可忍者，将骡子修下蹄爪，烧灰存性，研末，或酒或白汤，调服立愈。《广笔记》。

雄按：此方治臁疮久不愈者甚效，干者麻油调傅，湿者糁之。

马元仪治陈氏妇，患痛痹，手足瘛疭，周身尽痛，不能转侧，口干燥烦。脉之弦数兼涩，此阳明津液不足则生热，热极则生风。手足瘛疭者，风淫末疾也。口干烦躁者，火邪内炽也。惟专滋阳明，不治风而风自熄，不治痛而痛自除矣。用生首乌一两，生地五钱，黄连、黄芩、半夏曲、枳壳、桔梗各一钱，四剂症减六七，又数剂而痊。

张氏子，周身掣痛，头不可转，手不能握，足不能运，如是者半月矣。诊之两脉浮虚，浮虽风象，而内痛者，脉亦浮而无力，以脉参症，当是劳倦伤中，阳明不治之候也。阳明者，五脏六腑之海，束筋骨而利机关，不治则气血不荣，十二经脉无所禀受而不用矣。卫中空虚，荣行不利，故相搏而痛也。法当大补阳明气血，不与风寒湿成痹者同。用人参二钱，黄芪、当归各三钱，炙草、桂枝、红花各五分，秦艽一钱，两剂脉和而能转侧，去桂枝，加白术、肉桂、杞子、熟地等，调理半月而安。夫病有虚实不同，治法因之而异。风寒湿所致者，气滞于内而为痹，邪踞于表而为痛，病之实者也。阳明中虚所致者，血不养筋而为痛，气虚于内而不运，病之虚者也。其实者急在邪气，去之不速，留则生变也。其虚者急在正气，补之不早，愈久愈剧也。凡病皆然，不独此也。书之以为见病治病者鉴。

袁某患痛痹，身及手足掣痛，彻夜不得安卧，发热口燥，胸满中痛，两脉弦，右关独大，此胃热壅闭，为阳明内实症也。阳明之气，不能充灌周身，十二经脉不得流利，故肢体不能，自如。（琇按：此与上条一虚一实恰是对面比类，观之最足启发心思、增识力。）以调胃承气，加黄连、秦艽，一剂大便得通，再剂症减六七，改用清胃和中之剂，调理而愈。

吴汉章痛风发热，神昏妄言见鬼，手足瘛疭，大便不行，此胃津伤而肝木生火，内炽则便闭神昏，外攻则发热身痛也。法当滋其内，则火自熄，风自除，痛自止矣。用生首乌、蒌仁、黄连、知母、枳壳、桔梗、桂枝、秦艽，一剂渐减，但心神不安，如在舟车云雾中，不能自主，改用人参、炙草、生地、麦冬、远志、枣仁、茯神、贝母、橘红、羚羊角，三剂，再与归脾汤，调理数日而安。

杜汉飞患周身流走作肿，手不能握，足不能履，已三月。脉之浮大而数，发热口干，此阴虚生内热，热胜则生风，风性善行，伤于筋脉则纵缓不收，逆于肉理则攻肿为楚也。用生地五钱，酒炒芩、连各一钱，红花五分。盖苦以胜热，辛以散风也；二剂得酣睡，数剂而诸苦若失。

治臂腿之间，忽一两点痛，若著骨不可忍，芫花根研为细末，米醋调，随大小傅之立效。医云：此陶成一医者方，曾以治一妇人产后得此疾者，良验。但敷帖不住，须以纸花覆其上，用白绢札定也。《百乙方》。

立斋治徐工部宜人，先两膝痛，后至遍身骨节皆痛。脉迟缓，投羌活胜湿汤，及荆防败毒散，加渗湿药，不应。次以附子八物汤一剂痛悉退，再服而愈。若脉洪数而痛者，宜服人参败毒散。

张子和治一税官，病风寒湿痹，腰脚沉重浮肿，夜则痛甚，两足恶寒，经五六月间，犹棉缠靴足，腰膝皮肤，少有跣露，则冷风袭之，流入经络，其痛转剧，走注上下，往来无定，其痛极处，便拥急而肿起，肉色不变，腠理间如虫行，每遇风冷，病必转增，饮食转减，肢体瘦乏，须人扶掖，犹能行立。所服者，乌、附、姜、桂，种种燥热，燔针著灸，莫知其数，前后三年不愈。一日命张脉之，其两手皆沉滑有力，先以导水丸、通经散各一服，是夜泻二十余行，痛减过半，渐服赤茯苓汤、川芎汤、防风汤，此三方，在《宣明论》中，治痹方是也。日三服，煎七八钱，溶溶然汗出。又作三灶法熏蒸，若热病反剧，诸汗法古方亦多有之，惟以吐发汗者，世罕知之，故尝曰：吐法兼汗，良以此夫。

常仲明病湿痹五七年矣，张令上涌之后，可泻五七次，其药则舟车、浚川、通经、神祐、益肾，自春及秋，必十余次方能愈。公之疾不必针灸，与令嗣皆宜涌，但腊月非其时也，欲俟春时，恐余东迈，今姑屏病之大势，至春和时，人气在上，可再涌之，以去其根。卒如所论而愈。

缪仲纯治高存之长郎，两年腹痛，服参、地、归、芍、陈皮、白术等药而愈。愈后又患臂痛，每发一处，辄于手臂指屈伸之间，肿痛不可忍，三四日方愈。痛时在手即不能动。曰：此即前病之余，虚火移走为害也。立丸方，凡四五更定，服至此方痊愈。生地一斤，丹皮（蒸）六两，萸肉八两，茯苓、人乳（拌蒸）六两，山药八两，泽泻六两，天冬六两，麦冬八两，五味八两，牛膝（酒蒸）八两，黄柏（蜜炒）八两，枸杞八两，砂仁二两，甘菊花八两，何首乌一斤，虎前胫骨二对（酥炙），蒺藜（炒去刺）十两，菟丝三两，蜜丸每服五钱，空心白汤下。

一妇人臂痛肢挛，不能伸屈，遇寒则剧，脉紧细，正陈良甫所谓肝气虚，为风寒所中，流于血脉经络，搏于筋，筋不荣则干急而为痛。先以舒筋汤，更以四物汤加丹皮、泽兰、白术治之而痊。亦有臂痛不能举，或转左右作痛，由中脘伏痰，脾气滞而不行，宜茯苓丸、或控涎丹治之。

胡县丞遍身走痛，两月后左脚面结肿，未几，腿股又患一块，脉轻诊则浮，重诊迟缓，此血气不足，腠理不密，寒邪袭虚而然。以加减小续命汤四剂，及独活寄生汤数剂，疼痛顿去。更以托里药，倍加参、芪、归、术，百帖而愈。

施沛然治许户部赞忽患痛痹，不能步履者浃旬矣。遍治无效，诊之曰：病得之暮不收拒，数见风露，立而使内，扰其筋骨。许曰：然。然未有语其因者。畴昔之夏，祝融肆疟，竹筐几床，如楚如炙，移榻露处，凉飔拂拂，越女挥扇，齐姬荐席，行立坐卧，匪朝伊夕，岂以斯故，乃撄厥疾。曰：无难也，当为起之。乃饮以丹参虎骨酒、萆薢蠲痹汤，不一月而病若失，步履如常矣。

蒋仲芳治张莳官，年十九，春来遍身筋骨疼痛，渐生小骨，久药不效。视其身，累累如龙眼，盖筋非骨也，因湿邪气入筋缩结而然，譬之颈疬结核而硬，岂真骨乎。遂针委中、大椎以治其后，内关、三里以治其前，内服当归、生地、白术、秦艽、桂枝、桑枝、炙草、羌活、米仁、牛膝、生姜，人酒三分以助药力，数日其骨渐小，一月尽消。

刘云密治一女子年三十外，病冬月怯寒，并头痛背重坠而痛，下引腰腿及腿肚痛甚，右臂痛不能举。医以五积散为主，加羌活、乌药以散凝寒而行滞，似亦近之，然但除怯寒与腰痛，而头腿肚及右臂之痛，只小愈耳，至背之重坠而痛，毫未减。盖止知散寒，而不知达阳，止知行胃肾之气，而不知达胸中之阳也。夫阳气受于胸中，而背固胸之府也。因简方书，有以姜黄为君，而用羌活、白术、甘草四分之一，乃加入附子三分，服头饮，则诸痛去其三，再如前剂，用其三之一，与前渣同煎，服竟而诸症豁然。此以姜黄达上焦之阳，为其能不混于治血，且不等于治气之味也。

徐灵胎曰：天下有治法不误，而始终无效者，此乃病气深痼，非泛然之方药所能愈也。凡病在皮毛营卫之间，即使病势极重，而所感之位甚浅，邪气易出。至于脏腑筋骨之痼疾，如劳怯痞膈，风痹痿厥之类，其感非一日，其邪在脏腑筋骨，如油之入面，与正气相并，病家不知，屡易医家，医者见其不效，杂药乱投，病日深而元气日败，遂至不救，不知此病，非一二寻常之方所能愈也。今之集方书者，如风痹大症之类，前录古方数首，后附以通治之方数首，如此而已，此等治法，岂有愈期。必当遍考此病之种类，与夫致病之根原，及变迁之情状，并询其历来服药之误否，然后广求古今以来治此症之方，选择其内外种种治法，次第施之，又时时消息其效否，而神明变通之，则痼疾或有可愈之理。若使执数首通治之方，屡试不效，其计遂穷，未有不误者也。故治大症必学问深博，心思精敏，又专深久治乃能奏效。世又有极重极久之病，诸药罔效，忽服极轻淡之方而愈者，此乃其病本有专治之方，从前皆系误治，忽遇对症之药，自然应手而痊也。

大活络丹治一切中风瘫痪，痿痹痰厥，拘挛疼痛，痈疽流注，跌扑损伤，小儿惊痫，妇人停经。白花蛇、乌稍蛇、威灵仙，两头尖俱酒浸，草乌，天麻、煨全蝎去毒、首乌黑豆水浸、龟甲炙，麻黄、贯众、炙草、羌活、官桂、藿香、乌药、黄连、熟地、大黄蒸、木香、沉香，以上各二两，细辛、赤芍、没药去油另研，丁香、乳香去油另研，僵蚕、天南星姜制、青皮、骨碎补、白蔻、安息香酒熬，制附子、黄芩蒸，茯苓，香附酒洗浸焙、玄参、白术，以上各一两，防风二两半，葛根、虎胫骨炙、当归各一两半，血竭另研七钱，地龙炙、犀角、麝香另研、松脂各五钱，牛黄另研、冰片别研各一钱五分，人参三两，共五十味为末，蜜丸如桂圆核大，金箔为衣，陈酒送下。徐灵胎曰：顽痰恶风，热毒瘀血入于经络，非此方不能透达，凡肢体大症，必备之药也。方书亦有活络丹，只用地龙、乳香等四五味，此乃治藜藿人实邪之方，不堪用也。

叶天士治吴某，脉弦小数，形体日瘦，口舌糜碎，肩背掣痛，肢节麻木，肢腠瘙痒，目眩晕耳鸣，已有数年。此操持积劳，阳升内动，旅动烁筋损液，古谓壮火食气，皆阳气之化。先拟清血分中热，继当养血熄其内风，安静勿劳不致痿厥。生地、玄参、天冬、丹参、犀角、羚羊角、连翘、竹叶心。丸方：何首乌、生白芍、黑芝麻、冬桑叶、女贞子、茯神、青盐。（《续名医类案》）

痿 痹

○先天不足，骨髓空虚，常以后天滋补，栽培脾胃，脾胃得补，湿热壅滞，形体骤然充壮，而舌本牵强，两足痿软，不能行走，上盛下虚，病属痿躄，经云湿热不攘，大筋软短，小筋弛长，软短为拘，弛长为痿是也。今拟法补先天之精气，强筋壮骨，以治其下，扶后天之脾胃，运化湿热，以治其中。然必耐心久服，确守弗懈，庶克获效，倘朝秦而暮楚，恐难许收功也。

熟地四钱（附子三分煎汁炒），茯苓三钱，牛膝一钱五分（盐水炒），桑枝一两，虎胫骨（炙）三钱，川断二钱（酒炒），巴戟三钱（盐水炒），黄柏一钱（姜汁炒），苍术一钱五分，萆薢二钱（盐水炒），竹沥二十匙，姜汁一匙。

另洗方：独活三钱，当归五钱，红花一钱，陈酒糟三两，猪后脚骨二只，葱白头三个，煎汤日洗一次。

诒按：此等证本难奏效，其立方仍从丹溪虎潜法加味，用药固未尝不切当也。

伏热留于肺胃，胃热则消谷易饥，肺热则躄痿难行，热气熏于胸中，故内热不已，延今半载，节届春分，天气暴热，病加不寐，据述先前舌苔黄黑，今则舌心干红，其阴更伤，仿仲景意，用甘寒法。

生地三钱，知母一钱五分，茯神三钱，枣仁一钱五分，麦冬二钱，滑石三钱，夜合花五分，沙参三钱，百合一两，泉水煎服。

诒按：《金匮》百合病篇，有以百合配知母、地黄、滑石等法，此方即用其意。

再诊：经云肺热叶焦，则生痿躄。前方清心肺而退热，已能起床步履，但夜不安寐，是肾气不交于心，阴虚阳亢故也？清金丽水，取坎填离为治。

生地，天冬，麦冬，枣仁，山药，玄参，沙参，洋参，百合。

另虎潜丸三钱。

诒按：经云肺热叶焦，则生痿躄。又云治痿必取阳明。经训昭然，守此二语，治法不外是矣。

三诊：阴虚未复，夜寐未安，热退不清，仍宜养阴。自云腹中微微撑痛，此属中虚，治当补益脾阴，兼清心肺之热。

生地，沙参，洋参，山药，麦冬，枣仁，薏米，茯神，甘草，白芍，赤苓，百合。

另归脾丸。

冷雨淋背于先，竭力鼓棹于后，劳碌入房，夹杂于中。病起身热咳嗽，至今四十余日，痰气腥臭，饮食能进，卧床不起，形肉消脱，是肺先受邪，而复伤其阴也。经云阴虚者，阳必凑之。肺热叶焦，则生痿躄。又云一损损于肺，皮聚毛落，至骨痿不能起床者死。合经旨而互参之，分明棘手重证矣。

沙参，紫菀，茯苓，地骨皮，川贝，玉竹，薏仁。

另八仙长寿丸四钱。

再诊：肺为水源，百脉朝宗于肺，犹众水朝宗于海也。肺热叶焦则津液不能灌输于经脉，而为痿躄，卧床不能行动，形肉消削，咳嗽痰臭，舌红无苔，脉细而数，是皆津液消耗，燥火内灼，之象，考经论治痿独取阳明者，以阳明主润宗筋，胃为气血之源耳。今拟生胃津，以供于肺，仿西昌喻氏意。

沙参，阿胶，杏仁，甘草，玄参，火麻仁，天冬，麦冬，玉竹，茯苓，桑叶，枇杷叶。

诒按：议病立方，深合《内经》痿论之旨。

三诊：投清燥救肺法，病情稍安，仍宗前制。

桑叶，杏仁，麦冬，川贝，百合，元精石，阿胶，沙参，玄参，枇杷叶，野茭白根。

长斋廿载，精血久枯，大雨淋身，湿侵入骨，腿股酸重，不能举动，法以宣通关节，佐以养血生津。

麻黄，苍术，白芷，当归，川芎，白芍，防风，熟地，桂枝，独活，牛膝，桑枝。

诒按：此从阳和汤增减，因系湿邪，故加苍术。

风寒湿三气，伏留于骨，骨节酸痛，自冬而起，所谓骨痹也。骨痹不已，内舍于肾，则发热淹缠，即成劳损。

秦艽，杜仲，五加皮，生地，地骨皮，当归，续断，牛膝，萆薢，茯苓。

诒按：邪郁化热，则伤及阴血，故易入损。方内再加丹皮、桂枝，更觉周到。

寒湿之气，从外而人于内，遍体历节疼痛，而又胸满呕痰。经云从外之内者治其外。又云胃为脏腑之长，束筋骨，利机关，皆胃气之流行。然则外通经络，内和胃气，便是治法之纲领矣。

川附，茯苓，南星，半夏，陈皮，木瓜，竹沥，姜汁。

诒按：骨节痛与呕痰，自是两途之病，用药两面照顾，亦为合法。案中以胃气一层，牵合筋节，虽似有理，而实非《内经》本旨。方中木瓜、竹沥，是筋络药，拟再加桂枝、秦艽、独活、桑枝、牛膝。（《柳选四家医案·评选环溪草堂医案》）

曹仁伯医案

○膝骨日大，上下渐形细小，是鹤膝风证，乃风寒湿三气，合而为病，痹之最重者也。三气既痹，又挟肺金之痰以痹肘，所谓肺有邪，其气留于两肘。肘之痹，偏于左，属血属阴，阴血久亏，无怪乎腰脊突出，接踵而来，至于咳嗽，鼻流清涕，小水色黄，肌肉暗削，行步无力，脉形细小，左关独见弦数，是日久正虚，风寒湿三气，渐见化热之象，拟用痹门羚羊角散加减。

羚羊角，归身，白芍，杏仁，羌活，知母，桂枝，薏米，秦艽，制蚕，茯苓，竹沥，桑枝。

诒按：由膝而肘而脊，病情渐引渐深，方中于膝肘之邪，已能兼治，于脊突一层，似未能兼顾及之，拟再加鹿角霜、川怀牛膝等味。

素患鼻衄，人夏又发，下体酸软无力，咳嗽口干，溺黄肤热，想是鼻衄屡发，上焦阴液久耗，而胃中湿热之邪，熏蒸于肺，肺热叶焦，则生痿躄也。

清燥汤（参、芪、草、术、归、橘、柴、麻、羌、地、连、猪、茯、麦、味、苍、柏、泻）去术、升、柴，加白芍、茅花、枇杷叶。

诒按：此证自当滋清营液为主，东垣清燥汤，立法未纯，前人颇有议之者，用者当审之。案语阐发病情，极其熨帖。

人年四十，阴气自半，从古至今如是，惟尊体独异者，盖以湿热素多、阳事早痿耳，近又患臂痛之证，此非医书所载之夜卧臂在被外招风而痛，乃因久卧竹榻，寒凉之气渐入筋骨，较之被外，感寒、偶伤经络者，更进一层，所以阳气不宣，屈伸不利，痛无虚日，喜热恶寒。仲景云：一臂不举为痹。载在中风门中，实非真中，而为类中之机，岂容忽视，现在治法首重补阳，兼养阴血，寓之以祛寒，加之以化痰，再通其经络，而一方中之制度，自有君臣佐使焉。

熟地八两，当归四两，白芍二两，虎掌一对，阿胶三两，半夏四两，橘红二两，枳壳二两，沉香五钱，党参四两，于术四两，茯苓八两，熟附一两，炙草一两，风化硝一两，桂枝一两，羌活一两，绵芪二两，姜黄一两，海桐皮。

共为末，用竹沥、姜汁和蜜水泛丸。

诒按：立方清切周到，可法可师。（《柳选四家医案·评选继志堂医案》）

血痹

窦伯清医案

○赵某，女，34岁。

初诊日期：1975年7月半月前因洗衣被等物三十余件，劳累出汗，当天晚上卧床后，即觉右肘至肩部沉重，麻木、怕冷，酸痛，尤以肩部疼痛较甚。次日右上肢抬举困难，活动受限，入夜疼甚。望之患者痛苦病容，面色皖白少华。脉沉细无力，舌淡白而润。右臂欠温。

辨证：寒湿侵伤，血行不畅，阳气痹阻而致血痹。

治法：温阳行痹。

方药：黄芪桂枝五物汤加味。

黄芪30克，桂枝9克，白芍9克，生姜15克，大枣10

枚，姜黄12克，羌活6克，5剂。复诊：右臂麻木沉重大减，但怕冷仍如前，且肩疼仍甚，脉沉细，舌苔白润。原方加制附片9克，嘱服5剂。

三诊：臂已不麻，肩部酸痛，抬肩举臂自如，但仍怕冷，沉重，脉舌如前，原方加苡仁15克，蚕沙12克，以增除湿之功，嘱服5剂。四诊时病已痊愈。（《窦伯清医案》）

周　痹

○乌程王姓，患周痹证，遍身疼痛，四肢瘫痪，日夕叫号，饮食大减，自问必死，欲就余一决，家人垂泪送至舟中。余视之曰：此历节也，病在筋节，非煎丸所能愈，须用外治。乃遵古法敷之、搨之、蒸之、熏之，旬日而疼痛稍减，手足可动，乃遣归，月余而病愈。大凡营卫脏腑之病，服药可至病所。经络筋节，俱属有形，煎丸之力如太轻，则不能攻邪，太重则恐伤其正，必用气厚力重之药，敷搨熏蒸之法，深入病所，提邪外出，古之所以独重针灸之法。医者不知，先服风药不验，即用温补，使邪气久留，即不死，亦为废人。在在皆然，岂不冤哉？

雄按：风药耗营液，温补实隧络，皆能助邪益痛。若轻淡清通之剂，正宜频服，不可徒恃外治也。（《洄溪医案》）

膝　肿

○徐可豫治吴兴沈仲刚内子，膝肿痛，右先剧，以热熨，则攻左。熨左，攻右。俱熨，则腹雷鸣上胸，已而背悉若受万箠者，独元首弗及。发而面黛色，脉罔辨，昏作旦辍，日尪弱甚。医望色辄郤，谓弗救。徐视脉竟曰：是湿淫所中，继复惊伤胆，疾虽剧，可治。即令以帛缠胸，少选，探咽喉间，涌青白涎沫几斗许，涌定。徐曰：今兹疾发至腹，则弗上面，面弗青矣，至昏膝痛仍如熨，鸣果弗及胸止，三鼓已定，皆如徐言。越三昏不复作，遂痊。（痰随气升降作痛，所以一吐而愈。）（《名医类案》）

鹤膝风

熊鼎成医案

○病者：金春霖，年三十六岁，商人，住清江。

病名：鹤膝风。

原因：病者前数月曾患有疑似之花柳症，治愈后，续因咸受风湿，发生本病。

症候：初起左膝盖疼痛，久之渐发红肿，上下肌肉削瘦，形同鹤膝。医遵林屋山人方，治以阳和汤，病益加剧。患部赤热焮肿，膝弯屈如弓，不能履地，夜间骨痛筋跳，鸡鸣后始能安枕，饮食尚佳，二便微热。

诊断：鹤膝风方书论治，皆以风寒湿痹于膝，专主温补其气血，使肌肉滋荣，血气流行，其疾启愈。余证以历年疗病经验，似古法未能尽是，此症大都咸受风寒湿三气居多。今细察病者舌苔微黄，脉左右俱弦数，风热已属可征，患部又红肿疼痛，症非阴性，尤属显然。医不凭脉辨症，误以鹿胶、炮姜等温补之剂助桀为虐，宜其病益剧。幸调养合宜，胃气犹旺，阴被劫而未损，病虽误药，加意疗治，尚可复原。

疗法：初诊宜厉行驱风逐湿，兼凉血解毒为主，继取柔润熄风之义，用滋阴养血之品以善其后。

处方：初诊方驱风逐湿，凉血解毒。

五加皮四钱，杜苍术，川牛膝，川黄柏各三钱，真蕲蛇二钱，白颈蚯蚓二钱，生地三钱，归尾三钱，生甘草一钱，丝瓜络三钱，嫩桑枝一两。初服酌加大黄一二钱，服后去之。蕲蛇、蚯蚓研末淡酒冲服，更妙。

又方：再诊方滋阴养血，柔润熄风。

大熟地、当归各四钱，牡丹皮三钱，地骨皮三钱，五加皮三钱，川牛膝三钱，黑驴胶、龟胶、白颈蚯蚓各二钱，炙甘草一钱，嫩桑枝五钱。

效果：服初诊方三四剂后，即有奇效，膝不痛，筋不跳。十余剂后，红肿亦退，足渐能行。十剂后，改服滋阴养血之剂，月余全愈。

说明：此症余用中药治疗外，兼采西法，以法国成药美卢白灵于患部施行肌肉注射，隔日一次，收效尤速。

廉按：此案不但风湿热三气，想必有慢性霉毒潜伏于腥膝之中，而酿变类似鹤膝。案中发明，劈去常解，殊有新识。前后两方，步骤井然，妙在初服酌加大黄一二钱以逐霉毒，真温故知新之佳案也。（《全国名医验案类编》）

庄虞卿医案

○病者：武桂章，年逾四稔，体弱，寓上真殿。

病名：鹤膝风。

原因：平素气血衰弱，风寒湿三气乘虚而痹于膝。

症候：两膝肿大，上下股胫枯细，足膝疼痛，筋脉不舒。

诊断：脉左尺浮缓，右尺迟弦，脉症合参，此鹤膝风症也。膝内隐痛，寒胜也，筋急而挛，风胜也，筋缓无力，湿胜也，风寒湿三气合痹于膝，故腥细而膝肿。但邪之所凑，其气必虚。治宜养其气血，俾肌肉渐荣，后治其膝可也。此与治左右偏枯之症大同，夫既偏枯矣，急溉其未枯者，得以通气而复荣，切不可急攻其痹，以致足痿不用。

疗法：用当归、川芎、酒芍、西潞、生芪、炙草、生白术、茯苓以补其气血，细辛、独活、灵仙、防风、秦艽、桂枝以祛其风寒，防已川断、蓉仁、木瓜、澄牛膝、五加皮舒筋而渗湿，加海桐皮、片姜黄、海风藤宣络而止痛。

处方：全当归二钱，川芎一钱，酒白芍二钱，生黄芪三钱，炙甘草八分，生于术钱半，云茯苓三钱，北细辛七分，威灵仙一钱，独活一钱，青防风钱半，左秦艽钱半，川桂枝一钱，生苡仁五钱，木瓜一钱，淮牛膝钱半，五加皮钱半，海桐皮钱半，片姜黄一钱，海风藤钱半，每日服二剂。

效果：十日痛稍愈，足能伸缩，两旬膝肿退，四旬扶杖能行两月步履如常矣。

廉按：鹤膝风初起，膝盖骨内作痛，如风气一样，因循日久，膝肿粗大，上下股胫枯细，形似鹤膝，总由足三阴亏损，风寒湿流注之为病也。此案发明因症，确实详明，方从大防风汤加减，看似药品太多，实则如韩信将兵，多多益善，四旬扶杖能行，两月步履如常，信然。（《全国名医验案类编》）

易华堂医案

○病者：周萸章，年甫二旬，住永川茶店场。

病名：鹤膝风。

原因：远行汗出，跌入水中，风湿遂袭筋骨而不觉。

症候：始则两足酸麻，继而足膝肿大，屈伸不能，兼之两手战掉，时而遗精，体亦羸瘦。疗治三年罔效，凡成废人。

诊断：左手脉沉弱，右手脉浮濡，脉症合参，此鹤膝风症也。由其汗出入水，汗为水所阻，聚而成湿，湿成则善流关节。关节者骨之所凑，筋之所束，又招外风入伤筋骨，风湿相搏，故脚膝肿大而成为鹤膝风。前医见病者手战遗精，误认为虚，徒用温补，势濒于危。岂知手战者系风湿入于肝，肝主筋而筋不为我用，遗精者系风湿入于肾，肾藏精而精不为我摄。溯其致病之由，要智风湿阶之厉也，设非驱风去湿，其病终无已时。

疗法：择用仲景桂枝芍药知母汤，桂枝、芍药、甘草调和营卫，麻黄、防风驱风通阳，白术补土去湿，知母利溺散肿，附子通阳开痹，重用生姜以通脉络。间服芍药甘草汤，补阴以柔筋。外用广黄、松节、芥子包患处，开毛窍以去风湿。

处方：川桂枝四钱，生白芍三钱，白知母四钱，白术四钱，附子四钱（先煮），麻黄二钱，防风四钱，炙甘草二钱，生姜五钱。

次方：生白芍六钱，清炙草三钱。

三方：麻黄一两，松节一两，芥子一两，研匀，用酒和调，布包患处。

效果：服前方半日许，间服次方一剂，其脚稍伸。仍照前法再服半月，其脚能立。又服一月，渐渐能行。后守服半月，手不战，精不道，两足行走如常，今已二十余年矣。

廉按：足胫渐细，足膝渐大，骨中酸痛，身渐瘦弱，此鹤膝风症也。其症有二：一本于水湿之入骨，重而难移，痛在一处而不迁；一本于风湿之入骨，轻而可走，其癌移来移去而无定。二者因症不同，治亦随之而各异。此案病因，系风湿内袭筋骨而成，法宗仲景，方亦对症，药既瞑眩，厥疾自瘳，真古方学派之佳案也。（《全国名医验案类编》）

庄虞卿医案

○病者：郑周坂人，年逾三稔，体强，住米湖。

病名：膝眼风。

原因：初受风湿而不觉，继服滋补而疾作。

症候：膝盖上下隐隐作痛，两膝胖肿，屈不能伸。

诊断：脉左手浮紧，右手细缓，脉症合参，此膝眼风症也。其痛游走不定，风胜也，外见胖肿，湿胜也，屈不能伸，风湿袭于筋也。徂风湿为痹，尽属外邪，经虽云“邪之所凑，其气必虚。”然留而不去则成为实，治宜驱风渗湿，勿投滋补，庶无留邪之患。

疗法：治风先治血，用当归、川芎、酒芍以活其血，灵仙、秦艽、防风、独活以祛其风，生苡仁、木瓜、茯苓以渗其湿，淮牛膝、千年健以壮其筋骨，痛久必入络，加钩藤、海风藤以通其络。然风湿去后，血液必伤，继以加减四物汤合新绛旋覆汤，养血舒络以善后。

处方：全当归钱半，川芎一钱，酒白芍钱半，威灵仙一钱，防风一钱，左秦艽钱半，独活一钱，北细辛七分，生苡仁四钱，木瓜七分，浙茯苓三钱，牛膝钱半，千年健钱半，双钩藤钱半，海风藤钱半，每日服两剂。

接方：酒洗当归钱半，细生地三钱，真新绛钱半，旋覆花钱半（包煎），清炙草七分，酒洗白芍三钱，青葱管三寸（冲），炒香桑枝三两（煎汤代水）。

效果：十日肿痛稍愈，半月足能伸屈，月余已能步履，终用接方以收全功。

廉按：膝眼风者，在膝盖下左右两旁空陷中隐隐疹痛是也。如风胜其痛则走注不定，寒胜则痛如锥刺，湿胜则外见胖肿。屈不能伸者，其病在筋；伸不能遂者，其病在骨；动移不遂者，沉寒痼冶之候也。日久失治，即渐成鹤膝风。此症辨症处方，理明辞达，法美意良，可为后学标准，惟沉寒痼冷者不效。（《全国名医验案类编》）

王旭高医案

○某，肾主骨，膝者，骨之溪谷也。肾虚则骨髓空，而寒湿乘之，两足跟痛及于膝。久而不已，防成鹤膝风痹。

大熟地，萆薢，苡仁，牛膝，桂枝，枸杞子，川断，防风，独活。

另虎潜丸，每朝三钱。（《王旭高临证医案》）

马培之医案

○鹤膝风肿痛稍减，宗原治法。

当归，没药，川黄柏，桂枝，淮牛膝，苡米，五加皮，独活，丝瓜络，苍术，川萆薢，茄皮，桑枝。（《马培之先生医案》）

尤怡医案

○脉虚而数，两膝先软后肿，不能屈伸，此湿热乘阴气之虚而下注，久则成鹤膝风矣。

生地，牛膝，茯苓，木瓜，丹皮，薏仁，山药，萸肉，泽泻，萆薢。

治按：正虚着邪，故补散宜并用，湿而兼热，故滋燥不可偏，此以六味治阴虚，增入牛膝、木瓜、薏仁、萆薢以除湿热，所谓虚实兼顾也。（《柳选四家医案·评选静香楼医案》）

其他医案

〇人有足胫渐细，足膝渐大，骨中酸痛，身渐瘦弱，人以为鹤膝之风，谁知水湿之入骨乎！夫骨最坚硬，湿邪似难深入，何妻入于膝乎？此因立而行房所成也。凡人行房，必劳其筋，至于精泄之后，则髓必空虚，髓空则骨空，邪即乘其虚空而直入矣。若膝，则筋骨联接之处，骨静而膝动，动能变而静不能变也。不变者形消，能变者形大。但其病虽成于肾精之虚，而治病断不可单治其肾，因所犯者湿耳。湿乃阴邪，阴邪必须以阳气祛之。肾之精，阴水也，补精则精旺，阴与阴合，阴无争战之机，不战而邪何能去，故不当补精而当补气。方用蒸膝汤。

牛黄芪八两，金钗石斛二两，薏仁二两，肉桂三钱。

水煎二碗，先服一碗，即拥被而卧。觉身中有汗意，再服第二碗，必两足如火之热。切戒不可坐起，任其出汗。至汗出到涌泉之下，始可缓缓去被，否则万万不可去也。一剂病去大半，再剂病痊愈。

此方补气未免太峻，然气不旺不能周遍于一身，虽用利湿健膝之药，终不能透入于邪所犯之处，而祛出之也。第大补其气，而不加肉桂之辛热，则寒湿裹住于膝中，亦不能斩关直于骨髓，而大发其汗也。至于绝不治风者，以此病原无风也。若作风治，愈耗其气，安得取效哉！

此症用加味芪桂汤亦妙。

黄芪三两，肉桂三钱，破故纸二钱，牛膝三钱。

水煎服。服必有大汗如雨。二服愈。

鹤膝之症有二，一本于水湿之入骨，一本于风湿之入骨也。前条乃言水湿入骨，未言风湿入骨之症。大约水湿之病，骨重难移，风湿之症，骨轻可走，至于酸痛，则一也。虽然，酸痛亦有微别，水湿之痛，在一处而不迁，风湿之痛，移来移去而无定。治法，不可徒治风湿电。用散膝汤治之。

黄芪五两，防风三钱，肉桂五钱，茯苓一两。

水煎服。服后亦拥被而卧，听其出汗，不必惊惶。汗出愈多，去病愈速。

夫黄芪原畏防风，得防风而功更大，吾多用黄芪，正恐人之难受，加入防风，能于补中以行其气。得肉桂之辛散，引入阳气，直达于至阴之中。又得茯苓共入膀胱，利水湿之邪。内外兼攻，内既利水而外又出汗，何风湿之不解哉！惟是大汗淋淳，人恐有亡阳之惧。谁知用散药以出汗，若为可虑，今用黄芪补气以出汗，乃发邪汗而非损正汗也。邪汗能亡阳，正汗反能益阳耳，所以二剂而收全功也。

此症用薏术防桑汤亦效。

防风三钱，桑叶二两，陈皮一钱，破故纸二钱，薏仁一两，白术一两。

水煎服。亦必出大汗而愈。只消一剂也。（《临证医案伤寒辨证录》）

〇州守张天泽，左膝肿痛，胸膈痞满，饮食少思，时作呕，头眩痰壅，日晡殊倦。用葱熨法，及六君加炮姜，诸症顿退，饮食稍进。用补中益气加蔓荆子，头目清爽，肢体康健。间与大防风汤十余剂，补中益气三十余剂而消。

一妇人，发热口干，月经不调。半载后，肢体倦怠，二膝肿痛，作足三阴血虚火燥治之，用六味地黄丸，两月余，形体渐健，饮食渐进，膝肿渐消，半载而痊。（《名医类案》）

〇朱丹溪治一丈人，年七十岁，患脚膝病稍肿，此血虚而挟湿热也。用生地、归头、白芍、苍术、炒柏、川芎、桂、木通，水煎，食前热服。

一男子年近三十，滋味素厚，性多焦怒。秋间髀枢左右，一点发痛，延及膝骨干，昼静夜剧，痛处恶寒，或渴或不渴，或痞或不痞。医多用风药，兼补血。次年春，其膝渐渐肿痛愈甚，食减形羸。至春末，膝肿如桃，不可屈伸。诊其脉左弦大颇实，寸涩甚，右皆数大，知其小便必数而短。遂作饮食痰积在太阴经治之，炒柏一两，生甘草梢、犀角屑、苍术、盐各三钱，川芎二钱，陈皮、牛膝、木通、白芷、白芍各五钱。遇喧热加条芩三钱，为细末，每三钱重，与生姜汁同研细，以水荡起，煎令沸，带热食前饮之，一昼夜四次，与至半月后，数脉渐减，痛渐轻，去犀角加牛膝、败龟甲半两，当归半两，如前服。又与半月，肿渐减，食渐进，不恶寒，惟脚膝酸软，未能久立久行。去苍术、黄芩，时当夏热，加炒柏至一两半，依本方内加牛膝，春夏用茎叶，冬用根梗。取汁用之，效尤速。须断酒、肉，湿面、胡椒，当仲夏加生地半两，冬加茱萸、桂枝。

镇江外科史姓者，曾治一人鹤膝风，以蛤蟆用碗锋略破腹有缝，不可穿，缚置患处跳动移时，受毒辄死。

如前再易一枚，不过三枚愈。李诩《戒俺漫笔》。

孙文垣治程绍溪，中年患鹤膝风，两腿及腿肚内外臁肉尽削，两膝肿大。乃酒后纵欲所致，且四肢脓疥淫湿腌臜，自分必死。家人以病久医药破家，不复求治。孙以邻人之亲往诊，左寸关浮数，右寸短弱，两尺脉沉微。曰：此气虚血热之候，法当大补，壮其筋骨，犹可冀生。第非百日不见功，盖补血无速效，必渐而濡之，关节通利，骨正筋柔，腿肉自生。初以龟甲、苡仁各三钱，苍耳子、五加皮、头二蚕沙、节节香各一钱，当归、人参、黄芪、苍术、杜仲、黄柏各八分，红花八分，十剂而疮疥渐稀，精神稍长。再以苡仁、五加皮、龟甲各二钱，节节香、苍耳子、地黄、丹参、苍术、黄柏、首乌各一钱，人参、当归各八分，红花、木通各五分，三十剂可倚杖而行，腿肉渐生，疮疥尽愈，膝肿消去其六。后以虎潜丸加鹿角胶、首乌、狗-脊、节节香、牛膝，用龟胶为丸，服三月，腿肉复完而愈。

薛立斋治韩廷仪，先患风症，用疏风化痰养血之药而痊。其腿膝骨肉内发热作痛，服十味固本丸、天麻丸益甚。两尺脉数而无力。谓此肾水虚，不能生肝木，虚火内动而作，非风邪所致也。不信，又服羌活愈风丹之类，四肢痿软，遍身麻木，痰涎上涌，神思不清。曰：此皆脾气亏损，不能荣养周身，又不能摄涎归源。先用六君子、芎、归、木香数剂，以助五脏生化之气，以荣养周身，而诸症渐愈。乃朝以补中益气汤培养脾肺，夕以六味丸滋补肝肾，如此三月而安。

一妇人久郁怒，膝肿，胸胁不利，内热寒热，经候不调，遍身酸痛。此胃气亏损，先用补中益气汤加半夏、茯苓三十余剂，胃气渐醒，又用大防风汤与归脾汤，膝肿渐消，用加味遣遥散、大防风汤全消。又用八珍汤加丹皮调理而安。

一妇人患前症，肿痛寒热。先用大防风一剂，又用加味逍遥散四剂，月余肿痛渐退。惑子速效，另服劫风败毒，虚证蜂起。仍由用大防风为主，佐以十全大补而消。又服大补汤，两月而痊愈。一妇人患前症，两拗中腿股筋牵作痛，内热寒热。此肝火气滞之证。先用加味小柴胡汤四剂，后以加味逍遥散为主，佐以大防风汤而消。又患痢后两膝肿痛，寒热往来，用十全大补汤为主，佐以大防风汤而消。

一妇人患前症，虽溃而肿不消，朝寒暮热，饮食不思，经水三四月一至。此肝脾气血俱虚也，用补中益气、加味归脾二汤，各三十余剂，肿渐消而寒热止。又佐以大防风，月余而能步履。再月余经行如期。又服六味丸、八珍汤，三月而愈。

一男子腿筋弛长，月余两膝肿痛。此阴虚湿热所乘也。用六味丸为主，佐以八珍汤加牛膝、杜仲，间以补中益气汤，三月余而消。

通府刘国威，先筋挛骨痛，右膝漫肿，用化痰消毒之剂，肿痛益甚，食少体倦。加祛风消毒等药，寒热作呕，大便不实。用二陈除湿之类，肿起色赤，内痛如锥。诊其脉滑而无力，此脓已成，元气虚而不能溃也。用十全大补汤四剂，佐以大防风汤一剂而溃，又百余剂而痊。

一男子腿痛膝肿，脉浮，按之弦紧。此肝肾虚弱也。用大防风汤二剂已退。彼惑于附子有毒，乃服治疡之药，日渐消瘦，虚症渐至。复求治。曰：倦怠消瘦，脾胃衰而不能营运也。小便不禁，膀胱虚而不能约制也。燥热虚痞，胃气弱而不能化也。恍惚健忘，精神衰而昏乱也。恶症蜂集，辞之。后果没。

一男子患腿痛，膝微肿，轻诊则浮，按之弦紧，此鹤膝风也，与大防风汤二剂，已退二三。彼谓附子有毒，乃服败毒药，日渐消瘦，复求治。薛谓今饮食不为肌肤，水谷不能运化精微，灌溉脏腑周身百脉，神将何依。夫气短而促，真气损也。怠惰嗜卧，脾气虚也。小便不禁，膀胱不藏也。时有躁热，心下虚痞，胃气不能上荣也。恍惚健忘，神明乱也，不治。后果然。此证多患于不足之人，故以加减小续命、大防风二汤有效，若服攻毒药必误。

一妇人膝肿痛，遇寒痛益甚，月余不愈，诸药不应，脉弦紧，此寒邪深伏于内也。用大防风汤及火龙膏治之而消。大抵此证，虽云肿有浅深，感有轻重，其所受皆因真气虚弱，邪气得以深袭，若真气壮实，邪气焉能为患也。故附骨痈疽，及鹤膝风证，虚者多患之。前人用附子者，以补温肾气，而又能行药势散寒邪也。亦有体虚之人，秋夏露卧，为冷气所袭。寒热伏结多成此证，不能转动，乍寒乍热而无汗，按之痛应骨者是也。若经久下消，极阴生阳，寒化为热而溃也。若被贼风所伤，患处不甚热而洒淅恶寒，不时汗出，熨之痛止，须大防风汤及火龙膏治之。若失治，为弯弓曲偏枯，坚硬如石，谓之石疽。若热暖积日不溃，肉色紫赤皮肉俱烂，名缨疽，其始末，皆宜服前汤。欲其驱散寒邪以补虚托里也。

一人患鹤膝风五年，敷药三日即愈。王心涵传：乳香、没药各一钱五分，地骨皮三钱，无名异五钱，麝香一分，各为末，车前草捣汁，入老酒少许，调敷患处。《广笔记》。

立斋治一男子左膝肿大，三月不溃，谓体虚之人，风邪袭于骨节，使气滞而不行，故膝愈大而腿愈细，名曰鹤膝风。遂以大防风汤三十余剂而消。张上舍亦患此，伏枕半载，流脓三月。彼云：初服大防风汤去附子一钱，服三十余剂少愈。乃去附子五钱，服至三十余剂将愈。乃去附子，更以三十余剂而痊，盖桂附当用而不用，则无功也。

王汝道膝腿肿，筋骨痛，服十宣散不应，脉沉细，以五积散二剂而前止，更以十宣散去桔梗加牛膝、杜仲，三十余荆脓溃而愈。此寒气之肿，八风之变也。（《续名医类案》）

历节风

何拯华医案

○病者：何家福之妻，年四十六岁，住峡山。

病名：历节风。

原因：素因血气虚寒，现因风挟寒湿，直中血络，遍历关节而成。

症候：历节挛疼，痛不可忍，屈伸不留，难以转移，发作不热，昼静夜剧。

诊断：脉左浮弦急，右沉蹈，舌苔白腻。脉症合参，张仲景所谓沉即主骨，弱郎主筋，浮则为风，风血相搏，即疼痛如掣，历节痛不可屈伸是也。

疗法：乌头桂枝汤加减。方以乌头含麻醉性善能麻痹神经以止痛，故用之为君；臣以黄芪托里达表通行三焦，麻黄开皮达腠上行外通，使肢节留伏之寒湿一齐外出；佐以桂枝横行手臂，牛膝下行足膝，皆有活血除疼之作用；使以芍、甘、白蜜酸牧甘润以监制之。

处方：制川乌八分，生黄芪钱半，净麻黄八分，川桂枝一钱，淮牛膝三钱（生），生白芍钱半，清炙草八分。

右药用水两碗，白蜜一匙，煎成一碗，温服。

次诊：前方连服两荆，痛虽渐减，而屈伸不利如前，形气羸弱，颇难支持，脉仍沉弱，惟左手浮弦已减，法当通补兼施，八珍活络汤主之。

次方：丽参须八分，浙茯苓三钱，全当归三钱，酒炒生地二钱，薄桂五分，生于术钱半，清炙草六分，羌独活各五分，酒炒赤芍钱半，川芎一钱（蜜炙），片红花六分，制川乌三分酒水各一碗煎服。

效果：迭服四剂，挛痛已除，手足亦可屈伸，人能支持，步履可扶杖而行，遂嘱其服史丞相遇仙酒，一日两次，每服一小酒钟，旬余即痊。

廉按，金匮要略分历节病因有四：一因汗出入水中，二因风血相搏，三因饮酒污出当风，四因饮食味过酸成。此案即风血相搏，为历节痛风之总因，男妇犯此者最多。病源、千金、外台均谓之历节风，以其痛循历节，故曰历节风，甚如虎咬，故又曰白虎历节风。初方用鸟头桂枝汤，必辨明风挟寒湿搏其血络，乃可引用。接方用八珍活络汤，亦必其人血气虚寒始为相宜。故医者治病，必先求其受病之原因，及病者之体质，然后可对症发药，以免贻误，此为临症之第一要着。（《全国名医验案类编》）

严绍岐医案

○病者：张兆荣之妻，年四十一岁，住昌安门外杨港。

病名：历节痛风。

病因：素因血虚肝旺，暮春外威风热，与血相搏而暴发。

症候：头痛身热，肢节挛疼，不能伸缩，心烦自汗，手指微冶，夜甚于昼。

诊断：脉浮弦数，左甚于右，舌红苔白薄滑。脉症合参，此巢源所谓历节风之状，由风历关节与血气相搏，交击历节，痛不可忍，屈伸不得是也。

疗法：凡风搏血络瘀筋痹肢节挛痛者，当专以舒筋活络为主。故重用羚角为君；筋挛必因血不荣养，郎以归、芍、川芎为臣，然恐羚角性凉，但能舒筋不能开痹，少用陆枝之辛逐肢节为反佐，而使以薄荷、牛蒡、连芽桑枝者，疏风散热以缓肢节之疼痛也。

处方：碎羚角钱半（先煎），当归须一钱，生赤芍钱半，川芎八分，桂枝尖三分，苏薄荷七分，炒牛蒡一钱，连芽桑枝一两。

效果：连服三剂，外用冯了性酒没透绒洋布以搽擦诸肢节痛处，汗出溱溱，身热痛大减，手足亦能屈伸。惟神烦肢挛，溺秘少寐，即将原方去归、芎、桂枝，羚角改用八分，加淡竹茹三钱、鲜竹叶心三钱、辰砂染灯心三十支、莲子心三十支，又进三剂，夜能安眠，溺通厂除。终用炒桑枝二两、马鞭竹一两、鲜茅根一两、天津红枣四枚，每日煎服，调理而痊。

廉按：历节痛风：因于寒者，辛温发散；因于热者，辛凉轻扬，固已，但宜分辨痛状施治。如肢节挛痨、伸缩不利者，血虚液燥也，法宜滋血润燥，四物汤加首乌、木风、杞子、甘菊；肢节肿痛、遇阴雨更甚者，风湿入络也，法宜驱风活络，大羌活汤加小活络丹，肢节注痛、得捶摩而缓者，风湿在经也，法宜散风胜湿，灵仙除痛饮，肢节烦痛、眉背沉重者，湿热相搏也，洼宜化湿泄热，当归拈痛散加减；肢节刺痛、停着不移者，瘀血阻升也，法宜消瘀活络趁痛散加减；肢节热痛、夜间尤剧者，阴火灼筋也，法宜滋阴降火，四物汤合加味二妙丸；肢节木痛、身体熏滞者，湿痰死血也，浊宜豁痰活络，半夏苓危汤加小活络丹；肢节酸痛、短气脉沉者，留饮也，法宜蠲饮涤痰，半夏苓术汤加指迷茯苓丸；历节久痛者，邪毒停留也，法宜以毒攻毒，麝香丸与乳香停痛丸间服；历节麻痛者，气血凝滞也，法宜通气活血，千金防已汤加五灵散。此案肢节挛痛、不能伸缩，与血虚液燥症虽相同，而病由风热搏血，则原因各异，故处方用药，亦自不同。可见病因不一一者因得之。内经所以治病必求于本也。（《全国名医验案类编》）

脚 弱

○一士人，得脚弱病，方书罗列，积药如山，疾益甚。张曰：汝当尽屏去，但用杉木为桶，濯足。又令排樟脑于两股间，以脚绷系定，月余而安健如初，南方多此疾，不可不知。《循斋闲览》。

孙琳治一少年，娶妻不久，得软脚病，疼特甚，医以为脚气。孙闻之曰：吾不必诊视，但用杜仲一味，寸断片析，每一两，用半酒半水合一在盏，煮六分，频服之，三日能行，又三日而愈。孙曰：第宅寝处高明，衣履燥洁，无受湿之理，乃新婚纵欲致然。杜仲专治腰膝，以酒行之，则奏效易矣。（《名医类案》）

风湿性关节炎

黄振鸣医案

○张某，女，13岁。1987年10月29日初诊。

患者于1987年10月17日因咽痛3天，到某医院诊治，诊为“急性咽炎”。服用西药后症状缓解，但继后出现发热，烦闷，口渴，纳差，双髋、膝、踝关节肿痛，呈游走性；血沉58毫米/小时，抗链球菌溶血素O试验（抗“O”）600单位；血白细胞11×10^9/升，中性粒细胞0.79，淋巴细胞0.19，嗜酸性粒细胞0.02。诊断为急性风湿性关节炎。予阿司匹林、青霉素及激素等治疗9天，症状未见缓解而来诊。

刻症：发热，汗多，渴喜冷饮；双髋、膝、踝关节肿痛，不能触地，遇热痛甚，遇冷则舒；小便黄，大便闭结3天。

检查：体温39摄氏度，脉搏130次/分，神清面赤，表情痛苦；双髋、膝、踝关节肿大、压痛，且双膝、踝关节周围有红斑结节；舌红苔黄燥，脉弦滑数。

辨证：此为风热客袭肌腠，湿热阻滞经络之证。

治法：清热疏风，祛湿通络。

方药：用自拟方羚犀石膏汤加减。

羚羊骨18克（先煎），水牛角30克（先煎），银花12克，大黄9克（后下），生石膏30克，白茅根18克，黄柏12克，苡仁30克，桑枝24克，水煎服，每日11剂。

另用通气膏外敷关节肿痛处，每日1次。

1986年11月3日复诊：服药和外治3天后，发热已退，每日大便2次，诸关节肿痛减轻，略能活动着地，舌红苔黄，脉弦数。按上方加地骨皮30克，威灵仙15克，蜈蚣3条。外治法同上。

1986年11月15日三诊：共服药12剂，各关节肿痛基本消失，活动如常。体查未发现异常，复查血常规、血沉、抗“O”均正常。随访一年未复发。（《奇难杂症续集》）

颜正华医案

○季某，女，30岁。1992年1月16日初诊。

一年来全身关节疼痛，四肢关节肿胀，肿处不红，无灼热感。并随天气阴晴变化而加重或减轻。在河北某医院经中西医药治疗乏效，遂专程来京求诊。刻下四肢关节疼痛，两踝及膝关节肿大，不红，指、趾关节未变形。并伴胃脘痞满，嘈杂泛酸，口干咽痛，尿黄，便干，每1～3日一行。舌暗红苔白腻，脉弦滑。

辨证：证属风湿入络，湿热中阻。

治法：祛风通络止痛，清热除湿和中，佐以通肠。

方药：防风、防已、秦艽各10克，络石藤、萆薢、牛膝、赤芍各15克，银花藤30克，丹参30克，当归6克，法半夏、黄芩、郁金各10克，全瓜蒌24克。水煎服，每日1剂。10剂。

忌食辛辣油腻及生冷，慎起居免着凉及沾凉水。

2月16日二诊：口干咽痛及脘痞嘈杂泛酸均已，大便畅顺日一行，关节肿痛见轻，惟感四肢发酸发沉，乏力，舌脉同前。上方去法半夏、黄芩、郁金、全瓜蒌、络石藤、银花藤，加威灵仙10克，桑枝、鸡血藤、生黄芪各15克，生苡仁、桑寄生各30克，赤芍、丹参分别减至10克、20克。续进14剂。

三诊时关节痛减，已能忍受，又见下肢发凉，怕风，触按冰凉。以二诊方加熟附片6克（先下），续进10剂。四诊时脚已不凉，停药后仍有凉感。踝膝关节肿消，手胀明显好转，上方减附片用量至4克，再进14剂。五诊时全身已感有力，下肢已不凉，惟关节时痛，腿沉。原方去桑枝、附片，加土茯苓30克，续进14剂，以善其后。（《颜正华临证验案精选》）

何子良医案

○汪某，女，47岁。1983年8月18日初诊。

以双下肢散发红斑结节一月，伴关节红肿热痛半月入院。入院时，双膝、踝关节红肿热痛，关节处有多个大小不等的红斑结节，伴全身浮肿，头昏，乏力，纳食减退，口干喜冷饮，心烦，夜寐多梦，溲黄，舌红苔薄黄腻，脉濡数。血沉45毫米/小时，抗“O”500单位以上。

诊断：热痹（风湿性关节炎）。

治法：清热凉血，疏风祛湿。

方药：白虎加桂枝汤合三妙丸加减。

生石膏（先下）45克，知母10克，粳米（包）10克，甘草6克，桂枝6克，黄柏10克，银花藤30克，连翘10克，生地20克，丹皮20克，防已10克，桑枝10克，赤芍12克，苡仁20克，苍术9克，川牛膝10克，水煎服。

服6剂后，双下肢关节红肿已除，红斑结节消失，留有浅蓝色色素沉着，全身症状大有改善，舌淡红苔白腻，脉濡数。

治法：宣痹祛湿，佐清热解毒。

方药：黄柏10克，苍术6克，川牛膝12克，生石膏（先下）30克，银花藤30克，蒲公英15克，制附片（先煎）10克，桂枝6克，茯苓12克，苡仁20克，晚蚕沙（包）15克，防已10克，当归10克，赤芍10克，水煎服。

2剂后诸症消失，守上方连服20剂后，查血沉11毫米/小时，抗“O”500单位以下，痊愈出院。（《现代名中医内科绝技》）

上海龙华医院医案

○王某，男。15岁。1965年2月27日入院。患者1965年2月17日晚觉右膝疼痛，无红肿。三天前两膝关节肿痛，并有怕冷、发热。次日两踝关节肿胀疼痛，昨日起肩肘关节亦疼痛，今日上午来院门诊，体温38.3摄氏度，诊为“风湿热”入院。刻症：面色苍白，扁桃体Ⅰ度肿大，心率88次/分，律齐，心尖区Ⅱ级收缩期吹风样杂音。双膝踝关节肿胀、压痛，右肩关节压痛，但无明显肿胀，未见皮下结节及红斑。血沉84毫米/小时，抗“O”625单位。心电图：各导联P-R间期延长为0.28秒。诊断为风湿热，风湿性关节炎。由于关节疼痛游走不定已10日，膝踝关节肿痛拒按，舌苔薄黄，脉数等症。

辨证：此为风湿之邪，侵入脉络，郁而化热。

治法：祛风化湿，和营清热。

方药：川独活三钱，汉防己三钱，桑寄生三钱，肥知母三钱，生石膏五钱，京赤芍三钱，川牛膝三钱，紫丹参三钱，生甘草三钱。水煎服，1剂。

2月28日二诊：体温39.4摄氏度，踝膝关节红肿热痛，咽痛口干，心悸寐差。舌苔薄黄，脉数而结代。

川桂枝三钱，肥知母四钱，生石膏二两（打），生甘草四钱，川牛膝三钱，羌独活（各）四钱，汉防己三钱。水煎服，1剂。

3月1日三诊：体温38.5摄氏度，踝关节红肿热痛稍减，便秘4日。舌苔薄黄腻，脉数。治守前法，酌加凉血通络之品。

川桂枝三钱，京赤芍四钱，知母三钱，忍冬藤一两，丹皮三钱，连翘五钱，汉防己五钱，川牛膝三钱，洗地龙一两，炒桑枝一两，玉泉散一两（包），晚蚕沙四钱（包）。水煎服，7剂。

3月8日四诊：上方服2剂后，热退至37.7摄氏度以内，关节肿痛大为减轻。现体温已正常，关节肿胀已退，疼痛消失，行动自如。舌苔薄白，脉缓。再从原法出入。

川桂枝三钱，赤芍四钱，知母三钱，忍冬藤一两，丹皮三钱，汉防己三钱，川牛膝三钱，地龙五钱，炒桑枝一两，晚蚕沙三钱（包）。水煎服，3剂。

以后按上方加减，服至3月16日出院。出院前症状消失，体温正常，心电图恢复正常。（《医案选编》）

朱良春医案

○陈某某，男，56岁，初诊日期：1974年9月4日。

周身关节疼痛已历4年有余，诊为风湿性关节炎。平素畏寒怯冷，疼痛游走不定，每遇寒冷则疼痛加剧，两腿可见红斑结节，查血沉70毫米/小时，抗“O”正常，舌苔薄腻，舌质偏淡，脉细。

辨证：风寒湿痹（乃风湿活动而体质偏虚者）

治法：温经通络。

方药：制川乌（先煎）10克，全当归10克，仙灵脾15克，川桂枝（后下）8克，寻骨风20克，豨莶草20克，徐长卿15克生，甘草5克，8剂。

9月11日：药后结节明显减少，此乃佳象。舌苔白腻，脉细，效不更方，循原法进治之。上方加炙蜂房10克，炙全蝎（研末分吞）2克。6剂。

9月19日：复查血沉为21毫米/一小时末，周身关节痛稳定，腿部红斑结节消失，为巩固疗效，嘱其原方再服10剂。1976年6月5日随访，患者已痊愈，未再复发，并已正常上班。［中医杂志，1980，（12）］

杜雨茂医案

○张某，女，38岁。1975年9月13日初诊。

周身关节疼痛3个月余。患者5年前患过急性风湿性关节炎，治疗后基本控制，4年未发。3个月多以前一次感冒后又引起复发，周身关节疼痛，发低热，经用西药抗风湿药治疗低烧已退，但其他症状至今无明显减轻。现全身肌肉沉重疼痛。膝、踝、腕关节疼痛微肿，举动不便，恶风怕冷，乏力气短，食欲不振，大便溏，脉细数，舌淡红边紫苔白。血沉75毫米/小时。

辨证：证属痹证，寒湿偏盛，留滞肌肉、关节，气血运行不畅，且因邪留日久，正气亏耗，湿邪内渍伤脾。

治法：温阳散寒胜湿，通利关节，佐以健脾。

方药：附片9克，桂枝6克，羌活9克，灵仙9克，秦艽9克，寄生12克，海风藤12克，川芎9克，白芍12克，白术12克，茯苓12克，陈皮9克，炙甘草6克。水煎服，每日1剂。

复诊：上药连服10剂后，前症明显减轻，全身肌肉已不沉重疼痛，关节肿胀消退；痛亦减轻，可以走动，食欲增进，大便转为正常。惟服药后咽干，仍有轻度恶风，身困，脉转细缓，舌同前。血沉降至52毫米/小时。

拟上方加当归9克，知母9克以护阴，去茯苓。

三诊：上方连服15剂后，关节已不痛，恶心亦除，精神好转，可以操持家务，惟天阴下雨时全身肌肉关节酸困微痛。血沉30毫米/小时，用二诊方加黄芪、防风，去知母、灵仙，加三倍量，配成蜜丸，早晚各服12克，以善后巩固。（《奇难病临证指南》）

王占玺医案

○孙某，女，29岁。1967年8月5日初诊。

于一个月前出现全身关节疼痛，伴低热，咽痛，于北京某医院查血沉41毫米/小时，抗“O”1：600，两侧扁桃体轻度肿大，诊为风湿性关节炎活动期，经治不效，于1967年8月5日转院来诊。又经服用独活寄生汤、银翘散加减治疗一月余，因诸症未减，又于9月12日转余治之。复查血沉34mm/h，抗“O”1：600，仍全身关节痛，尤以两肘、膝、腕关节为甚，腰亦疼痛。且食后脘痛，两胁作痛，睡眠不佳，低热37.3摄氏度。舌质红苔薄白，脉细数。肝于肋下1厘米，质软，心窝部压痛，遂投与上中下通用痛风方加味：苍术12克，黄柏10克，天南星6克，桂枝9克，汉防已1.2克，威灵仙12克，生桃仁9克，红花6克，胆草6克，川芎9克，羌活9克，白芷12克，神曲12克，夜交藤20克，水煎服，每日1剂。应用本方加减服用18剂后，全身关节疼痛明显好转，惟于经期腰痛明显，月经色暗且有血块，手足寒，大便干。舌质变淡，舌边有齿痕，脉细而无力。此周身关节疼痛消失之际，又显血虚挟寒挟瘀之证，改拟养血温经以散寒邪，用当归四逆汤加减又服36剂，复查血沉17毫米/小时，抗“O”1：200，诸症消失而获痊愈，恢复工作。（《临床验集》）

张浠虬医案

○孙某，男，31岁。

患者一周来高热不解（体温39.6摄氏度），四肢关节酸楚，两膝关节灼热红肿疼痛而强硬，屈伸不利，甚则不能下床活动，汗出，口渴，纳呆，苔黄燥，脉滑数。血沉78毫米/小时。抗 “O”833单位，血白红胞15000/立方毫米，中性85%，曾用青霉素、柴胡注射液等治疗无效。

辨证：证属感受风邪，入里化热，流注经络关节，诊为热痹。

治法：清热通络宣痹，佐以疏风胜湿。

方药：清热宣痹汤加减。

生石膏30克（先下），知母10克，花粉30克，桂枝10克，忍冬藤30克，威灵仙30克，豨莶草15克，黄柏10克，苡仁15克，甘草3克。

服3剂后热势渐挫（体温37.8摄氏度），关节疼痛亦随体温下降而减轻，口仍渴；邪热未彻，继进前方加防已15克，服5剂热退，关节肿痛亦基本好转，惟膝关节活动仍感不利，原方去威灵仙加当归、赤芍、川牛膝，调理二周，复查血沉、抗链“O”已正常，后用养血补气通络药10剂以善其后，半年后追访已参加工作。（《现代名中医内科绝技》）

李和医案

○唐某，女，41岁。1979年3月20日初诊。

患者腰背酸痛已3年。自1977年因寒冷及受潮湿，即开始腰酸痛，严重时不能弯腰。直至去年经理疗、针灸治疗后症状减轻，能坚持参加劳动。后因小产，症状又加重，并侵及髋关节，经服泼尼松、吲哚美辛等药物治疗又稍减轻。半年来，因感冒发烧使症状更加重。检查：发育尚好，营养一般，头颈胸腹均正常，脊柱腰段有压痛，左髋关节稍肿大，活动受限，行路稍跛，其他关节正常。舌质较红，晨起有黄苔，脉象弦滑，并有筋惕肉瞤现象。化验血沉52毫米/小时。

辨证：脉症合参，此为风湿入络，郁结化热。

治法：活血舒筋清热法，佐以祛风利湿之剂。

方药：丹参15克，赤芍10克，鸡血藤20克，灵仙10克，伸筋草15克，丝瓜络10克，黄柏10克，滑石20克，寄生20克，杜仲15克，防已10克，苡仁30克，杏仁10克，牛膝10克，水煎服。

上方服5剂后，关节疼痛锐减，髋关节活动度亦增大。嘱继服前方。又服20剂后，关节疼痛消失，髋关节活动自如，气候骤变时亦未见发作。嘱其注意调养，避免外感及过度劳累，以防复发。（《李和医疗经验选》）

张伯臾医案

○高某某，男，56岁，门诊号76/34981。初诊日期：1976年4月22日。

患类风湿关节炎三年余，手指足趾肿痛变形，畏寒乏力，脉沉细，苔薄白。

辨证：风寒湿久阻脉络，挟瘀凝结。

治法：宜大乌头煎参入化瘀搜络之品。

方药：制川草乌各9克（先煎），生黄芪15克，净麻黄6克，全当归9克，细辛3克，生甘草9克，川桂枝9克，炒赤白芍各9克，桃仁9克，红花6克，蕲蛇9克，全蝎粉1.2克（分吞），纯蜜15克（冲）。

稍有加减，服三十余剂。

5月28日（二诊）：足趾肿痛大减，手指肿痛亦轻，畏寒依故，脉沉细，苔薄白，阳虚之体，风寒湿瘀已有化机，仍守前法增损。

制川草乌各9克（先煎），生黄芪18克，净麻黄6克，川桂枝9克，北细辛3克，炒赤白芍各9克，熟附片9克（先煎），生甘草9克，全当归15克，露蜂房9克，全蝎粉1.2克（分吞），蕲蛇9克，纯蜜15克。

6月22日（三诊）：足趾肿消痛止，手指痛止，畸形好转，脉细，苔白。风寒湿瘀渐化，病久气血亏耗，前方参入益气养血之品。

制川草乌各9克（先煎），熟附片9克（先煎），全当归15克，川桂枝9克，北细辛3克，大熟地15克，炙黄芪15克，炒赤白芍各9克，炒川芎6克，鹿角片9克，全蝎粉2克（分吞），蕲蛇9克，纯蜜15克（冲），14剂。（《张伯臾医案》）

秦贞照医案

○孟某，女，28岁。1988年3月16日初诊。

患者四肢关节痛两年，多方治疗乏效，来院求治。症见：两膝、踝、肩、肘、手指等关节疼痛，下肢较重，痛处肿胀灼热，但又怕凉喜热，肢体重着，低热，体温37.5摄氏度左右，舌红，苔黄白相兼，脉象紧数。查：血沉44毫米/小时，抗“O”833单位。

西医诊断：风湿性关节炎。

辨证：证属寒热错杂。

治法：祛风散寒，除湿清热。

方药：选用桂枝芍药知母汤加减。

桂枝15克，白芍15克，知母15克，白术15克，防风15克，川牛膝15克，熟附子10克，全蝎10克，麻黄10克，苡仁30克，鸡血藤20克，甘草6克，水煎服。

服上方6剂，关节痛明显减轻，上方桂枝、白术、知母各改为20克，附子改为15克，继服15剂，诸症均瘥，舌脉正常，血沉、抗“O”亦恢复到正常值。（《诊籍续焰——山东中医验案选》）

侯钦丰医案

○赵某，男，18岁。1989年10月30日初诊。

患者在济南工作期间，因常在野外作业，久卧湿地，渐感四肢关节疼痛，以踝、膝关节为甚。经省某医院确诊为风湿性关节炎，选用西药治疗逾3个月，未见好转，下肢疼痛难忍，活动受限，遂回原籍求治。查见患者形体消瘦，面色萎黄，食少神疲，下肢关节肿大，屈伸不利。抗“O”小于500单位，血沉98毫米/小时，舌质淡，苔薄白，脉沉弦细。

辨证：此乃寒湿之邪流注关节，郁久化热之证。

治法：温经散寒，祛风胜湿，兼以养阴清热。

方药：方以桂枝芍药知母汤加味。

桂枝10克，赤白芍各20克，知母12克，白术10克，麻黄6克，熟附子9克（先煎），防风10克，防己10克，独活10克，桑寄生15克，鸡血藤30克，苡仁30克，炒桑枝30克，木瓜12克，炙甘草6克，水煎服。

11月18日二诊：上方服9剂，疼痛逐渐减轻，食欲倍增，精神略振，查血沉16毫米/小时。

药已中病，效守原方，继服10剂。并兼服消络痛。

12月18日三诊：关节肿痛消失，血沉6毫米/小时，惟敲击关节时略有痛感。遂以上方加土鳖虫、地龙各12克，乳香、没药各6克，继服6剂后，诸关节无任何不适，查血象及心电图均无异常，血沉2毫米/小时，为巩固疗效，上方继服6剂。于1990年3月2日回单位工作，至今未复发。（《诊籍续焰——山东中医验案选》）

盛国荣医案

○王某某，女，35岁，初诊日期：1977年9月20日。

患者面色苍白，形体虚胖，精神萎靡，3年前右骶骨部及右大腿上部疼痛，肢体关节疼痛重着，活动不便，肌肤常有麻木感觉，口淡不渴，饮食、睡眠，大小便尚可，月经不规则，往往超期，白带多，舌苔白腻，脉濡弱。西医诊为风湿性关节炎。

辨证：湿邪留滞，阻闭气血，经络不利。

治法：祛湿通络，祛风散寒。

方药：拟《类证治裁》薏苡仁汤加减。

薏苡仁30克，川芎7克，当归10克，桂枝7克，独活7

克，党参20克，黄芪20克，川乌7克，苍术10克，木瓜10克，秦艽10克，水煎服，每日1剂。

配服小活络丹，并酌情加减，调治2个月，诸症均见好转。

○林某某，男，34岁。1976年就诊。

患者面色潮红，形体壮实，发热恶寒（体温38摄氏度），口渴，右侧膝关节红肿，行动困难已6天。心烦不眠，大便秘结，小便短赤，舌质红，苔黄而干，脉弦数。诊为急性风湿性关节炎。

辨证：湿热内蕴，邪从热化。

治法：清热泻火，佐以疏风祛湿。

方药：拟《温病条辨》宣痹汤加减。

防已10克，蚕沙16克，赤小豆20克，滑石20克，连翘10克，山栀10克，黄芩10克，生石膏30克，桑枝20克，防风6克，知母10克水，煎服，日服一剂。

连服4剂，热退，左侧膝关节红肿疼痛亦见减轻，继用蠲痹汤加减，方药如下。

秦艽10克，独活6克，忍冬藤20克，当归10克，桑枝20克，鸡血藤16克，川芎10克，牛膝14克，萆薢10克，薏仁30克，水煎服，每日1剂。配合小活络丹。

调理1个月而获愈。［福建中医药，1981，1（2）］

吉良晨医案

○朱某，男，20岁。

两膝关节疼痛，畏寒喜暖已有数月，时有心悸，胸闷呕吐，口干欲饮，舌质白苔微黄滑腻，脉沉细稍弦数。实验室检查：抗“O”为1：600，血沉72毫米/小时。西医诊断：风湿性关节炎。

辨证：寒痹关节，郁而化热。

治法：通阳行痹，清热和中。

方药：川桂枝9克，生白芍12克，黑附子（先煎）30克，生白术18克，肥知母9克，净麻黄9克，软防风6克，生姜片6克，生甘草6克，水煎服。

10剂后，查舌尖较红，加赤芍9克，知母加至12克，麻黄减为6克。15天后抗“O”降至1：400，血沉23毫米/小时。20天后关节痛减不显，仍以原方继服，至服1个月仍觉下肢疼痛，遂加怀牛膝9克。再服5剂去白术，加淡竹茹12克，乌梢蛇12克。治疗一个半月后查血沉已降至4毫米/小时，两膝关节疼痛明显减轻。以后仍按上方服用，又进1个月，关节疼痛均退，诸症悉解，查血正常。（《临证治验录》）

赵慰庭医案

○顾某，男，9岁。1973年10月15日初诊。

因感受风寒发热。经输液用抗生素及解热镇痛剂，热退而屡有反复，疑为败血症转某医院，该院检查印象为风湿热。住院月余，热仍未退，遂出院来求治于中医。检查：患儿面赤，发热，午后及夜间更甚，体温39摄氏度，膝关节红肿疼痛，皮肤有红斑，舌质红苔薄黄而润，脉滑数。

辨证：四诊合参，证属热痹。

治法：宣痹通络，清热化湿。

方药：桑枝15克，防已9克，苡仁16克，苍术9克，忍冬藤13克，蚕沙9克，生石膏16克，地龙9克，秦艽9克，连翘9克，通草6克，滑石9克，丹皮6克，生地13克，水煎服。

上方服3剂后，体温降至37.5摄氏度，关节红肿渐消，精神清爽，嘱原方继服。又进3剂，关节红肿消退，已无痛感，皮肤红斑已无，脉仍有数意，阴伤未复。原方减通草、苍术、蚕沙，加石斛9克，生地6克，嘱服3剂。药后诸症痊愈，体温正常。为巩固疗效，依前方继服3剂。化验检查：抗“O”、血沉、红细胞、白细胞均正常。以后患儿健壮胜于往昔。（《老中医经验汇编》）

邢锡波医案

○吕某，女，25岁。

四肢关节疼痛已年余，近两个月来，发热，关节肿痛，活动受限，局部灼热，伴头晕，口渴，出汗，全身倦怠，食欲不好，经打针吃药热势不退。检查：体温38摄氏度，两膝关节红肿，有触痛。血沉58毫米/小时，抗“O”800单位。诊为风湿性关节炎。脉弦数偏沉，右部沉滑数，舌红苔黄腻。

辨证：四诊合参，属风湿毒热，痹阻关节之证。

治法：散风清热，利湿通络。

方药：寒水石30克，生石膏、重楼、连翘、滑石各24克，汉防已、麻黄、山慈菇各18克，木通15克，栀子12克，乳香9克，生大黄、大戟各7.5克，水煎服。

上方连服3剂，身热渐退，头晕及关节痛减轻，知饥思食。脉弦数，舌淡红无苔。此是风湿宣散，毒热清解之象。仍宜前法，减石膏、麻黄、连翘、滑石，加老鹳草24克，海桐皮15克，菖蒲15克，地肤子12克。连服一周，体温正常，关节肿痛消失，脉弦虚不数，舌淡无苔，此是湿热宜散，阴津未复之象。继以养阴清热剂服用，以防复发。（《邢锡波医案选》）

施今墨医案

○李某，女，19岁。

病将两周，开始形似外感，发热，身痛，服成药无效，旋即肘、膝、踝各关节灼热样疼痛日甚，四肢并见散在性硬结之红斑。经北京同仁医院诊为风湿性关节炎。体温逐渐升至38摄氏度不退，行动不便，痛苦万分，大便燥，小溲赤，唇口干燥。舌质红绛，无苔，脉沉滑而数。

辨证：内热久郁，外感风寒，邪客经络留而不行。阴气少，阳独盛，气血沸腾，溢为红斑，是属热痹。

治法：急拟清热、活血、祛风湿法治之。

方药：鲜生地12克，忍冬花10克，左秦艽6克，鲜茅根12克，忍冬藤10克，汉防己10克，牡丹皮10克，紫花地丁15克，甘草节4.5克，紫丹参10克，紫草根6克，桑寄生12克，嫩桑枝12克，黑芥穗6克，紫雪丹10克（分两次随药送服），水煎服。

二诊：药服2剂，热少退，病稍减，拟前方加山栀6克，赤芍药10克，赤茯苓10克。

三诊：前方服2剂，大便通，体温降至37.2摄氏度，疼痛大减，红斑颜色渐退。方药：原方去紫雪丹、忍冬藤、紫花地丁，加当归10克，松节10克，苡仁12克。（《施今墨临床经验集》）

陈文彬医案

○李某，男，19岁。1966年2月16日入院。

患者入院前16天，严重感冒出现寒战、发热、喉痛、头痛、出汗和食欲减退。于校医院诊断为“急性扁桃腺炎”，并用青霉素治疗3天无效。入院前一周患者开始觉腰、髋和膝关节明显疼痛，但无红肿现象。入院前两天患者突感心悸和心前区剧痛间或发作。病史中无皮肤病灶、消瘦、鼻衄、气促、踝部浮肿和血尿。舌质红，苔白厚，脉沉缓而结代。检查：体温38摄氏度，脉搏46次/分，面色苍白，右颌下淋巴结可触及，有压痛。咽充血，扁桃腺肿大，其上盖有白色分泌物。颈静脉明显充盈，心界不大，心率46次/分，律齐。心尖第一心音减弱并可闻及第三心音。心尖部可闻及软性收缩期杂音，向腋部传导。肝于右肋缘下1.5厘米处触及伴压痛。未见皮下结节或环形红斑。周身各关节无疼痛、水肿和压痛。化验：血白细胞13.05×10^9/升，血沉33毫米/小时。心电图示Ⅲ度房室传导阻滞。西医诊断：急性风湿热，风湿性心肌炎和关节炎。

中医诊断：热痹。

治法：清热，解毒，除湿。

方药：白虎加桂枝汤加减。

石膏60克（先下），知母15克，桂枝9克，银花藤30克，连翘15克，黄芩15克，山豆根15克，木瓜30克，防己30克，粳米15克，甘草9克，水煎服，每日2剂。

同时外用冰硼散或梅片0.3克，雄黄0.3克，硼砂0.24克，共研细末，以上两药交替涂布咽部，每日二至三次。

随诊所见：治疗2天后患者咽喉痛和心前区疼痛减轻，脉率升达60次/分。6天后体温降至36.5摄氏度～37.5摄氏度，心律转为整齐。心电图复查见Ⅱ度2型和Ⅰ度房室传导阻滞。舌质淡，苔厚腻，脉迟缓。这些情况提示湿邪仍重，故在前方中加苍术15克，每日2剂服用。治疗2个月后患者出院。出院时患者咽峡炎已恢复，心率74次/分，律齐。白细胞计数、血沉、血清粘蛋白和血清蛋白电泳均在正常范围之内。（《中医药学临床验案范例》）

陈克忠医案

○程某，女，26岁。1982年6月7日入院。

周身关节酸痛1个月余。患者于1982年5月5日突然发烧，体温37.6摄氏度，全身关节酸痛，双膝关节尤甚，伴咽痛，口渴，乏力。在当地医院曾注射抗生素，未见好转，而来我院就诊，收住院治疗。舌红，苔薄黄，脉弦数，膝关节屈伸不利。化验：血沉100毫米/小时，抗“O”800单位。

西医诊断：风湿性关节炎（活动期）。

中医诊断：痹证。

治法：清热通络，祛风胜湿。

方药：桂枝芍药知母汤加减。

桂枝6克，赤白芍各12克，知母9克，生石膏30克，麻黄4.5克，黄芪15克，青风藤20克，海风藤20克，鸡血藤20克，川芎9克，威灵仙20克，茯苓24克，公英20克。

水煎服，每日1剂，4剂。

6月11日二诊：服药后，汗出，关节酸痛差，食欲睡眠尚好，舌红苔薄黄，脉弦。继服上方7剂。

6月18日三诊：右膝关节仍稍痛，舌淡红，苔薄白，脉弦。上方改生石膏20克，茯苓20克，加牛膝20克。5剂。6月25日四诊：周身关节痛大减，一般情况良好。复查血沉3毫米/小时，抗“O”正常。继续按上方服药，出院休息治疗，以巩固疗效。（《中医药学临床验案范例》）

类风湿关节炎

高芦珍等医案

○王某，女，26岁。

四肢关节疼痛反复发作1年，伴红、肿、热感、双下肢及左手活动受限。曾住院治疗，诊断为类风湿关节炎。用吲哚美辛、布络芬疗效不显，遂用地塞米松治疗，症状一度缓解，但仍反复发作，病情加重1个月住院。入院时查体：双下肢膝关节、双手近端指关节、左手腕关节红、肿、热、痛、功能障碍，舌红，苔黄腻，脉弦滑数。查血沉90毫米/小时，类风湿因子阳性，抗“O”1：800单位，X线片示双膝关节、双手近端指关节间隙变窄，骨皮质变薄，符合类风湿关节炎诊断。中医辨证为湿热阻络型，用消痹1号：生石膏、土茯苓、薏苡仁各25克，黄柏15克，生地黄、黄芪各20克，威灵仙、鸡血藤、地龙、牛膝、白芍各15克，穿山甲、桂枝、防己各10克，白僵蚕、生姜各6克。清热祛湿，解毒消肿，通经活络。服药半个月后，各关节红、肿、热、痛症状明显减轻，继服2个月关节红、肿、热、痛消失，活动自如。复查血沉20毫米/小时，类风湿因子转阴，抗“O”阴性，出院。出院后原方加减继服半个月，恢复工作，未再复发。［河北中医，1998，20（5）］

史济柱医案

○张某，男63岁。

初诊，1977年12月7日。久经海洋生活，冷雨风霜侵袭，两手足指、趾、掌、跖关节僵硬畸形，酸痛麻木掣引项肩臂部，下及髀膝腿足，反复发作已十年余，近更增剧，且气喘咳嗽多痰。脉象弦细而滑，舌质暗红苔薄腻。

辨证：症属湿邪风寒，痰饮内伏，留连经络，肺失宣肃，肝肾两亏，筋骨失养。

治法：法当先与祛痹化饮，健脾敛肺。

方药：净麻黄4克，桂枝6克，老鹳草15克，生苡仁30克，炒白术10克，干姜3克，炙细辛3克，僵蚕蛹10克，姜半夏10克，山海螺30克，五味子6克，炙甘草10克。

二诊：12月23日。上方每日一剂，四肢酸痛麻木明显好转，咳减气仍喘，脉弦细而滑，苔薄腻，痹邪渐解，痰饮逐化。肺肾不足，肝血亏损，纳气无权，筋骨失养，拟原法益以补益肝肾祛风搜邪之品。

麻黄3克，炒白术10克，白芍15克，干姜3克，僵蚕蛹10克，山海螺30克，五味子5克，制川乌10克，制首乌15克，钻地风30克，怀牛膝10克，炙甘草10克。

另以金钱白花蛇5条、僵蚕蛹60克、陈胆星6克、炒苍术60克共研细末，每次2克，每日三次，开水吞服。

三诊：1978年1月28日。药后咳喘已息，劳后尚喘但轻，四肢关节酸痛麻木已失，活动日趋便利，惟阴雨微感酸楚，脉象弦细而滑，苔薄腻。痹邪宿饮渐化，肝肾两亏，肺气不足，仍拟补肾益肺养肝，舒筋通络而祛痹邪。

熟地30克，制狗脊15克，续断15克，白芍9克，山海螺30克，北沙参10克，当归10克，炙细辛3克，蚕沙30克，怀牛膝15克，五味子6克，功劳叶15克，炙甘草10克，红枣15克。

另以白花蛇肉100克，僵蚕蛹60克，陈胆星60克，炒苍术60克，共研细末，每次2克，每日3次，吞服。

服上方后，除手指畸形外，其余症状基本消失，能独自外出，随访至今无复发。

〇杨某，女，48岁。

初诊1978年5月24日。患着痹3载，症势渐增，筋骨受损，两手足指、趾、掌、跖、腕、踝关节肿大畸形，两肘弯曲不直，两膝屈而难伸，下颌关节开阖受限，头后枕骨部有栗状结节8个，长期激素治疗，症情未见改观。胃呆纳少，全身浮肿，面色苍白，脉象弦细，舌质紫苔薄腻，测血沉140毫米/小时，类风湿因子阳性。

辨证：证属湿邪风寒，久恋经络，肝肾精血亏耗，气血两虚，脾胃失运。

治法：治予补益肝肾，健脾祛痹，舒筋通络（嘱症情好转，激素递减）。

方药：制首乌12克，炒白术9克，炒茅术30克，女贞子9克，陈胆星10克，蚕沙30克，木防己9克，钻地风15克，秦艽9克，旱莲草30克，生黄芪30克，白芍30克，红枣15克，7剂。

另以白花蛇肉60克，僵蚕蛹90克，陈胆星90克，炒茅术90克，共研细末，每次3克，每日3次，开水吞服。

二诊：6月14日。因活动困难，上方连服21剂，关节畸形如故，酸痛有所好转，枕部结节缩小，泼尼松减为每日5毫克，胃纳渐振，脉濡，苔薄腻，仍拟滋养肝肾，益脾祛瘀舒络。

首乌15克，白芍30克，生黄芪30克，当归10克，钻地风30克，姜蚕蛹10克，制南星9克，生苡仁30克，络石藤15克，炙甘草9克，党参12克，红枣15克，炒茅白术（各）9克，秦艽15克，14剂。

另以白花蛇肉60克，蜈蚣10条，炒茅术90克，僵蚕蛹90克，研末（服法同前）

三诊：7月19日。关节肿痛均减，畸形略有改善，头后结节渐消，胃纳欠振，脉濡苔薄腻，湿邪风寒渐消，肝肾渐充，气血日复，脾胃运化之力尚不足，拟健中祛痹舒络。

炒白术10克，僵蚕蛹10克，制南星10克，秦艽10克，老鹳草15克，炒茅术9克，佛手片5克，生苡仁30克，白芍15克，怀牛膝10克，络石藤15克，蜈蚣一条（研吞），28剂。

四诊：关节酸痛明显好转，畸形改善，活动较利，头后结节全消，面色转润，胃纳已复，脉濡，苔薄腻，痹邪渐去，脾运遂复，拟原意出入。测血沉65毫米/小时。

炒茅白术（各）10克，秦艽10克，钻地风30克，蚕沙30克，生苡仁30克，陈胆星10克，党参10克，老鹳草15克，络石藤15克，木瓜10克，蜈蚣一条（研吞）。

另：白花蛇肉60克，僵蚕蛹90克，炒茅术90克，生甘草30克，研末，服法同上。

该病员经中药治疗，停用激素，症情日渐好转，仍在治疗中。（《上海老中医经验选编》）

刘弼臣医案

〇李某，男，6岁。

患者腰、膝、肩、肘关节疼痛伴低热已1年。曾在各医院会诊，诊为类风湿关节炎。选用抗风湿药及激素等治疗，病情日益加重，于1983年3月31日来我院求治。现症身热不解，体温39.6摄氏度，全身关节疼痛，伴肌肉萎缩，下肢尤甚，两肘关节不能伸直，无法插腰，上举受限，腰板强直，双腿屈曲受限，不能下蹲，步履艰难，呈鸭行摆动，局部无红肿掀热，形体瘦削，面色不华，纳食不甘，苔白微腻，舌尖略红，脉细数。

辨证：证属痿而兼痹，气血两虚，生化之源匮乏之象。

治法：亟当健脾开胃之助化源。

方药：太子参10克，茯苓10克，炒白术10克，陈皮3克，半夏3克，葛根10克，炒山楂10克，炒谷、麦芽各10克，炙鸡内金10克，香稻芽10克，生姜2片，大枣5枚。

经2个月治疗，体温正常，食欲倍增，关节疼痛缓解，上肢活动良好，腰板强直改善，双腿屈曲自如，已能正常行走，遂在六君子汤的基础上加鹿角霜、牛膝、川断调理，以为善后。（《现代名中医儿科绝技》）

蔡京医案

〇姚某，男，62岁，工人。1995年3月4日就诊。

患者全身关节疼痛二十余年，尤以双手指关节肿胀疼痛明显，手指活动受限，晨僵，指关节逐渐变形。曾服多种中西药疗效欠佳。实验室检查：血沉62毫米/小时，类风湿因子（+）。舌淡红，苔薄白，脉弦滑。西医诊断为类风湿关节炎，中医诊断为顽痹。给予蜂针治疗，隔日1次，蜜蜂量逐次增到20只。1个月后，膝关节及手指关节肿胀疼痛明显减轻。2个月后，关节疼痛完全消失，手指活动自如，无晨僵现象。逐渐停用一切中西药物，改为每周治疗2次，坚持半年，用蜂量约800只，全身关节疼痛消失，精神好，睡眠饮食均佳，化验室检查各项指标恢复正常，随访1年未见复发。

附：蜂针治疗方法。

所有病例均作蜂毒过敏试验，阴性者可施行蜂针治疗。根据病情及病变累及关节选择适当穴位，皮肤常规消毒后，用镊子夹取活的健康公蜂（用意大利蜂）1只，使蜂尾的螯针刺入穴位，拿去蜜蜂，使螯刺留在皮肤上约20分钟，待蜂毒液排净后，拔出蜂针，用蜂量应逐日递增，每次使用2～20只蜜蜂。隔2日治疗1次，20次为1个疗程。病情严重者休息1周后进行第2疗程。［安徽中医临床杂志，1997，9（1）］

颜正华医案

○霍某，女，49岁，教师。1992年2月20日初诊。

因久居潮湿，经常咽痛，致关节痛3年。1990年6月去医院诊治。诊为类风湿关节炎。血沉25毫米/小时，抗“O”200单位，类风湿因子阳性，血铁、血钙偏低。经服中药治疗好转。1991年8月复发，血沉34毫米/小时，抗“O”800单位。全身关节痛，颈部及膝关节尤重，遇冷或着凉水加重。X线平片示颈椎增生。经多方治疗效果不佳，且致便秘，遂来求治。刻下除见上症外，又见咽痛，遇热或食辛辣加重，饮食正常，尿不黄，绝经4年。查指、趾小关节略膨大变形，膝、踝关节膨大不明显，均不红不肿。舌尖红，少苔，脉弦细数。

辨证：证属风湿入络，阴血亏虚。

治法：祛风除湿，通络止痛，兼以养血滋阴。

方药：秦艽10克，防风、防己各10克，威灵仙10克，木瓜10克，萆薢15克，桑枝15克，桑寄生30克，怀牛膝15克，当归10克，赤白芍各10克。

7剂，每日1剂水煎服，忌食辛辣、油腻及生冷，慎避风寒，忌着凉水。

二诊：关节痛未加重，咽痛减，大便仍干。原方增当归量至15克，加银花藤30克，络石藤15克，再进7剂。

半年后（8月17日）第三次来诊，云连服上方二十余剂，诸症基本消失，再加工作忙，未来复诊。近日因天变，关节痛加重，并伴心悸，失眠多梦，眼干，口干，乏力，食炒花生等即咽干发憋，舌红少苔，脉细滑。证同前而阴虚明显，以二诊方去木瓜、桑枝，加干地黄12克，夜交藤30克，连进14剂，诸症缓解而又未续诊。至1993年1月28日又来就诊，云旧病复发，再以三诊方加减，连进二十余剂。

4个月后（1993年6月14日）第七次就诊，云服上方后关节痛好转，近因食炒花生米，感受风热，而致喉头水肿。咽微红而痒，微咳，胸闷不畅，舌红苔薄黄，脉弦滑。证属热毒上攻，肺失清肃。治以清热解毒利咽，清肃肺气，兼以理气宽胸。药用桔梗6克，生甘草5克，银花12克，连翘10克，川贝母10克，杏仁10克（打碎），芦根30克，赤芍10克，丹皮6克，通草5克，郁金10克，枳壳6克。药进7剂，咽痒、咳嗽已止，咽痛减，又见手指关节痛。手臂发麻，便稀，脘腹隐痛。血沉27毫米/小时，抗“O”800单位。治以解毒利咽，祛风除湿，兼以理气和中。药用桔梗6克，生甘草5克，银花藤30克，络石藤15克，丹皮6克，赤芍6克，生白术10克，茯苓20克，生苡仁30克，陈皮10克，香附10克，苏梗6克。药进7剂，喉头水肿除，脘腹隐痛已消，余症如前。上方去丹皮、赤芍、陈皮、香附、苏梗，加秦艽10克，豨莶草12克，桑寄生30克，牛膝12克，桑枝15克，防己12克，连进20余剂，诸症基本消失，血沉与抗“O”接近正常，类风湿因子转阴。（《颜正华临证验案精选》）

黄文东医案

○周某某，女，40岁，家务。

初诊：1975年4月17日。素患痹证，近日来遍体关节酸痛，游走不定，怕冷，恶风出汗，咽痛充血，胃纳欠香。苔薄腻，舌边尖红，脉细，风湿留恋经络，气血流行不畅，《素问·痹论》以“风气胜者为行痹”，风邪所盛，故有恶风汗出之表证，咽痛充血，兼有内热之象。治拟祛风化湿，清热通络。按《金匮要略》桂枝芍药知母汤加减。

桂枝6克，赤芍15克，知母12克，生地15克，炙甘草9克，制川乌（先煎）9克，鸡血藤30克，陈皮9克。6剂。

二诊：4月24日。

关节痛已减，仍觉怕冷，咽痛消失，胃纳进步，神疲乏力，再守原意，原方7剂。

另：黄芪片100片，每次吞服5片，1日3次。

三诊：5月3日。关节酸痛续减，昨起感腰部酸冷，纳香，精神好转。再予前法加减。原方去陈皮，加狗脊15克，6剂。

另：黄芪片100片，服法同上。（《黄文东医案》）

黄家瑜医案

〇王某，女，50岁。退休工人。1990年8月20日初诊。

诉右手指关节肿痛伴晨僵4年多。随后波及右手腕，左手指关节，两足足趾关节及右肘关节，经某医院诊为类风湿关节炎，经服中西药2年余无效，生活不能自理。诊见患者痛苦面容，四肢指、趾关节及两手腕均疼痛，右手腕及肘关节肿胀灼热。关节变形，活动困难。查类风湿因子阳性，血沉64毫米/小时，抗“O”1∶833单位，X线摄片示双手腕及右肘关节间隙变窄。嘱患者停服他药，单服加减玉蟾利风丹（寒水石、麻黄、全蝎、乳香、白芷、川芎、当归、闹羊花、威灵仙、草乌、自然铜、生甘草组成，以上药共研细末，按患者虚实每次服3～6克，陈酒送下，取汗避风）。每服5克，每日2次，服至1个月，右上肢红肿热痛消失，精神好转，四肢指、趾关节肿痛亦减，血沉、抗“O”恢复正常，继续治疗1个月，各关节肿痛全消，生活可自理，能操持一般家务，随访1年未复发。［浙江中医杂志，1997，（1）］

陈志伟等医案

〇朱某，女，51岁。1996年5月27日初诊。

患者因“对称性上肢关节疼痛6年，加剧1个月”而就诊。疼痛主要为上肢近端指间关节部、双侧腕关节以及右肩关节部，关节压痛明显，双侧踝关节肿胀明显，稍有压痛。受寒冷刺激则疼痛加剧。晨僵约1小时。活动受限，双手握力均值6.0千帕，四肢不温，舌质淡胖，苔白，脉沉细。实验室检查：血沉95毫米/小时，类风湿因子阳性。X线摄片检查示：指间关节间隙变小，轻度脱钙。

西医诊断：类风湿关节炎。

辨证：寒湿痹证。

治法：散寒化湿，宣痹通络。

方药：制川乌10克，秦艽12克，细辛3克，鸡血藤25克，防风10克，桂枝6克，威灵仙12克，干地龙12克，青风藤30克，虎杖15克，乌梢蛇10克。每日1剂，水煎服。

另予甲氨蝶呤每周15毫克，一次顿服。上述方法治疗6周后，上肢关节疼痛明显减轻，晨僵减至15分钟左右。继续巩固治疗1月后，关节疼痛及晨僵消失，局部无压痛，亦无活动痛。双手握力均值达18.5千帕，血沉降为25毫米/小时。根据疗效评定标准达到临床缓解。［江苏中医，1997，18（1）］

吉良晨医案

〇解某，女，42岁。

全身关节肿痛变形已住院3年，多需卧床，稍动即痛，阴雨尤甚。关节畏寒喜暖，行必挟拐，难以下蹲，大便溏软，且觉低热，头发渐脱，自汗较多（常服地塞米松日15毫克，阿司匹林1.5克，泼尼松3片）。察其面色白而不泽，苔白微黄，质地稍暗，且有瘀斑，边有齿痕，脉沉细数。为寒痹经络、气血俱虚之历节风证，西医即类风湿关节炎。拟通阳行痹，益气活血，滋补肝肾，以利关节之法。方药如下：嫩桂枝12克，生黄芪30克，黑附子24克，乌梢蛇12克，山甲珠12克，皂角刺12克，赤白芍各30克，威灵仙24克，全当归12克，水煎服。服药14剂，关节疼痛好转，畏寒大减，自汗亦解，活动增加，可以下床缓步，面带笑容。连续按上方随证略事加减两个月，病势显著减轻，关节疼痛大减，肿胀消退，指间及踝关节变形显减，活动量增，可自行走来门诊（地塞米松减至5毫克，停服阿司匹林及泼尼松，面色渐转红润），周身情况改善，因药后自觉热感，寒象已轻，苔黄见增，故逐渐减去附子。仍按原方加减继续服药治疗两个月，关节肿痛变形等症明显好转，舌少苔质稍暗，脉沉细略有数象。更方：生黄芪120克，嫩桂枝6克，赤白芍各30克，炒白术30克，威灵仙30克，山甲珠15克，皂角刺15克，山萸肉12克，鸡血藤30克，水煎服。上方又连服14剂，诸症已差，可以活动步行，关节疼痛变形又有减轻。肿胀已消，畏寒脱发等症均有好转，低热亦退，大便每日一行，溏软已差，下蹲较艰难，且有恐惧怯仆之感，双目干涩，舌脉同前。此痹痛续减，气血渐复之象。按上方化裁以促进一步提高疗效。生黄芪120克，嫩桂枝6克，赤白芍各30克，全当归9克，炒白术30克，山萸肉12克，首乌藤30克，山甲珠15克，皂角刺15克，水煎服。上方补气养血。滋补肝肾，通阳行痹，疏利关节，服药继续获效。由于坚持服药，病人激素面容全消，关节肿痛亦除，已由悲观转为乐观。后因路途较远，嘱按上方继续服药，病情已趋稳定，堪称显效病例。（《临证治验录》）

高红等医案

〇房某某，女，45岁，干部。

患者1987年起周身关节疼痛，逐渐两手指关节呈对称性菱形肿疼变形，经某医院确诊为类风湿关节炎。先后服用泼尼松、布洛芬、吲哚美辛并结合针灸治疗，症状减轻，但停服泼尼松等药后，症状有较大反复。后改服雷公藤皂苷片，关节肿痛缓解，但持续服用半月即出现纳差、胃痛、乏力、闭经等症，停服后病情又加重，故来求治。查：手指关节晨僵120分钟，关节肿痛数12个，皮下结节5个，病变关节自觉冷但触之热，舌红苔白腻，脉弦数。血沉46毫米/小时，类风湿因子（+）。西医诊断：类风湿关节炎。

中医诊断：寒热错杂痹病。

处理：麦粒灸加叩刺拔罐法，间日治疗1次。

结果：治疗1疗程（10次）后晨僵为60分钟，关节肿痛数减为5个，皮下结节3个，月络复潮；治疗3个疗程后晨僵仅5分钟，其余关节肿痛消失，关节功能基本恢复。复查类风湿因子（-），血沉20毫米/小时。已停服雷公藤皂苷片等内服药。随访半年，病情无反复。

附麦粒灸加叩刺拔罐治疗方法。整体治疗：麦粒灸大椎、命门、肝俞、肾俞、足三里各3壮。局部治疗：用皮肤针叩刺关节局部肿胀处至微渗血为度。肿痛甚者，皮肤针叩刺后加拔罐治疗。［四川中医，2000，18（3）］

张伯臾医案

○高某，男，56岁。1976年4月22日初诊。

患类风湿关节炎3年余，手指足趾肿痛变形，畏寒乏力，脉沉细，苔薄白。属风寒湿久阻脉络，挟瘀凝结型痹证。宜大乌头煎加入化瘀搜络之品。制川草乌各9克（先煎），生黄芪15克，净麻黄6克，全当归9克，细辛3克，生甘草9克，川桂枝9克，炒赤白芍各9克，桃仁9克，红花6克，蕲蛇9克，全蝎粉1.2克（分吞），纯蜜15克（冲），水煎服。服30剂后于1976年5月28日二诊，足趾肿痛大减，手指肿痛亦轻，畏寒依故，脉沉细，苔薄白。阳虚之体，风寒湿瘀已有化机，仍守前法增损。再服二十余剂后于1976年6月22日三诊，足趾肿消痛止，手指痛止，畸形好转，脉细苔白。风寒湿瘀渐化，病久气血亏耗，前方加入益气养血之品。制川草乌各9克（先煎），全当归15克，川桂枝9克，北细辛3克，大熟地15克，炙黄芪15克，炒赤白芍各9克，炒川芎6克，鹿角片9克，全蝎粉1.2（分吞），蕲蛇9克，纯蜜15克（冲），水煎服。（《张伯臾医案》）

袁仕烈医案

○张某，男27岁。1990年5月10日初诊。

双手指掌关节疼痛、肿胀、屈伸不利，遇寒加剧5个月。曾经某医院检查，诊断为类风湿关节炎，服吲哚美辛、泼尼松、雷公藤片等，疼痛时轻时重。刻诊X线片显示：双手指掌关节软组织肿胀、骨质疏松；类风湿因子阳性；血沉35毫米/小时；神疲乏力，纳少便溏，舌质淡，舌苔薄白，脉沉弦。

辨证：同意原诊断，辨证风寒阴滞，痹阻经络。

治法：温经散寒，通经活络。

方药：麻黄6克，制附子10克，（先煎），白术15克，鸡血藤30克，海风藤15克，络石藤15克，全蝎3克，蜈蚣3克。地龙10克，露蜂房15克，羌活10克，片姜黄10克，桑枝30克，炙甘草10克。

日1剂，加水煎3次，分3次服用，并逐渐减少激素用量，直至停用。

服20剂后，关节疼痛有所减轻，又服70剂，临床症状基本消失，血沉10毫米/小时，类风湿因子转阴。为巩固疗效，上方去麻黄、附子，加黄芪、党参、枸杞子、巴戟天制成丸药，每次服10克，日3次，同时间断服用三七片，随访5年未发。［河北中医，1999，21（4）］

张月珍医案

○尚某，男，45岁。1980年5月6日初诊。

患者全身关节痛近20年，经常反复发作，痛甚则自服西药止痛。近1年来双手关节变形，四肢关节活动障碍，生活不能自理。刻诊：双手掌指关节向尺侧偏斜，近端指关节梭形肿大，肘、膝、踝关节强硬，须持杖行走，大鱼际及双腓肠肌萎缩，关节疼痛夜间尤甚，伴见烦躁失眠，头晕耳鸣，口干不欲饮，纳少倦怠，腰膝酸软，小便短少，大便数日一行。舌质绛红有裂纹，苔灰薄乏津，脉细数。检查：血沉80毫米/小时，类风湿因子阳性。

辨证：四诊合参，证属痹久阻络，浸淫骨骱，肝肾阴亏，筋脉失养之鹤膝风，西医为类风湿关节炎。

治法：拟养阴清热，补肾通络之法。

方药：生地30克，丹皮9克，白薇10克，秦艽10克，鳖甲15克（先煎），龟甲15克（先煎），白芍15克，牛膝15克，鸡血藤30克，红花10克。水煎服。

嘱其停服西药。另用水蒸枸杞子30克，加蜂蜜50克，日服一次。服药10剂后，疼痛、烦躁均减，夜能入眠，大便已通。上方去白薇、丹皮，加杜仲15克，狗脊15克，全蝎9克，蜈蚣2条，继服30剂后，疼痛大减，能弃杖行走百米以上。其后随症加减，共服药九十余剂。又以上方为基本方略有加减，配成丸药服用半年，生活已能自理。（《诊籍续焰——山东中医验案选》）

张鸿祥医案

○金某，女，57岁。

患者低热8个月余，伴关节疼痛，近3日发热高达39摄氏度。咽痛，鼻塞，头晕，恶心，呕吐，腑气3日未解。检查：下肢踝关节红肿热痛，不能下床活动，左右手指关节畸形，经X线摄片证实为“早期类风湿关节炎”。苔薄腻，质偏红，脉濡细而数。血沉106毫米/小时，粘蛋白为5.25毫克%，抗“O”800单位以上。初诊用清热解毒之剂，高热旋退，惟低热不清，关节酸痛，红肿依然。后以祛邪清络之法，采用“西河柳”为君药之经验治疗：西河柳30克，生苡仁、赤芍、丹皮、地龙、桑枝、忍冬藤、淮牛膝等均为常用剂量。服药7剂，低热退净，关节酸痛好转，能下床行走。上方加减继服3周，关节酸痛红肿均除。复检血沉为45毫米/小时，粘蛋白3.7毫克%，抗“O”400单位以下。共治疗月余，门诊随访，低热未起，血沉已下降至正常。（《现代名中医内科绝技》）

王占玺医案

○金某，男，64岁，农民。于1973年8月30日初诊。

缘于3个月前因劳累着凉发生腰痛，虽经多方治疗不但未效，且已卧床不起2月余，因腰痛而翻身困难，怕冷，经海淀某医院查：血沉80毫米/小时，抗“O”1∶800，曾诊为“风湿性关节炎”。又经某医院进行X线摄片，Ⅲ～Ⅴ腰椎发现骨质疏松，即又考虑为“类风湿关节炎”，经中、西药治疗3月余未效，邀余往诊：视其身体消瘦，面色萎黄，自己不能翻身，动则因痛呻吟不止。舌苔薄腻，舌质微红，脉虚大而两尺俱弱，随取当归四逆汤服用二十余日未效。细辨之，第二腰椎至骶部明显压痛。舌质红而脉虚大无力，两尺俱微。其妻四十余岁，则颇有肾之阴阳俱虚之虑，改投金匮肾气丸加味：生熟地各25克，生山药15克，女贞子15克，丹皮10克，茯苓10克，泽泻10克，制附片15克，肉桂5克，狗脊12克，川断12克，每日煎服1剂，用此方将附子用量逐渐加至25克，服药六十余剂，患者逐渐好转至恢复正常。经多次随访至1979年12日，患者仍可参加一般劳动。（《临床验集》）

薄利民医案

○王某，女，39岁。1998年3月来诊。

半年前淋雨后出现全身不适，数日后踝关节、足背、双手指关节肿胀疼痛，弯曲受限，曾用布洛芬、消络痛、伸筋丹等药治疗，病情曾一度好转，但停药即发。刻诊：病人精神疲惫，双手指关节肿胀压痛，中指为甚，下肢足背肿痛，舌苔薄白，舌淡黯有齿痕，脉沉虚。检验类风湿因子（RF）阳性。

辨证：证属脾肾两虚，气血阻滞。

治法：健脾益肾，益气活血通痹。

方药：川芎、当归、桃仁、红花、羌活、秦艽、地龙、制没药各9克，川牛膝20克，姜黄10克，黄芪30克，肉桂10克，白术10克，薏苡仁10克，桑寄生30克，青风藤20克，雷公藤10克，络石藤20克，鸡血藤20克，海风藤20克。水煎服，日1剂。

上方小有化裁，共用药40剂，病告痊愈。随访3月未复发。［河北中医，1999，21（5）］

王灿勋医案

○牛某，女，35岁。1986年5月10初诊。

夙患关节痛，于1985年2月在省某医院诊为类风湿关节炎。经对症治疗无效，生活不能自理。4月份患感冒后，又感指趾关节肿痛如脱，冰冷不温，双膝肿大，触按痛剧，夜间疼痛尤甚，晨起关节僵硬难动，需人扶持活动2～3小时始缓解。经抗风湿类药物治疗，诸症不减。现症：形体消瘦，面色晦暗，精神萎靡，十指关节肿如梭状，腕关节压痛，双下肢肌痿肉脱，踝趾关节冷肿畸形，四肢屈伸困难。伴见心慌气短，乏力多汗，纳差，口干不欲饮水，舌体瘦小质淡，苔白厚腻，脉沉细无力。查：血常规正常，类风湿因子阳性，抗“O”400单位，血沉80毫米/小时。指腕关节X片示：脱钙，边缘增生，关节间隙变窄，模糊。

西医诊断：类风湿关节炎。

中医诊断：尪痹。

辨证：证由脾肾衰惫，风寒湿邪痹着筋骨所致。

治法：培补脾肾，疏散风湿，通痹止痛。

方药：防风40克，苍术30克，生黄芪30克，水蛭粉6克（冲），熟附片15克，党参15克，熟地15克，胎盘粉6克（冲）。

水煎2次，滤汁去渣取500毫升至600毫升，分3次服。

二诊：服药3剂，关节肿痛锐减，惟每日稀便2至3次，无腹痛，食稍增，舌脉同前。病人按原方继服30剂后，四肢关节肿痛均减，生活能自理，舌体正常，质红苔白，脉弦有力。又服20剂后，原方改为丸剂继服。已能从事劳动，关节偶尔出现僵硬不适之感。服丸药半年后，病情稳定。3年后随访康复如常。（《诊籍续焰——山东中医验案选》）

丁黄芳医案

○王某，女，40岁，医务工作者。

因产后不禁而致关节受风寒湿侵袭而成痹痛。诊视肩、肘、腕等大关节肿大变形、僵硬，活动受限，已无法上班。曾多方位治疗效果不佳，求治于余，嘱服“风湿骨痛丹”1年。因视其产后百脉空虚，配服古方医镜“舒筋立安汤”加黄芪、熟地等药，现已肿消疼减，而能独步上班，嘱其继续调节以杜其根。

○刘某，女，38岁，农民。

1992年前仲夏，因汗后贪风受凉后致全身筋骨痛，逐渐足趾，手指关节肿大痛剧。曾在各处医院封闭，红外线等治疗，时好时坏。刻诊：痛苦病容，舌质淡红、苔白滑，脉涩细，属风寒湿痹阻入骨，嘱服风湿骨痛丹（杜仲、附子、自然铜、狸猫骨、鹿角霜、全蝎、天麻、山甲、川乌、雷公藤、祖师麻、马钱子、飞天七、三七、血竭、乳香、没药等加工炮制成丹，分装小包，每包2.5克，每次1包，1日2次）3个月后疼痛及肿痛消失，已能参加生产劳动。［陕西中医，1997，18（5）］

娄多峰医案

○马某，女，56岁，家庭妇女。1992年4月6日初诊。

全身多关节肿痛36年，手畸残6年。1956年6月产后数日拉风箱，旬日手指关节剧烈肿痛，满月时已波及全身多个关节。当地县医院诊为“产后身痛”，给激素可暂缓症状。10年后双手指梭形改变，20年后双手典型鹅颈样类风湿手。间断服用激素已30年，近3个月需配双氯芬酸。现症：全身多关节肿痛、酸困、僵硬，以四肢及下颌关节为甚，张口困难，生活失理。肢体畏寒怕冷，倦乏无力。情绪悲观。家族中，三姐及大姐的儿子患类风湿关节炎（已残）。

检查：形瘦，面色苍白，四肢肌萎筋挛，类风湿手。舌质淡暗，苔薄白，脉弦细涩。脉症合参。

诊断：顽痹（类风湿关节炎）。

辨证：证属血瘀邪凝。

治法：养血活血，蠲痹通络。

方药：当归30克，丹参30克，鸡血藤30克，桂枝12克，独活20克，千年健30克，木瓜18克，炒山甲12克，香附30克，川牛膝30克，陈皮15克，甘草9克，9剂，水煎服。

4月19日二诊：服上方9剂，疼痛肿胀有减。近有傍晚下肢浮肿，夜尿频，上方加制附子6克，云苓20克。继服6剂。

4月26日三诊：肿痛再减，下肢浮肿及夜尿频亦不明显，上方加田三七3克。10剂，共为细面，水泛为丸，每服9克，日服3次。

7月6日四诊：坚持服上药，虽手畸残未改观，但关节肿痛消失，身体感舒适，可自行上下楼活动，四肢肌肉较前丰满。上方5剂共为细面，水泛为丸，守法继服，巩固疗效。1993年6月18日追访：病情稳定，生活基本自理，激素及其他抗风湿药物已撤。（《中国名老中医药专家学术经验集》）

焦树德医案

○任某，男，48岁，工人。1971年10月28日初诊。

关节疼痛、肿大变形、僵化，肢体不能自己活动1年有余。患者于1970年9月间，因挖地道而长时间在地下劳动。一日，突然高热40摄氏度以上，继而出现左膝、左踝关节红肿疼痛，行走不便，虽经治约半年，但病情日渐加重。两手腕、食指关节亦相继红肿疼痛，变形，僵化，活动严重受限，晨起伸不开。两膝关节肿大，变形，不能自由屈伸，左腿较重。两踝关节肿大如脱。经某医院检查，诊断为类风湿关节炎（当时血沉55毫米/小时），即转该院中医科诊治，服中药80剂。症状未见改善，血沉增快（118毫米/小时），遂来本院就医。查除上述两膝、两踝及两手腕、指关节肿大，变形，疼痛，不能自由活动外，两髋关节亦强直僵化，固定成一种位置（大腿与躯干呈120度，不能屈伸），两肩、肘关节亦僵化不能活动，故来诊时需人背抬。有间断发热，身体畏冷，心中烦热，食欲不振，时有恶心，大便每日1～2次，小便黄赤，舌苔白腻，脉象弦数。经本院放射科X线拍片，仍诊断为类风湿关节炎。

辨证：证属风寒湿三邪侵袭致痹，肾虚而寒邪入骨，骨失所养之尪痹。

治法：治拟补肾祛寒、散风活络之法。

方药：补肾祛寒治经汤加减。

制附片10克，骨碎补12克，桂枝10克，炙虎骨6.25克（另煎兑入），赤白芍各10克，麻黄6克，知母10克，防风12克，威灵仙12克，白术10克，炙山甲10克，生姜10克，甘草6克，水煎服，6剂。

药后诸症均减轻，仍守上方又加伸筋草30克，虎骨改为12克，嘱可常服。至1972年3月10日来诊时，已能自己行走，不用扶杖。两手腕及指关节虽仍有变形，但可用力活动，手按之亦无疼痛，膝关节尚有肿胀，予上方加黄芪30克。3月17日已能骑自行车上街，仍守上方。1972年5月3日来诊时，食欲很好，仅腕、背、踝部有时发胀，偶有轻痛，腕、指、膝、踝关节虽外观尚变形，但均不影响活动。先后共诊22次，服药110多剂，病情已稳定，改用粉剂常服，处方是：制附片45克，骨碎补54克，川断60克，桂枝36克，炙虎骨60克，赤白芍各60克，知母36克，防风45克，苍白术各30，威灵仙120克，麻黄36克，细辛12克，松节45克，伸筋草120克，炙山甲36克，地龙45克，皂刺21克，泽泻30克，共研细末，每服3克，每日2次，温黄酒送服。1973年1月27日来诊，膝肿消退，关节明显变小，仍守上方，加归尾36克，焦神曲30克，片姜黄30克，红花36克，改川断为90克，为细末服。1973年5月29日，四肢功能明显好转，可以自由蹲下、站起，站立1小时多也不觉得疲累，能骑自行车上街几十华里。脉亦较前和缓有力，舌苔正常。惟左腕及踝关节尚有轻痛。仍予原方以资巩固。1975年夏天追访：已上全天班工作年余，腕、指、左膝关节外形虽未全复正常，但能活动，能工作，无痛苦。1979年夏天复查：血沉13毫米/小时，类风湿因子仍为阳性。但能坚持上班，并能胜任比较繁重的工作。（《现代名中医内科绝技》）

印会河医案

○姚某，女，70岁，退休工人。

因双手及关节疼痛一月余于1985年6月21日入院。一月前无明显诱因出现双上肢三角肌部位疼痛，未予重视。半月后双手各指间关节肿胀疼痛，伴有颈椎、双肩、肘、腕、膝关节疼痛。经宣武医院查类风湿因子阳性，血沉数值不详。余项检查叙述不清。该院疑诊为“类风湿关节炎”。曾予吡罗昔康、吲哚美辛栓治疗。但患者用药后因胃痛不能耐受，被迫停药。入院前一周服用布洛芬每次4片，每日3次，治疗效果不明显。曾自服3次泼尼松，药后疼痛可缓解，但不用激素则症状复出。常靠服止痛药解除疼痛。入院时症见：双手指间关节肿胀、疼痛，活动时痛重，有晨僵现象。伴肩、肘、腕、膝关节对称性、游走性疼痛，晚间疼痛甚则影响睡眠，需服止痛药方可稍安。颈部活动受限。因之病人手不能握，臂不能举，肩不能耸，颈不能摇，下蹲困难，生活勉强自理，自述疼痛与寒冷及天气变化关系不明显。偶伴汗出、恶风、口渴等，饮食尚好，二便如常。舌质暗，苔白，中根部微黄腻，舌下系带紫暗，脉象弦滑。

辨证：脉症合参，诊断为湿热挟瘀型痹证（类风湿关节炎）。

治法：治拟祛湿清热、活血通络之法

方药：身痛逐瘀汤加减。

蝉衣10克，黄柏10克，苍术10克，羌独活各10克，秦艽10克，葛根10克，没药6克，炮甲片10克，桃仁10克，赤芍30克，地龙15克，王不留行10克，川芎10克，泽兰10克，鸡血藤30克，醋灵脂10克（包煎），水煎服。

服药2剂即6月23日，关节疼痛减轻。药进7剂，手指关节肿胀有所消退，各关节疼痛未完全消除。舌暗，苔白根部微腻，脉弦滑。于前方基础上加白芍30克以缓急止痛；冬瓜皮30克，泽兰加至15克以活血利水消肿。继服12剂至7月10日，此间关节疼痛渐渐减缓，晨僵现象较前好转，手已能握拳，颈部活动变灵活，上肢上举较入院时明显抬高，且指间关节肿胀彻底消除。观病人舌质仍偏暗，苔根部微腻，色白，脉滑弦象略减。为巩固疗效继服上方半月，关节疼痛日渐减轻。至7月22日，除双肩晨起微痛外，其他各关节疼痛皆不明显，又服药4剂至7月26日，晨僵现象也消失，关节不痛，功能活动良好。生活完全自理。调理数日后病人无特殊不适予以出院。（《中医药学临床验案范例》）

李保朝等医案

○王某，女，18岁，1992年3月16日初诊。

5年前晨起感双手发僵，握物无力，持续2小时后可缓解，未予治疗。1年后出现双手关节肿大疼痛，指关节呈梭状，气候变化时症状加重。每日服用泼尼松150毫克，不能控制病情发展，生活不能自理，补迫停学。就诊时手、足小关节对称性肿胀疼痛，手指指关节呈典型梭状。舌胖大紫黯，脉弦而涩。查血沉80毫米/小时，类分湿因子阳性，X线摄片提示：双手关节骨质脱钙，指指关节囊模糊不清，符合类风湿关节炎。

中医诊为顽痹，证属风寒湿痹阻，痰瘀阻滞。以麝马类风湿丸（由麝香、海马、白芥子、全蝎、穿山甲、白花蛇、制马钱子等药组成。将上药粉碎成150目，麝香另研兑入，蜜制为丸，每丸4.5克），每日3次，每次2丸。渐减泼尼松用量，用药1疗程后（40天）诸证减轻，关节功能改善。第2疗程减停泼尼松，继服麝马类风湿丸，疗程结束后，症状消失，行走自如，生活能自理，恢复学业。查血沉5毫米/小时，类风湿因子阴性，X线摄片未见骨质改变。继服麝马类风湿丸40天，巩固疗效，以求根治。之后每年初冬服药1疗程，连服3年停用，至今未复发。［新中医，1997，29（9）］

周信有医案

○刁某，女，61岁。1990年7月17日初诊。

自诉患“类风湿关节炎”十余年。每因劳累或遇寒冷后均可诱发，每次发作后服中药数剂可缓解。二个月前，因不慎感邪，脉症又起。全身关节疼痛，腰部和两膝关节处尤甚，活动受限。夜寐时辗转反侧，腿脚无处放，影响睡眠。伴畏寒，乏力，纳差。曾在其他医院服中药十余剂，无明显效果。观其处方，主要以芪桂五物汤加祛风胜湿、散寒止痛之品。

检查：年老体弱，形体消瘦，背部微驼。两手指关节均有不同程度之变形，屈伸不利，且有压痛。脉沉细，苔薄白，质淡。

辨证：脉症合参，当属痹证后期。气血已亏，肾精不足，气血失和，闭阻不通。

治法：益气养血，补肾温阳，佐以疏风祛湿，活血通络。

方药：桂枝9克，黄芪20克，当归9克，丹参20克，鸡血藤20克，延胡索20克，制附片9克，桑枝20克，羌、独活各9克，细辛4克，党参20克，炒白术20克，川断20克，巴戟天20克，熟地9克，全蝎10克，水煎服。连服7剂。

7月24日二诊：诉服药后，诸症较前好转，关节痛、腰痛均减轻，夜寐能安。纳食较差，原方加砂仁9克，焦三仙各9克，继服7剂。

8月1日三诊：诸症明显减轻，关节粗大变形虽无明显改变，但已无压痛，活动也能自如。嘱其以原方继服一个月，以巩固疗效。（《中国名老中医药专家学术经验集》）

王祖雄医案

○雷某，男，47岁，织金县北门外村民。

因四肢关节、肌肉疼痛3年，加重1个月于1993年6月4日就诊。4年前搬进新盖住房，居处潮湿，一年后四肢关节、肌肉发麻酸痛，以下肢为甚。常服“安乃近”、“去痛片”和“风湿药酒”，可暂时缓解。发作严重时双膝关节红肿跳痛，不能屈伸。查抗“O”小于500单位，类风湿因子（-），血沉58毫米/小时，血常规：白细胞5.5×10^9/升，中性75%，淋巴细胞25%；尿常规（-）。症见双膝关节红肿发亮，扪之发热，微恶风，肌肉酸痛，四肢皮肤未见红斑、结节，舌红苔黄腻，脉弦数。辨证分析后诊断为湿热痹（类风湿关节炎）。拟清热除湿、通络宣痹之法。方药：当归拈痛汤加鸡血藤、络石藤、地龙、桑枝，10剂，水煎服，停服药酒。1993年6月25日复诊：服药10剂后关节红肿疼痛及肌肉发麻酸痛基本缓解，能行走十余里。舌质红，苔略黄腻，脉弦细。血沉降至38毫米/小时。继按湿热痹证论治，当归拈痛汤加四妙散。再进10剂。1993年7月18日三诊：症状全部消失。患者专程询问是否再需服药。本来可以停药，因念其远道而来，遂结合病史和体质特点，投以养血通络剂，方用四物汤加鸡血藤、桑枝、秦艽、石斛、玉竹、丹参调理。（《中国名老中医药专家学术经验集》）

卢敏等医案

○钟某，女，29岁。

四肢关节肿痛，反复发作2年，关节畸形僵硬4个月，曾用泼尼松、吲哚美辛、木瓜丸等药物治疗，无明显疗效，病情逐渐加重，生活不能自理，经友人介绍来我处就诊。体查：双掌、指、腕关节肿痛，双指知节畸形，双踝关节肿痛，功能受限。血沉100毫米/小时，类风湿因子阳性，抗“O”600单位，X线摄片示类风湿关节炎改变。舌质淡红、苔薄白，脉沉细。诊断为类风湿关节炎。患者常从事水中作业，风寒湿邪内侵，闭阻经络、关节，气血凝滞不通以致关节肿胀、疼痛。治拟温经活血，祛风除湿，调理气血。用自拟除痹汤内服治疗：秦艽10克，独活10克，制川乌、制草乌各6克，当归15克，赤芍15克，穿山甲6克，乌梢蛇15克，豨莶草15克，牛膝10克，杜仲10克，川芎6克，附子6克，松节10克。同时用除痹膏Ⅱ号（黄柏、威灵仙各30克，地龙、胆南星各15克，田七10克，组成。上药研细为末，混合均匀，蜂蜜调膏）外敷肿痛关节，6天后诸症减轻，原方去豨莶草，加黄芪、熟地、伸筋草，治疗2个月后，诸关节肿胀消退，指关节虽仍变形，但功能基本正常，生活能自理，复查抗“O”<500单位，血沉28毫米/小时。类风湿因子转阴，4个月后各项化验均正常，临床治愈。现除旨关节仍有变形外，能负重，正常工作，随访半年未复发。［湖南中医杂志，1997，13（1）］

张琪医案

○关某，女，16岁，学生。1987年5月14日初诊。

患病一年余，初起手指足趾关节痛，继则指、趾、腕、踝关节肿胀变形，疼痛甚剧，逐渐发展至膝关节肿胀有积液，四肢肌肉萎缩，小关节呈梭形变，强直不能活动，并反复发热，体温最高达39摄氏度。曾多次就诊于哈市某医院，诊为类风湿关节炎。用泼尼松及中药治疗，症状时轻时重，持续不愈。来诊时关节肌肉症状同前，类风湿因子阳性，血沉中等值（60毫米/小时），舌质红，无苔，脉细数无力。

辨证：为肝肾阴虚，营血亏耗，无以濡筋骨利关节，外为风寒湿邪所侵，关节受损。

方药：当归20克，仙灵脾15克，生地30克，老鹳草50克，乌蛇20克，蜈蚣1条，全蝎5克，土鳖虫 5克，山甲珠15克，白芍40克，秦艽15克，牛膝15克，地龙15克，山龙50，防已20克，水煎服。

服前方6剂，关节肿胀疼痛均明显减轻，诸关节有轻松之感，但仍发热，体温37.8摄氏度。于前方加生石膏50克，苍术15克。继服14剂，关节肿胀疼痛继续好转，手指能伸直取物，手腕较前有力，两下肢有力能下床站立，精神好转，食量增加，体重增加2公斤，体温正常。血沉中等值（42.5毫米/小时），舌红转浅有薄苔，脉数。继续服药20剂，两手指关节肿胀基本消失，已能持一般物品，双下肢功能有所恢复，能拄拐杖行走，但膝关节仍有积液，血沉正常。于前方减仙灵脾、老鹳草，加苡仁30克，萆薢20克，苦参15克，以加重除湿热之力。服4剂时尿量增多，关节积液减少，继服30剂除膝关节小量积液外，余基本恢复正常。后去疗养半年，精神食纳关节功能均恢复正常。（《张琪临证经验荟要》）

强直性脊柱炎

杜秀兰医案

○某男，18岁。

因腰髋及右膝关节痛半年，加重一个月来诊。患者半年前因经常下河洗澡，后出现腰、髋、膝关节疼痛，经服用消炎痛后病情缓解。近一个月又腰髋关节疼痛，腰部有僵硬感，轻微活动后腰部僵硬、疼痛减轻，劳累后加重，弯腰及下蹲活动受限，右膝关节肿胀，阴雨天及受凉后症状加重。查体：舌苔黄，脉滑数，右膝关节肿胀，浮髌试验阳性，局部有发热感。化验：血沉56毫米/小时，类风湿因子阴性。骶髂关节X线片符合强直性脊柱炎改变。

诊断：强直性脊椎炎（骨痹）。

辨证：证属肾虚邪侵，气滞血瘀，化热蕴毒。

方药：自拟雷公藤复方加减。

雷公藤20克，威灵仙15克，生地24克，细辛6克，金银花24克，蒲公英24克，独活20克，葛根15克，土鳖虫9克，川牛膝18克，薏苡仁20克，补骨脂15克，白芍20克，防己9克，泽泻20克，水煎服，每日1剂。

服药6剂后腰髋关节疼痛明显减轻，弯腰活动较前好转。治疗一个月腰髋关节疼痛消失，右膝关节肿消痛止，弯腰及下蹲活动恢复正常，复查血沉正常，类风湿因子阴性。随访两年无复发。［山东中医杂志，1995，14（12）］

周运炳医案

○李某，男，47岁。1992年3月15日初诊。

腰背疼痛二年，加重五个月。患者于1990年7月初下河游泳后出现全身关节疼痛，当地医院以风湿性关节炎论治，服中、西药数百剂罔效。近一年来常服泼尼松、吡罗昔康等药稍有缓减，近五月来腰不能伸直，当地医院查血沉50毫米/小时，抗“O”1000单位，类风湿因子阳性，腰椎X线摄片提示竹节样改变，诊断为强直性脊柱炎，经各种治疗无好转故来院治疗。

查体：血压18/9千帕，脉搏82次/分，消瘦，皮肤巩膜无黄染，浅表淋巴结不肿大，双肺呼吸音正常，心律齐，各瓣膜区无病理性杂音，腹平软，肝脾未扪及，四肢关节无畸形，腰骶部有压痛，活动受限，自述腰背冷痛，受凉疼痛加重。舌质淡苔白，脉弦紧。

辨证：属肾虚寒湿入络型骨痹。

方药：投以蚂蚁风湿灵冲剂（主要药物由黑刺蚂蚁、三七、白花蛇、山甲、仙灵脾、黄芪组成），每次一包（10克），蚂蚁风湿灵Ⅱ号胶囊（主要药物由黑刺蚂蚁、蜈蚣、全蝎、川乌、草乌、细辛组成），每次4粒，每日3次，饭后服。服药2个月，疼痛明显减轻，所服激素等药全部减完。服药3个月后，自感疼痛基本消失，腰活动范围明显扩大，基本上能直腰走路。服药6个月，自己能骑自行车上班。复查血沉10毫米/小时，抗“O”小于500单位，粘蛋白0.85克/升，类风湿因子阴性，腰椎X线摄片提示较前片有改善。嘱再服两个月停药以巩固疗效。随访一年未见复发。［四川中医，1994，12（2）］

邱玉珍医案

○高某，男，46岁。

以腰骶及双髋关节疼痛30年，加重伴发热、左踝关节肿痛两周于1989年7月24日入院。查左踝明显肿胀，左脚不敢着地，行走困难，腰椎活动明显受限，舌暗红，苔薄黄，脉弦细，血沉40毫米/小时。

诊断：强直性脊柱炎（痹证）。

辨证：证属肾虚阴损、邪气化热、瘀血阻滞经络筋骨。

治法：治宜养阴补肾、活血清热。

方药：用自拟肾痹汤加减。

生地15克，葛根20克，银花30克，土茯苓30克，公英20克，狗脊15克，赤芍15克，王不留行15克，红花10克，丹皮12克，板蓝根20克，车前草20克，水煎服，每日1剂。并配合理气通络散（由香附、川芎、延胡索、黄柏、全蝎组成）每次6克，每日两次，冲服。

5天后热退痛减，肿胀明显减轻，后仍以肾痹汤治疗1个月余，肿痛基本消失，腰椎活动明显改善，血沉18毫米/小时，显效出院。［陕西中医，1991，12（2）］

潘青海医案

○李某，男，23岁。1986年3月18日初诊。

患者周身关节疼痛四年余，腰骶部痛剧3个月，有受寒湿病史。于3个月前因感冒而病情加重，四肢关节肿痛，以左手较明显，腰骶部痛甚，局部压痛明显，步履活动困难，诸关节晨僵，双下肢萎细。发热恶寒，舌淡红苔白，脉弦。体温37.5度，血沉57毫米/小时，抗“O”800单位，类风湿因子阴性。骶髂关节正位片：左骶髂关节毛糙、硬化，骶髂关节面均有囊状质吸收，右骶髂关节下2/3髂骨侧密度增高。

诊断：强直性脊柱炎（痹证）。

辨证：证属风寒湿痹阻关节。

治法：治宜祛风温阳，活络强筋。

方药：自拟散痹汤加减。

青风藤40克，生麻黄10克，桂枝10克，生姜10克，制附子（先煎）24克，木通6克，生石膏18克，甘草6克，威灵仙24克，白花蛇5克，细辛6克，每日1剂，水煎服。

经服58剂后，症状明显减轻，血沉10毫米/小时，抗“O”200单位。于6月22日拍骶髂关节正位片提示：骶髂关节病理改变较前有好转，右骶髂关节硬化减轻，左骶髂关节面模糊程度亦减轻。继续用上方随症加减，共服200余剂，临床症状消失而出院。随访3年，病情未再复发。［陕西中医，1990，11（3）］

高根德医案

○章某，男，30岁。1987年12月初诊。

患者腰背疼痛数年，胸腰段脊柱后凸畸形，上楼梯困难。查体：双侧骶髂关节叩击痛阳性，4字试验阳性，血沉100毫米/小时，X片示双侧骶髂关节模糊，腰胸椎小关书模糊，诊断为强直性脊柱炎（骨痹）。

辨证：证属正虚痰结

治法：治宜扶正化痰。

方药：露蜂房10克，白芥子6克，海藻9克，昆布9克，炒牛蒡9克，山甲片6克，血竭3克，生黄芪60克，当归12克，葛根12克，桂枝6克，枸杞子30克，水煎服，每日1剂。

外治方：川椒目30克，羌独活各15克，制川草乌各5克，制半夏15克，海藻30克，昆布15克，木瓜15克，鸡血藤30克，胆南星9克，制扶筋30克，桂枝15克。上药纱布包之，用水3公斤煎20分钟，倒入浴缸温水中，水量以能浸泡整个人体为度。每次浸浴半小时，每周2次。

经内服中药63剂，中药浴20次后，腰背痛消失，上楼梯无困难，脊柱后凸畸形改观，血沉降为20毫米/小时，X片示病理变化无发展，恢复原工作。疗效评定：显著好转。［上海中医药杂志，1991，（9）］

田常炎医案

○徐某，男，21岁。

患者因腰骶及髋、膝关节僵痛，夜间翻身困难，晨起时需先在床上活动后方能坐起，已有半年。于1970年6月3日住本院治疗。诊见轻度贫血貌，步履艰难，步幅小。脊柱腰段呈板样，腰前屈、后伸均受限，脊柱旁肌张力增高，有压痛。双骶髂关节处有叩击痛，骨盆分离试验阳性，双髋关节前屈、外展、后伸轻度受限，有叩痛。膝关节轻度肿胀，浮髌试验阳性，伸、屈有疼痛性受限。颈椎、双手及其他关节功能活动良好。血红蛋白105克/升，白细胞计数及分类正常。6次查类风湿因子均阴性，3次查狼疮细胞亦为阴性，血沉20～30毫米/小时。1970年7月13日双手及骶髂关节X线摄片示：指腕关节骨质轻度脱钙，关节间隙正常，双骶髂关节面模糊，不规则骨质破坏，间隙增宽，左侧较右侧显著。诊断为强直性脊柱炎。入院后予保泰松、氯喹、泼尼松等药物治疗5个月，其症状、体征反有加重，并出现胃及十二指肠复合性溃疡伴轻度出血，小便镜检有血尿，血沉达60毫米/小时。患者不能下床行走，白天在床上翻身困难。于1970年11月13日开始用洋金花酊剂治疗，同时逐渐停服西药。洋金花酊剂每10毫升含生药相当于东莨菪碱量0.5毫克。每晚睡前口服一次，从5～10毫升开始，以后每3～5天增加药量。待递增至每天55～60毫升时，即为每日常用量。经单用洋金花治疗后，于1970年12月症状、体征逐渐好转，并能下床活动，血沉38毫米/小时。由于患者治病心切，1971年3月8日一次偷服洋金花酊约60毫升，当晚出现意识朦胧、烦躁、口干、无汗、谵语、两手撮空、排尿困难及恶心呕吐，双瞳孔扩大至直径6～7毫米，血压160/100毫米汞柱，心率110～120次/分。随即给予拟胆碱能药物毛果芸香碱1毫克间断皮下注射和一般对症处理。至3月17日患者意识完全恢复正常后，自觉腰骶僵痛消失，关节活动灵便，行走如常人。4月5日继续服用洋金花酊，从小剂量开始增至每日35毫升后，改用针剂肌内注射。在应用洋金花治疗期间，曾五次检查肝功能、三次查血沉、六次查大小便常规、一次行上消化道X线钡餐透视，均属正常。于1971年6月5日获显效出院。1973年6月4日来院复查：出院后腰骶及髋、膝关节僵痛未再出现，腰及四肢大关节功能活动良好。双手腕及骶髂关节X线摄片与1970年7月13日X片对照，无明显变化。1975年6月及1987年3月两次信访，病情均稳定，无复发，能正常工作。［中医杂志，1988，29（4）］

隋孝忠医案

○周某，男，36岁。

因上升性腰背僵痛8年，伴左下肢疼痛、麻木1年于1994年5月6日入院。病人8年前因跌伤腰骶部，外感风湿后觉腰骶僵痛，昼轻夜重，逐渐加重，晨僵时间30～60分钟。症见脊柱腰段活动受限轻度左侧弯曲，脊柱及骶髂关节压痛，骨盆挤压与分离试验阳性。舌红，苔黄腻，脉滑数。化验：血红蛋白95克/毫升，血沉32毫米/小时，类风湿因子阴性，PEG法免疫复合物阳性。X线显示腰椎后关节间隙模糊、间隙毛糙，左侧可见囊性变，关节下1/3韧带钙化明显。

诊断：强直性脊柱炎（肾虚标热型痹证）。

治法：治以补肾清热之法。

方药：玄参、白芍、金狗脊、金银花、桑枝各30克，白术、羌活、枸杞子、牛膝、地骨皮各12克，炙穿山甲、当归、陈皮、甘草各9克，生地20克。水煎服，每日1剂。

连服8剂。腰腿痛麻明显缓解。舌淡，苔白腻，脉沉细弦。遂用补肾祛寒之迭治之。上方去金银花、桑枝、生地、地骨皮，加桂枝12克，熟地20克，连服10剂，病人自觉症状消失，活动如常。于1994年5月27日治愈出院。出院后再服后方8剂以巩固疗效。随访2个月，疗效稳定。［新中医，1995，27（11）］

颤　抖

岳美中医案

〇魏某，男，12岁，河北人。于1973年11月18日来诊。

其父代主诉：1970年9岁时，曾受一次大的惊恐，并较长时期的忧惧，以致大便日溏泻2～3次，手颤动不休，平举更甚，腿萎软，走路曾跌倒过，目远视模糊，头晕，后脑尤严重。中医按风治，西医给镇静剂，3年来未效。故来就诊。

切其脉两尺虚，左关现弦细，舌红无苔。综合症脉，是属阴虚，阴如何虚的，“治病必求于本”。《素问·举痛论》：“恐伤肾”，肾“在志为恐”；《灵枢·本神》：“恐惧而不解则伤精，精伤则骨酸痿厥”，又《素问·藏气法时论》：“肝虚则目无所见，耳无所闻，善恐，如人将捕之。”总观《内经》诸说，正说明患儿的病源，肾因恐损伤阴精而累及肝，致发生种种病态，其本在肾，应取六味地黄丸为主以滋养肾肝，从培本入手。

方药：熟地黄12克，山茱萸6克，怀山药6克，建泽泻4.5克，粉丹皮4.5克，云茯苓4.5克，枸杞果6克，甘菊花3克，五味子4.5克，麦门冬4.5克，补骨脂3克，胡桃肉3克。

水煎服。

本方以六味地黄丸合麦味、杞菊再加入青娥丸之半而成，六味地黄丸是宋钱仲阳治小儿脚软行迟等属于肾虚之方。因小儿稚阳纯气，不宜补阳，乃减去《金匮》肾气丸之桂附以应用于小儿，此方合麦味以敛肺纳肾，合杞菊以治头晕目弱，更反佐以轻量的温品，故予补骨脂、胡桃，推动阴药，兼照顾大便溏泻。

二诊：12月23日。

服药三十余剂，左关弦象已无，颤抖见稳定，腿不软，大便日1次。惟目不能远视，多梦。原方加龙骨再服，以敛目神而止多梦。

三诊：3月14日。

颤抖已基本痊愈，余证亦消失，惟着急时颤仍稍出现，前方加巴戟肉、鹿角以壮肾，善后。（《岳美中医案集》）

姜春华医案

〇王某某，女。

患者沉默，偶或呆笑，所答非所问，口唇及四肢颤抖不休，有低热，据护者说，前夜自言自语，下床走到别人床上，吵闹整晚。

当归9克，白芍9克，远志3克，钩藤15克，磁石9克，丹皮9克，朱茯神9克，龙胆草6克，龙齿9克，天麻9克，僵蚕9克。

服药24剂，言语仍稀、颤抖轻微，记忆稍减退，颅神经检查阴性，四肢运动，稍不灵活，肌张力稍增强，腱反射增高。

二诊：原方加玉竹9克、银花9克，10剂。精神状态完全正常，言语清楚，腱反射仍有增高，上肢肌张力仍有轻度增加，并有轻度颤抖。

三诊：记忆稍差，言语稍不清，一般情况佳良。

龙齿12克，朱茯神9克，龙胆草6克，珍珠母30克，天麻9克，全蝎3只，枣仁9克，白芍9克，玉竹9克，钩藤16克，天竺黄6克，当归9克，银花9克。

10剂。

四诊：睡眠欠佳，四肢感觉乏力。

珍珠母30克，朱茯神9克，移山参3克，龙齿9克，生地15克，全蝎5只，枣仁9克，钩藤9克，山药9克，天竺黄3克，合欢皮9克。

10剂完全复原。［中医杂志，1959，（4）］

麻 木

段孝文医案

○患者，女，28岁，农民。于1989年8月20日就诊。

患者因与丈夫吵架而服少量农药（甲胺磷），当即昏迷不醒，幸发现及时，经送医院获救。2周后出现四肢麻木，行走乏力，头晕眼花，失眠，纳差等症。开始未予重视，诸症日益加重，且双下肢行走不稳，遂来我院就诊。

症见：四肢麻木不仁，双下肢略现枯萎，行走不稳，头晕眼花，夜寐不安，纳差二便调，舌淡苔白，脉缓弱。查：双下肢肌张力减弱。

西医诊断：有机磷中毒迟发性神经症。

辨证：此因毒邪侵入机体，耗伤正气，正气虚弱，脉络瘀阻，筋脉肌肉失养而致，证属气虚血瘀。

治法：益气活血，化瘀通络。

方药：补阳还五汤加味。

生黄芪40克，赤芍、地龙、川芎、锁阳、牛膝各10克，当归、熟地各15克，桃仁5克，红花3克，水煎服，日一剂。

连服12剂后，四肢麻木症除，头晕目眩明显好转，寐安，但仍双下肢行走乏力，守原方去桃仁、红花，加山药15克，生黄芪增至50克，连服15剂，诸症消失而愈。［实用中西医结合杂志，1997，10（2）］

姜加裕医案

○患者，男，20岁，农民，住院号：920528。

因家务事口角，自服甲胺磷量约40毫升，被家人发现后即送来我院急诊。体检意识障碍，全身大汗淋漓，面色灰白，点头叹息样呼吸，两侧瞳孔细如针尖，对光反应消失，口中有大量分泌物外溢，口唇紫绀，心音低，心率52次/分，两肺满布水泡音，腹软。测血胆碱脂酶为“0”。入院诊断：“急性有机磷农药中毒（重度），呼吸衰竭，肺水肿。”入院后即予反复彻底洗胃，同步予大剂量阿托品规则、连续使用和胆碱酯酶复能剂及脱水利尿剂、呼吸中枢兴奋剂、糖皮质激素的应用。住院25天，治愈出院。但该患者自住院的第15天起，开始对称性手足麻木，以两手为甚，继而两手屈伸不利、无力并有蚁行感，考虑为急性有机磷农药中毒继发周围神经病变。治疗予中药党参20克，黄芪30克，当归15克，仙灵脾15克，赤芍15克，川芎10克，桃仁12克，桂枝12克，地龙12克，白术12克，甘草9克，日2次水煎服。同时予西药泼尼松10毫克，每日3次口服，并辅以大剂量B族维生素和神经营养药。治疗半月后，自觉症状好转，而将泼尼松量渐减至停，并继服上方20剂后患者自觉症状消失，活动如常，而告痊愈。［实用中西医结合杂志，1997，10（4）］

丁甘仁医案

○两手麻木，左甚于右，脉象左弦、右濡涩。此气虚血瘀，痰湿入络，营卫痹塞不通。当宜益气活血，化痰通络。

生黄芪四钱，全当归二钱，大川芎八分，仙半夏二钱，陈广皮一钱，西秦艽二钱，陈木瓜二钱，嫩桑枝四钱，紫丹参三钱，藏红花八分，五茄皮三钱，指迷茯苓丸（包）八钱。（《丁甘仁医案续编》）

陈土楷医案

○孔某，男。

麻属气虚，木属血虚，方书虽有此说，然亦未可尽信也。据述肢节酸楚，渐次麻木，头晕耳鸣，累有咳痰，脉来细滑，左手带弦，舌苔糙腻，是湿热滞气，痰从内生，风阳亦复内亢。治之计维熄风化痰，清热渗湿，参以理气之品，务使气机条达，庶可奏效。

生石块，滁菊花，炒白芍，广郁金，云苓，嫩钩藤，潼蒺藜，女贞子，络石藤，炒枳壳，川贝母，夜交藤。

○高某，男。

气与血本相辅而行，气主运动，血主营养，足部顽麻，艰于步履，耳鸣腰酸，脉濡细滑，苔薄黄腻，高年气血两亏，筋脉失于营养，气机之运动不畅，治宜益气存阴，徐图效力。

潞党参，炒川断，淮牛膝，菟丝子，云苓，生地炭，虎胫骨，炒当归，焦谷芽，制女贞，陈皮，广木香。（《陈良夫专辑》）

张聿青医案

○谢左，风痰未清，络隧未和，手指常觉麻木。前法扩充。

于术一钱五分（枳实同打），制苍术一钱五分，煨天麻一钱五分，制半夏一钱五分，左秦艽一钱五分，茯苓三钱，白僵蚕二钱，酒炒桑枝五钱，防风八分。

二诊：起居如常，手指尚觉麻木，膝膑微痛。再化痰宣络。

制半夏一钱五分，煨天麻一钱五分，酒炒桑寄生三钱，白蒺藜三钱，上广皮一钱五分，左秦艽一钱五分，海风藤三钱，白僵蚕二钱，指迷茯苓丸三钱（先服）。

三诊：手指麻木渐退。化痰宣络祛风，参以补气，气旺则痰行水消也。

潞党参三钱，云茯苓三钱，制半夏一钱五分，煨天麻一钱五分，野于术二钱，白僵蚕一钱五分，广橘红一钱，白蒺藜三钱，清气化痰丸三钱（先服）。

○左，肩项四肢麻木，麻少木多，脉形濡滑，舌心灰润。胃中湿痰闭郁。拟二术二陈进退。

制茅术一钱五分，制半夏一钱，煨天麻一钱五分，云茯苓三钱，炒于潜术一钱五分，上广皮一钱，薤白头三钱，炒枳壳一钱，白僵蚕二钱（炒，打）。

○张右，高年营血既亏，中气复弱。血虚则木失涵养，而虚风内动。气弱则阳明络空，风阳遂得袭入筋络。筋络既阻，则营卫之气，滞而不行，四肢麻木不遂，腹中板滞不和。盖脾主运旋，木旺则脾土不能旋运，所以气机从而凝滞也。脉象濡而带弦，舌胖心剥，湿痰素盛。宜通补阳明，舒筋养血，而不涉呆滞。古稀之年，聊冀得尺得寸而已。

白归身二钱，奎党参三钱，甘杞子三钱，桑寄生三钱，大麦冬三钱，桑椹子三钱，阿胶珠二钱，粉丹皮三钱，杭白芍一钱五分，女贞子三钱，制半夏一钱五分。

○费左，人之一身，营卫气血而已。血所以丽气，气所以统血。非血之足以丽气也，营血所到之处，则气无不丽焉；非气之足以统血也，卫气所到之处，则血无不统焉，气为血帅故也。经云：卫气昼日行于阳，夜行于阴，行于阳二十五度，行于阴亦二十五度，其所以能二十五度者，为其营能行，卫亦能行也。今年逾大衍，气血暗衰，风寒湿久伏，乘瑕蹈隙，袭入经络，遂令营卫之气滞而不行，四肢酸麻，厥逆恶寒。营不行则营不足用，有营若无营矣；卫不行则卫不足用，有卫若无卫矣。譬之久坐倚着，则麻木不得行动，此理甚明。脉细沉濡，舌胖质腻，尤为风寒湿之明证。为今之计，欲治酸麻，必先行其营卫之滞而后可。欲行营卫之滞，必先祛其所以阻我营卫者而后可。谁阻之？风寒与湿是也。拟理湿祛风法。风湿既去，营卫自行，则厥热恶寒，不治自愈。但邪湿既久，其来也渐，其退也必迟。知者以为然否？

制半夏，左秦艽，炒于术，川羌活，甜广皮，川桂枝，焦苍术，酒炒桑枝，煎汤代水。

○某，偏左麻木不用，咳嗽气逆痰多，脉形软滑。痰湿阻肺，兼袭经络，图治不易也。

苏子，白芥子，茯苓，杏仁，制半夏，枳壳，旋覆花，郁金，橘红，桂枝。

○杨左，偏左麻木，不能运动，胸腹常有热气注射，脉形弦滑。此气虚而痰热内阻，类中之根也。

制半夏一钱五分，天竺黄三钱，粉丹皮二钱，橘红一钱，炒竹茹一钱，陈胆星五分，瓜蒌仁五钱，海浮石三钱，山栀二钱，枇杷叶四片。陈关蜇（漂淡）一两，大荸荠（拍碎）四枚，二味煎汤代水。

○谭左，向有气撑，兹则胸次作闷，中脘不舒。右关脉滑。此胃中之痰气交阻。阳明为经脉之长，阳明病则四肢作麻矣。

薤白头三钱，炒枳实一钱，制半夏二钱，炒竹茹一钱，上广皮一钱，广郁金一钱五分，左秦艽一钱五分，白蒺藜（去刺，炒）三钱，云茯苓四钱，煨天麻一钱五分，越鞠丸二钱。

二诊：咯出紫瘀，四肢麻木转减，的是痰瘀阻胃。前法再进一步。

延胡索（酒炒）一钱五分，当归须二钱，紫丹参三钱，台乌药一钱五分，炒赤芍一钱五分，白蒺藜（去刺，炒）三钱，酒炒黑锦纹大黄三钱，瓦楞子五钱，生牛膝三钱，炙土鳖虫五枚，韭菜汁半酒杯（冲）。

〇吴左，遍身麻木，小溲结而不爽，中州不舒，目盲失明，脉象糊滑。此湿痰内滞，络隧不宣，藏府之精气，不能上注也。

苍术一钱五分，陈皮一钱五分，晚蚕沙三钱，赤白苓各二钱，制半夏二钱，白蒺藜三钱，川羌活一钱，川桂枝四钱，川黄柏二钱，木猪苓二钱，泽泻二钱，防风一钱。

〇吴左，麻木大退，渐能步履，两目略能隐约见物，不可不为转机。但脉仍弦滑，湿痰尚盛。再祛湿疏风。

川桂枝五分，防风一钱，制半夏二钱，晚蚕沙三钱，车前子二钱，川羌活一钱，独活一钱，云茯苓五钱，白蒺藜三钱，橘红一钱，二妙丸三钱（另服）。

〇右，肢节作麻，气虚而湿痰内阻，为风痱之根。

半夏，茯苓，煨天麻，白蒺藜，上广皮，钩钩，炒枳实，白僵蚕，炒竹茹，清气化痰丸。

〇左，右足搐动，肌肤麻木。痰湿化风，风主动摇故也。

川桂枝，青防风，羌独活，白蒺藜，煨天麻，制半夏，左秦艽，磨沉香，广橘皮，白茯苓，钩钩，二妙丸。

二诊：右足搐动略定。再化痰熄风。

川桂枝，川黄柏，羌独活，左秦艽，白僵蚕，焦苍术，明天麻，木防己，制半夏，桑枝，全蝎（炙，去毒）三分。

三诊：右足搐动，既退之后，遇凉又剧，盖血气喜温而恶寒。再温经和络祛风。

煨明天麻一钱五分，羌独活各一钱，当归身二钱，青防风一钱，西潞党三钱，川桂枝五分，桑寄生二钱，北细辛三分，川芎一钱，白术二钱。

〇某，痛势稍定，热亦减轻。而右脐傍有气攻冲，冲则牵引经络作痛。大便不行。此风湿热郁结，脾土气滞不能运旋。再参通府。

桂枝四分，焦苍术二钱，酒炒威灵仙二钱，制香附二钱，防己二钱，川黄柏一钱五分，龙胆草三分，金铃子一钱五分，磨沉香四分（冲），当归龙荟丸三钱（开水下）。

〇周左，外感湿热后，湿困不化，神疲体软，绵延二月，方得渐复。而每晨痰出不爽，四肢有时作麻。营卫不宣，亦由湿阻。拟补气化痰。

奎党参三钱，制半夏一钱五分，茯苓神各三钱，生熟谷芽各二钱，炒于术二钱，木猪苓二钱，炒枳壳一钱，广皮一钱，缩砂仁五分，姜汁炒竹茹一钱五分。

二诊：脉濡而滑，痰不爽利，每至睡卧，四肢作麻。气虚夹湿夹痰，营卫流行为之所阻。再补气化痰，所谓气旺则痰行水消也。

炒透霞天曲三钱，炙绵芪二钱，炒于术二钱，茯苓三钱，生熟谷芽各二钱，奎党参三钱，广橘红一钱，猪苓二钱，蜜炙老生姜一钱，制半夏二钱，炒枳壳一钱。

〇许右，痛虽减而肢麻色黄。气血窒痹不行，姑再宣通。

制香附，旋覆花，陈皮，砂仁末，广郁金，当归尾，猩绛，沉香片，炒桃仁，炒枳壳，清半夏，葱管。

〇钱，体麻作痛，时发时止者久。日来发热自汗，胸膺作痛。此风湿交蒸，恐成湿温时症。

桂枝，羌活，橘皮络，酒炒桑枝，秦艽，防风，旋覆花，地骨皮。

〇左，两足有麻木之意，风与湿内阻也。

独活，桑寄生，秦艽，茯苓，当归，防风，僵蚕，萆薢，生姜，二妙丸（生薏仁煎汤下）。

〇叶右，四肢作麻大退。其为风湿相合，确然可见。当助鼓再进。

川桂枝，青防风，羌活，建泽泻，生甘草，明天麻，川芎，二妙丸，白芍，川萆薢，白僵蚕。

〇俞右，四肢作麻，脉形细弱。营卫不足，风与湿袭留不解。势难急切图功。

川桂枝，焦苍术，明天麻，川芎，赤白苓，青防风，左秦艽，制半夏，白芍，羌活，姜汁炒黄柏。

〇柴左，肢冷发麻，麻后身热纳减。还是湿阻情形。

川朴，赤白苓，白蔻仁，制半夏，郁金，广皮，建泽泻，大腹皮，沉香曲，猪苓。

○谢左，起居如常，惟手小指常觉麻木，右膝胭微痛。素体丰盛，湿痰有余。考小指之端，为手太阳之脉起处，而足太阳之脉从外廉下合胭中，循京骨至小指外侧，则是所病之地，皆太阳部位。良以太阳为寒水之藏，痰湿有余，则太阳之经气不宣。东垣有丸药养之之法，即宗其意，而参太阳引经之药。

奎党参三两，制半夏一两五钱，白蒺藜二钱，潜于术二两（土炒），白茯苓三两，青防风一两五钱，白僵蚕一两，怀牛膝二两（酒炒），川桂枝四钱，煨天麻一两五钱，甘杞子三两，杭白芍一两（酒炒），上广皮一两，川羌活一两五钱，炙绵芪三两，桑寄生二两（酒炒），制首乌四两，炙黑甘草三钱，炒当归一两，别直参二两，生山药二两，厚杜仲二两。

上各研末，用桑枝膏糊丸。晨服三钱，下午服二钱。

○费左，每至睡卧初醒，辄四肢懈怠作酸，两足欠温。气虚湿盛，卫气不宣。宜通补阳明，以宣卫气。

炙绵芪三钱，酒炒白芍一钱五分，制半夏一钱五分，桑螵蛸二钱，川桂枝六分，炙甘草五分，上广皮一钱，生姜二片，大枣二枚。

二诊：补气以宣卫阳，四肢作酸较退，小便渐能收束，肢节有时作麻，皆营卫气滞。再为宣通。

酒炒白芍一钱五分，煨天麻一钱五分，煨益智七分，川桂枝四分，炒香玉竹三钱，桑螵蛸三钱，炙黑甘草四分，炙绵芪三钱，生姜三片，大枣三枚。（《张聿青医案》）

刘崑湖医案

○庚午，同邑余代英君，忽患两足麻木，不能举动，无知觉，请余诊视。脉沉迟而紧，知为里寒，又系久积，非多服温里之品不能奏效。余君信余甚深，以生死相托，遂用麻黄、附片、桂枝、甘草、川椒等味，服十余剂无效，服至二十余剂，脉紧解，迟沉如故，足亦麻木如故。除麻黄，加重附片、吴萸、甘草、花椒温里之品，服至五六十剂，脉渐转，仍一味沉迟，两足渐有知觉。仍将此方略为加减，服至二百余剂，足始能缓步。从此服姜、附、参、芪等味一年余，外另服硫黄数斤病始愈，愈后两足仍特别畏寒、暑天亦常用丝棉包之。此证不仅甲衰二乃真火衰微，故能服补火之剂如是其多，直火既复而气血尚亏，后服鹿茸始告痊愈，此可以证明脏腑之偏胜偏衰者，药虽峻而性仍缓，学医者必先辨明其人之本原虚实，乃脏腑之偏胜偏衰，而后遇重病有把握，不至束手无策耳。（《医理探源》）

其他医案

○一人，年七旬，病体热麻，股膝无力，饮食有汗，妄喜笑，善饥，痰涎不利，舌强难言，声嘎不鸣，身重如山。李诊脉，左手洪大而有力，是邪热客于经络之中也。二臂外有数瘢，问其故，对以燃香所致。李曰：君病皆由此也。夫人之十二经，灌溉周身，终而复始，盖手之三阳，从手表上行于头，加以火邪，阳并于阳，热甚炽焉，故热妄行，流散于周身而为热麻。《针经》曰：胃中有热则虫动，虫动则胃缓，胃缓则廉泉开，故涎下。热伤元气而沉重无力，饮食入胃，慓悍之气，不循常度，故多汗。心火盛，则妄喜笑。脾胃热，则消谷善饥。肺经衰，则声嘎不鸣。仲景云：微数之脉，慎不可灸，焦枯伤筋，血难复也。君奉养以膏粱之味，无故而加以火毒，热伤于经络而致此病，明矣。《内经》曰：热淫所胜，治以苦寒，佐以苦甘，以甘泻之，以酸收之。当以黄柏、知母之苦寒为君，以泻火邪，壮筋骨。又肾欲坚，急食苦以坚之。黄芪、生甘草之甘寒，泻热补表，五味子酸，止汗，补肺气之不足，以为臣。炙甘草、当归之甘辛，和血润燥，柴胡、升麻之苦平，行少阳、阳明二经，自地升天，以苦发之者也，以为佐。（博按：原方尚有苍术、藁本二味。）哎咀同煎，取清汁服之。又缪刺四肢，以泻诸阳之本，使二十经络相接而泄火邪。不旬日而愈。遂命其方曰：清阳补气汤。（琇按：右二案较原刻加详。）

一人，五月间，两手指麻木，怠惰嗜卧。此热伤元气也。以补中益气汤，减白术、陈皮、川归，加白芍、五味，遂安。

一人，四肢麻木，乃气虚也。四君子加天麻、麦冬、黄芪、川归，大剂服之愈。

一人，年四十余，面目十指俱麻木，乃气虚也。以补中益气，加木香、附子、麦冬、羌活、防风、乌药，服之愈。

罗谦甫治中书左丞张仲谦，年三十余，正月在大都患风证，半身麻木。一医欲汗之，罗曰：治风当通因通用，法当汗。但此地此时，虽交春令，寒气犹存，汗之则虚其表，必有恶风，寒之症。张欲速瘥，遂汗之，觉体轻快而喜。数日复作，谓罗曰：果如君言，官事烦剧，不敢出门，如之何？罗曰：仲景云，大法夏宜汗，阳气在外故也。今时阳气尚弱，初出于地，汗之则使气亟夺，卫气失守，不能肥实凑理，表上无阳，见风必大恶矣。《内经》曰：阳气者，卫外而为固也。又云：阳气者，若天与日，失其所则折寿而不彰。当汗之时，犹有过汗之戒，况不当汗而汗者乎。遂以黄芪建中汤，加白术服之，滋养脾胃，生发荣卫之气，又以温粉扑其皮肤。待春气盛，表气渐实，即愈矣。《内经》曰：化不可伐，时不可违，此之谓也。

薛己治大尹刘孟春，素有痰，两臂顿麻，两目流泪。服祛风化痰药，痰愈甚，臂反痛不能伸，手指俱挛。（琇按：火极似风，祛之而愈煽，火盛生痰，化之而转剧，势所必然。）薛曰：麻属气虚，因前药而复伤，肝火盛而筋挛耳。况风自火出，当补脾肺，滋肾水，则风自息，热自退，痰自清。遂用六味地黄丸、补中益气汤，不三月而愈。

江应宿治一人，年逾六十，患十指麻木不仁，二年矣。医作痰治、风治，罔效。一日因忧思郁怒，卧床月余，目不交睫，饮食减少，腹中如束缚不安。宿诊之，六脉沉细无力，此大虚证也。投八味丸，令空心服，日则服归脾汤，倍加参、芪，二三服，而诸症渐减，睡卧安宁。月余，服过煎药三十余贴，丸药六七两而愈。十指亦不复麻木矣，但行走乏力，如在砂中。予曰：病虽愈而元气尚未复，当服参苓白术散与前丸。惑于人言，用理中丸。一日，因大怒，病复作。一医投附子理中汤，烦躁，身热如火，不旬日而殁。或曰：此病先因附子而愈，后因附子而亡，何也？予曰：余乃壮火之源，以生脾土，故效。彼用之不当，孤阳飞越而亡。（琇按：此症古人虽有气虚则麻，血虚则木之分，然属肝肾为病者十居八九，尝见服祛风逐痰而毙者固多，服阳刚燥剂而毙者，亦复不少。盖麻木即中风之渐，薛己谓风由火出，一言蔽之矣。临证者从此体会，庶几活人。）（《名医类案》）

○王损庵治大理卿韩珠泉，遍身麻木，不能举动，以神效黄芪汤加减授之。用黄芪一两二钱，参、芍各六钱。他称是，一服减半，彼欲速效，遂并二服为一服服之，旬日，其病如失。谕元气未复，宜静养完固，而后可出。渠不能从，盛夏遽出，见朝谒客，劳顿累日。忽马上欲坠，仆从者扶归。邀诊视，辞不治，数日没。呜呼！行百里者，半于九十，可不戒哉。《治法汇》。

张路玉治沈步云，解组后以素禀多痰，恒有麻木之患。为疏六君子汤，服之颇验，而性不喜药。入秋以来，渐觉肢体不遂。脉之得软滑中有微之象，仍以前方去陈皮，加归、芪、巴戟，平调半月而安。然此症首重樽节，方可保全，毋徒恃药力为也。

黄履素曰：余年四十七时，忽患小指麻软，时作时止，每夏愈而冬甚。索闻指麻当防中风，因讲求预防之法，有言宜却风化痰者，其说大谬。有言宜顺气活血者，谓气行则痰自消，血活则风自灭，其言近是。及读《薛氏医案》治蒋州判中满吐痰，头晕指麻，云：中满者，脾气亏损也。痰盛者，脾气不能运也。头晕者，脾气不能升也。指麻者，脾气不能用也。遂以补中益气汤，加茯苓、半夏，以补脾土，用八味地黄丸，以补土母而愈。后惑于《乾坤生气》方云：凡人手指麻软，三年后有中风之疾，可服搜风、天麻二丸，以预防之。乃朝饵暮服，以致大便不禁，饮食不进而殁。夫预防之理，当养气血，节饮食，戒七情，远帷幕可也。若服前丸以预防，适所以招风取中也。读之快然，遂确守其法，盖于今十有三年矣。

陆养愚治丁慕云患麻木，左手足不能举，恶风，或时自汗，服小续命十剂不效。或谓风证，宜大汗之，小续命汤参以补养气血之品，故不效耳。因倍风药，减参、芍辈，二剂汗如雨，反觉一身尽痛，游走不定，并左手足不能举，昏沉厥逆甚危。诊之阳脉弦细而数，阴脉迟涩而空。谓此虽似风，然昔人云：麻者气虚，木者血虚，手足不任者脾虚。具此三虚，止宜调养气血，则风症自除。小续命正以风药过倍，血药殊少，何反倍风药而去参、芍，宜其剧矣。仲景云：大法夏宜汗，以阳气在外也。春月阳尚稚，初出地下，大汗之，使卫气亟夺而失守，荣血不随，所以遍身走痛，昏沉厥逆，皆气血垂绝之象也。急用大料十全大补汤，浓煎灌之，少苏。为灸风池、百会、肩井、曲池、间使、三里六穴，各数壮，以防中脏之危。自此诸症渐减，饮食渐进，第大便常结，痞闷微热，此汗多津液不足，故下不去，则上不舒。以润字丸五分，日二服，便行犹燥。以八物倍归，加麦冬、知母以润之，少佐槟榔、木香、豆仁，以调其气。（可不必。）自后每燥结，服润字丸五分，甚则一钱，月余痊愈。

张文叔传木香丸、续命丹二方，戊辰春，书左丞张仲谦，患半身不遂，麻木。太医刘子益与服之，汗大出，一服而愈，故录。（《宝鉴》罗有治张案，在江选。）

李东垣治杜意逵，患左手右腿麻木，右手大指次指亦常麻木至腕，已三四年矣。诸医不效，求治。曰：麻者气之虚也，真气弱，不能流通，至填塞经络，四肢俱虚，故生麻木不仁，与一药决三日效。遂制人参益气汤，服二日，手心便觉热，手指中间如气胀满，至三日后，又觉两手指中间如手擦旁触之，曰：真气遍至矣。遂于两手指甲旁，各以三棱针一刺之，微见血如黍粘许，则痹自息矣。后再与调理而愈。

缪仲醇治顾仲恭，心肾不交，先因失意久郁，及平日劳心，致心血耗散。去岁十月晨起，尚未离床，忽左足五指麻冷，倏已至膝，便不省人事，良久而苏，乍醒乍迷，一日夜十余次。医者咸云痰厥。缪云：纯是虚火，服丸药一剂。今春体觉稍健，至四月后丸药不继，而房事稍过，至六月初十偶出门，前症复发。扶归良久方醒。是日止发一次，过六日天雨，稍感寒气，前症又发二次。现今两足无力，畏寒甚，自腹以上不畏寒，缪曰：人之五脏，各有致病之由，谨而察之，自不爽也。夫志气不遂则心病，房劳不节则肾病。心肾交病，则阴阳将离，离则大病必作。以二藏不交故也。法当清热补心，降气豁痰，以治其上，益精强肾，滋阴增志，以治其下，则病本必拔，以心藏神，肾藏精与志故也。平居应独处旷野，与道流韵士讨论，离欲道之根，极性命之源，使心境清宁，暂离爱染则情念不起，真精自固，阴阳互摄，而形神调适矣。汤方：贝母三钱，茯苓三钱，远志一钱五分，枣仁五钱，苏子二钱，石斛三钱，麦冬五钱，甘草炙五分，木瓜三钱，牛膝八钱，石菖蒲一钱，入牛黄末一分，天竺黄一分，竹沥一杯，临卧饥时各一服。三剂后加人参五钱，枇杷叶三片，霞天膏五钱。丸方：远志、天冬、麦冬、茯神、茯苓各六两，枣仁八两，生地八两，杜仲四两，白芍六两，甘草（炙）三两五钱，黄柏六两，牛膝十两，五味六两，蜜丸，空心及临卧服五六钱，石斛汤加竹沥送下。（《续名医类案》）

脑鸣肢痹

谢星焕医案

〇赵近仁，年将五十，须鬓已苍，左臂自肩髃肘胛，麻木不舒，脑中鸣响。医者见其满面油光，饮食如常，辄称其气血之华，谁识真阳外露，肝风内鼓。所服之药，不出独活寄生汤之法，欲为驱风，适以招风，乃由平时不讲内外之风故耳，即有进以八珍之属。冀其血行风灭，无如杯水车薪，不济所事。且值冬初，寒风凛冽，木叶尽脱之际，渐显头眩耳鸣肢堕等症；余诊脉象缓大，知水不濡木，肝风始张，肾气将腾，卒倒、痱中之日来矣。授以河间地黄饮子加鹿茸，大剂煎服，欲其火归水中，水能生木，兼制扶桑丸，用以流利关节，祛湿润燥。服至腊月，肢体劲强，神彩内蓄，自觉神魂返宅。适因岁暮，停药未进，故头眩虽息，而脑鸣未止。应知髓海难充，亦功亏一篑之过耳。

地黄饮子：地黄，巴戟，山萸，苁蓉，附子，肉桂，石斛，茯苓，菖蒲，远志，麦冬，薄荷，五味，姜，枣。（《得心集医案》）

抽 搐

杨占英医案

○董某，女，42岁，1982年3月19日就诊。

原患慢性肾炎，近两个月急性发病，初起全身浮肿，治疗后，水肿消失，继之出现头晕耳鸣、失眠多梦，手足有时抽搐可持续10～20分钟，在发作时测血压210/120毫米汞柱，尿常规化验：蛋白（++++），红细胞（+++），颗粒管型（+），西医诊断为肾炎而致的高血压抽搐症，治疗十余天不见好转，故转中医治疗。现症：头晕耳鸣，失眠多梦，梦中易惊，手足时有抽搐，周身乏力，腰酸痛，口干苦，浮肿（-），月经前错，色淡而红。苔薄微黄，舌质淡略红，脉弦细稍数。测血压160/110毫米汞柱。

辨证：此乃肾阴亏乏，水不涵木。

治法：平肝熄风。

方药：大定风珠加减。

生白芍30克，生牡蛎21克，生龟甲15克，生鳖甲15克，干生地15克，东阿胶12克（烊化），五味子10克，大麦冬12克，明天麻6克，柏、枣仁各10克，怀牛膝15克，广陈皮10克，炙甘草10克，水煎后，纳入鸡子黄1枚。

药进5剂，头晕、睡眠、抽搐略有好转，耳鸣如故，其他症状与上略同，此乃有形之阴精不可速生，当求之于无形之气。上方去麦冬，加黄芪30克，当归6克，复进5剂。

药尽复诊，诸症大减，抽搐已3日未发，患者精神转佳。效不更方，原法再进5剂。

抽搐未再发作，但仍有头晕、耳鸣、腰酸乏力等症状。此仍虚风已熄，亢阳未潜。上方去柏、枣仁、东阿胶，加地龙15克，蝉蜕10克，6剂而愈。测血压130/88毫米汞柱，尿常规化验：蛋白微量，红细胞极少，管型消失。［河南中医，1984，6（6）］

谢星焕医案

○吴承先令爱，体素孱弱，勤于针黹，忽浑身战栗，牙关紧急，舌可略露，口不能言，时露抽搐角弓之状，寒热悉无，小水仍利。疏风解表之药不效，病经两日，其势渐危。诸医见大便未通，欲行攻下，未决。余至，众皆推治，诊之，脉来缓大，方思议间，手足抽搐，角弓反张，牙关紧急，两目翻视，诸医告退，窃此症其来甚暴，应知暴病非阳，且无寒热，决非三阳实邪。若果外邪固闭，其人早已昏迷不醒，安得清明若是。此必血虚风中，筋脉瘛疭无疑。与大剂十全大补汤，重肉桂加附子急进，抉齿灌入，俾得略睡，其势稍止。昼夜一周，进药三剂，乃得口开能言。然犹微搐，共进十余剂始安。

附：厥后，郭永明老年独子，稚龄体弱，深夜看戏回家，立时即病，悉同此症，明是血虚风中。余与前药，畏不敢进，竞争疏风化痰，兼进法司符水。分明可生之症，竟至不起，诚可惜也；须知阳邪之发，其来必渐，阴邪之发，其来必骤，人鬼关头，先具成见，况闭证多握拳，脱证多撒手。又凡中证，有中腑、中脏、中血脉、中经络之殊，有真中、类中之别，若不平时领会，岂不害人于冥冥中耶。（《得心集医案》）

程杏轩医案

○典翁外孙女年三岁，病经旬日，发热便泻，初服疏导药不应，忽作抽掣，复请前医视之，云系动惊，更加金药琥珀。典翁邀予商酌。望其儿，色白神疲，头身虽热，四肢冰冷，按脉沉细无力，谓曰。病乃质亏感邪，便泻多日，脾元受伤，以致肝风内动，金石之品，不可用也，拟六君子汤加炮姜桂枝，服药热退泻稀，再服肢温泻止，惊亦不作。（《中国医学大成·程杏轩医案》）

瘫　痪

○窦材治一人病半身不遂，先灸关元五百壮，一日二服八仙丹，五日一服换骨丹，觉患处汗出，来日病减四分，一月痊愈。再服延寿丹半斤，保元丹一斤，五十年病不作。《千金》等方不灸关元，不服丹药，惟以寻常药治之，虽愈难久。

一人患半身不遂，六脉沉细无力。窦曰：此必服峻利之药，损其真气，故脉沉细。病者云：前月服捉虎丹，吐涎二升，此后稍轻，但未痊愈耳。窦叹曰：中风本因元气虚损，今服吐剂，反伤元气，目下虽减，不数日再作，不复救矣。不十日果大反，复求治，虽服丹药，竟不能起。

余尝行衡州道中，遇醴陵尉自衡阳方回，以病归，问其得疾之由，曰：某食猪肉，入山既深，无肉可以食，偶从者食穿山甲肉，因尝数脔，旧有风疾，至是复作。今左手足废矣。因以箧中风药遗之，后半月闻其人顿愈。及至永州，观《图经》曰：穿山甲不可杀于堤岸，血一入土，则堤岸不可复塞。盖能透地脉也。如此尉因误食致病，而旬日痼疾尽愈，亦可怪也。今人用以通妇人脉甚验。《医说》。

万镃家贫，拆字度日，得未疾以帛络臂于项，左手执杖而行，服药不效。一日遇吕纯阳谓曰：汝少饶今涩，怒盛于肝，以致生火，其如雷击风旋，二气不合，是以火不生土而土焦，土不生金而金铄，金不克木，木反克之，子孙拂意，方致汝蹶，血气停滞于脉络，乃致如此。因以手扪腰臂，曰：酸乎？曰：不。又再扪至膝，曰：酸矣。曰：此乃环跳穴所在，汝既知酸，他日将弃此杖矣。又见镃手有悬帛，又将手向衣内上下扪者三，曰：幸瘦，可愈。汝五脏俱火，不必饵药，惟武夷茶能解之，茶以东南枝者佳，采得烹以涧泉，则茶竖立，若以井水则横。还居数日，忽不知手举足步矣。《续金陵琐事》。（雄按：茶专清肃肺金。）

李时珍治一人偏风，手足不举，用蓖麻油同羊脂、麝香、鲮鲤甲（即穿山甲）等药煎作摩膏，日摩数次，一月余渐复，兼服搜风化痰养血之剂，三月而愈。又一人病手臂一块肿痛，亦用蓖麻捣膏贴之，一夜而愈。《本草纲目》。（外治法甚佳，不可不知。）

薛立斋治一妇人，性善怒，常自汗，月经先期，以为肝火血热。不信，乃泛用降火之剂，反致月经过期，复因劳怒，口噤呻吟，肢体不遂，六脉洪大，面目赤色。用八珍、麦冬、五味、山栀、丹皮，数剂渐愈，兼用逍遥、六味丸各三十余剂痊愈。

一妇人因怒，患痰厥而苏，左手臂不能伸，手指麻木，口喎眼斜，痰气上攻，两腿骨热，或骨中酸痛。服乌药顺气散之类，诸症益甚，不时昏愦，更加内热晡热，此肝经血虚，内热生风，前药复耗肝血，虚火炽盛而益甚也。先以柴胡栀子散，调养肝经气血，数日后用八珍汤加钩藤钩散，诸症稍愈。又用加减八味丸料，少加酒炒黄柏、知母，黑色者，数剂诸症顿退。乃服八珍柴胡栀子散，半载而痊。后劳役即有复作之意，服柴胡栀子散遂安。

至正十二年某月，括苍叶仲刚氏，居天台郡为府史，且三岁，一日病肢体不随，众医皆以为洞风，谓风洞彻四肢也，疗之不能愈。请于施敬仲，敬仲诊其脉曰：病积于身有日矣。为大剂饮之，不旬日遂愈。人咸神异其故，敬仲曰：某所以知仲刚病者，切其脉大而来徐，是积热盘郁于内，久不得发，卒与风遇，其病当作，吾以脉治之而愈，何神异焉。《自云集》、《医说续编》。

王肯堂治一人右手足偏废，不起床三年矣，久服顺气行痰之药不效，至夜神志辄昏，度不可支，服十全大补即觉清明，数日能扶策而起，无何能舍策而步矣。经云：邪之所凑，其气必虚，但治其虚，不理其邪，而邪自去也。

此等语最误后人。此人因多服顺气化痰药，致虚本元，故以十全大补取效。若不论邪之有无，但以纯补为祛邪妙法，则大谬矣。

李东垣治陕帅郭巨济病遍枯，二指著足底不能伸，以长针刺委中，深至骨而不知痛，出血一二升，其色如墨，又且缪刺之，如是者六七次，服药三月，病良愈。《试效力》。

冯楚瞻治于某患偏枯证，右臂浮肿，或麻或痛，艰于步履，或者谓痰谓火谓风，多与清凉消克发散之剂，一日忽昏迷不省，痰喘溃汗，脉之六部沉微，此中气久虚，不为峻补，反肆克伐，非重剂无以挽回。乃用人参六两，炒黄白术四两，生附子一枚，去皮姜汁炒，水煎一碗灌之，汗渐收，脉渐起，痰喘定而神清，调补一月而愈。

吴孚先治王季衡，患左半身不遂。或作痛风，与发散。或作痰治，与滚痰丸下数行，精神困惫。左部沉细而弱，此非湿痰死血，乃血虚也。左属血，然非气以统之则不流，法当从阳引阴，上午用四君子汤加黄芪、桂枝、首乌、制附，下午用四物汤加秦艽、续断、炮姜，并加新缨少许，取丝有棉棉不绝之形，绛有人心化赤之义也。治左半身不遂尤宜用之。四十帖，手能运动，倍之足能步履如初。（近时吴门专以此法欣动愚昧。）

韩贻丰治孔学使尚先，患半身不遂，步履艰难，语言謇涩，音含糊，气断续，为针环跳、风市、三里各二十一针，即下床自走，不烦扶掖，筋舒血活，无复病楚意，惟语言声音如旧。翌日又为针天突、膻中十四针，遂吐音措词，琅然条贯矣。

穆大司农和伦，先是左手患木风，指不能伸屈，此半身不遂之兆也。召韩治，为用七针，指即伸缩无恙，逾两月复患腿疾，必恃杖而行，因力辞乞休，已而韩为针环跳、风市、三里，针数次而疾顿瘳，遂视事如故。

喻嘉言治季衡翁，年将七旬，半身不遂已二载。病发左半口往右喎，昏厥遗尿，初服参、芪颇当，惑于左半属血，不宜补气之说，几至大坏。云间施笠泽，以参、附疗之稍安，然概从温补，未尽病情也。脉之，软滑中时带劲疾，盖痰与风杂合之症，痰为主，风为标也。又热与寒杂合之症，热为主，寒为标也。平时手冷如冰，故痰动易厥，厥已复苏，呕去其痰，眠食自若，冬月颇能耐寒，可知寒为外显之假寒，热为内蕴之真热，热蒸湿以为痰，阻塞窍隧，故卫气不周，外风易人，加以房帷不节，精气内虚，与风相召，是以杂合而成是症耳。今欲大理右半脾胃之气，以运出左半之热痰虚风，要非温补一端所能尽也。夫治杂合之病，必须用杂合之药，而随时令以尽无穷之变。如冬月严寒，身内之热，为寒所束，不得从皮肤外泄，势必深入筋骨为害矣。故用姜、附以暂御外寒，而内热反得宣泄。若时令之热与内蕴之热相合，复助以姜附，三热交煽，有灼筋腐肉而已。夫左右者阴阳之道路，故肝胆居左，而其气常行于右，脾胃居右而其气常行于左，往来灌注，是以生生不息也。肝木主风，脾湿为痰，风与痰之中人，原不分于左右，但翁过损精血，是以八八天癸已尽之后，左半先亏，而右半饮食所生之痰，与皮毛所入之风，以渐积于空虚之府，而骤发始觉耳。风脉劲疾，痰脉软滑，故病则大筋短缩，即舌筋亦短而謇于言。小筋驰长，故从左而喎于右。是可知左畔之小筋弛而不张矣。若左筋之张则左喎矣。凡治一偏之风，法宜从阴引阳，从阳引阴，从左引右，从右引左，以参，术为君臣，以附子、干姜为佐使，寒月可恃无恐。以参、术为君臣，以羚羊、柴胡、知母、石膏为佐使，而春夏秋三时可无热病之累。然宜刺手足四末，以泄荣血而通气，恐热痰虚风久而成疠也。门人问曰：半身不遂之病，原有左右之分，岂左右分属之后，病遂一往不返乎？若答曰：风与痰之中人，各随所造，初无定体，病成之后，亦非一往不返也。盏有往有复者，天运人事，病机无不皆然。如风者四时八方之气，从鼻而入，天之气也。痰者五谷百物之味，从口而入，脾胃之湿所结，地之气也。势本相辽。亦尝相兼，全似内伤之与外感，每夹杂而易眩，故风胜者先治其风，痰胜者先治其痰，相等则治，风兼治痰，此定法也。《内经》曰：风之中人也，先从皮毛而入，次传肌肉，次传筋脉，次传骨髓。故善治者，先治皮毛，其次治肌肉。由此观之，乃从右而渐入于左也。皮毛者，肺主之。肌肉者，胃主之。筋脉者，肝主之。骨髓者，肾主之。从外人者转入转深，故治皮毛治肌肉。不使其深入也。又曰：湿之中人也，先从足始。此则自下而之上，无分于左右者也。但内风素胜之人偏与外风相召，内湿索盛之人偏与外湿相召，内风之人，大块之噫气未动，而身已先惕。内湿之人，室中之礎磉未润，而体已先重，是以治病必从其类也。从外入者，以渐而驱之于外，从下上者，以渐而驱之于下，如治风用大小续命汤，方中桂、附、苓、术、麻黄，表里庞杂，今人见为难用，不知用桂、附，所以驱在里之邪，用苓，术。所以驱在中之邪，用麻、防等表药独重者，正欲使内邪从外而出也。至于病久体虚，风入已深，又有一气微汗之法，一旬微利之法，平调半月十日，又微微驱散，古人原有规则，若任其一往不返，安贵其为治乎。至于治痰之规则，不见于方书，如在上者用瓜蒂散、栀豉汤等方，在左者用龙荟丸，在右者用滚痰丸，以及虚人用竹沥达痰丸，沉寒锢冷用三建汤之类，全无奥义。吾今为子明之，盖胃为水谷之海，五脏六腑之总司，人之饮食太过，而结为痰涎者，每随脾之健运，而渗灌于经隧，其间往返之机，如海潮然，脾气行则潮去，脾气止则潮回，所以治沉锢之法，但取辛、热微动寒凝，以后止而不用，恐脾得热而过动，痰得热而妄行，为害不浅也。人身之痰，既由胃以流于经隧，则经隧之痰，亦必返之于胃，然后可从口而上越，从肠而下达，此惟脾气静息之时，其痰可返。故凡有痰症者，早食午食而外，但宜休养，脾气不动，使经隧之痰，得以返之于胃，而从胃之气上下，不从脾之气四迄，乃为善也。试观人痰病轻者，夜间安卧次早即能吐出泄出，痰病重者，昏迷复醒，反能呕出泄出者，岂非未曾得食，脾气静息，而予痰以出路耶。从来服峻补之药者，深夜亦欲得食，人不知其故，反以能食为庆，不知爱惜脾气，令其昼运夜息，乃可有常，肯因里言而三思否。（雄按：戚鹤泉云：左阳位东南，右阴位西北，天有余于阳，故不满西北，而人身头以上应天，左耳目常明于右，其感于邪也，必右甚于左。地有余阴不足于阳，故不满东南，而人身头以下应地，右手足常便于左，其感于邪也，必左甚于右，所谓邪乘虚而入也。在上右甚虚在血，在下左甚虚在气，凡半身不遂头面无过者，当以左阳右阴，地道右强予左之义权之。如病在左，此自阳不足而然为顺，如反病在右，而阴血大亏，并其有余者损之，病为逆也。左阳右阴，为天地定理，不得肝位左为主血，肺位右为主气，遂以左为血病，右为气病，错阴阳之道路也。更推言之，则男子法乎天。女子法乎地，天道左盛，男上病不可在左，若身以下属地道，则东南阳常不足，左病非逆也。地道右盛，女下病不宜在右，若身以上属天道，则西北阴常不足，右病非逆也。）

朱丹溪治一肥人，忧思气郁，右手瘫口喎，与补中益气汤，有痰加半夏、竹沥、姜汁煎服。

程云来曰：里中一老医，右手足废，不能起床者二年矣。忽遇诸途，询之曰：吾之病几危，始服顺气行痰之剂，了无应，薄暮则神志辄昏，度不可支。令家人煎进十全大补汤，即觉清明，遂日服之，浃数月能杖而起，无何则又能舍杖而步矣。经云：邪之所凑，其气必虚。吾治其虚不理其邪，而邪自去。吾所以获全也。余曰：有是哉，使进顺气疏风之剂不辍者，墓木拱矣，然此犹拘于成方，不能因病变通，随时消息，故奏功稍迟，使吾为之，当不止是也。程云来《医暇卮言》

据程说只用大剂人参，有痰者宜竹沥，少加姜汁佐之，其用四物、二陈、胆星、天麻者大谬。

俞东扶曰：偏枯之症，昔人谓左属血虚，右属气虚，自得喻氏之论，其理始明，而随时换药，及刺四末，尤见巧妙。因思幼读《内经·生气通天论》曰：风者百病之始也，清静则肉腠闭拒，虽有大风苛毒，弗之能害。又云：风雨寒热，不得虚，邪不能独伤人。又曰：虚邪之风，与其身形两虚相得。乃客其形。是确指虚人而后中于虚风也。然犹是因虚受风，故《灵枢》又有真气去，邪气独留，发为偏枯难疗。二语尽之。再读通评虚实论曰：凡治消瘅扑击（扑击者如人被击而扑，即今之卒倒也），偏枯痿厥，气满发逆，肥贵人则膏粱之疾也。此条暗包痰饮湿热，阴虚阳虚诸候，未尝偏中于邪风矣。盖肥贵人，自然慎避邪风，而膏粱之变，风从内生，刘李朱三家从此悟人，大凡治病，必求于本，击扑偏枯，以虚为本也。从读刘宗厚《玉机微义》，暨王宇泰《灵兰要览》二书，益信塞外多真中，江南多类中。至缪仲纯立论，谓真阴亏而多热，甚者煎熬津液，凝结为痰，壅塞气道，不得通利，热极生风，亦致卒然僵扑，类乎中风，此内虚暗风，初用清热顺气化痰，次用治本，或益阴或补阳，其药以二冬、二地、菊花、枸杞、胡麻、桑叶、首乌、柏仁、蒺藜、花粉、参、芪、归、芍、鹿茸、虎骨胶、霞天膏、梨膏、竹沥、人乳、童便等，出人互换，另出机轴，今《临症指南》中，风一门，大半宗此，又可补刘李朱张所未备矣。（《续名医类案》

痿 证

施今墨医案

○孙某某，男，9岁。

1952年夏月患儿孙某某年9岁，因小儿麻痹症住某儿童医院。住院期间，经多次会诊，确诊为小儿麻痹症，已予注射服药治疗二十多天，未见显效。伊母任某医院耳鼻喉科医师，经介绍约往旧址儿童医院出诊。检查患儿周身颓软异常，下肢更甚，不能行立，有时且作痛楚之状，低热，夜不安寐，脉现浮数不扬，沉取无力，确属小儿麻痹类型。为之立方，初用疏风透表解毒清热，通调经络煎剂，药如：桂枝、独活、防风；芥穗、葛根、薄荷、秦艽、威灵仙、板蓝根、赤白芍、粉丹皮、生地、天麻、夏枯草、黄连、黄芩、地龙、全蝎、忍冬藤、石南藤、鸡血藤、豨莶草、桑寄生、海桐皮、豆黄卷、蒲公英、大小蓟、木瓜、牛膝、青葱叶、丝瓜络各品味，更换三方，出入为治。继改清热解毒和肝强肾，活血助气之法，但急病速治，仍宜汤剂，选用三黄、知母、山栀、玄参、麦冬、银花、连翘、归、芎、芍、地、延胡索、蛇肉、川楝、柴胡、枳壳、紫菀、菖蒲、防己、黄芪、白术、续断、菟丝子、金狗脊、功劳叶、山萸肉、薏苡仁诸药，又易三方。但前后各方剂，用药程序，记忆不清，调看该院当年病历，也因医字搬迁时大半遗失，无从查核。服汤剂以来，前后约历十数日，逐渐痛除，麻木减少，身体稍觉灵活，偶然起步，需扶墙杖，不能持久，呈病邪渐退元气未复之象。拟用丸方，补助气血，增加营养，仍兼清热通络。丸剂多种为：全鹿丸、薯蓣丸、河车大造丸、参茸卫生丸、豨桐丸、紫雪散、云南白药、大黄䗪虫丸等，陆续服用。住院月余，行动便捷，壮健如初，身体发育至18岁时，已如成人。后曾就读北京101中学，毕业后考入哈尔滨军事工程学院。（《施今墨临床经验集》）

周小农医案

○一子，十余岁。己未三月患温邪，越两月后，余热逗留，肉削肤枯，体痿不起。五月招诊，述知当热重时，谵妄昏痉，多医贵药，且事巫神，华祖仙方龙眼百粒，炮姜一钱，且进之也。示其体仅剩皮骨，面形枯腊，大股无肉，宛若截竹，危状若斯，以资乏拟不予治。询可治否。余思热久伤阴，如云难治，其家必坐视其殆，乃允设法，见证形羸，干咳，便艰，溲赤溷浊，痿软不起，脉虚数，苔揹淡黄。是脏阴大伤，余热尚蒸。宗吴氏甘苦合化阴气法，甘露饮加味，如石斛、生地、天冬、黄芩、黑山栀、北沙参、地骨、花粉、桑皮、功劳子叶、白薇、珍珠母、黑脂麻等，出入为方。另嘱以甜杏仁、西瓜子去壳、杵烂，煮酪饮之。咳止便润，溲淡热清，续以香粳米粥、猪肺肚腰煮汤以养之，并饮人乳，渐能起坐。越半月，能步行，肤转润泽，肉渐壮复，拟石斛、丹皮、生地、山药、玉竹、二冬、白芍、牛膝、龟甲、鳖甲、西洋参，以清养脏阴。乃痊。（《周小农医案》）

许良相医案

○黄某，女，34岁。

于1997年4月8日因自服甲胺磷农药在我院抢救脱险治愈出院，2周后自觉双上肢、肘、腕、指及双下肢踝、趾关节感觉迟钝，手不能握物，足不能支身步履，逐渐发展至下肢瘫痪，又于4月25日再次来我院就医，即予本方法治疗1疗程后，能扶杖慢行，嘱再治疗1疗程，能下地劳作。为巩固疗效，继续第3疗程。2年后，随访未见复发。

方药组成：狗骨、黄芪各100克，当归、川芎、龟胶各80克，赤芍、地龙、桂枝各30克，红花20克，牛膝、锁阳各50克。将狗骨（以狗的四肢骨及髌骨尤佳）用蛤粉或砂炒黄为度，用刀刮去狗骨表面残肉渣，同诸药烘干，共研细末过筛，再将龟胶烊兑蜂蜜，以每0.5公斤药末，约0.6公斤蜂蜜煎好为度，将药末拌匀制成为丸备用。

治疗方法：每次服狗骨丸15～20克，每日2～3次，口服1个月为1疗程，辅以针灸电疗或药物穴位注射（以取手阳明经穴及邻近穴为主，上肢取肩肌曲池、合谷、手三里、外关，下肢取环跳、阳陵泉、足三里、三阴交），每日两次或隔日1次。

○胡某，男，31岁。

于1997年8月6日自服甲胺磷农药中毒在本分院治愈，回家5天后出现上肢腕关节不能握物，双下肢不能站立，逐渐肌肉萎缩，在当地治疗无效。就诊时见肢体乏力，不能支身，苔薄白，脉沉缓，经用以上方法，辅以维生素B_1、山莨菪碱、普鲁卡因，治疗1个月后，病大有好转。为巩固疗效，再继续1疗程，病愈如初，能骑摩托车贩运，随访至今未见复发。[湖北中医杂志，1999，21（增刊）]

王文生、梁好孟医案

○李某，女，33岁，1990年8月17日初诊。

自6月11日起，食用被TOCP（磷酸三邻甲苯酯）污染的面粉40天。7月20日发病，发病时自觉双下肢酸胀痛麻无力，曾在某医院住院治疗15天，因自觉病情逐渐加重于今日出院，来我部就诊。现在症：不能站立和行走，双踝。十趾均不能活动，双下肢腓肠肌酸胀沉重麻木无力，双上肢酸胀无力，并见阵发性麻木，左手不能握拳，对指无力，不能端饭碗，右手指欠灵活。饮食可，二便调。既往体健，食面后无腹胀、腹泻等症。查舌体适中，质淡红，苔薄白略干，脉滑。

辨证：痿证。证属气血亏虚，筋脉失养。

治则：益气养血，濡养筋脉。

治法：针刺处方以曲池、合谷、足三里、三阴交为主穴，采用平补平泻手法，每日1次，留针30分钟，疗程间休息2天。经36次针刺治疗后，诸症消失而告基本痊愈，停针后又经数次按摩、艾灸及功能锻炼治疗后痊愈，1年后追访，未见复发。[北京中医，1994，（6）]

黄文东医案

○王某某，男，41岁，职工。

初诊：1972年12月8日。

两手鱼际肌肉萎缩已两年余，两臂肌肉跳动，亦有萎缩现象，下肢行动无力。从1968年7月劳累后汗出淋雨，全身乏力，病势逐渐发展。曾经某医学院神经科检查，诊断为“肌萎缩脊髓侧索硬化症”，久经中西医治疗未效。患者除肌肉萎缩外，兼有腰痛、四肢冷、遗精、失眠、神疲、食少等症。舌质淡红、边紫，苔薄黄，脉细弱。

辨证：病属肝脾肾三脏俱虚，精血亏耗，筋脉肌肉失养所致。中医称为“痿证”。

治法：治拟补养气血，健脾补肾，佐以舒筋活络，以冀控制病势发展。

方药：制首乌四钱，熟地四钱，制狗脊五钱，续断四钱。党参三钱，当归三钱，赤芍三钱，木瓜二钱，牛膝三钱，桑寄生五钱，红花一钱半，广木香一钱半。

此方带回，嘱连服两月，以后继续通信治疗。

1973年4月8日来信说：前方已服2个月，病情有所好转，下肢沉重较轻，行步稍稳，伸腰时小腿抽筋已愈，精神较好，饮食如常，但上肢仍无力上举，肌肉仍有跳动，晨醒后觉咽喉干燥，夜寐易醒，时有遗精，肌肉萎缩无发展现象。

复信处方：病情略有好转，但晨醒后咽喉干燥。仍守原法，加入益气滋阴之品。

前方加黄芪三钱，玄参三钱，生甘草一钱。去木香。此方再连服两月。

从此以后，约二三月通信一次，症状仍如前述。1973年夏季，自觉手足心热，兼咽干口燥。前方再加天麦冬、丹皮等滋阴清热药。至冬季，嘱继续煎服膏滋药，前方配合味厚填精之剂，从根本上加以培补，以冀本固枝荣，缓图功效。

膏方（冬季用）：生熟地（各）三两，淮山药三两，丹皮一两五钱，制首乌三两。制狗脊三两，桑寄生三两，续断三两，天麦冬（各）三两，党参三两，黄芪三两，当归三两，甘杞子三两，酸枣仁三两，柏子仁二两，炙远志一两，知母一两五钱，黄柏一两五钱，阿胶四两，龟甲胶四两，红枣四两。

以上各药水浸一宿（阿胶、龟甲胶另用陈酒炖烊），煎三次，取浓汁，加入阿胶、龟甲胶（烊化后搅入），最后加入冰糖一斤收成膏。每早晚各用一汤匙，开水冲服。每料可服两个月。

1974年3月来信说：冬令服膏方两月后，精神较佳，夜寐亦安，遗精减少，上肢肌肉跳动已停止，但肌肉萎缩，上举无力如前，行步尚平稳，下肢肌肉略有萎缩现象。

复信处方：经过中药治疗一年多以来，病情基本稳定，症状有所改善，故治法及方药五更动，但因服药过久，往往药疲功微，建议今后在3～12月之间改服丸药，12月至次年3月之间服膏滋药，以巩固疗效。丸方：在膏方中去阿胶、龟甲胶、冰糖，用红枣一斤煎汤泛丸，每早晚各服三钱，开水吞服。最近随访中，据告今年春夏以来病情基本稳定，并附告1975年4月28日血常规及小便化验：血红蛋白145克/升，白细胞7.2×10^9/升，血小板106×10^9/升，小便化验正常，糖（－）。

○何某，女，30岁，职工。

病史：患下肢瘫痪，不能站立已有5个月（1967年11月至1968年4月）。在某医学院附属一院住院85天，出院时头晕头痛有所好转，下肢仍瘫痪。住院检查：血压170/100～180/110毫米汞柱。颅神经及上肢正常，双下肢张力低，腱反射感觉存在。

出院诊断：①神经功能性运动障碍。②高血压。

出院后由家属陪同到上海要求中医治疗。

初诊：1968年4月17日。

病由去年11月15日因情绪激动，突然昏厥约半小时，醒后全身无力，两腿不能移动，麻木痿软无力（测血压160/100毫米汞柱）。

辨证：证属气逆于上，肝阳随之升动，血液循环失常，下肢筋脉失养，致成痿证。舌质红，脉细弦。

治法：平肝潜阳，滋阴活血。

方药：石决明五钱，牡蛎一两，北沙参三钱，孩儿参四钱，当归三钱，赤芍四钱，丹参五钱，牛膝三钱，续断三钱，制狗脊五钱，小蓟草一两，7剂。

此后，每星期由家属来转方一次。因下肢有麻冷感，前方加仙灵脾四钱，仙茅三钱。

二诊：5月14日。

下肢移动略便，站立较稳，尚有酸麻凉的感觉，余无变动，前法续进。

北沙参三钱，党参三钱，石决明五钱，牡蛎一两，当归三钱，赤芍四钱，丹参五钱，小蓟草一两，牛膝三钱，仙茅三钱，仙灵脾五钱，虎潜丸三钱（分吞服），7剂。

在下次转方时，据述病情无变化，仍续前方。

三诊：8月5日。

下肢站立较稳，两足渐能移动，近1个月来已能在室内扶杖行走，但腿部仍有酸麻凉的感觉。前方续进。

四诊：12月1日。

经过几个月来的治疗和锻炼，已能从四楼扶杖至底层，在户外略事休息后，再回步上楼，往返尚能支持。因此，在12月1日开始雇车到医院门诊，扶杖行动以后，血压上升至170/110毫米汞柱，休息1小时后，再测血压为130/90毫米汞柱。其他无变动。前方续服。

从1969年1月至1970年4月以前，每两周门诊一次。1970年4月6日以后，嘱间日服药一剂。

1970年8月27日，为最后一次门诊。测血压为140/90毫米汞柱，下肢已有力，可以离杖而行，饮食睡眠均佳，体力恢复正常。痿证已基本痊愈。前方略加调整，以巩固疗效。

当归三钱，赤芍四钱，丹参五钱，珍珠母一两，牡蛎一两，牛膝三钱，狗脊四钱，桑寄生四钱，虎潜丸三钱（分吞服）。此方带回备用。（《老中医临床经验选编》）

乔运河、彭红芹医案

○张某，男，32岁，务农，1991年8月15日初诊。

患者7月21日误服农药1605（乙基对硫磷）约250毫升后15分钟急诊入院，经抢救次日苏醒。10天后自觉双下肢发软、麻木，有蚁行感，伴疼痛，渐至瘫痪。急诊科治疗半月少效，病人求助中医，8月14日停用西药，邀余会诊。观其形体稍胖，双下肢软瘫，麻木疼痛，常呕恶，纳呆胸闷，烦躁不寐，头晕易惊，精神疲乏。舌红、苔腻略黄，脉弦滑。

辨证：此乃痰浊阻络，胆不疏泄，胃失和降所致。

治法：清化痰热，降逆和胃。

方药：黄连温胆汤化裁。

半夏、竹茹、郁金各12克，橘皮10克，黄连9克，枳实、石菖蒲各15克，甘草6克。3剂，水煎服。

18日复诊：药后胸闷呕恶均减轻，夜间能少寐，然肢体疼痛仍旧，药方既已合辙，不必更张，加路路通12克续服6剂。

三诊：服上药后易惊平，寐可，肢体仍软瘫，疼痛稍瘥，苔腻减，自感乏力，食少。此乃痰浊渐化，中土始复，脾胃气虚。治当健脾益气，佐以化痰。

方药：半夏12克，陈皮、党参各12克，路路通、枳实、白术、石菖蒲各15克，云茯苓、黄芪各24克，甘草6

克。7剂。

四诊：精神较前好转，纳食增加，仍时胸闷，肢体疼痛，双下肢能屈伸，扶物可走数步，舌质红、边有瘀点，脉弦略滑。此乃痰瘀互结民血失调。理应活血涤痰，通经舒络，上方去党参、黄芪、甘草，加桃仁15克，桂枝10克，川牛膝18克，川木瓜、伸筋草各30克。5剂。

9月6日五诊：双下肢疼痛明显减轻，胸闷除，能下地行走十步之遥，药既对症，效不更法，继用上方10剂，嘱其加强锻炼。

服10剂毕，双下肢活动自如，行走较稳当，长时间运动后仍隐隐作疼，脉络已通，为巩固疗效守方续服10剂。

前后服药共四十余剂，痰浊化，瘀阻除，邪去正复，行走如初。［新中医，1993，25（3）］

黄振鸣医案

○陆西金，男，40岁。入院日期：1982年2月26日。

病史：患者于1981年11月，左中指被狗咬伤，注射狂犬疫苗3次，无不适感，第四次注射后，次晨出现心慌，心跳，健忘，胸闷气促，恶心纳差，头晕目眩，耳鸣重听，睡眠易惊醒或多梦，两足痿弱无力，步态不稳，踩地有棉絮感，下肢麻痹不仁，时觉如针刺或抽痛，阳痿，小便不易排出，点滴不畅，有时大小便失禁。经某医院住院治疗1个月，诊断为“狂犬疫苗反应引起神经性瘫痪症”。曾用激素、三磷腺苷、肌苷、维生素、谷维素、地西泮、氯氮草等药物及针灸、理疗等治疗，病情仍未控制，并见下肢肌肉跳动、萎缩，而转到我科治疗。据送诊的医生说：当时被狗咬伤3人，狗即被打死，经送化验是狂犬。被咬伤3人后均注射同一批号狂犬疫苗，注射后3位患者相隔8～9天，都出现共同症状，以下肢瘫痪为主。

入院时患者两足痿弱无力，行立不稳，肌肤麻木不仁，阳痿，大小便不利或失禁，头晕耳鸣，口干不欲饮，四肢欠温。

检查：神志清楚，形体消瘦，神疲，呈慢性病容，面色苍白无华，舌质淡，苔白腻，脉沉细无力。皮肤无出血斑，表浅淋巴结不肿大。瞳孔对光反射迟钝，闭目两腿并立则摇晃欲倒；腹部及下肢触觉极差，小腿肌张力减退，下肢肌萎，跟腱、膝反射减弱或消失，提睾反射减弱；凯尔尼格征（-），布鲁津斯基征（-），巴宾斯基征（-）。

心电图正常。

化验：血沉5毫米/小时。抗链球菌溶血素“O”：333单位。血白细胞总数7.2×10^9/升，中性粒细胞75%，淋巴细胞21%，嗜酸性粒细胞4%。血小板90×10^9/升。小便常规：蛋白（+）。

辨证：肝肾亏损，命门火衰。

治法：补益肝肾，温养命门，祛风通络。

方药：紫河车15克（先煎），炮天雄18克，熟地黄24克，山萸肉12克，菟丝子12克，桑椹子18克，官桂3克（冲），黄精15克，锁阳18克，水煎服，9剂。

外治：丹火透热疗法，用五虎丹座。取穴：命门、肾俞（双），每日一次。

复诊：1982年3月6日。经上治疗，精神好转，头晕目眩、心慌心跳俱减。恶心及大小便失禁基本消失，而见腰酸骨痛，下肢针刺感，其他症状如上，脉弦紧，舌质淡润，苔白滑。此乃命门火衰，风寒湿凝滞经络，宜加通络除湿之品乌梢蛇、蜈蚣、云苓。

方药：炮天雄18克（先煎），官桂3克（焗），紫河车15克，蜈蚣3条，乌梢蛇18克（先煎），全归12克，菟丝子12克，云苓15克，熟地黄24克，山萸肉12克，水煎服，12剂。

外治法同上。

三诊：1982年3月19日。头晕目眩、心悸心跳、下肢麻木感逐渐减轻，骨痛消失，已能扶行，活动约10分钟后觉腿胫抽痛又出现，食后打呃，痰多，舌质淡红，苔水滑，脉弦细。治宜适当加降逆散结、和胃化痰之药。

方药：炮天雄18克（先煎），官桂3克（焗），法夏15克，紫河车15克（先煎），春砂仁9克，巴戟天15克，熟地18克，蜈蚣3条，乌梢蛇15克（先煎），水煎服，10剂。

外治法：丹火造热疗法，用五虎丹座。取穴：命门、长强，每日一次。

四诊：1982年3月30日。诸症俱减，头晕目眩、耳鸣、心悸心跳消失，已能步行，但仍觉双下肢疲乏，手足发凉，夜尿三至四次，阳痿，睡眠易惊醒，醒后难以入睡，食欲尚可。舌苔白，脉细稍弦。查：血压130/80毫米汞柱。下肢感觉正常，跟腱、膝反射正常，下肢肌围增加1厘米。血常规：白细胞总数6.0×10^9/升，中性粒细胞68%，淋巴细胞31%，嗜酸性粒细胞1%；红细胞4.2×10^{12}/升，血红蛋白100克/升，血小板110×10^{9}/升。治宜补益气血，温肾壮阳。

方药：紫河车15克（先煎），巴戟天12克，锁阳15克，熟地黄24克，山萸肉12克，炮天雄18克（先煎），仙茅9克，菟丝子12克，蜈蚣3条，官桂3克（焗），水煎服，10剂。

外治法同上。

五诊：1982年4月11日。精神愉快，行动自如，食欲增进，夜尿及阳展消失，寤寐安然，手、足冷感好转，但步行稍远仍感疲倦乏力，舌质红润，苔白、脉缓稍沉。守上方继服10剂。

1982年4月21日，经上治疗痊愈出院。1个月后回院检查，一切良好。（《奇难杂症》）

戚建弘医案

○沈某，女，51岁，农民。1996年8月10日初诊。

8月2日下午2时许在烈日下捆稻时大汗淋漓，湿透衣服，在抬头歇力时，一阵大风袭来，顿觉脐部拘急剧痛，无呕吐、肠鸣、腹泻。即去当地卫生院急诊，初步考虑为胃肠痉挛，经用抗生素加山莨菪碱针剂静脉滴注输液后，症状略减轻。次日上午，患者口唇麻木，舌体转动不灵活，口齿欠清，吞食缓慢，双手指和双足趾拘急麻木、疼痛，双腿无力，跨不开步，单独站立困难，手指拿不住筷子。赴市一院诊断为急性感染性多发性神经炎。经住院用大剂量青霉素、利巴韦林和类皮质激素治疗1周，病情有增无减，遂来本院要求中医治疗。当时由二人连扶带拖进入诊室，神清，怕吹电扇，情绪紧张，坐不稳，双手指麻木颤动，握不拢拳，双下肢麻木重滞，有向上发展之势，脐下仍有轻微拘急疼痛。舌质红、苔黄腻，脉浮滑数。

诊断：痿证。

辨证：外感风毒湿热，痹阻气血经络。

治法：祛风解毒，清热化湿，活血通络。

方药：徐长卿10克，豨莶草15克，络石藤15克，乌梢蛇10克，板蓝根15克，半边莲15克，野菊花15克，金银花15克，黄柏10克，苍术10克，生苡仁30克，川牛膝10克，藿香10克，佩兰10克，连翘12克，每日1剂，水煎3次分服。大活络丹1次2粒，1日2次。

服药7天，患者脐下拘急疼痛感消失，自觉肢体渐有力，麻木感减轻。效不更方，随症加减服至56天，余症减轻或消除，惟指趾及腓肠肌、委中处稍觉重滞感，舌质偏红，苔薄黄少津。停用煎药，以大活络丹加六味地黄丸连续服用1月后，诸症全部消失而告愈。随访1年，体健如常。［江苏中医，1998，19（4）］

王占玺医案

○武某某，男性，36岁，病历号139490号，山西省大同市职工。1965年6月12日初诊。

患者于5个月前感冒发热二天之后，四肢不适，继则两腿无力失用，卧床不能行走至今5个月。头晕嗜睡，全身常出汗而腹部无汗，腹胀矢气，二便正常。因当地治疗不效来京后，经某某医院及某医一院均诊为“神经官能症，胃肠神经官能症”等，经针灸服药治疗不效来门诊邀出诊治疗。患者每次起立后则觉腹内串气转动后矢气，继之两腿痿软不能活动，不能行走与迈步，站立不稳，则软痿坐于地下。每常于左腰部有动气感，继之两侧腹部有如茶杯状物转动，继之矢气有欲便感。每天上午四肢无力较甚，下午较好，既往无其他病史。患者身高体胖，意识清楚，血压150/95毫米汞柱，双瞳孔等大等圆，对光反射良好，膝腱反射稍亢进，腹壁及下肢知觉正常，提睾反射正常，无病理征。舌净脉象沉滑，体胖下痿，气虚痰胜，“治痿者独取阳明”，拟“利湿清热，健脾和胃，活血熄风”法治疗，用二妙散合六君子汤加味。

苍术10克，黄柏10克，太子参15克，白术10克，云苓13克，甘草4.5克，半夏10克，陈皮10克，钩藤12克，牛膝10克，夏枯草15克，鸡血藤10克，全蝎10克，地龙10克，车前子12克，生牡蛎25克。

每日煎服1剂。同时服用加味金刚丸，早晚各服1丸。针双侧环跳强刺激留针5分钟后，可由二人扶持于室内走动十余步。上方服用5剂后，诸症状未见明显改进，只针后两腿较前有力，舌苔白薄而舌质稍淡，舌边有牙痕，脉象细弱。细辨之，虽谓“治痿者独取阳明”，然久病多虚，阳明与太阴互为表里，实则阳明，虚则太阴，太阴久虚必及于肾，腰腿痿软，乃脾肾二经为患，改用双补脾肾，佐以通经活络，用金匮肾气丸合厚姜半甘参汤加减。

干地黄18克，生山药12克，山萸肉10克，丹皮10克，朱茯神12克，泽泻12克，桂枝10克，肉桂6克，附片10克，姜朴10克，炮姜10克，半夏12克，党参30克，地龙10克，蜈蚣3克，生黄芪18克，木香4.5克，加减9剂后，可由一人扶持行走五十余米，要求返里，嘱将前方，再服30剂，于1965年7月8日来取药方："病人服药后大有好转"，又与上方数剂调理善其后。

○患者张某某，男性，32岁，北京市公安局104农场，干部。1968年3月7日初诊。

缘于二年前，1966年10月发现左手尺侧麻木，手臂无力，提物吃力，随经某某医院神经科确诊为"进行性脊髓性肌萎缩症"。此后逐渐两手大、小鱼际肌肉萎缩、消失，随作肌电图检查三角肌、大鱼际肌均有双相及多相电位。且逐渐发生两臂不能抬起，左上肢变瘦，较右侧为细，肌张力降低，有时成束肌肉颤抖，不能持重物，持物时肘关节不能弯曲，左臂无力尤甚。舌苔薄白，脉细，两手大、小鱼际肌肉消失，左手握力明显减弱，胸腹部无其他明显阳性体征。证属于"痿"，痿证的传统治疗原则应"独取阳明"，然实则阳明，虚则太阴。结合现代医学观之，脊髓神经疾病，应属于督脉范围，督脉主肾，故著者经验，治疗脊髓神经疾病多从肾经人手治疗，较易取效。结合本例脉细肌萎无力等症，乃肾阴偏虚、虚风内动致使痿而肢麻等，遂予补肾平肝熄风缓治其本。处方如下。

生熟地各45克，生山药30克，山萸肉25克，丹参25克，云苓30克，泽泻30克，当归30克，桑枝60克，钩藤30克，蒺藜30克，杭菊18克，蝉蜕15克，共为细末，炼蜜为丸，每丸重10克，早晚各服1丸。同时服用痿痹通络丹，早晚各服一丸，以助通经活络之力。嘱其加强双上肢活动。

1968年9月22日，二诊：上方于6个月来共服6料后，两手握力明显增加，手臂活动弹性较前为好，已消失之大、小鱼际肌肉又重新出现，且接近常态，左前臂麻木已去大半，并接近正常活苔薄白，脉象仍细，两手握力相近，已能提水（一煤油筒），且肘关节屈伸自如。仍宗前方一料，加全蝎25克，蜈蚣10条，红花25克，共为细末，炼蜜为丸，继续服用以巩固后效。于1978年2月25日信访云：1974年治愈痿证后，一般情况稳定尚好。（《临床验集》）

尚尔寿医案

○宋某，男，38岁，干部，住院号4589，入院日期：1990年12月30日。

主诉：四肢无力伴肌肉进行性萎缩一年半。

现病史：患者于1989年5月无明显诱因出现左手无力，左手虎口轻度萎缩，8月9日住梅河口市医院内科，做微循环检查、胸透、颈椎拍片，诊断不清，经口服维生素无好转，但行走自如。10月9日转长春医大，住神经内科47天。做CT、核磁共振检查，除外脊髓空洞症，用ATP静脉滴注加辅酶A共15天，2个疗程；转移因子10天；胸腺肽一周，症状仍然继续加重。于1990年3月份出现右上肢肌无力伴肌肉萎缩，但是尚能自理，痛、温、触觉均存在，全身肌肉亦有不同程度疼痛。患者于1990年5月份无明显诱因，双下肢出现无力，行走不稳，继而双下肢肌肉萎缩，在此期间一直服用中药（药味不详）、B族维生素、维生素E。曾接受针灸治疗一个月。总之，病情日益加重，以致出现构音不清，喝水呛，吃饭正常，大小便正常，从未发热等。

患者由家属陪同来西苑医院，找尚尔寿主任医师治疗。西苑医院因无床位，转入协作单位医院住院，由尚尔寿定期查房，主持治疗。

既往史：健康。

药敏史：磺胺药过敏，青霉素过敏。

个人史：一直生活在东北，吸烟史15年，每日一盒。饮酒每日三两。现已不饮。

婚姻史：已婚，爱人健康，所生一男一女孩均健康。

家族史：父母健在，兄妹四人均健康。

体格检查：体温36.6摄氏度，脉搏70次/分，呼吸12次/分，血压110/70毫米汞柱。

神志清楚，发育正常，半卧位，查体合作。

头颅、五官外形无畸型，额纹对称，毛发分布均匀。巩膜未见黄染，睑结膜不苍白，双眼球活动自如，轻度突出，眼睑无水肿。鼻通畅无阻。口唇色泽红润，舌伸正中，未见明显舌肌萎缩。咽（-），扁桃体（-），口腔黏膜（-），外耳未见分泌物，头体活动迟缓。

颈软无抵抗，未见颈静脉怒张，双侧甲状腺无肿大，气管居中，胸廓对称，双侧呼吸度一致，双肺呼吸音清晰，无干湿啰音，未见肋间肌萎缩。心界叩诊无增大，心脏各辦膜未闻及病理性杂音，$A_2=P_2$，心率70次/分，律齐。

腹平软，肝上界6肋，肝下界未及，脾未触及，全腹无包块，无压痛，肠鸣音存在，腹水征（-）。

全身浅表淋巴结未及，皮肤未见充血点及斑丘疹，未见黄染，双下肢无水肿。

神经系统检查：患者构音欠清晰，记忆力好，无烦躁及情志障碍。

双上肢不能上举外展，上肢肌肉中度萎缩，双手指间肌萎缩明显，指关节、腕关节及肩关节均活动受限，伴活动后疼痛。双上肢肌力Ⅲ级，肌张力尚可，腱反射（+++），霍夫曼征（±），双下肢腓肠肌肉萎缩，趾间肌轻度萎缩，膝关节及踝关节活动尚可，双下肢肌力Ⅳ级，肌张力适中，腱反射（+++），双足巴宾斯基征（+）。

患者感觉（痛、温、触、压觉）存在，位置觉存在、对称，双手潮红，出汗较多，双手明显抖动，不能独立行走，双下肢跟、膝、胫试验（-），腹壁反射存在。

尚老诊时症见：患者神情呆滞，言语不清，喝水呛咳，四肢消瘦，疼痛无力，步履艰难，行走不便，纳谷一般。二便正常。舌质暗红，苔白腻，脉弦细。

实验室及理化检查均属正常。

西医诊断：肌萎缩侧索硬化症。

中医病名：痿证。

辨证：肝、脾、肾亏虚，肝风内动，痰瘀阻络。

治法：平肝熄风，滋肾补肝健脾，活血祛痰通络。

方药：复肌宁1号方加减。

胆星10克，菖蒲10克，麦冬15克，伸筋草15克，牡蛎20克（先煎），珍珠母20克（先煎），桂枝10克，杜仲炭10克，牛膝15克，桃仁10克，丹皮10克，赤芍10克，陈皮10克，半夏10克，香附10克，当归10克。每日一剂，水煎服。

西药：口服B族维生素、维生素C及肌苷片。

配合针灸、按摩治疗。

1991年1月9日尚老查房：患者入院后病情平稳，全身不适较在东北有所缓解，饮食每日九两，吞咽较前好转，并能做轻微锻炼，二便正常。据证尚老调处方。

胆星10克，菖蒲15克，麦冬10克，伸筋草15克，牡蛎20克（先煎），珍珠母20克（后煎），僵蚕15克，牛膝10克，云苓15克，佛手15克，黄芪20克，党参15克，钩藤15克，焦三仙各10克，陈皮10克，姜夏10克，桂枝10克，杜仲炭15克，生甘草5克。每日一剂，水煎服。

此后尚老每周查房一次，以上方为主稍加调动。

1991年4月9日患者病情稳定，无特殊不适感，体重已增长6斤。据证调整处方。

胆星10克，菖蒲15克，伸筋草15克，僵蚕15克，牛膝15克，佛手15克，黄芪20克，党参15克，钩藤15克，杜仲炭15克，山药15克，山萸肉10克，枸杞子15克，夜交藤15克。每日一剂，水煎三次，早、中、晚温服。

1991年5月4日：患者病情稳定好转，能独立行走，慢而不稳，轻拖步，一次能坚持行走10分钟，吞咽已不呛，言语缓慢，不十分清楚，但能让人听懂。四肢仍无力，有发紧感，纳谷一般，二便正常。继服4月9日药方。

1991年6月13日：患者经治疗后病情控制且稳定好转。外观看患者行动轻松，两膝屈弯度增大。入院时患者从床边到房间的沙发上，其家属不在屋时，常因活动不便摔倒，目前患者可以从病房到院内活动，有时自己可以到马路上去散步。患者要求出院治疗，经尚老同意准其拿药回家继续巩固治疗，并随时追访。

1991年7月底：患者从梅河口市给尚老打来电话告知：患者已经上班工作，行走、蹲起自如，纳谷佳、睡眠佳，活动过度时仍感乏力。尚老嘱其继服复肌宁1号片剂，巩固疗效。（《当代名医尚尔寿疑难病临证精华》）

时振声医案

○王某，男，41岁，干部，病历号96131。

因煤气中毒14小时，于1974年1月25日住入某医院。患者因感冒在家卧床休息，室内有煤炉取暖，4小时后家中人回来时，发现患者在床沿斜卧，不省人事。口吐白沫，呻吟不止，呼之不应，当时炉火已灭，立即送附近医院抢救，10小时后病情好转，遂转入某医院住院治疗。入院时检查：体温36.6摄氏度，脉搏96次/分，血压120/88毫米汞柱，面色红润，能睁眼，反应迟钝，颈软，无抵抗，心肺未见异常，腹部肝脾不大。入院后经西药对症治疗，一度好转，但35天后发现患者说话语无伦次，表情发呆，动作迟缓，有时又情绪高涨，有虚构幻觉，否认煤气中毒，近事记忆丧失，远事回忆尚好，定向力差，对时间、地点概念不清楚，分析能力差，简单数字不能计算。

神经科检查：右侧下肢股四头肌萎缩，右膝腱反射消失，右下肢伸侧及外侧痛觉、温度觉迟钝，局部有热水袋烫伤而不知痛，两下肢踝阵挛阳性，两上肢静止时有震颤，屈肌张力强，略有齿轮样感觉，霍夫曼征阳性，掌颌反射阳性。神经科意见：精神症状提示脑内有弥漫性损害，神经检查有锥体束及锥体外束损害。

入院后45天邀余会诊。当时见患者语言迟钝，喂则知食，不喂不食，吃稀饭时自左口角流涎水，口苦口干喜饮水，大便干结，小便失禁，两手颤动，下肢痿软，不能起立，不能自行翻身，睡眠不安，脉象虚大，舌质红而干，苔色黄褐。证属痿证，肾阴内夺，肝风自动，以滋补肝肾佐以平肝之剂治疗，方用河间地黄饮子加减：大熟地30克，麦冬30克，山萸肉9克，石斛30克，五味子9克，远志9克，石菖蒲12克，茯神12克，肉苁蓉30克，珍珠母30克，补骨脂9克，红花9克，黄芩12克。

上方服半月后复诊，两手颤动减轻，可以扶着坐起。但气弱声微，口干喜饮。大便干结，食纳稍增，胃脘略胀，小便较前能控制，脉象仍然虚大，舌质红略干，苔色黄褐，仍以滋肾平肝为治：生熟地各30克，天麦冬各12克，玄参12克，石斛30克，枸杞子12克，五味子9克，远志9克，太子参30克，石菖蒲9克，桃仁泥12克，红花9克，川芎9克，制香附9克，生龟甲15克，生鳖甲15克。

上方又服半月，余去诊视，病情好转，说话声大，近往事均记忆清楚，分析问题、计算能力均比以前有明显进步，时间概念也有恢复，能半坐位，自动翻身，能自己吃饭，食欲增加，但下肢仍感痿软，大便两天一次，不干，小便前下腹部有憋胀及尿热感，脉象仍然虚大，舌质红略干，苔黄，仍从原法出入：原方去川芎、香附，加牛膝30克，木瓜15克，萆薢30克，桑枝24克。

上方又服20天，记忆力好，大小便能自理，能下床活动，自已行走，根据病历记载："在平时谈话中，尤其谈起往事，使人觉察不到他是一个思维障碍的人。"乃继续上方调治，并鼓励患者活动，以增强肌力，经中西两法治疗后，于1974年8月7日痊愈出院。

住院过程中，曾用西药如维生素B_1、维生素B_2、维生素C，静脉滴注三磷酸腺苷、辅酶A、细胞色素C、谷氨酸钠、精氨酸，口服复方磷酸脂酶及血管扩张药如烟酸等，因有震颤麻痹综合征曾服用苯海索，并曾短期用过地塞米松，以后因无脑水肿而是神经变性，乃停用激素。所有上述西药，对本病的恢复，亦起到一定的作用。

从中医辨证来看，会诊时患者下肢痿软，不能起立，不能自行翻身，当属中医"痿证"范畴。

本例以恶气损人，致元气败伤而精虚不能灌溉，血虚不能营养，乃肝肾阴虚致痿，较为符合实际，如病人表现舌红而干，口干喜饮、大便干结、下肢痿软、两手颤动，则是肝肾阴虚、肝风内动之征，因此用滋阴平肝之法，得以获效。

河间地黄饮子的适应证是用于："内夺而厥，舌喑不能言，二足废不为用，肾脉虚弱，其气厥不至，舌不仁，经云喑痱足不履用，音声不出者。"（刘河间《伤寒三书·宣明论方》）所谓喑指失音，痱之为病也，身无痛者，四肢不收，智乱不甚，其言微知，可治；甚则不能言，不可治也。"瘖痱之证为肾虚所致，古人认为属中风范围，汪訒庵引刘河间言："中风非外中之风，良由将息失宜，心火暴甚，肾水虚衰，不能制之，故卒倒无知也，治宜和藏腑、通经络，便是治风。"

乃以地黄饮子加减治疗。生熟地、天麦冬、玄参、枸杞子、五味子、石斛以滋养肝肾并兼顾脾胃，会诊时患者无身冷肢厥，及虚阳上越的表现，及去桂、附等辛热之品，以苁蓉温润及补骨脂固肾治其二便。以远志、菖蒲、化痰浊而以开窍，并酌加珍珠母平肝而宁心，另加红花以活血通络，黄芩以清肺，俾肝肾阴足，精血得生，肺津得布。复诊时仍有颤动，乃去珍珠母，加二甲入肝肾之阴，搜而熄风，再增桃仁，川芎以加重活血通络之效，加香附为血中之气药，俾气顺血亦随之和畅之意，三诊时症状更显好转，继续增加木瓜、牛膝、桑枝，以通经活络。再加萆薢清利膀胱湿热，以去排尿前憋胀及尿热感，药后恢复比较满意。（《时门医述》）

叶熙春医案

○赵，男，31岁。

湿热久蕴，营卫受阻，气血无以润养诸筋，腘内消瘦，筋骨痿软，下肢不能伸缩，脉象濡细，舌苔薄白，治拟气血并补，舒筋通络。

清炙黄芪15克，酒炒当归12克，桂枝尖2.4克，炙广地龙9克，炒僵蚕9克，老钩藤12克，丝瓜络15克，杜红花3克，酒炒川断9克，伸筋草12克，千年健6克。

二诊：经云"气主煦之，血主濡之"。气血俱亏，不能温润肌肉筋脉，故渐而成痿。脉证如前，仍守原意出入。

清炙黄芪15克，酒炒当归9克，大熟地15克，杜红花3克，清炙广地龙9克，桂枝尖2.4克，炒赤白芍各6克，泽泻9克，茯苓12克，炒怀牛膝9克，炒黄柏4.5克。

三诊：湿热浸淫，气血不充，无以濡养肌筋，两足痿软，肌肉消瘦，伸缩活动略有好转，苔薄黄，脉仍濡细，再仿丹溪加味二妙散法。

炒黄柏6克，炒苍术4.5克，酒炒当归9克，防已9克，川萆薢9克，怀牛膝9克，炙龟甲15克，熟地15克，炙黄芪15克，炙甘草4.5克，茯苓12克。

四诊：前方服后，湿热日渐清化，筋脉得气血之濡养，下肢软痿好转，尚能任地移行，伸缩已趋正常，再拟补气血填肝肾继之。

米炒上潞参9克，炙黄芪15克，酒炒当归9克，熟地24克，怀牛膝9克，炒黄柏4.5克，酒炒川续断9克，炒白芍9克，炙甘草4.5克，防已6克，盐水炒杜仲15克，健步虎潜丸12克（分吞）。（《叶熙春医案》）

谢海洲医案

○齐某某，女，32岁。

右上肢及腰椎Ⅰ～Ⅳ两侧呈阶段性麻木不仁，不知痛温，有时感到自发性闷痛。表面皮肤干燥，触之有感觉，右臂运动无力，肌肉萎缩，脊椎变曲。病经北京某医院诊为“脊髓空洞症”，历经5年医治效果不显转来诊治。

诊其舌质淡嫩有齿痕，舌边暗紫有瘀点，无苔，脉细涩而结。

辨证：先天不足，精髓不充，气虚血瘀。

治法：补肾填精，益髓健脑，补气活血。

方药：巴戟天12克，仙灵脾12克，菟丝子15克，当归12克。鹿角胶9克，龟甲胶12克，枸杞子20克，桑寄生15克，淮牛膝15克，狗脊12克，太子参12克，赤芍9克，鸡血藤20克，山萸肉30克，熟地12克，丹参15克，川芎6克。

守方60剂后，感觉稍复，痛已消除，麻而不木。舌色淡红，瘀点消失，脉弦细。上方中减活血化瘀药用量，重用补肾填髓益气之品，继服80剂，腰背感觉基本复常，右臂活动有力，肌肉渐丰，苔脉复常。疏方配丸以调治。

巴戟天15克，仙灵脾15克，菟丝子20克，鹿角胶12克，龟甲胶12克，黄芪30克，枸杞子30克，当归15克，赤芍6克，川芎6克，丹参12克，熟地15克，肉苁蓉30克，川断20克，桑寄生20克，淮牛膝20克，狗脊15克，太子参15克，桂枝12克，鸡血藤30克，穿山甲12克。

共研为粉，制蜜丸，丸重9克，每次1丸，每日3次。

服药半年左右，症状体征消失，活动如常。复经北京某医院检查：节段性感觉分离，节段性肌肉萎缩，临床症状等均消失，病告愈。一年后追访，未见复发。

○徐某某，女，32岁，北京某中学教师。1976年2月15日初诊。

近几年来双下肢冷麻，软弱无力，行走艰难，且感腰脊酸麻沉重。经北京某某医院X线拍片检查：“骶椎Ⅰ与Ⅴ椎板凹陷缺损，且外皮凸起，上生粗毛。”确诊为“隐性脊柱裂”。

诊其脉弦细，舌体胖嫩，舌边尖有多处瘀点，苔薄白。

辨证：病由先天禀赋不足，肝肾亏损，精髓不充，阴亏髓虚，血络瘀阻，致足不任身，发为骨痿。以腰者肾之府，脊者肾之所贯，故肾虚则腰脊酸沉。

治法：补益肝肾，强筋壮骨，化瘀通络。

方药：①熟地18克，山萸肉9克，麦冬9克，菖蒲9克，五味子9克，远志9克，桂枝9克，肉苁蓉18克，附子6克，巴戟天12克，生苡仁24克，补骨脂12克，石斛12克，木瓜12克，川牛膝12克，鸡血藤24克，赤芍15克，红花9克。水煎服，14剂。

②加味金刚丸（菟丝子、肉苁蓉、杜仲、川萆薢、猪腰等）50丸，每次2丸（12克），日2次。

守方1个月（二诊时小有更动），行路稍觉轻松，脊部麻感下移，腰部微痛，下肢冷麻稍轻。舌质暗红，边尖仍有瘀点，脉弦滑。原方加炙马钱子0.25克（冲服或胶囊送服），以增强通络起痿之功，续服3个月。

第4月来诊，舌边瘀点减少，诸症略减，行动亦稍有力。原方加白芍12克，茯苓9克，生地15克，川断9克，再服2个月。

第6月双下肢及腰部酸沉状已解，步履渐趋常态，舌边尖瘀点尽退，脉复神强。

方药：①生熟地各12克，巴戟天12克，山萸肉9克，天麦冬各9克，女贞子15克，旱莲草15克，菖蒲9克，肉苁蓉24克，川断12克，赤白芍各9克，茯苓12克，薏苡仁

12克。水煎服，14剂。

②五子衍宗丸20丸，每次1丸，每日2次。

服药后，行路已如常人，苔脉正常。复经原北京某某医院拍片对照：椎板缺陷处模糊不清，椎裂面积明显减少。收效尚佳，继服上方加大五倍量，制成蜜丸，丸重6克，每服2丸，日服2次，以善后调理。

经半年追访，患者早已恢复工作，自云可胜任工作，腰及双下肢亦无沉重感，仅行路较常人稍缓，余皆正常。（《中国名老中医药专家学术经验集》）

崔桂波医案

○钟某，男，16岁，农民，1992年8月25日初诊。

有食酚毒史。刻下：神疲乏力，气短懒言，呼吸浅表，纳差，口渴喜冷饮。颈肌无力，双下肢软瘫。舌淡、苔薄，舌下青筋，脉右弦缓、左细缓。血钾2.3摩尔/升。

辨证：酚毒耗伤脾肺之气。

治法：补益脾肺。

方药：补中益气汤加减。

黄芪30克，党参、白术、陈皮、当归、升麻、麦芽、葛根各15克，桂枝9克，甘草、柴胡、鸡内金各6克，水煎服，日1剂。

连服5剂可步履。上方减桂枝，加花粉15克，续服5剂，即参加劳动。

○王某，女，25岁，农民，1992年9月16日初诊。

食酚毒1月余，神疲乏力，嗜睡，口渴喜冷饮，溺次频量多，手麻脚弱无力。刻下：膝关节无力，气短，劳则尤甚，手心发热，纳差，渴饮无度。舌淡暗、苔薄，舌下青筋，脉沉细数无力。血钾1.4摩尔/升。

辨证：此酚毒燔灼气液，气随液脱之候。

治法：补气生津。

方药：玉液汤加减。

黄芪、葛根各30克，花粉、山药、藿香、麦芽各15克，鸡内金、五味子各12克，知母9克，水煎服，日1剂，并配服六味地黄丸。

3天后，精神食欲显增，溲便正常，续服上方5剂即愈。

○李某，男，6岁，1992年8月30日初诊。

全家5人均因食棉酚而中毒，其父母已治愈，3胞兄妹未治而仍畏阳光。诊时，患儿神疲乏力，纳可，大渴引饮，小便清长。舌淡、苔薄，脉小弦。血钾2.54摩尔/升。

辨证：酚毒耗伤肾阴，阴损及阳，肾失气化。

治法：温肾助阳、益气养阴。

方药：金匮肾气汤化裁。

土茯苓30克，黄芪、山药、葛根、花粉、熟地各15克，知母、五味子、鸡内金、泽泻各6克，附片、肉桂各3克。水煎服，日1剂。

服3剂，溺饮次减，续服6剂复常。

○钟某，女，3岁，1993年5月9日初诊。

平素多饮多尿，有食酚毒史。3天前腹泻，泻虽止而双下肢站立不稳，渐至不能行走。无发热，但渴饮，头倾颈软，息短，膝腱反射消失。舌淡胖、苔薄、舌下青筋，指纹沉紫。血钾1.9摩尔/升。

辨证：酚毒消灼元气于前，复因泻伤气阴，气虚络阻于后。

治法：益气化瘀，通经活络。

方药：补阳还五汤加减。

黄芪30克，牛膝、当归、地龙、葛根各9克，川芎、赤芍、桃仁各6克，红花3克，水煎服，日1剂。服2剂即可行走，续予5剂而安。

○肖某，男，29岁，农民，1993年4月26日初诊。

神疲乏力，下肢凹陷性水肿，脚挛急，下肢浅表青筋隐隐，纳差，大便稀溏。已经健脾渗湿、益气化瘀法治疗效不显。询知病前有食酚毒史。诊得膝关节无力，四肢麻木，呕恶。舌淡、苔薄腻，舌下青筋，脉沉弦迟。血钾1.5摩尔/升，血钙1.9摩尔/升。

辨证：酚毒害脾、湿从寒化。

治法：温阳散寒、健脾化湿。

方药：实脾饮加减。

茯苓、苍术、木瓜、牛膝、苡仁、白芍各15克，厚朴12克，附片9克，木香、甘草、干姜、白芍各6克，水煎服，日1剂。

连服3剂，左侧肢体恢复功能活动，右侧上下肢仍麻木。再服3剂，可从事生产。

○钟某，女，20岁，农民，1992年8月30日初诊。

食酚毒1个月，发病1个月。曝晒时身热如焚，无汗，皮肤干燥，潮红，心慌气急，头晕胸闷，肢颤，恶心，喜冷饮及阴凉地。诊时神倦，面色无华，形寒肢麻，皮肤弹性差，颈肌无力，四肢软瘫，心烦，纳差，渴饮溺多，小便黄，大便先硬后溏。舌麻，舌胖质偏红，苔薄白，舌下无青筋，脉沉数滑，尺弱。血钾2.1摩尔/升，血钙7.04摩尔/升。

辨证：酚毒入内，耗伤气血，肌表复为寒遏，卫阳郁闷化热，内扰心神。

治法：发表散火。

方药：升阳散火汤合香薷饮化裁。

土茯苓30克，生甘草、升麻、葛根、独活、白芍、党参、香薷、扁豆各15克，防风、柴胡各12克，羌活9克，厚朴6克，水煎服，日1剂。

服3剂，汗出溱溱，诸症已缓，再服3剂，可在阳光曝晒时劳动。［北京中医，1994，（3）］

刘惠民医案

〇王某，男。41岁，1955年10月14日初诊。

全身无力，四肢瘫痪2个多月。发病于同年7月17日，忽然感觉周身不利，寒栗发烧，体温达39.3摄氏度，次日开始腹泻，每日大便十余次，伴有腹痛和里急后重感，大便呈红色脓血样，经治疗两天腹泻止。发病后第九天（7月26日）感到全身瘫软无力，两手活动失灵，不能持物，继之两腿也活动失灵，不能持重、走路，腰腿疼痛，遂去医院检查。诊断为急性感染性多发性神经炎。经用新斯的明、维生素B_1、电疗、热敷等治疗，病情稳定，但肢体瘫痪未明显好转，四肢及腰部仍酸痛无力，食欲稍差，大便每天一次，稀薄，小便略频。经常失眠，多梦，有时头晕，烦躁易怒。检查：神志清楚，面色黯黄，四肢肌肉消瘦，呈不全软瘫，温度较低。舌质稍红，后部有黄白苔，稍厚，语音低哑，脉沉细而弱。

辨证：肝肾虚弱，气血不足，筋骨失养。

治法：补肝肾，壮筋骨，祛风养血通络。

方药：枸杞子24克，狗脊12克，天麻12克，何首乌12克，防风9克，千年健9克，桑寄生9克，白芍9克，僵蚕9克，全蝎（去刺）9克，当归9克，乳香9克，苍耳子9克，桂枝6克，水煎两遍，分两次温服。

10月20日二诊：服药6剂，自觉身体稍有力，且有蚁行感，睡眠，食欲稍有进步。舌脉同前，原方加重药量，并少加活血通络，祛风清热之品，继服。

炒酸枣仁45克，枸杞子15克，全蝎15克，防风12克，千年健12克，桑寄生12克，狗脊（去毛）12克，白芍12克，僵蚕12克，天麻12克，葛根12克，桂枝9克，当归9克，羌活9克，没药9克，䗪虫9克，红花9克，水煎服法同前。

另以犀角（水牛角尖亦可）2.4克，琥珀0.9克，共研细粉，分两次冲服。

11月1日三诊：服上方明显好转，搀扶已能站立。原方加人参9克以益气，继服6剂。

11月9日四诊：病情继有好转，搀扶已能走四五步。仍觉全身沉重，疲乏无力，肢体自主活动仍欠灵活，口唇发干，易烦躁。舌苔薄白，脉沉细，以补益肝肾，祛风养血，益阴清热之品，继服。

枸杞子15克，桑寄生12克，天门冬12克，钩藤12克，千年健12克，淡豆豉12克，石斛9克，葛根9克，何首乌9克，橘络9克，天麻9克，当归9克，山栀皮6克，秦艽9克，水煎服法同前。

11月27日五诊：病情继续好转，原方加减配药粉继服，以振痿起颓，有助于肢体功能恢复，并以葛根、黄芪等为主药，煎汤为引，以升阳、益气、振痿，通经活络。

药粉方：天麻90克，生白术60克，全蝎（去刺）60克，当归45克，红花45克，虎骨45克，僵蚕60克，白芷30克，没药36克，乳香36克，血竭36克，千年健36克，红豆蔻36克，人参36克，琥珀33克，犀角（水牛角尖亦可）30克，羚羊角骨30克，麝香2.1克，冰片1.5克，蜈蚣（隔纸炙）15条，共为细粉，每30克药粉加精制马钱子粉1.5克，研细研匀，装瓶。每次服2.1克日三次，饭后以蜜调服。

汤药方：桑寄生15克，炒酸枣仁30克，葛根15克，秦艽12克，千年健12克，橘络12克，狗脊12克，黄芪18克，水煎两遍，送服药粉。

1956年2月19日六诊：药粉服完2料，已能自动坐卧、穿衣、行走，不用拐杖能走200米左右。脉较前有力。改方继服。

药粉方：全蝎（去刺）120克，天麻120克，人参90克，生白术90克，虎骨75克，当归60克，红花60克，何首乌60克，白芷45克，没药45克，乳香45克，血竭45克，红豆蔻45克，羚羊角骨36克，蜈蚣（隔纸炙）25条，共为细粉。用炒酸枣仁500克，枸杞子360克，淡豆豉180克，千年健150克，桑寄生150克，狗脊150克，地风120克，共捣粗末，水泡一天，煎两至三遍，过滤，文火熬成流膏，拌入药粉中，拌匀，干燥，再研细粉加冰片3.6克，麝香3克，每30克药粉加精制马钱子粉1.5克，再研细匀。服法同前。

汤药方：炒酸枣仁24克，枸杞子15克，狗脊15克，芡实15克，葛根12克，桑寄生12克，何首乌12克，神曲9克，泽泻9克，天麻9克，当归9克，秦艽9克，补骨脂6克，橘络12克，水煎两遍，分两次温服。

另以全蝎（去刺）500克，香油炸酥。每次服9克，每日3次。6月17日随访：自主运动基本恢复，肢体肌力逐渐增加，四肢肌肉仍有轻度萎缩。

1958年8月随访：已完全恢复健康，无后遗症。（《刘惠民医案》）

浦平医案

○王某，男，57岁，工程师。

1991年7月3日突发头昏眼花，口唇振颤，呼吸困难，四肢无力，行走不便，持续10分钟左右逐渐减轻，家人抬来医院就诊。就诊时仍头昏且重，胸闷腹胀，周身如捆，下肢乏力。舌质淡紫、苔白厚腻，脉迟弱。追问病史，被确诊为肝硬化病4年，近半年经常出现头昏眼花，胸闷腹胀，下肢无力，多在劳累、饭后、清晨发作，平卧休息后逐渐减轻，曾口服人参蜂皇口服液等补品，未见明显疗效。检查血钾3.0摩尔/升，白蛋白30克/升，球蛋白35克/升。诊断为肝硬化并发低血钾症。

辨证：瘀血内结，脾虚湿困。

治法：标本兼顾，益气化湿与活血化瘀并进。

方药：炙黄芪、生苡仁各15克，茯苓、赤芍、白芍各12克，白术、厚朴、胆南星、郁金、山楂、神曲、制半夏各10克，陈皮6克，砂仁、蔻仁各4克。

连服2剂，虽发作2次，但症状较轻，上方加远志8克，石菖蒲、莱菔子各10克。连服15剂，症状悉除，上方去远志、石菖蒲、莱菔子、胆南星、厚朴、生苡仁，加当归、生地、熟地各12克，丹参30克。连服10剂，以资巩固。8个月后随访，未见复发。血钾3.8摩尔/升。［浙江中医杂志，1993，（1）］

冯怀民、冯伯林医案

○彭某，男，65岁，1997年3月15日初诊。

左腕关节下垂，不能摄物5天。患者于5天前连续搬运重物达2小时，自觉双臂酸痛，次日发现左前臂及手背部麻木，腕关节不能背屈，不能摄物。查体：一般状况无异常。左肘关节外侧轻度压痛、前臂桡侧棉絮样触觉，针刺痛觉减退，腕关节不能背屈，拇、食二指对摄功能消失。肱二头肌、肱三头肌反射与对侧无异，桡骨膜反射减弱。

诊断：左上肢外伤性桡神经麻痹。

以外伤洗剂煎水熏洗前臂及手掌，4天后麻木感觉消失，腕关节能背屈，摄物功能恢复正常。

○冯某，男，53岁，1995年5月11日初诊。

左下肢小腿外侧麻木，足不能背屈，站立不稳1天。患者于1天前骑自行车用力爬坡，途中自觉左膝关节痛。次晨发现左小腿外侧及足背部麻木，足不能背屈，行走困难，迈步时需足尖先落地，然后足外侧后缘着地。查体：一般状况正常，心肺正常，肝脾未扪及，腹部无异常。左膝部腓骨小头处压痛，小腿外侧及足背部棉絮样触觉，针刺痛觉减退。肌肉无萎缩，足下垂，足及足趾背屈功能障碍，不能用左足站立和行走，走路步态呈跨越式。膝反射、跟腱反射存在，双侧对称，未引出病理反射。

诊断：左下肢腓神经外伤性麻痹。

用外伤洗剂（伸筋草、透骨草各30克，乳香、没药、桂枝、骨碎补、苏木各15克，威灵仙、木瓜各20克。取上药加水5000毫升，煎煮15～30分钟，连煎2次，过滤去渣，倒入盆内，乘热先熏后洗患处。也可用毛巾浸药液敷患处，每日1～2次，浸洗温度以40摄氏度～50摄氏度为宜，温度过高会烫伤皮肤）熏洗3天，小腿及足背麻木减轻，足背能轻微背屈，站立行走较前稳定，但足尖仍下垂。继续熏洗5天，下肢麻木感觉消失，足及足尖能翘起，走路平稳，恢复正常步态。［实用中医药杂志，1998，14（4）］

戴伯荣医案

○卜某，男，22岁，职工。1984年9月20日诊。

患者因四肢发麻伴疲乏无力于1984年5月在市某院查诊时，测得血清钾2.6摩尔/升，诊为“低血钾性周期性麻痹”。经用氯化钾等药物治疗后症状缓解，继后每因疲劳、出汗、受凉即发。每月发作1～2次，每次2天左右。始觉恶寒，继则很快四肢无力，双下肢呈弛缓性瘫痪用氯化钾可以缓解。近因感凉，又开始周身不适、四肢无力而来中医院就诊。刻诊：面色㿠白，四肢肌肉酸痛，连及臀大肌，伴四肢发凉。舌淡胖边有齿痕，苔薄白，脉细，体温36.4摄氏度，血压140/70毫米汞柱，颈软，心率76次/分，律齐，两肺正常，血清钾3.4摩尔/升，心电图正常。根据诊断：低血钾性周期性麻痹，中药治疗以黄芪桂校五物汤加味：黄芪20克，桂枝6克，白芍12克，党参、大枣各15克，淡附片6克，当归、干姜各10克，甘草4克。日两帖，温服。翌日，继进两帖，诸恙得减。未再服氯化钾。继以温补脾肾剂调理之，善其后。随访近6个月未见复发。［上海中医药杂志，1985，（12）］

汪达成医案

○杨某，男，20岁，工人，住院号：33407。

患者于1984年8月5日晨出现两下肢“瘫痪”，送本院急诊。经查：血钾3.4摩尔/升，心电图异常U波。诊断为低钾麻痹。经一般常规治疗无效，翌日上午收住入院。

入院体检：神志清，心肺（-）；两上肢肌力Ⅲ级；两下肢呈瘫痪状态，肌力0级，不能翻身转侧，腱反射消失；血压120/70毫米汞柱。舌质淡红、苔薄，脉濡。复查血钾3.1摩尔/升。

辨证：痿证（低钾麻痹）。

病机：劳倦太过，脾气虚弱，四肢失养。

治法：益气健脾为主。

方药：加味补中益气汤。

党参12克，黄芪10克，炒白术15克，升麻6克，当归10克，茯苓12克，桂枝3克，银龙牡（各）30克，泽泻10克，大枣10枚。

服药2天病情好转，下肢肌力由0级上升至Ⅵ级，继以原方治疗，3天后复查血钾为4.3摩尔/升，心电图U波消失。两下肢行走如常，病愈出院。［江苏中医杂志，1989，（7）］

王秀清医案

○郑某某，男，21岁。

10天前患感冒，经服中药后好转，惟四肢麻木，刺痛反而加重，肘膝以下尤甚，手足如火灼针刺，运动亦不灵活，经检查肌张力松弛，腱反射存在，浅感觉呈手套短袜型减退，两手大小鱼际肌、骨间肌、腓肠肌轻度萎缩，手指微屈，握力低下，两足轻度跖屈跛行。

诊断：格林-巴利综合征。

针刺：曲池、手三里、外关、合谷、中渚、足三里、三阴交、太冲、足临泣。用平补平泻手法，留针20分钟。每日1次，10次为一疗程。针后手足麻木疼痛明显好转，运动较前灵活。中间停针一周，共针3个疗程，症状全部消失。两周后因坐卧湿地而复发，症状与前相似，仍用前法，共针两个疗程痊愈。

○刘某某，女，30岁。

20天前患腹泻，翌日腰背冷，嗜睡困乏，4天后突然吞咽困难，说话不清，带鼻音，第五天呼吸困难，痰多气短，进食发呛。

检查：体温、血压正常，脉搏110次/分，两眼睑稍下垂，三叉神经感觉迟钝，鼓腮，露齿无力，软腭运动较软，咽反射迟钝，舌伸出居中，肌力较弱，四肢无力。

诊断：格林-巴利综合征。

经神经内科用激素、抗感染治疗后，症状无好转，呼吸困难逐渐加重，遂行气管切开，鼻饲饮食，用低分子右旋糖酐静脉滴注，一个月病无进退，遂邀针灸科会诊。取风府、风池、哑门、廉泉、增音、人迎、印堂、迎香、合谷、足三里等穴针刺。平补平泻，留针20分钟，每日1次，10次为一疗程，吞咽较前顺利，饮水已不发呛，继续第二疗程后，吞咽已无障碍，呼吸有力，说话略带鼻音，将气管切口缝合。［针灸临床杂志，1997，14（3）］

郑先涛医案

○于某，男，42岁，工人。

1978年9月6日下午重体力劳动后全身出汗，口渴，随即感觉全身乏力，头昏且痛，四肢肌肉酸楚，尤以下肢为甚，自认为是“低血糖”所致，但喝糖开水后，未见缓解。次日晨起症情加重，出现四肢活动受限，食欲不振，腹胀肠鸣，由家人用板车拖来就诊。检查：四肢肌肉软瘫，肌张力Ⅰ级，神经反射消失，两侧呈对称性，近端重于远端，无感觉障碍，体温37摄氏度，脉细弱，舌质淡苔薄白。心率80次/分，律齐，心尖区可闻及Ⅱ级收缩期杂音，腹部稍膨隆，肠鸣音减弱，肝脾均未触及，余无特殊。生化：血钾3.0摩尔/升。诊断：周期性麻痹（低血钾型）。

辨证：劳伤脾气，肌肉失养。

治法：脾健益气。

方药：四君子汤加味。

党参、白术、茯苓、甘草、怀山药、黄连、当归、怀牛膝、伸筋草。

连服2剂，症状好转，能自行下地活动，手亦能握物，食欲较前有所改善。又服2剂，诸症消除，行走方便，两手握物有力，神经反射正常，追访至今未复发。［江苏中医杂志，1981，（2）］

吕继端医案

○姐，39岁。1991年2月27日初诊，诉2年前5～6月份，渐觉行走不稳，时而摔跤，CT检查提示小脑萎缩，共济失调。曾用中西医药治疗无效。诊时行走不稳，以右侧为主，右臀至右膝牵扯状，并有痛、麻木和肌肉掣动感觉，不能端坐，起坐缓慢，行走能向前不能后退，转变不能急速，语音有时不清，说话缓慢，不连贯，喉中若梗如塞，饮水作呛，胸闷，气短，心悸，食欲不振，50～100克/餐，二便调，月经提前，量多，血色紫暗，经行4天干净。面色少华，舌淡苔少，脉濡细，沉取则弱。宜滋补肝肾，化瘀通督。淡大云、苡仁各24克，菟丝子、制首乌各20克，狗脊、白芍、续断、桑枝、山药各15克，鹿角片、龟甲、当归、桃仁各10克，木瓜6克。每日1剂，水煎内服。服药1月，步履较前平稳，疼痛、麻木减轻，胸闷、心慌较前明显好转，但语言表达稍差，双腿乏力，肌肉拘挛，夜间为甚，舌淡边有齿印，苔薄白，左脉细弱，右脉弦细。上方去鹿角片、桑枝，加鹿角霜10克，五加皮15克，桂枝6克，连服3月，诸症消失。仅感神疲乏力，四末不温，舌淡红，苔薄白，右脉弦细，左脉细弱。宜滋补肝肾，益气化瘀。黄芪、淡大云、苡仁各24克，菟丝子、制首乌各20克，狗脊、白芍、续断、山药各15克，桂枝、炒穿山甲片、鹿筋各5克，守方略有进退，服药2个月，逐步恢复正常。

○妹，39岁。1991年3月28日初诊。自诉1982年产后发病，步履不稳，易摔跤，全身乏力。语言謇涩，病情进行性加重，时而出现肢体震颤，有家族史。综合CT检查，诊断遗传性小脑萎缩。曾用中西医药治疗，不能控制病情发展。诊时诉全身乏力，步履不稳，呈摇摆状，语言謇涩，神情呆板，反应迟钝，全身肌肉僵硬，关节活动困难，屈伸受限，腰部下坠，头晕重难举，食欲一般，口干喜饮，二便调，月经量少，舌质淡红，苔白，脉细弱。宜滋补肝肾，化瘀通督，佐潜镇熄风。白芍、淡大云各24克，当归、生地、山萸肉、桃仁各10克，狗脊40克，麦冬、骨碎补、鹿角霜、败龟甲15克，煅龙牡各30克，地鳖虫6克，每日1次，水煎内服。

服药1个月，步履较前平稳，全身肌肉僵硬好转，语言较前流畅，仍感乏力腰痛，夜寐失眠，舌淡红苔薄白，脉细。治宜滋补肝肾，益气活血，佐镇静安神。黄芪、狗脊各40克，当归、生地、山萸肉、桃仁各10克，白芍、酸枣仁、淡大云各24克，骨碎补、败龟甲、鹿角霜各15克，煅龙牡各30克，炒山甲片6克。

服药2个月，整体情况明显好转，仅感右下肢稍僵硬，消瘦，舌淡红体胖大，苔薄白，脉细，续上方稍加减，服药2个月，随访诸症消失，能从事正常工作。（《中国名老中医药专家学术经验集》）

张介眉、王友明医案

○易某，女，40岁。

1月前周身软弱，不能行动而住某院，诊断为“低钾软病”，治疗好转后出院，1周后复发，四肢软弱，步履艰难，上肢难以抬举，握物不紧，伴头昏，脘痞，纳呆，恶心欲呕，进食有梗塞感，厌油腻，二便尚可，面色萎黄，形体消瘦，苔黄厚腻，脉弦缓，血清钾2.9摩尔/升。

辨证：湿热阻滞，升降失常，水谷不化，四肢失荣。

治法：辛开苦降，斡旋中州，芳香化浊，醒脾和胃。

方药：半夏泻心汤加味。

法半夏10克，黄连5克，黄芩8克，干姜3克，党参12克，甘草4克，薏苡仁30克，茯苓12克，木瓜10克，陈皮8克，藿香10克，佩兰10克。6剂，每日煎服1剂，频频饮服。

再诊：脘痞、呕恶消失，饮食增加，肢软大减，可自主运动，舌苔尚未退尽，续进4剂。

三诊：饮食正常，体重增加2斤，面转红润，四肢活动自如，复查血钾4.8摩尔/升，终以健脾和胃而善后。（《名方治疗疑难疾病》）

陈树森医案

○李某某，男，38岁，干部，住院号：124955。入院时间：1968年6月14日。

主诉：四肢软弱，活动困难10日。

病史：10日来四肢软，力弱。持扫帚吃力，次晨上车时因下肢力弱而倾倒，被人扶住，下午右手提直径26厘米铝水壶，倒水时因力弱而倒不出来；第三天端起小号铁锅，因上肢力弱而摔倒在地；第五天症状达高峰，右手力弱不能持筷，而用久勉强进食，左上肢，双下肢亦感力弱。患者四肢力弱，远端比近端著，上肢比下肢重，右侧比左侧著，故来院门诊，以“四肢力弱待查”入院。

体检：神志清楚，对答适切，血压14.6/9.3千帕，脉规律，呼吸平稳，体温正常，颈软，甲状腺不大，心肺无明显异常，腹软，肝脾未触及，颅神经及感觉系均正常，运动系双下肢力弱，远端著，近端轻，肌张力不高，双上肢活动范围正常，稍力弱，肌力Ⅱ～Ⅳ级，双手握拳不紧，十指半屈曲，不能主动伸直，右著，双腕下垂。双下肢能支持体重，但步态有拖曳感，肌腱反射低，右著，双膝反射活跃，跟腱反射未引出，病理反射（–）。血钾：4毫摩尔/升；脑脊液：糖5.33毫摩尔/升，蛋白0.45克/升，氯化物127毫摩尔/升；梅毒血清反应阴性；胶体金试验正常，诊断为格林–巴利综合征，于1968年6月29日应邀会诊。

现症：病起月余，四肢萎软无力，腰酸肢冷，神疲，苔薄脉弱。

辨证：证为精血亏耗，筋脉失养，病在肝肾。

治法：补肝肾，益精髓，壮筋，予金刚丸法。

方药：

①萆薢9克，木瓜9克，怀午膝9克，菟丝子9克，肉苁蓉9克，狗脊9克，苍术9克。

②制马钱子粉0.15克，24剂，每服0.15克，日3次。

7月6日诊：药后肌力稍好，步履有力，较前明显好转，治宗原方再进。

7月13日诊：患者下肢肌力恢复明显，手腕恢复慢，舌脉如前，仍以原方。

7月19日诊：手腕肌力较前有进步，余无不适，原方隔日1剂，分2次服。制马钱子粉0.15克，日2次。

7月26日五诊：病证十去七八，尤以上肢恢复明显，肌力增加，可完成对指和叉指活动，苔薄脉弱，拟方停汤剂，继服制马钱子粉0.15克，日3次，缓缓调治。

8月6日六诊：经上法治疗，目前病情日趋好转，双手指能对指、叉指，能持筷进食，一般生活可自理，检查：四肢肌力均有明显恢复，下肢恢复较满意，经治疗近3个月，病情基愈，乃出院疗养，加强功能锻炼。（《陈树森医疗经验集粹》）

马荫笃医案

○刘某，男，39岁。

1966年曾发病，两下肢不能活动，经针灸治疗2天后好转。1970年又一次四肢不能活动，亦经针灸1周后好转。至1973年7月复发并摔倒2次，四肢呈现瘫痪状态，送某医院针灸和用中药治疗无效，遂送市医院查治。各项检查，呈典型低血钾改变，诊断为周期性麻痹。住院5天，经静脉补钾4.5克，口服10%氯化钾100毫升，血钾恢复，四肢已能自主活动，出院。医嘱继续口服氯化钾2克，1日1次。如此持续服用，竟长达近8年之久，停服则随之出现瘫痪。鉴于服用氯化钾时间过久，改用中药治疗。患者头昏，心悸，乏力，腰酸，手足厥冷，性功能减退，四肢肌肉抽搐（尤以睡眠时为明显）；舌胖、苔薄黄腻，脉细。

治法：温肾健脾祛湿。

方药：党参15克，炒白术12克，茯苓9克，炒苍术10克，川萆薢15克，熟附片9克（先煎），上肉桂5克（研细吞服），干姜3克，怀牛膝10克，鹿角片15克，黄芩9克，黄柏9克。

3剂后，未出现软瘫，下肢逆冷好转，苔已渐化，惟舌尚胖，拟原方去黄芩，加山药15克，法半夏9克。7剂后诸恙若失。随访1年正常。［江苏中医杂志，1982，（4）］

蓝一清医案

○崔某，男，9岁。1987年8月27日初诊。

罹病缘于3个月前外感之后，始觉两足疼痛，几天后疼痛消失，出现四肢痿软无力，运动失灵，双腿不能站立，双臂不能上举、曾在某医院诊为“多发性神经病”，经激素治疗乏效，诊时见面虚浮，舌绛，苔白而干，脉滑数。

处方：桂枝10克，寒水石15克，赤石脂15克，干姜20克，白石脂15克，紫石英15克，生石膏20克，大黄7

克，滑石15克，龙骨15克，牡蛎15克，威灵仙15克，秦艽15克，当归16克，生地20克，牛膝15克，木瓜15克，服上方3剂后，四肢力量渐增强；6剂后可在人搀扶下站立；12剂后，四肢已能自由活动，惟肌力尚弱，服药25剂后，行动如常人，原病告愈。（《中国当代名医验方大全》）

荆颖医案

○刘某，男，37岁，工人。1995年11月20日初诊。

间歇性四肢肌肉软瘫4年，近1年频繁发作。全身乏力，伴肌肉疼痛，咽干口渴，心烦急躁，面色萎黄，腰膝酸软，舌红少苔，脉弦细数。检查：四肢肌肉软瘫，肌张力低下，活动严重受限，腱反射消失，意识和感觉无障碍，血清钾为2.6摩尔/升，心电图示QT时间延长，V_3、V_5呈现明显U波。

西医诊断：周期性麻痹（低血钾型）。

辨证：痿证（肝肾阴虚，阴虚火旺）。

治法：滋补肝肾、滋阴降火。

方药：选用虎潜丸合六味地黄丸加减化裁。

生熟地各20克，龟甲30克，知母15克，白芍15克，当归15克，山萸肉15克，丹皮12克，枸杞子15克，怀牛膝15克，黄柏6克，菊花15克，山药15克，党参15克。

服药4剂，上述症状大减，四肢肌肉软瘫缓解，浅深反射已能引出，能扶床下地活动，且似感乏力，身痛腿软。守前方继服10剂，诸症平息，肢体活动正常，查血清钾及心电图均恢复正常，嘱服杞菊地黄九3月余。随访1年未复发。

○申某，女，42岁，护士。

1994年6月26日诊见四肢瘫痪，颈部亦不能活动，消瘦，咳嗽少痰，口干咽燥，心烦，小便黄，大便干，舌红而干，脉细数。查血清钾2.3摩尔/升。低钾性周期性麻痹。

辨证：肺热津伤，筋脉失濡。

方药：清燥救肺汤加减。

西洋参15克，山药15克，沙参15克，生石膏30克，桑叶12克，阿胶15克，麦冬20克，天花粉20克，杏仁12克，石斛20克，薏似仁15克，甘草6克。

服药6剂后诸症悉减，颈部活动自如、四肢肌力明显恢复，守上方继进7剂，行走如常。查血钾、心电图正常，随访至今未复发。

○张某，男，27岁，干部。1988年7月24日诊。

诊见：四肢瘫痪，并有轻度肿痛和麻木感，胸脘痞闷，小便赤涩热痛，舌苔黄腻，脉濡数。查双下肢肌力Ⅰ级，上肢Ⅱ级。心电图示低钾。

西医诊断：低钾性周期性麻痹。

辨证：脉症相参，证属湿热内蕴，浸润筋脉。

治法：清热利湿，疏筋活血。

方药：四妙丸加减。

黄柏12克，苍术6克，牛膝15克，防已12克，五加皮15克，当归12克，泽泻12克，薏苡仁15克，木瓜15克，茯苓15克，蚕沙15克，萆薢15克，赤芍12克。

服药5剂，诸症递减，拄杖能缓行。继进8剂，步履如常，诸症悉除。查血钾、心电图正常。嘱服木瓜丸30天，巩固疗效，随访1年无复发。

○王某，男，43岁，1990年10月12日初诊。

复发性四肢瘫痪5天。症见：四肢瘫痪，下肢较重，神疲乏力，食纳不馨，少气懒言，便溏，腹胀，面色萎黄无华，舌淡、苔薄白，脉沉细无力。化验血清钾2.0摩尔/升；心电图：ST段下移、T波低平、U波增高、TU波融合，提示低钾。

辨证：脉症相参，属脾胃虚弱，气血不足，筋脉失养。

治法：健脾益气，濡养筋脉。

方药：补中益气汤合参苓白术散加减。

黄芪25克，党参18克，白术12克，柴胡10克，当归10克，升麻10克，砂仁6克，莲子肉20克，桂圆肉15克，山药30克，扁豆30克，桑寄生20克，炙甘草6克。

服上方4剂后能下床行走，精神食欲明显好转，双上肢能提取轻物，但尚感腰膝无力，溲清，舌淡、苔白，脉细。照方加续断、巴戟，连服10剂后，四肢活动自如有力，精神食欲正常，查四肢肌力正常，血清钾4.6摩尔/升。嘱服健脾丸合十全大补丸月余，以善其后，随访1年未复发。［内蒙古中医药，1980，（2）］

林佩琴医案

○萧，中年后肾亏火动，足膝酸软，脉虚快而促。初用六味汤加怀牛膝，继用虎潜丸去锁阳，服后甚适。但坐久腰腑热腾，小腹收引气升，脘隔不舒。症因冲督经虚，龙焰不伏，非理脏真所得效。拟龟鹿二仙膏加猪脊髓，同熬酒和服，得效。

〇李，疟邪失汗误药，湿邪入络，四肢痿废，用除湿理络，手足能运。然值冬寒气血敛涩，少腹逼窄，背脊拘急，胫膝麻顽，步履歪倒，知其阴阳维不司约束，侵及任督俱病也。用杜仲、狗脊强筋骨而利俯仰，五加皮、牛膝益肝肾而治拘挛，当归、白芍以和营，茯苓、萆薢以逐湿，秦艽、独活以治痹，玉竹、桑枝以润风燥，理肢节，加桑寄生通经络，煎服十数剂，诸症渐减。又将前方参入鹿胶、沙苑子、小茴香以通治奇脉，丸服酒下，获痊。

〇族儿，脊骨手足痿纵，此督脉及宗筋病。《内经》治痿，独取阳明，以阳明为宗筋之会。阳明虚则宗筋失养，无以束筋骨利机关也。童年坐卧风湿，虚邪袭人，遂致筋脉失司，欲除风湿，须理督脉，兼养宗筋乃效。方用归、芎、参、术、牛膝、鹿胶、茯苓、木瓜、寄生、桑枝、姜黄、威灵仙、十服肢体运动已活。去鹿胶、姜黄、川芎、木瓜、威灵仙，加杜仲、玉竹、杞子、虎胫骨，数十服行立复常。

〇张氏，四肢痿弱，动履艰难，脉涩且弱，为营虚之候。经言天癸将绝，系太冲脉衰，乃阴吹带浊，宿恙频兴。因知冲为血海，隶于阳明，阳明虚则冲脉不荣，而宗筋弛纵，无以束筋骨，利机关。法当调补营血以实奇经。人参、杞子、茯苓、牛膝酒蒸、熟地、当归、杜仲酒焙、山药炒、木瓜、姜、枣，水煎。十数服渐愈。（《类证治裁》）

凌晓五医案

〇（痿躄）钦局票，痿躄成瘫，治之非易。

丹溪虎潜丸，每服三钱青盐汤送下（《三三医书·凌临灵方》）

陆正斋医案

〇史某，男，11岁。

10月15日一诊：病历一月，四肢瘫痪，视线衰弱，足冷不知痛痒，头疼，夜热，项软，腹背皮肤痒痛，食谷减少，语言謇涩，声音低微，唇绀，面部潮红。苔黄腻，脉细数。症状复杂，颇难获效。姑拟程氏五痿汤加减。

米炒沙参6克，米炒麦冬6克，白茯苓9克，当归身4.5克，薏苡仁9克，粉甘草1.5克，生白术4.5克，炒黄柏1.5克，知母肉1.5克，鲜石斛6克，甘菊花4.4克，绵杜仲4.5克。

10月18日二诊：服药三剂后，言语清晰，面部潮红消退，食欲增进，手能活动，但持物即颤动不已。

原方加：夏枯草4.5克，怀牛膝4.5克，川百合8克。

原案自注：服十剂后，两足已能移动，夜热消退，头不疼，大便每日一次，苔黄腻渐化，精神清爽，手能持物，惟移步仍感不便；服十五剂后，诸症消失，行动如常，恢复健康。（《陆正斋医疗经验》）

章次公医案

〇软骨病多半属于营养不良，先天不足亦有之。古籍以肾主骨、肝主筋，理当从肝肾论治。

怀牛膝9克，全当归9克，冬青子9克，萸肉9克，大熟地15克，枸杞子9克，虎胫骨9克（炙酥），阿胶珠9克。（《章次公医案》）

张聿青医案

〇潘左，两足软弱，步履不便，肌肤作麻，中脘痞满，恶心欲呕，脉象糊滑，苔白微腻。湿郁胃中，胃为十二经之总司，胃病则不能束筋骨而利机关，所以足膝软弱，痿证之情形也。当取阳明。

制半夏一钱五分，生熟薏仁各二钱，云茯苓三钱，川萆薢二钱，汉防已一钱五分，台白术一钱五分，焦苍术一钱五分，上广皮一钱。

二诊：寒湿停阻胃中，呕吐恶心，频渴欲饮，咳嗽则少腹两旁牵痛，四肢脉络不舒。盖寒湿内阻，则清津不升，故口渴。阳明病则脉络不和。再温运湿邪，而降阳明。

制半夏二钱，木猪苓二钱，台白术一钱五分，川桂枝五分，白茯苓四钱，建泽泻二钱，炒竹茹一钱，老生姜一钱（先切），玉枢丹五分（研末，先调服）。

三诊：脉络稍和，略能安卧，恶心呕吐口渴俱觉减轻，胸中如有物阻，脉象沉弦。寒湿停饮，阻于阳明，大便不行，不得不暂为控逐也。

制半夏二钱，台白术一钱五分，上官桂五分，泽泻一钱五分，云茯苓四钱，大腹皮一钱五分，陈皮一钱，老生姜一钱，木猪苓二钱，控涎丹八分（先服五分，不行再眼三分，姜汤下）。

四诊：脉沉弦稍起，呕吐大减，施化得行，口渴较定。然胃病则土难御木，风木大动，机关脉络失和，四肢痿软。急为柔养脉络，而和营液。

土炒杭白芍三钱，炒宣木瓜一钱五分，酒炒当归身二钱，鲜苁蓉（酒洗淡）六钱，炙黑甘草五分，天冬三钱，肥玉竹三钱，阿胶珠三钱，火麻仁三钱。

○左，呕吐痰涎，泄泻甚多，府中郁阻之湿，得以开通，水气一层，今可幸免。而两足仍然肿胀，足膝痿软。诚恐在下之湿，延成痿证，再取阳明。

生薏仁，赤白苓，陈皮，制半夏，猪苓，炒黄柏，汉防己，泽泻，川桂枝。

○某，腿股烙热，不能步履，手指作麻。此肝火陷下，阳乘阴位，痿证情形也。

全当归，黑豆衣，泽泻，生薏仁，虎潜丸，汉防己，女贞子，白芍，粉丹皮。

○邵左，大病之后，湿恋阳明，身热不退，腿足痿软，不能步履。有难复之虞。

汉防己，大豆卷，泽泻，米仁，独活，桂枝，川萆薢，赤白苓，制半夏，杏仁泥，二妙丸。

二诊：身热口渴俱减，步履略能自如。再祛湿泄热。

大豆卷，生薏仁，秦艽，木瓜，川桂枝，制半夏，光杏仁，独活，汉防己，萆薢，建泽泻，酒炒桑枝，二妙丸。（《张聿青医案》）

许琏医案

○一子，年十三，身长如二十余。十二岁而阳已发动，是以骨力不坚。试观草木易于荣长者，而枝干必娇嫩，其理一也。丁亥春患咳嗽，痰多，食少体倦，两足痿弱，不能起立，目合则遗精，甚至日间心有所思，夜则梦寐不安。乃延余治，诊脉左关弦数，右关虚大，两寸两尺俱虚软无力。余曰：“证属木强土虚，肾气不坚，心火刑克肺金。治当先保肺胃之阴，取土金相生之义；且胃为后天之本，土能生化万物。经云：纳谷者昌。待胃气渐旺，然后可用血肉有情，同类相感，补精益血，病自渐愈。”于是先用桑叶、沙参、钗斛、炒麦冬、枇杷叶、白蒺藜、仙半夏、橘红、竹茹、谷芽、茯苓、茯神、紫菀、百合、毛燕屑、女贞子、莲子、淮山、芡实等清淡之品，出入为方，服二、三十剂而痰渐少，胃渐开，乃用舒养筋脉，滋血和肝之药，如归、芍、金樱子、钗斛、山药、山萸、续断、杜仲、麦冬、西洋参、五味子、阿胶、沙苑蒺藜、参、贝、陈皮、人乳、蒸茯神、龙骨、牡蛎、芡实、丹参等。又三十余剂，遗精梦寐等皆愈，但足仍无力。后用血肉有情之品，收合成膏，如吴鞠通“天根月窟膏”法，每服五、六钱，一日早晚两次，至戊子春步履如常，强壮逾于平昔。可见补益之药，必久服乃效。（《清代名医医话精华》）

费伯雄医案

○营血不足，脾有湿痰，腿足无力，久延成痿。宜养血舒筋，化痰利湿。

炙生地，全当归，杭白芍，怀牛膝，金毛脊，川独活，左秦艽，川续断，法半夏，化橘红，广木香，甜瓜子，嫩桑枝，生苡仁，生姜，红枣。

先天本亏，血不养筋，风入节络，足趾下垂，不能步履。痿躄大证，不易速瘳。姑拟养血去风，壮筋利节。

炙生地，当归身，杭白芍，川断肉，炙虎胫骨，川独活，金毛脊，左秦艽，汉防己，晚蚕沙，怀牛膝，甜瓜子，丝瓜络，红枣。

虚体挟风，下部瘫痿。宜培肝肾，兼和筋节。

炙生地，当归身，杭白芍，肉苁蓉，川断肉，川独活，金毛脊，怀牛膝，虎胫骨，广木香，川杜仲，红枣，汉防己，嫩桑枝，荞饼。（《孟河费氏医案》）

翟竹亭医案

○一子，方四岁，得痿证，卧床年余，调治乏资，终日忧虑，适逢临证彼处，趁时请疗。诊得小儿肝肺脉均滑数，此属湿热为病，非清热除湿不瘳。遂开一方，名曰起废汤，二帖见效，八帖痊愈。儿父曰：“此儿余以为终身作废人，蒙先生一医而愈，大德大恩，恨今生难报于万，一也。”

起废汤：玄参12克，茯苓12克，郁李仁10克，黄柏6克，黄连3克，黄芩6克，葛根6克，苍术6克，生地12克，防风10克，木通5克，甘草6克。

水煎服。（《湖岳村叟医案》）

薛雪医案

○风毒三载，侵蚀血液。年才半百，已阳事不举，胫骨不胜步趋，可称沉痼之症。外治无功，当以柔温之剂，益精髓，壮筋骨，不得痿软为上。

虎胫骨，枸杞子，甘菊花，牛膝，肉苁蓉，川石斛。

脉缓软，四肢牵强，环跳髀尻牵引，壮年有此病。起四月中，乃时湿邪入于经络，为痿痹之症。

木防己，生白术，羌活，防风，桂枝木，独活，生黄芪，川萆薢。

后去羌活，加片姜黄、当归身。

内损痿痹，起于幼年，非三因之邪。此攻逐通经，及伤寒偏热，愈治愈剧。盖精气暗消，桥维不为已用。温柔固补，必须宣通，是静中有动，血肉形气。如藏器、可久，皆若此。

雄羊肉肾，鹿茸，金樱粉，虎骨胶，砂仁（研末），当归身，小茴香，杜芡实，桑椹膏。（《扫叶庄一瓢老人医案》）

陈莲舫医案

○沈，10岁。

自幼惊风起因，四肢不仁，近年两足弛软，右部为甚。脉息弦细。右关浮弦。肝营肾液不得涵养筋骨，阴气亦不为振，盗汗潮热，腹痛屡见。以脉合证，童体似难专靠温养，必须佐以滋阴为妥。

制首乌，生绵芪，川杜仲，嫩鹿筋，宣木瓜，桑寄生，潞党参，梧桐花，菟丝子，炙龟甲，淮牛膝，功劳叶。（《莲舫秘旨》）

余景和医案

○琴川小东门王姓，年约十七八，素有滑泄遗精，两足痿软，背驼腰屈，两手扶杖而行，皮枯肉削。彼云：我有湿气，已服三妙汤数十剂，罔效。予曰：瘦人以湿为宝，有湿则肥，无湿则瘦。观其两腿，大肉日削，诊脉两尺细软。《难经》曰：下损于上，一损损于肾，骨痿不能起于床。精不足者，补之以味，损其肾者益其精。如再进苦燥利湿，阴分愈利愈虚，两足不能起矣。进以六味地黄汤加虎骨、龟甲、鹿筋、苁蓉，大剂填下滋阴。服十余剂。两足稍健。再将前方加鱼线胶、鹿角霜等，服十余剂。另服虎潜丸，每日五钱。两足肌肉渐充，步履安稳。后问曰：前方何医所诊？曰：吾受业师某所书也，我习医已三年矣。余即劝其改业，不必习此小道。夫医之一业，功少过多，利小任重，有生计者，不必习也。

治痿诸法，《证治准绳》各书，言语甚为纷繁。以余思之，用法当简，惟干湿二字足矣。如花卉菜蔬，过湿则痿，过燥则痿。人之痿而不振扩亦惟干燥二字尽矣。看痿之干湿，在肉之削与不削，肌肤之枯润，一目了然。如肉肿而润，筋脉弛纵，痿而无力，其病在湿。当以利湿祛风燥湿。其肉削肌枯，筋脉拘缩，痿而无力，其病在干。当养血润燥舒筋。余治痿证甚多，今忆两条，未尝不可为规则也。治翁府船伙钱姓，至上海，骤然两足痿软无力，不能站立，就诊于余。诊其脉带涩兼数，按之数更甚，口中臭气不堪，小便短赤，茎中涩痛。问其上海宿妓否？答曰：住宿两宵。可曾受湿否？曰：因醉后，在船蓬上露卧半夜，即两足痿软不能起立。余见其两足微肿，扪之微热，余曰：此乃酒湿之热内蒸，露湿之寒外袭，化热难出，又房事两宵，气脉皆虚，湿毒流注于经络。即进以萆薢、猪苓、赤苓、泽泻、苡仁、木通、黄柏、牛膝、土茯苓、丹皮、草梢、桑皮等，服三剂，两足渐能起立。后以北沙参、麦冬、石斛、苡仁、甘草、茯苓、萆薢、牛膝、知母、黄柏、桑皮、桑枝等，再服四五剂，步履如常。此治湿热流注之痿也。又治一干痿，常熟小东门外东仓街程均章，自四月寒热，经他医治至九月，先以牛蒡、豆豉、枳壳、厚朴等，至夏以藿香正气之类，至秋以厚朴、枳壳、赤苓、腹皮等，均系燥湿淡渗之品，服百余剂，以致遍身肌肉削脱，筋脉拘挛，四肢拳缩不能伸，手不能举，足不能立，十余日未能饮食，月余不能更衣。王姓医仍进以香燥淡渗。后邀余诊，见其口唇上吊，齿露舌干，不能吸烟，烟膏从齿缝中吞之，饮以稀粥，噎而难入，匝月不更衣。众皆谓不起之症，余笑曰：此症最易治，断断不死。众问故，余曰：精不足者，补之以味，损者益之，燥者润之。当先用老肥鸭一只，水海参一斤，猪蹄一斤，三物用大沙罐煨之糜烂，以布滤去渣滓，吹去油质，将此汁加以葱、姜汁少许，酱、酒和好）燉温，随其量饮之，使其食管腑道润滑，再论服药。依法制服饮之数日，似乎喉间稍爽，能下稀粥。再以大剂虎潜法去锁阳，服四剂，其热已平。再立一方，熟地一两、淡苁蓉五钱、牛膝三钱、龟甲一两、虎骨五钱、蹄筋五条、麦冬五钱、石斛五钱、陈酒二两、芝麻五钱，煎浓汁饮之，以鸭肉海参汁助之。服十余日，大便更燥矢数尺，胃纳渐醒。服至四十天，肌肤润滑，两足渐能起立行走。服至百余剂，胃气大苏，两手渐能举矣，后调理二百余天，手指仍然无力，尚不能握管作小楷，肌肉虽充，肢尚少力。今已七年，尚未复元。如不以大剂滋润，籍灌溉之功，此症不刃何待？服燥药百余剂，滋膏竭尽，医家、病家两不醒悟，岂非奇闻？余将痿证之干、湿两条，录之于此未识然否？（《诊余集》）

程杏轩医案

○一女，三岁。右肢痿软，不能举动，医作风治。予曰："此偏废证也。病由先天不足，肝肾内亏。药当温补，若作风治，误矣。"临兄曰："偏废乃老人病，孩提安得患此？"予曰；"肝主筋，肾主骨，肝充则筋健，肾充则骨强。老人肾气已衰，小儿肾气未足，其理一也。"与右归饮，加参、芪、鹿角胶，数十服乃愈。（《杏轩医案》）

叶桂医案

○汤，六三，有年偏痿，日瘦，色苍脉数，从《金匮》"肺热叶焦，则生痿躄"论。（肺热叶焦）

玉竹，大沙参，地骨皮，麦冬，桑叶，苦百合，甜杏仁。

○徐，三岁，面瘰跗软。此属肺热痿躄。

连翘，花粉，黑山栀，赤小豆，桑叶，白通草。

○张，湿中伏热，沉着下焦。用苦胜湿。辛通气分，然必循经入络，渐次达及阳明。（湿火）

绵茵陈三钱，生茅术五分，黄柏一钱半，晚蚕沙一钱，寒水石三钱，茯苓皮三钱。

又色，苍脉实，体质强壮，虽年逾四旬，气元充旺。询知平日善啖酒醴甘肥，此酿成湿火，蕴结下焦。今少腹微肿硬，二便滞涩，自觉少腹气胀上冲，两足沉重，艰于步履，腿股皮中甚热。即《内经》所云"湿热不攘，大筋软短，小筋弛长；软短为拘，弛长为痿"也。更述曾因熬炼膏药，中有䗪虫、蜈蚣等物，吸受秽浊毒气，未始非与湿热纠蓄，沉伏下焦。前议苦辛寒燥，兹再佐以搜逐络隧。然此病从口而入，必茹素戒饮一二年之久，病根可拔，当恪守勿懈为要。

绵茵陈三钱，黄柏一钱半，川萆薢一钱，茯苓皮三钱，金铃子一钱半，穿山甲三钱，大槟榔汁一钱。

又，绵茵陈，萆薢，茯苓皮，黄柏，蚕沙，汉防己，龙胆草，山栀，青黛。

又，病去七八，常服二妙丸可也。

黄柏八两（略炒），茅山术（米泔浸，切片，同乌芝麻拌饭上蒸三五次，去芝麻，焙干）三两。

二味研末，水法丸，空心服三钱，开水下。

○吴，二十，雨湿泛潮外来，水谷聚湿内起，两因相凑，经脉为痹，始病继以疮痍，渐致痿软筋弛，气隧不用。湿虽阻气，而热蒸烁及筋骨，久延废弃有诸。（湿热蒸烁筋骨）

大豆黄卷，飞滑石，杏仁，通草，木防己。

○廉，三二，诊脉论体，从遗精漏疡，继而环跳穴痛，遂不堪行走，脏阴伤及腑阳，阳气日加窒塞，经脉不司舒展，食入壅脘欲吐，大便旬日不通，痞阻日甚，而为痿症。《内经》论"治痿独取阳明"，无非流通胃气。盖胃脉主乎束筋骨、利机关窍也。议用加味温胆汤。（胃气窒，筋骨不利）

又，大便旬日不通，用更衣丸，取意小肠火腑，非苦不通，非下不夺也。

○某，五岁头目口鼻喎邪，继而足痿，此邪风人络所致。（邪风入络）

羚羊角，犀角，玄参，细生地，黄柏，川斛，川萆薢。

○俞，五旬又四，阳气日薄，阳明脉络空乏，不司束筋骨以流利机关。肩痛肢麻，头目如蒙，行动痿弱无力。此下虚上实，络热，内风沸起，当入夏阳升为甚，燥湿利痰，必不应病。议清营热以熄内风。（阳明虚，营络热，内风动）

犀角，鲜生地，玄参心，连翘心，冬桑叶，丹皮，钩藤，明天麻。

○陈，阳明脉空，厥阴风动，自右肩臂渐及足跗痿躄。长夏气泄，秋半不主收肃，显然虚证。先用通摄方法。（肝胃虚，内风动）

淡苁蓉，熟地，杞子，川牛膝，川斛，茯苓，远志，炒黑石菖蒲。

○夏，四四，自稚壮失血遗精，两交夏月，四肢痿躄，不得转动，指节亦不能屈曲。凡天地间，冬主收藏，夏主发泄。内损多年不复元，阳明脉衰所致。（肝胃虚）

当归，羊肉胶，杞子，锁阳，菊花炭，茯苓，青盐。

○吴，三九，下焦痿躄，先有遗泄湿疡，频进渗利，阴阳更伤。虽有参、芪、术养脾肺以益气，未能救下。即如畏冷阳微，几日饭后吐食，乃胃阳顿衰，应乎外卫失职，但下焦之病，多属精血受伤，两投柔剂温通之补，以肾脏恶燥，久病宜通任督。通摄兼施，亦与古贤四斤金刚健步诸法互参。至于胃药，必须另用。夫胃腑主乎气，气得下行为顺。东垣有升阳益胃之条，似乎相悖。然芩、连非苦降之气味乎？凡吐后一二日，暂停下焦血分药，即用扶阳理胃二日，俾中下两固。经旨谓"阳明之脉，束筋骨以利机关"，谅本病必有合矣。（胃阳督肾皆虚）

鹿茸，淡苁蓉，当归，杞子，补骨脂，巴戟天，牛膝，柏子仁，茯苓，川斛。

吐后间服大半夏汤加淡干姜、姜汁。

○沈，长夏湿热，经脉流行气钝，兼以下元络脉已虚，痿弱不耐，步趋常似酸楚，大便或结或溏，都属肝肾为病。然益下必佐宣通脉络，乃正治之法。倘徒呆补，恐季夏后，湿热还扰，须为预理。（湿热肝肾虚）

鹿角霜，当归，生茅术，熟地（姜汁制），茯苓，桑椹子，苁蓉，巴戟，远志，小茴。

金毛狗脊三斤，酒蒸，水膏熬和丸，淡盐汤送下。

○李，四九，痿躄在下，肝肾病多，但素饮必有湿热，热瘀湿滞，气血不行。筋缩，肌肉不仁，体质重着难移，无非湿邪之深沉也。若论阳虚，不该大发疮痍。但久病非速攻，莫计效迟，方可愈疾。

细生地，咸苁蓉，当归须，牛膝，黄柏，生刺蒺，川斛，萆薢。

○包，五三，寝食如常，脉沉而缓，独两腿内外肌肉麻木。五旬又三，阳脉渐衰，蹻维不为用事，非三气杂感也。温通以佐脉络之流畅，仿古贤四斤金刚之属。

淡苁蓉，枸杞子，牛膝，茯苓，白蒺藜，木瓜，萆薢。

金毛狗脊膏丸。

○郭，两足痿弱，遇冷筋掣。三年久病，药力焉得速拔？况不明受病何因，徒见病而治，难期速功。据云精滑溺后，通纳下焦为宜。

淡苁蓉，茯苓，川斛，生茅术，生杜仲，金毛狗脊。

○沈，四四，眩晕怔忡，行走足肢无力，肌肉麻木，骨骱色变，早晨腹鸣瘕泄。此积劳久伤阳气，肝风内动，势欲痿厥。法当脾肾双补，中运下摄，固体治病。（脾肾阳虚）

脾肾双补丸，山药粉丸（缪仲淳方）。

○沈，三六，寝食如常，仪容日瘦，语言出声，舌络牵强，手足痿弱，不堪动作。是肝肾内损，渐及奇经诸脉，乃痿痹之证，未能骤期速功。（肝肾虚）

地黄饮子去萸、味、桂。

○席，雨水后，诊得右脉颇和，左关尺大，坚搏不附骨。春阳初萌，里真漏泄，有风动枯痿之虑。议乙癸同涵意。

熟地，淡苁蓉，杞子，五味，萸肉，牛膝，川斛，茯神，菊花。

山药粉丸。

○许，金疮去血，乃经脉营络之伤。若损及脏腑，倏忽莫救。后此嗔怒动肝，属五志中阳气逆进，与客邪化火两途。苦辛泄气，频服既多，阳遂发泄。形虽若丰盈，而收藏固摄失职，少腹约束，阳道不举，背脊喜靠，步履无力，皆是痿弱症端，渐至痿废。议以通纳之法，专事涵养生真，冀下元之阳，八脉之气，收者收，通者通，庶乎近理。（肾阳奇脉兼虚）

鹿角霜，淡苁蓉干，生菟丝粉，生杜仲粉，归身，五味，大茴香，远志，家韭子，覆盆子，云茯苓。

蒜汁泛丸。

○唐，三四，脉左沉小，右弦，两足腰膝酸软无力，舌本肿胀，剂颈轰然蒸热，痰涎涌出味咸。此肾虚收纳少权，督脉不司约束，阴火上泛，内风齐煽，久延痿厥沉疴。病根在下，通奇脉以收拾散越之阴阳为法。虎潜去知、柏、归，加枸杞、青盐，羊肉胶丸。

○万，脉濡弱，右大，心热烦渴，两足膝腰髀伸缩不得自如。此乃下焦阴虚，热烁筋骨而为痿躄。（下焦阴虚）

生虎潜去龟广锁加玄参。

○黄，二四，冬藏精气既少，当春夏发泄，失血遗精，筋弛骨痿，不堪行走，精血内怯，奇脉中少气。三年久损，若不绝欲安闲，有偻废难状之疾。（骨痿）

鹿筋胶，羯羊肉胶，牛骨髓，猪脊髓，线鱼胶，苁蓉干，紫巴戟，枸杞子，茯苓，沙苑子，牛膝，青盐。

〇某，病后，阴伤骨痿。

生杜仲，熟地，龟甲，黄柏，虎骨，牛膝，当归，巴戟。

〇某，症如历节，但汗出，筋纵而痛，冬月为甚，腰脊伛偻形俯。据述未病前，梦遗已久。是精血内损，无以营养筋骨，难与攻迫。议香茸丸，温通太阳督脉。（肾阳虚）

鹿茸三两，生当归二两，麝香一钱，生川乌五钱。

雄羊肾三对，酒煮烂，捣丸。

〇经云："肺热叶焦，则生痿躄。"又云："治痿独取阳明。"以及脉痿、筋痿、肉痿、骨痿之论。《内经》于痿证一门，可谓详审精密矣。奈后贤不解病情，以诸痿一症，或附录于虚劳，或散见于风湿，大失经旨。赖丹溪先生，特表而出之，惜乎其言之未备也。夫痿症之旨，不外手肝、肾、肺、胃四经之病。盖肝主筋，肝伤则四肢不为人用，而筋骨拘挛。肾藏精，精血相生，精虚则不能灌溉诸末，血虚则不能营养筋骨。肺主气，为高清之脏，肺虚则高源化绝，化绝则水涸，水涸则不能濡润筋骨。阳明为宗筋之长，阳明虚，则宗筋纵，宗筋纵则不能束筋骨以流利机关，此不能步履、痿弱筋缩之症作矣。故先生治痿无一定之法，用方无独执之见。如冲任虚寒而成痿者，通阳摄阴，兼实奇脉为主；湿热沉着下焦而成痿者，用苦辛寒燥为主；肾阳奇脉兼虚者，用通纳入脉，收拾散越之阴阳为主；如下焦阴虚，及肝肾虚而咸痿者，用河间饮子、虎潜诸法，填纳下焦，和肝熄风为主；阳明脉空，厥阴风动而成痿者，用通摄为主；肝肾虚而兼湿热，及湿热蒸灼筋骨而成痿者，益下佐以温通脉络，兼清热利湿为主；胃虚窒塞，筋骨不利而成痿者，用流通胃气，及通利小肠火腑为主；胃阳肾督皆虚者，两固中下为主；阳明虚、营络热及内风动而咸痿者，以清营热熄内风为主；肺热叶焦而咸痿者，用甘寒清上热为主；邪风入络而成痿者，以解毒宣行为主；精血内夺，奇脉少气而成痿者，以填补精髓为主。先生立法精详，真可垂诸不朽矣（邹滋九）。（《临证指南医案》）

永富凤医案

〇一儿，12岁。

左右足痿如无骨者，语言謇涩，目脉赤，无故悲愁，经数医不治，请余。余到，诊其脉滑数，腹部逼胸胁，脐下如空。审问其平生，气禀猛烈过群儿，方其怒骂之时，眼光烂烂，血气如涌，盖气疾之一种，而全与偏枯相类，惟老嫩异而已。与参连汤，兼用熊胆贰分十四日，病稍轻，续服参连汤六十余日而痊愈。（《漫游杂记》）

孔继菼医案

〇有问于予者曰：去岁夏秋之交，小儿多得奇症，不寒不热，饮食如常，二便如故，周身亦无疼肿之处，惟颈项肢体软不能举，行坐屈伸俱废；诊其脉，亦无危恶不治、甚实甚虚之象，而卧床不起者，比比是也。此为何症？当作何治？予曰：以《经》考之，此为痿证，肺病也，治当兼取阳明。曰：痿为虚证，多出于酒色过度之人。小儿天真完固，何以亦有此症？且痿之属于肺，何也？予曰：五脏皆禀于胃，而为之传送者，肺也。肺为气之总司，荣卫之气自肺而布，始能达于筋脉，充于肌肤，运于肢体，周于皮毛。若肺病而治节不行，则五官百骸皆不得禀气以为运动之资，即欲不痿得乎？《经》曰：肺热叶焦，则皮毛虚弱急薄，著则生痿躄，此之谓也。又曰：五脏因肺热叶焦，发为痿躄。夫肺不自然，必君火内生，相火旁烁，然后枯燥叶焦，至叶焦而气不运，则膹郁熏蒸，其热益甚，诸脏亦因之而愈热矣。因而心气热则脉痿，枢折胫纵，足不任地，肺兼心病也。因而肝气热则筋痿，胆泄口苦，筋膜干急，肺兼肝病也。因而脾气热则肉痿，胃干口渴，肌肉不仁，肺兼脾病也。因而肾气热则骨痿，腰脊不举，骨枯髓减，肺兼肾病也。夫病至脏症迭现，岂小儿所能任？亦岂专病小儿？而小儿多病者，童年心火独亢，兼之烈日炎风，不知畏避，盛夏之时，肺已受伤，入秋之后，复感燥气，火有余威，而金乏水润，故一病而痿不能起。此非天真不完之故，乃脏气偏盛之害也。至谓痿为虚证，理亦不谬，然考之《内经》，脉痿或由于亡血，筋痿或由于好！，内肉痿或由于居湿而多饮，骨痿或由于忍渴而多劳。其故不尽关于肺热，而亦不尽出于酒色，统而归之酒色过度，则俗传之误也，且与小儿之痿症无涉。曰：痿为肺病，治当专归之肺，而又兼取阳明何也？予曰：此亦《内经》法也。宗筋者，毛际横骨上下之竖筋，贯腹背，上头项，下髋臀，主束骨而利机关者也，而阳明实润之。冲脉者，三阴三阳十二经之海，渗诸阳，灌诸经；渗诸阴，灌诸络，主养筋而温肌肉者也，而阳明实合之。夫藏精起亟岂阳明一经之力，然阴阳总宗筋之会，而会于气街，属于带，络于督，而实阳明为之长。阳明虚则宗筋纵，而诸脉皆弛，乃堕废而不用矣。故痿虽肺病，而土实金母，抑且万物之母。阳明无病，虽有肺热，但病肺耳，必不成痿，以胃中上升之精华，不能由肺而散布于肢体，而中州外行之余气，犹可由经而营养其筋脉也。惟肺热叶焦，阳明又虚，乃致筋脉失养而成痿。治痿者安得不兼取诸此？曰：君言甚为确凿，亦尝用此法以治此病否？予曰：向在曲阜，有周姓女，年十三矣。病颈软足软，手不能举，坐立俱废，一人抱以来。其叔父素以医名，不能治也，谆求诊视，且询病情，予为书案立方，一剂而效，再剂而愈。又某姓儿，病亦类同，踵周而来，并恳如周立方。予诊之曰：周女之脉数而缓，肺热而脾家之湿气盛也。此儿之脉数而滑，肺热而胃中之湿热并盛也。病形虽同，法当异治，若用一方，必不效矣。书方与之，亦获效。此二症犹能记忆，大约随症立法，不必一格，而肺胃之药总不可少，犹舍规矩不能成方圆，舍六律不能正五音也。君以为何如？其人曰：善。惜吾不读《内经》，未能深谙此理，盖犹疑痿为肺病，与兼取阳明之说噫，予亦多言乎哉！，（《孔氏医案》）

其他医案

○人有胃火熏蒸，日冲肺金，遂至痿弱不能起立，欲嗽不能，欲咳不敢，及至咳嗽，又连声不止，肺中大痛，非肺痈之毒，乃肺痿之病也。夫肺之成痿也，由于阳明之火上冲于肺，而肺经津液衰少，不能灭阳明之焰，金从火化，累年积岁，肺叶之间，酿成火宅，而清凉之药，不能直入于肺，非扞格清凉之故也。肺既大热，何能下生肾水，水干无以济火，则阳明之炎蒸更甚，自然求救于水谷，而水谷因肺金清肃之令不行，不能化成津液，以上输于肺，则肺之燥益甚，肺燥而肺中津液尽变为涎沫浊唾矣。肺液既干，肺气自怯，所成涎沫浊唾，苦难推送而出，此欲嗽之所以不能也。然而涎沫浊唾，终非养肺之物，必须吐出为快，无奈其盘踞于火宅，倘一咳而火必沸腾，胸膈之间，必至动痛，此欲咳之所以不敢也。迨忍之又忍，至不可忍而咳嗽，涎沫浊唾虽出，而火无水养，上冲于咽喉，不肯遽下，此咳嗽所以又连声而不止也。咳嗽至连声不止，安得不伤损干燥之肺，而作痛乎！人见其痿弱不能起立，或用治痿之药，愈伤肺气奚能起痿。治法，宜泻其胃中之火，大补其肺经之气，然又不可徒补其肺中之气，更宜兼补其肾中之水。方用生津起痿汤。

麦冬一两，甘草二钱，玄参一两，甘菊花五钱，熟地一两，天门冬三钱，天花粉一钱，贝母一钱，金银花五钱。

水煎服。连服四剂，而咳嗽轻，再服四剂，而咳嗽止，再服十剂，而痿证除矣。

盖阳明之火，本可用大寒之药，然而阳明初起之火，可用大寒，而阳明久旺之火，宜用微寒。因阳明之火，乃胃土中之火，初起可用大寒泻火，以救肾中之水，久旺用微寒散火，所以生胃中之土也。胃火之盛，胃土之衰也，扶其土即所以泻其火，而胃土自健，自能升腾胃气，化水谷之精微，输津液于肺中也。又加之二冬、甘草、天、贝之类，原能益肺消痰，则肺中更加润泽，得金银花同入，以消除其败浊之毒，则肺金何至再燥乎！加熟地者，以填补肾水，水旺而肺不必去顾肾子之涸，则肺气更安，清肃下行于各腑。水生火息？不必治痿而痿自愈也。

此症用紫花饮亦神。麦冬三两，桔梗、甘菊花、蒲公英各五钱，生甘草、贝母备二钱，生地一两，紫花地丁三钱。水煎服。

胃火上冲于心，心中烦闷，怔忡惊悸，久则成痿，两足无力，不能动履，此总属胃火之盛，非心火之旺也。夫胃属土而心属火，心乃生胃而胃不宜克心。然心火生胃，则心火不炎，胃火熏心，则心火大燥，此害生于恩也。倘徒泻心火，则胃子见心母之寒，益肆其炎氛，愈添心中之燥，必下取于肾水，而肾因胃火之盛，熬干肾水，不能上济于心，火益旺而水益枯，骨中无髓，安得两足之生力乎！治法，宜大益其肾中之水，少清其胃中之火，则胃气安而肾水生，自然上交于心也。方用清胃生髓丹。

玄参一两，麦冬五钱，甘菊花五钱，熟地二两，北五味二钱。

水煎服。十剂可行步，二十剂怔忡惊悸之病除，又十剂烦闷痿弱之症去，再服十剂痊愈。

痿证无不成于阳明之火，然用大寒之药，如石膏、知母之类，虽泻胃火甚速，然而多用必至伤胃，胃伤而脾亦伤，脾伤而肾安得不伤乎。故不若用玄参、甘菊之类，既清其胃火，而又不损其胃土，则胃气自生，能生津液，下必注于肾而上且灌于心矣。况麦冬、五味以益心，熟地、沙参以滋肾，上下相资，水火既济，痿病岂不愈乎！

此证用石斛玄参汤亦佳。金钗石斛两，玄参二钱。水煎服。

阳明之火，固结于脾，而不肯解，善用肥甘之物，食后即饥，少不饮食，便觉头烘面热，两足乏力，不能行走，人以为阳明胃火之旺，以致成痿，谁知是太阴脾火之盛，以烁干其阴乎！夫痿症皆责之阳明，何以太阴火旺亦能成痿？盖太阴与阳明为表里，阳明火旺，而太阴之火亦旺矣。二火相合，而搏结于脏腑之间，所用饮食，仅足以供火之消磨，而不能佐水之优渥，火旺水亏，则肾宫干涸，何能充足于骨中之髓也。骨既无髓，则骨空无力，何能起立以步履哉！治法，益太阴之阴水，以胜其阳明之阳火，则脾胃之中，水火无亢炎之害，而后筋骨之内，髓血有盈满之机也。方用调脾汤。

人参五钱，玄参一两，麦冬五钱，甘菊花五钱，薏仁五钱，金钗石斛三钱，芡实一两，山药五钱。

水煎服。连服四剂，便觉腹不甚饥，再服四剂，火觉少息，再服十剂痊愈。

此方补脾胃之土，即所以补其火也。然而火之所以旺者，正坐于土之衰耳，土衰则不生水，而生火矣。今于补土之中，加入玄参、甘菊、石斛微寒之药，则脾胃之火自衰，而脾胃之水自旺。脾胃之阴既旺，而脾胃之津自生，于是灌注于五脏之间，转输于两足之内。火下温而不上发，头面无烘热之侵，何至胫趾之乏力哉！或曰火盛易消，以至善饥，似宜用消导之剂。以损脾胃之气，乃不损其有余，而反增益其不足，恐未可为训也。不知脾胃之土，俱不可伤，伤土而火愈旺矣。补阴则阳伏，消食则伤阴，补阴可也，宁必用消导之药哉！

此症用玄母菊地汤亦效。

玄参二两，甘菊花一两知母三钱，熟地二两。水煎服。

大怒之后，两胁胀满，胸间两旁时常作痛，遂至饭食不思，口渴索饮，久则两腿痠痛，后则遍身亦痛，或痛在两臂之间，或痛在十指之际，痛来时可卧而不可行，足软筋麻，不可行动，人以为痰火之作祟也，谁知是肝经之痿症乎！夫肝经之痿，阳明之火助之也。当其大怒时，损伤肝气，则肝木必燥，木中之火，无以自存，必来克脾胃之土，脾阴不受，前胃独受之。胃初自强，不服其克，两相战斗，而胸胁所以作痛。后则胃土不敌肝木之旺，乃畏之而不敢斗，亦归附于肝，久之而饮食少用，则不化津液，以生肾水。肾无水以养肝，而肝气无非火气，胃亦出其火，以增肝，火之焰，肝火之性动，遂往来于经络之内而作痛。倘更加色欲，则精泄之后，无水制火，自然足软筋麻，呻吟于卧榻之上，而不可行动也。治法，必须平肝而并泻阳明之火。惟是阳明久为肝木之克，则阳明之经必虚，若再加泻火，胃气乌能不伤？必须泻阳明之火，仍不损阳明之气为得也。方用伐木汤。

炒栀子三钱，白芍一两，当归五钱，甘菊花五钱，女贞子五钱，地骨皮三钱，丹皮三钱，青黛三钱，金钗石斛三钱。

水煎服。连服四剂而诸痛除，再服四剂，口思饮食，再服十剂痊愈。

此方泻肝火以平肝气，然而阳明胃火，未尝不同治之。胃气不伤而胃火自息，饮食进而津液生，肾水足而骨髓裕，不须止痛而痛自失，毋须治痿而痿自起矣。

此症用二石汤亦佳。

白芍一两，熟地三两，金钗石斛、牛膝各五钱，石膏三钱。水煎服。

素常贪色，加之行役劳瘁，伤骨动火，复又行房，鼓勇大战，遂至两足痿弱，立则腿战，行则膝痛，卧床不起，然颇能健饭易消，人以为食消之症也，谁知是肾火之盛，引动胃火，以成肾痿乎！盖胃为肾之关，胃之开阖，肾司之也，肾火直冲于胃，而胃之关门曷敢阻之，且同群助势，以听肾火之上炎矣。况肾火乃龙雷之火也，胃中之火，其性亦喜炎上，二火相因而起，销铄肾水，有立尽之势。幸肾火盛而胃火尚未大旺，故但助胃以消食，不至发汗以亡阳。且饮食易消，犹有水谷以养其阴，虽不能充满于骨中，亦可以少滋于肾内，故但成痿而不至于死亡也。治法，急宜大补肾水以制阳光。方用起痿降火汤。

熟地三两，山茱萸一两，薏仁五钱，金钗石斛五钱，牛膝五钱，水煎服。

四剂腿颤足痛之病去，十剂可以步履，饮食不至易饥，二十剂痊愈。

此方大补肾阴，全不去泻胃中之火，譬如城内粮足，则士马饱腾，安敢有鼓噪之声，而兴攘夺争取之患乎！

此症用充髓汤亦妙。

熟地三两，玄参二两，金钗石斛、牛膝各五钱，女贞子五钱。水煎服。

烦躁口渴，面红而热，时索饮食，饮后仍渴，食后仍饥，两足乏力，不能起立，吐痰甚多，人以为阳明之实火也，谁知是阳明之虚火乎！夫阳明属阳火，亦宜实，何以虚名之？不知胃火初起为实，而久旺为虚。当胃火之初起也，口必大渴，身必大汗，甚则发狂，登高而呼，弃衣而走，其势甚急，所谓燎原之火也，非实而何！至于旺极必衰，时起时灭，口渴不甚，汗出不多，虽谵语而无骂詈之声，虽烦闷而无躁扰之动，得水而渴除，得食而饥止，此乃零星之余火也，非虚而何！实火不泻，必至熬干肾水，有亡阳之变，虚火不清，则销铄骨髓，有亡阴之祸。阴既亡矣，安得不成痿乎！故治痿之法，必须清胃火而加之生津生液之味，自然阴长而阳消也。方用散余汤。

生地一两，玄参一两，茯苓三钱，竹叶一百片，麦冬一两，人参三钱，麦芽一钱，天花粉二钱，神曲一钱。

水煎服。二剂阳明之余火息，再服二剂烦躁饥渴之病除，更用十剂痿证痊愈。

此方散胃火之余氛，不去损胃土之生气，胃气一生，而津液自润，自能灌注肾经，分养骨髓矣。倘用大寒之药，直泻其胃火，则胃土势不能支，必致生意索然，元气之复，反需岁月矣。譬如。大乱之后，巨魁大盗，已罄掠城中所有而去，所存者不过余党未散耳。用一文臣招抚之有余，若仍用大兵搜索剿除，则鸡犬不留，玉石俱焚，惟空城独存。招徕生聚；有数十年而不可复者矣。何若剿抚兼施之为得哉！

此症用润胃汤亦效。

人参五钱，麦冬二两，天花粉三钱，玄参一两，丹参一两，甘草一钱，山楂二十粒，神曲二钱。水煎服。

人有好酒，久坐腰痛，渐次痛及右腹，又及右脚，又延及右手，不能行动，已而齿痛，人以为贼风之侵体也，谁知是痿症乎！或谓痿不宜痛，今腹脚手齿俱痛，恐非痿也。嗟乎！诸痿皆起于肺热，人善饮，则肺必热矣。经曰“治痿独取阳明。”阳明者，胃也，胃主四肢，岂独脚耶？夫痿虽热病，而热中有湿，不可不察。

痿病兼湿重者，必筋缓而软，痿病兼热多者，必筋急而痛，是痿证未尝无痛也。苟不祛湿以清火，而反助湿以动热，则痿证不能痊，转增添其痛矣。治法，专治阳明，以生胃气，佐之泻火利湿之品，则诸痛自消。方用释痛汤。

人参三钱，黄芪三钱，白术五钱，茯苓三钱，生地五钱，麦冬五钱，当归三钱，玄参一两，甘草三分。

水煎服。连服四剂而病除。

此方皆入阳明之药也，入阳明以平胃气，即入阳明以平胃火，宜痿证之顿起矣。况茯苓、白术善能去湿，复是生胃之品，是治湿又治阳明也。药投病之所喜，安得而不速愈哉！

此症用解酲饮亦佳。

干葛、白术、人参、石膏各三钱，麦冬三两，茯苓五钱，半夏一钱。水煎服。

人有肥胖好饮，素性畏热，一旦得病，自汗如雨，四肢俱痿，且复恶寒，小便短赤，大便或溏或结，饮食亦减，人以为感中风邪也，谁知是痿病之已成乎！夫痿有五，皆起于肺热，好饮之人，未有不热伤肺者也。肺之母为胃，欲救热伤之肺，必须速救胃土，经曰治痿独取阳明，正言其救胃也。胃土不足，而肺金受伤，则金失所养，而不能下生肾水，水干则火盛，而肺金益伤矣。况胃主四肢，肺主皮毛，今病四肢不举，非胃土之衰乎？自汗如雨，非肺金之匮乎？明是子母两病，不急救胃，何能生肺以生肾水哉！方用滋涸汤。

玄参一两，麦冬一两，茯苓三钱，芡实五钱，人参三钱，甘菊花三钱，女贞子三钱，生地二钱，天门冬三钱，黄芩一钱，天花粉一钱。

水煎服。十剂胃气生，二十剂肺热解，三十剂痿废起，四十剂痊愈。

此方独取阳明以补胃土，兼清肺经之热也，不必去补肾而肾水自润矣。李东垣立有清燥汤，亦可治痿，不若此方之更神耳。

此症用柞木化酲汤亦效。

玄参、麦冬各二两，柞木枝三钱，甘草五分，人参一两，天冬三钱，黄芩、贝母各二钱。水煎服。（《临证医案伤寒辨证录》）

○东垣治一人壮年，病脚膝痿弱，膝下尻臀皆冷，阴汗臊臭，精滑不固。或以鹿茸丸治，不效。李诊之，脉沉数而有力，即以滋肾丸治之，以寒因热用，引入下焦，适其病所，泻命门相火之胜，再服而愈。

丹溪治一人，形肥味厚，多忧怒，脉常沉涩。春病痰气，医以为虚寒，用燥热香窜之药。至夏，足弱气上冲，食减。朱曰：此热郁而脾虚痿厥之症作矣。（韩飞霞以脉涩而用清燥汤，丹溪以脉沉涩断为热郁，可见涩脉属血虚有火。）形肥而脉沉，未是死症，但药邪并火旺（夏月），难治。且与竹沥下白术膏，尽二斤，气降食进，至一月后，仍大汗而死。书此以为误药之戒。（此案又见第三卷痰证门。）

祝仲宁治一人病脚膝痹痛，医皆以为寒湿，率用乌附蛇酒之药，盛暑犹服绵，如是者三载。其人梦有神人书祝字以示，因请祝。祝诊视良久，又检诸医案，恍然曰：此湿热相搏而成，经所谓诸痿生于肺热者也。即日褫其绵，取清燥汤饮之。曰：此疾已深，又为热药所误，非百贴不效。盖服三月余，病良已。

南昌太守王诏病筋痿，给事中徐峰病气痿，皆为医所误。祝一以清燥汤起之。

一妇年二十余，脑生一窍，口中所咳脓血，与窍相应而出。此肺痿也。用参、芪、当归，加退热排脓之剂而愈。

石山治一人，因久坐腰痛，渐次痛延右脚，及左脚，又延及左右手，不能行动。或作风治而用药酒，或作血虚而用四物，一咽即痛，盖覆稍热，及用针砭痛甚，煎服熟地黄，或吞虎潜丸，又加右齿及面痛甚。季秋，汪诊之，脉濡缓而弱，左脉比右较小，或涩，尺脉尤弱，曰：此痿证也。彼谓痿症不当痛。汪曰：诸痿皆起于肺热，君善饮，则肺热可知。经云：治痿独取阳明。阳明者，胃也。胃主四肢，岂特脚耶？痿兼湿重者则筋缓而痿软，兼热多者则筋急而作痛。因检《橘泉传》示之，始信痿亦有痛。又经云：酒客不喜甘，熟地味甘，而虎潜丸益之以蜜，则甘多助湿而动胃火，故右齿面痛也。遂以人参二钱，黄芪钱半，白术、茯苓、生地黄、麦门冬各一钱，归身八分，黄柏、知母各七分，甘草四分，煎服五贴，病除。彼遂弃药，季冬复病，仍服前方而愈。

一人形肥色黑，素畏热而好饮。年三十余，忽病自汗如雨，四肢俱痿，且恶寒，小便短赤，大便或溏或结，饮食亦减。医作风治，用独活寄生汤、小续命汤，罔效。仲夏，汪视之，脉沉细而数，约有七至，曰：此痿症也。丹溪云，断不可作风治。经云，痿有五，皆起于肺热。只此一句，便知其治之法矣。经又云，治痿独取阳明。盖阳明，胃与大肠也。胃属土，肺属金，大肠亦属阳金，金赖土生，土亏金失所养，而不能下生肾水，水涸火盛，肺愈被伤，况胃主四肢，肺主皮毛，今病四肢不举者，胃土亏也。自汗如雨者，肺金伤也。故治痿之法，独取阳明，而兼清肺经之热。正合东垣清燥汤，服百贴果愈。

一老人痿厥，累用虎潜丸，不愈。后于虎潜丸加附子立愈。盖附子有反佐之功也。

一人软风不能行，以草乌（温以行湿）白大者去皮脐、木鳖（攻毒）去壳、白胶香（行湿）、五灵脂（行瘀）各三两半，斑蝥（攻毒）一个，去头翅足，醋（微收）煮为末，用黑豆（凉血）去皮，生杵取粉一斤（此方治软风瘫，佳），醋糊共溲杵为丸，如鸡头大，每服一丸，温酒磨下，不十日立效。专治心肾肝三经，通小便、除淋沥、通荣卫、滑经络。（柔风脚气为外因，故无内症。）此方传自净因寺圣僧得之，兼治筋骨痿，但未曾针伤损者，三五服奇效。

薛己治其师佥宪高如斋，自大同回，谓己曰：余成风病矣，两腿逸则痿软而无力，劳则作痛如针刺，脉洪数而有力。己曰：此肝肾阴虚火盛而致，痿软无力，真病之形，作痛如锥，邪火之象也。用壮水益肾之剂而愈。高曰：向寓宦邸，皆以为风（丹溪断不肯作风治），恨无医药，若服风剂，岂不殆哉？吾之幸也。窃谓前症往往以为风疾，辄用发散而促其危者，多矣。

一男子足痿软，日晡热。薛曰：此足三阴虚，当用六味、滋肾二丸补之。一妇人腿足无力，劳则倦怠。薛曰：四肢者，土也。此属脾虚，当用补中益气，及还少丹主之。俱不从其言，各执搜风、天麻二丸，并愈风丹而殒。

江应宿北游燕，路过山东。孙上舍长子文学病瘵，逆予诊视，曰：无能为矣。经云，大肉已脱，九候虽调，犹死。况于不调乎？时夏之半，六脉弦数，既泄且痢，脾传之肾，谓之贼邪侵脾，病已极矣。不出八月，水土俱败，至期而逝，敢辞。孙曰：内人请脉之，形容豫顺，语音清亮，不显言何症。诊毕，孙问何病。予曰：寸关洪数，尺微欲绝，足三阳脉逆而上行，上实下虚，此痿症也。病虽久可治。孙曰：何因而得此。予曰：经云，悲哀太过，则胞络绝，胞络绝，则阳气内动，发则心下崩，数溲血也，大经虚空，发为肌痹，传为脉痿，有所失亡，所求不得，则发肺鸣，鸣则肺热叶焦，发为痿躄，此之谓也。孙曰：果因哭子忧伤，两脚软弱无力，不有起者七越岁矣。或以风治而投香燥，或认虚寒而与温补，殊无寸效。予曰：湿热成痿，正合东垣清燥汤例，但药力差缓，难圆速效。以独味杜仲、空心，酒水各半煎服，日进清燥汤，下潜行散，兼旬出房门。无何病瘵子死，哀伤复作。（《名医类案》）

○徐灵胎曰：下体痿弱，属虚者多，温补肝肾，亦不为过。但其中必兼有风痰寒湿，一味蛮补，亦有未到之处。此等方法，起于宋而盛于明，古人不如是也。

米南宫五世孙巨秀，亦善医，尝诊史相脉，未发，史谓之曰：可服红丸子否？米对以正欲用此，亦即愈。史病手足不能举，朝谒遂废，枢中要务，运之帷榻。米谓必得天地丹而后可。丹头偶失去，历年莫可访寻。史病甚，召米于常州，至北关，登舟买饭，偶见有进拳石于肆者，颇异，米即而玩之，即天地丹头也。（史当未死，鬼神犹相之。）问售者：尔自何致此？曰：去年有人家一妳子以售。米因问厥值，售者漫索钱万，米以三千酬值。持归调剂以供史，史未敢尝。有阍者亦疾痿，试服即能坐起。又以起步司田帅之疾，史始信而饵，身即轻，遂内引。及史疾再殆，天地丹已尽，遂薨于赐第。叶绍翁《四朝闻见录》。

张子和治武弁宋子玉，因驻军息城，五六月间暴得痿病，腰胯两足，皆不任用，躄而不行，求治于张。张察其脉，俱滑实而有力，张凭《内经》，火淫于内，治以咸寒，以盐水越其膈间寒热宿痰，新者为热，旧者为寒，或宿食宿饮在上脘者，皆可涌之，宿痰既尽，因而下之，节次数十行，觉神志日清，饮食日美，两足渐举，脚膝渐伸，心降肾升，更继以黄连解毒汤加当归等药，又泻心汤、凉膈散、柴胡饮子，大作剂煎，时时呷之而愈。经曰：治心肺之病最近，用药剂不厌频而少，治肝肾之病最远，用药剂不厌频而多，此之谓也。夫痿病无寒，多发于五六七月，若误作痹与脚气治之，用乌、附、乳、没、自然铜、威灵仙之类，燔针艾火汤煮袋蒸，痿弱转加，如此而死者，岂亦天乎。

李成章治一人病痿，李察诸方，与治法合而不效，疑之。忽悟曰：药有新陈，则效有迟速，此病在表而深，非小剂能愈。乃熬药二锅，倾缸内稍冷，令病者坐其中，以药浇之，逾时汗大出立愈。李名玉《明史》。

龚子才治一人两足痿弱不能动，止以鹿茸、人参各五钱，又锉一剂，水煎空心温服，连进数服而愈。

孙文垣治徐氏子，年弱冠，肌肉瘦削，尻膝肿大，手肘肩颙皆肿，肿处痛热，或作风与湿痰，及鹤膝鼓槌风治，病转甚。诊之六部皆弦，其色青而白，饮食少，时当长至，曰：此筋痿也，诸痿皆不可作风治，病转甚者，以前药皆风剂耳。风能伤血，血枯则筋愈失养，况弦脉乃肝木所主，搀前而至是，肝有余而脾土受克，脾伤则饮食少而肌肉削也。经曰：治痿独取阳明。阳明者肠与胃也，法当滋补肠胃，俾饮食日加，脏腑有所禀受，荣卫流行，气煦血濡，调养至春，君火主事之时，宗筋润而机关可利也。以五加皮、薏仁、甘草、苍耳子、枸杞、锁阳、人参、杜仲、黄柏、黄芪、防风服二十剂，而精神壮，腰膂健，饮食加，惟间有梦遗，去杜仲，加远志、当归，三十帖而愈。（雄案：议论极是，方未尽善。）

陆养愚治王庚阳，中年后患手足拘挛，屈伸不利，以风湿治，不效，自制史国公药酒，服之亦不效。脉之左手细数，重按则驮，右手稍和，重按亦弱，询其病发之由，告曰：始偶不谨而冒寒，便发寒热口苦，筋骨疼痛，服发散药，寒热除而口苦疼痛不减，至月余，先左足拘挛，难以屈伸，渐至右足亦然，又渐至两手亦然，手更振掉不息，医数十人，不外疏风顺气，及行气行血而已，数月前少能移动，而振动疼痛不可忍，今虽不能移动，幸不振掉疼痛。曰：若不疼痛，大事去矣。曰：不移动则不疼痛，若移动极其酸痛。曰：幸尚可药，此筋痿症也。少年房帷间，曾有所思慕而不得遂愿否？曰：早年一婢，其色颇妍，因昵之，拙荆觉而私黜他方，后极想念，半年间欲事反纵，后患遗精白浊，今阳事久不起矣。曰：《内经》痿论中一条云：肝气热，则胆泄口苦筋膜干，筋膜干，则筋急而变，发为筋痿。由思想无穷，所愿不得，意淫于外，人房太甚，宗筋驰纵，发为筋痿，及为白淫。又曰：筋痿者，生于疾使内也。盖思愿不遂，遇阴必恣，风寒乘虚袭之而不觉，至中年后血气既衰，寒变为热，风变为火；消精烁髓而病作。医又以风热之经治之，重耗其血，筋无所养，不能束骨而利机关，宜其病转剧也。所幸饮食未减，大便犹实，盖痿症独取阳明，阳明盛则能生气生血，未为难治。用当归、地黄、参、芪、白术、丹皮、黄柏、青蒿、山萸、枸杞、牛膝，少加秦艽、桂枝、羌活、独活，煎服。又以紫河车、鹿角、龟甲、虎胫骨熬膏酒服两许，调治一月而愈。

李士材治朱太学，八年痿废，屡治无功。诊之六脉有力，饮食如常，此实热内蒸，心阳独亢，症名脉痿。用承气汤下六七行，左足便能伸缩。再用大承气，又下十余行，手中可以持物。更用黄连、黄芩各一斤，酒蒸大黄八两蜜丸，日服四钱，以人参汤送之。一月之内，去积滞不可胜数，四肢皆能展舒，曰：今积滞尽矣，煎三才膏十斤与之，服毕而痊愈。

倪文学，四年不能起于床，李治之。简其平日所服寒凉者十六，补肝肾者十三，诊其脉大而无力，此荣卫交虚。以十全大补加秦艽、熟附各一钱，朝服之，夕用八味丸加牛膝、杜仲、远志、萆薢、虎骨、龟甲、黄柏温酒送下七钱，凡三月而愈。

高兵尊患两足酸软，神气不足，向服安神壮骨之药，不效。改服滋肾、牛膝、薏仁、二妙散之属，又不效。纯用血药，脾胃不实。诊之脉皆冲和，按之亦不甚虚，惟脾部重取之，涩而无力，此上虚下陷，不能制水，则湿气坠于下焦，故膝胫为患耳。进补中益气，倍用升麻，数日即愈。夫脾虚下陷之症，若误用牛膝等下行之剂，则下愈陷，此前药之所以无功也。

俞东扶曰：此三案精妙绝伦，以药对脉，确切不移，首案连用承气，继用参汤送寒下药，皆是独取阳明治法。末案补中益气，与大黄补泻不同，总归乎取阳明也。

喻嘉言治徐岳生，躯盛体充，昔年食指因伤见血，以冷水灌之，血凝不散，肿溃出脓血数升，小筋脱出三节，指废不伸，后两足至秋畏冷，重棉蔽之，外跗仍热，内踹独觉其寒，近从踵至膝后筋痛，不便远行。医令服八味丸，深中其意。及诊，自云：平素脉难摸索，乃肝肺二部反见洪大，大为病进，时在冬月，木落金寒，尤为不宜，八味丸之桂附，未可轻服。盖筋者，肝之合也，附筋之血，既经食指外伤，不能荣养筋脉，加以忿怒，数动肝火，传热于筋，足跗之大筋，得热而短，是以牵强不便于行也。然肝木所畏者肺金，故必肺气先清，周身气乃下行，令肺脉大，则为心主所伤而壅窒，是以气不下达而足寒也。所患虽微，已犯三逆，平素脉细而今大，一逆也；肝脉大而热下传，二逆也；肺脉大而气上壅，三逆也。设以桂附治之，壅热愈甚，即成痿痹矣。故治此患，先以清金为第一义，清金又以清胃为第一义，胃不清则饮酒之热气，厚味之浊气，咸输于肺矣。药力几何，能胜清金之任哉，金不清，如大敌在前，主将懦弱，已不能望其成功，况舍清金而更加以助火烁金，倒行逆施以为治耶，必不得之数矣。（原注后徐仍服八味，一月余竟成痿痹，卧床一载，闻最后阳道尽缩，小水全无，乃肺经之气先绝于上，所以致此。）

钱叔翁形体清瘦，平素多火少痰，迩年内蕴之热，蒸湿为痰，夏秋间湿热交胜，时忽患足麻木，冷如冰石，盖热极似寒也，误以牛膝、木瓜、防己、五加皮、羌、独之属温之，甚且认为下元虚惫，误用桂、附、河车之属补之，以火济火，以热益热，由是肿溃出脓水，浸淫数月，足背趾踵，废而不用（实为痿之变症），总为误治使然。若果寒痰下坠，不过坚凝不散已耳，甚者不过痿痹不仁已耳，何至肿而且溃黄水淋漓，腐肉穿筋耶。盖此与伤寒坏症，热邪深入经络，而生流注同也。所用参膏，但可专理元气，而无清解湿热之药以佐之，是以元老之官，而理繁治剧也。若与竹沥同事，人参固其经，竹沥通其络，则甘寒气味，相得益彰矣。徐某服人参以治虚治风，误以附子佐之，迄今筋脉短缩，不便行持，亦由不识甘寒可通经络也。今用参膏后，脾亦大旺，日食而外，加以夜食，是以参力所生之脾气，不用之运痰运热，只用之运食，诚可惜也。近者食亦不易运，以助长而反得衰，乃至痰饮胶结胸中，为饱为闷，为频咳而痰不应（予常见肺热之人，虽产妇服参亦多此症），总为脾失其健，不为胃行津液，而饮食反以生痰渐渍充满肺窍，咳不易出。（皆由内热之故，与脾却无与。）虽以治痰为急，然治痰之药，大率耗气动虚，恐痰未出，而风先入也。惟是确以甘寒之药，杜风消热，润燥补虚豁痰，乃为合法。至于辛热之药，断断不可再误矣。医者明明见此，辄用桂、附无算，想必因脓水易于，认为辛热之功，而极力以催之结局耳，可胜诛哉。

按：此证实为肝经燥火郁于脾土而成，世罕知者，即喻君亦以脓水浸淫，认为湿热，予有治黄澹翁案附后。（黄案未见，盖此书脱误甚多也。）

卢不远治织造刘监，病痿一年，欲求速效，人亦以旦暮效药应之。二月诊之，六脉细弱，血气太虚，而其性则忌言虚，以己为内家也。然多手拥近侍之美者（此即《内经》所谓思想无穷，所愿不得，意淫于外，人房太甚，发为筋痿及白淫是也），乃直谓之日：尊体极虚，非服人参百剂不复能愈。若所云旦暮效者，是欺也，不敢附和。遂用十全大补汤，四剂后，又惑人言，乃为阳不用参，而阴用之，至四月参且及斤，药将百帖，而能起矣。次年七月疾作，欲再用前法加参，不信，因断其至冬仍痿，立春必死，果然。

冯楚瞻治李主政足病，疼痛不堪，步履久废。医用脚气祛风燥湿之剂，久服不效。饮食不甘，精神益惫，脉之两寸洪大而数，两关便弱，两尺更微，据脉及上热中虚下寒也。再用祛风燥湿，则气血更受伤矣。夫治痿独取阳明，而脾主四肢，肝主筋，肾主骨，则足三阴宜并重焉。（羽翼轩岐，诚在此等，余子纷纷，不足数也。）乃与重剂熟地、麦冬、牛膝、五味、制附子、炒黄白术，加杜仲，另煎参汤冲服，十余剂渐愈。再用生脉饮，送八味丸加牛膝、杜仲、鹿茸丸及归脾汤全瘳。

雄按：议论虽精，药未尽善。而冯氏最为玉横之所心折，故不觉所许过当也。

孙文垣治一文学，两足不酸不痛，每行动或狃于左而又坠于右，或狃右而又坠于左，持杖而行不能正步，此由筋软不能束骨所致。夫筋者，肝之所主，肝属木，木纵不收，宜益金以制之，用人参、黄芪、白芍以补肺金，薏仁、虎，骨、龟甲、杜仲，以壮筋骨，以铁华粉，专制肝木，蜜丸早晚服之，竟愈。（然则此亦筋痿，病也。）

邱太守侄，丁年患两手筋挛掉不能伸屈，臂内肉削，体瘠面白，寝食大减，脉之六部俱弦，重按稍駃。询其病源，盖自去冬偶发寒热，筋骨疼痛，至仲春寒热退而筋骨之疼不减，药无虚日，甚则日三四进，佥谓是风，而治不效。孙谓此筋痿症也。乃少年多欲，且受风湿，邪气乘虚而人，医者不察天时，不分经络，既行汗之。仲景治风湿之法，但使津津微汗，则风湿尽去，若汗大出，则风去而湿存，由是气血俱虚。经云：阳气者，精则养神，柔则养筋，虚则筋无所养，渐成痿弱，乃不足之病。古人皆谓诸痿不可作风治，误则成痼疾。曰：服风药已二百剂矣，顾今奈何？曰：幸青年，犹可图也，法当大补气血。经云：气主煦之，血主濡之，血气旺则筋柔软，筋柔软则可以束骨而利机关，又何挛掉之有。以五加皮、薏仁、红花、人参、鹿角胶、龟甲、虎骨、当归、丹参、地黄、骨碎补、苍耳子之类，服两月，肌肉渐生，饮食大进，两手挛掉亦瘳。

黄履素曰：余己酉夏应试南都，与姊丈吴公甫，联社课艺，见公甫步履微有不便，云苦腿痛，精神固无恙也。听庸医之言，以为风湿，专服祛风燥湿之剂，形容日槁，八月间，见咯血之症，肌肉尽削，至冬而殁，即此验之，则腿足酸痛疼，不可概作风治也益明矣。腿足皆是三阴部位，多系肝肾阴虚，法宜滋补，顾反服风药以耗之，岂不速其死哉。

张三锡，治一苍瘦人，每坐辄不能起，左脉微弱，右关寸独弦急无力，因酒色太过所致，用丹溪加味四物汤，不十剂愈。后服鹿角胶调理。

一人体厚，二足行履不便，时作眩晕，以大剂二陈加南星、二术、黄柏、黄芩，入竹沥、姜汁数剂顿愈。（作痰治。）

一人自觉两足热如火炙，自足踝上冲腿膝，且痿弱软痛，脉濡而数，乃湿热挟虚也。以苍术、黄柏为君四两，牛膝二两，龟甲、虎胫骨、汉防己各一两，当归二两，人参二两。山药糊丸桐子大，每服一百丸，空心盐汤送下。右方加附子。

一老人痿厥，用虎潜丸不应，后予虎潜丸加附子遂愈。盖附有反佐之功也。

一人两足沉重不能举，六脉沉数，询之，平居痛饮，遂作湿热治。乃以四苓、二妙加牛膝、木通、防己，数服渐减，用健步丸调理而安。

薛立斋治举人于尚之，素肾虚积劳，足痿不能步履，复舌喑不能言，面色薰黑，谓此肾气虚寒，不能运及所发。用地黄饮子，治之而愈。后不慎调摄而复作，或用牛黄清心丸之类，小便秘涩，口舌干燥，仍用前饮，及加减八味丸渐愈。又用补中益气汤而痊。

家宰刘紫岩，因劳下体软痛，发热痰盛，用清燥汤，入竹沥、姜汁服之，热痛减半，再剂而痊愈。

张路玉治劳俊卿，年高挛废，或用木瓜、独活、防己、威灵仙、豨莶之类，半年余，致跬步不能移动，或令服八味丸，亦不应。脉之尺中微浮而细，时当九夏，自膝至足，皆寒冷如从水中出，知为肾虚，风雨所犯，而成是疾，遂与安肾丸方，终剂能步履，连服二料，绝无痿弱之患矣。

丹溪治郑安人，年六十，虚而有痰，脉缓足弱，与半夏天麻白术汤下酒芩丸愈。

一士夫因脚弱求诊，两手俱浮洪稍鼓，饮食如常，惟言问不答，肌上起白屑如麸片，时在冬月，作极虚处治。询其弟，乃知半年前，曾于背臂腿三处，自夏至秋冬，节次生疽，率用五香连翘汤、十宣散与之，今结痂久矣，为作参、芪、白术、当归膏，以二陈汤化饮之，三日后尽药一斤，白屑没者大半，病者自喜呼吸有力。补药应取效以渐，而病家反怨药不速应，自作风病论治，炼青礞石二钱半，以青州白丸作料，煎饮子顿服之，阻之不听，因致不救，书以为警云。（痿证作风治多死。）

薛立斋治一老人筋挛骨痛，两腿无力，不能步履，以《局方》换腿丸，治之而愈。

姚僧垣治金州刺史伊娄穆自腰至脐，似有三缚，两脚缓纵，不复自持，僧垣为诊脉，处汤三剂，穆初服一剂，上缚即解，次服一剂，中缚复解：又服一剂，三缚悉解，而两脚疼痹犹自挛弱，更为合散一剂，稍得屈伸。僧垣曰：终待霜降，此患当愈，及至九月遂能起行。《周书》。

琇按：此即春夏剧，秋冬差之痿证也。

张子和曰：宛邱军校，三人皆病痿，积年不瘥，腰以下肿痛不举，遍身疮疥，两目昏暗，唇干舌燥，求治于张。张欲投泻剂，二人不从，为他医温补之药所惑，皆死。其同病有宋子玉者，俄省曰：彼以热死，我其改之，竟从治之而愈。张曰：诸痿独取阳明，阳明者，胃与大肠也。此言不止谓针也，针与药同也。

王执中曰：列子载偃师造偈云：废其肾则足不能行，人之患此，盖肾有病也。当灸肾俞，再一再灸而不效，宜灸环跳、风市、犊鼻、膝关、阳陵泉、阴陵泉、三里、绝骨等穴，但按略酸疼处，即是受病处，灸之无不效也。《资生经》。

施灵修有一里人，善酒，臣床褥者三年，灵修怜而索方于仲淳，仲淳亲诊之，知其酒病也。夫酒湿热之物，多饮者湿热之邪贯于阳明，湿热胜则下客于肾，而为骨痿，故昔人治痿独取阳明。以五味子为君，黄连为臣，麦冬、干葛、扁豆为佐，服之愈。《广笔记》。

薛立斋治一人，年逾五十，筋骨软痿，卧床五年，遍身瘙痒，午后尤甚。以生血药治之，痒渐愈，痿少可，更以加味四斤丸治之，调理谨守年余而痊。河间云：热淫于内，而用温补药。何也？盖阴血衰弱，不能养筋，筋缓不能自持，阳燥热淫于内，宜养阳滋阴，阴实则水升火降矣。

钱国宾治龙泉沈士彦，平生无病，肝气不平，过五八，腿无故而软，由软至瘫，由瘫至挛，卧不起矣，遍写病状与知识求医，答之曰：能直不能屈者，其病在骨，能屈不能直者，其病在筋，筋舒则无病矣。《内经》云：心生血，肝藏血。公平生肝薄多怨，血不能养筋，筋不能束骨耳，久则冷痹而挛。彼闻此论，遣使求方，用脐带、紫何车为君，人乳、枸杞、何首乌为臣，芎、归、地黄、牛膝、红花为佐使，血旺则养筋，筋和则束骨，此药作丸服矣。外取童便数升，盛大钵内，以腿放钵上，体放腿下，另置炭火一炉，用新瓦三四片，每片打二三块，烧红淬童便内，更易不论次数，日取热气熏灼约一时（琇按：外治法精妙）止之，次日再如此，半月筋舒，一月能步，二月能走矣。童便味咸寒，咸能软坚，久能走血消瘀。经云：血不足者补之以气，谓阴生于阳也。又经火气热散筋骨冷痹藉瓦引导入筋骨之分，治法深奥，得窍者知之。

魏玉横曰：张玉书子，年近三十，忽寒热头痛，时师谓伤寒也。蛮治月余后，竟不知为何病，惟昼夜喊叫痛极，延诊问何迟，曰：人皆谓先生专用补，渠系伤寒，故不敢请。领之入视，见病人尸卧在床，发长覆额，面垢鼻煤，皮枯肉腊，状如奇鬼，脉之弦而坚，左关尺殊涩数，询其痛处，起自臂侧，下连趾踵肩背，头脑亦时抽痛，僵直莫能动，动则欲死。乃谓其父曰：此筋骨兼痿之候也，若早补，何至此极。此由少年不慎，接内之后，即远行劳役，三阴受伤，今痛自环跳穴，下连大敦、隐白，涌泉，盖三穴为肝脾肾所主。至连肩背头脑皆掣痛，督脉亦伤矣。其母私问之，果以接内后，因事疾走江干，归而病发。其父曰：洵如是，已误治许时，今奈何？曰：幸少年血气易复，第需服药百剂，否则虽愈必跛也。与肉苁蓉、生熟地、杞子、米仁、当归、牛膝、红花，丹皮、蒌仁、麦冬之属，十剂能起坐，又十剂可杖而行，其父素怪吝，见病已起，遂勿药，从后果一足筋短一二寸，至今行路倾攲。

吴太宜人，年六旬外，病筋络抽掣，上连颠顶肩项，下至腰腹肠胁，莫不牵痛，背胀头昏，口燥心忡，便数食减，两手极热，常欲冷水浸之，诊得脉弦急而疾，曰：症即多端，均由肝火盛而血液亏。筋燥失养，久之则成痿矣，但濡以润之，可立愈也。与养清汤，加米仁、蘘仁、当归、女贞等十剂而痊。（《续名医类案》）

肢 厥

刘渡舟医案

○李某，男，43岁。初诊日期：1980年1月11日。

于1978年10月，无明显诱因而自觉双下肢发凉，厂医诊为肾阳虚证，曾用金匮肾气丸、虎骨酒、青娥丸等大量温补药，而病情未能控制，仍逐渐发展。冷感向上至腰部，向下则冷至足心，如赤脚立冰上，寒冷彻骨。同时伴有下肢麻，痒如虫行，小便余沥与阳痿等症。曾先后在某某等医院检查，均未见异常，而建议中医治疗。虽服补肾壮阳，益气和血等中药二百余剂，未能见效。就诊时。患者素体健康，面部丰腴，面目有神，舌质色绛，少苔，脉弦而略数。问其饮食如故，大便不爽，小便短少而发黄。初投四逆散，按阳厥之证治之，药进三剂，厥冷依然，乃又反复追询其病情，患者才说出睡眠不佳，且多乱梦，而心时烦，容易汗出。视其舌尖红如杨梅，脉来又数。证属阴虚于下而心火独旺于上。其证与黄连阿胶汤颇为合拍，乃疏下方治疗。

黄连9克，黄芩3克，白芍6克，阿胶9克（烊化），鸡子黄2枚（自加）。

以上五味，用水三碗，先煮三物，取一碗，去滓，纳胶烊尽，小冷，纳鸡子黄，搅合相得，分两次服下。

服药3剂后，患者即觉下肢寒冷麻木之感逐渐消退，心烦、汗出、失眠多梦等症，均有明显好转，小便余沥和阳痿亦有所改善。察其舌，仍红赤而少苔，脉弦而微数，继宗原法治之。

方药：黄连9克，阿胶10克（烊化），黄芩3克，白芍9克，鸡子黄2枚（自加），丹皮6克。

6剂，煎服法同前。

1月30日，适值降雪，寒风凛冽，但患者并无异常寒冷之痛苦，腰以下厥冷证基本告愈。一个月后，据患者言，未再复发。［中医杂志，1980，（12）］

万友生医案

○姚某，男，37岁。

患周围神经炎已一年多。初因铁锤击伤右手中指，发生疼痛麻痹，经久不愈。至今年3月，渐觉两脚板如有物挤压，脚心冰冷，并逐渐向上发展，奇痒，手足麻木冰冷，尤以两足为甚，经治后上肢症消，上下肢麻木冰冷，尤以下肢脚心为甚，不知痛痒，饮食日益减少，体重明显下降，脉细弦而缓。拟以当归四逆汤：

当归15克，桂枝10克，白芍30克，炙甘草10克，细辛3克，木通10克，生姜10克，红枣30克，生黄芪30克，鹿茸末1.5克（冲服）。

上方连服11剂，手足麻木明显减退，脚心由冷转热，胃纳仍差。二诊守上方加党参、白术、茯苓各15克，又进5剂，病情更见好转。三诊守上方加重白芍为60克，炙甘草为30克。再进3剂，手足知觉基本恢复，冷感全除，胃纳已开，饮食增进。用上方10剂蜜丸，巩固疗效，随访4年未复发。［江西中医药，1981，（2）］

喑厥风痱

谢星焕医案

○俞昌太，初病恶寒发热，继则热而不寒，喜睡羞明，二便略通。医以为外感，进败毒散，症变热炽谵语。又以为瘟疫，投达原饮，症变神识昏迷。更医断为虚脱，与理中汤，舌苔干黑，肢体若僵，绝食不进。家人治棺待毙，姑延一诊，以决卒期。诊得左脉沉缓，右脉数急，面黑目赤，昏昏嘿嘿，耳聋不知所问，上部扪之觉热，下部扪之觉冷。统计之，有似水衰火炎之象。细视左肢微肿，扪之觉有痛色，于是知为风邪所中，误治而至此也。法参喑厥风痱之例，以地黄饮子，服至二日方醒，七日痊愈。

地黄饮子方见前本门脑鸣肢痹。（《得心集医案》）

肌营养不良症

尚尔寿医案

○韩某，女，病历号：281676，初诊日期：1985年8月20日。

患儿于1982年9月始出现下肢无力、行走时易跌倒及爬起困难直至翻身困难等症。遂往河北某医院诊治，作肌电图无阳性发现，1985年7月来北京某医院就诊，肌电图示："右股内侧肌、右岗上肌轻度神经原损害"。8月初复去北京某医院就诊，确诊为"进行性肌营养不良症"。

体检：一般情况可，走路不稳，呈明显鸭步状，下蹲后起立及卧位时翻身均困难，可见明显腓肠肌假性肥大，未见明显翼状肩胛及四肢、躯干、盆带肌萎缩。

目前自觉双下肢无力，上楼爬坡困难，纳差神疲，脉弦细，舌淡苔薄白。

诊断：进行性肌营养不良症（假肥大型）。

中医病名：留瘦。

辨证：脾虚不运，痰浊阻络，肝风内动。

治法：健脾化痰，搜风通络。

方药：以复肌宁粉减味及复肌汤方并用。

①天麻30克，全虫30克，蜈蚣（去头足）10条共研末，每服2.5克，每日2次，温开水送下。

②菖蒲10克，胆南星10克，麦冬15克，伸筋草15克，牡蛎20克（先下），赤芍10克，珍珠母20克（先下），夏枯草15克，丹皮10克，僵蚕10克。牛膝15克，龙齿15克（先下），云苓20克，甘草10克，佛手10克，黄芪10克，党参10克。水煎服。

二诊：服药两个月后，精神增进，纳食增加，双下肢较前有力，可坚持体育锻炼每天半小时，能跑步300米以上，不跌跤，双脚跳可达100米，单脚亦可离地，并可单独上楼。舌淡红，苔薄白，脉弦细，嘱坚持锻炼，配合针灸按摩，注意营养，停服复肌汤，仅用复肌宁粉剂，本方服至1987年2月，据信访得知患儿症状消失，下蹲起立及翻身轻松自如，下肢乏力感消失，经河北省某医院1987年2月20日病理复查报告：少数横纹肌变性。属临床基本治愈。（《当代名医尚尔寿疑难病临证精华》）

重症肌无力

祝谌予医案

○贾某某，女，12岁，学生。病历号C111355。

患者于1969年6月因右眼突然难以睁开，经某医院确诊为重症肌无力（眼型），用新斯的明治愈。1975年10月不慎外感，双眼睑先后发皱、下垂，以午后为重，并伴有复视。1975年6月中旬再度受风，眼珠活动受限，咀嚼无力，吞咽困难，甚或饮水发噎。虽服新斯的明等西药，效果不著，诸症渐次加重。1975年7月22日因发热伴呼吸困难，我院神经科诊断为重症肌无力（全身型）并发肌无力危象及肺部感染收住病房。经吸痰、给氧、抗感染等积极抢救，肌无力危象及肺部感染得以控制后，邀请中医会诊。

现症：精神萎靡，面容憔悴，两眼睑下垂无力抬起。眼隙如缝，复视，气短憋气，语气低微，咀嚼无力，颈项酸软。全身近似软瘫，不能下地行走，两手小鱼际肌肉轻度萎缩。舌淡，脉沉细。

辨证：脾肾虚损，气血双亏，复感风邪而致痿弱。

治法：补脾肾、益气血培其本。

方药：疏风活络顾其标，方宗补中益气汤加减。

生黄芪30克，台党参9克，全当归9克，升麻6克，柴胡9克，生白术9克，广陈皮9克，清半夏9克，云茯苓12克，炙甘草3克，川断9克，桑寄生15克。每日1剂，水煎服。同时嘱患者每日用生黄芪30克煎汤冲洗眼胞。服药1个月后再诊：患者仍感无力，多汗，四肢远端厥冷，舌淡，苔白腻，脉濡软。

此乃表阳不固，营卫失调之象，暂拟温脾肾、固表阳、和营卫法治之。

方药：川桂枝12克，杭白芍12克，炙甘草9克，制附片9克，淡干姜4.5克，台党参15克，云茯苓12克，生白术9克，甘枸杞9克，每日1剂，洗药同前。

以上方为主加减治疗1个月，汗出逐渐减少，手足转温，余症同前，仍守培补脾肾原意。

方药：生黄芪15克，台党参15克，生白术12克。云茯苓15克，全当归9克，杭白芍15克，川芎9克，熟地12克，制附片9克，川桂枝9克，仙灵脾9克，巴戟天9克，节菖蒲9克，炒远志9克，鸡血藤30克。每日1剂。

住院期间患者病情日趋好转，身渐有力，可以随意下地活动，饮食正常，生活亦能自理。惟眼睑下垂、复视改善不太明显，遂于1975年12月下旬出院，后到中医科随诊治疗。

方药：生黄芪30克，川桂枝9克，赤白芍各15克，制附片6克，淡干姜6克，仙灵脾15克，巴戟天15克，全当归9克，大熟地15克，甘枸杞12克，黄精15克，千年健15克，功劳叶15克。每日1剂，水煎服。

洗药同前。

上方为基础加减治疗3个月后，患者眼睑下垂、复视均有明显改善，自己能上百货大楼等处玩耍。原方加服疏风定痛丸，早晚各服1丸，以散风通络，攻补兼施。1976年7月，复视消失，眼睑上抬亦觉有力，基本恢复正常，西药新斯的明由出院时每日12片减至6片。乃停服疏风定痛丸，原汤药方改配丸药巩固疗效。

方药：生黄芪90克，云茯苓60克，生白术30克，升麻15克，建神曲60克，生山楂90克，千年健60克，金狗脊60克，功劳叶60克，川断30克，菟丝子30克，女贞子30克，甘枸杞60克，巴戟天30克，诸药研末，制成蜜丸，每丸重约9克，早晚各服1丸。

1978年3月随诊：患者证情稳定，略感面肌发紧，笑不自然。原方加地龙肉、乌梢蛇、钩藤、白蒺藜等祛风通络之品，制成蜜丸续服。新斯的明减至每日3片。1978年12月，西药全部停用，诸症皆瘥，患者体壮身健，肌肤丰满，复学后功课优秀，体力活动一如常人。（《中国名老中医药专家学术经验集》）

李忠林医案

○某男，54岁，干部，已婚。

3年前患重症肌无力，双眼睑下垂，眼珠转动不灵，复视，全身无力，语声低微；吞咽困难，呼吸障碍，有时全身呈瘫软状态，大便溏，日1～3次，舌淡苔薄白，脉细软无力。该患者症状危重，经数家医院治疗，已切除胸腺，每天靠大剂量新斯的明维持（每天3次，每次3片），且病程迁延日久，证属脾肾阳虚，治以补脾固肾为主，佐以活血通络之品，基础方：西洋参、黄芪、白术、山药、附子、肉桂、鹿角胶、熟地、巴戟、故纸、紫河车、枸杞、山萸、丹参、川芎、地龙。5剂，水煎服，日2服。服药后症状无改变，自觉全身较前有力，无不良反应。继服10剂，服法同前，服后全身感觉有力，吞咽困难亦有好转，大便日1～2次，但出现口干现象，考虑该患者疗程较长，防止助阳过甚，遂嘱其凉服，并配合一些清热药品。坚持服药3个月，各种症状明显减轻，不仅全身有力，吞咽困难、呼吸障碍明显改善，两上眼睑能够提起，上午尤为明显。此时让患者减服新期的明，由每日3次，每次3片改为每日3次，每次2片，用上方加减服药近6个月，患者病情基本稳定，并停服新斯的明，能自己到户外活动，坚持1年零2个月的治疗（后期改为每2天服1剂）患者痊愈，至今未见复发。［天津中医，1996，13（4）］

阎卓如医案

○兰某某，男，42岁。1975年10月20日初诊。

主诉：（家属代诉）某某省医院诊断为“胸腺瘤”

手术后已数月。现两睑下垂，视物偶有斜视，语言滞涩且仅能说短语，吞咽不利，每日仅能吃稀饭五两左右，偶有作呛，伴有呼吸困难，四肢无力，不能持重抬举。臂抬起立即随之垂下，握力尚可，但自己不能上楼，便溏尿频。苔白、舌淡粉红，脉沉弦缓。

治法：拟益气健脾、温补命门真阴真阳之法以治。

方药：百合31克，生地15克，麦冬12克，石斛15克，牛膝12克，黑附子18克，山萸10克，白术10克，党参25克，粳米31克，炒知母10克。

1976年1月4日来信称：服上方症状较前有所好转，自己上楼不觉困难，上肢较灵活，能提起五磅水瓶，能倒水吃药，且能举起双臂。可行走一里多路，不觉疲劳。仍以上方继服，且黑附子增至31克，知母改为12克。

1976年4月4日来信称：服溴吡斯的明逐渐减少。拟丸药方如下。

生地93克，山药93克，丹皮25克，泽泻31克，茯苓31克，山萸62克，附子93克，肉桂15克，麦冬62克，石斛93克，牛膝93克，沙参62克，百合93克，炒知母62克，党参156克，炒白术93克，陈皮31克，炒黄柏62克。共为细末蜜丸，每丸重10克，日服二三次，每次一丸，引用粳米15克煎水300毫升分3次送药。

1976年11月22日，患者专程从郑州来院致谢。复查体征，一切正常，两臂抬举自如，且能提八磅之重物，行走稳健有力，每日口服溴吡斯的明3片，以资巩固。疗程一年，服中药180剂左右。（《名老中医经验全编》）

孙柏青医案

○郁某，女，30岁。1993年4月6日诊。

2个月来双眼睑下垂，右轻左重，看前方物体需仰头而视，晨起症减，日晡加剧，视力模糊，神疲懒言，伸舌无力，某医院做“腾喜龙”试验，确诊为重症肌无力症（眼肌型），服溴吡斯的明半月未有明显效果。诊见舌淡红，苔薄白，脉大而软。

辨证：此为脾气虚弱，经脉失和，眼睑下垂。

治法：补中益气，疏通经络。

方药：炙黄芪15克，党参10克，当归10克，陈皮6克，白术10克，升麻3克，柴胡3克，炙甘草5克。

每日1剂，上下午分别浓煎成150毫升，送服制马钱子粉胶囊0.25克。

服药10剂，睑垂渐收，精神振作。原方出入5剂，诸症释然，随访迄今未复发。［甘肃中医，1996，9（6）］

方药中医案

○方某，男，59岁，初诊日期：1976年3月11日。

患者1973年以腹泻、疲劳为诱因，逐渐出现右眼睑下垂、复视，西医诊断为重症肌无力眼肌型，经中西药治疗缓解。1975年10月感冒发热后，又出现左眼睑下垂、复视，咀嚼吞咽困难，颈及肩胛无力，同年12月两次出现呼吸困难，诊为重症肌无力延髓型，用西药治疗至1976年1月5日，仍不能控制症状，1976年3月11日来诊。症状大致如前，偏胖体型，面微赤，眼睑下垂，眼裂变小，头低倾，不能正常直立，两手不能上举。舌嫩，有齿痕，稍红，苔薄白，中心稍黄腻，脉沉细无力。

辨证：脾气虚衰，肝郁肾虚。

治法：健脾补气，疏肝滋肾。

方药：黄芪45克，苍白术各12克，陈皮9克，党参15克，柴胡12克，升麻6克，甘草6克，生姜3克，大枣12克，熟地30克，仙灵脾15克，麦冬12克，五味子9克。

服上方12剂后，自觉症状明显减轻（服3剂时即开始减溴吡斯的明剂量），眼睑下垂基本恢复，进食不需休息，治疗半年，西药全撤，自觉症状完全消失。改予补中益气汤合益胃汤，制成丸剂调理，1977年4月14日复查，基本恢复正常，坚持半日工作；间断服上述丸药，基本治愈。［新医药杂志，1977，（9）］

苏天聪医案

○卯某，女，40岁。

有“乙肝”病史。双侧上眼睑下垂年余，以右侧为重，经西医诊断为眼肌型重症肌无力。症状时轻时重，晨轻晚重，伴食少纳差，腹胀便溏，乏力，头昏目眩，午后五心烦热，易汗，口干舌燥，舌质挟青，少苦少津，脉涩。

辨证：气阴两虚，经脉阻滞。

方药：加味补中益气汤Ⅱ号方（黄芪20克，太子参20克，白术15克，陈皮12克，当归15克，升麻12克，柴胡10克，炙甘草3克，倒提壶15克，黄精15克，生地15克，吴萸15克，丹皮12克）加地龙15克，3日服2剂，辅以口服生三七粉每日5克。

4剂后症状开始改善，以后日渐好转，至25剂时症状完全消失，继服5剂以巩固疗效。治疗中药物随症略有加减，全疗程共45天，服药30剂。跟踪观察半年未见复发。［云南中医杂志，1991，12（1）］

黄振鸣医案

○刘智鹏，男，5岁。初诊：1982年4月22日。

病史：家长代诉，患者于1980年初，自觉头晕作呕，眼花，继之视力模糊，并发现右眼斜向外侧，右眼睑下垂，视左侧物体时，右眼不能转向左侧，视物体有双重影像，模糊不清，头晕加剧，前额痛连及巅顶和脑后，并有麻木感，精神不振，不欲视物，心悸，口干咽燥，溲短而黄，大便干结，胃纳不佳，夜睡不宁。曾经三家医院检查，诊断为“重症肌无力”，经治疗效果不显而转我科治疗。

检查：精神萎靡，面色无华，右眼睑下垂，右眼球斜向外侧，舌红少苔，脉细而数。

辨证：肝肾阴虚，肝阳上亢。

治法：平肝潜阳，育阴清热。

方药：羚羊角9克，全蝎1克，淮山药12克，丹皮6克，云苓9克，山萸肉6克，生地12克，石斛6克，金蝉花3克，水煎服。

复诊：1982年4月30日。药7剂，纳食稍增，头痛已减，余诸症如前。守原法稍增减。

方药：羚羊角6克，全蝎1克，淮山药12克，云苓9克，山萸肉6克，生地6克，石斛6克，女贞子6s，杞子6克，水煎服，8剂。

三诊：1982年5月8日。药后自觉视物稍清，眼睑上提稍有力，精神转佳，睡眠好转，诸症皆轻。药合病机，收效明显，守法续服。

四诊：1982年6月2日。服上方二十多剂，觉精神大振，纳食日增，右眼睑上提有力，㖞斜之眼球能开始转动，惟视物模糊，仍有复视，时觉头晕眼花。此属肝肾不足，精血亏损，不能上奉于目所致。拟益肝肾，补精血之品。

方药：山萸肉6克，熟地9克，淮山药6克，女贞子6克，杞子6克，五味子6克，菟丝子6克，蕤仁肉6克，水煎服。

五诊：1982年6月19日。服药十余剂，病情稳定，诸症已缓解，后因在烈日下玩耍，感受暑邪，当晚发热39摄氏度，头痛，汗出，咽痛，口干渴，小便短而黄，神疲乏力，曾服复方阿司匹林、感冒灵等，热退又复，投以清暑解表，利湿清热法。

方药：绵茵陈10克，豆卷6克，荷梗6克，莲叶6克，冬瓜仁10克，蝉蜕3克，钩藤6克，连翘6克，薏苡仁18克，水煎服，5剂。

六诊：1982年6月24日。服药后，暑邪已退，仍觉神疲乏力，眼睑无力升提，头晕，纳差。按原法稍加减。

方药：党参6克，淮山药6克，云苓10克，山萸肉6克，杞子6克，蕤仁肉6克，女贞子6克，五味子6克，全蝎1克，水煎服，7剂。

七诊：1982年7月1日。头晕消失，食欲有增，眼睑上提有力，右眼球能活动，续服前方7剂。

八诊：1982年7月8日。进药后精神大有好转，面色转红润，诸症基本痊愈，右眼睑活动正常，眼球活动灵活，可旋转至内眦角，守原方续进4剂而愈。（《奇难杂症》）

付玉和等医案

○某男，56岁，1994年4月16日诊。

眼睑下垂、言语迟缓无力2年余。曾确诊为重症肌无力，经用西药治疗半年无效，而逐渐加重，转中医诊治。

现症：眼睑肌下垂较重，言语迟缓，短气，食少，面浮无华，腰膝酸软无力，手足畏冷，便溏，舌淡，脉虚弱。

辨证：痹证，属肝脾肾亏虚型。

治法：益气健脾，助肾舒筋。

方药：起痿汤。

熟地20克，菟丝子30克，鹿角片20克，淫羊藿15克，制附子10克（先煎），当归15克，黄芪60克，党参15克，白术12克，天麻10克，加木瓜15克，黄芪加至120克，鹿角60克，附子30克。

治疗5个月，服药百余剂，上述症状基本消失，功能恢复正常，随访至今未复发。［山东中医杂志，1996，15（1）］

王顺等医案

○仲某，男，28岁，农村干部，于1990年5月3日就诊。

一年前发现左眼球内收困难，并出现复视，半年后双眼睑下垂。最近一个月出现吞咽困难，饮水后呛，语言不利，形寒肢冷，腰膝酸软，步行迟缓，不能自行上2楼。经查体：双眼睑下垂，双眼球内收不能，快速闭眼动作25次后，双眼球不能抬举，行走迟缓，新斯的明试验阳性。诊断为重症肌无力（全身型）。遂取肩髃、曲池、合谷、足三里、解溪、肾俞穴，行针30分钟，提插捻转进针，每日1次。

5月18日，针刺半个月后，复视减轻眼裂增大，但自觉眼球活动时发硬。饮水发呛，形寒肢冷均减轻，语言较前流利，可以扶持上2楼。

6月3日，针刺两个月后，平时无复视，阳光刺激时有复视。吞咽困难，饮水发呛基本消失，语言比较流利，可以步行上2楼。快速闭眼动作100次后，眼裂无变化。仅向左视75度时出现复视。

随诊3个月，症状未见加重。［针灸学报，1991，（4）］

杨作楳医案

○某，女，三十余岁。

1966年秋，病已半载，经多个医院检查均诊断为重症肌无力，治疗未效。

初诊：面色皖白，且无表情。目胞均垂，不能睁开，少气懒言，挣扎半响才说出一句，语声低微，当面询问听不清晰，倦怠乏力，举动艰难，稍一行动，须人扶持。每餐不到二两，却需一小时余，吃吃歇歇，再吃再歇，咀嚼馒头、面条，好象嚼着硬一质食物一样，吃不到两口，牙关酸困，即无力续嚼。有时一口馒头或一口汤水，咽到半截也要暂时休息才能继续咽下。月经延期，量少色淡。脉虚弱，舌淡苔薄。

辨证：证属脾虚中气不足。

治法：升阳补气。

方药。生黄芪24克，当归身9克，炙甘草9克，土白术12克，陈皮6克，干姜6克，党参15克，升麻6克，柴胡6克。

水煎服，1日1剂，连服4剂。

复诊：服4剂后，倦怠稍减，余证如旧，嘱再服4剂。

三诊；又服4剂后，除睑垂须用手上推，目才可睁，过2～3分钟，又复垂闭外，其余各症，均已明显好转，嘱再服4剂。

四诊：又服4剂后，二目开阖自如，但久睁尚有乏困感，他症基本消失。嘱将原方减半，续服几剂，以资巩固。

五诊：续服6天，各症均失。（《临证录》）

王宁等医案

○何某，女，38岁。

因右眼不能上举3月余，于1992年4月25日来我院就诊，患者向正前方平视时右眼上睑遮盖整个黑睛，经肌内注射新斯的明，20分钟后，双眼向正前方平视时右眼睑裂为2毫米，外眼、内眼均无异常。视力右眼0.4，左眼1.2。证见声音低微，神疲乏力，舌淡无苔，脉虚无力。

诊断：重症肌无力。

辨证：此为脾虚气弱，风邪乘虚而明袭，引动痰涎，风痰阻滞脉络，邪气客于胞睑，以致上睑下垂。

治法：益气升阳，疏通经络。

方药：补中益气汤加减。

陈皮15克，升麻12克，柴胡6克，白术12克，黄芪30克，甘草10克，人参20克，当归12克，防风12克，香附12克，枸杞子15克，僵蚕15克，每日1剂，水煎服。

15天后，自觉症状好转，上方重用黄芪、人参继服15剂，右眼视力提高至1.0，嘱再服上方10剂巩固治疗。随访2年未见复发。［实用中医药杂志，1996，（4）］

脊髓空洞症、神经根炎

刘惠民医案

○高某，女，45岁，已婚。初诊日期：1970年5月13日。

左上半身感觉减退、麻木、无汗5年多。自1965年春，先发现左手感觉减退、麻木，并相继发现左侧头面部、胸背部及上肢不出汗，局部发凉，肢体麻木，感觉减退，逐渐加重，常不自觉被烫伤。左手握力差，不能持重物。经某医院神经科检查，左侧头面部、上肢及左侧躯干3～4胸椎以上平面，痛、温觉减退，皮肤较健侧明显干燥。主动运动及生理反射，均无特殊改变。诊断为脊髓空洞症、神经根炎。多年来常有腹泻，每天大便两三次，较稀，便前有时腹痛，腹泻常与情绪改变有关，未治疗。患者发育营养一般，面黄，精神不振，舌质淡红，舌苔薄白，脉沉细而弱。

辨证：脾肾不足，气血两虚；风寒内袭，阻闭经络。

治法：温肾健脾，补气养血，温经通阳。

方药：山药30克，熟地15克，麻黄4.5克，炮姜9克，鹿角胶（烊化，也可用阿胶代之）12克，桂枝9克，补骨脂12克，白术（土炒）16克，陈曲（炒）9克，醋香附12克，当归12克，熟附子9克，山茱萸12克，木香9克，生黄芪12克，骨碎补12克，鸡血藤12克。

水煎两遍，兑在一起，早晚各1次，温服。

5月26日（二诊）：服药六剂，感觉舒适，食欲好转，食量增加，余证同前。舌苔、脉象同前。原方去木香、黄芪继服。

6月3日（三诊）：药后病情明显好转，食量增加，大便已转正常，左上半身麻木感减轻，舌苔薄白，脉沉细，较前有力。仍以原方加减继服。

方药：山药30克，熟地15克，麻黄4.5克，炮姜9克，鹿角胶（烊化）15克，桂枝9克，补骨脂12克，陈曲（炒）9克，白术（土炒）15克，醋香附12克，当归12克，熟附子12克，淫羊藿12克，枸杞子15克，生黄芪15克，生菟丝子24克，骨碎补15克，鸡血藤15克。

1977年11月30日随访：先后间断服药半年多，左上肢麻木感逐渐减轻，患部痛、温觉较以前逐渐灵敏，左手握力大增，与健侧无明显差别，出汗如常，左上肢功能已恢复正常。现已五年，未再服药治疗。（《刘惠民医案》）

遗传性痉挛性脊髓麻痹

尚尔寿医案

○病人蒋某，男性，35岁，汉族，已婚，辽宁某建筑公司工人。

于1958年7月18日，因3年来走路不稳，言语不清而来门诊求治，门诊号3021。该患者于1953年开始患膀胱充满时，如不立即排尿，则不能控制。于1955年8月开始走路不稳，下肢重感，如醉酒状，疲劳无力，讲话不清，舌体发硬。曾在长春某医院住院2个月，稍有好转，近半年来症状加重。

既往病人在15岁时患过疟疾，21岁时患过伤寒，24岁时患过痢疾。家族史中，祖母曾因寒腿病故去。其父自30岁开始，下肢软弱，走路需扶杖，后因咳嗽气短等症死去。病人二弟于20岁时走路下肢无力，渐渐发生语言障碍，手不好用，视力逐渐减退终至失明，前期卧床不起，后期因呼吸肌麻痹而死去（1958年8月死去）。其三弟亦于20岁时发病，症状同上。病人妹妹亦患同样病，皆死于呼吸肌麻痹。病人女儿9岁，常常走路跌倒，曾邀来门诊检查，

尚未发现明显异常。病人爱人曾患心包炎、肝硬化和陈旧性风湿病等。体格检查：体温36.8摄氏度，脉搏80次/分，脉弦有力，尺脉弱，呼吸20次/分，血压105/70毫米汞柱，舌苔薄白滑润，舌质改变不明显，神志清楚合作，发育正常，营养中等，皮肤正常，两眼有复视，粗试视野正常，两瞳孔等大等圆，两眼不突出，对光反应灵敏，辐辏反应正常，眼底有轻度视神经萎缩，甲状腺无肿大，心肺听诊正常，腹部平坦，肝脾未触及，四肢脊柱正常。

神经系统检查：意识清楚，发音障碍，呈鼻音，无眼震颤及吞咽困难等现象，颅神经检查大致正常，两下肢肌力减退，走路呈失调步态，反射均增强，直线前进

困难，龙伯征（+），双侧均可引出踝震挛，指鼻试验不稳不准。脑电图及脑脊液检查正常，常规化验血清学无改变。

治疗经过：主要服用中药。自7月开始治疗，服3剂后病人自述有好转，言语稍清晰，蹒跚状步态好转，走路较轻快，尿量可以稍有控制。

用药为：生石决明15克，龟甲12克，杜仲炭9克，明天麻3克，全蝎3克，蜈蚣1条，牛膝6克，桃仁5克，红花5克，麦冬8克，薏苡仁9克，钩藤6克，菖蒲3克，水煎服，日3次。

当服到8剂后（原方），症状明显好转，龙伯征及踝震挛已不明显，复视现象消失。此后按上方略有加减服一个月。由于感冒，上述症状又出现。在1958年12月下旬入院治疗99天，仍按原方加减，病人言语已清晰，小便已能控制，无失禁现象，步态已稳定，步行时自觉轻快，已可走直线，但稍有摇摆，复视消失，眼底检查正常，龙伯氏征正常，指鼻试验较前准确。

此后每隔一月检查一次，病情无改变。但在每次感冒后出现症状，治疗后即消失。

1960年9月和12月底检查，颅神经正常，膝腱反射亢进，皮肤冷热痛感正常，小脑平衡失调状态不明显。1961年3月20日检查情况同上。（《当代名医尚尔寿疑难病临证精华》）

敌敌畏中毒迟发性周围神经损害

张弘、邹增平医案

○曹某，女，29岁，1994年8月22日初诊。

患者自述2个月前误服敌敌畏20毫升中毒，经当地卫生院治疗12天出院。20天前开始出现双上肢麻木沉重，未加注意，3天后逐渐加重来诊。伴有手凉无汗、畏冷症状。查体：双手皮肤粗糙无泽，持物时双手无力，双手感觉减退，温觉差。双侧肱二头肌、肱三头肌肌腱反射低下。舌质淡、苔白润，脉沉细无力。肌电图检查：手桡神经、尺神经支配肌呈现部分干扰波、单板运动电位或静息现象，提示神经源性疾病。诊断为敌敌畏中毒迟发性周围神经损害。投苏芪桂枝五物汤加味（黄芪45克，白芍24克，桂枝15克，当归15克，鸡血藤24克，川芎12克，木瓜18克，姜黄10克，大枣5枚，生姜3片。上药用水浸泡20分钟，水煎2次，取汁300毫升早晚分服）。服5剂后，双手微弱出汗，麻木感有所减轻。前方减桂枝9克，继服5剂。双手红润，温暖，麻木症状大减，感觉恢复。但双手持物仍无力，上方加僵蚕3克，蚕沙15克，加强祛湿通络之效，继服10剂。双手持物有力，病已痊愈，随访1年未复发。［湖南中医杂志，1996，12（2）］

有机磷农药中毒迟发性末梢神经炎

王文彬医案

○徐某，男，40岁，乡镇服装厂干部。

与妻发生口角后，自服甲胺磷农药40毫升，经抢救治疗出院后半月，出现双侧手指麻木，握物无力。治疗方法：上肢选穴：肩偶、曲池、外关、合谷、大陵、内关、八邪。下肢选穴：髀关、足三里、阳陵泉、悬钟、解溪、三阴交、八风。根据病情可取穴4～6个，常规消毒后，以5号针尖抽取三磷酸腺苷20mg、维生素$B_1$100毫克、胞二磷胆碱500毫克、注射用水8ml，垂直刺入穴位，进针1～1.5寸上下缓慢提插，使酸胀感向指趾端放射，回抽无血，将药物注入，每穴注药0.5～2毫升，隔日1次，7～10次为1疗程。经用上法治疗2个疗程，症状完全消失，1年后随访未见复发。［中医外治杂志，1996，（5）］

中毒后迟发型神经综合征

欧阳应颐、张锡芳医案

○李某，女，30岁，农民。1985年11月6日入院。

患者于10月12日服“敌敌畏”自杀未遂，在抢救次日出现发热、昏迷、四肢阵发性抽搐，经抢救后清醒，继而出现双下肢无力，不能站立行走，经西医针药治疗，下肢瘫软无明显改变，入院时患者自诉双下肢疼痛无力，不能屈伸站立。体检：神清，语明，心肺正常，双上肢抬举活动自如，手腕关节时有颤抖。双下肢瘫软，不能抬高床面。左足能屈膝30度，右足仅能屈膝15度，痛、温、触觉均存在，肌张力Ⅰ级，跟膝腱反射消失，无病理反射。双眼球结膜可见上焦、下焦、脾胃、肝胆分区有小静脉充血2～3支，色紫红，多呈螺旋状分布。舌质淡，苔薄白，脉细弱。

诊断：中毒后迟发型神经综合征。

中医病名：痿躄。

证属：毒伤于胃，肺热叶焦，津液亏耗，筋脉失养。

治则：独取阳明，清肺泻热，兼调气血，疏通经络。

处方：足三里，内庭，陷谷，合谷，少商，血海，大溪；再配眼区穴：上焦，下焦，脾，胃，肝胆。

方义：《内经》云：“治痿者，独取阳明”，故以足阳明胃经的三里、内庭、陷谷为主，其中内庭穴是该经的荥穴，陷谷是该经的输穴，再根据《素问·痿论》“各补其荥而通其俞，调其虚实，和其逆顺”，施行补泻；合谷为手阳明经穴，少商为肺经穴，刺二穴有清肺泻热之功，能缓解“肺热叶焦”之急；再配刺眼区的左右上焦、下焦、脾胃、肝胆，可清解邪毒对气血的瘀阻，疏通经络；后期加脾肾经的血海、太溪穴以加强固本之意，更能调和气血，疏通经络。经40天的治疗，患者精神渐好，下肢疼痛已消，痿软明显好转，左下肢肌张力恢复到Ⅴ级，右下肢肌张力恢复至Ⅳ级，能独自站立，搀扶可以行走。

○许某，女，37岁，工人。1986年4月5日入院。

患者于3月22日与丈夫口角而服“敌敌畏”，在抢救中曾出现高热，深昏迷，小便失禁等症。经6日抢救后清醒，但觉下肢麻木重着，屈伸无力。入院时患者自诉双下肢麻木不仁，活动时感腰、尾骶、双下肢疼痛难忍，气短乏力。

体检：神清语明，对答切题，心肺正常，双下肢关节及腰骶部无红肿，骨性标志未见异常，双下肢肌张力Ⅱ级，尾骶部位触觉反应迟钝，血压90/60毫米汞柱，脉细弱，舌淡红苔薄白。

诊断：中毒后迟发型神经综合征。

中医病名：痿躄。

证属：毒伤及胃，肺热叶焦，津亏液耗，筋脉失养。

治则：独取阳明，清肺泻热，调和气血，疏通经络。

处方：足三里，内庭，陷谷，合谷，少商，血海，太溪；再配肾俞，大肠俞，中髎。

方义：取足三里，内庭，陷谷，合谷，少商，血海，太溪等穴其意义与上例相同；配取肾俞，大肠俞，中髎是因本例在抢救中便盆损伤尾骶组织而以梅花针叩刺流通经络，调和气血。经50天的治疗，患者精神已好，全身疼痛已消，双下肢肌力均恢复至Ⅴ级。尾骶部麻木感消失，其触、温、痛觉功能已恢复，弯腰行走活动自如。［云南中医中药杂志，1996，17（4）］

癥瘕积聚 ▶▶▶

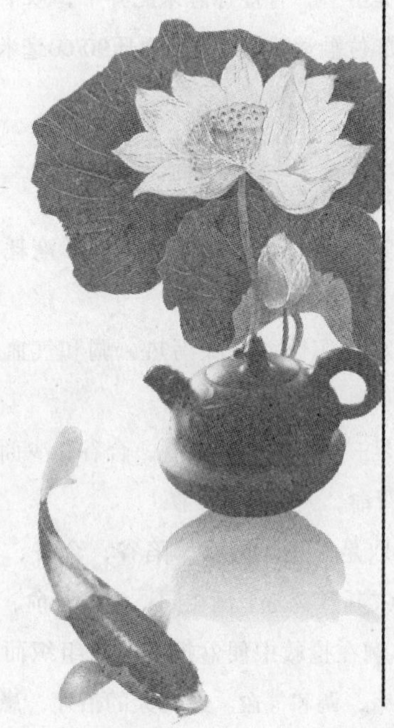

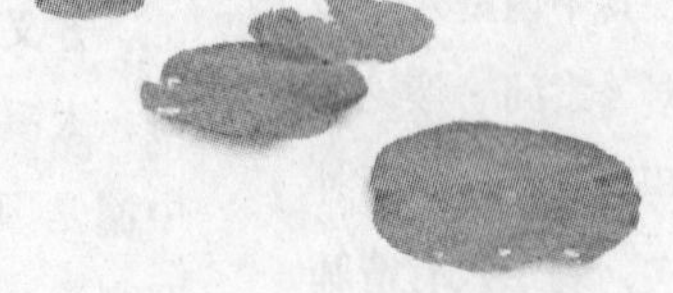

癥 积

周霭祥医案

○孙某，女，38岁，教师。1986年9月11日入院。

主诉：腹胀3年余，加重半年。

病史：10年前开始因眼花、头晕头痛，经常口服去痛片、对乙酰氨基酚等解热镇痛类药物。近3年来即感上腹部饱满不适，纳差，未进行系统诊查，1986年2月以来，上腹胀加重，自己触摸腹部较硬，7月在沈阳军区总医院做B超发现巨脾，血红蛋白190克/升，白细胞20×10^9/升，中性粒细胞0.80，淋巴细胞0.19，单核细胞0.01，红细胞压积0.59，骨髓增生活跃，考虑“慢性粒细胞白血病”、“真性红细胞增多症”，转来我院进行中医药治疗。目前主要感觉为腹胀纳差，二便调，小便时黄，头晕眼花，头稍有疼痛，心烦易怒，口渴，面红有时热感。

检查：颜面红赤，略紫，舌质红暗，舌系带紫暗，脉弦细，腹部可触及硬包块，固定不移，脾大锁骨中线下7厘米，最大直径在腹中线右侧19厘米，质硬无压痛，表面光滑，切迹明显可触及。血红蛋白227克/升，红细胞8.75×10^{12}/升，中性粒细胞0.79，淋巴细胞0.21，血小板50×10^9/升，白细胞碱性酸酶积分96%，骨髓活检有纤维组织增生。

诊断：癥积（真性红细胞增多症并骨髓纤维化），气结血瘀，肝火上炎。

治疗：行气活血，软坚清肝。

处方：青黛9份，雄黄1份，混匀后装胶囊，每日9克，分3次饭后口服。另桃仁15克，红花9克，当归15克，川芎9克，赤芍12克，生地15克，三棱12克，莪术12克，丹参20克，龙胆草12克，黄芩15克，青皮12克，焦三仙30克。每日1剂，分2次服用。

上药服用1个月，自觉症状明显好转，血象无明显改变。10月14日汤药中加水蛭10克，虻虫10克，10月18日见脾脏缩小，脾锁骨中线下5厘米，最大直径14厘米，较前明显缩小。因出现腹痛腹泻，故暂时停用青黄散5天。待腹痛腹泻好转后，又继续服用。11月8日复查血红蛋白167克/升，白细胞14.4×10^9/升，血小板75×10^9/升，双下肢又出现大片红斑，舌黯红，苔薄黄，脉弦细。中药汤剂中加土鳖虫10克。患者继上法再治疗2月余，血红蛋白下降至164克/升，红细胞6.36×10^{12}/升，白细胞10.35×10^9/升，血小板150.5×10^9/升，较入院时明显好转，并以原法巩固治疗4月出院。出院时，肿大的巨脾已缩至肋下5厘米。患者在用青黄散治疗过程中，曾出现过消化道症状，便血而暂时停药几天，并从4月4日起又改回9：1的青黄散治疗。最后血象正常，脾刚触及出院。住院期间未用西药。（《中国当代名医医案医话选》）

癥 瘕

王占玺医案

○殷某某，女性，35岁，某某大学职工。病历166726号。1967年3月1日来诊。

一年来发现脐左方有包块，经常腹痛，尤以脐围及左方为重，身体逐渐消瘦，食欲不振，打嗝，有时头痛，常出虚汗，未觉明显发热，大便经常干，经某某医院X线钡餐透视等诊为“结核性腹膜炎、胃轻度下垂、月经不调”，经肌内注射链霉素及口服抗痨药物均不效。腹痛加重，月经错后已有数年，每1.5～2月来潮一次，紫黑成块，经期腰痛为甚。婚后生三子健康，爱人已故，既往于7年前有慢性阑尾炎史经治疗而愈。舌苔薄白，舌质稍暗，脉象沉涩。心肺无阳性体征。腹部平软而柔韧感，全腹性轻度压痛，脐左侧及脐上方有一索条状物，边缘不甚整齐，且有压痛，尚可移动。右下亦可触及索条状及块状物，块状物自指头大至核桃大不等多于脐部周围，压痛明显，证属“癥瘕血虚夹寒”，拟“养血温经，活血润肠”法，用当归四逆汤加味。

当归12克，细辛3克，通草3克，桂枝10克，白芍15克，苁蓉30克，火麻仁15克，川断12克，郁金12克，延胡索9克，广木香6克。

每日水煎服1剂。服3剂后恶心打嗝好转，腹痛减轻，大便仍干而量少。舌质稍暗，脉稍转沉弦，前方加红花10克，桃仁10克，服至6剂月经来潮，并腰痛减轻，血块减少。

服至4剂后腹痛、腹胀、恶心等症状明显减轻，大便已转通畅，食欲转佳，稍感烧心，咽中似有痰感，月经过期2周未至，舌质接近正常，脉转弦细，腹内肿块触之不显，压痛消失，复查血沉1~4毫米，白细胞7.2×10^9/升、中性粒细胞53%、淋巴细胞47%而治愈。（《临床验集》）

胡芳清等医案

○焦某，男，14岁。1985年2月1日初诊。

患者一年来面色渐苍，精神欠佳。尤以近2个月来自感乏力，头昏眼花，心慌气短，四肢倦怠，中西药物治疗无效，以“贫血原因待查”入院治疗。

查其精神疲惫，睑结膜及口苍白，呈重度贫血貌，舌体胖、质紫淡白，脉沉细无力。肝肋下1厘米，质软。脾肋下4厘米，质较硬，按之微痛。血检：血红蛋白59克/升，红细胞2.03×10^{12}/升，白细胞4.4×10^9/升，网织红细胞0.6%，中性粒细胞55%，淋巴细胞45%，血小板110×10^9/升；肝功能检查正常。超声波检查：脾厚4厘米，肋下4厘米。肝肋下1厘米，剑下厚2厘米，长3厘米。

西医诊断：①脾功能亢进；②缺铁性贫血。

辨证：腹中属脾，肝络两肋，肝脾失和，气血瘀结，久积成形。故两肋下板实，当责之肝络瘀痹。然瘀血不去，新血不生，营气大虚。

治法：急扶正气，化瘀软坚。

方药：红参9克（先煎），茯苓、当归、桃仁各9克，附块（先煎）、桂枝、海藻、炙甘草各6克，黄芪15克，郁金10克。日服1剂，谨守上方，略有增减，共服32剂。

二诊：经上方治疗后，头晕眼花消失，精神好转，面色渐转红，脾回缩至肋下2.5厘米，质稍软，红细胞3.0×10^{12}/升，白细胞5.5×10^9/升，血小板130×10^9/升。正复邪却，药随证转，治宜化瘀削积为主，健脾理气为辅。宗膈下逐瘀汤化裁，方拟党参、地龙各10克，黄芪12克，桃仁、赤芍、郁金、香附各9克，红花、三棱、五灵脂、乳香、炙甘草各6克。两日服1剂。

三诊：上方服30剂，面色红润，精力充沛，诸症若失。脾、肝均回缩至肋下0.5厘米，舌质红润，脉细有力。每日锻炼，未觉不适。血红蛋白125克/升，红细胞4.2×10^{12}/升，白细胞8.9×10^9/升，血小板140×10^9/升；骨髓检查：造血细胞恢复正常。嘱其服八珍丸6盒。停药后，多次复查未见异常。［陕西中医，1986，7（2）］

张聿青医案

○贾右，瘕聚有形，甚则上冲胸脘，寒热往来。恐延入损途。

醋炒柴胡四分，归尾一钱五分，延胡索一钱五分（酒炒），制香附二钱（打），白芍一钱五分，金铃子一钱五分（切），广皮一钱，柏子仁三钱，砂仁七分，台乌药一钱五分。

○某，胁下结块。

香附五钱，吴萸三钱，青皮五钱，乌药五钱，木香五钱。

上五味研粗末，麸皮一升，姜三片，葱三茎，同炒，火起用陈酒喷，炒干，置洋布包内熨痛处，稍冷再炒，至焦而弃。（《张聿青医案》）

翟竹亭医案

○一子，2岁时患痞块症，肚大青筋外露，每日午后发热，消积破块之药，服过无数。饮食渐少，形容日见憔悴，无奈就诊于余，六脉紧细，乃虚中挟实之证，攻之元气不支，补之块从何消。左右掣肘，忽忆李东垣先生枳术丸，诚古今消积之妙方。遂用枳术丸加穿山甲15克，三味药共为细末，掺入饭内。日服10~12克，初服60克，发热稍减，饮食渐增。又服120克，腹块消去四五，似有若无。后又服120克，大便脓血四五次，由

此块无体胖，气色红融，已复原状。儿父十分感激。（《湖岳村叟医案》）

张仲华医案

○旬日内，遍体俱肿，肤色鲜明，始也原有身热，不慎风而即止，亦无汗泄，诊脉浮紧，气喘促，小便闭，舌白，不思饮，证系水湿之邪，藉风气而鼓行经隧，是以最捷。倘喘甚气塞，亦属至危之道，治当以开鬼门，洁净府为要著。

麻黄五分，杏仁三钱，赤苓三钱，苏子二钱，桂木五分，薏仁三钱，紫菀七分，椒目五分，浮萍一钱五分，大腹皮一钱五分。

外用麻黄、紫苏、羌活、浮萍、生姜、防风各五钱，闭户煎汤，遍体揩熨，不可冒风。

诒按：病名风水，立方清灵流动，颇得轻可去实之旨。（《柳选四家医案·评选爱庐医案》）

薛文元医案

○钱童。

初诊：湿浊积滞，阻于脾胃，面黄肌瘦，腹中痞块，饮食少纳，足背浮肿，脉沉形滑，法当和中泄化。

厚附片钱半，宣木瓜二钱，焦山栀三钱，鲜佛手一钱，大腹皮三钱，威灵仙三钱，西砂仁八分，姜半夏钱半，二蚕沙三钱，白梗通一钱。

二诊：面黄形瘦，腹中痞块，胀痛，饮食减少，两足浮肿，脉形沉细，寒湿积滞不化，脾阳失运，法当温化。

制附片钱半，炙蟾皮钱半，陈皮钱半，半姜皮四分，白术皮二钱，炙鸡金三钱，江枳壳钱半，西砂仁八分，泽泻二钱，茯苓三钱。

三诊：前投温化通阳；面浮足肿，腹中胀痛，均见轻减，脉形沉细，寒湿郁阻，脾阳失运，再以原意加减。

川桂枝六分，炙甘草八分，茯苓三钱，姜皮四分，制附片钱半，大腹皮三钱，汉防己三钱，白术皮二钱，西砂仁六分，焦米仁四钱。

四诊：面浮足肿渐退，腹中痞块亦差，寒湿中阻，脾阳失运，再以原意加减。

制附片钱半，川桂枝八分，炙鸡金三钱，姜皮四分，白术皮二钱，泽泻二钱，沉香曲二钱，炙甘草八分，西砂仁八分，大腹皮三钱。

五诊：连进和化通阳，面浮足肿已退，腹中痞块渐消，脉形沉细，脾虚湿阻，再以和化理中。

白术皮二钱，汉防己三钱，炙鸡金三钱，冬瓜皮三钱，泽泻二钱，带皮苓三钱，焦米仁三钱，大腹皮三钱，西砂仁八分，白梗通一钱。（《医案选粹》）

王旭高医案

○尢，脾虚木横，腹中结癖，寒热似疟，延及半载。惟脾虚则营卫不和，故寒热；惟肝横则气血凝滞，故结瘕。今食少便溏，舌红口渴，大腹日满，足跗浮肿，形肉瘦削，脾肾阴阳两伤。际此火亢金衰之候，火亢则阴益虚，金衰则木无制，深秋水土败时，虑其增剧，急宜健运和中，稍兼消暑。喻嘉言所谓刚中柔剂，能变胃而不受胃变，此法是矣。冀其脾胃稍醒为吉。

连理汤加陈皮。（《王旭高临证医案》）

○前年秋季患伏暑，淹缠百日而愈，病中即结癥积，居于左胁之下，入春以来，每至下午必微热，清晨必吐痰，食面必溏泄，此必当时热邪未尽，早进油腻面食，与痰气互相结聚于肝胃之络，当渐消之，否则或胀或鼓，均可虑也。

柴胡（盐水炒），青皮（巴豆同炒黄去豆）一两，三棱（醋炒）五钱，雄黄一两，大黄（皂荚子三粒同炒黄去子）一两，莪术（醋炒）五钱。

右药为末，神曲糊丸，每服一钱，橘红汤下。

午后服六君子丸三钱。

诒按：用药思路可取。

脐以上有块一条，直攻心下作痛，痛连两胁，此属伏梁，为心之积，乃气血寒痰，凝聚而成，背脊热而眩悸，营气内亏，法以和营化积。

当归，半夏，瓦楞子，香附，丹参，茯神，陈皮，木香，川楝子，延胡，砂仁。

诒按：方亦平稳熨帖。

再诊：投和营化积，伏梁之攻痛稍缓，而脊背之热亦减，久延络虚，当以缓图，无事更张，仍从前制。

前方去茯神、瓦楞子、木香，加茯苓、玫瑰。

肝之积在胁下，名曰肥气，日久撑痛，痼疾难图。

川楝子，延胡，川连，青皮，楂炭，归须，五灵脂，莪术，三棱，茯苓，木香，砂仁。

诒按：用药精当。

再诊：左胁之痛已缓，夜增咳嗽寒热，邪气走于肺络，拟肺肝同治。

旋覆花，三棱（醋炒），杏仁，茯苓，川楝子，猩绛，款冬花，莪术（醋炒），半夏，陈皮，青葱管，归须。

诒按：畅气疏瘀，平肝通络，此等证用药不过如是。

○久患休息下痢，或作或辍，四月下旬，痢止数日，忽然气攻，胸脘板痛，上下不通，几乎发厥，及至大便稍通，板痛递减，匝月以来，大便仅通三次，今又不通十余日矣，而其脘中之板痛者，结而成块，偏于右部，是脾之积也，脉极细而沉紧，面色晦滞，阳气郁伏，浊阴凝聚，当与温通。

附子，干姜，川朴，陈皮，茯苓，香附，延胡，大腹皮。

另东垣五积丸、沉香化气丸。

再诊：大便已通，脘腹之块未化，脉象沉弦而紧，面色之晦滞已明，阳光一见，阴凝渐通之象，仍以温通。

附子，干姜，陈皮，茯苓，木香，砂仁，通草，水红花子，白蛳螺壳。

诒按：凡阳气郁伏者，与阳虚不同，于温药中，宜兼清泄之意乃妥。

○脉迟细，脘中有块，纳食撑胀，腹中辘辘有声，嗳腐吞酸，大便坚结，此脾胃有寒积也，当以温药下之，仿温脾法。

茯苓，大黄，附子，干姜，桂木，川朴，陈皮，枳实，半夏。

诒按：小承气合二陈，加姜、桂、附，驱寒饮，导积滞，立方简当。

○脉右关滑动，舌苔黄白而腻，是痰积在中焦也，左关弦搏，肝木气旺，故左胁斜至脐下，有梗一条，按之觉硬，乃肝气入络所致，尺寸脉俱微缓。泄痢一载，气血两亏，补之无益，攻之不可。而病根终莫能拔，病根者何？痰积湿热肝气也，夫湿热痰积，须藉元气以运之外出，洁古所谓养正积自除，脾胃健，则湿热白化。原指久病而言，此病不为不久，攻消克伐，何敢妄施？兹择性味不猛，而能通能化者用之。

人参，茯苓，于术，青陈皮，炙草，泽泻，枳壳，神曲，茅术，当归（土炒），白芍（吴萸三分煎汁炒），黄芪，防风根。

诒按：拟加金铃、延胡、木瓜以疏肝，较为周到。

又：丸方

制半夏三两（分六分，一分，木香二钱煎汁拌炒；一分，白芥子二钱煎汁拌炒；一分，乌药三钱煎汁拌炒；一分，金铃子三钱煎汁拌炒；一分，猪苓二钱煎汁拌炒；一分，醋拌炒）。

炒毕，去诸药，仅以半夏为末，入雄精三钱研末，麝香一分、独头蒜三个打烂，用醋一茶杯打和为丸。每晨服一钱五分，开水送下。

诒按：丸药制法精巧，开后学许多悟境。

○病由肝气横逆，营血不调，腹中结瘕，脘胁攻痛，渐致食减内热，咳嗽痰多，当脐动跳，心悸少寐，口干肠燥，是皆血痹虚劳之象，极难医治。姑仿仲景法。

党参，茯苓，枣仁，乳香，没药，桃仁，当归，川贝，香附，土鳖虫（酒炙），白蜜。

再诊：前方养营化瘀，得下血块两枚，腹满稍软，内热咳嗽未减，今且和营启胃，退热止咳，再望转机。

党参，茯苓，丹参，陈皮，川贝，杏仁，当归，阿胶，血余炭，土鳖虫。

诒按：前两方仿《金匮》血痹治法，确有见地，后来咳嗽不止，已属内热伤肺之象，腹中满痛，肝气不平也，愚意仍用润肺疏肝，清阴养血法治之。（《柳选四家医案·评选环溪草堂医案》）

傅松元医案

○金某，12岁。

忽腹痛，表无寒热，脐旁有痃气，如梗两竹状，四肢背胁，凡关节处，发红晕如沙碛，脉左右弦急，时时呼痛。余曰："此儿在塾读书，何以得此病？"问其家亦不知因。余只得以腹痛方治之，用炮姜、吴萸、乌药、木香、延胡、沉香广剂。明日来邀复诊云："痛已大减，惟红晕更大，腹硬已退。"余至，见其宅上小童十数人，遂一一询问，一童云，前面河端，氽一死狗，胖大异常，诸儿以竹杆撑出，金家儿以竹触破狗腹，其臭无比，诸儿闻臭远走，独伊必欲推至河中，余曰："是矣，此病名曰臭毒。"余教一人用针，刺其红晕之边出血，再为用藿香、茅术、青木香、川连、荆芥、川

朴、银花一方，嘱服二剂而愈。（《医案摘奇》）

柳谷孙医案

○起病之初，年甫七龄。始由胁痛及脘，痛甚则厥。屡发之后，左胁结瘕，渐至少腹擨硬。每值撑痛，则脘腹俱胀，纳物作呕，几同膈证。两年以来，肝脾之气，郁陷已深，近感新邪，寒热日作，因之痛呕愈甚，而气阻邪窒，汗出不及脘腹，两便均不爽利。窃思肝木之病；犯胃则呕，克脾则胀，上升则撑痛而气逆，下陷则滞痛而便艰。其肝气之自结于本经者，则阻于络而结瘕。证虽散于他经，病实不离乎肝木。若泛与健脾和胃，消积消痞，不特满屋散钱，无从贯患，亦且见病治病，有应接不暇之虑矣。此证以病情论，当从乌梅丸法，为人手张本。因小水不畅，恐非酸味所宜，且与兼挟新邪之病不合，拟用四逆散，以疏肝止厥；合泻心法，以平肝气之上逆，鸡金散，以通肝气之中壅；金铃子散，以和肝气之下陷。治虽在肝，而痛呕撑胀，以及暑湿新邪，均入所治之中。非敢谓丝丝入扣也，亦庶几无顾此失彼之虑耳！录方如左，呈候采择。

柴胡（醋炙），白芍（土炒），枳实，生甘草，川连（姜汁炒），淡干姜（盐水炒），制半夏，炙鸡金，焦楂炭，金铃子，延胡索（醋炒），小青皮（醋炒），生姜汁炒竹茹。

此方兼备诸法，方中惟金铃子散专泄肝破瘕而设，不能兼顾他病；其余诸药，均有一箭双雕之用。如四逆散原方，本与小柴胡汤相为表里。此以白芍和阴，彼以半夏和胃。此以枳实泄满，移治此证，可以和时感之寒热，可以疏肝火之郁陷；而以枳实一味，合入泻心，更佐姜、茹，则止呕除烦，消痞泄浊，均在其中矣。鸡金散，能于脾中泄木，可以治胀，而消痞导滞之法，亦出于此。是以一药而兼数长者也。（《柳宝诒医案》）

○邪结于厥阴之络，寒热经久，左胁瘕撑作胀，病归阴络，一时不易清彻，况营瘀气阻，木土相仇，虑其渐成瘕胀。

归尾，川芎炭，赤白芍，川楝子，延胡，沉香曲，瓦楞子，青蒿，生鳖甲，丹皮，丹参，白薇，香橼，茅根。

另：鳖甲煎丸，每服十粒，黄酒送下。

腹块撑痛，将及半载，病引经络，气窒血阻。凡瘕痛历久化热，亦能壅而成脓，脉象细数，形寒内热，痛处着于左旁。拟与畅气通瘀，疏调营络，取通则不痛之意。

归尾，赤芍，桃仁，金铃子，延胡，香附，橘络，桂枝，苏梗，丹皮，红花，乳香，降香，丝瓜络。

脘右瘕撑作痛，宿病剧发，脉弦而迟。法当温通气分，佐以泄降。

半夏，杏仁，郁金，桂枝，白芍，归须，苏梗，金铃子，吴萸（川连炒），枳实，通草，佛手。

再诊：瘕疼略减，而足热头晕，中虚而木火浮注之象。脉象仍觉弦迟，用建中泄木法。

白芍（桂枝四分炒），茯苓，半夏，生草，刺蒺藜，石决明，甘菊，青皮，丹皮炭，牛膝炭，竹茹。

三诊：足热头晕，木火上浮下注，虽瘕疼较减，而中气仍复虚窒。建中泄木，是一定治法。

白芍，生草，归身，丹皮，白薇，郁金，青皮，石决明，穞豆衣，甘菊，茯神，竹茹，佛手。

脘右瘕聚，即属肝气内结之病。木郁化火，则为热汗，脾土受克，则为胀闷。其内热带下，腰痛诸证，脾营虚陷所致。刻下先拟疏肝和脾，俟胀痛稍松，再图治本。

白芍（吴萸二分炒），川郁金，丹参，全当归，刺蒺藜，香附，木香，砂仁，鸡内金，青皮，菟丝子，木蝴蝶。

土木相忤，少腹瘕痛，上及于脘，更兼带下淋沥，腰脊酸痛，小便艰涩。脾肾交亏，湿热乘虚下陷，病情纷错。先宜和肝运脾，疏利湿浊。

川楝子，延胡，归须，白芍，橘核，丹皮，黑山栀，茯苓，川柏，砂仁，木香，牛膝（吴黄三分炒），杜仲，陈香橼皮，瓦楞子壳。

再诊：瘕痛稍缓，但带下尤甚。先期鼻衄，脾虚气陷，湿热下注于奇经，土败木郁，肝火上浮，血从清道而溢。又当兼清木火。

生地炭，归身炭，白芍，青皮，丹皮，川郁金，黑山栀，于术，砂仁，川柏，牡蛎，穞豆衣，橘核，橘叶，竹茹。

脘中瘕痞，攻冲作胀，脉象弦长而数，病由肝木乘土而起，胃虚则汗出头晕，此木火化风也。于泄木中当兼培土。

白芍，青皮，木瓜，沉香曲，木香，枳壳，半夏，于术，川石斛，麦冬，香橼皮。

方按：宜加牡蛎。

○张，脘左痞结，数年不消，发则寒热痛胀，不纳不饥。脉象浮弦搏指，不耐重按，中阳已耗，不堪攻伐。姑与疏中化气法。

青皮橘核，川楝子，川芎，通草，广郁金，川朴，苏梗，楂炭，白芍，瓦楞子，半夏，香橼。

再诊：脉象浮搏较和，痞痛较减。惟宿瘕不化，中气久伤，不堪攻伐。再与两和肝脾法，渐渐疏化。

川桂枝，青皮，苏梗，橘核，白芍，瓦楞子，川朴，黑山栀，川郁金，蔻仁，白芥子，佛手。

○某，脘右瘕痞不化，舌红脉虚数。气病久结，阴液渐伤，正气渐削，未便攻伐。姑与畅气调营，勉期松展。

白芍，郁金，香附，通草，枳壳，紫丹参，大腹绒，北沙参，橘络，归须，木香，橘核。

再诊：胃气略醒，精神稍振，但脉仍虚，而脘中瘕结不化，势难攻消。姑先养胃畅气，以扶正为主。

太子参，归须，麦冬，郁金，半夏，橘络，白芍，石斛，瓦楞子，枳壳，青皮。

○某，肝木不调，左腹结痞，久而营气渐弱，气散火升，为眩晕惕悸，嘈杂脘胀，皆风木伤中之象。最虑中气日削，渐成腹满之候。先拟和木熄风，培中畅气。

石决明，川连（吴黄炒），半夏，郁金，香橼，白芍，木香，砂仁，茯神，归身，刺蒺藜，穞豆衣，麦冬，竹茹。（《吴中珍本医籍四种·柳宝诒医论医案》

缪遵义医案

○俞，瘕据其右，以误服柴胡致动肝邪，冲突为患。以柔制刚，使渐即平和为稳。

淡菜，蛤壳，牡蛎，地栗，海蛇，楂炭。

○邹，22岁，风块未消，右肋时痛。

旋覆花，新绛，杷叶，荆芥，青葱，香附，当归。

○邱，33岁，脐旁结瘕连及少腹。门人朱应阶诊。

熟地，归身，炙草，杞子炭，紫石英，沉香汁，橘核，楂炭。

松批：极类脏结，以此方借治，颇合机宜。

○高，胸痞且胀，用小陷胸法。

瓜蒌仁，枳实，半夏，川连，杏仁。

○孙，物有不可化者，有化则俱化者。历治勿效，可化乎，不可化乎！当从其难化处参之。

苍术一钱（米泔浸），枸杞子二钱，紫石英七钱，沉香汁三分，熟地三钱（三味同炒），地栗三个，海蜇五钱。

○顾，呕逆，有瘕上攻，肝病也。呕时喜冷饮，口中干，眩晕，因风挟火上行，肝火之变动处，此以前之所无。

当归一钱五分，龙骨三钱（打碎），吴茱萸三分（泡淡），金铃子肉一钱五分（炒），白芍一钱五分（炒），桂枝七分，细辛三分，小茴香一钱（炒黑），杞炭三钱，沉香四分（磨冲），乌药一钱，肉桂三分（去皮），木通一钱。

○吴，35岁，调和肝胃治。

白术，香橼皮，青皮，广皮，地栗，鸡内金，瓦楞子，半曲，砂仁，谷芽。（《吴中珍本医籍四种·缪松心医案》）

曹仁伯医案

○寒气客于肠外，与血沫相搏，脐下结瘕，胀大下坠，不时作痛，痛则气升自汗，脉形弦涩，此为臌胀之根，毋忽。

吴萸，茯苓，当归，川楝子，橘红，乌药，香附，楂肉。

诒按：既因于寒，似可再加温通之品。既与血沫相搏，似宜兼和营血。

瘕聚脘中，久而不化，变为攻痛升逆，妨食便坚，理之不易。

川楝子，延胡，当归，白芍，陈皮，鳖甲，红花，血余，茯苓，牛膝，丹皮。

诒按：此病之偏于血分者，故方中兼用疏瘀之品，特所叙病情，尚无瘀血的据。（《柳选四家医案·评选继志堂医案》）

费伯雄医案

○脾虚力弱，痞块，丸剂。

潞党参四两，云苓二两，炙绵芪二两，归身（酒炒）二两，炙草五钱，煨京三棱五钱，蓬莪术五钱，半夏曲一两，制中朴三钱，枳壳一两，陈皮一两，炙鳖甲三两，醋炒青皮一两，红花五钱，上安桂三钱，川雅连二钱，炮姜二钱。

上药如法炮制，籼米粉糊丸如桐子大，每服二、三钱，清晨米汤送下。

昨投逍遥散加味，少腹瘕聚痛减，左脉不起，右部迟细，肝胆尚未协调。前法加减。

醋柴胡六分，酒当归二钱，丹参二钱，川断三钱，茯神二钱，制香附二钱，酒白芍二钱，延胡（酒炒）二钱，破故纸二钱，木香一钱，蒲黄炙生地三钱，炒丹皮二钱，炙草五分，广木香五分，茺蔚子三钱，藕节二枚，川朴一钱。

瘕痞已久。急宜消散和荣。

全当归二钱，大丹参二钱，金香附二钱，红花八分，乌药一钱，陈橘核一钱，延胡索一钱半，金铃子二钱，枳壳一钱，木香五分，砂仁（研）一钱，陈皮一钱，川椒目（开口的）二十粒，降香五分。

二诊：瘕块松软。尚宜前法加减。

消痞阿魏膏帖患处。

当归二钱，白芍一钱，香附二钱，枳实一钱，真福曲三钱，橘核二钱，小茴香二钱，乌药一钱，陈皮一钱，木香五分，佛手五分，降香五分，砂仁（研）一钱。（《费伯雄医案》）

吴简庵医案

○一子七岁，胁间生有痞块，食少体瘦，日渐胀痛。余曰：两关弦滑，皆由口腹无节，见食必啖，食上加食，脾胃化之不及，则胃络所出之道，以致渐有留滞，留滞不已，则日以益大，而成痞。即用杨氏君脾丸，外用消痞膏，帖之自效。

人参、白术、陈皮、青皮、神曲、麦芽、砂仁、厚朴，干姜各一两，甘草五钱。

右炒研为末，炼蜜为丸弹子大，每服一丸，食前细嚼，米饮下。（《临证医案笔记》）

其他医案

○人有肝气甚郁，结成气块，在左胁之下，左腹之上，动则痛，静则宁，岁月既久，日渐壮大，面色黄槁，吞酸吐痰，时无休歇，人以为痞块也，谁知木郁而成癥瘕乎！夫肝木之性，最喜飞扬，不喜闭滞。肝气一郁，必下克脾胃，脾胃受克，则气不能畅行于脏腑，遇肝之部位，必致阻滞而不行，日积月累，无形化为有形，非血积而成瘕，必食积为癥也。治法，疏其肝中之郁，助其脾胃之气，则有形仍化为无形矣。倘见有形，误认为食与血，妄用消食败血之剂，则脾胃之气大伤，而肝之郁仍不能解，势必其形愈大。往往有至死不悟者，不重可悲乎！方用平肝消瘕汤。

白芍一两，当归五钱，白术一两，柴胡一钱，鳖甲三钱，神曲一钱，山楂一钱，枳壳一钱，半夏一钱。

水煎服。四剂块小，又服四剂而块又小，十剂块全消矣。

此方全去平肝以解郁，郁气一疏，不来克脾胃之土，则土气自安。加白术以健脾开胃，则脾胃气旺，不畏肝气之克，则气自通，肝何阻滞之有。况用鳖甲、山楂，皆是攻坚去秽之神药，何至有郁闷不疏哉！

此症用化痞膏外治亦可。

大黄五钱，人参三钱，白术五钱，枳实三钱，丹皮二钱，鳖甲一两，神曲一两，山楂五钱，麦芽五钱，厚朴三钱，当归一两，白芍一两，使君子肉三钱，两头尖二钱，蒲公英一两，金银花一两，生甘草二钱，槟榔二钱，防风一钱，川乌一个，香油三斤。锅熬以上药，煎数沸，用白布将药渣沥出，再煎，油滴水成珠，然后再入后药末如下。

薄荷叶二钱，乳香、没药各五钱，麝香一钱，赤石脂二两，冰片二钱，阿魏三钱，血竭三钱。各为末，入油内再煎，又入炒过、水飞过黄丹末一斤，收之成膏矣。帖痞块，止消一个即消。其膏药须摊得厚，不可大也。

人有脾气虚寒，又食寒物，结于小腹之间，久不能消，遂成硬块，已而能动，人以为癥结而生瘕也。谁知是命门火衰不能化物乎！夫脾乃湿土，必藉命门之火熏蒸，倘命门火衰，则釜底无薪，何以蒸腐水谷哉！譬如阳和之地，有太阳之照，则万物发育，处于阴寒幽冷之区，则草木萎槁，安得有萌芽之达耶！又譬如淤泥湿田，非遇烈日炎氛，未易烁干，是土必得火而燥也。人身脾土，何独不然，无火则所用之饮食停积于中，而癥瘕生焉。若用攻逐之法，则亏损脾阴，势所不免，何若仍补命门之火，扶助脾土，则旺土自能消化，不必攻逐而癥瘕自开，更觉潜移默夺之为胜哉！方用温土消瘕汤。

白术一两，茯苓一两，肉桂二钱，枳实二钱，人参五钱，巴戟天五钱，山楂一钱。

水煎服。二剂块少减，又二剂块又减，十剂消化于乌有也。

此方用巴戟天、肉桂温补命门之火，火旺则阴霾自灭，人参、白术、茯苓健脾又能利湿，湿去而土燥湿和，寒虫水怪所何潜形。

况有枳实、山楂之类，原能攻逐乎。此方殆治其源，而又治其标者也。

此症亦可用化块丹治之。

人参五钱，白术二两，肉桂、神曲各二钱，荸荠一两，鳖甲三钱。水煎服。

人有胃气虚弱，食不能消，偶食坚硬之物，存于胃中，久则变为有形之物，腹中乱动，动时疼不可忍，得食则解，后则渐大，虽有饮食亦痛，人以为痞块成鳖也，谁知似鳖非鳖乎！盖痛之时，以手按之，宛如鳖身之背，四足之齐动也。夫鳖，动物也，岂肯久安于一处，其非鳖也明甚。何形之宛似乎？盖胃属土，土中所生之物，大约四足者居多，土中所生之物，喜静而不喜动，故安土重迁，形如鳖而不移也。但既不喜动，何以乱动？盖性虽喜静，而觅食充饥，则动静之物相同。试看其得食则减，而不乱动，非索食之验乎？日用饮食，以供其口腹，则身形日大。身形既大，所用之饮食，何足以供之？自然啮皮伤肉，安得不痛哉！治法，自当以杀虫为主，然杀虫犹攻邪也，攻邪必伤正气，补正以杀虫，又何疑乎？方用攻补两益汤。

榧子十个，白薇三钱，雷丸三钱，神曲三钱，槟榔二钱，使君子十个，白术一两，人参五钱。水煎服。

一剂腹必大痛，断不可饮之茶水，坚忍半日，如渴再饮二煎药汁，少顷必将虫秽之物尽下而愈，不必二剂。

此方神奇，方中尽是杀虫之味，用之于人参、白术之中，且以二味为君主之药。盖冲锋破阵之帅，必得仁圣之君，智谋之相，筹画于尊俎之间，始能奏凯成功耳。倘舍人参、白术不用，徒用杀虫之味，亦未必无功，然斩杀过伤，自损亦甚，非十全之师也。

此症用化鳖汤亦效。

人参三钱，白术五钱，白薇、百部各三钱，麝香、枳壳各一钱，槟榔二钱，鳗鱼骨炒黑、为末。煎汁服。

人有气虚下陷，饮食停住于脾胃之间而成块者，久则其形渐大，悠悠忽忽，似痛不痛，似动不动，人以为痞块也，谁知是阳气不升之故乎！夫脾胃之气，日动宜升，不可一朝下陷。倘饥饱劳役，以伤其形，房帏秘戏，以伤其骨，加之厚味醇醪，不节口腹，则脾胃之气，何能升哉！于是阳闭于阴之中，阴离于阳之内，阴阳两不交接，饮食不易消化矣。即能消化，而气结不伸，亦能成形，但其形外大而内歉，按之如空虚之状，现假象以惑人也。治法，不必治块，惟升提阳气，则脾胃无下陷之虚，气块不消而自化矣。方用补中益气汤。

人参三钱，黄芪一两，当归三钱，陈皮一钱，甘草一钱，白术一两，柴胡一钱，升麻四分，半夏一钱。水煎服。

补中益气汤，乃提阳气之圣药也。此病原是气虚，故用黄芪补气为君。用白术一两者，以块结于腹，取其利腰脐，以通上下之气。参归助芪术以健脾胃之土，土气既旺，用升柴提之，则气尤易升。癥瘕之块，未必无痰涎之壅，加半夏入于陈皮、甘草之中，则消痰而又不耗气。同群共济，发扬阳气之升，即有邪结，无不散矣。况原系气块而非食块，有不立时消化者哉！多亦不过数剂，便可奏功也。

此症亦可用加减六君子汤治之。

人参三钱，白术、茯苓各五钱，甘草、山楂、麦芽、厚朴各一钱，陈皮、枳壳各五分，神曲一钱。水煎服。

人有正值饮食之时，忽遇可惊之事，遂停滞不化，久成癥瘕者，医有作痞块治之不效，用补药治之也不效，盖惊气之未收也。夫少阳胆气，主发生者也，一遇惊则其气郁结不伸。胆与肝为表里，胆病而肝亦病，必加怒于脾胃之土。脾胃畏木气之旺，不能消化糟粕。于是木土之气，两停于肠胃之间，遂成癥瘕，而不可解也。治法，必须开少阳之郁为先，佐之平肝之剂，则脾胃不畏肝胆之克，自能分消水谷，何至癥瘕之不散哉！方用逍遥散。

白术二钱，白芍五钱，当归三钱，柴胡二钱，陈皮一钱，半夏一钱，鳖甲三钱，甘草五分。

逍遥散乃解郁之神药也，肝胆二经之郁结开，则脾胃之癥瘕不攻自破矣。

此症用消瘕汤亦神效。

白芍一两，白术、鳖甲各五钱，甘草、郁金各一钱，枳壳五分，天花粉、丹皮、香附各二钱，茯苓、巴戟天各三钱，白豆蔻二粒，广木香五分。水煎服。

人有偶食难化之物，忽又闻惊骇之事，则气结不散，食亦难消，因而痰裹成瘕，人以为痞也，谁知是惊气之闭结乎！夫惊则气下，疑有食必随气而下矣，胡为因惊反多留滞耶？不知气乃无形，食乃有形也。无形之气，随惊而下降，有形之物，随惊而上升，且惊则气下于肝中，而不下于脾中也。气下于肝，则肝之气不散，而下克脾土，即无物相间，尚留物不化，况原有难化之物，受于未惊之前，安得即化乎？此癥瘕所以生也。治法，必去惊骇之气，大培脾胃之土，则癥瘕不攻自散也。方用培土化瘕汤。

白术一两，柴胡一钱，茯苓三钱，山药四钱，神曲二钱，山楂一钱，枳壳五分，两头尖三钱，厚朴一钱，鳖甲一钱五分，白薇一钱，何首乌（生用）二钱，白芍五钱，白芥子二钱。水煎服。

十剂癥瘕消半，再服十剂全消。

此方用白术以培土，何又用白芍以平肝？盖脾弱由于肝胆之相制，用白芍以平肝胆，正所以培脾胃之土也。肝既不克脾胃之土，则土气升腾，无物不化，况益之消瘕破癥之味，何块之不除哉！且方中柴胡一味，已抒肝胆之气，胆气扬而肝气快，纵有惊骇，不知消归何处，宁患癥瘕之固结哉！

此症亦可用消瘕汤治之。

人有饱食即睡于风露之间，睡觉而腹中饱闷不舒，后遂成，人以为食未消而成痞也，谁知是风露之邪裹痰于胃中乎！夫风邪，阳邪也，露邪，阴邪也，二邪合，而不阴不阳之气，最难化物，故往往停积腹中而不散。治法，通过其阴阳，使阳邪入于阴之中，阴邪出于阳之外，则阴阳正气，两不相损，庶痰气开而邪易遁也。第阳邪易散而阴邪难散，然虽有阴阳之分，而祛邪何论阴阳？但补其阴阳之正气，则邪不祛而自去矣。方用两祛丹。

白术一两，人参三钱，何首乌（生用）三钱，鳖甲（末）三钱，地栗粉三钱，神曲二钱，茯苓二钱，当归三钱，半夏一钱，贝母一钱。

水煎服。二剂轻，四剂又轻，十剂痞块全消。

此方脾胃双治之法也。脾胃俱属阴，奈何置阳不问乎？不知阳邪入于阴分，已全乎为阴矣。全乎为阴，是忘其为阳也，故治阴而不必治阳。然方中虽是治阴，未尝非治阳之药，所以能入于阴之中，又有出乎阴之外，而阴邪阳邪，两有以消之也。

人有食蔬菜之类，觉胸膈有碍，遂疑有虫，因而作痞，人以为虫子之作祟也，谁知是心疑而物不化乎！夫脾胃主化物者也，毋论蔬菜入胃俱化，即虫子之类，到胃入脾，安有不化者乎。虫既消化，何能成痞？盖疑心害之也。夫脾胃之所以能化物者，全籍乎先后天之火气也。后天火气在心包，先天火气在命门，心包之火生胃，命门之火生脾，脾胃有二经火气，而后能化糟粕而出精微，土得火而生也。食蔬菜而动疑，则心动矣。心包代心出治，主动而不主静，今心动而心包反不敢动，心包不代心君以出治，则火气不入于胃。胃既不能化物，而脾遂不为胃以运行，其所食之物，又安能化，自然停住于腹，而成痞矣。若不解其疑，止去健脾消痞，则癞瘕宁易荡除哉！方用释疑汤。

人参三钱，巴戟天五钱，茯苓三钱，白术五钱，白薇二钱，甘草一钱，使君子三枚，砂仁三粒，肉桂一钱，广木香三分，菖蒲五分。

水煎服。二剂轻，四剂又轻，十剂全消。

此方全去温补心包之气，心包气旺，则心包之火，自必升腾，宁肯自安于无为，而不代心君以宣化哉！心包火气，宣于胃中，而命门之火，翕然相从，不啻如夫妇同心，内外合力，齐心攻击，虽有癥瘕，不立时消化，吾不信也。

此症亦可用加味四君子汤治之。

人参、远志、山药各三钱，白术五钱，甘草、枳壳各一钱，茯苓五钱，菖蒲一钱，山楂二十粒，神曲一钱。水煎服。（《临证医案伤寒辨证录》）

○齐中尉潘满如，病少腹痛，臣意诊其脉，曰：遗积瘕也。臣意即谓齐太仆臣饶，内史臣繇曰：中尉不复自止于内，则三十日死。后二十余日溲血死。病得之酒且内，所以知潘满如病者，臣意切其脉，深小弱，其卒然合，合也是脾气也，右脉口气至紧小，见瘕气也，以次相乘，故三十日死。三阴俱搏者如法，不俱搏者，决在急期，一搏一代者近也。故其三阴搏，溲血如前止。《史记》。

隋有患者，尝饥而吞食，则下至胸，便即吐出。医作噎疾、膈气、翻胃三候，治之无验。有老医任度视之曰：非三疾，盖因食蛇肉不消而致，但揣心腹上有蛇形也。病者曰：素有大风，常求蛇肉食，风稍愈，复患此疾矣。遂以芒硝、大黄，合而治之，微泄利则愈，乃知蛇瘕也。《名医录》。

乾德中，江浙间有慎道恭，肌瘦如劳，惟好食米，阙之，则口中清水出，情似忧思，食米顿便如常，众医莫辨。后遇蜀僧道广，以鸡屎及白米各半合，共炒为末，以水一盏调，顿服。良久，病者吐出如米形，遂瘥。病原谓米瘕是也。

徐文伯善医术，宋明帝宫人患腰痛牵心，发则气绝，众医以为肉瘕。文伯视之曰：此发瘕也。以油灌之，即吐物如发，稍引之，长三尺，头已成蛇，能动，悬柱上，水沥尽，惟余一发而已，遂愈。

《唐书》曰：甄权弟立言，善医。时有尼明律，年六十余，患心腹膨胀，身体羸瘦，已经二年。立言诊其脉，曰：腹内有虫，当是误食发为之耳。因令服雄黄，须臾，吐一蛇如小手指，惟无眼，烧之，犹有发气，其疾乃愈。《太平御览》。

《异苑》曰：章安有人，元嘉中，啖鸭肉，乃成瘕病，胸满面赤，不得饮食。医令服秫米，须臾烦闷，吐一鸭雏，身喙翅皆已成就，惟左脚故缀昔所食肉，遂瘥。《太平御览》。

《志怪》曰：有人得瘕病，腹昼夜切痛，临终，敕其子曰：吾气绝后，可剖视之。其子不忍违言之，剖之，得一铜酒枪，容数合许。华佗闻其病而解之，便出巾栉中药以投，即消成酒焉。（博按：毋论事涉怪诞，不足徵信。世安有剖父腹以验病之理，此案可删。）

景陈弟长子拱，年七岁时，胁间忽生肿毒，隐隐见皮裹一物，颇肖鳖形，微觉动转，其掣痛不堪。德兴古城村外有老医见之，使买鲜虾为羹以食，咸疑以为疮毒所忌之味，医竟令食之。下腹未久，痛即止。喜曰：此真鳖癥也。吾求其所好，以尝试之尔。乃制一药如疗脾胃者，而碾附子末二钱投之，数服而消。明年，病复作，但如前补治，遂绝根。《类编》。

昔有人共奴，俱患鳖瘕。奴前死，遂破其腹，得白鳖，仍故活。有人乘白马来看鳖，白马遂尿，随落鳖上，即缩头，寻以马尿灌之，即化为水。其主曰：吾将瘥矣，即服之，遂愈。《续搜神记》。

昔人患癥瘕死，遗言令开腹取之，得病块干硬如石，文理有五色。人谓异物，窃取削成刀柄，后因以刀刈三棱，柄消成水，乃知此药可疗癥瘕也。

一人患蛇瘕，常饥，食之即吐，乃蛇精及液沾菜上，人误食之，腹内成蛇，或食蛇亦有此症。用赤头蜈蚣一条，炙为末，分二服，酒下。

一人患鳖瘕，痛有来止，或食鳖即痛。用鸡屎一升，炒黄，投酒中浸一宿，焙为末，原浸酒调下。

一人好饮油，每饮四五升，方快意，乃误吞发入胃，血裹化为虫也。用雄黄五钱，水调服。

石藏用，蜀人，良医也，名盛著。一士人尝因承檐溜盥手，觉为物触入指爪中，初若丝发然，既数日，稍长如线，伸缩不能如常，始悟其为龙伏藏也，乃扣治疗之方于石。石曰：此方书所不载也，当以意去之。归可末蜣螂涂指，庶不深入胸膜，冀他日免震厄之患。士人如其言。后因迅雷，见火光遍身，士人惧，急以针穴指，果见一物自针穴跳出，不能灾。

桓宣武有一督将，因时行病后虚热，便能饮复茗，必一斛二斗乃饱，裁减升合，便以为大不足。后有客造之，更进五升，乃大吐一物出，如升大，有口，形质缩皱，状似牛肚。客乃令置之盆中，以斛二斗复茗浇之，此物嗡之都尽而止，觉小胀，又增五升，便悉浑然从口中涌出，既吐此物，遂瘥。或问之，此何病？答曰：此病名斛茗瘕。《续搜神记》。。

齐谐记云：江夏安陆县隆安中，有人姓郭名坦，得天行病后，遂大善食。一日消斗米，家贫不能给，行乞于市。一日大饥，不可忍，人家后门有三畦薤，因窃啖之，尽两畦，便大闷极，卧地。须臾大吐，吐一物如龙，因出地渐小，主人持饭出食之，不复食，因撮饭著所吐物之上，即消而成水，此病寻瘥。《东坡物类相感志》。

永徽中，崔爽者，每食生鱼三斗乃足。一日饥，作鲙未成，忍饥不禁，遂吐一物如蛤蟆，自此不复能食鲙矣。《宜室志》。

有黄门奉使交广回，周顾谓曰：此人腹中有蛟龙。上惊问黄门曰：卿有疾否？曰：臣驰马大庚岭时，大热，困且渴，遂饮水，觉腹中坚痞如石。周以硝石及雄黄煮服之，立吐一物，长数寸，大如指，鳞甲具，投之水中，俄顷，长数尺，复以苦酒沃之，如故，以器覆之。明日，已生一龙矣。上甚惊讶。《明皇杂录》。

楮澄治李道念有冷疾（原本误痰）五年，众医不瘥。澄为诊脉，谓曰：汝病非冷非热，当是食白瀹鸡子过多所致。令取蒜一升煮服之，始一服，吐一物如升，涎裹之动，开看是鸡雏，羽翅爪距具足，能行走。澄曰：此未尽，更服所余药，又吐得如向者有十三头而病都瘥。《南史》。

《证治要诀》云：一人病癥瘕腹胀，纯用三棱、莪术，以酒煨服，下一物如黑鱼状而愈。或加入香附子，用水煎，多服取效。

一人自幼好酒，片时无酒，叫呼不绝，全不进食，日渐羸瘦。或执其手缚柱上，将酒与看而不与饮，即吐一物如猪肝入酒内，其人自此遂恶酒。

镇阳有士人，嗜酒，日尝数斗，至午夜，饮兴一发，则不可遏。一夕大醉，呕出一物，如舌，视无痕窍，至欲饮时，眼偏其上，蠢然而起，家人沃之以酒，立尽，至常日所饮之，数而止。遂投之猛火，急爆裂为十数片。士人由是恶酒。

汾州王氏得病，右胁有声如蛤蟆，常欲手按之，不则有声，声相接，群医莫能辨。诣留阳山人赵峦诊之，赵曰：此因惊气入于脏腑，不治而成疾，赦常作声。王氏曰：因边水行次，有大蛤蟆跃高数尺，蓦作一声，忽惊叫，便觉右胁牵痛，自后作声，尚似蛤蟆也，久未瘥。峦乃诊王氏脉，右关脉伏结，积病也，故正作积病治。用六神丹，泄下青涎类蛤蟆之衣，遂瘥。《名医录》。

昔有患者，饮食如故，发则如癫，面色青黄，小腹胀满，状如妊孕，医诊其脉与证皆异，而难明主疗。忽有一山叟曰：闻开皇六年，灞桥有患此病，盖因三月八日，边水食芹菜得之，有识者曰：此蛟龙病也，为龙游于芹菜之，不幸食之而病也。遂以寒食饧，每剂五合，服之数剂，吐出一物，形虽小而状似蛟龙，且有两头，获愈。

句容县佐史，能啖鲙至数十斤，恒食不饱。县令闻其善啖，乃出百斤，史快食至尽，因觉气闷，久之，吐一物，状如麻鞋底，令命洗出安鲙所，绘悉成水。医莫能名之。令小吏持往扬州卖之，冀有识者。诫之，若有买者，但高举其价，看至几钱。有胡求买，增价至三百贯文，胡辄还之，初无酬酢。人谓胡曰：是句容县令家物。问此是何物，胡云：是销鱼之精，亦能销腹中块病。人患者，以一片如指端，绳系之，置病所，其块即销。我本国太子少患此病，王求愈病者，赏之千金。君若见卖，当获大利。令竟卖半与之。《广异记》。

和州刘录事者，大历中罢官，居和州旁县。食兼数人，尤能食鲙，尝言鲙味尝果腹。邑客乃网鱼百余斤，会于野庭，观其下筋。刘初食鲙数碟，忽似小哽，因散出一骨珠子，大如豆，乃置于茶瓯中，以碟覆之。食未半，怪覆瓯碟倾侧，举视之，向骨珠子已长数寸如人状。座客共观之，随视而长，顷刻，长及人，遂捽刘，因相殴流血，良久各散走，一循厅之西，一转厅之左，俱及后门，相触翕成一人，乃刘也，神已痴矣。半日方能语，访其所以，皆不省之，刘自是恶鲙。《酉阳杂俎》

戴人治王宰妻病，胸膈不利，用痰药一涌而出雪白虫一条，长五六寸，有口鼻牙齿，走于涎中。病者忿而断之，中有白发一茎。按永徽中破一物，其状如鱼，即所谓生瘕也。

嘉靖中，长洲邹表妻，患小腹下左生一块，形如梅李，久之吐出，始则腐溃若米粞之状，中则若蚬肉之状，以指捻开，则有长发数条在其内，名医竞不能治，遂至不起。夫蛇发等瘕，往往载于方书，或偶因食物相感，假血而成，理或有之，不可指为妄诞也。（《名医类案》）

柴屿青，乾隆已未寓沈阳京兆署，兵房吏王某患癥疾，教以蒸脐法治之，兼服加减五积散而愈。其妻母同患是症，王即照方遣之，亦痊。

孙俟居比部病，腹中若有癥瘕，不食不眠，烦懑身热。仲淳投以人参、白芍、茯苓、麦冬、木通、枣仁、石斛。方甫具，史鹤亭太史至，见方中有大剂人参，骇曰：向因投参至剧，此得无谬乎？仲淳曰：病势先后不同，当时邪未退，滞未消，故不宜。今病久饱胀烦懑者，气不归元也。不食者，脾元虚也。不眠而烦者，内热津液少也。今宜亟用此药矣。四剂而瘳。后复病，仲淳诊之曰：此阴虚也，非前症矣。更以麦冬、白芍、枸杞、五味、生地、车前，而热遂退。《广笔记》。（《续名医类案》）

鼻咽癌

邱宝珊医案

○卢某，女，52岁。

1972年11月来诊时，双侧颈部肿块，涕血2年，伴头重头痛，咳嗽痰多，面色萎黄晦黯，面目浮肿，胸闷心悸，失眠多梦，脉沉细弱。检查见鼻咽顶有结节状肿物，色淡红，右颈深上淋巴结6厘米×5.5厘米。辨证属痰浊结结聚兼阴血亏损型。用白花丹汤合归脾汤加减治疗，全身症状明显改善，颈部肿块缩小，至1976年冬，病情发展，鼻咽肿物溃烂，头痛剧烈，口气臭秽，大便秘结，辨证分型由痰浊结聚型转变为火毒困结兼阴血亏损，用黄虎汤加生地黄、麦冬、首乌、黄精等大剂量滋阴养血药，病情稳定了1年多，至1978年8月死亡。此病例在治疗过程中，给予大量补益气血之剂，对增强体质，稳定病情起一定的作用。［新中医，1994，（9）］

张青等医案

○江某，男，22岁。门诊号：38093。

鼻咽未分化癌，无颈淋巴结转移，颅底片阴性。当^{60}Co放疗达照射部量1/2即30 Gy时，因严重放射性口腔黏膜病和胃肠道反应而中断放疗。转来本科要求用单纯中药治疗，检查发现左鼻咽顶残存肿瘤灶。按辨证分型为阴津亏耗型，予抗鼻咽癌Ⅰ号（知母、丹皮、茅芦根、银花、花粉、野百合、天麦冬、生地、石斛、沙参、杞子、女贞子、丹参、生南星、生半夏、石上柏等）加葵树子、石子柏、蛇六谷。每日一剂，连服3个月，鼻咽部病灶全部消失。患者信心倍增，坚持中药治疗达3年之久，每半年复查EB病毒抗原抗体（VCA-IgA），至今随访8年，病情稳定。［上海中医药杂志，1986，（8）］

李和根医案

○程某，男，43岁。上海岳阳医院专科门诊号：85-145。

1985年7月17日外院诊为右侧鼻咽部鳞状细胞癌Ⅲ级。同年8月2日至15日曾进行放疗，因严重反应而终止。10月23日来本科门诊。右侧鼻咽部有黄豆大肿块，质坚，易出血，口干声哑，痰中带血，寐差梦多，舌瘀苔光滑，脉弦数。

辨证：痰热内阻，蕴而成毒，阴液亏损。

治法：养阴清热解毒。

方药：北沙参15克，川石斛12克，王竹12克，白花蛇舌草15克，龙葵30克，海藻12克，野菊花15克，苍耳子12克，辛荑花10克（包煎），焦山栀10克，生地15克，赤芍15克，白茅根30克，藕节15克，7剂。

药后3天，出现右侧腮腺肿大。10月30日复诊，原方麦冬30克、象贝母10克、玄参12克，桃仁6克。7帖。12月11日复诊，见鼻咽癌肿块及腮腺肿已缩小，原方加夏枯草15克、大枣7枚。连续服药至1986年7月21日，肿块消失，除局部微充血外，余无任何异常。恢复原来工作。［上海中医药杂志，1989，（1）］

邱宝珊医案

○冼某，男，47岁。

1979年1月来诊时，右颈部巨大肿块，伴右侧偏头痛8个月，检查见鼻咽右隐窝至顶部黏膜隆起，色暗红，右颈深上淋巴结8厘米×7厘米，右颈中淋巴结3厘米×3厘米，质硬实，舌红有瘀斑，脉弦滑。

辨证：痰浊结聚兼气血凝结型。

方药：青马汤（青皮、当归、川芎各12克，马鞭草、生牡蛎、泽兰各30克，昆布、两面针、丹参、五灵脂各15克，红花9克，田三七末冲服3克）合白花丹汤（白花丹、白术、生南星、生半夏、山慈菇各15克，茯苓、昆布各30克，青皮12克，党参24克，老鼠勒18克，僵蚕9克）加减治疗。

服药后2个月鼻咽肿块消失，半年颈部转移灶明显缩小为1厘米×2厘米，至1984年12月因鼻咽部癌肿复发而死亡。

○梁某，女，53岁。

1976年6月来诊时，涕血，耳鸣，头痛1年，复视2个月，检查见鼻咽顶及左咽隐窝有结节状新生物，色淡红，有黄色分泌物附着，左侧眼球外展运动受限，舌淡红、苔微黄，脉滑数。辨证属痰浊结聚兼火毒困结型。运用白花丹汤合黄虎汤（黄藤、赤芍、玄参、川草薢、地肤子各15克，虎杖18克，柴胡9克，牛膝24克，天花粉、山栀子、生牡蛎、蚤休各30克）治疗，服药后症状减轻，至1979年11月病情出现反复，患者头痛剧烈，视蒙，复视，面麻，心烦，口干臭秽，脉细数。此为病久耗阴，阴虚火旺，改用前方加花粉、葛根、沙参、玉竹、知母等滋阴降火之品，连续服用。2个月后病情稳定，直至1981年6月死亡。［新中医，1994，（9）］

肺　癌

黄智钢医案

○沈某，男，67岁，云锡退休工人，病历号89468。

患者1982年健康普查时发现“左肺肿块”，后经云锡职工医院多方位胸部摄片痰液找到癌细胞，支气管纤维镜取肺组织作病检等等，确诊为“左肺癌”。因患者拒绝手术治疗，自行回家服用中草药，并曾住建水黄龙寺医院做过化疗。1989年10月3日，因左侧胸背部疼痛加剧，伴咳嗽，咯血痰，喘促而入我院。入院时症见面色苍白，胸闷气短，喘促自汗，神疲无力，脘腹胀满，不思饮食，大便时干时溏，小便正常，舌质淡红苔薄白，脉细弱等。辨证为脾肺气虚型，治以健脾益肺抗癌，方用补中益气汤或香砂六君子汤等为主方，加减调治1年，并结合抗感染、补液、对症等西医的辅助治疗。现患者病情基本稳定，精神及饮食状态良好，继续住院调理善后。［云南中医杂志，1991，12（5）］

杨丁友医案

○王某，男，52岁。

因阵发性刺激性咳吐泡沫样痰10个月，加重伴胸闷、气急1周就诊。肺部CT检查示：右胸腔大量积液，CT值为19HU，右肺下肺门区，可见密度增高的肿块阴影，其边缘不规则，大小约7.4厘米×6.0厘米，CT值为54HU，纵膈可见多个肿大淋巴结。纤维支气管镜取病理活检查及腺癌细胞。气短喘鸣，动则加重，舌淡、苔黄腻，脉弦数。

辨证：证属热毒蕴结于肺，肺失宣发，聚津为痰，外溢为支饮，痰瘀为患而致上症。

方药：泽兰虻虫汤（泽兰、生薏苡仁各30克，虻虫3克，川贝母、郁金、苦杏仁、黄芩各12克，瓜蒌皮、合欢皮、百部各15克）加熊胆粉1.5克，分早晚2次随汤剂冲服。

同时予卡帕0.4克加入生理盐水250毫升中静脉滴注，次日予依托泊苷0.1克加入生理盐水250毫升中静脉滴注，每日1次，连用5日后停药，查血细胞分析及肝功能，根据其变化及用药后不良反应，对症治疗。并胸穿抽胸水800毫升，化验查及腺癌细胞。用药10剂，诸症减轻，20剂后复查肺部CT，胸水减少至80%左右，病灶略见缩小。方中去熊胆，继服20剂，做肺部CT示：胸水消失，肿块阴影大小约3.0厘米×2.6厘米。诸症消失。停用化疗药物，将泽兰虻虫汤加大10倍量，做成水丸，每次6克，每日3次。半年后，改为每日2次，随访至今同病前，肺部CT示：胸水消失，肿块阴影缩小为2.0厘米×2.4厘米，纵膈肿大淋巴结消失。［新中医，1998，30（3）］

杨达夫医案

○宋某某，男，35岁。

患者自1954年开始经常上腹不适，1956年发生泄泻、腹痛。1958年10月咽干，声音嘶哑。同年11月间发现颈部淋巴结逐渐胀大，全消化道检查未见异常。1958年10月21日和同年11月17日2次颈淋巴腺活体组织检查，诊断为“转移癌”。1959年1月10日，胸部X光检查，“符合两肺转移癌”。最后确诊为“肺癌、淋巴结转移”。自1958年10月始，经辨证论治以海藻散坚丸、黄芪建中汤、地榆槐角丸、参苓白术散、四神丸、化核丸、海螺蛸雄黄粉出入加减为方治疗半年，病情逐渐好转，声音嘶哑消失，左侧颈部淋巴腺肿块消减，食欲增进，精神体力亦佳，惟大便仍有时稀，伴腹痛，每日大便2～3次。于1959年5月恢复半日工作，1960年做轻工作，后间断治疗至1962年，1967年7月随访，病人仍健在，正常工作。（《津门医粹》）

陈培丰医案

○董某，男，56岁。于1992年4月初诊。

杭州某医院X线胸片及纤支镜检查，诊断为右中央型肺癌（鳞癌、Ⅲ期）。因患严重心脏疾患，手术治疗困难，且不愿化疗，故单纯采用中药治疗。症见咳嗽痰少而黏、带血伴胸痛，低热（37.4摄氏度～38.5摄氏度），口干欲饮，形体消瘦，舌红苔薄，脉弦细而数。

辨证：此乃肺阴亏虚，虚火内生之象。

治法：养阴清热，化痰散结。

方药：自拟养阴清热汤加减。

南北沙参、天麦冬、生地、玉竹、丹皮、鱼腥草、天花粉、无花果、山海螺、露蜂房、旱莲草、藕节炭、地骨皮、肺形草、全瓜蒌、枳壳各15克。

服30剂后，咳嗽咯痰减轻，痰中带血得止，低热渐退。上方加减调治一年，诸症悉除，病情稳定，体重增加，精神转佳。X线复查，病灶基本稳定。经治3年余，病情未见反复。［四川中医，1996，14（6）］

王坤等医案

○李某，男，58岁，工人，1988年6月初诊。

患者因发低热消瘦，咳嗽，胸痛，有时痰中带血丝，诊断为肺结核并肺部感染，抗痨及抗生素治疗半个月，症状反而加重，病灶较前增大，X线诊断见左肺第3肋间团块状致密阴影，呈毛刷状，大小约3厘米×3厘米，其后多次痰涂片发现鳞癌细胞，省立医院诊断为右上肺癌，患者因心功能不全未行手术而采用化疗，但不良反应太大不能继续，于8月底转入我院要求中药治疗，体查一段情况可，浅表淋巴结未扪及，心、肺、腹部无阳性体征发现。症见胸闷纳差，神疲乏力，失眠易汗，痰间断带血丝。脉濡缓，舌质红苔白薄，实验室检查：血红蛋白80克/升，白细胞总数（2.5～3.5）×10^9/升，中性粒细胞40%；血沉78毫米/小时。

辨证：气虚痰结型，脾肾阳虚。

治法：益气健脾，清热祛痰，温补脾肾法。

方药：仙鱼汤。

仙鹤草30克，鱼腥草30克，猫爪草30克，败酱草30克，山海螺30克，生半夏15克，葶苈子15克，蚤休30克，天冬20克，浙贝15克。加六君子汤加味、金匮肾气丸配合；静脉用肌苷和维生素C每日5克，转移因子3单位隔日1次，干扰素4万每日1次，中药随症加减。

连用5个月，病人面色转微红，略有光泽，咳嗽、胸闷减轻，痰中带血症状消失，四肢温暖，精神好转，纳可，白细胞已上升至5×10^9/升，中性粒细胞 60%，病人又继续服用中药，治则未变，仅个别对症改方，又过半年病情稳定，拍片左上方包块变为2厘米×1.5厘米。1991年2月，痰中又出现血丝，低热、胸闷、胸痛，另加五虫散。1991年12月中旬病情急剧恶化死亡，生存40个月。［黑龙江中医药，1994，（2）］

食 道 癌

施今墨医案

○常某，男，38岁，病历号5419。

经北京协和医院检查，诊断为食道癌，已半年余，近来每日只能食流质，喉间堵闷，胃部胀满，泛酸嗳气，口中痰涎多，背痛，精神倦怠，医院拟手术治疗，患者不愿，故延中医治疗。舌苔厚腻，脉细软。

辨证：痰气交结，气血运行受阻，久则气血痰结，阻滞食道胸膈，遂成噎膈之证。

治法：化痰解郁，调理气血。

方药：桃杏仁各6克，大力子6克，法半夏6克，淮牛膝10克，紫厚朴5克，苦桔梗5克，薤白头10克，莱菔子6克，代赭石（旋覆花6克同布包）12克，全瓜蒌20克，莱菔缨6克，茜草根10克，米丹参15克，广皮炭6克。

二诊：服8剂，噎减轻，泛酸、嗳气及背痛均稍好，已能食馒头及挂面等物，但食后不易消化。

方药：薤白头10克，全瓜蒌25克，桃杏仁各6克，紫油朴5克，法半夏6克，代赭石（旋覆花6克同布包）12克，茜草根10克，丹参（米炒）15克，淮牛膝6克，大力子6克，山慈菇10克，绿萼梅6克。

三诊：月余，患者由山西带信来云：第二次方又服10剂，现在每顿饭可吃1个馒头1碗面条，咽下慢，饮食在入胃时感到滞涩，不易消化，有时吐白沫，背仍常痛，精神觉比前强些。复信嘱其将二诊方加3倍量，研极细末分成200小包，每日早、午、晚，各服1包，白开水冲服。（《施今墨临床经验集》）

李仕金等医案

○于某，男，63岁。1993年6月入院。

因进行性吞咽困难2个月，加重1周，伴胸骨后灼热疼痛，无放射痛。查体：精神可，消瘦体型，锁骨上可触及胀如花生米大小的淋巴结，活动，压痛，质硬。舌质红，苔厚黄腻，脉弦。X线上消化道钡餐加点片：食管中上段长约10厘米，为一不规则狭窄，黏膜皱襞破坏，管壁断裂，钡剂通过受阻，其上缘与主动脉弓紧密相连。纤维内窥镜检查：食道距门齿25～34厘米处可见食管左后壁黏膜溃烂，充血，中心凹陷，进镜受阻，活检质脆，余（－）。病理检查：食道上中段中分化性鳞状细胞癌。在多家医院就诊，均以失去手术机会，建议保守治疗，特来求治。诊断为“噎膈”，属毒邪蕴结。西药予环磷酰胺400毫克，顺铂20毫克，卡铂400毫克，甲氨蝶呤25毫克，静脉给药。中药服扶正解毒汤加启膈散（自拟扶正解毒汤：黄芪30克，黄精12克，半枝莲20克，白花蛇舌草20克，芦根20克。启膈散：北沙参15克，丹参15克，郁金12克，炒枳壳10克，全瓜蒌15克，半夏10克，佛手片10克，旋覆花10克包煎，代赭石20克，石见穿50克，日1剂，水煎分2次服）10剂后吞咽困难明显好转，胸骨后灼热痛消失，后行第二、第三疗程治疗后复查，X线钡透：食管中上段显示5厘米长的狭窄，管壁硬，扩张受限，黏膜光滑，钡剂通过顺利，至今坚持治疗，情况良好。［甘肃中医，1998，11（1）］

孙秉严医案

○李某，男，63岁，住黑龙江省甘南县。

患者于1983年7月30日因进食噎吐去黑龙江省肿瘤医院就诊，经检查诊为食管上段癌，门诊号为60492。同年8月5日在沈阳军区总医院经食管拉网病检诊为食管段鳞癌，经放射治疗后病灶无变化。又经北京肿瘤医院检查诊为食管癌晚期，已扩散到咽喉部，出现声音嘶哑，病灶处溃疡较重，吞咽困难。又经天津人民医院检查认为晚期，嘱速回家。

患者于1984年5月9日来诊。症见饮食下咽困难，但尚能进一般饮食，形体消瘦，面色苍黄。脉象沉细而弦，甲寒。

辨证：寒瘀毒结。

治法：散寒、化瘀攻毒。

方药：汤药：黄药子30克，川断10克，沙苑10克，蜈蚣3条，海藻10克，砂仁6克，枇杷叶10克，钩藤10克，远志10克，熟地20克，党参10克，鸡内金6克，良姜10克，佛手10克，荜茇10克，竹茹10克，赭石30克，柿蒂10克，乌贼骨10克，白及10克。每日1剂，水煎两次，早晚服。

成药：消瘤丸，每日20粒；化结丸，每日1丸；化坚液，每日100毫升；复方氟尿嘧啶125毫克，每日1支口服；环磷酰胺100毫克，每日1支口服。

上药治疗3个月后，X线拍片检查明显见好，体重增至45.5公斤。1987年追访，一切良好。

○沈某，女，56岁，北京房山县某乡鞋厂工人。

患者1984年11月因进食后呕吐到北京友谊医院行上消化道造影，诊断为食管中段癌，后到北京医科大学第一附属医院再次行上消化道造影及食管镜检查，诊断同前。因手术困难，行放射治疗1个月，放疗后食管肿块缩小出院（病案号8475331）。

1985年7月患者出现进行性进食困难、呕吐、卧床不起，于1985年7月24日来诊。来诊时因不能进食，呕吐频繁，身体极度衰弱，卧床不起，抬入诊室，家属代诉病情。症见畏寒怕冷，脉象沉弱，舌淡苔白，舌齿印（+），甲印寒象。

辨证：证属寒瘀毒结。

治法：温阳破瘀化毒。

汤药：黄药子15克，川断10克，沙苑10克，海藻10克，牡蛎10克，乌贼骨10克，干姜10克，肉桂10克，附子10克，木香10克，生芪20克，党参10克，熟地20克，砂仁6克，鸡内金10克，枇杷叶10克，竹茹10克，赭石20克，陈皮10克，半夏10克，大云15克，蜈蚣2条，大枣10克。每日1剂水煎两次，早晚服。

成药：1211液20毫升，每日3支；消瘤丸，每日20粒；新丹9克，每日1丸；十丹，每日30粒。

服用上述药物半个月后，病情开始好转，呕吐止，能进少量流食，体质有所恢复。继服上药2个月，1985年9月12日复查钡餐造影，与1985年7月1日比较，钡餐通过有好转。维持上药加减，服药1年，1986年10月20日再行钡餐造影复查，钡餐通过顺利，食管肿块消失，以后继续服用成药。1987年6月27日住中国人民解放军空军总医院1个月，进行全面体检，其中食管镜检查为“慢性萎缩性胃炎”，食管未见异常，证实肿瘤基本治愈。（《孙秉严治疗肿瘤临床经验》）

王林等医案

○李某，男，48岁，工人。

1993年12月因进行性吞咽困难3月来我院就诊，经胃镜及病理检查，诊断为食管癌（鳞癌）。入院时患者已成恶液质，体重仅43公斤，故未手术，当即予以虎及散：壁虎、白及、瓦楞子各4克，黄芪8克，人参3克，血竭、沉香各0.5克，枳壳、川朴、白术、广木香、预知子各2克，北沙参6克。按此量类推将上述生药烘干，打粉、过120目筛装袋，每袋40克。每次4克，用蜂蜜水加2%普鲁卡因4毫升送服，1日3次；同时配合化疗，用CAF方案，连续治疗18个月，临床症状消失，体重增至62.5公斤。现已上班工作，仍坚持服药。［陕西中医，1997，18（11）］

黄志华等医案

○邓某，男，74岁，职工。

因不能进稠食来诊。钡餐透视示食道中下段狭窄、管壁僵硬，钡剂不能通过。活检证实为鳞癌。一周后流质饮食亦不入。予通幽汤加味：生地、熟地、当归、制半夏、白花蛇舌草、七叶一枝花各30克，桃仁、厚朴、枳实各15克，红花、炙甘草、升麻、大黄各10克，生姜汁、韭菜汁各6克。水煎取汁并浓缩至300毫升，冲入姜、韭汁即成。嘱每次30毫升频频呷咽，渐次增量。10天后每餐可进食牛奶300毫升，吞咽较畅。守方服60剂，可进食稠米汤每餐1000毫升患者心情舒畅，疑非癌症，笃信此方。乃索去处方，共服200余剂，每日1剂不间断，共维持吞咽进食7个月，存活8个月。［陕西中医，1990，11（11）］

朱良春医案

○孙某，男，67岁，农民。1985年4月25日诊。

5月前于进食时自觉有梗阻感，食欲正常，未予重视；近月来逐步加剧，进食时顿感噎窒不利，甚则呕吐，咽际时渗清涎，体重显著下降，乃去县医院诊治，经钡餐透视确诊为食道段癌，肿块3厘米×1.5厘米，嘱其手术，患者因胆怯而拒绝手术，到处求医，未获疗效。因亲戚传告，乃来我处求治。由于证情已至晚期，恐难挽救，姑予“利膈消癌散”一料消息之。药服5日，咽际痰涎减少，呕吐亦缓。梗窒感略见松释；继服之，又续见好转，进软饭已无所感，甚为愉快，要求续服，续予1料。进食顺利，体重亦有所增加，精神甚好。嘱作钡餐复查：肿块已较前缩小，仍予原方，每次服2克，日2次以巩固善后。1986年2月15日随访，一切正常，能参加农业劳动。

附利膈消癌散：全蝎、蜈蚣各30克，蜂房、僵蚕、守宫各60克，共研细末，每服5克，1日3次，食前服。另用煅赭石、太子参各20克，姜半夏10克，阴虚舌红者再加石斛、麦冬各12克；苔灰腻有痰浊者加陈胆星10克，化橘红6克，煎汤送服，可以降逆止呕，益气养阴，抗癌消瘤。对晚期食道癌及胃癌有一定疗效。（《当代名医证治汇粹》）

应栩华医案

○某男，80岁。离休干部。

因吞咽不畅1年余，加重2个月，伴胸背部疼痛1个月入院。患者13个月前在无明显诱因的情况下出现饮食不畅，并进行性加重，2个月前进食米饭困难，能吃稀饭。纤维胃镜示：食道中段癌。病理示：中分化鳞状细胞癌。CT示：食道上中段癌伴纵膈淋巴结转移。予化疗，疗效不显。饮食难下，续吐黏液，以晨起为甚，胸膈痞满隐痛。

查体：神志清，神疲乏力，面色萎黄，形体消瘦，全身浅表淋巴结未及肿大。心浊音界向左扩大，心率60次/分，律不齐。EKG示：窦性心动过缓，Ⅰ度房室传导阻滞。舌质黯有瘀斑、苔薄白，脉结代。

患者不愿手术或放疗，又拒绝进一步化疗，要求中药治疗。予旋覆通膈汤：旋覆花10克，代赭石、急性子、女贞子、红枣各15克，仙半夏、炒党参、当归、天冬、麦冬各12克，公丁香3克，沉香、炙甘草各6克，生黄芪、北沙参，威灵仙、仙鹤草各30克。日1剂，分两次口服。药后60天，患者饮食无明显吞咽不畅，能吃米饭，胸背部隐痛消失，出院后继续中药治疗。随访1年，患者生存。［浙江中医杂志，1998，33（6）］

钱伯文医案

○侯某，女，62岁。

初诊：1979年5月。

主诉：从1978年10月起进食作噎，曾服药治疗未见好转，至1979年4月赴某医院做CT摄片诊断为食道癌，片见食道中段约3.5厘米左右的区域狭窄，拉网及胃镜检查亦诊断为食道癌（鳞癌），建议手术。因年高体弱，不愿手术而要求用中药治疗。

诊查：吞咽困难（仅能吃半流质），胸前区及背部常感闷胀隐痛，咳嗽不爽，痰多黏腻，大便干燥。舌苔薄腻，质偏红降，脉细弦。

辨证：证为肾水不足，阴液亏耗。

治法：治拟滋阴养胃，活血消肿。

方药：南北沙参各24克，生熟地各24克，天花粉24克，麦冬12克，茯苓24克，丹皮12克，瓜蒌皮24克，乌梅肉9克，生熟苡仁各24克，土茯苓24克，天龙3条，石见穿12克，石打穿12克，预知子12克，女贞子24克，枸橘李12克，五味子6克，三棱12克，莪术12克，穞豆衣12克。

加减药物：如症见口干津少、舌质红绛，加知母、玉竹、石斛、玄参等；如症见咳嗽痰多黏腻者，加石韦、陈皮、象贝母等；如见胸背灼热隐痛者，则加苏梗、丹参、白花蛇舌草、蒲公英、合欢皮等；如胃纳不佳、大便干结者，加桃仁泥、瓜蒌仁、焦楂曲等。

常用成药：六味地黄丸12克，包煎。

患者服药半年左右，右胸前区及背部胀闷，疼痛消失，吞咽困难逐渐减轻，大便基本正常。连续服至1980年9月，X线摄片复查食道中段癌未见再复发。嗣后经常服药，迄今6年左右，病情稳定，未见明显发展。1985年4月11日在某医院复查，食道双重造影：食道中段可见约3厘米左右的食道呈狭窄表现，但钡剂仍能顺利通过，狭窄部上方食道略扩张，与老片比较基本相似。结论：食道段癌，与老片相比未见明显发展。（《中国现代名老中医医案精华》）

林时永医案

○陈某，男，48岁，农民。

于1988年6月因进行性吞咽困难4个月，到某医院食道吞钡检查，确诊为食道癌，因家庭经济困难，无法进行手术及化疗，要求用中药治疗。经服灵仙二草汤（威灵仙、半枝莲、白花蛇舌草各50克，水蛭15克），水煎服，日1剂。二十余剂后，临床症状明显好转，能进流食或不坚硬的固体食物，胸骨后疼痛减轻，连续服药3个疗程，生活质量提高，能到田间劳动，吞钡检查病灶缩小，改为3～4天服一剂，服至25个月后，因合并肺部感染死亡。

○林某，男，68岁，农民。

进行性吞咽不适3个月，胸骨后疼痛，于1994年8月往某医院食道吞钡检查拟诊为食道中段癌，长12厘米。因体质差，年龄较大，未进行手术及化疗，要求门诊服药。给予灵仙草汤治疗，服药10多剂，并配服甲氧氯普胺（胃复安），每次10毫克，饮食前15分钟口服，饮食状况得到改善，胸骨后疼痛轻至消失。经治疗4个疗程，临床症状明显好转，后改为2日服1剂。至1996年3月追踪，病者仍健在。［新中医，1997，29（7）］

陈建宗等医案

○刘某，女，70岁。

进行性吞咽困难3个月。食道钡餐透视示：食道下段狭窄，黏膜破坏紊乱，有不规则充盈缺损，长约7厘米，确诊为食道下段癌。现感吞咽困难，只能进少量牛奶（1天约50毫升），稀粥（1天不足50克）等流食，稍多则吐，面色萎黄，形体消瘦，舌质淡苔薄白稍腻，脉沉细。行放疗20次后，咽梗阻症状减轻，但全身状况愈来愈差，出现恶心呕吐，周围血象：白细胞由放疗前7.0×10^9/升，下降到3.0×10^9/升，患者要求服用中药治疗。用硇砂方：硇砂12克，荞麦面适量，用荞麦面包饺子包裹硇砂；面皮厚约1厘米，用木炭火煅至焦黄色，待冷，剖开，取中心潮湿之硇砂焙干。取6克，加槟榔12克，丁香4个，共研细末。再用威灵仙30克，水煎2次，共取400毫升，送服上述细粉，每次0.3克，一日3次，饭前半小时服用。治疗3天后梗阻症状缓解，每天可进食牛奶100毫升，稀小米粥100克，1周后，可纳面条，坚持服药1个月，梗阻症状明显缓解，2个月后，做钡餐透视，显示食道下段狭窄及充盈缺损与服药前比较无明显变化，坚持服药1年余，存活2年零4个月。［辽宁中医杂志，1997，24（5）］

余国飔等医案

○陈某，女，59岁，农民。

1987年7月28日诊，本院X线片号8373。病家在3个多月前吃饭时梗噎不畅，须用汤水方可咽下，赴某医院拍片诊为晚期中段食管癌。药后不效，遂转诊某肿瘤医院。病理细胞学检查为食道鳞癌（低分化型），服用大量中西药罔效，病势日笃。2天来汤水难下，吐大量白黏沫。诊见神萎体倦，大骨枯槁，大肉陷下，面色晦滞，舌淡红、苔白厚，脉弦滑无力。X线食管吞钡造影示：食管中下段管腔呈不规则线状充盈、僵硬、狭窄，黏膜中断破坏，病变长度15厘米。

辨证：痰阻气结，窒塞食道，胃气衰败，阴津亏乏。

治法：化痰解毒，益气养阴。

方药：自拟南星参斛汤加减。

生南星、银花各30克，白芥子、生麦芽、姜半夏、党参、石斛、枳实各10克，代赭石（先煎）12克，青黛、生甘草各3克。

每日1剂，缓慢呷饮，3剂后可进汤水。后据证损益，调理旬日，进食较为顺利；月余吞咽梗阻基本消失。拍片复查示：狭窄部位较前片扩张约2.5倍，黏膜有所修复，长度缩短4厘米。［浙江中医杂志，1989，（6）］

张明等医案

○于某，女，75岁。

吞咽困难，胸骨后痛3个月，1个月来流质饮食下咽困难，伴神疲乏力，纳呆恶心，干呕，烧心，经食管吞钡X线检查，病理等诊为食道癌Ⅲ期，鳞癌。病人不愿手术而来诊。舌质偏红苦黄，边有瘀斑，脉沉细。

辨证：脾胃亏虚，湿热交阻，瘀血内停。

治法：健脾益气，清热利湿，活血散结。

方药：益气消积汤。

党参30克，茯苓15克，炒白术15克，蝉衣30克，砂仁10克，白豆蔻10克，威灵仙15克，川楝子10克，延胡索10克，白花蛇舌草30克，鸡内金10克，山慈菇30克，半枝莲30克，鳖甲10克，牡蛎30克，莪术10克，苡仁50克，人工麝香0.1克（冲服）。并予DPV方案化疗。

1个月后症状体征消失。上方加减服用半年，病人生存2年后死亡。［实用中医药杂志，1996，（2）］

朱昌国等医案

○张某，男，65岁，农民。1988年5月10日就诊。

本院X线片号18421。进行性吞咽困难8月余。患者自1987年7月底发现进食梗阻，继而吞咽困难进行性加重，进干食难下，饮流质尚可，至12月在我院行食管钡透（片号：18421）示：食管中段管腔呈不规则状充盈，僵硬、狭窄，黏膜中段破坏，病变长度9厘米，诊断为食管中段癌。外院胃镜确诊，病理检查为鳞癌。曾运用中西药治疗，具体药物不详，但症状未见缓解。诊时已数日汤水未进，咯吐大量白色黏稠痰，神萎体倦，形体消瘦，面色萎黄无华。舌质淡边有紫斑、苔白腻，脉弦滑。

辨证：病久痰瘀交阻，食道阻塞，气津两亏。

治法：逐瘀化痰，补气润燥，开道降逆。

方药：天夏开道汤（天龙3克，生半夏15克，生南星12克，黄药子9克，威灵仙5克，旋覆花9克，代赭石30克，急性子12克，绛香9克，枳实12克，郁金12克，川贝12克，茯苓12克，生苡仁30克，太子参15克，橘皮络各6克，路路通12克，半枝莲15克）加石斛15克。

初服药入即吐，并带有大量黏稠痰涎，手拉成丝。舌面稍点姜汁，并坚持少量频服，2日后便能进入部分药液，5剂服完后，饮水即能通过，进流质饮食能顺利通过。后以本方为主，坚持服用3个月，便能进馒头等普食，体形渐丰，饮食增加。半年后再经X光片复查：“食道中段管腔光滑通畅”；不但生活可以自理，还能干些轻微农活。存活至今，未见复发。［江苏中医，1995，16（10）］

范准成等医案

○王某，男，44岁，进行性吞咽困难1个月。食道钡餐视：食道下端狭窄，黏膜破坏紊乱、不规则充盈缺损，长度约5厘米，诊为食道下段癌。诊察病情见：吞咽困难，胸脘痞闷，按之疼痛，泛吐黏痰，只能进牛奶、面汤、米粥等流质食物。若进馒头、面条等固体食物则梗塞不下，情绪舒畅时稍有减轻。形体消瘦，大便一周一次，舌质偏红后苔黄腻，脉滑数。

辨证：痰热郁结。

治法：泄热化痰开结。

方药：半夏泻心汤加减。

半夏、生姜各10克，黄芩、沙参各12克，黄连8克，瓜蒌30克，大黄5克，甘草6克，大枣3枚，每日1剂，水煎服。

3剂后，大便通，去大黄。服完第6剂时，自觉胸中舒畅，吞咽梗阻若失，全身疲软，很快入睡。睡眠12小时后，精神焕发，能进面条等固体食物，乃索去处方自服，1月约服20剂。3个月后又出现吞咽梗阻，时轻时重，服药仍以此为基本方加减。1年后钡餐透视，仍显示食道下端狭窄，不规则充盈缺损，长度约10厘米。共服药300余剂，存活30个月。［陕西中医，1996，17（11）］

胃 癌

王希知医案

○刘某，男，65岁。

主诉：因呕吐不能饮食经检查确诊为胃癌。仅以输液及其他支持疗法维持生命，历时两个多月呕吐未稍减。因患者年老体弱且属晚期胃癌，无法手术及化疗或放疗，故转我院请求中药治疗。

诊查：干呕呃逆频作，口干渴思冷饮，饮入即吐，数日不更衣。形体消瘦，舌红有裂纹、无苔少津，脉细数。

辨证：胃阴亏损。

方药：叶氏养胃汤加减。

白干参30克，北沙参15克，麦冬30克，玉竹15克，扁豆12克，甘草10克，花粉15克，淮山30克，生谷芽30克，乌梅9克。

煎水频频呷服，服药1周，呕吐呃逆止，能进流质饮食，偶能进半流质饮食，大便一二日一次，后宗原方略事加减，兼以银耳、淡菜煨鸭汤等作食疗，历时3个月呕吐不复见。但终因消化道出血而死亡。（《中国现代名老中医医案精华》）

申春悌医案

○张某，男，68岁，农民。就诊日期：1989年6月10日。

在当地医院诊为“胃病”，经用中西药物治疗，症情时轻时重，并逐渐出现形体消瘦、咽下困难等症。胃镜检查为：胃底贲门癌。病理报告：腺癌，癌组织侵犯肌层。“B超”提示：胃癌广泛转移。遂要求服中药维持。诊时症见：食欲不进，咽下困难，时恶心，脘部胀满疼痛，神疲乏力，口渴不欲饮，面色萎黄，形体消瘦。舌暗红苔微腻，脉弦细。

辨证：徐老认为病人长期劳累，年老体衰，脾肾功能不足，且癌毒侵袭胃体，日久耗伤气阴。

治法：化痰通隔，益气补肾。

方药：豆芪汤加减。

刀豆子、黄芪各30克，红参须10克，猪苓15克，生白术10克，巴戟肉、锁阳各15克，掌叶半夏、制南星各10克，莪术15克，枳壳、川朴花各10克。嘱煎浓汁，少少与之，一日5次。

10天后患者症情见轻，恶心、咽下困难有减，腹胀亦松。徐老嘱加参三七粉3克调服。又10日，症状又见松动。又嘱原方去巴戟肉，加炒延胡索10克、南北沙参各30克续服。约半年后病人能自行来院就诊，然形体消瘦。嘱其坚持服药，后因病人经济困难未能持续用药，存活至1991年3月21日。［江苏中医，1994，15（7）］

孙秉严医案

○某，男，50岁，河北省林城县农民。

患者因饥饿时胃脘部剧痛，于1986年7月8日经河北省高邑县医院消化道钡餐造影，诊为“胃小弯区大溃疡，考虑恶性变”（X线号33198）。又经河北省人民医院胃镜检查，并取活检，病理诊断为“低分化腺癌”（病理号28484，门诊号8040），未经任何治疗。

患者于1986年7月24日来诊。来诊时胃脘部疼痛剧烈，纳差，每天进食2两左右，大便色黑。舌质淡红，苔薄白，脉沉细弦，舌齿印、腮齿印（+），甲印寒，耳软骨膜增厚（+），胃脘部压痛（+）。

辨证：寒瘀毒结。

治法：温寒化瘀、泻下攻毒。

方药：黄药子30克，川断15克，沙苑10克，海藻10克，乌贼骨15克，牡蛎10克，蛤粉10克，党参15克，生黄芪30克，熟地30克，油桂25克，干姜25克，制附片25克，枳壳10克，川朴10克，陈皮10克，姜半夏10克，竹茹10克，路石30克，莪术15克，片姜黄10克，砂仁10克，良姜10克，荜茇10克，鸡内金6克，佛手10克，灵芝15克。每日1剂，水煎2次，早晚服。

成药：青龙衣液20毫升，每日3支；化坚液，每日100毫升；化毒片0.5克，每日5片；化结丸9克，每日1丸。

服用上述中药70天后，不适症状完全消失，食量增加，每餐500克，胃疼消失，精神、体力恢复，体重增加6公斤。1986年10月9日经高邑县医院再次X线检查，发现原胃小弯区大溃疡消失，蠕动波能通过，黏膜整齐，胃壁边缘光滑，未扪及肿块。1986年10月13日又在化工部第十二化建医院行消化道钡气双重对比造影，未见异常，认为为“胃炎”。

○崔某，男，36岁，辽宁省丹东市某建筑公司工人。

患者于1969年以胃癌在辽宁省凤城县人民医院行剖腹探查，术中见胃、脾、肝、结肠广泛转移，无法切除，取活检关闭腹腔。病理报告为“胃腺癌”，并经天津、北京、上海等肿瘤医院检查，均认为无法治疗。

患者于1970年6月来诊。来诊时形体消瘦，面色苍白、浮肿，重度贫血。上腹部饱满，肿块如拳头大小，右肋下缘肿块如鸡蛋大小，质地坚硬，触痛明显。腹部有小白点数个，胃脘部疼痛无法按压，左脐旁压痛（+），双侧耳软骨膜增厚（+），舌齿印（+），腮齿印（+），10指甲印全无，脉象沉细而弦紧。血象：白细胞4.2×10^9/升，血小板73×10^9/升，血红蛋白65克/升。

辨证：寒瘀毒结。

治法：温阳破瘀，驱毒攻下。

方药：山药10克，川断10克，莪术10克，三棱10克，桂枝10克，干姜15克，肉桂15克，附子15克，生黄芪30克，党参10克，熟地30克，木香10克，乌贼骨10克，二丑15克，川军10克，良姜10克，玄明粉10克（冲服），荜茇10克，佛手10克，砂仁10克，补骨脂10克，竹茹10克，大枣10克，代赭石30克。每日1剂，水煎2次，早晚服。

成药：化毒片0.5克，每日5片；化结丸9克，每日1丸；1213液，每日10支。

服药后从大便排出许多黏冻状及烂肉状物，经过9个月治疗，至1971年3月，腹部肿块及不适症状基本消失，血象及体力均恢复正常。后经天津市某医院复查，对腹腔转移癌的消失持怀疑态度，经商议后，患者同意于1974年4月再次剖腹探查，结果确认肿瘤消失。经追访至今仍健在，坚持正常工作。（《孙秉严治疗肿瘤临床经验》）

彭大为医案

○某男，59岁，住院号9300827。

因贲门癌术后年余，上腹部饱胀伴纳呆2月而于1993年5月12日入院。体检：消瘦，一般状况差。巩膜不黄，左锁骨上扪及一枚2.5厘米×2厘米大小淋巴结，质硬固定，无触痛，两肺无异常，上腹部有压痛。X线检查：吻合口局部黏膜糜烂，可能有浸润，胃壁柔软度降低，有复发征象。胃镜检查：吻合口周围黏膜糜烂、出血、表面复以坏死组织，质地中等。病理：胃黏膜组织中见癌细胞稍增大，胞浆丰富，核增大，核仁明显，见坏死组织及血块。1993年6月起采用平消片（由郁金、白矾、火硝、五灵脂、干漆、马钱子、仙鹤草等中药组成）6片，每日3次，卡莫氟200毫克，每日3次，连服4周。患者腹部症状缓解，食量逐渐增加，一般情况明显好转。出院后继续服药4周，复查：左锁骨上肿大淋巴结消失。X线：吻合通畅，无充盈缺损及龛影，亦无狭窄及梗阻改变，胃壁变软，蠕动正常。胃镜：吻合口周围黏膜充血水肿，分泌物略多，病理：胃小弯上皮基本完整，个别腺体扩张，固有膜充血水肿，癌细胞变性坏死，淋巴细胞、浆细胞及少量中性白细胞浸润，疗效评定完全缓解。末次门诊时间1995年1月30日，患者一般情况良好，

面色红润，体重增加，体检及辅检均无阳性发现。［安徽中医临床杂志，1996，8（6）］

钱伯文医案

○傅某，女，64岁。

初诊：1964年11月。

主诉：胃脘部隐痛、胃纳减退1年，曾大量呕血1次及黑便多次。1964年10月曾在某医院做胃肠钡餐检查，诊断是胃小弯癌性溃疡，嘱住院施行手术。因对手术有顾虑，于11月来我院要求服中药。

诊查：极度消瘦，中上腹可扪及8厘米×6厘米大小隆起的肿块，质坚硬，不易移动。舌质紫暗，苔黄腻，脉细弦。

辨证：证为忧郁气结，气机不畅，气滞血瘀。

治法：治用理气活血，消肿软坚为法。

方药：主要药物：枸橘、橘叶、枳壳、陈皮、预知子、香橼、丁香、佛手、玫瑰花、槟榔、丹参、赤芍、牡蛎、天龙、木香、香附、生熟苡仁、合欢皮、川楝子、茯苓等。

加减药物：白术、党参、露蜂房、全蝎、坎炁、象牙屑、瓜蒌皮、当归、生黄芪、土茯苓、菝葜、石见穿、石打穿、白花蛇舌草、墨旱莲等。

酌情加用云南白药以及人参鳖甲煎丸药，每日3次，每次6克。服药3年余（未用任何西药），大便色泽由黑色逐渐转为黄色，中上腹肿块逐渐缩小，以至消失。服药期间，曾多次去某医院做胃肠钡餐复查，发现胃小弯病变明显好转，最后一次复查（1967年10月），胃部已无异常。嗣后健康情况一直良好，未再服药。1977年5月随访，身体健康，锁骨上淋巴结未及，腹部平坦柔软，未扪及痞块，无压痛，肝脾均正常。在家做家务劳动。（《中国现代名老中医医案精华》）

刘边林医案

○曹某，男，54岁。

患者1981年6月因胃癌行手术切除，病理报告为“胃窦部腺癌”。1987年7月复发，二次手术，病理报告为“高分化腺癌”。术后感上腹部胀满，咽下困难，大便稀，乏力，消瘦，颜面萎黄，行化疗因白细胞降低而中止。X光片提示吻合口处狭窄。右腋下淋巴结肿大如蚕豆，质硬。术后即开始中药治疗。舌红少苔，脉细数无力，以益气养阴，软坚散结法治疗。方药：太子参、草石斛、瓦楞子各30克，白术、茯苓、麦冬、清半夏各15克，枳壳、露蜂房、全蝎各10克，黄芪、料姜石各60克，以此方为基础随证加减，共服药180剂后，诸证消失，现仍在继续治疗观察中。［陕西中医，1990，11（11）］

刘民叔医案

○夫子既于一九四六年治愈今静安寺长老持松胃病以后，一时佛教界前来求治者甚众。近有上海市嵩山区淡水路圣仙禅寺惠宗长老者，久病胃癌至一九五一年六月三日突然溃裂。上呕血，下泄血。至六月八日出医院，昏迷沉睡，不省人事。由持松老法师暨胡厚甫、陈子和、刘瞻明、李玉良四居士电请夫子往救，夫子即偕唐书麟往焉。诊察甫毕，而医院所派输血五人亦随至。夫子曰：“病革，输血无益，而仅有害焉。不可。”持师曰：“何谓也？”夫子曰：“大凡血去多而内病者，可似输血，如伤折金创产妇之属，此以元气未夺者宜也。而元气已夺内病又甚者，不可以输血。何者，外血输入体内，必赖身中元气为运行。今脉微欲绝，元气将脱；兼之身面浮肿，水气内甚。若再输入外血，则此若断若续之元气为之运行能载而与之俱运否？且今不事全体治疗，徒见失血而输血。病既未除，益其血必复失之。往复为之，血不能益，仅损其气，势必不至耗尽元气不止。是何异赍寇资敌者乎？今此垂亡之元气，必当保留以行药力，不则殆矣。宜速与云南白药先行救急，度服药三日，来苏可庆也。”乃遣去输血者。后果如夫子言。钱士良医师之太夫人为惠宗法师之皈依弟子，侍于侧，言及输血事。惠师戚然曰：“每输一次血，其痛苦有非言语所能形容者。”

附持师等四人笺示经过：“（上略）惠宗大师初病入院之经过，就鄙人等亲知亲见，一缕述之。溯自六月三日惠师以周甲之龄，急患呕血。当时来势甚猛，虑有不测。急召救护车送入虹桥疗养院，住一零一室。经内科西医诊断为胃癌出血，极端危险。住院凡六日。除注射止血剂外，前后共输血五次，但随输随吐，终不能止。延至第六日势益危殆。西医云：开刀则心脏太弱，恐不能堪；不开刀亦无法挽救，数小时内即有生命危险。同人相顾愕然，不得已，与回寺中。鉴以西医既已束手，不若改延中医。乃决议求治于我公。亦最后作万一之想耳。（下略）”

初诊：一九五一年六月八日。

心腹内崩，血溢于上，并注于下。昏昏沉沉，不能与人言。面浮足肿，唇淡舌浊。脉微欲绝。肢缓不收。

方用：黄附块一两，干姜五钱，甘草二钱，灶心土三钱，干地黄五钱，阿胶二钱，白及三钱，花蕊石一两。

另用：云南白芍急救，每三十分钟服一分。

二诊：九日。

血渐止。

方用：黄附块一两，干姜五钱，甘草二钱，灶心土三钱，干地黄五钱，阿胶四钱，党参五钱，花蕊石一两。

另用：云南白药每三十分钟服五厘。

三诊：十日。

血全止。

方用：黄附块一两，干姜五钱，甘草二钱，灶心土三钱，干地黄五钱，阿胶四钱，潞党参五钱，花蕊石一两。

另用：云南白药每三十分钟服五厘。

四诊：十一日。

言而微，移时乃复言。能啜薄粥少许。

方用：黄附块一两，干地黄五钱，灶心土五钱，干姜五钱，甘草二钱，阿胶四钱，潞党参五钱，茯苓五钱，阳起石五钱。

另用：云南白药每四十分钟服五厘。

五诊：十二日。

舌上浊苔渐化。

方用：黄附块一两，干姜五钱，甘草二钱，干地黄五钱，阿胶四钱，潞党参五钱，阳起石五钱，茅山苍术二钱，肉桂一钱。

另用：云南白药每五十分钟服五厘。

六诊：十三日。

大便仍黑。能啜厚粥。声渐壮，能续言。

方用：黄附块一两，干姜五钱，甘草二钱，干地黄五钱，阿胶四钱，潞党参五钱，阳起石五钱，茅山苍术二钱，肉桂一钱，防己一钱，茯苓皮一两。

另用：云南白药每六十分钟服五厘。

七诊：十四日。

面浮渐消，足肿亦减舌上浊苔化去一半。

方用：黄附块一两，干姜五钱，甘草二钱，干地黄五钱，阿胶四钱，潞党参五钱，黄芪五钱，茅山苍术二钱，肉桂一钱，防己二钱，茯苓皮一两。

另用：云南白药每六十分钟服五厘。

八诊：十六日。

胸脘安和。舌上无浊苔。面浮足肿都消。大便色黄，仅觉秘结不滑。

方用：黄附块一两，干姜五钱，甘草二钱，干地黄五钱，阿胶四钱，潞党参五钱，黄芪五钱，茅山苍术二钱，肉桂一钱。

另用：云南白药每九十分钟服五厘。

九诊：十八日。

移居树荫楼间。足可屈伸，尚难行步。宜啜粥，勿吃饭。

方用：黄附块一两，干姜五钱，甘草二钱，干地黄四钱，潞党参五钱，茯苓五钱，橘皮三钱，生白术五钱，肉桂一钱，鸡内金三钱。

另用：云南白药每九十分钟服五厘。

十诊：二十日。

随时饥饿，欲倍饮食。

方用：黄附块一两，干姜三钱，甘草二钱，潞党参五钱，茯苓五钱，橘皮三钱，半夏三钱，生白术五钱，肉桂一钱。

另用：云南白药每一百二十分钟服五厘。

十一诊：

二十三月。

宜闭窗；勿贪凉当风。节饮食。

方用：黄附块一两，干姜三钱，甘草二钱，茯苓五钱，橘皮三钱，半夏三钱，孔公孽五钱，肉桂一钱，厚朴一钱。

另用：云南白药每一百二十分钟服五厘。

十二诊：二十六日。

舌上水津四溢，不能自摄。胸满肠鸣自汗。

方用：黄附块一两，干姜三钱，甘草二钱，茯苓五钱，半夏四钱，泽泻四钱，砂仁五钱，蔻仁五钱，孔公孽五钱，肉桂一钱。

另用：云南白药每一百二十分钟服五厘。

十三诊：二十八日。

水湿渐化，舌津不溢。

方用：黄附块一两，干姜三钱，甘草二钱，茯苓五钱，泽泻四钱，砂仁五钱，蔻仁五钱，孔公孽五钱，肉桂一钱。

另用：云南白药每一百二十分钟服五厘。

十四诊：三十日。

胸不满，肠和，汗止。

方用：黄附块十两，干姜三钱，甘草二钱，茯苓五钱，桂枝三钱，砂仁五钱，蔻仁五钱，生白术五钱，孔公孽五钱。

另用：云南白药每一百二十分钟服五厘。

十五诊：七月二日。

面目微浮。

方用：黄附块一两，生姜皮五钱，茯苓皮五钱，五加皮五钱，橘皮三钱，桂枝三钱，甘草二钱，杏仁三钱，孔公孽五钱，砂仁三钱，蔻仁三钱。

十六诊：五日。

出寝门，扶杖走于廊下，健步可期。

方用：黄附块一两，茯苓五钱，桂枝三钱，生白术五钱，孔公孽五钱，砂仁三钱，蔻仁三钱，甘草二钱。

十七诊：八日。

方用：黄附块一两，茯苓五钱，桂枝三钱，生白术五钱，孔公孽五钱，砂仁三钱，蔻仁三钱，藿香三钱，薏苡仁五钱，甘草二钱。

十八诊：十一日。

方用：黄附块一两，茯苓五钱，桂枝三钱，生白术五钱，砂仁三钱，蔻仁三钱，薏苡仁五钱，藿香三钱，芡实五钱，甘草二钱。

十九诊：十四日。

方用：黄附块一两，茯苓五钱，桂枝三钱，生白术五钱，砂仁三钱，蔻仁三钱，薏苡仁五钱，芡实五钱，莲子肉五钱，甘草二钱。

二十诊：十日。

调理于今，安全康复。

方用：黄附块一两，茯苓五钱，桂枝三钱，生白术五钱，砂仁三钱，蔻仁三钱，黄芪五钱，潞党参五钱，甘草二钱，葡萄干五钱，大红枣十枚。（《鲁楼医案》）

肝　癌

唐亚能医案

○尹某，男，28岁。住院号：00812。

因右肩背、右胁下胀痛3个月而入院治疗。入院诊见：形体消瘦，神疲乏力，右胁下膨隆后质黯紫，苔黄腻，脉弦细数。肝上界在第6前肋，右肋缘下8厘米，剑突下10厘米，扪及1约6厘米×8厘米大小肿块，质硬，有触压痛。B超检查：右肝前叶见一巨大强回声肿块。CT提示：于1～8层面肝右叶见14.5厘米×13.3厘米大小低密度影，脾大；AFP（放免法）843微克/升，排除继发因素诊断为原发性肝癌。予三甲汤：鳖甲10克（先煎），生牡蛎15克（先煎），炒穿山甲10克（研末冲服），柴胡12克，郁金10克，白芍15克，山慈菇15克，半枝莲15克，白花蛇舌草30克，铁树叶12克，川楝子3克，青皮10克，甘草6克。加太子参20克，三棱、莪术各10克，每日1剂，水煎2次，每次取汁200毫升待温热服。并配合肿瘤电化治疗，1疗程后自觉症状完全缓解，体质较前增强，癌灶缩小2/3，脾脏恢复正常，活检未见癌细胞，AFP（放免法）423微克/升，出院后间断服三甲汤，生存2年半。［湖南中医杂志，1995，11（4）］

刘边林医案

○赵某，男，70岁，工人。

患者于1990年10月20日以眼睛发黄，恶心纳差，口苦胁痛，双足肿胀之主诉入院。入院时B超提示肝新生物，CT扫描示：原发性肝癌。肝功：HBsAg阳性，AFP171纳克/毫升。入院时患者消瘦，巩膜轻度黄染，心肺（–），肝肋下3～4厘米，剑突下5～6厘米，质硬、触痛，脉弦细，舌质红、苔薄黄。

辨证：肝胆湿热型。

治法：以清热利胆为主。

方药：甘露消毒饮加减。

茵陈、金钱草、茯苓各30克，黄芩、木通、全蝎各

10克，郁金15克，蜈蚣2条。

6剂后黄疸退，患者自觉身困乏力，纳呆，脘腹胀满，双下肢肿胀，脉弦滑，舌质淡红、苔白腻，遂改用枳朴六君子汤加减：党参、茯苓、丹参、生牡蛎、生苡仁各30克，枳壳、白术、半夏各15克，厚朴、全蝎各10克，蜈蚣2条，甘草6克。此方随证加减共用三十余剂，临床症状得以缓解，出院转家庭病床继续治疗。随访至今患者一般情况尚可，仍在继续治疗中。［陕西中医，1992，13（1）］

钱伯文医案

○王某，男，61岁。

主诉：1971年患黄疸性肝炎，当时谷丙转氨酶曾达400单位以上，1972～1973年间复发3次，以后一直不正常。1975年6月因脘腹胀满、肝区隐痛、嗳气不适、食欲不振及肢倦乏力到某市级医院检查：肝于肋下1.5厘米，剑下8厘米，质较硬，表面不平，约有6厘米×3厘米硬结节，稍有压痛，脾未及，左锁骨上淋巴结未触及，腹水（-）。超声波检查肝肋下吸气时2厘米，剑下8厘米，脐上7厘米。肝区波形较密、微小波、甲胎蛋白放射免疫测定结果＞1280毫微克/毫升，血凝D-FG阴性。环卵试验（-），复查谷丙转氨酶5次均在40单位以下。澳大利亚抗原阴性。

诊断：原发性肝癌。

诊查：肝区隐痛，胃纳不佳，脘腹胀满。舌苔黄腻，舌质偏暗，脉弦。

辨证：证为热毒壅盛，湿浊内聚。

治法：治以清热解毒，佐以利湿。

方药：基本药物为白花蛇舌草、石上柏、龙胆草、土茯苓、黄连、川楝子、蒲公英、黄芩、板蓝根、栀子、茯苓、生熟苡仁、田基黄、橘皮、预知子、泽泻、车前子、合欢皮等。

随症加减药物：柴胡、丹皮、女贞子、七叶一枝花、旱莲草、大黄、皮尾参、北沙参、夏枯草等。

酌情加用成药：人参鳖甲煎丸、枳术丸、逍遥丸等。

连续服药1年后，肝区肿块缩小，脘腹胀满消失，胃纳亦佳，但仍然肢倦乏力。舌苔薄腻，舌质偏暗，脉弦。上方药继续服用2年余，于1979年6月上旬复查，肝同位素扫描：未见明显占位性病变，甲胎火箭电泳＜30毫微克/毫升，超声波检查：肝肋下未及，肝波：较密微波。嗣后基本上按照上述治疗方法，服药至1980年7月停药。半年后因劳累，上腹不适，肝区胀痛，胃纳不佳，到某医院检查，甲胎球蛋白试验又显阳性，延至1981年6月病情恶化而死亡，生存六年零一个月。（《中国现代名老中医医案精华》）

张侠武医案

○傅某，女，28岁，农民。

既往无其他病史，平素身体健康，2个月前在劳动后，觉右胁下微痛，腹部胀满，大便稀溏，日行7～8次之多。在当地诊所诊断为急性肠炎，予西药青霉素、阿米卡星静脉滴注治疗，因胁痛明显，影响睡眠，予布洛芬口服止痛，于1周后在右胁下触及压痛性肿块，而右胁痛、腹胀、泄泻等症状不见减轻。随来我院就诊，在门诊查彩色B超及CT扫描，都显示肝右叶巨块型肿快，取病理切片诊断为肝癌，收入院治疗，处方：柴胡、白术、木瓜各15克，三棱、莪术、丹参、半枝莲各30克，茯苓25克，陈皮10克，黄连6克，炙甘草5克，煎药液400毫升，1日分两次服。1周后查房时，患者欣慰告诉笔者，右胁部疼痛明显减轻，未服布洛芬也得安眠。嘱继续服药两个疗程后，胁痛基本消失，口味佳，大便成形，于今日出院，嘱出院后，继续服药治疗。20日出诊，患者病情未出现反复，精神舒畅，劳作如常。［陕西中医，1999，20（9）］

方药中医案

○尹某，男，41岁。

初诊：1972年8月。

主诉：自1964年以后经常肝区疼痛，同时伴有低热（37.5摄氏度～38.0摄氏度），肝功能正常，未确诊。1972年5月感冒发热，肝区疼痛突然加重，呈针刺样痛，难以忍受，经多个医院同位素、胎甲球蛋白等检查，诊断为肝癌。一直住院治疗，虽经多方处理，但发热、肝区疼痛始终未见改善，全身情况亦逐日恶化。遂来我处就诊。

诊查：患者仍有肝区疼痛，胃脘胀满，低热，大便偏溏，纳差，日食半斤左右。形体消瘦，面色青暗，神乏气短。脉沉细弦数，舌青赤有瘀斑，苔薄白。肝肋下5厘米，表面不甚平滑，中等硬度，压痛明显。

辨证、治法：患者症状表现部位主要为右肋下疼痛，胃脘胀满；肋下属肝，胃脘属脾，因此第一步定位在肝脾。患者长期低热不足，同时纳减便溏，形体消瘦，面青暗，舌青赤有瘀斑，脉细弦数，肋下肿块且有压痛，均属于气血两虚，同时合并有气滞血瘀，因此第二步定性为气阴两虚合并气滞血瘀。分析患者发病全过程，最早为肝区疼痛、纳减、便溏等症状，因此在定位上原发在肝，定性上原发为阴虚症血瘀，脾虚气虚症状系在肝虚气滞血瘀的基础上续发。第三步“必先五胜”，为病在肝波及于脾，气阴两虚，气滞血瘀。第四步据“治病求本”之原则，在肝脾同治，重点治肝和气阴两补之同时，重点养阴。由于肝肾密切相关，因此应把滋肾养肝放在首要地位，疏肝助脾则放在辅助地位。第五步“治未病”，治肝的同时应同时治肺与脾，现在已经肝脾同治，尚应加入益肺之治疗。因此其总的治法应是滋肾养肝、助脾和胃，佐以疏肝益肺、气阴两补。基于上述分析，因此以参芪丹鸡黄精汤加消胀散为主方。

处方：党参15克，黄芪30克，丹参30克，鸡血藤30克，黄精30克，当归12克，细生地30克，夜交藤30克，苍白术各12克，青陈皮各10克，甘草6克，柴胡12克，姜黄12克，广郁金12克，薄荷3克，砂仁6克，莱菔子12克。

嘱每天服药1剂。

服药2周后，患者自觉症状逐渐明显减轻。在外院住院半年时间内，除因患重感冒体温上升至40摄氏度以上而改用加减柴葛解肌汤治疗外，其余时间基本上均按上方进行加减治疗。1973年初，患者出院，出院前精神、饮食、睡眠、大小便基本正常，肝区疼痛基本消失。检查：胎甲球蛋白转阴性，转酞酶正常，乳酸脱氢酶正常。出院后休息约1年左右，遂恢复工作。1976年7月患者又出现肝区疼痛、食欲减退症状，复来我处门诊，仍守原方加减治疗，服药后自觉症状又迅速好转。1977年1月因工作中抬重件用力，扭腰出现腰痛来门诊，仔细询问病人，患者除扭伤腰后部有疼痛外，其余无任何不适。9年多来体重增加，精神充沛，全日劳动。患者从1972年被诊断为肝癌起，迄今已存活13年以上，基本治愈。

○于某，女，63岁。

初诊：1974年3月10日。

主诉：患者于1967年开始低热，肝区疼痛、疲乏无力、腹胀、恶心、纳减，外院检查肝脏肿大、肝功异常，白细胞和血小板计数明显减少，诊断为慢性肝炎，予保肝治疗，无明显效果。1973年以来，上症加重。1973年3月在北京某医院做肝同位素扫描检查：“肝脏形态失常，放射性分布不均匀，右下部呈片状缺损，左叶增大，放射性分布稀疏，提示右下占位性病变。”肝超声检查亦支持占位性病变。后某医院、某医院均诊为肝癌，某医院诊为多囊肝合并肝癌，均认为预后不良。

诊查：患者于1974年3月来诊时，面色苍白无华，消瘦明显，神乏气短，肝区刺痛难忍，牙龈出血，头痛头晕，耳鸣眼花，口干便结，腹胀纳减，疲乏无力。检查肝下界在肋下8厘米，质硬，表面不平，明显触痛。脉沉细数无力，舌稍红，苔稍黄。查白细胞2.0×10^9/升，血小板40×10^9/升。

辨证、治法：患者胁下疼痛，头晕眼花，胁下肿物，牙龈出血；两胁属肝经部位，出血多与肝不藏血有关，第一步应定位在肝。患者右胁下有坚硬肿物，同时有口干便结、舌稍红、苔稍黄等症候，为阴虚合并血瘀之象，第二步应定性为阴虚合并血瘀。第三步“必先五胜”，患者尚有乏力、腹胀、纳减、脉无力等脾胃气虚现象，但原发在肝，肝病可以及脾；气生于精，阴虚必导致气虚，因此，其主要矛盾仍为肝之阴虚血瘀。第四步治病求本，均应以养肝阴、疏肝瘀为主。第五步“治未病”可暂缓考虑。予加味一贯煎治疗。

处方：沙参15克，天麦冬各12克，当归12克，薄荷3克，夜交藤30克（代枸杞），金铃子10克，郁金12克，丹参30克，鸡血藤30克，生地30克，柴胡12克，姜黄12克。

服药一周后，各症大致如前。考虑五脏相关，肝虚则肺乘脾侮，因此，有必要考虑第五步治未病脏腑，即清肺清胃以加强补肝力量。于上方合用竹叶石膏汤，即上方加入竹叶12克，生石膏30克，法半夏9克。

服上方药2周后，症状明显好转。肝区疼痛、头晕头胀基本消失，牙龈出血消失，食欲增进，腹胀消失，大便转调。考虑患者病情深重，疗程宜长，因守上方间断服药2年余，后复查肝功正常，血象正常，且肝脏回缩至肋下4厘米。肝同位素扫描与超声波检查示肿物无发展，全身情况已显著好转，饮食、睡眠、二便、精神均好。1983年，患者因心肌梗死突然去世，距诊为肝癌已10

年。（《中国现代名老中医医案精华》）

宋洪恩等医案

○许某，男，46岁，河南省杞县竹林乡宁砦村人。

患者1987年5月自感食减消瘦乏力，肝区包块坚硬剧痛数月，经开封地区人民医院及河南省中医学院肝扫描、AFP检查确诊为肝癌，包块，8厘米×10厘米。因患者体差消瘦、包块渐增，无法化疗，于1978年10月14日始，服用华虎内攻汤及热敷消癌散。1个月后包块明显缩小，病情显著好转，食欲渐增。继续用药治疗，4个月后肝扫描复查包块消失，恢复正常劳动能力，1995年11月26日随访，仍健在。

附：①华虎内攻汤：炙华蟾10克，炙守宫6克，泽漆15克，蜈蚣3条，三七10克，人参10克，炒白术10克，茯苓10克，醋炙莪术10克，炙三棱10克，炙黄芪10克，当归10克，炒川芎10克，白芍10克，熟地15克，赤芍10克，威灵仙10克，金不换10克，大黄10克，重楼10克，鳖甲10克，延胡索10克，白头翁15克，天花粉10克，姜南星10克，姜半夏10克，半枝莲15克，预知子15克，八角莲10克，土鳖虫10克，蒲公英15克，炙甘草6克。每日1剂，水煎，饭后半小时服。

②热敷消癌散：泽漆60克，华蟾50克，炙守宫20克，莪术20克，三棱20克，川芎20克，延胡索20克，独活20克，乳香20克，没药20克，当归20克，川乌20克，草乌20克，木香20克，麻黄20克，䗪虫20克，大戟20克，皂矾20克，红花10克，甘遂10克。以上药物分别按规定炮制粗粉过筛掺均，装在20厘米×20厘米布袋内缝口备用。

③用法：先将药袋在普通饭锅内加热蒸20～30分钟，为保持一定的温湿度，洒酒50～100毫升于药袋上，为防止烫伤皮肤，用毛巾将药袋包好敷于癌灶原发部位，待温度适宜时，再将毛巾去掉。热敷时药袋上放一热水袋，病人若感太重可采用立位热敷，待局部感到温度下降时，再将药袋翻转后敷于患部。一日2～3次，每次热敷时间持续30分钟左右。反复间断热敷，每包药物可连续使用5天。［江苏中医，1996，17（7）］

孙秉严医案

○高某，男，19岁，河北省南皮县农民。

患者于1973年5月出现右上腹胀痛，饮食减少，日渐消瘦。于1973年7月21日经天津市人民医院肝扫描检查，发现肝右叶内呈结节状病灶，肝左叶肿大，印象“肝内新生物”（扫描号5164）。经肿瘤科主任检查，认为肝癌范围很大，手术有困难。

患者于1973年8月3日来诊。来诊时面色青黑、形体消瘦，上腹部疼痛，肿块如拳头大，边缘钝圆，质地坚硬，表面凸凹不平，肝剑突下4指。双掌呈“肝掌”，舌、腮齿印（+），甲印寒，脉沉弦紧。

辨证：证属寒瘀毒结。

治法：温化驱毒，破瘀攻下。

方药：茵陈15克，山栀10克，桂枝15克，沙苑子10克，海藻10克，山甲10克，柴胡10克，生牡蛎10克，干姜15克，肉桂15克，附子15克，天葵子15克，竹茹10克，生芪30克，党参10克，自然铜20克，川军10克，陈皮10克，砂仁6克，代赭石30克，大枣15克，鸡内金10克，玄明粉8克（冲服），川楝子20克。每日1剂，水煎2次，早晚服。

成药：1211液20毫升，每日3支；和肝丸9克，每日1丸；和济丸9克，每日1丸；化毒片0.5克，每日5片；化结丸，每日1袋。

服用药物治疗3个月后，症状明显好转，治疗5个月后经天津市第二中心医院复查，肝肿块基本摸不到，B超检查未见异常。1988年信访一切良好。

○王某，男，72岁，住天津市河北区。

患者于1980年4月右胁胀痛，食欲不振，恶心，厌食油腻，全身黄染，发热（体温38摄氏度左右），经天津市河东医院肝扫描诊为“肝右下叶占位病变”（扫描号80038）。又经天津市人民医院肝扫描印象为“肝内占位性病变”（扫描号17660，门诊号235804）。

患者于1980年7月17日来诊。来诊时形体消瘦，面色巩膜黄染，右胁胀痛，乏力，精神萎靡。右肋下可触及肝大5指，质硬，表面凸凹不平，触痛明显，胃脘及脐旁压痛，胸腹部小白点（+）。舌质红，苔白腻，舌齿印（+），腮齿印（+），双耳膜结节（+），甲印溶合，脉沉强劲。

辨证：综上证属寒热交错，瘀滞毒结。

治法：化瘀、攻下驱毒。

方药：茵陈15克，栀子10克，海藻10克，川楝子15克，鳖甲10克，三棱10克，莪术10克，穿山甲10克，桂枝15克，干姜10克，肉桂10克，天花粉20克，附子10

克，麦冬20克，党参10克，生黄芪30克，生地30克，木香10克，二丑10克，鸡内金10克，槟榔20克，砂仁6克，大枣15克。每日1剂，水煎2次早晚服。

成药：化坚液，每日100毫升；化毒片，0.5克，每日5片；化结丸，每日1袋；开关丸，每日30粒。

服药后随大便排出很多黏冻状和烂肉状物，至1985年5月一切不适症状消失，能从事一般体力劳动，食纳增加。经天津市人民医院肿瘤研究所几次复查，肝肿块完全消失。（《孙秉严治疗肿瘤临床经验》）

张国熙医案

○赖某，男，20岁，1986年3月6日初诊。

患者于1986年2月于广州某医院确诊为肝癌，肝瘤已扩散到各肝叶。现面色萎黄，腹微胀，按之痛，动则气喘，不愿行走，口干渴饮，舌红赤黯瘀，苔白，脉弦。本院B超检查：右肝叶内探及9厘米×5.6厘米增强光团，周围可见暗晕，左肝叶探及强弱不等的结节性回声，提示肝内实质性占位性病变。

诊断：肝癌。

辨证：肝郁血瘀，气阴两虚。

方药：三甲护肝汤。

玳瑁30克，鳖甲20克，龟甲20克，太子参20克，石斛20克，麦冬15克，丹参15克，茜草15克，白花蛇舌草30克，白薇15克。加玉竹20克，白芍15克，山药20克。

按上方出入治疗至1987年2月24日，病者面色红润，食量正常，能骑自行车至2公里无自觉症状，要求停药。1987年8月17日患者再次来诊。主诉肝区近月来疼痛，腹胀，形体消瘦，眼结膜黄染，胃纳渐差，舌红瘀黯，中心光无苔，脉弦。B超检查：有肝叶探及10.4厘米×10.8厘米强回声团，周围有暗晕，其内回声不匀，肝表面隆起，提示肝内多个实质性占位性病变。继续用三甲护肝汤加减治疗2个月，病情未见进展，转市医院治疗半月后死亡。从确诊经笔者治疗已生存20个月。［甘肃中医，1996，9（1）］

黄振鸣医案

○黄某，女，30岁。初诊：1990年2月12日。

病史：患者于1989年7月无明显诱因自觉腹胀、嗳气，右胁痛。在当地医院诊断为"胃窦炎"，治疗效果不佳，身体日渐消瘦。在黄塘医院B超诊断为"肝右叶血管瘤"，检查肝功能正常，而来求治。

检查：体查无明显阳性体征，舌暗红、苔白，脉弦。经本院B超检查示"肝右叶前段见1.3厘米×0.7厘米增强光斑、边缘清晰，胆总管0.3厘米"。

辨证：癥瘕（肝郁气滞血瘀）。

治法：行气疏肝，活血化瘀，软坚散结。

方药：柴胡18克，丹参30克，郁金12克，黄皮核12克，川红花12克，三棱12克，莪术12克，炒山甲18克（先煎），皂角刺18克，川蜈蚣2条，素馨针12克，大黄12克（后下）。

熊珠丹，口服每天3次，每次3粒。

丹火透热疗法：取穴章门、期门，每日1次。

复诊：1990年2月20日。服药7剂和外治后，自诉右胁痛减轻，大便略清，日一二次，食后腹胀、嗳气，胃纳一般，舌脉无特殊变化。守上方去大黄，加水蛭12克。继服7剂，其余治疗方法同上。

三诊：1990年2月27日。自诉胁痛消失，时有腹胀、嗳气。嘱按上治疗方法继续服药。

四诊：1990年4月2日。临床症状基本消失，继服上方进一步巩固疗效。1990年6月上旬再次经B超复查示"肝内未见占位性病变，肝血管瘤已愈"。随访1年未复发。

○何某某，男，33岁。初诊：1991年3月10日。

病史：患者于1991年1月无明显诱因觉右胁下隐痛不适，脘腹胀满、食后尤甚，易疲乏，纳差，消瘦。经广州市第一人民医院B超检查，诊断为"肝右叶小血管瘤（1.3厘米×1.4厘米）"；检查肝功能正常。因患者惧怕手术治疗，故来求治。

检查：腹软，右胁下轻度压痛，肝脾未及，舌红、边有瘀点、苔少，脉弦。本院B超检查结果支持原诊断。

辨证：癥瘕（肝郁气滞血瘀）。

治法：行气疏肝，活血化瘀，软坚散结。

方药：羚羊骨18克，水牛角30克（先煎），丹参30克，川红花1克，黄皮核12克，素馨针15克，川蜈蚣3条，牛黄1克，赤芍12克，炒山甲18克（先煎），柴胡12克。

本院自制熊珠丹，口服每天3次，每次3粒。

丹火透热疗法，取穴章门、期门，每天1次。

复诊：1991年3月17日。服7剂药和外治后，自觉症状有所减轻，胃纳好转。上方去牛黄，加大黄12克（后下），皂刺15克。继服7剂，其余治疗方法同前。

三诊：1991年3月24日。自诉右胁疼痛明显减轻，仍脘腹胀满、食后尤甚，疲乏，胃纳一般。上方去水牛角，加水蛭9克，五灵脂9克，郁金9克以加强行气活血、解郁作用。7剂。

四诊：1991年4月1日。自诉腹胀明显好转，胁痛消失，胃纳可，仍大便清，日二三次，稍感疲乏。上方去大黄，加丹皮9克。其余治疗不变。

患者共服药78剂，配合熊珠丹内服及丹火透热疗法，临床症状消失。经广州市第一人民医院及本院B超复查，肝血管瘤消失。后定期复查，随访1年未再复发。

附：熊珠丹：①组成：熊胆、珍珠、枝花头、田七、正牛黄。②制作法：焙干，研极细末，入胶囊，每粒约1克。③功能：通窍止痛，活血化瘀。

丹火透热疗法①组成：硫磺末30克，朱砂12克，雄黄12克。②制作法：将硫磺末置铜勺中微火烊化，加入雄黄、朱砂调匀，倒在铝平盆中冷却成片状。③丹座药物组成：法夏、胆南星各30克，木香、两头尖各18克。④制法：上药研末，蜂蜜调成膏状，捏成栗子大小中心凹陷之丹座。⑤使用方法：置丹座于穴位上插入瓜子大的丹药片于凹陷中，点燃，以皮肤灼热感为度。熄火，外敷棉垫固定，3小时后除去丹药。每天一二次。⑥功效：温经通络，行气散结。（《奇难杂症续集》）

胰腺癌

赵树珍医案

○赵某某，女，68岁。1997年8月4日初诊。

胰腺癌术后7个月余，持续低热2个月余。近2个月来低热，下午较高，入夜热退，体温波动在37.5摄氏度～38摄氏度，伴乏力神疲，脘腹胀满，纳差，时有腹痛，大便干结，舌质瘀、苔薄腻微黄，脉弦。化验白细胞5.6×10^9/升，中性粒细胞70%，淋巴细胞30%。B超示腹腔内有大小不等肿块。

诊断：胰腺癌术后转移，癌热。

辨证：此乃肝郁脾虚，气滞湿阻，血瘀成积，毒蕴化火。

治法：宣郁解毒，佐以健脾利湿清热，行气活血散结。

方药：柴胡、银花、莪术、茯苓各15克，赤芍、白芍、白术各12克，青蒿、米仁各20克，黄芩、干蟾皮、枳实、制大黄各10克，生甘草6克。日1剂，水煎2次，分4次服。

服7剂后，体温37.3摄氏度～37.5摄氏度，大便通畅，脘胀稍减，胃纳稍增，仍感乏力神疲，腹部胀满，并时有疼痛，舌苔薄白，脉弦。于前方去银花、赤白芍、白术，加土鳖虫、炮甲片、肿节风，继服半月。复诊，热势已平，最高37.2摄氏度，胃纳二便正常，但仍感乏力神疲，腹胀不已，舌苔薄白，脉缓，再拟扶正与祛邪并进：柴胡、焦白术、土鳖虫、焦槟榔、枳实各12克，茯苓、莪术各15克，生米仁20克，干蟾皮、制大黄各10克，肿节风、蛇舌草、半枝莲、绞股蓝各30克。上方加减治疗，至今已4月余，病情基本稳定，癌热未再出现。［浙江中医杂志，1998，33（2）］

直肠癌

马吉福医案

○曹某，男，63岁。住院号：13188。

患者腹痛、大便混黏液半年，经治无效。于1979年11月转本科住院治疗。肛诊：直肠内壁触及肿物，指套带有血性黏液，镜检查见腺癌细胞（病理号：790459）。两侧腹股沟触及肿大之淋巴结。西医诊断：晚期直肠癌（Dukes中国改良法C_2期）。因患者年高体羸，手术治疗困难，且不愿接受化疗，故单纯采用中药治疗。症见面色无华，纳少乏力，腹痛大便混脓血，腰酸肢冷，舌淡苔白，脉象沉细。

治法：解毒化瘀，消肿排脓，温肾健脾。

方药："抗癌9号"（八角金盘12克、石见穿30克、败酱草15克、山慈菇30克、预知子30克、黄芪30克、党参15克、鸡血藤30克、丹参15克、生山楂12克、大黄6克、枳壳10克）加肉桂10克、补骨脂10克、炒白术12克。每日1剂内服。

外用"抗癌栓4号"方：用蟾酥20克、雄黄20克、白及粉15克、颠茄浸膏5克、甘油明胶65克、甘油75克。以上量共制取栓剂100颗。制法：取蟾酥、雄黄、白及粉之细末加颠茄浸膏、甘油研成糊状物，再将甘油明胶置水浴上加热，待熔后，再将上述蟾酥等糊状物加入，不断搅拌均匀，倾入已涂过注滑剂的栓模内（鱼雷形），冷凝取出以蜡纸包裹备用。用法：嘱患者取俯卧位，将栓剂1颗轻轻塞入肛门内，深达10厘米左右，俯卧半小时，纳肛，每日2次。

经内外治疗1个月，痛除脓血便止，饮食增加。续予本疗法2个疗程出院。随访已7年，健在。［上海中医药杂志，1988，（9）］

陈培丰医案

○蒋某，男，65岁。

于1987年9月12日来我处治疗。肛门指诊：肿块浸润直肠癌1周，质硬、高低不平、指套带有血性黏液。两侧腹股沟触及肿大的淋巴结。直肠镜活检见腺癌细胞，诊断为"直肠癌"（C_2期）。因患者年老体弱，手术治疗困难，且不愿化疗，故单纯采用中药治疗。方用肠癌方合六君子汤等，每日1剂内服，外用灌肠方保留灌肠，每日1次。经内外合治3个月后，腹胀腹痛减轻，脓血便止，胃纳、体重增加。坚持服上方中药加减和保留灌肠3年余，肿块无明显增大，病情稳定。随访7年仍健在。

附：①肠癌方：白头翁30克，马齿苋、白花蛇舌草、山慈菇各15克，黄柏、象贝母、当归、赤芍、广木香、枳壳各10克。

②灌肠方：槐花、鸭胆子各15克，败酱草、土茯苓、白花蛇舌草各30克，花蕊石60克，血竭、皂角刺各10克。浓煎后保留灌肠，每日1次。［陕西中医，1995，16（1）］

张益民医案

○金某，男，65岁。

患者便血一年，于1995年3月25日住院，便血期内经山医一院肠镜活检病理证实为直肠癌，因患者拒绝手术，故行保守治疗，入院时伴头晕、呕吐、乏力等全身症状，肛诊距肛门约8厘米处有中等硬度肿块，大小约2.5厘米×1.5厘米，分叶，压痛明显，指套染血，舌淡苔薄白，脉弦，即以中药：预知子5克，甘遂1克，苦参30克，五倍子15克，公英30克，白及15克，白花蛇舌草30克，半枝莲15克，大小蓟各15克，煎剂、保留灌肠，每日1次，每次保留30分钟，1周后改为每日2次灌肠，1月后包块明显缩小，疼痛减轻，病情显著好转，肛诊肿块减小约0.5厘米×1.0厘米，感觉正常，食欲渐增，继续用药治疗，2个月后恢复劳动能力，于1996年8月1日随访，仍健在。［中医外治杂志，1997，（2）］

孙秉严医案

○李某，男，62岁，住北京崇文区。

患者因便血5个月余，右下腹隐痛月余于1990年11月去北京二龙路医院就诊（门诊号37678），在行检查期间便血次数增多，颜色暗红，并有凝血块，排便困难，里急后重，左下腹阵发性疼痛，肛门指诊触及质硬肿物，表面凸凹不平，基底固定，触痛（+），直肠镜检查示"直肠肿物"，取活检病理诊断为"直肠腺癌"。B超及北京天坛医院CT检查（CT号605）发现"右肝内占位性病变，转移癌"，认为不宜手术治疗。

患者于1990年11月21日来诊。来诊时一般情况尚可，大便困难，呈细条状带血，伴有血块，每次排气带有粪便，小便必须蹲下方能解出。舌、腮齿印（+），甲印溶合，脉象洪大。

辨证：寒热交错，瘀滞毒结。

治法：温寒化瘀、泻下攻毒。

方药：地榆15克，沙苑10克，川断10克，槐花角各10克，百部15克，白及10克，地龙15克，天葵子15克，山甲10克，蜈蚣3条，蜂房10克，二蓟炭5克，僵蚕10克，炮姜15克，肉桂15克，自然铜20克，生芪30克，黄连6克，川军8克，玄明粉8克（冲服），藤梨根15克，吴茱萸10克，大枣15克。每日1剂，水煎2次，早晚服。

成药：化坚液，每日100毫升；化毒片5克，每日5片；开关丸，每日30粒；化结丸，每日1袋。

服上药至1991年3月6日，腹痛消失，大便变粗、正常。3月14日再次CT检查，肝内转移病灶明显缩小。现在一切不适症状基本消失，仍在继续服药治疗。（《孙秉严治疗肿瘤临床经验》）

结肠癌

钱伯文医案

○吴某，女，32岁。

初诊：1973年2月。

主诉：1971年10月开始发现有黑粪。隐血试验阳性。当时诊断为上消化道出血。用止血药，出血依然不止。于1972年3月住某医院摄片，诊断为结肠肿瘤，5月19日进行手术。术后切片报告为结肠腺癌已侵入肌层。9月复查，脐后下腹又触及一个包块，约核桃大小。1973年2月来本院诊治。

诊查：右下腹肿块已发展到鸡蛋大小，质较硬，并伴有腹痛、腹泻、胃纳不佳、形体消瘦等症状。苔薄白，质淡，脉细无力。

辨证：证为脾肾阳虚，湿浊凝聚。

治法：治以温补脾肾，佐以健运。

经过一段时间的治疗，体力稍有恢复，后改用理气活血，消肿为主，适当加一些益气补肾药物。

方药：主要药物为党参、白术、当归、黄芪、茯苓、陈皮、木香、香附、枳壳、山药、白花蛇舌草、桂皮、茴香、仙灵脾、甘草、补骨脂、牛膝、预知子、肉苁蓉等。

加减药物：枸橘、山楂、丹参、赤芍、附块、苍术、苡仁、旱莲草、生地、橘叶、陈香橼、熟地、瓜蒌皮、没药、乳香、玫瑰花、寻骨风、青皮、三棱、山萸肉、锁阳、桑寄生、蜈蚣、夏枯草等。

酌情加用成药：人参鳖甲煎丸、归脾丸、六味地黄丸、天龙丸（守宫研末为丸）。

巩固阶段方药：党参、合欢皮、熟地、白术、黄芪、扁豆、甘草、茯苓、苡仁、陈皮、仙灵脾、山药、木香、旱莲草、桑寄生、黄精、白芍、补骨脂等。

经过3个多月的治疗，肿块开始缩小而至逐渐消失。调理至1974年8月，即恢复全天工作。至今健康情况良好。（《中国现代名老中医医案精华》）

孙秉严医案

○崔某，男，36岁，丹东市某公司工人。

患者1970年3月10日被木头砸伤腹部，疼痛难忍，次日在辽宁省某医院手术治疗。术后20天出现上腹部肿物伴有肠梗阻，于5月19日又以“腹腔肿物待查”在该院行剖腹探查术。术中见横结肠与胃之间有一拳头大小肿物，肝、胆囊、小肠、横结肠有广泛的白色小结节，即关闭腹腔，取病理报告为“结肠腺瘤”。

患者1970年10月来诊，来诊时血红蛋白3.8克，体弱，面色浮肿、苍白，上腹部肿物隆起，大小如拳，触之质硬，右肋下亦可触到像鸡蛋大小的肿块。

辨证：以四诊结合印法诊得其证属寒瘀毒结。

治法：驱毒破瘀，回阳攻下。

方药：肉桂15克，干姜15克，附子15克，佛手10克，良姜10克，熟地20克，白术10克，党参10克，三棱15克，莪术15克，木香10克，厚朴10克，海藻15克，牡蛎15克，蜈蚣5条，斑蝥5个，滑石10克，二丑30克，槟榔30克，川军15克，玄明粉15克（冲服）。每日1剂，水煎2次，早晚服。

成药：化毒片，每日2～5片；化郁丸，隔日1剂；1213液，每日50～100毫升，口服。

服药后大便排出物甚多，有的如烂肉，有的如黏冻。9个月后，腹部肿块基本消失，血象也基本恢复了正常。1974年4月，天津市某医院在征得病人同意之后，为病人做剖腹探查术，证实腹腔转移癌已完全消失，1980年该医院再次复查，未见异常变化，至今仍正常工作。

本例病人就诊时的情况是邪气鸱张蔓延，正气极度衰弱。正气之虚非一日可补，邪毒又当急攻。但病至后期，攻毒必更伤正气，体力不支，因此在用成药攻逐瘀毒的同时又加服汤药。汤药中正邪兼顾、攻补相合，攻下药的量大，又为邪气外出开通了道路。病人服药后诸症减轻，腹部肿块消失，说明达到了邪去而正安的目的。（《孙秉严治疗肿瘤临床经验》）

膀胱癌

孙宜麟、郑长松医案

○周某某，男，58岁。山东省广饶县赵嘴公社沙合崖大队人。原任山东省北镇油棉厂厂长，1965年退休回籍。1980年2月2日初诊。

西医学检查：1980年1月26日，山东省惠民地区人民医院X线膀胱造影示：膀胱癌。

临床证候：1980年1月22日，患者突然于小便终末溺血如注，尿毕头晕目眩，心悸不宁，继之尿频不爽，每日排尿15次左右，色如浓茶，小腹正中胀满，耻骨部酸痛。1月26日来我院就诊，确诊膀胱癌，遂收入外科住院（住院号：681），经观察认为患者年龄较大，体质太弱，不能胜任手术，劝其出院中药治疗。

形羸肌削，面色晦暗，呼吸气短，1年来经常腰痛，溺血前时常觉小腹部如火燔燎，现症如上。患者夙有吸烟嗜好，素日纳谷欠馨，罹咳嗽咯痰，胸脘满闷，病势逐年加重20年之久，口唇黑褐，舌质暗红，苔黄中剥，脉弦稍数。

中医辨证与治法：金不生水，毒热内结。立清金泄热，解毒化瘀之法。

方药：薏苡仁、茅根各60克，夏枯草、昆布、生牡蛎、瓜蒌、半枝莲、沙参、土茯苓、玄参各30克，清半夏12克，川贝、青陈皮、莪术、荆三棱各10克。每剂两煎，共取1000毫升，分4次温服，每日服药2次。

3月6日二诊：溺行已如常时，腰痛亦去十五，纳谷日渐馨香，小腹胀痓瘳。前方既合病机。仍步原意化裁，上方去玄参、半夏、川贝、青陈皮，加蒲公英60克，丹参、海藻、鱼腥草各30克，紫菀、天花粉各15克。煎服法同前。

4月7日三诊：腰痛尽止，食纳日增，耻骨部酸楚消失，咳嗽咯痰及胸脘满闷亦明显减轻。体力渐趋恢复，病势日有好转。前方合度，毋庸更张，上方共为极细末，加蜂蜜适量为膏，蒸熟后每服1汤匙（约9克），日服3次。

9月7日四诊：近几个月来，除仍有微咳嗽咯痰外，余恙悉平。

临床治愈。临床症状消失，至1983年11月已存活3年9个月，健在，病情稳定，并能沿河捕鱼。

○王某某，男，65岁，住沈阳市于洪区解放公社大连大队五队。1978年6月1日初诊。

西医学检查：1977年6月沈阳医大一附院4次膀胱镜及3次病理组织学检查均诊断：移行上皮癌（2次病理号分别：495及575）。

临床证候：患者于1973年6月出现尿失禁与尿道痛，未经检查，至1977年6月又见尿中带血，用青、氯霉素治疗无效，病理确诊膀胱癌，拒绝手术，遂至中医内科求治。

尿中带血，尿道灼痛，尿色黄。舌质赤，白苔，脉象沉略数。尿常规示：蛋白（+），红细胞30～40/高倍视野，白细胞1～2/高倍视野。

辨证：湿热蕴结下焦，膀胱气化不畅，灼伤血络，导致尿血。

治法：立清热利湿，佐以止血之法。

方药：①1方：墨旱莲、石韦、生薏米各50克，瞿麦、萹蓄各40克，女贞子25克，血余炭20克，坤草30克。水煎服。每日1剂，2煎空腹服。

②2方：马齿苋注射液，2毫升/支，每次肌内注射2支，每天1次。

③3方：蟾皮豆油煎：蟾蜍皮2个（头身剥皮），豆油2两。将蟾皮放在豆油内，慢火煎沸稍许，取油。每次服10毫升，每天服2次。

1978年7月11日二诊：前以1、2方同用，尿血及尿道痛减轻，尿常规示：蛋白微量，红细胞10～15/高倍视野，白细胞5～6/高倍视野。嘱1、2、3方同用观察。

11月27日三诊：尿已不带血，尿道亦不痛，惟劳累时尚有尿道不适感，停服汤药，继用马齿苋注射液及蟾皮豆油煎观察。

1979年3月27日四诊：无明显症状，饮食睡眠均好。尿常规示：蛋白（－），红细胞0，白细胞0～1/高倍视野。

显效。临床症状消失，1981年2月22日随访，停药半年，体健，治后已存活2年8个月。（《名老中医肿瘤验案辑》）

赵绍琴医案

○秦某，男，60岁，于1989年10月13日初诊。

患者自8月初外出旅游，中途出现发热，并伴有尿频、尿痛、尿赤，以“泌尿系感染”治疗十余天，尿频、尿痛减轻，仍血尿时作，低热不退，又改换抗生素、中药等治疗月余疗效不明显，尿化验检查：尿蛋白（++），红细胞大量。后经膀胱镜检查确诊为膀胱癌，医院建议手术治疗。患者本人与家属决定先请赵老医治，刻诊见：身热恶寒，头目不清，急躁，眠不实，胸脘不舒，小便短赤，舌红苔厚腻，有瘀斑，脉濡滑且数。

辨证：证属暑湿郁热蕴郁于内。

治法：拟先用宣郁化湿方法。

方药：藿香10克（后下），佩兰10克（后下），杏仁10克（后下），枇杷叶10克，荆芥炭10克，茅芦根各10克，柴胡6克，炒山栀6克，菖蒲6克，郁金6克，香附10克，焦麦芽10克。

服药10剂，身热未解，用凉血化瘀清热方法。

方药：荆芥炭10克，柴胡6克，黄芩6克，生地榆10克，茜草10克，炒山栀6克，丹参10克，蝉衣6克，僵蚕10克，片姜黄6克，半枝莲10克，白花蛇舌草10克，大黄1克，茅芦根各10克。

服药二十余剂，血尿未作，尿检（－），膀胱镜检查：膀胱黏膜白斑，未见其他异常。舌红苔白且干，脉弦滑，按之略数，改用清热凉血、甘寒育阴方法。

方药：柴胡6克，黄芩6克，川楝子6克，赤芍10克，生地榆10克，丹参10克，茜草10克，炒槐花10克，沙参10克，麦冬10克，焦三仙各10克，茅芦根各10克，白花蛇舌草10克，半枝莲10克。

以此方加减服药2个月余，又去复查，原病灶区白斑均消失，未见其他异常。仍以前法进退，饮食当慎，防其复发。

方药：凤尾草10克，生地榆10克，丹参10克，茜草10克，蝉衣6克，僵蚕10克，片姜黄6克，半枝莲10克，白花蛇舌草10克，焦三仙各10克，茅芦根各10克，大黄1克。每周2～3剂，继续服用。（《赵绍琴临床验案精选》）

洪子云医案

○罗某，男，60岁，工人，住武汉市。1982年10月20日初诊。

西医学检查：1982年4月，武汉某医院膀胱镜检示：膀胱壁有数个大小不等的乳头状瘤。活体组织病理诊断：上皮细胞瘤。

临床证候：患者于1982年4月因尿血确诊为膀胱上皮细胞瘤，经放疗、化疗，症状未见缓解，反而尿血加重，排尿困难，排尿终末时疼痛，左侧腰痛，舌红少苔，脉细数。

辨证：下焦邪热，深入血分，损伤阴络，瘀血阻塞，发为肿瘤。

治法：先清热解毒，凉血散血；再则清热解毒，凉血止血，兼补脾肾。

方药：①1方：干生地、鸡血藤、大红藤、忍冬藤、败酱草各15克，粉丹皮、川赤芍、炙甘草、怀牛膝、炒侧柏、炒地榆、桑寄生各10克。水煎服，每日1剂。

②2方：干生地、忍冬藤、怀山药、桑寄生、白茯苓各15克，粉丹皮、败酱草、川续断、炒侧柏、炒地榆、炙甘草各10克，薏苡仁30克。水煎服，每日1剂。

1982年11月3日二诊：前进1方3剂。尿中即排出大量块状物（镜检系凝血块、结缔组织等），小便较畅，但仍带血，左侧腰痛。治以清热解毒，凉血止血，兼补脾肾，予服2方。

11月13日三诊：服2方10剂，尿血好转，腰痛减轻，2方再进。

继以2方出入，服至半年余，尿血止，腰痛瘥。嗣后，尿血又作，仍以2方出入为治，至1983年底仍在治疗中。（《名老中医肿瘤验案辑》）

肾癌术后广泛转移

张纾难医案

○邵某，男，75岁，高干。

1987年5月7日在它院行左肾切除术，术后病理切片证实为（左）肾细胞癌（G_1胶粒细胞加透明细胞型），体积9厘米×12厘米×8厘米，浸润血管及肾被膜。术中出血量多，术后体温一直偏高（38摄氏度左右），胸片示“左肺可疑转移癌”。于1987年6月9日转来我院就治。症见小便清长。夜尿多达十余次，午后发热缠绵不退，头晕乏力，不思饮食，咳嗽声怯，痰多色白，面色皖白无华，形体消瘦，舌暗淡，苔白微腻，脉沉。胸片：“左肺第4、5前肋间可见两个较小的阴影，结合临床考虑转移癌。”B超：“肝右中叶可见两个融合的2.3厘米×1.9厘米×2.3厘米大小的稍强回声，以转移癌可能性大。”骨扫描：“F12有一异常放射性浓聚区，考虑为转移灶改变。”化验检查：AKP1182国际单位/升，COT76国际单位/升，AFP（+），BUN31.4毫克/分升，Cr 1.51毫克/分升。结合病史与临床，入院诊断为：左肾癌切除术后广泛转移。

综观脉症，为肾气不固，气血不和，阴阳失调。拟固肾培本，调和气血为治：生熟地各15克，山药15克，山萸肉10克，熟附片6克，桂枝10克，当归10克，芡实10克，菟丝子10克，覆盆子10克，杏仁10克，炙甘草6克，陈皮10克。如此服药20余剂后。体温降至正常，咳嗽、咯痰不明显，惟夜尿仍频。前方去杏仁、炙甘草、陈皮，加炒杜仲10克，五味子10克，金樱子10克。继服2个月后，夜尿减少至4～5次，精神转佳，体重增加。1987年8月27日复查，B超：“肝右中叶可见2.0厘米×1.9厘米×2.0厘米稍强回声，结合临床转移癌较前缩小。”AKP305国际单位/升，GOT21国际单位/升，AFP（–）。此后于11月3日、12月2曰、下年1月13日连续3次复查B超，均报告“肝内占位消失。”1月18日胸片报告“左肺第4、5前肋间球形灶及右下肺阴影基本消失”。骨扫描报告“未见异常”。嘱其出院后坚持服用金匮肾气丸以巩固疗效。不久前随访，患者已恢复工作。［上海中医药杂志，1991，27（3）］

子宫颈癌

陈静岚等医案

○刘某，女，55岁，1994年3月28日初诊。

该患者绝经4年，突然阴道流血已半个月，血色粉红、味臭。在黑龙江省某医院做宫颈病理切片诊断：宫颈鳞状细胞癌Ⅰ期，因患严重冠心病不能手术及放化疗。检查：宫颈4点处见1.5厘米×2.5厘米溃疡面，接触出血，宫体无变化。局部注射五倍子注射液21毫升，每周两次，注射4周。宫颈局部溃疡消失。停止治疗后2个月随访未见复发。

附：①五倍子注射液制取：五倍子500克，拣净捣碎，浸泡于1000毫升52.2%的乙醇中，密封存放1～2个月，过滤后煮沸消毒备用。

②局部注射法：常规消毒，用1%地卡因的棉片进行局部表面麻醉，5分钟后，采用6号针头刺入肿物约5毫米深，根据瘤体大小注射药液1～3毫升，棉片止血。每周注射两次，4周为一疗程，一般注射1～2个疗程。［黑龙

江中医药，1996，（1）］

苏德易等医案

○任某，40岁，已婚，1995年10月21日就诊。

阴道出血淋漓不断半年，近6天出血加重，出血呈暗红色且有黑色血块，每日出血量约700毫升并伴白带多，水样恶臭味，下腹部疼痛。入院后给补液、输血并止血治疗，每日给酚磺乙胺2.0静脉滴注，卡巴克洛 10毫克肌内注射，每日2次，以及巴曲酶2000单位静脉推注，每日3次，治疗5天仍出血不止，出血量达600毫升以上且有暗红色血块。妇科会诊给予棉球纱布加酚磺乙胺等阴道填塞但仍渗血，2天后取掉填塞纱布后又大出血，继续补液止血治疗无减，每日出血仍在500毫升左右。患者觉头晕，疲乏无力，查舌质暗舌尖红，苔薄白，脉沉细。经妇科检查宫颈部空洞型，印象宫颈癌Ⅳ期，病理诊断宫颈鳞状细胞癌。在补液支持治疗的基础上给予止血灵：炙黄芪50克，当归20克，白花蛇舌草30克，蒲公英15克，仙鹤草50克，白及20克，炒栀子15克，生地炭15克，藕节15克，茜草根30克，炒蒲黄20克，三七粉10克（冲服）甘草10克。加乌梅炭15克，治疗，每日1剂，水煎3次取汁50毫升，分4次服下。3剂服完时出血明显减少，每日约200毫升，再遵上方进3剂后出血控制，仅少许暗红色血水，复进6剂出血消失，腹痛减轻，体质好转。之后，给予^{60}Co放射治疗，至放疗结束亦未发生出血，从而顺利完成了放疗疗程。后随访半年，体质良好，未发生阴道大出血。［实用中医药杂志，1997，（1）］

姚九香等医案

○高某，48岁。

因阴道不规则流血半年于1995年3月17日诊。患者于1994年11月在常德市第一医院拍片诊断为："宫颈癌Ⅱ期"，放疗3个月后病情未见好转，因患者放疗后头发脱落不愿继续放疗而求诊于中医药治疗。证见患者形体消瘦，面色苍白，少腹胀痛，脘闷纳差，白带多，阴道流血并夹有淤血块，味臭，尿黄便结，舌质暗红，苔白腻，脉滑数。

辨证：湿热淤毒，蕴结下焦。

治法：清热利湿，解毒化瘀散结。

方药：四核清宫丸。

山楂核30克，荔枝核30克，橘核30克，桃核30克，土茯苓30克，败酱草30克，蒲公英30克，半枝莲30克，瞿麦20克，生薏苡仁20克，厚朴20克，鸡内金10克，赤芍10克，萹蓄20克，大黄10克。共研细末，以蜜为丸，日服3次，每次15克，1个月为一疗程。

治疗6个月，临床诸症消失，后经市医院再次涂片检查，未见癌细胞，目前已能料理日常家务，至今未发。［甘肃中医，1998，11（2）］

邱祖萍医案

○黄某，女，52岁，南通县二窑乡人。

1985年5月12日初诊。患者自诉性交后阴道少量出血已半年，近3个月来阴道淌血性分泌物伴腥臭味，且渐觉头昏，疲乏无力，胃纳不馨。曾多次在当地医院妇科拟诊宫颈炎、宫颈糜烂，给予抗炎及对症处理，近一个月来，出血量明显增加，头昏乏力加重，乃来本院妇产科门诊。经临床检查结合宫颈刮片细胞学检查阳性，确诊为宫颈癌Ⅱ期b。随即转某肿瘤医院诊治，予以化疗，2疗程后因疗效不显且不良反应严重而终止化疗，来本科中医中药治疗。查体：发育营养中等，神疲乏力，面色萎黄。舌淡白、苔白微腻，脉滑。治拟南星半夏散（生南星60克，生半夏30克，山豆根15克，蜈蚣10条，明矾30克。共研极细末，并过0.08毫米筛。）以上为1疗程（10天）剂量。用法：将上药末平分20份，每次取1份用棉团沾满药末，纳入病变部位，每日早晚各换1次。可在棉球上系一细线，以便于取出。南通蛇药片每次8片，日服4次。同时服中药疏肝健脾利水之剂。处方：上党参、淮山药各30克，生苡仁40克，炙升麻5克，广郁金15克，全当归12克，生黄芪、半枝莲、白花蛇舌草各30克，生甘草、车前子（包）各10克。日1剂水煎，分2次服。经上述治疗5天后，患者出血及阴道分泌物明显减少，1个月后神疲乏力、头昏纳减诸证悉除。妇科复查：局部病灶明显缩中（局限）。继原法续治3个月，临床治愈。随访3年，未见复发。［江苏中医，1992，（3）］

脑垂体瘤

邹云翔医案

○潘某，男，51岁，干部，1976年9月25日初诊。

视力减退，视物模糊已3月，性欲减退1年，头昏乏力，溲量增加，有淋漓失禁，皮下脂肪增多。有冠心病心绞痛史。1976年6月中旬经某县人民医院头颅X线摄片，发现蝶鞍增大，至某医学院附属医院X线摄片检查，结果同上，并查视野两侧颞侧均缩小近20%左右，6月底又经上海华山医院、第二医学院附属第三人民医院检查，并多次头颅X线摄片，均诊断为垂体肿瘤。建议手术后再进行同位素放射治疗。但患者未同意上述治疗方法，乃至宁请邹老诊治。诉视物模糊，疲乏无力，性欲减退，口渴不欲饮，大便干燥，小溲滴沥失禁，形体肥胖，左脉弦细，右脉弦滑而劲，苔色灰腻，平时嗜酒，心绞痛近未发，血压正常，血糖正常，尿糖（-）。

辨证：风痰瘀湿郁滞。

治法：祛风宣湿，化瘀豁痰。

方药：小川芎5克，西当归9克，橘贝半夏曲9克，干葛花9克，鸡距子9克，炙金头蜈蚣5克，枸杞子12克，单桃仁9克，杜红花9克，太子参24克，炙远志9克，紫丹参15克。

11月5日二诊：自觉视力有改善，精神好转，小溲仍滴沥失禁。

原方：去葛花，加仙灵脾30克。

1977年3月17日三诊：体力增加，视力好转，排尿畅行正常，过分疲劳后觉头部不舒，脉象细缓而和，苔灰薄腻，原方酌加祛风潜阳之品。

小川芎5克，枸杞子15克，西当归9克，鸡距子9克，紫丹参15克，炙远志9克，杜红花9克，单桃仁9克，仙灵脾30克，太子参24克，橘贝半夏曲9克，炙蜈蚣5克，制豨莶15克。

10月24日四诊：病已稳定，无明显自觉症状，冠心病也未发作，遂以原方巩固。

小川芎2.4克，西当归9克，鸡距子5克，紫丹参9克，炙远志9克，杜红花9克，单桃仁5克，太子参18克，枸杞子12克，仙灵脾18克，橘贝半夏曲5克，炙金头蜈蚣2.4克。

药后精神好，体力恢复如常，性欲明显增强，工作能力已恢复至病前，皮肤及皮下脂肪与正常男性一样，不头痛，不脱发，不呕吐，视力改善，视野扩大，1978年6月19日复查视力左1.0，右1.5，眼底检查未见异常。（《邹云翔医案选》）

多发性骨髓瘤

陈达中等医案

○蒲某，女，57岁。

1980年8月腰痛牵连背骶部及两肋，其痛难忍，不能行走，面色黧黑，午后低热。查体：眼睑发白，右肋部压痛，肝肋下1.5厘米，脾扪及，双肾区叩击痛，舌质紫暗，脉弦数。血红蛋白68克/升，血沉167毫米/小时，A/G：3.58/4.35（克/分升）。蛋白电泳：γ32.1%，IgG38.1毫克/毫升，尿素氮26.4毫克%，本周蛋白阳性。X线示全身溶骨性损害伴头颅穿凿样改变。骨髓检查：浆细胞增生（70%）且形态异常。诊断：多发性骨髓瘤。化疗先以COP方案（环磷酸胺、长春新碱、泼尼松），两疗程后效果不好，改用CMOP方案（洛莫司汀、白消安、长春新碱、泼尼松），共治疗5疗程。

辨证：肝肾阴虚，瘀血阻络。

治法：活血化瘀、消痰散结，佐以滋肝益肾。

方药：丹参、赤白芍、山甲各15克，当归、地龙、川断、补骨脂各12克，桃仁、红花、南星各10克，鸡血藤、益母草、夏枯草、白花蛇舌草各30克。随症加连翘、延胡索、川楝、郁金、黄芪等。

治疗3个月，血红蛋白上升至109克/升，γ球蛋白20.2%，血清球蛋白2.75克/分升，IgG14.7毫克/毫升，骨髓浆细胞下降至12%，临床症状基本消失。目前尚在随访治疗中。［辽宁中医杂志，1986，（2）］

李淑瑾医案

○患者，女，52岁，干部。

1985年经专家会诊确诊为多发性骨髓瘤（胸、腰、骨盆）。确诊后曾予以输血、抗生素、化疗及对症治疗，症状稍有缓解但局部仍疼痛难忍，两下肢不能屈伸瘫痪于床上。入院检查：体温37.6摄氏度～37.8摄氏度，脉搏82次/分，呼吸 20次/分，血压 130/80毫米汞柱。血常规：血红蛋白85克/升，白细胞11.0×10^9/升，中性粒细胞80%。尿常规：蛋白（-），红细胞（-），血沉55毫米/第一小时，余（-）。症见面色皖白，痛苦病容，颜面肿胀，腹胀，左胁肋及腰均有压痛，两下肢肿胀，两上肢仅肘以下可活动但无力，二便不能自理，腱反射弱，病理反射尚未引出，舌淡暗苔薄白，脉沉细。

辨证：证属肝肾亏损，气血虚弱。

治法：益气养阴，温补肝肾，活血止痛。

方药：党参30克，麦冬15克，五味子10克，首乌15克，寄生15克，女贞子15克，牛膝30克，旱莲草30克，杜仲15克，天麻15克，丹参30克，全蝎6克，鸡血藤30克，川断15克，蜈蚣二条，杭芍25克，甘草10克。

经月余治疗，上肢活动较前好转，低热退，饮食增，继而下肢开始主动屈伸，肿胀消。半年后可扶拐杖行走。复查血沉39～25毫米/第一小时。血红蛋白110克/升，白细胞9.0×10^9/升。1年后复查胸椎、腰椎及骨盆，胸10～12，腰5有楔形改变，其余各处均已钙化。惟右足时有疼痛及麻木感，经配合按摩治疗，疼痛亦减轻。又查血红蛋白130克/升，白细胞8.2×10^9/升，血沉151毫米/第一小时，尿常规（-）。1988年复查骨髓片，基本正常。现生活如常人。［天津中医，1982，（2）］

恶性淋巴瘤

王喜医案

○陈某，男，43岁，农民。

初诊日期：1996年3月12日。

全身先后出现肿块1个月住院治疗。

查体：双侧颌下、颈部、腋下、腹股沟可触及肿大淋巴结11个，（1厘米×1厘米）～（3厘米×4厘米）大小，质柔韧，活动，无红热触痛。脾肋下可及3厘米。全胸片示左肺门有肿大淋巴结。CT示纵隔、腹主动脉旁淋巴结肿大。病理诊断为中度恶性淋巴瘤，K·S评分70分，Ⅳ期病人。予CHOP方案化疗2个周期。现舌红、苔薄，脉细数。

辨证：阴虚内热。

治法：清热养阴。

方药：予增效消瘤汤（川芎、赤芍、三棱、莪术、枳实、郁金、昆布、海藻各10克，红花、陈皮各6克，三七5克，鳖甲、龟甲、牡蛎、海浮石各30克）加银花、连翘各10克、青蒿10克，知母10克，生地12克，茯苓10克，山栀10克。

4周后症状达完全缓解，未见毒性反应。［江苏中医，1998，19（3）］

朱力平医案

○何某某，男，35岁。

因咳嗽气促3个月，伴低热1个月于1990年5月入院。查体见左颈部、双腋下、两侧腹股沟均有黄豆大小淋巴结，右下腹扪及一约2厘米×4厘米包块。胸片示双侧肺门、纵隔淋巴结肿大。B超示腹膜后占位，腹水中至大量。病理为恶性T细胞性淋巴瘤，诊断为非何杰金淋巴瘤Ⅲ期B。

辨证：痰浊凝聚证。

治法：健脾行气，化痰散结。

方药：法半夏、僵蚕、当归、赤芍、青皮、海藻、昆布、夏枯草、白术、茯苓、淮山药、白花蛇舌草、柴胡、苡仁、党参等药加减共服用105剂。

同时行CHOP方案（环磷酸胺、阿霉素、长春新碱、泼尼松）化疗四程。

3个月后复查胸片示肺门、纵膈淋巴结基本消失，B超示腹膜后占位及腹水均消失，痊愈出院。1990年10月至1992年6月又给予CHOP方案化疗五个疗程及根治性放疗，治疗期间给予八珍汤加减共94剂。现仍健康如常人，已正常上班。［江西中医，1997，28（2）］

陈林才医案

○花某，女，56岁，工人。

患者1971年颈部淋巴结肿大4厘米×5厘米，活检诊断为淋巴网状细包瘤（何杰金病），当时放疗半月，白细胞下降至3.0×10^9/升，放疗被迫中断。颈部淋巴结肿块未消除。伴有不规则低热，37.8摄氏度左右，头昏目眩，口干咽燥，手足心热，便干。舌光剥，无苔，脉细数。服自拟消恶性淋巴瘤方：白花蛇舌草30克、山慈菇、三棱、莪术、炒白术各15克，僵蚕、夏枯草各20克，昆布、煅牡蛎、煅瓦楞各30克，炮山甲、黄药子各9克，全蝎（研末冲服），甘草各6克。加天冬30克，鳖甲24克。随证加减，曾用北沙参、龟甲、生地、半枝莲、半边莲、狗舌草等。共服200余剂，肿块消失，以所服中药作丸1料，以后多年未治。1979年复发，颈部肿块6厘米×2厘米，又服中药1年余消失，一直正常上班。［浙江中医杂志，1998，（8）］

王兆林医案

○吴某，男，52岁，1991年2月10日就诊。

病人于1个月前无任何诱因出现颈部肿块，伴发热、盗汗。在外院行抗炎治疗半月未见好转。到本院门诊行颈部肿块活检确诊为恶性淋巴瘤，病理为霍奇金病。于1991年2月14日以恶性淋巴瘤收入病房。经查体患者一般情况较差，形体瘦弱，左右颈部可触及多个淋巴结，成串、质硬，大小约0.5厘米～3厘米之间，双侧腹股沟均可触及大小约0.5厘米～1.5厘米之间肿大淋巴结多枚。心肺正常，肝脾肋下未及，腹部未扪及包块。其他理化辅助检查均正常。

刻下：患者双侧颈部肿块月余，近周乏力气急，头晕，失眠，盗汗，消瘦明显，纳呆，舌淡红、体胖、苔白，脉沉细。

辨证：此系脾虚气滞、痰湿互结所致。

治法：以健脾化湿、益气软坚法。

方药：拟补中益气汤合消瘰丸加减。

白术15克。茯苓15克，陈皮6克，山药15克，贝母15克，牡蛎25克，海藻25克，昆布25克，白花蛇舌草50克，龟甲25克（先煎），广木香6克，甘草10克。每日1剂，连服3个月。

化疗采用MOPP方案。

以上方案14天为1个周期，休息2周后再重复，连用3个周期。

经以上治疗3个月后患者颈部、腹股沟肿大淋巴结消失，发热、盗汗消失，经复查未见其他阳性体征，病人完全缓解出院。1994年4月随访健在。［江西中医药，1997，28（4）］

周霭祥医案

○张某，女，48岁，工人，住院号21992。

患者1980年4月突然寒战高热，后发现颈部两侧淋巴结肿疼，纳差，心慌乏力，在当地医院发现贫血，血红蛋白48克/升，血沉 142毫米/小时，骨髓检查疑“缺铁性贫血”、“难治性贫血”，曾服硫酸亚铁、叶酸、维生素B_{12}、中药及输血等，病情未见好转，于1981年11月6日来我院住院治疗。既往有链霉素、红霉素及输血“过敏”史。个人及家族史无特殊。

查体：体温36.9摄氏度，呼吸18次/分，脉搏192次/分，血压 110/70毫米汞柱。神清合作，贫血貌，巩膜皮肤无黄染，两侧颈部可触及数个黄豆至蚕豆大小之淋巴结，活动、无压痛，右滑车上亦可触及蚕豆大小之淋巴结。头面五官大致正常，肺部（－），心界不大，心率92次/分，心律齐，心尖可闻Ⅱ级收缩期吹风样杂音。肝未触及，脾肋下2厘米，余无异常发现。

实验室检查：血常规：（输血后），血红蛋白73克/升，红细胞2.62×10^{12}/升，白细胞6.45×10^9/升，中性粒细胞 48%，淋巴细胞52%，血小板115×10^9/升，网织红细胞0.4%。尿便常规均正常。血沉160毫米/小时，血清铁75微克%，总铁结合力150微克%，尿本周氏蛋白（-），免疫球蛋白IgA50单位/毫升，IgG34单位/毫升，E-玫瑰花结试验78%，GPT正常，TTT 9.7单位，总胆红素正常，白蛋白3.1克%，球蛋白2.6克%，总胆固醇131毫克%%，蛋白电泳：白蛋白47.3%，球蛋白$\alpha_1$2.5%，$\alpha_2$6.0%，β7.5%，γ 6.7%。BSP 14.4%，抗“O”（-），LE细胞（-），PSP 56%/2小时，抗核抗体（-），Coombs氏试验（-）。全消化道造影未发现异常。骨髓检查：有核细胞增生明显活跃，M：E=0.27：1，粒系增生减低，中性晚幼粒稍多，杆状核分叶核偏低。红系增生明显活跃，各阶段比例均高，可见核分裂相，淋巴、单核细胞比例正常，浆细胞比例增高占9%，巨核细胞不少，血小板易见。为增生性贫血骨髓象。

治疗经过：患者入院后经上述检查未能确诊，根据中医辨证，患者面色萎黄，气短乏力，心慌，纳差，下午低热，舌淡体胖，苔薄黄，脉细，为气血两虚以气虚为主，中药用归脾汤加减，西药用庆大霉素、卡那霉素、异烟肼等治疗，配合输血，病情未见好转，血红蛋白维持在60克/升上下，低烧不退，曾发生链霉素过敏及多次输血反应，反应较重。取右滑车上淋巴结活检：诊为免疫母细胞增生性淋巴结病。当时患者心慌气短，口干纳差，午后低热，脉细数，苔薄黄，证属气阴两虚、阴虚内热，改方为益气养阴清热之当归六黄汤加减：当归15克，黄芪20克，熟地15克，黄芩10克，黄柏10克，法半夏10克，竹茹10克，鳖甲15克，秦艽10克，银柴胡10克，焦三仙30克。每日1剂水煎服；肿节风，每服5片，日服3次，泼尼松10毫克日服3次，VCR2～3周静脉注射1毫克。此后病情逐渐好转，体温降至37摄氏度以下，并摆脱输血，淋巴结明显缩小，贫血改善，治疗一个半月后于1982年4月20日出院，出院时血红蛋白 83克/升，白细胞 7.4×10^9/升，中性粒细胞 50%，淋巴细胞50%，血小板90×10^9/升，血沉66毫米/小时。白蛋白2.9克%，球蛋白3.6克%，蛋白电泳：白蛋白53.4%，球蛋白$\alpha_1$2.5%，$\alpha_2$5%，β6.4%，γ32.7%。

随访情况：出院后继续原中西医方案治疗，1982年7月27日血红蛋白110克/升，红细胞 3.96×10^{12}/升，白细胞8.0×10^9/升，中性粒细胞65%，淋巴细胞35%，血小板110×10^9/升。至1982年11月底血红蛋白120克/升，红细胞4.0×10^{12}/升以上，白细胞（5～9）$\times10^9$/升，分类正常，血小板100×10^9/升上下。血沉48毫米/小时，随访8个月，患者一般情况良好，每日只服泼尼松7.5毫克。［中西医结合杂志，1984，4（3）］

蔡明明等医案

○杜某，女，38岁，干部。病案号49384。

患者因发现右乳房肿块于1981年11月6日行右乳房肿块切除术，术中见右乳房外上限有一肿块约3厘米×3厘米，术后病理示右乳外上恶性淋巴瘤。入院时体检：一般情况尚可，右腋下肿块约3厘米×3厘米，左腋下肿块约1.5厘米×2厘米，右乳内侧可触及1.5厘米×1.5厘米肿块，质硬固定，无压痛，胸骨上端有压痛。摄片示胸骨上端有骨质破坏，示胸骨侵犯。入院诊断为恶性淋巴瘤，右乳房、右腋下淋巴结，胸骨侵犯Ⅳ期。入院后于1981年12月2日开始行CMO方案化疗。1981年12月4日请中医会诊，症见胸闷，呕恶，不思纳谷，肢软乏力，夜寐不安，胸骨疼痛。舌苔白腻，脉细濡。

辨证：证属痰湿内蕴，脾胃失和。

治法：健运脾胃，化痰祛湿。

方药：炒党参12克，炒茅白术（各）6克，姜半夏9克，陈皮、广木香各5克，砂仁（打、后下）3克，炒枳壳5克，炙内金、焦谷麦芽各10克，合欢皮15克，半枝莲30克。

12月11日复诊：胸闷已舒，呕恶亦止，舌苔白腻渐化，纳谷增进，面少华色，肢软乏力，便溏不实。复查白细胞2.0×10^9/升，脉细。

辨证：此乃化疗后气血损伤，脾胃虚弱之象。

治法：益气养血，健脾和胃。

方药：炒党参12克，炙黄芪30克，西当归、大白芍各6克，枸杞子、女贞子各12克，炒白术、茯苓各10克，补骨脂、仙灵脾各12克，煨木香5克，炙内金10克。

服药1周，复查白细胞上升至4.0×10^9/升，继续化疗，以后根据病情以健脾和胃及益气养血法为主治疗至1982年2月23日，CMOP方案化疗5周期结束。休息后行右乳肿块^{60}Co切线照射两野各30CY。1982年6月15日至9月4日行MOPP方案化疗4周期，仍坚持中药治疗。

1982年12月31日右上肢及胸背部出现带状疱疹蔓延迅速，口干欲饮，大便干，脉小数，舌苔薄。

辨证：此属湿热毒邪，蕴结血分，外发腠理。

治法：凉血解毒。

方药：大生地15克，京赤芍9克，粉丹皮6克，金银花15克，净连翘9克，紫地丁、蒲公英各15克，陈皮5克，生苡仁30克，板蓝根15克，半枝莲30克，生甘草6克。

经上方加减治疗，右上肢带状疱疹逐渐结痂消退。

患者在2年治疗中，长期服中药配合放疗、化疗，曾先后行化疗CMOP方案5周期，MOPP方案4周期，BAOP方案4周期，右乳房肿块、腋下及右锁骨上淋巴结放疗直到临床疗效达完全缓解后停药。患者至今仍健在，已生存12年。［江苏中医，1994，15（4）］

刘海林医案

○王某，男，50岁。船员。住院号：861442。

因畏冷发热3个月，发现左锁骨上肿块8天于1986年10月28日入院。8月上旬因淋雨后突起畏冷发热，感右侧腰背部麻木胀痛。在本单位保健站经抗炎治疗无效。10月中旬出现心悸气短，经X线摄胸片发现左侧胸腔积液及9～12胸椎骨质有轻度破坏。10月21日发现左锁骨上肿块，24日转省肿瘤医院。经左锁骨上淋巴结穿刺活检，报告为“符合非何杰金淋巴瘤改变”。曾3次赴省肿瘤医院和湖南医科大学附属第一医院，诊断均同。

体查：体温37.7摄氏度，脉搏120次/分，呼吸30次/分，血压120/70毫米汞柱。发育正常，营养一般，精神差，左锁骨上淋巴结肿大如大拇指大小，质中等硬，稍活动，边界清楚，无压痛。左胸腋前线第5肋间以下及腋中线第6肋间以下叩诊呈浊音，左肺背部有小水泡音，上肺有散在干啰音。

实验室检查：红细胞3.5×10^{12}/升、血红蛋白95克/升、白细胞11.3×10^{9}/升、中性粒细胞81%、淋巴细胞19%。X线摄片右侧中肺外带有一约3.5厘米×3.5厘米大类圆形阴影，密度较淡薄，边缘较清晰，左下肋膈肌略有升高。

入院后中药以益气养营、软坚散结法治疗。

药用：党参25克，黄芪30克，白术10克，茯苓10克，柴胡10克，郁金10克，土贝母25克，煅牡蛎15克，丹皮10克，赤芍10克，炙甘草5克。守方进50余剂，畏冷发热、心悸气短消失，左锁骨上肿块缩小至黄豆大小。X线摄片左下肺及肺门区有片索状阴影，右中肺淡薄阴影已吸收消失。继进原方100余剂，左锁骨上肿块完全消失。复摄X线片肺部和胸椎正常（省肿瘤医院1987年4月17日报告）。患者精神食欲正常，体重增加约10千克，一般情况正常。［湖南中医杂志，1989，5（3）］

潘敏球医案

○徐某，男，57岁，工人，住院号7010。

因右颈部肿块2个月，于1980年12月8日入院。患者于1980年10月5日发现右颈上部有一红枣大小肿块，当时去某院就医，用青、链霉素治疗20天并服中药10剂无效，肿块反见增大，11月20日颈部肿块活检病理（病理号—5920）证实为淋巴细胞性淋巴肉瘤而住我科。体查一般情况可，右颈部可见3厘米×1厘米大小肿块，质中等，固定。脉弦数、舌尖红、苔黄，心肺无异常，肝脾未及。服加减四物消瘰汤：当归、川芎、赤芍、生地10克，玄参、山慈菇、黄药子、海藻、昆布、夏枯草各15克，牡蛎、蚤休各30克。每日1剂，水煎服。10剂后，颈部肿块缩小至2厘米×1.5厘米，90剂后，肿块消失而出院。1981年5月11日门诊复查，一般情况良好，在单位正常劳动，局部无复发。［北京中医杂志，1985，（5）］

嗜铬细胞瘤

徐永昌、郭帮阳医案

○崔某，男，16岁，学生，住院号023596。左上腹出现包块渐长大，发作性上腹绞痛并剧烈头痛3年。体检：心率120次/分，血压18.7/12千帕，左上腹膨隆，可扪及一包块约15厘米×10厘米大小，有压痛，触摸包块可诱使上腹部绞痛发作并血压上升，酚妥拉明抑制试验（+）。

临床诊断：嗜铬细胞瘤。于1980年2月2日手术，术中发现肿瘤来自腹膜后，约20厘米×15厘米×10厘米大小，质软，呈紫红色，肿瘤浸润至邻近器官并与重要大血管紧密粘连无法切除。活检病理切片报告（本院80052号）：恶性嗜铬细胞瘤。术后5日因缺苯苄胺，患者又有腹痛发作并剧烈头痛如术前，血压18.7/14.7千帕，即采用中医治疗。1980年2月10日初诊：患者左胁下包块，腹痛，头痛，头昏，目眩，消瘦，盗汗，神疲乏力，舌红苔白，脉弦数。

辨证：症块积聚，血瘀伤阴，肝风内动。

治法：活血化瘀，兼以养肝熄风。

方药：白花蛇舌草15克，桃仁6克，红花6克，当归9克，川芎9克，生地9克，赤白芍各9克，三棱6克，丹参9克，茯苓6克，柴胡6克，钩藤9克，甘草9克，每日1剂。

西药仅用氯丙嗪25毫克，每日两次，1周，服药后症状逐渐减轻。

2月26日二诊：于前方中加用甲珠9克，并将红花、桃仁、三棱加至9克，1个月后腹部包块消失，血压平稳在12~17.3/10.7~12千帕，诸症消失，带前方出院继服月余外未用任何其他药物，随访至今17年无复发，体健，腹部无包块，血压16~17.3/10.7~12千帕，已结婚生子，胜任日常工作。［贵阳中医学院学报，1998，20（2）］

男科疾病

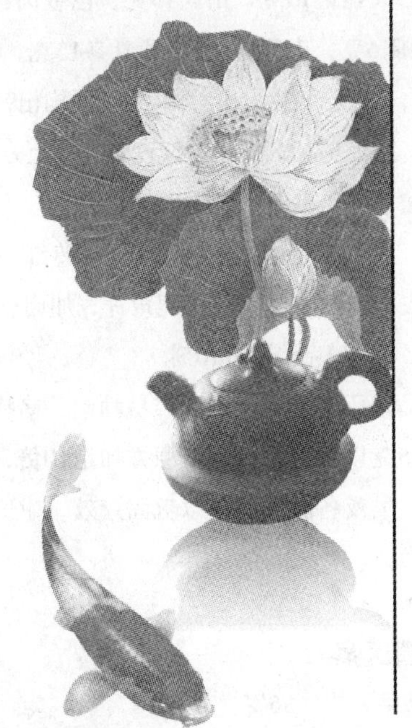

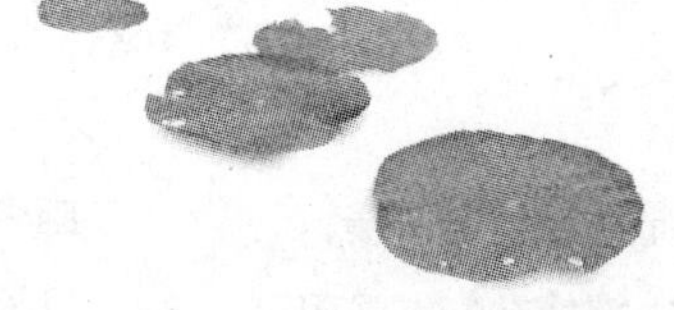

阳　痿

张伯臾医案

○吕某某，男，28岁，门诊号：76/20493。

初诊：1976年2月26日。

睾丸隐痛2年余，时发时止，每因劳累而引发，近2月来出现阳事不举，头晕腰酸，怕冷神倦，舌红苔薄，脉弦细尺弱。

恣情纵欲，肾脏阴阳两亏，拟调补阴阳。

方药：熟附片（先煎）9克，肉桂2.4克，炒知柏（各）6克，生熟地（各）12克，山萸肉9克，怀山药12克，云茯苓9克，丹皮9克，泽泻12克，巴戟肉12克，羊睾丸（另炖服）1副。20剂。

二诊：1976年3月19日。睾丸隐痛已愈，清晨阳事已举，怕冷亦见好转，但易疲乏，脉细，舌红胖。肾亏而精不充，再拟益肾补精。处方如下。

熟地24克，砂仁（后下）2.4克，怀山药15克，山萸肉9克，枸杞子9克，当归12克，仙灵脾12克，补骨脂12克，五味子6克，羊睾丸（另炖服）1副。30剂。

三诊：1976年4月17日。阳痿得愈，舌红脉细。肾精不足，有别于肾阳虚亏，再拟补肾精以调治。处方如下。

熟地24克，砂仁（后下）2.4克，怀山药15克，山萸肉9克，制首乌15克，枸杞子12克，当归12克，五味子6克，菟丝饼15克，14剂。（《张伯臾医案》）

张梦侬医案

○陈某某，男，29岁。

结婚数年，初时尚能媾接，后则早泄，继则阳痿，夫妻反目，蕴酿离婚，治以滋补肝肾，涩精补气，强阴益阳之法。

制首乌、山药各120克，淫羊藿、蛇床子、阳起石（煅透）各90克，菟丝子、远志肉、益智仁、补骨脂、当归、茯苓、续断、石莲子（带壳炒）、芡实、金樱子、红参须、韭子、小茴香、枸杞子各60克。

共炒研末，炼蜜为丸，梧桐子大。空腹时每服50粒，盐开水送下，每日二次。

上方一料，大有好转。续服一料，爱人已受妊。（《临证会要》）

蒋玉伯医案

○高某，男，42岁，已婚，门诊号：00091。

前患遗精早泄，近半年来阳痿不举，房事无能，全无欲念，阴囊萎缩，腰间冷痛，下肢痿软，精神疲乏，不思饮食，脸色青白，时而恶寒，手足皆冷。诊脉两尺沉迟，关脉缓弱，舌苔薄白。

辨证：肾阳不足，命门火衰，肝脾衰弱。

治法：补肝脾，固肾气。

方药：大熟地15克，山药15克，巴戟肉15克，补骨脂6克，锁阳6克，肉苁蓉6克，西党参15克，茯苓9克，鹿角胶6克，全当归9克，山萸肉6克，西枸杞9克。

二诊：服上药10剂，精神气色转好，上方加菟丝子9克，以补髓填精，再进10剂。

三诊：阳事较前容易勃起，面色转红，因感寒泄泻，原方去肉苁蓉，鹿角胶换鹿角片，加肉豆蔻1.5克，神曲1.5克，谷芽9克，再进10剂。

末诊：服药30剂后，阳事容易勃起，诸症皆愈，原方加龟甲15克以滋肾阴，后依原方加至10倍，蜜制成丸如梧子大，早夜各服20粒，以巩固疗效。［广东医学，1965，（1）］

施今墨医案

○张某某，男，36岁。

素患神经衰弱已十年之久，头晕神虚，自觉眼冒黑花，虽曾治疗，时轻时重。近一年来，又感腰酸楚，阴囊冷，早泄、阳痿屡治未效。面色青白，精神疲怠。舌苔薄白，脉沉细无力。

辨证立法：神经衰弱患之日久，常有阳痿、早泄症状产生，盖肾者生成之本，元气之根，精神所舍，肾气足则志有余，若肾阳虚，则现阳痿、早泄，腰为肾府，故现腰酸楚，肾寒则阴囊冷，治之以温肾、补阳、壮髓之剂，病属慢性，宜服丸药。

方药：海马1具，紫河车60克，紫贝齿30克，牡蛎30克，石决明60克，阳起石30克，龙骨60克，仙茅60克，桑叶60克，蛇床子30克，刺猬皮30克，巴戟天60克，砂仁5克，益智仁15克，菟丝子60克，海参60克，阿胶30克，鹿角胶30克，淫羊藿60克，附片30克，于术30克，吉林参30克，金樱子90克。

共研细末，怀山药300克打糊为丸如小梧桐子大，每日早、晚各服10克，白开水送下。

二诊：服丸药一料，共服70日。头晕、眼冒黑花，阳痿、早泄诸症均见好，面色红润，精神焕发，工作效率增强，要求再配丸药服用。

药方：鹿茸片30克，紫河车60克，龙骨60克，珍珠母60克，蛇床子30克，刺猬皮30克，海参60克，砂仁15克，益智仁15克，仙灵脾60克，鹿衔草60克，仙茅60克，菟丝子60克，巴戟天30克，阳起石30克，阿胶60克，白蒺藜60克，甘枸杞60克，车前子30克，山萸肉60克，炙甘草30克，五味30克，覆盆子30克，大熟地60克，共研细末，怀山药600克打糊为丸，如小梧桐子大，每日早、晚各服6克，本方可服一百四十日，服药期间注意节欲，并应练习体操或练太极拳，以助气血活畅。（《施今墨临床经验集》）

张羹梅医案

○梁某某，男，41岁。

初诊：1966年12月19日。

主诉：中年结婚，行房阳痿，起则早泄。诊查：脉虚细，苔白腻。

治法：以温补肾阳为主。

方药：大熟地12克，怀山药9克，山萸肉9克，菟丝子9克，巴戟肉9克，仙灵脾9克，仙茅9克，云茯苓9克，阳起石9克，锁阳9克，甜苁蓉9克，鹿角片9克。

二诊：服上方药12剂，阳痿、早泄逐渐好转。效不更方，加黑附块9克，肉桂3克，续进10剂。

三诊：上方药服10剂后，性生活已恢复正常，面色红润，精神饱满。（《中国现代名中医医案精华》）

黄细小、占钟达医案

○患者，余某，男，28岁，已婚。

素体健康，无慢性病史，于1992年3月8日来院就诊。患者自诉：春节以来，每天饮酒，但未醉过，于7天前因友人婚礼而喝得酩酊大醉，酒醒后欲与妻性交，发现阴茎不能勃起，连续几个晚上虽经其妻协助诱导，亦罔效，心情甚为焦急。伴眩晕、胸膈痞闷、饮食减少、大便不调、小便不利等症。脉象浮而无力，舌苔厚腻。根据脉症合参及其致病因素乃属虚中夹实，虚为心脾两亏，实为湿热下注，若用归脾汤恐其湿邪缠绵难去，用龙胆泻肝汤虑其伤正，遂拟葛花解酲汤加味，并作精神安慰。

方药：干葛花15克，春砂仁8克，白蔻仁6克，青皮10克，炒神曲10克，漂白术10克，泽泻10克，广陈皮8克，淡干姜6克，新开河红参10克（另煎冲服），白茯苓10克，猪苓10克，云木香8克，赤芍川，紫丹参15克，川黄柏10克。

服5剂后，诸症悉减。效不更方，照前方再进5剂后，改用金匮肾气丸益肾之品以告痊愈。［江西中医药，1997，28（2）］

尤舒彻医案

○张某，男，38岁，干部。1994年6月25日初诊。

主诉：阳痿3年，加重5个月。患者于3年前自觉性欲减退，阴茎勃起不坚。自服壮阳药治疗曾一度好转，近半年来阳痿加重，几乎不能性交，少有性欲。查体：形体稍胖，第二性征尚属正常，双乳核发育直径6.5厘米，外生殖器发育正常，舌质嫩红，舌苔薄黄，脉象弦细数。化验血清PRL 43.3纳克/毫升、FSH 9.0毫单位/毫升、LH 29.5毫单位/毫升、T 2.4纳克/毫升。

诊断：高泌乳素血症型阳痿。

治法：肝经郁热，肾精不足。

方药：加味芍药甘草汤（由杭白芍、炙甘草、枸杞子、当归、仙灵脾等组成）加草决明、郁金、肉苁蓉、熟地、枸杞子、蜈蚣，每日1剂，水煎服。

第一疗程结束时，性欲好转，阴茎勃起角度达70度，PRL 20纳克/毫升，T 5.5纳克/毫升。上方继服至第二疗程结束时，阴茎有时能勃起到90度，硬度较差，基本能进行性交，双乳核缩小。化验血清，PRL 14纳克/毫升、FSH 15毫单位/毫升、LH 22.0毫单位/毫升、T 13纳克

/毫升。第三疗程结束时疗效达治愈标准。随访1年性生活基本正常。［中医药研究，1998，14（2）］

齐秉慧医案

○曾治江西徐茂松，患阳痿来寓谓余曰：愚贸叙郡，以勤劳颇获蝇头利，三十方娶，未数月而阳忽痿，饮食无味，精神衰减，松虽不肖，亦知不孝有三，无后为大，如此景况，命恐不保，焉望嗣乎？敢求先生怜治。余遂与之酌一方：芪、术各五钱，姜、桂、附、半各二钱，砂、蔻、吴萸、川椒各一钱。服一剂，阳物出而不举。又服一剂，举而不坚。改用干熟地一两，白术五钱，山萸、杜仲、枸杞各四钱，远志、巴戟、苁蓉、茯神各三钱，煎汁冲香甜肉桂末一钱。服一剂而阳起，三剂而阳强矣。此方用热药于补水之中则火起，而不愁炎烧之祸，自然煮汤可饮，煮米可餐，断不至焦釜沸干，或虞暴碎也。继服强阳壮精丹，用于熟地、嫩北芪各一斤，当归、白术各八两，巴戟天八两，麦冬、柏子仁、覆盆子、枸杞子、虎胫骨、嫩鹿茸、附子、肉桂各四两，白蜜为丸。服一料而阳强势举，饮食健旺，步履如旧，连生二子。（《齐氏医案》）

王燕昌医案

○一贵胄，三十岁，阳痿，大便或泄或止。医用八味加鹿茸、故纸、韭子、枸杞子，巴戟天等药不效，且遗精。

诊其六脉沉细，右关濡弱，左关、两尺俱有力。问得酒色过度，湿热伤其脾、肾，故右关濡弱而阳痿、便滑；用药增其湿热，故左关、两尺俱有力而遗精也。用四君子加杜仲、牡蛎、泽泻、山药、麦冬、知母，十剂诸证俱已。原方去知母，加黄芪、白芍为丸，而愈。（《王氏医存》）

张聿青医案

○庄左，命门相火，为生身之本，真阳亏损则火衰，湿痰郁遏，火不用事，则火亦衰。脉滑而大。痰多阳痿，火之式微，湿之有余也。取舍之间，自有明辨。

冬术炭二钱，制半夏一钱五分，生米仁四钱，炒蒌皮三钱，广皮一钱，泽泻一钱五分，赤白苓各二钱，川萆薢二钱，杏仁泥三钱，姜汁炒竹茹一钱。

二诊：流化湿邪，相火得展，而腹笥膨满。还是湿郁气滞，再调气泄湿。

冬术炭，大腹皮，生薏仁，枳实炭，制香附，赤猪苓，泽泻，广皮，木香，砂仁，焦麦芽。

左，体丰多湿，加以大病之后，余蕴未清，以致湿邪流行入络，髀关及左腿膝作酸，麻木不仁，艰于步履，腰背作痛，卧着尤甚。湿邪久困，则相火为之郁遏，阳道不举。脉象濡滑，苔白微黄，质腻。皆由络隧之中，为湿所阻，则无形之气，有形之血，不能宣畅流布。而历来所服之药，皆是补滞之品，未免为敌树帜。名曰中湿，非久药不为功。

川萆薢三钱，汉防己一钱五分（酒炒），左秦艽一钱五分，上广皮一钱，制半夏二钱，威灵仙一钱五分（酒炒），焦苍术一钱五分，川桂枝五分，生米仁五钱，川独活一钱五分，泽泻一钱五分，桑枝（酒炒）一两五钱（煎汤代水）。

二诊：祛湿和络，脉象稍觉流畅，相火有燃动之机。足见湿邪抑遏，虽有真阳，无从发露。药既应手，再扩充以进。

焦苍术一钱五分，川萆薢二钱，汉防己一钱五分（酒炒），威灵仙一钱五分，赤白苓各二钱，制半夏二钱，泽泻一钱五分，独活一钱，木猪苓二钱，新会皮一钱，川桂枝五分，白僵蚕一钱五分，生薏仁四钱，红花三分（酒炒）。

潘左，前年二次眩晕，几至发厥。兹则腿股作酸，阳道痿顿。脉形濡滑，舌苔白腻。湿痰郁遏，致命火不能用事。欲助命阳，当先去其遏我命阳者。

姜半夏，猪赤白苓，广皮，炒枳实，制南星，生熟薏仁，泽泻，炒竹茹。（《张聿青医案》）

费伯雄医案

○三旬以内而阳事不举，此先天禀弱，心肾失交，非老年阳衰之比。宜填充髓海，交合心肾。

熟地四钱，雄羊肾一对，甘杞子三钱，远志二钱，补骨脂一钱，白茯苓二钱，青盐五分，粉丹皮二钱，广郁金三钱，陈皮一钱，黑山栀三钱，猪脊髓一条，鹿御草三钱。（《费伯雄医案》）

谢星焕医案

○（阳痿不起）陈鸣皋，体丰多劳，喜食辛酸爽口之物。医者不知味过于酸，肝气以津，脾气乃绝，以致形肉消夺，辄用参、术培土，不思土不能生，徒壅肝热，故复阳痿不起。颠沛三载，百治不效，盖未悉《内经》有筋膜干，则筋急而挛，发为筋痿之例。余诊脉左数右涩，知为肝气太过，脾阴不及，直以加味逍遥散令服百剂，阳事顿起，更制六味地黄丸十余斤，居然形体复旧。此种治妙，惟智者可悟。《内经》一书，岂寻常思议所可到哉。

加味逍遥散：柴胡，当归，白芍，茯苓，甘草，薄荷，煨姜，丹皮，山栀。

六味地黄丸：地黄，山药，丹皮，泽泻，山茱萸，茯苓。（《得心集医案》）

叶桂医案

○徐，三十，脉小数涩，上热火升，喜食辛酸爽口。上年因精滑阳痿，用二至百补通填未效。此乃焦劳思虑郁伤，当从少阳以条畅气血。

郁柴胡，薄荷，丹皮，郁金，山栀，神曲，广皮，茯苓，生姜。

○仲，二八，三旬以内，而阳事不举。此先天禀弱，心气不主下交于肾，非如老年阳衰，例进温热之比。填充髓海，交合心肾宜之。（心肾不交）

熟地，雄羊肾，杞子，补骨脂，黄节，远志，茯苓，胡桃，青盐。

鹿筋胶丸。

○王，五七，述未育子，向衰茎缩。凡男子下焦先亏，客馆办事，曲运神思，心阳久吸肾阴，用斑龙聚精茸珠合方。（劳心过度）

男子以八为数，年逾六旬而阳事痿者，理所当然也。若过此犹能生育者，此先天禀厚，所谓阳常有余也。若夫少壮及中年患此，则有色欲伤及肝肾而致者。先生立法，非峻补真元不可。盖因阳气既伤，真阴必损，若纯乎刚热燥涩之补，必有偏胜之害，每兼血肉温润之品缓调之。亦有因恐惧而得者，盖恐则伤肾，恐则气下，治宜固肾，稍佐升阳。有因思虑烦劳而惑者，则心脾肾兼治。有郁损生阳者，必从胆治。盖经云："凡十一脏皆取决于胆。"又云："少阳为枢。"若得胆气展舒，何郁之有？更有湿热为患者，宗筋必弛纵而不坚举。治用苦味坚阴，淡渗去湿。湿去热清，而病退矣。又有阳明虚，则宗筋纵。盖胃为水谷之海，纳食不旺，精气必虚。况男子外肾，其名为势，若谷气不充，欲求其势之雄壮坚举，不亦难乎！治惟有通补阳明而已（华岫云）。（《临证指南医案》）

倪复贞医案

○福莆清海林公，叶相国内戚也。叶府席间谭及云阳痿久矣，方土多用起阳药投之，更痿甚，不知当用何药。余按得命门脉既虚弱，胃脉复弱甚。因思经云男子前阴谓之宗筋，宗筋属阳明，胃经阳明实而宗筋坚，能束骨而利机关矣。胃为水谷之海，六腑之大源，能容谷二斗，容水一斗五升，今之一大茶盂耳。饮食多则阳旺，饮食少则阳痿，今公食少且泻，安得不痿乎？治法但补命门真火，开胃健脾，使饮食日渐加倍，阳自起矣。公悦，遂用补骨脂为君，人参、白术为臣，白茯苓、干山药为佐，石斛、泽泻为使。交子时服，一二剂而起，三四剂而旺。《内经》云：诸痿生于肺热。肺金体燥，居上焦，肺虚则热，宜子母相生，脾乃肺之母也。余不用清肺热，但补下焦真火者，俾火生土，土生金，寻源之意也。（《两都医案》）

阴　痿

王九峰医案

○精也者，神依之如鱼得水，气依之如雾覆渊。先天氤氲而无形，后天有形而可见。男女媾精，万物化生，得自然之气，生子必寿。养先天，炼后天，水升火降，则为和会，见欣欣之举，自然入彀。不可徒事助阳，燥热竭阴，致有偏亢之弊。非徒无益，而反害之。

鲤鱼子，洋参，枸杞，鹿角胶，熟地，山药，胡桃，黄鱼胶，于术，苁蓉，覆盆子，萸肉，芡实，菟丝，巴戟，益智，茯神，桑椹，车前，橘皮，水泛丸。

思为脾志，心主藏神，神思过用，病所由生。心为君主之官，端拱无为，相火代心司职，曲运神机，摇动相火，载血上行，下为遗泄。因循怠治，病势转深，更增虚阳上越，眩晕等症。诸风掉眩，皆属于肝，面色戴阳，肾虚故也。不能久立久坐者，肝主筋，肾主骨，不足以滋养筋骨也，眼花耳鸣者，肾气通于耳，肝开窍于目，水弱不能上升于耳，血少不能归明于目也。胸背间隐痛如裂者，二气无能流贯，脉络不通也。呕吐黄绿水者，肝色青，脾色黄，青黄合色则绿，乃木乘土位之征也。前阴为宗筋之会，会于气街，而阳明为之长，心脾不足，冲脉不充，宗筋不振，阴缩不兴。滋阴降火，苦坚之法，最是良谋。惜少以通济塞之品，以故无效。不受温补热塞之剂者，盖壮年非相火真衰，乃抑郁致火不宣扬。膻中阴暝，离火不振也。相火不足，治宜益火之源，以消阴翳。相火不宣，则宜斡旋中气，以畅渚经。譬如盛火蔽障，微透风，则翕然而起矣。

生地，东洋参，冬术，甘草，木香，沉香，琥珀，归身，枣仁，远志，茯苓，玄参，黄柏，蜜为丸。

阳事不举，举而不坚，精不充实，心有余而力不足。养阴中之阳，清神中之气，气来生阴，自能入彀。

菟丝子，熟地，苁蓉，芡实，燕根，鹿尾，鳔鱼胶，桂圆，柏子仁，远志，茯苓，车前，牡蛎，桑椹，枸杞，玉竹。

以上十四味研末，以桂圆、鳔鱼胶煎水泛丸。淡菜汤下。

九九方，蛇床子，覆盆子，枸杞子，五味子，桑椹子，淫羊藿，远志肉，桑螵蛸，大活虾（如无活虾，用雄鸡肝亦可）。（《王九峰医案》）

其他医案

○人有交感之时，忽然阴痿不举，百计引之，终不能鼓勇而战，人以为命门火衰，谁知是心气之不足乎！凡入房久战不衰，乃相火充其力也，阴痿不举，自是命门火衰，何谓是心气不足？不知君火一动，相火翕然随之，君火旺而相火又复不衰，故能久战不泄。否则君火先衰，不能自主，相火即纵涌于其旁，而心中无刚强之意，包络亦何能自振乎！故治阴痿之病，必须上补心而下补肾，心肾两旺，后补命门之相火，始能起痿。方用起阴汤。

人参五钱，白术一两，巴戟天一两，黄芪五钱，北五味子一钱，熟地一两，肉桂一钱，远志一钱，柏子仁一钱，山茱萸三钱。

水煎服。连服四剂而阳举矣，再服四剂而阳旺矣，再服四剂，必能久战不败。苟能长服至三月，如另换一人，不啻重建一番骨，再造一人身也。此方大补心肾之气，不十分去温命门之火，而火气自旺。世人不识补心以生火，则心气既衰，火旺则焚心矣，不识补肾以生火，则肾水既亏，而火旺则损肾矣。心焚而肾损，虽火旺，何益乎！及足以烧干阴血，势必阳旺阴消，而不可救耳。

此症用济阳丸亦妙。

人参六两，黄芪半斤，鹿茸一个。酒浸、切片，又切作小块，蛤粉炒，龟膏半斤，人胞一个，火焙，麦冬四两，北五味一两，炒枣仁三两，远志二两，巴戟天半斤，肉桂三两，白术八两，菟丝子一斤，半夏一两，砂仁五钱，黄连八钱，神曲一两。各为末，蜜为丸。

每日白滚水送下五钱。服一月，阳举矣，且能善战。

人有精薄精冷，虽亦能交接，然半途而废，或临门即泄，人以为命门之火衰，谁知是脾胃之阳气不旺乎！夫脾胃属土，土生于火，脾胃之阳气不旺，仍是命门之火衰。盖命门之火，乃先天之火，脾胃之土，乃后天之土也。后天之土，本生于先天之火，先天之火不旺，则后天之土不能生。然脾胃之土，虽属后天，而其中未尝无先天之气，命门之火寒，则脾胃先天之气何能生哉！命门既不能生脾胃先天之气，而脾胃后天之气益加衰微，欲其气旺而能固，精厚而不薄，乌可得乎。治法，必须补先天命门之火，更补后天脾胃之土，则土气既旺，火又不衰，庶几气温精厚矣。方用火土既济丹。

人参一两，白术一两，山茱萸一两，菟丝子一两，山药五钱，巴戟天一两，肉桂一钱。

水煎服。连服十剂而精厚矣，再服十剂而精温矣。再服三月，永不再弱。

是方健脾胃之土，仍是补命门之火。湿气去而精纯，寒气去而精暖，寒湿既除，阴气消亡而阳气健旺，何至成怯弱之病哉！

此症用旺土丹亦甚佳。

人参六两，白术、黄芪各一斤，巴戟一斤，茯苓五两，山萸肉半斤，菟丝子八两，肉豆蔻二两，北五味一两，肉桂三两，破故纸四两，桂仲八两，山药八两，芡实八两，神曲三两，各为末，蜜为丸，每日白滚水送下五钱。

服一月，阳事改观，而精亦不薄冷矣。

人有年少之时，因事体未遂，抑郁忧闷，遂至阴痿不振，举而不刚，人以为命门火衰，谁知是心火之闭塞乎！夫肾为作强之官，技巧出焉，藏精与志者也，志意不遂，则阳气不舒。阳气者，即肾中之真火也，肾中真火，原奉令于心，心火动而肾火应之，心火抑郁而不开，则肾火虽旺而不能应，有似于弱而实非弱也。治法，不可助命门之火，如助命门之火，则火旺于下，而郁勃之气不能宣，必有阳旺阴消之祸，变生痈疽而不可救，宜宣通其心中之抑郁，使志意舒泄，阳气开而阴痿立起也。方用宣志汤。

茯苓五钱，菖蒲五钱，甘草一钱，白术三钱，生枣仁五钱，远志一钱，柴胡一钱，当归三钱，人参一钱，山药五钱，巴戟天三钱。

水煎服。二剂而心志舒矣，再服二剂而阳事举矣，不必多剂也。

盖此病原因火闭而闷其气，非因火寒而绝其烬也，故一升火而阴痿立起矣。

此症用启阳娱心丹甚佳。

人参二两，远志四两，茯神五两，菖蒲一两，甘草、橘红、砂仁、柴胡各一两，菟丝子、白术各八两，生枣仁、当归各四两，白芍、山药各六两，神曲三两。各为末，蜜为丸。

每日白滚水送下五钱。服一月，阳不闭塞矣。

人有天分最薄，无风而寒，未秋而冷，遇严冬冰雪，虽披重裘，其身不温，一遇交感，数合之后，即望门而流，此命门之火太微也。夫命门虽是先天之火气，而后天功用，实可重培。第命门藏于肾中，乃无形之火也，有形之火，宜以火引火，无形之火，宜以水引火。以火引火，而火反不旺，以水引火，而火自难衰，此补命门之火与补他火，实不同也。方用扶命生火丹。

人参六两，巴戟天一斤，山茱萸一斤，熟地二斤，附子二个，肉桂六两，黄芪二斤，鹿茸二个，龙骨（醋埠）一两，生枣仁三两，白术一斤，北五味四两，肉苁蓉八两，杜仲六两。

各为细末，蜜为丸，每日早晚各用五钱。服三月，自然坚而且久。

此方填精者，补水以补火也，何加人气分之药？不知气旺而精始生，使但补火而不补气，则无根之火止能博旦夕之欢，不能邀久长之乐。惟气旺则精更旺，精旺则火既有根，自能生生于不已。况气乃无形之象，以无形之气补无形之火，则更为相宜，所以精又易生，火亦易长耳。

此症用壮火丹亦甚佳。

人参五两巴戟天八两，白术（炒）、熟地各一斤，山茱萸八两，肉苁蓉、枸杞各八两，附子一个，用甘草三钱煎汁泡过、切片、炒熟，肉桂三两，破故纸（炒），茯苓各四两，北五味一两，炒枣仁三两，柏子仁二两，山药、芡实各五两，龙骨醋埠，为末，一两。各为末，蜜为丸。服二月，坚而且久。

人有中年之时，阳事不举，虽妇女扪弄而如故，即或振兴，旋即衰败，此心包之火气大衰也。夫心包之火，相火也，心包火旺，力能代君行事。若心包火衰，心火虽动，如相臣卧病，气息奄奄，欲其奋身勤王，其可得乎？且心包之火与命门之火，正相通也，未有心包寒而命门能独热者，所以心包之火微，有扶之而不起者。治法，温其心包，不必温其命门也。方用：人参一两，巴戟天一两，肉桂三钱，炒枣仁五钱，远志二钱，茯神一钱，良姜一钱，附子一钱，柏子仁二钱，黄芪五钱，当归三钱，菟丝子二钱。

水煎服。连服十剂，兴趣自生，服二十剂，阳旺不倒矣。

此方名为救相汤，专治心包虚寒之症，不止振举其阳也。方中虽治心包，实皆统治心者，盖补其心君，则君王富足，而相臣自强，相助为理矣。

此症用辅相振阳丸亦佳。

人参五钱，巴戟天十两，炒枣仁、麦冬各五两，菟丝子十两，远志、柏子仁、肉桂各二两，茯神、枸杞各三两，黄芪八两，当归、仙茅各四两，白术六两，人胞一个，陈皮五钱，阳起石火煅，醋埠，一两。

各为末，蜜为丸，每日早晚各服四钱，滚水下。三月阳事振发。（《临证医案伤寒辨证录》）

阳　强

张梦侬医案

○张某某，男，40岁，1968年夏。

前阴挺长坚硬强已半月，住某院，二便不通，小腹胀痛难名，甚则以头抢地，决定于5月15日手术切除。脉沉弦长实大有力。苔紫绛黄燥。

辨证：湿热蕴于下焦化燥，火毒积于宗筋。

治法：泻火滋阴败毒。

方药：龙胆草10克，黄柏10克，黄芩10克，赤芍10克，黄连10克，白薇10克，栀子10克，生地15克，丹皮10克，柴胡10克。

针刺穴位：大敦、行间、太阳、中封、蠡沟、委阳、足三里、上巨墟、下巨墟（双侧）、关元、水分。外敷药（略）

5月18日（二诊）：二便通利，痛苦大减，舌苔紫绛黄燥都退。上方加龟甲、知母、白茅根、甘草梢。外敷药（略）。

5月29日（三诊）：胀痛大减，茎外部水肿全消，坚硬减半，尚不能下垂。拟方着重败毒。处方如下。

南沙参、地丁、蒲公英、金银花、寒水石各30克，野菊花、黄柏、知母、天葵子、龙胆草、丹皮、升麻各10克，白薇18克。

外用药（略）。

6月16日，上方加龟甲30克，二日服药一剂。7月2日恢复正常。（《临证会要》）

蒋玉伯医案

○张某某，男，36岁，已婚，门诊号40317。初诊日期：1963年12月12日。

患者于1963年11月25日起，阴茎勃起不适，26日则阴茎强硬疼痛非常，是晚通夜不眠，小便短涩频数，呈深黄色，一夜十余次，疼痛难忍。曾经针灸、腰椎麻醉、阴茎海绵体穿刺，术后感染较重，曾服龙胆泻肝汤不应，又作肾虚，用夏子由奇方（治玉茎长硬不痿，精出，捏之则脆痒如刺针。方用补骨脂、家韭子各30克为末，每服9克），服后胀痛更甚。又用六味地黄等滋肾，皆不见效。1963年12月12日下午来诊。患者阴茎勃起强硬肿大，小便不利阴囊及少腹胀痛难忍已18天，诊得寸关脉弦滑，两尺沉弱，舌苔淡黄。

治法：补阴以治阳，兼泻肝火，清利湿热为辅。

方药：川萆薢、生地黄、熟地（盐水浸）各30克，肥知母（盐炒）9克，黄柏（盐炒）9克，广木香3克，车前子9克，泽泻6克，牛膝9克，败龟甲60克，寸冬15克，茯苓15克，甘草梢9克。

八剂，日服1剂。

针灸关元、长强二穴，俱用泻法。

12月20日复诊：服上方至第6剂后，阴茎肿渐消，稍软，能侧卧及坐起，小便已通。八剂后阴茎见软，可下床步行。寸关脉微弦。依原方龟甲减30克，萆薢减至9克，熟地减15克，黄柏减至6克。去生地、知母、车前、泽泻。加山药15克，丹参9克，丹皮9克，乌药4.5克，续断6克，山萸9克以扶脾凉血散瘀，再进7剂。

12月28日，服上药后阴茎软下，肿消大半，疼痛明显减轻。寸关脉转缓，黄苔退尽。依上方减黄柏至3克，加芍药9克以敛肝清热去其余邪。1964年1月5日治愈出院，随访至5月未再发。［广东医学，1965，（1）］

齐秉慧医案

○曾治邑门丁陈二，患阳强不倒，延求诊治。按之右尺洪大而紧，余脉如常，视之满面红光，全无滞气，乃是肾中真阳之人飞越耳。遂与玄参三两、麦冬三两，煎好取汁一大碗，入油桂末七分，调药水服。此方妙在用玄参最重，以泄肾中浮游之火；尤妙在用桂末少许，以引其入宅，而招散其沸腾之火，同气相求，火自回舍；况麦冬能助肺金清肃之气下行，以生肾水，水足而火自得其养矣，此不求倒而自倒也，他日亦可重整戈矛，再图欢合耳。（《齐氏医案》）

谢星焕医案

○（阳强足痿）吴新祺，冲年困于酒色，阳道强而不痿，股胫痿而不坚，呻吟床褥，百治不效。籍居崇邑，就治于余。余谓此症始则阳胜阴伤，金被火炼，今则矫阳独升，真阴欲尽，所进苦寒固谬，而温补尤非所宜，记古降心火益肾水法，惟三才封髓丹于此最合，按方大剂令服，喜胃气尚强，每日纳药二碗，服至六十剂，两症始痊。因忆向治龚生初起便血，渐至两足痿弱，不能稍移，服归、芪、参、术，其血愈下，其足愈软。买舟由抚来湾，就治于余，两脉细劲，面黑耳聋。余曰：肝血大伤，肾水将竭也。然从来补阴之药，难期速效，疏与虎潜作汤，冷服百剂，许以病根可拔。殊伊服至五十剂，脚可趋步，便血已除，吝费停药，逾年肠红复来，乃将前方再服。稍愈又停。以致便血不息，竟至不起，惜哉！世之剖腹藏珠者，可以为鉴。

三才封髓丹《拔萃》：天冬，地黄，人参，黄柏，砂仁，甘草。（《得心集医案》）

其他医案

○人有终日举阳，绝不肯倒，然一与女合，又立时泄精，精泄之后，随又举起，人以为命门之火旺，谁知是阴衰之极乎！夫阴阳原两相平者也，无阳则阴脱而精泄，无阴则阳孤而势举。二者皆能杀人，彼此相较，阴脱之症骤而死，阳孤之病缓而死。似乎骤而死者难治，缓而死者易医，而孰知阴脱之症，其阳不绝，补阳可以摄阴，阳孤之病，其阴已涸，补阴难以制阳。盖阳生阴甚速，阴接阳甚迟，故脱阴留阳者往往可援，孤阳无阴者每每不救耳。虽然，阴根于阳，补阳而阴可生，安在阳不根阴，而补阴即不能生阳乎！使强阳不倒之人，尚有一线之阴在，则阴必可续而可生。阴既生矣，则阳不为孤阳，阴日旺而阳日平，谁谓非死里求生之妙法乎。方用平阳汤。

玄参三两，山茱萸一两，沙参二两，地骨皮一两，丹皮一两。

水煎服。连服二剂而阳不甚举矣，又服四剂，阳又少衰矣，再服四剂，阳平如故。

此方纯是补阴之药，更能凉其骨中之髓，又恐过于纯阴，与阳有格格不入之意。复加入山茱萸，阴中有阳也，使其引阴入阳，以制其太刚之气，真善于制刚也。倘见其火旺之极，妄用黄柏、知母，以寒凉折之，毋论水不可以灭火，反激动其龙雷之怒，阴不能入于阳之中，阳反离夫阴之外，有不至于死亡而不可得也。

此症亦可用济阳汤治之。

熟地一两玄参、麦冬、沙参各一两。久服自安。

人有终日操心，勤于诵读，作文之时，刻苦搜索，及至入房，又复鼓勇酣战，遂至阳举不倒，胸中烦躁，口中作渴，两目红肿，饮之以水不解，人以为阳旺之极，谁知心肾二火之齐动乎！夫心肾无一刻不交，心交于肾，则肾火无飞腾之祸，肾交于心，则心火无亢烈之忧。若日劳其心，则心不交于肾，夜劳其肾，则肾亦不交于心，心肾不交，则水火无既济之好，觉一身上下，无非火气。于是心君失权，肾水无力，而命门之火与心包之火，反相合而不相离，骨中髓动，髓海煎熬，肝中龙雷之火亦起而相应，三焦之火亦且附和，以助其炎上之势，火尽上升。阳无所寄，势不得不仍归于下，下又难藏，因走于宗筋阴器之间，阳乃作强，而不可倒矣。此等之病，至危之症也，非迅解二火，阳何能倒！然解火，又禁用寒凉以直折其火，盖二火乃虚火而非实火，惟有引火归经，少用微寒之品，以退其浮游之火，则火自归源，而鲜决裂之虞。方用引火两安汤。

玄参一两，麦冬二两，丹皮五钱，沙参一两，黄连一钱，肉桂一钱。

水煎服。一剂而火少衰，二剂而阳乃倒矣，连服四剂而火乃定。减黄连、肉桂，各用三分，再服数剂，两火不再动矣。

此方补阴以退阳，补阴之中又无腻重之味。得黄连、肉桂同用，以交心肾，心肾合而水气生，水气生而火自解。况玄参、麦冬、沙参，又是退火之味，仍是补心之品。所以能退其浮游之火，解其亢阳之祸也。

此症亦可用加减济心丹。人参、炒枣仁各五钱，熟地、玄参、麦冬、丹皮各一两，莲子心、茯苓各三钱。水煎服。四剂即安。（《临证医案伤寒辨证录》）

阳缩不伸

齐秉慧医案

〇曾治邓隆太，冬月患中寒，初则四肢厥逆，耳心痛连少腹，冷厥关元，势在垂危，冒雪请诊，六脉俱伏，面青唇黑，舌卷阳缩。余曰：此正缩阳证也，阳缩属少阴，舌卷属厥阴，且耳心亦属少阴，是证乃因酒色过度而酿成耳。急用芪、术各五钱，砂、蔻各八分，干姜、附、桂各二钱，吴萸、川椒各一钱，煎服，一剂而效。再加芦巴、故纸各三钱收固肾气，四剂而安。继服八味地黄丸而元气大复。（《齐氏医案》）

朱增藉医案

〇壮年力田，染病旬日。忽舌焦囊缩，延余治。诊得脉沉数，咽干，小便黄赤，大便燥结。以脉证审之，是厥阴大承气急下之证，然未经历炼，迟疑不敢。默思厥阴乃极阴之脏，而得极阳之证，非极阴之物，不足以制极阳之邪。取井底泥涂之，其囊即不缩入，速与大承气下其结粪，二服而愈。后与族兄克鄰，谈及此病，兄抵掌曰："吾在中湘时，因客感后亦患斯证，服温补剂，几濒于危，幸一老医进大承气汤而愈，与先生所治之证相同，甚矣！医道之不可不讲也。"余曰："囊缩一证，在伤寒疫病，则有热有寒，而在杂病，则有寒无热，全在临证谛审，否则杀人在反掌间耳。"

病囊缩，治经月余不效，延余治，脉沉迟，此乃阴寒直中厥阴。阅所服方，皆纯阴滋补之剂，愈助其阴，则阴邪愈肆，宜乎病日臻也。余主大荊芪附理中汤，而其父沈吟终日不进。余诘曰："令郎病尚可治，宜速服药，何迟疑乃尔。"曰："前医某，初主方时，戒芪术恐其提升；戒姜附恐其燥烈，服之则愈缩不救。今先生正用其所戒，而分又极重，与某言大背，是以不敢。"余曰："此说甚谬，夫阴寒直中阴经，得大剂姜附以挽回阳气，芪术以鼓荡中气，则大气盘旋，囊缩之证自愈。"伊疑释，即进一服，次日松戥夹，而囊信不缩。乃叹服吾用药之果，续进十余服，体全复。吁！医某不知思求经旨，省疾问病，务在口给，往往用药之下，多行震惊之术。如斯病不得吾力信其说，不死于病而死于药，反叹天命之短也。庸流之害，可畏也哉！（《疫证治例》）

马培之医案

〇勉强摇精，致阳缩囊纵，不但形弱伛楼，肛门，脐窍皆为收引，咽喉牵绊似垂，食物渐渐减少，由精血之伤有形，最难自复。少阴厥阴脉循喉咙，开窍二阴，既遭损伤，其气不及充注于八脉，见症皆拘束之状。上年进柔剂阳药，服后头巅，经脉皆胀，耳窍愈鸣，想脏阴宜静可藏，试以乘舆身怖，必加局促不安，宜乎升阳动药之灵矣。夫少阴内脏，原有温蒸诸法，厥阴相火内寄，恶暖喜冷，潜阳坚阴，仿丹溪法，仍候高明定议。

龟甲，黄柏，知母、柏子仁，阿胶，远志肉，生地，茯苓。

调入盐秋石，食前逾时服。（《马培之医案》）

谢星焕医案

〇陈春初乃郎将婚，服补养丸剂半月，反致两足无力，阳痿不举。医谓当用大补，加附子、鹿茸，服之无算，渐至两足难移，玉茎缩。诊得肾脉独大，右尺尤甚，与滋肾丸一斤，服至一半，阳事已举，药毕，步履如旧。此孤阳不生之义也。

滋肾丸：黄柏，知母，肉桂，蜜丸。

黄钦三，病发时浑身洒淅麻痹，腹痛囊胀茎缩，一时灯火、姜、附乱投，得少安，其后屡发。更医数手，无非前法。盖医者总以阴症为治，而病者刻以缩阳为虑，紧持玉茎，诚恐缩完。诊得弦紧异常，目红唇燥。余知其误，以宽言慰之，令急服左金丸合温胆汤，数剂顿安，后以一派养血济阴镇心潜阳之药，调理而健。同道不解其故。余曰：吾人身中，惟色胆最大，肾家之强，均由胆家之旺，请鉴诸好色之流，有逾垣乘隙高深不畏之胆，黄夜私奔神鬼无惧之胆，而后能遂其欲。是凡潜踪入房，其胆家之火必先燃，而肾家之火乃盛。当其欲火初起，但制之以恐惧，其阳必顷刻而痿，岂非肾强由胆旺之验乎。故肝为阴脏，缘胆藏于中，相火内寄，其体虽柔，其用实刚，其性也，主动主升，其气也，彻上彻下，脏腑表里，为寒为热，身中内外，或现或隐，高自顶巅，深至血海，变幻莫测，病害最多。至其脉络阴器，尤喜疏泄。兹诊钦兄脉盛筋强，目红唇燥，乃肝胆俱旺，血燥不荣，且常有遗泄一病，明明肝火激动精关。诸医不察其遗泄之故，只想汇聚涩精补阳之药，岂非炽火涸血之弊乎。夫火愈炽血必愈涸，血愈涸火必愈炽，由是筋脉失滋，遂成结束，乃筋疝之象，非真缩也。加以惊恐，不缩亦缩矣。吾以宽言慰之，释其惊恐之缩，继以苦药清之，解其筋脉之结，补之以气，补肝即是补胆，养之以润，养肾便可养肝。吾临斯症，实非偶然，法参乙癸同乡之义，推观好色之原，丝毫不爽，所以获效。较诸阴症缩阳、面青脉静、肢冷息微者，不大相径庭乎。

左金丸：黄连六两，吴萸一两。

水丸。（《得心集医案》）

李铎医案

○年三十五。客于津市，归里数月，患缩阳症。初则间常有之，近则频缩，惊恐不置，服大剂回阳固脱及黑锡丹，皆不能愈。闻余在荷岭陈善人家诊病，飞与延治，甫入门闻急极，即入房诊视，见一妇人用口咬住阴茎，龌龊殊苦，令出房，无须尔尔，即以艾炷灸气海在脐下一寸五分，关元在脐下二寸、左右各灸七次，进挺生丸五钱。应手而愈，随服回阳法十余剂，自后不复发也。

凡缩阳证，多由真阳虚弱，色欲过度而致。然亦有因大吐大泻之后，四肢逆冷，大汗淋漓，元气不足，人事不省，外肾缩入者。或伤寒新瘥，误与女人交接，其症小腹紧痛，阳物缩而上升，面黑气喘，手足厥冷，冷汗自出者，皆为脱阳，须臾不救，倘或医药不便，急用葱熨法，更灸气海关元二穴，然后可服黑锡丹及加味理中汤、痼阳汤。

年三十余，体丰面白，性和气平，向年曾患阳缩，心常恐惧，今虽无恙，属诊脉立案，为预防之计，亦卫生之道也。诊得尺寸脉皆虚潘，关脉大而微紧，是为真阳衰乏，内寒凝结之象。据述每一用心思索，必冷精自遗；遇道途稍险，则惕然畏怖；稍将息失宜及犯房事，则头晕目眩，此皆属阳虚痼冷之为病矣，最防最脱，亟宜及早图治。立法温补下元，健养心脾，祛阴寒固真阳，使阳气得复阴寒自除，而斯疾必愈。

人参，于术，炒姜，鹿茸，附子，丁香，肉桂，固脂，远志，白蔻，洋硫磺（久制），炙草。

此回阳返本法，能治阳脱阴痿及急阴证，手足冷指甲青，少腹痛囊缩等症，屡有神效。（《医案偶存》）

沈明生医案

○食后动怒，复受风邪，恶寒发热，连日委顿，咸谓停食感冒耳。师曰：寒以时而来，热得汗而解，脉弦且数，虽素未患疟，疟从此开。已而果然。于是用清脾饮加减，寒热渐轻，但茎卵日缩回，类阳痿，又铭以为忧。师曰：无虑也，此非伤寒厥阴之危症，亦非阳衰者，此乃阳明热极不润宗筋，正所谓诸痿生于肺热，热极反兼寒化之象，若以虚而补之，是揠苗之助矣！于是议用栀、芩等剂，火清而茎卵如故，疟亦不复作，病邪日去。所未脱然者，惟便秘日久，然不胀、不疼，腹无所苦，师以为病疟者，必多汗，多则津液耗而肠胃燥涸矣。饮食渐进，参、芪滋补使气血充溢，其便自至，可弗治也。遂立一调补之方而退。越两日，忽一友探望，知疾久未平，请于其尊人，愿效图治，诊毕云：邪气正实，安得用补转助燥结，及今下之尚可为也。即进承气汤一服，又铭意虽犹豫，然重违父命，勉强下咽，服半日许，腹中毫不为动，茎卵忽又缩入，惶迫之甚，复延师以告，师为解释、慰藉，仍用调补三、四日后，计服参二两，始获畅。解得宿垢甚多，诸症悉遣，因于是症得三益焉，于其初也；知疟可验于受邪之始；于其中也，知痿不尽由阳事之虚洎，其末也，知便秘有服参、术乃通，不可据成迹。而信手攻下，若下非其时，虽硝黄亦不能荡涤，徒令真元耗损，在灵素固有明训，而时人但知，坚者削之，不详于塞因塞用耳！（《鹤圃堂治验》）

男子阴吹

余景和医案

○女子阴吹，《金匮》治以发膏煎，即猪膏、乱发也。此因胃气下泄，阴吹而正喧，乃谷气之实也，故将此膏导之。此症《金匮》载在妇人杂病门，不料此症男子亦有之。孟河有一男，前阴茎中溺孔有气出，如转矢气而有声，两年余，亦无所苦。前辈张景和先生诊之，曰：男子阴吹，无须药，候猪行屠户杀猪时去毛之后，用刀刮下之皮垢，即名猪肤，将水漂净，曝干。将阴阳瓦用炭煅灰存性，研细，以陈酒每服三钱。三四服即痊。此方亦发膏煎所脱化也，今之用猪肤者，直用猪皮，误矣。其实肤外之垢也。（《诊余集》）

种　子

王燕昌医案

○一商人，年三十余岁，无嗣。其脉两尺俱弱，水火俱亏也；右寸滑，右关细，腹疼时作，肺虚有痰、脾胃弱也；左寸、关平，肝、心尚未病也，用八味地黄丸加干姜、白术、鹿茸、五味子、白芍使服。妻、妾亦问证制方。后数年，商来谢曰：共生九胎矣，今存三男二女。（《王氏医存》）

曹仁伯医案

○江兴化，右尺相火之脉，宜大而不宜小，小则相火必衰，焉能有子。年未四十，当从再索得男立法，然肝火偏旺，动则心君之火不能下交于肾，肾精尤易疏泄，所以左关一部，弦得太过也。两者不和，调之本非易易，权以荡涤法，然后缓以调之。

香砂六君用香附加白芍、菟丝子。

丸方：五味子一斤，大熟地八两，西党参八两，甘杞子四两，菟丝子三两，覆盆子四两，生于术二两，制半夏二两，新会皮二两，真坎炁十条，云茯苓三两，炙甘草一两，绵黄芪四两。

炼蜜为丸，每服三钱，淡盐汤下。夜服一钱五分。服此丸方，切戒猪肉，方能有子。

○某，兴化，阳道不举，举则即泄。可以丸药图之。

大熟地八两，党参八两，首乌六两，龙骨二两，诃子肉五分，朱砂五钱，五味子八钱，杞子二两，牡蛎四两，金樱子三两（去毛），菟丝子三两，覆盆子一钱。

炼蜜为丸，再用朱砂为衣。

○彭溧阳，丸方：大诃子皮五个，白龙骨八两，朱砂二钱五分，砂仁五钱，上方即秘元丹，亦名秘真丸，上为细末，取糯米煮烂糊丸如绿豆大，用朱砂二钱五分泛上为衣，空心淡盐汤中滴入煮酒少许，送下两丸。（《曹仁伯医案》）

其他医案

○男子有交感之时，妇人正在兴浓，而男子先痿，阳事不坚，精难射远，人以为命门之火衰也，谁知阳气之大虚乎！夫气旺则阳旺，气衰则阳衰。此气也，乃五脏之真气，非止命门之火也。盖命门原有先天之火气，然非五脏后天之气不能生。世人戕贼五脏，因而命门之火气不旺，随五脏之真气而消磨矣，又安能助命门之火乎，此所以半途先痿也。治法，似宜急补五脏之阳气也，然而五脏不必全补也，但补其脾肾之气，若心若肝若肺之气自旺，五脏气旺，而命门之火欲不旺得乎？方用助气仙丹。

人参五钱，黄芪一两，当归三钱，茯苓二钱，白术一两，破故纸三钱，杜仲五钱，山药三钱。

水煎服。连服四剂气旺，再服四剂气大旺，自然久战，可以壮阳，泄精可以射远，玉燕投怀矣。

此方补气，绝不补阴，以病成于阳衰，则阴气必旺，若兼去滋阴，则阳气无偏胜之快矣。方又不去助火，盖气盛则火自生，若兼去补火，则阳过于胜而火炎，复恐有亢烈之忧，反不种子矣。此立方之所以妙也。

此症用火龙丹长服亦佳。人参五两，白术五两，巴戟天、杜仲、菟丝子、麦冬各五两，肉苁蓉一大枚，破故纸、远志、肉桂各二两，黄芪八两，当归三两，北五味一两各为末，蜜为丸，每日酒送五钱。

服一月即阳举，可以久战矣。

男子有泄精之时，止有一二点之精，此等之人，亦不能生子，人以为肾水之亏，谁知是天分之薄乎！夫精少之人，身必壮健，予谓天分之薄，谁其信之！殊不知精少者，则精不能尽射于子宫，得天之厚者，果如此乎？天既予人以薄，医欲逆天而予人以厚，似乎不可得之数矣。然天心仁爱，人苟有迁善之心，医即有种子之法。盖精少者，虽属之于天，未必不成之于人也。恃强而好用其力，若思而过劳其心，多食而反伤其胃，皆足以耗精也。苟能淡漠以死其心，节少以养其胃，益之补精添髓之方，安在精少者不可以多生乎！铎得逢异人之传，实有添精神术，今著书至此，不敢隐忍不传，传之以救万世无子之人也。方名生髓毓麟丹。

人参六两，山茱萸十两，熟地一斤，桑椹（干者）一斤，鹿茸一对，龟胶八两，鱼鳔四两，菟丝子四两，山药十两，当归五两，麦冬六两，北五味三两，肉苁蓉六两，人胞二个，柏子仁二两，枸杞子八两。

各为细末，蜜捣成丸，每日早晚时用白滚水送下五钱。服三个月，精多且阳亦坚，安有不种子者哉！

此方妙在纯用填精益髓之味，又无金石之犯，可以久服而无害，不特种子而得八元，兼可延龄而至百岁，即名为百岁丹，何不可者。

此症用添精嗣续丸长服亦甚佳。人参、鹿角胶、龟甲胶、山药、枸杞子各六两，山茱萸肉、麦冬、菟丝子、肉苁蓉各五两，熟地黄、鱼鳔、炒巴戟天各八两，北五味一两，柏子仁三两，肉桂一两。各为末，将胶酒化入之，为丸，每日服八钱。服两月，多精而可孕矣。

男子有精力甚健，入房甚久，泄精之时，如热汤浇入子宫，妇人受之，必然吃惊，反不生育者，人以为久战之故，使妇女兴澜，以致子宫谨闭，精不得入，孰知不然。夫胎胞居于心肾之间，喜温不喜寒，然过寒则阴凝而胎胞不纳，过热则阳亢而胎胞难受。交感之际，妇人胎胞之口，未有不启，安有茹而吐之乎。惟是过于太热，则口欲闭而不能，中欲受而不得，势不得不弃之于外，以享其清凉之快矣。是以妇人坐娠数十日经来者，正坐，于受胎而复堕，非外因之伤，乃精热之自难存养也。然则欲胎气之永固，似宜泻火之有余矣，而火不可泻，泻火必致伤胃，反无生气，何以种玉乎！治法，但补其肾中之水，使水旺而火自平。方用平火散。

熟地一两，玄参五钱，麦冬三钱，生地二钱，丹皮二钱，山药三钱，金钗石斛三钱，沙参三钱。

水煎服。连服十剂，精不过热，与妇女交接，便可受胎，且庆永安也。

此方补阴而无大寒之虞，泻火而有生阴之妙，无事解氛，自获退炎之益。宜男之道，即在于斯，何必加知母、黄柏大苦寒之药，以求奏效哉！

此症用镇阳丸长服亦佳。熟地八两，生地、茯苓、麦冬、山药、地骨皮、沙参各四两，牛膝、天门冬、车前子各二两，玄参八两。各为末，蜜为丸，每日白滚水送下五钱。服一月而精温和，可以纳矣。

男子有泄精之时，寒气逼人，自难得子，人以为命门之火衰极，谁知心包之火不能助之耶！盖命门之火生于下，必得心包之上火相济，则上下相资，温和之气充溢于骨髓之中，始能泄精之时，无非生气。倘命门之火以兴阳，而心包无火以济水，则命门之气散，安能鼓其余火，发扬于精管之中哉！世人治法，但去助命门之火，不去益心包之焰，则精寒不能骤复，必难受胎矣。方用温精毓子丹。

人参二两，肉桂一两，五味子一两，菟丝子三两，白术五钱，黄芪半斤，当归三两，远志二两，炒枣仁三两，山茱萸三两，鹿茸一对，肉苁蓉三两，破故纸三两，茯神二两，柏子仁一两，砂仁五钱，肉果一两。

各为末，蜜为丸，每日酒送一两。服一料，精变为温矣。

夫无子因于精寒，今精寒易为精热，安有罴熊之无梦者乎。况此温中有补，虽助心包之火，仍是益命门之气，二火同温，阳春遍体，谓不能生子者，吾不信也。

此症用胜寒延嗣丹长服亦效。

人参六两，白术、黄芪、菟丝子、巴戟天、鹿角胶、淫羊藿各八两，附子一个，茯苓、炒枣仁各四两，山药六两，远志、肉桂各二两，炙甘草一两，广木香五钱，肉苁蓉一大枚。各为末，蜜为丸，每日早晚各服三钱。服两月，精热而孕矣。附子，用生甘草三钱煮汤一碗，泡透，切片，微炒熟。

男子有精滑之极，一到妇女之门，即使泄精，欲勉强图欢不可得，且泄精甚薄，人以为天分之弱也，谁知心肾之两虚乎！夫入房可以久战者，命门火旺也，然作用虽属于命门之火，而操权实在于心宫之火。盖心火乃君火也，命门之火相火也，心火旺则相火听令于心，君火衰则心火反为相火所移，权操于相火，而不在君火矣。故心君之火一动，相火即操其柄，心即欲谨守其精，相火已暗送精于精门之外。至于望门泄精者，不特君火衰极，相火亦未尝盛也。治法，补心火之不足，不可泻相火之有余，盖泻相火，则君火益衰耳。方用济火延嗣丹。

人参三两，黄芪半斤，巴戟天半斤，五味子三两，黄连八钱，肉桂二两，当归三两，白术五两，龙骨一两（煅），山茱萸四两，山药四两，柏子仁二两，远志二两，牡蛎一两（煅），金樱子二两，芡实四两，鹿茸一具。

各为末，蜜为丸，每日白滚水送下一两，不拘时。服一月即改观，服二月可以坚守，服三月可以久战，服一年如改换一人。

此方心肾两补，不专尚大热之药，故可久服延年，非惟健阳生子。但服此药，必须坚守三月不战，始可邀长久之乐，否则亦不过期月之壮，种子于目前已也。

此症用补天毓麟丹亦佳妙。

鹿茸一具，人参十两，山茱萸、熟地、肉苁蓉、巴戟天各六两，炒白术、炙黄芪、淫羊藿、山药、芡实各八两，当归、蛇床子、菟丝子各四两，柏子仁、肉桂各三两，麦冬五两，北五味、锁阳各二两，人胞一个，火焙，海狗肾一根，蛤蚧两条，黄连一两，砂仁五钱。各为末，蜜为丸，每日早晚各送五钱。服二月，可以久战生子矣。无海狗肾，可用大海马二个代之。不用蛇床子，可用附子七钱代之。附子，用甘草三钱，煮汤泡浸、制。

男子身体肥大，必多痰涎，往往不能生子，此精中带湿，流入子宫而仍出也。夫精必贵纯，湿气杂于精中，则胎多不育，即子成形，生来亦必夭殇，不能永寿者也。凡人饮食，原该化精而不化痰，今既化为精，如何有湿气入之？不知多痰之人，饮食虽化为精，而湿多难化，遂乘精气入肾之时，亦同群共入，正以遍身俱是痰气，肾欲避湿而不能也。湿既入肾，是精非纯粹之精，安得育麟哉！治法，必须化痰为先。然徒消其痰，而痰不易化。盖痰之生，本于肾气之寒，痰之多，由于胃气之弱。胃为肾之关门，非肾为胃之关也。《内经》年久，为写误传，世人错认肾为胃之关门矣。胃气先弱，不能为肾闭其关门，肾宫又寒，内少真火之运用，则力难烁干湿气，水泛为痰，亦且上浮而不止下降矣。故治痰必当治肾胃之二经，健其胃气而痰可化，补其肾气而痰可消矣。方用宜男化育丹。

人参五钱，山药五钱，半夏三钱，白术五钱，芡实五钱，熟地五钱，茯苓一两，薏仁五钱，白芥子三钱，肉桂二钱，诃黎勒五分，益智一钱，肉豆蔻一枚。

水煎服。服四剂而痰少，再服四剂，痰更少，服一月而痰湿尽除，交感亦健，生来之子，必可长年。

盖此方补肾者十之三，健胃者十之七，胃健而脾更健，以胃强能分消水气，何湿之入肾乎！肾又气温，足以运用，即有水湿之入肾，自能分泄于尾闾。则精成为纯粹之精，生子全美，必然之理也。

此症用纯一丸长服亦妙。

白术、山药、芡实各二斤，薏仁半斤，肉桂四两，砂仁一两各为细末，蜜为丸，每日服一两。服一月，即可得子。

男子有面色萎黄，不能生子者，乃血少之故也。即或生子，必多干瘦，久成儿劳之症，人以为小儿不慎饮食之故，或归咎于生母乳汁水薄，谁知父无血以予之乎！世人生子，动父精母血，不知父亦有血也。夫血气足砸精亦足，血气全而精亦全，为父者气有余而血不足，则精之中自然成一偏之精，虽幸成形，乌能无偏胜之病哉先天无形之血，能生后天有形之血也，若后天有形之血，何能生先天无形之血乎？故虽食母之乳，吞肥甘之物，终不能生儿之血，以全活之也。然则为父者少血，乌可不亟为补之哉！惟是血不能速生，必补其气，盖血少者由于气衰，补气生血，又何疑乎？方用当归补血汤。

黄芪五钱，当归一两，熟地五钱。

水煎服。

夫补血，宜用四物汤矣，今不用四物汤者，正嫌四物全是补血，而不补气也。若补血汤，名虽补血，其实补气。原方用黄芪一两、当归五钱者，重在补气，而轻在补血也。我今用当归为君，用黄芪为臣，佐之熟地之滋阴，是重在补血，轻在补气，自然气以生血，而非血以助气。气血两旺，无子者易于得子，根深本固，宁至有夭殇之叹哉！

此症用滋血绳振丸长服亦效。

黄芪二斤，当归、麦冬、熟地、巴戟天各一斤。各为末，蜜为丸，每日早晚白滚水送下各五钱。服二月，血旺生子，必长年也。

男子有怀抱素郁，而不举子者，人以为命门之火不宣也，谁知心肝二气之滞乎！夫火性炎上，忧愁则火气不扬，欢愉则火气大发而木性条达，摧阻则木气抑而不伸，悠扬则木气直而不屈。处境遇之坎坷，值人伦之乖戾，心欲怡悦而不能，肝欲坦适而不得，势必兴尽致索，何风月之动于中，房帷之移其念哉！久则阳痿不振，何以生子！虽然人伦不可变，境遇不可反，而心气实可舒，肝气实可顺也。吾舒其心气，则火得遂其炎上之性，吾顺其肝气，则木得遂其条达之性矣，自然木火相通，心肾相合，可以久战以消愁，可以尽欢以取乐，宜男之道，亦不外于是矣。方用忘忧散。

白术五钱，茯神三钱，远志二钱，柴胡五分，郁金一钱，白芍一两，当归三钱，巴戟天二钱，陈皮五分，白芥子二钱，神曲五分，麦冬二钱，丹皮三钱。

水煎服。连服十剂，郁勃之气，不知其何以解也。

因郁而无子，郁解有不得子者乎？方中解郁，未尝无兴阳种玉之味。倘改汤为丸，久服则郁气尽解，未有不得子者也。

此症用适兴丸长服亦佳。

白芍一斤，当归、熟地、白术、巴戟天各八两，远志二两，炒枣仁、神曲各四两，柴胡八钱，茯神六两，陈皮八钱，香附、天花粉各一两。各为细末，蜜为丸，每日白滚水送服四钱。服一月，怀抱开爽，可以得子矣。

男子有天生阳物细小，而不得子者，人以为天定之也，谁知人工亦可以造作乎！夫阳物有大小者，世分为贵贱，谓贵者多小，贱者多大，造物生人，歉于此必丰于彼。虽然，贱者未尝无小，贵者未尝无大。盖人之阳物修伟者，因其肝气之有余，阳物细小者，由于肝气之不足。以阴器为筋之余也，又属宗筋之会。肝气旺而宗筋伸，肝气虚而宗筋缩，肝气寒则阴器缩，肝气热则阴器伸，是阳物之大小，全在肝经盛衰寒热之故也。欲使小者增大，要非补肝不可，然而肾为肝之母，心为肝之子，补肝而不补其肾则肝之气无所生，补肝而不补其心则肝之气有所耗，皆不能助肝以伸其筋，助筋以壮其势，故必三经同补，始获其验矣。方用夺天丹。

龙骨二两，酒浸三日，然后用醋浸三日，火烧七次，用前酒醋汁七次粹之，驴肾内外各一具，酒煮三柱香。将龙骨研末，拌入驴肾内。再煮三柱香然后人人参三两，当归三两，白芍三两，补骨脂二两，菟丝子二两，杜仲三两，白术五两，鹿茸一具（酒浸透，切片，又切小块），山药末（炒）五味子一两，熟地三两，山茱萸三两，黄芪五两，附子一两，茯苓二两，柏子仁一两，砂仁五钱，地龙十条。

各为细末，将驴肾汁同捣，如汁干，可加蜜同捣，为丸，每日早晚用热酒送下各五钱。服一月即见效。但必须坚忍房事者两月，少亦必七七日，具大而且能久战，射精必远，含胎甚易。半世无儿，一旦得子，真夺天工之造化也。

铎传方至此，不畏犯神明之忌者，不过欲万世之人尽无绝嗣之悲。然天下人得吾方，亦宜敬畏为心，生儿为念，慎莫戏愉纵欲。倘自耗其精，非惟无子，而且获痨瘵之病，铎不受咎也。

此症用展阳神丹亦奇绝。并传于世。人参六两，白芍、当归、杜仲、麦冬、巴戟天各六两，白术、菟丝子、熟地各五两，肉桂、牛膝、柏子仁、破故纸各三两，龙骨二两，醋粹，锁阳二两，蛇床子四两，覆盆子、淫羊藿各四两，驴鞭一具，人胞一个，海马两对，蚯蚓十条，附子一个，肉苁蓉一枝，鹿茸一具，照常制。各为末，蜜为丸，每日酒送下五钱。服二月改观，三月伟然，可以久战而生子矣。但必须保养三月始验，否则无功。（《临证医案伤寒辨证录》）

○龚子才治刘小亭，年四十无子，阳事痿弱，精如冰冷。求诊。两寸脉洪，两尺沉微无力。此真元衰惫，平素斫丧过度所致。以固本健阳丹，加人参、附子、枸杞、覆盆子各二两，制一料服尽，觉下元温暖。如前又制一料服至半料而止，果孕生一子。后传之于刘柏亭、刘敏庵，服之俱得子。

薛立斋治儒者钱思习子室，年三十余无嗣，月经淋沥无期，夫妇异处几年矣。思习欲为娶妾，以谋诸薛。薛意此郁怒伤肝，脾虚火动，而血不归经，乃肝不能藏，脾不能摄也。当清肝火补脾气，遂与加味归脾、逍遥二药四剂，送至其家，仍告其姑，日服此病自愈，而当受胎，妾可无娶也。是病愈，次年生子。

冯楚瞻治金绍老晨泻不已。就诊，按其脉，两寸关俱沉弱无力，两尺沉微更甚。曰：少年得此，不惟难愈，更恐嗣育之间，多女少男矣。适许某至，亦索诊，其脉亦然。各道连生数女而无子。令以八味去丹皮、泽泻，加补骨脂三两，菟丝子四两，五味子二两，早晚食前各服五钱。后各生子矣。《精要》云：久服令人肥健多子，信然。

吴孚先治蔡孝廉，年已五旬，苦乏嗣，遍求种子方，备尝十载，无一验。诊得右尺神旺，真火本自不衰，惟左尺虚弱，乃真水干涸也，宜补阴配阳。与六味地黄丸加元武胶，越二年果得一子。

万密斋曰：尝见男子阴痿者，多致无子，不可不虑也。惟其求嗣之急，易为庸医之惑。或以附子、蛇床、故脂为内补，或以蟾酥、阿芙蓉为外助，阳事未兴，内热已作，玉茎虽动，顽木无用，以致终身无子，或有夭殁者。吾见此辈无辜，而受医药之害，遍访诸方，无越此者，出以示人，名曰壮阳丹。熟地黄四两，巴戟去心，破故纸炒，各二两，仙灵脾一两，桑螵蛸真者盐焙，阳起石煅，另研水飞，各半两。上六味合阴之数，研末炼蜜丸如桐子大，每三十丸，空心只一服，温酒下。不可恃此自恣也，戒之。（雄按：用石药弊滋甚矣。）

生地四两，熟地四两，天冬四两，麦冬四两，当归二两，枸杞一两，仙灵脾八两制碎，绢袋盛，浸大坛酒内，隔汤煮，从卯至酉，取出埋地下七日。夫妇日共饮五六杯，妇人经水不准者，即准而受孕。此方刻邹南皋《仁文书院集验方》中。吴银台、徐光禄俱云：往往得验。因复记而笔之。李日章《六砚斋笔记》。（雄按：此集灵膏方也。）

吴桥治胡翳卿，胡喜诙谐，故与桥习。胡以久不宜子，请壮阳方。桥诊曰：公寸脉洪，尺中沉涩，火炎而不降，水涸而不升，水火不交，是日未济。法宜滋阴补肾，庶几相济相生。使复壮阳，则火益炎而水益涸，咳血呕血，将不可谋，殆矣。胡大笑曰：吾五十而善饭，不异丁年，何病？徒以阳痿精滑，愿得方药壮之。且吾服滋阴药，如奉漏卮无益。桥曰：技止此尔。胡后遇国人老而举子者，得壮阳方，至留都，亟服之，咳而失音，已复咳血，久之肉削，大溲浸动。则遣使逆桥，桥谢不暇。病深请告归，即召桥，叹曰：不用公言至此矣。幸脉不数，声不喑，骨不蒸，血不咳，独大溲日三四行尔。桥曰：否，夫数者、喑者、蒸者、咳者，则阳火未息，犹可鼓而行之。今熄矣，即炉鞲无及也。无何而绝。

冯楚瞻曰：五脏之精华，输归于肾。故《经》曰：五脏盛乃能泻。是五脏各有精，随所用而灌注于肾，岂止肾所脏而已哉。然精生于血，血少精何以生。夫心主血，故曰：无子责乎心，发白责乎肾。是以重嗣育者不独补肾，尤宜养心，不但养心，更宜调和五脏，使五脏精气常盛，而后肾家之充溢裕如也。设五脏燥槁不荣，将何物以输归于肾，而为嗣绪之本乎？余故制养心育脾，和肝清肺，滋肾补荣益卫膏滋丸，与八味丸兼服，一补先天之不足，一助后天之发生，将见血气日长，螽斯衍庆，自可必也。方用嫩黄芪四两，蜜水拌妙，同人参补气以为君。当归身酒拌炒三两，养血宜血调和荣分以为臣。酸枣仁炒熟捣碎五两，宁心益肝兼养脾土以为臣。熟地六两，滋水润燥，与白术同用，则白术补脾气，熟地滋脾阴，亦以为臣。于潜白术，人乳拌透，晒干炒黄四两，专补脾元以为臣。远志肉用甘草浓汁煮去辣水二两，养心神，生脾土，下济肾气，使真精藏固，用以为佐。麦冬同老米炒燥去米三两，保护肺金，以济白术之燥，用以为佐。白芍蜜酒拌炒二两四钱，甘寒入脾，酸敛入肝，既佐当归以和肝荣，复佐白术以养脾阴，用以为佐。杜仲酒拌炒三两，接引诸药，深达至阴之所，川续断酒拌炒三两，熟地补肾精，杜仲补肾气，续断专调理于骨节筋络之间，用以为使。川牛膝酒拌蒸三两，焙干，引诸药强壮下，元，用以为使。莲子三斤，清水煮汁三十余碗，去渣入前药，煎取头、二汁，去渣熬膏，以人参二两，茯苓、茯神各三两，研细末和前膏为丸。临卧白汤送下四钱。

沈尧封曰：求子全赖气血充足，虚衰即无子。故薛立斋云：至要处在审男女尺脉，若右尺脉细，或虚大无力，用八味丸。左尺洪大，按之无力，用六味丸。两尺俱微细，或浮大，用十补丸。此遵《内经》而察脉用方，可谓善矣。然此特言其本体虚而不受胎者也，若本体不虚，而不受胎者，必有他病。缪仲淳主风冷乘袭子宫，朱丹溪主冲任伏热，张子和主胸中实痰，丹溪于肥盛妇人主脂膜塞胞，陈良甫于二三十年全不产育者，胞中必有积血，主以荡胞汤。诸贤论不同，要皆理之所有，宜察脉辨症施治。荡胞汤在《千金》为妇人求子第一方，孙真人郑重之。

雄按：荡胞汤，虽有深意，其药太峻，未可轻用。惟保胎神佑丸，善舒气郁，缓消积血，不但为保胎之良药，亦是调经易孕之仙丹。每日七丸频服甚效。余历用有验，因附录之。白茯苓二两，于潜术米泔浸一日，黄土炒香一两，益母草净叶去梗一两，真没药瓦上焙干去油三钱。右为末蜜丸桐子大，每服七丸，白滚水下。若胎动一月可服三五次，不可多服一丸，至嘱。（《续名医类案》）

房劳

王显夫医案

○蔡某，男，37岁。

起病3日前，略有感冒乍愈，遂行房事，随食大田螺三十余只，又饮冷水二大碗。后二日，少腹剧痛欲死，胸脘胀闷，微恶寒，因痛极流汗肤热，脉无伦次，面有浮光如戴阳状，舌苔满布浊腻，色白而润，口不渴，大便不通。详察病情知系寒中少阴，食阻肠胃，即书所谓“阴盛格阳”，“真寒假热”而又夹食不化之症，较两感症尤杂。汗固不可，下亦为难，勉以辛温逐其寒，苦降导其食。

淡附片4.5克，制川朴4.5克，广木香4.5克，北细辛1.8克，枳实炭12克，炙鸡金4.5克，淡干姜4.5克，广郁金6克。

二诊：少腹剧痛大减，转为绕腹作阵痛，比较好熬，大便欲解不得，稍下粪水，面部戴阳已敛，脉已较有次序，断为少阴寒邪略解，阳气已振。但冷饮腻物阻滞于肠胃未化，再当驱其未尽之寒，导其停滞之食。

淡附片3克，淡干姜1.5克，莱菔子（炒）12克，大腹皮（洗）12克，广木香4.5克，北细辛1.2克，炒枳实12克，焦六曲12克，制川朴4.5克，广陈皮6克。

另。田螺三只，煅黑研末开水送下。

服药绕腹躁动，连续矢气，彻夜不绝，痛渐止。至次日大便自下三次，宿垢甚多，热退脉平。又调治两次，遂愈。（《上海老中医经验选编》）

遗精

施今墨医案

○马某某，男，20岁。

病将一年，初起时自感情欲易动，见异性阴茎即勃起，深以为苦，逐渐尿道经常流黏性物，努力排便时亦由尿道滴出黏液，腰酸无力势成漏精，切迫求治。舌苔正常，六脉细数。

辨证立法：相火妄动，欲念叶起，见色即遗，无力固摄，拟抑相火，固肾精为治。

方药：桑寄生25克，砂仁5克，金狗脊15克，盐知母6克，白蒺藜10克，炒丹参10克，盐黄柏6克，沙蒺藜10克，炒丹皮10克，石莲肉20克，五味子10克，生熟地各6克，芡实米15克，五倍子10克，金樱子10克。

二诊：服药四剂，腰酸见效，漏精也少，近来心情稳定欲念减少，非如前时常觉心猿意马之状。

方药：前方加莲须10克，益智仁10克，再服数剂。

三诊：服药六剂，自觉心神安稳，杂念全消，漏精间或有之拟用丸方巩固。

方药：二诊方加三倍量，共三研细末，金樱子膏600克，合药为丸，如小梧桐子大，早晚各服10克，白开水送。

〇王某某，男，32岁。

早婚又少节制以致体力日弱，周身酸楚，记忆力减退，遗精早泄均现。舌苔薄白，六脉细弱。

辨证立法：早婚纵欲，肾精消耗过多，阴阳两亏，症现遗精早泄，体质日衰。肾生髓，脑为髓海，肾亏之极，脑力不足，故有记忆减退之象，法当补肾之阴阳。

方药：川续断10克，川杜仲10克，鹿角胶10克（另炖兑服），紫河车10克，砂仁5克，大熟地10克，益智仁5克，破故纸10克，山萸肉10克，金狗脊15克，甘枸杞20克，淮山药25克，炒炙甘草3克，五倍子5克，五味子5克。

二诊：服药甚平妥遂连服十剂之多，服药期间，无遗精现象，周身酸软大为好转。

方药：前方加盐知母6克，盐黄柏6克，生龙骨10克，生牡蛎10克，再服10剂。

三诊：服药后情况甚好，20日来无遗精，早泄现象亦有所好转，拟予丸方常服。

方药：紫河车30克，鹿角胶30克，山萸肉30克，覆盆子30克，破故纸30克，甘枸杞30克（炒），益智仁15克，春砂仁15克，金狗脊60克，川杜仲30克，五味子15克，五倍子15克，酒杭芍60克，老桂枝30克，功劳叶30克，桑螵蛸30克，蛇床子15克，大熟地30克，炒远志30克，节菖蒲15克，胡桃肉60克，桑椹子30克。

共研细末，金樱子膏180克，再加炼蜜300克，合为小丸，每日早晚各服10克，白开水送。

〇费某某，男，22岁。

6年前曾染手淫恶习，年幼无知，断伤过甚，嗣后时感头晕目眩，记忆逐渐减退，体力日衰，去年毅然戒除恶习，又现遗精，经常每周一次，甚则两三日一次，时有梦，时无梦，饮食二便尚属正常。

辨证立法：断伤肾精，亏损之至，固摄无力，遗泄频频，汤剂难补，丸药图治。法当补肾填精。

方药：紫贝齿30克，生龙骨30克，刺猬皮60克，金樱子30克，生熟地各30克，莲须30克，五味子15克，倍子15克，白蒺藜30克，益智仁15克，春砂仁15克，戟天30克，石决明30克，怀山药60克，左牡蛎30克，炒远志30克，朱茯神30克，炙甘草30克，杭白芍30克。

共研细末，蜜小丸，每日早晚各服10克。

二诊：丸药共服60日，头晕、目眩较好，遗精几乎每周必有一次，体力仍感虚弱。处方如下。

菟丝子60克，覆盆子30克，上肉桂15克，盔沉香15克，沙苑子30克，鹿角胶30克，生龙骨60克，炙黄芪60克，金樱子60克，春砂仁15克，巴戟天30克，酒川芎15克，于白术30克，酒杭芍30克，炒远志30克，左牡蛎60克，野台参30克，甘枸杞60克，白莲须30克，刺猬皮60克，益智仁15克，紫河车30克，广陈皮15克，山萸肉30克。

共研细末，怀山药500克打糊为小丸，每日早晚各服10克。

三诊：前方已服2个多月，近日将即服完，精神体力均较前为好，遗精次数减少，一个月两三次，但不能受异性任何刺激，如与女友出游，即觉尿道流出液体，看画报，读小说均有上述感觉，大便干燥，时现尿频。处方如下。

淡苁蓉60克，火麻仁60克，生龙骨60克，韭菜子30克（炒），菟丝子60克，刺猬皮60克，胡桃肉60克，盔沉香15克，覆盆子30克，春砂仁15克，益智仁15克，怀山药15克，巴戟天30克，白莲须30克，山萸肉30克，紫河车60克，石莲肉60克，左牡蛎60克，炒远志30克，大熟地60克，朱茯神60克，粉丹皮30克，炙甘草30克。

共研细末，金樱子膏600克合为丸，如小梧桐子大，每日早晚各服10克。

四诊：丸药已服3个月，近将服完，服药期间，只遗精两次，精神体力更见旺健，惟欲念易动耳。处方如下。

刺猬皮60克，石莲肉60克，韭菜子30克，白莲须60克，旱莲草60克，女贞子30克，益智仁15克，春砂仁15克，车前子60克，菟丝子60克，山萸肉30克，生龙骨60克，金樱子30克，粉丹皮30克，川黄柏30克，天门冬30克，麦门冬30克，大熟地60克。

共研细末，蜜小丸，每日早晚各服10克。

○邸某某，男，24岁。

患神经衰弱已数年，头痛不能看书，睡眠不实，多梦。近半年来腰酸、易倦、经常遗泄。舌苔正常，六脉软大微数。

辨证立法：肾为精气都会关司之所，相火听命于心，神有所思，君火不降；智有所劳，肾阴不升，心失其命，肾失其守。故多梦而常遗泄，腰为肾府，肾亏则腰酸，脉象软大是属虚损之象，拟抑相火以敛阳，补心阴以滋肾，宜服丸药缓图。

方药：刺猬皮30克（煅），白蒺藜60克，珍珠母30克，生牡蛎30克，石莲肉30克，炒远志30克，柏子仁30克，生龙骨30克，制首乌30克，龙眼肉30克，桑螵蛸30克，川杜仲30克，紫贝齿30克，五味子15克，五倍子15克，肥知母30克，金樱子120克，黄柏皮30克，粉丹皮30克，益智仁15克，缩砂仁15克，鹿角胶30克（另烊兑入），酸枣仁30克，朱茯神30克，炙甘草30克。

共研细末，蜜丸如小梧桐子大，早、晚各服10克，白开水送服。

二诊：服丸药3个月，诸症均见好转，但遗精尚未痊愈。再用丸方，以收全功。

方药：黄菊花30克，刺猬皮60克，生龙骨60克，石决明60克，白蒺藜60克，石莲肉30克，生牡蛎30克，炒远志30克，五味子15克，五倍子15克，制首乌30克，枸杞子60克，桑螵蛸30克，酸枣仁60克，紫贝齿30克，缩砂仁15克，益智仁160克，朱茯神30克，鹿角胶30克（另烊兑入），川黄柏30克，节菖蒲30克，粉丹皮30克，白莲须30克，肥知母30克，炙甘草30克。

共研细末，金樱子膏480克，炼蜜420克合为丸，如小梧桐子大，每日早、晚各服10克，白开水送下。（《施今墨临床经验集》）

冉雪峰医案

○湖北王某，素弱多病，频年患遗精，时愈时发，工作如常，不以为意。初每三五日一遗，继则每日必遗。最后不敢寐，寐而眼闭即遗，虽欲制止而不能，色夭不泽，困惫不支，甚至不能步履，经月不出卧室，即在室内起立，亦须靠桌靠椅，延予商治，诊其脉微细小弱而兼虚弦虚数，皮肉消脱，眼胞微肿，指头冷，少腹急结，恶寒甚，燥烦。予曰：下损及中，阴竭阳厥，下元败坏，真机几熄，诚难为力。观前此历年所服方药均系遵照舌法，固肾宁心，滋培秘摄并进，原无不合，乃似效不效，终至危急若斯，无已，惟贞下起元，大力冲动，拟借用桂枝乌头煎，彼为大气一转，其结乃散，此为大气一转，厥阳斯敷。方用：乌头一两，水二杯半，煮取半杯，去滓，纳白蜜二两，再煮，令水尽，以桂枝汤一杯溶解之，初服半剂，越六时不知，余半剂尽服之，讵夜半三时许，吐两次，面如妆朱，昏顿不语，予曰：勿讶，金匮桂枝乌头煎方注云，其知者如醉状，得吐为中病，若药不瞑眩，厥疾弗瘳。稍待，俟清醒再诊。明晨往诊，厥回神清，手足温，自觉两臂两胯较有力，有能起行意，病即从此转关，续以二加龙骨牡蛎汤、炙甘草汤等加桑螵蛸、覆盆子、菟丝子、补骨脂，随病机出入调摄痊愈。病者三月后，曾步行约三十里，欣慰曷似。（《冉雪峰医案》）

孔伯华医案

○于某，男。

初诊：八月初九日。

肝肾俱热，又兼气郁，每遇激怒，遂致少腹脘次发热，精关不固，时作滑精，昼犯亦不自禁，脉左关尺大，治以清平滋摄。

生牡蛎五钱（布包先煎），盐炒芡实米三钱，盐橘核四钱，盐知母三钱，旋覆花三钱（布包），生赭石三钱，生石决明八钱（先煎），朱莲心二钱，焦枣仁三钱，盐菟丝三钱，合欢花四钱，桑寄生六钱，朱茯苓三钱，朱茯神三钱，砂仁米三钱（盐水炒），藕一两，川郁金二钱（生白矾水漫），盐黄柏三钱。

二诊：八月十二日。

加盐水炒胡桃仁一枚，黑芝麻三钱。

三诊：八月十六日。

药后遗精渐少，头目眩晕，前方牡蛎改六钱，加磁朱丸四钱、杭滁菊三钱，石决胆改为两。

四诊：八月十九日。

服前方药后，遗精止，脘闷纳差，时有恶心，前方再加厚朴花三钱，青竹茹四钱。（《孔伯华医集》）

周小农医案

○年廿岁时在上福新总公司。肾阴素虚，有梦遗疾。平居痰多兼黑，头晕健忘，四肢无力，阴虚火升，梦扰寐汗，胸膺或痛，目糊睛白红丝，面多痱瘤，肛痔足痒，小溲色黄，肠鸣便薄。脉软微弦，苔白多湿。肺病虚热，肝火易僭，挟痰挟湿。治虚碍实，用药不易，通盘兼筹，循用复方。细生地（蒲黄拌炒）、丹皮、山药、猪茯苓、泽泻、二冬、二至、黑木耳、百合、百部、獭肝、北沙参、于术、绵芪、薏仁、地肤、川断、车前、首乌、黑豆、小麦、珍珠母、白及、银花、远志、石英、菟丝、丹参、兜铃、紫菀、黛蛤、柿霜、花粉、鳔胶、苖谷炭、芡、楝、预知、海藻、海粉、夜明砂、功劳叶、柏子、广木香、百草霜、益智仁，研末，用枇杷叶膏、龟甲膏、阿胶、猪脊髓煮捣，丸桐子大。晨晚餐前各服三钱。

先天不足，有遗精肝阳等症，甲子夏，为拟熄风化湿健脾丸剂，遗泄数日一发者，减至每月二次。案云：阴亏阳旺，头痛耳鸣，甚则颊胀筋惕，健忘心悸，藏阴不足，肝阳上扰，更有遗精溲黄，清泄相火乃验。治本之法，育阴潜阳，丸方常服，并忌烦劳动风发物。大生地蛤粉炒、山药、茯苓神、磁石、牡蛎、鳔胶、丹皮、泽泻、滁菊、龟甲、阿胶、砂仁、白芍、枣仁、远志、莲子、黄柏、薏仁，研，用桑椹膏温水化，泛丸如黄豆大，晒极干。每晨、下午、卧前各服四钱。交冬为定膏方。

案云：遗精虽减，肝阳犹僭，烦心则头耳喉痛颊胀，面部烘热，络隧蠕动，牵制热痛，静养则定。经云肝主筋，又云风善行而数变。动则阳升，一定之理。气血皆虚，风火入络，络隧之中，液耗失养。惟脾运不健，嗳气腹膨，遗泄频数，小溲色黄，湿热相火亦炽。夏秋健脾理湿，尚属相安，交冬湿浊退化，用药不滋其水，则风火终不得熄。拟上下分治，膏丸并进，膏则着重肝阳，丸则专治遗精。生玉竹、山药、党参、于术、茯苓、远志、砂仁、扁豆、莲肉、薏仁、泽泻、二冬、石斛、首乌、白芍、功劳、黄菊、天麻、女贞、黛蛤、丹皮、金铃子、柏子、枣仁、木瓜、磁石、生地、龟甲、珍珠母、稆豆、龙齿、牡蛎，鳖甲、淡菜、猪脊髓，水煎三次，去渣滤净，加阿胶、桑椹膏、炼白蜜、冰糖收。每服开水冲服一调羹。（《周小农医案》）

丁甘仁医案

○心肾阴亏，肝火内炽，精宫不固，遗泄频频，左手臂酸楚，投剂合度，仍宜育阴固摄，和营通络。

大生地四钱，明天冬二钱，潞党参二钱，朱茯神三钱，黄柏炭一钱，春砂壳五分，左牡蛎四钱，花龙骨三钱，剪芡实三钱，潼蒺藜三钱，紫丹参二钱，西秦艽钱半，白莲须钱半，首乌藤四钱。

胸脘胀闷，食入难化，甚则泛唾白沫，且有头眩，不时遗泄。脾肾两亏，精关不固，湿痰逗留中焦，宜和中化饮而摄精关。

生白术二钱，云茯苓三钱，仙半夏钱半，陈广皮一钱，带壳砂仁八分，潼白蒺藜各钱半，黑稆豆衣三钱，煅牡蛎三钱，花龙骨三钱，炙远志一钱，沉香曲（包）三钱，白莲须钱半，佛手八分。

另：五倍子一两，生晒研细粉，每用二分，用津唾做丸，每晚塞脐中，外以无药膏盖之，每晚换一次，以一月为度。

肾阴不足，肝火内炽，屡屡遗泄、多梦，头眩神疲，脉象弦小而数。拟三才封髓丹合金锁固精意。

明天冬三钱，大生地三钱，潞党参二钱，抱茯神三钱，左牡蛎四钱，花龙骨三钱，春砂壳八分，黄柏炭一钱，潼蒺藜三钱，剪芡实三钱，白莲须钱半。

旧有鼻渊痨痰，迩来遗泄频频，头眩眼花。阴虚精关不固，肝阳易于上升，今宜益肾固精，柔肝化痰。

左牡蛎四钱，花龙骨三钱，明天冬二钱，小生地三钱，朱茯神三钱，春醉壳八分，黄柏炭一钱，金樱子三钱，黑稆豆衣三钱，炒杭菊钱半，潼蒺藜三钱，嫩钩钩（后入）三钱，白莲须钱半。

梦遗渐减，清晨痰有腥味。肾阴亏耗，肺有燥邪，宜益肾固精，清肺化痰。

南沙参三钱，川贝母二钱，瓜蒌皮二钱，抱茯神三钱，怀山药三钱，潼蒺藜三钱，左牡蛎四钱，花龙骨三钱，煎芡实三钱，熟女贞三钱，冬瓜子三钱，白莲须钱半，三才封髓丹（包）五钱。（《丁甘仁医案续编》）

陆观虎医案

○病者：赵某某，男，23岁。

辨证：遗精。

病因：色欲不遂而致精泄自遗。

症候：遗精气短，头热，脸部起瘰。脉细弦。舌质红，苔薄黄。

治法：益肾涩精，兼补心神，清虚火。

方药：茯神9克，莲须9克，扁豆衣9克，远志6克，芡实9克，黑豆衣9克，杭甘菊9克，白芍9克，益元散9

克，冬瓜皮9克，锁阳3克。

方解：茯神，远志，扁豆衣，杭芍，以补心神不足。莲须，芡实，黑豆衣，锁阳，益肾涩精。杭甘菊，益元散清虚火去头热。冬瓜皮利二便，散热毒，以治脸部起瘰。

○病者：袁某某，男，26岁。

辨证：遗精。

病因：湿热扰动，肠胃不和，肾虚。

症候：梦后遗精，纳少，胸脘满，溲浊而赤，大便色黑，少腹作痛。脉细。舌质红，苔薄黄。

治法：利湿热，和肠胃，补肾固精。

方药：焦稻芽9克，苏梗6克，荷梗6克，瓜蒌皮9克，茯苓9克，锁阳9克，莲须6克，黑豆衣9克，山楂炭6克，焦苡米12克，猪赤苓各6克。

方解：焦稻芽和胃补中，利小便，去湿热。苏梗顺气，利大小肠。荷梗通气。山楂炭行气，化瘀消食，和苏梗等以治纳少腹痛，胸闷脘胀。瓜蒌皮清上焦热，茯苓通心肾泻热。苡米益胃健脾渗湿。猪赤苓补心脾。猪苓入肾行水。黑豆衣治遗精补肾水以制火。锁阳补肾益精。莲须清下焦湿热，治胸脘闷，舌苔黄以止梦遗。

○王某某，男，24岁。

辨证：遗精。

病因：色欲不遂，耳闻目见，其精即出，又因时常手淫而致精关不固，肾气不足。

症侯：遗精腰酸，小便频数。脉细。舌质红。苔薄黄。

治法：固肾气，涩淫精。

方药：金樱子9克，生山药6克，锁阳6克，白莲须9克，杜仲9克，益智仁9克，芡实9克，粉甘草2克，海金沙6克，女贞子9克，朱通草2克。

方解：金樱子固精秘气，治遗精。锁阳补肾益精。莲须固精止遗。益智仁缩小便，补心肾之不足，能涩精。女贞子益肝肾固精。生山药补阴益肾。杜仲补肾治腰酸，小便余漓。粉甘草调和诸药，补三焦元气。海金沙除小肠膀胱湿热，治茎痛。通草利小便。芡实固肾益精，治小便不禁，滑精。

○病者：陈某某，男，25岁。

辨证：遗精。

病因：积思不遂，肝肾两亏。

症候：遗滑四年，寐少头晕痛，胁痛，打呃，腿痛，臂痛，口干，自汗。脉细弦。舌质红有刺，边有齿痕，苔白。

治法：平肝益肾，固精。

方药：桑枝9克，生龙骨9克，沙苑子9克，莲须9克，牡蛎9克，丝瓜络5克，滁菊6克，女贞子6克，浮小麦9克，锁阳6克，金樱子6克。

方解：滁菊平肝除热，以止头晕痛。桑枝、丝瓜络利关节，通经活络，以治腿臂痛，生龙骨、生牡蛎敛汗治遗精。浮小麦止汗。金樱子、锁阳、沙苑子、莲须、女贞子益肾固精，以止精滑。

○病者：虞某某，男，39岁。

辨证：遗精。

病因：素有肺痨，思虑伤脾。

症候：遗滑，右胁作痛，咳嗽，多思致夜眠不安，腿凉。脉细。舌红，苔黄。

治法：补肾固精，润肺止咳。

方药：冬瓜子9克，大贝母6克，首乌藤9克，丝瓜络6克，锁阳9克，茯神9克，忍藤9克，莲须9克，桔梗6克，枇杷叶6克，黑豆衣9克。

方解：冬瓜子、大贝母、枇杷叶、桔梗润肺化痰止咳。丝瓜络活络，化痰散热。忍冬藤解毒，以治胁痛。

首乌藤、茯神安神宁心，以治不眠。黑豆衣、锁阳、芡实、莲须益肾固精，镇心，以治遗精。

○病者：王某某，男，48岁。

辨证：遗精。

病因：色欲过度，精窍虚滑。

症候：遗精经久，脸肿，心悸，便稀，胸时作痛，头晕。脘堵，溲黄不利，腰酸，脉细濡，舌质红，苔薄黄。

治法：养心神，益肾固精。

方药：朱茯神9克，枣仁9克，芡实9克，远志6克，白芍9克，黑豆衣9克，首乌藤15克，莲须9克，冬瓜皮9克，合欢皮9克，扁豆衣9克。

方解：朱茯神、枣仁、远志、首乌藤、合欢皮养心安神，定惊悸。芡实、黑豆衣、莲须益肾固精。杭芍敛阴利小便。扁豆衣、冬瓜皮健脾利湿以止便稀。

○病者：申某某，男，53岁。

辨证：遗精。

病因：心肾两亏，脾虚失运，肠胃不和。

症候：小便流精经久，大便干燥，舌干纳少。脉细弦。舌质红，苔薄黄。

治法：益肾固精，健脾开胃，兼泻心火。

方药：莲须9克，芡实9克，黑豆衣9克，焦稻芽9克，全瓜蒌9克，陈皮6克，川连2克，白芍9克，锁阳6克，粉丹皮6克，栀子9克。

方解：莲须、芡实、黑豆衣、锁阳益肾固精，以治流精。焦稻芽、陈皮健脾开胃，以进饮食。全瓜蒌清热润便燥。白芍和血敛阴，利小便。川连泻心火，益肝胆。栀子清三焦郁火。丹皮入心肾、凉血、生血。

二诊：服药五剂后，小便流精未止，再耳流水，纳食已增，大便亦顺。仍有脉细，舌质红，苔薄黄。心肾仍亏，脾虚见复，肠胃见和。仍按前方去瓜蒌、陈皮、杭白芍，加熟女贞子9克、金樱子9克，益肝肾固精，以治遗滑。炒赤芍6克、蒲公英9克以泻肝火，散邪行血，化热毒，以止两耳流水。

○病者：许某某，男，45岁。

辨证：遗精。

病因：心肾两亏，兼有湿热。

症候：梦遗乏力，心神不稳，头热，脉细滑。舌红，苔黄。

治法：安心神，益肾兼利湿热。

方药：朱茯神9克，杭白芍9克，扁豆衣9克，远志肉6克，女贞子9克，黑豆衣9克，焦苡米12克，旱莲草9克，猪赤苓各9克，石决明12克，白莲须9克。

方解：朱茯神、远志安心神，以定心神不稳。扁豆衣、苡米、猪赤苓健胃利湿热。女贞子益肝肾。黑豆衣补肾镇心。旱莲草补肾，和莲须益血，固精以止梦遗。杭白芍、石决明敛阴清相火以治头热。

○病者：杨某某，男，24岁。

辨证：遗精。

病因：脾胃湿热留伏，下于精藏，而致精关不固。

症候：小便后遗精，腿酸腰痛，自汗，咽间有痰。脉滑大。舌质红，苔薄黄。

治法：利湿清热，化痰固精。

方药：茯苓6克，大贝母6克，杜仲炭9克，焦苡米9克，陈皮6克，桑枝30克，冬瓜子6克，莲须6克，木瓜9克，粉丹皮4克，黛蛤散9克。

方解：茯苓、苡米、丹皮祛脾胃湿热。贝母、陈皮、冬瓜子、黛蛤散清热化痰。木瓜、桑枝利湿，舒筋活络。杜仲固腰肾以治腿酸腰痛。莲须固肾涩精。

○病者：穆某某，男，20岁。

辨证：遗精病因：肝气郁结，房劳过度而致精关不固。

症候：小便带精，脘闷，腹中不舒，头时晕。脉细弦。舌质红，苔薄白。

治法：疏理肝气，益肾固精。

方药：苏梗4克，莲须6克，金樱子4克，生龙骨9克，陈皮6克，木香2克，芡实12克，黑豆衣12克，杭甘菊6克，锁阳6克，知柏地黄丸9克。

方解：苏梗顺气。陈皮调中理气。木香疏肝气，散郁结以治脘闷，腹中不舒。莲须、金樱子、芡实、黑豆衣、锁阳、生龙骨益肾固精，以止小便带精。杭甘菊平肝降火。知柏地黄丸治虚火上炎。头晕遗精，肾气不足。（《陆观虎医案》）

汪逢春医案

○杨某，23岁。

初诊：八月二十九日。

遗泄时作，心悸头晕，左脉细弦滑，右部细弱无力。青年禀质不足，相火有余，拟以养阴固泄，佐以安神之味。

粉丹皮钱五（盐水炒），朱茯神四钱，绿心黑大豆五钱，盐川柏钱五，远志肉钱五（川连七分同炒），首乌藤一两，生牡蛎五钱（先煎），桑螵蛸二钱，金狗脊四钱（去毛），孔圣枕中丹五钱（布包）。

二诊，九月四日药后遗泄四日未发，头晕心悸减而不已，两脉细弦且弱。青年肾亏，再以泄其有余，补其不足。

粉丹皮钱五（盐水炒），远志肉钱五（炒），川续断三钱（盐水炒），盐水柏钱五，抱茯神四钱（朱砂拌），首乌藤一两，盐川连七分，生牡蛎一两（先煎），绿心黑大豆五钱，孔圣枕中丹五钱（布包）。（《泊庐医案》）

叶熙春医案

○徐某，男，36岁。

火有君相，相火为用，随君而动，心火下移，相火随之而炽。火动水不能静，神摇精荡，或有梦而遗泄，或无梦而滑渗。玉关频启，精神暗耗，腰脊时酸，足跗软弱，精亏髓空，记忆健忘；阳不入阴，时患失眠之累；胃不充旺，躯体难丰；脉来虚缓少神，两尺欠静。为今之计，滋阴而扶阳，濡血而生精，兼养胃气以培中土，俾阴平阳秘，精神乃治。

燕根60克，萸肉60克，扁豆衣90克，蛤壳120克，米炒上潞参90克，甘菊90克，炒女贞子90克，熟地120克，怀山药90克，茯神90克，生珍珠母300克，盐水炒大生地120克，龙齿120克，生左牡蛎90克，芡实90克，白术60克，麦冬90克，生杵枣仁60克，丹皮60克，桑螵蛸120克，当归90克，柏子仁90克，潼蒺藜90克，炙草梢30克，制川断90克，炙新会皮45克，川柏45克，首乌藤120克，杭芍60克，生炒杜仲各45克，莲须120克，龙眼肉150克，白果肉、莲子、红枣仁各120克，阿胶90克，金樱子膏60克（另炖烊化，收膏入），冰糖480克（收膏入）。（《叶熙春专辑》）

张泽生医案

○郑某，男，25岁，门诊号：461685。

初诊：肾阴不足，君相火旺，一水不能胜二火，梦遗频作，头昏耳鸣，右胁隐痛，脉弦不静，舌尖红苔白。拟壮水制火，以摄虚阳。

大生地12克，南沙参9克，炒白芍9克，白蒺藜12克，煅龙骨12克，煅牡蛎15克，炒黄柏6克，生甘草3克，莲子心3克。

二诊：肾阴不足，相火有余，梦遗仍频，头昏耳鸣，食欲不振。脉浮数，舌尖红。拟清养滋降为法。处方如下。

大生地12克，怀山药9克，杭白芍9克，明天冬9克，煅龙骨12克，煅牡蛎15克，炒黄柏6克，肥知母9克，生甘草3克，莲子心3克。

三诊：食欲渐振，梦遗已少，夜寐欠佳。舌红渐淡，脉细数。仍从原意立方。原方加熟枣仁2克。（《张泽生医案医话集》）

宦世安医案

○陈某某，男，35岁。

初诊：1963年4月2日。

主诉：同房后翌日下午腰背脊一带疼痛，将近1周始能痊愈，已历3年。素患梦遗，有时失眠，神疲，头晕，目眩，乏力。幸胃纳尚好，二便正常。

诊查：脉虚弱无力，苔淡白。

辨证、治法：心肾两亏，拟补心固肾法。

方药：黄芪12克，党参12克，当归9克，茯苓神9克，麦冬9克，地黄12克，杜仲12克，续断12克，益智仁12克，金樱子12克，莲须9克，菟丝子12克。

服药10剂，有效，续服10剂。（《中国现代名中医医案精华》）

王九峰医案

○心旌上摇，火下应，意淫于外，精滑于内。精伤无以化气，气虚无以化神，形神慵倦，肢体无力，阴不敛阳，浮火时升，寐来口燥，间有妄梦，证属阴亏。

熟地黄汤加石莲子，女贞子，旱莲草。

心主藏神，肾主藏精，神伤于上，精滑于下，五日一遗者，非独心肾不交，中土大亏之明验也。五为土之生数，生气不固，殊属不宜。

熟地，洋参，白术，茯苓，甘草，归身，黄芪，远志，枣仁，水泛为丸。

肝主疏泄，肾主封藏。二经俱有相火，其系上属于心。心为君火，心有所动，则相火翕然而起，此遗泄之所由来也。宜先服妙香散，安神秘精。

龙骨，赤苓，丹砂，洋参，茯神，远志，益智，甘草为末，服二钱，温酒调下。

病源已载前方。惟心肾不交，缘少年阴精不固，真阳失守，目有所睹，心有所慕，意有所乐，欲想方兴，不遂其求所致。盖心有所爱，则神不归，意有所想，则志不定。心藏神，肾藏志，脾藏意，志意不和，遂致三阳否隔，此心肾不交之本末也。二十余年，病多变态，近服归脾获效，是求末之功，岂泛治所能瘳也。心肾不能自交，必谋中土。拟媒合黄婆，以交婴姹法。

东洋参，黄芪，于术，炙草，木香，枣仁，归身，远志，益智，桂圆肉煎水泛丸。

精之藏制在肾，精之主宰则在心，肾精之蓄泄，听命于心君，心为君火，肾为相火乙君火上摇，相火下应，二火相煽，消烁真阴，情动于中，莫能自主。肾欲静而心不宁，心欲清而火不息，致令婴姹不交，夜多妄梦，精关不固，随感而遗，反复相仍，二十余年。前进媒合黄婆，以交婴姹。数月以来，颇为获效。第病深药浅，犹虑难复，仍加意调养，通志意以御精神，宣抑郁以舒魂魄，方克全济。

熟地，东洋参，茯苓，菟丝子，山药，石莲子，黄芪，白芍，远志，枣仁，粉糊丸。

思为脾志，实系于心，神思妄动，暗吸肾阴。肾之阴亏，则精不藏，肝之阳强，则气不固。心思不静，遗泄频仍。古云：有梦治心，无梦治肾。治肾宜固，治心宜清，持心息虑，扫去尘情。每朝仍服水陆二仙丹。

熟地，东洋参，茯苓，五味，柏子仁，枣仁，远志，桑螵蛸，当归，玄参，丹参，菖蒲。

《经》云：肾主藏精，受五脏六腑之精而藏之，不独专主于肾也，当察四属，以求其旨。吟诵不倦，深宵不寐，寐则梦遗，形神日羸，饮食少思，脉来细数，此属血耗心虚，神不摄精，水不济火，肾不交心，非郁思不遂者可比。心不受病，当从厥阴胞络论治。

生地，辰砂，枣仁，茯苓，远志，归身，洋参，犀角，胡连，川连。

肾受五脏六腑之精而藏之，源源而来，用宜有节。精固则生化出于自然，脏腑皆赖其营养，精亏则五内互相克制，诸病之所由生。素体先天不足，中年后复为遗泄所戕，继之心虚白浊，加以过劳神思，以致心肾乖违，精关不固，精不化气，气不归精，渐成羸疾，《经》以精食气，形食味，味归气，气归精，精归化。欲补无形之气，须益有形之精；欲补有形之精，须益无形之气。此形气有无之象也。今拟气味俱厚之品，味厚补坎，气厚填离，冀其坎离相济，心肾交通，方克有济。

熟地，麦冬，枸杞，黄精，五味，河车，冬术，覆盆子，菟丝子，东洋参，黄鱼胶，枣仁，沉香，鹿胶，龟胶，丹参蜜丸。

年甫廿四，两天皆虚，纳谷不丰。去冬劳感咳嗽愈后，频频走泄，或有梦，或无梦，有梦治心，无梦治肾。有时心悸，体倦食少，劳心耗肾，心肾两亏，脉不宁静，心相火旺。阴虚精遗于下，阳虚热冒于上，心肾不交，水不济火。暂宜变化地黄汤。

地黄汤加蜜楂，首乌藤，淡菜。

走泄频频，精关不固，俗曰漏精。《经》曰下消。阴精上蒸者寿，阳虚下陷者危。虚阳无根，真元失守，血不化精，精不化气，阴无气化，阳无阴敛，浮火时升。人身之阴，难成而易亏，补阴不易，补阳尤难。天地造化之机，无非静养。《文选》云：石韫玉而山辉，水含珠而川媚。悟得保精之道，亦可却病延年。三十封髓，水陆二仙，皆是妙方。树皮草根，无非领袖补偏救弊之意。全服补气，未必尽善。未尝无药，益水之源，固肾之关，亦是良法。

三才封髓合水陆二仙去人参，加海螵蛸、生地、洋参、猪溺器。

心为主宰，肾为根本，精神生于坎府，运动应乎离宫。曲运神机，劳伤乎心，心肾过用，暗吸真阴。劳心倍于劳肾，不拘乎酒色也。况先天薄弱，加之操劳，有未老先衰之象。不可不早为培养，冀生生之妙。

酒蒸熟地，鳔鱼胶，党参，于术，木香，茯苓，炙黄芪，菟丝子，归身，山药，枣仁，炙草，远志。

如法为末，熟地杵饼，晒干研细和匀，用桂圆肉、枸杞熬膏为丸。每朝开水下二钱。夏用盐汤下。

脉象虚数，两天不足，水亏于下，火炎于上，午后渴饮，肺胃阴伤，大便结，小便频，常多梦泄，能食不能充养形骸，壮其气血，水不济火，谨防消渴而变三阳结病。速当息虑宁神，撇去尘绊，静养调摄，水升火降，心得太和之气，服药方克有济。

生熟地，天麦冬，山药，鲜莲子，钗石斛，北沙参，茯神，藕。

肺司百脉之气，肾纳五内之精。肺肾俱亏，精气不相营运，精不化气，气不归精，无故精滑，自不能禁。脉来软数无力，法当温固三阴，议丹溪九龙丸加参术。

熟地，萸肉，杞子，归身，茯苓，芡实，金樱子，石莲肉，人参，于术，为末，山药糊丸。

操劳过度，致损肝脾。脾主中州，肝司疏泄。中气不足，溲便为之变。肝为罢极之本，每值劳动，辄觉筋力有所不胜，木土气弱何疑。拟归脾汤，先为实脾。

归脾汤。

禀赋不足，生阳不固，阴精失守，梦泄频仍。自述实无思虑，乃先天元气薄弱，法宜温固命门。议经验秘真丹主治。

菟丝子，覆盆子，赤石脂，牡蛎，杜仲，萸肉，补骨脂，金樱子，山药，龙骨，远志，杞子，巴戟天，鹿角胶，家韭子，黄柏，柏子仁，炮姜，蜜丸。

司疏泄者，肝也。主秘藏者，肾也。二经俱有相火，火不能静，精不能藏，易于疏泄。拟经验猪肚丸，清火固精。

冬术，苦参，牡蛎。

共为末，以雄猪肚洗；蒸，煮烂为丸。

心之所藏者神，肾之所藏者精。精神生于坎府，运用出于离宫。心肾两亏，小腹小块，按之不痛不移，气往上冲，每朝溏泄，精神散乱，无梦而遗。清阳在下，则生飧泄，阴不敛阳，坎离不济，火升不降，当先治心脾。冀水火有济，清升浊降，饮食如常，乃为妙也。每朝服资生丸，以助坤顺，午后服济生肾气，以法乾健。

归脾汤去黄芪，加神曲。（《王九峰医案》）

○一少年，骤然遗精，数日后，形肉大脱。连服滋阴涩精之药，如石投水。孟英与桂枝汤加（高丽）参、（黄）芪、龙（骨）、牡（蛎）服下即效，匝月而瘳。

○屠某，患梦遗，久治不愈。耳出脓水，目泪难开，肩胁胸背酸疼，微有寒热，食减神疲。孟英察脉，左弦数，右虚软簳以三才（汤）、封髓（丹）加龙（骨）、牡（蛎）、黄芪、丹（皮）、（山）栀、菊（花），旬日而瘳。（《王氏医案》）

赵以德医案

○昔赵以德云：予治郑鲁叔，二十余岁，攻举子业，四鼓犹不卧，遂成此病。卧间玉茎但着被与腿，便梦交接脱精，惟是悬空不着则不梦，饮食日减，倦怠少气。此用心太过，二火俱起，夜不得睡，血不归肝，肾水不足，火乘阴虚，人客下焦，鼓其精房，则精不得聚藏而欲走，因玉茎着物，厥气客之，故作接内之梦。于是上补心安神，中调脾胃升其阳，下用益精生阴固阳之剂，壮水之主，近三月乃痊。（《三三医书》）

吴茭山医案

○吴茭山有治遗精得法论云：一男子用心过度，遂梦觉而遗，多痰瘦削，诸医以清心莲子饮，久服无效。吴先生诊其紧涩，知冷药利水之剂太过，致使阴气独降，服此愈加剧矣。余以升提之法，升坎水而济离火，降阳气而滋阴血。次用鹿茸、人乳填补精血，不愈月而痊愈。（《三三医书》）

齐秉慧医案

○曾治同庚廪生王兰香，素好勤学，四鼓犹未卧，忽自汗梦遗，瞑目即泄，乃翁求治。予曰：此因勤劳，三阴受伤。遂与补中益气汤合六味地黄汤煎服，四剂而梦稀少，精神稍舒。乃依仲景法用芡实八两，怀山、生枣仁各十两，建莲子心中绿芽五钱焙干，和前药为末，米汤打为丸，梧子大，滚水送五钱，日二服。此方平淡之中，有至理存焉。盖心一动而精即遗，乃心虚之故，而玉关不闭也。方中山药补肾而生精，芡实生精而去湿，生枣仁清心而益心包之火，莲子心尤能清心而气下通于肾，使心肾相交，闭玉关之圣药，谁知莲子之妙全在心，俗医弃置弗敢用，良由所见不广耳。妙哉斯论，乃载在《大乘莲花经》内，医道所以须通竺典。生枣仁正安其不睡始能不泄，妙在与山药同用，又安其能睡而不泄。

○曾治汪少宰，患白浊，用补中益气汤倍白术，加茯苓、半夏而愈。后不慎饮食，大伤脾阴，肌体瘦削，不时眩晕，用八味丸补脾之母而痊。

○又治陈思舜，不慎饮食，痰火湿热，白浊大下，告急延治。乃与补中益气汤，兼服六味地黄丸而瘥。

○又治柴光禄，因劳伤，患赤白浊，遂与归脾汤而愈。

○又治张思廷，小腹不时作痛，茎中出白淫。乃与小柴胡汤加山栀、龙胆草、山萸肉、川芎、当归而愈。

愚常以逍遥散加归、芎、山萸、山栀、胆草治前证，其效更捷。

○曾治魏孝廉，发热遗精，或小便不禁。诊其脉，右寸浮大，右关微弦，左寸关俱沉微，两尺俱迟而芤。余曰：此劳伤脾肾，俱属亏损。遂与补中益气汤合六味地黄丸料，煎服十剂顿愈。劝令多服补中益气汤以滋化原，兼服六味地黄丸壮水之主，至今不发。

○又治王孝廉，劳则遗精，牙龈肿痛。余即以补中益气汤加茯苓、半夏、白芍，并服六味地黄丸渐愈，更以十全大补汤而元气大复。

○又治俞万顺，梦遗白浊，口干作渴，大便燥结，午后发热，余以补中益气汤加白芍、玄参，兼服八味丸而瘥。

○曾治雷监生，患茎中痛，或小便作痒出白津。余用逍遥散加半夏、茯苓、山栀、泽泻、木通、龙胆草，煎服二剂而痊。继服六味地黄丸壮水，永不再发。

○曾治李文隆，便血精滑，或尿血发热，或小便不禁。余曰：足下肾经亏损已极，遂以补中益气汤合六味地黄丸料，滋其化源而愈。

〇又治汤孝廉，遇劳遗精，申酉二时大热，其齿痛不可忍。余曰：此脾肾虚热，先煎补中益气汤送六味地黄丸，更服人参养营而瘥。

〇曾治春桥茂才魏表弟，禀性刚直，为人厚道，素患中气不足，遗精唾血。愚于庚午春诊之，右寸脉大于五部，惟左尺沉迟而芤。余曰：足下之恙，乃浊气下降，清阳不升，中州郁滞，脾失健运，黄庭衰败，不能摄血，兼以肾气涣散，或观书久坐，或作文用心，每劳必遗精，缘因茯苓、陈皮疏泄太过，一味滋阴，以至阴愈长而阳愈亏矣。春桥曰：分经用药，阳生阴长，既闻命矣，敢问治之当何法？答曰：明乎哉问也。乃用黄芪、白术大补中气，益智、故纸收司肾气，砂仁、半夏醒脾开胃，干姜、白蔻宣畅胸膈，使中州气壮，转运有权，肾气收藏，胸中之气肃然下行，再加煎当归、茯神、远志、枣仁安神益智，麦冬甘寒润燥金而清水源，五味子酸温泻丙丁而补庚金，更以鹿鞭大补肾阳，芪、术、参、茸温补黄庭，益其气而举其陷，则肾自固而精自守。再服龟鹿地黄丸，壮水之主，大补精血，可保长年矣。彼见余议病精确，依法调理而安。明年冬，以书谢我曰：三折妙手，俾得远近回春；万应仙方，普动亲疏诵德。弟不知何修而得遇此矣。沐恩愚表弟奇逢顿首。

〇曾医优生雷大壮，赋性端方，为人诚厚，素患遗精，缘因先天不足，中气大虚，虽自调养，究之治未得法。丙戌之秋，病卧床褥，脱证已具，举室仓惶，乃弟求诊。按之六脉沉微，右寸脉大而空，左尺迟细而芤。察其色，询其状，肾气涣散，屁无休息，尤兼下利，不能收固，心慌之极，自知其不可为矣。余哂曰：不妨，观子面白唇红，声音清亮，目精尚慧，生气勃勃，雷氏尚有福庇也，纵病虽重，吾药可解，子何忧哉？乃与黄芪、白术大补中气，砂仁、半夏醒脾崇土，胡巴、故纸收固肾气，怀山、芡实、莲子兜塞大肠涩以固脱。大剂多服，使精生神足，肾气收藏，元气自复。兼服龟鹿地黄丸加牛膝、虎胶壮水生津，强筋壮骨。如法调理，果逾月而安。（《齐氏医案》）

何书田医案

〇阴亏，水不制火，心跳神摇，梦寐遗滑；小便短数，有时不禁；脉形振宕不定。此手足少阴两亏之验，非浅恙也。宜静养勿烦为嘱。

炒黄连，原生地，白茯神，酸枣仁，牡丹皮，炒黄柏，炙龟甲，远志肉，龙骨，灯心草。

君火过甚，相火引之而动，则不时梦泄矣，至咳痰带红。此属下焦火炎所致。急宜静养，勿烦为嘱。

原生地，牡丹皮，川贝母，淮山药，芡实，炙龟甲，麦冬肉，肥知母，白茯苓，橘白。

少阴君火不静，相火因之而动，则滑泄不已；六脉沉微，头晕神困，非小恙也。暂拟清泄一法。

川黄连（米炒），炒知母（盐水拌），沙苑子，山药，茯神，苡仁，牡丹皮，炒黄柏（盐水拌），柏子霜，牡蛎，芡实。

清泄龙雷之火，则头晕遗泄可止矣。

川黄连，石决明，小生地，肥知母，广橘白，黑山栀，牡丹皮，料豆皮，福泽泻。

气阴两亏，脱肛精滑。舍补无策。

大熟地，炒归身，西路党，淮山药，炙甘草，炒萸肉，炙五味，制于术，白茯苓，炙升麻。

劳伤结痞，阴虚滑泄，证关肝肾两经。年少患此，不易愈也。

中生地，沙苑子，肥知母，淮山药，生牡蛎，炙龟甲，牡丹皮，炒黄柏，白茯苓，芡实。

真水亏，相火炽，精关不固，梦泄频作；脉弦细而数。当从少阴补纳。

大熟地，沙苑子，炒萸肉，五味，淮山药，茯苓，炙龟甲，麦冬肉，煅牡蛎，芡实，湘莲肉。

固阴敛精为主治。

西党参，炙龟甲，丹皮，茯神，煅牡蛎，龙齿，大生地，山萸肉，知母，柏子霜，金樱子，山药。

坎离不交，滑泄久缠，阴亏火炽。夜卧不安，日间时有精溢，脉散数而不摄。全属阴亏之象，难许调治获痊也。

炒熟地，牡丹皮，山萸肉，白茯神，山药，炙龟甲，紫石英，五味子，酸枣仁，龙骨。（《簳山草堂医案》）

林佩琴医案

〇某，无梦而遗，劳心辄泄，乃心肾失交症。用茯神丸参六味。人参、熟地、茯神、远志、当归、山药、莲须、枣仁、五味、龙骨、莲实。糊丸服。数料痊愈。

○吉，己巳同会试前数日，同寓约观梨园。座中遗泄如注。归寓后寒热咳嗽吐痰，此阴虚兼外感也。令服补中汤，寒热退，但脉虚而沉细欲绝，断为肾损难治。粗毕场事，神愈疲乏，劳热喘促，痰嗽食减，乃脾肺虚而气不归源也。必用人参乃定。彼吝费，一友赠高丽参二钱，予谓代用效减，自须全投，书人参养营汤去熟地与桂，加茯神、山药、莲实。彼又将高丽参二钱分作四服。予叹之。服后喘热减，饮食颇加。又两服，改用潞参，而效更减矣。

○族某，梦泄。宿痾腰痛，新兼脘痛，脉弦细。此伤精候也。妙香散去黄芪、麝、辰砂，加砂仁、马料豆炒，服效。

○吕，少年未室，每十日一梦泄，积久疲乏，面少神采，素服滋阴敛涩等药，不效，改服镇心安神等剂，亦不效。予谓肝肾脉虚，非相火为害，但精关久滑，气少固摄耳。询之，果有时无梦亦泄，遂重用参、芪，佐以五味、茯神、山药、莲子、菟丝、芡实、杞子俱炒。滑泄竟止。更用丸剂，加鱼鳔炒研而固。

○幼侄，宵读神劳即梦泄，夜热易饥，左关脉搏按。丹溪云：主闭藏者肾，司疏泄者肝，二脏皆有相火。而其系上属于心，心君火也，感物而动，君火动则相火随之，虽不交会，精亦暗流矣。又隐庵谓：肾之阴虚则精不藏，肝之阳强则气不固，故梦而精脱也。先用六味汤加减，熟地、山药、茯神、丹皮、远志、潞参、麦冬、芡实、莲心、石斛。数服而效，后加龙骨、白芍、五味，炼蜜为丸，服愈。此补肝肾参养心之剂。君火安则神魂敛而龙雷不扰矣。

○刘，试场受惊，心惕精走于下。延为怔忡悸恐，心君虚不主令，相代其权，乃至有梦无梦皆遗，腰膝酸软乏力。诊左寸沉数，左关尺沉细如丝，左尺微弦。此心营损极，神不摄精。宜补养心神，固纳肾真。经言：怵惕思虑则伤神，神伤则恐惧流淫不止。又云：恐惧不解则伤精，精伤则骨酸痿厥，精时自下。大抵怵惕伤心，恐惧伤肾，心肾失交，精关不固，必精生神，神摄精，乃能却病。且情志之病，尤在静养善调，勿希速效。潞参、熟地、茯神各三钱，龙骨、山药各二钱，枣仁、远志、当归各钱半，金樱子一钱，五味子、柏子仁各六分，莲子十粒。二服甚适。诊左寸绵绵不绝，惟尺泽空，精腑少藏耳。若滋填精室，旬日内漏卮勿泄，尺脉可起。又夜半易饥便滑，前方去当归、柏子仁、熟地、山药焙用，加鱼鳔三钱，菟丝饼二钱。十服神安精固。惟骨节时酸，胁肉时瞤，坐卧恍惚，如在波浪中。此病后神未复元，虚阳浮越也。宜招集散亡，封固管钥，更用潜阳填髓丸：熟地八两，湖莲、芡实俱炒、线胶、淡菜、茯神、山药各四两，五味一两，龟甲、远志、麦冬朱砂拌炒，各二两，猪脊髓熬为丸，又经云：精不足补之以味。午用猪心肾海参煨食，晨用牛乳同糯米煮食，调理数月渐安。（《类证治裁》）

徐渡渔医案

○心肾两虚，不寐遗泄，手足少阴交亏也，逼近立春，春阳暗动惟宜柔剂固二气。

人参，花龙骨，酸枣仁，大熟地，淮山药，云茯神，大麦冬，南芡实，湘莲子，左牡蛎，五味子。

天癸初至之年，血气未定，情志渐动，动则相火胜于君火，即有遗泄淋浊之症。阴气过泄，内热自生，日晡潮热，脉极细数，虚火从此内煽，有诸内形之外则生外疡，至虚之处便是客邪海底，穴痛而肿者，少阴肾经之隙处也。疡发于斯，非所宜也。总之，不保下真而有斯疾，必得自生慧剑，割断情魔，庶几守先天以保后天，不致相火胜于君火，生化自有源流，即可以保正命也。勿以予言为迂腐。

大熟地，山萸肉，化橘红，大天冬，五味子，云茯苓，左牡蛎，金樱子，湘莲子。

青年血气初定，而有遗泄，却无梦境，脉细尺数，坎离失交。皆己之心猿意马也。急宜毕姻以和阴阳，不药可愈，虽如是，然必须静心，勿屡动凡念，以保天真，尤为要旨。

治宜八仙长寿合救逆两方中（去丹皮泽泻桂枝蜀漆茯苓）加云茯神。素体怯弱无他病，惟不任烦劳，下真不足也自保之。

大生地，北沙参，女贞子，大麦冬，淮山药，绿豆衣，金石斛，南芡实，云茯神。（《三三医书·徐渡渔先生医案》）

凌晓五医案

○陈左（六月），肾开窍于阴，精窍开则溺窍闭，溺窍开则精窍闭。时乃湿土司令，湿郁热蒸，水道不利，土愈不燥，是以体疲内热，精滑自遗，小便赤涩，大便闭结。有时跗肿面浮，口苦胃钝，脉左弦数右濡数，切勿以阴虚火炽治之。

玄参，童小便，真川柏，川萆薢，翘壳，鲜生地，益元散（真西珀二分研极细末拌），车前草，焦山栀，肥知母，淡竹叶。

○（梦遗）左（二月），操用神机，肝木与心火相为煽动，肝胆内寄相火，心火妄动，则相火随之，精滑不固，五内烦热，体疲肟酸，皆属阴分不足之恙，脉弦小数，治宜滋清一法，拟方请政。

台参须，细生地，丹皮，莲子心，大麦冬，东白芍，朱茯苓，车前子，怀山药，左牡蛎，泽泻。

或用聚精丸、小滋肾丸等类。

聚精丸方，潼蒺藜，线鱼膘胶（蛤粉炒珠）。

小滋肾丸方，真川柏三钱，猪脊髓一条为丸分吞。（《三三医书·凌临灵方》）

吴篪医案

○十五岁完娶后，得梦遗精滑，翩当差劳役，即头目眩晕，腰疼足酸，夜间睡着即遗。余按脉虚弦数，尺部尤旺。缘知识太早，气血未充，耗损直阴，以致虚火上炎，精气滑脱而然。《经》曰：阴精所奉其人寿，阳精所降其人夭。凡少年初省人事，精道未实者，以惜精净心为要着。古去：苟知惜命弗须惜精；苟欲惜精先须净心是也，即服知柏地黄丸加远志、莲须、杜仲、蔡胶，以冀渐愈。（《临证医案笔记》）

张聿青医案

○陈左，败精失道，精浊久而不止。兹则旧咳复发，每至寅卯，气辄上升，不能着卧，痰色有时灰黑。脉形濡细。肾水不足于下，痰热凭凌于上。尚可抵御，难望霍全。

玉竹三钱，阿胶二钱，川贝母二钱，云茯苓三钱，菟丝子（盐水炒）三钱，潼沙苑三钱，海蛤粉三钱，白果三枚（打），都气丸三钱（开水送下）。

二诊：每至寅卯，气辄上升，不能着卧。脉象细弦。肾虚冲阳挟痰上逆，并有精浊。法宜兼顾。

细生地四钱，女贞子（盐水炒）三钱，炒萸肉三钱，青蛤散三钱（包），川贝母二钱，潼沙苑（盐水炒）三钱，厚杜仲三钱，白芍一钱五分，白果三枚（打），都气丸三钱（先服）。

三诊：咳嗽气逆，寅卯为甚，痰多盈盂，精浊绵下。肾虚不能固摄。前法进一步治。

大生地四钱，玉竹三钱，菟丝子（盐水炒）三钱，萸肉二钱，补骨脂三钱，奎党参三钱，川贝二钱，潼沙苑（盐水炒）三钱，山药三钱，厚杜仲三钱。

四诊：精浊稍减，咳嗽稍松。的属肾虚不能收摄；效方扩充。

大生地四钱，炒山药三钱，菟丝子（盐水炒）三钱，潼沙苑（盐水炒）三钱，炒萸肉三钱，巴戟肉三钱，补骨脂（盐水炒）三钱，厚杜仲三钱，胡桃一枚（蜜炙，打烂，入煎）。

○周左，无梦泄精，腰府作酸，脉象虚濡。精道滑而不固，宜固精益肾。

熟地炭三钱，补骨脂（盐水炒）三钱，煅牡蛎五钱，潼沙苑（盐水炒）三钱，淮山药三钱，菟丝子（盐水炒）三钱，煅龙骨三钱，厚杜仲三钱，淡苁蓉二钱，新莲须一钱。

○陈左，肾气不能收摄，临圊辄带精浊。宜补气固肾。

党参三钱，杞子三钱，潼沙苑（盐水炒）三钱，淮山药三钱，茯神三钱，杜仲三钱，菟丝子（盐水炒）三钱，制首乌四钱，建莲三钱，金樱子三钱。

二诊：神情稍振，每至临圊，辄有精浊带出。肾气虚而不振也。

党参二钱，云茯苓三钱，淮山药三钱，金樱子二钱，建莲三钱，于术二钱，潼沙苑三钱，煅牡蛎四钱，菟丝子三钱。

三诊：固肾气而益脾胃，脉证相安。前法扩充之。

炙上芪三钱，制首乌三钱，西潞党三钱，土炒于术三钱，炙黑草三分，厚杜仲三钱，炒山药三钱，潼沙苑三钱，金樱子三钱，肥玉竹三钱。

膏方，每至小便，辄有精浊遗出。此精病，非浊也。肾虚不摄可知。脾胃多湿，气虚不运可知。拟补气以健脾胃，益肾以摄阴精。

炙绵芪四两，山药三两（炒），制首乌六西，炙黑草五钱，厚杜仲三两，奎党参六两，扁豆子三两，于术二两（炒），剪芡实三两，肥玉竹三两，白茯苓三两，炒萸肉二两，大生地（姜汁炒）八两，潼沙苑（盐水炒）四两，甘杞子三两，巴戟肉二两，大熟地（砂仁炙）六两，补骨脂（盐水炒）三两，干苁蓉三两，西洋参二两，白归身（酒炒）二两，杭白芍（酒炒）二两，金樱子（去核）四两，菟丝子（盐水炒）三两，天麦冬各二两。清阿胶三两，龟甲胶三两，鹿角胶二两，线鱼胶二两以上，四味酒化收膏。

〇王幼，先后不充，肾气失固，精浊时渗，形体渐瘦。正在童年起发之时，何堪经此漏泄。急宜固肾。

炒于术二钱，补骨脂（盐水炒）三钱，菟丝子（盐水炒）三钱，生山药三钱，潼沙苑（盐水炒）三钱，杞子三钱，剪芡实三钱，煅牡蛎四钱，莲子三钱。

〇柴幼，童年而精关不固，暂用固精而分利水湿。

萆薢，广皮，制半夏，煅龙骨，潼沙苑（盐水炒），泽泻，山药，赤白苓，煅牡蛎，剪芡实。

〇陈左，精滑一感即泄，心肾并虚，遗泄不痳。前药再为扩充。

党参，茯神，炙草，杭白芍，炒枣仁，远志，于术，菟丝子（盐水炒），潼沙苑（盐水炒），补骨脂（盐水炒），莲子十二粒。

〇左，遗精头昏，痰黑不痳，此水亏也。

煅龙骨，炙龟甲，炒枳实，珍珠母，竹茹，煅牡蛎，潼沙苑，孔圣枕中丹。

〇王左，肾为阴主藏精，肝为阳主疏泄，肾之阴虚则精不藏，肝之阳强则气不固。久病气阴皆虚，精不能藏，不时滑泄。少阴为开阖之枢，枢病则开阖失度，往来寒热。肾主骨，骨髓空虚，腰酸足软。大便艰难，以藏阴愈亏，则府阳愈燥也。脉虚形虚，虚损之证，何易言治。且先固摄其下，以节其流。

炒熟地三钱，煅牡蛎四钱，菟丝子（盐水炒）三钱，潼沙苑三钱，厚杜仲三钱，煅龙骨三钱，补骨脂（盐水炒）三钱，生山药三钱，奎党参三钱，剪芡实三钱，甘杞子三钱，莲子肉三钱。

二诊：摄肾固精，精气稍固，饮食略为馨旺。但精髓空虚，开阖失度，藏阴不足以济燥金，倏寒倏热，大便旬日不行，阳升筋掣。脉形虚大。前法参滋润养藏。

生地（姜汁炒）三钱，杞子三钱，炙熟地二钱，龙骨五钱（煅），补骨脂三钱，鲜苁蓉八钱，潼沙苑（盐水炒）三钱，天麦冬各一钱五分，金樱子（去核）三钱，萸肉三钱，火麻仁三钱，莲须一钱。

三诊：滋肾固精养藏，大便颇通，滑泄之期稍远，胃纳略觉馨旺，脉神较振。药既应手，无用更章。

生熟地各二钱，龙骨三钱（煅），萸肉二钱，牡蛎五钱（煅），归身一钱五分，台参须（另煎，冲）一钱，苁蓉二钱，杜仲三钱，杞子三钱，山药四钱，潼沙苑（盐水炒）三钱，莲须一钱。

四诊：遗泄渐疏，大便艰难较润，往来寒热亦定。从效方再展一筹。

大熟地五钱，人参须（另煎，冲）一钱，酒炒归身二钱，干苁蓉三钱，生于术二钱，沙苑子（盐水炒）三钱，炒枣仁二钱（打），朱茯神三钱，甘杞子三钱，山萸肉二钱，煅龙骨三钱，煅牡蛎五钱。

五诊：脉虽细弱，渐觉有神，形色亦渐华泽，然遗泄有时仍作。还是肾气不固，再为固补。

大兼条参（另煎，冲）一钱，茯神三钱，潼沙苑（盐水炒）三钱，大熟地五钱，生于术一钱，干苁蓉三钱，补骨脂三钱，煅牡蛎五钱，煅龙骨三钱，菟丝子（盐水炒）三钱，湘莲肉三钱，淮山药三钱。

六诊：饭食坚硬，损伤脾土，食入时觉胀满。虚损之证，全凭上药温养。脾土不运，安能峻补？从此宜慎食物。

于术（土炒）二钱，真建曲二钱，奎党参二钱，砂仁四分（后入），陈皮一钱，连皮苓三钱，南楂炭三钱，焦枳实四分，焦麦芽二钱。

七诊：胀满已舒，舒则嗳噫。阳明既虚，客气上逆也。

奎党参三钱，旋覆花（包）一钱五分，橘皮一钱，茯苓三钱，姜渣六分，代赭石三钱，制半夏一钱五分，炒竹茹一钱，黑大枣二枚。

八诊：脾胃气弱，旬日之后，健运不复。拟六君出入。

小兼条参（另煎，冲）一钱，半夏曲（炒）一钱五分，茯苓三钱，砂仁壳五分，土炒于术一钱，广陈皮一钱，广木香二分，生熟甘草各二分，生熟谷芽各一钱五分。

九诊：脾胃稍得健运。脾土以阳为用，前法再参温补下焦。

奎党参二钱，白茯苓三钱，菟丝子三钱，炒山药三钱，甘杞子三钱，生于术一钱五分，补骨脂三钱，砂仁末四分（后入），生熟谷芽各一钱。

十诊：中焦受气，受谷气也。少火生气，以蒸变于下，气生于上也。中州运化呆钝，良由蒸变无力，谷难化气。再益阴中之阳，以助少火之蒸化。

台参须（另煎，冲）一钱，生于术二钱，破故纸（盐水炒）三钱，甘杞子三钱，菟丝子（盐水炒）三钱，煨益智八分，潼沙苑（盐水炒）三钱，湘莲肉三钱，茯神三钱。

○陈左，咯血以来，不时遗泄，腰府作酸，心肾俱病也。

茯神三钱，潼沙苑三钱，炒山药三钱，煅龙骨三钱，煅牡蛎五钱，炒枣仁三钱，厚杜仲三钱，菟丝子（盐水炒）三钱，金色莲须八分。

○严，摄纳肾阴，脉证相安。然无梦泄精，亦属肾阴不固。前法参以固摄。

生熟地，淮山药，海蛤壳，牡蛎，白芍炒萸肉，潼沙苑，茯神，五味子四分（先服）。

○华左，梦遗而苔白腻，此湿热混淆也。

焦白术一钱五分，神曲一钱五分，川萆薢二钱，川朴一钱，生薏仁四钱，白茯苓三钱，泽泻一钱五分，木猪苓二钱，广皮一钱，滑石块三块。

○左，溲痛递减，溲黄赤较退。然屡次遗泄，还是湿热扰攘也。

细生地四钱，车前子，甘草梢，淡芩，知母，赤白苓，龙胆草五分，川萆薢，泽泻。

○左，遗泄频来，溲热而赤，湿热盛极可知。

广皮，泽泻，制半夏，川黄柏（盐水炒），淡芩，萆薢，猪苓，生薏仁，猪肚丸。

○左，肾藏精而主纳，膀胱藏水而主出。肾虚湿热内扰，湿不得泄，精不得藏。欲固其肾藏之精，当祛其膀胱之湿。

生于术，川萆薢，煅牡蛎，猪苓，泽泻，生米仁，川黄柏，茯苓神，大淡菜。

○左，不时遗泄，眩晕耳鸣腹痛。肾虚则木旺，木旺则气滞，气滞则风生。其病虽殊，其源则一。

制香附，新会皮，煅牡蛎，砂仁末，金色莲须，白蒺藜，煅龙骨，炒山药，穞豆衣，大淡菜。

○左，遗浊相兼。昨投分利湿邪，脉仍濡滑。若水湿不克分清，其精窍何从扃固？但湿为黏腻之邪，非一蹴所能几耳。拟汤丸并进，上下分治。

制半夏三钱，广皮一钱，生米仁四钱，猪苓二钱，茯苓三钱，泽泻一钱五分，川萆薢二钱，野于术一钱五分，制香附一钱五分，威喜丸二钱（药前先服），五日后服猪苓丸二钱。方见《医通》。

○郁左，梦遗频来。脉象濡细，左尺涩弱，左寸浮大。心肾两亏，水火不能相济。从心肾主治。

朱茯神三钱，潼沙苑（盐水炒）三钱，生山药三钱，杭白芍（酒炒）一钱五分，炒枣仁二钱，菟丝子（盐水炒）三钱，奎党参三钱，柏子仁（去油）三钱，远志肉五分，湘莲肉三钱。

○俞左，有梦而遗，渐至咳嗽，往来寒热，汗出方解。脉细数少力。此由气血并亏，阴阳不护，恐损而不复。

用仲圣二加桂枝龙牡汤，以觇动静如何。

桂枝，牡蛎（盐水煅），炒地骨皮，白芍，白薇，煅龙骨，远志，茯神，淮小麦，南枣。

○陈左，伏暑之后，湿邪久恋，熏蒸阳明，汗出不止，遗泄频来。亦属湿扰精宫耳。

地骨皮三钱（桂枝三分，煎汁拌），赤茯苓，生米仁，建泽泻，滑石块，沉香曲，木猪苓，淡黄芩，川萆薢，制半夏，川通草，上广皮，淮小麦一两五钱（煎汤代水）。

二诊：汗泄得减，时仍遗泄。湿热熏蒸于上，复扰于下也。

地骨皮三钱（桂枝同炒），猪苓二钱，生米仁四钱，泽泻一钱五分（盐水炒），川萆薢二钱，黄柏（盐水炒）一钱，砂仁七分，广皮一钱，大淡菜二只，浮小麦一两。（《张聿青医案》）

陈莲舫医案

○（梦遗自遗）（孙炳森方）曩患腰疽。脓血过溢，营阴从此受伤，加以梦泄频乘，每每逢节而发，遂至肝营肾液不主涵濡，脉见细软，两足屈而难伸，左甚于右。关系者，又在背脊板滞，艰于俯仰。防久成虚损，有脊以代头，尻以代踵之虑。

九制首乌三钱，桑寄生三钱，炒丹参钱半，炒当归三钱，梧桐花钱半，炒杜仲二钱（盐水炒），宣木瓜钱半，炙龟甲三钱，东白芍钱半，白莲须钱半，西洋参钱半，炙虎胫钱半，加丝瓜络三寸。

某君。

示及两足软弱，抽搐稍减，未能久立健行，上盛下虚，所以耳鸣不息，小便频数，且为自遗。肝肾大虚，关键失固，非温气补味不可。

毛鹿角四分，大熟地五钱，桑螵蛸三钱，抱木神三钱，覆盆子三钱，高丽参钱半，花龙骨三钱，菟丝子三钱，大麦冬三钱，龟甲五钱，淮山药三钱，新会皮一钱，加湘莲肉三钱、炒桑枝三钱。

遗泄有梦属心，无梦属肾。心虚于肾，梦泄频乘，有时艰寐，有时惊悸。诸恙交集，多属心肾两亏。脉弦滑。拟以清养。

西洋参，首乌藤，乌芝麻，连心麦冬，黑料豆，白莲须，生白芍，制女贞，辰茯神，煅龙骨，煅牡蛎，新会皮，炒丹参，红枣。

精关不固，梦泄复发，甚至小便不禁，脉细弦。治以和养。

西洋参，白莲须，黑料豆，抱木神，煅龙骨，生白芍，川石斛，炒丹参，广陈皮，煅牡蛎，制女贞，炒菀子，红枣。

有梦属心，无梦属肾。遗泄阴伤，阳虚上冒，头蒙口渴，肢体酸软。拟从和养。

西洋参，川石斛，白莲须，法半夏，煅牡蛎，首乌藤，制女贞，白茯苓，陈秫米，煅龙齿，生白芍，辰灯心，红枣，金樱膏（冲）。

肾关不固，昼夜皆滑，属气不摄精，最关系尤在咳嗽。治宜和养。

白生术，云茯神，川石斛，生谷芽，杭菊花，炒夏曲，盐水炒米仁，首乌藤，黑料豆，新会皮，炒丹参，制女贞，二竹茹，红枣。

遗泄屡发，内热溺赤，脉见弦大。治以清养。

西洋参，生白芍，煅牡蛎，白莲须，炒丹参，川黄柏，煅龙骨，抱木神，新会皮，黑料豆，制女贞，金樱子，红枣。（《陈莲舫医案秘钞》）

○遗泄阴亏，有梦无梦，一心一肾，治宜潜育。

炙升麻，北沙参，抱茯神，白莲须，首乌藤，生白芍，生绵芪，川石斛，大丹参，花龙骨，左牡蛎，新会皮，金樱膏。

梦泄频频，精管受伤，因虚生热，小溲急而带痛，茎头作痒，治以清养。

西绵芪，炙龟甲，抱茯神，川杜仲，左牡蛎，生白芍，北沙参，鱼线胶，苍龙齿，沙苑子，覆盆子，广陈皮，金樱膏。

遗泄阴伤，腹膨痞攻，气虚于中，致气不摄精，脉息濡滑，治宜兼顾。

生绵芪，抱茯神，统当归，沙苑子，生白芍，炒苡米，荷蒂，炙升麻，花龙骨，远志肉，桑寄生，黑料豆，新会皮，红枣。

阴虚于下为遗泄，阳冒于上为鼻衄。上下失扭，致中气不振，纳减溏稀，脉息濡细，须多为调摄。

生黄芪，白茅花，抱茯神，黑料豆，广橘红，焦米仁，野于术，白莲须，制丹参，生白芍，炒夏曲，荷蒂，红枣。

遗泄，属气不摄精，以致气怯腰楚，治以和养，脉息芤濡，调补非旦夕为功。

吉林须，川石斛，川杜仲，沙苑子，抱茯神，法半夏，焦米仁，西绵芪，生白芍，枸杞子，桑椹子，鱼线膏，新会皮。

阴虚湿热，心肾不交，遗泄有梦，心虚于肾，治以清养。

北沙参，川石斛，抱茯神，覆盆子，白茯苓，川杜仲，西绵芪，黑料豆，首乌藤，白莲须，白苡米，广陈皮。

七帖后，沙参换西洋参。

上洋，陈。遗泄肾虚，肾不涵肝则旺，肾为胃关，致胃弱，少腹鸣响，胸脘满闷，嗳气纳少，大便渐燥，脉息细弦，拟调肝而和脾胃。

左金丸，生白芍，炒夏曲，白茯苓，川杜仲，白莲须，真獭肝，小青皮，新会皮，抱茯神，生当归，乌沉香，竹二青。

遗泄无梦，潮热有汗，遂至头眩心悸，气怯神疲。最为关系者，防咳嗽成劳。左脉细数。阴虚热炽，治以清养。

北沙参，川石斛，柔白薇，白茯苓，沙苑子，广陈皮，银柴胡，生白芍，黑料豆，粉蛤壳，淮山药，枇杷叶。

复方：吉林须，北沙参，冬虫夏草，抱茯神，黑料豆，淡秋石，毛燕窝，淮山药，花龙骨，生白芍，橘

红，伽南香，枇杷叶。（《莲舫秘旨》）

王润园医案

〇黄庚垣先生，江西人，以捐饷奉特旨议叙举人加藩司衔并赏花翎，补西安粮道。道缺甚优，兼家赀优厚，而观察性尚清廉，接下以宽，故属下皆颂之。年五十许，曾患遗精病。观察侍妾数人，幕友有善医者，以为许多姬妾，必致虚损。用三才封髓丹补之，而观察又讲颐养，日食燕窝、东参以调之，然遗精如故。幕友以为已成虚劳，不可救药。

一日午后无事，忽召余至署，且命便服，余急趋命，观察便衣而出，揖而延之上座，余惊问故，观察曰：患遗精数年矣，曾服汤药百余付，丸药数斤，而毫无效。余问饮食何如？观察曰：虽不能多，然尚非不能食者。老夫子以我为虚痨，故不敢多食也。问咳嗽气少，发热自汗乎？曰否。乃告之曰，既无此数者，恐有余症，非不足证也。观察惊曰，遗精尚有实症乎？余对曰，大人未窥医书，兼脾胃虚弱，不特医者不敢以实论，即大人亦自疑其虚也。岂知遗精之由有数端，相火太旺，夜梦失遗，阳必壮健，宜滋之；饮食厚味，湿热内淫，则迫而失精宜销导之；久旷气充，精满而溢，宜疏泄之。此外，中气下陷，清阳不升，则亦遗；色欲过度，心肾不交；则亦遗。又有恐惧暴怒，精窍滑而不涩，皆能致遗。若或坐或卧，无故遗精，则为虚极之症，最为危险。俗医不细求其故，不分虚寒实热，见遗精者，则日色欲过度也；又曰年少好淫也。致病者，多受不白之冤，而治之多不效。遂归咎于病之不可治，不亦惑乎。

观察蹶然起曰：闻君讲解，无不确当晓畅，心为之开，然则我之遗精绝非虚症，请一视之。乃诊其脉，缓而坚，右关尤甚。告之曰：大人之病，所谓湿热内淫是也，胸膈常患闷滞，大便颇形后重，当消导之。进以震亨渗湿汤。观察阅方内有黄连恐不宜，且厚朴、苍术恐伤胃气。告曰，胃苓汤是湿热要药。平胃散者，培卑监而使之平，非削平之谓也，前辈言之甚明，此方用黄连川芎素亦疑之，细思其理，苦能燥湿用黄连面焦炒之，用其苦非用其凉也。湿热能瘀血，用川芎以行之，震亨此方，具有深意。大人成见在胸，一误岂容再误，他人必谓此方，非治遗之药，岂知治病必求其本，本治而末不治者，未之有也。请放心照服四付，常服香砂六君丸以调之，不但精不遗，即饮食亦当倍也，观察如言服之，五日后，约晚饭，至则告曰，前闻君言甚有理，而心窃疑之，今服君药，遗已止，果觉精神增健，食量亦佳，并阳事亦壮。非君妙达精微，几乎冤我，可见医道无方，在究其理而变通之耳。后余诸蒙奖许，即内艰而归，犹寄函问讯者数四。（《醉花窗医案》）

陈在山医案

〇素有滑精之患，脉来左手弦迟，右手缓大，一片是肾阳枯竭，下元寒盛之病，更因肝肾失和，阴阳不交而然，拟以补阳助肾之剂。

巴戟，牡蛎，韭子（炒），苁蓉，台乌，附子，芡实（炒），丝子，车前，覆盆，淫羊藿（炙），野术，官桂，生姜。

服前方子和，觉腹内虚寒转动，再增以培阳之品。

桂枝，韭子（炒），苁蓉，乌药，茴香，牡蛎（煅），芡实，巴戟，车前，茅术，炮姜，青皮，附子，丝子，覆盆，荔枝。

第三方加补气之药。

人参，炙芪，牡蛎，巴戟，焦术，丝子，贡桂，附子，龙骨，炮姜，南茴，苁蓉，茯神，远志，炙草，故脂。（《云深处医案》）

王旭高医案

〇病由丧子，悲愤抑郁，肝火偏盛，小水淋浊，渐至遗精，一载有余，日无虚度，今年新正，加以左少腹睾丸气上攻胸，心神狂乱，龈血目青，皆肝火亢盛莫制也。经云肾主闭藏、肝司疏泄。二脏皆有相火，而其系上属于心，心为君火，君不制相，相火妄动，虽不交合，精亦暗流而走泄矣。治法当制肝之亢，益肾之虚，宗越人东实西虚，泻南补北例。

川连，黑栀，延胡，赤苓，沙参，川楝子，鲜地，知母，黄柏，龟甲，芡实。

另当归龙荟丸一钱开水送下。

诒按：遗泄有专属乎肝者，此等证是也，此方可引以为例。

再，丸方：川连（盐水炒）一两，苦参（烘）二两，白术（米泔浸晒）二两，牡蛎（煅）三两。

共研末，用雄猪肚一个将药末纳入肚中，以线扎好，以水酒各半煮烂，将酒药末共打，如嫌烂，加建莲粉拌干作丸，每朝服三钱。

诒按：此刘松石猪肚丸方也，加川连一味。

左尺极细，寸关微而似数，右三部俱弦滑，下有遗精暗疾，肛门痒而出水，上则头弦目鸣，舌苔粉白，以脉合证，肾阴下亏，而湿热相火，下淫上混，清窍为之蒙闭，法当补肾之阴，以清相火，清金和胃，分利膀胱，以化湿热。

大生地（蛤粉炒），龟甲，牡蛎，怀山药，麦冬，萆薢，泽泻，赤苓，丹皮，知母，黄柏，半夏。

诒按：病源分析极清，用药亦熨贴周到。

又丸方大生地（砂仁陈酒拌蒸），冬术（土炒），黄连（盐水炒），苦参，天麻，怀山药，丹皮（盐水炒），牡蛎，麦冬（元米炒），龟甲（酥炙），川芎，半夏，芡实，萆薢（盐水炒），泽泻（盐水炒），赤苓，黄柏（盐水炒），知母（盐水炒）。

右药为末，用建莲粉四两、神曲四两煮糊捣丸。

诒按：此方用丹溪大补阴丸，合封髓、猪肚、分清等法而成，肾虚有湿热者，用之颇合，或乃以苦寒疑之，是未识制方之妙义也。（《柳选四家医案·评选环溪草堂医案》）

○顾，遗精无梦为肾虚，咳嗽寒热乃风邪，腹胀纳少兼肝气。此三者当先何治？曰：咳嗽盗汗出，不宜治肺；肝气横，不宜伐肝；然则治其肾乎！

六味丸去泽泻，加陈皮、白芍、沉香、牡蛎、芡实、湘莲肉。

复诊：遗精属肾，不寐属心。心火刑金则咳，心阳下陷则遗。阴虚则盗汗，肝虚则结瘕。法当交济坎离。

大生地，远志，芡实，茯苓，白芍，党参，龙齿，枣仁，怀山药，龟甲，六神曲，麦冬，牡蛎，五味子，丹皮，建莲肉。

○张，男子十四发身太早，保真不固，究竟外丰内亏，不时内热，身倦乏力，恐其延成劳损。培补先天，兼理后天，尤宜自知爱惜为上。

党参，大熟地，怀山药，丹皮，茯苓，陈皮，沙苑子，苡仁，杜仲，金狗脊。

○薛，左尺极细，寸关微而似数；右三部俱弦滑。下有遗精暗疾，肛门痒而出水，上则头眩耳鸣，舌苔粉白。以脉合症，肾阴下亏，湿热相火下淫上混、清窍为之蒙闭。法当补肾之阴而清相火，清金和胃，分利膀胱以化湿热。

萆薢，大生地（蛤粉炒），知母，泽泻，龟甲，麦冬，黄柏，赤苓，半夏，丹皮，牡蛎，怀山药。

又丸方：大生地（砂仁、陈酒拌蒸），冬术（土炒），黄连（盐水炒），苦参，天麻，怀山药，丹皮（盐水炒），川芎，芡实，龟甲（酥炙），牡蛎（煅），泽泻（盐水炒），黄柏（盐水炒），知母（盐水炒），半夏，萆薢（盐水炒），赤苓，麦冬（元米炒）。

上药为末，用建莲粉四两，神曲四两，煮糊捣丸。

渊按：此方治肾虚湿热遗精极妙，然须胃纳尚旺者。若谷食式微，连、柏等苦寒宜斟酌。

○陈，遗精无梦，不特阴虚，阳亦衰矣；干咳无痰，不特肺虚，胃亦弱矣。补精纳气，温煦真阳，治其肾也；补土生金，清肃高源，治其肺也。若夫救本之图，在于息心无妄。无妄二字所该者广，心君镇定，自无震撼之虞。

大熟地，党参，五味子，枸杞子，茯神，菟丝子，龙骨，沙苑子，怀山药，牡蛎，龟甲，丹皮，杜仲，芡实。

○华，病由丧子，忧怒抑郁，肝火亢甚，小溲淋浊，渐至遗精，一载有余，日无虚度。今年新正，左少腹睾丸气上攻胸，心神狂乱，龈血目青，皆肝火亢盛莫制也。经云：肾主闭藏，肝司疏泄。二脏皆有相火，其系上属于心。心为君火，君不制相，相火妄动，虽不交会，亦暗流走泄矣。当制肝之亢，益肾之虚，宗越人东实西虚，泻南补北例。

川连，焦山栀，延胡索，鲜生地，赤苓，沙参，川楝子，知母，黄柏，龟甲，芡实。

另当归龙荟丸一钱，开水送下。

附丸方：川连（盐水炒），苦参，白术（米泔浸，晒），牡蛎。

共研末，用雄猪肚一枚，将药末纳入肚中，以线扎好，用水酒各半煎烂，将酒药末共捣，如嫌烂，加建莲粉拌干作丸。每朝三钱，开水送下。

○仁渊曰：遗精、淋、浊，古人每连类称之，其实三者因不同，病不同，治亦不同，未可一概论也。夫遗精乃精关之病。少年者多起于意淫，或色欲过度；中年者或由用心太过，心火不能下交，致肾精下溜，不梦而泄，甚则不寐亦泄。亦有湿热阻中，致肝木生阳之气不能上达，郁陷于至阴之下，蒸煽精关而病。古人以有梦无梦分虚实，未必尽然。大抵从湿热来者多实，从意淫多欲、用心太过来者多虚。惟同一虚也，须分阴虚、阳虚及阴阳两虚、虚中夹实。今世医治此多不效者，由未辨明阴阳虚实，一味以补肾固精了事，及病者未能养心寡欲耳。盖相火妄动致遗精，肾阳不能固摄亦致遗精。试观古方，其义自明。若淋证全由膀胱溺窍为患，虽分五证，半由湿热而来，前人辨之甚详。即劳淋、虚淋，或从色欲起见，乃败精阻于溺管，溺管伤损；或淋久膀胱气虚，致肾亦虚。乃由标及本，由腑及脏，非病起于肾也。至浊证则肾与膀胱脏腑兼病，然脏病多而腑病少。小便短赤，塞而不通者，为膀胱湿热；小便清通，脓浊时流者，为肾虚精不固。浊色黄厚为虚热，色白而清为虚寒。小便清通，但短数，时时欲便，亦属肾气虚寒。前人于淋、浊二证，不甚分别，都以为湿热。余少时执其说而治之，多不验。今阅历有年，始知淋属膀胱溺窍，浊属肾脏精窍。浊证虽有夹湿热，兼膀胱病者，总属脏多腑少，脏主腑宾。俟湿热清而小便畅，即专益气固精。若阳气虚者，佐扶阳升阳。盖浊证大都色欲时忍精不泄，精管受伤，致精关不固，肾液与阴精同下，病久则阴伤及阳，阳不摄阴耳。前案兼病俱多，方亦不能一例，读者神而明之。（《王旭高临证医案》）

方公溥医案

○周某案

5月28日初：诊相火妄动，精关不固，梦泄频频，头晕，心悸，神困疲倦，脉弦微数，尺弱，法当潜相火，固精关。

花龙骨9克，生牡蛎12克，熟地黄9克，缩砂仁4.5克（打），大淮药9克，山萸肉9克，黄柏皮6克，赤茯苓9克，肥知母9克，天麦冬9克，建泽泻9克，粉丹皮4.5克。

6月3日复诊：头昏眩晕，心悸频频，神疲乏力，相火妄动，梦泄仍多，再从前法出入。

处方同前，除天麦冬、熟地，加生地9克，金锁固精丸24克分二次服，展家腹用淡盐汤下，晚用开水送服。（《方公溥医案》）

赖松兰医案

○遗泄又兼淋浊，久而不已，两足萎弱，步履难艰右目筋赤，视物羞明，脉见濡细右见细数，此系肝肾阴亏，虚阳上浮所致，欲降虚阳，先滋其阴，夏至伊尔，又恐加剧。

佛兰参，首乌藤，生地，白芍，龟甲，鳖甲，桑椹子，青葙子，蜜蒙花，蕤仁霜，牡蛎。（《赖松兰医案》）

杨爵臣医案

○去疾，恙由相火过炽，神魂失敛，以致颠倒梦乱，精不能守。精者，肾所藏。精伤即肾伤。腰为肾俯，髓本精生。府治则腰健，髓充则骨温。今腰膝酸痛，两腿无力，畏寒，精伤髓虚故也。乙木主疏泄，而不虑太过者，以得癸水，温养生机调畅耳。今水病不能养木，木失养则怒，而愈欲疏泄，遂致风生火动，下陷无所制，加以存养不密，欲不遗泄得乎？所以然者，乙癸同原，未有水病而木不病者，理相因也。木郁则邪火旺；火无水制，则邪热上干，于是痰嗽、目涩赤痛、颐红，怯损之象生矣。夫惊怯者，肝胆虚也；烦梦者，心神扰也；思虑者，土湿而脾郁不升也；猜疑者，肾虚而志不定也；劳力多汗者，汗为心液，实肾所主，强力伤肾，火无水济，因之心阳外越也。抑闻之，不见可欲，则心不乱。梦中所主之心，心之神也；所见之形，肝之魂也；所泄之精，肾之精也。心为君火，肝肾属相火，君火动，相火必随之而动。必当清心寡欲，勿劳筋力，役形神，静养数月，调以药饵，庶几精足神完。若徒恃药力，不自撙节，虽诊治得法，亦得不偿失，何论固涩杂投，寒暖妄进，补水壮水，纷纷者庸有济乎？证经年余不瘳，岂容轻忽，愿熟复此论，严为防闲，务使天君泰然，调摄如约，则长生妙谛，近在目前矣。金针直度，有道审之。附方：龙骨，牡蛎，炙草，远志，茯神，枣仁，白芍，五味子，炙芪，竹叶，莲子心，炒黄柏。此证经年半，历试多医，罔效；就予商治。予见受病已深，先立论以戒之，并嘱眠食起居必告无讳，然后随时治以活法。奈不能寡欲，出入半年始治愈。附方特其一斑。（《治验论案》）

顾金寿医案

○两脉沉涩，尺尤少力，见色流精，不能健举，年近四旬，子女信杳。此先天不足，更兼操劳过耗，精气不固。法宜丸药培补。

丸方：何首乌八两（竹刀刮去皮，赤白各半，黑豆同蒸九次），白茯苓四两（人乳拌晒），牛膝二两（酒浸，同首乌第七次，蒸至第九次），归身四两（酒洗），枸杞子四两（酒浸），菟丝子四两（酒浸蒸），破故纸二两（黑芝麻炒），川续断二两（盐水炒），车前子二两，蒸五味二两（去核），白蒺藜二两（去刺），芡实四两。

上药治末，用羊腰子十个，猪脊髓十条，煮烂捣丸，如桐子大。每空心淡盐开水送四钱。

再每逢入房之期，先用鹿阴蒸熟切片，陈酒送四五钱，饮勿过醉。

问种子俱用温药壮阳，前此调治，亦遵古法，竟如石投大海，今用美髯丹加减而效，且得生男何也？曰：种子过用壮阳燥剂，是房中术，非毓麟法也。男子当壮年不能遂欲，固由先天精气不充，亦因心相两火虚而易动肾水，又无所熬恋，故易于疏泄，徒壮相火，肾水被劫，气愈不能坚固矣。譬之灯火不明，添油乎？加火乎？此间自有至理，必须温养水中之火，加以血卢有情者填补精髓，俾精充生气，气固聚精，自无不效之理。经云：不足者补之。此类是也。易云：男女媾精，万物化生，本属自然妙理。试观禽兽交合有时暨男女私情暗合，无不一发即中，非精充情动之验欤。若居平不知保养，交合不按经期，徒求助于金石，取快一时，吾恐去生已远，尚安望生生不已耶。悲夫。（《吴门治验录》）

徐守愚医案

〇年二十，诵读之余，兼有文字之劳，每致坎离顺用。自三月间，忽然心跳不宁，汗出足冷，竟夜不寐，昼日行走，其跳更甚。夜卧稍睡即梦女接而精乃泄，午后身热，至次日天明始止。如是者月余，乃邀余诊，脉左关短涩，右关弦大，两尺紧小，其面色㿠白；两颧微红，肌肉瘦削而饮食如故，应可无虞。余曰："正以此为患耳。"倬甫未明其旨，余据脉而论曰：其左关短涩者，肝气郁而不升也，右关弦大而饮食如故者，肝阳犯胃，食入即消也。而肝与肾同源，肝病未有不及肾者，则于尺脉紧小知其肾脏虚寒，而坎中一点真阳孤飞于上，所以心跳诸证因之叠起，治宜阴阳互进，使坎离交媾，为是舍金匮二加龙骨汤，其无别法。"至是倬甫乃明告余曰："小儿之症，以前医方，有用六味加远志、枣仁者；有用归脾加熟地者；有用天王补心丹、左金丸者。虽不见功，亦无大害，至近日医生杨某认为外感湿热未尽，用米仁、厚朴、苍术、茯苓、薄荷、黄芩等味，服后而病上加病，遂至斯疾。今先生所议深得病情，投药谅无不效。"于是昼服二加龙骨汤，晚服半夏秫米汤，乃得终夜酣睡，身温气和，留余调治三日而病减六七，继嘱伊以参归建中汤为主，兼服桂枝真武汤而还。越旬日复诊，倬甫欣然曰："小儿诸症皆愈，惟梦遗或三四日一次，或五六日一次，未能断根。"余曰，"此患不除，恐成怯证，是不可无权宜之计，金樱子膏多服有效"。倬甫乃自煎数斤，每日与服二两，其方仍用二加龙骨汤，兼进理中汤，静摄数月，而梦遗乃绝。前哲云："精遗勿涩"。观此似治之以涩矣，然而不可以为训。（《医案梦记》）

曹惕寅医案

〇常熟某医，以求嗣续故，屡服温热补剂，遂起舌痛遗泄，就商于余。即拟一补益肝肾之方，如熟地、龟甲、党参、归身、杜仲、川断、沙苑、菟丝、聚精丸等，连服三剂，舌痛精泄均愈。彼又私于方内加茸附煎服，前病又作，并致尿后见血，忧惧交并，复来索方，具以实情见告。余乃为之详说种子方之原理，解其疑虑，男子以气为主，气充则精足，精足则神完。就君之症，一派阴竭阳亢之象，而失冲和之用。为补牢之谋，当先从填补精髓入手，否则徒使烈火炽张耳。经言：独阴不生，独阳不长，阴阳和而万物生。今君计不出此，宜其败也。（《翠竹山房诊暇录稿》）

蒋宝素医案

〇《素问》无遗精之说，有白淫之旨。《灵枢》有恐惧伤精，精时自下之条。饮食男女，人之大欲存焉。思想无穷，所愿不得，意淫于外，能无恐惧，感伤肾志，遗精之患，使非心如秋水，终难脱累。《椿田医话》紫石英丸主之。

紫石英，人参，赤茯苓，柏子仁，益智仁，五味子，远志肉，厚杜仲，家韭子，九肋鳖甲，廉州珠粉，左顾牡蛎。

水叠丸。早晚各服三钱。

经以肾主藏精，受五脏六腑之精而藏之，不独专主于肾也。当家四属以求其治。吟诵不倦，深宵不寐，寐则梦遗，形神日羸，饮食日减，脉来细数无神。此属心虚血耗，气不摄精，水不济火，肾不交心，非萦思不遂可比。心不受病，当从手厥阴胞络论治。拟《医话》归神丹加减主之。

大熟地，人参，白茯神，灵犀角，紫石英，酸枣仁，柏子仁，远志肉，五味子，当归身，菟丝子，益志仁。

为末，水叠丸，朱砂为衣。早晚各服三钱，淡盐汤下。

肝司疏泄，肾主封藏，二经皆有相火。其系上属于心，心为君火。为有所感，则相火翕然而起，遗泄之患由是而生。宜先服荆公妙香散。

人参，白茯神，五色龙骨，赤茯苓，益智仁，大远志肉，大块朱砂，炙甘草。

为细末。每服三钱，临卧时温酒调下。

思为脾志，色本于心。神思妄动，暗吸肾阴，肾阴不固，无以藏精，精失其位，遗泄频频。有梦无梦，心肾分明。治肾宜固，治心宜清。持心息虑，扫去尘情。

大熟地，东洋参，白茯神，柏子仁，五味子，酸枣仁，远志肉，桑螵蛸，冬白术，菟丝子，紫衣胡桃肉。

心为主宰，肾本藏精。心火上炎，相火下应，驯致关津不固。有梦，宜先治心。

大生地，东洋参，白茯神，酸枣仁，远志肉，大麦冬，柏子仁，灵犀角。

丝竹乱耳，案牍劳形，形为神役，心与身仇，心肾不交，精时自下。无梦，宜先治肾。

大熟地，人参，怀山药，山萸肉，龟甲，牡蛎粉，厚杜仲，云茯苓，五味子，紫石英，胡桃肉。

心动神驰，肾虚精滑，五日一遗，非徒心肾不交，乃中土大亏之据。五为土之生数，生气不固，殊属不宜。

东洋参，绵黄芪，冬白术，炙甘草，当归身，益智仁，酸枣仁，远志肉，云茯苓，龙眼肉。

精之藏，制在肾，主宰在心。心有所慕，意有所想，所欲不遂，精离其位。心藏神，脾藏意，肾藏志。神、志、意不洽，心、脾、肾乖离，故遗泄之患弥留不已。心为姹女，肾为婴儿，脾为黄婆，欢交心肾，必媒脾土，调剂黄婆，媒妁婴姹主之。

人参，绵州黄芪，冬白术，炙甘草，白茯神，酸枣仁，远志肉，广木香，当归身，龙眼肉。

肾藏五内之精，肺司百脉之气。精不化气，气不归精，无故精滑，自不能禁。脉来软数无力，法当温固三阴。

大熟地，怀山药，山萸肉，赤茯苓，当归身，枸杞子，石莲肉，芡实粉，金樱子。

肾之阴亏，则精不藏。肝之阳强，则气不固，无梦，当先治肾。

大生地，怀山药，山萸肉，粉丹皮，福泽泻，赤茯苓，五色龙骨，左顾牡蛎，芡实粉，金樱子，川黄柏，厚杜仲。

精泄于频，气伤于渐，每值劳倦、思虑，辄遗。肝为罢极之本。思为脾志，土为木克之使然也。

东洋参，云茯苓，冬白术，绵州黄芪，当归身，炙甘草，陈橘皮，银州柴胡，绿升麻，芡实粉，金樱子，胡桃肉。

二天不足，梦泄频仍，真阳不固，真阴失守，自述实无思想。法当温固命门。

大熟地，怀山药，山萸肉，枸杞子，菟丝子，家韭子，人参，鹿茸，金樱子，五色龙骨，左顾牡蛎。

水叠丸。早晚各服三钱，淡盐汤下。

梦遗精滑有年，近乃阴痿。精也者，神依之如鱼得水，气依之如雾覆渊。天地氤氲，男女媾精，水升火降，二气和谐，欢欣之举，自然入彀。不可从事于阳，燥热烁阴，致有亢龙有悔之弊。非徒无益，而又害之。

大熟地，人参，怀山药，山萸肉，枸杞子，淡苁蓉，云茯苓，冬白术，菟丝子，五味子，家韭子。

水叠丸，早晚各服三钱，淡盐汤下。

经以思想无穷，所愿不得，意淫于外，入房太甚，宗筋驰纵，发为筋痿，及为白淫。是阴痿而犹遗泄，非命门真火衰微，乃思虑焦劳，致火不宣扬，譬如盛火蔽障则微，透风则翕然而起。宜服《医话》十味逍遥散。

大熟地，人参，熟枣仁，远志肉，银柴胡，当归身，大白芍，云茯苓，炙甘草，冬白术。

为极细末。每服三钱，温酒调下，不拘时候。

遗泄其原有二：《灵枢·本神》以恐惧不解则伤精，精伤则骨酸痿厥，精时自下；《素问·痿论》言思想无穷，所愿不得，意淫于外，入房太甚，宗筋弛纵，发为筋痿，及为白淫。其治亦有二：去其思想，加以心正意诚，为无为之事乐，恬淡之能从欲快志于虚无之守。用药不过六味、六君而已。

大熟地，怀山药，山萸肉，粉丹皮，云茯苓，建泽泻，人参，冬白术，炙甘草，制半夏，新会皮。

水叠丸。早服三钱。

世人患伤寒，大病之后，有犯房室而败者。未闻有因遗泄而变者，则遗泄轻于房事明矣。然当自重。人之所赖者，精、气、神耳。精虚无以化气，气虚无以生神，可不慎哉。

大熟地，怀山药，山萸肉，云茯苓，粉丹皮，建泽泻，金樱子，芡实粉。

水叠丸。早服三钱。

心与身仇，形为神役，心神过用，病所由生。君火上摇，相火下应，驯致关津不固，遗泄频频。今又因劳益甚，更增虚阳上越，眩晕等症。不能久立久坐者，肝主筋，肾主骨，肝肾不足以滋荣筋骨也。诸风掉眩，皆属于肝，面戴阳色，肾虚故也。眼花、耳啸者，肾气通于耳，肝开窍于目，水弱不能上升，血少无以归明于目也，经以二阳之病发心脾，有不得隐曲。前阴为宗筋之会，会于气街，而阳明为之长。心脾不足，冲脉不充，宗筋不振，阴缩不兴。滋阴降火，苦坚之法，最是良模，惜少通以济塞之品，以故无效。胸背之间，隐痛如裂者，二气不能流贯，脉络不通也。呕吐黄绿水者，肝色青，脾色黄，青黄合色则绿，乃木乘土位之征也。不受温补热塞之剂者，盖壮年非相火真衰，乃抑郁致火不宣扬，膻中阴暝离光不振也，相火不足，治宜益火之源，以消阴翳。相火不宣，则宜斡旋中气，以畅诸经。譬如盛火蔽障则微，透风则翕然而起是矣。

云茯苓，当归身，酸枣仁，远志肉，川芎，银柴胡，陈橘皮，广木香，绿升麻。（《问斋医案》）

翟青云医案

〇年十九，患梦遗，无隔宿。三月后面黄肌瘦，虚汗似雨，短气喘促，骨蒸潮热，饮食减少。涩精之药，服过无数，殊觉罔效。迎余往疗，诊得心脉虚数，肝脉又洪。此乃肝火过旺，心火上炎，不能下降，肾水亏极，难于上潮，成坎离不交之象。某医不明阴阳之理，若使坎离交济于肾宫，有何梦遗不除也？自制一方，名曰阴阳两交汤。四日服二帖，又遗两次。原方又服四帖，更轻。共服十帖，遗精已痊愈，以上诸虚证全瘳。

阴阳两交汤。

熟地30克，山药24克，山萸肉9克，茯苓15克，泽泻9克，丹皮9克，知母6克，黄柏6克，炙远志6克，黄连4克，麦冬9克，炒枣仁9克，茯神9克，菖蒲9克，龙齿12克，甘草6克。

水煎服。（《湖岳村叟医案》）

薛雪医案

〇交白露，暑去凉来，阳降多遗，仍悸恐畏怯。用交心肾固摄。

人参，龙齿，归身，芡实粉，远志，柏仁，湖莲，茯神，熟地，五味子，金樱膏丸。

苦寒直降，阴走泄为遗，阳浮越为头痛咳嗽。以摄固二气主之。

熟地，远志，龙骨，茯苓，芡实，牡蛎。

疟热伤阴，数年春秋内热，仍安寝能食。想辨事勤劳，阳气易于升动，此阳降为遗泄。

虎潜丸。

精浊四年，据述途中烦劳惊恐而得。头面眩晕，肌肉麻痹，遇房事必汗泄，顾体反壮。此阳微失护，精关不固。温肾宁心，冀渐交合，久恙未能速效。

韭子，龙骨，覆益子，五味子，菖蒲，柏子仁，补骨脂，胡桃，金樱膏丸。

阴泄为遗，下焦诸脉既空，不主抱束，其阳浮上灼，自有首疾咳嗽。此治肺无益，必填实下元可愈。所虑少年精志未坚，失于保养，有劳怯内损。

熟地，山药，芡实，龙骨，龟甲，山茱萸，茯苓，五味子，远志，金樱膏丸。

五液下泄，阳气上越壮盛，眩晕头重，痿弱不耐步趋，正《内经》谓下虚上实，为厥巅疾也。填精益肾，未尝不是，但医药未分动静，气味未专耳。法当潜其阳，益其阴，质重味厚，滑涩导引，确守勿懈，可冀其固。

鲜鹿尾一具（切片，隔纸烘脆），牛骨髓，羊骨髓（俱隔水熬去滓），猪脊髓（去膜，蒸），生白龙骨，生白左牡蛎，龟甲，生鳖甲，五味子，茯苓，山茱萸，湘莲，山药，芡实，方解青盐。

以髓丸，饥时服。

前用潜阳填精方，眩厥不至，而吸短遗精痿弱如昔，形精血未能生旺。今当长夏气泄，易触秽热。最宜林泉寂静，秋分后稍可应接。

前方去龟、鳖，加人参、咸秋石。

淋变为泻。凡有余者为湿热，不足者属精败而腐。见症屑虚，治以温养通补。

鲜河车，枸杞子，沙苑蒺藜，淡苁蓉，熟地，茯苓，归身（小茴香拌炒）。

遗精溺浊，用填阴固涩之剂，小溲不通，背部腰膂，气掣攻触，乃湿热内郁，太阳之气不行。仿《金匮》渴者用猪苓汤。今夏疟疾，皆时令秽湿之邪，疟后食物不慎，湿留生热下注，遂患淋沥，茎痛便难，阅医取苦胜湿，寒胜热，甚是近理，但加地黄汁腻浊滋血，与通利未合。

海金沙，茯苓皮，山茵陈，晚蚕沙，菖蒲，黄柏，萆薢。

色夺脉虚，夏秋日加烦倦，此非客痛。据说左胁中动气，因遗精惊恐而得，乃下损精血。仿气因精而伤，当补精以化气。

紫石英，杞子，制首乌，茯神，柏子仁，归身。

无梦精遗，腰髀酸软，入暮内热，五更盗汗。交节前后，体质更乏。显然真阴大亏，阳无依附，浮动不已，虚怯内伤。若不养阴，服药不效。

人参，五味，阿胶，天冬，莲肉，熟地，茯神，柏子仁，芡实，金樱膏丸。

遗精伤肾，气不收纳。卧倒气冲上膈，䐜胀，呼吸不通，竟夕危坐，足跗浮肿而冷，小便渐少。无非根底无以把握，难治之症。

肾气丸去牛膝、肉桂。

遗精三年不愈。寐则阳入于阴，溺必自出不禁；寤则欲溺大便遗。摄固下元不应，谅非升阳主治。以酸味柔和，制其阳气直升直降，是为的法。

山茱萸，山药，金樱子，五味子，湘莲，芡实。

脉左弱下虚入尺，有梦久遗，足软如痿，行动气促似喘。此督任交亏，冲阳升举，务以填塞精窍，不及傍治。

方解青盐，炒黑远志，小茴香，抱木茯神，湘莲，紫衣胡桃。（《扫叶庄一瓢老人医案》）

曹沧州医案

○肾关不固，有梦无不走，当泄火固本并进之。

北沙参，乌贼骨，生石决明，知母，制首乌，白莲须，广郁金，沙苑子，朱连翘，金铃子，川柏。

无梦而遗，肾家关健不固也，脉弦，宜滋阴分立方。

细生地，左牡蛎，茯神，甘草梢，川柏，金樱子，远志炭，炒丹皮，知母，白莲须，川石斛。

肝肾不足，易于梦遗，气短，耳失聪，脉软弦，此属内损为病，未易奏功。

台参须五分，川石斛三钱，杜仲三钱，金樱子膏四钱，橘白一钱，南沙参三钱，川断三钱，线鱼胶一钱半（蛤粉炒），盐半夏一钱半，玄参一钱半，沙苑子三钱，炒谷芽五钱（包）。

五志之动，皆属于阳之有余便是水，火甚烁阴形瘦，纳减，走泄，无梦多而有梦少，病系肝肾为主，非培不可。

潞党参三钱，细生地四钱，杜仲三钱，上西芪一钱半，丹皮一钱半，川断三钱（盐水炒），南沙参三钱，远志一钱半（去心），沙苑子三钱，线鱼胶一钱半，金樱子膏二钱（冲）。（《吴门曹氏三代医验集》）

马培之医案

○心主血而藏神，肾属水而藏精。久病遗泄，肾水不足，则肝火沸腾。神不内守，闻声惊惕，汗出溱溱，津液蒸变为痰，肺气不展，胸膺窒塞，咽干，喉际作痛，鼻有秽气，痰凝为粒，咯之不爽，肺燥气伤。拟养心益肾，润肺化痰。

北沙参，白薇，玄参，蛤粉，石斛，全瓜蒌，玄精石，麦冬，贝母，竹茹，丹皮，枇杷叶，毛燕。

复诊：滋水养心润肺，内热自汗较减，痰亦较少，浮阳渐敛。惟肾阴久亏，复之不易，肺气不舒，胸膺尤痛，口舌仍干。还宜养肺润燥清金。

沙参，贝母，生地，天麦冬，白薇，女贞子，玄参，丹皮，石斛，玄精石，毛燕，枇杷叶。（《马培之医案》）

贺钧医案

○始由梦泄，误进鹿角胶，鼓动肾阳，精关不健，滑泄无度，头空耳鸣，腰脊痛，足珩酸，少寐多梦，便结，声嘶，多言则气不接续，脉弦大，舌红中剥。阴愈亏而阳愈旺，心肾不交，上下交病。最难速效。

大熟地五钱（盐水炒），甘杞子二钱（盐水炒），北沙参四钱，潼白蒺藜各四钱，云神四钱，煅牡蛎八钱（先煎），淮牛膝一钱五分（盐水炒），炙小草一钱五分，净萸肉一钱五分（盐水炒），川黄柏一钱五分（盐水炒），莲须四钱。

另：知柏地黄丸三两，每服三钱，淡盐汤下。

操劳过度，心肾之阴暗亏，肝阳易于疏泄，溺管时欲沥精之状，劳则尤甚，五心烦热，脉弦细，舌红。当滋水抑木，以交心肾。

北沙参四钱，川黄柏一钱五分（盐水炒），远志苗一钱五分，大白芍二钱，大生地五钱，蛤粉二钱（拌炒），黑料豆四钱，潼沙苑四钱（盐水炒），煅牡蛎五钱（先煎），大麦冬二钱，女贞子四钱，粉丹皮一钱五分，莲子五粒。

劳心作文，猝受惊恐。惊伤心，恐伤肾，且惊则气火上升，心肾遂失交通之妙用，精关不键，无故自遗，延今已久，溲后沥精，溺管作响，两足痿乏，脉沉弦细数，舌苔浮白。延有痿躄之虑，且防增咳。

大生地五钱（蛤粉炒），淮牛膝一钱五分（盐水炒），鱼腺胶二钱，煅牡蛎五钱（先煎），淮山药三钱（炒），川黄柏一钱五分（盐水炒），云神四钱，煅龙骨五钱（先煎），炙小草一钱五分，女贞子四钱，莲子五粒。

另：知柏地黄丸三两，虎潜丸三两，和匀，早晚各三钱，开水送服。

二诊：溲后沥精虽减，而澄之仍如糊，且有如油浮于上者，溺管响，间或出气，或觉自遗，舌苔左畔已宣，右畔尚浊，左脉沉弦细数，右手濡数带滑。心肾暗伤，心阳上亢，暗吸肾阴，精宫得热而妄动故。

大熟地五钱（蛤粉炒），云神四钱，煅牡蛎五钱（先煎），女贞子四钱，煅龙骨五钱（先煎），炙小草一钱五分，鱼腺胶二钱，大白芍二钱，川黄柏一钱五分（盐水炒），莲子五粒（连心）。

三诊：日来溲后沥精日少，澄之如糊亦减，惟浮面仍带油光，坐则溺管出气，甚则有响声，或觉无知自遗状，脉之数象向安，舌苔已化。精宫之腐浊淘汰渐清，而肾元之精气未固也。

大熟地五钱，大麦冬二钱，女贞子四钱，云神四钱，潼沙苑四钱，煅牡蛎五钱（先煎），川黄柏一钱五分（盐水炒），小茴香五分（盐水炒），淡苁蓉四钱，大白芍二钱，桑螵蛸三钱。

四诊：进清摄法颇合病机，溲后溺精及溲面油光俱减，溺管出气亦止，惟仍有响声，足部若电气内窜，舌苔发黄。心肾两亏，阴不敛阳之候。仍守原方出入。

大熟地五钱（秋石炒），大麦冬二钱，菟丝子四钱，川黄柏一钱五分（盐水炒），潼沙苑四钱，大白芍二钱，淮牛膝一钱五分（盐水炒），小茴香五分（盐水炒），煅牡蛎五钱（先煎），云神四钱，炙小草一钱五分，桑螵蛸三钱。（《贺季衡医案》）

李铎医案

○年逾四十，体虚气怯，面色皖白，脉细弱，间五六日必梦泄一次。《灵枢经》曰：厥气客于阴器则梦接内，然必淫邪相感，而心虚也。屡投温补固涩诸方，皆无效。鄙意宜益气养心，安神驱邪以治其本，此隔一隔二法也。

人参，黄芪，茯神，当归，鹿角屑（酥黄），龙齿，远志，枣仁，麦冬（朱砂染），甘草，姜枣，水煎服，三十帖而安。

间必梦泄，似属精随火动，观此治，则《灵》、《素》诸书诚不可不读。寿山。

辛亥治一人，病遗精三月。脉虚大无力，饮食无味，神气衰惫，服王荆公妙香散不应，用补中益气汤，兼送封髓丹，二十余帖寻愈。

年壮形盛，梦遗，脉洪身热，服涩药而反甚，连遗数夜则茎痛，此明是心火旺甚。盖心火一动，而相火随之，兼之身热茎痛，显是心移热于小肠，用导赤散加黄连泻其心火，坎离丸制其相火，连服旬日，遗次颇减，后以黄连清心饮十余剂而瘳。是即其身热。至夜茎痛辨出心火。寿山

嗜酒好色，得遗精病，自服滋阴降火之剂及清心莲子饮，皆罔效。更医用莲须、金樱、龙骨、牡蛎止涩之类，遗愈甚，求诊于余。脉得浮濡无力，两尺犹弱，不任寻按。知嗜欲之人，肾气已亏，关元不禁，当补肾中之阳，兼佐固精之类，谨调一月而痊。

老山参，鹿茸，菟丝子，益智，桑螵蛸，茯神，鹿角霜。

酒色伤肾，不越补阳一法。

年二十余，经年梦泄，食减气馁，足软无力，脉关尺细弱，此肾气虚损兼之下陷，仿升提肾气以归元法。

潞党，冬术，升麻，陈皮，远志，智仁，枸杞，龙骨，云神，飞朱砂，芡实，甘草，建莲肉，红枣肉同煎。

此症因过服清心滋水寒凉之药，以致肾气下陷，梦泄愈甚。余用举陷养心安神之法，弥月而愈。（《医案偶存》）

柳谷孙医案

○脉象左手弦数，晚热神倦，阴虚而热恋于营，木火下注，遗泄时作，虚热上浮，咳血兼见。当以养阴清热为主，佐以固摄肾气。

淡天冬，大生地，北沙参，青蒿，白薇，丹皮（炙），炙甘草，春砂仁，左牡蛎（生打），莲子，枇杷叶，川黄柏（炙黑）。

遗泄时发，左关脉弦数不静。肝阳与相火交动，若遽与止涩，恐内动之火，不能下泄，而转上炎，此非计之得也。与疏泄兼固摄法。

东白芍，刺蒺藜，黑山栀，丹皮，牡蛎，茯神，川柏（炙），砂仁，炙甘草，淮山药，车前子，泽泻，莲须，银杏肉。

遗泄多年，腰膝酸软，脉象细弱，此由肾气不摄，相火暗动，法当兼与固摄。

大熟地（炒炭），砂仁（盐水炒），潼沙苑，杜仲（盐水炒），菟丝子，杞子，丹皮炭，金樱子（盐水炒），牡蛎煅，黄柏（盐水炒），茯神，建莲。

另：金锁固精丸，三才封髓丹。

泄泻宜健脾，遗泄宜补肾，此一定之成法也。但细审病情，口疮足瘰，舌苔黄腻，脉象带数，胃口能纳不化，此必脾脏有蕴湿蒸郁，外及于胃，故久泄不止；内外相结，故遗泄时作。用药之法，当就脾脏清泄湿热，遽投补剂，转恐助邪。

于术，于茅术，黄柏（酒炒），砂仁（盐水炒），茵陈，广陈皮，苡仁，生甘草，豆卷，枳实，炙鸡金，荷叶。

另：刘松石猪肚丸。

遗泄无梦而发。肾水失蛰藏之职，肝火乏疏泄之权。潜肝纳肾，本乙癸同源之正治；惟右脉弦数，似脾脏兼有湿热，亦当兼顾。

淡天冬，大生地（炒），金樱子（盐水炒），菟丝子（盐水炒），茯苓，丹皮炭，怀山药，左牡蛎（盐水煅），潼沙苑，黄柏（盐水炒），莲须。

另：刘松石猪肚丸盐花汤送下。

二诊：前方潜肝纳肾，遗泄暂止。前人谓无梦而泄者，属肾气不摄；而由乎湿热下注者，亦复不少。右脉浮弦，左脉细弱，即脾湿不化不元家。拟方以培土摄肾为主。

党参，于术（土炒），茯苓，山药，黄柏（盐水炒），春砂仁，丹皮，炙甘草，潼沙苑（盐水炒），菟丝子（盐水炒），制女贞，白芍，大生地，莲须。

上药为末，用金樱子膏四两，化水泛丸，空心盐汤送下。

肝火郁于上，则胸痹头晕；肝火注于下，则遗泄时作。左脉弦长。治以疏木为主，佐以清金固肾。

白芍，洋参，生地，川柏，砂仁，炙甘草，苡仁，丹皮，牡蛎，麦冬，旋覆花，刺蒺藜，莲子（勿去心）。

另：三才封髓丹。

疟邪恋于肝胆，郁化为热，木火升腾于上，则气逆曹搅；下注于肾，则遗溺梦泄。病久伤阴，足痿无力。法当养阴清肝，参以泄降化湿。

淡天冬，大生地，北沙参，川柏，砂仁，炙甘草，左牡蛎（盐水煅），陈木瓜，丹皮，黑山栀，黑稆豆衣，制女贞子，墨旱莲草，茅根肉。

梦泄之证主乎肾，实生于肝。以肝火一动，必求疏泄故也。惊惕心烦，少寐多梦，肝阴虚而肝阳浮也，近日忽作吐红，或见血丝血点，肝胆之火，游溢经络，上乘心肺。腰脊肢体酸痛无力，而总偏于左半，乃阴气不足之故。拟方养阴泄肝，兼佐填补肾阴之法。

西洋参，生熟地黄（各），天冬，丹皮炭，黑山栀，牡蛎，黄柏（盐水炒），春砂仁，白芍，制马料豆，杜仲（盐水炒）。

煎汁滤收，加清阿胶、白蜜收膏。

本患心脾不营。今诊脉肝部独见浮动，右手弦数。肝脏相火内烁，恐其梦泄剧发。用清肝法。

大生地，白芍，丹皮，黑山栀，牡蛎，淮山药，茯苓，砂仁，川柏，炙甘草，北沙参，莲子。

遗泄暂止，左关及右尺尚欠软静。仍与清肝摄肾。

天冬，生地，白芍，川柏，砂仁，炙甘草，牡蛎，金樱子，远志炭，茯神，刺蒺藜，野料豆，莲子。

脉象虚数带弦，内热咳嗽，咽痛遗泄时作。当先清阴彻热。

青蒿，豆豉，淡黄芩，西洋参，生地，白芍，丹皮，白薇，蛤壳，牡蛎，鳖甲（生打），茅根，青果。

中气不足，湿痰易蒙。脉象左手弦数，时有梦遗。此木火为湿所阻，不能疏越而陷注耳。黄坤载氏谓："土湿水寒，则木气不柔，郁陷生火。"与此证病机恰合，即仿其意立法。

党参，于术，茯苓，干姜，盐半夏，陈皮，丹皮，白芍，川柏，牡蛎，竹茹。

二诊：湿痰中阻，相火不得疏越。中焦多痰，下焦遗泄。拟用六君子法，佐以清摄肾气之品，作丸药缓调之。

党参，于术，茯苓，炙甘草，盐半夏，广陈皮，淮山药，川柏（炙），砂仁，刺蒺藜，丹皮，熟地，芡实，菟丝子，甘杞子，湘莲，上药为末，金樱子膏、白蜜和丸，每空心盐汤下。

阴气内损，肝阳不藏。遗泄频作，脉象左手偏弦，而舌苔黄浊，胃纳不多。当此暑湿司令，勿宜滋腻，先与清暑熄肝，稍兼固摄之意。

淡天冬，北沙参，川石斛，白芍，丹皮，广陈皮，川柏（炙），砂仁，炙甘草，淮山药，牡蛎，莲须。

梦遗不止，右尺脉独弦。相火不藏。用清肝合封髓法。

大生地，淡天冬，粉丹皮，川柏（灸），砂仁，炙甘草，茯神，牡蛎，金樱子，莲肉。

沈，寐则阳气内藏。阳厥于外，则四肢若木；阳聚于内，则惊惕遗泄。病属阴阳两乖，而肝病为多。宜养阴潜阳，镇肝安胃。

太子参，丹参，玄参，生地，青龙齿，左牡蛎，远志，茯神，枣仁（川连炒），丹皮，蒺藜，首乌藤，竹茹。

另：磁朱丸磁石、束砂、神曲，孔圣枕中丹龟甲、龙齿、远志。

两样和匀，每服三钱，临卧竹叶灯心汤送下。

二诊：肝阴不足，则肝阳浮扰，夜寐不安。其实阳失阴涵，而不能静，非阳气之有余也。泻肝之药，亦非所宜。脉象软细而数，不能鼓指，即肝阳亦有疲损之象；盗汗痉掣，多梦遗泄，阴弱而阳不内藏。当用养阴潜摄法，缓缓调理。

洋参，麦冬，生地，萸肉（盐水炒），白芍，丹皮，枣仁，白薇，圆眼肉，竹茹。

另：孔圣枕中丹，天王补心丹和匀，每服三钱，临卧开水下。（《柳宝诒医案》）

叶桂医案

○陈，厥后，吸短多遗。议摄下焦。阴虚阳动

熟地四钱，桑螵蛸二钱，覆盆子一钱，五味一钱，湖莲三钱，芡实二钱，茯神三钱，山药二钱。

○某，四十，梦遗精浊，烦劳即发，三载不痊。肾脏精气已亏，相火易动无制，故精不能固，由烦动而泄。当填补下焦，俾精充阳潜，可以图愈。

熟地八两，麦冬二两，茯神二两，五味二两，线胶四两，川斛膏四两，沙苑二两，远志一两，芡实三两，湖莲三两，金樱膏丸。

○马，二二，阴虚体质，常有梦泄之疾。养阴佐以涩剂，仍参入通药可效。

六味去丹、泽加湖莲、芡实、五味、远志、秋石，金樱膏丸。

○张，阴精走泄，阳失依附，上冒为热，坎水中阳不藏。古人必以厚味填之，介类潜之，乃从阴以引阳，与今人见热投凉不同。

熟地，龟甲，淡菜，青盐，茯神，柏子仁，女贞子，山药，旱莲草。

○某，三一，脉左弦右濡，梦遗，咳逆气急。

熟地，麦冬，萸肉，五味，牡蛎，茯神，女贞子，山药，湖莲，川斛膏，芡实。

金樱膏加蜜丸，每服四五钱，淡盐汤下。

○杨，脉垂入尺，有梦遗精。议填阴摄固其下。

熟地，萸肉，五味，山药，茯神，覆盆子，远志，线胶，湖莲，芡实。

金樱膏丸盐汤下。

○刘，先患目疾，流泪，嘈杂不欲食，内郁勃，阳气过动，阴虚不主摄纳，春半连次遗泄，腰脊酸楚，皆肝肾病矣。

熟地，龙骨，萸肉，茯神，丹皮，湖莲，芡实，远志。

○某，劳损漏疡，大便时溏，阴火上升，下则遗滑。

熟地，龟甲，芡实，山药，女贞，建莲，炙草，稆豆皮。

○某，少年频频遗精，不寐心嘈。乃属肾中有火。

精得热而妄行，日后恐有肾消之累。

焦黄柏，生地，天冬，茯苓，煅牡蛎，炒山药。

○某，脉虚色白，陡然大瘦，平昔形神皆劳，冬至初阳动，精摇下泄，加以夜坐不静养，暴寒再折其阳，身不发热，时时惊惕烦躁。从仲景亡阳肉瞤例，用救逆汤法，必得神气凝静，不致昏痉瘛疭之变。救逆汤去芍。

○费，色苍脉数，烦心则遗。阳火下降，阴虚不摄，有湿热下注，此固涩无功。（阴虚湿热）

萆薢，黄柏，川连，远志，茯苓，泽泻，桔梗，苡仁。

○吴，二二，病形在肾肝，但得泻头中痛微缓，少腹阴囊亦胀。想阴分固虚，而湿热留着，致腑经之气，无以承流宣化，理固有诸。先泄厥阴郁热，兼通腑气再议。

龙胆草，胡黄连，萆薢，丹皮，茯苓，泽泻。

又：阅病原，是脏阴阴精之亏，致阳浮头痛，兼有遗精，月数发。下虚上实，纯以补涩，决不应病。性不耐丸剂，与通摄两用。

龟甲，秋石，熟地，女贞，远志，芡实，湖莲，茯苓。

熬膏。

○钱，二十，脉右弦左垂，阴虚湿热，遗精疮蚀。

黄柏，知母，熟地，萆薢，茯苓，远志。

蜜丸。

○某，梦遗病，乃是阴气走泄，而湿热二气乘虚下陷，坠自腰中至囊，环跳膝盖诸处可见。久遗八脉皆伤，议用通药，兼理阴气。猪苓汤。

又：熟地，五味，芡实，茯苓，湖莲，山药。

○宋，二三，无梦频频遗精，乃精窍已滑。古人谓“有梦治心，无梦治肾”。肾阴久损，阳升无制，喉中贮痰不清，皆五液所化，胃纳少而运迟，固下必佐健中。（下损及中，兼治脾胃）

人参，桑螵蛸，生龙骨，锁阳，芡实，熟地，茯神，远志。

金樱膏丸。

○华，二九，神伤于上，精败于下，心肾不交，久伤精气不复谓之损。《内经》治五脏之损，治各不同。越人有“上损从阳，下损从阴”之议。然必纳谷资生，脾胃后天得振，始望精气生于谷食，自上秋至今日甚，乃里真无藏，当春令泄越，生气不至，渐欲离散，从来精血有形，药饵焉能骤然充长？攻病方法，都主客邪，以偏治偏。阅古东垣、丹溪辈，于损不肯复者，首宜大进参、术，多至数斤，谓“有形精血难生，无形元气须急固”耳。况上下交损，当治其中。若得中苏加谷，继参入摄纳填精敛神之属。方今春木大泄，万花尽放，人身应之，此一月中，急挽勿懈矣。

参术膏，米饮调送。接进寇氏桑螵蛸散去当归。

此宁神固精，收摄散亡，乃涩以治脱之法。

又：半月来，服桑螵蛸散以固下，参术膏以益中，遗滑得止，其下关颇有收摄之机，独是昼夜将寝，心中诸事纷纷来扰。神伤散越，最难敛聚。且思虑积劳，心脾营血暗损，血不内涵，神乃孤独。议用严氏济生归脾方，使他脏真气，咸归于脾。今夏前土旺司令，把握后天，于理最合。归脾汤。

又：立夏四日，诊左脉百至余，颇有敛聚之意，右关及尺，芤动若革。按脐下过寸，动气似若穿梭。此关元内空，冲脉失养，而震跃不息。此女子胞胎、男子聚精之会也。大凡内损精血形气，其胃旺纳食者，务在滋填。今食减不纳，假寐片晌，必烦惊惕，醒而汗。自述五心热炽，四肢骨节热痿如堕。明是阴精内枯，致阳不交阴，转枯转涸，自下及中至上。前投桑螵蛸散，固涩精窍，遗滑经月不来，奈寝食不加，后天生气不醒，浓厚填补，于理难进。即参术甘温益气，又恐益其枯燥，宜参生脉以滋三焦，晨进人乳一杯，使气血阴阳，引之导之，迎夏至一阴来复。早用人乳一盏，隔汤炖热服。午后略饥，用生脉四君子汤。

又：一月来，虽经反复，参脉症形色，生阳颇有根蒂，近食蚕豆滞气，腹中微膨，食后口味酸浊。是久卧重着，脾阳运动之机尚少，而火升心烦，动气汗出遗精，虽减于昔，未得平复。总是内损已深。若调治合宜，只要精气复得一分，便减一分病象。长夏脾胃主令，培土助纳为要，而精气散越，仍兼摄固之法。刻下味酸微膨，补脾少佐疏胃，宜晚进，其早上另制补摄丸剂，益脏真以招纳散失之气。

晚服方，人参，茯苓，白术，炙草，广皮，麦冬，五味，神曲，麦芽，炒黄柏。

早上丸方，人参，桑螵蛸，白龙骨，淡苁蓉，五味，芡实，茯神，枣仁，金箔。

金樱膏丸，淡盐汤送三四钱。

又：形色有渐复之象，较之夏至，病去三四，但诊右脉弦大，尚少冲和，左脉细促未静，谷进运迟，有吞酸䐜胀，寐中仍欲遗精。此中焦之阳宜动则运，下焦之阴固则能守，乃一定成法。午后服异功散加炒谷芽。

晨服遗症固涩下焦，乃通套治法。想精关已滑，涩剂不能取效，必用滑药引导，同气相求，古法有诸。

牛骨髓，羊骨髓，猪脊髓，麋角胶，白龙骨，生牡蛎，熟地，萸肉，茯神，五味，山药，芡实，湖莲，远志，砂仁。

胶髓代蜜丸，晨服四钱，秋石二分化水下。

○毛，二六，长夏暑湿热郁，都令脾胃受伤，色黄神倦，气分自馁，因有遗泄一症，在盛年阴虚为多，及询纳食未为强旺，遗发必劳烦而来，脉象非数搏。议以养脾立法，归脾去黄芪、桂圆，加益智、龙骨。

○项，脉左弱右弦，色黄食少，腹胀便溏，常有梦遗泄。此非阴柔涩腻可服，用煦阳以涵阴。

生菟丝子，覆盆子，蛇床子，五味子，韭子，益智仁（煨），补骨脂，龙骨。

建莲粉丸。

○丁，阴精走泄，阳不内依，欲寐即醒，心动震悸。所谓气因精夺，当养精以固气。从前暖药不错，但不分刚柔为偏阳，是以见血。莫见血投凉。

龟甲（去墙削光）一两，桑螵蛸壳三钱，人参一钱，当归一钱，青花龙骨三钱（飞），抱木茯神三钱。

○姚，二四，始于念萌不遂其欲，阳下坠而精泄。先梦者，心阳注肾，久则精血日损，不充养筋骨为痛。下损及中，食不运化，此非萸、地腻膈，以及涩精可效。妙香散。

○许，十八，阴气走泄遗精，务宜滋填塞固。今纳谷少而不甘，胃气既弱，滋腻先妨胃口。议用桑螵蛸散，蜜丸服三四钱。

○戈，遗精数年，不但肾关不固，阳明脉络亦已空乏。欲得病愈，宜戒欲宁心一年，寒暑更迁，阴阳渐交，用桑螵蛸散治之。

○顾，十九，滑精，用阴药顿然食减，药先伤胃。据述梦寐惊狂。精走无以护神，当固无形矣。

人参，生龙骨，桑螵蛸，益智仁，茯神，茯苓，远志，木香。

○吕，三七，有梦乃遗，是心有所触而致。经营操持，皆扰神动心，说商贾客于外，非关酒色矣。妙香散。

○俞，三七，壮年形质伟然，脉来芤虚。述心悸匿怔，多畏惧，夜寐不甚宁静。此阳不易交于阴，过用劳心使然。用妙香散。

○张，二四，形壮脉小，自述心力劳瘁，食减遗精，仿景岳“精因气而夺，当养气以充精”，理其孟形，以固有形。妙香散。

○支，二二，痰多鼻塞，能食，有梦遗精。医投疏泄肺气消痰，六十剂不效。问读书夜坐，阳气必升，充塞上窍，上盛下衰，寐则阳直降而精下注为遗。用补心丹。

○黄，三一，真阴损伤，而五志中阳，上燔喉痛，下坠为遗，精髓日耗，骨痿无力，必延枯槁而后已，药饵何足久恃。

早服补心丹，晚服桑螵蛸散。

○胡，遗精四年，精关久滑不固，阴久伤，阳气不入阳蹻穴，夜寤不寐。前以镇摄小效，独心中怔悸不已。以桑螵蛸散，从心肾治。

○毕，二六，有梦遗精，是心肾病。清心固肾，是为成法，得以水火交合，病当渐减。内伤病从内起，岂得与外来六气混治！

熟地，龙骨，远志，五味，茯神，芡实，建莲。

金樱膏丸。

○程，左脉刚坚，火升，神气欲昏，片刻平复，婉若无病。此皆劳心，五志之阳动，龙相无制，常有遗泄之状。先用滋肾丸三钱，淡盐汤送。

又：早服补阴丸，晚服三才加炒黄柏、砂仁。

又：交霜降，络中陡然热蒸，肢节皆麻，火风震动，多因脾肾液枯。议用二至百补丸意，斑龙二至百补丸加黄柏。

○林，十八，诊脉细涩，寐则遗精，心热口渴，不时寒热。此肾阴内损，心阳暗炽。补心丹三钱四服。

○某，冬令烦倦嗽加，是屑不藏。阳少潜伏，两足心常冷，平时先梦而遗。由神弛致精散，必镇心以安神。犹喜胃强纳谷，若能保养，可望渐愈。

桑螵蛸，金樱子，覆盆子，芡实，远志，茯神，茯苓，龙骨，湖莲。

煎膏，炼蜜收，饥时服七八钱。

○杨，十八，冲年遗精，知识太早，难成易亏，真阴不得充长，及壮盛未有生育，而久遗滑漏。褚氏谓难状之疾者，盖病伤可复，精损难复也。诊脉上动尺芤。心动神驰，神驰精散，草木性偏，焉得见长？务宜断欲百日，以妙香散、桑螵蛸散方，理心脾以交肾，固肾气以宁心，早晚并进，百日以验之。

○吕，二四，成婚太早，精血未满久泄，必关键不摄，初则精腐变浊，久则元精滑溢。精浊之病，巢氏分晰彰著，经言肾虚气漫为胀，咸为肾味，上溢口舌，皆下失摄纳之权。肾气不摄生菟丝子粉，蛇床子，覆盆子，陕沙苑子，家韭子，五味子。鳇鱼胶丸。

○许，十九，脉虚芤，应乎失血遗精。先天既薄，更易泄少藏，正褚氏所云难状之疾。冲年须潜心静处，冀水火自交，可以精固。莫但图药饵，须坚守瞬刻强制之功。

鲜河车膏，九蒸熟地，五味，萸肉，山药，湖莲，砂仁，芡实。

金樱膏丸。

○李，二五，脉小色白，失血遗精屡发，犹喜纳谷胃安，封藏固补，使其藏聚。若再苦寒泻火，胃伤废食，坐以待困矣。

熟地，萸肉，五味，覆盆子，河车膏，生菟丝粉，山药，湖莲，茯苓，芡实。

金樱膏丸。

○某，脉左部数，有锋芒，初夏见红，久遗滑，入夜痰升胁痛。肝阳上冒，肾弱不摄。固摄助纳，必佐凉肝。

熟地，湖莲，芡实，生白龙骨，茯神，川石斛。

○章，脉数虚，气冲心热，呛咳失血，屡因嗔怒，肝阳升则血涌，坠则精遗，春末土旺，入夏正当发泄主令，暮热晨汗，阴阳枢纽失固。议进摄真，其清寒肺药须忌。（兼失血）

鱼鳔胶，生龙骨，桑螵蛸，芡实，茯苓，五味，秋石（调入）。

○陆，二一，肌肉松柔，脉小如数，常有梦遗，阴精不固。上年冬令过温，温则腠理反疏，阳动不藏，诸气皆升，络血随气上溢，见症如头面热，目下肉瞤，心悸怔忡，四末汗出，两足跗肿，常冷不温，走动数武，即吸短欲喘，何一非少阴肾气失纳，阳浮不肯潜伏之征？况多梦纷扰，由精伤及神气。法当味厚填精，质重镇神，佐酸以收之，甘以缓之，勿因血以投凉，莫见下寒，辄进燥热。恪守禁忌以安之，经年冀有成功。所虑冲年志虑未纯，贻忧反复。

水制熟地，人参（秋石拌），白龙骨，炒杞子，五味，炒山药，茯神，牛膝炭。

○遗精一证，前贤各有明辨，其义各载本门，兹不复赘。大抵此症变幻虽多，不越乎有梦、无梦、湿热三者之范围而已。古人以有梦为心病，无梦为肾病，湿热为小肠、膀胱病。夫精之藏制虽在肾，而精之主宰则在心，其精血下注，湿热混摇而遗滑者，责在小肠、膀胱。故先生于遗精一症，亦不外乎宁心益肾、填精固摄、清热利湿诸法。如肾精亏乏、相火易动、阴虚阳冒而为遗精者，用厚味填精、介类潜阳、养阴固涩诸法；如无梦遗精、肾关不固、精窍滑脱而成者，用桑螵蛸散填阴回摄，及滑涩互施方法；如有梦而遗，烦劳过度，及脾胃受伤、心肾不交、上下交损而、成者，用归脾汤、妙香散、参术膏、补心丹等方，心脾肾兼治之法；如阴虚不摄、湿热下注而遗滑者，用黄柏、萆薢、黄连、苓、泽等，苦泄厥阴郁热，兼通腑气为主；如下虚上实，火风震动。脾肾液枯，而为遗滑者，用二至百补丸，及通摄下焦之法；如龙相交炽，阴精走泄而成者，用三才封髓丹、滋肾丸、大补阴九，峻补真阴，承制相火，以泻阴中伏热为主。又有房劳过度，精竭阳虚，寐则阳陷而精道不禁，随触随泄，不梦而遗者，当用固精丸，升固八脉之气；又有膏粱酒肉，饮醇厚味之人，久之脾胃酿成湿热，留伏阴中，而为梦泄者，当用刘松石猪肚丸，清脾胃蕴蓄之湿热。立法虽为大备，然临症之生心化裁，存乎其人耳（邹滋九）。（《临证指南医案》）

方略医案

○应和齐长子益恭，年方弱冠，精从梦泄，入神困倦，肌肉清瘦。辛丑秋，延余诊治，六脉细弱，右手更甚，余曰："强壮之年，得此脉症，总由先后二天不足，气虚脾弱，下元不固而精自梦遗。"方用益气补脾，因肾涩精三十余剂，乃获痊愈。

酒炒黄芪三钱，米炒党参二钱，土炒白术二钱，淮山药二钱，山茱萸一钱二分，破故纸二钱，益智仁（去壳）一钱，芡实米二钱，菟丝饼二钱，煅牡蛎一钱，远志肉（去心）一钱，炒枣仁八分，桑螵蛸一钱五分。

加金樱膏三题煎服。（《尚友堂医案》）

沈湘九医案

○耳鸣，腰疼，遗精，失眠，舌质红，脉细弱，左尺尤甚，乃肾阴不足所致，应予益阴，佐以固涩。

生熟地各三钱，山茱萸一钱，山药三钱，炒泽泻二钱，丹皮二钱，茯神三钱，炒枣仁三钱，菟丝子四钱，枸杞三钱，龟甲四钱，龙骨四钱。（《沈绍九医话》）

费绳甫医案

○病阳缩囊冷，小溲带浊，遗精腰痛，腿软头痛，内热不寐，饮食少进，手冷出汗。脉极弦细。肾阴久虚，封藏不固；肝阳上亢，销烁津液；阴伤及气，中无砥柱，治宜益肾清肝，培养中气。

吉林参五分，西洋参一钱五分，杜仲三钱，川续断二钱，女贞子三钱，白芍一钱五分，甘草五分，麦冬三钱，石斛三钱，陈皮一钱，冬瓜子四钱，云茯神二钱，生熟谷芽各四钱，银杏肉十粒，珍珠粉（冲服）一分。

连服二十剂而愈。

患腿足软弱无力，行动时常倾职，遗精音暗，内热食少，心悸耳鸣。精虚及气，中难提挈，下失封麟。脉来细弱。平日利湿太过，精气皆伤。治当益气固精。

潞党参四钱，西洋参一钱，绵黄芪七钱，甘草五分杜仲三钱，女贞子三钱，白芍一钱五分，柏子仁二钱，黑料豆三钱，瓜蒌皮二钱，石斛三钱，陈皮一钱，竹茹一钱，荷叶一角。

服三十剂而愈。

遗精心悸，肌热暴瘦。脉来沉细。肾阴久虚，封藏不固，中气更亏，不能摄精。

别直参三钱，黄芪三钱，甘草五分，大生地三钱，潼沙苑三钱，白芍一钱五分，牡蛎四钱，麦冬三钱，莲子十粒。

连服三十剂，遗精止而肌肉丰。

遗精心悸，腰痛腿酸，肌肉心痛，口干胸闷。此心肾俱亏，而兼邪热灼津，治必先生津泄邪，俟邪清而后培养心肾。

石斛三钱，天花粉三钱，甘草五分，豆豉三钱，黑山栀一钱五分，冬瓜子四钱，生谷芽四钱，广皮白五分，鲜竹茹一钱，冬桑叶一钱，荷叶一角。

进两剂，热退脘舒，头痛口干皆止。邪热已清，当培补心肾。

西洋参一钱，大麦冬三钱，杜仲三钱，白芍一钱五分，女贞子三钱，川石斛三钱，广皮一钱，大生地三钱，黑料豆三钱，龙眼肉十枚，荷叶一角。

续服十剂而愈。（《费绳甫医话医案》）

横柳病鸿医案

○肾虚，精关不固，大便时精浊自遗；胃虚，气逆不降，易于恶心，脉虚小。脾肾两亏矣。

沙苑子三钱，淮山药三钱，茯苓三钱，姜半夏钱半，益智钱半，菟丝饼三钱，黄柏钱半，陈皮八分，加莲子肉三钱。（《何鸿舫医案》）

缪遵义医案

○素患精虚遗泄，今春始发潮热，半夜方止。补则扪之而热，后则热及骨髓矣。此系肾虚，复感冬寒，以感轻，故发亦不甚耳。

炒熟地，桂枝，生牡蛎，龙骨，茯神，白芍，煨姜，炙草，淮小麦，南枣肉。

脉右尺举按少力，左关弦，肝火易动，动则主疏泄，精泄不固，有自来矣。右尺主肾中之阳，脉象不鼓，一由真阳不足，一由心火不降。不降则不交，少阴之枢窒矣。从两经论治，方合病机。

制于术，菟丝饼，麦冬，川斛，远志炭，沙蒺藜，杜仲，巴戟肉，黄甘菊，丹皮炭，米仁，莲蕊。（《缪氏医案》）

○谢，阴精易泄少藏，耳为之苦鸣。

熟地，萸肉，山药，杜仲，天冬，杞子，牡蛎，沙苑，茯神，菟丝，鳔鱼胶，桑螵蛸。

○吴，病后不复，精关不固。

熟地，龙骨，茯苓，五味，鳔鱼胶，川斛，牡蛎，菟丝，沙苑，湘莲。

○陈，梦遗连发，阳升又经失血，幸中州无故。壮水摄纳，子母兼顾。

大补阴煎加牡蛎，北沙参，川斛，麦冬，青铅，茯神。

○钱，封藏不固，滑泄频频，肾脉上循喉咙，呛咳失音，良有以也。

生地，川贝，上芪，麦冬，党参，扁豆，茯神，川斛。

○程，血去阴伤，且兼梦遗，虚阳易动。宜介类潜之。

龟甲，熟地，杜仲，川斛，金樱子，牡蛎，山药，湘莲，芡实，猪脊髓。

○王，真阴太亏之体，涉四月阳升之时，病之不愈，固无足怪，然浊转加而精关不固，最为变剧之端，颇属棘手。姑拟人参固本丸为主，望其转机为荷。

人参固本加五味，山药，川斛，黑壳，莲子。

○过，便后带积，左半腹痛，觉气坠而欲大便，知其清阳不升，肝脾同病也明矣。且兼梦遗，胃不思纳，亦由气分太泄，所以精关不固，肾中阳衰，胃阳亦不振矣。议与脾肾同治，宗仲淳意。

于术，炒枯砂糖，谷芽，湘莲，荷叶，生菟丝，白芍，茯苓，陈皮，砂仁。

○薛，症经四载，初因白浊，继而梦遗，后复无梦而泄，关锁追废，肾失封藏，殊可虑也。

熟地，龙骨，益智，杜仲，桑螵蛸，萸肉，牡蛎，川斛，芡实，金樱子。

○华，淋浊梦遗，为肾失封藏，龙火易动。宜壮水潜阳固摄。

熟地，杜仲，茯苓，川斛，菟丝子，湘莲，牡蛎。

○过，肝肾阴亏，封藏失职，脉象微弦，风阳易亢。治从乙癸同源之治。

生地，茯苓，女贞，黄菊，川斛，杜仲，杞子，湘莲。

○朱，脾不能运，肾失封藏，相阳易动，大便燥涩，水固亏而滋腻难投，脾恶湿也。然理脾碍肾，用药颇难，以意为主。

霞天胶，炒于术，茯神，杜仲，建莲，醋香附，淮山药，柏仁，川柏，砂仁，猪脊髓。

又：前方颇安，胀得宽而余沥未已。肝主疏泄，肾失封藏，最难参合。立方颇为不易。

霞天胶，炒于术，杜仲，川斛，黄柏，煨木香，茯神，香附，牡蛎，湘莲，猪脊髓。

○张，肝脾之气不和，少腹攻触作楚，又经梦泄，肾真不固，尤为吃紧处矣。大便稍干，胃气略开，此为体征；脉濡小，尺部微弦。协和肝脾，兼摄下焦。

人参，于术，茯神，木香，砂仁，益智，菟丝，湘莲，白芍，玫瑰露。

○孙，症经数载，或差或剧，中年肾真不固，开合之机废宗舟溪法。

大补阴煎加川斛，茯苓，杜仲，秋石，车前。

○徐，53岁，交节龙相少藏，又经梦泄。脉象濡弦。填阴摄固奚疑。

大补阴煎加茯苓，菟丝，杜仲，五味，牡蛎，湘莲。

○王，21岁，梦遗损阴，又曾失血，下虚上实，腰楚眩晕。乙癸同源主治。

炒熟地，石决明，川斛，女贞，萸肉，沙苑，茯神，旱莲草。

○陆，30岁，下虚则眩，肾失封藏。

六味加石决，杜仲，牡蛎，湘莲。

○华，肾失封藏。

熟地，萸肉，杜仲，湘莲，芡实，金樱子，龙骨，牡蛎，川斛，砂仁。

另服威喜丸。

○陈，37岁，大鼻衄不止，兼之滑泄。此肾失封藏，厥阳上冒，最为重要。

大生地，龟腹甲，牡蛎川斛，芡实，建莲，白芍，茯苓，料豆皮，侧柏叶。

○陈，20岁，封藏不固，阴失其守，阳旷其卫，盗汗渐热，曾经痰血，损怯渐著。

生地，党参，茯神，川斛，玉竹，地骨皮，杜仲，十大功劳叶。

○华，19岁，脐左动气筑筑，盗汗梦遗，皆肝肾下虚使然。

熟地，牡蛎，沙苑，杜仲，川斛，湘莲，紫石英，柏子仁，茯神，砂仁。

○曹，35岁，梦遗久而滑泄腰楚，肾失封藏，理宜固摄。兼之肝胃积饮，发则口甜脘闷，佐以交感丹。

熟地，牡蛎，茯神，菟丝，香附，陈皮，杜仲，湘莲，砂仁。

○朱，34岁，复因嗔怒动肝，相火寄旺，翕然妄动，精泄莫制。经旨乙癸同源，潜阳固摄。

大补阴煎加牡蛎，茯神，菟丝，砂仁，淮药，五味，建莲。

○徐，34岁，症因惊恐而作，惊则伤心，恐则伤肾，心肾失交，故多梦悸动，精关淋沥，脉虚弦涩。治宜摄固。

枯熟地，萸肉，山药，茯苓，五味，菟丝，牡蛎，建莲，杜仲。

另服孔圣枕中丹。

○陈，22岁，固摄精关，复方之制。

丸方：生地，杜仲，牡蛎，淮药，茯苓，菟丝，龙齿，萸肉，沙苑，五味子，桑螵蛸，猪脊髓，建莲，龟甲，鱼胶。（《吴中珍本医籍四种·三余纪效》）

王仲奇医案

○左某案。

关元肾命不固，火难归窟，时或遗泄，眼帘泛绿色，而视则昏？胸坎及脐腹偶或作痛，脉亦细弱少神，皆元阳虚弱之候。治以咸温固命火，命火既固，阴翳潜消矣。

淡苁蓉（漂去鳞），锁阳，菟丝子，全当归，淮牛膝（蒸），潼沙苑，覆盆子，金樱子，巴戟天，上肉桂，沉香（前二味同研末，饭丸吞），兔肝（炙干，研末，冲），砂仁。

二诊：补纳元阳，益精明目。

淡苁蓉（漂去鳞），川杜仲（炒），潼沙苑，菟丝子粉，淮牛膝，酒蒸锁阳，巴戟天，全当归，甘枸杞，乌沉香，金钗斛，兔肝（炙干），龟甲漂（瀑净炙），牡蛎煅，石决明。

上药研为细末，用金樱膏捣为丸，每早空腹淡盐水送下四钱。

三诊：前方尚获安适，率由旧章可也。

淡苁蓉（漂去鳞），川杜仲（炒），潼沙苑，菟丝子粉，鳇鱼鳔胶（蒸，切碎，蛤粉炒珠），石决明（煅），巴戟天，淮牛膝（酒蒸），全当归，杭白芍（酒炒），益智仁，补骨脂（炒），于术（蒸透），甘枸杞，金钗斛，谷精草，兔肝（焙干）。

上药研为末，用金樱膏捣为丸，每早空腹以淡盐水送下二钱。

○徐某案。

初诊：七月七日。未婚媾而遗泄频仍，甚至五日无之，精气大耗，以致头眩耳鸣，寝有盗汗，咳嗽曾经失血，形瘦体酸，脉濡弦数。病机渐入损怯，务宜自爱，但舌苔黄浊厚腻，饮食宜慎，以防沾染时病也。

左牡蛎（煅，先煎）三钱，白蒺藜三钱，淮山药三钱，川石斛二钱，北沙参二钱，百部（蒸）八分，款冬花（灸）一钱，川黄柏（炒）一钱，甘草（炙）一钱，苏芡实三钱，野茯苓三钱。

二诊：七月十一日。数日来精泄较固，又感时邪，兼伤食滞，腹痛便泻，汗出如雨淋漓，脉弦，舌苔黄厚而糙。治以宣化，仍宜谨慎为妙。

藿香八分，佩兰三钱，陈枳壳（炒）钱半，白豆蔻六分，法半夏钱半，橘红衣一钱，猪苓二钱，野茯苓三钱，通草一钱，陈六神曲（炒）三钱。

三诊：七月十三日。腹痛便泻，身热有汗，此属时邪兼滞，但黄糙厚苔较化，病机可冀渐减。日来又有遗泄，然固精之剂未可泛投也。

藿香一钱，佩兰三钱，陈枳壳（炒）钱半，条芩（炒）一钱，猪苓二钱，野茯苓三钱，法半夏钱半，白豆蔻六分，青蒿二钱，通草一钱，陈六神曲（炒）三钱。

四诊：七月廿三日。时邪兼滞已清，然未婚媾而遗泄，精滑体虚，头眩耳鸣，寝则盗汗，脉弦数。心肝肾兼治。

白龙骨（煅，先煎）三钱，左牡蛎（煅，先煎）三钱，桑螵蛸（炒）二钱，菟丝饼三钱，潼沙苑三钱，苏芡实三钱，金樱子三钱，川黄柏（炒）一钱，茯苓三钱，莲须八分，首乌藤三钱。

五诊：八月朔。精泄较稀，寝汗亦戢，惟髓虚难复，骨酸乏力，仍从原意治。

白龙骨（煅，先煎）三钱，左牡蛎（煅，先煎）三钱，桑螵蛸（炒）三钱，川杜仲（炒）三钱，潼沙苑三钱，骨碎补二钱，菟丝饼三钱，首乌藤三钱，苏芡实二钱，金樱子三钱，续断（炒）二钱，川黄柏（炒）一钱。

〇戴某案。

初诊：二月廿五日。肾主精髓，其华在发，其充在骨。遗精滑泄，头眩肢清，腹疼体酸，发毛堕落，不但肾亏也已。脉弦涩。姑从两少阴论治。

龟甲（炙，先煎）八钱，石决明（煅，先煎）四钱，潼沙苑三钱，续断（炒）三钱，茯神三钱，金钗斛二钱，旱莲草三钱，冬青子三钱，桑椹子三钱，野料豆三钱，紫地丁三钱。

二诊：三月二日。肾者主蛰，封藏之本，精之处也，其华在发，其充在骨，遗精滑泄，发堕，头眩肢清，左睾丸偏肿，脉濡弦。守原意以治。

龟甲（炙，先煎）八钱，石决明（煅，先煎）四钱，潼沙苑三钱，金钗斛三钱，南烛子二钱，野料豆三钱，冬青子二钱，桑椹子三钱，续断（炒）二钱，柏子仁（杵）三钱，紫地丁三钱，甘菊花钱半。

三诊：三月八日。左睾丸偏肿见消，发堕亦定，惟左腿髀仍觉酸痛，间有遗泄，头微眩，脉弦滑。守原意为之。

龟甲（炙，先煎）八钱，石决明（煅，先煎）四钱，续断（炒）三钱，潼沙苑三钱，茯神三钱，金钗斛二钱，野料豆三钱，冬青子三钱，海桐皮三钱，石楠叶二钱，首乌藤四钱，柏子仁（杵）三钱，十大功劳二钱。

四诊：三月十五日。左睾丸偏肿见消，发堕亦定，便溺较利，惟会阴之间尚酸痛欠适，势力一挺则胀，左腿髀作酸，头眩，脉濡弦。仍以原意为之。

龟甲（炙，先煎）八钱，石决明（煅，先煎）四钱，血余炭（包）六分，川黄柏（炒）钱半，卷柏（炒）钱半，丹参二钱，潼沙苑三钱，金钗斛二钱，首乌藤四钱，茯神三钱，柏子仁（杵）三钱，石楠叶二钱。

五诊：三月廿日。左睾丸偏肿既消，发堕亦定，会阴之间已较爽适，惟日前又有遗泄，背脊腰尻疼痛，脉弦涩。仍以强肾益髓可也。

龟甲（炙，先煎）八钱，石决明（煅，先煎）四钱，血余炭（包）六分，川黄柏（炒）钱半，鹿衔草三钱，白蒺藜三钱，川萆薢三钱，川杜仲（炒）三钱，续断（炒）二钱，石楠叶二钱，茯神三钱，十大功劳二钱，金钗斛三钱。

六诊：三月廿六日。左睾丸偏肿既消，发堕亦定，会阴之间已较爽适，惟精泄之后，肾亏髓减，背膂腰尻疼痛，头眩，脉濡弦。仍以强肾封髓可也。

龟甲（炙，先煎）八钱，大熟地（炒炭）六钱，血余炭（包）六分，炒川黄柏钱半，潼沙苑三钱，菟丝饼三钱，苏芡实三钱，金樱子三钱，茯神三钱，十大功劳三钱，炒川杜仲三钱，炒续断二钱。（《王仲奇医案》）

陈修园医案

〇病由忧郁而起，肝火亢盛。始则小便浑浊，渐至遗精，经年未痊。现春木司令，其势益张，是以少腹气逆上攻，心烦脘闷，口苦色苍脉弦，皆木火亢烈之明征。虚火妄动，坎离不交，阴精乃暗走外泄矣。宜制木壮水，冀可平复，方列后：

生地黄三钱，川连八分（炒），赤茯苓二钱，肥知母一钱五分，炒黄柏一钱五分，黑山栀二钱，沙参二钱，延胡索一钱，龟甲二钱，川楝子一钱，芡实二钱。

上药水同煎服。另吞当归龙荟丸一钱，开水送服。

诊得右脉三部俱见弦滑，左尺细，寸关微弱，舌苔白色，以脉合症，是肾阴下亏，湿热内淫，相火挟而上蒙清窍。是以头眩耳鸣，下则遗精，肛门作痒出水，法宜滋养肾阴，调和胃土，并分利膀胱以化湿热而清相火，冀可有效。

大生地四钱（炒），淮山药三钱，赤茯苓三钱，粉丹皮二钱，麦门冬二钱，川萆薢二钱，龟甲三钱，制半夏二钱，黄柏一钱五分，知母一钱五分，左牡蛎三钱，泽泻二钱。

色白脉小，频患梦遗。阴精久已失守，入春阳动不藏，诸气皆升。头面常热，心悸汗出跗肿，动即气促，夜寐不安，五志烦扰。乃肾气摄纳无权，阳不潜伏。宜取厚味以填阴，重质以镇神，并甘以缓之，酸以收之，久持冀可有效。

熟地黄三钱，清龙骨二钱，淮山药二钱，白茯神二钱，人参一钱五分，枸杞子一钱五分（炒），炒牛膝一钱，五味子七分。

诊得左尺脉浮不和，肾气虚损可知，关部独大弦数，舌苔黄燥，肝经湿热，郁火又盛。火动必摇其精，故时有梦遗之患。肾主收藏，虚则宜补；肝主疏泄，实则宜泻。斯为一定成法。

人参二钱，天门冬二钱，黄柏二钱，炙甘草七分，大生地三钱，缩砂仁八分，黑山栀二钱，柴胡一钱，龙胆草一钱五分。

水同煎服。（《雅堂医案》）

孔云湄医案

○潘开瑞次子，年甫十七，久病虚弱，将成怯症，父兄不以为意，适予在夏阳，病人自来求诊。诊毕，为立案曰：六脉细数，阴阳俱属不足，左三部更细于右，血分之亏较气分为尤甚。少年何以得此？此岂少年所宜有之脉哉？然此脉已见，不容不借资于药饵。先天不足，补以后天，此亦人事所宜尔。而补养之中亦有数戒，犯之则适以增病，此又不可不知也。一戒参、术太早。夫补气之品莫粹于参、术，然必阴能配阳，方可借之以滋气。此病真阴已亏，方恐发热，骤投参、术，是助阳而使之亢也。阳能骤长，阴则岂能顿生？朱丹溪曰：气有余便是热。此其不可犯者一也。一戒归、地太重。夫补血之药，莫善于归、地，然必气能载血，方可借之以滋阴。此病脾阳不宜，方恐作胀，过用归、地，是阻气而使之滞也。气不能运，血又岂能自滋？张景岳曰：气不足便是寒。此其不可犯者二也。且以少年见遗精之症，封蛰之本不固，此非真元失养，必系邪火炽盛，则培补之中，滋肾阴先虑其助相火。平时有阴缩之疾，宗筋之润不周，此非暴寒内乘，必系热灼筋短，则调治之法，补脾阳尤患其燥肝阴。兼之小便前曾癃闭，近复见血，足少阴、太阳两经固属亏少真阴，实亦伏有邪阳。经所谓胞移热于膀胱，则癃闭溺血者，此也。此其症为尤甚，若不驱途，久必为累。若肆行清凉，势必伤其脏脏，元阳不运，少腹之疼立现，小便之闭难通矣。此其不可犯者三也、四也、五也。具此五戒，何施而可？惟于补之一法中分为六法：始用清补，中用侧补，末用平补、温补，此前后之三法也；上焦主以清，中焦主以和，下焦兼主以清和，此药中之三法也。神明于法之中，变而通之。阴阳不足，听之先天，奠鳌立极，归之人事，乌有少年男子气血方长不日健而日壮者？虽然，此病必有所由起，其渐积至此之故，惟局中人自知之，惩其前而毖于后，乃可与语药饵之功矣。夫病未形而其端已兆，知而不言是谓不仁，言之未免骇听，然已如此，犹幸咳嗽未作，泄泻未见，肌肉亦未甚损，及早图之，犹可挽回。请更质之高明，试问予言，其果谬焉？否耶？

○赵氏之戚王氏亦以其子来就诊，年十六七，与赵氏之子相若也，而瘦弱甚于赵。大热大渴，滑精溏泄，亦阴虚症也。诊其脉，甚数而滑，右关尤甚，予谓王曰：汝子病甚剧，必养阴必清热，须药甚多，汝家贫，不能办也，吾以伤寒法治之。第先清其热，热退阴亦易生，效捷而药少矣。亲友笑曰：此又奇闻。几见有弱症作伤寒治者乎。予曰：借用一法，未尝不可，此有至理，诸君固未察也。夫阴虚至于泄泻，不治之症也，而此子之泻，由于饮多，饮多由于大渴，大渴由于胃热而火盛。夫胃家之火，阳火也，阳火炽昌，渴泻方亟，而骤投以养阴之药，药随泻下，为功几何？吾以清热之药治之，下咽之后，未尝不泻，然药下而热亦随之俱下矣。第恐苦寒伤胃，势不宜频，故借伤寒之白虎汤，重用以清胃家之热，即佐伤寒之猪苓汤，分利小便，护持肾阴，此于清热之中，已具养阴之义。渴泻得解之后，滑精一症，未必不因此而少止，可谓一举而两得也。且此子脉来虽数，而按之滑盛，尚未知今日之热果阴虚也，亦第阳火盛耶？俟渴泻，止后，再为诊视，若果阴虚，用补犹未晚也。书方与之。服三剂，褐泻俱止，热亦大减。惟滑精一症，以其父伴宿，时时呼之，未及作，未，知其真止否也。再诊，其脉数减，而滑盛俱退，沉部亦弱矣。曰：此子果系阴虚，非补不可。疏方用芍药地黄汤，加苡仁、芡实，又服四剂，热减十七八，精神亦健。其父吝于资，不复与市药矣。曰：赵病七剂而愈，今亦七剂矣，病已退，久必自愈，无以药为也。其子遂不复健，逾岁，予见之，面犹黄色。问其故，滑精之症犹在也。而赵氏子则竟愈，今黝然肥丈夫矣。（《孔氏医案》）

曹仁伯医案

○肾者主蛰，封藏之本，精之处也。精之所以，能安其处者，全在肾气充足，封藏乃不失其职，虚者反是，增出胫酸、体倦、口苦、耳鸣、便坚等证，亦势所必然，然左尺之脉，浮而不静，固由肾气下虚，而关部独弦、独大、独数，舌苔黄燥，厥阴肝脏又有湿热，助其相火，火动乎中，必摇其精，所谓肝主疏泄也。虚则补之，未始不美，而实则泻之，亦此证最要之义。

天冬，生地，党参，黄柏，炙草，砂仁，龙胆草，山栀，柴胡。

诒按：此三才封髓丹，加胆、栀、柴胡，方与案若合符节。

再诊：大便畅行，口中干苦亦愈，左关之脉大者亦小，惟弦数仍然，尺亦未静，可以前方增损。

三才封髓丹加茯神，龙胆草，柏子仁。

三诊：久积之湿热，下从大便而泄，然久病之体，脾肾元气内亏，又不宜再泻，当以守中法。

异功散加白芍，荷叶，蒂秝米。

四诊：大便已和，脉形弦数，数为有火，弦主乎肝，肝经既有伏火，不但顺乘阳明，而且容易摇精，精虽四日未动，究须小心。

三才封髓丹加陈皮，白芍。

另猪肚丸苦参、白术、牡蛎，猪肚。

原注：此证拈定左关独大、独弦、独数，所以重用胆草、黑栀，直折其肝家郁火，俾湿热之邪从大便而出。

金本制木，今木火太旺，反侮肺金，肺金尚受其克，则其吸取肾水、疏泄肾精，更属易易，此梦泄咳嗽之所由来也。

三才封髓丹加白芍，龙胆草。

再诊：接来札，知所言梦遗者，有梦而遗者也，比之无梦者，大有分别，无梦为虚，有梦为实，就左脉弦数而论，弦主肝，数主热，热伏肝家，动而不静，势必摇精，盖肾之封藏不固，由肝之疏泄太过耳。

三才封髓丹加牡蛎，龙胆草，青盐。

三诊：迭进封髓秘元，而仍不主蛰，细诊脉息，左关独见沉弦且数，肝经之疏泄显然。

萆薢分清饮（菖、薢、草、乌药、益智、青盐）去菖，合三才封髓丹加龙胆草。

四诊：病已大减，仍守前法。

前方加白芍。

原注：病得萆薢、瞿麦而大减，是湿重于火也。

诒按：首案遗泄咳嗽并提，方凡四易，而未曾有一味顾及咳嗽，想以肝火为本，治其本而标病可置之耳。

梦中遗泄，久而无梦亦遗，加以溺后漏精，近日无精，而小水之淋漓而下者，亦如漏精之状，始而气虚不能摄精，继而精虚不能化气。

三才封髓丹加蛤粉，芡实，金樱子。

诒按：此肾中精气两损之证，再合肾气聚精等法，较似精密。

曾经失血，现在遗精，精血暗伤，当脐之动气攻筑，漫无愈期，肢体从此脱力，语言从此轻微，饮食从此减少，无怪乎脉息芤而无神也，病情如此，虚已甚矣，而舌苔腻浊，中宫又有湿邪，治须兼理。

杞子，熟地，芡实，楂炭，石莲子，当归，茯苓，金樱子，莲须。

另清暑益气汤去术、泻、草。

原注：此九龙丹也，吴鹤皋云主治精浊。

再诊：前方小效，小变其制。

九龙丹加于术、半夏、茯苓、陈皮、五倍子，煎送威喜丸。

诒按：阴虚而挟湿邪，最难用药，须看其两一案，气虚挟湿热，故合清暑益气。后一案，心火挟湿热，故合补心猪肚。

气虚不能摄精，精虚不能化气，所进饮食，徒增痰湿。

六君子汤加菟丝饼，炮姜炭，韭菜子。

原注：纯从脾脏气虚立案。诒按：案语简洁老当，方亦周到。（《柳选四家医案·评选继志堂医案》）

○章江阴，肾者主蛰，封藏之本，精之处也。精者所以能处于肾者，全在肾气本足，封藏自不失其所职，如虚则反是，增出胫痠体倦，口苦耳鸣，便坚等症，势所必然。然左尺之脉，浮而不静，固昭肾气下虚。而关部独大、独弦、独数，舌苔黄燥，厥阴肝部又有湿热之邪，助其内火。火动乎中，必摇其精，所谓肝主疏泄是也。虚则补之，未始不合，实则泻之，更为要着。

三才封髓丹加龙胆草，黑栀，柴胡。

又：久积之湿热从大便而泄，且兼秽浊之气，从上而出，未始不可。

然久病之体，脾胃元气内亏，又不宜再下，当从守中法。

异功散加白芍，荷蒂，粳米。

又：大便畅行，干苦亦愈，左关之脉大者已小，弦数仍然，尺亦未静，可以前方加减。

三才封髓丹加茯神，胆草，柏子仁。

又：大便已和，脉形弦数，数为有火，弦主乎肝，肝经既属有火，不但顺乘中土，而且容易摇精，精虽四日未动，究须小心。

三才封髓丹加陈皮，白芍。另猪肚丸。

〇彭江阴，肉虽为墙，筋不为刚，良由无梦而遗，肾虚不能摄精，失其作强之司耳。

三才封髓合水陆二仙，加龙骨、牡蛎、五味。

〇马王庄，精浊日久，尚未了了，又梦遗见血，显系精血内亏，俱被湿热所伤，所以左脉细小，右脉弦数。

三才封髓丹，另猪肚丸。

〇施芦店，梦遗日久，腰部作酸，是肾虚也。脉形濡小，左寸过大，舌苔白腻，湿热伤精而动者有之；心火太旺，不能下交于肾，肾气下泄者亦有之。此两端为要，不独填精补髓而已。

熟地，归身，杜仲，炙甘草，于术，茯神，枣仁，半夏，陈皮，党参。

〇彭溧阳，肝主疏泄，肾主封藏，疏泄太过，封藏失职，梦遗时作，小便余沥，甚至腰背俱痛，足膝无力，苔白舌紫，脉形细小，左关独大独弦。久而久之，寒热温凉之品，备尝不愈，想是药之难得其宜也。

九龙丹去萸肉，加炒楂、龙胆草。

又：肝肾两经都被湿热所伤，以致精房不固，所以左关脉息独大独弦，余则皆形细小也。

九龙丹加胆草，牡蛎。另猪肚丸、威喜丸。

〇叶上海，肾者主蛰，封藏之本，欲本之固，势必大补肾阴。

九龙丹去莲肉须，加党参、固本丸。

〇陆常熟，肝主疏泄，肾主封藏。封藏之失职，都从疏泄而来。

三才封髓丹，另猪肚丸、威喜丸。

〇徐太仓，肾者主蛰，封藏之本，精之处也。精乃无梦而遗肾失封藏之本，未有不用蛰方。蛰者，蛰其精也，然精之所遗，已有三年之久，阴分暗虚，虚者热从内起，蒸之于卫，则肌肤灼热；郁之于营，则手足心热。现在手足之心独热，口干多饮，脉来细数，甚至气不宣通，背脊疼，少腹不和，肢体无力，病势有加无已，窃恐夏至之一阴不生，而有多将熇熇，不可救药之叹。拟四物二连合清骨饮法，先化其热，后继之以补阴封髓，循循有序，则庶几焉。

四物，二连，清骨饮去青蒿，加韭子、藕汁。

又：进前方，背脊之瘦痛，随即向愈，而内热之蒸蒸，尚与前日相同，此如不罢，势必津液重伤，早以甘露法参入用之，未始非防微杜渐之一术也。

四物去芎，加二连，淡芩，骨皮，川斛，大生地，麦冬，天冬，枇杷露，藕汁。

〇马胥门，无梦而遗，劳则为甚，且兼形寒膝酸。此脾胃两亏，封藏不固于内，卫阳失护于外也。

补中益气合封髓加制首乌，牡蛎。

又师转，形之寒，膝之酸，与卫阳之法而愈，即无梦而遗，亦未再作，未始无固精之功也。然肾为先天之本，三阴之蒂，肾气足则精处其室，而关门自固，肾气虚则封藏失职，而无梦自遗。当以九龙法继之于后。

九龙丹。

〇朱横泾，肾主二便，开窍于二阴，大便一用其力，精先外泄，是肾虚也。

河车大造丸。

〇吴四摆渡，遗精有三，每以瓶中贮水者为譬。

此间脉息，不浮不沉，左关一部独见大弦，既非水满之覆，又非瓶破之漏，是肝经火旺，摇动其精，有如瓶中水，外被物所激而出也。

加味黑归脾去远志，加龙胆草。

丸方：三才封髓加味，黑归脾加牡蛎。（《吴中珍本医籍四种·曹仁伯医案》）

张汝伟医案

〇遗泄多年，腰酸目花，失眠善忘，心跳气息，胸痞背痛，无一不全，而固阴壮水，益肾宁心，止涩填补，柔肝泄相之药，无一不服，而遗终不止，且加甚焉，甚至每夜一遗，或一夜数遗，恐怕万分。诊脉右关濡数，左尺微弦，苔布白而中心略剥，号属肝旺肾亏，实由心脾不交，宜用归脾丸合天王补心丹意，以补心脾治之。

生绵芪，炙淮药，北沙参，山萸肉，云茯苓，炒枣仁，湘莲肉，煎芡实各三钱，远志肉（炙），天麦冬各钱半，炙甘草一钱，北五味六分。

二诊：据述上方，连服六剂，心跳已平，气急亦减，余症均较为轻微，遗精延长至五天未遗，自有此病，服药以来，未有如此方之奇效，今再从原意，复人固精益肾，以通奇经之法。

生熟地、北沙参、绵黄芪、菟丝子、茯苓神、炒枣仁、淮山药、桑螵蛸、京玄参各三钱，白莲须、淡天冬各钱半，左牡蛎一两（先煎）。

本证始末：此人是吴淞铁路工程处铜匠，因“一·二八”之役，惊恐伤心，心虚则脾亦伤，子病及母，以致君火失明，相火失位，而精关遂滑，所以徒然泄火止涩，固精补肾无效也。服镇心和脾之剂，母子相得，故第一方仅服六剂，即能见效，第二方服二十余剂，每剂服二日，调治二月，二年宿恙，竟告痊蠲，冬令来书膏方，而容肥硕，判若两人矣。

方义说明：上列用药意义，在原案及本证始末条，已见一斑，不过遗精之症，是青年普遍病，寻常稍有遗精，亦不是重大症，寻常方案，亦不采集。今选此方，一以示遗精为非病者固不妥，二以示治病之宜活泼泼地，贵乎随机应变耳。（《临症一得》）

任贤斗医案

○梦遗，四五夜一次。或六七夜一次，服养气收涩之药而遗反甚，一夜一次，或一夜两次，色淡神疲，脉略洪大。其色淡神疲似属气虚，故宜养大，第脉之洪大必内有伏火，火乱神室，致妄梦遗精，是神疲色淡者，因精之去，精去因于妄梦，妄梦因于火乱神室也。前服养气涩精，皆是助火之物，致梦愈动而精无夜宁。与二阴煎，一剂即减，五剂全安。第梦遗愈后，精神仍疲，此因精去之多而然，乃与小营煎，二十余剂而始健。

二阴煎：生地，麦冬，枣仁，玄参，黄连，茯苓，木通，甘草，灯心。

小营煎：熟地，当归，枸杞，白芍，淮山，甘草。

或问曰：精去过多何不用左归饮以补精？曰：精因火动之病，补精切防助火，若左归饮内有枣皮敛火，梦必复作，小营煎补精，无敛火之物，又有白芍养阴泻火，其功实妙于左归饮。瞻山医案》）

程杏轩医案

○萃翁公郎，禀质向亏，诵读烦劳，心神伤耗。初病浮火上升，继则阳强不密，精时自下。诊脉虚细无力，方定六味地黄汤。除茯苓泽泻，咖麦冬五味远志枣仁牡蛎芡实，期以功成。百日服药数剂未应，更医病状依然，复召诊视。予曰：此水火失济象也，岂能速效。仍用前方再加龙骨蒺藜桑螵蛸莲蕊须，合乎滑者涩之之意。守服两旬，虚阳渐敛，精下日减。但病久形羸食少，究由脾胃有亏。经云：肾者主水，受五脏六腑之精而藏之，是精藏于肾，非生于肾也。譬诸钱粮，虽贮库中，然非库中自出。须补脾胃化源，欲于前方内参入脾药，嫌其杂而不专，乃从脾肾分治之法，早用参苓白术散，晚间仍进前药。服之益效，续拟丸方，调养而瘳。（《中国医学大成·程杏轩医案》）

陈廷儒医案

○肾阴虚则精不藏，肝阳强则气易泄，故遗精惟肾肝为多。然亦有不在肝肾，而在心肺脾胃之不足者，又未可执一论，庚寅冬，余至济南，有黄姓某，五十余岁，精关不固，先遗后滑，病经一年，神疲气弱，萎顿不堪，频服六味丸不效，来延余诊。脉象两尺细数，寸关虚大，知是阳气下陷，不能摄精，以补中益气汤加麦冬、五味，固摄则愈。乙未，余寓上海，宁波沈某二十余岁，形瘦色赤，咳嗽吐红，黎明梦遗，患已两年，医药不应，问治于余。余诊之，六脉滑数，左尺尤盛，知是阴虚有火，用六味丸去山萸，加玄参、黄柏、车前。十剂，火平；又十剂，阴复。仍前法进以参芪，调养而愈。此二症也，前系脾阳虚，后系肝阴虚，皆不足症也。然一阴一阳，判若霄壤，如当升补而反滋阴，元气愈陷；如当滋清而反补涩，相火愈强，不辨所因，谬然施治，病必加剧，又况郁滞积热与一切痰火为病，每致不梦而遗，尤非聚精、固精等丸，所能奏效乎？总恃临诊者，有辨虚实，审阴阳之权耳。（《珍本医书集成·诊余举隅录》）

沈璠医案

○年二十二岁，新婚之后，乃祖督课颇严，馆于别业，经年不入帏房，肝火抑郁而不舒，扰其精房而成梦遗，马元仪以补肾涩精之药治之，甚至厥逆不醒，谓其为虚欲脱，竟以参、芪、鹿茸、河车等药补之，日甚一日，肌肉消瘦，卧床不起，已经一载，于尽延余诊视，时八月下旬，见其饮食少进，嗳气而大便燥结，五六日一解，语言默默，小便黄赤。诊其脉息，沉细带数，察其形，唇口、面色皆红，肌肉虽瘦，润泽而不枯，夜间坐而不卧，无倦怠之意，日间只食薄粥二盏，按其胸腹，板硬不和软。此因补药太过，壅塞肠胃，气道不行，不能宣通，正所谓大羸有实也。因投以二陈加莱菔子、山栀、枳壳、香附、厚朴，冲玄明粉服之。三剂后，大便去结粪三五块，胸次稍宽，语言稍出，又进滚痰丸三钱，又去结粪五六块，再服前煎方五六帖，大便去黏腻而黑色者不计，间与滚痰丸及清火理气之药，如得通泰，自是可进稀粥六七碗，然亦不觉大饥。又以保和丸加黄连，早、晚服之。两月后可进干饭。余往还两月，而门人蔡沧文居其家，常为调理，至冬至后，步履如常，居宿于内，新春到舍奉谢，酬以千金，此康熙四十八年之事，其人号严天，至今无恙。今元仪谓是渠调治而安，欺妄无耻，即此一案，可知其无不说谎，无一可信，而犹谬自著述，附会于他人之书尾，真鬼蜮也。雍正八年，海上沈璠，时年七十有八。（《沈氏医案》）

何澹安医案

○相火旺而兼湿热下注，以致阳举精泄，六脉弦滑。以滋清佐苦泄法。

鲜生地，莲须，赤苓，丹皮，米仁，川柏，龟甲，萆薢，泽泻，甘草。

精关不固，腰脊痠痛，六脉细软无力。宜涩精温补。

炒熟地，淮山药，川断，北五味，湘莲肉，制于术，金樱子，杜仲，白茯苓。

丸方去金樱，加党参、狗脊、线鱼胶、砂仁。

厥阴气郁，膈胀目昏，君火内迫，阴精属泄，脉不柔软，当用交心肾苦泄法兼心悸过度，作肝火看，由用心服过补药不效。

川黄连，黑山栀，泽泻，莲须，柏子霜，法半夏，赤苓，郁金，橘叶。

坎离不交，惊恐自汗，近兼精滑。精气神俱亏，脉空无力。须重剂频补足痿艰行

炙芪三钱，五味四分（炙），茯神二钱，煅牡蛎五钱，川柏一钱，贡干一两，熟地八钱，麦冬三钱，枣仁三钱，淮山药三钱，湘莲七粒。

失血兼精滑，肝肾虚损，筋拘而坐卧不宁，六脉细软无力，属下虚而血不养肝。并泄自汗，此大虚候也，须重剂培补。

炙芪二钱，北五味子四分，茯神二钱，金狗脊一钱五分，甘杞子二钱，熟地五钱，麦冬肉二钱，枣仁三钱，煅龙齿二钱，川郁金一钱。

心肾不交，多梦遗泄，素有便血。宜黑归脾调理。

制于术，茯神，金樱子，麦冬肉，泽泻，炒生地，枣仁，莲须，北五味。

丸方：西党参，熟地，茯神，金樱子，麦冬，龟甲心，制于术，湘莲，枣仁，五味肉，牡蛎，川柏，蜜丸。

咳血复萌。近兼遗泄，幸不脉数气喘，想见阴分不致大亏，乃阴络伤也，先理后补。

北沙参，陈阿胶，丹参，莲须，花粉，麦冬肉，川百合，茜草，茯神。

丸方：西党，麦冬，茯神，白线胶，龟甲，北沙参，熟地，五味，枣仁，煅牡蛎，湘莲，丹皮，藕汁泛丸。

阴分不足，又兼湿火上冲，脑顶下陷，遗泄，督脉痿痛，清上纳下治。

熟地，龟甲，莲须，石决明，首乌，川柏，茯苓，冬桑叶。（《中国医学大成·何澹安医案》）

邵兰荪医案

○上灶眉，屡有遗滑，脉弦细，气滞，腹中不和，呛咳，舌微灰，宜清肺胃为主。

北沙参三钱，光杏仁三钱，生牡蛎四钱，预知子三钱（即八月札），怀山药四钱，川贝二钱（不杵），茯神四钱，绿萼梅钱半，石莲子三钱（杵），砂壳钱半，谷芽四钱。

清煎五帖。

介按：肾阴久亏，阳升无制，冲肺则呛，精滑则遗。治法于摄固之中，参以补脾养胃而清肺，乃是上损从阳，下损从阴之义。

○某，咳嗽较减，脉虚细，心肾并亏，湿未净，屡次滑精。宜清养肝肾，佐清肺渗湿，四月十八日。

钗斛三钱，桑寄生三钱，甜杏仁三钱，冬瓜子三钱，生牡蛎四钱，怀药三钱，川贝钱半，豨莶草三钱，炒杜仲三钱，生米仁四钱，丝瓜络三钱。

清煎四帖。

介按：邹滋九曰：遗精一症，前贤各有明辨，其义各载本门，兹不复赘。大抵此症变幻虽多，不越乎有梦、无梦、湿热三者之范围而已。古人以有梦为心病，无梦为肾病，湿热为小肠膀胱病。夫精之藏制虽在肾，而精之主宰则在心，其精血下注，湿热混摇遗滑者，责在小肠膀胱。

今此案病在心肾，阴虚不摄，而兼湿热留着，若阳升无制，乘肺则咳，肾精不固，下注则遗。如用固摄，决难应病。清肺渗湿，兼以养心补肾，庶克有济。

○安昌高，痰红已除，脉形小数，溺白，精关不固，溺后有淫。宜固补心肾为妥。七月十八日。

东洋参一钱，桑螵蛸三钱，远志肉八分，莲须一钱，怀药三钱，抱木茯神四钱，生牡蛎四钱，新会皮钱半，生地四钱，炒驴胶钱半，炒杜仲三钱。

清煎五帖。

介按：汪昂曰；心君火也，君火一动，相火随之。相火寄于肝胆，肾之阴虚则精不藏，肾之阳强则气不固。今此案是肝阳上冒，故致痰中兼红，肾虚不摄，则溺后有淫，治以固摄助纳，又佐安神宁气，气固则精自守矣。

○渔庄沈湘记，阴火已敛，脉虚细，心肾不交则精滑，舌白稍润，宜补心丹加减。五月十九日。

丹参三钱，生地三钱，金樱子三钱，生牡蛎四钱，茯神四钱，远志肉八分，怀药三钱，柏子仁三钱，西洋参一钱，炒枣仁三钱，新会皮钱半。

清煎四帖。

又：精滑未除，脉细劲，舌微白，大便难，有血。宜补益润肠。五月廿八日。

太子参一钱，龟甲四钱，麻子仁三钱，新会皮钱半，茯神四钱，丹皮三钱，金樱子三钱，生牡蛎四钱，生地三钱，远志肉八分，稽豆衣三钱。

清煎四帖。

介按：经云：神气舍心，精神毕具。又曰：心者生之本，神之舍也。今以肾液未能上承于心，而心不藏神，心神一动，肾精遗泄，故治以补心丹加减，藉滋肾液而安心神。但其阴液已虚，未能腴润于大肠，肠中宿垢，因致秘结不通。传导之官，失其常度，故次方于滋阴潜阳之中，参用麻仁、生地以润肠通便，俾得肾液渐充，则便自通畅，而精固神安。（《中国医学大成·邵兰荪医案》）

费伯雄医案

○阴虚阳旺，精宫不固。宜育阴制阳。

花龙骨（煅）二钱，左牡蛎（煅）四钱，茯苓二钱，淮山药三钱，潼沙苑三钱，丹皮二钱，剪芡实三钱，女贞二钱，陈皮一钱，生地三钱，莲子（去心）十粒，鱼鳔五钱，金樱子膏五钱。

肾水久亏，肝阳入客下焦，鼓其精房，以致精宫不固，时有梦遗。姑拟壮水柔肝，兼以摄纳。

天麦冬各二钱，南沙参四钱，茯苓二钱，淮山药三钱，牡蛎四钱，花龙骨三钱，煎芡实三钱，女贞子二钱，杜仲三钱，潼白蒺藜各三钱，川断三钱，丹皮二钱，莲子十粒，广皮白一钱。

无梦而遗，心肾亏也。宜交通心肾。

莲子，杜仲，川断，茯神，山药，生地，女贞，牡蛎，龙骨，芡实，广皮。

外用方如下。

固精丹：五倍子炙研末，以掺膏药中，贴肚脐上，二、三日一换，久之即愈。

肾开窍于二阴，肾水久亏，精关不固，不时遗精，小溲频数，木失水涵，肝阳上升，脾土受制，积湿化热，脐中流水，口燥痰多。再以滋肾柔肝，健脾化湿。

潼沙苑三钱，生石决四钱，牡丹皮二钱，冬青子二钱，云苓二钱，淮山药三钱，黑料豆三钱，西洋参一钱半，象贝三钱，瓜蒌仁三钱，新会皮一钱，莲子十粒，川石斛三钱，五加皮三钱，玫瑰花三朵，桑枝一尺。

外用灶心土研末，加冰片少许掺之。（《费伯雄医案》）

程茂先医案

○年二十五岁，修长而白皙，常有梦遗之患。今年五月终旬，盖因酒多，又兼劳碌，小便赤涩，隐隐作疼，似淋而非淋也。医以为淋浊，竟用通利之剂，一剂而精遗，再剂而精滑矣。且连日叠用枝、苓、滑石、槟榔、乌药，无剂无之，盖未知其何所取用。乃一日梦遗之后，复以寒凉杂进，以致小腹胀疼，大小便皆为阻滞，胀痛殊急，不能反侧。予脉之，曰：“此中气大虚，清气下陷，皆苦寒降下之所致也。而槟榔坠气为害更多。”予乃用补中益气汤，升提其气，而旅自宽，加肉桂以散其寒，而痛自止，服之果然奏效，数剂而痊。但此症若非早用温补，则为寒凉所误，变症蜂起，而延甫或亦未知其病之轻重也。（《程茂先医案》）

其他医案

○人有用心过度，心动不宁，以致梦遗者，其症口渴舌干，面红颧赤，眼闭即遗，一夜有遗数次者，疲倦困顿，人以为肾虚之过也，谁知是心虚之故乎！夫心喜宁静，不喜过劳，过劳则心动，心动则火起而上炎，火上炎则水火相隔，心之气不能下交于肾，肾之关门大开矣。盖肾之气必得心气相通，而始能藏精而不泄，今心不能摄肾，则精焉得而不走乎！虽然心未尝不恶肾之不藏也，无如心欲摄肾而力不能也。然则治法，何必治肾，补心中之虚，而梦遗自止矣。方用静心汤。

人参三钱，白术五钱，茯神五钱，炒枣仁，山药各一两，芡实一两，甘草五分，当归三钱，北五味十粒，麦冬五钱。

水煎服。二剂遗止，十剂永不再遗也。

此方大补心气之虚，全不去泻心之火。盖火之动，由于心之过劳，是火乃虚火，非心之实火也。实火可泄，虚火宜补，世人以实火泄之，此梦遗之所以不能止也。

此症用断遗神丹亦效。

人参一两，山药五钱，芡实五钱，麦冬五钱，北五味一钱。水煎服。

人有朝朝纵欲，渔色不厌，遂至梦遗不能止，其症腰足痿弱，骨内酸疼，夜热自汗，终宵不干，人以为肾火之作祟也，谁知是肾水涸竭乎！夫肾中水火，两得其平，久战尚不肯泄，梦中之遗，实水火之不得平耳。火衰而水旺者亦能遗，火盛而水衰者亦能遗也。二者相较，火衰而遗者轻，火盛而遗者重。轻者略补火而即痊，重者非大补水而不能愈，盖火易接续，而水难滋益也。治法，不必泻火，补肾水以制火可耳。方用旺水汤。

熟地一两，沙参五钱，北五味一钱，山药一两，芡实一两，茯苓五钱，地骨皮三钱。

水煎服。连服四剂，不遗矣。

此方纯是补精，绝不入涩精之药，以梦遗愈涩而愈遗也。补其精则水足以制火之动，火不动，精能自止，何必涩之。今不特不涩，且用通利之药者，以梦遗之人，精窍大开，由于尿窍之闭也。火闭其尿窍，则水走其精窍矣，通其尿窍，正所以闭其精窍也。倘用涩药，精窍未必开，而尿窍反闭矣，何日是止精之时哉！

此症用熟地添精丹亦佳。

熟地三两，麦冬、山药、芡实各一两，北五味一钱。水煎服。

人有怒气伤肝，忽然梦遗，久而不止，凡增烦恼，泄精更多，其症两胁多闷，火易上升于头目，饮食倦怠，发躁发胀，人以为肝气之动也，谁知是肝血之燥乎！夫肝中有火，得血则藏，何无血则不能藏也？盖肝中之火，木中之火也。木缺水则木干，肝少血则肝燥，肝燥之极，肝中之火不能自养，乃越出于外，往来心肾之间，游魂无定而作梦。其梦每多淫梦者，因肝气之虚也。治法，补肝血而少泻其火，则火不旺而魂自归，何梦而再至于遗也。

方用润木安魂汤。

当归一两，白芍一两，甘菊花三钱，北五味五分，茯苓五钱，白术五钱，炒栀子一钱，金樱子三钱，甘草五分。

水煎服。二剂肝火平，又二剂肝血旺，又二剂梦遗止矣，再用十剂，永不再发。

此方寓泻于补之中，寓止于通之内，反能归魂而入于肝，涩精而收于肾也。倘不知补而徒泻之，不知通而单止之，则肝无血养，魂安能归哉！魂既不归，摇摇靡定，梦难断绝，遗亦宁有止日耶？

此症用芍药润燥丹亦可。

白芍、山药各一两，炒栀子三钱，芡实一两。

水煎服。

人有心气素虚，力难久战，然又思慕美色，心中怦怦，遂至梦遗，其症阳痿不振，易举易泄，日日梦遗，后且不必梦亦遗，见美妇而心动，闻淫语而色移，听女音而神驰，往往走失不止，面黄体瘦，自汗夜热，人以为心肾之两虚也，谁知是心包之火大动乎！夫心包为心君之相臣，代君行令者也。心气旺则心包奉君令，而不敢上夺其权，心气衰则心包奉君令，而反行其政矣。治法，必须补心经之衰，泻心包之火，则梦遗可断，而自遗亦可止也。方用强心汤。

人参一两，茯神五钱，当归五钱，麦冬三钱，巴戟天五钱，山药五钱，芡实五钱，玄参五钱，北五味子五分，莲子心三分。

水煎服。连服四剂，梦遗少矣，再服四剂，自遗少矣，再服一月，梦遗自遗均愈，服三月，不再发。

此方补心者居其七，泄心包者居其三。盖心包之旺，原因于心气之衰，补其心则心旺，而心包自衰。故少加玄参、莲子以泻心包之火，而君相两得其平矣。但必须多服，始能奏功。积弱之势，成非一日，其由来者久也，潜移默夺之功，乌可责旦夕哉！

此症用莲心清火汤亦效。

玄参、生地各五钱，丹参三钱，山药、芡实各一两，莲子心二钱，麦冬一两北五味五分，天冬一钱。水煎服。

人有素常纵欲，又加劳心思虑终宵，仍然交合，以致梦遗不止，其症口渴饮水，多饮又复不爽，卧不安枕，易惊易惧，舌上生疮，脚心冰冷，腰酸若空，脚颤难立，骨蒸潮热，神昏魂越，人以为心肾之虚也，谁知是心肾二经之火一齐俱动乎！夫心中之火，正火也，正火必得肾水以相制，肾中之火，虚火也。虚火必得心火以相伏，故心火宁静，而肾火不能动也。肾火之动，由于心火之衰耳。心肾两动，则二火相合，岂能久存于中？火性炎上，自然上升而不肯止矣。一火动，水犹水升，两火齐动，安望水之下降乎！火升之极，即水降之极也，心肾之气不阖，则玉关大开，安得止之。然则何以救之耶？仍补其心肾，气足而关自闭也。方用两益止遗汤。

人参二两，熟地二两，山药一两，芡实一两，白术一两，生枣仁一两，黄连五分，肉桂五分。

水煎服。二剂遗即止，服二月，诸症痊愈。

此方乃心肾交合之圣剂，心肾交则二火自平，正不必单止其遗也。况止遗必用涩药，内火煽动，愈涩而火愈起矣。

此症亦可用两宁汤。

熟地二两，麦冬二两黄连一钱，肉桂三分，山药一两，芡实一两。水煎服。

人有专攻书史，诵读不辍，至四鼓不寝，遂成梦遗之症，久则玉茎着被，精随外泄，不着则否，饮食减少，倦怠困顿，人以为心火之盛也，谁知是肾火随心火之奔越乎！夫心火易动而难静。

人一日之内，无刻不动心也，动心一日，全藉夜分之安寝，则心之血归于肝中，而肾水来滋。虽肾水本来养肝而不养心，然心气既归于肝中，肾既养肝，肝有不养心者乎？自然以养肝者养心矣。

心既得养，则心犹不动也。惟过劳其心，则心血耗损，血不能归肝而火炽，肾见心火之沸腾，肾不来交矣。况肾未必平日之积蓄，则水源有亏。水亏而火更旺，火以引火，心火乘热而入肾，客于下焦，以鼓其精房，于是精不闭藏而外泄矣。此正气虚绝欲脱之冢也。方用绝梦丹。

人参三钱，麦冬五钱，茯神三钱，白术三钱，熟地，芡实五钱，山药五钱，北五味一钱，玄参，菟丝子三钱，丹参三钱，当归三钱，莲子心三钱，炒枣仁三钱，陈皮三分，沙参三钱。

水煎服。十剂轻，二十剂更轻，三十剂疾如失。

此方安心之圣方，即补肾之妙剂，盖合心肾而两救之也。人疑火盛之极，宜用止火之味矣。不知火起劳心，火乃虚火，而非实火，虚火可补不可泻，故大补心肾，虚火自安。倘执君火为实火，妄用大寒过凉之药，则生机顿失矣。

此症用养儒汤亦妙。

熟地一两，金樱子、芡实、山药、玄参、麦冬各五钱，牡蛎（末）三钱，北五味五分。水煎服。

人有至夜脊心自觉如火之热，因而梦遗，人以为河车火烧也，谁知是肾水之涸乎！夫河车之路，即脊骨之椎也。肾之路走夹脊者，乃肾水之路，亦肾火之路也。水火相济，而河车之路安；水-火相胜，而河车之路塞。路塞者，无水以灌注之也。无水相通，则火气上炎而成热，脊心安得清凉哉！火炎于上，自然水流于下矣。治法，救在上之火炎，必先沛在下之水涸，水足火息，黄河始可逆流也。方用挽流汤。

熟地二两，山药一两，白术一两，泽泻三钱，玄参一两，北五味二钱，山茱萸五钱。

水煎服。十剂热解，二十剂遗绝。

此方纯是补水之味，过于酸收者，取其收敛以止遗也。夫梦遗之症，愈涩愈遗，此何用酸收而不顾乎？不知河车之路，最喜酸涩，非酸涩则水不逆流。终日梦遗，水成顺流之势，水顺流之至，则火逆冲之至矣。酸收之味，用之于濅渥之中，则逆流而上，可以救心中之焚，火降而水更升，何至下遗之靡止乎！故脊热除而梦遗亦断也。

此症用充脊汤亦佳。

山茱萸、熟地、山药、芡实各一两，北五味三钱，金樱子、白术各三钱。水煎服。（《临证医案伤寒辨证录》）

○丹溪治一人，虚损盗汗，遗精白浊，用四物加参、术、黄芪、知母、黄柏、牡蛎、牛膝、杜仲、五味，煎服，寻愈。

一人虚损，小便中常出精血，以四物加山栀、参、术、麦冬、黄柏、木通、车前子、茯苓。

一人，年六十五，精滑常流，以黄柏、知母、蛤粉、山药、牡蛎，饭丸梧桐子大，盐汤下八十丸。

一人，潮热精滑，八物加黄柏、知母、牡蛎、蛤粉。

东垣治一人，年三十余，病脚膝痿弱，脐下尻臀皆冷，阴汗臊臭，精滑不固。群医治以茸热之药，罔效。李脉之，沉数有力，曰：此因醇酒膏粱，滋火于内，逼阴于外，复投热药，反泻其阴而补其阳，真所谓实实虚虚也。以滋肾丸、黄柏、知母（酒洗、焙）各一两，肉桂五分，丸梧桐子大，汤下百丸。大苦寒之剂，制之以急，寒因热用，引入下焦，适其病所，以泻命门相火。再服而愈。

虞恒德治一人，病遗精潮热，卧榻三月矣。虞脉之，左右寸关，皆浮虚无力，两尺洪大而软。投补中益气，加熟地、知母、黄柏、地骨皮，煎下珍珠粉丸。外做小篾笼一个，以笼阴茎，勿使搭肉。服药三十余帖，寻愈。

丹溪治一人，年二十余，夜读至四五鼓，犹未就枕，故卧，茎一有所著，精随而遗，不著则否，饮食减而倦怠，少气。夫何故？盖用心过甚，二火俱起，夜弗就枕，血不归肝，则肾水有亏，火乘阴虚，人客下焦，鼓其精房，则精不得聚藏而走失矣。因玉茎著物，犹厥气客之，故作接内之梦。于是上则补心安神，中则调理脾胃，提掣其阴，下则益津，生阴固阳。不三月而疾如失。

一老人，年六十岁，患疟而嗽，多服四兽饮，积成湿热，乘于下焦，已岌岌乎殆矣。朱诊之，尺数而有力，与补中益气，加凉剂，三日，与黄柏丸。及早，尺数顿减。询其有夜梦否。曰：有之，幸不泄尔。是盖老年精衰，因无以泄，为大热结于精房，得泄火益阴之药，其火散走于阴器之窍，疾可瘳矣。再服二日，又梦，其疟嗽痊愈。

一人，每夜有梦。朱连诊二日，观其动止，头不仰举，但俯视不正，必阴邪相著，叩之，不言其状，询其仆，乃言至庙见侍女，以手抚摩久之，不三日而寝疾。令法师入庙毁其像，小腹中泥土皆湿，其疾随瘳。此则鬼魅相感耳。

一男子，至夜，脊心热而梦遗。用珍珠粉丸、猪苓丸，遗止。终服紫雪，脊热毕除。

一男子，脉洪，腰热遗精。用沉香和中丸下之，导赤散泻其火而愈。乃知身热而遗者，热遗也。

按：沉香和中丸，即王仲阳之滚痰丸。

丹溪，壮年有梦遗症。每四十五日必一遗（琇按：必遇立春、春分，及立夏、夏至等节），累用凤髓丹、河间秘真丸，效虽少见，而遗终不除。改用远志、菖蒲、韭子、桑螵蛸、益智、酸枣仁、牡蛎、龙骨、锁阳等为丸服之，寻愈。

一男子，丁年梦遗，群医以珍珠粉丸，罔效。亦以远志、菖蒲等剂投之，应手而愈。

一壮男子，梦遗白浊，少腹有气冲上，每日腰热，卯作酉凉，每腰热作，则手足冷，前阴无气来耕，腰热退，则前阴气耕，手足温，又且多下气，暮多噫时振，隔一旬、二旬必遗。脉旦弦搏而大，午洪大（琇按：木火为病），知其有郁滞也。先用沉香和中丸大下之，次用加减八物汤，下滋肾丸百粒。若稍与蛤粉等涩药，则遗与浊滋甚，或一夜二遗。遂改用导赤散大剂并汤服之，遗浊皆止。

有二中年男子皆梦遗，医或与涩药，反甚，连遗数夜。乃先与神芎丸大下之，继制猪苓丸服之，皆得痊。

一武官，便浊，精滑不禁，百药罔效。用倒仓法而愈。于此见梦遗属郁滞者多矣。

吴球治一男子，因病后用心过度，遂成梦遗之患，多痰瘦削。群医以清心莲子饮，久服无效。吴诊脉紧涩，知冷药利水之剂太过，致使肾冷精遗，而肾气独降，故病益剧。乃以升提之法，升坎水以济离火，降阳气而养血滋阴，次用鹿角胶、人乳，填补精心，不逾月而愈。

木渎吴姓者，病精滑，百药勿疗。或授以一术，但以胁腹缩尾闾，闭光瞑目，若石压之状，即引气自背后直入泥丸，而后咽归丹田，不计遍数，行住坐卧皆为之，仍服保真丸。及半载，颜色悦泽，病不复作矣。此术亦可以疗头风。《席上辅谈》。

盛启东，永乐戊子夏，治郁文质遗精，形体羸弱，兼痰嗽交作，日夕不能休，群医治之转剧。盛视之曰：此阳脱也，急治则生，缓则死，非大料重剂则不能瘳。于是以附子、天雄，佐以参、苓、白术、日加数服，夜则减半，自秋徂冬，所服附子约百余枚，厥疾乃瘥。

有人梦遗精，初有所见，后来虽梦无所感，日夜常常走漏。作心气不足，服补心药，罔效。作肾气虚治，亦罔效。医问患者，觉脑冷否？应之曰：只为脑冷。服驱寒散，遂安。盖脑者，诸阳之会，髓之海，脑冷则髓不固，是以遗漏也。宜先去脑中风冷，脑气冲和，兼服益心肾药，无不瘳者。《医余》。

王中阳治一石工，丁年，忽病头目不利，肩背拘急，合目即便泄精，四肢沉困，不欲执作，梦寐不宁。每作虚治，罔效。王治之，使其翘足而坐，则其股足随气跳跃，如脉六动，其脉亦过位，长实有力。遂用凉膈散、青木香丸互换，疏导三五次，更服三黄丸，数日寻愈。汪石山治一人，年四十余，溲精久之，神不守合，梦乱心跳。用清心莲子饮，罔效。取《袖珍方》治小便出髓条药服之，又服小菟丝子丸，又服四物加黄柏，亦罔效。汪诊之，一日间其脉或浮濡而快，或沉弱而缓，曰：脉之不常，虚之故也。其症初因肾水有亏，以致心火亢极乘金，木寡于畏而侮其脾，此心脾肾三经之病也。理宜补脾为主，兼之滋肾养心，病可疗也。方用人参为君，白术、茯神、麦冬、酸枣仁、山栀子、生甘草为佐，莲肉、山楂、黄柏、陈皮为使，其他牡蛎、龙骨、川芎、白芍、熟地之类。随其变症而出入之。且曰：必待人参加至五钱，病脱。其人未信，服二十余日，人参每服三钱，溲精减半矣。又月余，人参加至五钱，寻愈。

汪篁南治一壮年，患遗精，医用滋阴降火剂，罔效。一医用牡蛎、龙骨等止涩药，其精愈泄。又服芩、连、柏、山栀等药，百五十余帖，兼服小便二百余碗，又或作痰火治，或作湿热治，俱罔效。盖经年余矣，二月间，请江诊视，左脉浮濡无力，右寸浮散近快，两尺尤弱，不任寻按。其人头晕，筋骨酸疼，腰痛畏风，小便黄，腹中时鸣。以熟地黄、远志为君，当归身、桑螵蛸、人参为臣，石莲子肉、白茯苓为佐，石菖蒲、甘草为使。十余贴后，精固。惟筋骨犹酸，小便犹黄，腹或至晚犹鸣，煎剂再加黄柏，兼服补阴丸，加人参、鹿茸，菟丝子、桑螵蛸、茯神之类，两月而愈。

夫梦遗有三，有因用心积热而泄，有因多服门冬、茯神、车前、知母、黄柏冷利之剂而流澄者；有欠遗，玉门不闭，肾气独降而泄者。治法：积热者，清心降火。冷利者，温补下元。肾气独降者，升提肾水，使水火自交，而坎离之位定矣。

山阴戴文训，少年患梦遗，服固精丸而愈。用狗头骨一个，煅存性，用籼米饭为丸，如梧桐子大，朱砂、金箔为衣，每服五六十丸。（《名医类案》）

〇孙文垣治一人，色欲过度，梦遗精滑。先服清相火之剂不效，继用固涩之剂亦无功。求孙治，与以玉华白丹，浓煎人参汤送二钱。（雄按：此丹必须脉象微弱，别无实火症者，始可暂用。）服后稍固，兼进六味地黄丸加莲须、芡实、远志、五味子，凡一月而愈。玉华白丹：钟乳粉、白石脂、阳起石、左顾牡蛎。

李妓两寸短涩，两尺洪滑，关弦。孙诊之，问：经可行否？曰：仅行一日，亦点滴耳。曰：此脉在良家主梦遗，若不宜有也。曰：良然，即御客时亦或遗，遗则冷汗淫淫，体倦不能支。不与药。或问故，曰：金木相胜，心神无主，法在不治。或谓人尚无恙，何故至此？曰：弦为春令，当金之时，犹然猖獗，设在卯月，木旺火相，则肺金枯痿，水之上源竭矣。且肾脉洪滑（雄按：洪为火是矣，滑则未必为阴亏，审为是脉，不过血热耳。如果阴亏虚而欲火内炽，尺脉必然洪数，加以关弦，必死于春夏矣），妓以欲胜，阴血既亏，淫火愈炽，阴虚则病，阴绝则死。今已咳嗽，其死见矣。乌可治乎？次年二月果死。

薛立斋治朱工部，劳则遗精，齿牙即痛。用补中益气加半夏、茯苓、白芍（雄按：劳则遗，精，火浮齿动，补中益气何可投乎？虽佐滋阴，未足为训），并六味地黄丸，更以十全大补加麦冬，五味子而痊。

一男子白浊梦遗，兼脚跟作痛，口干作渴，大便闭涩，午后热甚。用补中益气汤加白芍、玄参，并加减八味丸而愈。

龚子才治陈桂林秀才，患夜梦遗精，每月一二次，或三五次，遗后神思昏沉，身体困倦。诊之，六脉微涩无力，此阴虚火动之症。以辰砂既济丸加紫河车、龙骨，服之数月奏效。奈数患不能谨守，因口占俚语一章以戒之，曰：培养精神贵节房，更祛尘虑要周防。食惟半饱宜清淡，酒止三分勿过伤。药饵随时应勉进，功名有分不须忙。几行俚语君能味，便是长生不老方。

黄履素曰：余年三十外，曾患遗精，龟头时有精微微流出，昼夜常然。初时惊惧特甚，人身中几许精血，而堪此涓涓不绝乎，医之高明者谓为无害，但毋服涩药（雄按：惟火症故不可涩，虚寒精滑，涩之可害？医者先须审证，不可偏守一法也），缘病以服附子得之，知是火证，但凉补而勿热补。用六味丸加沙苑蒺藜、菟丝子、及炒黄柏少许等药。将此病付之度外，莫置诸怀，如常调理，凡两年始痊愈。龙骨、牡蛎等药，从未入口。盖人身中惟气血周流斯快畅，岂可涩之使滞。虽得暂效，为害实深，患者审之。子初有惧心，及两年间应酬如常，绝无倦态。岂此精与交媾之元精不同，故无大害耶。

张路玉治韩慕庐季子，素禀清癯，宿有精滑不禁之恙。诊之脉微弦而数，尺中略有不续之状。此不但肾气不充，抑且气秘不调，致不能司封藏之令。与六味丸去泽泻加鳔胶、五味，略兼沉香，于补中寓宣。法虽如此，但久滑窍疏，难期速效耳。

李士材治一人考试劳神，患精滑，小便后及梦寐间俱有遗失。自服金樱膏，经月不验，李诊之，曰：气虚而神动，非远志丸不可。服十日减半，一月痊愈。

王叔权曰：有士人年少觅灸梦遗，为点肾，俞穴，令其灸而愈。不拘老少，皆肾虚也。古人云：百病皆生于心。又曰：百病皆生于肾。心劳生百病，人皆知之，肾虚亦生百病，人或未知也。盖天一生水，地二生火，肾水不上升，则心火不下降，兹病所由生也。人不可不养心，不可不爱护肾也。《资生经》。

平江谭医云：夫遗泄，寻常只治心肾，未有别治。以《素问》、仲景考之，当治脾，服之屡效。用厚朴二两（姜汁制）、羊胫一两（炭火煅过通红取出，研细如粉）。右二味白水面糊为丸，如梧桐子大，每服百丸，至三百丸，米汤下。《集成》同上。（雄按：中焦有湿热者宜之，与松石猪肚丸同功，非可概治一切之遗也。）

陆祖愚治一人，因作文夜深，倚几而卧，卧即梦遗。明早吐血数口，数日后复吐。自此或间日，或连日，或数日，或吐血，或梦遗。或与六味地黄汤几百帖，即加减亦不出滋阴清火而已，数月不愈。口干微咳，恶风恶寒，懒于动作，大便溏，小便短赤。脉之豁大无力，沉按则驶。曰：此症非得之房室，乃思虑太过，损其心血，心血虚则无以养其神，而心神飞越，因有梦交之事。神不守舍，则志亦不固，而肾精为之下遗。肾虚则火益无制，逼血妄行而吐，上刑肺金而咳。其畏风寒而懒动作者，火为元气之贼，火旺则元气自虚也。其肌肉削丽大便溏者，思虑损其心血，即是伤其脾阴也。与归脾汤二十剂，吐遂减半。又二十剂，诸症俱痊，百剂而精神加倍矣。

缪仲淳治娄东王官寿，患遗精，闻妇人声即泄，瘠甚欲死。医告术穷。缪之门人以远志为君，莲须、石莲子为臣，龙齿、茯神、沙苑蒺藜，牡蛎为佐使，丸服稍止，然终不断。缪于前方加鳔胶一味，不终剂而愈。

赵景之太史未第时，因肄业劳心太过，患梦遗症已三四年矣。不数日一发，发过则虚火上炎，头面烘热，手足冷逆，终夜不寐。补心肾及涩精药，无不用过。壬申春，偶因感冒，来邀诊视。谈及前症之苦。为疏丸方，以黄柏为君，佐以地黄、枸杞、莲须、鳔胶、萸肉、五味，车前、天、麦冬之类，不终剂而瘳。初，景之疑黄柏太寒不欲用。谓尊恙之所以久而不愈者，正未用此药耳。五脏苦欲补泻。云：肾欲坚，急食苦以坚之，黄柏是也。肾得坚，则心经虽有火，而精自固，何梦遗之有哉？向徒用补益收涩，而未及此，故难取效。

立斋治王上舍，遗精劳苦愈甚，坳中结核，服清心莲子饮，连翘消毒散不应，以八珍汤加山药、萸肉、远志十余剂渐愈，更以茯苓丸治之，遂不复作。叶巡检患此，云：诸药不应，卢丹谷与八味丸治之而愈。

徐灵胎曰：遗精治法，不外乎填精镇心，本无神妙方法。俗医往往用温热及黏腻等物，必至伤人。盖此症，总有伏邪为患，如火如痰，如湿如风，必须搜剔余邪，兼以调和脏气，委曲施治，方无变症。一味安神填肾，犹多未尽之理也。（《续名医类案》）

功能性不射精症

徐福松、王劲松医案

○陈某，28岁，已婚。1996年2月27日初诊。

患者自述1990年结婚，因患无精液症不育。缘患者6年前曾被狗咬伤后，自行购买斑蝥7只（约2.0克），研末服用后出现口腔糜烂，恶心呕吐，腹痛难忍，里急后重，尿频、尿急、尿病，阴茎、尿道烧灼疼痛，精液血丝挟杂而下。

遂后性生活时有射精动作，但无精液排出，并有少腹憋胀之感。平素性欲、阴茎勃起等均正常，曾于其他医院作性交后尿液检查数次均无精子及果糖，手淫方法亦不能取出精液标本。

时有腰膝酸软，头晕乏力，舌质暗红，苔少根腻，脉沉缓。检查：睾丸、附睾等未见异常，肛指检查：前列腺正常，未能取出前列腺液。徐师认证药毒伤及精室，阻塞精道。治以补肾填精，活血通窍。药用生地黄、熟地黄、枸杞子、红花各10克，何首乌、川牛膝20克，山萸肉、王不留行、丹参各15克，穿山甲、制半夏各9克，紫河车、石菖蒲、五味子各6克。水煎服，每日1剂。加减服用50剂。同房时有少量精液流出，无不适反应，于当地作精液检查：容量0.9毫升，pH 8.0，液化时间10分钟，精子密度3100万/毫升，活动率60%，活动力（++），畸形率22%。仍以上方化栽，药用：黄精、川牛膝、山药各20克，沙苑子、山萸肉各15克，生熟地、枸杞子、丹参、红花、川芎、半夏、穿山甲各10克，五味子、桃仁各6克，蜈蚣2条。续服40余剂，患者在南京医科大学男性病研究室复查精液：容量1.8毫升，pH 7.2，液化时间20分钟，活动率70%，活力（++/+++），精子计数3500万/毫升，畸形率30%，精子顶体酶反应率67%，精子顶体酶反应直径24微米，精子前向运动速度24微米/秒，果糖667毫克/升，血清、精浆抗精子抗体阴性，仍以原方增损服用。患者后又2次在南京医科大学复查精液均正常。［四川中医，1997，15（9）］

男性女性化

朱锡祺医案

○陈某，男，32岁，已婚。

初诊1964年8月。1963年春患“腮腺炎”并发“双侧副睾、睾丸炎”。治愈后即感阳事不振，性欲淡漠。嗣后两侧乳房逐渐膨大如少女然，胡须相继脱落，臀部脂肪堆积，声音尖而细，一如女人。曾给“绒毛膜促性腺激素”，“丙酸睾酮”等药物，治疗无效，遂来我院门诊，投以活血、软坚之剂，如当归、赤芍、川芎、海藻、昆布、夏枯草、山慈菇等，疗效不显。本病例在临床比较少见，中医学中早有“男属阳，女属阴”，“肾为先天之本”，“男子，二八肾气盛，天癸至，精气溢泻，阴阳和故有子，……八八天癸竭，精少，肾气虚，形体皆极”等记载。由此可见，人的生长、发育、生殖等方面与肾的功能有着十分密切的关系。男子女性化为阴盛、阳虚之征，故应以一派壮肾阳之品治之。诊得脉细，苔薄，质淡。症属阴盛阳虚。治拟温肾壮阳，以观静动。

附块15克，仙茅9克，仙灵脾15克，巴戟天9克，胡芦巴12克，肉桂3克，阳起石9克，熟地12克，鹿角粉（吞）3克，党参9克，白术9克，淮山药9克，甘草6克。

按：附子上助心阳，中助脾阳，下补肾阳，是温里扶阳的要药，与肉桂相配以助肾阳，益火之源。仙茅、仙灵脾、巴戟，胡芦巴、阳起石温肾壮阳。鹿角粉为血肉有情之品，益肾补阳，强精活血。肾为先天之本，脾为后天之本，肾之精气依赖脾阳运化水谷精微培育与充实，故以党参，白术、淮山药健脾益气，总括全方以温壮肾阳为主。据“阴阳互根”之理，善补阳者必由阴中求阳”，故辅以熟地滋阴补肾，填精生髓，佐以甘草调味。连续服用“温肾壮阳”之剂达半年之久，诸症均已好转。再以原方加黄狗肾以壮肾阳，补精髓之功，共研细末，刹成丸剂缓图。冬季嘱吃牛鞭子及羊睾丸（其他动物的外生殖器亦可代用，此为脏器疗法）。服药一年后，形体逐渐恢复如常，性生活亦正常，后又得一子。（《上海老中医经验选编》）

慢性前列腺炎

房芝萱医案

○任某某，男，31岁。初诊日期：1972年11月7日。

患者一年多以前，在无明显诱因的情况下自觉腰部酸痛，掣引双股，少腹胀满，小便频数，排尿终末有白浊滴出，轻度涩痛，倦怠乏力，常有头晕目眩，心悸耳鸣。曾在某某医院就诊，作前列腺按摩，前列腺液镜检。脓细胞20个/高倍视野，卵磷脂小体少量。

既往有高血压病，血压达160～180/90～110毫米汞柱。

检查：体温36.4摄氏度，血压160/85毫米汞柱。面色苍白，苔薄白，脉沉迟。

辨证：肾虚阳亢，寒湿凝滞（西医诊断：慢性前列腺炎，高血压）。

治法：平肝潜阳，散瘀开窍，利水祛浊。

方药：珍珠母30克，归尾10克，赤芍10克，生磁石30克，菖蒲12克，猪苓12克，生石决30克，泽泻10克，云苓10克，琥珀面（冲）2.4克，车前子10克，甘草3克。

11月20日（复诊）：按上方服药14剂后，自觉头晕、耳鸣及心悸目眩均减轻，腰酸痛及尿频亦见好转。仍觉倦怠无力，排尿终末尚有白浊滴出。血压150/70毫米汞柱，舌苔薄白，脉沉细。改用平肝温肾、散寒利水之法。方药如下。

珍珠母30克，菊花15克，猪苓10克，上肉桂6克，泽泻10克，萹蓄10克，紫石英30克，牛膝10克，归尾10克，车前子10克，川芎10克，琥珀面（冲）2.4克。

12月7日（三诊）：按上方服药14剂后，头晕目眩已止，偶有耳鸣，腰仍酸痛，已无尿痛及白浊。血压140/80毫米汞柱，舌苔薄白，脉沉细弱、两尺更弱。再以补肾柔肝、活血利湿之法治其本。方药如下。

菟丝子18克，芡实15克，杜仲10克，枸杞子24克，归尾12克，川断18克，杭白芍15克，泽泻12克，牛膝10克，上肉桂10克，车前子10克，云苓10克。

另服肾气丸，早晚各服一丸。

按上方辨证加减，至1973年1月26日复诊，诸证悉愈，前列腺液检查亦属正常。随访三年，未再复发。（《房芝萱外科经验》）

前列腺肥大

施今墨医案

○秦某某，男，66岁。

尿意频频而排尿甚难，有时尿闭，须导尿始能排出，病已八年之久，经医院检查为前列腺肥大，需动手术，希望中医治疗。舌苔正常，脉象濡数。

辨证立法：心肾不交，水火无制，清阳不升，浊阴不降，致成小便淋漓涩痛，而尿意频频。治宜升阳、利尿，调和水火为法。

方药：炙升麻3克，嫩桂枝5克，盐黄柏6克，炒吴萸2克，鱼枕骨25克，滑石块25克，盐知母6克，海金沙10克（海浮石10克同布包），台乌药6克，炙草梢3克，赤茯苓10克，赤小豆20克，车前草10克，旱莲草10克，蟋蟀7枚。

二诊：前方服二剂效果甚好，小便已非点滴淋漓，排尿顺利，但仍频数，要求常服方。处方如下。

炙升麻3克，嫩桂枝5克，盐知母6克，盐黄柏6克，海金沙6克，海浮石6克（布包），鱼枕骨25克，滑石块25克，赤茯苓10克，赤小豆20克，冬瓜子12克，冬葵子

12克，车前草10克，旱莲草10克，炒呆萸6克，醋炒川楝子6克，台乌药6克，炙草梢3克，蝼蛄1枚，蟋蟀7枚。

每星期服3剂。（《施今墨临床经验集》）

前阴怪病

〇东垣治一人前阴臊臭，又因连日饮酒，腹中不和，求治。曰：夫前阴者，足厥阴肝之脉络，循阴器出其挺末。凡臭者，心之所主，散人五方为五臭，入肝为臊，当于肝经中泻行间，（行间在足大指次指之缝中间动脉。）是治其本，后于心经中泻少冲，乃治其标。如恶针，当用药除之。酒者，气味俱阳，能生里之湿热，是风燥热，合于下焦为邪。故经云：下焦如渎。又云：在下者引而竭之。酒是湿热之物，亦宜决前阴以去之。治以龙胆泻肝汤，又治阴邪热痒，柴胡梢二钱，泽泻二钱，车前子二钱，木通五分，生地黄、当归梢、草龙胆各三分，作一。服，水煎，以美膳压之。（凡下部药，皆宜食前服。压法不特有桂、附为然也。）

丹溪治一人年少，玉茎挺长，肿而痿，皮塌常润，磨股不能行，二胁气上冲。先以小柴胡加黄连，大剂行其湿热，次又加黄柏，降其逆上之行，挺肿渐收及半，但茎中有一坚块未消，遂以青皮为君，佐以散风之剂，为末服之，外以丝瓜汁调五味子末（一作五倍子），傅之而愈。（外治法佳。）

一人色苍黑，年五十余，素善饮，忽玉茎坚挺，莫能沾裳，不能屈腰作揖，常以竹篦为弯弓状，拦于玉茎之前，但小溲后，即欲饮酒，否则气不相接。盖湿热流入厥阴经而然也，专治厥阴湿热而愈。

一人在山亭裸体而卧，其阴茎被飞丝缠绕，阴头肿欲断，以威灵仙捣汁，入水浸洗而愈。

一人茎头肿大如升，光如水泡，以二陈加升麻、青黛、牡蛎，二剂而愈。

一少年，新婚欲交媾，女子阻之，乃逆其意，遂阴痿不举者五七日，以秃笔头烧灰，酒下二钱而起。

一人玉茎硬，不痿，精流不歇，时如针刺，捏之则胀乃。为肾满漏疾，用韭子、破故纸各一两，为末，每三钱，日三服，即止。

薛己曰：余奉侍武庙汤药，劳役过甚，饮食失节，复兼怒气。次年春，茎中作痒，时出白津，时或痛甚，急以手紧捻方止（虚），此肝脾之气虚也。服地黄丸及补中益气，加黄柏、柴胡、山栀、茯苓、木通而愈。丁酉九月，又因劳役，小便淋沥，茎痒窍痛，仍服前汤，加木通、茯苓、胆草、泽泻，及地黄丸而愈。

司厅张检斋阴囊肿痛，时发寒热，若小腹作痛，则茎出白津。用小柴胡，加山栀、胆草、茱萸、芎、归而愈。

一男子茎中痛，出白津，小便秘，时作痒。用小柴胡加山栀、泽泻、炒连、木通、胆草、茯苓，二剂顿愈，又兼六味地黄丸而瘥。

一男子阴肿大如升，核痛，医莫能治。捣马鞭草涂之而愈。

一小儿阴囊忽虚肿痛，以生甘草调地龙粪涂之。（《名医类案》）

其他疾病

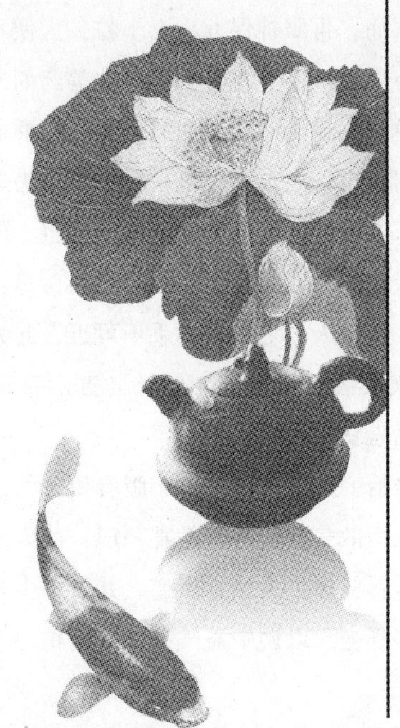

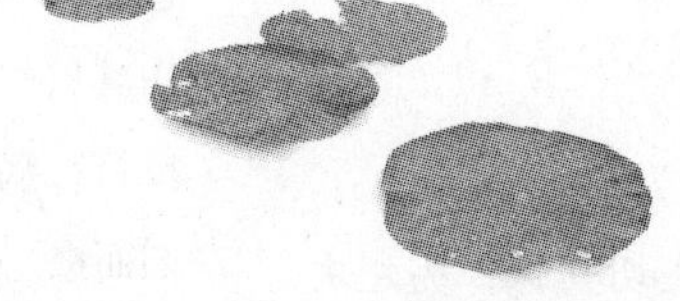

诸 气

林佩琴医案

○本，头眩口苦，胆气泄也。胁痛入脘，肝气逆也。便不通爽，腑气结也。清胆热，降肝逆，以和腑气。用嫩桑叶、粉丹皮、生枣仁以泻少阳，枳壳、金橘皮、降香末以治厥阴，苏梗、郁李仁、谷芽以和阳明，白芍、木瓜缓中泻木为统治。服效。

○本，久嗽气促，中夜必起坐，是亥子阳升，丹田不纳。今长夏每食必脐下气冲，涌吐无余。更由劳动阴火，扰胃劫痰，直上冲涸。先予降逆，苏子、橘红、枳壳、瓜蒌、杏仁、降香、贝母，一啜吐止。议镇冲脉，青铅、坎炁、牛膝、山药、五味、熟地炭、茯神。三服气定嗽减。

○张，运息强通督任，致动冲气，从阴股内廉入阴囊，抵关元，直上挟脐，升至中脘，气即停泊，偏绕右膈，冲咽欲呃。此震伤冲任经气，由丹田交会，入脘作呃。《灵枢》亦谓冲任并起胞中，为经络之海，其浮而外者，循腹右上行，会于咽喉也。此气升逆、神不自持，恍惚无寐，自汗神烦，身左虚堕，良由精血失涵，任乏担承，冲惯升逆，不呕不胀，无关脏腑，一切补脏通腑，奚由入络，拟镇养奇经。诊脉左右动数，仍防喘热耳。牛膝、萸肉（俱酒炒炭）、当归须（酒拌）各一钱，熟地炭、龟甲心（炙）、杞子（焙）各二钱，茯神、降香末各三钱，桂心三分，隔水煨冲。（《类证治裁》）

其他医案

○庄先生治喜乐之极而病者，庄切其脉，为之失声，佯曰：吾取药去，数日更不来。病者悲泣，辞其亲友，曰：吾不久矣。庄知其将愈，慰之。诘其故，庄引《素问》曰：惧胜喜。可谓得元关者。

肖司训，年逾五十，形肥色紫，病气从脐下冲逆而上（肾虚），睡卧不安，饮食少，精神倦。汪诊之，脉皆浮濡而缓，曰：气虚也。问曰：丹溪云，气从脐下起者，阴火也，何谓气虚？（阴火与元气不两立。）汪曰：难执定论，丹溪又云：肥人气虚，脉缓亦气虚，今据形与脉，录作气虚论治。遂以参、芪为君，白术、白芍为臣，归身、熟地为佐，黄柏、甘、陈为使，煎服十余帖，稍安。彼以胸膈不利，陈皮加作七分，气冲上（琇按：陈皮加至七分，便复气冲上。细玩之，可知用药之道。），仍守前方，月余而愈。

一人遍身皮底，浑浑如波浪声，痒不可忍，抓之血出不止，名气奔。用人参、苦杖（杜牛膝）、青盐、细辛各一两，水二碗，煎取清汁，饮之而愈。（《名医类案》）

○邓安人，年五十，忽然气痛，投神保丸，愈。不一二日，再痛，再服神保丸六七十粒，大便不通，其痰转甚。亦有要用沉香、木香、姜、桂等药而未敢投，痛甚则筑心筑背，筑走两胁，似有两柴十字插定心胁，叫声彻天。召良甫诊之，六脉沉伏，乍来乍去。众问诊脉吉凶何如？答曰：凡九痛之脉，不可准也，但以症辨用药。观其人质肥伟，问其便，数日不通，曰：实痛也，其腹必胀。但以人按之痛甚，手不可近，此大实也。经曰：大满大实者可下之。用替针丸五六百粒，是夜即愈。《医说续编》。

陈三农治一人怒气感寒，小腹有块，气逆上行，喘息不安。众用散气降气药，益甚。曰：此因汗下过多，伤其胃气，胃气虚，为冲脉所逆，并胁下少阳脉二道而反行，病多厥逆。以调中益气汤加炒黄柏、炒青皮，一剂而愈。

一老人大怒，气自脐下上攻两胁作痛，喘息不卧。此动少阳之火也，两胁肝胆部分，怒气伤肝，而动龙雷之火，故逆上作痛耳。用伏龙肝煎汤，下左金丸愈。（补脾泻肝，兼寓降逆，制方何其简妙。）

一贵人患气从小腹上攻胸胁，头项遍身急胀而痛，诸治罔效。曰：此督脉为病也。经曰：督脉为病，令人逆气而里急。以四物加炒黑黄柏、醋炒青皮，一剂而愈。

朱丹溪治郑仲游，年二十三，膈有一点相引痛，吸气皮觉急。滑石、枳壳（炒）各一两，桃仁、黄连（炒）各半两，炙甘草二钱，为末，每服一钱半，以萝卜自然汁研煎熟饮之，一日三五次。（作瘀血治。）

郑仲本，年二十七，因吃热补药，又妄自学吐纳，以致气乱血热，嗽血消瘦，遂与行倒仓法。今嗽血消瘦已除，因吃炒豆米，膈间有一点气梗痛，似有一条丝垂映在腰，小腹亦痛。大率偏在左边，此肝部有恶血，行未尽也。滑石、枳壳一两，柴胡、黄连五分，桃仁二两，黄丹三钱，生甘草二钱，红花一钱，服法同前。

缪仲淳治高存之婿浦生，气上逆，每饭下一二口，辄嗳气数十口，再饭再嗳，食顷三四作。曰：此气不归元，中焦不运也。每剂须人参二钱。不信。服快气药愈甚，逾二三月，曰：今须参四钱矣。不信。又逾二三月，曰：今须，六钱矣。不信。又逾月，饮食不下，每呕冷气如团而出，上下气不属，分必死。存之坐其家，迫令服缪药。首服不动，再煎不动，然亦不如他？汤药辄呕也。服三剂，忽心口下如爆一声，上则嗳气，下则小遗无算，上下洞然，即索粥顿，食三四碗，不上逆矣。服五六剂，减参二钱，嗳逆复作，仍用六钱而安。一月后方减参二钱，服半年痊愈。人参六钱，麦冬三钱，五味二钱，橘红一钱，砂仁一钱，白芍二钱，沉香五分，益智仁一钱五分，山萸肉三钱，苏子二钱，枇杷叶三大片，水煎，临服加沉香汁十五匙，逆水芦根汁一大盏。又十倍为末，出药糊为丸，空心白汤吞。《广笔记》。

梁溪一妇人，喉间如一物，上下作梗，前后板痛，服仲淳方二十剂愈。降香、通草、苏子、橘红、枇杷叶、人参、炙草、石菖蒲、麦冬、甘菊、白芍、远志、白豆仁、木瓜、石斛、加芦根汁一盅，同煎八分，入姜汁二匙。同上（《续名医类案》）

大气下陷

张锡纯医案

○大气下陷兼小便不禁。

陈禹廷，天津东四里沽人，年三十五岁，在天津业商，于孟冬得大气下陷兼小便不禁证。

病因：禀赋素弱，恒觉呼吸之气不能上达，屡次来社求诊，投以拙拟升陷汤即愈。后以出外劳碌过度，又兼受凉，陡然反复甚剧，不但大气下陷且又小便不禁。

证候：自觉胸中之气息息下坠，努力呼之犹难上达，其下坠之气行至少腹，小便即不能禁，且觉下焦凉甚，肢体无力，其脉左右皆沉濡，而右部寸关之沉濡尤甚。

诊断：此胸中大气下陷之剧者也。按胸中大气，一名宗气，《内经》谓其积于胸中，以贯心脉，而行呼吸。盖心肺均在膈上，原在大气包举之内，是以心血之循环，肺气之呼吸，皆大气主之。此证因大气虚陷，心血之循环无力，是以脉象沉濡而迟，肺气之呼吸将停，是以努力呼气外出而犹难上达。不但此也，大气虽在膈上，实能斡旋全身统摄三焦，今因下陷而失位无权，是以全身失其斡旋，肢体遂酸软无力，三焦失其统摄，小阪遂不禁。其下焦凉甚者，外受之寒凉随大气下陷至下焦也。此证之危已至极点，当用陆剂升举其下陷之大气，使复本位，更兼用温暖下焦之药，祛其寒凉庶能治愈。

处方：野台参五钱，乌附子四钱，生怀山药一两。

煎汤一盅，温服，此为第一方。

又方：生箭芪一两，生怀山药一两，白术（炒）四钱，萸肉四钱，萆薢二钱，升麻钱半，柴胡钱半。

共煎药一大盅，温服，此为第二方。先服第一方，后迟一点半钟即服第二方。

效果：将药如法各服两剂，下焦之凉与小便之不禁皆愈，惟呼吸犹觉气分不足，肢体虽不酸软，仍觉无力。遂但用第二方，将方中柴胡减去，加桂枝尖钱半，连服数剂，气息已顺。又将方中升麻、桂枝，皆改用一钱，服至五剂，身体健康如常，遂停药勿服。

或问，此二方前后相继服之，中间原为时无多，何妨将二方并为一方？答曰：凡欲温暖下焦之药，宜速其下行，不可用升药提之。若将二方并为一方，附子与升、柴并用，其上焦必生烦躁，而下焦之寒凉转不能去。惟先服第一方，附子得人参之助，其热力之敷布最速，是以为时虽无多，下焦之寒凉已化其强半；且参、附与山药并用，大能保合下焦之气化，小便之不禁者亦可因之收摄，此时下焦受参、附、山药之培养，已有一阳来复，徐徐上升之机。已陷之大气虽不能因之上升，实已有上升之根基。遂继服第二方，黄芪与升、柴并用，升提之力甚大，藉之以升提下陷之大气，如人欲登高山则或推之，或挽之，纵肢体软弱，亦不难登峰造极也。且此一点余钟，附子之热力已融化于下焦，虽遇升、柴之升提，必不至上升作烦躁，审斯则二方不可相并之理由，及二方前后继服之利益不昭然乎！

或问萆薢之性，《别录》谓其治失溺，是能缩小便也；《甄权》谓其治肾间膀胱缩水，是能利小便也，今用于第二方中，欲藉之以治小便不禁明矣，是则《别录》之说可从，《甄权》之说不可从欤？答曰：二书论萆薢之性相反，而愚从《别录》不从《甄权》者，原从实验中来也。曾治以小便不通证，其人因淋疼，医者投以萆薢分清饮两剂，小便遂滴沥不通。后至旬月，迎愚为诊视。既至已舁诸床奄奄一息，毫无知觉，脉细如丝，一息九至。愚谓病家曰：此证小便不通，今夜犹可无碍，若小便通下则危在目前矣。病家再三恳求，谓小便通下纵有危险，断不敢怨先生。愚不得已为开大滋真阴之方，而少以利小便之药佐之。将药灌下，须臾小便通下，其人遂脱，果如所料。由此深知，萆薢果能缩小便，断不能通小便也。然此药在药房中，恒以土茯苓伪充。土茯苓固利小便者也，若恐此药无真者，则方中不用此药亦可。再者，凡药方之名美而药劣者，医多受其误，萆薢分清饮是也。其方不但萆薢能缩小便，即益智之涩、乌药之温亦皆与小便不利。尝见有以治水肿，而水肿反加剧者；以之治淋病，而淋病益增疼者，如此等方宜严加屏斥，勿使再见于方书，亦扫除医学障碍之一端也。

或问，人身之血，原随气运行，如谓心血之循环大气主之，斯原近理，至肺之呼吸，西人实验之，而知关于延髓，若遵《内经》之谓呼吸亦关大气，是西人实验亦不足凭欤？答曰：西人之实验原足凭，《内经》之所论亦宜确信。譬如火车，延髓者机轮也，大气者水火之蒸汽也，无机轮火车不能行，无水火之蒸汽火车亦不能行。《易》云："形而上者谓之道，形而下者谓之气。"西人注重形下，是以凡事皆求诸实见；中医注重形上，恒由所见而推及于所不见。《内经》谓："上气不足，脑为之不满，耳为之苦鸣，头为之倾，目为之眩。"夫上气者即胸中大气也，细审《内经》之文，脑部原在大气斡旋之中，而延髓与脑相连，独不在大气斡旋之中乎？由斯知延髓之能司呼吸，其原动力固在大气也。《内经》与西说原不相背，是以当今欲求医学进步，当汇通中西以科学开哲学之始，即以哲学济科学之穷，通变化裁，运乎一心，自于医学能登峰造极也。

○大气下陷。

李登高，山东恩县人，年三十二岁，寓天津河东瑞安街，拉洋车为业，得大气下陷证。

病因：腹中觉饥，未暇吃饭，枵腹奔走七八里，遂得此病。

证候：呼吸短气，心中发热，懒食，肢体酸懒无力，略有动作即觉气短不足以息。其脉左部弦而兼硬，右部则寸关皆沉而无力。

诊断：此胸中大气下陷，其肝胆又蕴有郁热也。盖胸中大气，原为后天宗气，能代先天元气主持全身，然必赖水谷之气以养之。此证因忍饥劳力过度，是以大气下陷，右寸关之沉而无力其明征也。其举家数口生活皆赖一人劳力，因气陷不能劳力继将断炊，肝胆之中遂多起急火，其左脉之弦而兼硬是明征也。治之者当用拙拟之升陷汤，升补其胸中大气，而辅以凉润之品以清肝胆之热。

处方：生箭芪八钱，知母五钱，桔梗二钱，柴胡二钱，升麻钱半，生杭芍五钱，龙胆草二钱，共煎汤一大盅，温服。

效果：将药连服两剂，诸病脱然痊愈。

○大气下陷身冷。

天津东门里东箭道，宋氏妇，年四旬，于仲夏得大气下陷周身发冷证。

病因：禀赋素弱，居恒自觉气分不足，偶因努力搬运重物，遂觉呼吸短气，周身发冷。

证候：呼吸之间，恒觉气息不能上达，时当暑热，着袷衣犹觉寒凉，头午病稍轻，午后则渐剧，必努力始能呼吸，外披大氅犹或寒战，饮食少许，犹不消化。其脉关前沉细欲无，关后差胜亦在沉分，一息不足四至。

诊断：此上焦心肺之阳虚损，又兼胸中大气下陷也。为其心肺阳虚，是以周身恶寒而饮食不化；为其胸中大气下陷，是以呼吸短气。头午气化上升之时是以病轻，过午气化下降之时所以增剧也。拟治以回阳升陷汤加党参之大力者以补助之。

处方：生箭芪八钱，野台党参四钱，干姜四钱，当归身四钱，桂枝尖三钱，甘草二钱。

共煎汤一大盅，温服。

效果：将药连服三剂，气息已顺，而兼有短气之时，周身已不发冷，惟晚间睡时仍须厚覆，饮食能消化，脉象亦大有起色。遂即原方去党参，将干姜、桂枝皆改用二钱，又加生怀山药八钱，俾再服数剂，以善其后。

说明：心为君火，全身热力之司命，肺与心同居膈上，一系相连，血脉之循环又息息相通，是以与心相助为理，同主上焦之阳气。然此气虽在上焦，实如日丽中天，照临下土，是以其热力透至中焦，胃中之饮食因之熟腐，更透至下焦，命门之相火因之生旺，内温脏腑，外暖周身，实赖此阳气为布护宣通也。特是心与肺皆在胸中大气包举之中，其布护宣通之原动力，实又赖于大气。此证心肺之阳本虚，向赖大气为之保护，故犹可支持，迨大气陷而失其保护，遂致虚寒之象顿呈。此方以升补胸中大气为主，以培养心肺之阳为辅，病药针芥相投，是以服之辄能奏效也。

○大气下陷兼消食。

李景文，年二十六岁，北平大学肄业生，得大气下陷兼消食证。

病因：其未病之前二年，常觉呼吸短气，初未注意。继因校中功课劳心短气益剧，且觉食量倍增，因成消食之证。

证候：呼吸之间，觉吸气稍易而呼气费力，夜睡一点钟许，即觉气不上达，须得披衣起坐，迟移时，气息稍顺，始能再睡。一日之间，进食四次犹饥，饥时若不急食，即觉怔忡。且心中常觉发热，大便干燥，小便短赤，其脉浮分无力，沉分稍实，至数略迟。

诊断：此乃胸中大气下陷，兼有伏气化热，因之成消食也。为其大气下陷，是以脉象浮分无力；为其有伏气化热，是以其沉分犹实。即有伏气化热矣，而脉象转稍迟者，因大气下陷之脉原多迟也。盖胃中有热者，恒多化食，而大气下陷其胃气因之下降甚速者，亦恒能多食。今既病大气下陷，又兼伏气化热侵入胃中，是以日食四次犹饥也。此宜升补其胸中大气，再兼用寒凉之品，以清其伏气所化之热，则短气与消食原不难并愈也。

处方：生箭芪六钱，生石膏（捣细）一两，天花粉五钱，知母五钱，玄参四钱，升麻钱半，柴胡钱半，甘草钱半。

共煎汤一大盅，温服。

复诊：将药连服四剂，短气已愈强半，发热与消食亦大见愈，遂即原方略为加减，俾再服之。

处方：生箭芪六钱，天花粉六钱，知母六钱，玄参六钱，净萸肉三钱，升麻钱半，柴胡钱半，甘草钱半。

共煎汤一大盅，温服。

方解：方中去石膏者，以伏气所化之热所余无多也。既去石膏而又将花粉、知母诸凉药加重者，因花粉诸药原用以调剂黄芪之温补生热，而今则兼用之以清伏气所化之余热，是以又加重也。至于前方之外，又加萸肉者，欲以收敛大气之涣散，俾大气之已升者不至复陷，且又以萸肉得木气最厚，酸敛之中大具条畅之性，虽伏气之热犹未尽消，而亦不妨用之也。

效果：将药又连服四剂，病遂痊愈。俾停服汤药，再用生箭芪、天花粉等分轧为细末，每服三钱，日服两次，以善其后。

或问，脉之迟数，恒关于人身之热力，热力过盛则脉数，热力微弱而脉迟，此定理也。今此证虽有伏气化热，因大气下陷而脉仍迟，何以脉之迟数与大气若斯有关系乎？答曰：胸中大气亦名宗气，为其实用能斡旋全身，故曰大气，为其为后天生命之宗主，故又曰宗气。《内经》谓宗气积于胸中，以贯心脉，而行呼吸，深思《内经》之言，知肺叶之阖辟，固为大气所司，而心机之跳动，亦为大气所司也。今因大气下陷而失其所司，是以不惟肺受其病，心机之跳动亦受其病，而脉遂迟也。

○大气下陷兼疝气。

陈邦启，天津盐道公署科员，年三十八岁，得大气下陷兼疝气证。

病因：初因劳心过度，浸觉气分不舒，后又因出外办公劳碌过甚，遂觉呼吸短气，犹不以为意也。继又患疝气下坠作疼，始来寓求为诊治。

证候：呼吸之际，常觉气短似难上达，劳动时则益甚。夜间卧睡一点钟许，即觉气分不舒，披衣起坐移时将气调匀，然后能再睡。至其疝气之坠疼，恒觉与气分有关，每当呼吸不利时，则疝气之坠疼必益甚。其脉关前沉而无力，右部尤甚，至数稍迟。

诊断：即此证脉参之，其呼吸之短气，疝气之下坠，实皆因胸中大气下陷也。盖胸中大气，原为后天生命之宗主（是以亦名宗气）以代先天元气用事，故能斡旋全身，统摄三焦气化。此气一陷则肺脏之阖辟失其斡旋，是以呼吸短气，三焦之气化失其统摄，是以疝气下坠。斯当升补其下陷之大气，俾仍还其本位，则呼吸之短气，疝气之坠疼自皆不难愈矣。

处方：生箭芪六钱，天花粉六钱，当归三钱，荔枝核三钱，生明没药三钱，生五灵脂三钱，柴胡钱半，升麻钱半，小茴香（炒捣）一钱。

共煎汤一大盅，温饮下。

复诊：将药连服三剂，短气之病已大见愈，惟与人谈话多时，仍觉短气。其疝气已上升，有时下坠亦不作疼，脉象亦大有起色。此药已对证，而服药之功候未到也。爰即原方略为加减，俾再服之。

处方：生箭芪六钱，天花粉六钱，净萸肉四钱，当归三钱，荔枝核三钱，生明没药三钱，生五灵脂三钱，柴胡钱半，升麻钱半，广砂仁（捣碎）一钱。

共煎一大盅，温服。

效果：将药连服四剂，呼吸已不短气，然仍自觉气分不足，疝气亦大轻减，犹未全消。遂即原方去萸肉，将柴胡、升麻皆改用一钱，又加党参、天冬各三钱，俾多服数剂，以善其后。（《医学衷中参西录》）

冲气上冲

张锡纯医案

○冲气上冲兼奔豚。

张继武，住天津河东吉家胡同，年四十五岁，业商，得冲气上冲兼奔豚证。

病因：初秋之时，患赤白痢证，医者两次用大黄下之，其痢愈而变为此证。

证候：每夜间当丑寅之交，有气起自下焦挟热上冲，行至中焦觉闷而且热，心中烦乱，迟十数分钟其气上出为呃，热即随之消矣。其脉大致近和平，惟两尺稍浮，按之不实。

诊断：此因病痢时，连服大黄下之，伤其下焦气化，而下焦之冲气遂挟肾中之相火上冲也。其在丑寅之交者，阳气上升之时也。宜用仲师桂枝加桂汤加减治之。

处方：桂枝尖四钱，生怀山药一两，生芡实（捣碎）六钱，清半夏（水洗三次）四钱，生杭芍四钱，生龙骨（捣碎）四钱，生牡蛎（捣碎）四钱，生麦芽三钱，生鸡内金（黄色的捣）二钱，黄柏二钱，甘草二钱。

共煎汤一大盅，温服。

效果：将药煎服两剂，病愈强半，遂即原方将桂枝改用三钱，又加净萸肉、甘枸杞各四钱，连服三剂痊愈。

说明：凡气之逆者可降，郁者可升，惟此证冲气挟相火上冲，则升降皆无所施。桂枝一药而升降之性皆备，凡气之当升者遇之则升，气之当降者遇之则降，此诚天生使独，而为不可思议之妙药也；山药、芡实，皆能补肾，又皆能敛戢下焦气化，龙骨、牡蛎，亦收敛之品，然敛正气而不敛邪气，用于此证初无收敛过甚之虞，此四药并用，诚能于下焦之气化培养而镇安之也；用芍药、黄柏者，一泻肾中之相火，一泻肝中之相火，且桂枝性热，二药性凉，凉热相济，方能奏效；用麦芽、鸡内金者。所以运化诸药之力也；用甘草者，欲以缓肝之急，不使肝木助气冲相火上升也。至于服药后病愈强半，遂减轻桂枝加萸肉、枸杞者，俾肝肾壮旺自能扫除病根。至医界同人，或对于桂枝升降之妙用而有疑义者，观本书三期二卷参赭镇气汤后所载单用桂枝治愈之案自能了然。（《医学衷中参西录》）

奔豚气

张锡纯医案

○天津张某某，年四十五岁，得冲气上冲兼奔豚证。

病因：初秋之时，患赤白痢证，医者两次用大黄下之，其痢愈而变为此证。

证候：每夜间当丑寅之交，有气起自下焦挟热上冲，行至中焦觉闷而且热，心中烦乱，迟十数分钟其气上出为呃，热即随之消矣。其脉大致近和平，惟两尺稍浮，按之不实。

诊断：此因病痢时，连服大黄下之，伤其下焦气化，而下焦之冲遂挟肾中之相火上冲也。其在丑寅之交者，阳气上升之时也。宜用仲师桂枝加桂汤加减治之。

处方：桂枝尖四钱，生怀山药一两，生芡实六钱（捣碎），清半夏四钱（水洗三次），生杭芍四钱，生龙骨四钱（捣碎），生牡蛎四钱（捣碎），生麦芽三钱，生鸡内金二钱（黄色的捣），黄柏二钱，甘草二钱。

共煎汤一大盅，温服。

效果：将药煎服两剂，病愈强半，遂即原方将桂枝改用三钱，又加净萸肉、甘枸杞各四钱，连服三剂痊愈。

说明：凡气之逆者可降，郁者可升，惟此证冲气挟相火上冲，则升降皆无所施。桂枝一药而升降之性皆备，凡气之当升者遇之则升，气之当降者遇之则降，此诚天生使独而为不可思议之妙药也。山药、芡实，皆能补肾，又皆能敛戢下焦气化；龙骨、牡蛎，亦收敛之品，然敛正气而不敛邪气，用于此证初无收敛过甚之虞，此四药并用，诚能于下焦之气化培养而镇安之也。用芍药、黄柏者，一泻肾中之相火，一泻肝中之相火，且桂枝性热，二药性凉，凉热相济，方能奏效。用麦芽、鸡内金者，所以运化诸药之力也。用甘草者，欲以缓肝之急，不使肝木助气冲相火上升也。用甘草者，欲以缓肝之急，不使肝木助气冲相火上升也。至于服药后病愈强半，遂减轻桂枝加萸肉、枸杞者，俾，肝肾壮旺自能扫除病根。（《医学衷中参西录》）

张子琳医案

○崔某某，男，40岁。

初诊日期：1971年4月20日。

自觉腹部脐周有一积块，顶冲跳痛。急性发作时，上吐下泻，出冷汗。本病从六七岁开始一直未愈。现在，食欲欠佳，腹痛畏冷，手足不温，二便一般。苔白，脉沉迟。

辨证：此为沉寒痼冷，盘踞中焦之奔豚气。

治法：大补阳气，温中散寒。

方药：理中丸合附子汤加减。

炒白芍10克，焦白术10克，干姜10克，东参9克，炮附子10克，茯苓10克，炙甘草5克。

4月29日（二诊）：上方二剂后，食欲、二便均好，手足转温，不畏冷，但仍脐腹疼痛，往上顶冲，不拒按。脉沉紧。宜继用暖肝降逆，温阳理气。处方如下。

茯苓10克，半夏10克，陈皮10克，炒白芍12克，炙甘草5克，川楝子10克，荔枝10克，良姜6克，吴茱萸6克，小茴香10克，肉桂6克，牛膝10克，沉香5克。

5月1日（三诊）：上方2剂后，脐腹痛，顶冲见好，腹内舒服，食欲增进。脉沉紧较缓。诸证向愈。继服原方剂，以巩固疗效。（《张子琳医疗经验选辑》）

张梦侬医案

○吴某某，男，31岁。1970年夏。

患者脐周围作痛，扪之坚硬拒按，呈阵发性痛时觉有物从脐下向上攻冲，发作欲死，移时自止。病已三年，作无时。有时上下肢关节游走痛。诊脉沉弦而滑，舌苔白滑。臆断为寒湿水气著于肝肾二经，膀胱气化失司，至水寒之气、上冲所致。治宜镇逆降气，温中散寒。

桂枝10克，茯苓30克，吴萸10克，炒白芍15克，炙甘草10克，白术10克，炒枳实10克，陈皮10克，法半夏10克，薏苡仁25克，生姜3片，大枣5枚。

投上方3剂而安。后因食思不振，加陈皮、神曲，再服而痊愈。（《临证会要》）

袁桂生医案

○龙耀南年逾五旬，素有疝病，时发时愈。辛亥冬月，病复作，然与从前发病时情形不同。自觉有气从脐下直冲于心，则心痛欲裂，于是手冷汗出，不能支持，吸鸦片烟暂止片刻，然于病无济。初犹间一、二日始发，继则日发无已。精神疲倦，饮食大减，两脉弦小，舌中有白苔。盖奔豚病也，乃肾气素虚复受客寒，身中阳气不能胜寒气之侵逼，则上冲而作痛。昔人所谓“肾气凌心”者是也。乃与桂枝加桂汤，再加熟地、鹿角胶、小茴香，服两剂后，痛大退。越两日天气愈寒，而病人又复作，更兼呕吐，遂改用理中汤加肉桂、吴茱萸、半夏、鹿角膝、沉香，接服三剂全安。（《丛桂草堂医案》）

吴瑭医案

○壬戌八月廿三日，胡氏，二十二岁，脉沉而细，体厚而白，阳虚可知。奔豚从少腹上攻心胸，发作欲死，气回则已。呕酸瘰疬，大便结燥，头晕心悸，皆肝经累及冲脉为病。

桂枝尖二钱，降香三钱，川楝子一钱五分，淡吴萸三钱，广木香一钱，炒全归三钱，云边炭一钱，炒小茴香三钱，川芎一钱，广郁金二钱，青皮三钱，两头尖二钱，煮三杯，分三次服。三帖。

廿六日。

桂枝一钱五分，制香附三钱，全归三钱，降香三钱，炒小茴香三钱，川芎五分，半夏三钱，淡吴萸二钱，广皮二钱，青皮二钱，云连炭一钱。

煮三杯，分三次服。三帖。

廿九日。

紫石英（研细）五钱，生香附三钱，淡吴萸三钱，降香末三钱，广皮二钱，桃仁泥二钱，川楝子三钱，炒全归三钱，两头尖三钱，炒小茴香三钱，青皮一钱五分。

煮三杯，分三次服。

九月初三日，通补八脉。

生鹿角四钱，肉桂（去粗皮净）八分，降香末三钱，紫石英（生研细）五钱，杞子三钱，炒全归三钱，桂枝尖二钱，生香附三钱，炒小茴香三钱。

煮三杯，分三次服。（《吴鞠通医案》）

张仲华医案

○胡左，少腹块磊，上攻腹脘，其力猛而痛势剧，转瞬之间，腹中鸣响，则块磊一阵向下即平，症名贲豚者，因其性情踪迹行止，类似江猪耳。然考其症有三：犯肺之奔豚属心火；犯心之奔豚属肾寒；脐下悸，欲作奔豚者属水邪。今系肾水寒邪所发，体属阳亏所致。拟以真武汤参奔豚汤意。

云苓五钱，川芎五分，炒小茴五分，炒归尾一钱，制半夏一钱五分，附子五分，炒白芍一钱，酒炒橘核三钱，李根白皮一两。

煎汤代水（《张氏治病记效》）

费绳甫医案

○泰州卢君瑞卿，病气自少腹上冲胸脘作痛，懊憹内热，头汗如雨，痰内带血。脉来沉弦。肾阴久虚，水不涵木，肝阳升腾无制，销烁肺胃阴液。法当益肾清肝。

女贞子三钱，白芍一钱五分，川杜仲三钱，羚羊角五分，黑山栀一钱五分，玄参一钱，西洋参一钱，鲜生地三钱，川楝肉一钱五分，川石斛三钱，川贝母三钱，瓜蒌皮三钱，鲜竹茹一钱，冬瓜子四钱，冬虫夏草一钱。

连服三十剂而愈。（《费绳甫医话医案》）

周召南医案

○吉冈木工左卫门，四旬有余。善酌不致于困，去年偶因病酲，手冷如麻，即脾胃不快，腹之两旁有气上逆，头重吐酸，四肢怠倦，大便不快，疝痛连腰，脉滑数。夫四肢为诸阳之本，冷而如麻，阳和不畅矣。其余诸症皆阴气为患。然脉既滑数，但可用阳药，不可用热药。方以桂枝、茯苓、苍术、甘草、木香、陈皮。桂用权者，取其达四肢也。此皆阳刚之药，阳进而阴自退。六剂大效，又六剂，吐酸头重皆已，脉犹滑疾。改二陈汤加山栀，六剂脉缓，又六君子汤旬日，继以越鞠丸一

月痊愈。（《其慎集》）

陈蛰庐医案

○海东门顾缝匠之妇春间伤风，以幼子自床坠地，受惊，旋病奔豚气从少腹上冲，腹疼寒热，月常数发，至秋未愈。时予薄游白下，侨寓彼都，因求一诊，六脉皆见浮弦，因语之曰：奔豚证不离肝肾二经，其偏于水分者，病多属肾，仲景常以苓桂术甘汤主之，其偏于气分者，病多属肝，仲景常以奔豚汤主之。症脐下不悸，咽喉无病，且寒热往来，脉虽弦而浮，显系厥阴气逆无疑，则奔豚汤似属对症之方，何以前医屡服不效，或治尚未得其本欤？因思病由惊得，而惊气人肝，故经云，东方肝木，其病发惊骇。即仲师亦明言奔豚病皆从惊恐得之。但世医知于仲景方中求法，不知于仲景法外觅方，稍有不效，辄疑古方不可以治今病，岂长沙公勤求古训意哉？或谓古今异宜，方药亦多随时而变，讵知果如所论，则当疑古人不宜先有今病，不必疑今病不可治以古方也。果其病情适肖，自然效奶桴鼓。其有不效者，仍是病与古异。盖古人著书，不过言其大纲，至几微曲折之处，楮墨不能罄也，待人自悟而已，所谓神而明之，存乎其人。后人不自咎其聪之不至，辄疑方之少效，不亦偵哉！如此病既由惊起，则专意治惊，余症自当迎丸而解，不必拘于奔豚门中求方也。方以凿头英八钱，浓煎顿服，覆杯而愈。盖此物皆坚木所为，得金气最多，以木治木，取同气相求也。金性能克木，故木气自敛。金重能镇惊，故惊气自平。且用时势皆自上而下，故历久而英下垂，况英黴如筋，当善降逆入络。一物而制木镇惊，降逆入络，四善咸备，故用之而应手取效。录此以俟用奇方者隅反焉。（《蛰庐诊录》）

痰　证

齐秉慧医案

○曾治明经某，素称实学，举动狂傲，不善保养，忽饮食无味，口干吐痰，肚腹膨胀，二便不利，医家不问虚实，便与之化痰行气，转见胸满痞闷，痰饮愈甚。与之导痰，又与分消，腹胀胁痛，坐卧不安。又与破血耗气，两足浮肿。知予在英公署内，告急求治，即谓余曰：贱躯被诸医治坏，请问先生还可救否？予诊其脉，右寸大而无力，右关微弦，右尺倏有倏无，左三部软而无力。余曰：足下脾肾两伤之证。令以午前服补中益气汤，早晚服金匮肾气丸。初服数剂更胀，余曰：不妨，久服则不胀。果信余言，逾月而诸证尽退，饮食渐进，继服八味丸去附子加北味，兼服归脾汤去木香、甘草，加五味子、肉桂，半载而康，元气大复。

曾治蔡孝廉，不慎起居，患证同前，手足逆冷，恶寒喜热，语言不清，手足不能举动。予以补中益气汤加姜、附、姜黄、灵仙、南星、半夏以温经回阳，服数剂而诸证渐退，语言稍觉清楚，行动自如。余因他往，误听庸工，服清火化痰之剂，以致大下鲜血而殁。惜哉！（《齐氏医案》）

叶桂医案

○汪，五八，宿哮久矣不发，心悸震动，似乎懊憹之象。此属痰火。治以宣通郁遏，勿徒呆补。痰火半夏，川连，石菖蒲，蛤粉，枳实，茯苓，川郁，金橘红。

竹沥姜汁法丸。

○刘，痰火郁遏，气滞，吸烟上热助壅，是酒肉皆不相宜，古称痰因气滞热郁。治当清热理气为先。

川连，白术，枳实，厚朴，茯苓，半夏。

淡姜汤泛丸。

○沈，三四，痰火久嗽。海蛤丸。

○张妪，痰火风眩晕，防仆跌。

明天麻，炒半夏，茯苓，橘红，羚羊角，钩藤，竹沥。

○陈妪，老年痰火咳逆，痰有秽气。

芦根，苡仁，桃仁，丝瓜子，葶苈，大枣。

又，下虚不纳，浊泛呕逆，痰秽气。

熟地炭，紫衣胡桃肉，炒杞子，炒牛膝，川斛，茯神。

○某，痰火上逆蒙窍，耳鸣头晕。

二陈加天麻、钩藤、甘菊、羚羊、蒌皮。

○某，夏至节，两关脉弦长，五火燔燎，而肝阳胃阳尤甚。动怒抽掣为肝病，食辛香厚味即病至，胃病使然。痰火根深，非顷刻可扫除。惟静养勿恚忿，薄味以清里。此病发之势必缓，由渐加功议药，乃近理治法。

羚羊角，犀角，川连，郁金，山栀，北秦皮，牛黄，胆星，橘红，生石膏，寒水石，金箔。

方诸水法丸，竹叶灯心汤送。

○何妪，诊脉右关弦滑，痰多，舌干微强，语言似謇。盖因痰火上蒙，津液不得上承。高年颇虑风痰，宜清上宣通，勿进刚燥及腻滞之药。

半夏，金石斛，橘红，黑山栀，茯苓，郁金，生甘草，石菖蒲，竹沥，姜汁。

○张，昏昏如寐，神愦如迷。痰热内闭，势非轻渺。（痰热内闭神昏）

半夏，石菖蒲，桔梗，枳实，郁金，橘红，竹沥，姜汁。

○某，郁痰。（郁痰）

半夏曲，郁金，石菖蒲，明天麻，白蒺藜，橘红，茯苓，钩藤。

○陶，脉左弦坚搏，痰多，食不易运。此郁虑已甚，肝侮脾胃，有年最宜开怀，不致延及噎膈。

半夏，姜汁，茯苓，杏仁，郁金，橘红。

又，脉如前，痰气未降。前方去杏仁加白芥子。

○金，四六，湿热内蒸，痰火日夥，根本渐怯，阳泄为汗，阴泄遗浊。酒客喜于爽口食物，医药中滋腻补方，决不适用也。（湿热蒸痰）

猪肚丸方。

○叶，久寓南土，水谷之湿，蒸热聚痰，脉沉弦，目黄，肢末易有疮疾。皆湿热盛，致气隧不得流畅。法当苦辛寒清里通肌。仿前辈痰因热起，清热为要。

生茅术，黄柏，瓜蒌实，山栀，莱菔子，川连，半夏，厚朴，橘红。

竹沥姜汁丸。

○某，病后，厚味蒸痰。

风化硝，瓜蒌仁霜，枳实，郁金，生茯苓，姜汁，炒山栀。

竹沥法丸。

○汪，脉胀，湿阻热痰。

半夏，茯苓，黑山栀，橘红，制蒺藜，远志，降香。

○徐，阳动内风，用滋养肝肾阴药，壮水和阳，亦属近理。夏季脾胃主司，肝胆火风，易于贯膈犯中，中土受木火之侮，阳明脉衰，痰多，经脉不利矣。议清少阳郁热，使中宫自安。若畏虚滋腻，上中愈实，下焦愈虚。二陈去甘草加金斛、桑叶、丹皮。（木火犯中，胃虚）

又，脉左浮弦数，痰多，脘中不爽，烦则火升眩晕，静坐神识安舒。议少阳阳明同治。

羚羊角，连翘，广皮，炒半夏曲，黑山栀皮，香豉。

又，脉两手已和，惟烦动恍惚欲晕：议用静药，益阴和阳。

人参，熟地，天冬，金箔。

○汪，痰火上盛，肾气少摄。朝用通摄下焦，暮服清肃上焦方法。（肝肾虚上有痰火）

羚羊角，半夏，茯苓，橘红，黑栀皮，郁金。

苦丁茶煎汤法丸暮服。

熟地，淡苁蓉，杞子，五味，牛膝，茯苓，远志，线胶。

蜜丸，早服。

○曹，五一，色鲜明，属上有痰饮。盖上实则下虚，半百年岁，未得种玉。诊得脉左小不静，右部弦滑。法当清肺胃之热痰，益肾肝之精血。仿曼倩卫生方法。

燕窝胶，甜梨膏，人参，黄芪，麦冬，山药，茯苓，于术，黄节，黑节，鹿尾胶，羊内肾，淡苁蓉，故纸（胡桃蒸），青盐。

○芮，向来痰多食少，而参术服饵未合。此禀质为阳，不受温热刚燥之剂。上年冬季温暖，入春痰愈多，体中微倦，由乎藏聚未固，春气自地升举之征。法当摄肾固真，乃治痰之本，方为有益。（肾虚痰多）

熟地，茯苓，补骨脂，胡桃肉，杞子，五味，牛膝，远志，车前。

蜜丸。

○痰证之情状，变幻不一。古人不究标本，每著消痰之方，立消痰之论者甚多。后人遵其法而用之，治之不验，遂有称痰为怪病者矣，不知痰乃病之标，非病之本也。善治者，治其所以生痰之源，则不消痰而痰自无矣。余详考之，夫痰乃饮食所化，有因外感六气之邪，则脾肺胃升降之机失度，致饮食输化不清而生者；有因多食甘腻肥腥茶酒而生者；有因本质脾胃阳虚、湿浊凝滞而生者；有因郁则气火不舒而蒸变者；又有肾虚水泛为痰者。此亦因土衰不能制水，则肾中阴浊上逆耳，非肾中真有痰水上泛也。更有阴虚劳症，龙相之火，上炎烁肺，以致痰嗽者，此痰乃津液所化，必不浓厚。若欲消之，不惟无益，而徒伤津液。其余一切诸痰，初起皆由湿而生。虽有风火燥痰之名，亦皆因气而化，非风火燥自能生痰也。其主治之法，惟痰与气一时壅闭咽喉者，不得不暂用豁痰降气之剂以开之，余皆当治其本。故古人有“见痰休治痰”之论，此诚千古之明训。盖痰本饮食湿浊所化，人岂能禁绝饮食？若专欲消之，由于外邪者，邪散则痰或可清。如寒痰温之，热痰清之，湿痰燥之，燥痰润之，风痰散之是也。若涉本原者，必旋消旋生，有至死而痰仍未清者矣，此乃不知治本之故耳。今观案中治法，有因郁因火者，必用开郁清火为君，以消痰佐之。有因湿因热者，则用燥湿清热，略佐化痰之品。若因肝肾虚而生痰者，则纯乎镇摄固补，此真知治痰之本者矣。若因寒因湿者，更当于痰饮门兼参而治之（华岫云）。（《临证指南医案》）

徐大椿医案

○嘉兴朱宗周，以阳盛阴亏之体，又兼痰凝气逆，医者以温补治之，胸膈否塞而阳道痿。群医谓脾肾两亏，将恐无治，就余于山中，余视其体丰而气旺，阳升而不降，诸窍皆闭，笑谓之曰，此为肝肾双实证。先用清润之品，加石膏以降其逆气，后以消痰开胃之药，涤其中宫，更以滋肾强阴之味，镇其元气，阳事即通。五月以后，妾即怀孕，得一女。又一年，复得一子。惟觉周身火太旺，更以养阴清火膏丸为常馔，一或间断，则火旺随发，委顿如往日之情形矣。而世人乃以热药治阳痿，岂不谬哉？

雄按：今秋藩库吏孙位申，积劳善怒，陡然自汗凛寒，脘疼咳逆，呕吐苦水，延余诊之，脉弦软而滑，形瘦而黎，苔黄不渴，溲赤便难。以二陈去甘草，加沙参、竹茹、枇杷叶、竹叶、黄连、蒌仁为剂。渠云阳痿已匝月矣，恐不可服此凉药，余曰：此阳气上升，为痰所阻，而不能下降耳。一服逆平痛定，呕罢汗止，即能安谷。原方加人参，旬日阳事即通，诸恙若失。

○苏州府治东首杨姓，年三十余，以狎游，私用父千金，父庭责之，体虚而兼郁怒，先似伤寒，后渐神昏身重。医者以为纯虚之证，惟事峻补，每日用人参三钱，痰火愈结，身强如尸，举家以为万无生理。余入视时，俱环而泣。余诊毕，又按其体遍身皆生痰核，大小以千计，余不觉大笑，泣者尽骇，余曰：诸人之泣，以其将死耶？试往府中借大板重打四十，亦不死也。其父闻之，颇不信，曰：如果能起，现今吃人参费千金矣，当更以千金为寿。余曰：此可动他人，余无此例也，各尽其道而已。立清火安神极平淡之方，佐以末药一服，三日而能言，五日而能坐，一月而行动如常。其时牡丹方开，其戚友为设饮花前以贺，余适至，戏之曰：君服人参千金而几死，服余末药而愈，药本可不偿乎？其母舅在旁曰：必当偿，先生明示几何？余曰：增病之药值千金，去病之药自宜倍之。病者有惊惶色。余曰：无恐，不过八文钱，买卜子为末耳。尚有服剩者，群取视之，果卜子也，相与大笑。其周身结核，皆补住痰邪所凝成者，半载方消，邪之不可留如此。幸而结在肤膜，若入脏，则死已久矣。

雄按：今夏刘午亭年六十三岁，久患痰喘自汗，群医皆以为虚，补剂备施，竟无效。徐月岩嘱其浼余视之，汗如雨下，扇不停挥，睛凸囟高，面浮颈大，胸前痞塞，脉滑而长。妻女哀求，虑其暴脱，余曰：将塞死矣，何脱之云？与导痰汤，加旋覆、海石、泽泻、白前，一饮而减，七日后，囟门始平，匝月而愈。继有顾某，年五十六岁，肥白多痰，因啖莲子匝月，渐觉不饥，喘逆自汗无眠，以为虚也，屡补之，后气逆欲死，速余视之，苔黄溲赤，脉滑不调，以清肺涤痰治之而愈，旋以茯苓饮善其后。（《洄溪医案》）

凌晓五医案

○（痰迷心窍）费（菱湖，三月）因惊外触，激动肝阳，木火生痰，痰火二者阻蔽肝胆胞络之间，清明之气为邪浊所蒙，心绪纷纭，识神时清时糊，俗为吓痴之候，治宜清心涤痰，安魂益志法。

紫丹参（猪心血拌炒），丹皮，苍龙齿，陈胆星，真西琥珀，玄参，石决明（真川连三分拌打），龟甲，鲜竹沥（鲜菖蒲一钱五分同捣），川郁金，净枣仁，朱茯神，远志肉，卷心竹叶。（《三三医书·凌临灵方》）

张聿青医案

○某，素有痰喘旧证，前以辛温开饮，极著成效。又以劳勚感邪，于九日前忽先寒后热，继但热不寒，刻今热势虽衰，而淋淋汗出，欲寐未寐之际，谵如梦语，肢搐引动，咽中作痛，喉关偏右白糜星布。脉数濡滑，舌绛赤，苔黄罩灰。此由邪湿内蒸，所有浊痰，悉化为火，致肺胃之阴津消灼。阴分愈亏，则火热愈炽，有虚脱之虞。勉拟泄热和阴一法。谋事在人，成事在天。

金石斛四钱，朱茯神三钱，北沙参五分，大玄参三钱，光杏仁三钱，冬瓜子三钱，煨石膏三钱，制半夏一钱五分，炒黄川贝一钱五分，枇杷叶四片，青芦管八钱，竹沥四钱，濂珠三分，川贝五分，犀黄三厘，三味研末，吹喉。枇杷叶并鲜竹茹代茶。

二诊：泄热和阴，而清肺胃，咽痛糜腐大退。的属痰热化火烁阴。药既应手，姑宗前法扩充。

北沙参五钱，大麦冬三钱，煨石膏三钱，川贝母二钱，生薏仁三钱，炒蒌皮三钱，光杏仁三钱，冬瓜子四钱，青芦管八钱，竹沥四钱。

○雷左，脾肾两亏，饮食生痰，痰阻为喘者久。兹值春升之际，痰凭木火之势而化为热，以致竟夜不能交睫。脉左尺不藏，苔黄舌红。龙相亦动。拟潜阳和阴，参以苦泄。

川雅连四分（酸枣仁三钱，同炒），肥知母三钱，炒枳壳七分，制半夏一钱五分（盐水炒），鲜竹茹一钱五分，茯苓神各二钱。上濂珠三分，真川贝五分，二味研细末，调服。

○左，平素痰多，交夏君火行令，火与痰合，遂致弥漫心窍，言语不能自如。今神识虽清，而健忘胃钝，左关脉滑。此痰阻于中，心肾不相交通。欲交心肾，当祛浊痰。

参须一钱，制半夏一钱五分，陈胆星五分，橘红一钱，瓜蒌仁三钱（炒），远志八分，茯苓神各二钱，九节菖蒲五分，枳实一钱，姜竹茹一钱，竹沥六钱（滴入姜汁少许）。

○某，中虚挟痰，痰热化风，撼扰神舍。心中跳动，则火从上升。脉象虚弦。填补其下，以涵濡肝木，碍于在上之痰热，而利不胜弊，惟介类以潜之。

生牡蛎，煅决明，白蒺藜，块辰砂，法半夏，朱茯神，煅磁石，钩钩，橘红，鸡子黄，大淡菜。

○王左，眩晕足麻，甚至昏仆。肝阳挟痰上逆，恐成痫厥。

制半夏，枳实，天麻，白僵蚕，独活，茯苓，薄橘红，竹茹，钩钩，炒菊花，秦艽。

○某，素有痰火，一二年一发，发则詈人掷物，自以为痫也。曰：非痫也。夫痫者，发则暴仆，不知人事，口吐涎沫，声如猪羊鸣也。

制南星六分，辰茯神，煨天麻，橘红，盐炒竹茹，天竺黄，白蒺藜，九节菖蒲，郁金，镇心丸一丸（化服）。

○盛右，凡虚里之穴，其动应衣，宗气泄越之征。中流无砥柱之权，肝阳从而撼扰，神舍因而不宁，拟补中气以御肝木。

盐水炙绵芪，吉林参，云茯苓，阿胶珠，土炒白芍，远志肉，块辰砂，左牡蛎，龙齿，金器。

又，补中以御木，育阴以柔肝，神呆如昨，时多恐怖，心中自觉窒而不开。脉左寸沉滞，关部细弦，尺中小涩；右寸滑而濡软，关部滑而带弦，尺脉较劲。皆中气脏阴有亏，挟痰内蔽之象。夫既亏矣，何复生痰。盖肝禀将军之性，其刚柔之用，正施之则主一身之生发，逆施之则为火风之厉阶。今当产后未满百日，血虚气弱，肝木偏亢，遂为虚里跳动。厥阳上旋，则清津浊液，悉为阳气所炼，凝结成痰。心为离火，火本下降，与水相交者也。今阳气且从上旋，心火何能独降，心胸清旷之区，转为阳火燔蒸之地，窒闷之由，实在于此。譬如酷暑之时，独居斗室，虽旷达之士，亦且闷不能堪。所谓闷者，皆阳之闷也。夫至阳闷于中，灼液成痰，神明为痰火所扰，便是不能自主之局。所最难者，阳可以熄，火可以降，痰可以豁，而三者之药，无不戕贼元气。今以水亏不能涵濡，气虚不能制伏，然后有肝阳之升，痰热之蔽。消之降之，前者未定，后者又来。

若补之涵之，则远水不能济急也。大药之似乎虚设者为此。兹从补养之中，参入治痰之品，标本并顾。未识勃然欲发之阳，能得渐平否。备正。

吉林参一钱，煅龙齿五钱，九节菖蒲五分块，辰砂三钱，茯苓神各二钱，清阿胶二钱，焦远志八分，辰砂拌麦冬三钱，川贝二钱，炒松生地四钱，马宝先（化服）一分。

又，每至动作，虚里辄大跳动，《内经》谓其动应衣，宗气泄也。病之着眼处，当在于此。所以前诊脉细弦而并不洪大，与病相应，直认其为中气虚而不能制木，致魂不安谧，神不守舍。欲遵经训，似非补其中气，交其心神不可也。乃投之罔效，其中必有曲折。此次偶服攻劫之方，大吐大下。今诊右部之脉转滑微大，寸脉依然细滞。因思肝用在左，在于胠胁，肝郁之极，气结不行，由胠胁而蔓及虚里。气郁则痰滞，滞则机窍不宣，是神机不运，在乎痰之多寡。痰踞机窍之要地，是以阻神明、乱魂魄。然而吐下之后，神志而未灵爽者，盖肠胃直行之道，积痰虽一扫而空，至窍络纡回之处，非郁开气行，痰不得动也。今才经吐下，理应休息数日，乘此以四七汤开其郁结，参入芳香以宣窍络，旬日之后，再用攻法。即请裁夺行之。

上川朴一钱二分，磨苏梗一钱，广玉金三钱，制半夏三钱，茯苓四钱，九节菖蒲七分，姜二片，枣二枚。

又，心虚胆怯，神不自持，多疑寡断，痰火之药，无一不进，迄无应效。即心肾不济一层，亦经小试，未见寸功，几成棘手难明之局。深究其理，虚里之跳动，究系病起之根，若非宗气之泄，即是肝气之郁，可不待言。吾人肝主左升，胆主右降，肝升则化为心血，胆降则化为相火。今肝经之气，郁而不疏，则左升失其常度，而心血无以生长；当升不升，肝木愈郁而愈实。肝为藏魂之地，又为藏血之海，经行血降，郁塞稍开，神魂稍定。而木气之升泄，仍难合度，心血日少，所以心虚若怯。无理处求理，如以上所述，似与病情不能为谬。拟升泄肝木，使上化心血，而心虚或能渐复；木升则郁解，而肝实或可渐疏。苟心神可以自持，魂能安宅，便是佳境也。

柴胡七分，生甘草三分，杭白芍二钱，茯苓神各二钱，酒炒当归二钱，野于术二钱，抚川芎一钱，丹参二钱，煨姜二片。西血珀五分，上沉香二分，上湘军六分，三味研细，用炒茺蔚子四钱，煎汤调服。

○方左，头胀眩晕火升，频带燥渴，痰多脉滑。此痰湿化火生风，与阴虚阳亢者有间也。

瓜蒌仁三钱，煨天麻，甘菊花，白蒺藜，枳实，石决明，茯苓神，姜汁，竹沥五钱，白金丸四分。

○徐左，阅病单皆痰火为患。痰一日不去，则火一日不宁，即神色一日不楚。邵筱村龙虎丸，内有信石之猛。询诸其弟，云服之虽解似痰非痰之物，痰即下行，神识理宜立楚，而犹呆钝如昨。此必因痰浊入于心胞络中，猛攻之药，不能屈曲搜剔故也。拟方如下。上濂珠一钱，陈胆星四分，明玳瑁四分，西血珀七分，明雄黄四分，巴霜六厘（去净油）。

研为细末，每服四分，空心服。

○左，昨进化痰护神，多言呼唱，较昨稍定，然犹未能寐，腹中气满不舒。脉两关弦滑。良以肝火挟痰内扰，肝经之气，亦散漫不平，心神为之摇撼。既得应手，再守前意出入。

朱茯神，陈胆星，香附，橘红，真珠母，川楝子，制半夏，煅龙齿。当归龙荟丸一钱，礞石滚痰丸二钱，二丸和合先服。上濂珠二分，西血珀二分，辰砂七厘，三味研末，临卧服。

复诊：便解神清得寐。前方去二丸，加块辰砂、竹茹。

○左，清化痰热，心胸烙热稍平，胃纳略起，头晕亦减，然行动气仍上逆。痰火内踞，本虚标实，治愈不易，聊作缓兵之计而已。

炒玉竹，海蛤粉，炒蒌皮，桔梗，茯苓，川贝母，光杏仁，炒竹茹。广橘红一钱五分、生姜五分，二味用蜜水一杯同煎至干，微炒入煎。

○某，痰火交炽，曾经糊乱。今神识虽清，而左脉弦大。肝胆之火，尚未宁静。

朱茯神三钱，竺黄三钱，制半夏一钱五分，陈胆星三分，杏仁泥三钱，郁金一钱五分，炒枣仁一钱五分，钩钩三钱（后入），煨决明四钱，橘红一钱，粉丹皮一钱五分，远志肉五分。

○顾左，向有痰饮，兹感风温，先发咽痛，风化为火，与痰相合，以致痰火交炽，肺肾之气不能相通。气喘难卧，痰声辘辘，心胸烦闷异常，常欲露胸泄闷，两颧红赤。而脉象濡细，舌苔浮红罩霉。气阴已亏，而痰火独盛，恐难以草木为功。勉拟育阴化痰，以通肺肾。即请商裁。

阿胶珠三钱，天冬三钱，灵磁石四钱，煅川贝一钱五分，茯神三钱，生地炭四钱，秋石五分，海蛤粉四钱，陈海蜇一两。珠粉三分，川贝三分，二味研末，先调服。

○李右，痰火时升时降。再开展气化，良以气有余即是火也。

光杏仁三钱（打），郁金一钱五分，丹皮二钱，枳壳一钱，山栀三钱（姜汁炒黑），瓜蒌二钱，泽泻一钱五分，桔梗一钱，炒竹茹一钱，车前子三钱，枇杷叶一两（去毛）。

○张左，中脘渐舒，痰多脉滑。由湿生痰，由痰生火，由火生风，以知痰为火之本，风为火之媒。治病必求其本。

制半夏一钱五分，煨天麻一钱五分，广皮一钱，猪苓二钱，蚕沙三钱（包），陈胆星五分，白茯苓三钱，白术二钱，泽泻二钱，清气化痰丸三钱。

○吴左，惊动胆木，木火蒸痰，窒碍灵府，怔忡不宁，神情呆钝。化痰宣窍，参以镇坠。

制半夏一钱五分，广橘红一钱，广玉金一钱五分，块辰砂三钱（包），陈胆星五分，白茯苓三钱，远志肉五分，炒枣仁二钱（打），九节菖蒲二分，金器一件（悬煎）。

○某，神情昏愦，言语无伦，唇朱兼紫，脉滑而弦，此痰火肝阳交炽；拟泄热化痰。

羚羊片二钱，菖蒲五分，橘红一钱，当归一钱五分，陈胆星五分，远志五分，枳实一钱，天麻一钱五分，天竺黄三钱，丹皮一钱，竹沥一钱（冲），龙荟丸四钱。

○江右，怒火如狂，六脉弦数，肝火扰攘，心神为之不宁。拟护神化痰熄肝。

竺黄，决明，丹皮，块辰砂，川贝，山栀，胆星，茯神，生铁落，金器。濂珠三分，玳瑁一分五厘，二味研末，先服。

○左，湿盛多痰之体，感冒风邪，袭于肺胃，以致由咳而引动伏饮，咳日以剧，右胁肋作痛。浊痰弥漫，神机不运，神识迷糊。叠化浊痰，神情转慧。至于痰湿之变态，如阻塞营卫而为寒为热，郁蒸中气而苔起灰霉，困乏脾阳，脾土不能运旋鼓舞而大便燥结，清中之浊不降，浊中之清不升而转干燥，传变种种。虽肌表之风，化疹外达，而湿痰究仍内困。所以病退之后，而疲惫自若，渐至气阻湿坠，少腹之满，顿从上僭，不特入腹过脐，而且上及胸脘，食入攻撑。右寸细涩，关部弦滑，尺部沉弱，左部俱见小弱。都由脾为湿困，阳气不能运行，土滞而木不扶疏，遂令湿之流于下者，随左升之气而逆从上行，肠胃流行之机，悉为之阻，为撑为胀之所由来也。下病过中，图治非易。拟条达肝木，泄府浊而运脾阳，冀得小溲渐畅，湿流气宣，方是好音耳。

淡吴萸三分（蜜水浸后，取出候干，盐水炒），霞天曲二钱（炒），麸炒枳壳一钱，广陈皮一钱（蜜水浸后，陈壁土炒），川楝子一钱五分，连皮茯苓五钱，盐水炒香附一钱五分，木猪苓二钱，泽泻一钱五分，不落水鸡内金一个（炙，研，调服），小温中丸三钱（开水先调服）。

○沈左，向有痰饮，兹于春夏之交，神情委顿，形体恶寒，胃呆少纳。右脉濡滑，舌苔滑润。此由湿痰蕴阻，脾阳不能鼓舞，所以阳气敷布不周。以六君加味。

小兼条参（另煎，冲）八分，上广皮一钱，茯苓三钱，淡干姜四分，炒于术一钱五分，制半夏一钱五分，炙甘草三分，焦麦芽一钱。

二诊：中虚湿痰内阻，缠绵日久，胃气既虚，胃阴亦损。脾为阴土，胃为阳土，阴土固非阳不运，阳土则非阴不和。今不纳不饥，恶心欲吐，痰黏而稠；脉细弦，右部较大于左，左部略觉细软，且有数意；舌少苔，中心光红，良由病久胃气不复，胃阴连类而虚，遂致阳明不和，失于通降。拟甘凉益胃法。

西洋参一钱五分（元米炒），甜杏仁三钱，茯神三钱，半夏曲（盐水炒）二钱，金石斛三钱，生扁豆衣三钱，盐水炒竹茹一钱，活水芦根七钱。

师云：若浅视之，似人参益智、半夏泻心、橘皮竹茹之证。今舌见光红，脉见弦数，胃阴之虚显然，故宜甘凉养胃矣。正蒙志。

○徐右，阴分不足于下，虚火浮越于上，单声呛咳，痰带青绿。宜育阴以制伏阳气，阳气平则眩晕自定也。

细生地四钱，粉丹皮二钱，川贝母二钱，黑豆衣三钱，白蒺藜三钱，淡天冬三钱，海蛤粉三钱，池菊花一钱五分，陈关蜇六钱。

○左，相火行令之时，虚火时降时升，升则炼液成痰，熏蒸肺胃，咽痛时作，痰多牵腻。深入重地，恐难图治。勉拟化痰以衰其熏蒸之势。

北沙参四钱，海蛤粉三钱，生牡蛎五钱，茯苓三钱，陈关蜇一两，川石斛四钱，川贝母三钱，天花粉二钱，竹沥一两，大荸荠四枚。

○吕左，癖染紫霞，日久伤气，气弱不能输运，聚饮生痰，上阻肺降，咳嗽痰多盈碗。脉象沉弦。虽属饮象，每先干咳，然后痰多。肺金渐燥，将成痰火之证。

川贝母三钱，桔梗二钱，苏子三钱，竹沥半夏一钱五分，枳壳七分，肥玉竹三钱，茯苓三钱，白蜜一钱五分，橘红一钱，老姜一钱五分（后二味少冲水炒干入煎）。

二诊：用石顽老人法，咳嗽痰多，尚复如是，寅卯为甚，甚则心烦汗出。脉象甚弦，而带微数。阴精不足于下，痰气凭凌于上，冲刚挟痰上升，所以寅卯为甚。然腻药难投，宜上下分治。

玉竹三钱，车前子一钱五分，冬瓜子三钱，炒苏子一钱五分，贝母一钱，怀牛膝（盐水炒）三钱，白茯苓三钱，海蛤粉三钱，济生肾气丸三钱（淡盐汤送下）。

三诊：补水中之阴，助水中之火，利水中之滞，寅卯咳嗽已减，痰亦渐少。再上下分治。

制半夏一钱五分，炒苏子一钱，怀牛膝三钱（酒炒），车前子（盐水炒）二钱，薄橘红一钱，白茯苓三钱，紫蛤壳五钱，炒香甜杏仁三钱，济生肾气丸三钱（淡盐汤送下）。

四诊：痰嗽渐轻的属肾虚不能仰吸肺气下行。介宾先生谓熟地为化痰之圣药，其说虽偏，不为无意也。

炒萸肉二钱，白茯苓三钱，车前子（盐水炒）三钱，炒香甜杏仁三钱，淮山药三钱，紫蛤壳五钱，怀牛膝（盐水炒）三钱。七味都气丸三钱，济生肾气丸二钱，二丸和合，分二次服。

○陈右，一阳将复，阳气上升，木来克土。便痢之后，气分不和，有时嘈杂神糊，痰多稠腻。肝木之余威未平，痰气之迷蒙木化。拟平肝化痰。

金铃子一钱五分（切），广皮一钱，炒竹茹一钱，海蛤粉三钱（包），制香附二钱（研），云茯苓三钱，陈胆星五分，竹沥半夏一钱五分。淡吴萸二分，川雅连五分，二味同炒。

二诊：肝热上腾，时仍嘈杂。清旷之地，为痰热弥漫，所以甚觉迷沉。再泄热化痰。

青盐半夏一钱五分，广橘红一钱，黑山栀三钱，炒竹茹一钱，炒瓜蒌皮三钱，粉丹皮二钱，白茯苓三钱，淮小麦三钱，炒香甜杏仁三钱，冬桑叶一钱，川雅连四分，谷芽二钱。

○某，痰气交阻阳明，纳食中脘痞胀，每至病发，诸气闭郁，上不得吐，下不得便，脉象弦滑，口燥烦渴。火从气化，气由痰阻。宜化痰开郁。

豆豉三钱，广郁金一钱五分，杏仁泥三钱，枳实一钱，黑山栀二钱，茯苓四钱，盐水炒竹茹一钱，白金丸五分，蒌皮四钱，枇杷叶四片。

病发时用当归龙荟丸一钱，礞石滚痰丸二钱，开水送下。

○某，肝肾空虚，不能藏纳，阴精未复，中气复虚，以致旋运无权，湿痰难运，阻于肺下，气逆短促。痰阻于上，湿趋于下，两胫为之肿胀。频进补肾镇纳之方，病不少退。良以归纳之药，不能化痰，肾欲纳而肺不降，殊多掣肘之处。如竟改投降肺化痰之剂，深恐开其上者，更虚其下。脉象虚弦，右部濡滑。正与石顽先生所云痰火之症吻合，深恐介于两大，不克制其滋蔓耳。

炒玉竹三钱，生甘草七分，云茯苓四钱，广橘红二钱，生米仁七钱，川贝母（去心）三钱，苦桔梗一钱，紫菀肉（蜜炙）二钱。鲜生姜（蜜炙）三钱，冬瓜皮一两（炒），二味煎汤代水。

○邱左，感风渐解，停饮宿痰，陆续而出。然气不足不能推送，液不足不能滑利，张介宾谓熟地乃化痰之圣药，即此意也，不然安有地黄而化痰者乎。前法小有出入，未便更张。

上党参（元米炒）三钱，炙生地五钱，茯苓神各二钱，车前子一钱五分，生于术二钱，炙鳖甲五钱，海蛤粉三钱，厚杜仲三钱，粉丹皮二钱。

○李左，据述病恙起初乏力，渐至失音。经云：脾病则四肢不用。不用者无力也。由乏力而渐渐失音，似非脾病矣。殊不知湿困于脾，蕴于胃，湿热之气上蒸于肺，肺热则音不能扬，其时似宜与金被火烁则不鸣之例相比。足又软弱，似宜与脾胃湿热上蒸，肺热叶焦，则生痿躄之例相比，虽非的症，然亦可以意会。阅方中一用白芍，音即低微，为其收守也。肺脾同病，肺为燥金，故湿热者当进燥烈，当此之际，似宜流化气机，清化湿热，扩清其上蒸之炎。而参芪叠进，冬地频投，湿热之气，滞而不行，渐至一身之营卫皆郁，七八天一更衣，胸腹绊结，少腹成块，摩则无形，囊足皆肿，呼吸不利。变变奇奇，皆卫气郁结之所为。盖郁则气滞，气滞则不行，能无所见如上乎？麻黄开肺气，故小效。然无清理脾胃湿热之功，故始效而终不效。星半祛痰湿，又有耗伤肺阴之弊，故服之觉燥，吾人肝合脾升，胆合胃降，卫气既郁，胃土安能通降？胃土不降，则胆经之气，不能独向下行，于是但有肝木之升，而无胆木之降，所以目昏头晕，肝阳大动也。后用《金匮》等法。似觉心思渐入角尖，恐有暴厥暴绝之患。不如且行停药，半月之后，将拙拟方进七八剂，观其动静何如。总之，与其错服一剂，不如停服一剂，有切当万稳之法则用，无切当之法则已。问病付药，殊觉渺茫，未识知己以为何如。抗直不讳之处，必为同道所恶，不得已借一纸之书，以当面谈。

土贝母三钱，天花粉二钱，真建曲二钱，川抚芎一钱，桑霜叶一钱，广五金三钱，制香附三钱，粉丹皮二钱，盐水炒广橘红一钱五分。（《张聿青医案》）

王旭高医案

○吴，上年夏季痰火迷心，神呆语乱。愈后至今复发。现诊脉浮小弱，舌心红而苔白，语言错乱，哭笑不常。凭脉而论，似属心风。盖由风入心经，蕴热蒸痰所致。用《本事方》独活汤。

独活，防风，淡芩，山栀，玄参，鲜地，茯苓，甘草，橘红，竹叶，石菖蒲，胆星。

渊按：心脾有伏痰积热，故见症如是。

○陆，阳升头痛，心虚善忘，痰火迷心，若昧若狂。安神定志，人参可用，而腻补且缓，以其纳少痰多也。疏郁化痰，川贝最妙，而燥劫须忌，以其舌苔干白也。潜阳熄风，须参重镇，而收涩当戒，恐反敛其痰也。

人参，茯神，川贝，石决明，蛤壳，枣仁（川连三分，拌炒，研）。

复诊：脉细数，懒言倦卧，其为精气神三者皆虚。然舌苔白腻，有痰且有饮。再察神情，静则气息而若虚，动则气上而自乱，是虚而有痰兼有火也。火伏而痰不上升则静，静则虚象现；火动而痰升则躁，躁则虚象隐。非不虚也，痰火为之起伏也。治不越十味温胆加减。临症各有心思，悉关根柢。

参须，川贝，茯神，枣仁，石决明，橘红。

三诊：阴遏于外，阳伏于内。阴如迷雾，阳若日光。今阳为阴遏，故沉沉默默而蒙昧，脉亦为之不显。有时阳光见舰，则起坐而神清，脉亦为之稍起。顷之阴霾四合，阳气复翳，则仍昏昏如寐。前案谓有痰饮郁于其中，十味温胆屡投不应。再思病源起于头眩心悸，苔白多痰，常服苍术见效。近因冲乱若痴，多从事于痰火，清滋重镇，阴胜于阳，以致变幻。然欲开阴雾，法必通阳，譬离照当空，而后阴雾始散。议进仲景苓桂术甘汤加味。

苓桂术甘汤加远志。

渊按：此从喻氏《寓意草》得来。昧者见神乱若痴，从事于痰火，不思心主阳神，痰为阴物，以阴邪遏其阳气，灵明为之蒙闭颠倒。《内经》云：重阳则狂，重阴则颠。颠狂二证，未可混治。世医一见神志昏乱，多从事于痰火，由不读《内经》耳。（《王旭高临证医案》）

○心境沉闷，意愿不遂，近因患疟，多饮烧酒，酒酣之后，如醉如狂，语言妄乱，及今二日，诊脉小弦滑沉，舌苔薄白，小水短赤，大便不通，渴欲饮冷，昏昏默默，不知病之所的，因思疟必有痰，酒能助火，痰火内扰，神明不安，此少阳、阳明同病，而连及厥阴也，少阳为进出之枢，阳明为藏邪之薮，今邪并阳明，弥漫心包，故发狂而又昏昏默默也，仿仲景柴胡加龙牡汤主之。

柴胡，黄芩，半夏，茯苓，龙骨，甘草，牡蛎，铅丹，菖蒲，大黄，竹沥，姜汁。

诒按：病之来原去路，一一指出，药亦的当。寐中常坐起，而不自知，日间静则瞌睡，此浊痰迷闭清阳，阳气郁而不宣也。

胆星，川贝，茯苓，陈皮，枳实，半夏，党参，远志，菖蒲。

再诊：体肥多湿之人，湿热蒸痰，阻塞肺胃，喉中气粗，呼吸如喘，卧寐之中，常欲坐起，仍然鼾睡，而不自知。所以起坐之故，盖痰阻气郁，蒙闭清阳，阳气郁极则欲伸，故寐中欲坐起也。病属痰与火为患，兹拟煎方，开其肺痹，另用丸药，化其痰火，痰火一退，清阳得伸，病自愈矣。

射干，橘红，冬瓜子，杏仁，桔梗，象贝，竹沥，姜汁，葶苈子，苏子，枇杷叶。

另黑丑（取头末）三钱，莱菔子（炒）三钱，槟榔（炒）三钱，大黄（酒炒）三钱。

研末，蜜丸作十二粒，每午后一丸，临卧一丸，噙化咽下。

诒按：审病既得其真谛，用药自然入彀。丸方中加入菖蒲、胆星、郁金、东丹等，以开郁坠痰，较似得力。

胆虚则神自怯，气郁则痰自凝，于是咽喉若塞，气短似喘，偶值烦劳，夜寐多魇。无形之气与有形之痰，互相为患，遂至清净无为之府，与虚灵不昧之神，均失其宁谧之常，欲安其神，必化其痰，欲壮其胆，必舒其气，故清之化之，和之益之，必相须为用也。

沙参，枣仁（川连炒），半夏，胆星，远志，茯神，神曲，石菖蒲，橘红，金箔，竹沥，姜汁。

另胆星三钱，琥珀一钱，金箔五张，黑白丑（取头末），各一钱五分。

右药另研，和一处，共为细末。每服三分，橘红汤送下。

又方：党参，姜汁，炒半夏，胆星，茯神，远志，枣仁，川贝，橘红，蛤壳，神曲，竹沥，姜汁。（《柳选四家医案·评选环溪草堂医案》）

谢星焕医案

○（痰火上攻）傅定远，得痰膈病，发时呃逆连声，咽喉如物阻塞，欲吞之而气梗不下，欲吐之而气横不出，摩揉抚按，烦惋之极。医治两月，温胃如丁、蔻、姜、桂，清胃如芩、连、硝、黄，绝无寸效。延余诊，视其气逆上而呃声甚厉，咽中闭塞，两肩高耸，目瞪口张，俨然脱绝之象，势甚可骇。然脉来寸口洪滑，上下目胞红突。辨色聆音，察脉审症，知为痰火上攻肺胃，其痰也，火也，非气逆不能升也。遂处四磨汤，加海石、山栀、芥子、瓜蒌、竹沥、姜汁，连投数剂，俾得气顺火降痰消，再以知柏地黄汤，加沉香以导其火而安。（《得心集医案》）

曹仁伯医案

○胃为贮痰之器，上逆心包，轻则胸闷，重则神蒙。

导痰汤合温胆汤。

另白金丸。

诒按：此治痰蒙之正法也，在此证尚属轻剂。

曾经失血，现在内热吐痰，夜来大魇，脉象滑数，阴虚挟痰所致。

十味温胆汤加麦冬，归身。

诒按：阴虚挟痰之证，用药最难恰好。十味温胆汤，即温胆汤去竹茹，加参、地、枣仁、远志、五味，治寒涎沃胆，胆寒肝热，心悸不寐。（《柳选四家医案·评选继志堂医案》）

陈哲夫医案

○王儿，壮热额汗，手常挖口，欲咳不爽，以痰热虽凝肺经。然日久汗多，阴液已耗，殊难以开肺论治。脉数苔垢枯，当以和化兼顾其元。

青陈皮各一钱半，白云苓一两（打），滁菊一钱半，光杏仁一钱半，炙紫菀一钱半，活磁石八钱，川浙贝母三钱（各），煨益智仁一钱半，海浮石五钱，炙桑叶一钱半，淡竹叶一钱半。

二诊：投前方后咳嗽较爽，手仍挖口，痰热内凝。形萎面青，竭泪不流，热久液耗。脉数苔白黏，仍当温化。

赖化红一钱半，姜半夏一钱半，炒于术一钱半，光杏仁四钱，炙紫菀一钱半，白云苓一钱，川贝母二钱（去心），益智仁各一钱半，活磁石一两，海浮石四钱，蜜炙枳实一钱半。

（《陈哲夫医案》）

缪遵义医案

○朱，痰火袭入心包，神明蒙昧，或笑或哭，病起有年，不易调治。

胆星（研调），朱茯神，枣仁（猪心血拌炒），石决明，川连（水炒），远志肉，柏仁，九节菖蒲。

○马，风痰蒙昧，妄语欲厥。

竹沥，胆星，半夏，石决明，丹参，姜汁，川连，郁金，钩钩，九节菖蒲。

另服竹沥达痰丸二两，白金丸二两，橘红汤下。

○朱，经云：邪有余则笑不休。病经年余，兼从痰火门求之。

丹参，胆星，郁金，茯神，橘红，玄参，川连，山栀，远志，竹茹，细叶菖蒲。天王补心丹四两，空心，开水下四钱。

○某，嗔郁，痰蒙多言，或笑或哭，经停五月。宜化痰畅肝。

香附，丹参，郁金，川连，当归，泽兰，胆星，菖蒲，远志。

○钱，痰气结于会厌。

苏梗汁，桔梗，半夏，麦冬，橄榄汁，玄参，橘红，杏仁雪羹汤代水。

○毕，烦劳阳升挟痰，神蒙不寐，寐易惊惕。宜镇肝摄神，交合坎离。

洋参，玄参，朱茯神，川连，石决，生地，麦冬，远志肉，胆星，枣仁（猪心血炒），菖蒲，金箔。

○程，前议熄风化痰，晕厥频发，发时微笑，疚目赤，此心肝两经之火，挟痰弥漫，正气渐亏，恐变端叵测，不可不预为之备。参以扶正，冀稍应桴。

人参，胆星，郁金，石决，细叶菖蒲，茯神，竺黄，橘红，钩钩，雪羹汤代水。

○顾，经云：神有余则笑；惊骇，痰袭心包，此致病之由也。延久消瘦，神呆少寐，水火失交。治从坎离。

洋参，茯神，胆星，麦冬，菖蒲，生地，远志，竺黄，丹参，枣仁（猪心血拌炒），天王补心丹，白金丸。

又：症象稍减，然当壮盛年岁，春夏之脉濡细，形神消瘦，殊为可虑。仍前法参以扶正，体用两调。

人参，朱茯神，远志炭，胆星，天竺黄，生地，枣仁（猪心血炒），丹参，郁金。

○顾，补剂颇适，所兼脉象细弱，难期骤复也。

人参，茯神，丹参，石决明，远志，生地，枣仁，龙齿，竺黄，淮小麦。

○周，前以滋养熄风，利痰宣窍见效。当补摄缓调，冀其康复。

党参，黄芪，枣仁，归身炭，淮麦，熟地，茯神，远志，石决明，南枣。

又：风痰因惊入络，屡经狂乱。今当春升司令，水不涵木，眩晕脘闷。议养阴熄风。

生地，茯神，远志，生洋参，橘红，菖蒲，石决，川斛，郁金，玫瑰露，钩钩，天王补心丹，白金丸，和匀另服。

○刘，体丰中虚，湿胜生痰，肝胆郁勃化火，挟痰交结，神蒙狂乱，或笑或哭，中厥之渐。未能速功。

洋参，茯苓，石决明，川连，胆星，远志，枣仁（猪心血炒），琥珀，丹参雪羹汤代水煎。天王补心丹，白金丸，和匀服。（《吴中珍本医籍四种·三余纪效》）

魏长春医案

○病者：翁福根，8岁。

病名：痰火肿泻。

原因：三月廿一日起，身热喉痛，左颈面颊肿大，初延儿科诊治。用辛温疏散，服药后，汗出而不避风，风湿相袭，遍体浮肿。

证候：胸满气逆，便溏赤热，小溲短赤，口气秽臭，多涎沉眠。

诊断：脉象弦滑数，两尺泽洪大，舌红润。痰火挟湿，实肿证也。

疗法：清化痰火，千金苇茎汤加味。

处方：活水芦根六钱，冬瓜仁四钱，川贝母一钱五分，桃仁三钱，生米仁四钱，马兜铃三钱，射干三钱，生甘草一钱。

次诊：三月三十日。服药后，吐出胶黏白痰碗许，烦躁不安，遍体肿胀，颈项亦肿。气逆未平，拟牡蛎泽泻散加减。

次方：生牡蛎四钱，泽泻四钱，天花粉三钱，海藻三钱，蜀漆三钱，葶苈子二钱，射干三钱，水芦根五钱，制半夏三钱。

三诊：四月九日。溲长便实，浮肿皆退。气平，颈间痰核显露，口气秽臭。脉象弦滑，舌色淡白。拟清肃肺胃痰火，以消除余热。

三方：海藻三钱，昆布三钱，川贝二钱，竹茹三钱，海石四钱，橘皮二钱，茯苓三钱，米仁四钱，制半夏二钱，苦杏仁三钱，泽泻三钱，桑白皮三钱。

效果。服后热退，继进和中养胃药善后，调理旬日痊愈。

炳按：由痰火化肿，当先治其肺，冀以清热达痰，通利州都为要。（《慈溪魏氏验案类编初集》）

陈莲舫医案

○（痰湿内风证）（濮紫泉廉访）历年操心，心阴不足，每每假用于肝，肝阳化风，煽烁络脉，痰邪湿邪随之走窜，臂指发酸，指节弛软，右肢麻而且酸，左肢酸而不麻，总不外营气两虚所致。考麻属气虚，酸属营虚。大致营不能灌溉，气不能通调，所以有络痹之象。且心之营注于肝，肝之气通于心，肝邪愈炽，心神愈伤，因之积劳、过食、多语、操烦，往往寤不成寐，如怔忡然，疑虑交乘，恐怖并作，经旨脉滑主痰，脉弦主风，现在不见滑弦两端卜而见濡软，于根柢无损，只以痰湿内风互扰，其间枢机若有失利，神明若有欠振，仍须痰从上咯而解，湿从大便而行。中焦升降，既宜清浊无干，则内风自能潜移默化。议证用药，请候政行。

备春冬两季调理方：九制首乌，淡苁蓉，西洋参，法半夏，炒丹参，左秦艽，甘枸杞，海风藤，生绵芪，抱茯神，杭菊花，新会皮。

加嫩桑梗、竹茹、红皮枣，或加吉林参五六分，另煎随服。

备霉令夏令两季调理方：生于术，杭菊花，法半夏，白蒺藜，焦苡米，夜交藤，黑芝麻，甘杞子，新会皮，全当归，云茯神，云茯苓，金石斛。

加竹茹、丝瓜络，或加吉林须，或用条参五六分，另煎冲服。

有备无患诸方。

万一感冒风热，如肌热头疼，脘满咳痰等恙。

冬桑叶，杭菊花，川通草，冬瓜子，淡豆豉，光杏仁，嫩白薇，粉前胡，川贝母。

万一感冒风寒，如头重骨酸，脘满泛恶，咳呛，大便溏稀等恙。

西羌活，粉前胡，大豆卷，佛手片，新会红，黄防风，制川朴，范志曲，大腹绒。

万一湿痰阻中，如脘闷恶心，肢酸头重，饮食减少等恙。

法半夏，千佩兰，焦苡米，新会皮，焦建曲，制川朴，佛手柑，川郁金，白茯苓。

备不寐调理诸法。

多食不寐，用真福建神曲三五钱，煎汤去渣，乘热冲牛乳，或冲入乳服。

用心多，言不寐，用濂珠粉一二分，开水冲服。

过劳不寐，用法半夏一钱五，陈秫米三钱，西洋参八分，吉林参五钱，煎汤服。

或因虚而挟湿痰，当霉令不能成寐，用天王补心丹钱五煎汤服。

备肢臂酸麻，手指弛软。调理诸法。

或服董文敏公延寿丹，每日二三钱许，开水送下。

用清阴搜风，和阳通络，服虎潜丸，每服钱五，开水送下。

常用野梧桐花（自采晒干），泡服代茶。

或用真桑寄生，熬膏调服，每服三四钱，开水冲。

夏季天热，用十大功劳叶，蒸露，每日一二中杯，炖热服。

备消痰诸方。

消痰雪羹汤，用去皮荸荠、浸淡海蛰等分，煎汤服，一二中杯。

消痰用荆沥，以荆树叶捣汁，熬浓，开水冲服，一中杯。

添备不寐调理一法。

心肝郁结，挟热生风，每晚用鸡子黄一枚调散，或杵百数，或杵千数，以成数为式，用开水冲服。

备出汗调理诸法。

随常止汗，照正方内加入糯稻根五钱，炒淮麦三钱，重则加麻黄根钱五，轻则加瘪桃干钱五，夏季加冻蒲扇叶三钱。

随便加入方内，和养加用柏子仁三钱，炒枣仁三钱；潜育加用左牡蛎三钱，花龙骨钱五，固腠理加用生芪皮三钱，黄防风钱五。

（痰湿气滞证）（三世兄）示及病由大约痰湿禀体，所以平常多痰，气滞后重，大便屡带红白，升降失运，清浊相干，拟和中气而化痰湿。

潞党参，范志曲，白茯苓，制丹参，焦米仁，焦山楂，饭蒸天生术，生白芍，法半夏，广陈皮，炙甘草，煨木香，红皮枣。（《陈莲舫医案秘钞》）

其他医案

○人有肠胃之间，沥沥有声，饮水更甚，吐痰如涌，人以为痰饮之病也，谁知是胃气之虚乎！夫胃为水谷之海，饮食无不入于胃中，游溢精气，上输脾肺，下输膀胱，水精四布，五经并行，此胃气之旺而然也。倘胃气一虚，仅能消谷，不能消水，由是水入胃中，不存于胃而下流于肠，故沥沥有声也。其症初犹不觉，久之水之精华变为混浊，遂成痰饮，团聚于呼吸难到之处，而上涌矣。然则痰之生也，由于胃气之虚，痰之成也，由于水气之盛。治痰必先消水，消水必先健胃，但徒补胃土，而胃气不能自旺，盖胃气之衰，由心包之气弱也，补胃土必须补心包之火耳。方用散痰汤。

白术三钱，茯苓五钱，肉桂五分，陈皮五分，半夏一钱，薏仁五钱，山药五钱，人参一钱。

水煎服。

此方即二陈汤之变也，二陈汤止助胃以消痰，未若此方助心包以健胃。用肉桂者，不特助心包之火，且能引茯苓、白术入于膀胱，以分消其水湿之气，薏仁、山药，又能燥脾，以泄其下流之水。水泻而淡涎无常，不化痰而化精矣，岂尚有痰饮之不愈哉！

此症用运痰汤亦效。

人参、半夏各三钱，茯苓一两，陈皮三分，益智仁五粒，肉桂一钱。水煎服。

人有水流胁下，咳唾引痛，吐痰甚多，不敢用力，人以为悬饮之病，谁知是胃气之怯乎！夫饮水宜入于肠，今入于胁，乃胃气之逆也。第胃不怯，则胃之气不逆，胃气旺而水怯，胃气怯而水旺。欲使水逆而归于顺，必使胃旺，而后可导其水势之下行，提其胃气之上升，自然怯者不怯，逆者不逆也。方用弱痰汤。

人参一钱，茯苓五钱，荆芥一钱，薏仁一两，陈皮五钱，天花粉三钱，枳壳三分，白芥子二钱。

水煎服。

上能消膜膈之痰，下能逐肠胃之水，助气则气旺而水降矣。倘徒用消痰之药，不补其胃气之虚则气降而水升，泛滥之祸不止矣。

此症用加味四君汤亦效。

人参、白芍各三钱，白术、茯苓各五钱，陈皮五分，益智仁一钱，甘草三分。水煎服。

人有痰涎流溢于四肢，汗不出而身重，吐痰靡已，人以为溢饮之病也，谁知是胃气之壅乎！夫天一生水，流灌无处不到，一有瘀蓄，则秽浊丛积，水道泛滥而横流旁溢矣。凡水必入胃，胃通而水何能积，惟胃土有壅滞，水不走膀胱而顺流，乃由胃而外渗于四肢，四肢无泄水之路，必化汗而出。然水能化汗，由于胃气之行也，今胃既壅阻，胃气不行，何能化汗，水又何从而出？身重者，正水湿之征也。四肢水湿不能出，自然上涌而吐痰矣。治法，必顺其性，因势利导之，庶几泛滥之害可除。开胃土之壅，而膀胱小肠之水道自通，然土壅由于肝木之克，宜肝气之郁，补胃气之虚，胃壅可开矣。方用启闭汤。

白术三钱，茯苓五钱，白芍三钱，柴胡五分，猪苓一钱，厚朴一钱，泽泻一钱，半夏一钱。

水煎服。连服四剂而痰消，再服四剂而身轻矣。

此方即四苓散之变也，加入柴芍以疏肝，加入厚朴以行气，加入半夏以消痰，自然气行而水亦行，气化而痰亦化矣。

此症用白花饮亦佳。

白术五钱，薏仁、茯苓各一两，甘草五分，天花粉三钱，柴胡一钱，枳壳五分。水煎服。

人有咳逆倚息短气，其形如肿，吐痰不已，胸膈饱闷，人以为支饮之症也，谁知是胃气之逆乎！夫胃为水谷之海，宜顺不宜逆，顺则水化为精，逆则水化为痰。然逆有深浅之不同，逆浅而痰入于胸，逆深而痰入于膈。然而胃气之逆，致痰饮上行，竟入于胸膈之间，则其逆亦甚，而逆何以至此也？胃为肾之关，肾虚而气冲于胃，则胃失其启阖之权，关门不闭，反随肾气而上冲。肾挟胃中之痰而入于肺，肺得水气而侵，故现水肿之状，咳逆倚息之病生。其症似乎气之有余，而实气之不足，故短气而不可以接续也。治法，转胃气之逆而痰可降，补肾气之虚而胃可顺矣。方用转胃汤。

山药一两，薏仁一两，人参一两，白术五钱，牛膝三钱，附子一分，陈皮三分，苏子二钱，麦冬一两，白芥子三钱。

水煎服。一剂胃气平，二剂胃气转，三剂咳逆短气之症除，四剂痊愈。

此方转胃为名，而实所以转肾气之逆也。肾逆而后胃逆，然则转肾正所以转胃也。此等之病，非此大剂，则胃之气必不能通于肾之中，而肾之气必不能归于肾之内。倘日日治痰，则耗损胃气，而肾气益逆，何日是降痰之时哉？势不至于死不已也。

此症用加味参术苓桂汤亦佳。

人参、茯苓、麦冬、山药各五钱，白术一钱，破故纸一钱，苏子、肉桂各一钱。水煎服。

人有终日吐痰，少用茶水，则心下坚筑，短气恶水，人以为水在于心，谁知火郁于心乎！夫心属火，最恶者水也，若心气不虚，水之入胃，正足以养心，而水亦不敢直入以犯之。惟心气之虚，火先畏水，而水即乘其畏以相攻，火欲出而不得出。自郁于内而气不得宣，故筑动而短气，非气之真短也。火既与水相战，则水正火之仇也，伤水恶水又何凝乎治法，不可徒利乎水也，利水必先消痰，而消痰必至损胃，胃气损而心气愈虚，水与痰终难去也。必须补心以生胃，散郁以利水，则火气旺而水不能侵，自不至停于心下，而变为湿痰也。方用胜水汤。

茯苓一两，车前子三钱，人参三钱，远志一钱，甘草三分，菖蒲一钱，柴胡一钱，白术一两，陈皮五分，半夏一钱。

水煎服。一剂轻，二剂又轻，四剂痊愈。

此方六君子、之变也，补心散郁，并而行之。心气健而火气自通，火气通而胃之气自旺，土旺自能制水，何畏于水之攻心哉！

此症用加减运痰汤亦效。

人参三钱，茯神一两，益智仁一钱，菖蒲二钱，泽泻五钱，肉桂五分。水煎服。

人有口吐涎沫，渴欲饮水，然饮水又不能多，仍化为痰而吐出，人以为水之在肺也，谁知是肺气之热乎！夫肺主气，行营卫，布津液，周流于一身，不可停住者也。惟水邪入之，塞其气道，气凝不通，液聚不达，遂变为涎沫。而清肃之令失，肺乃生火以自焚，故引外水以救内火，然内火终非外水可息，外水亦非内火易消，故不化精津，仍变为痰涎，而上吐也。治法，清肺金之热，不取给于外水，则水不入肺，而涎沫可解。然肺金失清肃之令，不止水邪之故。盖水邪之入肺，因心火之克肺也，肺因火邪相侵，原思水以相济，水乃乘其渴而入之。故欲解肺金之热，必须清心火之炎。方用解炎汤。

黄连五分，天花粉二钱，黄芩一钱，麦冬一两，茯苓五钱，桔梗一钱，甘草三分，陈皮三分，神曲五分。

水煎服。一剂渴解，二剂痰消，不必三剂。

此方清心肺之热，而痰气过升，亦非所宜。加入茯苓，下行于膀胱，则火随水走，其势自顺。既能消痰，又能降火，何至肺气之壅塞乎！且此方虽消痰降火，不耗损肺金之气，此痰之所以易消，火之所以易降也。

此症用息沸饮亦佳。

麦冬二钱，款冬花一钱，茯神二钱，甘草一钱，桔梗三钱，黄芩二钱，天花粉二钱，竹叶三十片。水煎服。

人有少气身重，日吐清水清痰，人以为水在脾也，谁知是脾气之寒乎！夫脾为湿土，所恶者水，喜者火也，火衰则水旺，水旺则火衰，必然之理也。盖无火则土为寒土，水不能燥，而且有凝冻之忧。即有微火，仅可化水，而不能化津，但能变痰，而不能变液。且火既衰微，止可化上焦之水，不能解下焦之冻，此清痰清水所以上吐而不下行也。湿流于四体，身安得不重乎！治法，必须利水清痰，以燥脾土之气。然而脾中无火，虽脾土之衰，由于肾火之弱也，不补肾中之火，则釜下无薪，土如冰炭，安能大地阳回，变湿污之地为膏壤之区乎！故必须补肾火之旺，而土自燥，土燥而湿自除耳。方用燥土汤。

白术一两，茯苓一两，肉桂二钱，人参三钱，破故纸一钱，山药五钱，芡实五钱，砂仁三粒，益智仁一钱，半夏二钱。

水煎服。

此方燥脾者居其七，燥肾者居其三，似乎仍重在补脾而轻在补肾。不知脾喜燥而肾恶燥，使燥肾之药太多，则肾先受损，何以益脾乎？此用药之妙于权衡也。

此症亦可用加减运痰汤。

人参、茯神各三钱，白术五钱，肉桂一钱，白豆蔻一枚，陈皮五分，神曲一钱，半夏一钱。水煎服。

人有痰气流行，胁下支满，发嚏而痛，轻声吐痰，不敢重咯，此非水气在肝，乃郁气在肝也！夫肝藏血而不藏水，宜水之所不到。然而肝气郁则血不藏矣，血不藏而水乘隙而入肝。而肝终不藏水，水乃留伏于肝之外而不散。肝气本郁以招水，又因水而愈郁，肝气之逆可知矣。胁下正肝之部位，肝气已郁，即无水邪相犯，尚有胀急之症，水停胁下，安得不支满乎！发嚏而痛者，以火郁未宣，得嚏则火欲出而不得出，因吊动作痛也。治法，必须达肝气之郁，少佐以消痰分水之药。则随手奏功矣。方用开痰饮。

柴胡一钱，半夏一钱，甘草一钱，炒栀子一钱，陈皮一钱，薄荷一钱，枳壳三分，苍术二钱，茯苓五钱。

水煎服。二剂肝气之郁疏，四剂胁满之痛去，不必五剂。

此方专解肝郁，郁疏火散，自不下克脾胃之土，上引痰涎之闭矣，宁尚有水停胁下，以增痛满者哉！

此症亦可用疏痰汤。

白芍、茯神各五钱，甘草、神曲、半夏各一钱。

水煎服。

人有水泛为痰，涎如清水，入水即化，人亦知为肾中之痰，岂知肾寒而精变为痰乎！夫各经之痰，皆外水入而化痰，惟肾中之痰，乃内水所成，故心肝脾肺之痰，可以用攻，而独治肾中之痰，必须用纯补之药，不可少间攻痰之味。盖肾中之痰，乃纯阴之水也，阴水非阳火不能摄。阳火者，水中之火也，阴水泛而火微，阳火旺而火伏。大补其水中之火，不必降痰而痰自降矣。方用八味地黄汤。

熟地一两，山药五钱，山茱萸五钱，泽泻三钱，丹皮三钱，茯苓一两，肉桂二钱，附子一钱。

水煎服。一剂，水泛为痰者，立时即消。

天下治痰之捷效，未有胜于此方者也。然亦止可治肾寒而痰泛者，不可执此方以概治痰也。盖痰非肾泛，则痰为外邪，何可以治内痰者移而治外痰乎！惟真正是肾水上泛者，用此方实效应如响。然亦必须多用茯苓与熟地之分两相同，则肾水归源，而上中下三焦之湿气，尽行消化，始无伏留之弊。万勿执定仲景夫子原方，谓茯苓不可多用。故又表而出之。

此症用复阴丹亦妙。

熟地一两，山茱萸五钱，芡实、山药各一两肉桂一钱。水煎服。

人有吐痰纯是白沫，咳嗽不已，日轻夜重，人以为肺火之痰也，谁知肾热而火沸为痰乎！此等之痰，乃阴虚火动，大终成痨瘵者居多，即古之所谓吐白血也。其痰一似蟹涎，吐之不已，竺色变如绿涕之色，即痨瘵之已成，而不可救疗者也。然而痨瘵而吐白沫，是肾绝之痰也，亦有未成痨瘵，与阴虚之火初动，而即成此痰，与痨瘵已成者尚有分别，何可置之不救？世人一味治痰，绝不识治肾中之阴，不变成痨瘵而不止。夫火沸为痰者，成于肾火之太旺，由于水衰之极也。肾可补不可泻，补肾水之衰，即所以泻肾火之旺，故用补阴之药以制阳，不可用泻阳之品以救阴也。倘见其肾火之旺，而经用黄柏、知母，毋论火不可骤息，痰不可以遽消，且击动其火，以变为痨瘵者，比比也。治法，但补水以逐痰，则痰消于乌有矣。方用定沸汤。

熟地二两，山茱萸一两，麦冬一两，北五味二钱，茯苓一两，山药一两，玄参一两，白芥子三钱。

水煎服。连服二剂，火沸之痰，不知其何以去也。此方宜连服十剂，不可见二剂之效，便撤饮不服。

盖火沸之痰！实本于阴虚，而阴虚之火，非多服补阴之药，则阴不能大长，火不能急散也。病者以此方为续命之汤，医者以此方为夺命之剂，幸勿轻弃之也。

此症用归沫汤亦大妙。

熟地二两，山萸肉、玄参各一两，天冬、女贞子、生地、百合各三钱，款冬花一钱。水煎服。

人有偶感风邪，鼻塞咳嗽，吐痰黄浊，人以为痰塞胸膈也，法宜吐，谁知是风邪塞于肺经乎！夫邪在肺，古人亦有用吐而效者，以肺气闭塞，谓吐中有发散之义也。然必大满实之症，始可用吐，如瓜蒂散涌出其痰是也，若鼻塞咳嗽，吐痰黄浊，非大满大实可比，何必用吐法哉！且不宜吐而吐，必有损伤胃气之忧，胃气伤而肺气亦伤，肺胃两伤，旧痰虽去，而新痰复生。一吐不已而再，再吐不已而三，必变为不可治之症矣。故毋论虚人不可吐，即实人亦不可轻吐。已吐后必须守戒，五脏反复而气未易复，一犯戒而变症蜂起也。况肺邪闭塞之痰，亦易于表散。盖肺气闭塞于风邪，非闭塞于痰也，散其邪而肺气自通，肺气通而痰自化。王道原自平平，尚吐者，霸道也，霸道可间用，不可常用，慎勿谓吐法神于表散，而尽用吐也。方用散痰汤。

桔梗三钱，紫苏二钱，黄芩一钱，麦冬五钱，半夏二钱，甘草一钱，陈皮一钱，茯苓三钱。

水煎服。一剂鼻塞通，二剂咳嗽止，三剂痰浊化，四剂痊愈。

此方名为散痰，其实散肺之邪也。

此症用二紫汤亦效。

紫苏叶、紫菀各一钱，桔梗二钱，甘草、枳壳、黄芩各一钱，天花粉三钱。水煎服。

人有寒气入胃，结成寒痰，日日呕吐，人以为寒痰在胃，谁知是胃气之虚，而寒结为痰乎！凡人胃气旺，则水谷入而化精，原不生痰。惟胃气虚，仅能消谷，不能消水，则水积而为痰矣。然有胃虚者，火气之衰也，火旺则土旺，火衰则土衰，土衰不能制水，故不变精而变痰也。夫胃土自寒，尚且水变为痰，况外寒又侵胃乎。内外之寒合，自然痰涎日多，下不能化，必至上涌而吐矣，祛寒其可缓乎！惟是祛胃土之寒，必须补心火之旺，火旺土坚，何痰不化哉！方用六君子汤加味。

人参三钱，白术五钱，茯苓三钱，陈皮一钱，甘草三分，半夏一钱，肉桂二钱。

水煎服。

六君子汤原是补脾胃之圣药，胃病而治脾者，脾胃为表里，脾健而胃更健也。肉桂上补心火，而下尤补肾火也，心火旺而胃温，肾火旺而脾热，脾胃两热，寒痰有不立消者哉！

此症用加味参术苓附汤亦甚效。

人参一钱，白术三钱，茯苓三钱，附子二分，神曲一钱，麦芽一钱，白芥子三钱。水煎服。

人有热气入胃，火郁成痰，痰色黄秽，败浊不堪，人以为热痰作祟也，谁知是胃火之未消乎！夫胃本属土，胃火之盛，由于胃土之衰也。胃土衰而外热犯之，似与胃相宜，何以反化为痰乎？盖胃土既虚，则水谷之入，不能生津以润土，而土气太干，必索外水以相救。水多火胜，而不相化，胃土抑郁而不伸，胃火亦搏结而不发，痰何能消，必变为黄秽败浊之色矣。然则治法，不必治痰，补胃气之虚，少加散火抒郁之味，则胃土复强，消痰更易。方用疏土汤。

白术三钱，茯苓五钱，干葛五分，人参一钱，甘草三分，陈皮五分，天花粉三钱，竹叶三十片，甘菊二钱，柴胡五分。

水煎服。一剂胃郁解，二剂胃火散，三剂胃痰消，四剂痊愈。

此方补胃重而泻火轻，以郁火之痰原未尝大旺也，故补胃而火可散，散火而郁自解，况方中原有葛根、柴胡以解其郁乎。郁开痰豁，必至之势也。

此症亦可用玄石花粉散。

石膏二钱，白术三钱，茯苓五钱，天花粉、玄参各三钱。水煎服。

人有感雨露之湿，或墙垣土房之湿，以致湿变为痰，成为痰饮，肢节酸痛，背心作痛，脐下有悸，人以为湿痰成病，谁知是脾气之湿，湿以助湿乎！夫脾最恶湿，必得肾火以燥之，则淤泥之土，始成膏壤，水入脾中，散精而无留伏之害。惟肾火衰微，不能脾土，而脾土愈湿，土湿自易成痰。又加天地之水气，两相感召，则湿以添湿，痰更添痰矣。治法，补肾火以生土，补火之药，仍于补脾之中用之，则火无亢炎之祸，土有健顺之宜。方用五苓散。

白术一两，猪苓三钱，泽泻二钱，茯苓一两，肉桂二钱，半夏三钱。

水煎服。一剂脐下之悸除，二剂肢节背心之疼痛止，三剂痰饮尽消，四剂痊愈。

五苓散乃利水之神剂也。肉桂温命门之火，更能引湿痰化水，尽趋于膀胱而出。尚恐旧痰已化，而新痰又生，故加入半夏以消之，助苓术之醒脾，尤能奏健土之功也。土生火中，火旺土内，一方而火土两安，脾肾兼补，此五苓散之功也。

此症用制涎汤亦效。

茯苓、薏仁、白术、山药各五钱，肉桂一钱，半夏二钱。水煎服。

人有阴虚枯槁，肺气困乏，嗌塞喉干，咯痰动嗽，此肺气之燥也。夫肺之燥，必非一日，夏伤于热，秋必病燥。肺属金，而金最畏火，夏火炎炎，肺金不能敌火气之克耳。但金既畏火克，即宜发燥，何待火退金旺之时，反现燥象？不知金畏火刑，而金尚出其肺中之液，犹可以敌火气之炎。迨火令既过，金无所畏，不足之气形焉，转难济肺气之乏，势必求外水以止渴。然而外水止可入胃，终不可以入肺，且肺气既燥，肺难自顾，何能下生肾水，乃肾中取给又不免，则燥且益燥，咳嗽吐痰之症生矣。治法，似宜补脾胃以生肺金矣，然健脾助胃之药，性多燥烈，以燥投燥，则肺中之津液未能遽生，反足以添其火炎。必须于润肺之中而大补其肾水，肾水足而肺金得养，子富而母自不贫也。且肺金之气，夜藏于肾，向因肾涸，力难迎肺金以归藏于肾之内，肺乃取汲于肾，而肾之水不足以供肺之用，肺乃半途而返，不忍入于肾子之宫。肾见肺金之燥，出其涸竭之水以济之，涸竭之水，水中有火也，肺不敢受，于是不变津而变痰。此痰也，肺未尝欲其上升，无如上焦火旺，肺液干枯，不得不取资于痰，以暂救其嗌燥，故咯而升痰。迨痰既上升，而上焦之火，彼此相斗，嗽又生矣。方用润燥饮。

麦冬一两，熟地一两，苏子一钱，白芥子二钱，甘草一钱，桔梗三钱，天门冬三钱，山茱萸五钱，北五味五分，人参一钱。

水煎服。二剂肺润，四剂肾润，十剂痊愈。

此方用二冬以润肺，用熟地、茱萸以补肾，肺肾相通，加人参、五味以益气，气旺而津液尤易生也。又恐过于补肾，而不上走益肺，故加升提之味，使益肺多于益肾。尚虑用参以助燥，更入苏子、甘草，使之调和于上焦之间，同白芥子以消膜膈之痰，又不动火以增燥，亦何致有痰嗽之患哉！

此症亦可用润槁汤治之。

熟地、麦冬、葳蕤各一两，甘草五分，百合五钱，贝母一钱。水煎服。

小儿痰气壅阻，窍隧不开，手足逆冷，有如风症，人以为慢脾风也，谁知是脾虚而痰盛乎！夫小儿以脾健为主，脾土不旺，则所食之水谷，尽变为痰。痰气既盛，则经络之间，无非痰结，窍隧闭塞，气即不能展舒矣。脾主四肢，手足者，脾之所属也，脾气既不能展舒，何能运动夫手足乎？此逆冷之所以成，而非外风之中也。风性甚动而且急，使真有风入，则疾风暴雨，势不可当，安有迂缓舒徐者乎！无奈前人巧立名色，谓是慢惊之风，创造牛黄、犀角、蛇、蝎等药以疗之，遂至杀小儿如草菅，深可痛惜！使早用健脾之剂，少佐之以祛痰之药，则无儿不可活也。方用健土开涎散。

人参五分，茯苓二钱，陈皮二分，薏仁二钱，干姜二分，砂仁一粒，白术二钱，天花粉五分。

水煎服。一剂风定，二剂痰消，三剂痊愈。

此方健土以消痰，与六君子汤不相上下。然六君子用半夏以消痰，未免有耗气之失，不若此方专利脾中之湿，又能通气温中，更胜于六君子也。倘执此方，概治小儿之痰，庶几全活者众矣。

此症用健运汤亦佳。

人参一钱，茯苓三钱，甘草、枳壳、苏叶、半夏各三分，益智仁三粒，白豆蔻一粒。水煎服。

人有老痰结成黏块，凝滞喉咙之间，欲咽不下，欲吐不能，人以为肺气不清，谁知是肝气之甚郁乎！此等之痰，必成黄秽之色，盖留于膜膈之上也，老人虚人最多。此痰非疏发肝木之气，断然难消。然徒疏肝木之气，不大补肝中之血，则胁间之燥不能除，膜膈之痰亦不能化。然而肝中之血，肾水之所滋也，补肝必须补肾，而兼消痰。方用润燥破痰汤。

白芍一两，香附一钱，青黛五分，天花粉二钱，白芥子二钱，玄参五钱，茯苓三钱，山药三钱。

水煎服。一剂痰易吐，二剂痰易咽矣，连服四剂而痰块开矣，再服四剂而老痰尽消。

此方肝肾两治，肝气宣而肝血养，则肝火不搏聚于胸中，自然老痰不凝滞于胁内。惟是老痰最难速化，此方必须多用，但不可责其近功耳。

此症用宽膜汤亦效。

白芍三钱，枳壳三分，甘草五分，神曲二钱，白芥子三钱，炒栀子一钱，白术二钱，郁金一钱。水煎服。

人有痰在膈上，大满大实，气塞不能伸，药祛而不得下，人以为邪在上也，谁知是邪在下乎！夫上病宜疗下，何以古人用上治吐法而能愈乎！此亦一时权宜之法，非可常用之道。世人遵张子和之教，一见满实之症，便用吐药，谁知尽可不吐哉！凡见满实之症，下之自愈，但下不同耳。下之者，乃祛入胃中，非祛入肠中也。痰涎上壅于膈，原是胃气之盛，而本于胃火之盛也。泻胃火之有余，自然现胃气之不足，胃既无满实之象，膈中满实，安能重满重实耶。势必痰气顿消，尽落于胃中矣，何必涌痰上吐，损伤胃气，使五脏之尽反复哉！方用降痰舒膈汤。

石膏三钱，天花粉三钱，厚朴一钱，枳壳一钱，半夏一钱，茯苓五钱，益智仁五分。

水煎服。一剂满实平，二剂满实尽除，痰亦尽下。

此方泻胃火而降痰，实有奇功，虽其性亦迅烈不平，然胜于吐法实多也。世人欲用吐法者，先用此方，不效后再用吐药，有益于生命无穷。幸勿哂。医学平庸，谓用药之胆怯也。

此症亦可用伸膈汤治之。

瓜蒌三钱，半夏三钱，枳壳一钱，甘草一钱。水煎服。

人有遍身俱长大小之块，累累不一，人以为痰块也，谁知是气之不行，而痰因结之而不散乎！夫怪病多生于痰，身中长块，亦怪病之一也。然而痰生块结，必有其故。盖痰之生，本于湿块之结成于火，故无湿不能成痰，而无痰不能成块。第痰之生也，虽生于湿，块之成也，虽成于火，苟气旺而湿又何留？湿苟不留，火又何从而起？是消块不必去火，惟在于消痰，亦不必全消夫痰，又在亟补其气，盖气旺则痰消，痰消则块亦消也。方用二陈汤加味。

人参三钱，茯苓三钱，白术五钱，陈皮二钱，半夏三钱，白芥子三钱，姜炒黄连五分。

水煎服。十剂消半，三十剂全消。

此方本消痰之圣药，亦消块之神剂。块成于痰，消痰即所以消块也。

此症亦可用盘石消垒散。

泽泻、半夏各三钱，茯神、白术各五钱，薏仁一两，附子二分，人参二钱，甘草五分，白矾一钱，黄连三分。水煎服。十剂自消。

人有性喜食酸，因多食青梅，得痰饮之病，日间胸膈中如刀之刺，至晚而胸膈痛止，膝锕大痛，人以为胃中之寒，谁知痰饮随气升降而作痛乎！夫痰在上宜吐，痰在中宜消，痰在下宜降。今痰饮在胸膈之间，是痰在上焦也，不可用消痰降痰之法，必当用吐药吐之。惟是吐痰必伤其气，毋论大吐之后，使脏腑反复，多伤胃气，而多食酸味之人，则肝木必旺，而恣肆其横逆之势，以伤中州之土矣。土伤则胃气更损，虽久积之痰顿失，新长之痰，安保其不再聚乎。治法，于吐中而仍行其补胃平肝之法，使痰去而正又不亏之为得也。方用：

参芦一两，瓜蒂七枚，白芍一两，白芥子一两，竹沥二合。

水煎服。一剂必大吐，尽去其痰，其痛如失。然后用二陈汤调理，不再痛。

前方名为倒痰汤，用参芦以扶胃土，用白芍以平肝木，用白芥子、竹沥共入于瓜蒂之中，吐痰即用消痰之药，使余痰尽化，旧痰去而新痰不生。得治痰之益，又绝其伤气之忧也。

此症用蒌苏饮亦佳。

瓜蒌三钱，甘草一钱，半夏三钱，苏叶三钱，竹沥一合，陈皮一钱。水煎服。

人有偶食难化之物，忽然动惊，因而饮食减少，形体憔悴，面色黄瘦，颠寒作热，数载不愈，人以为痨瘵之症也，谁知痰裹其食而不化乎！夫伤食之病，未有手按之而不痛者，况痰裹其食，其痛尤甚，何以经岁经年而人未知也？且食至岁月之久，宜当消化，何久留在腹乎？不知食因惊而留于腹者，食存于两胁之旁，外有肋骨护之，手按痛处，不能及也。食因痰裹，痰既不消，食亦不化，故有留中数载，仍为旧物，人所未知也。两胁之地，乃肝木之位，痰食积于中，自生如疟之症，发寒发热，状似痨瘵。以痨瘵治之，则惊气不解，而痰食如故，病何能愈哉！治法，开其惊，降其痰食，数载之病，一朝可去。方用释惊汤。

白芍一两，当归五钱，青木香三钱，大黄三钱，枳实一钱，白芥子三钱，茯苓三钱，枳壳一钱，甘草五分，麦芽一钱，山楂十粒。

水煎服。一剂而痰食尽下，不必再剂。

此方消痰降食，专走于两胁之间，开其惊气，故奏功如神耳。

此症用易消散亦效。

山楂三钱，麦芽三钱，白术一两，鳖甲一两，茯苓三钱，半夏三钱，附子一片。水煎服。（《临证医案伤寒辨证录》）

○罗谦甫治杨大参七旬余，宿有风痰，春间忽病头旋眼黑，目不见物，心神烦乱，兀兀欲吐不吐，心中如懊憹状，头遍痛微肿而赤色，腮颊亦赤色，足胻冷。（此足冷因痰火上升。）罗曰：此少壮时好饮酒，久积湿热于内，风痰内作，上热下寒，阴阳不得交通，否之象也。经云：治热以寒，虽良工不能废其绳墨而更其道也，然而病有远近，治有重轻，参政年高气弱，上热虽盛，岂敢用寒凉之剂损其脾胃。经云：热则砭之，以三棱针约二十余处，刺出紫血，如露珠之状，少刻，头目清利，诸症悉减。遂处一方，天麻为君，柴胡、黄芩、黄连俱酒制为臣，以治上热，陈皮辛温，炙甘草甘温，补中益气为佐，生姜、半夏，辛温治风痰，茯苓甘平利水，导湿热，引而下行，故以为使。（立方可法。）服数服，邪气平而愈。此案与东垣治火条中案相同。

沧州翁治一人，病寓湖心僧舍以求滁翁至，其人方饭，坐甫定，即搏炉中灰杂饭猛噬，且喃喃詈人，命左右掖之，切其脉，三部皆弦直上下行，而左寸口尤浮滑，盖风留心包症也，法当涌其痰而凝其神。既涌出痰沫四五升，即熟睡竟日乃寤，寤则病尽去。徐以治神之剂调之，神完如初。

丹溪治一室女，素强健，六月发烦闷，困惫不食，时欲入井，脉沉细数弱，口渐渴，医作暑病治不效。又加呕而瘦，手心热，喜在暗处，脉渐伏而妄语。（凭脉作暑治亦不谬，但喜暗处云云，明属风痰。）朱制《局方》妙香丸（妙香丸方：巴豆、冰片、麝、牛黄、辰砂、腻粉、金箔、黄蜡，蜜丸），如芡实大，井水下一丸，半日大便，药已出矣，病不减。遂以麝香水洗药，以针穿三孔，凉水吞。半日，下稠痰数升，得睡渐愈。因记《金匮》云：昔肥而今瘦者，痰也。

一人患痰，血滞不行，胸中有饮，服韭汁三四盏，胸中烦躁不宁，无效。以瓜蒌仁一钱，半夏二钱，贝母三钱为末，炊饼丸麻子大，姜汤送下，即抑痰丸。

一人遍身俱是块，块即痰也。二陈加白芥、姜、炒黄连煎服。

一人年五十，形肥味厚，且多忧怒，脉常沉涩，自春来得痰气病，医认为虚寒，率与燥热香窜之剂，至四月间，两足弱，气上冲，饮食减。朱视之曰：此热而脾虚痿厥之症作矣。形肥而脉沉，未是死症，但药邪太盛，当此火旺，实难求生，且与竹沥下白术膏尽二斤，气降食进。一月后，仍大汗而死。（此案又见第八卷痿证门。）

一妇年五十余，素多怒。因食烧酒，次早面浮，绝不思食（痰），身倦怠，脉沉涩，独左豁大。朱作体虚有痰，气为痰所隔，不得降，当补虚利痰药为主（煎六君吞滚痰丸），每早以二陈加参、术大剂与一帖，后探令吐出药。辰时与索矩三和汤，三倍加白术。至睡后，以神佑丸七粒，挠其痰（神佑丸不如滚痰丸佳），如此一月而安。

虞恒德治一妇，四月间，因多食青梅，得痰饮病，日间胸膈中大痛如刀锥，至晚胸中痛止，而膝骱大痛，盖痰饮随气升降故也。一医作胃寒治（胃寒之脉，宜见沉迟或紧，今见洪数而滑，非寒可知），用干姜、良姜、官桂、乌、附、丁、沉辈，及煮胡椒粥间与，病日剧，加之口渴，小水淋沥。虞诊其六脉洪数而滑，作清痰处治，令其亟烹竹沥，服三日，口不渴，小水亦不淋沥，但胸中与膝互痛如旧，用芦蔔子汁，研与半碗，吐痰半升，至夜痛尤甚而厥。正所谓引动其猖狂之势耳。（粗工至此，束手无策矣。）次日用参芦一两，逆流水煎服，不吐。又次日，苦参煎汤服，亦不吐，又与附子尖、桔梗芦，皆不吐。一日侵晨，藜芦末一钱，麝香少许，酸浆水调与，始得大吐，至次日天明，吐方定，前后得痰及稠饮一小桶，其痛如脱，调理而安。

一东南朝贵，素畏热药，病痰，辄云火痰，茹芩、连。一日冬雪寒冽，眩呕以死，韩飞霞以黑附子一片，砒一分，舂入姜汁，吃之大吐，又服暖药而愈。此盖地气束人，岂可拘执自误，况痰生于湿，湿生于寒乎。（吐寒痰之法。）

会稽徐彦纯治一人，病痰数年不愈。诊其脉，左手微细，右手滑大，微细为寒，滑大为燥，以瓜蒂散涌其寒痰数升，汗出如沃，次以导水丸、禹功散，去肠中燥垢亦数升，人半愈。后以淡剂，流湿降火，开胃口，不越月而瘥。（吐下兼行。）

盛文纪以医名吴中，有训导病头疼发热恶寒，初作外感治，或以风治，见热则退热，痛则止痛，或又以气虚治，由是病剧，人事不省，饮食已绝。（危哉。）盛诊视曰：君几误死，法当先去其滞，遂用二陈汤加大黄六七钱。令守者曰：急煎俾服，至夜分左眼若动，肝气乃舒；大泄，则有可生之机矣。至夜半时，腹中有声，左眼果开，遗秽物斗许，中有坚硬如卵之状，竹刀剖视，即痰裹面食也。（此症断之痰裹食，非明眼不能。）既而气舒结散，津液流通，即索食矣。众医问故，盛曰：训导公，北人也，久居于吴，饮酒食面，皆能助湿，湿能伤脾，脾土一亏，百病交作，有是病，服是药，更何疑焉。众医咸服。

黄师文治一妇人，卧病垂三年，状若劳瘵，诸医以虚损治，不瘥。黄视之曰：此食阴物时，或遭惊也。问之，妇方自省悟曰：曩者，食水团时，忽人报其夫坠水，由此一惊，病延至今不能愈。黄以青木香丸，兼以利药一帖与之。须臾下一块，抉之，乃痰裹一水团耳。当时被惊，怏怏在下而不自觉也，自后安康无恙。

小儿医陈日新，形体延羸，尝日病热，至暮尤甚。医以阴虚治，或以痨瘵治，荏苒半载，病势转危。日新谓其父曰：欲得大黄，通利大肠，为之一快，虽死无憾。其父从之。遂以导痰汤入硝、黄煎服，自辰至申，下结粪一块，如核桃许，抉开视之，乃上元看灯时所食粉饵。因痰裹在外，不能化，由是致热，日渐销铄耳。向使日新不自知医，则终为泉下人矣。谁谓刘、张之法，无补于世哉。

钱中立治周训导，年五十时，患痰火之症，外貌虽癯，禀气则厚，性不喜饮。医视脉孟浪，指为虚火，用补中益气汤，加参、术各五钱，病者服药逾时，反致气喘上升，喘息几殆。钱视曰：此实火也，宜泻不宜补，痰气得补，火邪愈炽，岂不危殆。先用二陈汤，探吐，出痰碗许，其夜安寝，平明，仍用二陈去半夏，加朴硝、大黄，下结粪无数，其热始退。更用调理药，旬日始安。吁！不识病机，妄施补泻，鲜有不败事者。

丰城尹莫强中，凡食已，辄胸满不下，多方治之不效。偶家人辈合橘红汤，取尝之，似有味，因连日饮之。一日坐厅事，方操笔，觉胸中有物坠下，大惊，目瞪，汗如雨，急扶归，须臾腹疼，下数块如铁弹子，不可闻，自此胸次廓然，盖脾之冷积也。其方橘皮去穰，取红一斤，甘草、盐各四两，水五碗，慢火煮干，焙捣为末，点服。夫莫病经年，药饵多矣。不知功乃在一橘皮，世之所忽，岂可不察哉。又古方以橘皮四两，水五碗，慢火煮干，焙捣为末，点服，名曰二贤散，以治痰特验。《泊宅编》。

吴茭山治一男子瘦弱，因卧卑湿之地，遂得溢饮之证，头目眩晕，羞日光，寒热时作（痰能作寒热，信然），四肢历节疼痛。（四肢历节疼痛，乃湿饮流注关节，合罗案四肢病看之方妙，处以大羌涪汤。大羌活汤方：羌活、独活、升麻、灵仙、防风、苍术、当归、甘草、泽泻、茯苓。）医作风治，或作虚治，将及半年，俱不效。吴诊脉曰：寸口脉沉而滑，两尺弦，此溢饮，湿痰也。但汗吐之。诸医以病者虚羸，当用补法，谓汗吐必死。吴曰：此溢饮，当发其汗，遂以控涎丸一服（控涎丸方：川乌、制半夏、僵蚕、全蝎、甘遂、铁粉，生姜汗，打糊为丸，朱砂为衣，姜汤下），却用爆干绵子一斗燃之，以被围之，忽令气泄，令患人坐薰良久，倏然吐出黑痰升许，大汗如雨，痛止身轻，其病遂愈。

一妇素有心脾气痛，好烧酒，患举则四肢厥冷，每用诸香附子、姜、桂之属，随服随止。一日前患复作，遂以前药服之，不安，仍饮烧酒二盏，酒下，腹胁胀满，坐卧不得，下木香槟榔丸一百丸，大便通后，痛稍可，顷间，下坠愈痛。向夜，延吴诊视，脉数而有力，知前香燥太过，酒毒因利而发，即以黄连解毒汤，入木香少许，二服而安。（琇按：此条不当入痰案。）

王中阳治江东富商，自奉颇厚，忽患疾心惊，如畏人捕之，闻脂粉气，即便遗泄，昼夜坐卧，常欲人拥护方安，甫交睫，即阳气不固，遍身红晕紫斑，两腿连足，淫湿损烂，脓下不绝，饮食倍常，酬应不倦（非虚可知），累医不效。

王诊得六脉俱长，三部九候，往来有力，两手寸尺特盛，至数迟数不愆，卒难断症。因问之，商曰：某但觉虚弱无力，多惊悸，及苦于下元不固，两腿风疮，侍奉皆赖妇人，而又多欲，不能自禁，奈何治之。王曰：时医必作三种病治，一者治惊悸，二者治虚脱，三者治风疮，以余观之，只服滚痰丸，然后调理，满座愕然。王曰：此系太过之脉，心肾不交。（断症妙。）商曰：然则腿脚为风癞乎。王曰：非也，水火亢行，心不摄血，运于下不能上升，凝于肌肤，日久湿烂，与火炎水滥，神情不宁，精元频泄者，本同标异也。予欲逐去痰毒，然后调理。遂与滚痰丸二次，三日后，脉候稍平，再令服之。商曰：某浙产也，家人虑吾体虚，每求补剂。王曰：君连年医药不效，反增剧者，不识虚实，认似为真故也。再令服三次，越五日，其脉和，已不言及惊悸之苦，但求遗泄之药。王用豁痰汤本方加茯苓，煎服月余，诸症悉减，精爽能步。只求治腿疮，更令服豁痰药数剂，用婴幼门泥金膏，以新汲水浓调，厚敷两腿，干则易之，经一时洗去，则热气已衰，皮肉宽皱，然后用杖毒活血之剂治之。方出《卫生宝鉴·痰证门》，泥金膏亦出此书。

一贵妇忽心腹冷痛，遂吐出宿汁不已，又吐清涎如鸡蛋清之状，一呕一二升许，少顷复呕，诸药不纳，咽唾亦不能顺下（虞恒德治产后吐案合看，吐同症不同），已经三日，但聪明不昧（三日之后，聪明不寐，非虚可知），嘱后事，将就木。王诊六脉，弦细而长（虚证无长脉），令服滚痰丸三十丸，并不转逆，须臾，坐寐移时，索粥食之。次日，再进三十丸，更服《局方》茯苓半夏汤。次日，服小儿方白术散，四五日，饮食如常而愈。

一人素清癯骨立，苦满腹冷痛，呻吟之声，撼屋振床，呕吐清汁如鸡蛋清。诸医不效。令服滚痰丸三十粒，即宁睡，更不呕逆。复诊其脉，虽熟寐中，亦甚弦数，睡醒仍更呻吟，再投五十丸，其痛休作数四，但不甚大呕。节续如厕，略有大便，如水浸猪肉，亦如赤白滞下，小溲少许，皆如丹粉和胶腻，不多，余皆是药汁，迫暮大呕，如鸡蛋清水二升，药丸皆如茶脚褐色。仍如前粒粒分晓，痛乃定，熟睡次日，留豁痰汤数帖，令其服罢，仍服白术散而愈。

燕人杨姓者，久患冷气，满腹上攻下注，大痛不堪任，通阵壅上，即吐冷涎半升而止（已见痰证），每日一作，饮食不进，遂成骨立。医用温补不效。视其脉，六脉弦长劲急，两畔别有细脉，沸然而作，状如烂绵。不同患者所苦何症，但以脉言之（弦长劲急），则有一胸膈臭痰在内。患者曰：然。众医皆作冷气，因补治下元，日久并无少效，某自觉胸中痞闷，但不会北方医，今闻此说，令我大快。遂投滚痰丸五十丸，临睡服之。（临睡服药方得力。）半夜后，吐黑绿冷涎败水无数，次早大便略通，已见败痰。更求今晚之药，再付七十丸，其病如脱。再进一次，令服《局方》橘皮、半夏汤、四君子汤而愈。

李媪年八十余，卧病口久，心烦，喜怒改常，胸闭不能进食，迷闷，辗转不安，并无寒热别症（病无寒热而胸迷闷，痰也），令亲人求治。王曰：彼疾久治不瘥，吾除滚痰丸之外，无法可施，况其年高不食，岂其宜乎。吾固知其可服，但不可多，试以十丸投之。一服，遂败痰三五片，如水浸阿胶，顿觉安好，再与三十丸，作三服即安。更制龙脑膏一料，令其每夜噙睡，无羌五载而终。

一富翁素强健，忽病喘满，不咳不吐痰，病日久，腿脚阴囊尽水肿（合治江东商案看之，知腿脚阴囊水肿，乃痰使之），倚卧肩息困极。王曰：非水症也，但胸膈有败痰，宜服滚痰丸。患者曰：非四五人扶持，莫能登溷，遂已之。至于针刺放水，备尝诸苦，年余渐瘥，忽吐臭痰，患人抚床大声曰：果中前言，吾不智，以致久患，今则痰败，必成肺痈，急请王来，遂制龙脑膏一剂，服未尽而愈。方出《养生主论》。

一妇娇弱丰颐，不显言何症，求王诊视，六脉疾数劲急，上大下小，三焦部分搏指之甚。王曰：那得许多热来。其夫笑曰：此言与老医之言，何其相背太甚。老医曰：那得许多冷来，故服药衣食，并是辛热过暖之事，疑其症益加，今当从先生之言，请为治之。问其见症，曰：上壅痰盛，胸闭胁痛，头不能举，口苦舌干，精神烦乱，梦寐恍惚，两颔结核，饮食不美。于是令服滚痰丸八十丸，随时清利。相继三次，服之五七日，一次服九十丸，至百丸。每夜噙龙脑膏，然病势日久，兼闻禀赋夙异，遂令服黄连解毒丸，一年方愈。方出《养生主论》。

汪沈治淮阴杨姓者，患脾虚而痰盛，因服硝黄过多，致脾胃益惫，疲倦不能下榻，数月危甚，汪诊之，以导痰汤加人参、白术，服之渐愈。

薛己治一儒者，背肿一块，按之则软（软则非毒），肉色如故，饮食如常，劳则吐痰体倦，此脾虚而痰滞，用补中益气加茯苓、半夏，少加羌活（加羌活散郁，妙），外用阴阳散，以姜汁调搽而消。后因劳头晕作呕，仍以前药去羌活，加蔓荆子而愈。

阁老梁厚斋，气短有痰，小便赤涩（肾虚可知），足跟作痛，尺脉浮大，按之则涩，此肾虚而痰饮也。用四物送六味丸，不月而康。仲景云：气虚有饮，用肾气丸补而逐之，诚开后学之矇瞶，济无穷之天枉。肾气丸即六味丸。

孟都宪患气短痰晕，服辛香之剂，痰盛遗尿（肾虚），两尺浮大，按之如无（前案尺按之涩，此按之如无，皆主补肾），乃肾虚不能纳气归源，香燥致甚耳。用八味丸料三剂而愈。

孙都宪形体丰厚，劳神善怒，面带阳色，口渴吐痰，或头目眩晕，或热从腹起（俱似火证，乌知为虚耶），左三部洪而有力，右三部洪而无力，乃足三阴亏损，用补中益气加麦门、五味，及加减八味丸而愈。

立斋兄体貌丰伟，吐痰甚多，脉洪有力，殊不耐劳，遇风头晕欲仆（脉症似实火，但不耐劳，为虚症，又遇风则晕仆，若果实热，断无此症），口舌破裂，或至赤烂，误食姜蒜少许，口疮益甚，服八味丸，及补中益气汤加附子钱许，即愈。停药月余，诸症复作，以补中益气，加麦门、五味，兼服而愈。（《名医类案》）

○洞虚子曰：痰之为病，成偏头风，成雷头风，成太阳头痛，眩晕如坐舟车，精神恍惚。或口眼润动。或眉棱耳轮俱痒。或颔腮四肢游风肿硬，似疼非疼。或浑身躁痒，搔之则阴疹随生，皮烘热，色如锦斑。或齿颊似痒似痛。而无定所，满口牙浮，痛痒不一，或嗳气吞酸，鼻闻焦臭，喉间豆腥气，心烦鼻塞，咽嗌不利，咯之不出，咽之不下，或喷嚏而出。或因举动而吐，其痰如墨，又如破絮。或如桃胶，或如蚬肉，或心下停冰铁闭，滞窒妨闷，嗳嚏连声，状如胶气。或寝梦如刑戮，刀兵剑戟。或梦人人家，四壁围绕，暂得一窦，百计得出，则不知何所。或梦在烧人地上，四面烟火，枯骨焦气扑鼻，无路可出。或因触发忿怒，悲啼两泪而寤。或时郊行，忽见天边两月交辉。或见金光数道，回头无有。或足膝酸软，或骨节脚腰肾疼痛，呼吸难任。或四肢肌骨间痛如击戮，乍起乍止，并无常所。或不时手臂麻疼，状如风湿，或如芒刺在背着肤。或如毛虫所螫，或四肢不举，或手足重滞。或眼如姜蜇。胶黏痒涩，开阖甚难。或阴晴交变之时，胸痞气结，闭而不发，则齿痒咽痛，口糜舌烂，及其奋然而发，则喷嚏连声。初则唾稠黏，次则清水如注。或眼前黑暗，脑后风声，耳内蝉鸣，筋瞤肉惕。治之者，或曰腠理不密，风府受邪，或曰上盛下虚，或曰虚，或曰寒，或曰发邪。惟洞虚子备此苦疾，乃能治疗。病势之来，则胸腹间如有二气交纽，噎塞烦郁，有如烟火上冲，头面烘热，眼花耳鸣，痰涎涕泪，并从肺胃间涌起，凛然毛竖，喷嚏千百，然后遍身烦躁，则去衣冻体，稍止片时，或春秋乍凉之时，多加衣衾亦得暂缓或顿饮冰水而定，或痛饮一醉而宁，终不能逐去病根。乃得神秘沉香丸，屡获大效，愈人万数。但不欲轻传匪人，故以诗隐括之。诗曰：甑里看翻甲带金，于今头戴草堂深。相逢二八求斤正，硝煅青礞倍若沉。十七两中沉半两，水丸梧子意须斟。驱除怪病安心志，水泻双身却不任。大黄蒸八两，黄芩八两，青礞石一两，硝煨如金色，沉香半两。

孙兆治白铺刘员外，患伤寒六七日，昼夜不得眠。方眠即起方，起即倒，未尝少息，时复身上冷出汗。孙诊之，尺寸脉皆沉，关中亦沉，重诊之鼓击于指上。此寒痰积聚于胸中也，遂用陈皮、半夏、干姜三物各一两，为饮，生姜半两，槌碎以水两碗，煎七分，去渣分二服。服药经时遂睡，经一昼夜不苏。既觉下痰一块如鸡子大，其病遂愈。凡痰皆有冷汗，其症明矣。

张子和治一妇人，心脐上结硬如斗，按之若石。人皆作痞治，针灸毒药祷祈无数，如捕风然。一日，张见之，曰：此寒痰也。诊其两手寸关皆沉，非寒痰而何。以瓜蒂散吐之，连吐六七升，其块立消过半。俟数日后再吐之，其涎沫类鸡黄，腥臭特殊，约二三升，凡如此者三。以人参调中汤、五苓散，调服以平矣。

朱丹溪治白云许先生，始因饮食作痰成脾疼，后累因触冒风雪，腿骨作疼。众皆以脾痰骨疼为寒，杂进黄牙等药，杂治十余年间，艾灸数万计，或似有效，及至病再作，反觉加重。至五十一岁时。又冒雪乘船，而病愈加。至坐则不能起，扶起亦不能行，两胯骨不能开合。若脾疼作时，两胯骨痛处似觉稍轻。若饮食甘美，脾疼不作，则胯骨痛增重。诸老袖手，计无所出。朱谓初因中脘有宿食积痰，杂以冲冒寒湿，抑遏经络血气，津液不行，痰饮注入骨节，往来如潮，其涌而上，则为脾疼，降而下则为胯痛，非涌泄之法，不足以治之。时七月二十四日，遂以甘遂末一钱，入猪腰子内，煨以食之。速泻七行，至次日两足便能行步。至八月初三日呕吐大作，不能起床，颗粒不食，但时烦躁，气弱不能言语。诸老皆归罪于七月之泻，而又知累年之热补俱误，皆不敢用药。朱尝记《金匮》云：病人无寒热，而短气不足以息者，此实也。其病多年郁结，一旦以刀圭之剂泄之，走动猖狂之热，未有制御之药，所以如此。仍以吐剂达其上焦，以次第治及其中下二焦。于初三日用瓜蒂吐，不透。初六日用栀子又吐不透。初九日用附子三枚，和浆与之，始得大吐，呕哕终日。前后所吐，共得膏痰沫液一大水桶。初十日遂以朴硝、滑石、黄芩、石膏、连翘等凉药，父咀一斤，蒸浓汁放井水中极冷饮之。十一、十二、十三、十四日，每日食上件药一盏。十五日腹微满，大小便皆秘闷。朱欲用大承气下之，诸老皆以为不可。十六日脉皆歇止。朱诊其脉，独歇止于卯酉二时，其余时刻，平和如旧。朱曰：卯酉为手足阴阳之应，卯时属大肠，酉时属胃。此大肠与胃有积滞不行，当速泻之。争论不已。至十八日遂作紫雪半斤，十九日紫雪成。每用一匙头，以新汲井水化下。至二十日天未明，已服紫雪五两。神思少安，腹满亦减。（琇按：观于此案，丹溪之大智神勇，卓识定力，色色可臻绝顶。

若少一游移，大事去矣。景岳辈每疵议丹溪之学，不知遇此大症，能措手否？）遂收起紫雪不与。二十一日为大小便闭作痛所苦，遂饮以萝葡汁半茶盅，随手痛止，小便立通。二十二日小腹满痛不可扪摸，神思不佳。遂以大黄、牵牛作丸，服至三百丸。至二十三日巳时，大小便并通，如烂鱼肠三碗许，臭恶可畏。是日神思少安，诊其脉不歇止矣。二十四日腹大绞痛，殆不能胜者，约一时许。腰胯沉重且坠，两时不出声，不能言。泻下秽物如柏油条者一尺许，肚中如烧，片时方定。至二十五日神思渐安，夜间得睡。二十六日渐出声言语。自初二日至此，并颗粒不曾入口，语言并不出声。至二十七日，方啜半盏稀粥者四次，似有生意。至次月初四日方平安。其脉自呕吐至病安日，皆平常弦大之脉，惟有中间数日歇止少异耳。至次年四月复行倒仓法，方步履如初。

徐东皋治匡掌科夫人，年三十余，病胃脘连胸胁痛，日轻夜重，两寸关脉弦滑有力。诸医以为积滞凝寒，用发散及攻下药，继用铁刷散、四磨饮等方，俱不效：后至汤水皆吐而不纳，经月不食，痛且益甚。徐渭其为痰郁明矣。但痛久弱甚，不敢行吐法奈何？偶一医谓五灵脂、没药素用有效。众皆晒之。曰：此药用之久矣多矣。徐谓再用亦无妨，何哂之有？彼用酒调服，病者到口便吐，随吐绿痰两碗许，痛即止。遂纳饮食。此盖痰在上，下之亦不去，必得吐法而后愈。经曰：有故无陨，此之谓也欤。《全书》。

孟望湖，淮安人。耳中闻人声，悉是祖考谈其家，扰挠不休，邀刘春斋医治。诊之曰：暴病谓之胃火，怪病谓之痰。用滚痰丸下之而痊。《续金陵琐事》。

一男子吐痰，胸膈不利，饮食少思，服海石、瓜蒌之类不应。曰：此脾气虚弱，不能消导而为痰，当健脾为主。彼不信，又服驱逐之剂，其痰如涌，四肢浮肿，小腹肿胀，小便涩滞。曰：此复损脾肾所致也。先用《金匮》加减肾气丸、补中益气汤治之，诸症渐减。又用八味丸兼前汤而愈。

一男子素吐痰，遇怒其痰益甚，胸膈痞满。此肝木制脾土也，用六君子汤加木香治而愈。

一妇人吐痰头晕，带下青黄。用四七汤送白丸子，小柴胡加白术、茯苓治之而安。

旧僚钱可久素善饮，面赤痰盛，大便不实。薛以为胃痰壅滞，用二陈、苓、芩、连、山栀、枳实、干姜、泽泻、升麻一剂。吐痰甚多，大便始实。此后日以黄连三钱，泡汤饮之而安。

一妇咳嗽，其痰上壅，日去五六碗。作气虚水泛为痰，用六味丸料及四君子各一剂而愈。陈三农治一人，痰出盈盆不止。脉豁大无力。此内伤不足之症。用人参、附子各五钱，干姜、荜茇、槟榔、枳壳一剂而愈。

一人满口痰珠，至舌尖则成大泡，绵绵不绝。此火热在胃，大寒在肺也。（肺与胃息息相通，断无胃热而肺反寒之理矣。且试观其用药，殆胃热轻而肺寒重耳。）用参附汤保定肺气，后砂仁益元散，散泻胃火而安。

一人痰涎壅盛，汗出不止。此脾虚不能摄痰，而肺失所养，切不可作痰治。只补脾胃为主，用参、术、煨姜各二钱，半夏一钱，煎服愈。

陆养愚治董浔阳夫人，禀气怯弱，性情沉郁。年三十得一病，晚间发热，天明始止，饮食渐减，烦躁不安。初服补血养阴，年余转羸瘦。又服参、芪补气不效。医谓脉已歇止，恐不能久。诊之，右手果然，左手但微弱而数。询其月事，则先期而少。曰：先期是血热，应左手之数，少是血虚，应左脉之微，脉症相应，右手歇止，此必郁痰伏在气分，故脉结不至，非死脉也。第发热必有所起之处，令询之，则曰：右胁一团热起，渐延遍身。再问热起处，必有结而成形者。按之果有柔块如碗状。曰：不足忧也，攻去其块，诸症自愈矣。为制一方，香附一斤醋制，与巴豆一两同炒，至巴豆黑色去之，醋打面糊为丸梧子大。米饮下五十丸，日三服。又用四物汤加山栀、贝母、白蔻仁、木香、姜、枣煎，日一剂。半月块消，肌肉渐长，一月精神爽健矣。

陆肖愚治李安吾正室不育，及纳妾则俱孕。生子出痘，正者死而妾者生。悲愁弥月，遂胸胁胀痛，每卧必令人于背上槌之良久，方得就枕片时，卧不能仰，仰则气涌而喘，食减肌消，月事数月不行。脉之寸沉而数，关沉而滑，尺沉而弱，脉与病应，此郁火成痰之症也。用调气养荣汤加白芥子，倍霞天曲，数剂胸胁少舒，可仰卧矣。第大便五日不行，小腹胀急，与滚痰丸二钱。又虑元气不足，改用补气养荣汤二剂，大便去燥矢数枚，后出皆痰积。胀痛减后，与补药间服，月余而安。

吴逊斋体肥，素有酒积，胃脘作疼，近又肢节疼，而下体更甚。或以为风，用史国公酒疗之，时作时止，改用虎潜、河车等丸，则疼处且肿。脉之六部皆缓滑，而关稍带弦。此湿痰流注关节而痛，非风亦非虚也。治法宜先用丸剂，清中宫之积痰，继用煎剂疏筋络之壅滞，则肢节之痛除，而胃脘之疼亦愈矣。依法服之果然。丸方：霞天曲、山楂、橘红、白术、茯苓、枳实、神曲、竹沥打糊为丸，食远白汤送下。煎方：苍术、苡仁、半夏、南星、白芥子、威灵仙、秦艽、炙甘草、青木香。煎成，入酒一小杯，半饱时服。

潘元石怒后纵饮，遂患吐逆。饮食半留半出，甚则呕物如褐色，胸胁胀痛彻背。或以翻胃治之，反潮热烦躁。又以肺痈治之，饮食减而呕胀益甚。或见吐出之物，谓肺烂矣。诊之见其肌肉未消，声音不改。两寸滑数。左关弦，右关滑，两尺寸平。曰：此非肺坏也。第为郁怒，致耳。怒则血菀于上，与痰胶结，浊阴不降，而腠胀生焉，法当涌之。用常山五钱，红花五钱，酒二碗煎一碗，令通口服之，一涌而出。初见褐色痰块，后多紫黑，约有盆余，胸膈顿宽，背亦不痛，不作呕矣。再以清气养荣汤，调理而愈。

陆祖愚治沈振宇妾，患郁痰郁火证，医咸谓不起矣。诊之形容枯槁，咳咯涎沫，六脉沉滞，隐隐似有似无，重按至骨，或有力，或无根，或迟或数，已饮食不进，似胃气将绝者，但自能起坐，声音响亮，知为痰涎壅隔，血气凝塞，故脉亦不流通耳。用二陈加蔻仁、苏子、黄连、白芥子、贝母、石菖蒲等味，一剂未效。再诊闻病人喜闻爆竹硝黄之气，遂于前方加姜汁、竹沥，每剂入牛黄半分调服，症脉渐起，再与加减。五六日后进苏合丸一丸，能饮粥。再与六君子加减，调理月余而安。

李江州因下第归，饮食不思，精神倦困。医谓远归久旷，投以补剂，胸膈痞塞，大便艰难，不寐。又与养血安神，烦躁而小腹胀满。诊之，见其面容昏滞，六脉沉滑。乃以枳实、黄连、瓜蒌、陈皮、贝母、槟榔、玄明粉，兼服润字丸三钱，半日未应。义以前丸二钱催之，良久腹中鸣，转下矢气，去稠黏臭秽，五色错杂，约半桶，顿快。继以前汤丸少少与之，两三日间粪微黄。改用参、术、归、芍健脾养血，调理而安。

费表嫂患胸之下，脐之上温温作痛，可揉可按。凡温中消导清火，历试不效。诊之六脉沉弦而滑。以痰治之，数剂而痛止。精神未复，而劳于女工，且患血崩，食入不化，迁移数日，胸腹肿胀，其热如火，汤药难投，致呻吟不绝，人事不省。脉之寸关沉伏不见，而尺尚沉滑有神。曰：以沉痰之为祟也，元气虽弱，痰结不得不通。徐灵胎谓：人虚症实，不必顾忌，但急去其实，则精神自复。此类是也。用滚痰丸徐徐投之，至半夜胸前隐隐有声，五更下稠痰盆许，神气顿苏，胸膈少利。再以养荣合二陈，调理半月而愈。

张宇清少时体羸多病，专主温补，病愈而火症时发。乃滋水制火，其疾如失，六味之力也。迨壮年肥盛，湿痰蕴酿于中，仍滋阴不彻，六旬外痰证陡发。复以六味加二母、归、芍、麦冬，服后痰涎壅塞，四肢厥冷，口开眼合，人事昏沉。诊之六脉洪滑而数，遂用加味导痰汤，继之苏合丸，两剂才觉精神清。问用何药，以前方告。乃怒目：我生平最岂燥剂，岂可服此，今后断不可用。乃郎心知父之非，每日以地黄汤一剂与验过，暗以导痰之药以进。病愈后洞悉前情，不胜歉仄。

孙文垣治李古愚，每食后即大便，腹皮稍胀急，胸膈饱闷。服参、术则痞闷愈甚，小水清长。脉之左寸涩，右寸滑，按之如黄豆大且鼓指，关尺皆弦小，左寸迢迢有神。据脉乃积痰郁于肺而莫能出，以致大便之气不固也。当效。

丹溪治乃叔用吐法，吐去上焦痰积，大便自实矣。先用苦梗、萝卜子各三钱，白豆仁、橘红、山栀各一钱，以川芎五分，生姜三片、葱三根，水煎服之取吐。服半时许吐出清痰，恶心未已，乃痰积胶固，未易出也。又用萝卜一合擂浆水，加蜂蜜，与半碗饮之，始吐胶痰二碗许。平日每小水则大便并行，吐后小水始能单去。连三四次，胸腹宽舒。初亦以吐为惧，至是豁然称快。大便五日一行，再以二陈加白术、旋覆花、麦芽，调理痊愈。

李士材治章给谏，暑月心中大痛。医与香薷饮，痛转增，而寸口弦急。此痰食交结也，服砂仁、二陈二剂，痛虽略减，而困苦烦闷。更以胃苓汤加半夏二钱，大黄三钱，下黑矢数枚，痛减三四。仍以前汤用大黄四钱，下胶痰十余碗始安。

徐主政劳且怒后，神气昏倦，汗出如浴，语言错乱，危困之极。脉大而滑且软。此气虚有痰也。用补中益气汤料，并四剂为一剂，用参至一两，加熟附子一钱，熟半夏三钱，四日稍苏。更以六君加姜汁一钟，服数日，兼进八味丸，两月而安。

王郡侯患痰嗽，辄服清气化痰丸，渐至气促不能食。李曰：高年脾土不足，故有是症。若服前丸，则脾土益弱矣。投以六君子汤加煨姜三钱，益智仁一钱五分，十剂而痰清，更以前方炼蜜为丸，约服一斤，饮食乃进。

朱文学遍体如虫螫，口舌糜烂，朝起必见二鬼，执盘食以献。向李泣曰：某年未三十，高堂有垂白之亲，二鬼旦暮相侵，必无生理。诊其寸脉，乍大乍小，意其为鬼祟。细察两关弦滑且大，遂断以痰。投滚痰三钱，虽微有所下，而病患如旧。更以小胃丹二钱与之，复下痰积及水十余碗，遍体之痛减半，至未明早鬼亦不见矣。更以人参三钱，术二钱，煎汤服小胃丹三钱，大泻十余行，约二十碗许，病若失矣。乃以六君子为丸，服四斤而愈。

张路玉治一燕人体肥痰盛，善肉善饮，患痰鸣喘嗽数年，食伤恒发，发则六脉迟滑，时见歇止，声如拽锯，遍地皆痰。每岁或一二发，或三五发，深秋初冬尤甚。遂用倒仓法。（此亦可用滚痰丸治之，倒仓法未可轻试也。）自言肢体皆轻，症遂愈。二年后因不禁牛肉复发，然其热较前不过十一一，是亦不慎口腹所致耳。

郭邑侯夫人，素有败痰失道，左右两胁俱有结块，大如覆杯。发则咳嗽喘逆，腹胁掣痛。六脉至促，按之少力。用六君子汤加胆星、枳实、香附、沉香二剂，服之大吐稠痰结垢一二升。因呕势太甚，促往诊之，至则呕吐已宁，脉息调匀，不必更药矣。

黄履素曰：立斋治痰，每言肾虚水泛为痰，法当补肾。予壬中秋咳嗽多痰，自知因于色，遵先生法，恪服六味丸，更不治痰，嗽月余竟愈。时师治痰，最忌用熟地，以为腻膈。是乌知个中妙理哉。

龚子才治周藩海甥阳生患痰嗽喘热，左足肿痛，日轻夜重。每年发一二次，已三十年，遍治勿效。诊之左微数，右弦数，此血虚有湿痰也。以四物汤加苍术、黄柏、木瓜、槟榔、木通、泽泻，空心服，以治下元。茯苓补心汤，卧时服，以治上焦。各三服而愈。后以神仙飞步丸空心服，清气化痰丸临卧服，各一料痊愈。

张三锡治一中年妇，每夜发热，天明方止，症兼恶心不食，肢倦。且云体素肥，今渐消瘦，因忆古人有言：昔肥而今瘦者痰也。痰滞中宫，阻碍升降，宜乎不食。且作恶心痞闷。血无所滋，因而不足，故夜热。乃以二陈治痰，参补其中气，枳实、麦芽宽中，香附、炒栀子清火，柴胡退热。凡二十剂，间服橘半枳术丸，一月愈。后进人参汤，体渐复旧。

一人素肥盛，半年渐瘦，两膝与背互痛，两尺沉滑。古人有言：昔肥而今瘦者痰也。遂以加减豁痰汤，连进数服。一日食后偶作恶心，乃以瓜蒂散一钱投之，吐稠痰半升而愈。

朱丹溪治一人项强痛不可忍，不可以回顾。作痰客太阳经之症治之。用二陈汤加酒、芩、羌活、红花，服后二口而愈。

张路玉治吴别驾夫人，患痞眩呕逆。向因下体畏寒，肢体麻木，久服八味、参、附不彻。六脉弦滑，按之则濡。此中焦素蕴痰湿，阳气不能周于四末之象。得桂、附辛热之力，有时虽可暂开，究非真阳之虚，且确地黄之滞，所以痞晕，漫无止期。遂与局方七气加沉香，一服豁然，再剂神爽食进而安。

薛立斋治一儒者，脾肾素虚而有痰。或用导之之法，痰甚作渴，头晕烦热。谓中气虚弱而变症，用补中益气汤而愈。后劳役发热，此气虚不能上升也，用前汤加蔓荆子而愈。后又劳神畏见风，四肢逆冷，口淡痰多，此脾气虚寒真病。以六君子加炮姜、肉桂而愈。

一男子素肾气虚而咳痰，亦用导痰之法，虚症悉具，痰涎上涌，小便频数。谓足三阴虚而复损也，朝用补养脾气汤。培养脾肺之虚气，夕用六味丸加五味子，收敛耗散之精而愈。

大尹陈克明导痰后，痰益多，大便不实，喜极热饮食，手足逆冷。谓命门火衰而脾肺虚寒，不能摄涎归源。用六味丸而愈。

进士张禹功饮食停滞，胸满吐痰。或用药导之，痰涎上涌，眩晕热渴，大便秘结，喜冷饮食，手足发热。谓肾水虚弱，津液难降，败液为痰，用六味丸而愈。

儒者杨文魁素唾痰，诸药不应。服牛黄清心丸，吐痰甚多，或热从胁起，左脉洪大有力，右脉浮大而无力。薛曰：此三阴亏损，火不能归源，用补中益气加麦冬、五味及加减八味丸，补其化源而愈。

秋官张碧崖面赤作渴，痰甚头晕。此肾虚水泛为痰，用地黄丸而愈。（雄按：三阴亏损，补中益气汤何得浪施）。

仪制贺朝卿吞酸胸满，痰盛作泻，饮食少思。用清气化痰等药。前症益甚，两膝渐肿，寒热往来。谓脾胃虚，湿热下注，用补中益气，倍参、术、加茯苓、半夏、炮姜而愈。

考功杨林庵呕吐痰涎，胸腹胀痛，饮食少思，左关脉弦长，按之微弱。此木克土，用六君子加柴胡、山栀、木香而愈。

二守陈子忠，饮食少思，吐痰口干，常服二陈、枳实、黄连之类，脾胃受伤，乃问于薛。薛述东垣先生云：脾胃之症，实则枳实，黄连泻之，虚则白术、陈皮补之。彼遂以二味等分为丸常服。由是多食而不伤，过时而不饥。

赵以德云：予近治一男子肩井后肿痛，身热且嗽，其肿按之不坚。此乃酒痰流结者。遂用南星、半夏、栝楼根、芩、连、竹沥作煎饮，烧葱根敷肿处。另用芥子、白矾作小丸，就煎药吞二十丸，服后痰随嗽出，半日约去三四碗，病即愈。同上。

罗成之既得丹溪之学，归隐崇明。三沙张太尉士诚患痰疾气怔忡，诸名医治疗不效。迎成之诊之，主以倒仓法。张卒用其方，诸病悉除，赐劳甚厚。《医史》同上。

陆养愚治孙景阳室，年近五旬，向患痰火。发则头空眩晕，饮食减少，旋发旋愈，盖有年矣。近发转甚，将及月余。诊之六脉洪滑而数，按之无力。肢冷面赤，肌肉黄瘦，不时眩晕，甚则昏不知人，水谷不进。其似不可攻，然其脉来有神，当弃症凭脉。乃用枳实、瓜蒌、胆星、贝母、芩、连、橘红、牙皂，入姜汁、竹沥服之。吐痰数碗，四肢渐温。再用川牛黄五分，配以蜡丸，顿服三丸，徐徐频饮竹沥催之。腹响后服润字丸三钱。便垢秽若干，病顿减。后以清火消痰，健脾养血，调理而安。

吴淑止室，躯体壮盛，自来有痰，初出口时稀白澄清，唾地良久，反极稠腻。过劳即眩晕昏冒，近则两三日一发，始则叫号，既而昏愦，角弓反张，食顷乃苏。四肢厥冷，胸腹满硬。六脉如细而且涩。以为寒痰凝滞中焦，用二陈导痰汤，半夏与四五钱，服后一夜不安，痰壅愈甚，口舌燥渴。因想脉症不同，此当弃脉从症。改用贝母，芩、连、桔梗、花粉、前胡、胆星、瓜蒌、竹沥、姜汁煎汤，吞润字丸五分。数服后，胸膈柔软，昏晕已除。大便数日不行，用滚痰丸三钱不应，又以润字丸三四钱催之，始得更衣，症减半。两日后遂晡热唇红面赤，干唾无痰，胸膈不畅，竟似弱症。乃清晨服丸药，生地、麦冬、银柴胡、黄连、知母、鳖甲、秋石、归、芍、杜仲。食后服煎药，半夏、贝母、黄连、楂、橘、枳、术、前胡、花粉、白蔻仁。如是出入增损，养血顺气，清火消痰，两月痊愈。

薛立斋治一男子，素耽厚味，胸满痰盛此膏粱之人，内多积热，与法制清气化痰丸而愈。彼以为有验，修合馈送，脾胃虚者，无不受害。

一妇人元气素弱，痰气时作，或咽间不利，或胸痞等症。以为郁结伤脾，以加味归脾汤治之而愈。后遇大怒，前症仍作，惑于众言，以为痰饮，妄用祛痰之剂，吐泻数次，变诸异症，口噤不省。薛以为脾胃复伤，日用六君子一剂，米饮浓煎常服匙许，至四日渐进粥食，乃服前药，间以归脾和其胃，调养两月余，诸症悉愈。

傅青主治一老人患痰涌喉间，气不得出入其间，具棺入殓。先生诊之曰不死。令捣蒜灌之，吐痰数升而苏。刘绍攽《九畴古文》。

王肯堂曰：予初喜唾痰，愈唾愈多。已而戒之，喉间梗梗不可耐。辄呷白矾汤数口，咯入口中，用舌搅研令碎，因之而嗽之百余，津液满口，即从鼻中吸气咽下，以意送至丹田默存。少顷，咽间清泰。如未清再嗽再咽，以化尽为度。方咯出时，其味甚咸，漱久则甘，世人乃谓瘀浊之物，无澄而复清之理，何其谬哉。吾尝渡河见舟人掬浊水而入之瓮，糁入矾末数分，即时澄清。此可悟治痰之法也。

丹阳贺鲁庵，年七十余，膈间有不快，饮食少思。初无大害，就医京口，投越鞠丸、清气化痰丸、胸次少宽。日日吞之，遂不辍口，年余困顿不堪。僦舟来访，问脉于王。则大肉已脱，两手脉如游丝，太溪绝不至矣。见王有难色，因曰：吾亦自问必死，但膈满太甚，大便秘结不通，殊以为苦，但得少宽，即瞑日无憾也。因求王疏方，以至亲难辞，教用人参、白术之类，大剂进之，少竟如厕，下积痰升余，胸膈少宽矣。更数日而殁。盖时二方乃时师常用之物，本欲舒郁，适增其痞，本欲清痰，适速其毙，岂可恃哉。

薛立斋治一人胃弱痰盛，口舌生疮。彼食滚痰丸愈盛，反泻不止，恶食倦怠。此胃气受伤也，以香砂六君子汤数剂，少可。再以补中益气汤加茯苓、半夏二十余剂而愈。夫胃气不足，饮食不化，亦能为痰。补中益气，乃治痰之法也，苟虚症而用峻利之剂，鲜不危矣。

施沛然治莫进士公谟患痰嗽，日吐痰数盂，形体瘦削，佥曰：火症，纯用柔剂。诊之曰：此肝木乘脾也，脉浮而关弦，面黄而鼻青，补之则瘳，泻之则剧。用六君子加炒芍、姜汁制连二剂。不信，仍用山栀、黄柏之类，更教以猪首佐餐。施曰：三日大泻，绝粒奈何？《经》曰：阴剂柔胜积凝，为洞泄寒中之属，则真火微而荣卫至，三日后大泻脉脱，鼻息如冰，口不能言。彼医曰：脉脱矣，大势其在今日乎？急投附子，或可救也。曰：无庸，昨栀、柏而今附子、乌附，何冰炭反掌耶？寒凉过剂，脾气大伤，食复滞之，按之则楚。先取山楂作液少服，旋进独参汤。

沈明生治玉峰李椴侯之恙也，病萌于已亥夏风鹤之惊。至九月间夜读，忽觉神思昏沉，中心若坠，嗣后怔忡不已。一友见其素禀清弱，勤于铅椠，虚症昭然，劝令服参。越两月困怠转加，眩晕特甚，则以参少力薄故，益至五钱一剂，约三四两，后见病日深，辍参勿服。历扣医家，或以为阴火亢盛，当成劳瘵者，或谓其冬得春脉，当其时不能再见者，或断之终至癫痫者。医更药杂，岁将暮矣。延诊，曰：从前所议，皆不误也。所以不即愈者，未治痰也。今当事豁痰，徐议其虚可耳。遂用二陈汤加钩藤、菖蒲等味，渐进煎剂。书一案云：思虑伤神，痰乘包络，以致虚灵之宰，不获自持。时觉心绕千丝，时觉腹无一物。独处则万绪纷纭，临事则五色眩瞀。痰上逆也，痰为火扰，夜卧难宁，痰助阳明，多食不饱，流于精道则梦失，见之脉候则滑弦。治宜先标后本，驱其壅闭，俾神明之官，仍安厥位。继以补血养心，庶滋润之品，不致泥膈，而余疴不治自愈矣。归以宁神至宝丹一料送服，入春痊愈。

钱国宾治无锡刘元女，咳嗽吐痰，气短经闭，骨瘦如柴，但不夜热。以新婿不相顾，病益剧。刘延诊以决死生。六脉结滞，或五七至中一止，十余至中一止，两更实实，凡劳症脉当芤细弦牢短促，今见痰脉，非劳脉也。以导痰汤枳实、半夏、胆星、苍术、茯苓、陈皮、白芥子各一钱，甘草三分，加熟大黄二钱，二三剂下痰少许。身体困极，以参汤调理渐安，令服八珍汤而愈。刘云密曰：愚于戊戌岁冬深终之气，主气寒水既与司天相合，而客湿土又与在泉相合，更加于主气寒水之上，其病于阳气甚矣。气乃肺主之，故肺易受寒邪。既病于主气之肺阳，阳气益不得施化，而水中之阳化更微，致湿淫滋患，故湿痰生，聚于胃而不行。是湿痰愈覆其阳，则肺生郁热，遂口舌为燥，而肺所治之上焦，亦俱不爽，且移于所合之大肠而化风矣。治之者宜麻黄、杏仁辈以散寒，炒干姜、制白术以除湿。第所郁之火，骤以姜、术投之，适益其势耳。乃散寒以麻、杏，而除湿暂用二陈加南星，又入蛤粉于中，以镇阴僭而散阳郁，其痰渐化而热亦行。徐以干姜、白术辈理中，乃得痊愈。（《续名医类案》）

饮证

○徐大椿治一饮癖。洞庭席载岳，素胁下留饮，发则大痛呕吐先清水，后黄水，再后吐黑水，而兼以血，哀苦万状，不能支矣，愈则复发。余按其腹有块，在左胁下，所谓饮囊也。非消此，则病根不除，法当外治。因合蒸药一料，用面作围，放药在内，上盖铜皮，以艾火蒸之，日十余次，蒸至三百六十火而止。依法治三月而毕，块尽消，其病永除，年至七十七而卒。此病极多，而医者俱不知，虽轻重不一，而蒸法为要。

雄按：今夏江阴沙沛生鹾尹，患胸下痞闷，腹中聚块，卧则膊间有气，下行至指，而惕然惊寤。余谓气郁饮停，治以通降。适渠将赴都，自虑体弱，有医者迎合其意，投以大剂温补。初若相安，旬日后神呆不语，目眩不饥，便闭不眠，寒热时作，复延余诊，按其心下，则濯濯有声，环脐左右，块已累累，溺赤苔黄，脉弦而急。幸其家深信有年，旁无掣肘，凡通气涤饮，清络舒肝之剂，调理三月，各恙皆瘳。《洄溪医案》。

孙兆治俞伯道，忽患微热，心中满，头有汗不能解。众医以为湿病用表药，有谓食在膈者，治之皆不效。召孙至，曰：用半夏茯苓汤。遂瘥。众问故。曰：头有汗，心下满，非湿症，乃水结胸膈也。水既去，其病乃愈。且如湿气心下满，自当遍身汗。若有食心满，头岂得有汗。若言是表，身又不疼不恶寒，表证何在？故凡水结胸膈，胁头必有汗耳。（雄按：此案已列卷一伤寒门。）

张子和曰：有一妇人年三十余，病滑泄经年。皆云虚中有积，以无忧散。五七日一服，至二十服不效。又服缠积丹，软金丹丸诸药皆不效。其人服药愈速，病势愈甚，饮食日减。人或谓曰：此休息痢也，宜炙中脘，及左右穴也，下气海及膀胱穴以三里引之。每年当冬至日、夏至日灸之，前后计万余壮。忽门外或者曰：此病我屡识，盖伤饮之故。即日桃花正开，俟其落时，以长针棘刺之，得数十萼，勿犯人手，以白面和作饼子，文武火烧令熟，嚼烂以米饮汤下之。病人如青服之，不一二时泻如倾，前后六七日，计数十行。昏困无所知觉，惟索冷水，徐徐而饮。至六七日少省后，食日进，神日昌，气血日和。不数年生二子。

子和治郭敬之留饮，面目浮肿，不能食，脚肿连肾囊痛。先以苦剂涌之，后以舟车丸、浚川散泻之，病去如拾遗。又一田叟姓杨，其病呕酸臭水十余年，本留饮。诸医皆以燥剂燥之，中脘脐肹以火艾燔针刺之，疮未尝合。张以苦剂越之，其涎如胶，乃出二三升，谈笑而愈。

李七老病涌水证。面黄而喘。两眦肿，按之陷而复起，行则濯濯有声。常欲饮水，不能睡卧。张令上涌去痰而汗之，次以舟车丸、浚川散下之，以益肾散复下之，以分阴阳利水道之剂调之，水尽瘥。

一妇从少年时，因火哭詈，饮冰困卧，水停心下，渐发痛闷。咸以为冷积，治以温热之剂，及禁食冷物。一闻茶气，病辄内作。如此数年，燎灸烧艾疮孔数千。十余年后，小大便秘闷，两目如昏，积水转甚，流于两胁，世谓水癖。或谓支饮。硇、漆、棱、莪，攻磨之药，竟施之矣。食日衰，积日茂。上至鸠尾，旁至两胁及脐下，但发之时，按之如水声，心腹结硬，手不可近者，月发五次，甚则欲死，已二十余年。张诊其脉，寸口独沉而迟，此胸中有痰，先以瓜蒂散涌痰五七升，不数日再越痰水及斗，又数日上涌数升。凡三涌三下，汗如水者亦三，其积皆去。以流湿饮调之，月余大瘥。

中丞常予正苦痰饮，每饱食或阴晴节变，率十日一发，头痛背寒，呕吐酸汁，即数日伏枕不食，药罔效。宣和初为顺昌司录，于太守蔡达道席上，得吴仙丹方服之，遂不再作。每遇饮食过多，腹觉满胀，服五七十丸，便已少顷，小便作茱萸气，酒饮皆随小水而去。前后痰药甚众，无及此者。用茱萸汤泡七次，茯苓等分为末，炼蜜为丸梧子大，每热水下五十丸，其效如神。《朱氏集验方》、《本草纲目》。

陆养愚治施南石，二十九岁，患晡热，至天明方退，夜热尤甚。咳嗽无痰，咳则痛引胸胁，热甚则咳亦甚，咳甚则痛亦甚。初服芎苏散，喘急殊甚。易以前胡，杏仁、桑皮、苏子辈亦不效。后以阴虚治之，二冬、二母服数月，饮食渐减，肌肉羸瘦。或谓劳瘵已成，不可疗矣。最后一医，诊得脉弦数，左关尤甚，此肝火也。用柴胡、青皮、黄连、赤芍、山栀、白芥子数剂，亦无验。于是苦于药饵，不延医。二、三月诊之，大脉沉数而滑，右关尺更有力，其胁痛，若从右而应乎左。因思仲景云：饮在胁下，咳则引痛，谓之悬饮。今咳痛明是其症。第十枣汤非常用之方，且病人狼狈已极，亦必不肯服。乃以润字丸料加入甘遂和丸，令一二分一服，日二服，每日加一分，加至五分一服。使便出稠痰碗许，中有一块，半硬半软如鸡子大，胁痛如失，热嗽减之十之六七。又用人参、白术、归、芍、茯苓、贝母、甘草作煎剂，与丸药间服。丸药仍减一分，直待便中无痰始止丸药，用前煎药日一帖，调月余全安。（雄按：体虚病实，深得缓攻之法，迨衰其半，又合寓攻于通补之道。）

陈三农治一妇患眩晕腰痛，过寅卯二时。则日夜昏迷，不省人事，身如在浮云中。脉细数弦滑，细为湿，数为热，弦为饮。湿热痰饮，留滞胸膈，随气升降，上涌则为眩晕，下坠则为腰痛。痰饮沃心包，致窍不通，故昏不省人事。至已午时，心火助其湿热，鼓击痰涎，故昏痴益甚也。此必痛饮所至，叩之果然。遂以稀涎散涌酸臭痰数升，仍以舟车丸泄如漏屋水者五六次，诸症均愈。

一贵妇患溢饮，遍身虚肿，用金沸草散，一剂汗出肿减。继以泽泻汤加枳实、旋覆花、前胡，四剂而安。

一妇患时疫，饮水过多，胸膈坚痞，咳逆倚息，短气不卧，汤饮入而吐出，诸药罔效。作停饮治，以五苓散一剂愈。

一妇患霍乱，饮阴阳水，左腹坚硬痛极。作留饮治，以半夏、旋覆花各三钱，泽泻、青皮、枳实、白术、干姜各一钱，吴茱萸二二分，一剂愈。

李士材治秦景明，素有痰饮，每岁必四五发，发即呕吐不能食。此病久结成窠囊，非大涌之弗愈也。须先进补中益气，十日后以瓜蒂频投，投涌如赤豆沙者数升，已而复得水晶色者升许。如是者七补之，七涌之，百日而窠囊始尽。专服六君子、八味丸，经年不辍。

吴孚先治西商王某，气体甚厚，病留饮，得利反快，心下积坚满，鼻色鲜明，脉沉，此留饮欲去而不能尽去也。用甘遂、甘草、半夏、白芍加白蜜五匙顿服，前症悉痊。或问甘遂与甘草，其性相反，用之无害而反奏效，何也？曰：正取其性之相反，使自相攻击，以成疏瀹决排之功。（西人赋性厚，尤当用之。）

张景岳尊人早年善饮，后及四旬，遂得痰饮之疾。呕酸胀满，饮食日减，眩晕不支，惊惕恍惚，痰疟等症，相继迭出，百方治痰无效。因慕张子和吐法之妙，遵而用之。初用独圣散、茶调散及齑汁之类，一吐稍效，再吐再效。自此屡用不止，虽诸症渐退，而元气勿复也。如此年余，渐觉纯熟，忽悟其理，遂全不用药，但于五鼓睡醒时，仰卧用嗳提气，气有不充，则咽气为嗳，随咽随得，痰涎必随气至，虽最深之痰，无不可取。其最后出者，形色臭味紫气，酸恶不堪言状。每吐后或至唇咽肿痛，但以凉水一二口漱咽解之，吐毕早膳，用屏五味，用薄粥一二碗，以养胃气。自四旬后绝用酒，行吐法四十余年，自六旬外则一月或半月必行一次。儿吐后神气必倍旺，阳道必勃然。一切内伤外感，无不尽却。盖道用督，此则用任，所用不同，所归一也，不惟却病，而且延年。后至八旬外，犹能登山，及灯下抄录古书，无病而卒。（叶天士曰：按张子和《儒门事亲》云：凡人之病自外而入，由内而起，皆邪气也。邪气加诸身，速攻之可也。及其闻攻则不悦，闻补则乐之。至于无邪无积之人，始可议补。有邪有积而议补者，如鲧湮洪水之徒也。故立汗、吐、下三法以去病，病在表者汗之，在上者吐之，在下者下之，以病去为先。病去之后，以谷肉果菜补之，非药补也。景岳言子和吐法之妙，不知汗、下之法更妙。然以法，惟在上者吐之，非一概可吐也。又有补论一篇，甚言误补之害。惟庸医治病纯讲补其虚，不敢治其实。世人皆以为平稳而自误。景岳但见其吐法，不见其补论一篇乎？子和之学亦宗河间，与东垣、丹溪并传，大用寒凉攻击以治病，毫不用补，以补之适足为害也。景岳重子和而毁河间、丹溪。岂子和另有温补之书，抑不敢议其非欤？）

张三锡治一人肩背与膝相引而痛，寸脉弦，知痰饮为患也。投小胃丹一服，吐痰半升。间日再进一服，泻痰小有发胶者一升许，病良已。

张子和治一人，病留饮者数十年不愈。诊之，左寸脉三部皆微而小，右手脉三部皆滑而大。微小为寒，滑大为燥，以瓜蒂散涌其寒痰数升，汗出如沃。次以导水、禹功去肠中燥垢亦数升，其人半愈。然后以痰剂流其余蕴，以降火之剂开其胃口，不逾月愈。

朱丹溪治一人，素耽于酒，患遍身关节肿痛，此愈彼剧，胸膈不宽。此酒湿证，痰饮在胃，流注经络，即流饮证也。用二陈加酒芩、苍术、羌活、威灵仙、泽泻，倍葛根而愈。

许叔微自患饮游三十年。始因少年夜坐写文，左向伏几，是以饮食多坠左边，中夜必饮酒数杯，又向左卧，壮时不觉，三五年后，觉酒从左下有声，肢痛食减嘈杂，饮酒半盏即止，十数日必呕酸水数升，暑月止右为有汗，左边绝无。遍访名医，及海上方，间或中病愈，得月余复作。其补如天雄、附子、矾石，利如牵牛、甘遂，大戟，备尝之矣。自揣必有游囊，如水之有科臼，不盈科不行，但清者可行，而浊者停滞，无路以决之，故积至五七日必呕而去。脾土恶湿，而水则不流。莫若燥脾以去湿，崇土以填科臼。乃制苍术丸，服三月而疾除。苍术一斤，去皮切片末之，用白芝麻半两，水盏研滤取汁，大枣十五枚，烂煮去皮核，以麻汁匀研成稀膏，搜和人臼熟杵，丸如桐大子大干之。每日空腹，温汤吞下五十丸，加至百丸。忌桃、李、雀、鸽。初服时必膈微燥，且以茅术制之。觉燥甚，即进山栀散一服，久之则不燥也。山栀散用山栀一味，干之为末，沸汤点服。

马元仪治沈表侄，因悲哀劳役，面色枯白，形体憔悴，右胁有块，凝结作痛，痛则呕，手足厥逆，饮食不思，大便时溏时结，吐出痰饮，动辄盈盆。或一日一发，或间日一发，苦楚万状。诊其脉，左三部弦而劲急，右三部虚微无力，方用附子理中加桂汤，稍安。越三日又发，与前方不应，乃倍加附子甚安。后复发，前方又不应。因思仲景伤寒治法，有真武汤一法，原以真火飞越，水气上逆，故用此以复阳收阴，坐镇少阴北方之位，究其功用，全在行水醒脾之妙。今因劳郁所作，中气损甚，由是所胜之木乘脾，所不胜之水侮之而逆，木横则痞结作呕，水逆则痰饮泛溢，若非真武，何以摄元阳而镇阴邪耶？遂用此方，倍加分两，多用人参，连进三十余剂呕已，痰渐少。令早服八味丸，晚服附桂理中丸，调理诸症悉愈。惟结块不除，则以久积阴寒难解，恐成痼疾也。（用真武汤甚合法，而多加人参，未免又沿俗。盖参性腻滞，最不宜于饮症也。此症元气复后，即宜间用攻剂，以尽根株。徒事温补，安能望结块之去耶。）

缪仲淳治丹阳葛文学宇十内人，因作家劳郁患饮，每每发呕吐不已，肠如欲出，所吐俱清水，动以盆桶计，日夜不止，不思饮食。就医金坛，诸医以健脾行气，理郁清痰药投之愈剧，困顿待死，计无复之矣。缪视脉审病，知为饮无疑，乃用姜制半夏四两，广皮四两，茯苓四两，猪苓二两，泽泻米泔浸炒二两，旋覆花三两，厚朴姜汁炒一两五钱，白术二两，枳实面炒一两，川连一两，木香五钱，加人参二两三钱。一剂吐止，再剂豁然。随啖粥糜，脾气渐复。至今每病作，检方服之即平。（此丸方也，用稀米糊加姜汁和丸如绿豆大，每服五钱，淡姜汤下。如作煎剂，取二十倍中一倍加白蔻仁末，木香汁、姜汁和服。因寒湿者加苍术二两，木香五钱，白豆蔻五钱。因郁者加紫苏四钱，去苍术。）

云间康孟修患寒热不食，久之势甚危。以治寒热剂投不应，偏检方书，与王宇泰议投五饮丸立瘥。盖饮症原有作寒热之条，故治饮病自退矣。《广笔记》同上。

吴桥治汪钱始壮辄患呕逆，胸膈痛。诸医悉以膈治，骨立而羸，久之随绝，而汗如流，水浆不能入口。诊其脉即浮濡不任按，无他端。曰：此停饮尔，误以膈治，病者心悸，则气涩于胸中，血从气行，气阻则血亦阻矣。此二缶撞钟惑也。第先屏二缶，然后治之，瘀血当下。病者怃然为间曰：敬如公言。遂修行气一剂饮之，饮未毕而痛止，徐下黑粪瘀血毕，病乃平。《太函集》。

程氏有少妇病小腹痛，吐痰多呕清水，发热泄泻，肌削而屏饔餐。六脉沉细弦数。曰：此积饮也，法当发其积而病可除，第病久而孱，伐无太过，剂以和中去湿，小腹大痛而昏，既则呕吐盈盆，沉沉皆绿水。众异曰：何为有此，桥曰：吾固以为湿也，盖地下湿则生苔，其绿同。寻无恙。同上

罗练年近壮，病中脘疼，痛连背胁，及心间，吐清水，久之痛甚如剚刃，人事昏昏，族医技劳，谓六脉绝矣。桥后至，则曰：停饮也，痛甚故脉伏，非绝也。遂以温补之剂投之，一服而脉见，再服而愈。《太函集》。

徐灵胎曰：凡病必有邪。如人病汤水下咽，少顷即倾囊涌出者，此乃胃中积水寒饮，故食入即拒。法当扶阳涤饮，驱开寒邪，然后补其中气。亦必兼涤饮之药，不可竟用参、术，补住寒饮。若无邪而现症若此，乃胃绝之征，亦不必治矣。洞庭一金姓者患呕吐证，其先人与叶氏甚相契，叶氏竭力治之年余，而病者几殆，因求治于余。余日蓄饮也，世无知者。为制一方，其病立已。其人因受业于余。（《续名医类案》）

无汗症

金寿山医案

○蒋某，男，28岁，初诊日期：1977年7月12日。

患者自幼就有汗闭症，暑天烦热难忍，伴有低热，精神疲乏，口干，肢麻甚则作痛，溲多而清。历年来服中西药未效。刻诊：肌肤干燥，脉弦细而数，满舌裂纹、苔剥，体温37.4摄氏度。

辨证：肺气、肺阴不足，不能宣散皮毛，汗源亦少。

治法：益气养阴，清燥润肺。

方药：生石膏30克（先煎），玄参12克，知母9克，鸡苏散30克（包煎），太子参15克，生地12克，葛根9克，山药9克，桑白皮12克，阿胶9克（烊冲）。

复诊（7月22日）：服前药7剂后，皮肤潮湿，有出汗感，其他诸症尽减，脉弦细不数，效不更方，治从原法，再服7剂。

服药14剂后，汗闭症痊愈，暑天炎热汗出溱溱，肌肤湿润，低热也退。（《上海老中医经验选编》）

其他医案

○《晋书》曰：张苗，雅好医术，善消息诊处。陈廪邱得病，连服药发汗，汗不出。众医云：发汗不出者死。自思可蒸之，如中内发温气于外，迎之必得汗也。复以问苗。云：曾有人疲极汗出卧蕈中冷，得病苦增寒，诸医与散四日，发其汗者八次，汗不出。乃烧地布桃叶于上蒸之，即得大汗，便于被下傅粉粉身，极燥乃起，即愈。廪邱如其言，果瘥。（《名医类案》）

汗　证

吴佩衡医案

○张某某，男，年30岁，住四川省会理县东门外。

1924年3月，感瘟疫之邪而病，服前医之方香苏散合升麻葛根汤加羌活、枳壳、白芷、防风、黄芩等，2剂未效。病已八九日，延余诊视，壮热烦渴饮冷，谵语烦躁，大便不通，小便短赤，脉来洪数，舌苔黄而生芒刺，唇赤而焦，鼻如烟煤而干燥。此系瘟疫邪气传里入腑之证，邪热内甚形成亢阳灼阴，真阴涸竭，急当釜底

抽薪凉下以救真阴。拟白虎合承气汤方加减治之。

方药：生石膏30克，知母13克，生甘草6克，白粳米13克，寸冬16克，生大黄（泡水兑入）13克，芒硝10克，厚朴（炒）13克，枳实（炒，捣碎）13克，生地13克。

服后下出硬结燥屎一次。次日复诊，病状已减，壮热较退，口津略生，因嘱照原方再进1剂。

3日复诊。服药后又解润大便3次，身热退去其半，谵语止，烦渴已减。拟用加味人参白虎汤，养阴生津并除余热。处方如下。

人参24克，生石膏（碎、布包）24克，知母12克，寸冬15克，生地15克，黄连5克，玄参10克，枳壳12克，大黄（泡水兑入）6克，甘草6克，粳米1撮。

服后当晚夜半，忽而肢冷畏寒，继则抖战不可忍，旋即大汗如洗，热退肤冷，脉微欲绝。斯时病家惶恐不已，促余再诊，视之则患者脉来缓弱，舌润，口生津液，渴饮已止，呼吸平和。当即告之，此名“战汗”，为病退之兆，切勿惊扰，但可温覆，否则战汗出而中止，病当不愈。

四日清晨续诊。唇舌润，苔皮脱，津液满口，已脉静身凉。大病悉退，进稀粥2碗。继以生脉散加当归、生地、杭芍养阴生津，服2剂而愈。（《吴佩衡医案》）

蒲辅周医案

○俞某某，女，72岁。

1964年6月9日初诊：自觉胃脘内阵发性烘热，热气外窜，随即汗出浸衣，日数次发，睡眠欲醒尤易发作，汗后畏冷，口干不渴，轻微咳嗽，饮食、二便皆可。病起于五月中旬肺炎之后，现胸透已趋正常，惟遗此恙，前医用参、麦、五味、龙、牡及玉屏风之类未效，脉寸尺沉细，两关洪数，舌红苔黄腻。

辨证：病后湿热未清，郁遏肺胃。

治法：清泄肺胃郁热。

方药：冬瓜仁9克，薏苡仁12克，杏仁6克，苇根18克，竹叶6克，煅石膏9克，知母3克，枇杷叶（炙）6克，荷叶6克，粳米12克。2剂。

再诊（6月12日）：服药后自觉热气下行，一直窜至小腿而有蚁行感，汗出减少，醒后亦未见大汗出，口仍觉干有甜味，胸膺微闷。脉弦滑有间歇，舌质红，黄腻苔减，由湿热下移，肺胃未和，仍宜清宣，因势利导之。处方如下。

冬瓜仁9克，薏苡仁2克，杏仁6克，芦根12克，竹叶6克，生石膏9克，茵陈6克，豆卷9克，防己4.5克，姜黄4.5克，通草3克。3剂。

三诊（6月15日）：服药后，热平汗息，口干亦减，饮食、二便俱正常。脉左弦数有力，右略缓，舌质正仍有薄黄腻苔，乃余热未清之象，宜调和肺胃，续清湿热。处方如下。

茯苓皮9克，杏仁6克，桑皮6克，豆卷9克，黄芩3克，茵陈9克，姜黄3克，滑石9克，通草3克，薏苡仁12克。

连服3剂，诸状息平，一切正常。（《蒲辅周医案》）

王渭川医案

○鲍某某，男，41岁。

症状：患者体素肥胖，心悸气紧，经常出汗。初夏突出大汗，畏风垂帘，唇紫而绀，面色苍白，四肢冰冷，脉虚不敛而见散乱，舌淡，苔薄。

辨证：大汗陷阳。

治法：扶阳敛汗。

方药：熟附片（先煎2小时）30克，肉苁蓉12克，生地12克，山萸肉12克，杭巴戟12克，五味子12克，党参60克，生黄芪60克，桂圆肉60克，鸡血藤18克，桂枝3克，生白芍9克，金樱子24克。

疗效：上方连服4剂后复诊，大汗已止，四肢转暖，脉濡缓，舌苔薄白。但食量大减。原方去附子、肉苁蓉、生地、桂枝、白芍、桂圆肉、巴戟天，加鸡内金、山楂各9克。连服6剂，痊愈。（《王渭川临床经验选》）

黄文东医案

○陆某某，女，44岁，工人。

初诊1975年7月3日。

1972年流产之后，汗出恶风兼腹中鸣响，自觉时有冷风入侵并作抽痛，饮食尚佳，形瘦乏力，经多方治疗至今未愈。舌质红，苔薄腻，脉细，经行甚少。此属气血俱虚，脾胃虚弱，卫阳不固，外风易侵。治以益气健脾，固表敛汗之法。

党参12克，白术9克，炙甘草6克，桂枝3克，白芍9

克，淮小麦30克，糯稻根30克，煅龙骨30克，木瓜6克，陈皮6克，红枣5枚。6剂。

二诊（7月10日）：服前方6剂后，汗出恶风及腹中鸣响抽痛等症状均明显减轻。舌质红，苔薄腻，脉细。再予前法。

患者即返外地工作，原方带回嘱再服6剂。（《黄文东医案》）

尤怡医案

○汗出偏沮，脉来不柔，时自歇止，知肝阳有余，而胃阴不足，于是稠痰浊火，扰动于中，壅滞于外，目前虽尚安和，然古人治未病不治已病，知者见微知著，须加意调摄为当。

人参，川石斛，麦冬，南枣，制半夏，丹皮，茯苓，炙草，小麦。

诒按：此想系左半有汗、右半无汗之证，细绎案语，是防其将患偏痱之意。心阴不足，心阳易动，则汗多善惊；肾阴不足，肾气不固，则无梦而泄。以汗为心液，而精藏于肾故也。

生地，茯神，甘草，麦冬，川连，柏子仁，玄参，小麦，大枣。

诒按：案语心肾并重，方药似专重于心，再加五味子、牡蛎、沙苑等摄肾之品，则周匝矣。（《柳选四家医案·评选静香楼医案》）

王九峰医案

○《经》以阳之汗，犹天地之雨。汗为心液，液泄阴亏，肝失滋荣，木乘土位，化机不足斡旋水谷之精微，是以饮食少思，寐来盗汗。在内为血，发外为汗，汗出太多，血液潜消，久延有经闭血枯之虑。法宜益气养荣为主。

熟地，洋参，冬术，茯苓，牡蛎，女贞，归身，白芍，炙草，蜜丸。

《经》以阳之汗，以天地之雨名之。汗即血也。素昔经来甚涌，近乃汗出不收，面色戴阳，虚里穴动，脉象软数无神。症属阴亏，水不济火，阴不敛阳，腠理疏开，心液外泄。前进壮水潜阳之剂，虽获效机，第汗血同归一体，使无崩漏之虑，宜加固血之品。

生熟地，天麦冬，龟甲，洋参，玄参，五味，归身，白芍，丹参，枣仁，乌梅，侧柏，莲房，长流水熬膏。（《王九峰医案》）

李铎医案

○游某，年三十余。夏月由远行还里，睡中盗汗，通身如浴，觉来方知淫透衣裤，色如栀染。服当归六黄，参芪四物，枣仁五味补虚敛汗之药，皆罔效。延余诊之，脉缓细右关缓涩，窃揆众医用药，与病无远，何至不应。心歉然未决，伏思盗汗本属阴虚，然亦有肾火动者，脾湿动省，肝热胆热而汁出者。此必由脾湿而动，故出黄汗，且久客初归，房劳伤肾势必有之。仿丹溪四制白术饮，余加茵陈为五制。以白术五两分五包、黄芪、石斛、牡蛎、小麦、西茵陈各一两，各炒白术至黄色，只取白术为末，每三钱米饮汤下或红枣汤下，日服三四次，服尽而汗十止其七，继以补肾药十剂而全瘳。

甲子春治一人，年四十余。两月来睡而汗出，被褥尽透，榻上如人形，此为漏影症，乃元气虚损之极。用上党参四两、黄芪六两、附子四两、甘草四钱，煎浓汁服一剂，汗止十七，再剂竟痊愈矣。（《医案偶存》）

张聿青医案

○曹子藩，六脉濡细，而模糊不爽。舌苔薄白，中心带黄，而颇觉黏腻。稍一动作，辄易汗出。若果阳虚，何得酬应纷繁，不存畏葸。岂卫外之阳，与运用之阳，一而二耶？无此理也。所以然者，汗为心液，液贵收藏。今体中之湿有余，兼复嗜饮，酒性升热，遂致胃中之湿热熏蒸，迫液外泄，汗出过多，实不在自汗盗汗之例。如护卫其阳，固表益气，则湿不能泄。若敛摄其阴，壮水益肾，则湿滞不行。两者皆足以生他变也。治汗之法，惟祛其热不使熏蒸，兼引导其湿热下行，使熏蒸于胃者，从膀胱而渗泄，则不止其汗而汗自止矣。

地骨皮三钱（桂枝三分，煎汁收入），滑石四钱，茯苓四钱，泽泻一钱五分，猪苓二钱，枇杷叶四片（去毛），浮小麦一两（煎汤代水）。

○某左，口腻舌浊苔白，而中心光剥。中气不足，水谷之气，化津者少，化湿者多，有诸内则形诸外矣。湿蒸为汗，与阳虚表不固者有殊。

人参须四分，制半夏一钱五分，枳实一钱五分，橘皮一钱，茯苓三钱，广藿香二钱，野于术一钱五分，泽泻一钱五分，白蔻仁七分（后入），川桂枝四分，地骨

皮二钱（桂枝同炒）。（《张聿青医案》）

陈莲舫医案

○自汗盗汗，久而未止，脉见细弦。治以固养。

西芪皮，麻黄根，炒丹参，煅龙骨，防风根，炒白芍，炒夏曲，煅牡蛎，抱木神，炙龟甲，左秦艽，炒淮麦，新会皮，红枣。（《陈莲舫医案秘钞》）

费晋卿医案

○汗出肢酸，营卫两虚。

黄芪，桂枝木，白芍，炙草，防风根，浮小麦，南枣，煨姜。

另用单方：五倍子炒，研，二钱，枯矾少许，同研，用本人津唾调涂脐上，外用膏盖。

平时左边面部出汗，至丑时又复盗汗。

人参，茯神，焦白术，五味子，炙草，白芍，枣仁，龙骨。

另服琼玉膏，每日早晚各一次，每次三钱。（《费伯雄医案》）

蒋宝素医案

○素称善饮，连宵大醉，呕吐痰水盈盆，遂至汗出如浴，恶风少气，身热不欲去衣。岐伯治酒风用泽泻、术与麋衔，更益以解醒之品。

福泽泻，冬白术，麋衔，葛花，人参猪苓，云茯苓，制半夏，陈橘皮，生姜，大枣。

汗为心液外出之阳。自汗频仍，诸药无效，当专服凉心之品。

大生地，胡黄连，赤茯苓，当归身，川黄连，犀角片，玄参，丹参，天门冬，大麦冬，酸枣仁，五味子，麻黄根。

在内为血，发外为汗，血从汗出，内外失守，阴阳、表里、气血交亏，五志、七情之火互扰，乃肌衄、脉溢危疴。有转风痉之虑。

大熟地，人参，龟甲，鹿茸，龙骨，牡蛎，犀角片，三七，血余，童便，藕汁。

头汗常流，终年不已，饮食起居如故，乃气胜。如名山瀑布，非病也。可服地黄丸。（《问斋医案》）

陈修园医案

○神色萎悴，知饥食纳减少，自汗体冷，肢节酸痛，脉形细弱。病在营卫，当以甘温进之。

桂枝木一钱，生黄芪三钱，炒白芍二钱，炙甘草五分，煨姜八分，大枣五枚。（《南雅堂医案》）

其他医案

○人有大病之后，无故而遍身出汗，日以为常，人以为内热发汗也，谁知是阳气之虚外泄，而腠理不能自闭乎！大病之后，气血大亏，气不能入于血中，血必至逼其气于肤之外。使肺金清肃之令行，则气虽欲越出于皮毛，而腠理未疏，何能外泄？惟大病之后，必先损其肺，肺先无自主之权，安能禁其气之不固哉！气不固，而汗乃气之所化，汗随气泄，遍体出汗淋漓，又无内邪之散，有不散尽其真气者乎？似乎较亡阳之症相同，然而亡阳之症，身丧于倾刻，自汗之病，不至遽殒于须臾。其故何也？盖亡阳之症，乃热邪驱之，自汗之症，乃阴虚促之也。阳病暴而阴病缓，阳暴难于救援？阴缓易于调剂：治法，自当以补气为主。而补气之中，兼以补阴，则阴能摄阳，汗不止而自止矣。方用摄阳汤。

人参一两，黄芪一两，白芍五钱，麦冬五钱，北五味一钱，山茱萸三钱，熟地一两。

水煎服。一剂汗少止，四剂汗大止，十剂痊愈。

此方用参芪以大补其气，气足则肺气有养，皮毛自固。益之麦冬、五味，则肺金不特自足以卫外，兼可以分润于肾水。犹恐。汗出太多，必损耗真阴，更加熟地、山茱以益精，使肺金不必又来下生肾水，则肺气旺而皮毛益固矣。增入白芍一味，以收敛肝气，则肝木自平，使肺金无仇家之相逼，则肺气安然，自能行其清肃之气，而下输于膀胱。则上下之气舒而心中生液，不来克肺，则肺金有权，得以自主，安肯听汗之自出哉！此摄阳之妙法也。倘贫穷之人，无力买参，岂忍视死不救。前方之中，倍加黄芪二两，增入防风五分，同前药煎服，功未尝不同，但必须多服数十剂也。

此症用敛汗汤甚妙。

黄芪一两，麦冬五钱，北五味二钱，桑叶十四片。水煎服。

人有梦遗之后，身体狼狈，加之行役太劳，或行房太甚，遂至盗汗淋漓，人以为肾气之虚也，谁知是心气之热乎！夫心喜寒而不喜热，肾喜热而不喜寒，似乎心肾之相违，然而于相违之中，未尝不相合也。肾因梦遗之后，自然精水不足，加之行役行房，以劳其筋骨，则内阴大亏，何能上济于心乎！心无肾水之济，则心添其热而肾水更耗，久则肾畏心之取资，坚闭肾宫，而心不得不仍返于心宫，无奈心无液养，而烦躁之念生。然心虽无宁静之气，未尝无专主之权，徒然烦躁，而相火尚不敢显背夫心，以自越出于躯壳之外，但乘心假寐，乃窃其辎重而潜移耳。故盗汗之出与自汗之出，实有不同。自汗者，心不得而自主也；盗汗者，心尚能操其意。此等之汗，必出在胸间者尤甚。汗本热也，而越出于躯壳之外，则热变为寒。正因相火之热，乃虚火而非实火，况乘心之未知而遁出，非明目张胆者可比，热出为寒，正显其阴之象也。况心原无液，何从而得汗乎，亦窃肾之余津，私自潜移者也。

治法，泻心中之热，仍宜补肾中之水，肾水足而心火自清，心火宁而心汗自止矣。方用防盗止汗汤。

麦冬五钱，生枣仁一两，熟地一两，山茱萸三钱，黄连五分，人参三钱，丹参三钱，茯神三钱，肉桂五分。

水煎服。一剂汗少止，二剂汗痊愈。

此方心肾双补之药也，心肾两足，自有离而复合之势。黄连清心，肉桂温肾，二味同用，能使心肾交于顷刻。心肾既交，则心火清明，相火畏主，何敢窃财用而偷出哉！倘不补心肾，惟事止汗，汗不能止，必且轻变重而重变危矣，乌可轻用止涩之味乎！

此症用四参汤亦效。

玄参一两，麦冬、生地各五钱，天冬、人参、沙参各三钱，丹参、茯苓各二钱，黄连五分，北五味一钱。

水煎服。

人有夜间发热，初时出汗星星，后则渐多，日久每夜竟出大汗，至五更而止，人以为阳虚盗汗也，谁知是阴虚出汗乎！夫阴虚者，肾虚也，肾藏真阴，阴宜秘藏，何故发汗？盖肾中之火动也。肾水非火不养，何反致泄水？即水泄宜从下出，何走皮毛而旁出耶？不知肾火生水，真火也，真火喜静而不喜动，水静则真火生水，水动则真火泄水矣。生水则火能秘藏，泄水则火乃奔越，故肾中之火动者，乃肾中之水自动，由于人之纵欲而好泄其精也。精泄过多，则劳其精而水动，而火亦动。火动而水不足以济之，则火且挟水而腾出于本宫，不从下走，而乃随其火性游行于经络腠理之间，遇毛窍而泄也。初则偶尔游行，久则夜夜出汗，阴气愈虚则愈汗，毛窍之细路，竟成转输之大道矣。然汗既易出，宜无分昼夜，何夜汗而昼不汗耶？得毋阴虚而阳未虚乎？不知阴阳各有道路，行于阳之分则阴不敢夺阳之权，行于阴之分则阳不敢夺阴之柄。夜间出汗，实阴走于阴之途；至于五更，则阴不敢入于阳之界，故阴汗遇阳气而自转，非阴虚而阳不虚也。治法，宜大补其真阴而加之阳分之药，提阴出于阳分，庶几阴遇阳而止也。方用补阴止汗汤。

熟地一两，山茱萸五钱，人参二钱，白术三钱，地骨皮一两，沙参三钱，北五味子一钱，桑叶十片。

水煎服。二剂汗少止，四剂汗乃止，十剂汗不再出矣。

此方熟地、山茱，补精之物也，地骨、沙参，补阴而更能清骨髓中之虚热，五味、桑叶，止汗之神剂，人参、白术，健脾开胃，补气之圣药也。多用补阴之品，则水足以制火，少用补阳之味，则阳易于提阴。阴阳水火，既无偏胜之虞，自无走泄之患，何必用涩精之牡蛎、敛汗之瞿麦哉！

此症用湛露饮亦效。熟地一两，地骨皮、沙参、丹皮各五钱，北五味一钱。水煎服。

人有饮食之时，头项至面与颈脖之间大汗淋漓，每饭皆如此，然身又无恙，人以为阳气之旺也，谁知是胃气之盛乎！夫胃气即阳气也，胃旺则阳旺，而分为二者，何故？不知阳旺者，合三阳而言之；胃旺者，单举胃一经而言之也。胃本属土，无水谷之入，则胃气安静，即处饥饿之时，而其火暗起，亦不过在胸膈间，不能上至于头项。惟得水谷之气，填于阳明之经，则胃中之火，借水谷之气以助其势，遂化汗而上腾，越出于头面之上下也。此等之汗，明是胃火之盛，由于心包之火旺也。心色生土以生火，非助火以害土，胃得火生以出汗，不同于邪火之自焚也，故止出汗于上焦而不亡阳于下焦耳。治法：泻胃火之有余，不可损胃土之不足，使胃平而汗自止也。方用收汗丹。

玄参三钱，生地三钱，荆芥一钱，五味子三分，桑叶十片，白芍五钱，苏子一钱，白芥子一钱。

水煎服。服一月痊愈。

此方不去泻胃火，反去滋阴，盖阳之盛者，阴之衰也，补阴则阴旺自足摄阳，不必止汗而汗自止。况方中有桑叶、荆芥为引经止汗之药，白芥、苏子为消痰定气之品，原调剂之咸宜，抑阳而归阴，化汗而为精，又何疑乎！然必久服而始奏效者，以调胃之药，宜和缓而不宜急遽也。

此症用龟豕膏亦奇效。

杀猪心内之血一两，龟甲膏二两，五味子二钱，为末。先将龟甲融化，后入猪心血，再入五味子末，调化膏，切片，含化。或煮成一块，口含化，咽服。作一次服完。永不再发，神方也。

人有心头有汗，一身手足无汗者，人以为心热之故也，谁知是思虑过多，心虚而无血以养心乎！夫心主火也，思虑过多，则心火炎烧，逼干其液，液干宜无汗矣，何心头多出汗耶？不知此汗非汗也，乃心中之液内不能存，外走而汗出耳。或疑心液无多，安得尽化为汗？不知心为君主之官，心热则五脏七腑之液群来相资，因其内热之甚，不养心而为液，反越心而为汗也。汗既多出，无有尽期，五脏七腑之液何能相继！势必心愈热而汗不可止，及至汗不可止，而心中干燥，烦躁不眠之症生矣。治法，补血以养心，泻火以生液，不必止汗而汗自止矣。方用滋心汤。

人参三钱，桑叶十四片，黄连五分，丹参三钱，麦冬五钱，甘草五分，熟地一两，山茱萸五钱，柏子仁二钱，生地五钱，白术三钱，沙参二钱，玄参三钱，丹皮三钱。

水煎服。二剂心汗止，十剂不再发。

此方名为滋心，实多滋肾之味，盖心之液必得肾之精上溉而液乃生，故欲补心中之液，必须补肾中之精也。补肾而少加清心之品，则心火安宁，而液不外越矣。

此症用助思汤亦效。

人参五钱，熟地一两，生地五钱，麦冬五钱，北五味一钱，黄连一钱，肉桂三分，茯苓二钱，菟丝子二钱，丹皮二钱，丹砂一钱（不可经火），柏子仁三钱，炒枣仁二钱，莲子心一钱。水煎服。（《临证医案伤寒辨证录》）

〇东垣治一人，二月天气阴雨寒湿，又因饮食失节。劳役所伤，病解之后，汗出不止，沾濡数日，恶寒，重添厚衣，心胸间时烦热，头目昏愦上壅，食少减。此乃胃中阴火炽盛，与外天雨之湿气。峻然二气相合，湿热大作，汗出不休，兼见风邪以助东方甲乙。以风药去其湿，甘寒泻其热，羌活胜湿汤，以炙甘草、生芩、酒芩、人参、羌活、防风、藁本、独活、细辛、蔓荆子、川芎各三分，黄芪、生甘草、升麻、柴胡各半钱，薄荷一分，作一服水煎。

一人，别处无汗，独心孔一片有汗，思虑多，则汗亦多，病在用心。名曰心汗。宜养心血，以艾煎汤，调茯苓末服之。

刘全备治一男子，惊恐自汗，曾服麻黄根、黄芪、牡蛎等药，不效。用白芷二两，辰砂半两，为细末，每服二钱，酒调下。因其不能饮，用茯神，麦冬调下而愈。盖此药能敛心液故也。

虞恒德治一人，得内伤虚症，发热，自汗如雨不止，服补中益气汤十数贴，不效。虞以前方加减，每贴用蜜制黄芪一钱半，人参一钱，白术、甘草、陈皮各七分，当归、白芍各一钱，升麻、柴胡各一分，加桂枝三分，麻黄根七分，浮小麦一撮，炮附子三分，三帖而汗止，热亦退，寻安。

严州山寺，有旦过僧，形体羸瘦，饮食甚少，夜卧遍身出汗，迨旦，衾衣皆湿透，如此二十年，无复可疗，惟待毙耳。监寺僧曰：吾有药绝验，为汝治之。三日，宿疾顿愈，遂并以方授之。乃桑叶一味，乘露采摘，烘焙干为末，二钱，空腹温米饮调。或值桑落，用干者，但力不及新耳。按：《本草》亦载桑叶止汗，其说可证。《辛志》。（《名医类案》）

〇窦材治一人，额上时时汗出，乃肾气虚也。阳明热则额上出汗，常人多有此症，未可即断为肾虚也。凡病虚实无不对待，未可执一，不治则成痨瘵。先灸脐下百壮，服金液丹而愈。

一人夜多虚汗，亦肾气虚也。服全真丹、黄芪建中汤而愈。

一人每日四五遍出汗，灸关元穴亦不止。乃房事后饮冷伤脾气，复灸右命门百壮而愈。常东轩挺晚苦阴汗，有教之用牡蛎粉扑之者，始虽少灭，久之至溃腐见其睾丸焉，岂非杀之以药乎。《志雅堂杂抄》。

琇按：阴汗，必由下部湿热而成，以牡蛎，收涩之，故郁瘀而溃烂也。

宋怀州知州李治与一武臣同官，怪其年七十而轻健，面如渥丹，能饮食。叩其术，则服首乌丸也，乃传其方。后治得病，盛暑中半体无汗，已二年，窃自忧之。造丸服至年余，汗遂浃体，其治血治风之功，大有补益。方用赤白何首乌各半斤，米泔浸三夜，竹刀刮去皮切焙，石臼捣为末，炼密丸梧子大。每空心温酒下五十丸，亦可末服。《本草纲目》。

滑伯仁治一人，暑月病身冷自汗，口干烦躁，坐卧欲于泥水中。脉浮而数，按之豁然空散。曰：脉至而从，按之不鼓，诸阳皆然，此为阴甚格阳，得之饮食生冷，坐卧当风所致。以真武汤（附、术、茯、芍）冷饮，一进汗止，再进躁去，三饮而安。

琇按：江案暑门滑治一人，汗出如雨，身热烦躁，医误照术、附，乃以黄连、人参、白虎三进愈之，宜参看。

薛立斋治一妇盗汗不止，遂致废寝，神思疲甚，口干引饮，作血虚有热，用当归补血汤代茶，炙芪一两，当归三钱。又以六黄汤加人参、五味子，二剂而愈。

陈三农治一人感寒用麻黄发汗，汗遂不止。用建中汤汗出愈多，痰喘有声。此伤寒损血，兼用药之过，阴虚而阳无所附。遂用川芎三分，白芍、生地各二钱，当归一钱，（雄按：芎、归尚有可议。）延胡索、香附各三分，再服而愈。（四物是矣，加香附、延胡索是所不解。）

一少年人汗出，三年不愈，用棉子炒黑入汤一滚服，四五日脚腿能立。后以归脾、补中等汤而安。

杨乘六治朱氏子，年二十外，劳倦发热，上半身自汗如雨，三昼夜不止，一切敛汗方法无效。脉之浮细沉洪，软弱无力。面白无神，舌胖而软且白滑。意此必肺气大虚，而腠理不固也。以黄芪汤加五味、附子各二钱，自子至卯，连进三剂，其汗如故。思之良久，乃用蜜炙黄芪二两，人参五钱，白术一两，蜜炙升麻、柴胡、陈皮各一钱，上半身有汗，下半身无汗，明是阳气不能内敛，（琇按：柴胡、升麻究竟无谓。）归身、炙草、炒黑干姜各二钱，白芍、五味、附子各三钱，大枣五枚，一剂而敛。此症本以劳力，伤其脾肺，中脏之阳，陷而不升，卫外之阳，虚而不固。以致阴气不肯下降，乘虚外溢。故特用升麻以升提下陷之气，用黑姜以收固卫外之阳，使在外而为阴之卫，在内而为阳之守。后用清金滋水等剂而愈。

薛立斋治一妇人，盗汗自汗，遍身酸疼，五心发热，夜间益甚。或咳嗽咽干，月经两三月一至。用加味逍遥散、六味地黄丸兼服，临卧又服陈术丸（陈皮、白术），三月余诸症悉愈。其经乃两月一至，又服两月而痊。

一妇人患前症，食少，倦怠，肌肉削瘦，日晡发热，至夜益甚，月水过期，渐至不通（犹夺汗者无血也），时发渴躁（汗多而津液涸）。误用通经之剂，热倦愈重，饮食愈少，乃用八珍，加升麻、丹皮、山栀、柴胡治之，热渐退。又用八珍、丹皮、软柴胡，调理而愈。

罗谦甫曰：齐大兄因感寒邪，头项强，身体痛。自用酒服灵砂丹四五粒，遂大汗出，汗后身轻，至夜前病复发。以前药复汗，其病不愈。复以通圣散发汗，病添身体沉重，足胫冷而恶寒。是日方命医，医者不究前治，又以五积散汗之。翌日身重如石，不能反侧。足行如冰，冷及腰背。头汗如贯珠，出而不流。心胸躁热，烦乱不安，喜饮西瓜、梨、柿、冰水之物，常置左右。病至于此，命诊之，六脉如蛛丝，微微欲绝，乃以死决之。主家曰：得汗多矣，焉能为害？曰：夫寒邪中人者，阳气不足之所致也，而感之有轻重，治之岂可失其宜哉，仲景云：明盛阳虚，汗之则愈。汗者助阳退阴之意也，且寒邪不能自汗，必待阳气泄乃能出也。今以时月论之，大法夏月宜汗，然亦以太过为戒，况冬三月闭藏之时，无扰乎阳，无泄皮肤，使气亟夺，为养藏之道也，逆之则少阴不藏，此冬气之应也。凡有触冒，宜微汗之以平为期，邪退乃已，急当衣暖衣，居密室，服实表补卫气之剂，虽有寒邪勿能为害，此从权之治也。今非其时，而发其汗，乃谓之逆，仲景有云：一逆尚引日，再逆促命期，今本伤而并汗，汗而复伤，伤而复汗，汗出数四，使气亟夺，卫气无守，阳泄于外，阴乘于内。故《经》云：独阳不生，独阴不长。不死何待？虽卢、扁不能治活也。是日至夜将半，项强身体不仁，手足搐急，爪甲青而死矣。《金匮要略》云：不当汗而妄汗之，夺其津液，枯槁而死。今当汗之症，一过中亦绝其命，况不当汗而强汗者乎。

《华陀传》：县吏尹，世苦四肢烦，口中干，不欲闻人声，小便不利。陀曰：试作热食，得汗则愈，不汗后三日死。即作热食而不汗出。陀曰：脏气已绝于内，当啼泣而绝。果如陀言。（此亦脏气伤燥之病。）《三国志》

马元仪治沈康生夫人，病经一月，两脉浮虚，自汗恶风，此卫虚而阳弱也，与黄芪建中汤一剂汗遂止。夫人身之表，卫气主之，凡所以温分肉，实腠理，司开阖者，皆此卫气之用。故《内经》曰：阳者卫外而为固也。今卫气一虚，是分肉不温，腠理不密，周身毛窍有开无阖。由是风之外入，汗之内出，其孰从而拒之。故用黄芪建中汤，以建立中气，而温卫实表也。越一日病者叉手自冒心间，脉之虚濡特甚，此汗出过多，而心阳受伤也。仲景云：发汗过多，病人叉手自冒心，心下悸者，桂枝甘草汤主之。与一剂良已。

丁庠生头汗，火升食少，心悸恍惚不宁。或议用滋阴，脉之两寸独鼓，两关尺虚微少神。此脾肾交亏，真阳欲脱之候也。与人参桂附理中汤，大培火土，以复虚阳。彼以生平不任热剂为辞，曰：若谓头汗火升，为火邪上炽耶？不知此乃真气上越也。且谓心悸恍惚，为阴气内亏耶？不知此乃真元无主也。遂与人参四钱，白术五钱，附子、玉桂各三钱，干姜二钱，炙草一钱，连进四剂，脉始和，症始退，再温养元气，一月而安。

罗谦甫治刑部侍郎王立甫之婿，年二十五。仲冬，因劳役忧思烦恼，饮食失节，而病时发燥热，肢体困倦，盗汗湿透其衣，不思饮食，气不足以息，面色青黄不泽。诊其脉浮数而短涩，两寸极小。曰：此危症也，治虽粗安，春至必死，当令亲家知之。夫人不以为然，遂易医。至正月，燥热而卒。他日王谓罗曰：吾婿果如君言，愿闻其理。曰：此非难知也，《内经》曰：主胜逆，客胜从，天之道也。盖时令为客，人身为主。冬三月人皆畏寒，独渠燥热盗汗，是令不固其阳，时不胜其热，天地时令，尚不能制，药何能为。冬乃闭藏之月，阳气当伏于九泉之下，至春发为雷，动为风，鼓坼万物，此奉生之道也。如冬藏不固，春生不茂，为疫疠之灾。且人身阳气，亦当潜伏于内，不敢妄扰，无泄皮肤，使气亟夺，此冬藏之应也。令婿汗出于闭藏之月，肾水已涸，至春何以生木。阳气内绝，无所滋荣，不死何待。乃叹息而去。

施笠泽治一人，服参、芪数日后，每将昏反发热，至夜得盗汗而解。曰：此阴虚不能胜其阳也，参、芪虽能补阳助阴，而阴血未易骤生，乃用六味丸、料加参、归、陈皮，一剂而热退汗止，后以六味丸、参苓白术散痊愈。

庠友张君牙患寒热，咸作虐治，服解表之剂，乃盗汗潮热，肢节颈项强痛，夜卧则汗出如沐，湿透重衿，二旬余，目不交睫。诊得左寸微细欲绝，右尺浮大无力，此汗多亡阳症也，与加味归脾汤不效，自加麦冬，更服二剂，胸膈满闷，饮食不进，遂疑参、术不可服。一僧欲进大剂苦参汤，施曰：诊法阴盛阳衰者，不可以柔药，柔药助阴，阳气衰弱，阴气益著，实实虚虚之祸，其能免乎？今君相二火俱亏，非急进归脾汤加桂心、五味不可，岂前药有陈腐或炮制失宜耶？令取药一剂，是夜即安，汗亦渐止，间进八味丸，一月而愈。

庠生施尔祁病，脉之曰：阴虚火动也，病使人发热盗汗，肢节作楚，正合丹溪滋阴降火之剂，服三日后，服虎潜丸病痊愈。所以知尔祁之病者，切其脉虚而数，经云：血虚脉虚，肾水之真阴不足，而虚火妄动也。先是一医谓是历节风，饮以风剂，即肢节浮肿，痿弱不能行，汗出如淋。经云：足受血而能步，又云：夺血者无汗，夺汗者无血，盖风能生火，又能耗血，血虚则内热益甚，肢热则肿，肺热则痿矣。

钱国宾治荆州李山人，年四十余，凡饮食头上汗多，气如烟雾，必频抹乃止。寸关浮洪，两尺沉实，胃脉倍盛而数，此胃热蒸笼头也。饮食入胃，遇热上薰心肺。心主汗液，火性上腾，肺主皮毛，腠理不密，故头汗出，若蒸笼之气，因煎迫而如烟雾也。以三黄石膏汤，数剂清胃热愈。（文田：此脉真合用白虎汤矣。）

魏玉横曰：詹渭丰母，年六旬外，素有肝病，因患疟，自五月至九月疟愈，而他症蜂起，自汗如洗，彻夜不眠，食少便溏，胁痛齿痛，口淡恶心，恶风畏寒。头顶皮帽，身袭皮衣，重帏夹幔，犹懔栗不胜。诊时以止汗为嘱，脉之弦小急，知为阴虚火盛，疟邪未清，误作阳虚，多与补气敛汗之剂而然。叩之果服归脾、五味子、麻黄节、浮麦、龙骨甚多。乃与生地、杞子、地骨、石斛、首乌、鳖甲、黄连、蒌仁。渭丰曰：诸医咸谓头为诸阳之首，恶寒若此，又自汗而喜热饮，明属阳虚。今方中惟予养阴，又口淡便溏恶心，皆属脾胃虚寒，黄连、蒌仁安可用。至疟疾已愈，何必用首乌、鳖甲。再所重在汗多，而又全不治汗，其故何也？曰：此症乃火郁之极，内真热而外假寒也。疟本胆腑之邪，因肝虚而腑传脏，故寒热止而变为诸症。故以生地、杞子、地骨、石斛，养肝治其本，黄连清伏暑，蒌仁散郁热以治标，首乌、鳖甲入肝而去疟邪，盖肝火炽盛逆胃，胃络上蒸则为汗，下迫则为泻，若见汗则收敛，见泻则固涩，一药肆人足矣，医云乎哉？如方服之数剂而愈。

济生归脾汤：人参、龙眼、黄芪、甘草、白术、茯苓、木香、当归、枣仁、远志。

何某年七旬矣，偶于冬间苦盗汗，乃木衰肝火内炽，当闭藏之候，反蒸郁而为汗也。或教以黄芪煮黑枣服之，四五日汗果止，而咳嗽作。或以为伤风与前胡、桔梗、杏仁、苏子、秦艽、防风之类。或以为痰火，与二陈、姜汁、竹沥。或以为血虚，与四物、知母、黄柏，咸不效；已半年。诊其脉则弦数而促，其症则痰多食少，天柱已倾，双足浮肿。投以生地、麦冬、杞子、地骨、沙参、女贞，四剂无进退，已召画工传真矣。告曰：某本籍越中，今病已膏肓，量不可起，治任欲归，第乞疏一方，俾可服多剂者，以希万一耳。仍前方加熟地、蒌仁与之。后二年偶遇之客坐，彼前致谢甚殷，余茫然，叩其故，曰：某何姓，昔患咳嗽几毙，蒙惠方，渡江后服二十余剂，竟获痊愈，此再造之德也。视其容貌充腴，迥非畴曩，其病之痊殊意外矣。书此以为轻信单方，并见汗治汗之戒。（以此条与罗谦甫治王立甫婿之案参看，可见闭藏之令，过汗虽属危症，亦非断无生机。罗公于此有遗憾矣。）

杨元植年四旬外，早衰须发尽白，素患肝肾病，客吴门病疟，疟愈而汗出不止。凡生脉饮、六黄汤、牡蛎、龙骨、五味、黑豆，一切敛汗之药，莫不尝之矣，吴医技穷，乃遄归就予诊。脉但虚数，与熟地一两，杞子五钱，枣仁五钱，麦冬二钱，蒌仁一钱，胡黄连四分，地骨皮三钱，一服减，二服瘥。

赵坤维令正，病自首至胸，汗出如淋，动则尤甚，颇能食，然食入则满面淋漓，衣领尽透。医与玉屏风散，当归六黄汤，俱不效。延诊，右关寸数大，问：面浮及齿痛否？曰：然。此少厥二阴之火，上逆胃络也，与重剂玉女煎，入杞子五钱，川连少许，二帖而瘳。

杨兆成病疟，疟愈大汗如雨，一日夜约斗余。医尽力与固表收涩，反较麻黄、羌活为甚。延诊脉洪数有力，日啖粥十数瓯，犹觉饥。盖疟时多服半夏、豆蔻、苍术、厚朴、藿香、橘皮，诸燥烈之剂，扰动胃火而然。若与六黄汤，则汗止而疟必更作。乃用生地一两，石膏五钱，黄连八分，麦冬三钱，蒌仁一钱半，一服减，二服瘥，疟亦不作。

张玉书年近六旬，素患阴虚火甚，两手脉上溢入掌心。夏月偶不快，就混堂澡浴，以图汗解。归而寒热大作，头痛两耳后焮肿，上连承灵，下至天牖。急邀余视，余适他出，别延外科，谓当成耳枕痈，势甚危。投以搜风败毒之剂，脑后肩甲筋络益抽掣急绊，燥渴躁闷，小便淋沥如火，迨余至，困惫不支矣。脉之洪数异常，知其中热，邪在阳明少阳，以阴虚过汗，火就升上，又为风药所鼓而然。不可与柴胡，乃君以黄芩、石膏，臣以鲜干两地黄，佐以滑石，生甘草，使以连翘、木通，大剂饮之。次日肿痛减，肿处尚赤色，前方入绿豆一合，肿痛全消，再与导赤散合六一散而愈。

徐灵胎曰：治病之法，不外汗下二端。下之害人，其危立见，故医者病者皆不敢轻投。至于汗多亡阳而死者，十有二三，虽死而人不觉也。何则，凡人患风寒之症，必相戒以为宁暖无凉，病者亦重加覆护，医者亦云：服药必须汗出而解，病人之求得汗，人人以为当然也。秋冬之时过暖尚无大害，至于盛夏初秋，天时暑燥，卫气开而易泄，更加闭户重衿，复投发散之剂，必至大汗不止而亡阳矣。又外感之疾，汗未出之时，必烦闷恶热，及汗大出之后，卫气尽泄，必阳衰而畏寒，始之暖覆，犹属勉强，至此时虽欲不覆而不能，愈覆愈汗，愈汗愈寒，直至汗出如油，手足厥冷，而病不可为矣。其死也，神气甚清，亦无痛苦，病者医者及旁观之人，皆不解其何故而忽死，惟有相观噩然而已。总之有病之人不可过凉，亦不宜太暖，无事不可令汗出，惟服药之时，宜令小汗，仲景服桂枝汤法云，服汤已，温覆令微汗，不可如水淋漓，此其法也。至于亡阳未剧，犹可挽回，《伤寒论》中真武、理中、四逆等法可考，若以脱尽无可补救矣。又盛暑之时，病者或居楼上，或卧近窗之所，无病之人，一立其处，汗出如雨，患病者必至时时出汗，即不亡阳，亦必阴竭而死，虽无移徙之所，必择一席稍凉之地而处之，否则神丹不救也。

裴兆期曰：一士人，大病久虚后，已大受餐，且曰：服大补气血之药，兼旬越月，宜其起矣。不谓饮食顿减，遍体畏寒，自汗，盗汗，昼夜不止，已延二三名家，进以桂、附、参、芪，汗愈多而寒益甚，参芪加至两许，亦不验。余以羌活、防风为君，苍术、半夏为臣，黄连、陈皮、砂仁、厚朴、茯苓、桂枝、浮麦为使，一剂而汗收，并不畏寒矣。随制人参大补脾丸与之，调理不逾月而康。盖大病久虚之后，胃虽强而脾尚弱，易于加餐，难于运化，且汤药之补无虚日，湿热郁于中宫，故饮食顿减，而多汗多寒也。人身捍卫之气出于胃，胃既为痰涎所闭，则捍卫之气。不能布皮毛，充腠理，先哲谓中脘有痰，令人多寒，脾湿不流，令人多汗，此之谓也。其多汗而反用羌、防者，以其腠理开疏，风气乘虚来客，必先去其风，而汗始易收也。其畏寒而反用黄连者，以寒非虚寒，乃湿热生痰所致之寒，湿清而寒自止也。凡人当大病之后，切不可恣投以药，无论药谬，即对病者，亦不可不慎。盖人之元气，以胃气为本，胃气又以谷气为本。大病之人，与谷气久疏，则所喜者食物，所恶者药物，理之常也。此际正当食投其所好，以养胃气，胃气旺则元气亦旺，不补之中有至补者在。病久乍痊，必谓气血两虚，尚须大补，其药不外当归、地黄、枸杞、故纸、山药、苁蓉、参、芪、苓，术等类，不煎则丸，恣投无忌，有服之而饮食反减者，有服之而作泻作呕，与肿满者，甚至有膈胀不能食，而反生他症者，名为补人，而实害人矣，可不戒哉。

裴兆期治一孝廉，为诸生时以迁居索扰，复不免有少年事，于秋尽冬初，日晡发热，亦恬不为意。裴诊之，则六脉已虚疾无伦，为之骇然，以人参五钱，桂、附、归、术各二钱，嘱曰：急急煎服，庶可无虞。犹泄泄未之遽信，不移时辄汗流如洗，手足冷而目眩神疲，就枕不能布语，始急以前药，连服五六剂，人参加至一两余，势乃稍定。脉尚几几欲绝。越日往视，脉状如前，汗复以时至，裴即宿于其家，用人参一两，附子半枚，另用黄芪二两，煎汤煮药，凡四进汗犹不止，时漏已三下，无处市药，不得已以前渣合煎，以济权时之急，至子后阳生，胃气方回，啖糜粥二瓯，肉食数箸，汗始渐止，脉亦自此有叙。天明急市参以继之，调理而愈。

藜按：此自汗之极重者，不惟阳虚，阴亦大伤。纯用参、芪、桂、附，已不免偏胜之弊，参入当归，尤不合法，得药渣甘淡之力，胃气始回，复得粥食，助其胃气，而汗始敛，非得力于参、芪、桂、附也。

徐灵胎曰：经云：夺血者无汗，夺汗者无血。血属阴，是汗多乃亡阴也。故治汗之法，必用凉心敛肺之药，何也？心主血，汗为心之液，故当清心火，汗必从皮毛出，肺主皮毛，故又当敛肺气，此正治也。惟汗出太甚，则阴气上竭，而肾中龙雷之火，随水而上，若以寒凉折之，其火愈炽，惟用大剂参、附，佐以成降之品，如童便、牡蛎之类，冷饮一碗，直达下焦，引其真阳下降，则龙雷之火，反乎其位，而汗随止。此与亡阴之汗，真大相悬绝，故亡阴亡阳，其治法截然，而转机在顷刻，当阳气之未动也，以阴药止汗，及阳气之既动也，以阳药止汗，而龙骨、牡蛎、黄芪、五味收涩之药，则两方皆可随宜用之。医者能于亡阴亡阳之交，分其界限，则用药无误矣。其亡阴亡阳之辨法何也？亡阴之汗身畏热，手足温肌热，汗亦热而味咸，口渴喜凉饮，气粗脉洪实，此其验也。亡阳之汗身反恶寒，手足冷肌凉，汗冷而味淡微黏，口不渴而喜热饮，气微脉浮数而空，此其验也。至于寻常之正汗，热汗、邪汗、自汗，又不在二者之列，此理知者绝少，即此汗之一端，而聚讼纷纷，毫无定见，误治甚多也。又曰：汗出总由于心火不宁，属热者多，属寒者少，今人皆用补阳治法，乃一偏之见，皆由不知汗出之液在何经也，误人多矣。亡阳之汗乃阳气飞跃，下焦空虚，此乃危急之症，非参、附不能回阳，与自汗盗汗，大不相同，医者全然不知，并为一病，贻误无穷，深为可笑。

尤在泾曰：一人食咸，头汗如注，食淡则否。诊之心脉独大而持指，因问曰：燥欲饮乎？曰：然，每晨起舌必有刺，因悟所以头汗出者，心火太盛而水不胜之也。味咸属水而能降火，火与水持，火盛水微，不能胜之，而反外越也，其出于头者，水本润下而火性上炎，水为火激，反从其化也。食淡则否者，咸味涌泄为阴，淡味渗泄为阳，阳与阳从，不相激射，故得遂其渗泄之性而下行也。（《续名医类案》）

盗汗

姜春华医案

〇祝某某，男，58岁。

十多年来，每夜盗汗，身体强壮，面赤唇绛，脉数，相火易动，阳常举。

方药：当归9克，熟地30克，生地15克，黄柏9克，黄芩9克，黄连1.5克，玄参9克。7剂。

二诊：前方服一剂盗汗即止，有咳嗽痰多，前方加黄芪9克，7剂。

三诊：阅读流泪，面仍红，因过度疲劳，有盗汗一次。处方如下。

当归9克，熟地30克，生地15克，白芍9克，黄芩9克，黄芪9克，黄连1.5克，牡蛎15克，望江南9克，黄柏9克。

7剂后汗止停诊。［中医杂志，1959，（4）］

俞长荣医案

○张某某，女，51岁，初诊日期：1963年3月6日。

胃中苦冷，时唾清涎，头晕心悸，口干，虚烦难眠，阖目则汗出，小溲热赤不畅，大便昨起未通。舌绛无苔，脉虚弦小数。初拟苦辛甘合化治法，取半夏泻心汤为主方加减，诊治3次，加减法液汤，均未获效。

3月12日：诸症如故。至此大便已5日未通，且因连续盗汗，精神更加疲惫。细辨其脉舌，脉虽小数，然重按无根，舌虽绛无苔，但滑润而不干；口虽燥，但只漱水而不欲咽。因悟此证乃系龙雷之火不安其位，虚火浮越，真火衰微。因其虚火妄动，故口干、舌绛，脉数；因其真火衰微，中土失燠，饮食水谷不化津液而成痰水为害，是以胃中苦冷，时吐清涎。盗汗不已者，脾虚营卫失调之故。头晕心悸，虚烦难眠者，一因脾失转输，精微不继；一因汗出过多，营阴不足，相火妄动。溲赤便秘者，津液内竭无以下输使然。种种见证，均由脾胃失职所致。此证此时，首重培土，尤须益火。无如病将一月，纳少汗多，不仅阳微，抑且液亏。若进辛温则伤阴，若与滋润复碍阳。拟但取和胃理脾之品，别加炮制，意在“以火益火”，又使诸药存其性而变其气，庶期温而不劫阴液，柔而不遏中阳。

白术（土炒）、淮山药（炒令黄）、扁豆（炒黑）、山楂炭各9克，半夏、姜炭各6克，左金丸6克（送服）。

3月13日：口吐清涎已除，他症随减。惟大便未通。再步前法，去温涩之药，加温润之品。前方去山楂炭、姜炭，加麦门冬（炒令黄）12克、熟地炭9克。

3月14日：汗敛，便通，口干，心悸并除，再按前意处方，服2剂而安。［中医杂志，1964（11）］

裴慎医案

○田某某，男，35岁，初诊日期：1964年3月10日。

春温卧床已半月，病情已转入痊愈阶段，神识已清，呛咳已减，胃纳已现增进，惟早晚体温相差甚巨，成峻峭的体温曲线，每夜仍在39摄氏度左右，睡中大汗如浴，衣被全湿，醒后头目昏眩，困倦不支，经注射解热敛汗剂，均无效，脉数大无力，舌色红而干燥，口渴思饮。

方药：当归身9克，生地黄12克，熟地黄12克，炒川连6克，炒黄芩6克，炒黄柏6克，炙黄芪15克，天花粉9克，麦门冬9克，麻黄根6克，五味子3克，生龙骨9克，生牡蛎9克。

服5剂，热退汗止，继用导功散加炙芪、山药、石斛、谷芽、糯稻根等，调理数日而安。［江西医药杂志，1965，5（6）］

张聿青医案

○梁左，叠进黄芪建中汤，咳嗽盗汗俱减。然痰涩不爽，每至半饥，其咳即甚，形体恶寒，脉象细弱。阴伤及阳，以甘药补中。

炙绵芪三钱，生甘草七分，甜杏仁三钱，茯苓三钱，橘红一钱，奎党参三钱，淮小麦五钱，胡桃肉一枚，南枣四枚。

二诊：吐血之后，阴伤及阳，盗汗虽止，而形体恶寒，咽中如阻，即欲呛咳，胃纳不起。投以建中，中气仍然不振，脉象细弱，良由阴阳并虚，少阴之脉贯喉，中气下根于肾，所以肾阴虚而咽中不舒胃气不振也。汤丸并进，上下分治。

炙绵芪三钱，炙黑草四分，菟丝子（盐水炒）三钱，怀牛膝（盐水炒）三钱，奎党参三钱，白茯苓三钱，炒萸肉二钱，都气丸四钱（二次服）。

三诊：久虚不复，稍饥则咳甚，胃气不能振作。拟以麦门冬汤养其肺胃，仍以丸药入下，以摄肾阴。

台参须一钱，青盐半夏一钱，海蛤粉三钱，车前子（盐水炒）二钱，大麦冬三钱，生熟草各二分，白茯苓三钱，牛膝（盐水炒）三钱，左归丸三钱（先服）。

四诊：脉细弱少神，咳甚不减，痰多白腻，食入运化迟钝。阴伤及阳，肺脾肾俱损。再摄其下。

桂枝四分，巴戟肉三钱，车前子二钱，五味子三分，左归丸三钱（先服），茯苓三钱，牛膝三钱，菟丝子三钱，炙草四分（二味另服）。

○张，向有肝气，腹时胀满。春升之际，更起呛咳，痰黏而稠，寐则冷冷汗出。脉数细弦。肝藏之气，逆犯太阴，肺为水之上源，恐水源失化，而入损门。

阿胶，东白芍，牡蛎，玉竹，生草，蛤黛散，川贝母，碧桃干，淮小麦，南枣，枇杷叶。

二诊：养肝保肺，固表和阳，咳嗽减疏，盗汗大退。的是肝木冲突之余，木叩金鸣，阳不固摄。效方扩充。

肥玉竹，川贝母，生白芍，青蛤散，生甘草，阿胶，生地，牡蛎，南枣，淮小麦，炙枇杷叶。

三诊：咳嗽盗汗俱减，脉仍细数，阴虚不复。效方进退，再期应手。

大生地，杭白芍，蛤黛散，肥玉竹，煅牡蛎，阿胶珠，川贝母，大麦冬，淮小麦，南枣，枇杷叶（蜜炙）。

○右，潜阳宁神，轰热盗汗犹然不退，手指带肿，口燥欲饮。适在经前，乳房作痛。脉数而弦。阳气不收，再育阴泻火固表。

生于术，柏子仁，煅牡蛎，麻黄根四分，法半夏，炙五味，炒枣仁，北沙参，浮小麦一两（煎汤代水），当归六黄丸。（《张聿青医案》）

曹仁伯医案

○胡松江，头痛之余，夜来盗汗，所谓阳加于阴，此症是也。

桑叶，甘麦，大枣，生地，石决明，茯苓，白芍。

○李，鼻衄作疲，变为自汗盗汗，神倦神昏。

当归六黄汤，玉屏风。

沈枫桥失血久咳，盗汗气急，阴不敛阳，阳被邪火所蒸而越，所以外反恶寒。

当归六黄加粉黛散，加枇杷露。

○周常熟，产后盗汗，口甜，或发寒热。苍黑肥盛之人，是属阴虚之体，患此乃阴虚湿热也，大补其阴，大清湿热。

当归六黄汤。

○周下横，盗汗阴虚者多，自汗阳虚者少，二者兼而有之，当取并行不悖之方为治。

当归六黄，防风。

○周无锡，温热之邪，从阳而加入于阴，自汗盗汗，皆如雨下，交冬则然，余时惟动则有之。近来心中嘈痛，汗出太多，津液内亏之象，补中寓化为宜。

甘麦，大枣，玉屏风，当归，六黄，省头草。（《吴中珍本医籍四种·曹仁伯医案》）

蒋宝素医案

○盗汗多属阴虚。寐则出，寤则收，犹盗窃之意。如秋晴气暖，白露夜零，阳盛可据。由五志不伸，皆从火化所致。宜当归六黄汤加味主之。

当归身，生地黄，熟地黄，黄芪，黄柏，黄连，黄芩，牡蛎粉，麻黄根。（《问斋医案》）

虫　证

王占玺医案

○刘某，男性，17岁。病历108113号，北京市工人。1963年4月17日初诊。

数月来，每于受凉或吃冷食后脐周疼痛，多于每天晨4时许发作性疼痛，痛发则满床打滚。吐白水、想吃咸菜。但无恶心呕吐、吞酸嗳气及腹内寒热等症。素有便蛔虫史。舌净兼有虫斑征，右脉弦而有力，脐围压痛。诊查时即腹痛不止，遂针两足三里，予强刺激留针15分钟后，腹痛则止。细观此证，虽为因虫腹痛，但每次疼痛重发，多于早4点阳升之时，右脉偏弦，乃土衰木侮之证，先予小建中汤：桂枝10克，杭芍18克，炙草6克，生姜10克，大枣4枚去核，饴糖15克（另兑）。

服1剂后腹痛则止，脉转缓和，查便中有蛔虫卵，遂予使君子仁10克烘烤嚼服，早晚各服一次，连用3次后排蛔虫数条而愈。

中药驱杀蛔虫药物很多，如榔片、鹤虱、雷丸、楝子、使君子仁等，多用于煎剂，余验单味使君子仁嚼服确有驱蛔效果。其方法为取使君子仁10克（成人量），放炉盘上烘烤，待其焦熟时，乘热每早嚼服10克，连服2次，或早晚各嚼服10克，即可发生排虫杀虫之效。但于嚼服前备冷浓茶一杯，若嚼服打嗝或呃逆者，服下冷茶其呃逆即止。（《临床验集》）

○李某，男性，1岁半。1964年11月27日初诊。

5个月来肛门作痒，有小细白线虫爬出，多在夜间发痒，影响睡眠，甚则肛门发痒难忍，肛门皮肤被搔破，饮食不佳，消瘦，手心热，腹痛稍胀，平时有吃石灰的习惯，二便正常，舌质色淡、苔白而腻，脉细而脉。

辨证：此肛门奇痒，乃蛲虫所致。

治法："杀虫止痒"。

方药：蛲虫散加味。

使君子肉10克，生大黄3克，大蒜1头，鹤虱10克，槟榔10克，腹皮10克，胡连5克，乌药5克，焦术10克，香附5克，小茴香3克，百部10克。

上方加减服11剂后大便排出很多小虫，饮食转佳，肛门已不痒，诸症悉无，又以上方加减3剂兼香砂六君子丸3克日两次善后。（《临床验集》）

邢锡波医案

○庞某，女，35岁，工人。

病史：半年来身倦无力，心空思食，腹时痛，头眩，耳鸣，逐渐消瘦，胃脘胀满不适，食欲欠佳，下肢浮肿。

检查：面色苍白，脉细数，舌淡，苔薄白。粪便检查有钩虫卵。

辨证：脾虚血少，钩虫骚扰。

治法：健脾养血，杀虫。

方药：党参15克，当归15克，玉竹15克，何首乌12克，五味子12克，炒白术10克，乳香10克，木香10克，甘草6克，阿胶6克（煎汤送服驱虫丸）。

驱虫丸方：青矾60克，鹤虱45克，榧子肉30克，白术30克，雷丸30克，生山药24克，苦楝皮24克（共为细面），枣肉120克（煮烂捣泥），以上诸药制成丸，每丸重10克，每次1丸，每日2次，汤药送服。

连服20日，腹痛胃脘不适不显，食欲增加，身觉有力，心悸、耳鸣不作，面色红润，脉象虚软不数，舌淡红无苔，是脾气渐充，阴血增益，钩虫被控之象。嘱其原方继服，并注意饮食，稳定情绪。共服2个多月，身体恢复，大便检查虫卵阴性而愈。

钩虫病主要是由钩虫丝状蚴经皮肤侵入人体，或因吞食被钩虫丝状蚴污染的食物而引起。钩虫病多有上腹部隐痛或胀闷不适，消化不良以及口唇苍白，耳鸣，眼花，头眩，心悸，浮肿等贫血症状，个别患者有嗜异物癖。大便涂片或漂浮法，可找到虫卵。血常规检查可有红细胞减少，并示大小不均，嗜酸性粒细胞轻度增多。宜以健脾驱虫汤加减治疗。余曾用此方加减治疗钩虫病13例，均症状消失，身体健壮，粪便检查虫卵阴性。

邢锡波医案

○程某某，男，38岁，干部。

病史：患囊虫病已2～3年，周身皮下有很多囊虫结节，不时发生癫痫。

检查：身体健壮，周身皮下及头颅部有很多囊虫结节。脉弦滑，舌淡，苔薄白，病理切片证实为囊虫病。

辨证：脾虚失运，虫踞于内。

治法：健脾理气杀虫。

方药：冬瓜仁30克，槟榔24克，雷丸18克，鹤虱15克，百部15克，白术15克，使君子12克，苦楝根皮12克。共研细面，炼蜜丸，每丸重10克，每次15克，日服2～3次。

外用熏洗药：川椒15克，苦楝皮12克，硫磺6克，轻粉3克，冰片0.3克。

上药除冰片外煎汤熏洗囊虫结节，每日1～2次，或轧成细面置结节上热敷。

连用半年，结节消失，癫痫发作大减，仍有时发作。后以育阴潜镇，熄风止搐法以治癫痫。

方药：钩藤15克，磁石12克，玄参12克，硫化铅12克，白附子12克，胆南星10克，清半夏10克，甘草6克，全蝎6克，琥珀1克，朱砂1克（后2味同研冲服）。

连服3日，癫痫未作。嘱经常服用中药，1年痊愈。

○李某，男，38岁。

病史：胃病二十余年，时好时犯，近几年来疼痛次数加频，持续时间增长，痛时胃脘部聚而起块，喜按，得热则舒，口中和，颜面有白色虫斑，白睛有褐色斑点，面色萎黄，下唇内有粟状白点。10日前曾吐蛔虫1条。脉弦，舌质淡红，苔薄白。

辨证：脾虚失运，湿热内蕴。

治法：温脏，安蛔，杀虫。

方药：苦楝根皮15克，乌梅12克，党参10克，黄柏10克，肉桂6克，附子6克，川椒6克，细辛3克，干姜3克，甘草3克。

服药1剂后，虫未下，腹痛反剧，详询患者，缘煎药加水较少，煮沸欠时，药不如法，药效未发挥出来，虫反扰动。继用前方加使君子12克，芦荟6克，并嘱其改进煎法。

于次日晨8时空腹服药，11时大便1次，排蛔1条，1头色黑。胃已不痛，周身无力，饮食佳，为绝其源，原方加重杀虫药品，继服2剂，以巩固疗效。（《邢锡波医案集》）

施今墨医案

○侯某某，男，29岁。

经常头晕沉重，心跳，气短，脘腹时痛，大便日行二三次。周身酸软无力，食欲尚好，但食后恶心。曾按神经官能症治疗无甚效果，日前经北大附属医院检查，大便有绦虫卵。

舌苔薄黄，六脉细弦。

辨证立法：绦虫为患，吸夺人体营养，日久则脾胃孱弱，化血少源，气血逐渐亏损，遂现头晕、气短诸症，当先除虫，再复体功为治。

处方：花槟榔30克，南瓜子60克（打），乌梅肉5克，炒萸连各3克，炒芜荑6克，苦桔梗5克，紫厚朴5克，大腹皮10克，风化硝10克，炒于术10克，炙甘草5克。

另：雷丸面10克，分2次随药送服。

二诊：药服1剂，今晨腹绞痛，肠鸣辘辘，大便稀，并下一团虫体，用水洗涤，泡水玻璃瓶送来检查。据查为绦虫，头尾计长1.9米。嘱将前方留作备用，下月再检大便，如有虫卵仍取原方，今日另开丸方，恢复体功。

处方：每日早晚各服人参健脾丸1丸，连服20日。（《施今墨临床经验集》）

张泽生医案

○燕某，男，48岁。

初诊：腹痛常作，以午后为甚，痛剧如绞，查大便发现钩虫、蛔虫卵，多次服西药驱虫未效。舌有细红点，苔白，脉沉弦。

辨证：脾虚气滞，虫积不化。

治法：温中安蛔。

方药：全当归9克，上川朴3克，胡黄连（酒炒）1.5克，淡吴萸3克，上肉桂2.4克，川麻子9克，大白芍9克，广木香3克，青陈皮各5克，炒枳壳5克，炙乌梅2.4克，川椒目1.5克。3剂。

二诊：药后大便连下3次，夹有蛔虫数条，腹痛大减。日来关节疼痛，头昏而眩，痰多。脉沉细，舌上颗粒红点已退。肠腑虫滞已祛，惟积劳气血两伤，病非一端，尚需次第调理。

潞党参9克，炒白术9克，上川朴3克，大白芍9克，淡吴萸2.4克，川桂枝3克，广木香3克，青陈皮各5克，法半夏9克，乌梅炭2.5克，炒使君肉9克，川椒目1.5克，炙甘草3克。

○薛某，女，29岁。门诊号：503503

1963年9月14日初诊：经事超前而至，右少腹经常作痛，经西医检查诊断为慢性阑尾炎。曾用大黄牡丹皮汤、薏苡、附子败酱散等方，腹痛依然。面色萎黄，杳不思食，舌起红点，面部亦有虫斑。拟先调气和血。

紫丹参9克，鸡血藤12克，大白芍9克，桃仁泥5克，益母草12克，香附炭9克，川楝子9克，青木香3克，炒生地12克，鲜生姜2片。

9月20日二诊：有少腹痛，迄今4个月，经行已净，痛势未已。行走起立不痛，面有虫斑，舌起红点。查大便找到蛔虫卵。少腹属厥阴之络，拟用乌梅丸加减，温脏安蛔。

炙乌梅2.4克，太子参9克，熟附片3克，川桂枝3克，川椒目1.5克，淡干姜3克，大白芍9克，川楝子9克，上川连2.4克，炒使君肉9克，青木香3克，生甘草3克。

9月24日三诊：药后大便解出蛔虫十余条，长者尺许。右少腹疼痛大减，食欲渐振，舌边红点已退，中间红点未净，原方减其制。

原方去川椒。

9月29日四诊：蛔虫驱后，纳谷较香，昨日下午右少腹小痛一次，脉沉细，舌上红点未全退。再当和中疏肝，佐以驱虫。

太子参9克，炒白术9克，川桂枝3克，醋柴胡3克，青木香3克，大白芍9克，川楝子9克，淡吴萸1.2克，炙乌梅2.4克，炒使君肉9克，陈艾绒2.4克，鲜生姜1片。

10月4日五诊：右少腹痛已愈，纳谷正常，脉弦细，舌上红点已退。再以健脾温中理气，善后调治。

潞党参9克，炒白术9克，川桂枝3克，大白芍9克，川楝子9克，淡吴萸3克，广木香3克，炙甘草3克，炒陈皮5克，鲜生姜2片，津红枣4枚。

○黄某，女，23岁。

1978年2月4日初诊：经常头昏心慌，心中不适，形体消瘦，食欲不振，腰酸，经期紊乱。脉弦细，舌质暗红起小紫点。

辨证：证由血虚虫积为患。

治法：养血抑木，和胃驱虫。

方药：炒当归9克，炒白术9克，炙甘草3克，胡黄连5克，淡吴萸1.5克，广木香5克，乌梅炭5克，大白芍9克，花槟榔9克，榧子肉9克。

2月17日二诊：上药服10剂，便下寸白虫甚多，头昏心慌较减，饮食仍不香，有时心嘈，经行不正常，腰酸，脉弦细，舌上紫红点已减少。心脾不和，虫积尚未尽驱。

炒当归9克，炒白术9克，大川芎5克，紫丹参15克，大白芍9克，淡吴萸1.5克，胡黄连5克，乌梅炭5克，炙甘草3克，花槟榔9克，白雷丸3克研末冲服，榧子肉9克。

3月7日三诊：半月来每次大便均有线虫、寸白虫夹杂而下，头昏心慌、心中懊憹等症俱已减轻，食欲仍不振，左少腹有一条筋梗作痛，经行量少。脉沉细，舌上紫红点已甚少。虫积将尽，心脾尚亏，当再补养心脾，疏泄气机。

潞党参15克，炒当归9克，紫丹参15克，大川芎5克，大白芍9克，川楝子9克，台乌药5克，制香附9克，乌梅炭5克，胡黄连5克，炙甘草3克。（《张泽生医案医话集》）

蒋次鹏等医案

○某男，50岁。

治疗前X线胸片显右下肺阴影5厘米×5厘米，连服“灭消包虫汤”［黄芪15克，党参15克，炒白术15克，补骨脂15～30克，槟榔15～30克，蛇蜕6克，蝉蜕6克，炙山甲6克，土鳖虫3～6克，海藻15克，露蜂房3～6克，雷丸12克（研末冲服）］加瓜蒌9克，枳壳9克，8剂后半个月，先后15次共咳出22小块白色粉皮样碎片，可确定为包虫内囊无疑。病人毫无任何过敏症状。服药至2个半月，肺阴影缩小一半。服药至3个半月，阴影基本消失，仅留少许硬结征象，随访2年无包虫种植或复发。

○某男，59岁。

1980年11月扪诊右肋缘下肿物大11厘米×11厘米；同位素肝扫描显右叶占位性病变；超声检测右肋缘下囊肿大10厘米×17厘米、深1.5格～10格，右下胸前囊肿大6厘米×9厘米、深6格～12格。病人因患高血压、糖尿病和肾病考虑难以耐受手术，遂服“灭消包虫汤”［黄芪15克，党参15克，炒白术15克，补骨脂15～30克，槟榔15～30克，蛇蜕6克，蝉蜕6克，炙山甲6克，土鳖虫3～6克，海藻15克，露蜂房3～6克，雷丸12克（研末冲服）］加柴胡6克，香附9克和甲苯咪唑共2疗程。翌年3月复查右肋缘下肿物，扪诊缩小为9.5厘米×10厘米，超声检测原肝区2个囊肿分别缩小为6.5厘米×9厘米、深3格～10格和5厘米×8厘米、深3格～9格。接着单服“灭消包虫丸”2疗程。至9月超声复测2个肝囊肿，进一步分别缩小为5.5厘米×7厘米、深2格～6.5格和4.5厘米×5厘米、深2格～5格，原右下胸前的囊肿移位至肋缘下，提示囊腔变小；同时检测肝上下径、横径和厚度，均比治疗前明显缩小。目前病人情况良好，仍续服“灭消包虫丸”。［中医杂志，1982，23（1）］

张荣显医案

○郭某，10岁，男。1965年5月17日初诊。

两年来经常腹痛，每次发作时恶心呕吐约3小时方可缓解，饮食不佳，有时头晕而痛，二便尚好，面色不华伴有虫斑，身瘦不丰，唇内有白点。舌质红，苔淡黄，脉缓而滑。

辨证：证属饮食不洁，脾胃不运而生虫，虫动则腹作痛。

治法：先安蛔杀虫，再调理脾胃。

方药：使君子仁12克，槟榔10克，马尾莲6克，苦楝根皮12克，乌梅5克，榧子6克，花椒1.5克，芜荑6克。

服上方2剂后腹痛减轻，诸症均有好转，又以前方加川楝子10克，鹤虱6克，大黄5克，又进2剂，尚有轻微腹痛，大便已行，便下10数条蛔虫，小便稍黄，苔白，脉滑，此蛔安痛止，转以调理脾胃为主，改用：藿香6克，云苓10克，厚朴6克，白术10克，半夏曲10克，陈皮10克，焦三仙各10克，枳实6克，木香3克，川楝子10克，乌药6克，甘草5克，生姜2片。

又服2剂腹痛未作，又进3剂愈。（《临床验集》）

贺本绪医案

○李某某，男，32岁。

患囊虫病，胸腹部出现多个皮下结节，约1厘米×1厘米。

处方：槟榔15克，五灵脂15克，雄黄3克，共为细末，每次用开水冲服1.5～3克，日服2次，服后饮白酒少许，以助药效。服1个月余，结节消失，随访3年，未见复发。（《中国当代名医验方大全》）

王仲奇医案

○翁右。

一诊：九月廿七日。

胸脘不舒，食入有酸水上涌，头眩耳鸣，大便恒溏，肛痒有条虫蠕动而出，脉濡弦。肠胃为病，治以苦酸辛。

法半夏钱半，川黄连（淡干姜六分同杵）三分，陈枳壳（炒）钱半，川楝子（煨）钱半，贯众（炒）钱半，蒲公英三钱，茯苓三钱，山楂（炒）三钱，槟榔二钱，芜荑一钱，使君子肉钱半。

二诊：十月初四日。便溏稍鞭，肛痒有条虫蠕动而出，近日虽不可得见，然大便往往有冻胶而无糟粕，头仍痛，胸闷腹胀，食欲不健，或有酸水上涌，脉弦。仍从肠胃治。

法半夏钱半，泡吴萸六分，淡干姜六分，川楝子（煨）钱半，陈枳壳（炒）钱半，胡黄连（炒）一钱，乌梅肉四分，芜荑一钱，槟榔二钱，茯苓三钱，使君子肉钱半，川椒红（炒）四分。

三诊：十月廿日。条虫冻胶俱弭，便溏转鞭，酸水已安，头痛向愈，惟腹胀至午夜而剧，脉弦。仍从肠胃治，参以疏达肝脾可也。

川楝子（煨）钱半，青皮（炒）一钱二分，槟榔二钱，陈枳壳（炒）钱半，泡吴萸六分，山楂（炒）二钱，广木香六分，茯苓三钱，半夏曲（炒）三钱，川芎（炒）八分，新会皮钱半，使君子肉钱半。（《王仲奇医案》）

黄文东医案

○徐某，女，42岁，贫下中农。

初诊：1965年4月6日。

右脐腹攻撑作痛，发作时痛更剧，已有8年。大便不爽，胸闷纳呆，夜寐不安。舌质胖边紫，苔根腻，脉细。过去曾下蛔虫甚多。

辨证：由于饮食不调，脾胃受伤，湿滞不化，肠中气滞不和，传导失于通畅。

治法：治拟辛苦酸杀虫止痛之法。

方药：方用乌梅丸意。

紫苏梗三钱，制香附三钱，煨金铃子三钱，鹤虱二钱，槟榔三钱，川椒一钱半，炒枳实三钱，青陈皮（各）一钱半，炙乌梅一钱。5剂。

二诊：4月11日。

胃肠不和，通降失常，饮食不香，大便干结，脘闷及脐腹作痛一日数次，服药后痛势较轻。面色晦滞，苔根腻未化，舌边紫，脉细。为内有瘀血之象。再拟和胃润肠，理气化瘀之法。

肉桂心五分（后下），炙乳没（各）一钱，沉香曲三钱，大腹皮三钱，陈皮一钱半，广木香一钱半，麻仁四钱，炒枳壳一钱半，丹参三钱，赤芍三钱，煅瓦楞六钱，炙甘草一钱半。7剂。

三诊：4月18日。

服前方后，脐腹痛十去其六，痛时偏有，胸脘间偶有刺痛之感，大便干结，胃纳渐旺。舌质青紫，根苔腻渐化。病延八载，沉寒内结，并有虫积，治疗以来，虫去寒散，瘀浊未清。再予温通宣化，和胃畅中。

肉桂心八分（后下），沉香曲三钱，大腹皮三钱，广郁金三钱，丹参三钱，桃仁三钱，陈皮一钱半，薤白头一钱半，瓜蒌皮三钱，炒枳实三钱，焦白术三钱，炙甘草一钱半。7剂。

四诊：4月25日。

脐腹痛十去七八，饮食正常，月经过期，胸闷未除。舌边紫，脉细。仍守原法。

肉桂心八分（后下），沉香曲四钱，乌药三钱，广郁金三钱，京三棱三钱，薤白头三钱，瓜蒌皮三钱，丹参三钱，桃仁三钱，赤芍三钱，煅瓦楞六钱。7剂。

五诊：5月2日。

脐腹痛已消失，月经已行，多年顽疾，已经向愈。再用原法调治。前方去京三棱续服7剂。（《老中医临床经验选编》）

董建华医案

〇李某，女，23岁。

1971年7月16日初诊：初起上腹疼痛，痛甚则呕吐黄苦水，手足厥冷，现已5天，饮食不进，伴有发烧（体温37.5摄氏度），面部见有虫斑。舌苔白薄腻，脉象弦数。

西医诊断：胆道蛔虫症。

辨证：寒热互结，虫积于内，堵塞胆道发为蛔厥。

治法：安蛔驱虫，和中降逆。

方药：乌梅10克，胡黄连10克，吴萸3克，生大黄6克，桂枝5克，蜀椒5克，川楝子15克，槟榔15克，姜半夏10克，生姜6克。（2剂）。

7月18日二诊：空腹服药后腹中一阵剧痛，先后打下蛔虫20多条，吐止，痛势大减，手足转温，稍进米汤，体温36.8摄氏度。上方去大黄、生姜，减川楝子、槟榔之量再进。

乌梅10克，胡黄连10克，吴萸3克，桂枝5克，蜀椒5克，川楝子10克，槟榔10克，姜半夏10克。

服2剂痛止，饮食增进，病愈出院。（《临证治验》）

杨介宾医案

〇罗某某，男，8岁，学生。1966年3月3日初诊。

脘腹阵发性疼痛1个月，加重1天。

其父代诉：患者近1个月来脐周隐隐作痛，泛酸，时作时止，喜按，按之痛减。日前曾服使君子、宝塔糖，痛稍缓。于昨日上午突然上腹剧痛，难以自忍，放射至胸胁，并伴寒热，由儿科转入针灸治疗。四诊所见：腹痛日三四作，不思饮食，口渴欲饮，泛恶吐苦水及呕蛔虫1条，坐卧不安，号啕痛哭不已，汗出肢冷，触之上腹有压病，面色苍白，脉弦细而数，舌尖红，苔浊腻。

辨证：此为蛔虫上窜胆腑，致胆气闭阻之蛔厥证。

治法：治宜驱虫止痛，通调腑气。

处方：①日月、胆俞、足三里；②期门、至阳、四缝。

以上两组处方，循经远近相伍，针罐同施交换治疗，一日2次，用28号1寸毫针强刺泻法，右期门、日月、胆俞浅刺疾出，加拔火罐留罐20分钟；足三里、至阳强刺1寸深，留针1小时；四缝点刺出淡黄色黏液。每3分钟催针一次。10分钟后疼痛消失，患者即时入睡。

3月8日复诊，据诉排虫3条，能进饮食，尚时感隐痛，为了巩固疗效，按第二处方继针一次，3月30日随访，其病未再复发。（《中国名老中医药专家学术经验集》）

张羹梅医案

〇邵某，男，33岁。门诊号52348。

初诊：1958年4月22日。

主诉：腹泻8个月，伴脐周阵发性腹痛。

病史：去年6月起，每日腹泻数次，大便有黏液，脐周腹痛，阵发性发作，面㿠，肢冷，腰酸。赴某某医院做钡剂灌肠，肠道未发现器质性病变。先后应用氯霉素、链霉素等，无好转。来我院门诊治疗后，初以六君子汤合香连丸为主，不效。再加石榴皮、御米壳以固涩，仍未效。再加厚肉桂、熟附块以温之，亦未效。经治2月余，绝无进步。偶在一次大便检查中，发现有蛔虫卵（+）、钩虫卵（+）。

诊断：肠寄生虫病。（钩虫病、蛔虫病）

医案：饮食失常，损伤脾胃，湿浊内生，湿蕴生虫，宜先驱虫，以清积垢。

苦楝根皮二两，槟榔一两，使君子肉五钱。3剂。

二诊：1958年4月25日。

连进3剂后，下虫数条，腹痛减，大便溏。虫虽去，但脾运未复，内湿未清。方以健脾利湿调理。

潞党参一两，焦白术六钱，云茯苓六钱，生米仁六钱，广陈皮钱半，白扁豆三钱，煨肉果钱半，补骨脂三钱，炙甘草三分。7剂。

疗效：服上方调理后，大便恢复正常。随访3个月，未再发。（《老中医临床经验选编》）

邓铁涛医案

〇卢某，男，45岁，干部。

1980年3月5日因反复右胁闷痛2年多，大便镜检发现肝吸虫卵而来诊。症见疲乏倦怠，右胁胀闷，舌淡嫩有齿印，苔薄白，脉濡缓。肝在肋下1.5厘米，质软有叩压痛。GPT240单位。诊属虫积、脾虚肝郁。予党参12克，云苓12克，白术12克，扁豆12克，淮山药15克，郁金10克，槟榔25克，使君子25克，甘草5克。服4天后予郁金10克，苦楝根皮15克，槟榔50克，炒榧子肉25克，鹤虱30克，使君子25克，甘草5克。8剂。此为1疗程，连续服

2个疗程后诸症消失，每周复查大便1次，连续3次均未发现虫卵，并作十二指肠引流；四管均未发现肝吸虫卵。疗程结束时及1个月后2次复查肝功均正常，病告痊愈。［中医杂志，1981，22（1）］

魏舒和医案

○高某，男，19岁。病例号：342949，初诊日期：1963年5月9日。

患者于本月7日上午，右上腹突发剧痛，翻转不宁难以忍受，急去某医院检查确诊为“胆道蛔虫症”，注射西药后，痛得缓解。次日剧痛又发作，又去某医院治疗，诊断同上，建议手术，患者拒绝，仍注射西药剧痛暂缓。当日夜间剧痛再发，彻夜未眠，翌晨来我院门诊。

症见呻吟不已，两手捧腹不宁，上腹阵发剧痛，发则不可忍受，疼痛拒按，约一小时发作一次，痛甚则呕吐清水，口苦，不思饮食，溲色淡黄，大便2日未下。面色黄白不泽，舌苔薄白，脉弦长而紧。

辨证：古谓“心痛”九种，惟虫扰者剧痛而频发，仲景以脏寒胃热而立乌梅丸方，后世皆尊以为要。本例患者平素体弱，脾虚不运，宿食停滞，变生湿热，蛔不得食而上觅，侵扰于胃，气血骤阻而痛，胃气反逆则呕吐，诸症皆虫疾肆眶之故也。

治法：疏导积滞，杀虫驱蛔，兼利湿热。

方药：师乌梅丸方而化裁。

槟榔片10克，胡黄连3克，乌梅炭4.5克，赤小豆12克，败酱草10克，晚蚕沙10克，炒皂角10克，桃仁泥3克，杏仁泥6克，南红花3克，旋覆花10克（包），赤芍10克，白芍10克，苦桔梗4.5克，台乌药6克，炒丹皮10克，煨木香3克，炙甘草3克。

二诊（5月11日）：服上方2剂后，昨日午后利下1次，便出蛔虫一条约尺余长，右上腹痛已轻，呕吐偶作，食纳少进，苔薄白微黄，脉象沉弦。上方去桃仁、杏仁、覆花、红花、丹皮，加苦楝皮4.5克，芜荑4.5克，炒枳实6克。

三诊（5月13日）：上方服2剂后，大便利下4次，昨日又便蛔虫1条，上腹痛止，未再发作，胃纳增加，惟谷入脘有呆闷之感。继服以健胃和中剂3剂而告愈。（《名老中医经验全编》）

午雪峤医案

○王某，女，4岁。1982年9月11日初诊。

患儿食欲不振，夜卧不安，肛门瘙痒，蛲虫爬出，舌质嫩红，苔厚，脉细数。

处方：槟榔12克，使君子12克，广木香3克，大黄3克。

服2剂后，排出蛲虫数十条，又服2剂，未见排虫，肛门不痒，纳增，继之调理脾胃而愈。（《中国当代名医验方大全》）

王九峰医案

○胃虚肝乘，纳谷则呕，甚则吐蛔，通补阳明，开泄厥阴。

党参，吴萸，乌梅，半夏，茯苓，黄连（姜汁炒），姜汁（冲入）。

蛔厥作痛，呕泻俱出，皆缘平素劳郁，多怒伤肝，思虑伤脾，脾气日损，胃气日亏，饮食少进，遂致湿蒸热郁生虫。脉来弦数。乌梅汤加味。

乌梅，半夏，细青皮，枳壳，白术，川楝子，茅术，川朴，楝树根，吴萸，煨姜。

又甘草粉一两，铅粉炒黄五钱，白蜜汤调服。早服粉蜜汤，晚服乌梅汤。

脉来弦细少神，气血已衰，食少胸腹作痛，有时呕涎，脾胃两败；和中合养营治法。

冬术，干姜，益智，砂仁，陈皮，香附，丹参，当归，吴萸，半夏，枣。

虫以湿土为窠，旧法燥湿健脾以化之，乃治虫通套法也。然有五脏形状之异，寸白与扁虫不同，寸白无妨，扁虫则类马蝗，能大能小，尖嘴秃尾，接续可长数尺，与寸白类害人甚速。惟养肾元，先杜其布子之患。每早服黑锡灰丸三钱。

熟地，黄精，茯苓，白术，黄柏，川辣子，附片，乌梅，榧子，萹蓄，茴香，净黄土（煎汤代水）。

脏气实者，虫无以生，虫之生者，脏气虚也。症本肾虚于下，木失敷荣，木乘土位，脾困于中，湿蕴生热，化生蛔虫，虫食脂膏，痛如锥刺，时作时止，脉反浮洪，痛甚颜青唇赤，是虫之明验也。治宜固肾扶土为主，追虫渗湿佐之。

生地，东洋参，冬术，当归，茯苓，川椒仁，黄柏，荔枝核，木香，使君子，山药，白芜荑，水泛丸。

肝邪横逆，胸膺胀痛，呕吐苦酸，兼吐蛔虫。病缘胃虚趁嗜而出，理中安蛔，参入左金疏肝。前年经治以愈。今因半产早劳，兼之平素多郁，最伤脾胃，胃虚肝乘，纳食则呕，脘中板硬如拳，是中虚气滞凝结。诊脉沉细，形神皆衰，棘手重症，勉方候酌。

桂心，干姜，砂仁，白芥，白术，陈皮，半夏，白芍，木香，海蜇皮，荸荠。

服药以来，痛胀未发，不发则已，发则霎时令人不可受，痛止则如平人一样。《经》以五行之速，莫逾风火，郁火郁风，气滞湿滞生虫。此虫不杀，此风不可散，此火不可凉，郁自不可补，亦不可破。调冲任，利阳明，气血融和，不治痛而痛自解，不调经而经自调。玩味诸家化裁之妙，全在圆机活泼，不可拘泥成方，徒事止痛，愈吃愈虚。拟方质之明哲。

七制香附，茯苓，归身，会皮，生广木香，金铃子，酒炒白芍，醋炒柴胡，冬瓜子，苦胡芦巴，甘草。（《王九峰医案》）

齐秉慧医案

○曾医谢生者，初患缩阳，服黄芪、白术合四逆汤而愈。但人事倦怠，饭量反加，善消善饥，食未久又索食，于是日食五餐，夜食二餐，凡三碗，出恭二次，通计一日所食过平时三倍，人事倦怠，不能起床，起则晕眩，此虫证显然。凡虚弱之人不能多食，食固难消，日食三倍，非虫何以消之？食愈多而愈倦者，饭为虫消，不能养人，反消耗其气也。起则晕眩者，虫因人动，扰乱而神昏也。方用芪、术各八钱，星、半、姜、附各三钱，以扶阳驱湿；因其病源从厥阴而来，用吴萸、川椒各二钱，加枯矾二钱以杀虫，服二剂，饭减如常，人能起床。乃减去枯矾，又数剂而愈。治虫之法，无过于此，其他诸药，皆非法也。盖明矾性凉，煅枯则温且燥，故能驱湿杀虫。凡治痰饮咳逆，于理脾涤饮汤药中，另用枯矾，饭碾成丸，服一二钱，屡见速效。治湿毒溃清脓，流水不干者，服枯矾丸亦可收功，盖屡试屡效者也。（《齐氏医案》）

林佩琴医案

○周，自幼粪后下小白虫如蛆，肛内微痒。中年时发时止，此得之肠虚受风，宿病再为湿热迫注，遂至化虫，延久未愈。忆友人亦于童年患此，服攻逐杀虫之剂罔效。后有人令服人乳数月，虫绝，知徒商逐虫无济也。因疏温脏丸，用四君子汤加归、芍、薏、莲、川椒、榧实、使君子俱煨、炮姜、槟榔为末，神曲糊丸。空心白汤下，辄效。（《类证治裁》）

李文荣医案

○京口都统戴公字鲁望，大解出寸白虫，甚至不解时三五条自行爬出。予曰：此脾虚生湿，湿热生虫，虫有九种，惟寸白虫居肠胃中。时或自下，乏人筋力，耗人精气。其虫子母相生，渐大而长，亦能杀人。于是以归脾去芪，加苦楝根、使君子肉，又加榧子肉为引，公问榧子肉何为？对曰：能杀虫。问可常吃否？曰：可。公服药二帖，虫较减而未尽。公乃买榧子一斤，无事服之，日尽半斤许，次日又服，大便后忽下虫二尺余长，嘴尾相衔，以物挑之，寸寸而断。榧子肉原可治虫，而专用多服，竟除寸白虫之根，书所未载，可谓奇矣。后有李氏子，虫蚀其肛，有似狐惑症，予代调理外，亦教其专食榧子肉，亦下寸白虫二尺余而愈。然则斯方竟可传矣。（《三三医书·仿寓意草》）

徐大椿医案

○苏州黄四房女，年十二，患腹痛，愈医愈甚。余偶至其家，昏厥一夕方苏，舌俱咬破，流血盈口，唇白而目犹直视，脉参错无常，余曰：此虫痛也，贯心则死，非煎药所能愈。合化虫丸与之，痛稍缓，忽复更痛，吐出虫二十余条。长者径尺，紫色，余长短不齐，淡红色，亦有白者，自此而大痛不复作，小痛未除，盖其窠未去也。复以杀虫之药，兼安胃补脾之方调之，而虫根遂绝。盖此证甚多，医者既不能知，惟认为寒与食，即以为虫，又无杀虫之方。在精力强旺者，久能自化；其不足者，变为丁奚、劳怯、痞臌等证，至死而人不能知，亦可哀也。余治此证不一，姑举其最剧者以明治法。

○常州蒋公讳斌之孙，患心腹痛，上及于头，时作时止，医药罔效，向余求治，余曰：此虫病也。以杀虫之药，虫即远避，或在周身皮肤之中，或在头中，按之如有蠕动往来之象。余用杀虫之药为末，调如糊，到处敷上，而以热物熨之，虫又逃之他处，随逃随敷，渐次平安，而根终不除，遂授方令归，越二年书来，云虫根终未尽，但不甚为害耳，此真奇疾也。（《洄溪医

案》)

张聿青医案

○江女，蛲虫自从肛出，大便坚燥不畅，此由湿热蕴遏。宜苦辛酸法。

川雅连五分，鹤虱一钱五分，使君子二钱，金银花二钱，云苓三钱，淡干姜三分，泽泻一钱五分，乌梅肉三分，炒川椒七粒。

○幼，面色青黄，唇口白点，腹痛时止时来，曾经便解长虫。此湿寒蕴于胃中，虫遂以生。拟汤丸并进。

公丁香，金铃子，淡吴萸，芜荑，生薏仁，使君子，花槟榔，制半夏，鹤虱，乌梅丸。

○左，腹痛甚剧，大便解出长虫，此湿热蕴结而蛔蚀也。

雷丸一钱五分，芜荑三钱，使君子肉三钱，炒川椒三分，鹤虱二钱，乌梅肉三分，槟榔一钱，淡芩一钱五分（酒炒），乌梅丸一钱五分（开水晨服）。

二诊：腹痛稍减。再苦辛酸合方。

使君子三钱，乌梅肉三分（炙），炒川椒三分，芜荑二钱，淡干姜三分，花槟榔一钱，苦楝根三钱（炙），川雅连三分，鹤虱一钱五分，乌梅丸一钱五分（开水送下）。

○某，腹痛甚剧，时痛时止。脉关弦，右部带滑。此由湿热内郁，肝木不克疏泄，蛔动情形也。

川雅连四分，香附二钱，使君子一钱五分，槟榔一钱，乌梅肉三分，淡干姜四分，桂枝四分，金铃子一钱五分，鹤虱一钱。（《张聿青医案》）

王旭高医案

○孙，厥阴寒气乘胃，直犯中州，虫动不安，腹痛如刀之刺，口吐酸水清涎。法宜辛温，佐以酸苦，泄之通之。

川楝子，延胡索，川连，青皮，吴茱萸，川椒，焦楂炭，乌药，使君子，竹茹。

○某，阅病源是属虫病无疑。虫由湿热所化，脾土不运而生。其发于月底之夜，原由脾胃虚寒，寒属阴，故夜发也。寒久化热，土虚木强，其发移于月初，必呕吐胸热，两乳下跳，虫随酸苦痰涎而出，多寡不一，或大便亦有，腹中微痛，虽口渴甚，不能咽水，水下复呕，呕尽乃乎，至中旬则康泰无恙矣。所以然者，月初虫头向上，且病久呕多，胃阴亏，虚火上炎，故胸中觉热。虚里跳动，中气虚也。中气者，胸中大气，脾胃冲和之气，皆归所统。脾胃中气虚甚，故跳跃也。病延一载有余，虫属盘踞，未易一扫而除。图治之法，和中调脾，杜生虫之源；生津平肝，治胸热口渴；化湿热，降逆气，以治呕吐。久服勿懈，自可见功。欲求速效，恐不能耳。

川楝子，芜荑，党参（元米炒），白术，青皮，制半夏，白芍，茯苓，焦六曲，干姜，陈皮，榧子，蔻仁，使君子肉。

渊按：病从脾胃寒湿而来，湿郁生热，热郁生虫，变成本寒标热。本寒则藏真伤而气结生积，标热则湿热阻而虫属内踞。

○吴，喜食生米，积聚生虫。腹痛面黄，旷流涎沫，虫之见症无疑。先拟健脾化虫。

茅术（米泔水浸），青皮，鹤虱，榧子（炒，打），芜荑，尖槟榔，陈米炒黄，共研为末。每朝调服三钱，略用砂糖少许。

○许，腹痛，大便泄出细虫，延来已久，中气渐虚，此胃中寒积也。法当温中补中。

川连（盐水炒），炮姜，木香，白芍，白术，使君子，吴茱萸，乌药，川椒，伏龙肝（煎汤代水）。（《王旭高临证医案》）

○阅病原，是属虫病无疑，虫由脾土不运，湿热蒸化而生。其发于月底之夜，乃由脾胃虚寒，寒属阴，故夜发也。寒久化热，土虚木强，其发移于月初，必呕吐胸热，乳下跳动，虫随酸苦痰涎而出，多寡不一，时或见于大便，腹中微痛，虽渴甚不能咽水，水下复呕，呕尽乃平，至中旬则康泰无恙矣。所以然者，月初虫头向上，且病久多呕，胃阴亏而虚火上炎，故胸中觉热也，虚里跳动，中气虚也，中气者，乃胸中大气，脾胃冲和之气，皆归所统，今中气虚甚，故跳跃也。病延一载，虫属盘踞，未易一扫而除。图治之法，和中调脾，以杜生虫之源；生津平肝，以治胸热口渴；化湿热，降逆气，以治呕吐。久服勿懈，自可见功，欲求速效，恐不能耳。

川楝子，芜荑，党参（元米炒），白术，使君子肉，半夏，陈皮，青皮，白芍，茯苓，焦六曲，干姜，榧子，蔻仁。

诒按：论病颇切实，惟立方专于顾本，似难取效，拟另服杀虫丸药以佐之。

喜食生米，积聚生虫，腹痛面黄，口流涎沫，虫之见证无疑，先拟健脾化虫。

茅术（米泔水浸），青皮，鹤虱，榧子（炒，打），芜荑，槟榔，陈米（炒黄）。

诒按：此治虫病初起最轻之方，痛时口流清水，是虫病的据。（《柳选四家医案·评选环溪草堂医案》）

曹仁伯医案

○阳络曾伤，阴气素虚，更有湿热郁于营分，日久生虫，扰乱于上中下三焦，以致咳嗽喉痹，恶闻食臭，起卧不安，肛部不舒，舌质深红，其苔黄浊，即仲景所谓狐惑病是也。久延不愈，即人劳怯之途。

川连三分，犀角三分，乌梅五分，人中白一钱，百部一钱，丹皮一钱，半甘草三分。

诒按：读《金匮》狐惑病一节，此证之原委乃明。

脘腹作痛，满腹苦热，初起得食则痛，继而不食亦痛，此肝胃不和，湿热生虫之状。

乌梅丸加青皮，白芍，金铃子。

诒按：初起得食即痛，得无兼有食积否？

再诊：服前方脘腹之痛而苦热者，时作时止，止则右胁下，必有一块攻筑，是属蛔未安也。

旋覆花汤合金铃子散加杏仁，雷丸榧子。

诒按：蛔未安者，似宜仍用乌梅丸，此则因右胁攻筑，故用金铃子散以泄肝耳。

湿热挟风，生虫作痒，有似攻注之形，无处不至，难治之证也。

獭肝一钱，磨，开水冲服。

再诊：攻注有形，而不攻注时无迹，湿热风虫，踞于痰中所致。

推气散（枳壳、桂心、姜黄、草）加白芥子，橘红，羌活，獭肝，竹油。

另《医通》沉香化气丸大黄、黄芩、沉香、六曲、辰砂、参、术、竹油、姜汁。

诒按：獭肝治虫，法本《千金》，惟案中所云，攻注有形，无处不到，究竟或在肢体，或在腹里，均未叙明，无从揣测也。

人之涎下者何气使然？曰胃中有热则虫动，虫动则胃缓，胃缓则廉泉开，故涎下。

黄连丸（连、萸、木香，诃子、龙骨）合乌梅丸。

诒按：方案俱高简稳实。（《柳选四家医案·评选继志堂医案》）

叶桂医案

○王，厥阴吐蛔，寒热干呕，心胸格拒，舌黑，渴不欲饮。极重之症。（胃虚肝乘）

乌梅肉一钱半，桂枝木一钱，炒黑川椒四分，白芍一钱，小川连三分，黄芩一钱，生淡干姜一钱。

○席，脉右歇，舌白渴饮，脘中痞热，多呕逆稠痰，曾吐蛔虫。此伏暑湿，皆伤气分，邪自里发，神欲昏冒，湿邪不运，自利黏痰。议进泻心法。半夏泻心汤。

又：凡蛔虫上下出者，皆属厥阴乘犯阳明，内风入胃，呕吐痰涎浊沫，如仲景《厥阴篇》中先厥后热同例。试论寒热后，全无汗解，谓至阴伏邪既深，焉能隔越诸经以达阳分？阅医药方，初用治肺胃，后用温胆茯苓饮，但和胃治痰，与深伏厥阴之邪未达。前进泻心汤，苦可去湿，辛以通痞，仍在上中，服后胸中稍舒，逾时稍寐，寐醒呕吐浊痰，有黄黑之形。大凡色带青黑，必系胃底肠中逆涌而出。老年冲脉既衰，所谓冲脉动，则诸脉皆逆，自述呕吐之时，周身牵引，直至足心，其阴阳蹻维，不得自固，断断然矣。仲景于半表半里之邪，必用柴、芩。今上下格拒，当以桂枝黄连汤为法，参以厥阴引经，为通里之使，俾冲得缓，继进通补阳明，此为治厥阴章旨。

淡干姜，桂枝，川椒，乌梅，川连，细辛，茯苓。

又：肝郁不疏，理进苦辛。佐以酸味者，恐其过刚也。仿食谷则呕例。

人参，茯苓，吴萸，半夏，川连，乌梅。

又：疟来得汗，阴分之邪已透阳经，第痰呕虽未减，青绿形色亦不至，最属可喜。舌心白苔未净，舌边渐红，而神倦困惫。清邪佐以辅正，一定成法。

人参，半夏，茯苓，枳实汁，干姜，川连。

又：食入欲呕，心中温温液液，痰沫味咸，脊背上下引痛。肾虚水液上泛为涎，督脉不司约束。议用真武撤其水寒之逆，二服后接服：人参，半夏，茯苓，桂枝，煨姜，南枣。

又：别后寒热三次，较之前发减半，但身动言语气冲，涌痰吐逆，四肢常冷，寒热，汗出时四肢反热。此阳衰胃虚，阴浊上乘，以致清气无以转舒。议以胃中虚，客气上逆为噫气呕吐者，可与旋覆代赭汤，仍佐通阳以制饮逆，加白芍、附子。

又：镇逆方虽小效，究是强制之法。凡痰饮都是浊阴所化，阳气不振，势必再炽。仲景谓：饮邪当以温药和之，前方劫胃水以苏阳，亦是此意。议用理中汤，减甘草之守，仍加姜、附以通阳，并入草果以醒脾。二服后接用：人参，干姜，半夏，生白术，附子，生白芍。

○王，脉沉弦，腹痛呕吐，鼻煤舌绛，面带青晦色，夏秋伏暑发热，非冬月。乃误表禁食，胃气受伤，致肝木上干胃土，蛔虫上出，遂成重病，常有厥逆之虑。拟进泄肝和胃，得痛止呕缓，冀有转机。

川椒，川连，乌梅，干姜，人参，茯苓，生白芍，川楝子。

○程，大病后，胃气极伤，肝木乘土，蛔欲透膈，脘胁阵痛。是土衰木克，古以狐惑、虫厥，都以胃虚少谷为训。

安胃丸，人参川椒乌梅汤化送二钱。

○周，三一，两胁痛，尤甚于左，呕吐蛔虫，年前好食生米。此饥饱加以怒劳，胃土不和，肝木来犯。试观幼稚有食米麦泥炭者，皆里滞久聚，初从湿热郁蒸而得。宜和阳宣腑，辛窜通络。湿去热走，腑络自和。

川连，干姜，桂枝，金铃子，延胡，芦荟，白芍，枳实。

乌梅丸服三钱。

○李，身不壮热，二便颇通，已非风寒停滞之病。因惊动肝，厥气下泛，蛔虫上攻触痛，呕吐清涎。仲景云："蛔虫厥都从惊恐得之"。人参安蛔法。

又：古人云："上升吐蛔，下降狐惑"，皆胃虚少谷，肝脏厥气上干耳。既知胃中虚，客气上冲逆犯，斯镇逆安胃方，是遵古治法。

人参，代赭石，乌梅肉，川椒，川楝子，茯苓。

又：人参，茯苓，炒当归，炒白芍，桂心，炙草，煨姜，南枣。

又：忽然痛再发，诊脉微细，恰值立夏之交，正气不相接续，有复厥之虑。

人参，桂枝木，川楝子，炒川椒，生白芍，乌梅肉，川连，细辛。

○叶，十七，热气上闭，耳聋身热，神识不清。当清心营肺卫。湿热结于厥阴。

竹叶心，飞滑石，连翘，川贝，石菖蒲根，生绿豆皮。

又：暑湿热内蒸，吐蛔。口渴耳聋。

川连（水炒）四分，半夏一钱半，枳实一钱，广皮白三钱，菖蒲一钱半，杏仁三钱。

又：身热，三候不解，胸痞，入暮谵语，耳聋，吐蛔。此热结厥阴，症势最险。

川连，黄芩，干姜，枳实，半夏，姜汁，茯苓，菖蒲。

吐蛔本属肝胃症，因厥阴之邪上逆，蛔不能安，故从上而出也。今所辑方案，皆因客邪。病而致吵蛔者，虽有泻心汤、桂枝黄连汤、安胃丸等，然皆不离乎仲景之乌梅丸法，以苦辛酸寒热并用为治，当与呕吐门同参。至于幼稚有吐蛔、泻蛔及诸虫之病，治标则有杀虫之方，治本则温补脾胃，或佐清疳热。前人各有成法，不必重赘（华德元）。（《临证指南医案》）

其他医案

○太仓公治一女，病甚。众医皆以为寒热笃，当死不治。公诊其脉，曰：蛲瘕。蛲瘕为病，腹大，上肤黄粗，循之戚戚然。公饮以芫花一撮，即出蛲可数升，病已。三十日如故。病蛲得之于寒湿，寒湿气宛笃不发，化为虫。公所以知其病者，切其脉，循其尺，索刺粗而毛美奉发，是虫气也。其色泽者中，脏无邪气及重病。《史记》。

华佗治一人，忽患胸中烦懑，面赤不食。诊之曰：君胃中有虫，欲成内疽，腥物所为也。即作汤二升，再服，须臾吐出虫三升许，头赤而动，半身犹是生鱼脍，所苦遂愈。

唐张鷟《朝野佥载》云：洛州有士人，患应声，语即喉中应之。以问良医张文仲，张经夜思之，乃得一法，即取《本草》令读之，皆应，至其所畏者，即无声。仲乃录取药，合和为丸，服之应时而止。

永州通判厅军员毛景，得奇疾。每语，喉中必有物作声相应。有道人教令诵本草药名，至蓝而默然。遂取蓝捩汁饮之，少顷，吐出肉块长二寸余，人形悉具。刘襄子思为永倅，景正被疾逾年，亲见其愈。《泊宅编》。

许叔微，精于医，云：五脏虫皆上行，惟有肺虫下行，最难治。当用獭爪为末调药，初四初六日治之。此二日，肺虫上行。

金州防御使崔尧封，有甥李言吉，左目睑，忽生一小疮，渐大如鸭卵，其根如弦，恒偃其目不能开。尧封饮之令大醉，遂与割去，疮既破，中有黄雀飞鸣而去。《闻奇录》。

一妇人，忽生虫一对，于地能行，长寸余，自后月生一对。医以苦参加打虫药为丸服之，又生一对，埋于土中，过数月，发而视之，暴大如拳，名子母虫，从此绝根。

青阳夏戚宗阳家素业医，任江阴训导。有生员之父患腹胀，求其诊视，乃曰：脉洪而大，湿热生虫之象，况饮食如常，非水肿蛊胀之症。以石榴皮、椿树东行根，加槟榔三味，各五钱，长流水煎，空心，顿服之。少顷，腹作大痛，泻下长虫一丈许，遂愈。《客座新闻》。

吴茭山治一妇，产后恶露欠通，寒热时作，小腹结成一块，形大如杯，抽刺疼痛，用聚宝丹、蟠葱等药，俱不效。一日，吴诊其脉，洪而紧，以琥珀膏帖患处。二日后，其块渐软；其痛如常，倏然阴户中觉如虫行动状，少顷小溲，出虫三条，形长寸许，身红头紫有嘴。出此之后，其痛渐缓，过后二次，仍出四条，虫状如前，痛止身安，诸患皆愈。因意病者未产之前，尿胞必有湿热生虫之患，偶因产后去血，况服诸香燥热之剂，及帖琥珀膏，亦是迫虫之物，虫不能容，所以因而出也。

陆颙吴郡人，自幼嗜面食，食愈多而质愈瘦。胡人以药吐一虫，长二寸许，色青、状如蛙。此名消面虫，实天下之奇宝也。其说甚异，不具述。《说渊》。

虞花溪治一妇人患尸虫，用花椒二分，苦楝根一分，丸服，其虫尽从大便泄出。

一人患脑痛，为虫所食。或教以桃叶枕一夕，虫自鼻出，形如鹰嘴，莫能识其名《循斋闲览》。

一人，在姻家过饮，醉甚，送宿花轩。夜半酒渴，欲水不得，遂口吸石槽中水碗许。天明视之，槽中俱是小红虫，心陡然而惊，郁郁不散，心中如有蛆物，胃脘便觉闭塞，几想月疑，渐成痿隔，遍医不愈。吴球往视之，知其病生于疑也。用结线红色者分开，剪断如蛆状，用巴豆二粒，同饭捣烂，入红线丸十数丸，令病人暗室内服之，置宿盆内放水，须臾欲泻，令病人坐盆，泻出前物，荡漾如明，然后开窗，令亲视之。其病从此解，调理半月而愈。

从政郎陈挫，富沙人，母高氏，年六十余，得饥疾，每作时，如虫啮心，即急索食，食罢乃解，如是三四年。畜一猫，极爱之，常置于傍。一日，命取鹿脯，自嚼而啖猫，至于再，觉一物上触喉间，引手探得之，如拇指大，坠于地，头尖匾，类塌沙鱼，身如虾壳，长八寸，渐大侔两指，其中盈实，剖之，肠肚亦与鱼同，有八子胎生，蠕蠕若小鳅，人莫识其为何物。盖闻脯香而出，高氏疾即愈。《类编》。

赵子山，寓居邵武军天王寺，苦寸白虫为挠。医者戒云：是疾当止酒，而以素所耽嗜，欲罢不能。一夕，醉于外舍，归已夜半，口干咽燥，仓卒无汤饮，适廊庑间有甕水，月映莹然可掬，即酌而饮之，其甘如饴，连饮数酌，乃就寝。迨晓，虫出盈席，觉心腹顿宽，宿疾遂愈。验其所由，盖寺仆日织草履，浸红藤根水也。《庚志》。

蔡定夫戢之子康积，苦寸白为孽。医者使之碾槟榔细末，取石榴东引根，煎汤调服之，先炙肥猪肉一大脔，置口中，咽咀其津膏而勿食。云：此虫惟月三日以前，其头向上，可用药攻打，余日即头向下，纵药之无益。（肺虫初四日、初六日上行，寸白虫惟初三日上行。）虫闻肉香咂啖之意，故空群争赴之，觉胸中如万箭攻攒，是其候也。然后饮前药。蔡如其戒，不两刻，腹中雷鸣，急奔厕，虫下如倾，命仆以杖拨之，皆联属成串，几长数丈，尚蠕蠕能动，举而弃之溪流，宿患顿愈。故广其传以济人云。《庚志》。

一人，因灼艾讫，火痂便落，疮内鲜血片片如蝴蝶样，腾空飞去，痛不可忍。此是血肉俱热，用大黄、芒硝，等分为末，水调下，微利即愈。

一人，有虫如蟹走于皮下，作声如儿啼，为筋肉之化，用雷丸、雄黄，等分为末，糁猪肉上，炙肉食之即愈。

一人临卧，忽浑身虱出，约五升，血肉俱坏，而舌尖血出不止，用盐醋汤饮下，数次即愈。

一人，大肠内虫出不断，断之复生，行坐不得。鹤虱末，调服五钱，自愈。

一人，腹中如铁石，脐中水出，旋变作虫行之状，绕身作痒，痛不可忍，扒扫不尽。浓煎苍术浴之，又以苍术、麝香，水调服之。

杨勔，中年得奇疾，每发言，腹中有小声效之，数年间，其声浸大。有道士见而惊曰：此应声虫也。久不治，延及妻子，宜读《本草》，遇虫不应者，当取服之。动如言，读至雷丸，虫忽无声，乃顿服数粒，遂愈。正敏后至长沙，遇一丐者，亦有是疾，环而观之者甚众，因教使服雷丸。丐者谢曰：某贫无他技，所以求衣食于人者，惟藉此耳。

一人，头皮内时有蛆行，以刀切破，用丝瓜叶挤汁搽之，蛆出尽，绝根。

汪石山治一妇，每临经时，腰腹胀痛，玉户淫淫虫出，如鼠粘子状，绿色者数十枚，后经水随至。其夫问故，汪曰：厥阴风木生虫，妇人血海，属于厥阴，此必风木自甚，兼脾胃湿热而然也，正如春夏之交，木甚湿热之时，而生诸虫是也，宜清厥阴湿热。即令以酒煮黄连为君，白术、香附为臣，研末粥丸，空腹吞之。月余经至，无虫且妊矣。

休宁西山金举人，尝语人曰：予尝病小腹甚痛，百药不应。一医为灸关元十余壮，（小腹痛，百药不效，宜灸。）次日，茎中淫淫而痒，视之如虫，出四五分，急用铁钳扯出，虫长五六寸，连日虫出如此者七，痛不复作。初甚惊恐，后则视以为常，皆用手扯，此亦偶见也。仲景云：火力虽微，内攻有力，虫为火力所逼，势不能容，故从溺孔出也，其人善饮，御内，膀胱不无湿热，遇有留血瘀浊，则附形蒸郁为虫矣。经云：湿热生虫，有是理也。故痨虫、寸白虫，皆由内湿热蒸郁而生，非自外至者也。正如春夏之交，湿热蒸郁而诸虫生焉。是矣，此亦奇病，因记之。

无锡一人，遍身肤肉有红虫如线，长二三寸，时或游动，了了可见，痒不可胜，医莫能治。一日，偶思食水蛙，蛙至，虫遂不见。乃市蛙为脯，旦晚食之，月余，其虫自消。《五湖漫闻》。（《名医类案》）

〇贾谊《新书》云：楚惠王食寒殖得蛭，恐监食当死，遂吞之，腹有疾而不能食。令尹曰：天道无亲，惟德是辅，王有仁德，病不为伤，王病果愈。王充《论衡》云：蛭乃食血之虫，楚王殆有积血之病，故食蛭而病愈也。陶弘景曰：楚王食寒殖见蛭食之果能去结积，虽日阴韦占，亦是物性兼然。《本草纲目》。

唐时京盛医人吴元祯治一妇人，从夫南京还，曾误食一虫，常疑之，由是致疾，频治不减。请吴医之。吴揣知所患，乃择主人姨，妳中谨密一人，预戒之曰：今以药探吐，以盆盂盛之，当吐时，但言有一小蛤蟆走去，然切不可令病人知之，是诳给也。弥仆如约，此疾顿除。《北梦琐言》。

元载不饮酒，人强之，辞以鼻闻酒气即醉。人谓可治，取针挑载鼻尖，出一小青虫，曰：此犹魔也，闻酒即畏之，去此无患。是日载酒一斗，五口倍之。《清赏录》。

孙兆治向大王宫中有一宫人，七太尉所宠也，忽患一疾，凡恶心则吐虫数条，后乃频作。七太尉甚愍之，累治不瘥。每用杀虫药，则吐虫愈多，诸医殆遍召。孙诊之，孙曰：六脉皆细，非虫脉也。今虽吐出，乃脏寒而虫不安，移居上膈，因而吐出。复用杀虫之药，为药所苦，不能自安，所以吐出愈多也。孙遂用药，不三五钱，皆一色丸子，虫遂不吐。明日再召孙至，六脉渐大，进前药其病不作。后求方，乃硫黄、附子各一两，并末糯米糊为丸，每三十丸，米饮下。《纲目》。（此张岳景治虫用温脏丸之蓝本也。但大寒大热，虫俱不安，亦未可执。）

窦材治一妇人病腹胀，诸药不效。令解腹视之，其皮黄色，光如镜面，乃蛲瘕也。先炙牛肉一片令食，后用生麻油调轻粉五分服之取下，下蛲虫一合，如线如须状。后服安虫散而愈。

张子和曰：汴梁诸匠氏，有木匠赵作头，铁匠杜作头，行次失路，迷至大宅乞宿，主人不纳。曰：家中有人重病，不敢纳君。杜作头绐曰：此赵公乃汴梁太医之家，今蒙上司见召，迷路至此。盖病者当愈，而遇此公也。主人然而入。良久复出将邀二人入室，与之食已。主人起请曰：烦太医看病何如？赵见而笑曰：一药可愈。二人窃议曰：来时所携熟药寄他车上，此中实无奈何。杜曰：此甚易耳。潜出门得牛粪一块，作三十粒，下以温水。少顷病人觉胸中如虫行，一涌而出，状若小蜣螂一二升，以手探之，又约一升，顿觉病去。明日主人出谢曰：百岁老人，未尝见此神效之药也。礼饯二人遂归。此二子，小人也。（欲苟一时之宿，遂以秽物治人，亦偶得吐法耳。）

周汉卿治武城人，病胃痛，奋掷乞死。汉卿纳药于鼻，俄喷赤虫寸许，口眼悉具，病旋止。《明史》。

钟大延治一僧嗜盐，每食斤许。众医虽知为虫，然服药辄痛闷欲绝。大延曰：是虫不受药也，当有以饵之。以盐笋干用药煮，仍加以盐令服，越数日果呕数斤许而愈。《宁波府志》。

李明甫，东阳人，善医，尤妙针法。义乌令痴心痛垂死，明甫视之，曰：有虫在肺下，药所不及，惟砭乃可，然非易也。谬谓于背上点穴，密取水以噀之，令方惊而针已入。曰：虫已死矣。既而腹大痛，下黑水数升，虫亦去，遂愈。《两浙名贤录》。

尹蓬头者，传称骑铁鹤仙，盖异人也。一贵人闺女弱病，形容俱变，医人束手，无药可愈。母钟爱不能舍。偶邀视之，曰：有痨虫，尚可医。请用何药。曰：药力不能治，只消与我同宿一夜便好也。母信其仙术，决无戏言，白之于父。父大怒云：胡说，岂有公侯家女，与一疯道士同宿之理。后见女殊无生意，母又涕泣言之，恳切不已，从之。尹令纸糊一室，室不许留孔，设一榻，不用障，令女去其相衣，用手摩足心，极热如火抵女阴户，东西而睡。戒女云：喉中有虫出，可急叫我。女不能合眼，而尹鼻息如雷。天将明，女报虫从口中飞出，尹四顾觅之不见，曰：从何处钻去，不能除根，定要害一人也。盖乳母不放心，因开一孔窥之，虫出女口，已入乳母之腹也。天明父母视之，女之颜色已变。尹大笑而去。后数月女方择婿，而乳母死矣。《续金陵琐事》。

冯益斋给谏每发言，腹中辄有声应之，此应声虫病也。遂告病，卜居南京。杨守极用小蓝煎饮之，即吐出其虫。《续金陵琐事》。

郭茂倩嫂，金华君，产七日不食，始言头痛，头痛已，又心痛作，既而目睛痛，如割如刺，更作更止，相去无瞬息间。每头痛甚，欲取大石压，良久渐定。心痛作，则以十指抓壁，血流满掌，痛定目复痛，又以两手自剜取之，如是十日不已。众医无计。进黑龙丹半粒，疾少间，中夜再服下，瞑目寝如平昔。至平旦下一行，约三升许，如蝗虫子，疾减半，巳刻又行如前，则豁然顿愈矣。《纲目》。

孙文垣治一妇人心痛唇红，痛则大发热头痛，少顷出汗，脉大小不一。（虫脉。）曰：此虫痛之症，痛吐白沫可瘳也。（凡心腹痛而唇红吐白沫者多属虫证。）槟榔、川椒各二钱，杏仁一钱五分，石菖蒲一钱，乌梅七个（太多），炮姜、草豆仁、陈皮各五分，山栀一钱，一剂痛减半，再服痛痊愈。

闵蜃楼乃政，体肥性躁，患痛风，手不能栉沐，足不能步履，痛处略肿，呻吟喊叫（此风木生虫也），凡治七越月不减。孙诊之曰：湿痰凝滞经络作痛（也猜错了），医作血虚，投以补剂，宜其不愈。乃用二陈汤，加乌药叶、苍术、僵蚕、海桐皮、南星，服至六帖，遂不肯药。强之，曰：医以疗痛，今反加痛，吾何药焉。时已申刻，知其骄蹇性成，亦不再强。改以芫花醋炒过三分，海金沙一钱为末，白汤调下。（仿更衣丸意。）至晚泻一次，下稠痰半盏，足痛减大半，稍能动止。初更后忽腹中大痛，促进诊。行至后堂，家人出曰：病者卒矣。曰：此必痛厥，非竟死也。（临症者不可不知。）且视之，至则冷汗淋漓，兀坐溺器，面青息断。诊之，手冷如水，六脉俱在，但沉伏耳。知为痛极使然，用姜汤灌之乃苏。徐语侍女适来腹中痛甚，火气进出，肛门如焚，大响一声，不知泻下何物。视之乃血鳅一条，长六寸余，鳞目悉具，尚能游动。众问如何，曰：此蛔物也，得下幸耳。但此剂实为行痰，初不知其有虫如是。盖芫花乃杀虫之品，故偶中，亦疾人之福也。次日手足皆能动，仍以二陈汤加茯仁、红花、五加皮，四帖脱然。（雄按：病变万端，病机百出，天下事莫难于医。）

叶润斋年近四十，心膈嘈杂，好啖肉，尤好啖鸡，一日不可缺，缺即身浮力倦，神魂无措，必急得乃大嚼入腹，腹又大痛，痛极即吐酸水稠涎，然后稍定，少顷又思啖矣。其痛苦之态，喊叫之声，闻见酸鼻，而彼则甘心焉。或劝其勿啖肉，谓久病脾虚，肉入难化，故作楚也。曰：吾岂不知，盖痛甚苦，尚能熬，若嘈杂则遍身淫淫苏苏，左右无可奈何，手足无所把捉，顷刻不能自存，有逾于死也。孙诊之，六脉大小不等，观其色唇红面黄。曰：据色脉，乃虫病也。先与雄黄丸一服，以腻粉五分，使君子末一钱，用鸡子打饼，五更空心饲之。（方可录。）辰下长蛲十条，内有大者，长尺有咫，自首贯尾皆红，下午又下小虫百余。自此不嗜肉，而嘈杂良愈。

龚子才治一妇，年四旬，心胃刺痛，时痛时止（虫痛），不思饮食，食即吐，手足厥冷，胸中痞闷，口干作渴。曰：此胃中有虫也。以二陈汤，加槟榔、枳实、乌梅、花椒、黑姜、苦楝根皮、生姜，煎一服，下虫一大碗而愈。

孙一奎在吴下时，有吴生谭震者，博雅士也，一日偶谈及臌胀，吴乃诘予曰：鼓有虫否乎？予卒不敢应，俯思久之，对曰：或有之。《本事方》云：脐腹四肢悉肿者为水，只腹胀而四肢不肿者为虫。注曰：虫即臌胀也。由是参之，古人曾以鼓、蛊同名矣。且蛊以三虫为首，岂无旨哉。盖臌胀，即今云气虚中满是也。以其外坚中空，有似于鼓，故以名之。彼蛊症者，中实有物，积聚既久，理或有之。吴曰：诚敏也，予堂嫂病鼓三载，腹大如箕，时或胀痛，四肢瘦削，三吴名医，历尝不瘳。吴俗死者多用火葬，烧至腹，忽响声如炮，人皆骇然。乃见虫从腹中爆出，高三丈许，烧所之天为昏。俄而坠地，细视之皆蛔也，不下千万数，大者长尺余，虫腹中复生小虫，多者十五六条。

虫在人腹中，蕃息如此，曷不令人胀而死哉。惜诸书未有言及者。予后至淮阴，有王卿官者，其子年十六，新娶后腹胀大，按之有块，形如稍瓜，发热昼夜不退，已年半矣。医惟以发热消胀之剂投之，其胀愈甚，喉中两耳俱疮。诊其脉滑数，望其唇则红，其腹则痛，又多嗜肥甘。（腹痛而唇红好啖者皆属虫。）因思凡腹痛者唇色必淡，不嗜饮食。今其若此，得非虫乎？遂与阿魏积气丸服之，下虫数十，大者数条，小者亦三四条。虫下则热渐减，腹渐消，三下而愈。益信前闻之不虚也。《景岳全书》。（雄按：前条龚氏案不思饮食亦虫症也。病情变幻，莫执一端。）

李士材治侯给谏，腹中嘈痛，按其左肱，手不可近，凡饮食到口，喉间若有一物接之者然。曰：脉大而数，腹痛呕涎，面色萎黄，此虚而有湿，湿热相兼，虫乃生焉。当用人参汤，送槟榔丸以下虫积。虫若不去，虽服补汤，竟何益乎？病家畏谨之甚，不敢轻投，终莫能起。（何不改用平善杀虫之剂？）

张远公三年久嗽，服药无效，委命待尽。姑乞诊之。问曰：饥时胸中痛否？曰：大痛。视其上唇，白点如粞者十余处，此虫啮其肺也。用百部膏一味，加乌梅、槟榔与服，不十日而痛若失，咳顿止。令其家人从净桶中觅之，有寸白虫四十余条。自此永不复发。（立斋案云：上唇白点，虫蚀上部。下唇白点，虫蚀下部。）

王海藏云：有杨时者，因患风气冲心，饮食吐逆，遍身枯瘦。曰：服万病紫菀丸，至二十日，泻出肉块蛤蟆五六枚，白脓二升愈。又赵侍郎先食后吐，目无所见，耳无所闻。亦服万病紫菀丸，泻出青蛇五七条，下恶脓三四升方愈。紫菀丸即厚朴丸加羌活、独活、防风是也。厚朴、蜀椒、川乌头、紫菀、吴茱萸、菖蒲、柴胡、桔梗、茯苓、官桂、皂角、干姜、人参、黄连、巴豆霜。（雄按：必有的实证据，始可投之。）

益昌伶人刘清啸昵一娼，名曰花翠，年逾笄，病好食生米，否则，终日不乐，至憔悴萎黄，不思饮食。惠民局监赵尹，用苍术米泔水浸一夜，锉焙为末，蒸饼丸梧子大，每服五十丸，食前米饮下，日三服，两旬而愈。盖生米留滞肠胃，受湿则谷不磨至生虫。苍术能去湿，温消谷也。杨氏藏经验《本草纲目》。

戴元礼奉太祖命，往治燕王患瘕。见他医所用药良是，念何以不效。乃问王何嗜。曰：嗜生芹。元礼曰：得之矣。投一剂，夜暴下，皆细，蝗也。《明史》。

葛可久治一人患腹痛。脉之，谓其家曰：腹有肉龟，视熟寐，吾针之。勿令患者知，知则龟藏矣。患者问故，家人诳曰：医云寒气凝结，多饮醇酒自散矣。患者喜，引觞剧饮，沉酣而卧。家人亟报，葛以针刺其患处，病者惊寤。俾以药饵，须爽有物下，俨如龟形，厥首有穴，针所中也。病遂愈。黄日升《蓬窗类记》（雄按：俟寐而针固是治法，至于一诊而知其为龟，一针而恰中是龟首，未免神其说矣。）

杭州府通判王某，河间人，病腹胀，服药不效。梦人语云：鬼蒺藜可治。王觅取煎饮，饮之痛不可忍，俄顷洞泄，迸出一虫，长丈余，寻愈。《览余漫抄》。

山野人好啮虱，在腹生虫为虱癥，用败梳败篦各一枚，各破作两分，以下分烧研，以一分用水五升，煮取一升，调服即下出。

张路玉曰：近有女子咳逆腹痛，后忽喜呼叫，初是呀呷连声，渐至咿唔不已，变易不常。或如母鸡声，或如水蛙鸣，或如舟人打号，每作数十声，日发十余次，忍之则胸中闷闷不安。此为叫虫，即应声虫之类也。复有一人忽发热痞满，后常兀兀欲吐，吐中必有虫数枚，状如虾形，跳跃不已，诸治不应。或令服铜绿涌之，不过二三度遂绝，不复见矣。

黄履素曰：人阴毛中生虱名八角子，帖伏毛根最痒恼人。相传此虫不医，延及头鬓眉毛，其人当死。治法以生银杏捣烂敷合毛上，隔宿其虫尽死。有少年曾患此，此法神效。有友为予言，生此虫者，运会将否之兆。予患此之后，抱病十余年，备尝苦楚，其言果验。

虫之类能入耳者，不独蚰蜒，凡虫皆然。有人患脑痛，为虫所食。或教以桃叶作枕，一夕虫自鼻出，形如瓮嘴，人莫能识其名。《胫斋闻觅》。

有人患脚疮，冬月顿然无事，夏月臭烂，痛不可言。遇一道人云：尔因行草上，惹蛇交遗沥，疮中有蛇儿，冬伏夏出故也。以生蛤蟆捣傅之，日三换，凡三日。一小蛇自疮中出，以铁钳取之，其病遂愈。《摭青集说》，《医说》。

至顺辛未，上埠一妇人，就山林中探笋归，觉手粘如饴，一时不暇洗盥，既剥笋壳，又以齿啮之，由是成癥，产蛇而死。盏受蛇遗之毒也。孔行索《静斋至止正直记》。

张予和治酒官杨仲臣病心气痛。此人常好饮酒，初饮三二杯，必奔走跛懒两足三五十次。其酒稍散，方能复席，饮至前量，一醉必五七次。至明呕青黄水，数日后变鱼腥臭，六七日始安。张曰：宜涌。乃吐虫一条，赤黄色，长六七寸，口目鼻皆全，两目膜脯，状如蛇类，以腌腌干示人。

张子和曰：予昔过夏邑西，有妇人病胀如鼓，饮食乍进乍退，寒热更作，而时呕吐，且三年矣。巫觋符咒，无所不至，惟俟一死。会十月农隙，田夫聚猎，一犬杀死，于大树根盘，遗腥在其上，病妇偶至树根，顿觉昏愦眩瞀不知人，枕于根侧，口中虫出，其状如蛇，口眼皆具，以舌舐其遗腥。其人惊见长蛇，两袖裹其手，按虫头极力出之，且二尺余，重几斤。剖而视之，以示诸人，其妇遂愈。虫亦无名，此正与华元化治法同，亦偶中吐法耳。

小校毕联元，偃师人。忽得奇疾，左股痛不可忍，呻吟累日。有僧诣门乞食，问其所苦，曰：此肉鳗也，早治可活，今病深矣。因刺其膝，出小蛇十余条，僧持之，余逾数日，蛇复涌出，竟死焉。《三冈识略》。

陆肖愚治陈曙光患饥，必食肉方解，否则遍腹淫走，身体如在空中。每食肉，初一脔必满心如箭攒作痛，至数脔方定，小则频饥，多则不能克化而作泻。医治半年，肌削骨立，脉之六部皆弱，而浮沉、大小、迟数不等，面黄而带青纹。曰：此患虫也，可立拯之。令购使君子肉半斤，猪精肉半斤同煮，俟肉极熟，去史君子，入腻粉一钱，令连汁顿食之。初食亦如箭攒，食后半日不饥，至五更下盆许皆虫，有全者，有半烂者，有活动者，宿疾顿除。乃以参苓、白术等调理，禁其一年勿食肉，遂全安。

浦南一人，少时每向溪边执蚌，三旬外患肠痛，痛时几不欲生，发必三四日。偶一僧过其门，闻其叫号，出药七丸，大如菜子，用白汤送下。少顷下虫二、三十，作红白包，其形如蚌，旋愈，后二年死。无名氏《云间杂志》。

薛立斋治一男子患腹痛，热则痛甚，诸药不应。半年后腹加肿胀，面色萎黄。诊其脉不洪滑，非痈也，询之云：始于渴甚，俯饮涧水。意其误吞水蛭而然。令取河泥为丸，空心用水送下百丸，果下水蛭而愈。又一子因跌沟中腹作痛，服积惊等药不应，亦依前症疗之。

一妇人于壁上取鸡翎卷耳，适蜈蚣生子在翎上，带入耳中，生小蜈蚣，穿脑内且痒，百药莫效。梦神人传一方，令炒鸡肉热置一器，内留一小孔盖上。令病者以耳受之，鸡气熏人，蜈蚣悉攒鸡肉上，其病乃立愈。《广笔记》。

钱国宾治周氏子业儒，年二十，脚掌常肿，生黄泡数十，水出即愈，及昏厥之症，不时常发，偶家宴忽然仆地。延诊，按诸经脉不动，独肾濡数，或乱或静。因思濡生湿也，数主热也，乱主虫动也，静虫伏也。脚掌生疮属肾也，是肾经湿热生虫，虫气上攻昏厥。以雄黄丸，巴霜、郁金、大黄各五分，炼蜜为丸绿豆大，雄黄为衣，姜汤送十五丸，以姜汤再灌，虫化如胶墨汁，解于露地数堆。后用冷米汤补之，恐防再举。又食榧子一二升，遂不复发。

济宁店主女，年十八，劳病三载，体瘦神昏，疾日重矣。视其形神憔悴，眼露光芒，六脉杂乱。细问起居，女曰：腹中常隐隐痛，喜食糖果。及看面生白点，方知是虫也。与雄黄丸十粒，槟榔汤送下，至午不动。又催五丸，腹中大响，下虫百余，形如土鳖，上有鱼鳞，下有黑嘴，四足能动。此女昏晕半日方醒。饮以薄粥，用人参、当归、槟榔、紫苏、赤茯苓各一钱，丁香五个，乌梅一个，数服除虫之根。又以调理方而别。钱案。

苕中唐国学子年十八，骨立修长而乏肌肉，面白筋青，小腹近胁微痛。医莫知其症。脉乍长乍短，虫之候也。筋青暴露：肝之病也。小腹近胁，肝之地也。遂知肝内湿热生虫，薄蚀久矣。以煅存性肥皂一两，芦荟一钱，共研为细末，每日糖水调下一钱。蚀虫受药，便于露地，日日一堆，虫化胶厚青苔。二十五日虫尽，服参、芪、归、术收功。两月身体大壮。同上。

蒋仲芳曰：姚轶指妇，年二十余，骨蒸潮热，干咳口干，百治无效。遇一方士，曰：肺中有虫，今当盛夏，正可引出。即用童子鸡一只，去毛杂煮熟，贮漆盘中，以盘盖，半开半闭，俟病者睡着，以半开处置病人鼻边，觉来即将盘盖盖紧。侵晨用水一大桶，置盘中，揭开视其鸡上，小虫有翅者二三百，即倾在长流水中。第二夜用鸡引之，又去虫七八十，虫尽而病愈，至今无恙。予意鸡喜食虫，故虫亦喜食鸡。正如蜈蚣与鸡相仇之意。煮熟者取其香，盛夏则虫四散，睡着不动，则虫闻香易出，付之长流水者，欲其去而永不来也。后试他人亦验。然其要处，不可令病人先知，恐虫亦知，而避去耳。

王宇泰曰：汪仲嘉谓余曰：公知王节斋所以死乎？曰：不知也。汪曰：节斋为四川参政时，得心腹痛疾。医疗之，百方不衰，日甚一日。闻峨嵋有道者善医，然不可致也，节斋亲至山，屏舆从，徒步诣之。道者望见即惊，曰：病深矣。既坐，问公于服饵有生用气血之物，焙制未彻者乎？曰：有之，常服补阴丸，数十余年矣。中用龟甲酒炙而入之。曰：是矣，宜亟归。屈其指曰：犹可将及家也。节斋遽投檄归，至吴闻辄便下赤色小龟无数。是夕卒于舟中。王曰：《本草》称龟甲所主大率破癥瘕，已疟、痔、阴蚀，漏下赤白，不言补心肾，服之反有害。程云来《医暇卮言》。（雄按：龟鳖甲等但宜入煎剂，如入丸须熬胶代蜜用，始无弊也。）

孙文垣治马迪庵内人，原以饮食过伤，又为风寒外袭，或以内伤外感治之，致五更发热（盛于阳分），唇燥，胸中冲跳不已，手足皆冷（热厥），脉两寸俱滑数。（寸盛是火上冲。）曰：此奇痰症也。（杜撰。）以小陷胸汤，加白芍、萝卜子、前胡、酒芩二帖。次早大便行，下蛔虫八条（却不见奇痰），胸中即不冲跳，但觉力怯。再诊之，两寸减半，尺脉稍起，以二陈汤加白芍、酒芩调理，后四帖加当归痊愈。（雄按：伏痰挟火上冲而胸中跳动者亦有其症。余尝治蒋左侯室人之病，以雪羹和竹沥调紫雪而瘳焉。症虽非奇痰，其论未可厚非。）

琇按：此由发热过散而扰动其火，上冲胸跳，蛔亦不安而动。辄以小陷胸汤投之，则黄连之苦寒能降火，蒌仁之甘寒能清火，枳实之峻削能攻下，病去厥止，蛔亦从而下行。其力怯，良由攻之猛耳，非真有奇痰为病也。孙君生平专以痰揣病，其不经处，类多如此。（雄按：蛔因热动以致胸跳，热降蛔下则病自安。孙君之治固为幸中，魏氏之评亦有未当。）

张景岳治王氏少妇，年未二旬，素喜瓜果生冷，常病心腹痛，每发必数日不食，后数年发必吐蛔。初吐尚少，既而日多，每吐必一二十条，每发必旬日不食。医者但知攻虫，旋去旋有，百药不瘳。察其脉症，因知伤于生冷，致脾胃虚寒，阴湿气聚，故为是症。使不温胃养脾，以杜寒湿生化之源，虫去复生，终无济也。乃制温脏丸与之。药未完而病愈。后仍耽生冷果，旧病复作，与前药而安。（原注：凡治虫之法，但察以别无疳热等症者，悉以温补脾胃为主。）（雄按：议论超卓，然因于热者较多也。）（《续名医类案》）

尸虫证

齐秉慧医案

○曾治季三思，患尸虫证，饮食如常，但瘦削不堪，卧床不起，起则晕眩，举室怆惶，访求良医，知予在孙公署内，提刺促骑请治。余曰：是病起于何时？得于何因？其母泣曰：寒门单传已三代矣，昔者吾祖、吾父死于此证，吾夫又死焉，今吾子又染此证，年未及强，虽有一孙尚幼，祖姑年九十有六，姑多病，望先生怜而救之。余慰之曰：尔勿忧，此尸虫证也，余屡医验，乃与救痨杀虫丹，用鳖甲一斤（酒醋炙透），茯苓五两，干熟地、山药、沙参、地骨皮各一斤，山萸八两，白薇、白芥子各五两，人参二两，鳗鲡鱼一尾（一名白鳝、蛇鱼）重一斤余，或二斤更好，煮熟，先将白鳝捣烂，和前药为细末，粳米饭碾成丸，梧子大。每夜五更时洗脸，北面仰天，念北斗咒七遍（咒见后），即以开水送丸五钱，服毕，南面吸生气入腹中，烧降香置床下，午时又依前法吞服。至七日，三思向伊母言曰：

有堂先生良医也，吾知其不死也，心中安稳，全无忧惧，吾家当戴德于无涯矣。服至半料，其虫尽化水由小便长驱而下，状若稀糊。此方大补真阴，全无杀虫伤气之药，补中用攻，若非天仙救人，乌立此方？果服之三月而效，半载而康，连生五子，至今二十五年而不发，亦无恙焉。

○曾治州吏目宋豪士，为人清高，二代单传，年十八患前证，医家不识尸虫之害，误作虚劳治之，一味滋阴，以致阴愈长而阳愈亏，不竭力杀虫，反去养虫，则虫之子若孙，愈肆猖獗，不亡何待？乃叔肇堂延请诊之，六脉沉细而数，左关数甚，观其面黯色滞，肤无润泽，发焦耳枯，形神俱败，尸虫旺极之候。遂与人参、芪、术各五钱，星、半、姜、附各三钱，吴萸、川椒、枯矾各一钱。服十剂，觉神气稍清。又服十剂，皮肤光泽。又服三十剂，发润耳红，人事利爽，元气渐复，步履自如。乃为之竭力杀虫，兼以制鬼法，用室女顶门发一小团，皂角汤洗去垢，酒醋浸晒，同黄纸卷筒烧存性，川芎五钱，当归三钱，广香一钱，安息香、明雄各二钱，全蝎二枚，生活鲤鱼一尾取头（酒醋酥炙），共为粗末，分四服。每服入降真香末五分，书北斗符一道，火化入药中，如前法念北斗咒七遍，五更时井花水煎服务要，初旬治之乃灵。又另买大鳗鲡一尾去肠腹，用水清蒸，调和五味，汤肉任吃，留其全骨，以火炕干，入降真香、雷丸、大黄、川椒、吴萸、甘草、明雄各七钱，共为粗末，入当门子七分和匀，卷黄纸筒以药贮之。令患者高卧于大油纸内，覆好留头，面向外，燃纸筒薰之，熟睡半时，九窍作痒，醒则诸虫尽在油纸中矣，延余视之，形如针嘴，近人气犹作跳跃状，殊甚骇然，命除之。继服补中益气汤数百剂、龟鹿地黄丸数十斤，而元气大复，连生五子。

○曾治廪生高鸣岐，性孝友，行端方，因堂弟鸣岗、文中二人外染尸虫，相继沦亡，此时无人知觉，鸣岐念叔父仁慈公直，不忍二子连丧，日夕不离病者侧，明年诣馆读书，疾作矣。自家知是尸虫传染之故，茫茫归去，来寓求取玉枢丹，更深时用无灰酒磨服三钱，静坐一时许，自觉腹内似蚂蚁搬迁之状，不安殊甚，禁食一日，饿甚，只服稀粥少许，又明日，其虫化成鱼冻而下，若冰条然，即服八珍而安。未几，一仆一裁缝，均曾服侍二亡者，同染亦作，鸣岐以前法施治，均下恶物而痊。此丹为驱毒杀虫神品，初起用之，奏功自捷。若诸证俱见，虚劳已成，仍依前汤药、丸饵诸法调理，自必有效。

○昔有一家患传尸痨，五人兄弟已死其三，方士令服此丹，奋进一钱，下恶物如脓状，一下死虫如蛾形，俱获活命。其家遂依法制合药广施尸证，服之无不验者。

○又见一女子久患痨瘵，为尸虫所噬，磨此丹一钱，服之一时许，吐出小虫十余头后，复配苏合香丸，服半月如常。药品虽不言补，羸瘦人服之并效，诚卫身之宝也，仁人君子，合以溶人，德莫大焉。（《齐氏医案》）

迴　风

○淳于意治齐淳于司马病，切其脉，告曰：当病迵风，迵风之状，饮食下嗌，辄后之，病得之饱食而疾走。淳于司马曰：我之王家食马肝，食饱甚，见酒来，即走去，驱疾，至舍，即泄数十出。臣意告曰：为火剂米汁饮之，七八日而当愈。（琇按：其人必内火素盛，又食过饱而疾驰，食乃奔迫而下，食去肠虚，气复流聚，故食入则气迫辄后若洞彻。然以黄连泻火，米汁补脾而愈。凡治火迫下泄用之神验。）时医秦信在旁，臣意去，谓左右阁都尉曰：意以淳于司马病为何？曰：以为迵风，可治。信即笑曰：是不知也。淳于司马病，法当后九日死。（琇按：信误以囊同赵章，断以为死，亦高手也。）即后九日不死，其家复召臣意，意往，问之，尽如意诊。臣即为一火齐米汁使服之，七八日病已。所以知之者，诊其脉时，切之尽如法，其病顺，故不死。《史记》。

阳虚侯相赵章病，召臣意，众医以为寒中，臣意诊其脉，曰：迵风。迵风者，饮食下嗌，而辄出不留，法曰：五日死。而后十日乃死。病得之酒。（琇按：酒伤阳明太阴，湿热久从火化，三阴生气竭绝，故洞泄而死也。）所以知赵章之病者，臣意切其脉，脉来滑，是内风气也，饮食下嗌蔼辄出不留者，法五日死，皆为前分界法，后十日乃死，所以过期者，其人嗜粥，故中藏实，中藏实，故过期。师言曰：安谷者过期，不安，谷者不及期。《史记》。（《名医类案》）

调　养

费伯雄医案

○营卫平调，化痰调气。

人参，云茯苓，生白术，当归身，黑料豆，杭白芍，川杜仲，陈橘红，制半夏，春砂仁，广郁金，玫瑰花，夜合花，金橘饼，广木香。

养阴调营，兼化痰软坚之治。

南沙参，云茯苓，大丹参，陈橘红，制半夏，左牡蛎，象贝母，柏子仁，夜合花，全当归，炙僵蚕，金橘饼，红枣。

营血久亏，肝胃不调，宜养阴调营之治。

南沙参，云茯苓，苡仁，当归身，白蒺藜，潼沙苑，川石斛，怀牛膝，柏子仁，象贝母，甜杏仁，大丹参，合欢皮，莲子肉。

祖怡注：此症脉多弦硬，去年曾经吐血，肝胃不调与肝胃气痛方中，皆用血药。此方治肝虚，故不用破气药。

养阴调营，参以清肃。

鲜首乌，天门冬，麦门冬，白玉竹，光杏仁，南沙参，瓜蒌皮，女贞子，象贝母，桑白皮，北沙参，黑料豆，海蛤粉，去心莲子。

清滋太过，胃气反伤，拟培土生金，兼和营调胃之治。

南沙参，云茯苓，冬白术，苡仁，化橘红，女贞子，潼沙苑，合欢皮，全当归，怀牛膝，杏仁泥、莲子肉，桑白皮，川贝母。（《孟河费氏医案》）

发　热

刘冠军医案

○邱某，男，46岁，工人。1974年9月初诊。

患者素往体弱，胃纳不佳，近日过劳，复感外邪，头痛发热，经治好转，惟午后低热不退，体温在37摄氏度～38摄氏度之间，连续使用青、链霉素及四环素等治疗无效。某医以阴虚治之，服生地、黄芩、青蒿、地骨皮、龟甲等甘寒之品二十余剂，反见倦怠肢冷，纳少畏寒，自汗心悸，便溏腹鸣。查其体弱神疲，面色淡黄，唇淡白，苔薄白，脉沉细无力，血压17.3/12千帕，血白细胞总数为5.5×10^9/升。取穴：中脘、足三里、脾俞、气海、大椎、阳池。仿罗谦甫治疗“虚中有热”案法，每日用麦粒大艾炷灸中脘5壮，足三里、脾俞7壮，气海、大椎、阳池5壮。连灸7日，热退脉起，白细胞上升为6.8×10^9/升，又连灸7日，疗效巩固。［中医杂志，1993，34（1）］

刘树农医案

○孙某，女，14岁。

初诊：1977年2月25日。一月前曾摔跤1次，右臂部着地，局部红肿，后即发热，波动于36.5摄氏度~40摄氏度之间。无明显规律，热势盛时神倦喜卧，热退时彻身大汗，复如常人，舌边红，苔黄腻，脉数。血常规：白细胞16×10^9/升，中性粒细胞80%。从跌打损伤，瘀血留结论治，用复元活血汤佐清热解毒法。银柴胡三钱，天花粉四钱，炮甲片三钱，当归二钱，桃仁二钱，红花二钱，制大黄二钱，生米仁四钱，淡竹叶三钱，银花三钱。3剂。

二诊：3月1日，热势已退，原方3剂。

三诊：3月5日，热净症平，现右臂部结一硬结，按之觉酸，苔腻渐化而未净，脉细小数。再进活血，佐以清解余邪，冀内消而免外溃。银花三钱，当归二钱，天花粉四钱，炮甲片二钱，红花二钱，桃仁二钱，赤芍三钱，公英四钱，生苡仁四钱，制乳没各一钱。（《老中医临床经验选编》）

陈放中医案

○侯某，男，9岁。

患儿于1973年9月5日因高热六天不退入某医院。入院后体温一直波动在38摄氏度~41摄氏度之间，持续3~6小时，可自行退热，而数小时后，体温又复升高，每天发作2~3次。高热时全身出现团块状荨麻疹，以手背为甚，伴关节疼痛，热退时等麻疹即消失，关节疼痛亦减轻。抗生素无效，大量激素有效，但减量时体温即回升。1973年9月14日，以变态反应性亚败血症转入某医学院附属医院住院，并经几大医院会诊一致同意变态反应性亚败血症的诊断，并拟定以氯喹、环磷酰胺、水杨酸制剂、激素等药物交替使用，同时配合中药治疗，但终未根治，每年复发。从1973年9月至1977年12月先后住院6次。因病未根除，加之西药的不良反应，故前来我处中医治疗。初诊1977年12月16日。患儿体温39.1摄氏度，时烦躁，面部浮肿，两颧红赤，头发稀疏枯黄，咽部轻度充血，口干而苦，渴喜冷饮，纳差液寐不安，小溲黄赤，大便干结，二日一行，关节疼痛，肌肤散见黄豆大小红疹，色紫赤，舌红赤，尖绛，苔黄厚干燥，脉洪数。

辨证：火毒内盛，充斥三焦，波及营血。

治法：清热解毒，凉血散瘀，佐以滋阴。

方药：黄连30克，黄柏15克，黄芩15克，栀子12克，银花30克，连翘15克，蒲公英30克，丹参30克，丹皮15克，玄参30克，麦冬15克，生地30克，牡蛎60克（先煎），生军10克（后下），玳瑁3克，（研细末冲服），5剂。

二诊：1977年12月22日。服上方后，发热次数从每日3~4次减至1~2次，发热持续时间从2小时~3小时减至1小时左右，体温不超过39摄氏度，纳食稍增，口干好转，关节疼减，大便通畅，舌红，苔黄，脉弦数。已停服西药。守上方，去生军加板蓝根30克，5剂。服上方3剂后，体温即恢复正常，纳食增加，二便自调，诸症消失。服完上方5剂后自行停药。后嘱其服六味地黄丸一个月善后。随访5年，未见复发，血象正常，发育、智力亦正常。［中医杂志，1983，24（7）］

秦伯未医案

○男性患者，慢性粒细胞白血病。每天傍晚开始发热达40摄氏度，下半夜自汗身凉，大起大落，已有半年。平时手心微热，两足不温，腰以下特别疼痛，大便数天一次。舌苔厚腻，脉沉细无力。诊断为下焦阴阳并虚，中气不振，用黄芪、生熟地、归身、苁蓉、升麻、白术、泽泻等甘温除热，次日晚上热即平静。（《谦斋医学讲稿》）

王祖雄医案

○吴某某，女，26岁，住贵阳市观水路111号。

主诉：低热1周。

现病史：产后45天，多汗，畏寒，食少，且恶露未尽。1周前因洗冷水受凉，先恶寒，继而往来寒热，多汗而皮肤湿冷，于1993年7月14日来诊。查体温38.5摄氏度，血象：白细胞5.5×10^9/升，中性粒细胞80%，淋巴细胞20%。症见往来寒热，少腹坠胀隐痛，不思饮食，动则汗出，舌淡，苔薄白，脉弱。

辨证分析：产后气虚血少，营卫不调，腠理不固，复感受寒邪，本恶露未尽，邪高痛下，是正虚邪实。

辨证：产后发热（表卫不固，寒客太少）。

治法：益气团表，和解太阳少阳。

方药：玉屏风散、桂枝汤、小柴胡汤合方。

3剂煎服，忌生冷饮食。

1993年7月16日二诊：服药后冷汗明显减少，往来寒热减轻，但口干，便秘。继用前方加玄麦甘桔。3剂煎服。

1993年7月21日三诊：已不发热（体温正常），自汗而不湿冷，但仍怕风，少腹仍坠胀。方用补中益气汤、生脉饮合方加桃仁、红花、川芎、赤白芍。服5剂后，不再发烧，恶露尽，少腹坠痛也消失。（《中国名老中医药专家学术经验集》）

关幼波医案

○刘某，男，17岁，门诊号1565375。初诊日期：1965年10月21日。

患者予7月中旬劳动后，淋浴感寒而致发热（39摄氏度），经西药治疗两周发热仍未退。住院期间，每日下午体温波动于38.5摄氏度上下。经西医多种检查未能明确诊断。发热迄今已3个月余。来诊时每天下午4点至夜间2点发热（38.5摄氏度），热前先有恶寒，继而身热，无汗，伴有头晕，咽干，胸部觉隐痛，随后汗出热退，饮食尚可，二便一般。舌苔白厚，质红。脉细稍数，略显浮象。

辨证：阴虚发热，营卫不和。

治法：养阴清热，调和营卫。

方药：青蒿10克，鳖甲10克，秦艽6克，地骨皮12克，玄参12克，银花15克，天花粉15克，鲜生地12克，丹皮10克，赤白芍各10克，僵蚕6克，鲜石斛30克，灯心1.5克，桂枝3克，甘草6克，鲜茅根30克，银柴胡3克。

10月25日：服上方4剂后，热势稍减，下午体温38.9摄氏度，胸部时痛，脉滑稍数，上方去桂枝加常山3.5克，银柴胡改为3.5克，继服6剂。

11月1日：药后曾有两天体温正常，昨日又达38摄氏度，苔白较厚，脉细数。患者日晡发热，属于阳明气机不畅，积热不清，上方加焦槟榔10克，蝉蜕3.5克，继服6剂。

11月8日：热未大作，昨日体温37.5摄氏度，右侧耳痛，流黄水（素有中耳炎），别无不适，脉沉细稍数，舌苔白，上方再进4剂。

11月12日：近日发热未作，一般情况良好。（《关幼波临床经验选》）

岳美中医案

○郭某，女，40岁。初诊日期：1973年6月17日。

患者3年来下午低烧，常达37.7摄氏度～37.8摄氏度，每到夜间两腿发麻，精神萎顿不振，经检查原因未明，久治无效。脉细而稍数，左关稍弦，舌无苔略红。

辨证：阴虚肝旺。

治法：滋阴调肝。

方药：生地黄24克，山萸肉12克，怀山药12克，丹皮12克，泽泻9克，茯苓9克，柴胡9克，五味子6克，白芍9克，紫肉桂6克。

6月26日复诊：低热已下降到37摄氏度，嘱再跟前方十余剂，以巩固疗效。（《岳美中医案集》）

蒲辅周医案

○杨某，女，1岁。

发热不退已4天。住某医院，曾屡用退热剂，汗出较多，并用青、链霉素等抗生素仍不退热。于1963年4月12日请蒲老会诊：白昼发热39摄氏度，至夜间体温多达40摄氏度，时有惊惕，手足反凉，无咳嗽，亦不喘促，食纳不佳，大便日2次，挟不消化物，尿少而短，渴不多饮，面黄舌淡，苦中心秽，脉滑数，右大于左，按发热而不咳嗽，发汗而热不退，非外感表证可知；面黄而消化不良，纳差而舌苔秽腻，乃食积发热可知。治法当和而兼消，方用四道以和肝胃，楂、曲、麦芽以消食积。

处方：柴胡八分，白芍一钱，炒枳实一钱，炙甘草五分，竹茹一钱，焦山楂一钱，建曲一钱五分，麦芽一钱五分，莱菔子一钱，淡豆豉三钱，生姜二片。

服上方第1剂时，高热仍在40摄氏度，第2剂发热即退，大便消化改善，已不一日2次，四末仍微凉，舌苔减退，脉滑而不数，原方去豆豉、莱菔子，续服2剂，诸症悉平而愈。

○王某，男，11岁。

高热持续2个月余，最高体温达42摄氏度，经各种抗生素退热药治疗未见效果，症见每日午后两度热势上升，至次早则稍降，虽然体温在40摄氏度以上，而患者自觉并不发热，其脉弦涩，其舌色暗，面无热色，右胁下痛不移，口不渴，大便自调，小便亦利。观其体温虽高而自觉反不热，是无表热可知；口不渴便亦不结，是无里热又可知。脉弦涩，胁痛不移而舌质黯，是血瘀发热，已可征信，建议用活血化瘀之法，方用血府逐瘀汤加减。

当归尾、赤芍、川芎、西红花、炒枳壳、柴胡、制没药各4.5克，净桃仁、川牛膝、干地龙各6克，干生地9

克，桔梗、甘草各3克。

连服1周，其间或加生鳖甲、生牡蛎，或加延胡索、血竭，午后发热略有下降趋势。又以原方并佐以小金丹，早晚各服1丸。2周后热降痛减；3周午后之热已低，胁痛消失，大使曾见黑粪后黯稍减而脉细，改为2日1剂，缓其剂而续和之，使瘀尽去而正不伤。20日后复诊，热退已2周余，停药已达1周，患者由29.5公斤增至31公斤，舌色鲜红而不黯，脉象缓和而不弦涩，精神体力恢复正常。《蒲辅周医案》）

○患者宋某，女性，37岁。住某医院。

病史：妊娠4月半。因坐凳不慎跌倒，以致阴道流血，于8月22日急诊入院。检查外阴正常，子宫颈外口松弛，内口闭合，宫底脐下一横指，胎音不好，阴道有血，给以保胎治疗，次日阴道流血增多，似月经样，即人工流产，手术经过顺利，但手术后随即发高热，口服四环素，而高热寒战，连续4天不退，体温39.6摄氏度，腹部稍胀，肠鸣音弱，剑突下至全腹均有明显压痛，有肌紧张，反跳痛（+），移动性浊音（±），呻吟叫腹痛，阴道出血不多。实验室检查：血红蛋白117克/升，血白细胞19×10^9/升，中性粒细胞90%，单核细胞2%，淋巴细胞8%；尿蛋白微量，尿红细胞3～4/高倍视野，尿白细胞7～8/高倍视野。血压120/80毫米汞柱，脉搏118次/分，血培养（–），当时诊断为晚期感染性流产、败血症，连续用过土霉素、金霉素、链霉素及多黏菌素和中药柴胡桂枝汤加减数剂，体温于9月1日渐降至正常，但患者自觉症状仅腹痛减轻，其他无好转，身困胸闷，不思饮食，头晕，9月3日体温又升高，畏冷发热，周身酸痛，用抗生素皆不敏感，体温日益增高，9月7日体温39.7摄氏度，西医会诊认为产后感染未能控制，据检查炎症不是仅限于子宫内膜，已进入肌层及结缔组织，胎盘残留不下，主张手术摘除子宫，家属及本人未同意而于9月8日请求蒲老会诊：体温39.7摄氏度，自诉寒热往来日数发，发寒时四肢亦发凉，热蒸时汗出不彻，胸闷，腹微满，少腹按之痛，头痛不眩，全身酸楚，不思饮食，口苦口干不欲饮，恶心呕吐一次，吐出所食之物，大便先干后稀不畅，小便黄，恶露尚有少量，为稀薄脓样，脉象模糊，浮沉皆无力，舌质暗红，苔黄白秽厚满舌，神色不衰，语音清亮，按症实脉虚，神色不衰是实非虚，当舍脉从症，因小产正虚，湿热蕴伏，以致复发热，形似柴胡证，但脉不弦，胁不满，张仲景虽云小柴胡证“但见一症便是，不必悉俱”，但其主要症候非属足少阳经证而似手少阳证，表现三焦郁闭之象，治宜调和三焦，疏解湿热。处方如下。

茯苓皮三钱，杏仁二钱（去皮），苡仁四钱，白豆蔻一钱（打），茵陈三钱，猪苓二钱，法半夏二钱，滑石块四钱，黄芩一钱（酒炒），晚蚕沙四钱（包煎），白通草一钱五分，淡竹叶二钱。2剂，每剂煎2次共取300毫升，分4次服。

9月10日复诊：服药后潮汗周身出透，身体渐觉舒适，寒热解，体温下降。9月9日上午体温35.8摄氏度，下午体温36摄氏度，大便6次而稀，色腐有脓血，化验检查找到革兰阳性杆菌，红细胞30～50/高倍视野，白细胞15～20/高倍视野，今日体温36.6摄氏度，大便仅1次，尚有欲便之感，腹满减，尚有微痛不舒，全身微汗续出，已能吃1碗稀粥，尚恶心，食不知味，日干皆减，脉沉弦缓，青苔减，病势初步好转，继续调和三焦，清解湿热，原方去黄芩、晚蚕沙、竹叶，加厚朴一钱，藿梗一钱，神曲二钱，茯苓皮改连皮茯苓，2剂，服如前。

9月12日再诊：服药后体温稳定，头痛身酸皆除，口已不苦尚微干，饮食略知味，精神好转，前天大便4次，昨日3次，质稀有黏液，脉沉缓有力，秽腻苔再减，病势已衰，但余邪未净，继续理脾胃，和三焦，清余邪为治。处方：

连皮茯苓三钱，扁豆衣三钱，苡仁四钱，白豆蔻一钱（打），广陈皮一钱五分，厚朴一钱五分，藿梗一钱五分，茵陈三钱，滑石四钱，生稻芽三钱，神曲一钱。3剂，每剂煎2次取200毫升，分3次服。

9月15日四诊：体温正常，大便每日1次，纳食增加，味和，精神渐振，腹胀已微，时有矢气，阴道已不流脓样液，脉和缓，舌质正红苦退净，停药观察以饮食休养十余日出院，不久恢复健康参加工作。（《蒲辅周医案》）

○马某，女，4岁半。1963年10月11日初诊。

20天前开始发高热至40摄氏度，无汗，某医院诊为感冒，给予阿司匹林及四环素等西药内服，未放，又改服合霉素而高热始稍降，但仍在38摄氏度左右。得病之第8日，随母去上海探亲，低热一直不退，到沪后出过一身风疹，较痒，几天即消退而脱皮，在上海某医院诊断为病毒性感冒，仍服阿司匹林及各种抗生素，而低热如故，前天晚上回京后，服银翘散汤剂，昨天体温37.6

摄氏度（腋下），无汗，口干喜饮，食纳尚可，大便干燥，每天1次，小便尚多而黄。胸部透视：心肺无异常发现，血常规化验，均属正常范围内。精神佳，呼吸稍粗，不咳嗽，额及手心较热，不流涕，腹部较热。脉滑数，舌质淡，苔白腻，此初起由伏暑夹湿，兼感新凉。现新凉已解，伏湿尚留，治宜通阳利湿。

处方：茯苓皮二钱，杏仁一钱五分，苡仁三钱，佩兰一钱五分，滑石三钱，黄芩一钱，茵陈二钱，竹叶一钱五分，苇根四钱，神曲一钱五分，通草一钱。

嘱忌食鱼虾，服2剂后，低热退清而愈。（《蒲辅周医案》）

董廷瑶医案

○陈某，女，59岁。住院号：136092。

一诊：持续发热已两月余，热在38摄氏度～39摄氏度间，形寒怕冷，纳少乏力，腰腿骨节疼痛，转侧不利。西医曾诊为“发热待查”，以抗生素、激素、抗风湿等治疗无效。中医诊察脉象游细，舌淡红苔薄润。此为风寒湿痹，治以温经通阳，桂枝附子汤主之：淡附片6克，茯苓12克，川草乌各4.5克，桂枝4.5克，生白术9克，生姜3片，白芍9克，仙茅9克，威灵仙9克。4剂。

二诊：热度已退，骨节疼痛亦减，纳食尚少，便结4天，睡眠欠安，脉细形寒，舌转淡白。骨节寒痹初解，表里阳气未和。拟甘草附子汤加味：炙甘草4.5克，淡附片4.5克，桂枝4.5克，白芍9克，生白术9克，生姜3片，茯苓12克，川草乌各3克。5剂。

三诊：体温正常，腰腿不痛，胃纳初动，便下间隔，形体尚寒，头昏汗多，脉微细，舌淡白。仍属表里阳虚，上方去生姜、川草乌，加当归6克，川芎4.5克，4剂。

此后以上方续服，十余日后痊愈出院。

本例症见久热不退而形寒怕冷，骨节疼痛，转侧不利，乃属风湿相搏。初方即予桂枝附子汤加减以温肌表、散风湿，去草、枣因胃纳不佳；加术、苓、芍、二乌等以通经去寒、利湿和营。药后热退痛减，纳食尚可，然其证候为表里阳气俱虚，改予甘草附子汤，大能温经扶阳，加生姜、二乌散寒去湿，白芍、茯苓和营利湿。此后即以本方加减，诸症向愈而安。其中大便间隔之症，为风湿病中的“大便坚”者，不可误认为热结而妄行通下；三诊时所见头昏汗多，在风湿病用白术附子汤类时可能出现，“其人如冒状，勿怪，即是术附并走皮中，通水气”，不可误以药不当而易他方。临床证明，仲师之记述十分真切，运用之下，果得显效。

○王某，男，19岁。住院号：137689。

一诊：高热1周，在39.2摄氏度～40摄氏度之间，但热不寒，阵发腹痛，泛泛欲恶，心下作痞，按之濡软，大便闻结，小溲黄赤，脉浮数，舌红苔薄黄。血象：白细胞总数偏低，中性不高，无嗜酸性颗粒细胞。西医诊断：伤寒病，产碱杆菌感染。中医辨证属阳明痞热。亟投大黄黄连泻心汤以泻热除痞：川连3克，条芩9克，大黄9克，玄明粉3克（冲）。2剂。

二诊：大便通下，高热即退，腹痛不作，痞结已和，胃纳不佳，小溲短赤，脉缓，舌红苔薄黄。痞结初解，邪热未尽，尚须清疏。

处方：川连2.4克，条芩6克，赤苓9克，枳壳4.5克，桑叶9克，黑山栀9克，菊花6克，薄荷2.4克（后下），淡竹叶6克。1剂。

三诊：热度已净，大便软糖，色暗但无隐血，小溲短赤，胃纳未振，脉滑数，舌红苦薄黄。乃余热未净，当续予清解：芦根30克，川连1.8克，生条芩6克，六一散12（包），黑山栀9克，连翘9克，淡竹叶6克，石斛9克，通草3克。3剂。

嗣后，再以清润调扶而痊愈出院。［上海中医药杂志，1982，（10）］

姚五达医案

○宗某，男，21岁。入院日期：1977年1月4日

主症：高热5天，喘息频剧，神志迷离，病已深入。舌质红，脉见复杯脾绝之象（西医诊断为“败血症”）。

辨证：瘟疫之毒，波及营血。

治法：清热凉血，祛邪扶正。

方药：大青叶10克，青竹茹12克，细生地10克，炙杷叶12克，金银藤20克，粉丹皮10克，瓜蒌皮12克，杏仁泥10克，象贝母10克，远志肉10克，鲜茅根12克，西洋参面3克（兑服）。

二诊：服上方药1剂后，喘息已平，仍有高热。舌红，脉象变为弦数。再以前方加减。局方至宝丹1丸（分吞）。

方药：大青叶15克，杏仁泥10克，象贝母10克，远

志肉10克，麦门冬10克，鲜茅根12克，鲜芦根12克。局方至宝丹1丸（分吞）。

三诊：服上方药1剂，高热已退，体温37摄氏度，脉见代象。再拟养阴清热之剂。

方药：远志肉6克，川羌活1.8克，瓜蒌皮12克，麦门冬10克，云茯苓10克，金银藤20克，象贝母，6克。（《名老中医经验全编》）

董建华医案

○吴某，男，19岁。

1960年7月25日初诊：7月21日开始发热，体温在38摄氏度～39摄氏度之间，阵发性头痛，咳嗽渐重。查体：臀部生一小疖似拇指大，疖肿分泌物培养有金黄色葡萄球菌生长。体温39摄氏度，脉搏100次/分，呼吸15次/分，血压100/70毫米汞柱，急性热性病容，精神不振，结膜充血，上下肢弥漫性潮红，可见点状充血性粟粒样红疹，下肢更显著，不痒。西医诊断：败血症。曾用青霉素、链霉素、四环素等药疗效不显。应邀会诊。

当时症见：发热（体温39摄氏度），无汗，下肢及两手背有密集的粟粒样红疹，潮红如涂丹砂，臀部有一小疖，灼痛化脓，两目红赤。舌质红苔白腻，脉象细数。

辨证：暑热湿毒蕴结，外透肌肤，内灼营血。

治法：清热解毒化湿。

方药：银花12克，滑石10克，甘草2.6克，藿香6克，佩兰10克，稽豆衣10克，黄芩5克，黄连2克，生苡仁12克，竹叶10克，桑叶10克，野菊花10克。

复诊：服上药3剂，身热红疹均退，臀部小疖即消，腻苔亦化，暑热渐清，饮食增加，继以原意出入。

滑石10克，甘草1.5克，竹叶10克，稽豆衣10克，山栀5克，生苡仁10克，通草1.5克，桑叶6克，菊花5克。

服药3剂，诸症消除，于8月1日痊愈出院。（《临证治验》）

杨志一医案

○杨某，男性，17岁。

主诉：入院前反复发热已达9个月，身体羸瘦，不能起床。

入院后，大便检查发现血吸虫卵，确诊为急性血吸虫病。因患者极度贫血，不能接受锑剂治疗。中医会诊见患者面色苍白，人迎脉（颈动脉）跳动剧烈，少气懒言，不思饮食，大便溏泄，尿频而短，午后潮热（体温38摄氏度左右），盗汗，舌淡白不渴，脉浮弦而数不受按，初从太阴脾虚论治，以黄芪建中汤甘温退热，并合五苓散以利湿，约服十余剂，热势仍起伏不定，便泄如故，小便或利或不利，而且腹满时痛，两脚浮肿，显为脾肾阳虚，火不生土之候，非温补脾肾不能奏功。此时患者因久病不愈，悲观失望情绪很严重，除力加安慰外，乃改投附桂理中汤加味：熟附片15克，肉桂3克，党参15克，干姜10克，炒白术10克，炙甘草8克，淫羊藿10克，巴戟天10克。连服二十余剂，长期发热终于解除，精神食欲大振，二便正常，腹满脚肿全消，血象检查好转，体重增加，行动如常，无何不适。最后，经过复查，患者完全恢复健康，身体发胖，精神愉快，与前判若两人，已参加农业生产。

○万某，男性，18岁。

缘患者入院前20多天起病，全身骨楚，恶寒，继而发热汗出，手足心热，同时干咳无痰，食欲差，腹胀，大便溏泻，小便短而热。体检：身体消瘦，面色苍白，贫血，心肺（-），腹软，肝肿大剑突下三横指，质中等硬，有压痛，脾（-）。入院后，大便第2次孵化阳性，找到血吸虫卵，确诊为急性血吸虫病。开始用支持疗法，输血400毫升，用泼尼松1星期，当时热见平，一般情况好转。血红蛋白自42克/升增至54克/升，红细胞自2.7×10^{12}/升增至2.86×10^{12}/升。乃用小量的锑剂治疗，共用1.21克。但在锑剂治疗过程中，病人一般情况仍差，表现为面色萎黄，午后潮热，体温在38摄氏度～38.5摄氏度之间，四肢清冷，小便自利，大便软溏，唇舌俱淡，脉浮弦而数。经会诊认为肝病传脾，脾虚发热。采用肝病实脾法，处以归芪建中汤：黄芪15克，当归10克，桂枝6克，白芍12克，生姜10克，甘草6克，大枣5枚，饴糖30克（另冲）。每日1剂。共服30剂后，患者体温正常，症状消失，一切如常人，体重自73市斤增至78市斤，肝肿缩小为剑突下一横指，血红蛋白自54克/升增至70克/升，红细胞自2.86×10^{12}/升增至3.47×10^{12}/升，肝功能恢复正常。（《杨志一医论医案集》）

邹云翔医案

○朱某，女，40岁，干部。1961年4月诊。

体质素弱，大便常不实，情志抑郁不畅，感冒1个月许，低热不退（38摄氏度左右），头作胀，肩觉酸，胸廓痞闷，口淡乏味，纳呆，夜寐不佳，舌苔薄白，脉象细弦，曾服辛温、辛凉解表和和解少阳之剂，以及抗生素等西药，皆无明显效验。气血两虚之体，阳虚更甚，而又木郁不达，故有上述之候，病名杂感。治宗东垣甘温例，疏和络脉。党参9克，桂圆肉9克，黑大枣三个，白芷1克，白蒺藜4.5克，制豨莶4.5克，细柴胡1克，法半夏4.5克，云茯苓9克，合欢皮18克，川贝母9克，煅磁石18克（先煎），芡实9克，莲子肉9克，炒青蒿12克，荷叶9克。服上方2帖，体温降至正常，又服5剂而愈。（《邹云翔医案选》）

孟仲法医案

○张姓男孩，3岁。于1974年秋初诊。

患儿突然发高热40摄氏度（肛表），烦躁不安，略有气促咳嗽一天半，平时尚健康，家中给服解热药后，出汗甚多，热稍退又升。诊得患儿面颊发赤，咽部充血，青红有薄腻苦，脉数，指纹紫红，两肺呼吸音粗，可闻鼾音。白细胞总数为4.3×10^9/升，中性粒细胞32%，淋巴细胞68%。当时诊为风邪闭肺，给板麻汤（板蓝根9克，生麻黄3克，杏仁6克，甘草3克，黄芩6克，银花15克，射干6克，边翘9克，荆芥穗3克，牛蒡子6克，桔梗6克，薄荷6克，生石膏20克）2剂，嘱隔日再诊。第3天二诊：患儿服药后体温降至38摄氏度左右，仍咳，咽仍红，舌红减，苔薄腻，脉略数，指纹紫，两肺呼吸音粗但未闻鼾音，心单略速，出汗较多，患儿较倦怠乏力，纳食不佳，再予板麻汤，稍减麻黄用量，去薄荷、荆芥而加黄芪12克，孩儿参15克，再予2剂。三诊时热退净，仍有轻咳，汗少，纳稍增，精神转佳，舌转淡红，苔薄白，咽微红，脉平，指纹淡紫，两肺呼吸音仍略粗，心音正常。复查血象：白细胞总数为7.6×10^9/升，中性粒细胞为48%，淋巴细胞为50%，单核细胞为2%。给板麻汤去麻黄、石膏、荆芥、牛蒡子、薄荷而加孩儿参15克，黄芪15克，沙参9克，白术6克，陈皮4.5克。共3剂。四诊时病儿一直无热，至今已不咳，纳佳，不出汗，舌淡红苔薄白，脉平，咽部红消，心肺正常，精神活泼，已痊愈如常儿。（《名医名方录》）

路志正医案

○韩某，男，26岁。

患者自1976年10月起出现周期性发热，每月一次，持续3～5天。均为全天性高热，体温38.5摄氏度～39.5摄氏度，每次发作前无前驱症状，伴有头晕，腰膝酸软疼痛，乏力倦怠等。高热持续3～5天后又1～2天汗出不断，体温逐渐恢复正常。至1979年7月曾先后10次住某医院治疗，痼疾依然。查淋巴细胞转化率25%，玫瑰花结形成率28%，均低于正常。考虑为细胞免疫缺陷病，给予左旋咪唑配合中药治疗，未能收效。于1979年10月15日请路氏治疗。查患者面黄体瘦，两目无神，手足及鼻尖易出汗，发热以日晡为甚。舌红苔白，脉右弦大而滑，沉取无力，左脉弦细，尺沉取稍有力。

辨证：脉症合参诊为元气虚，阴火盛，营卫亏损证。

治法：治以补元气，泻阴火法，仿李东垣之补中益气汤意。

方药：生黄芪12克，白术9克，陈皮6克，党参10克，当归9克，甘草6克，升麻1克，柴胡1.5克，制首乌10克，生鳖甲（先煎）12克，怀牛膝9克，水煎服，每日1剂。

上方不变，连服15剂。以后随访病未再发。（《中国名老中医药专家学术经验集》）

张泽生医案

○凌某，女；26岁。门诊号：451981。

初诊：产后寒热20天，先进桂枝汤，后进小柴胡加桂枝汤，热势有增无减，周身大汗，口干欲饮，心中烦热，头痛而昏。舌质红，脉大而数，重按无力。邪恋阳明气分，拟清气分之邪热，用白虎加人参汤出入，然症情未定，邪热鸱张，慎防内传心包，而致神昏痉厥。

白沙参9克，生石膏60克（打先煎），肥知母9克，生甘草3克，软柴胡3克，淡子芩5克，粉丹皮9克，西赤芍9克，泽兰叶9克，炒山栀9克，淡竹叶20片。

二诊：服药2剂，发热即退，汗出已少，心烦口渴亦减。脉濡数，苔薄黄，舌红略淡。再以益气清热为法。

白沙参9克，香青蒿9克，嫩白薇9克，西赤芍9克，全当归9克，大川芎3克，泽兰叶9克，牡丹皮9克，淡子芩5克，炒山栀9克，焦楂炭12克，云茯苓12克，淡竹叶20片，香粳米1撮。3剂。

三诊：症情尚平，午后身热又起，大便连行6次，质清，恶心欲吐。里热稍退，少阳之邪未尽。拟和解法。

软柴胡3克，淡黄芩5克，香青蒿9克，嫩白薇9克，赤白芍各9克，全当归9克，大川芎5克，泽兰叶9克，云茯苓9克，焦楂炭9克，白沙参9克，广陈皮6克，炒竹茹5克，淡竹叶20片。2剂。

药后热退身凉，诸恙悉平，苔薄脉软，再以补益气血，扶正为主，用八珍汤调治而愈。（《张泽生医案医话集》）

周仲英医案

○徐某，女，48岁。住院号7628。

因头痛、头晕反复发作6年，加重20天，于1983年4月30日入院。患者素有“慢支”、“胃下垂”病史。10年前因情志刺激后月经早绝。此后形体日趋肥胖。6年来每于烦劳之后则感头痛、头晕，常伴血压升高，曾诊断为“高血压病”、“冠心病”。2个月前因右上腹疼痛及颈部结喉处疼痛在当地医院诊断为“胆囊炎”、“甲状腺炎”，经治好转。近来血压亦转正常，惟头痛持续而入院治疗。

入院后据症按脾虚肝旺、气血不能上荣、风痰上扰治疗，头痛日渐减轻，但每日低热不净，多在37.5摄氏度左右（波动范围36.8摄氏度～38摄氏度）。住院第25天，身热骤增，每日高峰超过39摄氏度，呈弛张或间歇热型，颈部结喉处肿痛明显。查血沉120毫米/小时，血常规、尿常规、粪常规、血细菌培养、肝功能等多种检查均属正常。院内外会诊诊断为亚急性非化脓性甲状腺炎。经用和解少阳、解毒利咽、清化湿热诸法均无效，发热持续半月不退。

5月11日查房，患者身热起伏，朝轻暮重，自感乍寒乍热。结喉处疼痛，偏右为剧，扪之有肿块约2厘米×3厘米大小，拒按，随吞咽移动。热盛则结喉疼痛亦重，且伴呛咳痰少。神疲乏力，头晕，头痛，心烦不安，右胁肋隐有不适，大便偏溏，形体肥胖，面色少华，舌苔微腻，舌质偏淡、边有齿印，脉象细弦。分析病情，患者早年因情志刺激，诸病丛生，病起于郁，虽有脾虚气弱一面，但目前以结喉疼痛与发热为主，恙由气郁化火，灼津成痰、痰气交阻形成瘿瘤，乍寒乍热为肝胆失于疏泄，心烦不安、脉象弦细皆为肝经郁火表现。故予清火解郁，佐以化痰散结。方选丹栀逍遥丸合越鞠丸加减。

处方：柴胡、山栀、赤白芍、夏枯草、制香附、苍术、法半夏、炒黄芩、丹皮各10克，白薇、昆布各12克，川朴6克，牡蛎30克。12剂。日服2剂。

药后发热稳步下降，尽剂后每日体温高峰在38摄氏度左右，颈部疼痛亦轻，本虚标实，郁火未清，原意继进。处方：

柴胡、山栀、赤白芍、制香附、苍术、法半夏、炒黄芩、丹皮各10克，夏枯草、花粉、黄药子各12克，白薇15克，玫瑰花5克，牡蛎30克。6剂，日2剂。

药后身热平降，每日体温波动在37摄氏度以下。再服3天，低热得平，体温恒定，结喉处疼痛消失，肿块缩小，无压痛。血沉48毫米/小时，遂改从健脾调肝法善后。13天后病愈出院。

○陈某，男，47岁。

患者于1982年9月15日突感恶寒，测体温39.8摄氏度，尔后每日午后及夜间则体温升高，波动于38摄氏度～40.2摄氏度之间，9月22日入当地卫生院，予“复方磺胺甲噁唑”等治疗，1周后体温降至正常，诊为“上感”出院。10月15日身热复作，再度入该院。用氯霉素、氢化可的松等，8天后体温正常出院。11月14日又感全身不适，肌肉酸痛，怕冷，体温升高，来宁在某医院诊治。经做肥达反应、血培养、骨髓培养及常规、大便培养、中段尿培养、大便孵化、血找微丝蚴、抗“O”、血沉等多种检查，均无明显异常，用吗啉胍、维生素C、泼尼松、吲哚美辛、氯霉素等治疗，12月22日体温降至正常。但12月8日身热又起，体温升高时波动在38.5摄氏度左右，因出现一时性Ⅱ度房室传导阻滞及一次黏蛋白偏高（4.5毫克）而疑为“风湿热”，给予水杨酸钠治疗，但患者未曾服用，体温于12月13日又恢复正常。为防止再发，转请中医治疗。

1982年12月29日初诊：病起4月，发热呈周期性，每次发热持续约1周，间歇约3周。始则微有恶寒，续则身热、头晕、肢楚，得汗后身热能退，与任何治疗用药无明显关系，热退后精神饮食如常。舌苔薄白，边有齿印，脉细。证属气虚发热，治拟甘温除热法杜其再发。处方如下。

柴胡5克，炙桂枝5克，党参12克，炙黄芪12克，炙甘草5克，焦白术10克，当归6克，炒白芍10克，升麻3克，生姜3片，大枣5枚。5剂。

1983年1月8日二诊：药后发热未起，饮食睡眠均佳，身有微汗，两胁部微感胀痛不适，苔脉如前，治守

原法，原方10剂。随访5个月，病情未有反复。［中医杂志，1984，25（6）］

刘弼臣医案

○伍某，男，8岁。1982年11月28日初诊。

证经16天。初起高热无汗，鼻流清涕，头痛形寒，继则高热不退，汗出不透，疲乏无力，食思不振，小便黴黄，大便隔日1次。予阿司匹林口服后热度暂降，俄顷汗收则身热复高，又经青霉素水剂肌内注射，中药三黄石膏汤加减和人工牛黄治疗，热仍不解。送来我院求治。现症身热日轻夜重，热前略有形寒，手足微凉，面色不华，微有咳嗽心烦，口干不欲饮水，舌苔白而根腻，脉象浮数无力。查：体温39.5摄氏度，咽红，心（-），肺呼吸音略粗，胸透（-），白细胞8.2×10^9/升，中性粒细胞58%，淋巴细胞42%。

西医诊断：病毒性感冒。

辨证：外邪遏表，未得宣散，以致高热不退，形寒肢凉。

治法：治当疏散外邪，宣肺解表。

方药：宗荆防解表汤加减。

荆芥10克，防风6克，薄荷3克，淡豆豉10克，柴胡10克，黄芩10克，枳壳5克，连翘10克，陈皮3克，炙甘草3克，生姜2片，葱头3个。3剂。每日1剂水煎，分3次服。另用5粒回春丹，早晚各1瓶。

二诊：药后身得透汗，形寒肢凉已解，身热趋降，白天体温36.7摄氏度，晚间体温，37.1摄氏度左右，面色转红，睡眠安静，食纳转佳，小便略黄，大便正常，舌苔微黄，脉象缓滑。此乃身热趋解，余邪未尽，治当清肃。宗柴胡温胆汤加减：柴胡10克，黄芩10克，茯苓10克，炙甘草3克，橘皮5克，半夏5克，枳壳5克，竹茹5克，生姜2片，大枣5枚。3剂。每日1剂，水煎分3次服。［中医杂志，1984，25（5）］

○尹某某，女，10岁。1981年5月21日初诊。

证经3月。初因发热恶寒，伴以恶心呕吐，继则寒热往来，热前恶寒，待体温上升至39摄氏度后，即转为恶热，数小时后汗出则体温自行下降，神疲倦怠，上腹部微痛。曾在某医院检查：白细胞15.8×10^9/升，中性粒细胞80%，淋巴细胞20%，转氨酶150单位。诊为胆道感染。经用红霉素静脉滴注，口服磺胺甲嘧唑、维生素B_1、维生素C等症状未见好转，遂来我院求治。现症寒热往来，热有定时（下午体温多可高达39.5摄氏度），汗出不畅。面色萎黄无华，精神倦怠，食欲不振，强纳则泛恶，腹部胀满，右上腹微痛，大便正常，小便微黄，睡眠不好，舌苦水黄而腻，舌质微赤，脉象濡滑。查：心肺（-），肝未扪及，右上腹有压痛；白细胞10.8×10^9/升，中性粒细胞70%，淋巴细胞28%，单核细胞2%；胸透正常，肝功能正常；血沉20毫米/小时。

辨证：湿热蕴蒸，气机不畅。

治法：芳香宣化，清利湿热。

方药：蒿芩清胆汤加减。

青蒿10克，黄芩10克，鲜藿香10克，鲜佩兰10克，陈皮5克，竹茹10克，马尾连6克，半夏5克，碧玉散10克（包），赤芍10克，枳壳5克。3剂。每日1剂冰煎，分3次服。

二诊：药后遍体微汗，身热渐退，腹部胀满已减，右上腹痛消失，惟略有恶心，食思不振，舌苔微腻，脉仍濡滑。证属湿热阻滞中焦，治拟和中化湿，以肃余邪。处方：青蒿10克，黄芩10克，马尾连5克，藿香10克，竹茹10克，陈皮5克，半夏5克，六一散10克（包），香稻芽10克，姜皮1克。3剂。每日1剂，水煎分3次服。［中医杂志，1984，25（5）］

施赛珠医案

○程某，女，35岁。1981年9月5日入院。

患者于1979年5月22日骤起高热，达39摄氏度，呈弛张型，持续数日不退，伴有咽痛，腹部皮肤见有一过性斑丘疹，全身关节酸痛，以两膝关节最甚，局部无明显压痛，曾在内蒙古某医院诊治，血白细胞（20～30）$\times10^9$/升，血沉增快，多次血培养阴性，经多种抗生素治疗无明显疗效，改用肾上腺皮质激素治疗后发热减退，皮疹消失，但停用激素后发热又起，关节痛及皮疹亦伴随而起。1979年10月18日转来上海，由我院传染病房收治。入院时体温40摄氏度，一般情况尚好，全身皮肤无明显瘀点和皮疹，全身淋巴结不大，肝肋下一指，剑突下二指，质中等，脾刚扪及。血白细胞11.45×10^9/升，血沉22毫米/小时，粘蛋白163克%，血免疫球蛋白IgA110毫克%，IgG96毫克%，IgM190毫克%，血培养阴性，骨髓穿刺涂片示粒细胞有明显退行性变，幼红细胞较增生。诊断为变应性亚败血症。给予静滴氢化可的松100毫克/日，口服泼尼松3毫克/日。3日后发热渐退，改用泼尼松30毫克/日，继而发热消退，观察1个月后出院，回当地治疗。回家后患者屡次因泼尼松减量过快而引起病情反复，1981年7月又因激素减量而发热。泼尼松维持量最低不能少于17.5毫克/日，1981年9月再次来沪，由我院中医病房收治入院，患者要求停用激素。入院时发热、皮疹已消退，但四肢关节常有游走性酸痛，胸前部皮肤常有瘙痒，化验除血粘蛋白225毫克%仍高于正常范围外，余无明显阳性发现。入院后先以养阴清热、祛风化湿法治之。

处方：生地30克，山药12克，泽泻30克，生甘草12克，土茯苓30克，地肤子12克，蒲公英30克，秦艽10克，苦参10克，威灵仙12克，陈皮6克。服药7剂，改用下方治疗以滋阴补肾：生地60～90克，山药30克，菟丝子15克，补骨脂10克，肉苁蓉10克，仙茅10克，仙灵脾12克，党参10克，秦艽12克，徐长卿15克，苍耳草15克，陈皮6克，土茯苓30克，生甘草6克。服上方2个月后，全部撤除激素治疗，出院时复查血粘蛋白为68毫克%。随访两年余，未见病情复发。［中医杂志，1984，25（4）］

叶景华医案

〇患者男性，10岁，住院号25760。

因患急性阑尾炎住院手术，术后创口有感染，后来渐好，但仍有不规则发热，在38摄氏度～39摄氏度之间。用抗生素治疗1周余，发热仍不退。乃停用抗生素以中医药治疗。患者不规则发热已19天，不恶寒，夜寐汗出，口干引饮，纳可，大小便无特殊，舌苔根腻、尖红，脉数。

辨证：术后气阴虚而湿热阻滞。

治法：和解清化湿热。

方药：细柴胡6克，黄芩9克，太子参10克，白薇9克，连翘15克，山栀10克，丹皮9克，地骨皮12克，陈皮6克，赤猪苓各9克。

服药3剂，发热退，其他症状亦好转。再以扶正清化，用太子参12克，银柴胡6克，青蒿9克，白薇9克，地骨皮12克，茯苓9克，陈皮10克。又服5剂，病愈出院。［中医杂志，1993，34（9）］

张琪医案

〇孙某，女，31岁。

发热50多天，体温30摄氏度～39.8摄氏度之间，于某医院治疗，血培养大肠杆菌阳性，确诊败血症。曾用多种抗生素和汤剂及成药局方至宝丹等，高热不退，请张老会诊。发病时先寒后热，服解热药，汗出热退，旋即恶寒发热，往复不已。伴有口音咽干，胸胁苦闷，烦躁不宁，不思饮食，意识尚清。大便稍干，小便如浓茶色。苔白干，脉弦数。

辨证：证属邪入少阳，化热伤气又及阳明，为二阳合病。

治法：法当和解少阳，清其阳明，以益气清热解毒法。

方药：柴胡30克，生石膏75克（砸碎），黄芩20克，党参25克，银花25克，蒲公英75克，甘草10克。水煎服，1日4次。

连服4剂，体温明显下降。前方加黄连10克，瓜蒌25克，3剂。体温正常，诸症全消，嘱其调理善后。

〇张某某，女，25岁。

发热十余日，体温38.5摄氏度～40.1摄氏度之间，住某医院以红霉素等治疗无效。血检白细胞2.5×10^9/升。血培养伤寒杆菌阳性。高热诊断未明，请张老会诊。病人十日余壮热恶寒，肢体酸沉，汗出不彻，舌红少苔，脉浮数。张老谓此太阳未解，热邪内炽，枢机不利，为三阳合病。遂投柴胡桂枝汤加减。药用：柴胡20克，黄芩15克，桂枝15克，赤芍15克，生石膏75克，连翘20克，银花50克，甘草10克。水煎分4次服。2剂后汗出，恶寒消失，周身酸沉已轻，舌转红润，体温36摄氏度～36.8摄氏度之间，血白细胞7.5×10^9/升，血培养未见伤寒杆菌，故出院观察，一直稳定。［中医杂志，1993，33（6）］

高耀国等医案

〇陈某，女，59岁，病案号039903。因咽痛、轻咳、高热1个月于1983年2月16日由外院转入。

在外院用过多种抗生素和清热解毒中药皆无效。入院检查：弛张热型，体温35.2摄氏度～41摄氏度，血压100/90毫米汞柱，咽红、背及颈部有散在斑丘疹，全身浅表淋巴结不肿大，心肺（－），肝脾未扪及，其他无阳性体征发现。血白细胞总数（13.2～32.0）$\times10^9$/升，异常淋巴细胞3%～13%，血红蛋白105克/升，血小板132×10^9/升。血沉10毫米/小时，抗链“O”1：600，红斑狼疮细胞、杭核抗体、外裴肥达试验、血培养均（-）。肝功能、尿常规均无异常，痰多次培养为铜绿假单胞菌生长。胸片：肺纹理稍增重。抗EB病毒抗体先后两次测定1：1024。诊断：急性传染性单核细胞增多症，继发性呼吸道铜绿假单胞菌感染。

治疗经过：入院后一直用抗生素（链、庆大霉素，氨苄、羧苄青霉素），大量维生素、间断少量输血、输白蛋白及激素等治疗。入院后第5日肝肋下可扪及1.5厘米，脾肋下刚及，轻度触痛，右颈后淋巴结肿大后不久又消退。病程中逐渐出现多脏器损害：①骨髓呈明显抑制，入院后第40～44日血白细胞1.25×10^9/升。②神经系统损害，入院后第42日查脑脊液无色透明，潘氏试验（+）、白细胞8/立方毫米，糖93毫克，蛋白50毫克，氯化物644毫克。两眼有时向上凝视，两上肢抽搐，左下肢巴宾斯基征（+）。③肝脏损害，入院后第45日黄疸指数22单位，麝香草酚浊度试验11单位、麝香草酚絮状试验（++），谷丙转氨酶253单位；肝肋下3.5厘米，质中等伴压痛。④多次心电图有广泛导联ST-T改变，并出现R波降低，血压下降，有心肌炎表现。入院后第50日血白细胞恢复至10.0×10^9/升，痰培养铜绿假单胞菌转阴，但肝功能一直不好转，心音低钝，血压需用升压药维持。由于高热已近3个月，体质极度衰弱，语言低微，心悸，头汗，下肢浮肿，腹胀满，胃纳极差，尿少，便秘。面色油腻而郁，舌质绛、苔黄，脉沉弱。于入院后第57日起改用中药治疗。脉证分析：证属太阴伏暑，肺化源欲绝，当急救之，每日用白人参30克煮水频服，再以生脉散加味治之。党参、知母、钩藤各15克，麦冬、五味子、红花各10克，生石膏30克，杏仁、水牛角粉各5克，地骨皮20克，青黛3克。每日1剂煎服。一周后体温恢复正常，神经系统症状体征消失，惟血压仍低（84/46毫米汞柱），此后改用恢复心、肝功能药物，共服中药50剂，痊愈出院。出院后第4个月随访，情况良好。［中西医结合杂志，1986，6（6）］

刘韵远医案

〇支某，女，1岁。1983年7月14日初诊。

患儿持续发热40余天，体温在37.5摄氏度～41摄氏度之间，不咳不喘。病初尚有少许汗出，近20天发热、无汗。在外曾用各种抗生素及中药治疗，体温仍在39摄氏度以上。

入院时体弱消瘦，面色苍白，无汗，四肢不温，咽红，舌苔黄白厚，脉浮数。

辨证：证属里热炽盛，表邪未解。

治法：清解里热，佐以透邪。

方药：清瘟败毒饮加减。

鲜芦根30克，生石膏30克，知母9克，生地9克，银花9克，连翘9克，黄芩9克，苏叶6克，甘草3克。

服药4剂，体温仍在39摄氏度以上持续不退，且烦躁，口唇焦裂，大便秘结，舌质红、苔焦黑，脉数。血培养结果：金黄色葡萄球菌阳性。证属燥屎内结，毒热炽盛。治宜通腑泻热，清热解毒。原方去生石膏、知母、黄芩、苏叶，加葛根、乌梅、升麻各9克，玄参15克。另用番泻叶、玄明粉各3克，分3次泡水冲服。3剂。

服上药后，大便泻下3次，量多，体温降至38摄氏度左右，后改用清热养阴法。

方药：生石膏30克，竹叶6克，麦冬9克，生地9克，玄参15克，鲜芦根30克，太子参9克，葛根9克，升麻6克。

进药3剂后，体温正常，舌质淡红，苔少，脉细。邪势已去，气阴未复，再予调补气阴，以善其后，用生脉散加减，服药3剂后，复作血培养，转为阴性，痊愈出院。［中医杂志，1985，26（4）］

金寿山医案

〇黄某某，女，39岁。初诊日期1979年11月6日。

今年“五一”节后受凉得病，寒热往来，热度在38摄氏度以上，以后服药热度下降，但始终未退净，半年来每天低热（37.2摄氏度～37.3摄氏度），鼻干而塞，口干怕冷，到后半夜烦热不得眠，面赤，头及手足出汗而全身无汗，口渴欲饮，咳嗽痰多如白沫，大便秘结，脉迟细，舌色尚正，中心苔黄，舌边起滤泡。

辨证：寒邪失于汗解，寒郁化热，邪在气分留恋。外感之病，非骨蒸潮热也。

治法：表里双解，仿防风通圣散法。

方药：柴胡4.5克，黄芩9克，知母9克，生石膏12克，焦山栀9克，淡豆豉9克，杏仁9克，生甘草4.5克，鱼腥草30克，赤白芍各9克，炒枳壳9克，制大黄9克，姜半夏12克。3剂。

11月10日（二诊）：服药后得畅汗，大便亦畅通，已不怕冷，口干亦减，痰已减少，尚觉鼻干，右颈部有肿胀感。除邪务尽，仍以原法，方药如下。

柴胡4.5克，葛根9克，黄芩9克，焦山栀9克，淡豆豉9克，制大黄9克，赤白芍各9克，炒枳壳9克，姜半夏9克，鱼腥草30克，杏仁9克，夏枯草9克，生甘草3克。

11月14日（三诊）：外邪已解，低热已不复作。……随访病人此后低热不再发作，逐渐恢复健康，并上班工作。［新中医，1979，11（2）］

李用粹医案

○嘉定孝廉陆右公长子，童年发热，偏尝凉药，热势更炽，昼夜不减，复认阳明热证。投大剂白虎，禁绝谷食，致肌肉消瘦，渐致危困。迎予往治，见面色枯而不泽，脉现细数，力断大虚之证。速用甘温之药，庶可挽回。佑老骇曰：皆言外感寒热，无问内伤。寒热不齐，今发热昼热不已，而反言内虚者，必有确见，愿聆其详。予曰：阳虚昼剧，阴虚夜剧，此阴阳偏胜，因有界限之分。今脾胃并虚，阴阳俱病，元气衰残，阴火攻冲，独浮肌肤表，虽身热如焚而寒必中伏，况肌肉消铄，脾元困惫也，彻夜无卧，胃气不知也。面五色泽，气血不荣也。脉象无神，天真衰弱也。此皆不足之明验。若禁用五味则胃气益孤，专服寒凉则生气绝灭。宜晨服补中益气汤加麦冬、五味以培资生之本，暮服逍遥散以疏乙木之郁，兼佐浓鲜之品，苏胃养阴，庶元神充而虚阳内敛也。令失饮猪肺汤一碗，当即安睡，热即稍减，遂相信。用药十剂而精神爽快，调理经年，服参数斤，乃获痊愈。（《旧德堂医案》）

齐秉慧医案

○曾治萧善人大公郎廪员萧岱瑞，年十六，读书勤劳，患阴虚发热，自与补中益气数剂，每夜身热如焚，手不可近，天明退去。善人仓皇来舍请诊，详说病情，余哂曰：不须诊视，倘信吾方，便教晚服一帖，夜静即安，明晚再服一剂痊愈。乃以前案方药与之。善人曰：我止有此子，发热数夜，我与同卧，扪之烙手，寸心如割，望名公赐一妙方，何乃又用四物加知、柏、黄连大队阴药，况小儿本之先天不足，以此施之，恐未相宜乎？余曰：要知病在阴分，不可用阳分之药，以犯仲景之禁耳。善人独不闻，有是病必用是药，我乃分辨阴阳，断不致有错误，用此方药活人多矣，又何疑哉？遂信余言，而依其法煎服一剂，是夜烧热减去大半，明晚仍依前法，一剂而安。又明日迎予诊，与之八珍汤加黄芪、五味；归脾汤料去木香、甘草，加五味子、肉桂、鹿茸为丸，汤、丸并进，元气大复。

○曾治宋豪士乃郎，患证如前，缘由内伤外感，医家不与温经解表，肆行发散，病已数旬，表证难罢，干犯阴血，愈治愈热，病者、医家无法可措，交相为苦，来寓求诊。按之六脉沉细而数，右关微弦。余曰：发散太过，血虚之甚，又被阴火逼迫，而其势不可缓。乃用当归、白芍、玄参、生地各三钱，熟地五钱，知、柏、栀子、黄连、川芎各二钱，柴首三钱，如前法煎药，晚服而效。改服八珍汤八剂，诸证渐退。是日晴朗，走出街口观望，以致迎风复作，是夜较前更甚。豪士复延余问曰：是病复作，其热如火，扪之烙手，热若不退，此子危矣。余曰：足下勿忧，不过再多服药，可保无伤。又如前药二剂而热退，其身安矣。多服十全大补汤，体遂健旺。

○曾治邹姓者，素患咳嗽吐血，去秋大作，昼则发热，夜则安静，误服滋阴之药，卧床不起，饮食不进，诸医断以必死，伊表曾其恒，代请诊视。按之六脉沉微，惟右寸浮大而软。余曰：此阳虚之证，前医不知分辨阴阳，一见发热，寒凉肆投，转致阴愈长而阳愈消，不救之候也，犹幸脉小身温，许予数剂而安。遂以补中益气汤加黑姜、茯神、远志、熟地、麦、味，倍用芪、术，一剂而苏，明日不发热矣，即进饮食。再服十全大补汤兼龟鹿地黄丸，旬日而愈。

○曾治一人，时五月病热，医用平调血气兼清热和解之剂，服之不应，其热愈甚，舌上焦黑，膈间有火，漱水不咽。诊其脉，两手皆虚微，而右手微甚。六七日内谵语撮空，循衣扪床，恶证俱见。予用四物汤加陈皮、芪、术、参、麦、知母、熟附子，服之良久，汗出而热退。次日复热，再服前药而退。又次日又热，予知其虚极也，遂连进十服，皆加附子而安。

○又治一人，亦夏月病热，口渴唇干，谵语。诊其脉细而迟。予与之四君子汤加归、芍、黄芪、附子，令进一服，其热愈甚，狂言乱走。旁观者曰：附子之误也。复诊其脉如旧，仍增附子，进一大剂，服之汗出而热退，其脉如常。

按：前证治法，真所谓舍时从证，舍证从脉，卓有定见者也。

○又治一男子，发热烦渴，头痛，误行发汗，喘急腹痛，自汗谵语。用十全大补汤加附子，服之熟睡，唤而不醒，至觉证退，再剂而安。

○又治黄武进士，饮食劳倦，发热恶寒，误用发表，神思，昏愦，胸发赤斑，脉洪数而无力。余曰：此内伤元气，非外邪也，宜急用温补之剂，或可得生。其兄曰：明明斑见，敢用温补为耶？不听余言，重投消斑化斑而殁矣。冤哉！（《齐氏医案》）

黄凯钧医案

○安儿，十三，暮秋，患发热畏风嗳腐，脉弦数，投以消导解肌清热，两服无效，其热夜半稍缓，余无休时，全不思纳，改投柴、葛、石膏、黄芩、知母、两和表里，得汗旋退旋复出入数剂，加至石膏两余，

○柴，口渴喜饮，小便清长，医者汗、吐、和解均施，未效。察其症，纯是内热；何以小便清长？且神识精明，绝不似外邪塞窍者。此静坐思之，小便长者，热在血分而不在气分；不须芩、连、知、柏苦寒之味以治实热。于是用大生地十两，阿胶二两，麦冬去心，二两，共煎浓膏一大碗，以开水冲化，代茶服之，一日而头有汗，二日而汗至胸，三日而汗至腰，四日而汗出足底，热退身凉，后以清凉食物调养而安。（《尚友堂医案》）

潮热

陈莲舫医案

○（潮热痰涎带红）（某小姐）潮热许久不退，兼有凛寒，且不甚退清，痰涎带红，或发或止，痰黏颇多，甚于巳午之间。总以三阴失调，心脾既弱，肝邪并炽。所以气逆上攻，膨胀之势，窜腰上膈，纳谷甚少，有时作咳，有升少降，大便艰涩，小溲短少。夏热秋燥已过，能否热退纳强，转危为安，用药仍清热以和阴，调中以顺气，气不用燥，阴不用腻，至于营阴枯竭，本非一时所能获效。

青蒿子，女贞子，制丹参，川贝母，广橘络，霍石斛，北沙参，绿萼梅，抱茯神，东白芍，叭杏仁，嫩白薇，枇杷叶，藕节（《陈莲舫医案秘钞》）

李铎医案

○车鹏龄上舍之女，三龄，脉息沉弦，右更虚。仲景云弦则为减，伤寒已经大汗二日，寒从汗解可知。复又通泻，汗下兼到，津液已伤，是以眼目口鼻干燥，然而不嗜汤饮，神倦嗜卧，人暮微有潮热，此阴虚何疑？法当温补阴分，仿景岳参附理阴煎法甚效。

洋参，熟地，附片，当归，干姜，五味，炙草，红枣。

○范十一，年十六，童年每遇天暖，阳气外泄，下午必身热，而四肢之末反觉逆冷。此盖由禀薄，中阳易于散越而不能敷布于四肢。自言蹲踞忽起，一时眩晕欲昏，此则下元之阳亦亏。诊脉大有虚象，语言亦欠清圆，培本似宜及早，拟方具后。

潞党，熟附，焦术，酒芪，鹿茸，炒枸杞。

○陈茗如太守太少君，周岁，青筋散露，面色掩兰，形体羸软，肌肉瘪夺，囟门宽大，哭声短促，元气败极，势成险危，加以旬余潮热不退，时或往来，咳嗽呕恶，烦躁不宁，喘急气促，口渴嗜饮，唇燥缩，舌苔干白，中心略黄，小水短赤而烧，粪色老黄。明是温邪内伏，前医总是发散消导，不知温邪忌散，周龄幼稚，元气几何，能当此热邪熏蒸？阴液劫尽，以致哭无泪，鼻无涕，口干舌燥可征矣，且邪一日不除，则元气一日愈伤，东垣谓火与元气，不两立也，姑议小柴胡去半夏加栝楼根、石斛、粳米，清里邪而存阴，为急务也。四月十六日案。

参须、柴胡、黄芩、栝楼根、扁石斛、陈、粳米、甘草、淡姜渣。

按：此方服一剂，潮热已减十六，并能安神，颇

属投治，而亥子交界之时，依然大潮复起，不纳乳食，气喘尤甚，大为棘手，细审此病过服表散，必伤肺气，热邪已传入手太阴经，肺气不得宜通，上焦痹塞，亟宜清降肺气，昨方虽获小效，其柴胡味薄上升，与手经不宜。十七日，改用辛凉清肃上焦轻剂，仿轻可去实之法，用桑皮、地骨皮、杏仁、连翘、青篙、知母、贝母、花粉、粳米、甘草、甚效，是夜安眠熟睡，嗽喘略平，口亦不渴，是上闭已开，诸窍自爽，大有转机。十八日，去杏仁、花粉，加银柴胡、石斛，尤效，然总虑其元气大伤，未敢稳许愈期。十九日，视其神气略爽，病日减，余热未清，议清养胃阴，益土生全，兼调元气，调理半月，渐次而瘳。

自拟经验方：山参、沙参、淮山、苡仁、石斛、贝母、百合，叭杏仁、云苓、桑叶、甘草。

湿邪内伏，愈发散则愈外越而元气愈伤，仿轻可去实之义，以治后兼为调理元气，故无不效。（《医案偶存》）

谢星焕医案

○周祥彩，肌体肥盛，惯服班龙丸。客秋在汉，连餐炙博，复患伤风感冒，微觉咳嗽气急，自进橘附汤，得小愈，但苦头眩难支，惟坐睡片刻少可，深以暴脱为虑。医者又以内伤为词，参、芪日用，病势日增，渐至五心潮热，肌肉消瘦。一日眩晕时，忽饮龙眼汤一碗，觉少可，以后每发，悉皆倚之。病已逾年，医药日费，客囊殆尽，带棺买舟归里，坐以待毙。其戚友知余循理治病，请诊而求治焉。见其面额黧黑，形似烟熏，唇口齿舌，干燥异常，时欲得食，食已即便，所泄完谷不化，脉虽细涩，然寸关劲指甚锐。余以千虑一得之悟，直许可治，疏方与之。时门人在旁，问曰：周兄之病，势已趋危，吾师许其可治，必有奥旨，可得闻乎？曰：此症始因饮食之火内焚，后加风寒外束，是内热而复外寒也。夫病之在身，始先居肺，肺为华盖，耸然居上。经曰：形寒饮冷则伤肺。注云；形寒伤外，饮寒伤内。今热伤于内，寒伤于外，故病咳嗽气急。此际但取辛凉解表之剂，岂不金彻水清耶。奈何自服橘附之药，以致热邪愈固，肺失清肃，无从输泄。由是身中之气，有升无降，所谓气有余便是火，其头眩难支者，气升火亦升也。医者不揣病因大旨，专守眩晕为虚，日进参、芪、龙眼，愈加锢闭，无一外隙可通，火既无出，只得奔走空窍。夫大肠者，肺之合也，下利奔迫，辛庚移热可知。时欲得食，消中之累又萌。至于完谷而下，固属火性急速，不及变化，正嘉言所谓其土已为火焚之焦土，而非膏沐之沃土，安可望其生化耶。经云：暴病非阳，久病非阴，今病经年余，洞泄半载，其为阳火甚明。其火属阳，其阴必伤，急救其阴，夫复何疑，岂可再用参、芪，复蹈前辙乎。且吾之许以可治者有二：两目尚明，瞳神光亮，上焦之阴未绝，一也，下利虽急，小水犹长，下焦之阴亦未绝，二也。况下利奔迫，胸中不实，身体和温，即五心潮热，尚未至于大热躁扰，可见所禀阴气丰厚。即肠胃空洞奔迫，而粥饮饭食，尚能继进不辍。吾乘此一线生机，仿壮水镇阳之法，使无上僭下竭之虞，效泻南补北之意，而无金热土伤之虑。爰引一派甘寒润濡之味，清肺泻火，救阴抑阳，张仲景立黄芩汤治协热下利，虽清火迥殊，而存阴则一也。彼因胆火肆虐，移热于脾，故用苦甘之剂，直清胆火而存阴。此因肺火肆虐，奔迫大肠，故取甘寒之味，专清肺火而存阴。取用萎蕤为君，专清肺热，乃水出高源，象乎天也。地黄为臣，壮水保金，乃子母相生，象乎地也。佐以梨汁、蔗浆、蜂蜜、竹沥，除肠胃激烈之燥，济经络津液之枯，象乎人也。无论其邪火、正火、君火、相火、阴火、阳火、得此甘霖霡霂，如饥人求食，到口便消，吾故直许其可治也。下咽未久，便觉神魂返宅，安睡一晚。继进二剂，不饥不泄矣。至善后之法，仍从肺胃立方，节养百日，沉疴顿起。

仲景黄芩汤：黄芩，芍药，甘草，大枣。（《得心集医案》）

刘子维医案

○某小儿午后至半夜发热，烧时头出汗，气粗，右颧红，有时手颤，脚杆痛，头痛，鼻孔痛，打嚏流涕，咳，喉痛，小便黄，不能睡，初病时舌苔多。八月。

云苓三钱，陈皮二钱，法夏一钱，寸冬三钱，花粉三钱，神曲三钱，银花四钱，白芍二钱，甘草一钱，车前草引。

此胃不降也。《五脏别论》曰：六腑者，传化物而不藏，故实而不能满。又曰：食入则胃实而肠虚，食下则肠实而胃虚。夫水谷为实，精气为满，六腑非藏精之地，故实而不满，然食下则肠实而胃虚，是胃可暂实而非可久实也，胃为阳土，久实则胃阳不降而心胆二火随之。人之患，莫大于火在上，小儿伤食发热及杂病发热皆由于此。八月秋气用事，火在上而秋气收之，故有发热、头汗、头痛、气粗、打嚏、流涕、右颧红、鼻孔痛、不能睡、咳、喉痛等症；其热于午后者，阳明旺于申酉戌，金愈收则热愈盛也；又热于子夜者，卫气夜行于阴二十五度，胃不降则卫气留于阳，留于阳则阳盛而阴虚也；上不能统下，故脚杆痛，金不能制木，故手颤；皆脾胃不降之咎也。湿淫于内故舌苔多，湿郁为热故小便黄。

发热由于胃不降者，胃降则愈。胃不降由于伤食者，食化则降。故用建曲、陈皮消食和中以治发热之本；银花、寸冬、花粉，清降肺胃以治发烧之标；半夏、云苓、车前则统治湿淫；白芍，甘草则制肝安脾也。

服前方稍松，但夜间仍热，不能睡，咳，其声甚浊，如出甕中，腹痛并胀，手足冷，额热，舌苔紧贴，唇红而燥，脉数。

广皮二钱，云苓三钱，前胡一钱，葛根一钱，麻绒二钱（炎），法夏一钱，杏仁一钱，甘草一钱。一付愈。

声浊如出甕中，舌苔紧贴，腹痛胀者，中土之湿也；手足冷，额热，唇红而燥，脉数者，外寒之郁也；夜间仍热，不能睡，咳者，服前方食虽化而外寒转盛，内湿未清，水火犹未济也。二陈汤理中土之湿，麻绒散外寒之郁，合之杏仁降肺，前胡降胆，甘葛起阴气，则火降水升而愈矣。（《圣余医案诠解》）

寒热病

丁甘仁医案

○余十一少爷。

感受时气之邪，挟湿滞内阻，太阳太阴为病，清不升而浊不降，以致寒热头胀，有汗不解，胸闷不思饮食，大便溏泄，小溲短赤，脉象浮濡而滑。恙势正在鸱张，虑其缠绵增剧。急拟疏解和中，而化湿滞。

炒豆豉三钱，荆芥穗一钱，藿香梗一钱，青防风一钱，赤猪苓各三钱，青皮一钱，腹皮二钱，桔梗一钱，六神曲三钱，楂炭三钱，炒车前子三钱，炒苡仁四钱，荷叶一角。

二诊：太阳之邪已解，寒热已退，惟胸闷不舒，腑行溏薄，小溲短小，纳谷无味，脉象濡滑。湿热滞未楚，脾胃不和，清不升而浊不降也。宜和中化滞，分利阴阳。

煨葛根一钱，藿香梗一钱，苦桔梗一钱，佩兰叶一钱五分，赤猪苓各三钱，陈皮一钱，大腹皮二钱，炒车前子三钱，六神曲三钱，炒麦芽三钱，炒苡仁三钱，陈莱菔缨三钱，干荷叶一角。（《丁甘仁晚年出诊丁甘仁医案》）

姚龙光医案

○徐姓有遗腹子，名遗儿，叔平胞侄也，年十岁，夏间病寒热如疟，日发一次，医治两月，未获一效，其母恳治于余。诊其脉，两寸关俱虚软无力，两尺俱滑大，每日疟发，寒不成寒，热不成热，热退无汗，热退又不能尽，饮食减少，神倦无力，二便俱通，面色青黄，舌色淡紫无苔，似有亮光，惟舌根两边有两条白苔，口中微渴，已服藿香正气散数十剂矣。余与表弟蔡律初同诊，因与商曰：此子体质本弱，暑邪深伏，不能托邪外出，又为药伤，正气愈虚，阴阳已有两亡之象，若再驱邪，邪将内陷，乃不可为矣，惟阴阳两补，扶其正气，则邪不待驱而自解。表弟所见亦同，因用六君子汤加石斛、麦冬、白芍，服两贴，便寒热分清，热因汗解，口味稍开。前医见而阻之曰：再服此药，定致喘满不救。为开藿香正气散方，又服两帖，病复如旧，其母知误，仍求治于余，余曰：以吾前景主服五、六帖便愈。四帖后果寒热止，饮食进，舌生薄苔，脉有起色，后开八珍糕方，令终年常服，数年来俱无病。（《崇实堂医案》）

谢星焕医案

○吴俊明，年二十，咳嗽多痰，微有寒热，缠绵数月，形体日羸，举动促，似疟非疟，似损非损。温凉补散杂投，渐至潮热，时忽畏寒，嗽痰食少，卧难熟睡。医者病家，咸言痨瘵已成，委为不治。闻余精究脉理，姑就一诊，以决死期。因见形神衰夺，知为内损，脉得缓中一止，直以结代之脉而取法焉。此阳衰阴凝之象，营卫虚弱之征，卫阳虚则发热，营阴凝则畏寒，盖肺卫心营之机阻滞，气血不得周流，故见为结代时止之脉。谛思结、代之脉，仲景原有复脉汤法，方中地黄、阿胶、麦冬，正滋肾之阴以保金，乃热之犹可也，人参、桂枝、枣仁、生姜、清酒，正益心之阳以复脉，乃寒亦通行也。用以治之，数月沉疴，一月而愈。按结代之脉，须知必缓中一止，方为可治，若急中一止，便为参五不调，乍疏乍数，安可治乎。故古人有譬之徐行而怠，偶羁一步之语，旨哉斯言，堪为结代之脉传神矣。世人惟知仲景为治伤寒之祖，抑知更为治虚劳之祖乎。

复脉汤《仲景》，一名炙甘草汤：甘草，生姜，桂枝，人参，阿胶，地黄，麦冬，麻仁，大枣，水酒。

○傅妪，年逾七旬，素属阴亏。今春初起微寒微热，余以二陈加麦冬与之，一剂颇安。次日耳中忽流血水，耳傍筋痛。余曰：耳门属肾，老年下元先衰，非湿热聘耳之症，乃肾气上奔之象。易曰：龙战于野，其血元黄。议早与金匮肾气汤，晚进当归、枸杞、萸肉、牡蛎、菊花、熟地，各二剂，筋痛血水齐愈。比晚寒去热来，是为阴阳不和，致令偏寒偏热，非疟症也。法当人参养荣汤，为阴阳两补之剂，嘱之曰：药固大剂，必多服乃可。岂知只投两剂，症未增减。更医误服升、柴、陈、半之属，是夜大寒大热大汗，陡然人事昏沉，几欲脱矣。再延余诊。脉来鼓指，洪大无伦，声微息促，气高上迫，危在顷刻。细思此寒此热，固宜调阴阳，而值此气脱，又当收阳为主，以大剂六味回阳散，加芪、术、龙眼、鹿茸，连进二剂，徐徐与服。次日人事清爽，寒热亦除而健。

六味回阳饮：人参，熟地，附子，当归，黑姜，甘草。

○彭绍英，年十八，向有咳嗽，曾经失血，客腊婚毕，新正病疟，延医数手，疟未减而神大衰，咳嗽仍作；夜不得寝，每巳午时，寒去热来，寒少热多，热止无汗，间日一发，迨至人事昏困，肌肤削极，饮食减少，始就余诊，脉得浮大而空，两关甚急，余知其失血也。视其舌干发槁，面色枯焦，更知其阴虚也。因谓曰：此冬不藏精，肾水愈涸，至春地气上升，肝木发荣，全赖肾水灌其苞根，则枝叶畅茂。今水泉将竭，何供所乘，以致木郁不疏，发为寒热、渐至枯槁，岂细故哉。奈何医者以柴、芩斧斤之药，愈伐其生，见其人事昏困，凉散不效，更投补中益气，芪、术助火，其阴愈烁。今议专以滋阴为主，又忌滞濡而胃愈戕，清营为佐，更忌苦寒而阳愈损，经曰：损其肝者缓其中，损其肾者益其精，缓肝益精四字尽之矣。随症处方，因人而施，以一派生津甘缓之药频服而健。（《得心集医案》）

黄凯钧医案

○王女，六岁。

日发寒热，两月不痊。当病作时，腹痛难禁，牙肉与指甲惨淡无华，神气潦倒，此证俗名胎疟。从前屡次更医，或补或清，总无定见，以余观之，先贤治疟，从少阳居多，此又邪缠膜原，太阴受病，腹痛可验，或曰：少阳亦有腹痛。余曰：少阳腹痛，南阳论有明条。但此证脉小而软，略无弦象，所以医贵变通。请以予药投之，即明言之不妄矣。

人参六分，白术一钱，归身一钱，草果五分，白芍一钱，柴胡四分，半夏曲一钱五分，橘皮八分，炙草四分，煨姜三片，大枣二枚。

一服愈。

○戴某，十四岁。

日疟历两月不止，兼有咳呛，舌白脉细而数，此属正虚邪浅。

柴胡，桂枝，青蒿，党参，生地，冬术，归身，白芍，杏仁，橘红，小麦，大枣。

六服疟咳皆愈。（《肘后偶钞》）

沈湘医案

○一小儿，发热廿一日不退，每日寒热往来，清晨更甚，腹痛口渴，手足时厥，胸满，腹胀，脐痛，每食辄胀，时而头痛甚剧，热甚时则脉弦数甚，热缓脉亦较为缓和，小便短黄，大便尚通。其舌苔花白，应以虫病为主，而外邪未解亦须兼顾。以乌梅丸意立方治之。

乌梅灰二钱，吴萸炒黄连四分，川椒四分，黄芩一钱五分，银柴胡一钱五分，炒老米四钱，茯苓二钱，橘饼四钱，谷芽三钱，苏梗一钱五分。

服两剂热退病减，后以甘淡之药调治，遂渐痊愈。（《沈绍九医话》）

张聿青医案

○左，痰多，自觉身热，而脉不甚数。此痰湿有余，郁遏阳气。

制半夏，炒竹茹，川桂枝，广橘红，云苓，制香附，砂仁末，生熟薏仁，二妙丸二钱（开水先下）。

二诊：辛通苦泄，痰气之郁遏者开，则阳气之勃蒸自化。胃气既苏，内热亦退。阴虚生内热，虽属古圣明训，实与此证异歧。前法扩充之。

焦苍术一钱，泽泻一钱五分，广皮一钱，姜汁炒黄柏一钱五分，制半夏一钱五分，桂枝五分，云苓三钱，炒黄野于术一钱五分，炒竹茹一钱，炒谷芽三钱，生熟米仁各二钱。

○周左，每至日晡，辄作漫热，热不退清，汗出稍松，痰多，脉濡滑。气虚痰阻，遂致阴阳开合失其常度。年近花甲，不宜见此。拟苦辛寒合方，以开阴泄热。

川桂枝五分，光杏仁三钱，橘红一钱，制半夏一钱五分，竹茹一钱五分，煨石膏三钱，茯苓块三钱，枳实七分，生姜二片，红枣一枚。

二诊：苦辛寒合方，而开痰饮以通阴阳，日晡漫热已退，如鼓应桴，其为开合失度，可以概见。以退为进，拟蠲饮化痰。

制半夏一钱五分，茯苓三钱，竹茹一钱，猪苓一钱五分，南星三分，上广皮一钱，枳实一钱，薏仁四钱，老姜二片。

三诊：脉象濡滑。运化迟钝，便溏不实。舌苔中心黑润。痰湿不运，脾阳不克鼓舞。拟温中而蠲饮。

川桂枝五分，云茯苓三钱，上广皮一钱，姜竹茹一钱，霞天曲二钱，炒于术二钱，制半夏一钱五分，生熟薏仁各二钱，老生姜三片。

○左，久嗽不止，痰稠厚腻，甚则色带青绿，寒热往来，脉软而数。此肝肾素亏，而脾胃之痰热，熏蒸于肺，阴阳开合之机，悉为痰阻，此所以为寒为热也。将入劳损之门，不易图治。

川桂枝，杏仁泥，制半夏，橘红，炒黄川贝，生石膏，肥知母，海蛤粉，郁金，云苓。

二诊：湿痰稍退，而营卫流行，不能和协。再拟和中化痰。

人参须（另煎，冲）五分，制半夏，橘红，茯苓，川桂枝，炒枳实，干姜四分，郁金，野于术，煨石膏。

三诊：开饮化痰和中，阴阳交并，寒热已止，纳增痰爽。足见痰阻营卫，与阳虚生外寒，阴虚生内热者迥异也。再从前法扩充。

人参须八分，云苓，制半夏，炒枳实，砂仁，野于术，橘红，川桂枝，石膏（煨）。

○某，气虚多痰之质，偶食黏腻窒滞之物，气由此不行，湿由此不运，痰由此不化，营卫由此而阻，阴阳由此而乖，遂至阴阳相争，先寒后热。郁极而通，两次大汗，阴阳稍得协和，热势因之渐缓。然脾肺升降，仍为痰气所阻，右胁作痛，痰鸣带咳。盛纳在胃，运化在脾，所谓窒滞者阳明也。气之不行，胃气之不行也。湿之不运，胃湿之不运也。脾为生痰之源，胃为贮痰之器，肺为出痰之窍，痰之不化，是胃中之痰不化也，阻于斯，滞于斯。寒热交争之下，热虽循减，而胃中之痰湿，已被熏蒸，于是随其阳土之性而欲化燥，舌苔为之焦黑。舌色如此，而不甚热，不烦闷，不口渴引饮者，独何欤？以痰湿熏蒸，化燥化热，皆由气机郁遏、津液不行。不若时邪之症，温气化热之后，烁液劫津而成燥也。阳明胃络，上通于心。今胃中为痰湿弥漫之区，所以神机为之不运，神倦如寐，中脘板硬。脉象左寸微浮，关部涸滑，尺部沉细；右寸细滞，关弦尺弱。证由痰湿食停阻，传变化燥，以平素气弱，而致化火不足，化燥不足。惟恐里气一虚，而湿痰内陷，以致神迷。拟疏化痰湿，参入苦降辛开，即阳土宜清阴土宜温之意。备诸方家采择。

制半夏二钱，旋覆花一钱五分（包），光杏仁三钱，赤白苓各二钱，磨枳实三分，白蔻仁三分（冲），广橘红一钱，淡干姜四分，川雅连三分，生香附一钱五分。

二诊：疏降胃府，苦辛开通，脉数稍退，舌焦黑顿化十七。郁蒸之热，已退三舍。大便虽未通行，而中脘略软，频转矢气，亦属府气欲通之象，不可不为起色。但热仍未退，右胁仍痛，痰鸣欲咳，还是痰湿交蒸，不可遽化，所谓伤食类伤寒者，即此是也。再拟疏化一法，而步步顾其中阳，以防内陷神昏之变。备方家采择。

制半夏二钱，橘红一钱，生香附一钱五分，淡干姜四分，磨枳实三分，雅连二分，光杏仁三钱，旋覆花二钱，炒苏子三钱，竹茹八分，白蔻仁三分（冲），豆卷三钱。

○右，阴分久亏不复，阴虚生内热，经训昭垂，固无疑义，特内热无已时，兹则间数日或旬日即热，显与寻常之内热迥殊。所以然者，良由喉证之后，余热袭入营分，营中有热，至数日而其热郁勃，故发热，热则气泄郁解，故复能退。拟于养营之中，参以清营。

镑犀尖二分（先煎），炙生地四钱，炒归身一钱，十大功劳叶一钱，西赤芍一钱五分，炒山药三钱，软白薇二钱，粉丹皮一钱五分。

二诊：凉营泄热，大便饮食如常。守前法以觇动静。

生地炭四钱，磨犀尖二分（冲），香青蒿二钱，十大功劳叶一钱五分，粉丹皮二钱，炒白芍一钱五分，当归二钱（酒炒），炒白薇二钱。

三诊：每至身热辄口碎，阳明营分之热无疑。

炙生地四钱，犀角尖二分（磨冲），粉丹皮一钱五分，玉泉散一钱五分（包），川石斛三钱，白茅根五钱（去心）。

四诊：此次热轻且短，惟口糜作痛。再清胃热。

生甘草三分，煨石膏二钱，黑山栀一钱五分，粉丹皮一钱五分，广藿梗二钱，川石斛三钱，制半夏一钱五分，青防风八分。

五诊：叠进凉营泄热，热退未楚。然两目尚涩，还是余热之象也。

粉丹皮一钱五分，青防风一钱，广藿香三钱，黑山栀一钱五分，煨石膏四钱（研），生甘草三分，炒菊花一钱。

六诊：脉象和缓，但小溲有时仍痛，还是余热未尽。再清泄以澈之。

镑犀尖三分，熟石膏三钱，细木通四分，车前子一钱五分，甘草梢三分，竹叶心十二片。（《张聿青医案》）

其他医案

○汪石山治汪世昌，形肥色紫，年逾三十，秋间病恶寒发热，头痛自汗，恶心咯痰恶食，医以疟治。诊之，脉浮濡而缓，右寸略弦，曰：非疟也，此必过劳伤酒所致。饮以清暑益气汤，四五服而愈。

易思兰治一春元下第归，得寒热病，每日申酉二时，初微寒，继作大热，而烦躁甚如狂，过此二时，平复无恙，惟小便赤黄而涩，往时一有心事，夜即梦遗，每日空心用盐饮烧酒数杯，医皆以为病疟，用清脾饮、柴苓汤，并截药俱不效。六脉惟左尺浮中沉取之皆洪数有力，余部皆平，曰：此潮热病也。以加减补中益气治之，日进一服，三日病渐退，复用六味地黄丸兼前药，调理一月而安。或问：寒热而不以疟治，何也？曰：此非疟，乃潮热也，潮者如水之潮，依期而至。八法流注云：申酉二时属膀胱与肾。此病专属二经水衰火旺，当申酉时火动于中，故发热而躁，躁属肾。若疟疾肝部必弦，今不然，惟左尺独现火象，此因平日斫丧太过，肾水亏损，阴火旺炽，加之盐饮烧酒，引入肾经，故小便赤黄而涩也。又曰：此莫非阴虚火动乎？曰：阴虚之热，自午至亥，发热不间，今惟申酉时热，热止便凉，与阴虚不同。又曰：或亦尝用补中益气而不效，何也？曰：加减之法，或未同耳，予之去升、柴，加丹皮、泽泻、黄柏者，丹皮泻膀胱，泽泻泻肾火，黄柏为君，以生肾水，水旺则火衰，而寒热退矣。用六味丸者，亦取有丹皮、泽泻耳，如不知此，仍用升、柴，乃以肝脾之药治肾，所以不效也。

孙文垣治李坦渠子妇，十月寒热起，一日一发，咳嗽心痛腰亦痛，次年正月望后，始间日一发，肌肉大减，喉疼，汗出如雨，白带如注，饮食减少，百治，汗不止。脉之，右手软弱，左手散乱，此汗多而脉不敛，病至此危矣。经云：火热似疟，此之谓欤。以黄芪二钱，白芍一钱五分，甘草、阿胶各一钱，鳖甲三钱，桂枝五分，乌梅一个，水煎服。其夜汗止，再诊脉已敛，神气亦回，前方加何首乌，石斛、牡蛎，寒热亦不发，饮食少加，骎骎然有幽谷回春之象。

喻嘉言治吴吉长内，新秋病洒淅恶寒，寒已发热，渐生咳嗽，然病未甚也。服表散药不愈，体日尪羸，延至初冬，饮以参、术补剂，转觉厌厌欲绝，食饮不思，有咳无声，泻痢不止，危甚。医议以人参五钱，附子三钱，加入姜、桂、白术等作一剂服，以止泻补虚，而收背水之捷。病家无措，延喻诊毕，未及交语，前医至，即令疏方，喻飘然而出，盖以渠见既讹，难与言耳。前医既去，乃曰：是症总由误药所致，始先皮毛间洒淅恶寒发热，肺金为时令之燥所伤也，用表散已为非法，至用参术补之，则肺气闭锢，而咳嗽之声不扬，胸腹胀饱，不思饮食，肺中之热，无处可宣，急奔大肠，食入不待运化而即出，食不入则肠中之垢污，亦随气奔而出，是以泻痢无休也。今以润肺之药，兼润其肠，则源流俱清，寒热咳嗽泄泻一齐俱止矣，服四剂必安，不足虑也。方用黄芩、地骨皮、甘草、杏仁、阿胶，一剂泻即少止，四剂寒热俱除，再数剂咳嗽亦愈。设与若辈商之，彼方执参、附为是，能相从乎？又乡中王氏妇，秋月亦病寒热，服参、术后，奄奄一息，但无咳嗽，十余日不进粒米，亦无大便，时时晕去，不省人事。其夫来寓详述其证，求发补剂。乃以大黄、芒硝、石膏、甘草四味，为粗末与之，彼不能辨，归而煎服。其妇云：此药甚咸。夫喜曰：成果补药。遂将二剂连服，顷之腹中弩痛，下结粪数块，绝而复苏，进粥二盏，前病已如失矣。凡此素有定见于中，始无炫惑，书之为临症者，广其识焉。

高鼓峰治程氏子，每日至辰时大寒，午时大热，热即厥，两目直视，不能出声，颏脱涎水从口角涌出，日流数升，至丑时始汗解，饮食不进，昏冒欲绝。诊之，皆诛伐太过所至也。投以补脾之药不即效，延他医，用柴胡、南星、半夏等，势转剧。复延诊，值医者在座，询之曰：此何症也，而用前药？曰：子不识乎，此肝疟也，肝疟令人色苍苍然太息，其状若死。高笑曰：据子述经言，当得通脉四逆矣，何用前药，某诚不识此为何病，但知虚甚耳，请先救人，然后治病何如？曰：子用何药？曰：大剂参、附、庶可挽回。彼力争参附不便，乃漫应曰：谨奉教，始洋洋色喜而别。是夜用人参一两，黄芪二两，炮姜三钱，比晓熟地、桂、附并进，次日辰时病不复发矣。此缘劳役过度，寒热往来，医认为疟，且时当秋令，一味发散寒凉，重虚其虚，展转相因，肝脾大败，非峻补气血，何由得生。夫病由人生，人将死矣，而乃妄牵经义，强合病情，及至处方，又乖成法，自误误人，至死不觉，悲夫。

吕仲嘉内人在室十四岁时，病寒热往来，迨后适仲嘉，又十乍年，寒热如故，或作疟治，或作虚治，尫羸枯削，几于骨立。高诊之，曰：此非疟非虚，乃血风症耳。以五加皮散加熟地二两，每剂共药五六两许，水二升浓煎一升，每日进一剂，如是者二十剂，寒热顿除。

冯楚瞻治徐山公，患似疟非疟，医以柴胡汤，连进数剂，渐至不省人事，口噤僵卧，咸谓无生理。曰：此阳虚作寒，阴虚作热，误当疟治必死也。以重剂熟地、白术、五味、牛膝、麦冬、制附子，另煎人参一两冲服，三日而苏，后用温补而愈。

吴孚先治小姨，病寒热如疟，语言谵妄，如见鬼状。有指为热入血室者，然证与长沙所论三条，了不相合。诊得右寸浮滑，知为风痰胶固肺脏，故洒淅寒热，痰迷心窍，故语言谵妄，宜发表利气自愈，用二陈汤加苏、防、前、葛、枳、桔、桑、杏，数剂微汗而痊。

有一师尼乍寒乍热，面赤心烦，或时自汗，恶风体倦。大小柴胡杂进，其病益剧。诊视脉无寒邪，但厥阴脉弦长而出鱼际，治以抑阴地黄丸而愈。

薛立斋治一妇人因夫久出经商，发寒热，月经旬日方止，服降火凉血药，内热益甚，自汗盈盈，月经频数。曰：内热自汗，乃脾气虚热也，非血不归脾也。用归脾汤、六味丸而愈。

一室女久患寒热，月经失期，以小柴胡汤加生地治之，少愈。更以生地黄丸而痊。柴胡、秦艽各半两，生地二两，酒湿杵膏，赤芍一两，为末蜜丸，每三十丸，乌梅汤下，日三服。

易思兰治一男子病寒热，众作疟治，年余不愈。又以为劳疟、虚疟，用鳖甲散、补中益气汤俱不效。脉左右三部俱浮大无力，形瘦色黑，饮食不美，知为阴虚发热病也。早进六味丸，晚服补阴丸，七日后饮食渐美，寒热减半。又服一斤，未一月痊愈。盖此似疟非疟，乃阴虚之候也。凡正疟则寒热虽参差而有准，今寒热往来，或一日一次二次，且寒而不厥，身热如火，热退又无汗，兼之形瘦色黑，怔忡不寐，口渴便燥，岂可谓疟乎。且疟脉当弦（诸虚损脉亦多弦），发则弦而大，退则弦而小。今浮大无力，早晚相同，诚阴血不足，阳火有余，火发于外则为热，火郁于中则为寒，形瘦者，火之消烁也，色黑者，火极似水也，怔忡不睡者，心血亏损也（肝火浮入胞络者多），饮食不美，口渴便秘者，火炽于上下也。但生肾水，养血滋阴，阴血充则火自降，寒热退而病瘳矣。

立斋治一妇人，久患寒热。服清脾饱之类，胸膈饱胀，饮食减少，用调中益气，加茯苓、半夏、炮姜各一钱，二剂而痊。

朱丹溪治赵孺人，夜间发寒后便热，丑寅时退，起来口渴，食少无味，谷不化，腹痛而泄，倦怠，或遇事烦躁，赤眼气壅，又不耐风寒，亦恶热。白术、归身二钱，白芍、陈皮一钱，人参、黄芪五分，炒柏、炙草、炒苓、丹皮、木通、缩砂三分，煎下保和丸、实肠丸各三十丸。

吕十四孺人，怒气后，寒热咳嗽，食少淋泄。缩砂、甘草三分，人参五分，白术钱半，连翘、陈皮、茯苓一钱，姜二片，同煎。

一妇人年五十余，形实喜作劳，性急味厚，喜火食，夏却患热，恶寒发热，更无休时，衣被虽厚，常凛然，两脉皆涩。朱作杂合邪治之，遂以四物汤加陈皮，以人参、白术为君，生甘草、黄柏为佐，多人姜汁，吞通神丸三十丸，回金、抑青各二十丸，阿魏十丸，煎三帖而得睡，第五帖而身和，第七帖通身微汗，诸症皆除。

《华佗传》：有妇人，长病多年，世谓寒热注病者。冬十一月中，陀令坐石槽中，平旦用寒水汲灌。云当满百。始七八灌寒战欲死，灌者惧欲止。佗令满数，将至八十灌，热气如蒸出，嚣嚣高二三尺，满百灌，佗乃使燃火温床，厚覆良久汗始出，著粉汗燥便愈。《三国志》。

马元仪治张某，寒热数日，痛呕逆胸满身疼，左脉弦涩，关尺虚微，此中气虚寒，胸中之气不化而为满，胃中之阳不布而为呕，卫外之阳不固而为痛。以四君子补脾胃之虚，炮姜、附子、肉桂补阳气而除邪，少加黄连以为引导，一剂脉起，再剂痛止得睡，不数剂而豁然。

顾允谐寒热日作，胸满不舒，自汗不止，已数日。或用柴胡、黄芩两解之法不愈。诊其脉，右三部虚微，左三部弦涩，望其色，枯白不泽，脉微为阳微，弦为虚风，由正气不足，虚邪外袭而成寒热，治宜补中益气。即有胸满，亦是阳虚不布，非气实而然也。况自汗者，阳虚不能卫外故也。面色不华者，气血亏损，无以上荣于面也。遂与理中汤理其中气，加桂枝以祛虚邪，后倍加参附，不数剂而愈。

唐氏子患寒热，弥月不瘥，胸中有块高突，按之则痛，时见厥逆，兼多自汗。诊其脉，右三部虚微，按之如丝，此症实脉虚，邪实正衰之候也。攻之则碍虚，补之则助邪。然用补则正气旺而邪自去，若任攻则邪气去而正独全者，鲜矣。用人参二钱扶元养正为主，佐以炙甘草和平益气以却虚邪，炮姜、黄连、半夏以开痞而散结，肉桂以固其本，桂枝以越其邪。制方井井有条，可以为法。二剂寒热减，两脉起，加人参以助中焦运化而痛渐平，再用桂附理中汤调理而愈。

一妇人患寒热半月，两脉浮虚，按之豁然空，两寸倍甚，曰：脉见空豁，寒热不时，面色不华者，气血不荣也，语言错乱者，神明失养也。与归脾汤加黄连、肉桂各七分，令其心肾内交，服后脉渐有神。改用人参三两，黄芪三两，归身一两，炙草二钱，生地五钱，远志二钱，枣仁三钱，杞子五钱，大剂补气养荣，数剂寒热止，神气清。令早服七味丸，下午进归脾大造膏，百日而愈。

李东垣治中书左丞姚公茂，上热下寒，用既济解毒汤，良愈。（未选入。）

来天培治马振昌室，年约五旬，夏间忽患寒热头痛，每未申时起至寅卯时退，头晕胸胃嘈杂。或作暑风治益甚，不能饮食，无汗气急懒言。诊之六脉沉细，两关微弦，此劳倦伤脾，中气不足，外感寒邪，内伤生冷，清阳不升，气虚不能达也。与补中益气汤加炮姜、半夏，一剂汗出热短，嘈杂渐已，继以归脾汤加半夏、桂枝、白豆仁，寒热除，饮食进，调理而愈也。

马氏妪年七旬，八月忽病寒热，恶心头疼身痛，心跳不眠，呕吐不食，展转呻吟。诊之两关弦而紧，余脉细小，以为脾气虚寒，肝气上逆，与姜附理中汤，加白芍和肝，二剂渐瘳。

朱丹溪治一人，天明时发微寒，便热至晚（病盛于阳），两腋汗出，手足热甚（四肢为诸阳之本），则胸满拘急，大便实而能食（邪热可知），似劳怯病者，虚损之甚，亦作寒热。脉不数，但弦细而沉。（此张子和谓为有积之脉。）询之因怒气而得，但用大柴胡汤，惟胸背拘急不除，后用二陈汤加羌活、防风、红花、黄芩治之。

山治一人形短苍白，平素喜饮，五月间忽发寒热，医作寒治，躁渴益甚，时常啖梨，呕吐痰多。每次或至碗许，饮食少进，头痛晕闷，大便不通，小便如常，或一夜不安，或一日连发二次，或二日三日一发，或连发数日。平素两关脉亦浮洪，先令服独参汤二三帖，呕吐少止，寒热暂住三日。他医日：渴甚脉洪，热之极矣，乃用独参以助其热，非杀之而何？及往视脉皆浮洪近数，曰：此非疟，而亦非热也，脉洪者，阴虚阳无所附，孤阳将欲飞越，故脉见此，其病属虚，非属热也。渴甚者，胃虚精少，不上朝于口，亦非热也。盖年逾六十，血气已衰，加以疟药性皆燥烈，又当壮火食气之时，老人何以堪此？然则邪重剂轻，非参所能独治。遂以参、芪各七钱，归身、麦冬各一钱，陈皮七分，甘草五分，水煎，每次温服一酒杯，服至六七帖，痰止病除而食进。大便旬余不通，增之以蜜。仍令服三十余帖以断病根，续后脉亦收敛而缓，非复向之鼓击而駃矣。（《续名医类案》）

寒　湿

吴瑭医案

〇乙丑六月十二日，郭，三十二岁，太阴中湿，病势沉闷，最难速功，非极刚以变脾胃两阳不可。

姜半夏六钱，桂枝五钱，生茅术四钱，茯苓皮五钱，椒目三钱，小枳实三钱，广皮三钱，生薏仁五钱，生草果三钱，生姜一两，老厚朴四钱。

煮成三碗，分三次服。

十九日，寒湿为病，误用硝黄，致浊阴蟠踞，坚凝如石，苛非重刚，何以直透重围。

川椒（炒黑）四钱，安边桂二钱，生薏仁五钱，熟附子五钱，猪苓三钱，老厚朴四钱，茯苓皮五钱，泽泻三钱，干姜四钱，小茴香三钱，生草果二钱，白通草二钱，广皮三钱，煮四碗，分四次服。共服十三帖而后脉转。

〇辛卯十月十八日，薛，二十二岁外痹寒湿太重，内痰饮，不食不寐，咳嗽口渴，大小便赤，脉数。先开肺痹。

生石膏（先煎代水）一两，桂枝四钱，姜半夏三钱，飞滑石（先煎）六钱，生薏仁三钱，杏仁泥五钱，小枳实三钱，茯苓皮五钱，防已五钱，橘皮三钱。

煮四杯，日三夜一，分四次服。

二十日，外痹痛而内痰饮，内外俱痹。

生石膏（先煎代水）二两，桂枝三钱，海桐皮三钱，飞滑石六钱，杏仁五钱，片姜黄三钱，茯苓皮五钱，穿山甲三钱（炒），姜半夏五钱，地龙三钱，生薏仁三钱，白通草一钱，橘皮三钱。

煮四杯，分四次服。二帖。

廿二日，痹痛腕重，用药以由经达络为要。

生石膏二两，桂枝尖三钱，防已五钱，飞滑石六钱，穿山甲三钱（炒），杏仁泥五钱，片姜黄三钱，地龙三钱，茯苓皮五钱，嫩桑枝三钱，姜半夏三钱，乳香二钱，橘皮二钱。

煮四杯，分四次服。二帖。

廿四日，痹证先腿重而后腕重，昨与通经活络，兹上下皆轻，痛减能动，脉亦渐小，脉小则病退也，但加饮咳。

生石膏八钱，飞滑石四钱，防已五钱，苏子霜三钱，杏仁泥五钱，姜半夏六钱、穿山甲三钱（炒），地龙三钱，晚蚕沙三钱，云苓皮五钱，桂枝尖三钱，桑枝尖三钱，橘皮三钱。

煮四杯，分四次服。二帖。

廿六日，右寸犹大，腿痛未除。

生石膏一两，飞滑石六钱，杏仁六钱，海桐皮三钱，云苓皮三钱，片姜黄三钱，穿山甲三钱（炒），防已六钱，晚蚕沙三钱，姜半夏三钱，桂枝尖三钱，白通草一钱，地龙三钱。

煮四杯，分四次服。二帖。

廿八日，右寸已小故右肢痛减；左脉弦，故左肢仍痛。

杏仁泥五钱，云苓皮五钱，独活一钱五分，防已六钱，乳香三钱，穿山甲三钱（炒），桂枝尖五钱，没药三钱，地龙三钱，归须三钱，片姜黄三钱，海桐皮三钱。

煮四杯，分四次服。二帖。

〇壬辰七月廿七日，毓氏，二十六岁，风寒湿三气合而为痹，脉弦，又感燥金凉气，腹痛，峻温犹恐不及，尚可吃生冷猪肉介属等阴物乎？

熟附子三钱，桂枝五钱，吴茱萸二钱，茯苓皮（连皮）六钱，生薏仁五钱，杏仁三钱，高良姜二钱，片姜黄二钱，川椒炭二钱，橘皮三钱。

煮四杯，分四次服。二帖。

廿九日，表里俱痹，肢痛板痛。前用峻温，现在板痛少减，仍游走作痛，兼有痰饮不寐，先与和里。

姜半夏八钱，桂枝五钱，吴茱萸三钱，小枳实三钱，茯苓块（连皮）六钱，防己三钱，高良姜二钱，川椒炭三钱，橘皮三钱。

煮三杯，分三次服。二帖。

八月初二日，诸证已愈八九，惟痹痛尚有斯须，自觉胸中气阻，饱食反不阻矣，宗气之虚可知。议通补中焦。

茯苓块六钱，桂枝四钱，姜半夏三钱，焦于术三钱，高丽参二钱，杏仁三钱，片姜黄二钱，炙甘草二钱，橘皮三钱。

煮三杯，分三次服。四帖。（《吴鞠通医案》）

陈哲夫医案

○张儿。

寒湿中伤脾胃，先吐后泻，四肢冷，精神痿，脉沉细，苔薄腻。按证欲成慢脾，法先扶正运化为先。

炒党参一钱半，制附片四分，补骨脂一钱半，炒白术一钱半，茯苓三钱，熟地炭三钱（砂仁末拌），肉桂心一分（研米分冲），公丁香五只，淮山药三钱（米炒），炮姜炭三分，清炙绵芪一钱半，清甘草四分。

二诊：昨投扶正温运之剂后，四肢略温，大便仍见清水，呕吐较减。惟形神依痿，睡则露睛，确系渐成慢脾。脉沉细苔薄腻，脾阳已伤，须防变端，仍宗昨法出入之。

伏龙肝炒于术一钱半，米炒山药三钱，白蔻衣五分，炮姜炭四分，米炒党参一钱半，制附片三分，公丁香七只，干荷蒂三个，生姜二片，炙桂枝五分，拌炒白芍，清炙绵芪，补骨脂，清甘草，红枣二枚，一帖。

三诊：脾阳尚弱，大便清水较减而胃气未降，故中脘有时满闷作呕。兹以四肢已温，形神似无恢复，惟正气既伤，脾阳仍未振。法当再以扶正温运为主；庶几不成慢脾之症矣。

伏龙肝炒于术一钱半，清炙绵芪一钱半，炙桂枝三分，拌炒白芍一钱半，茯苓三钱，炮姜炭四分，米炒党参一钱半，盐水炒陈皮一钱半，半夏一钱半，制附片二分，米炒山药三钱，清炙草三分，生姜二片，红枣三枚，一帖。

四诊：自投温运剂后，脾阳已复，大便泄泻无止。惟胃气未降于食饮后即欲上泛。腹部胀满，口渴嗜饮，以其元阳虽复而阴不足之故。脉滑细，苔薄腻。法以和胃顺气为主。

川石斛三钱，法半夏二钱，钩藤（后下）三钱，盐水炙陈皮一钱半，焙丹皮一钱半，茯苓三钱，大腹绒三钱，生熟谷芽各三钱，冬桑叶二钱，白蒺藜三钱（去皮），姜汁炒，竹茹二钱，鲜佛手三钱，二帖。（《陈哲夫医案》）

外　感

蒲辅周医案

○宋某，男，55岁。

初诊，1960年4月20日。

患者本体素弱，平时易罹感冒，此次持续月余，服药不愈。头痛畏风，自汗出，身倦乏力，关节不利，二便正常。舌淡无苔，脉沉迟无力。此属阳虚感冒，营卫不固。治宜温阳益气，宗玉屏风散加减。

处方：黄芪15克，防风9克，白术9克，川熟附子9克。

先煎附子30分钟，再纳余药同煎，去滓取汁，分二次温服。

复诊：畏风消失，恶寒亦减，头痛见轻，仍时有汗。脉弦缓，右沉迟，左沉弱，舌苔白腻。属卫阳既虚，内湿渐露，改用温阳利湿为治。处方如下。

生黄芪12克，白术9克，川熟附子6克，苡仁15克，山茵陈9克，桑枝30克。

再诊：诸症大减，气机舒畅，尚微感恶疾，脉缓有力。前方去桑枝加良姜6克，以温胃阳。

末诊：服药后已不畏冷。脉右沉迟，左弦缓。继以温阳补中，改用丸剂缓调以善其后。早服附子理中丸6克，晚服补中益气丸6克。逐渐恢复而获痊愈。（《蒲辅周医案》）

○薛某，男，60岁，初诊日期：1963年3月8日。

感冒两周，尚发热，鼻塞流涕，咳嗽，咽痒且痛，大便干燥，小便正常。脉浮微数，舌淡苔白黄腻。属感冒夹湿，治宜疏解。

方药：苏叶4.5克，杏仁6克，桔梗3克，炒枳壳3克，前胡3克，制香附3克，陈皮3克，炒莱菔子4.5克，薄荷（后下）3克，荆芥3克，甘草1.5克，葱白（后下）3寸。

3月16日（二诊）：体温正常，咳嗽已止，咽已不痛痒，鼻塞减轻，流黄黏鼻涕，大便软，量少。脉浮滑，秽苔未净。病势虽减，外邪未尽，治宜疏解，兼理肠胃。方药如下。

苏叶6克，杏仁6克，桔梗3克，炒枳壳4.5克，前胡3克，制香附4.5克，陈皮3克，炒莱菔子4.5克，僵蚕4.5克，炒神曲6克，甘草1.5克，豆豉9克，葱白（后下）3寸。

4月2日（三诊）：药后鼻塞减，不流涕，食纳尚可，胀，大便不畅量少。脉沉滑，秽苔未尽。外邪已解，湿滞未尽，治宜和脾消滞，清利湿热。方药如下。

炒苍术6克，厚朴6克，陈皮4.5克，炙甘草1.5克，法半夏6克，藿香梗6克，槟榔4.5克，炒枳实3克，大黄（另包后下）3克，神曲（炒）6克，生姜3片。

继用香砂平胃丸3袋，早晚各服6克，白开水下，调理而愈。（《蒲辅周医疗经验》）

杨志一医案

○郑某，男，21岁。

发热恶寒，时汗出，已二十余日，经中西药物治疗效果不显。诊得患者发热时高时低，一般上午发热高达40摄氏度许，下午38摄氏度～39摄氏度，伴有恶风寒，热度减退时汗出，但仅限于上半身，咳嗽痰白，全身疼痛，咳时牵引胸胁作痛；心悸心慌，精神不安，口苦口渴但不思饮，大便结，小便深黄，舌苔白而中见黄苔，根部黄腻，脉数（每分钟120次），诊为风湿发热，治宜解表祛风化湿，方用麻黄杏仁薏苡甘草汤加味。

麻黄3克，杏仁10克，生薏苡仁12克，甘草3克，连翘5克，茵陈10克，秦艽6克。

服此方1剂，即全身得汗出，热退身凉，神情安静，大便解，小便淡黄而长，脉数见减（每分钟84次），身痛亦大减，惟咳嗽胸痛未除，吐白色稠痰，舌根仍黄腻。改从理肺化痰止咳施治。

生薏苡仁15克，冬瓜仁15克，瓜蒌仁10克，射干5克，茵陈10克，橘络3克。

服此方4剂，脉平舌净，咳嗽减轻，大小便正常，饮食精神均佳，遂停药。（《杨志一医论医案集》）

章次公医案

○李某，男。

老年人各部功能皆形衰减，稍有感冒，遂困惫异常，冷汗如油。予桂枝汤加附，咳加紫菀，苔腻加草果。

桂枝5克（后下），炮附子5克，白芥子5克，杭芍12克，炙紫菀9克，煨草果6克，粉草3克，羌活6克，桑寄生12克，香白芷9克，生姜3片，大枣7枚。

○奚某，男。

白昼绝对不热，其热作于夜间，连作三夜，热时汗出，其舌苔薄黄带腻，兼见骨节酸痛，则主感冒。感冒亦有此种热型者。

醋炒柴胡6克，白芍6克，酒炒黑大豆12克，淡黄芩5克，白薇9克，煨草果9克，秦艽9克，片姜黄9克，威灵仙9克，粉甘草3克。

○马某，男。

伏温亦是流行性感冒。苔腻、欲呕是肠胃型感冒，故难速效；寒热有起伏，可予达原饮。

厚朴3克（研细末），煨草果6克，白芍9克，酒炒黄芩6克，槟榔9克，知母9克，粉草3克，姜半夏9克。

○朱某，男。

咳呛可引起失音与咽痛；其苔白，微恶寒，疏散风寒即是。

冬桑叶5克，薄荷叶3克（后下），粉前胡5克，光杏仁9克，玉桔梗5克，浙贝母9克，牛蒡子9克，胖大海3只，玉蝴蝶3克，生甘草3克，嫩射干3克。

○曹某，男。

形寒骨楚，风寒束于太阳之表，腠理不得疏泄也。不更衣七日，仲景有桂枝汤加大黄之例，今师其意。

方药：川桂枝3克（后下），生麻黄3克，蔓荆子3克，羌活9克，生锦纹3克（锉细末分吞），郁李仁12克，杏仁泥18克，晚蚕沙9克（包），粉甘草3克。

○杨某，男。

外感挟湿，湿为阴邪，故恶寒特甚而两足冷。

桂枝9克，当归9克，白芷9克，草果9克，蚕沙12克（包），秦艽9克，川芎6克，细辛3克，灵仙9克，神曲9克。

○沈某，男。

所谓表邪挟湿者，即感冒影响于消化系之谓也；洒然有寒意，胸闷，苔白，指尖冷，皆其候也。

荆芥9克，佩兰9克，白芷9克，半夏9克，草果9克（去壳），陈皮9克，厚朴花6克，郁金9克，杏仁12克，米仁12克，枳壳6克。

○解某，男。

脉数为热，苔滑为湿；热从外来，湿由内生；外来不外风寒，内生者多由食积。

荆芥6克，前胡9克，杏仁12克，桔梗9克，白芷6克，苏梗6克，紫菀9克，神曲9克，枳实6克，槟榔9克，萝卜子9克。

○陈某，男。

阳虚之人，重受风寒而咳，身半以下，其痛如刺；热虽不高，而合目有迷蒙状。夫实则谵语，虚则郑声，而脉沉细，虚象也。柯氏有“太阳虚便是少阴”之说，予麻黄附子细辛汤加味。

蜜炙麻黄3克，炮附块6克，北细辛3克，全当归9克，杭白芍9克，炙紫菀9克，炙远志5克，旋覆花9克（包），炙款冬9克，清炙草3克。

○侯某，男。

热六日，未得畅汗，腰部酸楚不可耐，头为之痛。

生麻黄3克，杏仁泥9克，杭白芍5克，羌活6克，蔓荆子9克，桂枝5克，香白芷9克，川芎5克，甘草3克。

○魏某，男。

壮热骤然而起，无前驱症，腰腿剧痛，苔白薄满布。非温散不可。

生麻黄3克，川桂枝5克，羌独活各6克，秦艽9克，西河柳9克，六神曲9克，杏仁泥12克，粉甘草3克。

○曹某，男。

形寒骨楚，风寒束于太阳之表，腠理不得疏泄也。不更衣七日，仲景有桂枝汤加大黄之例，今师其意。

川桂枝3克（后下），生麻黄3克，蔓荆子3克，羌活9克，生锦纹3克（剉细末分吞），郁李仁12克，杏仁泥18克，晚蚕沙9克（包），粉甘草3克。

○何某，男。

有表证，以剧烈之头痛、腰痛为苦，兼有便秘，溲少而痛。木香槟榔丸、九味羌活汤主之。

防风6克，羌活6克，细辛3克，苍术5克，白芷9克，川芎5克，黄芩5克，生地9克，甘草3克，黄芩5克，生地9克，甘草3克，生姜3片，葱白5茎。

另：木香槟榔丸9克，一次吞服。

按：先生曾嘱先服丸剂以通便，后服汤剂以解表。这是先生破前人先解表而后攻里的方法。其他如急性肠炎的初起，用之也有显效。（《章次公医案》）

岳美中医案

○何某某，40岁，男性，中国科学院电工所。

1973年4月19日初诊：前因患甲状腺癌于某医院做手术，电疗后，服用甲状腺素片，经常出汗，极易感冒，舌苔薄白，脉象浮大无力。辨为表虚卫阳偏弱所致，予“玉屏风散”：黄芪九钱，防风二钱，白术五钱，上药共剪成小块，掺匀，每用三钱，水煎服，日服二次，连服一月，感冒及出汗等均愈。

二诊：1974年1月29日，患者又因穿着不慎予四天前感冒后，鼻塞流涕，涕色黄白相兼且带血块，有时鼻流鲜血。咽痒，咳嗽，痰色白，量不多。食欲睡眠尚好，尿黄，经某医院耳鼻喉科诊为“鼻咽炎”及“上呼吸道感染”，经治未效而又就医。舌苔薄自，右脉数大。予以“自验外感方”：白薇三钱，桔梗三钱，芥穗三钱，防风二钱，前胡三钱，白前二钱，杏仁二钱，浙贝三钱，桔红二钱，甘草一钱，连翘三钱，牛子二钱，嘱服四剂药。

1975年3月26日随访，患者服四剂药而鼻衄均愈。

（《老中医临案医话选》）

王群红医案

○李某，女，12岁。

高热1天，伴恶寒、头痛、全身关节肌肉酸痛。鼻塞，白天未进食，舌质淡红，苔薄白，脉浮紧。查体：心肺（-），体温39.8摄氏度。

辨证：外感风寒。

针列缺、合谷、风池穴（双），行提插捻转手法，采用泻法。针刺后10分钟开始出汗，留针至20分钟，体温降至38.5摄氏度，再留针10分钟，体温降至37.5摄氏度。停针30分钟后再测体温36.5摄氏度，上述症状全部消失，精神转佳，进食稀饭两碗，入睡。次日体温36摄氏度，无不适症状。［中医外治杂志，1999，8（6）］

赵守真医案

○朱某，体羸弱，素有遗精病，昨日赴席邻村，醉酒饱食，深夜始归，不免风寒侵袭，次日感觉不适，不恶寒而微热，身胀腰酸头隐痛，有微汗，自煎服葱豉生姜汤，病未除，精神呈不振，口淡不思食，遂舆而来诊。脉细微乏力，参之前证，则属阳虚感冒。

党参15克，桂枝9克，酒芍甘草各9克，生姜4.5克，附子9克，大枣5枚。

嘱服3帖再论，复诊，诸证悉已，食亦略思，精神尚萎顿，脉仍微弱，阳气衰微，仍宜温补，处以附子汤加巴戟、枸杞、鹿胶、芦巴补肾诸品。（《治验回忆录》）

韩勇医案

○陈某，男，40岁。于1995年8月12日初诊。

病人自诉：身热不扬（体温：38.5摄氏度），微恶寒3天，伴见头重如裹，头颈肢体酸痛，咳嗽，略痰色白而黏，纳呆，呕恶，舌苔薄白略腻，脉浮滑而数。患者曾在某医院诊治，注射“柴胡注射液”两次，口服强力银翘片，无效，遂来我处就诊。

辨证：外感暑湿。

治法：清暑化湿，疏表和里。

针穴：取单侧耳尖、感冒点、肺、气管、神门、膀胱等。

针刺后，次日复诊，言症状大为减轻，已能上班工作。复针另一耳，穴位同上，痊愈。［陕西中医，1998，18（2）］

施今墨医案

○钱某，男，39岁。

半年前曾连患感冒数次，愈后每日下午仍自发热，不甚高，约在摄氏38度左右，时有汗出。……迭用西药青链霉素等，中药三黄、白虎、犀角地黄、青蒿鳖甲、龙胆泻肝、安宫牛黄、紫雪以及银翘、荆防等汤、丸，均无效果……纳食亦不见佳，舌绛口，诊脉沉弦，时复冒上如驶，重取尚有抗力。综合症脉，详审前后病情和方药，似系感冒重重，积留余邪在内，流连于气血经隧之间，并未深入脏腑各部，是以无从检查。而从日晡发热，汗迹、舌象、脉形、抗力等方面观察，知为病邪久伏深处，有欲自寻出路之象口拟用引药深入，引病外出方法。进剂试服，获效再议清除善后之方。

丹皮、丹参各6克，赤白芍各6克，细、鲜生地各9克，青蒿9克，地骨皮9克，黑芥穗9克，浮萍6克，大豆卷24克，山栀子9克，木通4.5克，银柴胡4.5克，片黄芩9克。

另：羚羊角1.8克、牛黄0.6克共研细面，分两次冲服。

二诊：前药服2剂，微汗，屎赤，觉热度大减，虽有潮时。亦不定在午后，烦躁顿去，思食。接予养阴存津肃清余热，以期消减残邪，现固成果。

白茅苇根各12克，生地黄15克，鳖甲15克，寸麦冬9克，寒水石12克（滑石块15克同打布包），白薇8克，赤苓芍各9克，胡黄连4.5克，蝉衣4.5克，润玄参12克，粉丹皮9克，知母6克，炒枳壳6克，南花粉12克，草梢3克。

三诊：连进5剂，烧热逐渐退净，脉静身凉，小便由赤而黄而清长，已无余邪留恋。但气血亏损之处，应当从速补偿，立丸方善后。

生熟地各30克，党参60克，陈阿胶60克，白术60克，当归身30克，洋参30克，五味子30克，玉竹60克，酒杭芍60克，龟甲60克，甘枸杞60克，丹参60克，绵黄芪90克，天冬30克，云茯苓神各30克，炙草30克。

右药共研细末，炼蜜为丸，重9克，每日早晚备服1丸，白开水送下。［中医杂志，1958，（5）］

李冰秋医案

○王某，男，36岁。1998年4月14日就诊。

两天前，患者因受凉而致鼻塞、流涕、咽痛、咳嗽，自服感冒通后症状未见减轻。今日突觉恶寒，身体酸楚不适，测体温38.2摄氏度，服复方阿司匹林片0.5克未缓解，遂前来就诊。

刻诊：病人精神不振，面色发红，扁桃体Ⅱ度肿大，舌线苔黄腻，脉数，小便正常，大便干，体温38摄氏度，肺部听诊呼吸音清，未闻及干湿性啰音。血常规：白细胞 14×10^9/升，中性粒细胞0.87，余未见异常。

西医诊断：上呼吸道感染。

中医诊断：外感高热。

辨证：毒随邪入，邪毒致热，热由毒生，变由毒起。

治法：清热解毒，活血化瘀，滋阴通下。

方药：羌活10克，荆芥10克，柴胡15克，黄芩12克，生石膏15克，知母12克，大青叶30克，板蓝根30克，杏仁10克，桔梗10克，赤芍药12克，大黄6克，甘草3克。水煎取汁400毫升分4次，每次100毫升，每日1剂，热服至微汗出。

服药1剂后，测体温37.3摄氏度，全身疼痛减轻。再服1剂后，体温恢复正常，全身症状消失，查血常规正常。嘱其加服1剂，自行调养，随访未见反复。［河北中医，1999，21（4）］

刘惠宁医案

○黄某某，男，18岁。

发热头痛，咳嗽有痰，痰白质黏，咽喉疼痛，脉象滑数而浮，脉搏100次/分，体温40摄氏度，舌苔薄白，舌质边尖红，扁桃体红肿。证属外感风热，以辛凉解表为法，仿桑菊饮加减。

桑叶5克，杭菊花5克，北杏仁5克，连翘6克，金银花5克，淡竹叶5克，芦根25克，前胡10克，甘草3克。

水煎服1剂后，微汗出，体温降至38摄氏度，连服3剂，热退身凉，诸症均愈。（《著名中医学家的学术经验·刘惠宁医案》）

赵寄凡医案

○张某某，男，48岁。

1961年秋外出途中感受风雨，当晚头痛，发冷，发热，汗出，周身不适，脉浮缓，舌淡红薄白苔，口不渴，二便利。

辨证：外感风寒。给桂枝汤，调和营卫解肌发汗。

处方：桂枝10克，芍药10克，甘草6克，生姜10克，大枣7枚。

一剂水煎服，并嘱药后啜热稀粥一碗，次日汗出，脉静身凉，诸症消失。二诊嘱饮食调养。患者很快恢复健康，上班工作。（《津门医粹》）

张仲海等医案

○张某，女，47岁，干部。

因高热，头痛，咽痛，全身酸困，鼻塞，咳嗽1天，于1993年12月30入院。经静脉用多种抗生素等药5天未愈。会诊时患者体温40.2摄氏度，头痛如裂，无呕吐，鼻塞，不思饮食，口干咽痛。舌质红、苔薄黄少津，脉浮数。胸片：正常。外周血象白细胞 9.0×10^9/升，中性粒细胞0.76%，淋巴细胞0.28%，嗜酸性粒细胞0.05%。咽拭子培养无致病菌生长。

诊断：急性上呼吸道感染。

中医诊断：感冒（风热型）。

治法：辛凉宣肺解表。

方药：用柴葛颗粒（葛根、石膏各 30克，柴胡、麻黄、杏仁、黄芩各10克，经提取加工而成。每包15克）2包。沸开水800毫升冲化，趁热徐徐饮服。

服药半小时后，患者自觉头痛及全身不适大有减轻，微汗，体温下降至39.2摄氏度，药后4小时体温下降至37.8摄氏度。嘱每4小时服药2包，方法用上，连用2天。治疗后6 小时体温恢复正常未反复。1天内诸证皆除。第2日复查血象恢复正常。［陕西中医，1997，18（12）］

汪逢春医案

○崔某，男，40岁。

两脉细弱无力，形寒背部为甚，喘逆将一年，入冬增剧，咳嗽，舌苔白腻质粉红，不思饮水，左胁内痛，不能依左而卧，二便如常。病属感冒传里，与饮并留胁间，姑以温运化饮，深虑足肿大喘。

嫩前胡3克（麻黄汤煮透去麻黄），粗桂枝1.5克（赤芍6克同炒），家苏子4.5克，白芥子1.5克，桑白皮9克，甜葶苈3克（焙），大红枣7枚，法半夏9克（粉草3

克同打），新绛屑4.5克，生海石15克（先煎），苦杏仁9克，建泻9克。

另：白蔻仁0.6克，真琥珀0.9克，二味同研，以胶囊装好，匀两次药汁送下。

二诊：背部形寒已减，不能依左而卧，喘逆渐平，咳嗽较减，舌苔白腻而厚质绛。病延已久，防增发热，拟再以前法加减。

粗桂枝1.5克（赤芍4.5克同炒），嫩前胡3克，桑白皮9克，家苏子4.5克，甜葶苈3克（焙），逍遥丸15克（布包），鲜枇杷叶9克（布包），旋覆花6克（布包），新绛屑6克，法半夏9克（粉草3克同打），苦杏仁9克，鲜煨姜2.1克，大红枣7枚，建泻9克，焦苡米9克。

三诊：咳嗽已减，寅卯时尚甚，舌苔白腻而厚，两脉细弱，左胁之水已化，疼痛已止，病久气滞，中有停饮，拟再以温和化饮。

淡附片2.1克（用面糊煨透），粗桂枝1.5克（蜜炙），生紫菀3克，法半夏9克（粉草3克同打），法制陈皮4.5克，苦杏仁9克，鲜枇杷叶9克（布包），香砂枳术丸15克（布包），鲜煨姜2.1克，大红枣7枚，生熟谷麦芽各9克，建泻9克，冬瓜子30克，象贝母12克，连皮苓12克。

四诊：咳嗽已止，夜间亦未咳，惟劳动则气短微喘，舌苔白腻，两脉细弱。停饮已化，病后气血两亏，当宗金匮法加味。

全当归9克（粗桂枝1.5克同炒），法半夏9克（粉草3克同打），炙陈皮4.5克，甜杏仁9克，鲜煨姜2.1克，大红枣10枚，香砂六君子丸15克（布包），淡附片3克（用面糊煨透），潞党参9克（米炒），生熟麦谷芽各9克，丝瓜络9克，建泻9克。［中医杂志，1958，（8）］

施慧芬医案

○周某，女，56岁。

发热3天，恶寒无汗，鼻塞咽痛，反复用安乃近、头孢类、洁霉素虽热退一时，但药效过后，发热又起，苔薄黄，质偏红，脉浮数。体检：体温39.4摄氏度，咽红，咽后壁滤泡增生。查血白细胞9.6×10^9/升，中性粒细胞 57%。

诊断：中医：外感发热。西医：上呼吸道病毒感染。

方药：即予三经退热汤

银翘各15克、荆防各15克、生石膏（先下）30克、知母12克、柴胡9克、黄芩30克、鸭跖草30克。煎汁200毫升，每2小时服50毫升，日服2剂。

2小时后开始汗出，体温降至38.5摄氏度，再予原方继续服用，20小时后热退尽未再复发，继予原方日服1剂以巩固，连服两天，诸症消失，复查血白细胞6.9×10^9/升，中性粒细胞66%，而告痊愈。［黑龙江中医药，1999，（4）］

叶熙春医案

○蒋某，女，27岁。7月，余杭。

日间冒暑受热，夜来露宿感凉，初起形寒，继而壮热无汗头胀而痛，胸闷欲呕，周身关节酸痛，脉象浮弦而数，舌苔白薄。暑为表寒所遏，阳气不得伸越，先拟疏表。

杜苏叶4.5克，防风3克，广藿香9克，佩兰9克，蔓荆子6克，青蒿6克，白蒺藜9克，银花4.5克，六月霜9克，夏枯草9克，丝瓜络15克。

二诊：服药后汗出，身热大减，胸闷未宽，脉象转缓，舌苔薄腻。暑热尚未尽除，再以宣化继之。

广藿梗6克，佩兰6克，制厚朴4.5克，炒枳壳4.5克，陈皮6克，云苓12克，陈青蒿6克，丝瓜络9克，淡竹叶9克，六一散9克（鲜荷叶包），夏枯草9克。（《医林荟萃》）

秦伯未医案

○某男，67岁。

经常感冒，往往一两月接连不断，症状仅见鼻塞咳痰，头面多汗，稍感疲劳，曾服玉屏风散，半个月来亦无效果。用桂枝汤加黄芪，服后自觉体力增强，感冒随之减少。此证同样用黄芪而收效不同，……。桂枝汤调和营卫，加黄芪固表，是加强正气以御邪。玉屏风散治虚人受邪，邪恋不解，目的在于益气以祛邪。一般认为黄芪和防风相畏相使，黄芪得防风，不虑其固邪，防风得黄芪不虑其散表。实际上散中寓补，补中寓疏，不等于扶正固表。正因为此，如果本无表邪，常服防风疏散，反而给予外邪侵袭的机会。（《谦斋医学讲稿》）

黄斌等医案

○江某某，男，37岁，1995年5月12日初诊。

素食油腻厚味，湿热滋生于内。由于乘车不慎感冒，曾服扑感敏并注射复方氨基比林针等，症状不减。今发热（39.2摄氏度），汗出，微有恶寒，头重身楚，咳嗽痰略黄，纳呆，小溲短黄，大便溏薄，日2次，舌偏红、苔腻微黄，脉濡数。

辨证：脉症合参，证属外感湿热邪气。

治法：清利湿热。

方药：拟清凉涤暑法加味。

青蒿12克，连翘15克，荷叶8克，茯苓15克，扁豆15克，通草6克，滑石30克，甘草5克，藿香10克，瓜蒌15克，木瓜15克。4剂，每日2剂。

5月14日（二诊）：体温降至正常，头重咳嗽等诸症若失，惟感纳食不馨，肢体倦怠，脉濡缓。予清芳之品以消除余邪，调理脾胃，用薛氏五叶芦根饮加麦芽。［江西中医药，1998，29（5）］

安华医案

○刘某，女，34岁，工人。1990年3月20日初诊。

主诉：易感冒打喷嚏。十年余。每遇天气变化，寒冷刺激即感冒，每年达15次以上，伴之打喷嚏，尤以晨起时嚏声迭作，甚则声音嘶哑，流清水样涕，鼻塞声重。曾在某医院诊为“过敏性鼻炎”，查变态反应原，对螨虫等多种物质过敏。曾服“鼻炎片”等药，屡治不愈。舌淡红，苔薄白，脉沉弱。

辨证：肺气亏虚，清窍不利。

治则：益肺气、通鼻窍。

取穴：大椎、风门、肺俞。

操作方法：上3个穴位，每次取1～2穴，交替使用。采用艾条灸雀啄法10壮，每壮由距皮肤2.5厘米处及近，以觉灼痛为度，每周1次。

以上法治疗，4次后基本未再感冒，亦未服用其他药物，鼻炎症状解除。随访1年，仅感冒过1次。［中国针灸，1993；（4）］

申健医案

○韩某，女，53岁，干部。1985年11月23日来诊。

发冷，头痛，鼻塞，流清涕，咽喉灼痛，干咳不止，咽部红肿，舌红苔白，脉浮数，体温39摄氏度。

刺液门0.8寸，立即鼻通涕止，发冷头痛及干咳明显减轻，捻转，留针30分钟，诸症皆消，体温降至37.8摄氏度，1次而愈。［河南中医，1988，（4）］

金燕会等医案

○李某，男，13岁，学生，1998年12月15日就诊。

主诉：发热1天，曾在家服用消炎及退热药等，高热仍不退，就诊体温39.8摄氏度（腋下），口渴，汗出，余无明显异常，舌质红，苔黄脉数。血常规：白细胞4.0×10^9/升。

辨证：气分热盛。

治法：清热解毒兼凉血。

方药：解毒凉血汤加减。

生石膏30克（先煎），知母10克，生地10克，连翘10克，银花15克，板蓝根15克，败酱草10克，玄参10克，丹皮10克。每日2剂，分4次，水煎服。

服药1剂，体温降至38.1摄氏度，服药1天，体温降至正常，两天诸症消失。［北京中医，1999，（5）］

方公溥医案

○某，感受寒邪，恶寒头痛，鼻流黄涕，左耳失聪，轻微咳嗽，脉象浮滑，舌苔薄白，先与疏邪宣肺。

带叶苏梗9克，荆芥穗9克，带梗薄荷叶3克（后入），粉前胡4.5克，光杏仁9克，玉桔梗4.5克，新会红4.5克，炒牛蒡9克，净蝉衣3克，生甘草3克，象山贝9克，瓜蒌皮9克。

12月18日复诊：表邪渐解，恶寒头痛亦平，惟痰中微见红点，腰部酸楚再与清肺化痰。

炙紫菀9克，桑白皮9克，广桔络4.5克，生白芍9克，生甘草3克，炒茜根9克，侧柏炭9克，光杏仁9克，嫩勾尖9克，瓜蒌皮9克，粉前胡6克，象山贝9克。

12月20日三诊：痰红已不复见，头痛眩晕亦差，腰楚亦止，脉弦，舌苔厚腻，再进宣肺化痰，和肝宁神。

生白芍9克，瓜蒌皮9克，滁菊花9克，冬桑叶9克，光杏仁9克，嫩前胡4.5克，象山贝9克，丝瓜络9克，炒栀子9克，石决明15克，生甘草3克，嫩勾尖15克。

风邪外侵，鼻塞声重，头疼，眩晕，脉浮，舌苔薄白，治宜解表宣肺。

薄荷叶3克（后下），滁菊花9克，玉桔梗4.5克，象山贝9克，炒牛蒡9克，生甘草3克，新会皮4.5克，赤茯苓9克，冬桑叶9克，光杏仁9克，净蝉衣2.4克，炒荆芥9克，净连翘9克。

12月10日复诊：表邪渐解，头疼眩晕亦轻，小溲亦利，惟大便溏泄而频脉浮，舌苔白腻，再进运湿调中。

漂冬术9克，新会皮4.5克，淡桂枝3克，紫苏梗9克，制厚朴4.5克，广木香3克，香谷芽9克，赤茯苓9克，建泽泻9克，坚猪苓9克，焦建曲9克。

12月12日三诊：便溏已止，脉象渐和，舌苔白腻渐化，惟精神困倦，夜寐欠酣，再拟调养之方。

白当归9克，朱茯神12克，酸枣仁9克（微炒），潞党参9克，炙甘草3克，大淮山药9克，新会皮4.5克，宋半夏9克，香谷芽12克，炒竹茹4.5克，炒白扁豆9克。

12月13日四诊：昨进调养之剂，受之安然，胃纳较香，夜寐亦酣，药即应效，再宗原意扩充之。

处方同前，加炒苡仁9克。

12月16日五诊：脉象渐觉有神，寐佳，食健，再进斗步益气培元。

处方同前，除茯神、枣仁、扁豆，加香麦芽12克，淡远志4.5克，漂冬术9克，九节菖蒲2.4克。（《方公溥医案》）

肖云松医案

○丁某，男，27岁，1979年11月16日15时入院，住院号18831号。

患者入院前5天开始出现恶寒发热，下午加重，伴有头身痛、轻咳，吐少量黏痰，纳呆，二便正常。体温持续在38摄氏度至40摄氏度之间。在某卫生院给予止痛片、牛黄清火丸，肌内注射青霉素等未见好转而来本院就诊。门诊检查体温39摄氏度，脉搏108次/分，血压120/90毫米汞柱，神清合作，查体未发现异常，血常规：血红蛋白110克/升，白细胞7.0×10^9/升，中性粒细胞68%，淋巴细胞30%，嗜酸性粒细胞20%，尿常规：白细胞0～1/高倍视野，红细胞1～2/高倍视野，以发热待查收住院治疗。入院后给予肌内注射青霉素、庆大霉素、柴胡注射液、10%葡萄糖静脉滴注。口服克感敏、地西泮、罗通定等，并配合物理降温。虽经上述治疗体温也只暂时降低，旋即又上升到 39摄氏度～40摄氏度。改用中药治疗。刻诊：患者发热微恶风寒，头身痛，无汗口干欲饮，纳呆，二便尚可，舌红苔薄黄，脉弦数，体温39摄氏度，脉搏104次/分。

辨证：属中医风热范畴，证为风热袭表，邪在卫气。

治法：解表清热。

方药：清热解表汤。

金银花、板蓝根各15克，连翘、柴胡、地骨皮、白薇各10克，生石膏30克（先煎），生甘草6克，黄芩10克。每日1剂，水煎2次，药液混均2次口服，每次冲服牛黄清热散15克。

患者服中药后并未出现大汗淋漓现象，而体温则是逐渐呈梯形稳步下降，退热后患者自觉全身轻爽，食欲增加。观察3天一切正常，于11月28日出院。一周后来院复查时说出院第二天上班工作，身体无任何不适。［四川中医，1997，15（6）］

王登旗医案

○吴某，男，25岁，1980年3月29日就诊。

感冒已4天，经卫生所诊治，服药2天未效用药不详转来诊治。诊见头痛，鼻塞，流涕，咳嗽，痰色白清稀，肩背不适。纳食欠佳，小便清，苔薄白，脉浮紧。此系风寒感冒，立解表宣肺，祛风散寒之法。取大椎、足三里、外关（左），用缓慢捻进法进针，得气后于大椎施雀啄灸80下，足三里和外关穴留针20分钟。次日复诊，身体已舒适，仅头微痛，守前法再治疗1次，头仍有些痛，遂针刺风池（双）。并于大椎穴加温和灸10分钟而愈。［广西中医药，1987，（4）］

晁积科医案

○张某，男，28岁。1989年6月12日初诊。

2天来发热汗出，微恶风，头昏肢酸，鼻塞流黄浊涕，咽红肿，咳痰纳呆，胸闷泛恶，腹胀溺赤。曾服用速效感冒丸5天，不见明显好转。血化验：白细胞6.0×10^9/升，中性粒细胞51%，淋巴细胞49%。舌苔白厚腻，脉濡。

辨证：此乃夏季流感，暑湿疫毒不清。

治法：清暑化浊，和胃解毒。

方药：甘露消毒丹（白豆蔻、藿香、石菖蒲、黄芩、射干、连翘各10克，茵陈、滑石各20克，本通、薄荷、川贝母各6克），重用连翘20克，加菊花12克。每日1剂，水煎频服。

3天后诸证渐失，惟觉胸闷纳差，继守上方去黄芩、射干、川贝，加苍术、佩兰、山楂各10克，服2剂而愈。［浙江中医杂志，1991，26（7）］6

刘云湖医案

○病者：孙孝坪年近五旬，为太和栈主人。

病因：时行感冒。

症候：微热自汗，骨节痛楚，面色正赤，人事昏迷。

诊断：脉浮而涩，舌苔灰滑而秽，此湿浊之邪，伤于气分。

疗法：以五苓散加味。

处方：苡仁、云苓、泽泄各三钱，苍术、黄芩各二钱五分，藿梗、防已、猪苓各二钱，桂枝、甘草各一钱，灯心三只。

效果：一服而愈。

理论：病起于五月，正霉湿天气之候，湿必兼浊，混乱人之清气，迷惑人之神经，故人事昏迷。湿入筋骨，故骨节痛楚。湿扰阳分，故面色正赤。然微热无大热可知，自汗无风寒可知，舌苔灰滑而秽，兼秽浊更可知。脉浮而涩，浮为在表，涩为湿滞，由是推之，乃为湿浊之邪伤于气分也。

方论：此方以加味五苓散专利湿气，秽浊之邪，附于湿中，湿去秽无所存，只以淡渗之品专于利湿，湿去则蚀化而清气升，俾筋骨间皮肤上无处皆有湿浊。湿之本性向下，故因其势而利导之。其微加桂枝者，用以通阳达表，使邪之在上者，亦导之下出也。（《临床实验录》）

王新述等医案

○刘某某，女，42岁，1996年2月15日诊。

发热，恶风寒，全身酸痛，面赤烦躁，无汗，头颈部酸痛尤著，乏力纳呆，恶心呕吐。经输液、病毒唑、激素、退热药等药治疗3天。全身酸痛、恶心呕吐减轻，仍热不退，要求服中药治疗。查体温39.5摄氏度，咽红肿，舌红苔薄黄，脉浮滑数。

辨证：证属卫气同病。

治法：解表透邪，清气分之热。

方药：柴胡24克，葛根20克，黄芩10克，生石膏60克，川羌10克，清夏6克，银花30克，大青叶30克，贯众10克，生姜5片（引）。

以上药物先用凉水浸泡，武火煎5～10分钟，水煎2次，取药液150毫升，每次服药50毫升，每日3次以上。

服药后饮热米粥助汗出，护胃保津。服1剂后，体温降至37.8摄氏度，继服1剂，热退病愈。［光明中医，1997，12（5）］

李铎医案

○郑某，40岁。

体丰面白，患伤风咳嗽，鼻流清涕。服表散药一剂，反加头痛身热。诊脉虚缓，此脾肺气虚而兼感外邪，用补中益气加半夏、茯苓、杏仁，治之而愈。可见，人之禀赋，万有不齐，岂可一例表散，当审虚实而治为要。

此是阳虚不能卫外所致，时医见加头痛发热，必以为表邪明现，若重复发散，滋害不浅，实可发人猛省。

○杨用宾，年富形伟，体虚面白，伤风，微寒热，头痛，鼻塞，四肢酸痹。同事用九味羌活汤一剂，寒热增剧，头昏呕恶，余与参归桂枝汤加半夏、广皮，二剂而痊。

凡治伤风感冒，须究人之元气虚实，病之轻重施治，岂可概以羌活汤为外感之总剂耶。

○杨某。

患伤风、腹泻，腰痛，时时登圊，无度数，医作痢治尤甚。余以五苓散加羌活、苍术、神曲、生杜仲，二帖而愈。

五苓散：猪苓，茯苓，泽泻，桂枝，白术。（《医案偶存》）

凤实夫医案

○广厦纳凉，北窗高卧，固是羲皇之乐。孰料午睡正酣，汗孔值开，适逢沛然时雨，凉风骤至，寒气袭趋于腠理。顷刻之间灼热无汗，妄言狂躁，或扭于暑热，或指为痰火，甚至疑为神鬼，殊未读《内经》原有因于寒，欲如运枢，起居若惊，神气乃浮之论，固无足异也。浅邪新感又何疑惧，当按六气司令，泄之可许，一汗即解。

陈香薷一钱，羌活七分，杏仁（去皮尖）三钱，嫩苏梗钱半，枳壳一钱，桔梗一钱，大豆卷三钱，陈皮一钱，加鲜藿香叶十片。

复诊：汗已泄，热已解，病人嗜卧默默不语，脉象既和，偏于濡细。细询由三日之前曾有夺精之说，兹既新感已泄，勿妨暂投养正。

人参须一钱，炒橘白一钱，云神三钱，老苏梗

钱半，川石斛四钱，谷芽四钱，加漂淡姜渣三分（后下）。（《风氏医案》）

何嗣宗医案

○中焦气阻，微感外风，脘次不舒，时或作呕，畏风微热。肝胃不和，肺亦不达。脉右涩。拟用和解。

制小朴一钱，黑山栀一钱半，姜汁炒竹茹八分，法半夏一钱半，枳壳一钱半，全福花七分，象贝三钱，炒蒌皮三钱，橘红八分，薄荷七分，赤苓二钱，生姜三片，甘蔗汁一杯（冲服）。

二诊：外邪已解，中焦已清。脘次不舒，舌乾而黑，津液亦耗。拟通阳明。

麦冬三钱，全瓜蒌四钱，当归三钱，麻仁三钱，知母二钱，炒枳壳一钱，杏仁三钱，鲜石斛六钱，陈皮一钱，焦谷芽三钱，青麟丸一钱，甘蔗汁一杯（冲）。（《何嗣宗医案》）

柳谷孙医案

○马某。

鼻气上通于脑，下通于肺。今鼻塞流涕多头痛，自有风邪内客。风为清邪，其在上，脑既不通，肺气自闭。肺主气，而与大肠相表里，此气阻便闭之所由来也。脉左关微弦，右涩滞。清上焦为主，勿急急峻通大便，致伤阴为要。

处方：白杏仁，桑叶，菊花，淡芩，薄荷，薏米，郁金，川贝，橘红，蒌皮，黑山栀，大麻仁，莱服子，鲜荷叶。（《柳宝诒医案》）

朱应征医案

○感寒挟食，左脉浮，右关急，畏冷。口渴，便稀，腹痛。柴葛解肌合保和丸加减。

粉葛根，赤苓，橘白络，红柴胡，草果，保和丸，炒谷芽，焦麦芽，桔梗，大苏梗。

复诊：昨方服后，寒热略平，大便泄泻，少腹痛，右关疾急。盖表解而积滞仍未宣也，左金丸加味。

吴茱萸（盐水炒另吞），秦艽，红柴胡，上雅连，小枳实，福泽泻、尖槟榔，藿梗，猪苓，六和曲。

炎燥深蕴，乍凉感寒，阳明府气不宣，寒热，呕恶，便稀色黄，苔黄，食减，身酸，左脉微浮，右关疾滑而寸不充。秋阳尚烈，不事宣解，恐积滞阻而成下利，拟疏解以冀通导。

淡豆豉，葛根，六和曲，焦山楂，谷麦芽，青防风，赤白芍，仙半夏，苦桔梗，藿梗，荷梗。

二诊：昨方服下，恶寒见杀，腹痞胀，大解不畅，小便稀少，仍作干恶，左脉渐退，右关仍疾，非通府气，中焦之郁难宣，保和丸、猪苓汤加减，以冀利导。

广郁金，猪苓，白方通，橘白络，泽泻，炒枳壳，赤白芍，炒神曲，焦山楂，肥知母，洗腹绒，飞滑石。

三诊：痛后气体末复，证见小便不多，苔黄且厚，口渴喜饮，两脉关部均弦紧。宜滋化源渗湿，以扶戊已，滋肾丸去桂主之。

菟丝子，肥知母，橘白络，淮牛膝，川黄柏（盐水炒），于潜术，福泽泻，茯苓神，杭酒芍，白蒺藜。

及夕小便色红痛而短，以长灯心壹两，苦莲心八分，煎饮，痛定溲长。

四诊：各症俱退，祗胃关不适，膀胱溲浊，前方加萆薢（盐水炒）二钱，生熟谷芽各二钱。

五诊：前方服二帖，小溲长清，惟中脘勿畅，病见在胃，其源在肝木乘土位，胃失其权，大便虽行而积秽不净，左关弦急，右关稍杀。仍宜滋肝之源，泄肝之本，佐以行气以期安适。

沙苑，蒺藜，菟丝子，火麻仁，炒枳壳，川草薢，川续断，薄荷，石决明，肥知母，车前子，环石斛，谷麦芽。（《淞滨实验录》）

张仲华医案

○得食则呕，已延月余，形神疲乏，宛如膈证，听其言、观其人，惟知明而动，晦而休，务农无怠者流。诊左关脉数，右关细软，舌白口苦，寒热往来，汗之有无，病者不知。盖少阳见证，原有呕恶，揆其病情，是任其呕逆，以致反胃厌谷，胃气日逆，似乎噎膈，实由邪蕴于少阳一经，胃被邪克，气不通达，据是脉证，宜先泄少阳之邪为要，拟小柴胡法，佐以辛通。

柴胡七分，制半夏一钱五分，制厚朴七分，苏叶七分，苏子一钱，炒川椒二分，橘皮一钱，青皮一钱，淡姜渣五分（后入）。

诒按：治病不难，难在探取病情能得真谛。

再诊：前方嘱服两剂，据述服后，壮热大汗，湿透衣被，即思纳粥，因其效验，连服一剂，今已吃饭，惟力不充耳。诊其脉，左关已软，右脉尚细，续与和中。

党参三钱，归身一钱，续断一钱，白术一钱，茯苓三钱，陈皮一钱，炙甘草三分，前胡三分，煨木香三分。

诒按：方中归身、续断，似非此证所宜。

发热恶寒，头项强痛，无汗胸痞，脉浮紧细，证属正伤寒，南方所罕见，询系连朝营墓辛勤，届在严寒，又居旷野，太阳表证悉具，宗仲圣不汗出而烦躁者，大青龙汤主之。

麻黄五分，桂枝五分，防风一钱，杏仁三钱，甘草四分，羌活七分，生石膏三钱，生姜五分，大枣二枚。

诒按：证在初起，似不必遽用石膏，就案中所述，乃麻黄汤的证。

再诊：病甫两日，太阳证未罢，而阳明少阳证已悉具，可知南人禀赋柔弱，其传经之迅速若此，汗既未畅，拟三阳并泄。

麻黄四分，柴胡四分，白芷七分，葛根七分，羌活五分，杏仁三钱，连翘一钱五分，黑山栀一钱五分，姜渣五分，大枣三枚。

三诊：汗畅热解，烦躁已除，脉转细小，形疲体酸嗜卧，而思纳谷矣。其发也凶悍，其传也迅速，其退也亦易易，究属质弱者，易感易达，不若北方风气刚劲，禀赋厚而腠理实，必至传遍六经乃已，是证若宗三时六气治之，势必淹缠几候耳。拟和营卫法。

桂枝四分，橘白一钱，姜渣三分，防风七分，茯苓三钱，桑枝五钱，秦艽一钱五分，大枣两枚。

诒按：南方少正伤寒证，方案虽平浅，宜存之，以扩闻见。

表热九日，有汗不解，舌绛起刺，烦渴引饮，间作寒战之象，热甚下午，至夜神志时糊，脉洪无力，阳明经分之邪，又传少阳，阳明府分之滞，灼伤津液，极似大柴胡证，而与脉情不符，细绎病情，正虚津竭，既非陷里之神糊，如何香开？致使内传，欲其府滞能通，必俟津回液复，拟宗仲圣人参白虎汤意，参人景岳柴胡煎，庶与脉证符合，诸先生以为何如？

参须一钱，柴胡四分，石膏七钱，鲜石斛七钱，玄参一钱，竹叶三钱，麦冬一钱五分，黑山栀一钱五分，知母一钱五分。

诒按：于虚实进退之间，惨淡经营，良工心苦。

再诊：汗热烦渴已减，舌绛淡而尖刺已少，津液稍回，正气较振，脉数未平，神志已爽，少阳阳明之表分既清既泄，而府分之滞，尚待清润育阴而下也，切勿因滞而遽投荡涤。审证二字，其难其慎，临时应变，平日之工夫也。

生地四钱，知母一钱五分，银花一钱五分，赤芍一钱五分，麻仁三钱，瓜蒌仁三钱，花粉一钱五分，丹皮一钱五分，鲜藿石斛一两。

诒按：此取增液，以行宿滞之意。（《柳选四家医案·评选爱庐医案》）

严绍岐医案

○病者：沈小江，年十九岁，住昌安门外恂兴。

病名：冒风挟食。

原因：感冒外风，恣食油腻转重。

症候：初起微觉头痛，鼻塞喷嚏，略有咳嗽。不忌油腻，遂致咳痰不爽，胸闷气急。

诊断：两寸滑搏，舌苔过白中黄，后根厚腻。脉症合参，此食积阻滞于胃，风痰壅闭于肺也。

疗法：当用荷、蒡、前、桔为君，疏其风以宣肺，杏仁、橘红为臣，豁其痰以降气，佐莱菔子以消食，使春砂仁以和气也。

处方：苏薄荷钱半，炒牛蒡钱半，前胡二钱，桔梗一钱，光杏仁三钱，广皮红一钱，莱菔子三钱，拌炒春砂仁六分。

效果：连服两剂，诸症轻减。惟咳嗽痰多、黄白相兼而且稠黏，原方去薄荷、牛蒡，加瓜蒌仁四钱、马兜铃钱半、片黄芩一钱，连进三剂。病人小心忌口，遂得痊瘥。

廉按：冒风即鼻伤风也，病人每视为微疾，多不服药、不避风寒、不慎饮食，必至咳逆痰多，胸闷胃钝，或身发热，始就医而进药，我见以数千计。此案方药，看似寻常，然服者多效。再嘱其避风寒、戒酸冷，病可全瘳，否则每成肺病，慎旃慎旃。（《全国名医验案类编》）

方南薰医案

○黄某。

病伤寒，恶寒发热，头痛脉浮，余用表药三剂，竟不发汗，寒热分毫不减，但头虽发热，而两手指尖俱冷，此阳虚气弱，不能助汗，于原方内加生芪、附子，一服汗出，二服而愈。

〇张某，16岁。

暮春感冒，恶寒发热，手足厥冷，左手三部脉浮而弱，右手三部脉迟而弱，余曰：“此伤风而兼夹阴也。”以桂枝附子汤煎成热服，温覆取汗，病者服药后，身稍烦躁，即揭去衣被。次日，又迎余诊，脉仍浮弱，余曰：“天地郁蒸而雨作，人身内烦而汗作，气机之动也。今四肢阳回，将外人之邪驱向皮毛，不令汗出，营卫何由得和？风寒何自而解？”用前药再进，透汗而愈。天下有服药不合法，服药不忌口，宜多面少，宜少而多，反归咎于方不对证者，往往类是。（《尚友堂医案》）

李修之医案

〇王某。

腠理闭密，癸卯秋，谒提台梁公于茸城，乘凉蚤归，中途浓睡，觉恶寒发热。缘素无病患，不谨调养，过食腥荤，日增喘促，气息声粗不能安枕。更汗出津津，语言断落不能发声。延予商治，六脉洪滑，右寸关尤汩汩动摇。以脉合证，知为痰火内郁，风寒外束，正欲出而邪遏之，邪欲上而气逆之。邪正相搏，气凑于肺，俾橐籥之司，失其治节。清肃之气，变为扰动，是以呼吸升降不得宣通，气道奔迫，发为肺鸣。一切见证，咸为风邪有余，肺气壅塞之征。若能散寒驱痰，诸病自愈。乃用三拗汤（三拗汤麻黄不去根节，杏仁不去皮尖，甘草生用。按此方治感冒风寒，咳嗽鼻塞。麻黄留节，发中有收。杏仁留尖，取其能发，留皮取其能涩。甘草生用，补中有发，故名三拗。）加橘红、半夏、前胡，一剂而吐痰喘缓，二剂而胸爽卧安。夫以王公之多欲，误认丹田气短，用温补之品则胶固肤腠，客邪焉能宣越，顽痰何以涣解。故临症之时，须贵乎谛审也。

〇李某。

伤风鼻塞，周身刺痛，欲用表剂。邀余商治，六脉浮虚。予曰：风为阳邪，卫为阳气，阳与阳合则伤表分，病虽属标，而治则求其本。盖肺主皮毛，司开合，充元气，主清肃者也。清阳不发，腠理空疏，外来风邪，内舍肺分。经曰：邪之所凑，其气必虚，正谓此也。法宜东垣先生补中益气汤，补中兼发，乃谓至当。王公曰：可。服一剂，而诸病捐除。（《旧德堂医案》）

沈湘医案

〇素禀阳气不足，外感风寒，头痛，恶风寒，自汗出，咳嗽气短，脉浮缓而弱，此邪犯肺卫，卫气不固，应予固卫宣肺。

黄芪三钱，防风二钱，白术三钱，桂枝二钱，芍药二钱，党参三钱，苦杏仁二钱，前胡二钱，橘饼四钱，煨生姜三片。（《沈绍九医话》）

吴简庵医案

〇吴某。

夏穿重裘尚觉怕冷，而又自汗不止。问因暑热贪凉，感冒风邪。医疑是疟，屡经汗散无效。按脉沉迟细，此气虚表弱，易感风寒，阳虚不能卫外，故津液不固易泄，而且畏风，非疟证也。投以玉屏风散加桂枝、芍药以益卫固表，其汗自止，服之甚效。更以原方去桂枝加人参、熟附，叠服数帖，脉旺气充，皮衣尽脱。继以补中益气汤得愈。（《临证医案笔记》）

王燕昌医案

〇某，年三十余岁，富而好学。初秋头痛，身疼，无汗，不渴，脐疼，左脉浮紧，右关弦数。乃感寒夹食也；用紫苏、山楂、厚朴等药，得小汗，头身疼减，而大便未解，故脐仍疼，手脚不时作冷。奈病急更医，曰：挟阴伤寒也。妄用十全大补，药入口即大烦躁，半日忽七孔出血死。（《王氏医存》）

张畹香医案

〇肺风感冒，身已凉，舌已净，脉小数，口渴少寐，头眩痛瘥，指木腰痛，呼吸腰间痛，是筋中病；大便不解已有四日，是夹有劳乏。

北沙参六钱，麦冬三钱，根生地五钱，象贝三钱，生石决明三钱，生谷芽五钱，新会皮八分，川石斛三钱，茯苓三钱，生玉竹四钱，竹叶卅片。

寒热已有三四日，头胀咳嗽，小溲赤，脉右寸弦浮数，当属上焦暑风，因新感风寒引起。

薄荷一钱半，白蔻壳一钱，杏仁三钱，连翘三钱，枳壳一钱，半桔梗二钱，冬桑叶一钱半，象贝三钱，陈皮八分，竹叶廿四片。（《张畹香医案》）

雷少逸医案

〇吴某。

晚餐之后，贪凉而睡，醒来头痛畏寒，壮热无汗，气口脉紧，舌苔边白中黄。丰曰：此阴暑兼食之证也。即以藿香正气散去白术，加香薷治之，服一煎未有进退。又更一医，遂驳阴暑之谬，暑本属阳，何谓为阴？见病人身热如火，遂用白虎汤加芦根、连翘等药。初服一帖，似得小效，继服一帖，即谵语神昏，频欲作呕，舌苔灰黑。医谓邪入心包，照前方再加犀角、黄连、紫雪等品，服下全无应验，仍求丰诊。其脉右胜于左，形力并强，此邪尚在气分，犹未逆传心包，视其舌苔，灰黑而厚，依然身热昏谵呕逆等证。窃思其邪必被寒凉之药所阻，非温宣透法，不克望其转机。当用杏仁、薤白、豆卷、藿香、神曲、蔻仁、香薷、橘壳，加益元散合为一剂，服头煎热势益剧，次煎通身有汗，则壮热渐退尽矣。来邀复诊，神未清明，谵语仍有，舌苔未退，更觉焦干，右脉仍强，愈按愈实。丰曰：汗出热退，理当脉静津回，神气清爽，今不然者，定有燥结留于肠胃。思表邪退尽，攻下无妨，用黄龙汤以芒硝改玄明粉，以人参换西洋参，服下半日许，遂得更衣，诸恙忽退，继用苏土养阴之法，日渐全可。

或问曰：彼医证虽误治，谓暑本属阳，何谓为阴？亦似近理，其说当有所本也。答曰：然也，即《条辨》有云：暑字从日，日岂阴物乎？暑中有火，火岂阴邪乎？殊不知前贤取阴暑二字之义。阴，阴寒也；暑，暑月也。暑月伤于阴寒，故名阴暑。曰：何不以伤寒名之？曰：寒乃冬令之气，在暑月不能直指为寒，盖恐后学不明时令，先贤之用心，亦良苦矣。

○赵某。

颇知医理，偶觉头痛发热，时或恶风，自以为感冒风邪，用辛温散剂，热势增重。来迓于丰，脉象洪滑而数，舌根苔黄，时欲烦躁，口不甚渴。丰曰：此晚发证也。不当辛散，宜乎清解之方。病者莞尔而笑，即谓：晚发在乎秋令，春时有此病乎？见其几上有医书数种，内有叶香岩《医效秘传》，随手翻出使阅，阅之而增愧色，遂请赐方，以辛凉解表法，加芦根、豆卷治之。连服三煎，一如雪污拨刺，诸恙咸瘳。（《时病论》）

袁桂生医案

○骆某。

患感冒病。头痛恶寒，饮食无味，脉息小滑，予用葱豉汤加荆芥、紫苏、半夏、橘皮等，讵此药服后，忽喘息不能卧，头脑中觉热气上升，小腹左偏作痛，呕吐痰水，畏寒，手指厥冷，脉息沉弱。盖阳虚受寒之病，得发散而阳气益虚也。其头脑中觉热气上升者，脑力复衰，寒气逼龙雷之火上越也。其喘息不能卧者，肺肾两虚，不能纳气也。其腹痛呕吐痰水者，寒气内扰，气血不能通调也。其畏寒手指作冷者，虚寒病之本相也。乃与理中汤合六君子汤加肉桂、白芍、五味子，服后喘吐俱平，腹痛亦止，能进稀粥半碗，但仍觉畏寒手冷，益信为阳虚也。仍用前方去茯苓、橘皮，加熟地，服后诸症悉退，病家自以为病愈，遂不服药，越数日复恶寒、头痛、手冷、时或手足发热，精神疲倦，不思饮食，舌苔少而色白，小便黄，脉仍沉小。乃以理中汤合小建中汤去饴糖，加半夏。服后诸症少退，但时觉虚火上升，则头痛大作，手足亦觉发热，而其身则殊不热。遂师李东垣法，用潞党参、白术各二钱，肉桂五分，升麻、鼬胡、川芎各一钱，炙甘草八分，茯苓三钱，半夏一钱五分，加生姜、红枣同煎。覆杯而头痛止，手足亦不发热。接服一剂而安。凡老年眊病属虚者多，非偏于阳虚，即偏于阴虚，而亦有阴阳两虚者。医家于此，尤宜加意焉。（《丛桂翠堂医案》）

费绳甫医案

○吴某，发热头痛，口干腹痛。诊脉浮弦急滑，外感风热，内停湿滞。

牛蒡子一钱五分，薄荷叶一钱，香豆豉三钱，冬桑叶一钱，粉甘草五分，神曲四钱，淡竹叶三钱，香谷芽四钱。

一剂，汗出热退，便通而痊。

○某，初诊，外感风邪，内挟食滞，淆乱清浊，升降失常，大便泄泻，少腹作痛，头眩目胀，口干苔白，脉来弦细，虚体受邪，必以祛邪为先，外解风寒，内消食滞，清浊自分，邪退正安，河间治法，不外乎此。宜泄邪消食，升清降浊。

老苏梗一钱五分，嫩桔梗一钱，粉葛根二钱，生甘草五分，六神曲四钱，江枳壳一钱，赤茯苓二钱，冬瓜子四钱，川通草五分，车前子二钱，川石斛三钱，香连丸一钱，生熟谷芽各四钱，荷叶一角。

二诊：进泄邪消食，升清降浊之法，发热已退，邪从外泄。惟内陷肠胃之邪，因体虚气弱，难以外透，挟食滞耗气灼营，泄泻转为痢疾，红白俱下，少腹作痛，舌苔白腻，口不作干，脉来弦细。脉症细参，正虚邪陷，非养正透邪，下痢安有止期！症势非可轻视。治宜补散兼行，佐以消导。

嫩桔梗一钱，粉葛根二钱，荆芥穗一钱，吉林参须一钱，赤茯苓二钱，茅苍术一钱，焦山楂三钱，六神曲三钱，大腹皮二钱，陈广皮一钱，青防风一钱，生白术一钱，江枳壳一钱，生甘草五分，街叶一角。

三诊，湿热已化，清升浊降，下痢已止，大便虽溏颇畅。前日用宜散之剂，风邪乘虚而入，遏抑营卫，内热口干，余邪未清，胃失降令，脉来弦滑。治宜清余邪，甘润和胃。

淡豆豉三钱，黑山栀二钱，川石斛三钱，赤茯苓三钱，冬瓜子四钱，生甘草五分，象贝母三钱，广皮白八分，生熟谷芽各四钱，鲜荷梗五寸。

○某，初诊，感受风寒，挟素蕴之湿痰，阻塞气机，肺不清肃，胃不宜通。脘闷腹痛，二便不甚通剂，呕吐痰水，肢节阴酸，神倦力乏，脉来浮弦。治宜泄邪化痰，肃肺和胃。

老苏梗三钱，冬桑叶一钱五分，酒川连二分，淡吴萸二分，冬瓜子四钱，薄橘红八分，淡竹茹一钱五分，光杏仁三钱，白茯苓三钱，生谷芽四钱，熟谷芽四钱，荷梗一尺。

二诊：风邪外解，营卫流行，恶寒发热已退。惟知饥少纳，头昏神倦，胃气未和，宣布无权。调和胃气，不外甘平。脉来细弱，治宜甘平养胃。

人参须五分，北沙参四钱，大白芍一钱五分，粉甘草五分，白茯苓三钱，女贞子三钱，甜川贝三钱，瓜蒌皮三钱，薄橘红八分，冬瓜子四钱，生谷芽四钱，熟谷芽四钱，红枣五枚。

○某，外感风邪，化热灼津，肺失肃降之权，是以发热咳嗽，鼻流清涕，饮食少进。凡虚体受邪，必先去邪而后理虚，脉来浮弦而滑。治宜苦辛泄邪。

冬桑叶一钱五分，牛蒡子一钱五分，薄荷叶一钱，甜杏仁三钱，赤茯苓二钱，黑山栀一钱五分，粉甘草五分，薄橘红一钱，车前子二钱，川石斛三钱，香连丸一钱，生熟谷芽各四钱，荷叶一角。

二诊：进泄邪消食，升清降浊之法，发热已退，邪从外泄。惟内陷肠胃之邪，因体虚气弱，难以外透，挟食滞耗气灼营，泄泻转为痢疾，红白俱下，少腹作痛，

舌苔白腻，口不作干，脉来弦细。脉症细参，正虚邪陷，非养正透邪，下痢安有止期！症势非可轻视。治宜补散兼行，佐以消导。

嫩桔梗一钱，粉葛根二钱，荆芥穗一钱，吉林参须一钱，赤茯苓二钱，茅苍术一钱，焦山楂三钱，六神曲三钱，大腹皮二钱，陈广皮一钱，青防风一钱，生白术一钱，江枳壳一钱，生甘草五分，荷叶一角。

三诊，湿热已化，清升浊降，下痢已止，大便虽溏颇畅。前日用宜散之剂，风邪乘虚而入，遏抑营卫，内热口干，余邪未清，胃失降令，脉来弦滑。治宜清余邪，甘润和胃。

淡豆豉三钱，黑山栀二钱，川石斛三钱，赤茯苓三钱，冬瓜子四钱，生甘草五分，象贝母三钱。广皮白八分，生熟谷芽各四钱，鲜荷梗五寸。

○王某，65岁。

感冒，因发散太过，津液受伤，咯痰难出，口干舌燥，头热目干，大便燥结，饮食少进。余诊其脉细弦，肺胃阴伤，余邪留恋，倘再泄邪，势必阴涸阳越。古法于邪少虚多，不外养正。令津液内充，托邪外泄。

北沙参四钱，大麦冬三钱，大玉竹三钱，川石斛三钱，天花粉三钱，生甘草四分，大白芍一钱半，川贝母三钱，牡丹皮二钱，甘菊花二钱，甜杏仁三钱，鲜芦根二两。

二诊，进两剂，头热退而咯痰爽，舌转润而大便通。惟神倦头眩，纳谷未旺，此津回邪解，阴液尚虚，胃失宣布。

照前方加西洋参一钱半，生枳壳一钱。

连进五剂，遂愈。（《费绳甫医话医案》）

周声溢医案

○朱某。

暑月忽患头痛，身痛壮热，复微出冷汗，神气甚惫，坐眠均不适。切其脉，六脉皆浮洪，肺脉散，心肾脉按之无神力。余叩之：是遗泄否？曰：然，前夜遗两次，遂觉困惫益甚。余又叩：其夜眠是否闭户？曰：未闭也。乃知为遗后伤风，日间外出，复为暑气所中耳。生黄芪五钱，扁豆皮五钱，粉葛二钱，云苓四钱，黄连八分，一剂而豁然。此病若投以解表之剂则气散而危，余所见多矣。遗后房后之伤风非黄芪不为功，盖解表兼以固气也。（《医学实验》）

孔继菼医案

○孔某。

资禀素壮，精神强健，偶因心绪不佳，饮食渐减，语复而善忘。然家事未尝不自理，亲族有事，乘轿往来，远近无废也，时年八十九矣。一日饭后，偶赴闲院小憩，遂兀坐不能起，家人逼视，目则直，口则噤矣。急掖入室，飞足走告于予，予奔至，则犹兀坐床上，四肢俱凉，不伸不屈亦不动，见人似视而不能言。执手诊之，脉浮而劲，微带涩象，掐以指，亦绝不觉。予曰：风寒两中病也，急药勿需时。遂书附子、干姜、麻黄、桂枝、党参、黄芪、当归、川芎、陈皮、半夏、炙甘草，发人急取，而令家中备药铫炉火似俟。时病起仓猝，族中皆未知，惟萼亭兄与中选兄在。中选即伯父子，重听而性执，但急后事。萼亭则伯父之胞侄也，问予曰：尚可治否？予曰：尽在一药再药，期之今夕，今夕不愈，虽不即危，瘫痪亦所不免矣。夫脉浮为风，劲为寒，浮劲而涩者，饮食在胃，适触风寒之邪，迫聚中脘，而不能下也。夫以九十岁之大年，风寒外伤，营卫之道路俱闭，饮食内结，升降之关窍不通，宜乎颓然昏冥，一倒而不复支持。顾犹兀坐不仆，如扶掖然，此得天之优，盖有砥柱于肾命之中，根深蒂固，决不轻易就靡者。以此觇症，不当与寻常高年并论也。且夫风寒之中人也，轻则口眼㖞斜，肢体𤺥缓，重则唇缓涎出，神昏不语。此已神昏不语，而无唇缓涎出之症，风入于脏而势未张也。寒之中人也，内则胸痛胁胀，心腹绞痛；外则肢寒口噤，筋脉急挛。此已肢寒口噤，而无筋脉急挛之症，寒中于经而邪未聚也。夫其所以未张未聚者，何也？有肾命之真元，有新生之谷气。谷气者，正气也。正气方达于外，风寒遽入于中，邪正相搏，正既苦于不胜，邪亦未能遽炽，再逾数时，谷气已衰，肾气不能独支，则弛然就卧。而风寒之侨寓于中者，乃蹈虚抵隙，沛乎四散而不可御矣。夫驱病如驱贼，乘其未炽之时，速以药力驱之，始人之客邪，尚在游移而未定，将溃之正气，加以补导而自生，携正气以助药力，区区无根之风寒，有不散归乌有者乎！特患疑畏不决，进药太迟，延缓时日，则难为耳。曰：适言饮食迫聚，关窍不通，何处又有谷气？予曰：已受风寒之后，有质之饮食，未免迫聚于中脘。未受风寒以前，无形之谷气，早已散布于各经。经曰：食气入胃，散精于肝，淫气于筋。又曰：食气入胃，浊气归心，淫精于脉。又曰：饮食入胃，游溢精气，上输于脾，脾气散精，上归于肺。故胃气不息者也。入者自入，散者自散。自始饮始食，以至饱而起，起而行，而气之升腾于内外者已多矣。试观肥弱易汗之人，一饭未毕，汗已周身，即其验也。言次，药至，煎已进一剂，微汗，遂豁然而愈。其后姻戚张亦受此病，数日始延予，比至视之，瘫矣。用药虽至数剂，亦竟无益。故凡风寒暴中之病，皆当及时急治，否则难为也。（《孔氏医案》）

内伤劳倦杂病

周小农医案

○曹左，枫泾。己酉四月诊。血证之后，肤灼内热暮汗，鼻干无涕，脉弦舌燥，自觉气热。阴虚液亏，虚火上炎。拟丸方常服。珠儿参、麦冬、玉竹、首乌、丹皮、石决明、枣仁、白芍、玄参、石斛、料豆、生地、鳖甲、功劳子、牛膝、淮麦、杜仲，研，用猪骨髓打和，丸如绿豆大。每服三钱。（《周小农医案》）

张寿颐医案

○吴右。漏本无恒。前月底月事太多，色且晦黯，以后连朝发热，热势其炽，口燥舌干，气喘痰鸣，夜不成寐，脉数八九至。真阴匮乏，孤阳飞腾，其象可畏，涵阳养阴，应手则吉。

北沙参9克，枸杞子6克，霍斗石斛9克，青蒿4.5克，鳖甲9克，银柴胡4.5克，牡蛎24克，龙齿9克，乌药6克，陈皮4.5克，夜交藤9克，枣仁9克，代赭石6克。

二诊：一服寐安热减，二服胃苏，余症皆减。脉静，咳而有痰，此肾虚水泛气冲也。

北沙参9克，枸杞子6克，大元地9克，萸肉9克，当归4.5克，白芍6克，紫石英9克，乌鲗骨9克，牡蛎24克，龙齿9克，茯苓9克，宋半夏6克，陈皮4.5克，枣仁9克，夜交藤9克。（《张山雷专辑》）

王仲奇医案

○右。肝郁不达，胸宇气闷，背痛，右乳内有核肿，午后则颧赤、头眩。速予宣络疏肝。

桑叶钱半，夏枯草二钱，丹皮（炒）钱半，生牡蛎（先煎）三钱，石决明煅（先煎）四钱，丹参三钱，野茯苓三钱，绿萼梅八分，橘络六分，菊花钱半，全瓜蒌三钱，浙贝母二钱，金钗斛二钱，白芍钱半，旋覆花（布包）二钱，月季花二朵。

二诊：右乳结核较消，背痛颧赤获愈，胸宇略舒，惟遇悒气郁结则胸宇及乳房仍觉胀闷。守原宣络舒肝可也。

夏枯草三钱，生牡蛎（先煎）三钱，川郁金钱半，菊花钱半，土贝母二钱，野茯苓二钱，粉丹皮炒钱半，射干（炙）一钱，桔梗（炒）一钱，全瓜蒌三钱，绿萼梅六分，藏红花三分，月季花二朵。

○丁右，小南门，八月廿六日。郁不条达，气火内扰，心中难过，莫可名状，头眩，肢麻，夜不安寐，甚则若难自主，脉弦。用温胆汤意。

法半夏钱半，条芩（炒）一钱二分，陈枳壳（炒）钱半，野茯苓三钱，粉丹皮（炒）钱半，山栀（炒焦）一钱二分，香白薇（炒）二钱，火麻仁（杵）三钱，桃仁（去皮尖杵）钱半，红花八分，瓜蒌仁三钱，延胡索（炒）钱半，二青竹茹（水炒）二钱。

二诊：九月初六日，胀胆之气不舒，少火变化壮火，心中难过难以名状，莫能自主，头眩，肢麻，频唾白沫，夜不安寐。前以温胆汤意稍安，仍守原意力之。

法半夏钱半，条芩（炒）一钱二分，陈枳壳（炒）钱半，野茯苓三钱，紫贝齿（煅，先煎）三钱，龙齿（煅，先煎）三钱，金钗斛二钱，杭白芍（炒）二钱，粉丹皮（炒）钱半，山栀（炒焦）钱半，香白薇（炒）二钱，火麻仁（杵）四钱，二青竹茹（水炒）二钱。

三诊：九月十六日。心中难过较安，头眩、肢麻稍愈，夜亦能寐，惟廉泉常开，唾多而难咽，咽则难过殊甚，脉弦数。仍以温胆汤意，舒肝和胃，清泄壮火。

法半夏钱半，条芩（炒）一钱二分，陈枳壳（炒）钱半，香白薇（炒）二钱，白芍（炒）二钱，粉丹皮（炒）钱半，绿萼梅八分，川郁金钱半，薄荷三分，金钗斛二钱，火麻仁（杵）四钱，二青竹茹（水炒）二钱。

○史右，岳州路，八月廿四日，肝气不疏，少火变化壮火，内扰于胃，上冲于脑，胸中作嘈难过，时作嗳噫，肢酸乏力，头脑眩晕，不耐烦劳，脉弦，口舌干燥。治以清肝安胃可也。

冬桑叶二钱，粉丹皮（炒）钱半，绿萼梅八分，白芍（炒）二钱，茯苓三钱，金钗斛二钱，白蒺藜三钱，甘菊花钱半，旋覆花（包）二钱，左牡蛎（煅，先煎）三钱，玫瑰花两朵，代代花七朵。

二诊：九月初一日。胸中作嘈难过较愈，嗳噫稍平，大便未泻，惟头脑仍眩，劳则四肢酸软，口腻舌燥，脉濡弦。仍以疏肝安胃。

金钗斛二钱，白蒺藜三钱，夏枯草三钱，白芍（炒）二钱，旋覆花（布包）二钱，甘菊花钱半，冬桑叶钱半，茯苓三钱，绿萼梅八分，无花果二钱，橘红衣一钱，刀豆衣钱半，山豆根钱半。（《王仲奇医案》）

翟青云医案

○同邑吴君聘儒，体弱患病。某医用麦冬清补等药，已服过四剂，患者满面通红，口吐白沫，两手抓心，声言“内热如火”，躁扰不宁，苦欲冷饮，夜间益甚，危迫已极。请余往诊，六脉细数，重取不见，此乃阴极似阳之证，作阳证治误矣。余用张景岳左右归饮加减。伊父见热证又投热药，恐有不测，置之未服，仍请某医调治，诸症无不增加，伊父悔悟，遂踵余庐，再次诊毕，仍照前方。热药略加分两，因彼服凉药过多故也。此药煎成，令其冷服，即《内经》。用热远热之意也。先服半碗，亦无多效，全剂服尽，狂躁稍定，诸症俱失，昏昏欲睡，至戌时饮食略进，转见生机。此方无大增损，服三帖后，病去八九，后改用平补之剂，调理旬余，诸恙全瘳。

加减左右归饮：熟地60克，川牛膝10克，粉丹皮10克，泽泻10克，山萸肉12克，山药12克，茯苓10克，附子12克，紫油桂12克，巴戟肉15克，炮姜18克，白芍12克，当归10克，破故纸10克，杞果15克，杜仲10克，炙甘草10克，水煎服。

○邓圈村王凤山，年弱冠，患虚证二载余，服药罔效。就诊于余，面现红光，色燥暗淡，肾脉虚数，脾脉虚弱，少腹时疼，饮食大减，四肢困惫。余谓伊曰："此症根深蒂固，难见速效，理当缓图。"用景岳右归饮，大补肾气，壮火以生脾土。经曰"寒者温之"，"虚者补之"，又云"塞因塞用"。服十帖诸症少退，又服二十帖病去大半。共服七十帖，如获安全，倘若信不坚，中道而变，未有不归于败者也。

右归饮加减：熟地15克，山药12克，山萸肉6克，茯苓10克，五味子6克，白术10克，炙黄芪10克，附子6克，肉桂4.5克，破故纸7.5克，菟丝子10克，当归10克，乌药6克，大砂仁6克，白芍10克，杜仲10克，巴戟天10克，炙甘草6克，水煎服，始终不大加减。（《湖岳村叟医案》）

金子久医案

○旧冬先有形瘦，今春复加身热，延热已越一月，身热又加形寒，营虚生热，卫虚生寒，营卫二气，昼夜循环不息，营卫两虚，日暮寒热不已。汗生于阴而出于阳，阴阳俱不固密，自汗时有泄越。木火上炎于金，清肃遂为失司，或有喉痒作咳，或有动辄气逆，大便作燥乍湿，小便忽短忽长，大腹常有攻动，甚而嗳气矢气。舌苔薄白，蒂丁起筋。左脉细弦而数，右脉小滑且数，细为阴虚，数为阳亢，阴阳久偏，防成劳损，滋阴妨碍脾胃，势难骤进；潜阳务使退热，理所必须，参用壮水涵木，使中土无戕贼之害，复以潜火清金，俾上焦得清化之权。

牡蛎，鳖甲，龟甲，炙甘草，玄参，川贝，淮牛膝，苡仁，桑叶，炒白芍，鲜芦根，扁豆衣。（《金子久专辑》）

张聿青医案

○王右，先是肝胃不和，木郁土中，中脘作痛，痛势甚剧。至仲春忽尔面目肢体发黄，小溲红赤，漩脚澄下，则黄如柏汁。至今时痛时止，口吐涎沫。脉沉弦带涩。考中脘为胃土所居之地，阳明又为多气多血之乡。今久病而气滞于络，气多血多之处，气亦留阻，血亦瘀凝，相因之理，有必然者。夫至血凝气滞，则流行之道，壅而不宣，木气横行，土气郁阻，所以为痛为黄，实与黄疸有间。拟宣络化瘀法。

当归须，延胡索，乌药，单桃仁，瓦楞子，广郁金，制香附，甜广皮，川桂木，旋覆花，猩绛，青葱管。

二诊：中脘较舒，痛亦未甚，未始不为起色。然面目色黄不减，脉仍弦涩，无非络阻气滞，气血不行。药既应手，宜守前意出入。

旋覆花，瓦楞子，南楂炭，当归尾，建泽泻，单桃仁，广郁金，真猩绛，沉香曲，香附，青葱管。

三诊：病势稍疏，遍体黄色略退。然中脘气滞，痛势虽轻，仍不能脱然无累。络气被阻，营气不行，再化气瘀而通络隧。

延胡索，瓦楞子，单桃仁，青皮，炒杭白芍，旋覆花，制香附，当归尾，猩绛，木猪苓，建泽泻，青葱管。

○沈右，产后气血亏损，不能制伏肝木，以致木乘土位，饮食稍一过节，辄作便泄，中脘作痛，嗳出腐气。脉象细弦，舌苔腻浊。肝强土弱。拟温中运中，所谓将欲升之，必先降之也。

炒木瓜皮一钱五分，云茯苓二钱，上广皮一钱，炒杭白芍一钱五分，白蒺藜三钱，煨益智仁八分，炒薏仁三钱，砂仁四钱，川朴一钱。

二诊：温中运中，脉症相安。肝强土弱，脾胃升降失常，所以上则嗳腐气，下则便溏泄。脾宜补，胃宜通，拟养藏疏府。

整砂仁（盐水炒）二粒，炒于潜术二钱，炒东白芍一钱五分，炒半夏曲二钱；炒木瓜皮一钱，上广皮一钱，白蒺藜三钱，白茯苓三钱，黑大枣三枚。

○金左，肝木素旺，木来克土，胃气失于通降，不纳不饥，寐则汗出，少腹有时痛胀。宜通补阳明，参以平木。

奎党参二钱，白茯苓三钱，制半夏一钱五分，藿香一钱五分，砂仁四分，炒木瓜一钱，炒，于术一钱，炒白芍一钱五分，陈皮八分，炙黑草三分。

○周左，湿寒内伏，脾胃健运迟钝，胃呆少纳，形体恶寒。非寒也，卫气之阻也。

炒于术二钱，川桂枝四分，广皮一钱，生熟薏仁各二钱，猪苓二钱，制半夏一钱五分，白茯苓三钱，砂仁壳五分，炒谷芽一钱五分，玫瑰花二朵。

二诊：胃纳稍起，痰多微咳。再温脾胃阳气。

制半夏一钱五分，煨益智七分，橘皮一钱，生熟薏仁四钱，藿香二钱，炒于术二钱，白茯苓三钱，炒竹茹一钱，炒谷芽二钱，玫瑰花二朵，老生姜二片。

○陈左，中虚挟痰，胆胃失降，甲木升浮，头胀眩晕，有时火升，身体似觉升浮，四肢作麻，脉形濡滑，虚里跳动。宜化痰而扶持中气。

人参须（另煎，冲）七分，陈胆星五分，煨天麻一钱五分，制半夏一钱五分，茯苓三钱，炙绵芪二钱，生薏仁四钱，川萆薢一钱五分，海蛤粉三钱，大淡菜二只，白金丸四分（先服）。

○沈左，中虚湿阻，不纳不饥。脾土不运，胃土不降，二土气滞，木气遂郁。如种植然，其土松者其木荣，其土坚者其木萎，土病及木，大概如此。今诊六脉细弦，均有数意；舌红苔黄，微带灰霉。谷食不进，气冲哕恶。若以痰浊上泛，则脉象应当滑大，今细弦而数，其为土虚木乘无疑。夫土中有木，木土相仇，虽饮食倍常者，且将由此而减，而况先从脾胃起点乎？欲求安谷，必先降胃；欲求降胃，必先平肝。《金匮》厥阴篇中每以苦辛酸主治，即宗其意。以观动静如何，方草即请厚甫先生商政。

台参须（另煎，冲）一钱，雅连四分，杭白芍二钱，橘白一钱，佩兰叶一钱，淡干姜三分，淡，黄芩一钱，制法夏一五分，茯苓三钱，炒麦芽一钱，泽泻一钱，水炒竹茹一钱。

二诊：哕恶少定，胃纳略觉增多，寐稍安稳。舌红略淡，灰霉已化。脉象细弦，仍有数意。中脘微痛，土中有木，即此可知。中气素虚，胃浊素重，然浊虽中阻，而缠绵二月，和中化浊，屡投频进，而何以浊不得化，胃不得和？良以木火犯中，浊被火蒸，则胶滞难化，胃中之浊气不降，则胃中之清气不升，不纳不饥，势所必至。前投扶土熄木，尚合机宜。再拟扶持中气，化浊和中，仍参熄木，以望肝胃协和，清升浊降，胃气从此鼓舞，然不易也。方草即请商裁。

小兼条参一钱五分（另煎，冲），制半夏一钱五分，炒香甜杏仁二钱，云茯苓三钱，煅代赭石三钱，佩兰叶一钱，盐水炒竹茹一钱，旋覆花（包）一钱五分，焦麦芽二钱，广橘白一钱，枳实一钱，左金丸七分（人煎，另四分开水先送下）。

三诊：扶中熄木，哕恶又得稍减，舌心掯白之苔，亦得全化。胃中之浊，有渐化之机，肝木亦得稍平。惟胃纳仍未馨增，胃气虚而不复，胃中之清气，不能鼓舞。再扶持中气，养胃化浊，即请商裁。

小兼条参（另煎，冲）二钱，炙甘草四分，水炒竹茹一钱五分，茯苓三钱，炒木瓜皮一钱五分，制半夏二钱五分，橘皮一钱，炒香甜杏仁三钱，炒谷麦芽各一钱，炒焦秫米一钱五分，佩兰叶一钱五分，玫瑰花（去蒂）三朵。

四诊：气虚脾弱，湿热留停，不能旋运，以致湿气泛溢，入于肌肤，由足肿而致肤胀面浮。恐延蔓入腹。

大腹皮二钱，茯苓皮二钱，通草一钱，泽泻一钱五分，五加皮二钱，广陈皮一钱，猪苓二钱，生姜衣二分，生熟薏仁各五钱，炒冬瓜皮一两，以上二味，煎汤代水。

○荣左，气虚脾弱，旋运失常，胃纳不馨，咽中不爽，宜和中化痰，以裕其生化之源。

人参须七分，益智仁一钱，茯苓四钱，制半夏一钱五分，僵蚕一钱五分，野于术一钱五分，白蒺藜三钱，橘皮一钱，天麻一钱五分，泽泻一钱五分，玫瑰花二朵，生熟谷芽各一钱五分。

○子厚兄，人之一身，气血阴阳而已。血阴气阳，气中之血，阳中之阴也；血中之气，阴中之阳也。病从暑温而起，变成外疡，其湿热之盛，不问可知。乃疡肿而溃，溃而不敛，脓水去多，气中之血既虚，血中之气亦损，以致肌肉瘦削，便泄无度。刻下泄虽渐定，而二便不固，痰气上升，胸次窒闷，口渴而不欲饮，舌苔糜腐，质淡白，小溲带黑，并无热痛情形。四肢虽属温和，而自觉恶寒，知味而不能食。脉左寸细数，关部弦搏，尺部细而带涩；右部濡弱，重按微滑，尺部细沉。手太阴之津，足阳明之气，足少阴之水，一齐耗亏，而湿痰留恋于胃之上口，致补益之品，不能飞渡胃关，气血从而日耗。勉同蓉舫先生议气血并补，汤丸并进，勿壅滞胃口。即请商政。

南沙参（炒黄）三钱，橘红（盐水炒）五分，水炒竹茹八分，霍石斛三钱，青盐半夏一钱五分，生薏仁三钱，炒扁豆衣三钱，白茯苓三钱，生谷芽一钱五分，佩兰叶一钱。

丸方：吉林参一钱（烘，另研和入），生于术一钱，杭白芍一钱五分，川芎一钱（煎汁收入），生熟绵芪各一钱，大熟地（砂仁炙）四钱，上瑶桂四分（另研，和入），生熟草各二分，云苓三钱，当归（炒透）一钱。

上药研为细末，浓粳米汤打糊为丸，绿豆大。每服三钱，药汁送下。

二诊：昨进气阴并补，痰涌稍定，寐醒之时，汗出亦止，胸次亦觉快畅，舌苔糜腐较化，未始不为起色。无如湿热逗留，津气遏伏，不能上布，虽不引饮，而频觉口渴，舌质干光少津，懊憹里急，小溲涩少，脉弦搏稍收，而均带细数。气血并亏，方虑草木无情，不能相济；乃湿热隐伏，致培养之剂，动多窒碍。勉与蓉舫先生同议，肾为肺子，金为水母，益水之上源，参以和中流化之品。即请商政。

吉林参一钱（咀作小块，药汁送下），海蛤壳八钱（打），云苓三钱，木猪苓二钱，冬瓜子三钱，半夏曲一钱五分，炒松天冬三钱，白扁豆花一钱，霍石斛四钱，生薏仁三钱，建泽泻一钱五分，干白荷花瓣六片。

〇华左，劳倦内伤，背肋作痛。不能急切图功。

白术，赤白苓，白蒺藜，川桂枝，泽泻，秦艽，丝瓜络，桑寄生，川独活，范志曲。

〇钱左，食入运迟，肢困力乏。脾阳为湿所遏，宜祛湿崇土。

广皮，枳壳，赤白苓，猪苓，生薏仁，沉香曲，砂仁，泽泻，小川朴，制半夏，莱菔子三钱，焦麦芽。

〇左，劳倦伤脾，湿土化风，其来也渐，其去也难。

炒白术，蒺藜，猪苓，生薏仁，半夏，焦麦芽，赤白苓，僵蚕，泽广皮，天麻，苍矾丸百粒。

〇薛左，涌涎较定，形寒而仍恶心。还是胃中阳气有亏，不足以约束津液。踵前法以觇其后。

制半夏，广藿香，广皮，奎党参，生熟草，炒冬术，云茯苓，炮姜，益智仁。

〇程左，大便或结或溏，小溲时带黄赤。此由脾虚湿胜，土困于湿，则旋运失常。祛湿所以崇土也。

白术，川朴，生薏仁，陈皮，泽泻，赤白苓，猪苓，制半夏，生熟谷芽。

〇左，温助命阳，欲其蒸变，使其胃中之痰默化。而咽舌俱燥，未便过进辛温。据述平素嗜饮。再从中阳损伤不能转旋例治。

奎党参，范志曲，砂仁，赤白苓，蜜干姜，白术，白蔻仁，葛花，青陈皮，泽泻。

〇左，饮食在胃，运化在脾，然所以运化者，阳气之鼓舞也。湿温之后，多进甘寒，致湿邪日见其有余，阳气日形其不足，所以纳食之后，动辄胀满，脘中微觉坚硬。脉细而沉。胃府失其通降之权，宜温运和中，使脾胃之气，旋运鼓舞，则不治其满而满自退也。

上川朴，于术，连皮苓，草果仁，焦麦芽，川椒目，泽泻，公丁香，上广皮，生姜衣。

〇陈左，劳倦伤脾，脾病则四肢不用矣。

焦苍术二钱，范志曲二钱（炒），川朴一钱，晚蚕沙三钱，上广皮一钱，制半夏一钱五分，萆薢三钱，白蒺藜三钱，秦艽一钱五分，焦麦芽四钱，酒炒桑枝五钱。

又，神情稍振，再守效方出入。

焦白术一钱，范志曲二钱（炒），川朴一钱，秦艽一钱五分，上广皮一钱，制半夏一钱五分，川萆薢二钱，泽泻一钱五分，生薏仁四钱，赤猪苓各二钱，焦麦芽三钱，桑枝（酒炒）五钱。

〇张左，神情不爽，头目昏晕，起居动作，甚属畏葸。此湿困脾阳，弗作虚诊。

制半夏，猪苓，赤白苓，生熟薏仁，酒炒桑枝，台白术，泽泻，川萆薢，白蒺藜。

〇陈右，久咳根蒂不除，去秋燥气犯肺，咳而失血，金水由此而亏，连绵内热，肉脱形瘦，脉细数而促。理宜壮水救阴，清金保肺。然舌淡少华，中气薄弱，稠腻之药，不能多进。症入劳损之途，不能许治。勉拟《金匮》麦门冬，备质高明。

人参须（另煎，冲）四分，云茯苓四钱，桑白皮二钱（炙），甜杏仁三钱，川贝母二钱，麦冬（炒，去心）三钱，生甘草三分，地骨皮二钱（炒），白粳米一把（煎汤代水），枇杷叶（去毛）四片。

二诊：用《金匮》麦冬门汤，咳嗽稍减，然清晨依然咳甚，脉细弦数。盖寅卯属木，金病而遇木旺之时，病势胜矣。药既应手，未便更章。

人参须五分（冲），生甘草五分，茯苓三钱，淡芩（炒）一钱五分，地骨皮二钱，法半夏一钱五分，川贝（炒）一钱五分，桑白皮二钱，知、母（炒）一钱五分，枇杷叶（去毛）四片，肺露一两（冲）。

三诊：神情稍振，胃亦渐起。然咳嗽仍然未定，甚则哕恶欲呕，上午清晨为甚。辰巳之交，往来寒热。脉细数，舌红苔黄。还是肝肾阴虚，气难摄纳，自下及上，阴阳不能和协。虽略转机，不足为恃。

人参须一钱，生扁豆衣三钱，桑白皮二钱（炙），蛤黛散三钱（包），大麦冬（去心）三钱，霍石斛三钱，代赭石三钱，法半夏一钱五分，生甘草四分，地骨皮二钱，茯苓神各三钱，粳米汤代水。

○某，《金匮》云：心下悸者有水气，未病之先，心下先悸，水饮早已停阻。复因感邪，遂起咳嗽。邪虽渐解，三焦气伤，以致形色淡白，咳恋不止，甚至形寒内热。盖肺为相傅，有分布阴阳之职，肺气一虚，阴阳之分布失其常度，是以寒热往来。金所以制木也，金病则木无所制，所以气撑不和，得矢气则松，肝藏之气，不能扶苏条达，有可见者。脉象虚弦，舌白少华，苔腻。此伤风激动伏饮，邪去而饮复阻肺，肺气日虚，肝邪日旺，将成虚损之症。冠翁先生不降肺而和胃平肝，隔一隔二之治，所以卓卓入上。无如病久根深，未克奏效。兹勉从经旨久咳不已则三焦受之之意，用异功为主。管窥之见，深恐贻笑于方家耳。尚乞斧正是荷。

人参须一钱，上广皮一钱，炙黑草五分，整砂仁四粒，茯苓四钱，川贝（炒黄）二钱，白芍（土炒）一钱五分，海蛤粉四钱，生熟谷芽各一钱五分。

○胡左，肺感风邪，邪郁肺卫，以致咳嗽不已，身热连绵。肺合皮毛，肺邪未泄，所以凛凛畏风。因邪致咳，因咳动络，络损血溢，曰前咯血数口，血止而咳逆如前。脉细而数，右寸关微浮。此即伤风成劳是也。咳因邪起，因咳成劳，兹则去其邪而保其正，明知鞭长莫及，然人事不得不尽。备方就质高明。

前胡，象贝，鲜薄荷，桔梗，茯苓，生熟莱菔子，连翘，牛蒡子，杏仁泥，桑叶，梨皮，炒黑丹皮。

○陈左，失血之后，久嗽不止。每交节令，辄复见血，面色桃红，时易怒火。然每至天寒，即恶寒足厥。脉形沉细而数，颇有促意。其为血去阴伤，龙雷之火不能藏蛰，阴火逆犯，肺降无权。清肺壮水益阴，固属一定不易之法。然药进百数十剂，未见病退，转觉病进。再四思维，一身之中，孤阳虽不能生，而独阴断不能长，坎中之一点真阳不化，则阴柔之剂不能化水生津，阴无阳化，则得力甚微。意者惟有引导虚阳，使之潜伏，为万一侥幸之计。拙见然否？

龟甲心八钱，粉丹皮二钱，大麦冬（去心）三钱，阿胶（蛤粉炒）一钱五分，泽泻一钱五分，大生地一钱，萸肉炭三钱，西洋参（元米炒）三钱，生熟白芍各一钱，上瑶桂（研末，饭糊丸，二分，药汁先送下）。

二诊：壮水益肾，兼辛温为向导，脉数稍缓。火升之际，足厥转温。但交节仍复见红，龙相之火尚未安静。前方出入，再望转机。

西洋参，川贝母，云茯苓，炙紫菀肉，北五味，牛膝炭，阿胶珠，肥知母，蒲黄炭，煅牡蛎，太阴元精石，金色莲须。

○某，痰饮多年，加以病损，损而未复，气弱不运，饮食水谷，尽化为痰，以致气喘肿发，两月方定。今神情痿顿，肢体疲软，吸气则少腹触痛，脉细濡而苔白无华。呼出之气，主心与肺，吸入之气，属肝与肾，一呼一吸，肺肾相通之道，必有痰阻。诚恐损而不复。

川桂枝，炒苏子，制半夏，厚杜仲，旋覆花，生香附，云茯苓，炒牛膝，杏仁泥，煅蛤壳，广橘红，菟丝子（盐水炒）。

○朱左，先自经络抽掣，继而吐血盈碗，血从脘下上升。今血虽渐定，而呛咳气逆。脉象虚弦。肝肾阴虚，虚火载血上行，遂至阴不收摄。恐咳不止而致入损。

大生地四钱，怀牛膝（盐水炒）三钱，杭白芍一钱五分，川贝母二钱，煅磁石三钱，青蛤散三钱（包），丹皮炭一钱五分，淡秋石一钱五分，侧柏炭三钱，藕节炭两枚。

二诊：吐血仍未得定，血散鲜赤，食入胀满，气冲作呛，脉象虚弦。阴虚木火上凌，激损肺胃之络，络损血溢。再降胃凉营止血，参以降气，所谓气降即火降也。

侧柏炭三钱，代赭石（煅）五钱，杭白芍（酒炒）二钱，丹皮炭二钱，瓜蒌仁五钱（研），上广皮（盐水炒）一钱，竹茹（水炒）三钱，藕汁一两（冲），沉香（乳汁磨）二分。

原注：胃血，血夹水而散。肝血凝厚，外紫内红。心血，细点如针。

○周左，温胆以致开合，形寒已退，而气阴并亏，咳嗽痰多，左胁肋气觉上逆。脉细，关弦，一派虚损情形，不敢许治也。

奎党参二钱，制半夏一钱五分，怀牛膝三钱（炒），竹茹（水炒）一钱，广橘红一钱，白茯苓三钱，海蛤粉三钱（包），川贝母二钱，金水六君丸三钱（开水先送下）。

二诊：痰渐减少，咳亦退轻。然稍一举动，仍然气逆。下虚不摄，难许稳妥。

大生地（砂仁炙）四钱，紫蛤壳五钱，补骨脂（盐水炒）二钱，云茯苓三钱，牛膝炭三钱，菟丝子（盐水炒）三钱，山药三钱（炒），川贝母一钱五分，杞子三钱，紫衣胡桃肉（研细，过药）。

○李左，肝肾阴虚于下，嗜饮肺损于上，虚火上凌，曾吐紫黑厚血。今于秋燥行令，更起呛咳。金水两伤，恐入损途。

阿胶珠三钱，白芍（酒炒）一钱五分，蛤黛散三钱（包），金石斛三钱，丹皮炭一钱五分，大生地四钱，川贝母三钱，生山药三钱，女贞子（酒蒸）一钱五分，枇杷叶（去毛，炙）四片。

二诊：呛咳稍减，脉亦稍缓。药既应手，再为扩充。

北沙参四钱，大生地四钱，川贝母二钱，女贞子三钱，生山药三钱，阿胶珠二钱，大天冬三钱，蛤黛散三钱（包），白薇（炒）一钱五分，白芍（酒炒）一钱五分，枇杷叶（去净毛，蜜炙）四片。

三诊：呛咳已止。再金水并调。

党参二钱，川贝二钱，生山药三钱，海蛤粉三钱（包），橘红（盐水炒）一钱，于术（炒）一钱五分，白茯苓三钱，生熟甘草各二分，金水六君丸四钱（开水二次分服）。

又膏方，阴分素亏，嗜饮激动阳气，肝肾之血，随火上逆，曾吐紫黑厚血，由此顿然消瘦。兹于秋燥行令，忽起呛咳，数月不止。投金水双调，呛咳竟得渐定，其为虚火凌上烁金显然。脉细而数，舌苔黄糙。真阴安能遽复。培养下元，更须保养，或可徐徐复元耳。

大生地三两，奎党参三两，真川贝（去心）一两，生牡蛎四两，麦冬二两，大熟地五两，西洋参二两（制），金石斛（劈开）一两，杭白芍（酒炒）一两五钱，生熟甘草合一两，甘杞子三两（炒），茯苓神各一两，紫蛤壳六两，女贞子（酒炒）三两，肥玉竹二两，厚杜仲二两，天冬一两，生山药二两，当归炭一两五钱，冬虫夏草八钱，炒萸肉一两五钱，潼沙苑（盐水炒）三钱，建泽泻（盐水炒）二两，五味子（蜜炙）七钱，粉丹皮一两五钱，炒牛膝炭三两，甜杏仁二两（打）。

上药如法宽水煎三次，再煎极浓，用真阿胶三两，龟甲胶二两，鱼鳔胶二两，溶化冲入收膏。每晨服大半调羹，下午服小半调羹，俱以开水冲挑。

○胡左，伤风夹湿，而致损肺。咳嗽不已，痰色稠黄，不时见红。兹则痰血日甚，脉数内热，肛门漏管。此阴虚挟湿，湿热熏蒸，肺胃之络，为之所损，痿损情形，聊作缓兵之计而已。

赤白苓，海浮石，冬瓜子，青蛤散，瓜蒌霜，建泽泻，生米仁，光杏仁，盐水炒竹茹，藕节，青芦管。

二诊：带病经营，阳气内动，肝火凌金。咳甚带红，深入重地。急宜安营，以循阳动阴静之道。

北沙参，丹皮炭，川石斛，炙桑皮，琼玉膏（冲），炒麦冬，青蛤散，冬瓜子，川贝母。

三诊：痰红虽减于前，而咽中隐隐作痛。咽喉虽属肺胃，而少阴之脉系舌本循喉咙，则是咽痛一层，其标在肺，其本在肾也。肾为先天之本，恐非草木之功，所能挽狂澜于既倒巾。

阿胶珠二钱，青蛤散五钱，北沙参五钱，猪肤（煎，去沫，冲）一钱五分，鸡子黄一枚，炙生地四钱，白蜜一匙，白粳米（炒黄）一钱五分。

四诊：虚火上炎，咽中碎痛，卧不能寐。而时令之湿，侵侮脾土，以致似痢不止。急者先治之。

砂仁（盐水炒），生熟米仁，煨木香，生冬术，连皮苓，建泽泻，炒扁豆衣，炒莲子。

○吴左，经云：面肿曰风，足胫肿曰水。先是足肿，其为湿热可知。乃久久方退，足肿甫退于下，咳嗽即起于上，痰色带黄，稠多稀少，未几即见吐血。此时湿热未清，风邪外乘，所以风邪易入难出，为其湿之相持也。邪湿久滞，咳而损络，络血外溢。迨血去之后，阴分大伤，遂令金水不能相生，咳不得止。兹则声音雌喑，咽痛内热，所吐之痰，黄稠居多。脉细数，有急促之意，而右关尚觉弦滑。所有风邪，悉化为火，肾水日亏，肺金日损，胃中之湿热，参杂于中，熏蒸于上。深恐咽痛日甚，才疏者不能胜任也。

光杏仁，冬瓜子，青蛤散，生薏仁，枇杷叶，黑元参，炙桑皮，蝉衣，茯苓，青芦管，水炒竹茹。

二诊：风湿热相合，熏蒸损肺。前方引导湿热下行，缓其熏蒸之炎，即所以救其阴液之耗损。脉症尚属相安。姑踵前意，以尽人力。

北沙参，赤白苓，生米仁，青蛤散，鲜竹茹，光杏仁，黑元参，金石斛，冬瓜子，青芦管，生鸡子黄（冲），枇杷叶。

三诊：悬拟，湿热化燥伤阴，而致虚火上炎。症属难治，务即就正高明。

北沙参四钱，阿胶珠二钱，大生地四钱，西洋参二钱，生山药三钱，光杏仁三钱，川贝母二钱，茯苓四钱，大麦冬三钱，青蛤散五钱，白蜜二钱（冲），白粳米一撮，猪肤五钱（煎汤去沫，代水煎药）。

〇沈左，嗜饮伤肺，屡次见红，久咳不止，咏数微促。金水并亏，症入损门，虽可苟安于目前，难免颓败于日后也。

南沙参，地骨皮，青蛤散，光杏仁，青芦管，生米仁，川石斛，川贝，冬瓜子，批杷叶，桑叶。

〇吴左，嗜饮湿热蒸胜，损伤肺胃，致吐血之后，咳久音哑，金为水母，未有金损不复而水源独裕者，其涸也可立而待也，症入损途，不能许治。

光杏仁，生薏仁，冬瓜子，青蛤散，青芦管，云茯苓，桔梗，川贝，蝉衣，炒蒌皮，竹茹（水炒）。

〇右，咽痛大减，口渴亦觉稍退，胃纳亦起，药病如桴鼓相投。但频带呛咳，时仍呕吐。肝肾之阴，亏损已极，以致水不涵木，木火凌金则呛咳，木乘土位则呕吐。舌腐虽退，中心灰黑。时易汗出，还是欲脱之象。岂草木之功，能与造化争权哉。勉从前意扩充。

台参须五分，生白芍一钱，川贝（炒黄）二钱，大麦冬四钱，女贞子三钱，西洋参三钱，大生地四钱，金石斛四钱，牡蛎四钱（煅），梨汁一两（冲），穞豆衣三钱。

二诊：肝阴肾水，亏损已极，致肝风上翔，冲侮胃土，风翔则浪涌，以致呕吐复作。营液既亏，气分亦耗，两腋下发出白瘖。脉虚苔腐。此欲脱之兆也。勉拟补气育阴，亦尽人事而已。

台参须，煅牡蛎，西洋参，黑豆衣，梨汁，大麦冬，大生地，金石斛，女贞子，生白芍，血燕根三钱（绢包，煎汤代水）。

〇江左，咳嗽不减，内热口渴便赤，脉象细数，饮食少思。肺金肾水交亏，将恐不支。

北沙参，川石斛，川贝母，光杏仁，炒蒌皮，海蛤粉，橘红（盐水炒），云茯苓，款冬花，建泽泻，冬瓜子。

二诊：久咳气逆难卧，脉细如丝，舌苔腐烂。肾虚之极，肾火挟浊上浮。危在旦夕，勉方图进。

麦冬三钱，西洋参一钱五分，真阿胶三钱，橘白（盐水炒）一钱五分，海蛤粉四钱，北沙参五钱，大生地四钱，牛膝炭三钱，云茯苓四钱，吉林参（另煎，冲）一钱，白荷花露（温冲）七钱，竹沥一两，姜汁少许（冲），上濂珠四分，川贝母五分（二味研细末，分两次服），枇杷叶（去毛，炙）三片。

三诊：气喘大定，痰亦略爽，而糜腐时退时来。脉形虚弦，关部独大。饮化为痰，痰化为燥，燥化为火，所有阴津，尽行劫夺，虽略转机，尚不足恃。

西洋参三钱，海蛤粉四钱，北沙参八钱，海浮石三钱，川贝母三钱，大麦冬三钱，云茯苓三钱，竹沥一两，姜汁少许（冲），金石斛四钱，陈关蛰一两，大荸荠四枚（二味煎汤代水），上濂珠五分、真川贝一钱（二味研极细末，分两次服）。

改方：阴由火劫，火由痰化。虽宜以救阴为急，而仍宜顾其痰火。竹油、雪羹之类，宜频频兼进。

〇黄左，吐血之后，剧咳多痰，痰皆稀白。脉细沉，苔白无华。三焦之气已虚，劳损根深，鞭长莫及。

川桂枝，云茯苓，光杏仁，炙绵芪，煨生姜，炒苏子，旋覆花，炙甘草，新会皮。

二诊：建立中气，咳嗽气逆渐松，音哑转亮，胃纳亦起。虽从失血蔓延致损，而叠进甘温，并不见红，足见久咳而三焦气虚。药既应手，安能坐视，姑从前意扩充，以观造化。

川桂枝，光杏仁，云茯苓，广橘红，牡蛎（盐水炒），茯神，炙绵芪，炙甘草，牛膝炭，东白芍，淮小麦，煅龙齿。

〇某，本是先天不足，肾藏空虚，湿热下注，发为漏疡，理宜培补之不暇矣。乃肺感风邪，邪恋不澈，遂致咳久不止，咽痒痰多音闪，脉数内热。本虚表实，竟是劳损情形，非学浅才疏者，所敢许治也。勉拟化痰润肺，以备商用。

川贝（炒黄）二钱，云茯苓四钱，光杏仁三钱，荆芥一钱（炒），橘红（蜜炙）一钱，瓜蒌皮三钱，海蛤粉四钱，肺露一两（冲），霜桑叶（炙黄，研末，先调服）二钱，枇杷叶（去毛，七片用蜜炙，十四片用姜汁炙，煎汤代水）。

二诊：肺气稍得下行，咳嗽略减，音声亦较爽利，不可不为起色。但时犹燥热，脉象带数，仍未敛静。阴液已耗，还恐缠绵不复。

苦桔梗八分，麦冬二钱（炒），茯苓三钱，光杏仁三钱，橘红（蜜炙）一钱，地骨皮一钱五分，制半夏一钱五分，桑皮一钱（炙），女贞子一钱五分，丹皮一钱五分，竹衣一分，枇杷叶二十片（煎汤代水）。

○某，天下无倒行之水，故人身无逆上之血，水有时而倒行，风激之也；血无端而逆上，火激之也。体无端而有火，木所生也；木何以生火，郁则生火也。血阴气阳，吐血之后，阴虚阳旺，必然之道。此时滋助水源，即是治血治火之正道。盖火有虚火，非若实火可以寒胜，可以凉折也。乃以凉治热，血止热平，而阴分不复，因耗成损，因损成虚，遂致金水不能相生，肾气不能收摄，呼吸之气，渐失其肺出肾纳之常。咳嗽气逆，内热连绵，液被热蒸，尽成胶浊，痰多盈碗。脉象数，左关细弦，尺部缓急不齐。舌红苔薄白。肺津肾水，中气脾阳，一齐亏损。金为水母，养肺必先益肾；中气下根于肾，治脾胃亦必先治肾也。拟金水并调法。即请商裁。

北沙参三钱，川贝母二钱，白茯苓三钱，金石斛三钱，海蛤粉三钱，生地炭四钱，煅磁石三钱，车前子一钱五分，盐水炒牛膝三钱，炙款冬花一钱五分。

○杨右，产后久咳，复产更甚，吐血时止时来，不能左卧，甚至音声雌暗，左胁漉漉有声，咽痒有时呕吐。脉细弦数，舌红少苔。阴虚木旺，木叩金鸣。证人损门，不敢言治。

阿胶珠三钱，金石斛四钱，生扁豆三钱，大天冬二钱，青蛤散四钱，生白芍一钱五分，生甘草四分，怀牛膝三钱，冬虫夏草二钱，琼玉膏（二次，冲）五钱。

○周左，屡次吐血，渐至久咳不止，内热火升，右颊红赤，脉细弦而数，音闪不扬。阴虚木火凌金，金被火铄，生化不及，即水源，日涸。恐损而难复。

大生地五钱，炙桑皮一钱五分，冬瓜子三钱，青蒿子三钱，大天冬三钱，地骨皮二钱，青蛤散四钱，川贝母二钱，阿胶珠三钱，生甘草三分，枇杷叶四片，都气丸三钱（晨服）。

二诊：音闪渐扬，咳仍不减，内热火升，舌红，苔糙白，脉细弦数。吐血之后，阴虚已甚，冲阳挟龙相上炎。再金水并调。

大生地五钱，川贝母二钱，生白芍一钱五分，炙款冬二钱，大麦冬三钱，青蛤散三钱，粉丹皮一钱五分，牛膝炭三钱，冬虫夏草二钱，都气丸三钱。

○顾右，心悸，肢节作痛，皮寒骨热，脉象细弦，营血亏损，遂致营卫失和，营血不能濡养经络。宜养血和营。

全当归三钱，炙黑草五分，柏子霜三钱，甘杞子三钱，龙眼肉五枚，白芍（酒炒）二钱，茯神三钱，枣仁二钱（炒），阿胶珠二钱，大南枣四枚。

二诊：心悸稍定，胃纳如常。的是营血不足，心阳不能下降。效方扩充。

大生地四钱，辰麦冬三钱，枣仁二钱（炒），白归身一钱五分，阿胶二钱，白芍（酒炒）一钱五分，辰茯神三钱，柏子霜三钱，龙眼肉四枚，天王补心丹三钱（清晨先服）。

又膏方：营阴亏损，营血不足，不克与卫俱行，遂致营卫不和，皮寒骨热。血不养经，则肢节作痛。血不养肝，风阳上旋，则头痛耳鸣心悸。滋水以涵肝木，育阴而和营血，一定之理。

大生地一两，池菊花一两，杭白芍（酒炒）三两，柏子仁二两，川断二两，大熟地四两，白归身（酒炒）三两，厚杜仲三两，奎党参四两，茯神二两，西洋参一两，女贞子（酒蒸）二两，天麦冬（辰砂拌），各一两五钱，黑豆衣二两，白薇二两（炒），生熟甘草各五钱，肥玉竹二两，泽泻一两，杞子二两，怀牛膝（酒炒）三两，青蒿一两五钱，枣仁二两（炒），于术（乳蒸）一两，炒萸肉一两，炒木瓜一两，石决明四两。

阿胶三两，龟胶二两，鹿胶一两，溶化收膏。

○韩左，抑郁阳升不寐，木火刑金，而致吐，血复发。血止之后，营阴亏损，营卫循环失度，倏寒倏热，头晕火升，口渴，舌红少苔，脉象细弦，皆阴虚不复之象。急为和阴，以冀渐复。

阿胶珠二钱，杭白芍一钱五分，金石斛四钱，茯神三钱，生牡蛎三钱，天冬三钱，生山药三钱，龙齿三钱（煅），川贝（去心）一钱五分，枣仁（炒，研）二钱。

○庄左，吐血之后，阴分未复，操劳动作，阳气升腾，头目昏晕，寐中辄轰然而热，有汗出之意。脉形左大。宜育阴熄肝。

阿胶珠三钱，生牡蛎五钱，女贞子三钱，茯神三钱，甘菊花一钱五分，生鳖甲五钱，生白芍一钱五分，粉丹皮一钱五分，生地四钱，淮麦三钱。

二诊：头目昏晕稍减，然寐中仍轰热汗出，血吐未复，操劳动阳，阳气不收，再敛阴潜阳。

大生地四钱，生牡蛎七钱，黑豆衣三钱，柏子霜三钱，枣仁二钱（炒），生鳖甲四钱，生白芍三钱，女贞子三钱，茯苓神各三钱，淮小麦五钱，大红枣三枚。

三诊：眩晕稍减，寐中轰热汗出略定。的是吐血之后，阴虚阳气不收。再育阴摄阳。

龟甲五钱，牡蛎五钱，枣仁三钱，黑豆衣三钱，大红枣三枚，鳖甲四钱，白芍二钱，青，蒿三钱，大生地四钱，淮小麦五钱。

四诊：寐得酣沉，轰热汗出已定，眩晕渐轻，胃纳递增。阳气渐得收摄。但虚而不复，非滋养难收全功也。

生龟甲四钱，杭白芍一钱五分，黑豆衣三钱，生牡蛎四钱，川贝二钱，生鳖甲四钱，枣仁二钱（炒），大生地四钱，白茯苓三钱，海蛤粉三钱，橘红（盐水炒）一钱。（《张聿青医案》）

杜子良医案

○李谷人之弟亦樵病，经二十余日，缠绵床席，形神俱惫。家人以为不起之病，历医十余辈。有曰伤寒者，投以苏叶、羌活；有曰温病者，投以银花、连翘等味；有曰湿温者，投以蔻仁、滑石、枳实、厚朴，既而谓为化热，用硝、黄推荡积滞；又以为伤阴，投以生地、麦冬、玄参，然始终无汗，大便溏薄，热恒不退。予按其脘，毫不拒按，视其舌上，亦无多苔，诊其脉象，细软无力。予曰：此内伤之象，非时症也，询其得病之初其状若何，据云，病前一日，考书院，连作五卷，彻夜未睡，次晨即头晕身倦而寒热作，以为感冒也，不意服药缠绵至此。初服解表无汗，更医服消导药胸痞如故，继用硝、黄推荡，但下稀水而已，又服冬、地滋阴，益无效。予曰：其为劳倦伤脾无疑也。用归脾汤加减，一剂进后，身得微汗，热即立退而思饮食，再进大便通，三进居然起坐矣。（《药园医案》）

张仲华医案

○病经匝月，表热解后，杳不思纳，脉静舌净，神倦言懒，既无外感留恋，又非老景颓唐，睛光流动，面色开旷，问所服之药，苦寒沉降者多矣，谅系胃气为药所困，非病也，亦非衰也，且进和中醒中，以悦脾胃，令其纳谷乃昌。

人参须五分，炒麦冬一钱，炒橘白五分，北沙参三钱，甘草三分，藿石斛三钱，生谷芽一两（煎汤代水），野蔷薇露一两（冲服）。

服药后，令煮糜粥，以备半夜病人思纳。切嘱不可多与。

诒按：此方清润有余，尚欠流动，如胃气呆钝，稍加香砂；胃有寒涎，稍增姜夏；欲专和胃，加扁豆、莲子；欲兼和肝，加木瓜、乌梅，均可于此方随宜增入也。

再诊胃气乍醒，脉形软弱，久饥之后，脏腑之气尚微，纳谷以匀为稳，至于用药，尚利轻灵，须俟胃气日隆，方可峻补，盖凡投补剂，必藉胃气敷布故也。经云百病以胃气为本，又云安谷则昌，其斯之谓欤?

人参须一钱，益智仁四分，炙甘草三分，石斛三钱，茯神三钱，南枣两枚，北沙参三钱，炒麦冬一钱五分，橘白七分，香谷芽一两。

诒按：名言至理，凡进补剂者，须识此意。

竟日悲思，半载纳减，询非恼怒感触所致，在病人亦不知悲从何来，一若放声号泣，乃能爽快，睡醒之际特甚，余如默坐亦然。韩昌黎云：凡人之歌也有思，哭也有怀，出于口而为声者，其皆有不平者乎。夫悲哀属肺，寝则气窒，醒则流通，想其乍醒之际，应通而犹窒焉，是以特甚。揆之脉象，右寸细数而小滑，伏火挟痰有诸，或更有所惊恐，惊则气结，结则成痹，痹则升降失常，出纳呆钝，胃气所以日馁耳。拟以开结通痹为先，毋急急于补也。

旋覆花一钱五分，玄参一钱，炒竹茹一钱五分，瓜蒌皮一钱五分，薤白头三钱，紫菀七分，橘络一钱，安息香三枝，生铁落两许（用铁锤于擂盆内，和开水研至数百转，取汁冲入一小杯）。

诒按：推想病情，思路曲折以达。

再诊：两进开结通痹之后，悲哀之态顿释，咯痰黄厚，胃纳稍思，脉之滑数亦缓，其为痰火痹结也，明矣。拟以清泄通降继之，补不可投，岂妄谈哉！

炙桑皮一钱五分，炒竹茹一钱五分，瓜蒌霜一钱五分，杏仁三钱，黑栀一钱五分，丹皮一钱五分，橘络一钱，冬瓜子三钱，紫菀五分，丝瓜络一钱。（《柳选四家医案·评选爱庐医案》）

谢星焕医案

○（咳嗽喘促）陈东正，辛苦劳力之人，年近五十，一向时寒时热，咳嗽气急，而苏子、桑皮、枳、桔之药，恣投屡矣。迨至两足浮肿，气急上冲，胶痰满口，卧不着席，医者见其小水涓沥，不知其肾阳不化之故，尤泥其大肠壅滞，未识其肺气不输之因，复误进滚痰丸，气愈急，痰愈鸣。及延余视，肩耸目直，脉辟辟然如弹石，势难逆挽。余悯其贫，求生无法，辞去不忍，姑疏肾气汤，以附子为君，互进黑锡丸五钱。私与其戚徐刘二友及乃郎曰：病本不治，只因尊翁垂危之际，尚有必求余剂死无憾之语，吾益不忍坐视其困。细按仅得一线生机，以小便不长，大解滞涩，盖上欲脱而下未遽脱也。所订汤丸，乃郎竟复与前医相商。其医曰：前后俱秘，岂有可投补药之理。复给丸药一包，约重两许，嘱其急服。乃郎方进药时，适徐刘二友见而掷之，怒曰：竟闻谢氏生平谨慎，特因病势已极，故不肯担此重任，然视病反复，论症精详，足征持重有识，遂将余订汤丸亟进。次早复视，症未增减，脉亦如故，病之安危，犹未敢许。复将肾气汤加五味大剂以进，每剂吞黑锡丸五钱，令其昼夜三剂。是晚虽未能安枕，然展转反侧，尚可着席，知其气已返矣。越日复诊，指下辟辟弹石之脉，方得柔软于冲和。再进三日，二便如常，卧可安枕。其后或投真武汤，或进景岳右归丸，亟培土金水三脏之本，经月之久，方得散步于外。而起一生于九死者，皆徐刘二友之功也，乃归功于余。因为记之。

金匮肾气汤：熟地，山药，山萸，茯苓，丹皮，泽泻，附子，肉桂，车前，牛膝。

右归丸：熟地，枸杞，山萸，山药，菟丝，鹿胶，杜仲，当归，附子，肉桂。

○傅孔翁，于忧怒后旬日，鼻塞声重，咳嗽多痰，来寓索方。余知其元阳素亏，拟是肺胃虚寒，因与金水六君煎。一剂，咳嗽更盛，卧不安枕，气喘痰鸣，专人请诊。余思曰间所服之药，其不疑陈皮之散，必议熟地之滞。再诊之，脉得尺部浮大而空，气促面赤，喉中痰响，元海无根，真阳上脱。急与黑锡丸，服后气略平，痰亦少止，随进大补元煎加桂、附一方。众曰：熟地滞痰，万不可用。余曰：下部之痰，非此不可。令服之，遂安卧，气亦归源。犹然鼻塞咳嗽，以原方加故纸而痊。

又越月，行房后入水，胁傍微痛，发热恶寒。误投发汗之药，服后身热大汗不止，囊茎俱缩，胁肋胀痛愈盛，咳嗽带红，危在顷刻。不知仲景先生有动气在下、不可发汗之戒，汗则肝肾阳亡。夫其肋痛者，肾气奔也。咳血者，龙雷动也。身热大汗，虚阳发外也。玉茎痿缩，阳气败也。法当镇摄封固，外用回阳火救之，内服黑锡丸镇纳真气，叠服后方而愈。

附方回阳火图见卷三吐泻门阴寒直中。

人参，白术，附子，熟地，枸杞，当归，牡蛎，肉桂，沉香。

金水六君煎（《景岳》）：熟地，当归，半夏，茯苓，陈皮，甘草。

大补元煎：人参，熟地，当归，山药，杜仲，山萸，枸杞，甘草。

○欧生石匠，夏间咳嗽，秋初益甚，但云胸紧气促，似属伤寒感冒之症，然无寒热舌苔之据，且声音面色，俱屑不足。此劳伤中气，土不生金，金气衰馁，气耗咳嗽无疑。惟胸紧气促，参、术难以骤进，姑先与建中汤，三服稍安，再加参、芪、当归、薏苡，数剂而痊。

○杨明质，三载劳损，咳嗽多痰，大便常滞，呼吸急促，卧不着席，买舟访治于余。诊得右脉数急，左脉迟软，系阴液虚也。仿古救阴液须投复脉，因与炙甘草汤，令服百剂。逾年来寓谢曰：贱躯微命，自分必死，幸叨再造，感德不朽矣。

○（泄泻不食）胡晓鹤孝廉尊堂，素体虚弱，频年咳嗽，众称老痨不治。今春咳嗽大作，时发潮热，泄泻不食。诸医进参、术之剂，则潮热愈增，用地黄、鹿胶之药，而泄泻胸紧尤甚。延医数手，无非脾肾两补，迨至弗效，便引劳损咳泻不治辞之。时值六月，始邀予诊，欲卜逝期，非求治也。诊之脉俱迟软，时多歇止，如徐行而息，偶羁一步之象，知为结代之脉，独左关肝部弦大不歇，有土败木贼之势。因思诸虚不足者，当补之以味，又劳者温之，损者益之，但补脾肾之法，前辙可鉴，然舍补一着，又无他法可施。因悟各脏俱虚之脉，独肝脏自盛，忽记洁古云：假令五脏胜，则各刑已胜，法当补其不胜，而泻其胜，重实其不胜，微泻其胜。此病肝木自盛，脾土不胜，法当补土制肝，直取黄芪建中汤与之。盖方中桂、芍，微泻肝木之胜，甘、糖味厚，重实脾土之不胜，久病营卫行涩，正宜姜、枣通调，而姜以制木，枣能扶土也。用黄芪补肺者，盖恐脾胃一虚，肺气先绝。连进数剂，果获起死回生。但掌心微热不除，且口苦不寐，咳泻虽止，肝木犹强，原方加入丹皮，重泻肝木之胜，再进而安。

黄芪建中汤：黄芪，芍药，肉桂，甘草，煨姜，饴糖，大枣。

○（论治姜吉甫翁丸药善后方启）尊体阴阳均亏，五脏皆弱，中焦困钝，气机不宣。故以术、苓、山药，大培土气，建立中宫，以运四旁，则胀满可磨，娇金可旺。熟地、枸杞、女贞，质纯能滋阴，使水源充足，庶肾家有归藏之安。附子、肉桂、小茴，气厚能扶阳，俾火宅温煦，中州无壅塞之患。鹿茸助阳，而精府常富，鹿胶补血，则形骸自强。斯中焦运而四脏和，水火交而阴阳偶，身中元气，岂不太朴淳全乎。或议地、丹之寒，附、桂之热，抑知非刚不足以化气，非柔何以济刚，且非从阴何以引其阳，亦非从阳何以引其阴，于理固合，于法不悖。谨启其端，附呈明鉴。此番已验宿年之胀，今日之痢，缘补中固肾而解，康健月余，谅无反复。但七情之郁，脏气之衰，必养调摄。历岁一周，寒暑再经，方可无忧。倘加情志感触，不遵戒忌，轻则痰咳复起，重则胀势复萌，莫谓赠言之不详也。

○（述治陈鸿儒内伤痨证）陈鸿儒，年二十，时值春月，满面青白，步履不前，咳嗽多痰，声短语促，知其内伤甚重。余念世谊，谓乃尊曰：郎君青年，当此春生，反见尫羸之象，大有可虑。乃尊唯唯。匝月，其病益剧，不能出户，始邀余治。诊得脉来弦数，时忽一止。自云：别无所苦，只是少腹之气不上则已，上则心中战栗，周身寒冷，片刻内外皆热，冲至咽喉，不安必咳嗽。数月以来，请医专治，服疏表药则汗多热重；服补脾药则胸紧咳促服滋阴药则食少多痰；服降气药则气愈升逼。余知其误，恐鄙见难以取信，因索纸书云：谨按脉来弦数停止，诀称乍疏乍数，三五不调，谓之死脉，但数而不急，此处尚可转旋。据云气上寒热咳嗽等证，乃厥阴伤寒病也。缘阴精素弱，肾气衰微，不能领邪外达，仅依脏气推迁。《灵枢》云：厥阴之脉，自少腹上贯膈、循喉咙，病则气上冲心。惟具冲触不已，故心主不安其位，见为悸动。夫心主血脉，因营卫不调，遂悖乱失常，寒热顿起，且脉来结代矣。若逆冲咽喉，乃肺肾脉络之所，肝气乘水侮金，故为咳嗽多痰，实肝威猖獗，心主失权之象也。《内经》又谓主明则是安，主不明则十二官危，可不畏哉。今欲治此，必滋肾之阴以补金，益心之阳以复脉，非刚不足以去暴，非柔何以制刚，能识此意，方可言治。拟以炙甘草汤滋阴和阳，养肝益心，庶肝火熄而不升，则心主安而血脉复其常矣，其寒热咳嗽，不治而治也。方中地黄、阿胶、麦冬、麻仁，一派柔药，济肝之刚，乃乙癸同乡，热之犹可之义也。人参、桂枝、生姜、清酒，一派刚药，去肝之暴乃木火相生，寒亦通行之义也。谨将病机传变，并用药大旨，一一陈之，愿高明垂鉴焉。乃尊世全，见余议论精详，亟将药进。甫投三剂，诸苦减半，寒热悉瘥，药已显有明效矣。讵知前医适至，大訾其药，阅余案，反议迂儒之言何足为信，又议痨症尚不能识，岂有厥阴伤寒之书，且议桂枝、姜、枣之药，大非痨证所宜。于是停药数日，寒热复起，诸苦复增。值余归里，复延他医，俱议桂枝、姜、酒，痨证最忌，每日令服人乳数瓯。共家戚友，咸称稳当，按日不辍，岂知人乳滑肠腻膈，卒至食少便溏，尚不知悟，犹以养阴清肺之药，卧床滑泄，竟致不起。嗟嗟，投珠按剑，诧为不祥，道穷于遇，可慨也已。

○（论王玉溪脱营失精）王玉溪先生，莅任之初，适报海寇滋扰，缉究为艰，复值饥馑凶岁，亟筹赈救，数载以来，辛苦百倍，突增太翁之变，惊忧备集，因而成病。语言慌惚，步履欹斜，颇似癫狂。春杪至家，其病益甚，走书托治于余。因见人事瞀乱，两目左右顾盼，有时发怒乱走胡言，然禁之即止，是不明中尚有明机也。且时以手按摩心胸，可知膻中之地，必有郁结怔忡之苦。诊脉浮大而软，夫浮软为虚，大则病进。仆合脉审症，知先生病从七情忧劳中来也，订归脾汤加龙齿、五味。其戚友知医者多，悉皆诧异，且谓此癫狂之病，城中诸医悉称痰火闭窍，已服竹沥、铁落，火且不衰，若投人参、芪、术，则不可救。予复详为辨曰，狂之为病，阳郁太过，挟胆胃两阳之火上炎，故越人称为重阳，发之甚，则水火不避，笑骂声强，登高逾墙，迅速非常，其脉来或弦劲有力，或鼓激冲指，故有唇焦齿燥，胃实不便诸症，是以有铁落，石膏之治，乃制胆清胃，重而抑之使下也。此则不然，其有时发狂，不过有狂之意，中无所恃，故禁之则止。若谓痰火闭窍，则窍便塞矣，岂能禁之即止乎！又果重阳之病，岂无鼓指之阳脉乎。盖先生之累，始于忧思不遂，抑郁不舒，渐至心精日耗，神明丧失矣。君主之宫自燃，谋虑之舍乃枯，如木将朽，何堪斧斤。《内经》有言：尝贵后贱，虽不中邪，病从内生，名曰脱营，尝富后贫，名曰失精。曰失，曰脱，收摄之法，其可缓乎。坐谈一午，众皆唯唯，孰意执迷不返，余药未投。厥后或服当归龙荟丸，或进礞石滚痰丸，其病日笃，大便溏泄。至六月，醴香少君抵家省视，复邀余诊。脉来如火发燃，残阳尽逼指下，乃知心精已夺，告以事不可为。因问逝日。余以霜降为断，至期果卒。（《得心集医案》）

吴简庵医案

〇参赞尚书德子，脉缓大无力，缘军旅劳心竭力，饥饱失时，脾胃受伤，邪得乘虚而入，故头痛发热，时作时止。此内伤不足之证，而非外感也。即服补中益气加熟附，《经》曰：劳者温之，损者温之。盖温能除大热，使补养气复则痊。（《临证医案笔记》）

王旭高医案

〇病将一载，肝气横逆而不平，中气久虚而不振，惟肝逆，故胸脘阻塞而攻冲，惟中虚，故营卫不和而寒热，凡大便溏，饮食少，右脉细，左脉弦，是其证也，四君子合逍遥加左金，是其治也。

党参，冬术，陈皮，茯苓，归身，神曲，白芍，柴胡（盐水炒），香附（盐水炒），川连，吴萸，炒谷芽，玫瑰花。

诒按：案语爽朗，方亦的当，拟再加沉香、郁金。

再诊：阳虚恶寒，阴虚发热，脾虚则便溏而乏力，木旺则脘痞而气塞，前方补中泄木，肝气已平，合以益火生土，气血双补。

党参，冬术，苁蓉，鹿角霜，杞子，木香，菟丝子，归身，白芍，陈皮，茯苓，杜仲，砂仁，玫瑰花。

诒按：肝气平后，续用培补，是一定层次，惟既有寒热见证，似可参用桂枝建中之意以和之。

〇三焦相火挟肝阳而上升，每日侵晨，则气自脐左而上冲，心胸痞塞，自觉胸中热，舌尖辣，面色红，过午则气渐下降，至夜则安，而火降则下或遗泄，此皆无形之火为患也。推其原，始由乎阴虚，今则相火妄行，蒸炼胃液成痰，所以吐痰黏腻灰黑，而咽嗌胃管之间，常觉不流利也。法当清相火，导虚阳而下归窟宅，更佐以化痰镇逆，病来已久，难期速效。

黄柏（盐水炒）一钱二分，桂心三分，砂仁（炒）三分，蛤壳一两，甘草三分，知母（盐水炒）一钱二分，川连（盐水炒）四分，茯苓三钱，元精石三钱，长流水煎。

诒按：此方取交济封髓之法，用意极为精到，惟病因肝肾不摄，虚阳浮逆，拟再加牡蛎、龟甲以摄下，旋覆、竹茹以清上，似于病情更为周匝。

〇痰之标在肺胃，痰之本在脾肾。肾虚则水泛，脾虚则湿聚，二者均酿痰之本也。经曰脾恶湿，肾恶燥。脾肾两虚，法当滋燥兼行，而痰恋肺胃，又宜标本同治。

熟地，茅术（芝麻炒），陈皮，川贝，茯苓，半夏，紫菀。

诒按：案语斟酌病机，切实不泛，用药亦丝丝入筘。用黑地黄法，以两补脾肾，合二陈以和胃，菀、贝以利肺，药品无多，而层层都到，非有简炼工夫不能作此。

〇凡脏邪，惟虚则受之，而实则不受，惟实者能传，而虚则不传，仲景云，肝病实脾，治肝邪之盛也。《内经》云肝病缓中，治肝体之虚也。此证肝气有余，肝血不足，法宜两顾为得。

归身，白芍，沙菀，杞子，冬术，茯神，青皮，陈皮，香附，金铃子，砂仁。

诒按：议论确凿，非胸中有古书者不能道，方亦精到。方中归、芍、杞、菀所以养肝血，青、陈、香、铃所以疏肝气，药品看似平常，用意恰已周到。

〇肾水不足，君火上炎，相火下炽，心中如燔，舌光如柿，阳事易举，阴精易泄，拟清君火以制相火，益肾阴以制肝阳，所虑酷热炎蒸，恐药力无权，将亢阳为害而增剧耳。

川连（盐水炒），黄芩，黄柏，阿胶，生地，甘草，鸡子黄。

另大黄三钱研末，将鸡子一个破头，纳大黄三分蒸熟，每日服一个。

再诊：投苦咸寒，坚阴降火，以制亢阳，心中之燔灼，与舌色之光红，俱减三分之一，然上午之身热如燎者未退，幸纳食颇增，苦寒可进，再望转机为妙。

川黄连，阿胶，生地，元精石，黄芩，甘草，玄参，蛤壳，鸡子黄。

三诊：舌干红，知饥善纳，水亏阳亢，土燥于中，咸苦坚阴之剂，虽衰其燔亢之势，而未能尽除其焰，时当炎暑，湿热与相火蒸腾，拟复人清中固下祛湿之法，仍不出咸苦之例。

洋参，石膏，知母，甘草，麦冬，川连，阿胶，生地，蛤壳，黄柏，猪胆汁丸（每朝服三钱）。

诒按：君相交燔，肾阴被灼，所谓一水不能胜二火，此证是也。仅与壮水，犹难胜任，必得苦以泄之，咸以制之，而火乃退，更得苦以坚之、咸以滋之，而阴乃复。

〇营阴虚则气火易升，肝木横则脾土受侮，腹满头晕，肝脾之病，耳鸣喉燥，虚火之愆，阴虚生内热，肾虚故腰痛，拟补阴潜阳、扶土抑木法。

生地（砂仁炒）四两，茯苓（烘）三两，山药（炒）三两，萸肉（酒炒）三两，丹皮（酒炒）二两，泽泻（炒）三两，龟甲（炙）三两，沙苑（盐水炒）三两，党参（炒）三两，杜仲（盐水炒）三两，归身酒（炒）三两，白芍（炒）二两，石决明（煅）四两。

上药为末，炼蜜打和为丸，晒干，泛上后药。

香附三两（分三分，一分盐水炒、一分醋炒、一分蜜水炒），陈皮（盐水炒）七钱，沉香三钱，神曲一两。

上药为末，用橘叶汤泛上前丸为衣。

诒按：以补药为丸，而以和气之药末泛上为衣，与喻嘉言药用外廓之意相合，虽无精义可取，而心思灵巧，可备一格。

〇夜凉昼热，热在上午，此东垣所谓劳倦伤脾之证也，上午热属气虚，用补中益气汤，补气升阳。

补中益气汤加神曲，茯苓。

诒按：论证立方，如开门见山，心目俱朗。

〇泄为脾病，呕为胃病，脾胃属土，居中而司升降。脾宜升，不升则泄，胃宜降，不降则呕。衰则木横，木横而土益衰，高年当此，颇虑土败木贼，古人治肝，当先实脾，况兹土弱，尤当先补其中，稍佐平肝可也。

理中汤加茯苓，橘饼。

诒按：案语理明词达，方法切实不浮，但既有呕恶见证，则半夏似不可少，拟再加木瓜、白无力，胃中有热，则消谷，脾虚气弱则无力也。

党参，沙苑，茯苓，川连，枣仁，知母，女贞子，白芍，冬术，麦冬，竹茹。

诒按：此虚损初萌之候，因脾虚气弱，未便滋补耳。

〇左脉空大，肾水亏也，倦怠无力，脾气弱也，食少则阴虚，阴虚生内热，证属内伤。

补中益气汤加黑山栀，白芍。

另六味丸每朝服四钱。

诒按：补中益气补脾气，六味补肾阴，立法颇切实，惟左脉空大，方申升、柴两味，尚宜斟酌耳。

〇思虑伤脾之营，劳碌伤脾之气。归脾汤，补脾之营也；补中益气汤，补脾之气也。今将二方并合服之。

党参，黄芪，冬术，茯神，归身，炙甘草，砂仁，枣仁，升麻，柴胡，木香，半夏，陈皮。

诒按：同是脾病，而病原用药，确有气、营之别，一经指点，便觉头头是道。

〇肾气虚逆，非滋不纳，脾弱运迟，滋则呆滞，然则如何而可？曰：补肾之阳，即可以转运脾气，从仲景肾气丸化裁。

熟地（附子三分炒），五味子，茯苓，山药，肉桂心，麦冬（元米炒），牛膝（盐水炒），山萸肉，陈皮，紫石英，补骨脂（盐水炒），胡桃肉。

诒按：补肾即可以补脾，益火以生土也，用肾气丸恰合。

〇久病之躯，去冬常患火升，交春木旺，肝胆阳升无制，倏忽寒热，头面红肿，延及四肢，焮热痒痛，殆即所谓游火游风之类欤？匝月以来，肿势已减，四五日前，偶然倮体伤风，遂增咳嗽，音哑痰多，口干舌白，续发寒热，胃气从此不醒，元气愈觉难支，风火交煽，痰浊复甚，阴津消涸，阳不潜藏，此时清火养阴计非不善，抑恐滋则碍脾，化痰扶正，势所必需，又恐燥则伤液，立法但取其轻灵，用药先求其无过。

北沙参，知母，鲜生地，蛤壳，海浮石，蝉衣，豆卷，青果，海蛰，地栗，百合。

另珠粉（朝辰用燕窝汤送下三分）

原注右方《金匮》百合知母地黄汤，合《本事》神效雪羹，取其清火化痰，不伤脾胃，生津养液，不碍痰湿，酌古参今，归于平正。

诒按：议病用药，均归精细，躁心人不能领取也。

○失血后，咳嗽音哑，气升则欲咳，乃肾虚不纳也。

熟地，阿胶，麦冬，沙参，川贝，紫石英，玄参藕。

再诊肾气稍纳，上气稍平，但咳尚未止，四支无力，真阴与元气虚而不复，时当炎暑，暑湿热三气交蒸，虚体最易幻变，保养为上，用景岳保阴煎。

生地，熟地，天冬，麦冬，沙参，玉竹，川贝，五味子，紫石英，阿胶，东白芍，百合煎汤代水。

诒按：前方用紫石英以镇纳肾气，此方用百合以清保肺金，此用药谛当处，学者宜留意焉。

○历春夏秋三季，血证屡发，诊脉虚弱，形容消瘦，年方十七，精未充而早泄，阴失守而火升，异日难名之疾，恐犯褚氏之戒，治当滋水降火，须自保养为要。

生地，阿胶（蒲黄炒），麦冬，丹皮（炒），山药（炒），茯神，洋参，扁豆（炒），茜草根，莲肉，茅根，鲜藕。

诒按：案语撷古籍之华，方亦清稳。

○先吐血，而后咳逆喘急，延及半载，寒热无序，营卫两亏，舌色光红，阴精消涸，不能右卧为肺伤，大便不实为脾伤，水落石出之时，难免致剧。

北沙参，茯苓，扁豆，玉竹，五味子，金石斛，川贝，百合，麦冬，功劳叶。

诒按：上两案均属阴损已成之候，调治不易奏效。而此证大便不实，难进清滋，较前证更剧，然用药亦不过如此，少年自爱者，当慎之于早也。

○阳维为病苦寒热，阴维为病苦心痛，阳维维于阳，阳气弱则腹痛而便溏；阴维维于阴，营阴虚则心痛而舌红也。脉微形瘦，阴阳并损，损及奇经，当以甘温。

黄芪，桂枝，当归，炙甘草，白芍，川贝，陈皮，砂仁，鹿角霜。

再诊但寒不热，便溏脉细，支体面目俱浮，悉属阳虚见象，惟舌红无苔，此属阴伤之候，但口不干渴，乃君火之色外露，治当引火归元。

附桂八味丸加鹿角霜，党参，冬术。

诒按：论病贯串，认证真切，至用药之浅深轻重，亦觉步步稳实。

○先后天俱不足，痰多鼻血，阴亏阳亢之征，纳少腹疼，木旺土衰之兆，是以年将及冠，犹如幼稚之形，面白无华，具见精神之乏。治先天当求精血之属，培后天须参谷食之方，久久服之，庶有裨益，若一暴十寒，终无济也。

六君子汤去半夏，加山药、扁豆、砂仁、黑芝麻、莲肉、陈粳米。

右药为末，米饮汤调服。或白洋糖汤、枣子汤调服亦可。

又丸方精不足者，补之以味，当求精血之属，治其肾也。

熟地，菟丝子，牛膝，白芍，龟甲，杞子，山药，五味子，当归，杜仲，丹皮，黄柏，茯苓，鹿角胶，萸肉，天冬，泽泻。

右药为末，用河车一具，洗净，煮烂，将药末捣和为丸。

诒按：煎丸两方，亦寻常调补之法，好在培补先后二天，选药精当，一丝不杂。

○左寸关搏指，心肝之阳亢，右脉小紧，脾胃之虚寒，是以腹中常痛，而大便不实也。病延四月，身虽微热，是属虚阳外越，近增口舌碎痛，亦属虚火上炎，津液消灼，劳损何疑？今商治法，当以温中为主，稍佐清上，俾土厚则火敛，金旺则水生，古人有是论，幸勿为世俗拘也。

党参，于术，茯苓，甘草，炮姜，五味子，麦冬，灯心。

诒按：此阴亏而虚火上炎之证也，方以理中合生脉法，温中清上，两面都到。所云土厚则火敛，金旺则水生，见理极精，非浅学所能学步。

北门之籥得守，则阳气固；坤土之阳得运，则湿浊化。湿浊化则津回，阳气固则精守。所嫌肌肉尽削，夫肌肉，犹城垣也，元气，犹主宰也，城垣倾颓，主宰穷困，是非大补元气不可。

人参，熟地，萸肉，杞子，杜仲，炙草，归身，山药，茯神，于术，陈皮，麦冬，半夏，苁蓉，谷芽（炒）。

诒按：案语精切，此六君合景岳大补元煎之方也。脾肾两顾，用以填补则可，特嫌少灵光耳。

○脾肾两虚，而湿热又甚，虽腰疼梦泄，自汗盗汗，而口腻味甜，大便溏薄，肾阴虚而不充，脾阳困而不振，进求治法，只可先运脾阳。

茅术（炒黑），干姜，熟地，山药，五味，牡蛎，党参，茯神，枣仁，浮麦，红枣。

诒按：此黑地黄丸加味，确合脾肾两补之法，方中干姜，宜炮黑用。

再诊：温运脾阳，补摄肾阴，仿缪仲淳双补丸法。

炮姜，牡蛎，党参，茯苓，补骨脂，熟地，杜仲，山药，首乌（制），茅术（制），浮麦，五味子，红枣。

三诊：脾阳稍复，肾阴仍弱，节交夏至，阳盛阴衰之候，大剂养阴，以迎一阴来复，兼化湿热，以调时令之气。

熟地，生地，党参，冬术，茅术（制），黄柏（盐水炒），茯神，麦冬，五味，牡蛎，龙骨，杜仲。（《柳选四家医案·评选环溪草堂医案》）

○赵，血不养心，则心悸少寐。胃有寒饮，则呕吐清水。虚火烁金则咽痛。肝木乘中，则腹胀。此时调剂，最难熨贴。盖补养心血之药，多嫌其滞；清降虚火之药，又恐其滋；欲除胃寒，虑其温燥劫液；欲平肝木，恐其克伐耗气。今仿胡洽居士法，专治其胃。以胃为气血之乡，土为万物之母，一举而三善备焉。请试服之。

党参，冬术，茯苓，半夏，枣仁，扁豆，陈皮，怀山药，秫米。

渊按：土虚木燥，积饮内生。原木之所以燥，由脾不运化精微而生营血以养肝木耳。治胃一言最扼要。

复诊：阴虚则阳不藏，水亏则木自旺。金衰不能制木，脾弱更受木刑。久病不复，便谓之损。调补之外，何法敢施。

党参，茯神，枣仁，熟地，冬术，当归，陈皮，川贝，神曲，五味子，龙眼肉。

三诊：阳明为阳盛之经，虚则寒栗。少阴为相火之宅，虚则火升，咽喉燥痛、耳鸣、颧赤所由来也。至于腹中撑胀，虽为肝旺，亦属脾衰。心跳少寐，咳嗽短气，心营肺卫俱虚矣；虚者补之，是为大法。虚不受补，谓之逆候。

党参，怀山药，神曲，玄参，白芍，茯神，大生地，枣仁，陈皮。

○侯，病已两月，外皮不热，而脉微数急，是里有热也。里热属阴虚，非关表邪，并无头痛恶寒。愈散其邪，愈虚其表，故反增咳嗽也。若谓湿热，亦似是而非。夫湿热蕴于中焦，必有胸痞恶心见症。此证无之，其非湿热明矣。近来数日腹中不和，大便溏。且以和中为主，兼理其脾肺，再商治本可耳。

党参，茯苓，木香，广皮，砂仁，冬术，神曲，川贝，款冬花。

复诊：和补相投，诸恙俱减。惟脉数未静，究属元气真阴亏损。但前之补在肺脾，再参入肾药，兼养其阴，以观动静。

党参，冬术，白芍，穞豆皮，莲肉，首乌，归身，茯苓，沙苑子，谷芽。

○丁，营阴虚则风阳易逆，脾胃弱则肝木易横。心嘈、头眩、耳鸣，液涸阳升之兆；腹胀、脘痞、厌食，脾虚气滞之愆。今吐泻之余，实系肝强脾弱。宗越人肝病缓中论治。

人参，茯苓，冬术，竹茹，麦冬，半夏，陈皮，橘叶，刺蒺藜（鸡子黄拌炒）。

○薛，阴亏营损，风木之脏失涵；木胜风淫，仓廪之官受制。是以头痛肢麻、腹满嗳气、心跳少寐、掌热腰酸等症见也。所虑水土俱弱，肝木独强。强者难于骤服，弱者宜急扶持。今再益营阴以抚绥之，实仓廪以堵御之，佐金气以制治之，亦剿抚兼行之法也。

大生地，归身，白芍，谷芽，怀山药，潞党参，神曲，茯神，陈皮，刺蒺藜，红枣，川连（吴萸炒）。

○张，气虚则脾弱，肝强侮其所胜，食即饱胀，腹中气冲作泄也。扶土泄木，一定法程。

炙甘草，防风根，砂仁，陈皮，冬术（川朴五分，煎汁拌炒），焦神曲，茯苓，炮姜，白芍（吴萸三分，煎汁拌炒）。

○薛，便泄半载，脾肾两亏；脉沉细涩，阴阳并弱。阳痿不举，精伤特甚；面白无华，气虚已极。足跗浮肿，阳虚湿注于下；纳食嗳气，胃虚气逆于中。调治之方，自宜脾肾双补，阴阳并顾。然刚热补阳，恐劫其阴；滋腻补阴，恐妨其胃。刻下节届清明，木旺土衰之候。脾者土也，肾属坎水，一阳藏于二阴之中。当于补土中兼顾肾藏阴阳为是。

怀山药，炮姜，炙甘草，党参，五味子，菟丝子，砂仁，茯苓，冬术，鹿茸霜。

如不效，党参换人参，鹿角霜换鹿茸。

复诊：脾肾双补，略见小效。今腹中鸣响，气向下坠，属脾虚气陷。舌心光红，脉沉细数，为肾藏阴伤。用补中升阳法。

高丽参，怀山药，冬术，炙甘草，肉果，五味子，陈皮，菟丝子，沙苑子，川断，鹿角霜，白芍。

○丁，养心营以济肾阴，清肝热以安相火。

生地，茯神，丹皮，黑山栀，穞豆衣，枣仁，麦冬，北沙参，五味子。

○吴，气血两虚，心跳头眩。肝郁不疏，胸中痞胀。用景岳逍遥饮参人丹溪左金丸。

大熟地，香附，当归，陈皮，白芍，茯神，枣仁，砂仁，白术，吴萸炒川连。

渊按：熟地恐碍膈。头眩属痰阻中脘最多。

○冯，夜凉昼热，热在上午，此东垣所谓劳倦伤脾也。上午热属气虚，用补中益气汤补气升阳。

补中益气汤加神曲、茯苓。

○李，病将半载，寒热淹缠。前方补营，兼以疏郁，心悸腹胀仍然。兹更便溏足肿，是脾气虚弱也。脉缓无力，当补其脾，进归脾加减法。

防风根，党参，黄芪，冬术，茯苓，大腹皮，归身，白芍，枣仁，木香，荷叶蒂。

渊按：可参入桂枝、姜、枣。

○赵，心肾虚而不交，脾肝虚而不调。内风上扰，头眩心跳；中土式微，不寐纳少。交济坎离，须借戊己以为媒；欲平肝风，亦宜培土。

党参，归身，白芍，冬术，茯神，远志，枣仁，神曲，沙苑子。

○汪，肾水不足，君火上炎，相火下炽，心中如燔，舌光如柿，阳事易举，阴精易泄。拟清君以制相，益肾以潜阳。所虑酷暑炎蒸，亢阳为害耳。

川连，淡芩，黄柏，阿胶，甘草，大生地，鸡子黄（一枚，搅和冲服）

另鸡子一个，破头，纳大黄三分，蒸熟。每日服一个。

复诊：投咸苦坚阴降火，以制亢阳，心中之燔灼、舌色之光红，已减三分之一，然上午之身热如燎者未退。幸纳食颇增，苦寒可进，再望转机为吉。

川连，大生地，淡芩，玄参，蛤壳，阿胶，元精石，甘草，鸡子黄一枚（冲服）。

三诊：舌干红，知饥善食。水亏阳亢，土燥于中。咸苦坚阴之剂，虽衰其燔亢之势，未能尽除其焰。犹畏炎暑，湿热相火蒸腾。复入清中固下，仍不出咸苦之例。

洋参，甘草，川连，生石膏，蛤壳，知母，麦冬，阿胶，大生地。黄柏末，猪胆汁丸三钱。每朝开水送下一钱。

渊按：胃气未败，可任苦寒咸润，直折其炎上之火，然亦须防胃败。虚损之所以难治者，大都如此。

○金，骨骼瘦小，先天元气不足。夏秋寒热，至今不已。脉细数弱，气血两亏。头不痛而但身疼，或口沃清水，此胃气虚寒也。当商温补，仿东垣法。

党参，茯苓，陈皮，桂枝，柴胡，黄芪，半夏，神曲，当归，干姜，砂仁。

渊按：中气虚寒，少阳胆木之气抑遏，故寒热纠缠。升阳益胃汤恰合，尤妙在加干姜。

复诊：补中益胃，温卫气，开腠理，诸恙皆减。仍从前法。

前方去神曲、干姜，加白术、白芍。

○张，劳碌内伤脾，倦怠而无力，凛凛畏寒频，淅淅盗汗出，咳多痰带红，食少身无热。土衰金不生，卫虚营不摄，延来半载余，劳损难调适。

炙甘草，当归，白芍，冬术，党参，怀山药，黄芪，麦冬，茯神，五味子，红枣。

渊按：此非劳倦伤中，乃劳损伤精也。所因不同，见证亦异，勿得混治。

复诊：益元气，补脾土，土旺而金自生，气足而力自足。

前方去甘草，加陈皮、生熟谷芽。

〇陈，先后天俱不足。痰多鼻血，阴亏阳亢之征；纳少腹疼，土衰木横之兆。是以年将弱冠，犹然幼稚之形；面白无华，具见精神之乏。治先天当求精血之属，培后天须参谷食之方。

党参，茯苓，冬术，陈皮，黑芝麻，怀山药，白扁豆，炙甘草，砂仁，建莲肉，粳米，上药为末，米饮汤调服，加白糖少许。枣汤调服亦可。

附丸方，精不足者补之以味，当求精血之属，治其肾也。

熟地，菟丝子，牛膝，白芍，鹿角霜，山药，五味子，归身，川柏，杜仲，茯苓，甘杞子，泽泻，天冬，龟甲，丹皮，山萸肉。

上为末，用鲜紫河车一具，洗净，煮烂，将上药末杵和，为丸如梧子大。每朝盐花汤送下三钱。

〇温，卫气虚则洒洒恶寒，营气虚则蒸蒸发热。营卫并出中焦，总真以脾胃为主。补脾胃则金有所恃，不必治肝而肝自驯矣。

党参，冬术，当归，川贝，玫瑰花，黄芪，茯苓，白芍，陈皮。

〇某，咳嗽发热日久，前投补益脾胃之药六七剂，谷食加增，起居略健。但热势每交寅卯而盛，乃少阳旺时也。少阳属胆，与肝相为表里。肝胆有郁热，戕伐生生之气，肺金失其清肃，脾胃失其转输，相火日益炽，阴津日益涸，燎原之势，不至涸竭不止也。其脉弦数者，肝胆郁热之候也。刻下初交夏令，趁其胃旺加餐。拟进酸苦，益阴和阳，清彻肝胆之郁热。考古有柴前梅连散，颇有深意。

柴胡（猪胆汁浸，炒），白芍，乌梅，党参，炙甘草，淡秋石，前胡，麦冬，川连，薤白头。

〇徐，肺脾两虚，心营亏损。咳嗽气塞，骨蒸夜热，脉形软数，面白无华。劳损根深，夏至防剧。

怀山药，茯苓，枣仁，川贝，党参，五味子，扁豆，苡仁，款冬花，橘饼。

复诊：脉软数为气虚；骨蒸心跳为血虚；咳嗽头眩，面色痿黄，脾肺两虚之候也。

党参，扁豆，陈皮，五味子，款冬花，茯苓，枣仁，川贝，炙甘草，红枣。

〇张，左寸关搏指，心肝之阳亢；右关小紧，脾胃虚寒。是以腹中常痛，大便不实。病延四月，身有微热，是属虚阳外浮；近增口舌碎痛，亦属虚火上炎，津液消灼，劳损何疑。当以温中为主，稍佐清上，俾土厚则火敛，金旺则水生。

党参，炮姜，麦冬，茯苓，炙甘草，白术，五味子，灯心。

渊按：坤土不能坐镇中宫，虚阳因而上浮，未可以口舌碎痛，辄进清降。腹痛便溏，脾土虚寒已著，不得不温矣。

〇王，病后胃气不醒，脘腹饱胀。近增寒热恶心，痰升气逆，咳呛口干，阻塞咽嗌，大便艰难，小便短涩，左胁有块，大如复杯，撑攻作痛。此因脾胃不足，肝木亢逆，清气不升，浊气不降，攻消克伐，元气愈伤，纳谷大减，津液日枯，虚火内炽，戕及肺胃，渐见火升颧赤、脉数内热之象，当成劳损。宜以扶土为主，升清降浊，佐以泻火清金，俾得中气安和，自然饱胀渐解。

党参，升麻，川连，怀山药，延胡，茯苓，柴胡，白芍，杏仁，枳壳，通草，陈皮，半夏，川楝子，苏梗，蔷薇露，枇杷叶。

渊按：痰升气逆咳呛，虽有寒热，升、柴不可用。因攻克而元伤胃减，仍以连、楝苦寒，延、枳破气，毋乃矛盾，欲望中气安和，其可得乎！法虽从东垣得来，但东垣不是如此用法。用古人方，须会其意，若徒袭其貌，适为所误耳。

〇杨，先咳嗽而四肢无力，肺脾两虚。加以怒动肝木侮脾，土益受戕，脘腹胸胁撑攻。曾经吐血，乃心火乘胃，胃中瘀血上溢。大便溏薄，每月必发寒热数次。姑拟扶土生金，佐以平木。

异功散，白芍，川贝，麦冬，神曲，川连（吴萸炒），川朴，沉香，五味子。

渊按：乃土虚木横而胀也。川连、川朴益其胀耳。

复诊：就脉数内热、咳嗽、脘胁仍痛而论，乃阴虚肝郁成热。肺失清肃，仍防吐血。

北沙参，陈皮，川贝，延胡，白芍，金铃子，茯苓，丹皮，橘饼，麦冬，藕汁冲服。

〇丁，营阴内亏，头舷心嘈，下午微寒内热。能食无力，胃中有热则消谷，脾虚气弱则无力也。

党参，沙苑子，茯苓，川连，枣仁，知母，女贞子，白芍，冬术，麦冬，竹茹。

○王，左脉空大，肾水亏也；倦怠无力，脾气弱也。食少则阴虚，阴虚生内热，症属内伤。

补中益气加黑山栀、白芍。朝服六味丸四钱。

渊按：阴虚有二，有营中之阴虚，有肾中之阴虚。营阴虚故从东垣，六味地黄则治肾阴虚。

○徐，二月间吐痰带血，血止之后，略兼干咳。交清明节，咳嗽渐甚。四月初，身加发热。今诊脉细数，形容消瘦，行动气升。此属肾气先亏于下，复因劳碌感邪，延绵不已。虑成劳损，静养为佳。

阿胶，牛蒡子，炙甘草，茯苓，杏仁，川贝，款冬花，南沙参，蛤壳，枇杷叶。

○高，脉沉取数，其阴内亏，其热在里，劳损之候。症见咳吐白痰，心腹不时疼痛，痛则气满，得矢气则稍宽，病兼肝郁。据云咳嗽已及三年，初无身热，则病从痰饮而始，宜从痰饮气郁例治之。

法半夏，炙甘草，桂木，茯苓，冬术，陈皮，川贝，神曲，归身，丹皮，白芍，香附，沉香，橘饼。

复诊：痰饮咳嗽发热，肺肾两亏，湿热不化。用苓桂术甘合二陈治其肺脾，都气丸兼治其肾可也。

苓桂术甘汤合二陈，加沉香、杏仁、川贝。都气丸四钱，盐花汤送下。

○石，行动短气而喘，头眩心跳，得食则胀。肝肾虚而气不纳，脾胃虚而气不运。用补中益气送下六味丸。

补中益气汤加茯神、半夏、神曲、砂仁煎汤，送六味丸四钱。

○赵，脉沉数，手足冷，胸闷食少，脾胃衰弱。大便干燥者，肠中之津液枯也。法当温中土，润大肠，仿菟丝子丸加减。

吴茱萸，淡苁蓉，花槟榔，怀牛膝，砂仁，柏子仁，川熟附，陈皮，菟丝子，茯苓，怀山药。

渊按：槟榔一味，取其沉降，直达下焦，引领聿润诸药至大肠耳，非欲其破滞气也。

复诊：前方加火麻仁、郁李仁、当归。

○穆，思虑伤脾之营，劳碌伤脾之气。归脾汤，补脾之营也；补中益气汤，补脾之气也。今将二方并合服之。

党参，黄芪，冬术，茯神，归身，炙甘草，砂仁，枣仁，升麻，柴胡，制半夏，木香，陈皮。

○薛，肾气虚逆，非滋不纳；脾弱运迟，滋则呆滞。然则如何而可？曰：补肾之阳，即可以转运脾气。从仲景肾气丸化裁。

大熟地（附子三分，炒），五味子，茯苓，怀山药，肉桂心，麦冬（元米炒），牛膝（盐水炒），山萸肉，陈皮，紫石英，破故纸（盐水炒），胡桃肉。

○丁，病本阳虚土弱，而乏生生之气，故脾胃大惫。时当夏暑，温药难投。补脾虽不若补肾，然酷暑郁蒸，湿热用事，不若补脾胃为稳。

高丽参，陈皮，冬术，炮姜，茯苓，白扁豆，益智仁，谷芽。

○羊，病本阴虚，时当酷暑，潮热干咳，渐入损途，养阴冀其退热咋药宜轻不宜重，恐过滋反伤脾胃也；健脾可以加餐，然亦不宜燥，恐燥则劫烁肺阴也。姑拟一方备正。

生洋参，白扁豆，五味子，丹皮，麦冬肉，地骨皮，生苡仁，怀山药，沙参，茯苓，枇杷叶。

○奚，黄昏咳嗽，肺热也；黎明气升，肾虚也；纳食倒饱，脾虚也。补肾纳气治其下，清金化痰治其上，运脾培土治其中，三焦并治。

大生地，沙苑子，麦冬，川贝，茯苓，怀山药，六神曲，沙参，牛膝，枇杷叶。

○冯，久咳痰稠，上午发热，面色青黄，左脉细数，右脉软弱。病属上损，幸大便不溏，尚未过中及下。加谨调养，交夏至节无变再议。

党参，炙甘草，怀山药，麦冬，五味子，青蒿（酒炒），白芍（桂枝三分，拌炒），川贝，茯苓，白扁豆，枣仁，煨生姜。

复诊：咳嗽，脉细数。前上午发热，今下午亦热，阴气渐伤。大便间或带血，脾气虚也。从景岳理阴煎例。扶过夏至节，一阴来复，病无增变，庶几可延。

四君子汤合生脉散，加生地、怀山药、白芍、白扁豆、川贝、阿胶、红枣。

○廉，肾阴虚而气升喘逆，心阴虚而心跳少寐，胃气虚而痰饮留恋，肝风动而头眩震掉，肠液枯而大便坚干。经云：肾苦燥，急食辛以润之。心苦缓，急食酸以收之。肝苦急，急食甘以缓之。肠胃津枯，当滋气血，拟都气丸意。

大生地（蛤粉炒），茯神（辰砂拌），半夏，炙甘草，五味子，沉香，柏子仁，石决明，怀山药，麦冬，西洋参。

○李，阴亏于下，气逆于上，抑塞于中，煎熬津液，气急痰凝，病成煎厥。本属为难，而药必清滋，效非容易。所虑酷暑将临，外受炎蒸之热，内无宁静之期，则有甚加剧耳。

鲜生地，枣仁（猪胆汁炒），玄参，茯神，牡蛎，女贞子，石决明，羚羊角，远志（甘草汤制），竹茹。

渊按：煎厥证，《内经》述之，世不多见。大抵水亏木燥，肝家风阳挟痰上扰，阻气机，塞窍隧，与肝风痰火有同类耳。

○朱，心跳少寐，是血虚也。气攻作胀，是肝虚也。头眩筋惕，是肝风也。食少便溏，是脾虚也。平肝气了熄肝风，养营阴，补脾土，是其治也。

制香附，青陈皮，茯苓（赤白各半），归身，白芍，沙苑子，制首乌，神曲，砂仁，姜枣。

○倪，据述有时惊悸，有时肌肉顽木，或一日溏泄数次，或数日一大便，坚干难出，惟小便常红。此心气郁结，脾气失运。失运则生湿，郁结则聚火。火则耗精，湿则阻气，而气机不利矣。拟荆公妙香散加味，补益心脾，通达气机立法。

西洋参，黄芪，茯神，桔梗，远志，怀山药，麝香（调服），辰砂，木香，川连（盐水炒），炙甘草，麦冬（元米炒）。

共为末，藿香、陈皮汤泛丸。每朝三钱，开水送下。

○徐，昔立斋治病，每定一方，令人服数十剂，非心精识果，乌能若此，然非病家信之真，任之专，亦乌能若此！林也不才，何敢妄希前哲。然审病既的，药当不谬。从此加鞭，以图进益。

天冬，麦冬，生地，熟地，怀山药，沙参，茯神，枣仁，牡蛎，白芍，洋参，阿胶，红枣，浮麦。

此妇年三十四五，从未生育，因惊恐患怔忡头昏，耳鸣火升，发热汗出，食少便坚，将及百日。服此方三十帖，见效。即将此方加重，煎膏常服，几及一年，痊愈。后生一子。

○谢，汗多表虚，便泄里虚，腹痛中虚，气升肾虚，经停肝虚，多梦神虚。三焦皆病，五脏无一不虚。姑拟培土为主，以土为万物之母也。

党参，冬术，茯苓，沙苑子，怀山药，白芍，枣仁，陈皮，五味子，白扁豆，丹皮，红枣，浮麦。

渊按：五脏皆虚，独治后天脾胃，诚为扼要。然便泄腹痛，宜少佐温脾更妙，以阳虚甚于阴虚也。

○仁渊曰：此编集痰饮咳嗽、五脏阴阳偏虚之证，非尽属虚劳也。若虚劳证，经谓：有所劳倦，形气衰少，谷气不盛，上焦不行，下脘不通，胃气热，热气熏胸中，故内热。言努力劳倦，伤其中气，致中气衰少，不能布化水谷，肺经治节不行，热气蕴于胸中，不得发越而生内热，乃伤脾胃氤氲之气也。治曰劳者温之。《金匮》曰：男子平人脉大为劳，极虚亦为劳。遗精、失血、盗汗，劳之病也，治以桂枝龙牡、小建中、黄芪建中等汤，即祖《内经》劳者温之之法。圣圣相传，后人莫得异议。然余窃有疑焉。盖《内经》之所谓劳，乃劳伤其中气也，故以酸甘温煦之药，温之补之，使卫旺生营，脾胃阴阳之气有所依赖，则虚可补，劳可复。若《金匮》则相火旺而遗精，阴精虚而火升失血，热蒸于营而盗汗，亦用甘酸温煦以养之，一则伤其中气，一则损其精血。病不同而治则同，此何故也？近世治法，于劳倦伤中者，祖仲景、东垣。于遗精失血者，不敢祖桂枝、建中等法，都从事于朱丹溪、葛可久滋阴之法，亦始效而终不效。良以苦寒滋降，能平炎上之火，易伤中焦之气。胃气一伤，百药莫治，故越人有上损及中，下损及中皆不可治之说。然则丹溪、可久既不可恃，《金匮》方究竟可用否？曰：仲景为千古医祖，非贻误后人者。若内鲁伤劳倦，于仲景、东垣法不得异议。若遗精失血。自元明后诸贤无敢用其方者。诚以相火方炎，阴血上溢，投以刚热，恐益其势耳。昔人聪明才智，岂逊于今，必有试而不合者矣。议者多疵丹溪，余则不敢出违心之诠。盖滋降之法，可暂用，不可久用。审其胃气元气可任，暂投以平炎上之火，止其逆流之血，亦治之必须。否则温既助火，凉则伤中，日从事于轻描淡写，坐以待毙，亦何取乎！俟血止火降后，以甘平味厚，固精纳气之药以补养之。经曰：损者益之，精不足者补之以味。《难经》曰：损其肾者益其精，损其肺者养其

气。病伤精气者，仍从精气求之，庶于病情有益耳。（《王旭高临证医案》）

何其伟医案

○营阴内亏，外憎寒而内热，胁痛，神倦；六脉沉数不振。非浅恙也，防汗脱。

生西芪，制首乌，炒归身，怀膝，茯苓，煨姜，炙鳖甲，秦艽肉，炒白芍，炙草，大枣。

复诊：胁痛已止，神色脉象少有生动之意，然本元大亏，不易收效也。

潞党参，法半夏，炙甘草，炒苏子，白芍，大枣，生西芪，新会皮，白茯苓，杏仁霜，秦艽。

又复：壮年劳倦内伤，难许痊愈，天炎恐防汗脱。

炙西芪，炙鳖甲，炒归身，怀膝炭，橘白，西党参，川断肉，炒白芍，炒苏子，大枣。（《簳山草堂医案》）

曹仁伯医案

○心营与肾水交亏，肝气挟肝阳上逆。胸中气塞，口内常干，手震舌掉，心烦不寐。即有寐时，神魂游荡，自觉身非已有，甚至便溏纳少，脾胃亦衰，脉形细小无神，而有歇止之象，逐证施治，似乎应接不暇，因思精神魂魄，必令各安其所，庶得生机勃勃，否则悠悠忽忽，恐难卜其旋元吉。拟许学士真珠母丸法。

石决明（盐水煅）一两，人参一钱，归身半钱，犀角五分，龙齿三钱，茯神三钱，生地四钱，麦冬二钱，枣仁二钱，炙草三分，淮药三钱，沉香（磨冲）三分，另珠粉四分先服。

诒按：此方于肝气一层，嫌少理会，愚意去山药、甘草，加木香、陈皮，则胸中之气塞亦平矣。

又接服方：生地，白芍，人参，丹皮，橘红，茯神，枣仁，石决明，龙齿，秫米，佛手。

再诊：脉之歇止向和，便之溏泄不作，气塞稍平，手震亦定。但寤多寐少，内藏之魂魄未安；胸痞脘闷，上壅之浊痰未降。容将通阳镇逆法参人前方，冀相与有成耳。

真珠母丸：珍珠母，熟地，当归，人参，枣仁，柏子仁，茯神，犀角，龙齿，沉香，去柏子仁、当归，加旋覆花一钱五分，代赭石三钱，陈皮七分，冬术七钱，炙草五分，白芍二钱，麦冬三钱，甘澜水煎，竹沥一两冲服。

诒按：案云通阳镇逆，方中用旋、赭镇逆，而术、芍、麦、草则未可谓之通阳也。

三诊：夜半得寐，心肾已交，肺魄肝魂，自能各安其脏，无如心易烦动，神反疲乏，气犹短促，重虚，而兼有湿痰从之为患。夫痰即有形之火，火即无形之痰也。法当固本为主，消痰佐之。

人参固本丸加龟甲五钱，炙茯神三钱，枣仁二钱，白芍三钱，淮麦三钱，陈皮一钱，旋覆花一钱五分，柏子仁一钱五分（去油），冬术钱半。

另珠粉二分、竹油二十匙、鸡子黄一枚，和服。

诒按：于痰病重投冬、地，得无嫌其滋腻否，四诊风火痰三者之有余，留滞肝经，以致卧血归肝，魂不能与之俱归，筋惕肉瞤而醒，前次气短等证，莫不因此而又起于有年病后，气血两亏，何堪磨耐？所治之方，不出许学士法加减。

现在脉息细小带弦，虽无止歇之形，尚有不静之意，究属难免风波，未可以能食为足恃也。

石决明（盐水煅）三钱，麦冬二钱，犀角五分，柏子仁三钱，龙齿三钱，枣仁（盐水炒）三钱，归身七分。

大熟地（浮石粉拌炒）六钱，羚羊角一钱，冬术一钱五分，白芍三钱，陈皮一钱，人参二钱，茯神三钱，银花一钱，薄荷五分。

另金箔二张，竹沥一两，珍珠粉三分，姜汁一匙（冲服）。

诒按，方中用银花、薄荷两味，不识其意何居？

五诊：前夜熟睡，昨又变为少寐，寐之时，适在子时以后，肝胆两经，尚有余邪可知，更兼痰火阻气，时逆时平，其气逆时，必面赤心悸，甚则肉闰筋惕，烦热不安，脉亦随之变异，所谓心火一动，相火随之是也。调治之外，必须静养，俾心火凝然不动，方可渐人坦途。

人参、丹参、麦冬、玄参各二钱，旋覆花、冬术各一钱五分，橘红一钱，小麦五钱，枣仁（川连煎汁拌炒），茯神、川贝各三钱，炙草四分，枇杷叶、竹茹各三钱，珠粉（冲）三分。

诒按：相火属少阳，即胆火也，方中川连、竹茹，恰合病机。

六诊：所患小恙，无一不除，盖以清之、化之、补之、养之，无微不至，而得此小效耳。所嫌者，寐非其时，寤非其时，心阳太旺，神气外驰，是卫气独行于阳，阳蹻脉满，满则不入于阴，阴分之虚明矣，将滋阴之品参入前方，未识能弋获否？

前方加大生地五钱、陈胆星五分，另真珠母丸、朱砂安神丸各五十粒。

诒按：此证不寐，乃肝胆有痰火所致，案中引《内经》阳蹻脉满之文，本属强为牵合，至以经言阴虚，指为阴血之虚，尤非经文本旨。

七诊：人可以参天地之干者，莫贵于眠食如常，今食能知味，眠则未安，昨夜忽寐忽醒，醒则不爽，寐则不安，以昭卫气不得入于阴，独留行于阳之意按案语牵合支离，总由误认经文阴字，故说来总不入理。是阳蹻脉满，营血不能充足，肌肉不能润泽，苟非阳生阴长，阴足恋阳，何以渐入佳境？然营中之血，既不生之于心，乌能藏之于肝，统之于脾？而欲藉草木之无情，俾血肉之有情者，以生以长，谈何容易？况当此痰火易烦，得食暂安，以及虚风内动，筋惕肉瞤，支体牵摇，大便难通之候，更难为力矣。急宜加意调理。

前方去玄参、旋覆、珠粉、丹参，加黄芪一钱、远志三分、归身一钱、半夏一钱五分（猪胆汁炒）、木香三分、圆眼肉三枚，另真珠母丸四十粒、朱砂安神丸三十粒。

诒按：黄芪与此证不甚合，胆汁炒半夏，思路新颖。

八诊：彻夜好眠，神魂已定，是佳兆也。但脉形细小而兼滑数，数为有火，滑为有痰，细属阴虚，小属气弱，虚弱之中，兼有痰火，有时面红，有时咳嗽；有时气痞而短，有时烦热不安，更兼大便燥而小便短，筋惕肉瞤，支体动摇，神情困倦，语言无力等证，均未平复，还宜谨慎小心。

前方加柏子仁三钱，另朱砂安神丸三十粒、真珠母丸四十粒。

诒按：此好眠是痰蒙所致，未必定是佳兆。

九诊：脏之为言，藏也。心之神，肝之魂，肺之魄，脾之意，肾之志，无不各得其藏，五脏和矣。即有不和，因藏真不足，盖有待也，而与脏相表里者为腑，腑以通为补，与脏之以塞为补者有间。因思胃主下行，肠主津液，津液不充，下行失令，故大便燥结而难通，此际不以滋养营阴，俾得施润泽，非计也，目前之治如此，将来或痰，或火，或感，或伤，偶有违和，事难逆料，断无预定之理，随时斟酌为嘱。

麻仁、郁李仁、柏子仁、松子仁各三钱，桃仁七分，陈皮、人参、苏子各二钱。

另朝服膏滋药，晚服丸药。

此王江泾王姓病也，是人素有肝火上升之病，想热病之后，必有余邪余火留于肝胆，乘虚窃发，气塞而不能卧起者，中有实痰，加于短气不足以息之体，神魂摇荡，身非已有，虚之甚矣。用真珠母丸法，先以犀角治实火，参地补气血，俾相火得清而奠安。第二方即参入陈皮、竹油、赭石、旋覆花，挟补挟化。第三方人参固本入龟甲、芪、芍、鸡黄。第四方加入羚羊、银花，清药与补药，俱加倍用之。第五、六方竟是十味温胆，吃重痰火一层，用药心细手和，既沉着，亦灵敏，洵可法可师之作。

〇阴络重伤，咳无虚日，而于五更为甚，口干盗汗，溺赤便溏，脉数而身热，欲成损证也，咽中已痛，虑其加喘生变，权以清热存阴。

黄芩汤合猪肤汤加牡蛎。

再诊：所见病情，与前无异，喜食藕汁，咽中干痛稍轻，大便溏泄更甚，虽属肺热下移于大肠，而实则中气已虚，失其所守也。

六味丸加牡蛎，川贝，玄参，淡苓。

诒按：大便溏泄，虚证中所最忌者，此证始终大便不坚，故再三反复，终不复元也。

三诊：溏泄已止，咳嗽未除，咽痛盗汗，脉数，肺经尚有热邪。

补肺阿胶散加白芍，生地，淡苓，玄参，山药。

四诊：便泄稀，身热轻，咽喉干痛，亦渐向愈，而咳嗽腹鸣，神疲纳少，脉小带数，想是风热递减，气阴两亏，而脾中之湿，又从而和之为患，补三阴、通三阳之外，更以崇土化湿佐之。

六味丸加牡蛎，淡苓，于术，防风，陈皮，炙草。

诒按：阴虚而挟脾湿，阳虚而挟肺火，邪实正虚，彼此相碍。凡治此等证，总须权其轻重缓急，又须心灵手敏，方能奏效。若稍涉呆滞，则效未见而弊先滋，如此证屡用六味，虽于证情亦合，究嫌落笔太重，少灵动之机括也。

五诊：气阴得补渐和，不意又有燥风外感，袭入湿痰之中，微有寒热，咽痛咳嗽不止，权以清养法。

六味丸去萸，加桑叶、杏仁、陈皮、川贝、炙草。

六诊：发热恶风汗多，是属伤风之象，但伤于壮者，气行则已，伤于怯者，难免不着而为患也。大为棘手。

六味丸合玉屏风散加桑叶，玄参，川贝，橘红，甘草。

七诊：多汗恶风之象渐轻，新风解矣。而咳嗽咽痛，大便溏，饮食少仍是脾肺肾三脏皆虚之候，幸未气喘。

玉竹饮子（玉竹、茯苓、甘草、桔梗、陈皮、川贝、紫菀、姜）合猪肤汤、玉屏风散加麦冬、山药。

八诊：脾虚则便溏，肺虚则咳嗽，肾虚则虚火上炎，咽喉干痛。脉弱无力，元气伤矣，急宜补气育阴。

人参，二冬，二地，黄芪，陈皮，阿胶，杏仁，百合，甘草。

诒按：此方究非便溏所宜。

九诊：精生于谷，肾之精气，皆赖谷食以生之，而谷食之化，又赖脾土以运之，今便溏纳少，脾失运矣，急宜补脾为要。

都气丸合四君子汤百花膏，另八仙长寿丸参汤下。

诒按：此方亦嫌少灵活之致。

又按：此证前后方案九则，议论颇有精当处，惟用药未能面面照顾，总缘阴虚而兼便溏，彼此相碍，难于安置妥帖也。

○先生之病素禀湿热，又挟阴虚之病也。湿者何？地之气也；热者何？天之气也。天地郁蒸，湿热生焉。湿热禀于先天者，与元气混为一家，较之内伤外感之湿热属在后天者，岂可同日语哉！设使薄滋味，远房帏，不过生疡出血而已，乃从事膏粱，更多嗜欲，斯湿热外增，阴精内耗，脏腑营卫，但有春夏之发，而无秋冬之藏，无怪乎风火相煽，而耳为之苦鸣也。当斯时也，静以养之，犹可相安无事，何又喜功生事，火上添油，致陡然头晕面赤，其一派炎炎之势，盖无非肝经之火、督脉之阳上冒而为患。近闻用引火归原之法，以为甘温能除大热，嗟乎！未闻道也，夫甘温除大热者，良以下极阴寒，真阳上越，引其火，归其原，则坎离交媾，太极自安。若阴虚湿热，蒸动于上者，投以清滋，尚难对待，况敢以火济火、明犯一误再误之戒乎？逮后，清已有法，滋亦频投，饮食能增，身体能胖，而坐立独不能久者，明是外盛中空，下虚上实，用药殊难。尝见东垣之清燥汤，丹溪之虎潜丸，润燥兼施，刚柔并进，张氏每赞此两方，谓必互用，始克有济，何故而不宗此耶？然犹有进于此者，治病必资药力，而所以载行药力者胃气也，胃中湿热熏蒸，致吐血痰嗽，鼻塞噫气，二便失调，所谓九窍不和，都属胃病也。然则欲安内脏，先清外腑，又为第一要着矣。至秋末冬初病甚者，十月坤卦纯阴，天已静矣，而湿热反动，肾欲藏矣，而湿热仍露，能勿令病之加剧乎！附方谨复。

青盐四两，甘草八两，荸荠一斤，海蛇二斤，草薢一两，饴糖八两，刺猬皮一两五钱，霞天曲一两，十大功劳叶一斤，橘叶五两。

共为末，竹沥和水泛丸。每朝四钱，服完后，合虎潜丸全料，同合常服。按方中海蛇、荸荠、饴糖，不能作丸，此必有误。愚意用东垣清燥汤方合膏盐以下数味为末，而用荸荠、海蛇煮汁和饴糖、竹沥泛丸，乃合。

原注起手提清湿热之病，阴虚之体，发明先天素禀湿热之故。第二段一折，折出嗜欲膏粱，因此更加阴虚。第三段再折，折出动火伤阴。第四段，直辟用热之谬，下乃归到治病先治胃。通篇说理既精，笔力遒老，饶有古文笔意。

诒按：推论病原，指陈治法，言言切实，绝无模糊影响之谈，最后推出先清胃府一层，尤为洞中嵌要，深合机宜，凡治阴虚湿热者，于此可悟出法门矣。

○身热，手心热，少力神倦，澼利脉濡，此脾阳下陷，阴火上乘，甘温能除大热，正为此等证设也。

补中益气汤加鳖甲。

诒按：此脾虚内热证也，用东垣法最合。

○劳倦而招风湿，右脉濡小，左脉浮弦，舌苔薄白，溺赤便溏，肢体酸楚，神倦嗜卧，少纳口干。

升阳益胃汤（参、术、芪、草、夏、陈、苓、泽、羌、独、防、柴、连、芍、姜、枣）加川朴、青皮。

诒按：此与前证略同，故用药亦相似。

○胃虚，则纳食无味；脾虚，则运化无常。

六君子汤合治中汤加熟地，益智仁，粳米。

诒按：脾喜温升，宜香燥；胃喜清降，宜柔润。脾阳健则能运，胃阴充则能纳。凡脾胃同治者，用药须识此意。愚意去熟地加石斛，似与胃虚者更宜。

○五脏六腑，皆有营卫，营卫不调，则寒热分争，此病分争之后，肌肉暗消，因思脾主肌肉，肌肉暗消，正所以昭脾之营卫虚也，无怪乎脘痞纳少，力乏嗜卧，脉形软弱，有种种脾虚见象，于法当健脾为主，而八八已过之年，阳气必衰，又宜兼壮元阳，使火土合德，尤为要务。

乌龙丸合砂六君丸加首乌，当归。

○必脉宜大者，反小；肾脉宜沉者，反浮。浮则为伤，小则为虚。想是读书攻苦，心肾不交，失其封藏之职。夫心肾，即婴儿、姹女，欲其交者，须得黄婆为之媒合，黄属中央，脾土所主，舍补中宫之外，皆属徒然。

归脾汤。

诒按：借丹诀以谈医理，原一贯也。此案说理颇精，惜未能指列病状。

○昼为阳，阳旺应不恶寒；夜为阴，阴旺应不发热。兹乃日间恶寒，夜间发热，何以阴阳相反若是耶？此无他，阳虚则恶寒于日，阴虚则发热于夜。阴阳之正气既虚，所有疟后余邪，无处不可为患。足为之浮，腹为之满，溺为之短；一饮一食，脾为之不运；生饮生痰，肺为之咳嗽；脉从内变而为细弦。夫形瘦、色黄、舌白，阳分比阴分更亏，极易致喘。

桂枝加厚朴杏仁汤加附子，干姜，冬术，半夏，橘红。

原注案则一线穿咸，药则理中去参，以理其本，桂枝以和其标，二陈、朴、杏以化其邪，乃丝丝入扣之方。

○脾为阴土，胃为阳土，阳土病则见呕恶，阴土病则见泄泻，二者互相为患，此平则彼发，令人应接不暇。现在呕止而泄，似脾病而胃不病，不知脾胃属土，木必乘之，不乘胃土而呕，必乘脾土而泄，治病必求其本，本在木，当先平木，必使阳土阴土皆不受所乘，方为正治。

理中汤，乌梅丸，吴仙散（吴萸、茯苓），加白芍。

诒按：推究病机，既能融会贯彻，斟酌治法，自然入彀。

○舌乃心之苗，舌上之苔，剥落不生者久矣，是心阴不足，心阳有余也。

黄连阿胶汤去芩，加大生地。

诒按：胃阴枯涸者，每有此病，心阴不足之说，亦可备一法也。

○痧子之后，咳嗽四月，颈旁疬串，咳甚则呕，纳少形瘦，肤热脉细，想是余邪内恋，阴分大虚，欲成损证也。

四物汤加香附，川贝，玄参，牡蛎，麦冬，苏子一本作苏叶。

诒按：方中玄参、牡蛎，为项疬而设，无此证者可减也。

○温邪发痧之后，咳嗽失血，血止而咳嗽不减，所吐之痰，或黄、或白，或稠、或稀，舌质深红，其苔满白，喉痒嗌干，脉弦带数，渐作痧劳之象。

四物汤加紫苏，桑皮，骨皮，川贝，知母，前胡，淡芩。

原注：此痧后余邪，留恋营分，而咸咳也。先生尝云：余自制两方，一为瘀热汤，一为此汤，尚未立名，以治痧后咳嗽极效，盖四物是血分引经之药，将温散化痰之品，纳入其中，引入营血中，散邪清热，每用必灵。此可悟用四物之法。

○咳嗽五月有余，黄昏为甚，肌肉暗削，肢体无力，容易伤风，或头胀，或溺黄，总由阴分下虚，浮火挟痰上扰所致。

四物桔梗汤（四物加桔、柏）加桑皮，地骨皮，川贝，知母，甘草，青黛，蛤壳，枇杷叶。

原注此方之眼，在咳嗽黄昏为甚，毕竟风邪陷入阴分为剧，余目睹效者甚多。

诒按：此四物合泻白，加二母、蛤、黛法也。

○金能克木，木火太旺，反侮肺金，金脏尚受木克，则其吸取肾水，疏泄肾精，更属易易，此梦遗咳嗽之所由作也。

天冬，生地，党参，黄柏，甘草，砂仁，白芍，龙胆草。

原注：此三才封髓丹，加白芍、龙胆也，其人面必黑瘦，有一团阴火炽甚，克肺伤肾，用之极效。

诒按：此方以清泄肝火为主，竟不兼用肺药，所谓治病必求其本也。

○子后咳嗽，天明而缓，脉形弦数，声音不扬，肝胆之火未清，金受其刑，水必暗亏也。

补肺阿胶汤合四阴煎泻白散加川贝，青黛，海浮石，橘红，竹茹。

诒按：此与前案，均属木火刑金之证。前方治肝而决不及肺，想因咳势不甚，而下注、遗泄之证却急，故用药如彼。此证则咳甚音低，肺金受损已深，故于清火之中偏重补肺。观乎此，而临证用药之权衡可识矣。

○咳嗽失血，音烁咽干，近来小有寒热，头痛喉疼，脉浮促而数，肺阴久伤，又兼燥气加临，补肺之中，当参以辛散。

补肺阿胶汤加桑叶，枇杷叶。

再诊：头痛咽疼已止，寒热亦轻，新受之燥邪，渐得清散，无如金水两虚，失血久嗽，音烁嗌干等证，仍如损象，即使静养犹恐不及。

四阴煎合泻白散加川贝，杏仁，阿胶，茯苓，石决明。

原注：此病肺脏已损，再受燥邪，小有寒热，头痛咽疼，是其的据，先用补肺阿胶汤，以其中有牛蒡、杏仁，加桑叶、枇杷叶，去其燥邪外证，后用四阴煎加味，以图其本。

○阳络频伤之后，咳嗽痰浓，内热嗌干，脉芤数，左关独弦，此肝火刑金，金气不清之候，容易成损，慎之。

四阴煎加二母，羚羊。

另琼玉膏（地、冬、参、蜜、沉香、珀）。

原注：肝火刑金，于左关独弦见之，所以四阴更加羚羊。

○失血后，咳嗽梦遗，脉数，左关弦急，必有肝火在里，既犯肺金，又泄肾气也。久延势必成劳。

四阴煎加陈皮，川贝，海浮石，青黛，龙胆草，六味汤。

原注：肝火上下交蒸，故加龙胆以泄之。

诒按：六味汤想系转方增入者，但其中有萸肉之酸温，专补肝阳，尚宜酌用。

○失血久咳，阴分必虚，虚则不耐热蒸，食西瓜而稍退，脉数左弦，唇干苔白，色滞溺黄，加以咽痛，久而不愈，想是水不涵木，阴火上冲，胃气不清也，势欲成劳，早为静养，以冀气不加喘，脉不加促，庶几可图。

生地，白芍，茯苓，泽泻，丹皮，花粉，玄参，甘草，猪肤，青蒿，露枇杷，叶露。

再诊：浊痰虽少，咳逆仍然，阴分之火上冲于肺，肺属金，金受火刑，水之生源绝矣，能不虑其脉促气喘乎？知命者自能静以养之。

八仙长寿丸加玄参，阿胶，陈皮，甘草，枇杷叶露。

三诊：咳嗽夜来有或重或轻之象，想是阴火，静躁不同耳。

前方加洋参，龟甲，杏仁。

四诊：所进饮食，不化为津液，而变为痰涎，一俟水中火发，咳嗽作焉，权以化法。

玉竹饮子（玉竹、苓、草、桔、橘、菀、贝、姜）合麦门冬汤加阿胶，百合，款冬。

原注：前两方六味加减法也，脉数左弦，咽痛，水不涵木，阴火上冲，惟苔白二字，为胃气不清之证，此病头绪甚繁，方中一一还他的对之药。

诒按：此等证，本无必效之方，似此斟酌妥帖，即使难期必效，亦觉心苦为分明矣。

脉形细数，细属阴亏，数为有火，火上刑金，水即绝其生源，未可以咳嗽小恙目之。幸而气息未喘，脉象未促，如能静养，犹可以作完人。

生地，麦冬，沙参，石决明，地骨皮，桑皮，阿胶，枇杷叶露。

诒按：此清滋金水两脏之平剂，但患阴虚，而不挟别项邪机者，可仿此调之。（《柳选四家医案·评选继志堂医案》）

○周嘉兴，饥饱失时，脘中作痛，见于背膂时疼之体，劳倦伤脾也。近来咳嗽痰白，未免新风外感，兼理乃妥。

六君合治中加金沸草，前胡，杏仁，紫苏，桑皮，归身。

马海盐，纳食主胃，运化主脾，能纳而不能运，脾弱胃强可知。然脾属土，土之生于火也，火土不合其德，必须补火以生其土。大便干结，少腹有形，刚温本非所宜，主以柔温乃妥。

大熟地，归身炭，枸杞子，怀药，苁蓉，沉香，菟丝饼，柏子仁，广陈皮，冬术，党参，九香虫。（《吴中珍本医籍四种·曹仁伯医案》）

徐渡渔医案

○心神两虚，宜交坎离。

人参，左牡蛎，酸枣仁，大熟地，淮山药，云茯神，大天冬，山萸肉，清阿胶，花龙骨。

○不得情志则有所思，思则偏于心，神为之失。藏失守，似痴，非痴如呆而木，脉促而乱。大凡七情之感，心肝脾不得其藏者而起也。心藏神，肝藏魂，脾藏意，一有不藏且不可，况此全失其藏者乎？填摄镇三者，兼施医功，草木调其偏胜，然必自仗慧剑，割断心猿意马之情庶可。

大生地，淮山药，天竺黄，大麦冬，远志肉，陈胆星，左牡蛎，酸枣仁，钩藤勾，苍龙齿，云茯神。

○心不藏神，肝不藏魂，肺不藏魄，是以惕宕悸恐，久为情志之病。夫喜怒哀乐，人之常情，不可偏胜偏胜则有此种疾耳摄阴降阳镇怯宁神一定之理也。

人参，淮山药，炙甘草，大熟地，酸枣仁，淮小麦，大麦冬，五味子，左牡蛎，云茯神。

○男子十六天癸至，至已三年血气生勃勃，则安无欲念之动？动则安无暗伤真阴？体肢不健，不任烦劳，脉又细数而软，胃纳不旺，面不華泽者，为此故也，急早毕姻，所谓阴阳和万物生矣。

北沙参，淮山药，南芡实，大熟地，山萸肉，云茯神，大天冬，五味子，炙甘草，左牡蛎，酸枣仁。

○肾阴不足，全乎相火用事以淋浊，阴不制阳也。

知柏六味汤加大麦冬主之。

○日有所思，夜有所梦，日有所见，夜有所梦，宁心屏意之。

六味（去丹皮、泽泻）加金樱子、南芡实治之。

○童稚甫交四龄，体质柔脆，血气尚微，生化迟呆而不长养，责在先天之气式微，后天长助之气乏权，悠悠忽忽，恐延童损。

北沙参，淮山药，福津泻，大熟地，山萸肉，五味子，大麦冬，粉丹皮。

○水不涵木，木火上升，旋扰清真，以致诸阳失降，兼之诵读劳心，阳胜于阴，阴不内守，动静偏胜，静以生阴、动以生阳。圩阴，阳胜于阴久年矣，必须填摄水藏，以合天一生水之义。

六味（去丹皮福泽泻），加北沙参、大麦冬、生牡蛎、花龙骨、女贞子、绿豆衣、南芡实、湘莲子。

○虽云青血气未充肝风内动，口眼㖞斜，总属肾水不涵肝木，木火旋扰所致，内不足之病也，何其误投疯科风药戕元，奄缠如怯，是谁之咎，命也。如何填摄真元，涵水熄风，一定之理，无他取图，求医服剂，不外草木，草木功微，安能速挽元气于无何有之乡？取全在己知命，苟能知命，庶可以立命也。

人参固本加明天麻、五味子、白蒺藜、清阿胶、石决明、京玄参、海参。

○湿热内蒸，蒸热发黄，脉涩数，老年气不胜湿，湿恋于阳明，平昔不嗜酒，非酒湿也，乃连谷迟呆，水谷之湿所积，当培中阳以化温热。

茵陈五苓散加川通草、大麦仁、广陈皮主之。

○肺气不降，脾气不升，升降失司，咽塞胸闷脘痞，三焦失贯，妨纳不便，呼吸欲喘。大凡上焦如雾，中焦如沤。下焦如渎，全失贯通之机，竟与五子五皮饮。

○肺热则失血，脾实则腹胀，血止而瘀剧肿如鼓，筋络突见，已成痼疾，脾肾两衰，欲藉草木，而奏功，恐难挽天机也。

济生肾气丸，朝夕开水，送下三钱。

○居素便溏，脾阳久虚，乘虚木侮，腹脘痛胀，脉细虚弦，土衰木旺也。木得桂而枯。

理中加川桂枝、肉果、云茯苓、陈冬米。

○命门大衰，火不生土，以致脾泄，双培脾肾，一定之理。

野于术，五味子，粉甘草，大熟地，肉果，炮姜，补骨脂，广陈皮，菟丝子，大白芍。

○足三阴二气交虚，虚则不化湿热，再以刚阳药味助之，湿热渐渍浸润，以致谷道生虫。平补二气，以化湿热，虽一定之法，然化湿热之法，莫如咸苦之方。

黄连阿胶汤为最加地榆、广陈皮、云茯苓治之。

○始衰之年，操劳太过，易传中宫，胃纳不旺，常欲晕眩，脉细无力，阴不内守，阳亦衰也，所以不制虚阳体丰者，往往有之，宜培二气。

绵黄芪，甘杞子，粉甘草，大熟地，酸枣仁，淮小麦，野于术，云茯苓，龙眼肉，左牡蛎，大白芍。

○胃主司纳，脾主消导，不纳不运，脉数不鼓指，脾胃枢机不利也。先理中焦。

野于术，化橘红，大白芍，广木香，柏子仁，粉甘草，大腹皮，缩砂仁，仙半夏，云茯苓。

○左升太过，右降不及，肝胃之气，久已不和。升太过者，肝阳也，扰心神而萦智慧。降不及者，胃气也，得谷粒而常反胃。脉迟细而模糊，神志清而失慧，养肝和胃以助资生。

大熟地，酸枣仁，天竺黄，左牡蛎，白归身，陈胆星，花龙骨，大白芍，云茯苓，远志肉，炙甘草，钩藤勾。

○肝脾肾多亏关于上中下三焦也。肺阴不充，脾阳不运，肾气不固，上宜滋，中宜增，下宜摄，兼顾为是。

人参，厚杜仲，化橘红，大麦冬，淮山药，炙甘草，大熟地，菟丝子，野于术，五味子。

○天地之气阳在上，阴在下身，身阳亦升于上至寒水之令，头面不温而恶寒者，阳气不升于上，纵然阳虚也。兹在秋燥之际，不宜辛温，惟恐劫液，只宜扶气。气即阳也。严冬再论扶阳。

上黄芪，菟丝子，云茯苓，野于术，大白芍，炮姜，甘杞子，炙甘草，大枣。

○脾胃多虚，右脉衰微，左尺更软，中下两阳，无以生土，所以常自便泄，兼夜数次，必当温培中下之阳，以实脾土。

附子理中合四神淡吴萸易菟丝子加广陈皮。

○脾阳久虚，无以运湿，阻遏消导气机，以致中下两阳式微，脘胀，复胀两脉细涩，几成中满，温阳泄湿，且与真武汤。姜用干者。

○肠风便泄，久年矣木乘土也。宜培中以泄木。

野于术，上广皮，云茯苓，广木香，大白芍，炮姜，菟丝子，炙甘草。

○便后下血，远血也。宜培中下。

黑归脾汤（去远志肉）加伏龙肝。

○老年真水下亏，小溲不清，浊阴不化水也。现在脉不鼓指，断不可再泻膀胱，膀胱肾之府也，泻膀胱即泻肾也。年已七旬，癸水久绝，填之不暇，安可泻乎？虽有湿热，肾气充足，湿热自化矣。

大熟地，淮山药，清阿胶，大天冬，肥知母，厚杜仲，左牡蛎，山萸肉，云茯苓，怀牛膝，甘杞子，南芡实。

○水亏阴火盛，阳明上实下虚，阳升咯血目眩，与张会稽法。

玉女煎加白茅根、藕节、黄便。

○阳明一经，多气血，血热妄行，咯吐未止，因失血生热，气血兼清可也。

玉女前加川贝母、地骨皮、白茅根、藕节。

○久嗽肺肾两虚，余不生水，水不制火，火灼柔金，是以掩缠，甘味滋养，久服自愈。三仙粥加燕窠。

○交冬来，天气温暖，冬不藏阳，人之阳气，亦不潜伏，逼近冬至，阳生陡然，咯血脉，细弦数，犹恐血溢未止，滋阴降阳，自然之理。

川石斛，北沙参，海参，大生地，淮山药，鲜藕节，大麦冬，海蛤壳，糯米。

○久嗽几半载，由夏秋来，伏热恋肺，肺热阴伤，近吐秽痰，肺痈之基也。在秋末极燥之令，当与西昌法。

清燥救肺汤去人参加川贝母。

○肺胃热炽，生痰作嗽，嗽久伤阴，阴虚阳亢，咳少呛多，脉细芤数，痰见血点，虚在少阴，热恋阳明，初起无非风温袭肺，误闭其邪，邪郁化火灼肺，肺为娇柔，柔藏不胜火灼，致成劳嗽，柔阴保金生水，方用甘咸。

大生地，天花粉，糯稻根，大麦冬，海蛤壳，鲜湖藕，肥知母，燕窠，冰糖，百合，鸡白。

○阳明失血，脉细日哺肤热，血去过多，伤及真阴，阴亏阳亢。治法无非摄阴潜阳。草木之功究竟式微，自保下真，尤为要着。

霍石斛，淮山药，百合，北沙参，地骨皮，南芡实，大生地，石决明，鲜湖藕，大麦冬，海参。

○阴火久肺作嗽，滋水降火，正所以保金也。

北沙参，川贝母，湘莲子，大生地，百合，糯米，大麦冬，燕窝。

○年老咳嗽，嗽剧伤中，中阳失运，运谷呆迟，司纳消导，脾胃所主，脾胃中土也。土虚无以胜湿，从来脾恋湿化湿热，必专栽培中土，土实可以胜湿也。

野于术，菟丝子，云茯苓，仙半夏，大白芍，炮姜，广陈皮，粉甘草。

〇衰年中虚，痰饮上泛。

野于术，云茯苓，干姜，仙半夏，粉甘草，大麦芽，化橘红，淡竹沥。

〇高年肺肾两虚，肺主出气，且主降肾主纳气，且主藏，肺不降，肾不纳，则呼吸急促，即谓喘也。必宜填主。然胃有湿痰，不耐滋补，从轻可也。

北沙参，甜杏仁，酸枣仁，大生地，肥玉竹，百合，大麦冬，五味子，燕窝，清阿胶，海蛤壳，糯米。

〇哮喘久年，痰泛作咳，咳剧辄喘，卧不着枕，作于子丑二时，哮乃肺病，久则虚涉于肾。肺主出气，肾主纳气，虽然感风辄发，发则气根不立。须自保下真。现在平善保肺摄肾，以固气根，庶可御外邪之侵。

大熟地，淮山乐，化橘红，大麦冬，海参，云茯神，白杏仁，海蛤壳。

〇痰饮病，肺气不降，所以仍嗽，清降为主。

桑白皮，肥玉竹，海浮石，玉桔梗，仙半夏，化橘红，白杏仁，广陈皮，枇杷叶。

〇高年肺阴内虚，肺气不降，而致失音，一载余矣。虽云肺虚，实因肺袭风邪而起，拖延已久，风入肺俞，肺属金，金空则鸣，金实则无声。徒然补肺，无益也。与钱仲阳补肺阿胶汤治之。

〇酒鬲将成而，竟戒酒，可谓改过知命者，尚可为金匮麦门冬汤加松子浆治之。

〇胃中虚，客气上逆而多噫嗳，纳谷运迟，脉濡细数，中气久虚，真阴亦亏。

旋覆代赭汤（去参姜）加淮小麦、大白芍、广橘白治之。

〇木火扰中，纳谷辄吐，脉细无力，鬲症也。衰年矣。难治，调之。

淡吴萸，仙半夏，大白芍，大麦冬，广橘白，粉甘草，川椒，柏子仁，粳米。

〇烦劳伤中，中阳失运，纳谷不化，中脘作痛，两关脉软斯中鬲也。且培之。

归脾汤（去人参远志肉）加甘杞子、广橘白。

〇肝脾肾三阴素亏，生化原流日薄，纳谷颇少，资生失恃，从来血生于谷，谷无生血，阴亏可知。脉极软细数，中心嘈杂，抑且不寐，女子十四天癸至，逾此二七之年，正是壮盛之时，而有斯疾。责在先天真阴不充，非关后天而然也。仲圣复脉汤庶几近之。

原方加湘莲子、左牡蛎、广橘白、绿豆衣。

〇中虚噎嗝，务农之人鲜有者。幸在青年，犹可图之，金匮麦冬汤人参易海渗加松子浆治之。

〇郁怒伤肝，肝失条，气逆犯胃，情志之病也。苦辛酸甘两和之。

淡吴萸，白归身，仙半夏，川楝子，大白芍，粉甘草（桂汤炒），广橘皮，小茴香，乌梅。

〇谷饵资生，任其胃气六长齐不胜淡迫，愚哉！有何所而从其胃喜耶？因此妨胃，询之医工，云罗适口之羹醒胃，胃得喜而胃气复矣。

沙参，佛手，扁豆，麦冬，山药，茯苓，半夏，芡实，石斛，稻叶。

〇心生血，心惕易汗，汗乃心液，血从心化也。补心必补血，补血先涵气，气能生血也。

人参，熟地，白芍，白术，龙骨，枣仁，阿胶，甘草，陈皮，牡蛎，茯神，杞子，五味子，南枣。

〇厥阴肝气贯膈，走肋，痛胀縻定，从经走络也。辛咸通降之。

旋覆花汤加柏子仁、桃仁、归须、橘络治之。

〇心生血，肝藏血，脾统血。血从气生，气不生血，则生内热，心惕神疲，脉微，癸水愆期。凉血，一定之理。

生地，炙草，归身，麦冬，白芍，茯神，杞子，枣仁，橘白，牡蛎，淮麦。

〇郁怒伤肝，肝失条达，暗乘中土，木旺而肝气气流于络，右遍季胁作痛，虽平善有斯疾不能保其不发也。作时宜通宜泄，平善宜滋宜降。

首乌，白芍，茯神，杞子，炙草，柏子仁，牡蛎，橘白，绿豆衣。（《三三医书·徐渡渔先生医案》）

尤怡医案

〇阴亏于下，阳浮于上，服八味丸不效者，以附子走窜不能收纳耳，宜加减法。

桂都气丸。

诒按：议论精细，可为用药者开一悟境。

肝阳盛，肝阴虚，吸引及肾，肾亦伤矣。益肝体，损肝用，滋养肾阴，俾水木相荣，病当自愈。

生地，白芍，小蓟，赤芍，当归，血余，丹皮，阿胶，甘草，茅根。

诒按：此必因肝火而见血者，故方药如此。

左关独大，下侵入尺，知肝阳亢甚，下吸肾阴，阴愈亏，则阳益张矣。滋水清肝，乃正法也。

知柏八味丸加天冬，龟甲，杞子。

诒按：方中似宜再增清肝之品。

阴不足者，阳必上亢而内燔，欲阳之降，必滋其阴，徒恃清凉无益也。

生地，知母，甘草，黑栀，麦冬，玄参，丹皮，地骨皮。

诒按：案语精粹，有名隽气。

肾精不足，肝火乘之，故有筋挛骨痿，耳窍二阴气出等证，夫肝火宜泄，肾精宜秘，于一方之中，兼通补之法，庶几合理，然非旦夕所能奏功也。

生地，川楝子，茯苓，阿胶，丹皮，女贞子。

诒按：论病深中肯，方中可增白芍、牡蛎。

肝阴不足，肝火偏胜，伤肺则咳，自伤则胁痛。

阿胶，兜铃，丹参，炙草，归身，白芍，玉竹，川斛。

诒按：既有胁痛见证，似当兼与通络清肝，宜加丹皮、山栀、青皮、橘络、旋覆等味。

咯血胁痛，项下有核，脉数恶热，咽痛便溏，此肝火乘脾之证。反能食者，脾求助于食，而又不能胜之，则痞耳。治在制肝益脾。

白芍，茯苓，川连，牡蛎，炙草，木瓜，益智，阿胶。

诒按：论病明快，方中拟加丹、栀、夏枯草。

饮食既少，血去过多，阴气之伤，盖已甚矣。兹复忧劳惊恐，志火内动，阴气益伤，致有心烦、体痛、头疼等证，是当滋养心肝血液，以制浮动之阳者也。

生地，石斛，麦冬，丹皮，玄参，知母，茯苓，甘草。

诒按：肝阴既亏，肝火上升，宜再加归、芍以滋养之，羚羊、菊、栀以清泄之。

肝脏失调，侵脾则腹痛，侮肺则干咳，病从内生，非外感客邪之比，是宜内和脏气，不当外夺卫气者也。但脉弱而数，形瘦色槁，上热下寒，根本已漓，恐难痊愈。

归身，白芍，炙草，茯苓，桂枝，饴糖。

诒按：此内补建中法，宜于腹痛，而不宜于干咳，宜加清肝保肺之味，乃为周匝。

形盛脉充，两尺独虚，下体麻痹，火浮气急，此根本不固。枝叶虽盛，未足恃也。

熟地，山药，沙苑，杞子，丹皮，茯苓，桑椹，牛膝。

诒按：如此脉证，似可参用肾气法，以温摄之。

真阳以肾为宅，以阴为妃，肾虚阴衰，则阳无偶而荡矣，由是上炎则头耳口鼻为病，下走则膀胱二阴受伤，自春及秋，屡用滋养清利之剂，欲以养阴，而适以伤阳，不能治下，而反以戕中，《内经》所谓“热病未已，寒病复起”者是也。鄙意拟以肾气丸，直走少阴，据其窟宅而招之，同声相应、同气相求之道也。所虑者病深气极，药入不能制病，而反为病所用，则有增剧耳。

肾气丸。

诒按：立论透切，医案中仅见之作。

真阳气弱，不荣于筋，则阴缩；不固于里，则精出；不卫于表，则汗泄。此三者，每相因而见，其病在三阴之枢，非后世方法可治。古方八味丸，专服久服，当有验也。

八味丸。

诒按：见识老到，议论明确，此为可法可传之作。

胃寒背冷，食入则倦，喜温恶清。以背为阳位，胃为阳土，土寒则食不运，阳伤则气不振也。治宜温养阳气。

人参，桂枝，益智仁，厚朴，炮姜，茯苓，炙草，白术。

诒按：此温中和气、平正通达之方。

中气虚寒，得冷则泻，而又火升齿衄，古人所谓胸中聚集之残火，腹内积久之沉寒也。此当温补中气，俾土厚则火自敛。

四君子汤加益智仁，干姜。

诒按：议病立方，均本喻氏，近时黄坤载亦有此法。

虚损至食减形瘦，当以后天脾胃为要，异功散五六服，颇得加谷。今春半地气上升，肝木用事，热升心悸，汗出复咳，咳甚见血，肝阳上炽，络血遂沸。昨进和阳养阴之剂，得木火稍平，仍以前方加白芍，制肝安土。

生地，白芍，麦冬，阿胶，女贞子，甘草。

诒按：方亦稳合，可加牡蛎、丹皮。

罗氏论虚劳之证，多因邪伏血郁而得，不独阴亏一端也。临晚寒热，时减时增，其为阳陷入阴可知，滋肾生肝，最为合法，略加损益，不必更张也。

熟地，白芍，茯苓，丹皮，山药，柴胡，炙草，鳖甲。

诒按：于养阴中，加柴胡以达邪，佐鳖甲以搜阴，虚实兼到，极为灵巧，然既云邪伏血郁，似宜加当归。

再诊：热渐减，头中时痛，脉数不退，喉中痰滞不清。

青蒿，丹皮，熟地，鳖甲，炙草，牛膝，茯苓，小麦。

诒按：似当兼清痰滞。两方中熟地，不如改用生地为稳。

三诊：体虽不热，脉仍细数，宜养阴气。

六味丸去萸肉、泽泻，加白芍、牛膝、青蒿、鳖甲。

面黧形瘦，脉虚而数，咳嗽气促，腰膝无力，大便时溏，此先后天俱虚。虑其延成虚损，清润治肺之品，能戕中气，勿更投也。

紫河车，熟地，山药，萸肉，五味子，丹皮，茯苓，杜仲，泽泻，牛膝。

加蜜丸，每服五钱。

诒按：案语得治虚要旨，方亦精当。

络脉空隙，气必游行作痛，最虑春末夏初，地中阳气上升，血随气溢，趁此绸缪，当填精益髓。盖阴虚咳嗽，是他脏累及于肺，若治以清凉，不独病不去，而胃伤食减，立成虚损，难为力也。

熟地，金樱子膏，鹿角霜，五味子，湘莲子，萸肉，山药，茯苓，海参（漂净熬膏）。

右为细末，即以二膏捣丸。

诒按：此必有遗精腰酸等证，故用药亦不重在咳嗽也。（《柳选四家医案·评选静香楼医案》）

横柳病鸿医案

○营虚发热，腰足酸楚，脉细数，兼有咳呛。当用滋化，节力为要。

生黄芪二钱，秦艽钱半，肥玉竹三钱，怀牛膝三钱，茯苓三钱，生草四分，中生地三钱，款冬花钱半，生蛤壳三钱，地骨皮钱半，橘白八分，加细桑枝五钱，藕节四枚。

烦热骨蒸汗泄，俱得渐解；惟脉数不静。肝无制而心液枯，恐延成怯。

生黄芪二钱，中生地三钱，辰茯神三钱，怀牛膝三钱，远志钱半，钗石斛三钱，当归身二钱，肥知母钱半，肥玉竹三钱，煅牡蛎三钱，橘红八分，生甘草四分，加细桑枝五钱，浮小麦四钱。

虚热减，已能安睡；脉细数，口渴舌绛，精液已枯。尚非安境也。

生黄芪二钱，北沙参三钱，当归身二钱，原生地三钱，麦门冬（去心）二钱，煅龙齿三钱，酸枣仁三钱，远志钱半，辰砂拌茯神三钱，怀牛膝三钱，炙甘草四分，广陈皮八分，加细桑枝五钱，藕节四枚。（《何鸿舫医案》）

谢仁敷医案

○韩某，19岁，女性，未婚，学生。病历号16431，初诊1987年3月7日。

主诉：头晕心悸4个月，牙龈出血两个月。

现病史：1年前已觉面色发黄，当时无特殊自觉症状。近4个月来渐觉头晕乏力，心悸，活动后更显著。两个月来常牙龈出血，有时鼻衄，皮肤反复出血点，月经量增多。起病以来无发热，在当地检查发现贫血，予以中西药物治疗（药名不详），未见效果。就诊时脉症：头晕耳鸣，心悸乏力，动则益甚，手足心热，牙龈出血，食纳尚可，二便自调。舌淡，苔薄白，脉沉小。过去史：无特殊疾病或服药史。月经14岁初潮，经期规律，近两个月来经量明显增多，历时十余天。体检：肤色苍白，皮肤散在出血点或瘀斑，以下肢多见，浅表淋巴结不大，心尖可闻Ⅲ级收缩期吹风样杂音，心率92次/分，双肺呼吸音清晰，腹软，肝脾未扪及虚。

实验室检查：血红蛋白 64克/升，白细胞 2.5×10^9/升，分类：中性分叶核45%，淋巴细胞55%，血小板 15×10^9/升，网织红细胞1.0%。尿常规正常。肝功能正常。糖水试验、热溶血试验、抗人球蛋白试验均阴性。骨髓象：增生活跃，粒：红为0.88，粒系可见裸核及空泡变性，红系增生，可见巨幼样变，全片见巨核细胞2个，铁粒幼细胞98%，未见环形铁粒幼细胞。

西医诊断：骨髓增生异常综合征Ⅰ型——难治性贫血。

中医诊断：虚劳——阴阳气血俱虚。

治疗经过：初诊，患者虚损已甚，治当求本，以补肾为主。药味：制首乌、桑椹、女贞子、旱莲草、茺蔚子各15克，黄芪、黄精、卷柏、鸡血藤各30克。水煎服，每日1剂。同时服用司坦唑醇6毫克/日。1987年4月13日症状减轻，舌脉如前。血象：血红蛋白 78克/升，白细胞 4.2×10^9/升，血小板15×10^9/升，网织红细胞 3.2%。续用原方药。1987年4月对日诸症明显减轻，舌质转红，苔薄白，脉沉弦。血象示血红蛋白 9克/升，白细胞 4.3×10^9/升，血小板 35×10^9/升。续宗原方加减，去黄芪、鸡血藤，加仙鹤草、补骨脂各 15克，肉苁蓉30克。每日1剂。1987年5月23日，除稍见皮肤出血点外，诸症悉除。血象：血红蛋白 120克/升，白细胞 5.5×10^9/升，血小板 80×10^9/升，上方去茺蔚子，加茜草15克。1987年6月6日血红蛋白上升到 144克/升，白细胞 5.5×10^9/升，血小板 76×10^9/升。上方去茜草、肉苁蓉，加锁阳、石韦各15克。1987年7月25日无自诉症状，舌苔薄，脉沉弦。血红蛋白 134克/升、白细胞 4.1×10^9/升，血小板 74×10^9/升。骨髓象示增生活跃，红系巨幼变较前减轻、全片见巨核细胞9个。用黄精、卷柏各30克，桑椹、女贞子、旱莲草、锁阳、巴戟天、仙鹤草各15克。于1987年7月30日出院，继服中药3个月后停用，1988年2月5日来京复查：自觉良好。血象示血红蛋白138克/升，白细胞6.2×10^9/升，血小板102×10^9/升。复查骨髓象仍可见轻度红系巨幼样变。[中西医结合杂志，1989，9（2）]

单健民医案

○陈某，女，24岁，农民。

两年前分娩时出血过多，经住院治疗而愈。嗣后，月经停止，周身恶寒，极易疲劳。消瘦，面色苍白，头发脱落，皮肤枯萎，大小便正常。在上海妇产科医院检查17-酮类固醇、17-羟类固醇均降低，基础代谢测定亦低，诊断为席汉综合征。予以替代疗法，人工周期治疗一年。人工周期药物一停，月经即停止，全身症状如前，毛发脱落更甚，求治于单老。诊见：面色㿠白，精神萎靡，消瘦，头发稀疏，形寒怕冷，小便清长，口渴喜热饮，脉沉细，舌质淡、苔薄白。脉症合参，此乃命门火衰、肾阳不足所致。予金匮肾气丸方，另加服硫黄0.2克，每晚临睡前口服。60剂后症状减轻，毛发不再脱落，有新的毳毛生长。在原方加仙茅10克，仙灵脾15克，又60剂后症状大减，月经已有来潮，但量少色淡。继续予原方60剂，月经按期来潮，色泽正常，已不恶寒，头发生长较多，但细，面色转红润，精神亦佳，继予原方60剂，停服硫黄。诸症消失，予金匮肾气丸调理善后。一年后受孕，翌年足月顺产一男婴。[中医杂志，1986，27（12）]

吴翰香医案

○戎某，女，24岁。1962年2月12日转科。

患慢性肾炎已7年余，经常面少血色，气短，腰酸，乏力，少神。1961年住院时已发现肾功能不全，近来贫血日甚。体格检查：贫血容貌，肝、脾轻度肿大。化验：血红蛋白38克/升，红细胞1.64×10^{12}/升；尿蛋白（+），透明管型少许；肝功能正常；肾功能差（酚红排泄试验2小时共排出6.5%，血非蛋白氮32.7%）。

临床诊断：慢性肾炎，氮质血症，继发贫血，肝、脾肿大。

治疗经过：当时根据面少华泽，腰酸乏力，气短少神，脉象濡细，舌苔白腻等，判断为肾病虚劳，病机为肾元亏损，气血不足，用培补后天法则，投朝鲜白参、白术、炙草、茯苓、陈皮、熟地、肉桂、萸肉、补骨脂、菟丝子、阿胶或鹿角胶等味，治疗83天后，面色红润，血象改善（血红蛋白64克/升，红细胞3.5×10^{12}/升），但复查非蛋白氮却上升至51毫克%。此时，患者有厌食，腹胀，梦中惊骇等症，苔转黄腻，改用消补兼施，投平胃、二陈、焦三仙合参、芪、术、地、补骨脂、菟丝子及复方胎盘等，11天后，再作检查：血红蛋白83克/升，红细胞4.16×10^{12}/升，非蛋白氮54毫克%，肌酐2.7毫克/24小时，酚红排泄试验2小时共排出5.5%。贫血虽已消失，但氮质潴留现象有增无减。

此后，用通补兼施法，投朝鲜白参、生地、白术、甘草、陈皮、木香、枳壳等，31天后，非蛋白氮已降至40.5毫克%，肌酐2.25毫克/24小时，但红细胞下降至331万。接着，除投上述方药外，又增吞大菟丝子丸4.5克/天，28天后，非蛋白氮上升达88.8毫克%，肌酐3.0毫克

/24小时，酚红排泄试验2小时共排出2.5%，红细胞下降至2.28×10^{12}/升，病情恶化。

正在此时，通过分析了无效病例后得到启发，嘱患者吃净素，按照所需热量制订食谱，主食只吃大米，副食吃鲜蔬菜、水果及脂肪，严格限制蛋白质摄入。根据八纲辨证，用四君子汤、当归补血汤合焦三仙等加黄连、竹茹、杞子为主，随症出入，调治2个月后，非蛋白氮下降，波动在40～50毫克%之间，未再出现厌食、腹胀、泛恶等症，活动自如，腰酸、乏力次第消失，但有轻度贫血（红细胞3.0×10^{12}/升），稳定1年，恢复工作，缓解达5年余。

后来随访，某日，患者因外感发热、咽痛住入劳保医院，开戒吃普食、牛乳，1周后出现秽浊泛滥上逆症候，恶心、呕吐、厌食、口有尿臭，随即神志昏愦，非蛋白氮迅速增高到120毫克%以上，二氧化碳结合力下降至10%左右，终因肾功能衰竭，发生尿毒症、酸中毒而死亡。（《当代名医证治汇粹》）

孔昭遐医案

○赵某，女，47岁，农民。1972年7月31日初诊。

患者于6年前足月分娩第六胎，旧法接生，发生产后大出血及昏迷。第三日起畏寒发热，腹泻如水，持续10余日，继则无乳，逐渐消瘦。形寒肢冷，月经不潮，乳房萎缩，腋毛、阴毛、眉毛全部脱落。近半月来又因发热腹泻，昏倒一次，卧床不起，在当地治疗十余日未效而转入我院。

刻诊：神志迷惘，表情淡漠，面色萎黄，形体消瘦，皮肤枯槁，毛发脱落，声低懒言，腹泻不已，甚则二便自遗，舌淡红，苔前半光剥，后半黄腐，两脉细弱。体温35.8摄氏度，血压11.74/9千帕，心音低钝，心率60次/分，律齐，两肺（－），腹软，肝脾肋下未及，膝反射迟钝。血检：白细胞总数及分类在正常范围，血钾4.7摩尔/升，钠138.5摩尔/升。大便常规未发现异常。

辨证：患者缘因产后气血暴脱，复感外邪，重虚其体，病延6年，故证属“虚劳”。

治法：治当温脾肾以开化源，补气血以充营卫。

方药：炙黄芪、党参各30克，白芍，麦冬各12克，当归10克，熟附片6克，炒山药、炙甘草各9克，补骨脂、仙灵脾、仙茅各15克，大枣5枚，水煎服。

西药予醋酸可的松25毫克，2次/日，甲状腺素30毫克，2次/日，丙酸睾酮25毫克，2次/周。并予输血200毫升，静脉补液以纠正水及电解质紊乱。

针灸天枢、气海、关元、足三里，施以温补手法，并加艾条温灸。

2日后，患者神志已清，但反应迟钝，腹泻已止，能进少量饮食，腐苔已化，脉象濡迟。治疗6日，精神大振，言语清晰，纳谷有增。但于用激素治疗的第5天起，患者出现幻听幻视，妄想妄动，言无伦次，小便自遗，面肢浮肿，凡此皆为激素之不良反应，乃逐渐停激素，全用中药治疗，仍宗前法出入。上方去麦冬、白芍、山药，加炒白术10克，茯苓15克，熟附片加至8克。另以肉桂粉0.6克口服，2次/日。服药15剂，精神症状逐渐消失，纳佳便调，步履有劲，舌淡红，苔薄白，两脉有力。症已稳定，上方改用散剂，善后调理。患者于8月29日出院。出院后续服原方散剂半年而安。［上海中医药杂志，1995，（6）］

蒲辅周医案

○胡某，女，40岁，1961年9月30日初诊。

眩晕、耳鸣、易怒欲哭，烦躁身颤，精神不快尤甚。重时常晕倒，心悸怔忡，约2～3小时才能恢复。月经量甚多，周期规律，生育6胎。面色萎黄不泽，血红蛋白85克/升，大便偏干。脉沉弱，舌淡无苔。

辨证：血虚心肝失养，下虚上眩。

治法：滋养心肝。

方药：熟地黄90克，山药60克，山萸肉60克，茯神30克，枸杞子60克，巴戟肉60克，肉苁蓉60克，龙眼肉30克，桑椹子120克，龟甲60克，白人参30克，红枣60克，珍珠母90克，龙骨90克，酸枣仁60克，清阿胶60克，琥珀粉15克。

慢火浓煎3次，取汁再浓缩，入琥珀粉，烊化阿胶，加炼蜜为膏，早晚各服6克，开水冲服。

11月1日复诊：服药后症情明显缓解，前天生气着急，又引起犯病，言语不能自主，烦躁，易怒，夜不能寐，头目晕眩，走路身不稳，恐惧。脉左关独弦数，舌正无苔。属肝肾阴虚，水火不济，治宜滋肝潜阳。

方药：酸枣仁15克，茯苓6克，知母3克，川芎3克，炙甘草3克，白蒺藜9克，甘菊6克，小麦12克，大枣6枚，石决明15克，珍珠母15克，龙骨9克，羚羊角粉（分吞）1.2克。

11月8日三诊：药后渐安静舒适。脉左关弦余沉缓，舌正无苔。原方加石斛9克，沉香粉（冲服）0.9克。

11月20日四诊：自觉症状已轻微，病情稳定。脉沉弦细，舌同前。第一方加灵磁石60克，龟甲90克，炼成膏后和入羚羊角粉15克，早晚各服6克。（《蒲辅周医疗经验》）

刘春煦医案

○周某，女，28岁。

14岁月经初潮，婚后生育1胎，已满6岁，产后人流4次，1990年4月28日门诊。主诉阴毛脱落、性欲消失1年余，同时伴有头晕目眩、耳鸣多梦、咽干口燥、腰膝酸软、溲黄便干、阴道干涩、经来量少等兼症。刻诊患者形体消瘦，乳房萎缩，舌质红，苔薄少，脉细弦略数。

辨证：肝肾虚损，精血内亏。

治法：滋补肝肾。

方药：左归丸加味。

熟地20克，山萸肉、枸杞、白芍、当归、龟甲胶、鹿角胶、菟丝子、山药、白术、牛膝各10克。

予10剂，药后初见成效，除阴毛不可能短期内再生，性欲无明显启动外，诸多兼症皆有所好转。遂守原方续服30剂。1个月后，病人欣喜相告：旬日以来，自觉阴道较前湿润，并出现性冲动，发现阴毛开始再生，其间行经两次，经量已趋正常，余症悉除。遂予平补肝肾的二至丸，早晚各6克，温盐开水送服，以资巩固与善后。持续服用2个月后，性欲恢复正常，新生阴毛密布，形体较前丰盛，余无不适，病告痊愈。［甘肃中医，1998，11（2）］

岳美中医案

○戈某某，女，12岁。

因其母体弱多病，晚生此女，先天不足，累及后天，从襁褓时即发育不够好，直到现在，身矮肌瘦，稍一动作即感劳累气短，懒于玩要，且目力非常衰弱，一读书写字，不超过10分钟，即感觉目抽而痛，因之休学。在沪治疗一个时期，无效，于1973年11月初来北京就诊。切其脉虚软，舌淡，面色皖白，目白睛过白，大便有时不成条，食极少，每顿不过半两许。认为是脾胃不足，并无其他疾患。为治疗这种功能衰减，用资生丸以培养后天之本。

方药：人参45克，茯苓30克，白术45克，山药30克，薏苡仁22.5克，莲子肉30克，芡实22.5克，甘草15克，陈皮30克，麦芽30克，神曲30克，白豆蔻12克，桔梗15克，藿香15克，川黄连6克，砂仁22.5克，白扁豆22.5克，山楂22.5克。

此方原为丸剂，微嫌蜜丸稍碍消化，改作煎剂用。共为粗末，每次6克，煎2次合在一起，午、晚饭后1小时左右各服1次。

服20日后，即食量大增，1个月后，每餐可进3两，面色红润，精神焕发，喜玩乐动，目力亦见强，能看书写字持续半小时以上。因令她坚持服下去，并请眼科为诊视目疾，云系远视眼，因营养不足所致，可配眼镜以帮助目力，未予开药方治疗。（《岳美中医案集》）

王振录医案

○秦某，男，干部，45岁，1984年10月18日就诊。

间歇出现咖啡色尿已8年，在北京某医院诊为阵发性睡眠性血红蛋白尿，服中西药数年，病时轻时重，反复不愈，最近加重。病见：尿如咖啡色，大便潜血（+++），巩膜及全身发黄，肢冷畏寒气短言怯，膝软不想步履，腰瘦不遂俯仰，睾丸下坠，大便黑黏不爽，小便黄赤不利，胸闷纳差，尿检：红细胞（+++），蛋白（+），血红蛋白40克/升，红细胞1.84×10^{12}/升，白细胞5.1×10^{9}/升，血小板150×10^{9}/升，呈极度贫血貌。超声波探查：肝剑突下5厘米，脾肋下4厘米，舌淡红、苔厚白腻，脉浮大虚迟。

辨证：诊为脾肾阳虚，湿邪下注。

方药：金匮肾气丸（汤）加减。

熟地、泽泻各15克，山药、山萸肉、茯苓、附子、鹿角胶、阿胶（溶冲）、淫羊藿、肉苁蓉各10克，肉桂6克。水煎服，5剂。

二诊：尿液色淡，潜血（++），大便黄软，潜血（+），精神明显好转，药中肯綮，加黄芪30克，继服10剂。

三诊：尿转阴性，大便成形，已无潜血，胃纳正常，四肢转温，步履有力，面有润色，站久睾丸仍下坠，上方去肉桂继服。服七十余剂，诸病消失。化验：血红蛋白70～85克/升，红细胞（3.2～3.8）$\times10^{12}$/升，白细胞7.1×10^{9}/升，服归脾丸、金匮肾气丸善后，三年来病情稳定。

○任某，男，24岁。工人，1986年8月10日就诊。

患阵发性睡眠性血红蛋白尿已12年，中西药治疗效果不佳，最近突然加重，症见低热，尿如浓茶，时褐如咖啡色，内有沉淀物，口渴引饮，日夜喝5000～10000毫升之多，如不喝则口干心烦，溲涩而痛，面色苍黄虚浮，皮肤黄染如橘皮，消瘦乏力，膝软腰痠，纳差泛呕。肝功能：黄疸溶血，脑磷脂（++），转氨酶74单位，尿检：隐血试验（++++），蛋白（+++），白细胞少许，血红蛋白45克/升，红细胞1.25×10^{12}/升，白细胞4.2×10^{9}/升，血小板10.5×10^{9}/升，舌淡红、无苔，脉浮缓而芤。

辨证：诊为热盛伤阴，水液内停，脾肾气虚之证。

治法：滋阴清热，益气健脾利水。

方药：猪谷汤加味。

茯苓、阿胶（烊）各10克，猪苓、泽泻、滑石、党参各15克，肉苁蓉12克，茵陈30克。水煎服，5剂。

二诊：低热除，口渴不多饮，不喝水亦无所苦，尿液色转淡，无沉垢，思食，药已见效，继服10剂。

三诊：面肿消，口已不渴，纳大增，黄疸退，精神好转，尿隐血转为阴性，蛋白、白细胞消失，色淡清，血红蛋白55克/升，红细胞2.05×10^{12}/升，白细胞4.8×10^{9}/升，为巩固疗效，上方去滑石、茵陈加当归12克，黄芪30克，继服。30剂后，血红蛋白75克/升，红细胞3.06×10^{12}/升，尿液阴性，未发生溶血，观察年余，病情稳定。［新中医，1989，21（6）］

朱良春医案

○谢某某，女，34岁，工人。

体质素虚，经常头眩神疲，心悸气短，怯冷倍于常人，纳谷欠香，腰酸腿软，经行量多，有时淋漓多日始净，带下绵注，质稀。苔薄质淡，咏细软。

辨证：此肾元亏虚，冲任不固，带脉失约之候。

治法：治宜温肾阳，摄下元，调冲任，束带脉。

方药：紫石英20克，仙灵脾15克，赤石脂15克，煅乌贼骨12克，茜草炭10克，鹿角霜10克，炒白术15克，炙蜂房10克，甘草6克。

5剂。

药后神疲较振，漏下已止，白带亦多，原方继进10剂而安。（《朱良春用药经验》）

梁贵山医案

○苏某，女，53岁，1993年5月7日初诊。

自述全身浮肿，畏寒怕冷，四肢无力1年，近几天心慌气短，胸部憋闷。检查：表情淡漠，声音嘶哑，皮肤粗糙，面部浮肿，口唇增厚，下肢凹陷性水肿，舌质淡苔白体胖有齿痕，脉沉细无力。心率64次/分，心音低钝而远，血压14.7/10.6千帕，心电图：各导联低电压，T波低平，X线胸大片：心影向两侧扩大呈烧瓶状。心动超声：心肌外液性黯区环绕心脏，最宽处约18毫米，甲状腺摄^{131}I率明显低于正常。T_3＜0.5纳克/毫升，T_4＜0.2纳克/毫升。诊断：甲状腺功能减退，甲减性心脏病，心包积液。治疗：甲状腺素片，每天30mg，早晨一次顿服。

辨证：心脾肾阳虚。

治法：温阳利水，补肾健脾。

方药：真武汤合炙甘草汤加减。

熟附子10克，茯苓、白术各15克，党参30克，桂枝、干姜、鹿角胶各10克，生黄芪30克，炙甘草9克，水煎服，每日1剂。

3剂后症状稍减，守原方又服5剂，患者浮肿畏寒，胸闷气短大减，脉沉舌质淡苔薄黄，原方加当归、生地黄各10克，以增加滋阴而助阳之力。连服30剂，诸症消失，精神充沛，各种化验检查正常，能参加一般工作，嘱其服金匮肾气丸，每日2次，每次1丸，以巩固疗效，随访4个月无复发。［河北中医，1994，16（6）］

金维医案

○郑某，女，32岁，已婚，家务，瑞安湖岭人。

患者自诉于10个月前第四胎分娩时出血量甚多，产后时有血块流出，历时半月余。随即眼睑、下肢浮肿，面色苍白，逐日加重。6个月来，甚感乏力，尿量减少，浮肿加剧，乳汁稀少。无明显发热、咳嗽、呕吐等症，近4个月来，大便呈糊状或水样，日行6～7次，未见脓血黏液。于1973年10月8日入院，住院号65994。

体检：面色苍白，眼睑浮肿，毛发稀疏，两下肢浮肿，心肺无病理性体征。腹外形如舟状。

肝肋下0.5厘米，脾未触及。血压88/62毫米汞柱，四肢关节、脊柱、神经系统无异常发现。既往无心悸、浮肿史。

实验室检查：血红蛋白75克/升，白细胞6.8×10^{9}/升，中性粒细胞66%，单核细胞1%，淋巴细胞33%，小便常规无殊，大便培养无致病菌。血总蛋白36克/升，白蛋白13克/升，球蛋白23克/升，基础代谢+5%。胃肠钡餐检查无异常发现。

诊断为营养不良症，低蛋白血症，失血性贫血伴肠功能紊乱。曾用肝精、维生素B、维生素C、苯丙酸诺龙等治疗，而腹泻加重，见效不著，遂邀中医会诊，协助治疗。

1973年10月20日初诊：患者面色皖白，形消跗肿，脘闷气逆，纳差，腹泻，尿少，舌质鲜红、苔净，脉象沉细。此属脾肾阳虚，治宜补火生土。

处方：党参、怀山药、茯苓、石莲肉、车前子各12克，焦白术、补骨脂、菟丝子、法半夏各9克，诃子肉6克，肉桂2.4克（焗），炙甘草5克。

10月22日复诊：昨起大便已成形，次数亦转正常，脐间逆气上冲显减，每餐能进稀饭1两，尿量增多，但感微痛。口涎稍减，舌仍鲜红。病获转机，治循前法。

处方：党参、茯苓、石莲肉、怀山药、熟地、车前子各12克，焦白术、法半夏、山萸肉、补骨脂、泽泻、旋覆花、谷芽、麦芽各9克，肉桂2.4克（焗），炙甘草5克。

10月29日三诊：舌红转淡，薄苔微生，口涎减少，日食半斤左右，颜面及跗部尚有轻度浮肿。但下午觉有腹胀，大便转软，尿量减少。原法续进。

处方：党参、焦白术、茯苓、山楂炭各12克，补骨脂、当归、白芍各9克，肉桂（焗）、吴茱萸各3克，赤小豆30克，炙甘草5克。

按上方加减调理至11月16日症情显著好转，舌质苔色均转正常，每餐能进食2大两。至11月28日情况稳定出院。［新中医，1981，（7）］

王志恒医案

○张某，男，50岁，干部。1988年9月17日就诊。住院号：58359。

主诉：周身乏力1年余。

病史：1988年8月自觉周身乏力十余天，逐渐加重，来我院门诊检查：末梢血。血红蛋白62克/升，白细胞 3.4×10^9/升，血小板 46×10^9/升。诊断“再生障碍性贫血”收住院、经骨髓穿刺检查结果诊断：“骨髓异常增生综合征（MDS）”，趋向红白血病。骨髓象：有核细胞增生明显活跃，原粒8.2%。早幼粒19.2%，原红8.0%，早幼红5.2%。末梢血象：原粒1%，早幼粒1%、晚幼红1%。以后病情逐渐加重，1989年1月经天津某研究所再次骨髓象检查同意我院诊断：“骨髓异常增生综合征转移型原始细胞增多性难治性贫血”提示病情严重。中西医结合治疗，加用6硫基嘌呤康力龙、胸腺肽等。经上述治疗后，病情稳定，目前我院随诊治疗。

检查：面色皖白，齿衄，面部皮疹，形体消瘦，周身乏力，低热，手足心热，夜寐少。脉沉细，舌质淡，少苔。查体巩膜无黄染，心肺均未见异常，肝肋下1.5厘米，脾肋下2.0厘米。末梢血红蛋白64克/升，白细胞 3.8×10^9/升，血小板 45×10^9/升，网织细胞0.018。血象：原粒1%，早幼红1%，晚幼红1%。肝功谷丙转氨酶，均正常，乙肝表面抗原（-），乙肝表面抗体（-）。

诊断：虚劳（骨髓异常增生综合征MDS、转移型原始细胞增多性难治性贫血RAEB-T）气阴两亏型。

治疗：滋阴益气，清热解毒法。

处方：①党参30克，黄芪20克，生地15克，白芍20克，枳壳15克，白花蛇舌草50克，半枝莲30克，阿胶30克（后下），何首乌30克，枸杞子20克，全蝎5克，甘草10克。水煎服。②人参归脾丸或六味地黄丸，口服。③犀黄丸或六神丸，口服。

服药后齿衄减少，体力较前增强，纳食一般，睡眠佳，脉沉缓，舌质淡。前方加砂仁15克，寸冬15克。④西药司坦唑醇（因有副作用停药）、胸腺肽。

经半年来治疗病情明显好转，偶有齿衄，纳食及睡眠均佳，体力较前健壮，面色红润。脉缓，舌质淡，苔白。

1989年3月出院，出院时血红蛋白 89克/升，白细胞 4.4×10^9/升，血小板 103×10^9/升。出院后门诊随诊一年来病情稳定，偶有齿衄，精神佳，体力增强，脉缓，舌苔白。查体：肝脾均未触及。1990年6月13日末梢血：血红蛋白 116克/升，白细胞 6.0×10^9/升。血小板 105×10^9/升，血象中幼单核细胞0.05%～0.07%。（《中国当代名医医案医话选》）

徐国强医案

○某女，23岁，1995年11月21日收住我院。

主诉吸毒2年。患者于1993年底至特区打工时，吸服海洛因成瘾，至住院时吸毒量为海洛因（粉剂）每日1克。因自愿戒毒而返内地。刻下形体枯槁，面色灰黯，精神不振，周身乏力，纳呆失眠，毒病发作时烦躁不安，涕泪交流，呵欠频频，表情痛苦。查体：体温37摄氏度，脉搏30次/分，呼吸19次/分，血压14/9千帕，瞳孔等大，颈软，心肺（-），肝脾未扪及，腹软，无压痛及包块，全身皮肤及淋巴无异常，四肢关节活动正常，肌力差，病理反射未引出，舌质淡，苔薄白，脉弱无力。血常规：红细胞 3.4×10^{12}/升，血红蛋白84克/升，白细胞 3.7×10^{12}/升，中性粒细胞0.70，淋巴细胞0.28，嗜酸性粒细胞0.02，肝功能及尿、便常规正常。诊断：海洛因慢性中毒。

辨证：气血亏虚。

治法：健脾益气，养血安神。

方药：脾汤加减。

党参、白术、当归身、白芍、生地各12克，茯神、远志、夜交藤、陈皮、玄参各10克，生甘草3克，罂粟壳15克。每日1剂。

同时配以地西泮2.5毫克，每晚睡前1次，连服1周。7剂汤药后，毒瘾发作频率由原来每日2~3次减至2~3天发作1次，宗前方罂粟壳减量至10克/剂，继服7剂。毒瘾发作次数减至4~5天1次。再守前方，罂粟壳减量至5克/剂。3周后，饮食量增，未再出现毒病发作症状，但仍倦怠乏力，面色灰黯，少气懒言，神疲肢冷。乃久病脾虚及肾，仍守原方去罂粟壳，加服金匮肾气丸以健脾益肾，随证调理2周后，恢复工作能力出院，随访2年，无毒瘾复发。［安徽中医临床杂志，1997，9（6）］

许国志医案

○患者张某，女，41岁，1993年3月10日初诊。

头晕头痛，乏力怕冷，纳差，反复发作6年，近来加重。6年前曾因分娩引起大出血而住院抢救，住院18天。出院后即出现无乳，乏力，食欲不振，脱发，怕冷，闭经等症候。经西安医学院附属医院诊断为席汉综合征，中西医多方进行治疗，病情有所好转，但时有反复。近又发病，伴嗜睡，情绪低落，语音低微，少气懒言。

查：体温35.6摄氏度，脉搏62次/分，呼吸18次/分，血压12.0/8.0千帕。面色㿠白，目光呆滞，精神萎靡，头发稀疏欠光泽，眉毛脱落。全身肌肤弹性差，轻度浮肿，乳房萎缩。舌体胖、苔薄白，脉沉细弱。血常规：白细胞总数 4.8×10^9/升，血红蛋白90克/升，中性粒细胞0.65，淋巴细胞0.35。尿常规：尿蛋白（±），上皮细胞少许。心电图：各导联呈低电压。

中医诊断：虚劳。

辨证：脾肾阳虚，气血亏虚。

治法：健脾益气养血，补肾壮阳行水。

方药：方用香砂六君子汤、黄芪补血汤、金匮肾气丸化裁。

人参15克，白术20克，茯苓20克，砂仁9克，山药20克，附子9克，熟地12克，当归12克，白芍12克，黄芪30克，陈皮10克，肉桂6克，仙灵脾20克，山萸肉15克，甘草6克。每日1剂，分早晚2次服，连服10剂。

3月22日二诊：患者感觉乏力减轻，精神好转，头不晕，怕冷减轻，食欲有所增加，仍有嗜睡，舌淡、苔薄白，脉沉细。上方人参易党参，加川芎、阿胶各12克，连服半月。

4月7日三诊：患者病症明显好转，精神转佳，浮肿消失，面色红润，头发未再脱落，眉毛已长出，月经来潮，日常活动如常人。复查血常规：白细胞数 7.2×10^9/升，血红蛋白115克/升，中性粒细胞0.69，淋巴细胞0.31。尿常规阴性，心电图正常。体温36.2摄氏度，脉搏72次/分，血压14.7/9.3千帕。继服上方2个月，病愈。随访1年未再复发。［山西中医，1995，（3）］

谭日强医案

○徐某某，女，28岁。

主诉：1978年8月，因头痛服去痛片后，继而出现白细胞减少，头晕无力，食欲不振，稍有劳则汗出恶风，容易感冒，睡眠及二便尚可。经保健室给服西药（药名不详）未效，后又住院服西药治疗，白细胞维持在 2.7×10^9/升。

诊查：舌质正常，脉象浮缓，余症如上。

辨证：证为卫阳不振，腠理不固。

治法：宜温卫阳，固腠理以增强其机体之抗病功能，用桂枝加黄芪汤。

方药：桂枝10克，白芍15克，黄芪20克，甘草3克，生姜5片，大枣5枚。

服上方药7剂，复查血象白细胞为 5.4×10^9/升。药已中病，仍守原方。再服药7剂，白细胞已升至 7.8×10^9/升，诸症豁然而愈。

随防6年，未见复发。（《中国现代名中医医案精华》）

李景丽、刘振花医案

○患者，女，35岁，1991年10月6日初诊。

主诉：闭经伴毛发脱落4年，患者曾于4年前在我院分娩，引产双胎后大失血休克，经抢救病情好转出院。产后无乳，后见月事不潮，性欲减退，阴道分泌物极少，阴腋毛、头发眉毛逐渐脱落。曾于某市级医院诊查回报：宫颈小而光滑，宫体缩小如红果大小，双侧附件（-），阴道分泌物稀少，化验E_2（雌二醇）：65皮克/毫升，P（孕酮）：3.2纳克/毫升，17-KS（17-酮类固醇）：4.1毫克/24小时，17-OHCS（17-羟皮质类固醇）：1.4mg/24小时，诊断为："席汉综合征"，予注射黄体酮、求偶素，口服甲状腺素片、泼尼松、维生素C、维生素B_1，间断用药4年，效果不显著，遂来我院求诊于中医。诊见：神疲嗜睡，面色萎黄，形体消瘦，动作迟缓，形寒肢冷，肌肤甲错，头发极稀疏，阴腋毛、眉毛缺如，纳食呆滞，劳累后心烦，多恶梦，腰膝酸软，大便干燥，两三日一行，小便夜频量多，舌质稍红瘦薄少苦，脉细弱。即加服中药治疗，拟方八珍汤加味，用药如下：生黄芪30克，白术10克，党参25克，当归30克，赤白芍各15克，二地各20克，阿胶20克（烊化），紫河车20克，鹿角胶10克，枸杞子10克，女贞子10克，淡大云12克，寄生15克，酸枣仁30克，柏子仁20克，元肉30克，云苓20克，木香10克，黄芩12克，鸡血藤30克，炙甘草10克。本方加减使用近1年，临床症状明显好转，月事如期而至，但量尚少，色红质略稀，阴道分泌物增多，眉毛、阴腋毛明显长出，但欠浓密，毛发较前增多，全身症状明显好转，如上化验均达正常。［天津中医，1996，13（1）］

朱宝贵医案

○王某，男，48岁。

症见面色不华，耳鸣如蝉，头昏胀痛，动则心慌。烦热盗汗，纳谷不香，喜卧少起，四肢欠温，手指麻木，腰酸乏力，房事不能，且多梦遗，少腹隐痛。舌质稍红、苔白、脉细弱。

辨证：阴阳两虚。

治法：调补阴阳，重建中气。

方药：桂枝、芍药、大枣各9克，生姜、甘草各4.5克，仙茅、仙灵脾、巴戟肉、知母、枸杞子、黄柏、黄精各12克，饴糖、当归、山萸肉、熟地各10克，淮山药15克。

10剂后耳鸣好转，遗精停止。续服上方50剂，诸症若失，房事如意，门诊随访无异常。

○薛某，男，49岁。

一年前性欲淡漠，房事后头痛乏力，精神萎顿，心悸气短，善太息，胆怯易惊，关节酸痛，四肢欠温，小腹冷痛隐隐，便溏色淡。病休3个月，症状有增无减，夜尿频长，阴囊冷缩，阴茎举而不坚，不能房事，舌质淡、苔白，脉小弦，重按无力。

辨证：肝阳不足，肝气虚衰。

治法：温肝益气。

方药：桂枝15克，党参、芍药、生姜、茯苓各10克，淡苁蓉、山萸肉、巴戟天、仙灵脾、淮山药各12克，炙甘草6克，大枣12枚，饴糖9克。

10剂后，自觉精神好转，大便已成形。生姜减至3克，再服30剂，诸症消失。嘱将上药制成丸药，早晚各服15克，以固疗效。门诊随访3个月，已停药上班。

○张某，男，45岁。

面色皖白，脱发已久，夜寐恶梦，心悸气短，头晕目眩，心烦不宁，腰酸膝软，自觉注意力不能集中，记忆力明显减退，阳痿不能房事，口干咽燥，手脚欠温，有长期遗精史，小腹时有冷痛，舌尖红、苔薄白，脉细迟。

辨证：心肾不交，阴阳失调。

治法：交通心肾，调和阴阳。

方药：桂枝、芍药、淡苁蓉、五味子、酸枣仁、柏子仁、远志各9克，大枣6枚，生姜、甘草各6克，生地、麦冬各15克，茯神12克，肉桂末（焗）3克，龙骨、牡蛎、淮小麦各30克，野百合18克。

14剂后夜寐已佳。原方再服14剂，诸症减轻，遗精亦止。嘱其避房事静心调摄，将上药制成药丸，续服2个月，门诊随访已康复。

○周某，男，52岁。

一年来头晕昏问，腰膝酸软，神疲懒言，夜寐不安，善静卧，动则气短，肢冷足浮，纳呆便溏，夜尿频繁，性欲淡漠，阳痿早泄，睾丸缩小，舌淡、苔白腻，脉沉无力。

辨证：脾肾阳虚

治法：温补脾肾为主。

方药：桂枝、白术、茯苓各9克，炮天雄、生姜、制附片、鹿角片各6克，巴戟天、仙茅、仙灵脾各10克，益智仁12克，龙骨、淮山药各30克。

7剂后，纳谷渐增，肢冷、便溏好转。药证相合，上方再服10剂，诸症悉减。原方去天雄，加熟地12克，牛膝6克。20剂后，精神复常，自诉已无不适，性功能已恢复。随访1年未复发。［新中医，1990，（8）］

潘树和等医案

○魏某、女，24岁，未婚，病历号57877。1990年9月20日初诊。

主诉：头晕乏力全身皮肤出血点4年余。现病史：患者1988年无明显诱因双下肢见散在出血点，血小板减少，某院诊断为血小板减少性紫癜，口服泼尼松氨肽素3个月，无明显好转。1989年病情加重，面色苍白、全血减少，某院以再障住院治疗，应用“胎肝”、输血、静脉滴注白蛋白治疗4个月。出血点消失，头晕乏力无改善。疑难治性贫血转院，经骨髓检查诊断为难治性贫血。体检：面色苍白，神倦，脉沉细无力，舌淡苔白，血红蛋白 35克/升，白细胞 1.6×10^9/升，中性粒细胞0.79，淋巴细胞0.21，血小板6×10^9/升，网织红细胞0.6%，骨髓象：增生明显活跃，粒系 36%，红系 46%，粒系原粒1%，早幼粒2.5粒%，中幼粒有核浆发育不平衡，外铁（++），铁粒红86，红系PAS（－），高铁血红蛋白还原（－），酸溶血、糖水、抗人体球蛋白试验均阴性。

西医诊断：骨髓增生异常综合征Ⅰ型——难治性贫血。

中医诊断：虚劳（气血两虚）。

治疗经过：初诊虚损已甚，治当求本补肾健脾益气生血。生地20克，山茱萸、淫羊藿、女贞子、黄精、党参、肉苁蓉、何首乌、丹参、黄柏各15克，阿胶10克（冲服），甘草10克。水煎服1日1剂。静点自制的2%鹿茸注射液250毫升，1日1次（水醇法提取），司坦唑醇6毫克/日，维甲酸20毫克/日3次，口服治疗1个月，病情明显改善。血红蛋白75克/升，血小板30×10^9/升，网织红细胞1%。继用原方治疗4个月头晕乏力消失，食欲增加，复查骨髓象，红系比值明显提高，尤以早中晚阶段中性成熟粒有核分叶多。原方加黄芪40克，鸡血藤、银花各20克，治疗 7.5个月，血红蛋白120克/升，白细胞9.7×10^9/升，血小板 68×10^9/升，诸症悉除，临床治愈。［河北中医，1992，14（1）］

李青医案

○患者，男，25岁，1994年12月15日来本校附院就诊。

患者日前因肝区疼痛去医院检查，结果HBsAg（+），肝功能指标：ALT120单位，AST75单位，γ-CT230单位，确诊为乙型肝炎。患者在某丛书中看到介绍木通50克水煎取汁服用治疗乙型病毒性肝炎，于是按方服用。数小时后，即感上腹不适，恶心呕吐，全身乏力，尿量减少至200毫升/天，之后又去医院检查，诊为急性肾功能衰竭，做血液透析治疗，1个月共做12次。来本校附院治疗时，尿量已增加至3000毫升/天，但肾功能仍不正常，全身乏力，面色萎黄，腰痛，纳呆，大便干3天1次，伴有流涕、咳嗽、吐白痰等感冒症状，舌质淡，苔薄黄，脉滑。理化检查：血常规血红蛋白58克/升，红细胞1.77×10^{12}/升；尿常规PRO（+），GLU（++），颗粒管型（++）；肾功能BUN 9.9 摩尔/升，Cr 349 微摩尔/升（透析后），CO_2CP 24摩尔/升。印象：虚劳（肾功能不全），中毒性肾病，乙型病毒性肝炎。治则：健脾补肾，益气养血，化瘀泄浊，佐以宣肺止咳。方剂用六味地黄丸加减：生地黄、熟地黄各12克，山茱萸12克，丹皮10克，茯苓15克，山药12克，枸杞子15克，菟丝子15克，太子参15克，黄芪20克，赤芍、白芍各10克，丹参15克，大黄10克（后下），石韦30克，茅根20克，桔梗12克，淡竹叶12克，白花蛇舌草30克，水煎服，日1剂。因肝功不正常，建议静脉滴注保肝药物，继服中药治疗肾功能不全。半月后，患者感冒症状已愈，乏力、腰痛均减轻，但仍恶心、纳呆，大便日行2～3次。上方去桔梗、淡竹叶、白花蛇舌草，加陈皮10克，半夏12克，竹茹10克，鸡内金12克，水煎服，日1剂。18剂后食欲好转，已不恶心。上方去陈皮、半夏、竹茹、山药，加何首乌15克，当归10克，水煎服，日1剂。至1995年5月10日查血常规：Hb 98克/升，RBC 3.40×10^{12}/升，WBC 7.10×10^9/升；尿常规：PRO（－），GLU（－）；肾功能BUN 5.7摩尔/升，Cr 115 微摩尔/升。各种不适症状均已消失，大便日行1～2次，肝功能恢复正常，HBsAg（+），病情基本稳定。［山东中医杂志，1997，16（2）］

丁军等医案

○女性，62岁。农民。

主诉因手足麻木、疼痛3年，于1989年12月10日就诊。患者3年来无明显诱因出现指趾麻木、疼痛，时轻时重，严重时累及手掌及小腿部。与气候变化无明显关系。

查体：面色无华，形体消瘦，四肢皮肤黯黑干燥，指趾发凉，浅表淋巴结不肿大，牙龈无出血，胸骨无压痛。心肺检查无异常，肝未触及，脾肋下3厘米，质中等，无压痛。舌淡苔白，脉细涩。血象：血红蛋白80克/升，红细胞2.9×10^{12}/升，红细胞压积 31%。白细胞31.0×10^{9}/升，分类：中性粒细胞81%，淋巴细胞15%，单核细胞1%，嗜酸性粒细胞3%。血小板1020×10^{9}/升，以后数次复查血小板计数均在 1000×10^{9}/升以上。血沉3毫米/小时，出凝血时间正常。骨髓检查：骨髓增生明显活跃，以巨系、粒系增生为主。粒红比例8：1，全片巨核细胞120个，以成熟产板巨核细胞为主。血小板成片出现，可见巨大及异形血小板。“B”超检查示：脾肿大。

诊断：原发性血小板增多症。

治疗：以大黄䗪虫丸每日2丸，同时服白消安每日4毫克。

4周后复查血象：血红蛋白100克/升，白细胞11×10^{9}/升，血小板400×10^{9}/升。停用白消安继续口服大黄䗪虫丸维持治疗，定期复查血象，血红蛋白在110～120克/升，白细胞 $7.0\sim10.0\times10^{9}$/升，血小板（200～310）$\times10^{9}$/升。1991年1月5日血象：血红蛋白120克/升，白细胞9.1×10^{9}/升，血小板210×10^{9}/升。骨髓检查未见明显异常。患者面色红润，脾脏肋下触不到，麻木疼痛症状消失，活动自如。［中西医结合杂志，1991，12（12）］

方筠卿医案

○方某，男，44岁，干部。

患者于1980年12月中旬发觉低热（体温37.6摄氏度），心悸，夜寐不佳，腰酸肢楚，曾诊治服过药物，但症状未减，食差，经胸透、血、肝功、大小便常规检查均无异常。1981年1月23日转中医门诊。

症见低热（体温37.8摄氏度），口干，腰酸，神疲乏力，夜寐不佳，二便自调，舌质红，苔薄白，脉细滑。嗜酸性粒细胞直接计数2002个/微升。

辨证：肾阴虚，虚热内盛。

治法：滋养肾阴。

方药：六味地黄汤加味。

山茱萸、粉丹皮各6克，建泽泻、杭白芍各9克，云茯苓12克，熟地黄、怀山药、京丹参、合欢皮各15克。煎服。

二诊：服上方12剂后，复查嗜酸性粒细胞计数176个/微升，低热退净，余症消失，再进前方5剂，以资巩固。

2月14日及18日两次复检嗜酸性粒细胞计数分别为，132个/微升及220个/微升。随访二年无复发。

○孙某，男，20岁，干部。

患者于1980年3月17日起低热，口干，脘腹胀闷，夜寐不宁，腰酸乏力，曾以外感论治罔效，经胸透、胃肠钡剂造影、血常规、肝功能、尿常规、粪常规检查等均未见异常。周围血象白细胞计数7.10×10^{9}/升，中性粒细胞48%，淋巴细胞23%，嗜酸性粒细胞29%。用枸橼酸乙胺嗪、左旋咪唑等治疗12天后，复查嗜酸性粒细胞直接计数达3256个/微升。症状未见明显减轻。

初诊（1980年5月7日）：症见低热（体温37.8摄氏度），手足心热，口干头晕，心悸盗汗，夜寐不佳，腰酸乏力，舌质红，苔薄白，脉细，重按无力。

辨证：肝肾不足。

治法：滋养肝肾。

方药：六味地黄汤加味。

生地黄、熟地黄、云茯苓各12克，山茱萸6克，怀山药、京丹参各15克，粉丹皮、建泽泻、大麦冬、杭白芍各9克，煎服。

二诊：服药3剂后，低热消失，血复查嗜酸性粒细胞计数2640个/微升，照上方加珍珠母、三角麦各30克。

三诊：服前方3剂后，盗汗减轻，守前方加女贞子15克。

此方连服9剂后，诸症消失。两次血嗜酸性粒细胞计数分别为440个/微升与396个/微升，至6月2日再检均为正常范围，随访两年无复发。［福建中医药，1985，16（3）］

邢锡波医案

○狄某，女，34岁，干部。

1年来头晕眼花，身倦无力，心悸气短，失眠多梦，性欲减退，月经后期，食欲不好，喜热饮，怕冷，四肢麻木。在某医院检查诊断为肾上腺皮质功能减退症。

检查：精神不振，毛发枯焦，面色晦暗，皮肤干燥。血压85/60毫米汞柱，血糖45毫克%，血钾40毫克%，血钠330毫克%，心电图呈低电压。曾服甘草流浸膏效果不显。脉沉涩，舌质降有小红点。

辨证：肾阴不足，肾阳衰微。

治法：滋补肾阳、肾阴。

方药：菟丝子、玉竹各24克，巴戟天、何首乌、枸杞各15克，五味子12克，胡芦巴、紫石英、阳起石各9克，人参4.5克，鹿茸1.5克，朱砂1.2克，琥珀0.9克（后4味研面冲服）。

二诊：上方连服7剂，头晕、心悸消失，食欲稍增，四肢转温已不麻木，夜能安睡，是肾阳渐复，肾阴仍虚。

方药：玉竹24克，何首乌、覆盆子各15克，菟丝子、巴戟天、紫石英、磁石各12克，龟甲胶、紫河车各9克，人参4.5克，鹿茸1.5克，琥珀、朱砂各0.9克（后4味研面冲服）。

连服8剂，血压恢复正常，血钾、钠已纠正。脉弦虚，舌质淡红少苔。是阳长阴复，继服原方2周。面色红润，毛发已有光泽，诸症消失，心电图已正常，按原方配成丸剂常服，巩固疗效。

○陆某，女，41岁，干部。

2年来疲乏无力，头昏失眠，心悸气短，食欲减退。面部及口唇色素沉着，皮肤粗糙，腰痛，毛发脱落，月经后期量少，便溏尿频，体重减轻（从115市斤降至70市斤）。

检查：精神萎靡，面色及口唇黝黑，发细干枯大半脱落，肌肤甲错。化验：血糖72毫克%，基础代谢率-29%，曾用甘草流浸膏及皮质酮治疗，无明显效果。脉弦细无力。舌质淡，苔薄白。

辨证：肾阴阳虚损，脾阳不振。

治法：补肾扶阳，健脾安神。

方药：炙甘草、何首乌、巴戟天、枸杞各24克，生山药、磁石、紫梢花各12克，白术、仙灵脾、紫石英各9克，鹿鞭粉6克，人参2.4克，琥珀0.9克，鹿茸0.6克（后3味研面冲服）。

二诊：前方连服3周，心悸气短减轻，食欲增加，身觉有力，夜能安睡，脉弦细重按有力，舌质淡红，是肾阳渐复，肾阴滋长，脾气健运之象。

方药：巴戟天24克，桑寄生18克，何首乌、枸杞各15克，仙灵脾12克，炙甘草、白术、五味子各9克，肉桂3克，人参1.8克，海马、琥珀各0.9克，鹿茸0.6克（后4味研面冲服）。

连服3周，精神好转，面部及口唇色素渐退，毛发渐生。脉弦虚，舌淡红无苔。此方连续服用3个多月，症状消失。化验：血糖到正常范围。基础代谢率+18%，已恢复工作。（《邢锡波医案选》）

黄海龙医案

○万某，女，36岁，医生。1978年4月6日初诊。

患哮喘病已十余年。体素虚弱，易过敏。1978年春季以来，哮喘频发，服已往有效药物亦不能平喘。伴胸闷，痰多，夜寐不安，头晕，走路有头重足轻飘浮感，神态瞧悴，怕冷，每晚穿毛线衣盖厚棉被都不觉暖。周身乏力，记忆力减退，纳谷不馨，时时欲吐，易感冒，舌淡苔白，脉沉细。胸片检查：右第1、2前肋间隙及下野外带有指头大之淡薄边缘模糊不均匀之片状阴影；左第2、3、4前肋间隙及下野外带亦有类似病变，两肺野肺纹理增多紊乱。血象：白细胞9.4×10^9/升，嗜酸性粒细胞21%，淋巴细胞22%，单核细胞1%，中性粒细胞56%，嗜酸性粒细胞计数为1980个。西医诊断：①过敏性肺炎；②嗜酸性粒细胞增多症。给予地塞米松每日3次，每次1片；四环素，每日4次，每次2片。服1周后，胸片过敏性肺炎病灶基本吸收消失。血象：白细胞15.3×10^9/升，淋巴细胞22%，嗜酸性粒细胞23%，单核细胞4%，中性粒细胞51%，嗜酸性粒细胞计数为2688个。继续用激素和抗生素治疗至4月20日病情逐渐加重，头晕甚，周身乏力，软弱，走路飘浮不稳，动则气喘，汗出，食欲大减，口不知味，怕冷加重，呕吐，项背腰脊强几几，哮喘每晚发作需坐起1～2小时，夜寐不安，疲惫不堪。舌淡苔白，脉弱。血象：白细胞 15.8×10^9/升，淋巴细胞18%，嗜酸性粒细胞 32%，中性粒细胞50%，嗜酸性粒细胞计数为 4708个。确诊为嗜酸性粒细胞增多症。遂停用西药改服中药治疗。根据上述脉证分析，证属脾肾阳虚，精亏血少。治宜温补脾肾，填精补血。方药以龟鹿二仙胶加味：红参6克，鹿胶 10克，龟胶 10克，枸杞15克，党参 15克，白术 10克，巴戟天 10克，补骨脂 10克，当归 10克，川芎6克，白芍10克，生地10克，附片10克。连服4剂，头晕减轻，精神稍安，胃纳渐好，已不怕冷，呕吐亦除。仍感胸闷，气喘，项背腰脊强几几。舌苦白，脉沉弱。血象：白细胞12.9×10^9/升，淋巴细胞22%，嗜酸性粒细胞22%，中性粒细胞56%，嗜酸性粒细胞计数为1408个。病情好转，前方有效，续进8剂。头晕大见减轻，食欲明显好转，能进食知味，项背腰脊强几几大减。适逢月经来潮，仍感胸闷，哮喘，腰膝酸软，不耐劳作，全身乏力。血象：白细胞9.3×10^9/升，淋巴细胞22%，嗜酸性粒细胞16%，中性粒细胞62%，嗜酸性粒细胞计数为836个。病已向愈，仍守上方，服12剂，病情显著好转。但因脾胃虚弱，过服龟胶、生地等滋腻之品，大便每日2次，中脘病闷，胃纳欠馨，故减龟、鹿胶剂量，去当归、生地，又进16剂。诸症悉除。血象：白细胞7.4×10^9/升，淋巴细胞44%，嗜酸性粒细胞6%，中性粒细胞50%，嗜酸性粒细胞计数为176个（注：嗜酸性粒细胞计数正常值为50～300个）。［辽宁中医杂志，1982，9（1）］

李积敏医案

○蔡某，女，29岁，已婚。1984年12月27日初诊。

自述于8月初，第2胎产后大出血休克，经市某医院大量输血抢救后好转。但此后恢复不佳，病情渐重。时常自觉怕冷，全身冷汗出，食欲不振或食后呕吐，疲乏无力，性欲减退，脱发，阴毛腋毛均逐渐脱光，尿频，大便溏有时失禁，生活不能自理，卧床不起。就诊时，慢性病容，面色苍白，消瘦，精神萎靡，口唇发颤，语言低微无力，乳房萎缩，腹部凹陷，腋毛稀少，舌淡少苔，脉微细弱无力。

妇科检查：外阴萎缩，阴毛少许，阴道黏膜苍白，宫颈短小，宫体萎缩，附件阴性。激情素水平中度低落。

诊断：席汉综合征。

治法：温补肾阳，养血养阴。

方药：熟地30克，菟丝子30克，山药15克，枸杞子15克，五味子15克，山萸肉10克，仙灵脾10克，补骨脂10克，丹皮10克，茯苓10克，当归10克，香附10克，覆盆子10克，白芍9克，肉桂6克，制附子6克。水煎服，每日1剂，另外中成药金匮肾气丸，8粒/次，3次/日。

服药12剂后，患者自觉症状明显好转。继用上药治疗3个月后，基本治愈。

○某女，26岁，已婚，1987年10月14日初诊。

患者自述去年3月产后大出血休克，经市某医院抢救好转。以后逐渐出现头发、腋毛、阴毛脱落，阴道分泌物减少，性欲减退。气短，倦怠无力，畏寒怕冷，下肢不温，腰酸，食欲不振，头晕，记忆力减退，舌质淡苔薄白，脉沉细。体检无殊，妇科检查：子宫前倾，萎缩约黄豆粒大小，质硬活动，无压痛，宫颈小圆，阴道前壁膨出，阴道皱壁小而光，穹窿空，附件阴性，激情素水平中度低落。

诊断：席汉综合征。

治法：滋补肾气，补养气血。

方药：熟地15克，菟丝子15克，仙灵脾15克，仙茅15克，枸杞子15克，五味子15克，党参15克，黄芪15克，当归10克，白术10克，覆盆子10克，车前子10克，川芎6克，砂仁6克，肉桂6克，肉苁蓉15克，巴戟天15克，紫河车6克（研吞），怀牛膝10克。水煎服，每日1剂，每周5剂。

服药3个多月，七十余剂，症状基本消失，月经来潮，毛发未再脱落，阴道分泌物增加，性欲正常，食纳尚佳，睡眠尚好，患者自觉治愈。妇科检查：子宫如枣大小，质软，宫颈光，正常大小；阴道黏膜润滑。嘱其继用上方，以巩固疗效。

○叶某，女，27岁。1985年3月21日初诊。

自述去年5月因产后大出血而休克，经抢救好转后，恢复不佳，逐渐出现头发、阴毛及腋毛明显脱落，性欲降低，头晕，心慌，气短，食欲不振，夜眠多梦，神疲倦怠，闭经等。曾在某市级医院应用激素类药物治疗未效。就诊时，症状同前，体检无殊，妇科检查：子宫轻度萎缩，阴道分泌物少，附件阴性，激情素水平轻度低落。舌质淡苔薄白，脉细缓。

诊断：席汉综合征。

治法：益肾补气，养血调冲。

方药：熟地15克，枸杞子15克，五味子15克，仙灵脾15克，黄芪15克，党参15克，菟丝子10克，仙茅10克，巴戟天10克，覆盆子10克，当归10克，白芍10克，砂仁10克，茯苓10克，车前子10克，川芎6克，香附6克。水煎服，每日1剂。

4月5日复诊：服上药12剂后，症状稍减，但睡眠差，头晕沉。上方去川芎、熟地、砂仁、香附，加远志、枣仁、桂圆肉。

4月26日三诊：服药20剂后，自觉症状有所好转，继用上方进行治疗。

服药4个月后，饮食正常，睡眠好，月经基本正常，阴道分泌物增多，性欲正常，患者自觉基本治愈，嘱其继服上方1个月，以巩固其疗效。［甘肃中医，1996，9（4）］

薛霁、包红、徐丹等医案

○邓某，女，20岁。

因患肾病综合征收入院，使用泼尼松治疗。开始阶段，每天服用60毫克，2周后颜面发红，身体渐胖，大剂量服用激素1个半月时，每周撤减5毫克，直至减至每天服用10毫克，并一直使用此维持量。激素治疗半年，肾病症状消失，实验室检查正常，但出现了典型的类库欣综合征。

症见：满月脸，水牛背，向心性肥胖，颜面做红，散在痤疮及脓头，多毛，月经量少，不规则，虚烦少寐，口干咽痛，周身乏力，舌红少苔，脉细数。

辨证：证属阴虚火旺，湿毒蕴结证。

治法：滋阴泻火，凉血解毒。

方药：生地30克，熟地20克，知母20克，玄参20克，麦冬15克，丹参10克，牡丹皮10克，赤芍10克，金银花25克，连翘15克，甘草10克，茜草10克，益母草50克，地丁50克，菊花20克。

服药1个月，顺利撤除激素维持量，未出现反跳。继服上方3个月，月经恢复正常，满月脸，向心性肥胖，多毛等症状明显减轻，痤疮及脓头消失。出院后服用六味地黄丸巩固治疗3个月，类柯兴综合征象基本消除，未出现肾上腺皮质功能减退症状。随诊1年，未见复发。［吉林中医药，1998，（4）］

曹金霓等医案

○某男，48岁，1975年8月16入院。

2年前因外伤检查血象白细胞数18.8×10^9/升，以后渐觉乏力、心悸，白细胞数为（15.0～50.0）×10^9/升，疑为慢粒，数次骨髓穿刺均不满意。查体：表浅淋巴结未触及，心尖区轻度收缩期杂音，肺（－），肝肋缘下1.5厘米，中等硬，脾未触及，脾浊音界扩大，肝功能正常，甲胎蛋白（－），血抗人体球蛋白试验（－），酸化血清试验及糖水试验阴性。住院后骨髓穿刺两次，一次增生活跃，一次干抽，活检（病理号75-1292）证实诊断。经住院及门诊中药、丙睾及少量二溴甘露醇治疗半年余，血红蛋白升至（60～70）克/升，白细胞降至20×10^9/升以下，病情迄今稳定。

○某女，40岁，1976年2月28日入院。

一年来乏力、心悸、腹胀，白细胞及血小板增高，曾4次骨穿均不满意。查体：表浅淋巴结未触及，心肺（－），肝未触及，脾下极平脐，中等硬。肝功正常，清蛋白3.6克%，球蛋白2.2克%，血糖159毫克%，尿糖（+）。住院后骨穿增生减低，活检（病理号76-854）证实诊断。食道钡餐造影，食道下端静脉曲张。经住院及门诊中药及降血糖治疗半年余，血糖降至正常水平，血红蛋白升至 110克/升，白细胞及血小板变化不大。病情一直稳定。

○某男，56岁，1976年7月首次门诊。

6年前开始发现左上腹肿块，逐渐增大，一年来腹胀、乏力、胃纳减少。查体：表浅淋巴结未触及，心肺（－），腹较胀，肝未触及，脾占2/3腹腔，下极在脐下4厘米。肝功正常，清蛋白3.5克%，球蛋白2.4克%。门诊骨穿仍不满意，增生减低，活检证实诊断，门诊以中药及少量二溴甘露醇治疗3月余，血红蛋白升至100克/升，白细胞数降至20×10^9/升以下，迄今无变化。

○某，女，63岁，1974年4月3日入院。

头晕、面色苍白十年余，近2年来加重，并发现左上腹部有一肿块。查体：左颌下及右腋下淋巴结轻度肿大，心尖区轻度收缩期杂音，肝肋缘下1厘米，脾肋缘下8厘米。肝功能（包括胆红素、范登伯试验、转氨酶）正常，清蛋白3.9克%，球蛋白2.0克%。先后4次骨髓穿刺均干抽，活检（病理号74-808）证实诊断。四肢及骨盆X线片无异常。经住院及门诊中药治疗一年余，血红蛋白升至98克/升，脾缩小1/3，病情稳定。1976年12月死于肺炎。

○某女，62岁，1974年9月2日入院。

10年前发现左上腹拳头大肿块，逐渐肿大。3年前开始贫血、消瘦、乏力、低热。四次骨髓穿刺增生显著减低。查体：体温37.4摄氏度，消瘦，表浅淋巴结未触及，心肺大致正常，肝未触及，脾下极达盆腔，坚硬，无压痛。肝功能正常，清蛋白3.3克%，球蛋白3.0克%，碱性磷酸酶8.6单位。超声波检查：肝波分布均匀，稀疏微波。脾波分布均匀，较密微波，杂有中小波。食道钡餐，食道下端静脉曲张。四肢及骨盆X线片，股骨及骨盆骨质密度增加，髓腔变小，松质骨骨小梁粗大，结构不规则。颅骨板障消失。

住院后又做骨穿两次（包括胸骨），增生明显减低，活检（病理号74-1464）证实诊断。经中药及少量二溴甘露醇治疗半年多，血红蛋白升至80克/升，白细胞降至20×10^9/升，病情稳定。

○某男，50岁，1975年4月2日入院。

4个月前开始腹胀、乏力、心悸，在他院发现贫血、白细胞增多及幼稚细胞，骨髓穿刺4次均未成功。查体：表浅淋巴结未触及，心肺无异常，腹部较胀，肝在锁中线肋缘下10厘米，剑突下10厘米，中等硬度，无压痛，脾不大。肝功正常，碱性磷酸酶3.4单位，BSP潴留试验正常，甲胎蛋白（-）。超声波检查：肝波活跃，分布均匀，稀疏微波。脾不肿大。住院骨髓穿刺活检（病理号75-535）证实诊断。经住院及门诊中药及丙酸睾酮治疗一年余，血红蛋白上升至60～70克/升，病情稳定。［天津医药，1978，6（1）］

丁甘仁医案

○李先生。脉象虚弦而数，咳嗽咯痰不爽，吐血屡发，不时寒热，舌质红，苔薄腻而黄。据述初病伤于酒，酒性本热，热则伤阴，阴伤木火易于升腾，扰犯营络，络损血溢，肺受火刑，清肃之令不行，损怯根萌。姑拟滋养三阴，以柔肝木；润肺化痰，而怯宿瘀。

蛤粉炒阿胶三钱，生左牡蛎四钱，侧柏炭钱半，茜草根二钱，抱茯神二钱，旱莲草二钱，川贝母二钱，怀山药三钱，嫩白薇钱半，甜光杏二钱，冬瓜子三钱，冬虫夏草三钱，葛氏十灰丸（包）二钱，鲜藕（去皮）二两（切片煎）。

○徐先生。吐血渐止，咳嗽依然，潮热纳少，舌中剥绛，苔薄腻而黄，脉象弦细而数。肺阴已伤，湿热酿痰留恋，宿瘀郁蒸为热，损症根萌已著，非易图治。再宜培土生金，养肺去瘀，未识能挽回否？尚希明正。

南沙参三钱，抱茯神三钱，怀山药三钱，嫩白薇钱半，茜草根二钱，紫丹参二钱，生苡仁四钱，川象贝各二钱，瓜蒌皮三钱，甜光杏三钱，冬瓜子三钱，生熟谷芽各三钱。

○陈右。久恙少阴，阴阳两亏，火不生土，脾胃正气不振，血不养心，心肾不能交通，少寐，纳谷不旺，形瘦神疲，面无华色，舌苔干腻，脉象濡细，颇虑延人损途，姑拟培补阴阳和胃安神。

吉林参须八分（另煎汁冲），熟附片八分，煅牡蛎四钱，青龙齿三钱，朱茯神三钱，仙半夏二钱，广橘白一钱，佩兰梗钱半，焦谷芽三钱，夜交藤三钱，炙远志一钱，合欢花钱半，春砂壳八分。

○余左。正虚邪恋，营卫循序失常，身热十天，时轻时剧；胸闷纳少，脉象濡数。颇虑延入损途，姑拟养正和解，调胃畅中。

南沙参三钱，银柴胡一钱，嫩白薇钱半，赤茯苓三钱，仙半夏钱半，陈广皮一钱，春砂壳八分，福泽泻钱半，白通草八分，炒谷麦芽各三钱，大腹皮二钱，佩兰梗钱半，地枯萝三钱。

○汪左。吐血屡发，咳呛已延半载，难于平卧，脉象弦细而数。阴分本亏，肝火上升，肺失清肃，木旺金制，颇虑入损。姑拟养阴柔肝、清肺祛瘀。

蛤粉炒阿胶二钱，甜光杏三钱，川贝母二钱，左牡蛎四钱，抱茯神三钱，粉丹皮二钱，茜草根二钱，旱莲草一钱，瓜蒌皮二钱，冬瓜子三钱，鲜竹茹钱半，潼蒺藜二钱，鲜藕节二枚，枇杷叶膏三钱（冲服）。

○吴左。失血后咳嗽已延数载，清晨气逆，脉象弦细。肾虚于下，肝火挟冲气上升，肺金受制，清肃之令不得下行，已成损怯，非易图治。姑宜清上实下，培土生金。

蛤粉炒阿胶二钱，左牡蛎四钱，花龙齿三钱，抱茯神三钱，怀山药三钱，潼蒺藜三钱，米炒于术一钱，熟女贞三钱，川贝母二钱，北秫米三钱，七味都气丸（包煎）五钱。

○邱左。吐血虽止，咳嗽痰多，动则气逆，舌苔薄腻，脉象细数。肾虚冲气上升，肺虚痰热留恋，势将成损，恐难完璧。今拟清上实下主治。

怀山药三钱，川象贝各二钱，抱茯神三钱，甜光杏三钱，茜草根二钱，旱莲草三钱，瓜蒌皮三钱，潼蒺藜三钱，北秫米（包）三钱，冬瓜子三钱，鲜竹茹二钱，水炙桑叶钱半，水炙桑皮钱半，鲜藕节二枚，六味地黄丸一两（包煎）。

○郑左。脏阴营液亏耗，木火刑金，脾虚木乘，运化失常，咳嗽已久，大腹胀满，内热口干，形肉消烁，脉象弦细，舌光无苔。脉症参合，已入不治之条，勉方冀幸。

南沙参三钱，川石斛三钱，生白术二钱，连皮苓四钱，陈广皮一钱，淮山药三钱，川贝母三钱，甜光杏三钱，冬瓜子三钱，炒谷芽三钱，炒苡仁三钱，陈葫芦瓢三钱。

○王左。吐血后季春咳嗽，至冬益甚，动则气逆，腑行溏薄，形肉消瘦，脉象虚弦，舌苔干腻。肺脾肾三阴俱亏，冲气上升，已成损怯，恐鞭长莫及。勉拟培土生金。

南沙参三钱，云茯苓三钱，炒怀药三钱，煅牡蛎四钱，花龙骨三钱，川贝母二钱，炙粟壳三钱，诃子皮三钱，炒苡仁三钱，炒谷芽三钱，炒冬术钱半，干荷叶一角。

○陈右。阴分久亏，木火上升，肺金受制，咳嗽已久，内热咽痛，舌有糜点，脉象濡滑而数。势将成损，恐鞭长莫及矣。姑拟，补肺阿胶汤加减。

蛤粉炒阿胶二钱，川象贝各二钱，甜光杏三钱，蜜炙马兜铃二钱，抱茯神三钱，怀山药三钱，川石斛三钱，南沙参三钱，左牡蛎四钱，冬瓜子三钱，藏青果一钱，北秫米（包）三钱，野蔷薇露（后入）四钱，枇杷叶膏（冲服）三钱。

○韩左。劳力伤脾，汗出遇风，肺脾肃运无权，痰湿蕴结募原之间，脐旁痞块已久，不时作痛，入夜盗汗，耳鸣头眩，咳嗽痰多，脉象左弦细，右紧滑，舌苔薄腻。颇虑入于损途。

熟附片五分，煅龙骨三钱，煅牡蛎三钱，云茯苓三钱，炙远志肉一钱，仙半夏钱半，光杏仁三钱，象贝母三钱，炙款冬钱半，带壳砂仁八分，黑穞豆衣三钱，炒谷麦芽各三钱，浮小麦四钱。

○王右。卫虚失于外护，营虚失于内守，虚寒虚热，屡次举复，肝经气火上升，肺金受制，清肃之令不行，咳嗽吐血，脉象虚弦而数。颇虑入损，故拟养阴清肝，调和营卫。

南沙参三钱，银柴胡一钱，抱茯神三钱，怀山药三钱，茜草根二钱，侧柏炭钱半，甜光杏三钱，紫丹参二钱，蛤粉炒阿胶二钱，青龙齿三钱，川贝母二钱，粉丹皮钱半，藕节三枚。

○吕左。身热月余，时轻时剧，咳嗽痰多，口疮碎痛，形瘦骨立，脉滑数。阴液已伤，风温伏邪蕴蒸肺胃，外感而致内伤，渐入虚损一途。姑拟人参白虎汤意。

南北沙参各钱半，熟石膏一钱，炒知母二钱，朱茯神三钱，生甘草六分，竹沥半夏二钱，水炙桑叶皮各钱半，光杏仁三钱，川象贝各二钱，冬瓜子三钱，鲜竹茹二钱，北秫米（包）三钱，干芦根（去节）一尺，枇杷叶露（后入）四两。

○颜左。脾肾两亏，痰饮亦肺，咳嗽已久，腰酸骨楚，纳少便溏，舌苔薄腻，脉象濡滑。颇虑人损。姑拟培土生金，肃肺化痰。

炒怀药三钱，云茯苓三钱，生白术钱半，仙半夏二钱，象贝母三钱，炙款冬钱半，水炙远志一钱，炒补骨脂钱半，熟附片四分，厚杜仲三钱，炒谷芽三钱，炒苡仁三钱，干荷叶一角，薄橘红一钱。

○胡左。卫虚失于外护，营虚失于内守，虚寒虚热已久，咳嗽纳少，耳鸣神疲，脉濡小而滑，势将成损，姑拟培土生金，助阳和解。

吉林参须一钱，银柴胡一钱，仙半夏二钱，炙远志一钱，生白术二钱，抱茯神三钱，川象贝各二钱，炒怀药三钱，熟附片七分，煅牡蛎四钱，花龙骨三钱，炒谷芽三钱，炒苡仁三钱，蜜姜二片，红枣四枚。

○周先生。脉象细小而数，舌苔干腻；吐血之后咳嗽气逆，纳谷减少，形瘦神疲，小溲短赤。此阴分早亏，木火升腾，阳络损伤则血妄行；肾虚冲气逆肺，故气促而鼻煽也。脉症参合，已入损怯一门，勉拟培土生金，养肺化痰。未识能挽回否？尚希明正。

怀山药三钱，南沙参三钱，甜光杏三钱，炙远志一钱，抱茯神三钱，川贝母二钱，瓜蒌皮三钱，左牡蛎三钱，潼蒺藜三钱，北秫米（包）三钱，七味都气丸（包煎）六钱。

二诊：脉象细小短数，舌苔干白而腻，咳嗽咯痰不爽，气喘不能平卧，形瘦神疲，纳谷减少，小溲短赤，额汗甚多，肌肤灼热，阴阳两亏，冲气逆肺，肺金化源告竭，颇虑喘脱之变，勉拟纳气归肾，和胃肃肺，亦不过尽人力以冀天眷耳。

蛤蚧尾（入煎）八分，花龙骨三钱，左牡蛎四钱，抱茯神三钱，炙远志一钱，怀山药三钱，川贝母二钱，甜光杏三钱，广橘白一钱，浮小麦四钱，生熟谷芽各三钱，七味都气丸（包煎）六钱。（《丁甘仁医案续编》）

张锡纯医案

○劳热咳嗽。

邻村许姓学生，年十八岁，于季春得劳热咳嗽证。

病因：秉性刚强，校中岁底季考，未列前茅，于斯发愤用功，劳心过度；又当新婚之余，或年少失保养，迨至春阳发动，渐成劳热咳嗽证。

证候：日晡潮热，通夜作灼，至黎明得微汗其灼乃退。白昼咳嗽不甚剧，夜则咳嗽不能安枕。饮食减少，身体羸瘦，略有动作即气息迫促。左右脉皆细弱，重按无根，数逾七至。夫脉一息七至，即难挽回，况复逾七至乎？犹幸食量犹佳，大便干燥（此等证忌滑泻），知犹可治。拟治以峻补真阴之剂，而佐以收敛气化之品。

处方：生怀山药一两，大甘枸杞八钱，玄参六钱，生怀地黄六钱，沙参六钱，甘草三钱，生龙骨（捣细）六钱，净萸肉六钱，生杭芍三钱，五味子（捣细）三钱，牛蒡子（捣碎）三钱。

共煎汤一大盅，温服。

方解：五味入汤剂，药房照例不捣。然其皮味酸，核味辛，若囫囵入煎则其味过酸，服之恒有满闷之弊。故徐灵胎谓，宜与干姜之味辛者同服。若捣碎入煎，正可藉其核味之辛以济皮味之酸，无事伍以干姜而亦不发满闷。是以欲重用五味以治嗽者，当注意令其捣碎，或说给病家自检点。至于甘草多用至三钱者，诚以此方中不但五味酸，萸肉亦味酸，若用甘草之至甘者与之化合（即甲己化土可增加其补益之力（如酸能齼齿，得甘则不齼齿是明征），是以多用至三钱。

复诊：将药连服三剂，灼热似见退不复出汗，咳嗽亦稍减，而脉仍七至强。因恍悟此脉之数，不但因阴虚，实亦兼因气虚，犹若力小而强任重者，其体发颤也。拟仍峻补其真阴，再辅以补气之品。

处方：生怀山药一两，野台参三钱，大甘枸杞六钱，玄参六钱，生怀地黄六钱，甘草三钱，净萸肉五钱，天花粉五钱，五味子（捣碎）三钱，生杭芍三钱，射干二钱，生鸡内金（黄色的捣）钱半。

共煎一大盅，温服。为方中加台参恐服之作闷，是以又加鸡内金以运化之，且凡虚劳之甚者，其脉络间恒多瘀滞，鸡内金又善化经络之瘀滞也。

三诊：将药连服四剂，灼热咳嗽已逾十之七八，脉已缓至六至，此足征补气有效也。爰即原方略为加减，多服数剂，病自除根。

处方：生怀山药一两，野台参三钱，大甘枸杞六钱，玄参六钱，生怀地黄五钱，甘草二钱，天冬五钱，净萸肉五钱，生杭芍三钱，川贝母三钱，生远志二钱，生鸡内金（黄色的捣）钱半。

共煎一大盅，温服。

效果：将药连服五剂，灼热咳嗽痊愈，脉已复常，遂停服汤剂。俾日用生怀山药细末煮作茶汤，兑以鲜梨自然汁，当点心服之，以善其后。

○沈阳商家子娄顺田，年二十二，虚劳咳嗽，甚形羸弱，脉数八至，按之即无。细询之，自言曾眠热炕之上，晨起觉心中发热，从此食后即吐出，夜间咳嗽甚剧，不能安寝。因二十余日寝食俱废，遂觉精神恍惚，不能支持。愚闻之，知脉象虽危，仍系新证，若久病至此，诚难挽回矣。遂投以醴泉饮［醴泉饮：治虚劳发热，或喘或嗽，脉数而弱。生山药一两，大生地五钱，人参四钱，玄参四钱，生赭石（轧细）四钱，牛蒡子（炒捣）三钱，天冬四钱，甘草二钱］，为其呕吐，将赭石改用一两，一剂吐即止，可以进食，嗽亦见愈。从前五六日未大便，至此大便亦通下。如此加减服之，三日后脉数亦见愈，然犹六至余，心中犹觉发热，遂将玄参、生地皆改用六钱，又每日于午时，用白蔗糖冲水，送服西药阿斯必林七厘许。数日诸病皆愈，脉亦复常。

○沈阳苏惠堂，年三十许，劳嗽二年不愈，动则作喘，饮食减少。更医十余人，服药数百剂，分毫无效，羸弱转甚。其姊丈李生，在京师见《衷中参西录》再版，大加赏异，急邮函俾其来院诊治。其脉数六至，虽细弱仍有根柢，知其可治。自言上焦恒觉发热，大便三四日一行，时或干燥。遂投以醴泉饮，为其便迟而燥，赭石改用六钱，又加鸡内金二钱（捣碎），恐其病久脏腑经络多瘀滞也。数剂后饭量加增，心中仍有热时，大便已不燥，间日一行。遂去赭石二钱，加知母二钱，俾于晚间服汤药后，用白蔗糖水送服阿斯必林四分瓦之一，得微汗。后令于日间服之，不使出汗，数日不觉发热，脉亦复常，惟咳嗽未能痊愈。又用西药几阿苏六分，薄荷冰四分，和以绿豆粉为丸，梧桐子大，每服三丸，日两次，汤药仍照方服之，五六日后咳嗽亦愈，身体从此康健。（《医学衷中参西录》）

章次公医案

○方某，男。

自患伤寒重病后，时心动悸，短气难以平卧，舌红。脉细数。曾经西医透视诊为心脏扩大。

高丽参15克，熟地30克，山萸肉15克，上安桂3克，蛤蚧尾一对，白术15克，五味子6克，仙鹤草30克，煅牡蛎30克，大寸冬15克，杭白芍15克。

上药共研细末，炼蜜为丸梧子大，早晚各服9克。（《章次公医案》）

汪逢春医案

○孙左，七十六岁，八月十九日.

两足浮肿，咽关梗痛且干，左脉弦滑有力，右细弦。高年心肾交亏，阴虚阳越，水火不相既济。拟以生津温补并用。

南沙参三钱（米炒），淡附片一钱（川连五分同炒），玉蝴蝶三钱，盐川柏五钱，西洋参三钱（米炒），炙甘草七钱，金狗脊三钱（去毛），连皮苓四钱，黄芪皮五钱（防己三钱，同炒），香砂六君子丸五钱（布包），全当归三钱，炮姜七分。

都气丸三钱，早晨空心淡盐水进下。

二诊，八月二十四日。

足肿渐消，咽关梗痛亦减，左脉渐平，右部细弦而滑。心肾交亏之证，不易速效。再以坎离既济法，宜乎休养静摄，忌食咸味，防头肿胀。

南沙参三钱（米炒透），淡附片钱五（盐水炒），全当归三钱（炮姜七分），西洋参三钱（米炒透），六君子丸五钱（布包），金狗脊四钱（去毛），盐川柏五钱，黄芪皮七钱（防己三钱同炒），炙草一钱，玉蝴蝶三钱，朱茯苓四钱。

都气丸三钱，空心淡盐水速下。

○王右，三十七岁，五月二十二日，北新桥。

日晡潮热，一身烦倦无力，脊梁上端疼痛，腿足浮肿，胃不思纳，舌苔白腻而厚，质绛，两脉细弦而滑。病属内损，为日已久。治之非易，姑以扶羸和胃，宜平静摄休养。

银柴胡一钱（鳖血炒拌），十大功劳叶三钱，丝瓜络三钱，川续断三钱（盐水炒），炙鳖甲五钱，金毛狗脊三钱（去毛），嫩桑枝一两，全当归三钱，香青蒿钱五（地骨皮三钱同炒），补骨脂三钱，厚杜仲三钱（盐水炒），生熟麦芽三钱。鹿角霜三分，秋石二分，二味同研，小胶管装，匀两次药进下。

二诊，五月二十六日。

脊梁痛势较缓，潮热亦减，脘腹疼痛，舌苔白，两脉细弦而滑。内损之症，再以扶羸和胃。

银柴胡一钱（鳖血拌炒），全当归三钱，台乌药钱五，香砂枳术丸五钱（布包），炙鳖甲五钱，四制香附三钱（杵），厚杜仲三钱（盐水炒），生熟麦谷芽各五钱，香青蒿五钱（地骨皮三钱同炒），十大功劳叶三钱，金狗脊三钱（去毛），佛手花一钱。鹿角霜三分，秋石一分，二味同研，小胶管装，匀两次，药进下。

三诊：六月二日。

潮热渐渐退净，胃纳亦见进展，大便畅通，左脉虽平，右弦滑而数。病虽见效，宜乎休养静摄，至属千万。

银柴胡一找（鳖血拌炒），枯子芩钱五，土炒白术三钱，鸡内金三钱（水炙），金狗脊三钱（去毛），炙鳖甲五钱，香砂六君子丸五钱（布包），扁豆衣三钱，香稻芽一两，全当归三钱，地骨皮三钱（香青蒿钱五同炒），范志曲四钱（布包），肥玉竹三钱（盐水炒），建莲肉三钱，香橼皮钱五。（《泊庐医案》）

陈士楷医案

○徐某，男。

《内经》云，气出于中焦，又云肺为气之主，肾为气之根。气有余便是火，火盛则津液炼而为痰沫，此自然之理也。据述前曾失血，咳呛痰黏，经半载余而更增气逆如喘，小劳即剧，头汗多而彻夜不寐，纳呆便薄，形疲神乏，脉来弦细滑数，舌绛苔光，此阴血先亏，中气又损，久之而肺肾并伤，肺气失降，肾气失纳，气与火遂有升无制，灼金为咳，烁液为痰，于是阴不济阳，阳复逼阴而为汗，虚损之基不浅矣，恐难为力。惟昔人谓胃为后天根本，人之气阴，皆依胃为养，《内经》有四时百病，胃气为本之说。姑从后天培养，希冀逆挽，录候正之。

北沙参，冬白术，金石斛，炒橘白，麦冬，生石决，制冬青焦白术，茯苓，碧桃，灯心。

○虞某，男。

人之阴阳，本互为其根，水火者，阴阳之征兆也。阴之与阳，宜相济而不宜相胜，若有偏胜，变端即由是而生矣。前从水不济火议治，投以润肺化痰，熄肝清火之剂，咳痰依然不豁，气逆如喘，神疲寐少，形瘦口干，语言謇涩，纳呆便薄，脉来弦细滑数，舌碎苔剥。就症论证，气阴已形两乏，心肝之阳升浮无制，津液烁为痰沫，柔金之肃降无权，中土之生化又困，昔人所谓上损及中，过于脾则不治，下损及中，过于胃则不治，即此候也。况气阴既乏，风阳势必暗动，今偶或运动，手指即有搐搦，眩晕随之，其虚风之掉眩可知。总之阴欲其平，而阳欲其秘，阴不济阳，火无所畏，或金受火灼而为咳呛，或土不制水而为溏薄，甚至精神日耗，形气渐消。加以谷纳式微，化源告竭，已耗之气阴难以速复，余剩之精液日见消磨。勉再以培土生金、壮水制火主治，希冀转危为安，未识能效否。录方候正。

吉林参须，辰茯神，煅牡蛎，霍石斛，焦白芍，潼蒺藜，制女贞，生石决明，煅蛤壳，生地炭，嫩钩藤，辰灯心。（《陈良夫专辑》）

赵友琴医案

○肝肾阴虚已久，见证已属劳怯，面皖形瘦，纳谷不甘，骨蒸潮热，夜间汗出，舌光绛而无苔，脉弦细小滑数。滋养肝以退潮热，培补后天，求其纳谷。

鳖血拌炒银柴胡二钱，香青蒿二钱，地骨皮三钱，杭芍三钱，茯苓三钱，熟地四钱，山药三钱，丹皮二钱、清阿胶三钱（烊化）。

按：本病属虚劳气阴两虚之证。热邪久羁，肝肾真阴大伤，余热深伏阴分而不得出，故见骨蒸发热，肾主骨髓也。其热势不高，入夜增重，发作有时，犹如潮汐之涨落，故曰潮热。夜间卫阳行于内，已虚之阳不能配阳，阳热扰动，故汗出涔涔。肾藏真阴，为一身阴液之主，肾阴虚则一一身之阴俱虚，肌肉失充则形体消瘦，脾胃失濡则运化无权，气血生化匮乏，故见纳谷不甘，面色皖白。脾胃不运，则肝血肾精无源，形成恶性循环。舌光绛无苔，脉弦细小滑数，均为肝肾阴液亏损，虚热内伏之象。

先天之本在于肾，后天之本在于脾，调补脾肾是治疗虚劳的关键，尤当重视胃气之调和。《不居集·上集·卷十》云："虚劳日久，诸药不效，而所赖以无恐者，胃气也。养人之一身，以胃气为主，胃气旺则五脏受荫，水津四布，机运流通，饮食渐增，津液渐旺，以至充血生精，而复其真阴之不足。"本案即以补先天为主，兼顾后天。

方中熟地、阿胶、杭芍、滋阴养血，填精补髓，治在肝肾。山药、茯苓，补中焦，健脾胃，以助气血生化之源。银柴胡甘微寒，入肝胃，善退骨蒸，清虚热，以鳖血拌炒则入血分，退血热且能潜阳。青蒿苦寒，其气芳香走窜，凉血清热，透邪外生。地骨皮味甘微苦而性寒，清降之中又有滋补之性，入肺、肾经，"能上清肺热以滋水之上源，下滋肾水以壮水之下源"，清气分而退有汗之骨蒸。牡丹皮味辛苦而气微寒，寒而不凝瘀，辛而不过散，入心、肝、肾经，清血分而泻阴分之伏火，退阴虚之骨蒸。诸药合用，使阴血得生，真精得补，脾肾和调，生化有源，疾可渐愈。除药物治疗外，加强煅炼，增进体力，饮食有节，起居有常，与病情康复相关甚密，不可不知。（《赵文魁医案选》）

齐秉慧医案

○曾治韩千总，每至夏月无阴，一到三伏之时，全无气力，悠悠忽忽，惟思睡眠，一睡不足，再睡不足，懒于言语，或梦遗不已，或夜热不休，问治于予。予曰。皆子不善保养，肾水泄于冬天，夏月阳盛，阴无以敌，所以如此。须用干熟地一两，山萸四钱，当归、白芍、麦冬、白术、芡实、生枣仁各三钱，茯苓、陈皮、北味子各一钱，水煎服。峻补其肾水，肾水充足则骨始有力，而气不下陷，神自上升矣。此方纯是补阴，盖骨空则软，补其骨中之髓，则骨不坚而坚也。此方治骨软、气软神验。

○又治方州同，色欲过度，烦热作渴，饮水不绝，小便淋漓，大便秘结，唾痰如涌，面目俱赤，满舌生刺，两唇燥裂，遍身发热，两足心如火烙。诊其脉，左三部洪数无伦。予曰：此肾中之真阴大虚，阳无依附而发越于外。经曰：大热而盛，寒之不寒，是无水也，极当峻补其阴。乃与加减八味丸料一斤，内肉桂一两，以水熬六碗，水冷与饮，熟睡半刻。至晚又温饮一碗，诸证悉退。翌日畏寒，四肢作逆，诸证仍至，是无火也，极当大补其阳，乃煎八味地黄汤四剂，诸证尽退。继服龟鹿地黄丸而痊。（《齐氏医案》）

陈修园医案

○平时思虑劳心致形容憔悴，精神恍惚，腰重肢酸。此乃操心过度，元神受伤。盖神藏于心，宜静而不宜动，久动不已，神益困疲，如寡弱之君，势将出亡，左右良臣，铺佐亦觉无权。四塞旁地，自然失其驾驭，所以忽忽如有所失而腰肢觉其重酸也。先安心神，方合治法。

人参五钱，白术三钱，茯神三钱，酸枣仁三钱，远志二钱，柏子仁一钱，丹参二钱，巴戟天一钱，炙黄芪三钱，当归三钱，淮山药三钱，甘草五分，辰砂三分（研末冲）。

同煎服。

○久咳失血，阴分必虚。不耐热蒸，烦躁时甚。脉数，左弦，唇干，苔白，色滞，溺黄，咽喉常作痛。系水亏不能涵养木气，虚火上冲，胃气不清，上干清道，恐将成劳，由来者渐。无情草木，一时非能奏效，宜安神静养以图转机。交节，气不加喘，脉不加促，庶克有济，用清润法。

大生地五钱，白芍二钱，白茯苓三钱，天花粉一钱，玄参一钱，建泽泻一钱，粉丹皮一钱，生甘草一钱，猎肤一钱，枇杷叶露一盏，青蒿露半盏（冲）。

○诊得左寸关搏指，是心肝阳亢；右脉小紧，是脾胃虚寒。是以腹常作痛，大便兼溏，身作微热，亦虚阳外越之故。虚火上炎，津液消烁，劳损之渐，宜早慎防。拟用理中合生脉法参治之，温中为主，佐以清上。庶土厚则火敛，金旺则水生，斯为兼筹并顾之策。

人参二钱，白术三钱，白茯苓二钱，甘草一钱，五味子一钱，麦门冬一钱，炮姜八分，灯草心二十茎。

○早年斫伤太过，致形瘦饥削，面色痿黄，腰膝乏力不能任劳，盗汗时出，脉细弱，是为损精无疑。然精足之人举世绝无，所以肾有补而无泻法。但填精之法不能独求诸少阴一经，和合阳明太阴两经同治，方为合法。

熟地黄六钱，人参二钱，白术三钱（黄土微炒），麦门冬一钱，山萸肉一钱，五味子八分，巴戟天三钱，白茯苓二钱，肉豆蔻一粒（研）。

○寿命之本，积精自刚；荣卫之道，纳谷为实，此治虚劳之不易良法也。今年华正富，中气衰馁，四肢酸痛厥冷，小腹急满，多汗遗精，且斑疹呕吐诸症叠出，系无根失守之火发现于外。虚劳已成，非一时所能疗治，宜取稼穑作甘之本味，急建其中气。俾胃纳渐增，津液滋生，徐图补救之法。列方于下。

黄芪一钱，当归一钱，酒炒白芍一钱，桂心一钱，人参一钱，炙甘草一钱，制半夏二钱，炮附子二钱，加生姜三片，大枣两枚。

煎服。

○阴阳致偏，损症乃起。据称溏泻有年，食减无味，易起嗔怒。此系久病内伤所致，是以太阴脾土日削，少阳胆木来侮，势所必至，病状显然可见，治法宜培元扶土为主，宗《内经》初脏通腑法治之。

人参二钱，炒白术二钱，白茯苓二钱，炙甘草一钱，桑叶一钱，粉丹皮一钱，生姜三片，大枣二枚。

同煎。（《南雅堂医案》）

柳谷孙医案

○形瘦脉数，宛若阴虚致损之象；惟病起春间，微觉咳嗽，因食青梅而剧，此外别无致损之由。推测病情，或因微邪恋于阴分，热久阴伤，故有盗汗热咳之象。先拟养阴托邪，望其热咳两减，则似损而不至于损，斯为万幸。

小生地，炒丹皮，青蒿，白薇，川贝母，蛤壳，南北沙参（各），鳖甲，炒归身，牡蛎，茅根肉，枇杷叶，毛燕窝（煎汤代水）。

热恋阴分，半载不彻，阴液被烁，熏灼肺脏。咳逆痰黄，脉象虚细数促，营阴之虚象已深，而泄泻腹痛，面肢浮肿，中下二焦，又有虚寒滑泄之象。阴阳俱伤，脾肺两碍，用药殊难着手，勉与清阴和中。

南沙参，小生地（炒），丹皮炭，白薇，蛤壳，川百合（土炒），广木香（煨），归身炭，砂仁，麦冬（炒），炙鸡金，功劳叶，枇杷叶。

肺阴久伤，脉象细数，右手更加浮急；干咳内热，气息短促，病因肺胃热烁，金气耗损，神色有枯瘁之象。刻当秋令，天气尚热，肺金不能迎来复之机。拟方以清养为主，仿喻氏清燥之意。

北沙参，麦冬（牡蛎粉拌炒），川百合，蛤壳，桑白皮（蜜炙），生地炭，白薇，白芍，丹皮，天冬，参须，功劳子，枇杷叶。

失血之后，脉虚细数，寒热咳促，不能平卧，已属上损之候。刻下胃纳不佳，肢端微肿，有中气虚馁之虑。用肃肺培中法，冀其中土渐旺，脉数渐退，方是可治之机。

北沙参，於术，麦冬，川百合，紫菀，炙甘草，旋覆花，归须，生地炭，丹皮炭，左牡蛎（生打），橘络，枇杷叶，藕汁。

先内热而后咯血，咳嗽盗汗，数月不已，脉象弦数而糊，尺肤热甚，痰色带黄，此不特阴气虚损，兼有伏热内灼。热燥阴涸，金水两伤，更兼便溏纳少，中气亦虚，在虚证中最为重候。

北沙参，生地（蛤粉炒），川百合，苡仁，东白芍，丹皮，蛤黛散，牡蛎，怀山药，白薇，桑皮，枇杷叶。（《柳宝诒医案》）

何澹安医案

○气虚表弱，色脉少神，自汗属泄，法当培本。

炙黄芪，茯神，白芍，地骨皮，牡蛎，红枣，川石斛，枣仁，新会，女贞子，桑叶。

表里交虚，形衰脉弱，病经三载，须气阴并补。

炙黄芪，茯神，山药，麦冬肉，丹皮，熟地，枣仁，五味，女贞子，红枣。

食少痰多，火动不寐，诊得六脉虚弦无力，可见气阴俱不足也。健中保肺为主。

西党参，陈阿胶，茯神，淮药，麦冬肉，制于术，北沙参，枣仁，百合，橘白。

类疟兼呛恶寒，脉软表里俱虚，非补无策。

黄芪，茯神，麦冬，白芍，桑叶，首乌，枣仁，橘红，牡蛎，红枣。

失血后，喘咳业经一载，气血俱虚，殊非轻渺。

熟地，北沙参，茯神，牡蛎，橘红，丹皮，陈阿胶，枣仁，山药。

气喘咳血，恶寒自汗，脉数腹痛，大便不结，不但营液内亏，肝胃亦困败，均非佳境。

姑拟补土宁金法，以望奏效。

炙绵芪，淮山药，茯神，菟丝（蛤粉炒），阿胶，北沙参，牡蛎，湘莲，枇杷叶。

肾水不能制火，必致克金，阴精不能化风，必致病燥，燥则痒，痒则咳，以致音哑嗌痛，脉动无神，此木郁水亏，虚火上炎之象。鄙拟滋纳，以视动静。

青盐（炒熟地），牡蛎，川贝，川郁金，云茯神，盐水炒广皮，淮膝，龟甲，川百合，鸡子黄（冲）。

质弱火炎，牙痛口干，六脉并不弦数，此系肝肾虚而不克输津上供，不宜过投凉剂。

西党参，阿胶，茯神，北沙参，青盐大熟地，丹皮，枣仁，麦冬肉。

气亏表弱，不时寒热，营络空虚，气喘火升，六脉不甚有力，须气阴兼顾。

真西党，茯神，北沙参，麦冬，橘白制于术，杞子，怀山药，阿胶，青盐。

连进补剂，并不膈胀作痛，不但营液有亏，表阳亦不固，甚宜用重剂频补，庶乎奏效。

西党参，熟地，茯神，麦冬，牡蛎，北沙参，淮膝，枣仁，百合，水梨。

失血兼精滑，肝肾虚损，筋拘而坐卧不宁，六脉细软无力，属下虚。而血不养肝，并泄自汗，此大虚候也。须重剂培补。

炙绵芪，茯神，麦冬，狗脊，杞子，大熟地，枣仁，五味，龙齿，郁金（冲）。

气分不足，肝络不和，以补气养营调治劳力，则食减，饥则左肋痛，脚麻头痛。

于术，归身，川断，钩钩，香附，茯苓，白芍，法夏，杞子。

丸方：西党，归身，川断，茯苓，法夏，熟地，于术，白芍，菟丝，木香，新会，炙草。

肺肾两虚，腰痛痰喘，饮食有限，宜补脾肾，保肺调理。

炙芪，于术，五味，杞子，沙苑，乌贼骨，熟地，麦冬，归身，杜仲，湘莲，煅牡蛎。

研末，用川石斛煎汤泛丸。

内伤兼少阳热郁，鼻衄及便溏带血，阴阳络俱伤，须省力调治。

生地炭，白芍，木香，米仁，泽泻，炒丹皮，鳖甲，山药，木瓜。

中虚阴火不潜，六脉沉弱无力。

元生地，丹皮，茯苓，杞子，玉竹，山药，泽泻，萸肉，川柏，芦根。

素体阴亏，近兼咳逆，自汗脾泄，六脉虚数无力，阳本大亏。宜填纳温补，然无虞未许。

炙绵芪二钱，炒熟地四钱，杞子二钱，茯苓二钱，北五味二钱，沉香汁三分，真西党三钱，制于术二钱，白芍二钱，枣仁三钱，干河车一钱五分。

久嗽不止，多痰咽痛，及气喘脉软软，举动无力，不但阴亏中气大虚也，均非吉兆。

制于术二钱，麦冬二钱，茯神二钱，甘杞子二钱，人中白一钱，大熟地四钱，五味三分（炙），橘白一钱，煅牡蛎三钱。

久嗽中虚，多痰脾泄，津失供肺，音哑咽痛，此重候也。愈期未许。

制于术二钱，北沙参二钱，生米仁四钱，茯苓二钱，人中白一钱，淮山药二钱，川百合三钱，白扁豆二钱，橘红一钱，冬桑叶一钱。

○气虚骨热，营液成痰，筋骸不得舒展，以致肿溃脓水，艰于收口。已属虚损，惟宜培本。

生芪一钱五分，熟地四钱，五味（炙）三分，杞子二钱，五加皮一钱，炒枣仁三钱，归身二钱，山药二钱，麦冬二钱，川断一钱五分，细桑枝四钱（酒炒）。

症属虚损，莫作风湿。治从脾肾培补，以图元旺病却并有遗泄。

熟地，淮药，归身，狗脊，木瓜，于术，杞子，川断，杜仲，羊肾。

膏滋方，去山药、川断、羊肾，加桑枝、胡桃、党参、虎骨、龟甲、白蜜、湘莲粉收入。

中虚阴火不潜，多痰内热，劳怯根苗，须省力服药。

制首乌三钱，北沙参二钱，女珍二钱，橘红一钱，制香附三钱，生绵芪一钱五分，归身一钱五分，杜仲三钱，丹皮一钱五分，冬桑叶一钱。（《中国医学大成·何澹安医案》）

秦景明医案

○一男子患小便淋漓五年矣。此平时以醉饱房劳之故，近复感冒伤食，乍寒乍热五六日不止。诊得左右手脉浮而带数，两尺重按无力，右尺更甚。《内经》曰：倏忽往来，时作时止，责其无火。昼见夜伏，责其无水。又曰：阴虚生热，阳虚生寒。又曰：膀胱为津液之府，气化则能出。小水不利，正以精气虚损，不能运化津液所致耳。总属阴阳两虚之症。宜壮水之主以补阴，益火之源以补阳阳，气下陷中气受损，宜升之补之。空心用补中益气汤加减，培其中州，下午以六丸调其水火。如小水欠利，暂用滋肾丸一二丸。

滋肾丸，黄柏一两，肉桂五分，知母一两。

愚按：肾主便，开窍于二阴。肾气一弱，则二便为之不利。治宜滋化燥为主，宜用六味丸加黄柏二两、龟甲三两，久久服之自愈。平时饮冷而决者亦以真水不足，故藉外水以相济耳。

○一少年醉饱使内，两尺虚数，右关浮大，中脘作痛，小腹急胀，小便不利。此症在脾肾两经也。书曰：精伤则脉数，血伤则脉虚，脾伤则中脘痛，肾伤则小腹胀、小便闭，当调气活血，俟其痛止气和，方可议用补剂。以保和丸去莱菔子、连翘、半夏，加厚朴、白术、木通、白芍、甘草、红花。

○一男子左脉细小，此真气有亏，右脉弦数，此脾肺受损。若非保肺健脾，何能有剂？四君子加麦冬，五味子、橘贝、山药、苡仁、款冬丸方，六味丸加五味一两、麦冬二两，噙化丸加减，不时加减噙化，以滋津液化源。真柿霜、玉器霜、贝母各一两。薄荷四钱、诃子五钱、甘草二钱，桔梗三钱、乌梅二两，共为末，先将乌梅肉煎熟，捣入药末内加白糖四两为丸。

○一男子稚年失真早亏，两尺微涩，寸口近駛，背难俯仰，小腹里急，小便赤涩，溺有余沥，囊湿生疮，腰痛气短，齿龋下冷。此嗜欲伤精肾劳之症也。治宜壮水之主以镇阳光，固精健脾以滋化源。

愚按：五脏皆有精，惟肾为藏精之都。会静则精藏。燥则消亡矣。夫精主封填骨髓，精以入房而竭。骨髓空虚，是以背难俯仰。腰为肾府，肾伤而腰亦痛也。前阴者，肾之窍。肾气足则能管摄而溲溺惟宜，肾气怯则欲便而不利，既便而余沥，失其开合之常。里急者，乃真水枯而火无制，故熏灼小腹筋膜而作里急也。齿乃肾之标，为骨之余，骨赖髓养，故精固则齿坚，肾衰则齿龋。短气者，以呼出心与肺，吸入肾与肝，肾伤则吸自微。阴并于下，阳并于上，故下冷也。

○一男子，细诊其脉，肺部细小无力，肝部重少神。肺病则火降下之，令肺主气也。肝病则火无所滋，而心家亦受其损，为其木能生火，母病而子亦病，并其脾土亦伤矣。要知一身之中，以气为主，三部受病而兼向来肾家欠足，自然纳气不能归元，致有种种异症。曾服煎剂以治其标，今宜服六味丸加肉桂，以治其本。兼有升无降者，火也。如六味加桂未能奏绩，还须服金匮肾气丸，内中减去附子可也。

〇一宦向来中气不足，常得力于参芪。一日，饭未几啖杨梅一大瓯，胸中就觉不爽，至午后身热头晕，吐痰口渴，不思饮食者三日矣。一友用枳实理中汤、山楂、黄芩、黄连、厚朴、二陈之类服三、四剂，大便一次，去燥屎数块而前症如旧。又用当归、白芍、知母、麦冬、山楂、芩等味反腹满作呕。邀予诊之，左三部浮大虚数，此脾胃虚弱，气不能运。故胸膈不舒，非关前日之杨梅为祟也，苦寒岂可轻用？经曰：但治其虚，安问其余。先用六君子汤加白豆蔻、煨姜、大枣。二剂，前症顿减。又服补中益气汤数剂，诸症豁然。

〇一人向未脾肾两虚，少年极其谨慎，三十岁前忽患脾泄，参术茯苓常不辍口。病发时必用桂附方愈。三十岁后脾胃甚好，善啖。自恃强壮，一旦不谨。且因无子置妾。初患齿口舌痛，以凉膈散数钱服之即愈。自此常发常服，至半年后，满口腐烂，余食凉药愈投愈剧。予诊其脉，两寸浮数而微，关尺浮弱而涩，因谓之曰："兄形虽有余，而精诚不足，当严守戒忌，服滋补药，凉剂不可再投矣。"以八珍汤倍地黄峻补肾水，加桂附各一分引火归元。正《内经》所谓折之不去，求其属，以衰之也。煎就凉服，不使与上焦之虚热争。

〇一男子咳嗽不止，脾虚不能养肺也。面色浮肿，脾虚不能制水也。饮食后作闷，脾虚不能运化也。大便溏而似觉后重，脾虚而清气不升，浊气下降也。总之，脾一受病，致生种种诸症。宜固脾土，然后投以丸剂保肺扶元为妥。

膏方：白术半斤（米泔水漫炒焦），茯苓四两，山药二两，泽泻一两，米仁二两，补骨脂一两，诃子肉一两，北五味一两。小水不利煎车前子汤饮，照法煎膏，不时服。

丸方：人参、陈皮、半夏、茯神、枣仁、山药、益智仁、破故纸各一两，白术五钱（土炒），为细末，姜汤酒为丸，每服二丸，桂圆、人参同煎汤服。

煎方（暂用）：山药二钱，米仁二钱，诃子二钱，百合二钱，补骨脂二钱，五味一钱，人参三钱，白术三钱，茯苓三钱，车前子二钱，半夏一钱，款冬花一钱，炒白芍一钱，煨姜四分。

二月初二复诊：面色萎黄，久泻不止，未泻作痛，解后痛，六脉数而无力，饮食减少，精神日耗，大解不时流出，此皆气虚之极不能收摄，且元气下陷之故也。恐防气脱，须以理中汤温其脾胃，以调中益气汤，升提下陷之气，方为正治。

理中汤午后最：人参，白术，干姜，甘草。

调中益气汤加减晨服：人参三钱，白术三钱，甘草二钱，升麻四分，柴胡五分，木香一钱，陈皮一钱，黄芪五钱。

又方专固脾元，下午服止：人参三钱，茯苓一钱，煨姜三钱，白术五钱，甘草一钱，附子一钱，诃子一钱，干姜三钱。脉沉细（腹痛），故用干姜之辛热，若脉弦是木克土，当用白芍。

二月初十又诊：六脉细数无力，阴阳两虚矣，身外不热而内虚燥，皆属虚极之候。目今泻既少减，则温补之剂亦宜少减，煎方另立于后。

四君子加黄芪、五味、乌梅、生姜，如前上下午服。丸药每日服一钱，以人参一钱煎汤下。

近来大解虽略减，然不时流出，皆系气虚不能摄，且脾气未能即复也。浮肿、气胀、腹响，皆可验矣。咳嗽多系土虚不能生金也。而母病，子亦病也。咳嗽中间或有血珠似丝非丝，此更人所难知，乃子病母亦病也。心为脾之母耳。总之，心主血，脾统血，一经受病则子病俱伤矣。予行医四十年，岂不知寒凉治火热，以血分治阴虚，但要切脉之虚实，形之虚实，然后用之方为万金。近来四、五应将前方为主，另立加减于后：

如口渴甚，禁用天花粉，宜加五味；如大便仍每日一两次，则门冬可暂加钱许；如觉气胀或腹内前，宜暂加木香六七分，白蔻钱许；如觉元气下坠而撒屁则宽，或不时大便流出，此真元下陷，升麻，柴胡宜暂加二三剂；如痰中有红色者，宜加丹参，减怀生地，恐防肠滑，故以丹参代之；如觉火气上升，正是无根之火上炎，应另煎生脉散呷几口；如腹中窄狭或大便辘辘作声，此水火相搏也，宜加制茅、山术一钱；如气打呕应淡姜汤，倍用人参；如小水不利，加车前子二钱，倍加白茯苓，亦加车前子；如小便频数加智仁钱许；如觉气升宜磨沉香真者钱许。

〇一人倦怠气弱，口干畏寒，肌肉中错，脉来迟缓，右寸为甚。脉法曰：迟则为寒，缓则为虚，此忧思过度，肺气受伤故也。肺主气，虚则气怯；气为阳，阳虚则恶寒；肺主皮毛，虚则无津液以充泽肌肤。气有余则物润泽，气不足则无以化液，故令口干。气壮则强，气馁则弱，肺气虚则倦怠矣。经曰：损其气者益其肺。

宜健脾以调母。

四君子汤加芪、桂。

〇一男子性多虑，每每若惊，健忘不寐，多汗遗精，溲赤，咳嗽吐血，咽痛口疮。左脉大而芤，左手属血。《脉诀》曰：脉大而芤者为脱血。经曰：忧愁思虑，曲运神机则伤心。此为心血不足，天君不守之症。以天王补心丹主之，内去连。

愚按：心为君火，主脉。过劳其心则火妄动而脉涌溢，血越窍而出也。火者，金之所畏。心移热于肺，故咳嗽。心与小肠为表里，心移热于小肠，故溲赤。心主血，在内为血，发外为汗，虚则开合失司，故多汗。心之脉系于舌本，咽痛口疮皆虚阳内灼。心为神室，虚则邪气袭之，故若惊健忘。心血不足则心系急引，神无所依，故卧而不得寐。道家以精譬火，火发则水飞，阳动精摇亦犹是也。

〇一男子面青，善恐转筋，爪甲痛，精神不守，眩晕目昏，胁痛口苦，不能久立。六脉弦而大，左手为尤甚。此肝伤筋极之候也。宜用六味丸加枸杞、五加皮。古人云：肾肝同一，治所谓虚则补母也。

〇一男子日晡发热，阴虚而阳不能制也。耳鸣头晕，虚火有升无降也。午后饮食作胀，脾虚不能运化也。交夜半不寐，心血大虚也。易于感风也，腠理不能致密。总之营卫两不足，况兼脾胃不实，下部作肿。益当健脾胃，扶正气，则气血自旺而诸症退舍矣。

白术，茯苓，广皮，人参，砂仁，枣仁，山药，续断，杜仲，白芍，丹参。

〇一男子左脉虚数而尺虚涩，患眩晕，梦泄、滑精诸恙。此系肾阴不足也。肾藏一亏，气无所藏，气不足以摄精，故润下遗滑；水不足以制火故炎上眩晕，梦泄，所谓坎离不交也。宜寡欲以固元精，却劳以保母气，若徒事药石则末也。

生地，白芍，当归，山药，知母，玄参，甘菊，茯神，麦冬，天麻，枣仁。（《秦景明先生医案》）

退庵居士医案

〇沈，二六，阴平阳秘，水火既济，自然无病，今则反之。上热下寒，故所见咽痛音低，咳嗽涎痰，此属上热。足冷便泄，溲血，此属下寒。脉来浮数无根，损疾成痨，诚为重候，幸胃气尚可，试投一方以补救之。

麦冬二钱，玄参一钱，茅草根二钱（以上三味轻清上焦之热），党参一钱五分，蒸冬术一钱五分，茯神一钱五分，山药一钱五分（以上四味朴土生金），广皮八分，牛膝一钱五分（以上二味理气达下，使痰涎下行）。

两服便实，胃纳稍增，夜嗽未宁。前方加五味子十粒，早上服，补肾水，暖命门，引火归原，加减金匮肾气丸。

熟地三两，萸肉一两，山药一两，茯苓一两，丹皮一两，泽泻一两，牛膝一两，桂心四钱，破故纸一钱。（《肘后偶钞》）

邵兰荪医案

〇大西庄马，病损成劳，呛咳，形寒盗汗，曾经失血，脉小数，舌黄。肺气受戕，非轻藐之症。

北沙参三钱，云母石三钱，紫菀钱半，光杏仁三钱，生牡蛎四钱，茯神四钱，川贝二钱，橘络钱半，清炙萬皮八分，五味子十粒，冬虫夏草钱半，加红枣三枚。

四帖。

又，案列于前，顷脉仍属小数，咳痰脓厚带红。总之，肺气受戕，形寒，属虚劳重症。

北沙参三钱，白及片钱半，煅蛤壳四钱，紫菀钱半，生牡蛎四钱，橘络钱半，光杏仁三钱，白薇钱半，川贝二钱，侧柏炭三钱，冬虫夏草钱半，引枇杷叶五片（去毛）。

四帖。

介按：肺主皮毛，肺伤则失其卫护之职，热伤元气，气伤则不能生津而敛液，以致呛咳形寒而盗汗。但虚劳而至于失血，诚属重极之症。照此症侯，以宜用黄芪建中汤急建中气，俾饮食增而津液旺，以至充血生精而复其真阴之不足。惟此人肺气受戕，故初方全是清肺生津之品，又佐以善治肺劳之冬虫夏草，最益肺经之云母石，确治肺劳之妙剂。据戴氏白及枇杷丸（用白及一两，枇杷叶、藕节各五钱，为细末，另以蛤粉炒阿胶五钱，生地汁调之，火上顿化，入前药为丸，如龙眼大，每服一丸）为治咳咯肺血之专方，今次诊仿佛戴氏之意以拟治，真是异曲而同工。

〇下方桥王，症由暑湿伤气，咳嗽潮热，清窍已蒙，右脉小数，左劲，舌光红，中有白屑，津液重伤，已成虚劳，势在棘手。宜清降养胃消痰。九月三十日。

南沙参三钱，川石斛三钱，炒远志八分，生石决明六钱，扁豆衣三钱，紫菀二钱，茯神四钱，川贝母二钱，光杏仁三钱，淡秋石八分，橘红一钱（盐水炒），引雅梨五钱。

二帖。

介按：暑湿伤于气分，从口鼻吸受，治以辛凉微苦，俾上焦气分廓清则愈。乃因日久失治，以致劫烁肺胃之津液而成虚劳，兼以清窍已蒙，症势诚属重险，此方肃肺滋液以化痰，治法极为适当。

○蜀阜马妇，劳嗽潮热，脉涩，左细数，舌白，中心红。经阻形怯，非轻藐之症。

生玉竹钱半，紫菀钱半，丹参三钱，黄芪三钱，川贝钱半，橘红一钱，白石英三钱，省头草钱半，地骨皮三钱，白前钱半，谷芽四钱，枇杷叶三片（去毛）。

四帖。

又，咳嗽未除，形怯潮热，脉虚细右弦，舌微黄，脘闷便泻。究属重险之症，宜清气和中，候正六月初九日。

南沙参三钱，藿梗二钱，谷芽四钱，银胡一钱，扁豆衣三钱，川贝钱半，茯苓四钱，地骨皮三钱，桔梗钱半，新会皮钱半，砂仁七分，江西术一钱。

清煎三帖。

介按：冲任皆损，二气不交，五液消耗，延为劳怯。初方镇冲活血，清肺养胃，双方兼顾，未能应验。次诊又见便泻，是属脾气虚弱，虽于清养肺胃之中，参用扶脾理气之品，究属难愈之疴。

○安昌范，盗汗未除，六脉虚细，舌白少津，咳嗽气促，脘痛。宜防血溢。二月十九日。

北沙参三钱，炒驴胶钱半，左金丸八分，白前钱半，茯神四钱，川贝钱半，橘红钱半，绿萼梅钱半，生白芍钱半，生牡蛎四钱，白石英三钱。

清煎四帖。

又，咳嗽已减，脉左虚细，右较缓，舌滑白，盗汗较差，仍遵前法加减损益。三月十二日。

炙甘草八分，生地四钱，紫菀钱半，怀药三钱，炒驴胶钱半，炙桂枝六分，茯神四钱，川贝钱半，东洋参钱半，生牡蛎四钱，甜杏仁三钱，引枇杷叶三片（去毛）。

五帖。

又，前药已效，咳嗽盗汗悉减，脉虚细，舌滑白，力怯，腰跗不健，还宜前法损益为妥。三月十九日。

炙甘草八分，生地五钱，炒杜仲三钱，怀牛膝三钱，老东参钱半，炙桂枝六分，茯神四钱，京川贝钱半，炒狗脊三钱，生牡蛎四钱，炒驴胶珠钱半，鲜枇杷叶三片。

八帖。

介按：此症由于肾液已虚，未能上承于心，而阳不潜藏，入春肝木司权，而肝阳化风，中肺而为咳血盗汗之累。初方于滋阴潜阳之中，参用平肝清肺之品，以防血溢而宁咳嗽，确是良方，故见奏效。继方兼护卫阳，而盗汗悉减。末方以力怯腰跗不健，而再参用补肾养心诸味，步伐整齐，深堪则效。（《中国医学大成·邵兰荪医案》）

程杏轩医案

○刘少君年近三旬，春间由都来徽，抱疾数月，食减形倦，心悸少寐，浮火上升，间或见血。医云：肝肺火盛。药投清降，屡治不效。金文舫中翰，荐延予诊。谓曰："病由先天不足，心脾内亏所致。"丹溪云：虚火可补、实火可泻。虚以实治，宜乎无功。拟黑归脾汤合生脉散，数服稍应。复诊令照原方再进，诸恙渐平，接服丸药。次春北上，秋归晤之，状貌丰肤，前病如失。

恙经半载，脉证合参，究属质亏烦劳以致坎离不交，水火失济，五液内涸，虚阳不藏，误服苦寒，重伐胃气，诸证蜂生，纠缠不已。揆之古训，以虚能受补者可治。虚火可补，参芪之类；实火可泻，芩、连之类。劳伤之火，虚乎、实乎？泻之可乎？赵氏谓阴虚之火如盏中油干，灯焰自炽，须以膏油养之，专主补阴，其说是已。然阴生于阳，血去于气。顾此食少欲呕，脘闷不快，又难强投滋腻。反复推详，计惟培养脾胃，默运坤元，以为先着。脾为土母，安谷则昌。《金匮》治虚劳，首用建中。越人言：损其脾者，调其饮食。脾元日健，饮食日增，变化精微，滋荣脏腑，不治火而火自熄，不润燥而燥自濡，充肤热肉之功可渐见矣。然内伤之病，宜内观静养，所谓大病，须服大药。大药者，天时春夏，吾心寂然秋冬也。参透此关，以佐草木之不逮为妙。

服药旬余，脉象稍转，寝食略安，惟足膝酸软，项脊时疼，形神疲倦。考治五脏之虚，《难经》言之甚悉。曰：损其肺者，益其气；损其心者，调其营卫；损其脾者，调其饮食，适其寒温；损其肝者，缓其中；损其肾者，益其精。阐发精微，了无遗蕴。再考《金匮》云：男子脉大为劳，极虚亦为劳。夫脉大为真气泄越，心脾耗伤，此归脾、建中、养营、四君等汤之所宜。极虚亦为劳，乃精血内夺，肝肾下衰，此六味、八味、天真、大造等丸之所宜也。但病证多端，治须次第，首先稼穑作甘，培补中宫，专崇其土，次当荣养心脾。盖心为离阳，补心阳以生胃土，虚则补母之义。至于皮枯肉瘠，肢懈形羸，精髓内竭，筋骨废驰，明属本实先拔，舍填纳固摄，则解亦何由而振？枯槁何由而回？特草木无情，须假物类之脂膏，益人身之血液，煎丸并服，脾肾分施，炼石补天，而收桑榆之效矣。

调两旬，虽未大效，然处境烦剧，犹能支撑，未始非赖药饵扶持之力。七年之病，三年之艾，原无速功。春三月，此谓发陈，恪服煎丸，春气得生，夏可得长，一阴来复，自可豁然。

病机前案已详，其中奥义难测者，尚有数端，请再陈之。凡人病若劳动，反觉精神强健者，此阴火沸腾扶助于内，不觉其元气之衰，若静养调适，反觉神疲气弱者，此阴火退，本相露故也。病情有类乎此者一也。解亦一证，由于肝肾二经之虚。肝虚则筋软，无力以束，周身肌肉皆涣散而若解；肾虚则骨痿，不能自强，遍体骨节皆松懈而多恹，故恹恹悒悒若不知所以为人，病情有类乎此者二也。男子精未满而早摇其精，五脏有不满之处，异日有难状之病。病情有类乎此者三也。卫气昼行于阳、主寤。夜行于阴，主寐。平人夜卧，则阳升阴降，阴阳交合，然后渐入睡乡。若营弱卫强，坎离失媾，神明之地，扰乱不安，万虑纷纭，却之不去。卫气刚入于阴，契合浅而脱离快，升而复升，降者复降，是以欲寐之时，忽惊而寤矣。病情有类乎此者四也。至若饮食虽能强餐，腹中常常不畅者，胃得受纳之司，脾失健运之职也。大便燥结，数日始一更衣者，肠脂枯涩，传导艰难也。脘中时痛者，木失水涵，肝叶怒张而迫膈也。心乍怔忡，营虚之故。臂多青脉，血脱之征，更有皮肉之间，时如冰水滴溜，证状之奇，方书未载。曾治一妇，患此疾数年，投补百剂而愈，岂非血气空虚，失其温分肉、实腠理之司耶?

○子钦兄幼年质弱，偶因停感，发热腹痛，儿科药用荆防楂麴，服后热退痛止，以为应验。距意次日卧床不起，头重目阖，气怯懒言，不饮不食。急延予至，见其形状倦怠，切脉细软无神。维时伊舅柳荫千兄在座，予告之曰，“令甥之恙，乃元气不支，切恐虚脱，亟宜峻补，迟则难救。”荫兄云：“舍甥病才两日，消散又未过剂，童质固虚，何至遽脱，岂可骤投重补耶？”予曰：“小儿脏气易为虚实，脉证疲惫如斯，舍此别无他策。”仿补元煎方法，与服二剂，病仍未转，伊乃堂忧甚。予曰：“凡治病，补虚与攻实不同，攻实可求速效，补虚本无近功，服药病既不增，虚能受补，即为见效。古称填补如地有陷阱，方能容填，若平地填之，成郭阜矣。”仍以原方加入芪术茯神，枣仁合归脾汤，守服浃旬，头竖目开，饮食照常，俨如无病。（《杏轩医案》）

吴瑭医案

○伊氏，二十岁，劳伤、急怒吐血，二者皆治肝络。医者不识，见血投凉，以致胃口为苦寒伤残，脾阳肾阳亦为苦寒滑润伐其生发健运之常，此腹痛晨泄不食、脉沉弦细之所由来也。

按：三焦俱损，先建中焦，补土可以生金，肾关之虚，亦可仰赖于胃关矣。

茯苓块三钱，人参一钱，莲子（去心）五钱，白扁豆一钱五分，芡实三钱，冰糖三钱，广皮炭一钱。

煮一大碗，缓缓服。多服为宜。

○甲子四月初五日，陈氏，三十三岁，脉弦细失音，谓之金碎不鸣，暮热不食，食则呕，亦系三焦俱损，为难治。

茯苓块三钱，洋参二钱，冬桑叶二钱，甜杏仁三钱，沙参二钱，白扁豆五钱，柏子霜三钱，胡桃肉三钱。

煮三杯，分三次服。另含鲍鱼片、洋参片。

○甲子四月初五日，陈，二十三岁，左脉搏大，下焦肝肾吐血，上焦咳嗽，中焦不食，谓之三焦俱损，例在不治。勉议三焦俱损先建中焦法。

茯苓块二钱，沙参三钱，莲子三钱，焦白芍一钱五分，桂枝二钱，芡实三钱，白扁豆三钱，桑叶二钱，冰糖三钱，胡桃肉三钱。

煮三杯，分三次服。服此方四帖后能食。

○乙酉四月廿三日，施，二十岁，形寒而六脉弦细，时而身热，先天不足，与诸虚不足之小建中法。

白芍六钱，炙甘草三钱，生姜四钱，桂枝四钱，胶饴一两（去渣后化入），大枣（去核）四枚，煮三杯，分三次服。

八月初二前方服过六十剂诸皆见效，阳虽转而虚未复，于前方内减姜、桂之半，加柔药兼与护阴。

大生地五钱，麦冬（不去心）四钱，五味子二钱。

○乙酉五月初二日，姚，三十岁，六脉弦细而紧，劳伤吐血，诸虚不足，小建中汤主之。

白芍六钱，炙甘草三钱，生姜五钱，桂枝四钱，胶饴（化入）一两，大枣（去核）三枚，茯神四钱。

煮三杯，分三次服。共服二十一帖愈矣。

○乙酉五月初三日，李，廿四岁，每日五更，胃痛欲食，得食少安。胃痛则背冷如冰，六脉弦细，阳微，是太阳之阳虚，累及阳明之阳虚，阳明之阳虚现症，则太阳之阳更觉其虚，此等阳虚，只宜通补，不宜守补。

桂枝八钱，广皮四钱，川椒炭五钱，半夏六钱，干姜四钱。

煮三杯，分三次服。

十四日，背寒减，腹痛下移，减桂枝，加茱萸、良姜。

○乙酉五月十三日，傅，十八岁，六脉弦细而紧，吐血遗精，阳气不摄，胃口不开，法当与建中，复其阳；奈酒客中焦湿热壅聚，不可与甘，改用辛淡微甘以和胃，胃旺得食，而后诸虚可复也。

半夏五钱，云苓块五钱，麦冬（不去心）三钱，白芍五钱，生薏仁五钱，神曲（炒）五钱，桂枝三钱，广皮炭三钱，姜汁每杯点三小匙。

煮三杯，分三次服。

廿二日，业已见效，胃口得开，进食，脉尚弦紧，多服为宜。

○乙酉五月十五日，沈，十五岁，幼孩脉双弦而细紧，瘰疬结核，胃阳不开，色白食少，且呕，形体羸瘦，与通补胃阳。

云苓块四钱，半夏四钱，生姜三钱，白扁豆四钱，广皮（炒）二钱。

煮三杯，分三次服。

六月十二日，前药已服十二帖，呕止胃开，腹微胀，脉有回阳之气。于前方加厚朴、杉皮消胀，胀消后接服后方化结，于前方内去生姜、广皮，加香附、土贝母、忍冬藤、青橘叶、海藻以化瘰疬结核。

○乙酉五月廿八日，钱，廿七岁，六脉弦紧，胃痛，久痛在络，当与和络。

降香末三钱，桂枝尖三钱，乌药二钱，小茴香（炒炭）二钱，半夏三钱，归须二钱，公丁香八分，良姜一钱，生姜三片。

煮三杯，分三次服。此方服七帖后痛止，以二十帖为末，神曲糊丸，服过一料。

八月十九日，六脉弦细而紧，脏气之沉寒可知；食难用饱，稍饱则膜胀，食何物则嗳何气，间有胃痛时，皆腑阳之衰也。阳虚损症，与通补脏腑之阳法。大抵劳病劳阳者十之八九，劳阴者十之二三，不然，经何云劳者温之。世人佥以六味、八味治虚损，人命其何堪哉。永戒生冷，暂戒猪肉介属。

云苓块五钱，半夏六钱，公丁香二钱，白蔻仁三钱，良姜三钱，小枳实二钱，益智仁三钱，生姜五钱，广皮炭四钱，川椒炭三钱。

煮三杯，分三次服。

经谓必先岁气，毋伐天和，今年阳明燥金，太乙天符，故用药如左，他年温热宜减。

廿四日，前方已服五帖，脉之紧无胃气者已和，痛楚已止，颇能加餐，神气亦旺。照前方减

川椒一钱，公丁香一钱，再服七帖，可定丸方。

三十日，前因脉中之阳气已回，颇有活泼之机，恐刚燥太过，减去川椒、丁香各一钱。今日诊脉，虽不似初诊之脉紧，亦不似廿四日脉和肢凉，阳微不及四末之故。与前方内加桂枝五钱，再服七帖。

丸方：诸症向安，惟六脉尚弦，与通补脾胃两阳。

云苓块八两，人参二两，益智仁四两，生薏仁八两，半夏八两，小枳实二两，于白术四两，广皮四两，白蔻仁一两，共为细末，神曲八两。

煎汤法丸，如梧子大。每服二三钱，日再服、日三服，自行斟酌。

备用方：阳虚之体质，如冬日畏寒，四肢冷，有阳微不及四末之象，服此方五七帖，以充阳气。

桂枝四钱，炙甘草三钱，生姜五钱，白芍六钱，胶

饴（去渣化入）一两，大枣（去核）三枚。

煮二杯，分二次服。

此方亦可加绵黄芪、人参、云苓、白术、广皮。

○乙酉八月廿三日，谭，四十七岁，病后六脉弦细而紧，绝少阳和之气，形体羸瘦，幸喜胃旺，可以守补，与形不足者补之以味法。

白芍六钱，云苓块四钱，甘草（炙）三钱，桂枝四钱，炙黄芪四钱，生姜三片，人参二钱，桂圆肉三钱，大枣（去核）二枚，胶饴（去渣后化入）一两。

煮三杯，分三次服。

○陈，十九岁，脉虚数，头目眩冒，暮有微热，饮食少减，面似桃花，身如柳叶，与二甲复脉法。

熟地六钱，生鳖甲八钱，白芍（生）六钱，麦冬（不去心）五钱，生牡蛎五钱，麻仁二钱，阿胶三钱，炙甘草六钱。

煮三杯，分三次服。服廿帖，红退晕止，食进，后用专翕大生膏四斤收功。

○李，四十岁，面赤舌绛，脉虚弦而数，闻妇人声则遗，令其移居至大庙深处，与三甲复脉法。

干地黄，麦冬，生鳖甲，生白芍，生龟甲，炙甘草，生牡蛎，阿胶，麻仁。

煮杯，分次服。服四十帖，由渐而效，后以天根月窟膏一料计二十四斤收功。

○罗，四十二岁，精关开泄太早，兼之读书谋虑，遗滑多年，耳鸣，目至暮昏，头晕，头中觉有物旋转，时勿响，精神不振，饮食短少。与专翕大生膏，每日一两，服至二年始愈。

○常，二十四岁，久遗，脉弦细，与桂枝龙骨牡蛎汤，服六十帖而愈。（《吴鞠通医案》）

叶桂医案

○王，二二，此少壮精气未旺，致奇脉纲维失护。经云："形不足者，温之以气；精不足者，补之以味。"今纳谷如昔，当以血肉充养。（阴虚）

牛骨髓，羊骨髓，猪骨髓，茯神，枸杞，当归，湖莲，芡实。

○温，三二，阴虚督损。六味加麋角胶、秋石、川石斛膏。

○陈，十七，痨劳在出幼之年，形脉生气内夺。冬月可延，入夏难挨。由真阴日消烁，救阴无速功，故难治。两仪煎。

○陈，二一，春病至夏，日渐形色消夺，是天地大气发泄，真气先伤，不主内守，为损怯之症。不加静养，损不肯复。故治嗽治热无用。交节病加，尤属虚象。脉左数甚，肛有漏疡，最难全好。

熟地，炒山药，建莲，茯苓，猪脊筋。

○徐，四一，清金润燥热缓，神象乃病衰成劳矣。男子中年，行走无力，寐中咳逆。温补刚燥难投。

天冬，生地，人参，茯苓，白蜜。

○黄，二六，阴伤劳损。

清阿胶，鸡子黄，生地，麦冬，麻子仁，炙甘草，南枣。

○某，摄阴得效，佐以益气，合补三阴之脏。

人参，熟地，炒杞子，五味，牛膝炭，建莲，炒山药，芡实。

○钱，阳外泄为汗，阴下注则遗。二气造偏，阴虚热胜。脑为髓海，腹是至阴，皆阳乘于阴。然阳气有余，益见阴弱，无以交恋其阳，因病致偏，偏久致损。坐功运气，阴阳未协，损不肯复，颇为可虑。今深秋入冬，天令收肃，身气泄越，入暮灼热，总是阴精损伤，而为消烁耳。

川石斛，炒知母，女贞子，茯神，糯稻根，小黑稆豆皮。

又，暮夜热炽，阴虚何疑。但从前表散，致卫阳疏泄；穿山甲钻筋流利后，致经络气血劫撤，内损不复，卫阳藩篱交空，斯时亦可撑半壁矣。失此机宜，秋收冬藏主令，其在封固蛰藏耳。张季明谓"元无所归则热灼"，亦是。

丸方，人参，河车，熟地，五味，莲肉，山药，茯苓。

食后逾时服六神汤。

○张，六七，有年呼气颇和，吸气则胁中刺痛，是肝肾至阴脏络之虚。初投辛酸而效。两和肝之体用耳。大旨益肾当温，复入凉肝滋液，忌投刚燥。

大熟地，天冬，枸杞，柏子霜，茯苓，桂圆肉，女贞子，川斛。

蜜丸。

○徐，今年长夏久热，伤损真阴，深秋天气收肃，奈身中泄越已甚，吸短精浊，消渴眩晕。见症却是肝肾脉由阴渐损及阳明胃络，纳谷减，肢无力。越人所云："阴伤及阳，最难充复。"诚治病易，治损难耳。

人参，天冬，生地，茯神，女贞，远志。

○钟，二十，少年形色衰夺，见症已属劳怯，生旺之气已少，药难奏功，求医无益，食物自适者，即胃喜为补。扶持后天，冀其久延而已。

鱼鳔，湖莲，秋石，芡实，金樱子。

○周，七十，脉神形色，是老年衰惫。无攻病成法，大意血气有情之属，栽培生气而已。每日不拘用人乳，或牛乳，约茶盏许，炖暖入姜汁三分。

○某女，交夏潮热、口渴，肌肤甲错。此属骨蒸潮热。

生鳖甲，银柴胡，青蒿，黄芩，丹皮，知母。

○汤女，天癸未至，入暮寒热。此先天真阴不足，为损怯延挨之病。腹膨减食。治在太阴厥阴。

熟白术二钱，生厚朴一钱，当归二钱，丹皮一钱半，淡黄芩一钱，生鳖甲五钱。

此一通一补之法，白术补太阴，厚朴通阳明，当归补厥阴，丹皮泄少阳，黄芩清气分之热，鳖甲滋血分之热也。

○陈，十二，稚年阴亏阳亢，春阳化风地升，暮热晨汗，肌柔白，脉数虚。非客邪清解，仿仲景复脉法。本方去姜、桂，加甘蔗汁。

○王，十二，稚年纯阳，诸阳皆聚于骨，阴未充长，阳未和谐，凡过动烦怒等因，阳骤升巅为痛，熟寐痛止，阳潜入阴也。此非外邪，常用钱氏六味丸加龟甲、知母、咸秋石，以滋养壮阴。

○曹，十三，肌肉苍赤，脉小数疾，童真阴未充长，囊下肛前，已有漏卮。阳独升降，巅窍如蒙，常与壮水制火，犹虑变幻损怯。生六味去萸肉，加生白芍、黄柏、知母，人中白，蜜丸。

○施，三二，脉尺垂，少藏，唾痰灰黑。阴水内亏，阳火来乘，皆损怯之萌，可冀胃旺加餐耳。年岁已过三旬，苟能静养百天，可以充旺。

熟地，天冬，川斛，茯神，远志，山药，建莲，芡实，秋石。

猪脊髓丸。

○张，劳烦，夏秋气泄而病，交小雪不复元，咽中微痛，血无华色。求源内损不藏，阴中之阳不伏，恐春深变病。

熟地炭，清阿胶，川斛，浸白天冬，秋石二分。

○许，三二，阴伤及阳，畏风外冷，午后潮热，舌绛渴饮，刚峻难进，腰脊坠，音哑，心嘈。姑与柔阳滋液。

首乌，枸杞，天冬，黑稆豆皮，茯神，建莲。

○黄，当纯阳发泄之令，辛散乱进，火升，咽干气促。病根在下焦，阴虚成劳，最难调治。

熟地，炒山药，五味，芡实，茯神，湖莲。

又照前方加人参。

○宋，劳损三年，肉消脂涸，吸气喘促，欲咳不能出声，必踞按季胁，方稍有力，寐醒喉中干涸，直至胸脘。此五液俱竭，法在不治。援引人身脂膏，为继续之算，莫言治病。

鲜河车，人乳汁，真秋石，血余灰。

○吴，二八，遗浊已久，上冬喉中哽噎，医投寒解，入夏不痊。缘肾阴为遗消烁，龙雷不肯潜伏，冬令收藏之候，反升清空之所。《内经》以少阴之脉循喉咙，挟舌本，阴质既亏，五液无以上承，徒有浮阳蒸灼，柔嫩肺日伤，为痹为宣，不外阴虚阳亢楷模。但养育阴气，贵乎宁静。夫思烦嗔怒，诵读吟咏，皆是动阳助热。不求诸已工夫，日啖草木药汁，生气暗伤，岂曰善策！然未尝无药也。益水源之弱，制火炎之炽，早用六味减丹、泽，加阿胶、秋石、龟胶、牡蛎、湖莲肉之属以人下，介以潜阳，滋填涩固，却是至静阴药。卧时量进补心丹，宁神解热。俾上下得交，经年可冀有成。阴虚阳浮。

○沈，脉细涩，入尺泽，下元精亏，龙旺火炽，是口齿龈肿，皆下焦之虚阳上越。引火归窟，未尝不通，只以形瘦液少，虑其劫阴，致有疡痈起患，当预虑也。

虎潜去广归、锁阳，加山药、苁蓉、青盐，羊肉胶丸。

○安，脉坚，咽阻心热，得嗳气略爽，腰膝软弱，精滑自遗。必因惊恐，伤及肝肾，下虚则厥阳冲逆而上。法宜镇逆和阳，继当填下。

生白芍，桂枝木，生牡蛎，龙骨，茯神，大枣，小黑穞豆皮。

○郑，脉数，垂入尺泽穴中。此阴精未充早泄，阳失潜藏，汗出吸短，龙相内灼，升腾面目，肺受薰蒸，嚏涕交作。兼之胃弱少谷，精浊下注，溺管疼痛，肝阳吸其肾阴，善怒多郁。显然肾虚如绘。议有情之属以填精，仿古滑涩互施法。

牛骨髓四两，羊骨髓四两，猪脊髓四两，麋角胶四两，熟地八两，人参四两，萸肉四两，五味三两，芡实四两，湖莲四两，山药四两，茯神四两，金樱粉三两。

胶髓丸。

○曹，二一，精气内夺，冬乏收藏，入夜气冲呛逆，不得安寝。皆劳怯之末传，难治。

人参，鲜紫河车，茯苓，茯神，五味，紫衣，胡桃肉。

○姚，二三，脉左细右空，色夺神夭，声嘶。乃精伤于下，气不摄固，而为咳汗。劳怯重病药难奏功，用大造丸方。

○程，脉左弦搏，着枕眠卧，冷痰上升，交子后干咳。此肾虚阳不潜伏，乃虚证也。从摄固引导，勿骤进温热燥药。

熟地炭，生白芍，山药，茯苓，丹皮，泽泻，车前，牛膝，胡桃肉。

○蒋，脉细促，三五欲歇止，头垂欲俯，着枕即气冲不续。此肾脏无根，督脉不用。虚损至此，必无挽法。

熟地，五味，茯苓，青铅，猪脊髓。

○朱，二九，真阴久伤不复，阳气自为升降，行动即觉外感。皆体质失藏，外卫不固矣。治在少阴，用固本丸之属，加入潜阳介类。

固本丸加淡菜、秋石、阿胶。

○金，二二，虚症五年，真阴既损不复，长夏阴不生成，阳扰升越巅顶而为痛胀，目患不痊，病根亦在肝肾。与潜阳以益乙癸。磁石六味加龟甲。

○胡，厥阳上冲，心痛振摇，消渴齿血，都是下焦精损。质重味厚，填补空隙，可冀其效。

熟地四两，五味二两，茯神二两，建莲二两，芡实二两，山药二两，人乳粉二两，秋石二两。

生精羊肉胶丸，早服四钱。

○程，今年厥阴司天，春分地气上升，人身阳气上举，风乃阳之化气，阴衰于下，无以制伏，上愈热，斯下愈寒，总属虚象。故龟胶、人乳，皆血气有情，服之小效者，非沉苦寒威也。

兹定咸味人阴，介类潜阳法。

炒熟地，龟胶，阿胶，炒远志，炒山药，湖莲。

六七日后，仍进琼玉膏减沉香。

○蒋，三五，肝厥，用咸味入阴，水生木体，是虚症治法。夏令大气主泄，因烦劳病发，势虽减于昔日，而脉症仍然。必静养经年，阴阳自交，病可全去。议介类潜阳，佐酸味以敛之。

熟地，柏子霜，萸肉，五味，锁阳，淡菜胶，海参胶，真阿胶，龟甲胶，茯苓，湖莲，芡实，青盐。

○金，肝血肾精无藏，阳乏依附，多梦纷纭，皆阳神浮越。当以介属有情，填补下焦。

熟地，淡菜，阿胶，萸肉，小麦，龙骨，牡蛎。

又肾虚气攻于背，肝虚热触于心，都是精血内夺，神魂不主依附。此重镇以理其怯，填补以实其下，血肉有情，皆充养身中形质，即治病法程矣。

熟地，牡蛎，淡菜，五味，萸肉，龙骨，杞子。

○吴，十八，诊脉细数，左垂尺泽，先天最素薄，真阴未充，当精通年岁，阴气早泄，使龙相刻燃，津液暗消，有虚怯根萌。药宜至静纯阴，保养尤为要旨。

知柏六味去丹、泽，加龟甲、天冬，猪脊髓丸。

○钱，五十，据说热自左升，直至耳前后胀。视面色油亮，足心灼热，每午后入暮皆然。上年用茶调散，宣通上焦郁热不应。此肝肾阴火乘窍，却因男子精亏，阳不下交。经言："以滋填阴药，必佐介属重镇。"试以安寝，竟夜乃安。参阳动阴静至理。

熟地，龟甲，萸肉，五味，茯苓，磁石，黄柏，知母。

猪脊髓丸。

○顾，二二，阴精下损，虚火上炎，脊腰髀酸痛。髓空，斯督带诸脉不用。法当填髓充液，莫以见热投凉。

熟地（水煮杞子），鱼胶，五味，茯神，山药，湖莲，芡实。

金樱膏为丸。

○陈，二十，喉痹，目珠痛，吸气短促，曾咯血遗精。皆阴不内守，孤阳上越诸窍。当填下和阳。

熟地，枸杞炭，旱莲草，菊花炭，女贞，茯苓。

○某，三二，心烦不宁，目彩无光。少阴肾水枯槁，厥阳上越不潜。议用填阴潜阳。

人参一钱半，熟地五钱，天冬一钱，麦冬三钱，茯神三钱，龟甲一两。

○某女，渴不欲饮，阴不上承，况寐醒神识不静，易惊汗出。法当敛补。

人参，熟地炭，萸肉炭，茯神，五味，炒远志。

○邵，精血伤，气不潜纳，阳浮扰神，则魂魄不宁，脏阴不安其位。

人参，炙草，建莲，茯神，龙骨，金箔。

○卢，有形血液，从破伤而损，神气无以拥护，当此冬令藏阳，阳微畏寒，奇脉少津，乏气贯布，行步欹斜，健忘若愦，何一非精气内夺之征。将交大雪，纯阴无阳，冬至一阳来复也。见此离散之态，平素不受暖补，是气元长旺。今乃精衰气竭之象，又不拘乎此例也。（阳虚）

人参，鹿茸，归身，炒杞子，茯苓，沙苑。

○马，阴精走泄于下，阳气郁冒于上，太冲脉衰，厥气上冲，陡然痫厥，阴阳既失交偶，内随阳掀旋，阳从汗泄矣。宜远房帏，独居静室。医治之法，从阴引阳，从阳引阴，大封大固，以蛰藏为要，百日可效，经年可以复元。

淡苁蓉，五味，远志，茯神，芡实，建莲，生羊腰子。

○孙，四二，形躯丰溢，脉来微小，乃阳气不足体质。理烦治剧，曲运神机，都是伤阳之助；温养有情，栽培生气，即古圣春夏养阳。不与逐邪攻病同例，用青囊班龙丸。

○某，二十，少壮形神憔悴，身体前后牵掣不舒。此奇经脉海乏气，少阴肾病何疑。

淡苁蓉，甘枸杞，当归，牛膝，沙苑，茯苓。

○某，阴阳二气不振，春初进八味，减桂之辛，益以味、芍之酸，从阳引阴，兼以归脾守补其营，方得效验。兹当春升夏令，里虚藏聚未固，升泄主令，必加烦倦。古人谓"寒则伤形，热则伤气"，是当以益气为主，通摄下焦兼之。仿《内经》"春夏养阳，秋冬养阴"为法，非治病也，乃论体耳。

夏季早服青囊班龙丸方法。

鹿茸，鹿角霜，鹿角胶，赤、白茯苓，熟地，苁蓉，补骨脂，五味子。

晚服归脾，去木香，加枸杞子。

○王氏，凡女科书，首篇必论调经，既嫁必究孕育。结褵十载，未能得胎，病在至阴之脏，延及奇经八脉。述经迟晨泄，心若摇漾，得食姑缓，肛疡久漏，都属下损。

人参，麋茸，紫石英，茯苓，当归，补骨脂。

枣艾汤泛丸。

○汪氏，女科首列调经，今经不调和，耳鸣心漾，汗出，畏恐神痹，两足皆冷兼浮肿，冬至节交，病甚于前。都因肝肾内怯，阳不交阴所至。薛氏加减八味丸，淡盐汤送三钱。

○万，二七，诊脉数，左略大，右腰牵绊，足痿，五更盗汗即醒，有梦情欲则遗。自病半年，脊椎六七节骨形凸出。自述书斋坐卧受湿。若六淫致病，新邪自解。验色脉推病，是先天禀赋原怯，未经充旺，肝血肾精受戕，致奇经八脉中乏运用之力。乃筋骨间病，内应精血之损伤也。

人参一钱，鹿茸二钱，杞子（黑炒）三钱，当归一钱，舶茴香（炒黑）一钱，紫衣胡桃肉二枚，生雄羊内肾二枚。

夫精血皆有形，以草木无情之物为补益，声气必不相应。桂、附刚愎，气质雄烈，精血主脏，脏体属阴，刚则愈劫脂矣。至于丹溪虎潜法，潜阳坚阴，用知、柏苦寒沉着，未通奇脉。余以柔剂阳药，通奇脉不滞，且血肉有情，栽培身内之精血。但王道无近功，多用自有益。

○朱，三六，辛温咸润，乃柔剂通药，谓肾恶燥也。服有小效，是劳伤肾真，而八脉皆以废弛失职。议

进升阳法。（阳虚奇脉兼病）

鹿茸，苁蓉，归身，杞子，柏子仁，杜仲，菟丝子，沙苑。

○范，二一，父母弱症早丧，禀质不克充旺，年二十岁未娶，见病已是损怯，此寒热遇劳而发，即《内经》阳维脉衰，不司维续，护卫包举，下部无力，有形精血，不得充涵筋骨矣。且下元之损，必累八脉，此医药徒补无用。

鹿茸，杞子，归身，巴戟，沙苑，茯苓，舶茴香。

羊肉胶丸。

○施，冲气贯胁上咽，形体日渐枯槁。此劳伤肝肾，而成损怯。由乎精气不生，厥气上逆耳。议以通阳摄阴，冀其渐引渐收，非见病治病之方法矣。（阴阳并虚）

苁蓉，熟地，五味，枸杞，柏子霜，茯苓，桑椹子，砂仁，青盐。

羊肉胶丸。

○王，三十，阳虚背寒肢冷，阴虚火升烦惊，宿病偏伤不复，总在虚损一门。镇摄之补宜商。

早用薛氏八味丸。晚归脾，去芪、木香。

○某，肝肾损伤，八脉无气，未老衰惫大著。姑议通阳守阴一法，俟明眼裁之。

淡苁蓉，熟地炭，鹿角霜，五味子肉，柏子仁，茯苓。

○王，二九，摇精惊恐，肝肾脏阴大泄，阳不附和，阴中百脉之气，自足至巅，起自涌泉，以少阴之脉始此。欲使阴阳翕阖，譬诸招集溃散卒伍，所谓用药如用兵。

熟地，枸杞，当归，五味，远志，龟甲，鹿鞭，羊肉。

○某，脉虚细，夜热晨寒，烦倦口渴，汗出。脏液已亏，当春气外泄，宗《内经》“凡元气有伤，当与甘药”之例，阴虚者用复脉汤。

炙甘草七分，人参一钱，阿胶二钱，火麻仁一钱，生地二钱，麦冬一钱，桂枝三分，生白芍一钱半。

○某，二四，阴伤及阳，加以春夏大地阳气主泄，真无内聚，形神萎靡。大凡热必伤气。固气，正以迎夏至一阴来复。

人参，熟地，五味，炒山药，芡实，建莲。

○张，二四，脏阴久亏，八脉无力，是久损不复。况中脘微痛，脐中动气，决非滋腻凉药可服。仿大建中之制，温养元真，壮其奇脉，为通纳方法。

人参，生于术，炙草，茯苓，熟地，淡苁蓉，归身，白芍，真浔桂，枸杞，五味。

蜜丸，服四钱。

○许，十九，善嗔，食减无味，大便溏泻。三年久病，内伤何疑？但清内热，润肺理嗽，总是妨碍脾胃。思人身病损，必先阴阳致偏。是太阴脾脏日削，自然少阳胆木来侮。宗《内经》补脏通腑一法。四君子加桑叶、炒丹皮。

又，虚劳三年，形神大衰，食减无味，大便溏泻，寒起背肢，热从心炽。每咳，必百脉动掣，间或胁肋攻触。种种见症，都是病深传遍。前议四君子汤，以养脾胃冲和，加入桑叶、丹皮，和少阳木火，使土少侵。服已不应。想人身中二气致偏则病，今脉症乃损伤已极，草木焉得振顿？见病治病，谅无裨益。益气少灵，理从营议。食少滑泄，非滋腻所宜。暂用景岳理阴煎法，参人镇逆固摄。若不胃苏知味，实难拟法。

又，人参，秋石，山药，茯苓。

河车胶丸。

○张，汗多亡阳，是医人不知劳倦受寒。病兼内伤，但以风寒外感发散致误。淹淹半年，乃病伤不复。能食者以气血兼补。

人参，白术，茯苓，沙苑，苁蓉，归身，枸杞。

○张，十九，阴伤成劳，因减食、便溏、寒热。姑从中治者，以脾为营，胃主卫也。异功加五味子。

○吴，三六，虚损至食减，腹痛，便溏。中宫后天为急，不必泥乎痰嗽缕治。

异功散去术加炒白芍、煨益智仁。

○杨氏，背寒心热，胃弱少餐，经期仍至。此属上损。上损及胃。

生地，茯神，炒麦冬，生扁豆，生甘草。

○仲，久嗽，神衰肉消。是因劳倦内伤，医不分自上自下损伤，但以苦寒沉降，气泄汗淋，液耗夜热，胃口得苦伤残，食物从此顿减。老劳缠绵，讵能易安？用建中法。

黄芪建中汤去姜。

又，照前方加五味子。

又，平补足三阴法。

人参，炒山药，熟地，五味，女贞子，炒黑杞子。

○时，二十，脉细属脏阴之损，平素畏寒怯冷，少年阳气未得充长，夏令暴泻，是时令湿热，未必遽然虚损若此。今谷减形瘦，步履顿加喘息，劳怯显然，当理脾肾。下损及中。

早服加减八味丸，晚服异功散。

○某，由阴损及乎阳，寒热互起，当调营卫。参芪建中汤去姜、糖。

○某，入夏发泄主令，由下损以及中焦，减谷形衰，阴伤及阳，畏冷至下。春季进河车、羊肉温养固髓方法，积损难充，不禁时令之泄越耳。古人减食久虚，必须胃药。晚进参术膏，早用封固佐升阳法，长夏不复奈何？

鹿茸（生研）一两，鹿角霜一两，熟地二两，生菟丝子一两，人参一两，茯苓一两，韭子二两，补骨脂（胡桃蒸）一两，枸杞子一两，柏子霜一两。

蜜丸，早服四钱，参汤送。

参术膏方人参四两，另用泉水熬；九蒸于术四两，另用泉水熬。各熬膏成，以炭火厚掩干灰，将药罐炖收至极老为度。每用膏二钱五分，开水化服。

○李，二九，劳怯，形色夺，肌肉消，食减便滑，兼痰呛喉痛。知医理者，再无清咽凉肺滋阴矣。病人述心事操持病加，显然内损，关系脏真。冬寒藏阳，人身之阳，升腾失交，收藏失司，岂见病治病、肤浅之见识？据说食进逾时，必有痛泻。经言“食至小肠变化，屈曲肠间有阻”，常有诸矣。凡汤药气升，宜丸剂疏补。资生丸食后服。（脾肾兼虚）

晨服：人参，坎气，茯苓，黑壳，建莲，五味，芡实，山药浆丸。

○杨，发堕于少壮之年，能食不化，噫气，小溲淋浊，便粪渐细。少年脾肾损伤。宜暖下焦以醒中阳。济生丸三钱，开水送下。

○陈，十八，阴损于下，中焦运阳亦弱，见症少年损怯，先天不充，以后天维续。但食少难化，腻滞勿用。由阴损及阳，用双补丸。

○某，久劳，食减，便溏不爽，气短促。异功加五味子。

○王，二四，脉如数，垂入尺泽，病起肝肾，下损延及脾胃。昔秦越人云：“自下焦损伤，过中焦则难治。”知有形精血难复，急培无形之气为旨。食少便溏，与钱氏异功散。

○蔡，久嗽气浮，至于减食泄泻，显然元气损伤。若清降消痰，益损真气。大旨培脾胃以资运纳，暖肾脏以助冬藏，不失带病延年之算。异功散兼服。

熟地炭，茯神，炒黑枸杞，五味，建莲肉，炒黑远志。

山药粉丸。早上服。

○叶，三一，病损不复，八脉空虚，不时寒热，间或便溏，虽步履饮食如常，周身气机，尚未得雍和。倘调摄失慎，虑其反复。前丸药仍进，煎方宗脾肾双补法。

人参一钱，茯苓三钱，广皮一钱，炒沙苑一钱，益智仁（煨，研）一钱，炒菟丝饼二钱。

○华，二八，劳损，加以烦劳，肉消形脱，潮热不息，胃倒泄泻，冲气上攻则呕。当此发泄主令，难望久延。（胃虚呕泻）

人参，诃子皮，赤石脂，蒸熟乌梅肉，新会皮，炒白粳米。

○吕，冲年久坐诵读，五志之阳多升，咽干内热，真阴未能自旺于本宫。诊脉寸口动数，怕有见红之虑。此甘寒缓热为稳，不致胃枯耳。（阴虚阳浮，兼胃阴虚）

生地，天冬，女贞，茯神，炙草，糯稻根须。

○杜，二一，阴精久损，投以填纳温润，入夏至晚火升，食物少减。仍属阴亏，但夏三月，必佐胃药。

参须，麦冬，五味，茯神，建莲，芡实。

○许，脉左坚，上下直行，精损，热自升降。

细牛地，玄参心，女贞，川斛，糯稻根须。

又，甜北沙参，天冬，炒麦冬，茯神，阿胶，秋石。

又，人参，麦冬，生甘草，扁豆。

○胡，四三，补三阴脏阴，是迎夏至生阴，而晕逆欲呕吐痰，全是厥阳犯胃上巅。必静养可制阳光之动。久损重虚，用甘缓方法。

《金匮》麦门冬汤去半夏。

○王春半，寐则盗汗。阴虚，当春阳发泄，胃口弱极，六黄苦味未宜，用甘酸化阴法。

人参，熟地，五味，炙草，湖莲，茯神。

○某，二一，诵读身静心动，最易耗气损营，心脾偏多，不时神烦心悸，头眩脘闷，故有自来也。调养溉灌营阴，俾阳不升越，恐扰动络血耳。（营虚）

淮小麦三钱，南枣肉一枚，炒白芍一钱，柏子仁一钱半，茯神三钱，炙草四分。

○某，四十，脉弦，胁痛引及背部，食减。此属营损传劳。

桂枝木四分，生白芍一钱半，炙草四分，归身一钱半，茯神三钱，生牡蛎三钱，煨姜一钱，南枣三钱。

○某，三十，脉软，不嗜食，腰酸无力，咳烦劳。（营虚所致）

当归，生白芍，桂枝木，茯苓，炙草，饴糖，煨姜，南枣。

○汪，脉左小右虚，背微寒，肢微冷，痰多微呕，食减不甘。此胃阳已弱，卫气不得拥护，时作微寒微热之状。小便短赤，大便微溏，非实邪矣。当建立中气以维营卫。东垣云："胃为卫之本，营乃脾之源。"偏热偏寒，犹非正治。

人参，归身（米拌炒），桂枝木，白芍（炒焦），南枣。

○陆，劳伤阳气，不肯复元，秋冬之交，余宗东垣甘温为法，原得小效，众楚交咻柴、葛、枳、朴是饵。二气散越，交纽失固，闪气疼痛，脘中痞结，皆清阳凋丧。无攻痛成法，惟以和补，使营卫之行，冀其少缓神苏而已。

人参，当归，炒白芍，桂心，炙草，茯神。

又，右脉濡，来去涩。辛甘化阳，用大建中汤。

人参，桂心，归身，川椒，茯苓，炙草，白芍，饴糖，南枣。

○汪，劳倦阳伤，形寒骨热，脉来小弱。非有质滞着，与和营方。

当归，酒炒白芍，炙草，广皮，煨姜，大枣。

○程，脉左甚倍右，病君相上亢莫制，都因操持劳思所伤。若不山林静养，日药不能却病。（劳伤心神）

鲜生地，玄参心，天冬，丹参，茯神，鲜莲肉。

○颜，三四，操持思虑，心营受病，加以劳力泄气，痰带血出，脉形虚小，右部带弦。议用归脾汤，减桂圆、木香、白术，加炒白芍、炒麦冬。

又，劳心营液既耗，气分之热自灼，手足心热，咽干烦渴。多是精液之损，非有余客热。前议归脾加减，乃子母同治法。今以滋清制亢之剂，理心之用，以复五液。

人参，生地，天冬，麦冬，丹参，茯神，灯心，竹叶心。

○某，神伤精败，心肾不交，上下交损，当治其中。（中虚）

参术膏米饮汤调送。

○华，三七，春深地气升，阳气动，有奔驰饥饱，即是劳伤。《内经》："劳者温之。"夫劳则形体震动，阳气先伤，此温字，乃温养之义，非温热竞进之谓。劳伤久不复元为损，《内经》有"损者益之"之文。益者，补益也。凡补药气皆温，味皆甘，培生生初阳，是劳损主治法则。春病入秋不愈，议从中治。据述晨起未纳水谷，其咳必甚。胃药坐镇中宫为宜。

《金匮》麦门冬汤去半夏。

○徐，二七，虚损四年，肛疡成漏，食物已减十三，形瘦色黄。当以甘温培中固下，断断不可清热理嗽。

人参，茯苓，山药，炙草，芡实，莲肉。

○某，积劳，神困食减，五心热，汗出。是元气虚，阴火盛，宜补中。

生脉四君子汤。

○杨，二八，内损，阴及阳分，即为劳怯，胃弱少纳。当以建中汤加人参。

○朱，二七，既暮身热，汗出早凉，仍任劳办事，食减半。色脉形肉不足，病属内损劳怯。人参小建中汤。

○杨，三二，知饥减食，外寒忽热，久病行走喘促，坐卧稍安。此劳伤不复。议从中以益营卫。

九蒸冬术，炙甘草，煨姜，南枣。

○汪，三九，此劳力伤阴之劳，非酒色伤阴之劳也。胃口消惫，生气日夺，岂治嗽药可以奏功？

黄芪建中汤去姜。

○仲，三八，久劳内损，初春已有汗出，入夏食减，皆身中不耐大气泄越。右脉空大，色痿黄，衰极难复。无却病方法，议封固一法。

人参，黄芪，熟于术，五味。

○严，二八，脉小右弦，久嗽晡热，着左眠稍适。二气已偏，即是损怯。无逐邪方法，清泄莫进，当与甘缓。黄芪建中去姜。

又，建中法颇安，理必益气以止寒热。

人参，黄芪，焦术，炙草，归身，广皮白，煨升麻，煨柴胡。

○王，二六，脉大而空，亡血失精，午食不运，入暮反胀。阴伤已及阳位，缠绵反复至矣。归芍异功散。

○刘女，年十六，天癸不至，颈项瘿痰，入夏寒热咳嗽。乃先天禀薄，生气不来，夏令发泄致病，真气不肯收藏，病属劳怯，不治。戊己汤去白术。

○某，阳伤背寒，胃伤谷减。小建中汤。

○某，畏风面冷，卫外阳微。参芪建中去姜加茯神。

○华，二十，此劳怯损伤不复之病。已经食减，便溏，欲呕，腹痛，二气交伤，然后天为急，舍仲景建中法，都是盲医矣。

建中汤去糖加人参。

○尹，四九，中年衰颓，身动喘嗽，脉细无神，食减过半。乃下元不主纳气，五液蒸变黏涎，未老先衰，即是劳病。（肾气不纳）

人参，坎炁，紫衣，胡桃，炒菟丝子，茯苓，五味，炒砂仁。

山药浆丸。

○金，七十，寤则心悸，步履如临险阻，子后冲气上逆。此皆高年下焦空虚，肾气不纳所致。八味丸三钱，先服四日。

淡苁蓉一两，河车胶一具，紫石英二两，小茴五钱，杞子三两，胡桃肉二两，牛膝一两半，五味一两，茯苓二两，沙苑一两半，补骨脂一两，桑椹子二两。

红枣肉丸。

○王，久客劳伤，气分痹阻，则上焦清空诸窍不利。初病在气，久则入血，身痛目黄，食减形瘦。由病患及乎元虚，攻补未能除病。思人身左升属肝，右降属肺，当两和气血，使升降得宜。若再延挨，必瘀滞日甚，结为腑聚矣。气血滞升降阻旋覆花汤加桃仁、归须、蒌皮。

○郁氏，失血咳嗽，继而暮热不止，经水仍来，六七年已不孕育，乃肝肾冲任皆损，二气不交，延为劳怯。治以摄固，包举其泄越。（肝肾冲任皆虚）

鲜河车胶，黄柏，熟地，淡苁蓉，五味，茯神。

蜜丸。

○屠，二八，劳力伤阳，延三年，损伤延及中宫，状如反胃，诸气欹斜，交会失序，遂有寒热。脱力损伤脾胃，牛属坤土，当以霞天膏。（劳力伤脾胃）

○朱，十二，奔走之劳，最伤阳气，能食不充肌肤，四肢常自寒冷。乃经脉之气，不得贯串于四末，有童损之忧。（劳动伤经脉）

苁蓉二两，当归二两，杞子一两，茯苓二两，川芎五钱，沙苑五钱。

黄鳝一条为丸。

○邢，四四，努力伤，身痛无力。归桂枝汤去姜加五加皮。

○虚损之症，经义最详，其名不一。考《内经》论五脏之损，治各不同。越人有“上损从阳、下损从阴”之议。其于针砭所莫治者，调以甘药。《金匮》遵之而立建中汤，急建其中气。俾饮食增而津血旺，以致充血生精，而复其真元之不足。但用稼穑作甘之本味，而酸辛咸苦在所不用。盖舍此别无良法可医。然但能治上焦阳分之损，不足以培下焦真阴之本也。赖先生引伸三才、固本、天真、大造、桂枝龙骨牡蛎、复脉等汤，以及固摄诸方，平补足三阴法，为兼治五脏一切之虚，而大开后人聋聩，可为损症之一助也。夫《金匮》又云：“男子脉大为劳，极虚亦为劳”。夫脉大为气分泄越，思虑郁结，心脾营损于上中，而营分萎顿，是归脾、建中、养营、四君、五味、异功等汤之所宜也。脉极虚亦为劳，为精血内夺，肝肾阴不自立，是六味、八味、天真、人造、三才、固本、复脉等汤，以及平补足三阴、固摄诸法所宜也。然仲景以后，英贤辈出，岂无阐扬幽隐之人？而先生以上，又岂无高明好学之辈？然欲舍仲景先生之法，而能治虚劳者，不少概见。即如东垣、丹溪辈，素称前代名医，其于损不肯复者，每以参、术为主，有用及数斤者，其意谓有形精血难复，急培无形之气为要旨，亦即仲景建中诸汤而扩充者也。又厥后张景岳以伞门阴分不足，是为阴中之阴虚，以左归饮、左归丸为主；命门阳分不足者，为阴中之阳虚，以右归饮、右归丸为主，亦不外先生所用三才、固本、天真、人造等汤，以及平补足三阴、固摄诸法，而又别无所见也。故后人称仲景先生善治虚劳者，得其旨矣。

久虚不复谓之损，损极不复谓之劳。此虚劳损三者，相继而成也。参其致病之由，原非一种；所现之候，难以缕析。大凡因烦劳伤气者，先生用治上治中，所以有甘凉补肺胃之清津，柔剂养心脾之管液，或甘温气味、建立中宫，不使二气日偏，营卫得循行之义。又因纵欲伤精者，当治下而兼治八脉。又须知填补精血精气之分，益火滋阴之异，或静摄任阴，温理奇阳之妙处。若因他症失调，蔓延而致者，当认明原委，随其机势而调之。揣先生之用意，以分其体质之阴阳为要领，上申下见症为着想，传变至先后天为生死断诀。若逐节推求，一一有根荄可考，非泛泛然而凑用几味补药，漫言为治也（邵新甫）。（《临证指南医案》）

薛雪医案

○形瘦体质，不为湿害，经言瘦人以湿为宝也。盖课诵动心，谋虑必由肝胆，君相皆动，气升血溢，诸经气皆升举。凡安静怡悦稍安，情志怫郁病加，皆内因之恙，且劳心曲运神机。去酒色致伤两途。神气无形，精血有形也。

生地，丹参，远志，枣仁，麦冬，柏子仁，天冬，桔梗，当归，五味，茯神，玄参。

肝胃络热，暮热甚，失血。

生地，川石斛，扁豆，麦冬，女贞子，茯神。

○久泻利至十余年，阴走泄而茎痿。肝肾真气，不主收摄，为胀瘕腹鸣。迩日形寒，不饥不欲食，缘阴损及阳，暴冷外加，口鼻吸入之寒，无有不侵及中土之阳。病根是肝肾精血内损。久病务以饮食为先，温胃苏阳为稳。用治中法。

人参，藿梗，木瓜，厚朴，茯苓，谷芽，益智仁，新会皮。

能食不知饥，痰多咳逆。当先理气，清肃上焦。本质阴亏，再议。

太子参，白蔻仁，蒌仁，桑叶，杏仁，川贝母。

肾虚督损。

都气丸。

前方用丹溪补阴丸，午后头痛已止。精血有形，易亏难复。仍以咸补填阴法。

熟地，茯神，龟胶，阿胶，湖莲，锁阳，人中白，天冬，五味，猪脊髓和为丸。

揖拜皆动阴，不下固，必阳浮升举。况隆冬过暖，天气少藏，当春生令至，以乙癸同治，兼固其下。

六味去丹、泽，加二仙、知柏、五味。

阅病源诊脉，是肝肾精血暗亏，由至阴伤及阳明之脉，身半以上，渐致拘束，此非外来客邪也。

六味加鹿茸、五味。

劳伤肝肾，奇脉不用，遇烦必腰痛背垂，虽有失血，未可沉阴滋降。以柔剂温通补下，以充奇脉。

淡苁蓉，炒杞子，茯神，炒当归身，淡补骨脂，生杜仲，生羊肉肾。

接案：中年夏秋失血再发，劳烦内伤，背痛腰板，肝肾下亏，跻维奇脉，不主用事。子后汗出，阴阳发泄，是包举温养勿迟。苟不安逸，药必无功。

鲜河车，人参，芡实，大熟地，茯神，北五味，金樱膏，石莲，炒黑远志。

劳心至于阳痿，当以交合心肾。但中年以后，阳难充复，最不易效。

鹿茸，鱼胶，韭子，菟丝，补骨，舶茴香，沙苑，覆盆，五味，青盐，茯苓，远志，茅术（生制）。

早食颇安，晚食不化，脉左弱细，右尺中虚动，是脾肾两虚，自阴伤及阳。以阴药中佐以温煦，以坎水中真阳内崇也。

早服都气丸加河车，午服异功散。

初春脉动而不鼓，亦收藏之司浅矣。当壮年未育，晨吐咸痰，皆水亏火炎，精气不充之象。胃旺能纳谷，当专理下焦，不必以痰为虑。

牛骨髓一具（隔水熬），羊骨髓（熬去渣），海参胶，淡菜胶，线鱼胶，龟鹿胶，熟地，菟丝子，芡实，覆盆子，金樱子，家韭子，茯苓，五味子，建莲，远志肉，制首乌。

○少年奔走劳动，动则阳升，阴气不主内守。咳非外感，岂必肺伤？必情志未坚，龙相内灼，冲阳上举致咳。医见咳治肺，非辛解，即寒凉，治不中病，徒耗胃口，食减，其病日凶。病人自述自腰以下，筋脉不束，竟夜不寐，晨必咳呕。中下损极，显然明白。

桂枝木，南枣肉，炙黑草，白芍，白饴糖。

能食反瘦，久嗽夜甚，冲年精血不生，下损难愈之病。

牛骨髓，猪脊髓，淮山药，茯苓，怀熟地，羊骨髓，湖莲肉，山萸肉，芡实。

久损之阴不复，与柔剂滋填。

咸秋石，阿胶，熟地，天冬，茯神，龟甲，知母，川斛膏和为丸。

○中年脉细便燥，五液不充，即是阴亏。长夏失血，交秋再发，食减什三，为下损及胃，劳怯难愈之症。用药不宜偏寒偏热，但主养精血有情，勿损胃口者。

芡实，龟鹿胶，建莲肉，九蒸熟地黄，山药，五味子，猪脊髓，牛羊髓。

脉小数，是精血内损成劳。阴虚生内热，久而不复，阳气不伤，夜不成寐。以包固大气。

一炁丹：河车，秋石，红铅，乳粉。

○形瘦脉虚，左部空大。嗽病三年，行走气喘。据述从脐下气冲，必咳甚而呕。经言久咳不已，则三焦受之。乃他处累及，非治肺矣。思下之任脉失任，冲阳由胃及上，犯肺致咳，须固下摄纳滋养。肾病在下，必先形容憔悴者，此也。

五味子，人参，鹿胎，骨脂，茯苓，坎炁，胡桃，苁蓉。

脉细小，色白，食少不易运，形容入夏更瘦。不独精血不充，气弱易泄，不耐烦劳。此脏阴腑阳交损，补三阴为是。

人参，熟术，茯神，芡实，白芍，归身，北五味，熟地，桂圆煎汤和丸。

病是老劳，不肯充复，入夏时令热燥，气泄形肉日瘦，行动气喘，纳食少。平昔喜用冷食，只宜用生脉、四君子。

人参，麦冬，北五味，熟术，茯神，炙草，熬膏服。

课诵烦心，情怀忧虑，五志之阳，郁勃少伸，直升直降，遂发肛疡。久而成漏，最难复为。劳怯必开怀怡悦，用药全以胃气为主。

人参，蒸白术，茯神，陈皮，炙甘草。

面色青黄，脉垂入尺，吸气短促如喘，身热尤甚。此皆精血下夺，气不归元，肝肾损极不复。虽填精充髓，病深未必能效。

鲜河车，山萸肉，山药，茯神，熟地黄，芡实，北五味子，白莲藕（捶取汁）。

今夏血症再发，入秋音哑喉痛，阴损难复。

生地，麦冬，天冬，北沙参，茯神，阿胶，鸡子黄。

脉下垂右大。深春失血，入秋半不复。饮食仍纳，无以充长精神。由精血久损，肝肾不纳。行动则喘，语言气怯，着枕冲气上逆，咳呛；皆损及八脉，不易治之症。

河车，杞子，北五味，沙苑蒺藜，湖莲肉，大麦冬，人参，茯苓，熟地黄，山药浆，同河车胶为丸。

脉数虚右大，入夏咳嗽失血，遂饮食顿减。此属劳伤内因。以养胃阴甘药，乃土旺金生之义。 黄芪，北沙参，苡米仁，炙甘草，黄精，茯苓。

○老劳有年，今夏血痰吐后，不但频咳不已，身动喘息不止。此乃下元气不收纳，以摄固肾脏，不与肺喘同治。

鲜河车，块苓，熟地黄，紫石英，北五味子，胡桃肉，湖莲，补骨脂，山药粉糊为丸。

自正月间吐血，至今形瘦气短，身动尤甚，饮食仍用，大便溏，着枕卧息不安，欲得坐起。此下焦冲脉之气冲上，遂令喘咳不已，痰系脂液所化，吐咯永不清爽。下损劳怯症，最不易治。

人参，紫石英，五味子，坎炁，石壳湖莲，锁阳，茯苓，山药粉糊为丸。

○壮年脉形数垂入尺，痰多，曾嗽血，冬底盗汗，显然真阴不旺，精血难充。若不加保养，久延成怯。

人参，熟地黄，山药，茯苓，芡实，建莲肉，牛膝，五味子，河车胶和为丸。

向来体质是下元不足。上冬过暖气泄，暴冷直侵，暴嗽傀不能卧，痰多血冒，已是下焦厥逆于上。夫不卧之症，有余者治肺，不足者治肾。而参芪乃补中脾胃药，其见效之故，是从中堵截，聊以遮拦，架隔其冲，脾胃得醒，谷进精气少苏。究竟隔二三治法，非上乘工夫也。当以河车胶益冲任，以包举大气。以臭秽是下焦上泛，用重浊之补以填之，乃至理也。下午余功，以四君子汤益土生金，用之勿怠，确守可愈，非比客病传变，朝更夕改者。

先天原弱，继以病伤。是症精血不肯生旺，阴不恋阳，阳浮气升。煎方以酸收重镇，滋阴填精，颇效。调摄大旨，忌食辛辣，不宜夜坐，及奔走之劳。久服可冀复元。

金樱膏，青盐，芡实，磁石，龟鹿膏，山萸肉，熟地黄，湖莲，阿胶，锁阳，北五味，云茯神。

少壮脉小数，垂尺及泽穴。男子精血不肯充旺，情萌内震，阴火即动。此失血咳嗽，外寒内热，非外来客病。自能保养，不致成怯。用药不过治偏，无关于生长身中之精气。

复脉汤去参、桂、姜，加入北沙参、甘蔗浆。

病乃阴伤，已及阳分，形羸背寒。河车丸包举填精，究属浊阴之药，必兼建立中阳，以崇生气。若医咳治血滋阴，必然败坏决裂。

紫衣胡桃，米糖，煨姜，南枣肉，白芍，炙甘草。

血后咳嗽食减，子后汗泄。虚损虽自下起，验诸色脉，扶中更要。理嗽清凉，愈治愈凶。

异功散。

形气精血消惫，生生不来，岂草木可以充复。古称人参益气，羊肉补阴。咽喉如痹，佐秋石为外廓，取咸味直至至阴。

人参，雄羊肉肾，赤石脂，鲜山药，捣浆丸，再以秋石为丸。

病原是阴伤及阳。其外寒内热，恶食，强食呕，以及泄泻。皆滋润凉药，希冀治嗽，嗽仍不止，胃反受伤。然虚损为肝肾病，当此地位，以脾胃进谷为宝，莫言治病。

戊己汤加入茯苓。

诊左脉浮弦，右大而缓。视面色痿黄，肤乏淖泽。据述泻血已二十年，频用清凉止血，血仍不止。食减神困，改进参术甘温有效，此乃救前药之谬，未明病机所由来。夫积劳者令阳伤，《金匮》云："脉大为劳，虚极者亦为劳。"圣人明示大而劳者，宜理阳虚，而劳之必宜理阴。自血去太过，自述大腿跳跃，按之不息。肾液肝血，无以养骨营筋，内风翔动，致奇脉跻维，全不司其约束，腑阳脏阴，奇脉交损，中年以后，最难充复，日就衰惫宜矣。论久病内伤，必究寝食。今食少艰运，寐少寤多，莫言治病，当固护二气之衰，再参天运地气之胜复，斯身中阴阳消长，必有合也。

人参，生益智仁，木瓜，生于术。

附方：人参，芡实，大熟地炭，茯神，五味子，石莲子。

附方：北沙参，固本加阿胶，又加芡实、山药、茯神、莲肉；生脉合六味，去丹、泽，加女贞、芡实，都气汤加青铅；固本加茯神、芡实、阿胶、五味、莲肉、龟甲、人参须，八珍汤料为末，加河车胶和丸。

形瘦脉细，色夺下焦，气冲心痛，咳甚。此肝肾精血内亏，冲脉之气逆于上所致。此治肺清润无益，乃内损之症，最不易治。

熟地，茯苓，五味，芡实，石莲肉，炒黄山药。

诊脉左部弦大，若有锋锐；右脉如数，按之虚濡。述上秋失血，夏季再发，交秋咳嗽甚，必食谷哕呕而出。凡人身左升主肝，右升主肺。左升太过，必右降不及，木反刑金，气不肃化而咳，咳甚而呕。况冲年阴火易动，龙相交炽，胃少宁静。越人有下损及胃之文，此皆内动精气之恙。苟非屏绝欲念怒劳，徒以药饵为治，草木无情之物，不能充精益髓耳。

人参，饴糖浆，蜜炒新会皮，炙甘草，生白芍，南枣肉。

脉右弦大数，左小数。据述操持过烦，遂咳嗽失血，血止半年不复。肌瘦色夺，身动喘促，鼻息有音，咽喉乍痛乍缓。显然精血枯瘁，下焦元海乏收摄之权，阴不上承，但有冲脉浮阳升举。有升无降，无秋收冬藏之应乎天地，故清凉润肺，无济乎喘咳诸症，皆由根本下怯，子令母虚，此谓内损。草木藉其偏胜攻邪，精血有情药味，未能充长，故衔药无功。惟潜心屏俗，静处山林，寒暑一更，凝然不动，间有病痊者。

早晨服琼玉膏，午服人乳。

色皖白，脉小，不食不饥，便溏不爽，久坐脊骨痛软，行动如喘。此精气内夺，失血内损未复，更加时疟再伤。涎沫涌吐，五液所化，非阴腻之药所宜用。

参建中汤去姜。

攻毒金石重坠，其气流入骨髓，内蒸烁液，渐致内损虚怯。凡滋养萸地之药，决不应病。当常以青铅数两打薄，每日煮汁，用于煮粥煮饭，经年搜剔药毒。

方用聚精丸加茯苓。

夏至阴气不生，乃损不能复矣。今当大热，气泄愈甚，百脉诸气皆空，脂液尽耗，难更苏。为寒为热，无非阴阳互乘，阳由阴上越，则头巅痛，风木之火入中，则呕逆咳呛。总之液涸神竭，进两仪、琼玉，扶至稍凉，再为酌量。

人参，麦冬肉，竹叶，大麦仁，乌梅肉，鲜荷叶捣汁，水煎沉冷服。

〇劳损三年，冬季病发，遂音哑无声。入春干咳，欲凉饮，大便不实。所幸胃纳颇安，以固摄下焦，望阴得上承，庶可延年。

熟地，茯神，芡实，川石斛，山药，湖莲。

脉左数甚。夏季嗽血，入冬声嘶喉痛。阴损成劳，药不易治。

生地，甜北沙参，麦冬，阿胶，川斛，生鸡子黄。

脉细促数，是肾精肝血内耗。咳嗽必呕吐清涎浊沫，此冲脉逆气，自下泛上，气不收纳，喘而汗出，根本先拨，药难奏功。医执见血为热，见嗽治肺，是速其凶矣。

人参，胡桃肉，秋石，熟地，五味子。

阳伤背寒，阴损发热，久嗽失音，延及喘呕。两三年来，容瘦肤枯。谅非外邪壅遏，由营卫偏枯，劳损成痾。

黄芪，阿胶，枣仁，归身，牡蛎，炙甘草。

暑解热止，咳嗽喉息有音，唾痰涎沫。此肾阴不固，虚热浮溢致咳，非汤药可愈，戒酒色嗔怒可安，否则延为劳怯。

都气汤中加入秋石、清阿胶。

向有失血阴虚，春夏又病时气，秋咳呛，舌根白胎，形质软弱，以热伤津液，治用复脉法。

生地，麦冬，阿胶，炙黑甘草，麻仁，南枣。

劳损夜热咳甚，皆阴亏无以摄伏阳气，冲脉皆冲上扰为嗽。若以清肺治嗽，嗽必不愈，必致胃伤废食矣。

水煮熟地，五味，天冬，女贞实，茯神，阿胶。

脉数形瘦，久嗽不止。

六味汤中加入天冬、麦冬。

色苍脉数，嗽已半年，纳食不多。姑以甘凉润剂，不得犯胃。

生白扁豆，玉竹，桑叶，大沙参，麦冬，生草。

〇寒热半年，嗽血，前后胸背相映刺痛。是过劳受伤，营卫二气空隙。法当甘温益气，莫与清凉肺药。

归芪建中汤去姜、附，黄芪建中去姜，加牡蛎。

失血后咳呛不已，行走气喘，心热，脉细数促，此下焦肝肾精血伤损，阳浮上炽为咳，故清肺寒凉则谬。

复脉汤中去人参。

寐则呛咳，阳气不能收入阳跻，痰绿色，夜寐不能着枕。此为肾病。

薛氏加减八味汤中加入紫衣胡桃肉。

脉左数，咳必下气上冲，此为阴亏，乃怯症之根萌也。

熟地，茯神，芡实，五味，山药，建莲。

诊得关前搏大，纳食颇多。据说饮酒食咸味力过，致嗽血失音，且形瘦面赤。从木火刑金治。凡酒客不喜甜腻药味。

枯黄芩（淡泡），生石膏，知母，滑石（飞），生甘草，川贝母。

左升从肝，凡相火内风不宁，胃津化痰，扰肺为咳。而诵读久坐，都令君相上乘，脏阴不充，必夏至渐生。斯时且勿攻苦，养至白露可愈。

熟地，山药，女贞子，芡实，杞子，萸肉，咸秋石，茯苓，建莲肉，猪脊髓丸。

因痢阴阳宿病，咳嗽痰多。是下焦阴不上承，五液泛而为痰涎，药难奏功。必须安养，待精气充复可愈。

熟地炭，芡实，茯苓，炒山药，湖莲，川石斛。

时气热病，久延伤阴，遂有失血咳嗽。夏秋晡热倦懒，受暑热伤气也。只宜养胃肾之阴，不必以其咳嗽而治肺。

复脉去参、姜、桂。

右脉虚大，色夺形瘦，肌燥疮痍，咳嗽经年，曾经失血。是津亏气馁，由精劳内损。但理胃阴，不必治咳。

《金匮》麦门冬汤去半夏。

脉数虚右大，久嗽咽喉痛，足冷。是虚阳气浮越，引导不应。曾服八味丸。

大造去人参、牛膝。

中下交虚，痰多嗽甚，血止，下焦冷，寅卯茎举。是阴不摄阳，阳自独升独降。冬失其藏，春深怕发。

熟地，茯苓，芡实，五味子，山药，建莲肉。

久嗽食减，痰多气短，与麦门冬汤。

○数年以外失血，形瘦食失，行走气喘。自述交夏血症必发，发则左胁有声，由下而上。盖肝阳内风，旋动血溢，皆肾水不主生木。若能安养怡悦，尚可带病延年。

九制首乌，旱莲草，天门冬，方解青盐茯神，雄羊肉肾，女贞子，枸杞子，麋角胶。

诊脉左部平和，右关弦大带滑。此失血，并非虚损。问胸脘不爽，是阳明胃气不和，气逆则扰动血络。只宜暂戒酒肉辛辣，胃和即愈，不须介怀。

紫降香（锉末），金川斛，桔梗，广皮，杜苏子，杏仁，枳壳，莱菔子。

脉细呛血。病从下焦，气冲根怯。宜戒酒色，妥守百口可旺。

六味加车前、牛膝。

服麻桂汤药，失血咳呛不已，过辛温，耗散动络。姑以甘柔药缓之。

炙黑甘草汤。

胁痛失血，数月不止。

降香末，桃仁，茯苓，桑叶，牡丹皮，苡米仁，藕节汁，苏子，韭菜根汁。

脉小弦虚，久嗽，失血盈碗，血止仍然纳食，晨起顿嗽甚。此劳伤嗽血，宜养胃阴，治肺无用。

甜北沙参，炙甘草，黄芪，百合，白及，南枣肉，蒸和丸。

左胁痛，必血溢黑点块，络有凝瘀。病发兼用通络消瘀。

藕节，桃仁，降香末，钩藤，苏子，漏召。

脉左如刃锋，多呛，夜少熟寐，呛甚必血溢，此冲脉中阳升，乃下元精血不足。法当滋填实下元。若但寒凉清热，必致胃减，便难调治。

地黄，龟甲，茯苓，芡实，阿胶，山药，湖莲，藕汁膏，人乳粉。

脉左空右濡，右胁先痛，继以呛痰血块，此肝胃络伤。都因情怀不舒之郁，形瘦食减。甘缓主治。

生黄芪，南枣，柏子仁，炙甘草，当归，茯神。

形瘦脉数，长夏见血，入秋发疟。皆阴分不足，不耐时候，热蒸发泄，趁此胃口颇旺，只要静心保养百日，不及一年可复。

秋石，熟地，麦冬，阿胶，湖莲肉，淡菜胶，五味子，龟甲，茯苓，山药，加蜜和为丸。

○少年脉数形瘦，是先天遗热，真阴难旺。衄血上溢，阴亏无以制阳，疟热再伤其阴，血来更频，延及损怯。当以静药补阴，不必苦寒伤胃。

熟地黄，山药，清阿胶，秋石，大麦冬，山萸肉，茯苓。

形充脉小，痰嗽带血。此非阴虚火升，乃辛燥劫动胃络。只宜薄味清养胃阴，戒酒肉烦劳可安。

茯苓，冬桑叶，炒黄川贝母，大沙参，甜杏仁，苡米仁。

脉左数大而坚。用力致伤，气升血上。静坐安养，百日可安。用养肝阴和胃阳方。

细生地，川石斛，大沙参，白扁豆，大麦冬，清阿胶。

诵读心烦。阳易动，阴不能守，血随气升。所喜胃旺，苟能安闲保养，经年不发，其脉络日固。药以壮水制火为主。

熟地黄，山药，建莲肉，大麦冬，龟甲，山萸肉，五味子，茯苓，远志肉，川石斛膏和为丸。

劳力络动失血，脉大寸搏，能食，咳呛，用甘药养肺胃之阴。

白扁豆，北沙参，麦冬，细生地，茯神，丹参。

久有咳嗽。涉水用力，劳伤失血，寒热不止。皆营卫单弱。

归芪建中汤去姜。一方并去饴。

痰中血不因咳呛而出，纳食渐减。此胃络受热，气不降津变。以甘凉润降，则不伤胃。

甘蔗（捣浆），川石斛，生扁豆，大麦冬，茯苓。

此劳力所伤，失血，能食无力。当养气以生精血。

生黄芪，当归身，淡苁蓉，茯苓，牛肉胶和丸。

脉数失血，不咳面槁，勿进阴药。

扁豆，苡米仁，枣仁，茯苓，川石斛、炙甘草，秋石少许冲服。

阴夺阴损，心动阳升，壮年失血成怯。所喜胃旺，只要戒欲，暂废读书，勿动心操持，百日惭可复。

熟地黄，山药，芡实，女贞子，茯神，湖莲。

冬月无明，冲悸失血，心中惶惶无主，精血暗损，浮阳内震。法以镇固。

紫石英，杞子，萸肉，枣仁，龙骨，五味子。

过动失血，升降失和。

阿胶，茯神，天冬，鲜生地，火麻仁，柏子仁。

劳力，阳气发泄，血丝自溢出口。乃脾营胃卫受伤，法当甘药调之。

芪建中去姜，加苡薏仁。

嗜酒沉湎，胃虚络热，加以烦恼易怒，肝胆气火易炽，纳食味不甘美，脘闷常有嗳气。肝阳犯胃，血必带痰而出。从来酒客喜食爽口之物，不用滞腻甜食。脉大为阳气上逆。滋阴如地黄于肉，皆与体质不相投矣。

茯苓，丹皮，川石斛，生谷芽，桑叶，降香末。

久咳失血，食少便溏，脉来虚小。当以后天脾胃为要，清气滋水，为第二义也。

戊己汤。

失血后，卧着呛甚，欲坐不饥，勉强纳食，脉细促，两足皆冷。此元海气乏不纳，冲脉之气逆冲。虚怯门常有，最不易治。

熟地炭，牛膝炭，石莲蓬，炒山药，真桂心，紫石英，芡实。

脉左细数，右关弦大。失血两三年，咳嗽不已，行动气塞，腰膝酸软。显然下焦不主收纳，是精血内损。胃纳颇安。议从填实下元。勿以治嗽肺药，反令妨胃。必戒怒勿劳，庶百日可望小效，经年坚固乃安。

熟地，鱼胶，山药，芡实，五味子，茯神，湖莲，沙苑蒺藜，金樱子膏丸。

气过辛散，肺气散越，稚年痰血。益胃阴以供肺。

白扁豆，大麦冬，茯神，北沙参，肥玉竹。

秋暑失血，初春再发。右脉大，颇能纳食。《金匮》云：男子脉大为劳，极虚亦为劳。要知脉大为劳，是烦劳伤气；极虚为劳，是情欲致损。欲驱病根，安静一年，可期其愈。

黄芪，苡米仁，南枣，北沙参，炙甘草，白及。

脉细软涩，气冲失血，寐欲遗精。今纳谷不运，神思日倦，缘操作太过，上下失交。当先治中焦，心脾之营自旺，诸症可冀渐复。偏寒偏热，都主剥丧真元，宜禁。

九蒸于潜术，人参，茯神，归身，白芍，枣仁，广皮，炙甘草。

当夏四月，阳气大升，体中阴弱失守，每有吐衄神烦。已交夏至，阴欲来复。进甘药，所谓下损不得犯胃也。

熟地黄，茯神，芡实，山药，莲肉，甘草。

络脉空隙，气必游行作痛。最虑春末夏初，地中阳气上升，血从气溢。趁此绸缪，当填精益髓。盖阴虚咳嗽，是他脏累及于肺。若以清凉治肺。必然胃伤食减，立成虚损，蒙其害者累之。

海参胶，麋角胶，淮山药，山萸肉，芡实，茯神，北五味，湖莲肉，金樱膏，水煮熟地黄。

失血以来，气从少腹上冲，即咳逆坐起不得寐。乃肾虚不司摄纳，冲脉上升而然。夫冲脉即血海，男子藏精，女子系胎。今精气内空，血独升举，食入瘕泄，火土交惫。时师每以清凉治肺治咳，不过通套而已，非论病也。

紫胡桃霜，人参茯苓，淡骨脂，紫石英，鹿鞭子。

温邪未得清理，食荤太早，蕴热攻络，咳嗽失血。必薄滋味乃效。

茅花，地骨皮，桑叶，茯苓，苡米仁，百合，大沙参，生甘草。

○嗽血三年，咽痛声嘶，腹大便溏。是清寒治嗽太过，嗽仍不减，胃伤阴耗，阳乃独升。

甜北沙参，生扁豆，茯苓，苡米仁，生药，炒芡实。

额准痛，齿缝出血，口苦舌干，盗汗。或表散，或饮酒。更助阳泄，愈加不安。皆阴虚阳浮，当以静药益阴和阳。

熟地，龟甲，秋石，茯苓，牛膝，萸肉，阿胶，五味。

桑椹辛热，肺胃受灼，每交夏四月，阳气上升，遂致失血。以甘凉清肃，忌食厚味可愈。

川贝母，地骨皮，花粉，肥知母，苡米仁，生甘草。

○少年肠红，阴气走泄，咳嗽吐痰，食仍进，而声嘶气促，走动若喘。且口干咽燥，饮水渴不解，明系阴不上承矣。

六味汤中加入炒桃仁、当归须。

○中年失血两日，陡然舌强无声，四肢麻木，身痿足热。此水枯木火化风，肾肝之病，静养方可向愈。

生地，麦冬，阿胶，天冬，川石斛，龟甲。

寝食如常，自上年失血之后，巅顶及周身肌肤，发疥瘰瘙痒，春发冬瘥。以和血平调方。

三角胡麻，制何首乌，金银花，桑叶，浙甘菊，炒黑杞子，红枣肉为丸。

胃减吐血后，早晨面肿，晡暮跗肿。气分乃弱，且理阳明。

生黄芪，苡米仁，生甘草，生扁豆，茯苓。

久咳痰带血丝，纳谷已减，络热胃损。最要戒酒辛辣，甘寒不伤胃者宜之。

青甘蔗汁，麦冬，玉竹，沙参，知母，川贝母。

春季痰嗽带血，交冬血大吐，头痛口糜。是阳不收藏，当填镇。

熟地炭，萸肉炭，牛膝炭，五味，茯苓，青铅。

〇失血五年，今夏秋发作最重。脉左涩右弦，冲气逆则咳甚，天明汗泄。议用柔剂阳药以治下。病者四十三岁。

紫胡桃肉，茯苓，五味子，炒黑枸杞子，沙苑蒺藜，芡实，紫石英，石壳湖莲。

接案：失血数发，卧枕气，中至喉，似乎痰阻，其实吐咯不出。此任脉不司提任，冲脉阳气直冲于上。纳食多嗳，下损及胃，秦越人尚称难治。便溏。凡填补下焦，必佐益胃，最忌清肺，寒润更伤中气。

大造丸去天麦二冬、黄柏、牛膝，加入二仙丹、人参、河车、熟地、龟甲、五味、金樱子、芡实。

夏热劳力，饮酒助热泄气，血后咳嗽，胁痛火升，已是肝肾阴伤。胃逆多嗳，须虑食减。

熟地黄，茯神，北沙参，天冬，阿胶，建莲肉，人中白，川斛膏和为丸

脉缓，寒热失血，自述负重伤力。已是营卫两怯，当以甘剂益中，勿见血辄与滋凉。

芪建中汤。

饮食先减，中焦已怯，辛辣都主走泄真气。二次反复血来，皆夜动不寐而至，因劳而发。《内经》曰：劳者温之。取乎温养气分也。

黄芪，白及，茯苓，米糖，米仁，炙草。

奔走动阳失血，继而咳嗽吐痰。由真阴亏损，五液蒸痰。趁此胃口颇旺，以静药填阴摄阳。

熟地（水制），阿胶，女贞子，天冬，米仁，刮白龟甲，咸秋石，知母，霍山石斛。

血脱补气，况汗血并至者乎？冬令。

人参，生芍，扁豆，熟地黄，玉竹，茯神，花蕊石，童便。

脉微而芤，失血之象也；膺胸隐而痛，肺胃之络也。

当归须，炒黑山楂，苡米仁，赤芍药，川郁金，丝瓜络，通草。

冬至已近，气候太温，少阳先升，地气不藏。发越之性，无物不拆，所以吐血之症皆发矣。

熟地黄，女贞子，茜草，炒白术，苡米仁，玉竹，旱莲草，炙甘草。

声不变而粉红浊痰不已，是络伤，非肺伤也，所以臑内痛。

白及，麦冬，蒸术，米仁，苦参，北沙参，炙甘草，牡蛎。

中气不摄，非阴弱吐血可比，勿进阴药。

四君子汤中加入牛膝、玉竹。

盛体失血，作酸嗳逆，脉得左涩右弦。合引血干之条，曲直作酸之旨，责之厥阴中阳气上乘为治。

旋覆花，代赭石，老枇杷叶，块茯苓，新绛屑。

脉左数搏大，因骤然跌仆，吐血仍然，安谷如常。此阳气暴升莫制，络血不得宁静而泛越。夏三月至秋分，戒嗔怒情欲，莫令举发。

六味加入秋石、阿胶、川石斛。

春暖阳气升越，行走动阳失血。只宜安养静坐，药以甘缓，不伤胃气。

风温咳嗽初愈，暮汗继以痰血。春半阳气发泄，冲年阴未充盛，致血随气溢。读书声高则头痛，阳升显然。

六味去萸肉，加入白芍、阿胶、麦冬。

脉缓大，吐血甚多，仍然安谷。此阳明胃络病也。戒奔走烦劳，方可冀其奏效。

生黄芪，薏苡仁，南枣肉，山漆，茯苓。

暑热伤气，秋燥上加，亦令伤气。舌干，咽痒欲呛，胃气不充肌肤，已曾失血，兼保阴液为宜，拟用喻西昌清燥汤减人参。

〇老年因秋燥咳嗽，食少胃弱，脉小数。当以清润甘药，不致伤胃。

南沙参，玉竹，桑叶，象贝，吧咀杏仁，炙甘草。

脉虚数，形寒，心中烦热，五更后气升咳呛。当秋分节燥金司令，大热发泄之余，皆能化燥。肺为娇脏，最处上焦，先受其冲。宜润燥以滋其化源。

冬桑叶，大沙参，玉竹，南花粉，生米仁，蜜水炙橘红，白糯米泡汤煎药。（《扫叶庄一瓢老人医案》）

胡仕想医案

○丹徒王盛之，年三十余。六脉俱九至，外症则咳嗽面赤，懒言怕闹，时病已半年，从前苦寒之剂，不记数矣，此真气已虚而脉数也。经云：数则元气虚，数则脾气虚。又云：数则有热而属虚，是皆不足之症。六脉中又脾、肾二脉洪大，此肺金不能生肾水也，理宜补肺金生肾水，水旺则制火，金旺则生水平木，木平则脾土盛，又生金矣，此正治也。乃与云：兹证服药十四、五贴或念贴外，当有汗出，此阳气升而经络通矣。汗后即当倦，八九日或半月，此邪退而正虚也。或十日、半月，元气渐复，倦态方去，自后温补脾胃之剂，又当痰动、血动，或发肿毒，或作泻，此数者，听其自来，乃脏腑邪气欲出，发动流行之象也。倘不预言，恐变证多端，患者惊骇耳。因与以补脾生肺滋肾水之剂，五六贴，数脉不减，此真元虚而燥也。即以前剂去头煎，服二煎、三煎，不十剂而数脉去，此时虚火一退，中气便寒，以六君子加姜、桂五六贴，脾气运动，痰饮便行，归于腰胁，肝肾部分大痛。邪之所凑，其气必虚，益见肝肾虚矣。令外以盐熨，服二陈加桃仁、延胡索、薏苡仁二贴，大肠见痰血而痛止，复用补脾六君加五味、白芍而愈。倘不预明此理，则变出腰胁痛时，便没主张矣。

○丰义储中和，持斋十七年矣。先九月患梦泄，已而发惊。此五脏空虚，津液燥涸，肝木生风，风火扇摇，故令精动而泄也，攻补皆不效，先润养其脾胃，脾胃润，使津液四布，百骸通泽，一月再诊之，肺脉大，土不能生金也；左尺细长，金不能生水也；余俱洪缓，且不甚流利，以补肺之剂，四剂则和而长矣，虚则补其母之法也。先时不知饥，以异功散加黄芪、桂、芍、五味子补脾生肺，肺复生肾，三脏相生。晚卧不宁，以归脾汤间服之，元气渐充，精神渐发，越半月余，加用太素丸痊愈。（《慎柔五书》）

李振声医案

○王东山，病虚劳，柴立，腰胁刺痛，呼吸将绝。医辞不治。翁诊之曰：血瘀也。宜《金匮》百劳丸。法用干漆、大黄、虚虫、桃仁、当归尾治之，便黑血斗许而醒。越十数日，即能会文，于转运署中语余曰：子素称李翁，今诚然。已而，试于省，积劳病发，至冬复殂。翁每惜之。（《李翁医记》）

任瞻山医案

○任贵跃，病吐血气短，嗽痰消饥，饮食减少，精神倦怠，乃由思虑忧郁兼恐而成。夫思则气结，结于心而伤于脾矣，忧伤肺，恐伤肾，金水并病矣。病已至此，内伤非轻，宜暂弃书静养，服药方可望效，且药不可杂投，止宜调理脾胃，盖土旺自能生金，肺得健矣；脾健饮食必增，取汁化血精，肾亦得其滋而健矣；食增则气强，气强则神旺，而心亦健矣；土健能统血，能防水，水得制而化气，则不泛为痰，血得统而营经，则不致妄行，是中主一固，各脏皆沾泽而概安。与山药、白术、茯神、焦姜、砂仁、炙草，香附暂用调郁，法夏暂调理，痰嗽，十剂后即减香附、法夏，调理半年大安。（《瞻山医案》）

李斯炽医案

○柳某某，男，43岁，5月18日初诊。

患者曾经便血，竟至昏厥，胃脘下端时常作痛，反酸，消化不良，腹中时常气鼓，睡眠欠佳，足胫微痛，但面色发红。脉象浮大，舌质红，微有白苔。此由失血而导致胃阴不足，治法当以补益胃阴为主。

方药：乌贼骨9克，尖贝6克，阿胶珠9克，白及9克，沙参9克，淮山药9克，石斛9克，玉竹9克，牡蛎9克，生谷芽12克，鸡内金6克，青木香9克，甘草3克。

6月2日（二诊）：服上方10剂后，胃疼大减，腹中气鼓亦减，饮食逐渐增加，脉象如前，再宗前法。

方药：乌贼骨9克，尖贝6克，阿胶珠9克，白及9克，瓦楞子9克，牡蛎9克，沙参9克，淮山药12克，石斛9克，玉竹9克，生地9克，麦冬9克，鸡内金6克，茯神9克，甘草3克。

服上方10剂后，即基本恢复正常。［新医药杂志，1978，（7）］

谢海洲医案

○杨某，女，31岁，干部。1978年8月21日初诊。

患者两年半前曾因产后大出血休克，住院一月余。渐现乳房萎缩，月经闭止，阴道干涩，性欲减退。近2个月来毛发脱落甚速，经北京某某医院检查称“子宫轻度萎缩，阴道分泌物少。”尿化验：17-羟类固醇5.60，17-酮类固醇6.0，诊为席汉综合征。舌质淡胖，舌苔少，脉细双尺脉无力。

辨证：证属气血双亏，肾气虚弱。

治法：益气养血，补肾壮阳。

方药：当归9克，川芎3克，熟地12克，菟丝子12克，枸杞子12克，五味子10克，仙茅12克，仙灵脾，15克，怀牛膝12克，白术12克，女贞子9克，炙黄芪9克，沙苑子9克，山萸肉12克。水煎服，10剂。

1978年9月2日二诊：服药后精神好转，食纳稍增，仍畏寒肢冷，两足挛急，舌脉同前，宗原法于方中加党参10克，炙黄芪20克，肉苁蓉15克，制附子10克。水煎服，20剂。

1978年9月23日三诊：服上方后，畏寒、肢冷、脚挛症除，月事来潮，然量甚少，毛发脱落之势已控，阴道稍润，欲心渐萌。脉细尺弱，上方去附子，继服10剂。

1978年10月22四诊：患者来述，已无疲乏倦怠感，性欲正常，月经来潮，量可而淡，脱落之毛发处（头发、阴毛、腑毛），已有新茸萌出之状，且体重增加，精神体力基本恢复，已上班工作。复查尿17-羟类固醇7.0，17-酮类固醇10.0，妇科检查（-），符合临床治愈标准。

为巩固疗效，再以上方配丸，继服以善后。多次随访，患者康复如常。（《中国名老中医药专家学术经验集》）

谢利恒医案

○胡左，6月10日。

年甫弱冠，胸脘迫窄，痰涎常滞，咳呛易作，舌苔黏腻不化，遗泄频仍，初有梦而后无梦，形体羸瘦，精神颓败，心肾欠亏，君相之火不藏；肺有痰湿，未宜偏补，丸方缓调。

大熟地150克，煅牡蛎150克，黑料豆120克，女贞子30克，粉丹皮45克，川黄柏45克，建泽泻60克（盐水炒），车前子90克（盐水炒），云茯苓60克，焦白术60克，菟丝子120克，抱木茯神60克，湘莲子（连心）50克。

上药共为细末，以肥玉竹60克煎汤泛丸。如梧桐子大，每晚淡盐汤送下9克。［上海中医药杂志，1964，（10）］

魏长春医案

○方味琴君，年五十一岁。一月十八日诊。

病名：肾损阳衰。

原因：素有痰饮咳喘，肺肾阳气衰弱。

证候：畏寒气短胸满，胃纳如常，头面烦热，足膝寒冷。

诊断：脉象虚大，舌红。命门火衰，阳不潜藏，反而上升也。

疗法：温煦命火，兼纳冲气。

处方：淡附子一钱，炒白芍四钱，茯苓三钱，炮姜一钱，炒冬术三钱，鹿角霜三钱，炙龟甲四钱，杜仲三钱，淮牛膝三钱（盐水炒），淡苁蓉二钱，益智仁三钱，紫石英八钱。

次诊：一月二十七日。肾元下虚，浮阳上越，头面烦热，足膝寒冷。冲阳不纳，气逆脘闷。脉左软缓右大，舌红苔薄黄。用温纳肾气，参以潜阳和阴。

次方：淡附子一钱，白芍三钱，茯苓三钱，炮姜一钱，鹿角霜三钱，大生地炭四钱，紫石英八钱，远志一钱，桂枝一钱，炙龟甲四钱，淮牛膝三钱（盐炒），丹皮二钱。

三诊。二月八日。命火徐敛，烦热渐退。冲气归纳，胸脘气畅。脉象缓大，舌淡苔薄。拟温摄肾气，兼纳浮阳。

三方：淡附子一钱，炒白芍四钱，茯苓三钱，炮姜一钱，鹿角霜三钱，炙龟甲四钱，大生地炭四钱，淮山四钱，泽泻二钱，鹅管石三钱，淡苁蓉三钱，淮牛膝四钱（盐炒），巴戟天三钱。

效果：服此方，温肾纳气，精神渐强。

炳按：此肾虚阳衰，故用温壮肾阳，摄纳冲气，非肝肾阴虚证也。

○病者：魏某，9岁。

病各：肺损挟温邪。

原因：乃父劳损吐血，病中所种，先天不足，阴液素亏，新感温邪咳嗽，服疏透散表及清肺之剂，时阅二旬，表邪虽解，而营阴被劫。

证候：咳逆气促抬胸，便溏酱色，小溲短赤，夜间潮热，胃气大衰，久不思食。

诊断：脉象滑数，舌色四边绛而中糙。阴亏挟感，邪微正虚之证也。

疗法：急清肺胃温邪，兼救津液。若畏其虚，遂时补剂，究非正当疗法。盖邪留则真损，病去正始复。

处方：桑叶三钱，枇杷叶三片（去毛），生石膏四钱，鲜生地四钱，冬瓜仁四钱，生米仁四钱，桃仁三钱，淡竹茹三钱，原麦冬三钱，鲜苇茎二尺（去节）。

次诊：十二月六日。

咳逆胃呆，小溲短赤，胸部高突，溺管刺痛，虚里穴震跃，唇裂出血。左脉弦细，乃肝肾真阴不足。右脉滑数，为肺胃燥火炽盛。舌色红绛，苔黄微铺，上实下虚，消灼津液，拟清润法。

次方：桑叶三钱，生石膏四钱，西洋参一钱，天花粉三钱，鲜枇杷叶十片（去毛），甘草梢一钱，生米仁四钱，木通一钱半，鲜生地三钱，原麦冬三钱，鲜淡竹叶三十片，鲜苇茎一尺（节）。

三诊：十二月八日。

小溲略长，溺管痛止，大便溏薄黄色，咳嗽乍寒乍热，胃气较振，口角出血。左脉弦数，右脉弦细。舌色四边红、绛。苔黄薄铺。肺胃温邪渐清，肝肾阴虚未复，仍宗前法治之。

三方：桑叶三钱，白菊花一钱半，天花粉三钱，竹茹三钱，瓜蒌皮三钱，西洋参一钱，白毛燕三钱（包煎），甘草梢一钱四，党参三钱，生米仁四钱，淮山五钱，生石膏四钱，生石决明四钱，枇杷叶十片（去毛）。

四诊：十二月廿五日。

小涩清长，溺管痛止，胃气微甦，咳嗽呕逆，内热口干，脉象滑数，舌色红润。治宜清肃肺胃。

四方：桑时二钱，竹茹三钱，天花粉三钱，北沙参三钱，原麦冬三钱，鲜生地四钱，叭杏仁三钱，丹皮一钱半，知母一钱，生石膏四钱，枇杷叶五片（去毛）。

五诊：十二月二十八日。

阴虚未复，日晡内热，脉象细数，舌色红润。咳嗽不寐，拟育阴潜阳。

五方：炙甘草一钱，北沙参三钱，叭杏仁三钱，生白芍三钱，生龟甲四钱，生鳖甲四钱，大生地四钱，原麦冬四钱，鲜金斛三钱，夜交藤四钱。

六诊：十一年一月六日。

脉象软弱，舌色光绛，咳止气平，胃苏寐安，二便通调。惟时有虚热，肌肤羸瘦，久病之后，阴虚未复也。宜育阴醒胃以善后。

六方：炙甘草一钱，生白芍三钱，原麦冬三钱，北沙参四钱，西党参三钱，淮山三钱，生龟甲六钱，大生地五钱，鳖甲四钱，地骨皮三钱，丹皮二钱。

效果：服后虚热退，病愈。

炳按：此证肺虽虚弱，兼受风热。而心与小肠蕴有结热，表里同病，气血受热蒸逼，偏治气热，则血热愈结，其难即在此也。（《慈溪魏氏验案类编初集》）

王九峰医案

○八年前曾经失血。《经》云：阳外泄则自汗，荫内泄财遗精。自汗阳虚，盗汗阴弱。加之受室后复又失血，手足心烧，神疲无力，夜来频频盗汗，饮食日少，形神日羸，表里阴阳两伤，亏损已极，殊难奏效。

仙长寿丸加龙骨，牡蛎，浮小麦。

食少呕酸，夜间仍咳，盗汗仍来，阳气未敛，阴阳两虚。养心脾以固脱。

六君子加孩儿参，龙骨，牡蛎，茯神，浮小麦。

服药三剂，诸恙平平，脉来形色未起，殊非佳兆。现感风寒，暂以二陈汤加减。

苏梗，杏仁，陈皮，半夏，桔梗，款冬花，孩儿参，糯稻根，浮小麦。

水亏火旺，阴不敛阳，阳升莫制，云雾不下，则枯槁不荣，亢龙有晦，悔子之热也。亢则害，承乃制。拟三才法。

孩参，北沙参，玄参，天麦冬，生熟地，童便。

脉来细涩，脏阴营液俱耗。肾虚则胃关不健，肾不吸目，食入即吐，小便红赤，夜不能寐，心神不交，酒色伤阻耗气，防其涣散。多酌明哲。

党参，熟地，附子，归身，炮姜，甘草，茯神，秫米。

包络者，臣使之官，喜乐出焉。三焦无状，空有其名，胸中膈拒。三焦为决渎之官，水道出焉。心为主宰，胆为中正。心动神驰，意握万物，劳心耗肾二水耗于下，龙雷不藏，坎离不济，云雾不下，白露不降，土中无水，亢龙有晦，必得水以济之。少阳相火司天，厥阴风木在泉，于术、龙齿暂停。清神中之火，调气分之阳。

六味去茯苓，加茯神，孩儿参，沙参，料豆，淡菜，燕根（即燕窝别名），糖楂，谷芽，女贞，旱莲，麦冬，福橘，藕熬汁为丸。

左脉涩，右脉弦滑。肝肾两亏，肾虚则胃关不健，脾积则饮食作酸，胃不冲和，运纳失常。脉犯五行之克，少年更属不宜，延四月有余，正气肾气皆耗，虚不受补，症属棘手。补阴益气煎加沉香三分。服四剂，吞酸已减，脉象稍清，盗汗仍多，原方加神曲。以保固真元，诚有益耳。

菟丝，熟地，杜仲，党参，山药，归身，神曲，沉香，橘红。（《王九峰医案》）

林佩琴医案

○杨，弱冠成损，嗽血喘促，身热汗泄，食减便溏，脉弱数。此上损及中，补土生金，自不易定法。四君子汤加熟地砂仁末炒、山药、茯神、五味、白芍、莲子、小麦煎汤，数服血止，喘热亦定。然一阳初生，必交节不至加重，乃得转危为安。

○李，肩挑伤力，咳嗽胸痛，其损在肺。用黄芪、潞参、茯神、百合、贝母、杏仁、当归、白芍、甘草、红枣，二服即应。此从安肺汤加减，经所谓损其肺者益其气也。

○眭，肝肾阴虚，损久不复，冬至后痰咳粉红，嗽声子夜特甚。想虚阳失藏，龙火不伏，交子时阳气一动，炎灼上凌。浸至娇脏受戕，身热喘促。近又食减无味，午后颊红，时觉懔懔憎寒，是阴伤及阳，非萸地酸腻可效。必用甘药培元，佐以介属潜阳，冀其封固蛰藏，至立春前后，地气上腾，症不加重为幸。潞参、山药、百合、甘草、五味、白芍、牡蛎、淡菜、阿胶，数服渐平。

○堂弟，呛嗽气急，脉弦数，适逢秋令，予谓此火刑金象也，当滋化源。以自知医，杂用梨膏止嗽，予谓非法。入冬寒热间作，厥气冲逆，灰痰带红，良由阳亢阴亏，龙雷并扰，冬藏不密。今近立春，地气上升，内气应之，喘嗽势必加重。拟方：阿胶（烊化）、山药（炒）各二钱，洋参、熟地（炒）、茯神、藕节各三钱，川贝母（炒研）一钱，甜杏仁（炒研）钱半，枣仁（炒研）八分，五味五分。数服颇效。又五更服燕窝汤，晚服秋石汤，降虚火而喘定。

○堂弟，肺主出气，肾主纳气。今肾少摄纳，时交惊蛰，阳气大升，两关尺通滑兼弦，气由冲脉逆冲而上，子夜阳动，喘嗽汗泄，必起坐不能安卧，皆真元不纳之咎。屡用参芪保固，肺脾既属不济，即用知柏，名为滋肾，岂能骤安？仿叶氏镇摄法：青铅三钱，牡蛎（煅研）钱半，茯神三钱，五味八分，炮姜四分，远志（炒炭）钱半，故纸（盐水炒）一钱。三服气平喘止，饮食大进，弦脉顿减，后用峻补膏方得痊。

○王，劳力伤精，右尺偏旺，是火水未济之象，日晡寒热，嗽血神疲，大宜小心调摄，否则火燃金燥，吐红嗽喘。行将日甚矣。五味三分，熟地、山药、茯苓、杞子、丹皮各二钱，潞参三钱，白芍、川贝各一钱半，远志钱八分，莲子十粒。十数服诸症俱平。

○贡，弱冠未室，劳力伤阳，寒热痰红，咳则气促呕沫，头眩食减，色悴肌羸，半载不复，脉来虚数，右部尤少神，乃肺气受伤，脾元亦惫。理阳兼泄浊为宜。用六君子汤加山药、莲子、南枣、淡姜煎服。四剂寒热止，浊逆平，去半夏，加贝母、茯神、五味，嗽稀而食进，数脉较减，又如薏米、芡实、黄芪、归、芍，煎丸兼服而瘳。后因自服地黄滋腻丸剂，食减便溏，饵牛肚，泻痢不止，又迫于完姻，虚嗽声哑，午余寒热，旦夕利数行，脉益虚数。思食减脾损，痢久肾伤，阴阳告残，乃求挽救。用药颇难，且终罔济，姑与扶肺脾以摄肾。潞参、茯苓、炙草、白芍、山药、益智、诃子、五味、莲、枣，数服甚平。但气下陷则痢，迫体懔寒，手足心热，寐必口干，此阳虚生寒，阴虚生热，而津不上潮也。朝用补中汤去柴、归，加益智、茯神，晚用熟地炭、五味、枣仁、白芍、贝母、薏米、麦冬（俱炒），蔗汁冲服。寒热轻，痢如故，与桃花汤加参、苓、五味、乌梅。温摄下焦，痢仍不减，由肠液滑泄已久，气虚不受温摄，而喉痛声嘶，咳吐白沫，因春分节后气温升泄故也。转方仍用参、苓、莲、药补脾，五味、白芍敛肺，沙参、桔梗清咽，熟地炭、钗斛育阴，诃子、牡蛎醋淬涩下。

○族弟，嗜饮伤中，湿热内蕴，咳嗽潮热，腹痛呕泻，脉沉小数，左尤涩。不戒饮则成酒劳。生术、茯苓、薏米、橘红、茴香、制半夏、枳椇子、砂仁、湘莲炒。数服诸症稍定，乃用葛花解酲汤去青皮、干姜，加制半夏，数十服痊愈。

○沈，少年羸怯，晡热呛嗽，头眩食减，频呕苦酸浊沫，大便忽溏忽秘，脉弦数，右尺搏指。由相火太强，疏泄失司，痰浊不降，必梦泄足心如烙。先驱湿热以熄龙雷：黄柏（酒炒），六分，半夏（青盐制）钱半，茯苓、薏米各三钱，吴萸（盐汤泡）五分，远志、山栀、泽泻各八分，橘红一钱。六服痰火降，遗泄止，去吴萸、山栀，加生白术钱半，五味三分，牡蛎粉二钱，诸症俱减，调理得平。

○服侄，诵读神疲，晡寒宵热，汗嗽食减，脉虚，右尺弦大，此为童损。由心脾肺兼及肾阴，仿立斋先生治法。朝用补中益气汤去升麻，加茯苓、枣仁、小麦；晚用六味汤去山萸，加白芍、鳖甲、五味。十数剂寒热止而精神复。（《类证治裁》）

费伯雄医案

○水不滋木，肝阳上升，肺胃受克，失血之后，不时呛咳，饮食不加，势将成损。姑拟壮水柔肝，清肃肺胃。

天门冬，麦门冬，怀山药，茜草根，象贝母，海蛤粉，南沙参，生龟甲，参三七，女贞子，苦杏仁，北沙参，潼沙苑，黑料豆，桑白皮，莲子肉。

○水不滋木，肝火克金，呛咳咯血，势将成损。急宜介类以潜阳。

天门冬，麦门冬，败龟甲，左牡蛎，茜草根，甜杏仁，潼沙苑，南沙参，象贝母，女贞子，毛燕窝，瓜蒌皮，海蛤粉，桑白皮，怀牛膝。

○肝阳上升，肺金受克，呛咳漫热，症入损门。姑拟清养。

南沙参，北沙参，怀山药，白归身，女贞子，潼沙苑，杏仁泥，川贝母，陈橘红，合欢皮，麦门冬，毛燕窝，莲子肉。

○肝火克金，咽痛音暗，呛咳日久，损症渐成。姑拟清养。

南沙参，天门冬，麦门冬，鲜首乌，瓜蒌皮，甜川贝，女贞子，海蛤粉，潼沙苑，桑白皮，石决明，杭菊花，杏仁泥，淡竹叶，鸡子清。

○一水能济五火，肾是也；一金能行诸气，肺是也，肾为下渎，肺为上源，金水相涵，方能滋长。今诊脉象二尺虚细，左关独弦，右部浮芤，水不滋木，肝阳上升，肺金受克，呛咳漫热，甚则咯血，势将成损。姑拟壮水柔肝，清养肺肾。

天麦冬，川贝母，女贞子，南北沙参，杏仁泥，茜草根，怀牛膝，瓜蒌皮，毛燕窝，川石斛，潼沙苑，鲜藕。

○肝火上升，肺金受克，咳嗽音暗，症入损门。急宜清养。

南沙参，瓜蒌皮，川贝母，女贞子，北沙参，杏仁泥，桑白皮，潼沙苑，生龟甲，天门冬，麦门冬，怀山药，淡竹叶，鸡子清。

○一水能济五火，一金能行诸气，肾为下渎，肺为上源，金水相涵，方能滋长。今诊脉象两尺虚细而数，左关细弦而数，右部浮芤而数，失红之后，呛咳漫热，大肉消瘦。盖肾水久亏，肝阳无制，熏灼肺金，损症已成，实非轻浅。勉拟壮水柔肝，清养肺胃之法，竭力挽救。

天门冬，麦门冬，北沙参，潼沙苑，败龟甲，旱莲草，左牡蛎，生甘草，川石斛，怀山药，女贞子，毛燕窝，川贝母，莲心。（《孟河费氏医案》）

张山雷医案

○热病月余，热解后阴伤未复，头痛足软，无力不能任身。

胃纳如常，精神萎靡，左目青盲，小溲滴沥，时复瘈疭，无一非阴虚见象，脉虚大无力，宜滋肝肾之阴。

川楝子9克，南沙参9克，北沙参9克，杞子9克，牡蛎15克，怀牛膝6克，巨胜子9克，川柏4.5克，元地9克，青皮2.4克，陈皮2.4克，炙甘草1.5克，全当归4.5克，天麻6克，川断6克，杜仲6克，独活2.4克。

稚阴未充，夜热往复，今天自汗，前则腹痛，进以和土行气，痛止而热仍未止。脉小数而舌滑尖红，大便先结后溏，脉土不健，再以和阴健脾。

米炒贡潞6克，生西芪3克，炮姜炭1.8克，山萸肉6克，甘杞子1.5克，生鸡内金4.5克，广木香2.1克，小青皮2.1克，炒白芍4.5克，淮山药4.5克，天台乌药4.5克，带壳春砂仁1.2克，生鳖甲1.2克，生牡蛎12克（二物先煎）。

体质柔弱，脾用不充，大便不坚，色淡而少秽气，脉细，指纹淡紫，胸脘气闭，咳声不爽，绵延日久，宜养脾阳，疏通气滞，少参化痰。

潞党参4.5克，甘杞子4.5克，北沙参4.5克，瓜蒌皮（炒）4.5克，旋覆花（包）6克，杜兜铃4.5克，青蒿珠6克，银柴胡4.5克，台乌药4.5克，炙干蟾腹一只半，陈皮4.5克，宋半夏6克，生紫菀6克，炒丹皮3克，春砂仁6克（杵）。

二诊：稚龄脾阳大虚，土不生金，肺气闭窒，便溏日久，气怯洞泄。授剂神气稍振而气促未平，咳嗽不扬，仍宜扶脾肾而开肺气。

炒潞党4.5克，生芪皮4.5克，清化桂心0.6克，生紫菀6克，路路通6克，甘杞子4.5克，南沙参6克，炒黄川贝母4.5克，象贝母4.5克，焦冬术4.5克，苦桔梗4.5克，生远志肉6克，砂仁壳1.2克，炙鸡金1.8克，炙干蟾皮半只，带皮苓3克。（《张山雷专辑》）

张汝伟医案

○陈某，15岁。

先天不足，心、脾、肾三脏交亏，潮热骨蒸，咳嗽盗汗，大便溏薄，胃呆纳少。脉弦滑数大，面色青晦。以上诸是肺病忌欺病已年余，服药无效。经汝迭进建中归脾法出入，诸症均已减退。近因霉雨兼旬，心中郁闷，诸症又作，较前略轻。瑞拟大建中法加减之。

杭白芍三钱，上桂心二分（同炒，土炒潞党参），淮山药（人乳拌）、淮小麦、野山于术、绵黄芪（土炒）、山萸肉、冬瓜子各三钱，炙甘草八分，津红枣三枚，带心莲子七粒。

本证始末：此症由河南路时和首饰号经理廖景濂君介绍余治，此方共服二十剂后，诸症均愈。面庞亦胖而有华色。复诊，为之稍予清养，痊愈。此症前后共诊八次，此案为第七次方也。同时，治南市大码头谢慎余君之幼女，年已十八，停经不至，用四物加丹参、党参、白术、甘草等数剂，不通经而经自通矣。于是知童女之停经，万不可通，戒之戒之。

方义说明，《内经》曰：二阳之病发心脾，在女子为不月。上述之症，真是二阳之病，有不得隐曲者。前医见咳而治肺，见经闭而通经，见潮热而用紫芩，见溏薄而用止涩，以刻舟求剑之法，所以愈治愈危。此方根据心脾隐曲之治。故用大建中合归脾六味丸三方，随症情变化增减出入治之，所以见效，阅者当细味之。（《临症一得》）

陈菊生医案

○自世有童子劳之说，于是幼年得病，久不复元，便疑为劳，抑知年甫年童，真阳未漓，治苟如法。劳何由成？辛卯秋，应试都门，陈聘臣太史之哲嗣公坦，所十四岁，病已数月，每日清晨，醒后出汗，食少气弱，医以为童年怯症，迭治不痊，来延余诊。切其脉，濡而数，审是病由内热，有热不除，阴液受耗，故至阳气发动时，阴不济阳，蒸而为汗，用盗阴汤加味治之，数剂即愈。或见方中多阴药，因问昔人云：“阳药象阳明君子，其过也人皆见之；阴药类阴柔小人，国祚已危，人犹莫觉其非。何也？”答曰：“是论药之性，非论以药治病之道也。以药治病，当立无过之地，苟有过焉，悔之何及！今设有一火燥症于此，用阳药则死，用阴药则生，将以阳药为君子乎？抑以阴药为君子乎？总之，病偏阴者，当以阳药治，病偏阳者，当以阴药治。治之无过，即阴药可作君子观；治之有过，即阳药亦与小人类。譬如阳亢之秋，以雨露涵濡者为君子；阴沍之世，以雷霆霹雳者为君子。阳以济阴，阴以济阳，不可偏废也，偏斯害也。老子曰：“积阴不生，积阳不化，阴阳交接，乃能成和。”此之谓也。（《诊余举隅录》）

吴篪医案

○一子，六岁，伤风发热，医者见其体弱，不敢解散，只用寒凉清热，延绵月余，病势甚危。余视其面白羸弱，懒言气促，肢体递冷，食少溏泻，脉息细微。此缘过服寒凉，以伤阳气，故致碑胃虚寒，元气败极，亟用四味回阳饮加白术速救元阳，迟则恐有虚脱之虞。主家畏参、附，以病重勉服之。服后说胃中辣难过，合家怨服前药，拟用萝卜汁解之。余视脉证如前，其所以难过者。因脏腑娇嫩，不能受姜、附之热辣。然脾得温补即安。少顷，是熟睡。醒来觉饿而索粥，次日神苏脉旺。以原方倍加参、附，嗣以附子理中汤、异功散，六君子汤，逐日增减，调摄而痊。（《临证医案笔记》）

黄凯钧医案

○陈，八岁。

童子咳呛内热，已经三年，证属童劳，治宜滋养化源，清降肺气。

党参，北沙参，茯苓，苡仁，地骨皮，桑皮，生冬术，麦冬橘皮，炙草，枇杷叶。

方立甚妙，童劳安得不愈，三年沉痼，四服而愈。（《肘后偶钞》）

缪遵义医案

○陆，十八岁，劳倦寒热，温之以气，《内经》法也。

党参，桂枝，鳖甲，茯苓，生姜，首乌，炙草，丹皮，陈皮，大枣。

又：前方有效。

桂枝，青蒿，鳖甲，茯苓，生姜，炙草，丹皮，当归，陈皮，大枣。

○许，三九岁，劳倦乏力，经曰：形不足者，温之以气。

党参，冬术，当归，桂枝，砂仁，黄芪，炙草，茯苓，香附。

○黄，向有漏疡，去冬失血，阴精渐耗，无力眩晕，行动数步，便欲气逆，虚象显著。

党参，麦冬，牛膝，川斛，熟地，五味，茯神，杜仲。

○吴，肾失封藏久矣。阴虚则阳光上亢，亢则害，承乃制，经义昭然。屡经失血，金水同治。

熟地，天冬，杜仲，川石斛，牡蛎，麦冬，湘莲，茯神。

○王，下虚上实，乙癸同治。

熟地，石决，川斛，女贞子，萸肉，沙苑，茯神，旱莲草。

○王，阴虚，滋养是矣。然纯阴之品，未能克复出精之机。宜兼益胃为稳。

生地，麦冬，川贝，绵芪，党参，扁豆，川斛，茯苓。

○倪，病久元神亏损，微有寒热，时或火升，不可苦寒伤胃，试思正不旺而终不降耳。

拟方：于术，首乌，归身，青蒿，大枣，茯神，党参，陈皮，生姜。

又：盗汗怯冷，寒热未已，营卫交虚，此病后治法不同于初起感冒也。

于术，茯神，鳖甲，首乌，浮麦，黄芪，枣仁，牡蛎，广皮。

○王，下部乏力，耳鸣便艰。经云：精不足者，补之以味。

熟地，沙苑，杜仲，茯神，龟甲，鱼胶，猪腰，川斛。

○朱，积劳伤阳，阴失其守，以致去年骤然失血。经曰：阳络伤则血外溢也。然血既去，阴必伤，时值盛夏，阴不配阳，故身觉热而不耐劳动，势所必然。诊脉颇有力，非有余也，仲景谓之为减。胃纳甚少，亦宜柔药养之。又曰：胃为阳土，得阴自安。拙见备商。

生地，川斛，茯神，地骨皮，藕，麦冬，白芍，扁豆，料豆皮。

○高，劳倦乏力，面无华色。经曰：形不足者，温之以气。

归芪建中汤加陈皮。

○陈，营血不充，甘温养之。

上芪，甘草，茯神，木香，冬术，当归，枣仁，大枣。

○周，气口脉大，身微热，恶寒不知味。治从劳倦门。

上芪，陈皮。升麻茯苓，砂仁，冬术，甘草，柴胡，当归。

○朱，水亏火炎，水火未得既济之功。脉弦数，舌绛，小便艰涩。姑参造化之理，黄河之水天上来，人身则金能生水，水生则肝有制，胃有资矣。丹溪隔一治法，同一义也。若以通利之剂，当无是理。

天冬，百合，秋石，麦冬，燕窝，竹叶。

又：诛伐过多，胃气太伤，不容谷食，大便溏泄，中宫乏砥柱之权。舌绛无苔，柔土少津液之布。脉来数大，非有余也。仲圣脉法为减耳。拟《金匮》麦门冬汤益胃生津，望其安谷。

人参，麦冬，茯神，扁豆，炙草，粳米，橘红，香稻叶，建兰叶。

○徐，二十九岁，大吐衄血并发，经旨阳络伤则血外溢也。症势至险。姑凉胃泄冲法。

犀角地黄汤加牛膝，茯苓，麦冬，泽泻，茅根，童便。

○陈，二十七岁，左半胁背引痛，频吐紫血，终瘀之象。宜仲淳法。

山漆汁，茜草，牛膝，藕节，归须，生地，郁金，茯苓，料豆皮。

○冯，三十三岁，失血损阴，本宜补养，但偶兼外邪，头胀鼻塞。

姑与龙脑鸡苏意。

生地，桑皮，川贝，薄荷，地骨皮，玉竹，杏仁，枇杷叶。

○钱，十九岁，先天赋弱不充，咽干微热，症已久延。仿钱仲阳法。

六味加麦冬，玄参。

另服六味丸。

○宋，四十五岁，脉弦数大，阴损阳浮，大便艰涩。法宜滋养。

生地，玄参，芝麻，天冬，茯神，柏仁，桑叶，麦冬。

○杜，曾失血，脘中痛，络瘀之象。宗仲淳法。

降香汁，楂炭，延胡，郁金，红曲，归须。

○王，二十七岁，屡曾失血损阴，髀肢酸楚麻软，下元不足有诸法宜填补合虎潜法。

熟地，虎骨，茯苓，沙参，杜仲，牛膝，黄柏，杞子，麦冬，桑枝，藕。

○吴，四十九岁，屡失血，气逆而短，更有漏疡宿疾，填补无疑。但胃纳少，寒热无期，治非易治。

熟地，紫石英，沉香汁，青蒿，藕节，麦冬，北沙参，茯苓，丹皮，糯稻根须。

○何，六十三岁，右半腹蠕动，饥则剧。治从建中。

小建中汤加归身，杞子，牡蛎，茯神，沉香。

○徐，三十二岁，酒客寒热，目黄溲赤，呕吐紫血，脘痛。络瘀之象。兼之湿热。症属两歧。以意图之。

川郁金汁，黑栀，茵陈，半夏曲，泽泻，紫降香，山楂，赤苓，橘红，红曲。

○马，二十四岁，自服皂荚子，辛开太甚，肺失其合，且久恙元虚。姑与益胃生金法。

麦冬，扁豆，干百合，骨皮，生蛤壳，玉竹，川贝，款冬花，桑枝。

○朱，十一岁，先天不足，耳失其聪。

生地杞子，山药，远志，磁石，石决茯苓，菖蒲。

○徐，四十六岁，泻冲治衄，是景岳法。然纳谷减少，以和阳益胃。

生地，川斛，茯苓，阿胶，藕汁，白芍，牛膝，陈皮，扁豆。

○尤，三十八岁，调补真阴，以充髓海。

熟地，杞子，鹿角霜，杜仲，山萸，当归，鹿角胶，川斛。

○过，六十五岁，茹素内热，心阳独炽。

细地，金斛麦冬，料豆皮，竹心，山栀，茯神，生草。

○张，三十四岁，微寒热，频作无时，阳维为病。

归身，白芍，细地，甘草，白薇，丹皮，桂木，生姜，大枣。

○朱，三十六岁，嗜酒伤肺，屡失血，咽痛、痰黏作渴，阴津不主上奉，恐延损门。

炒生地，知母，麦冬，人中白，枇杷叶，玄参，贝母，霍斛，鸡子清。

○吴，二十二岁，久恙渐至形瘦肉削，咳呛，损及中州，坤厚日馁。理属难愈。

党参，茯苓，扁豆，砂仁，桔梗，白芍，于术，甘草，山药，薏仁，川贝，香稻叶。

○岳，五十六岁，胃不思谷，损门最为可虑。

洋参，麦冬，沙参，扁豆，茯苓，川石斛，白芍，橘红，香稻叶，藕。

○朱，五十六岁，呕见紫黑血，脘中痛，平素好饮热酒。丹溪云瘀留胃口有诸。

旋覆花汤加归身，川金，山楂，红曲，桃仁。

○曹，二十五岁，失血屡发，发则盈碗，此冲阳升逆过胃，胃为都会之地，故见端若此也。但气上少纳，胃食颇钝，中乏坐镇之权，恐交节反复甚易耳。

洋参，上芪，茯神，白扁豆，棋子，青铅，麦冬，熟地，川斛，地骨皮，十大功劳。

○陈，交大节，阴虚阳升，血症复发，每于戌亥为多。龙相少藏，血随气上也。诊脉芤弦，填下摄纳为主。

炒生地，阿胶，牛膝，川斛，茯苓，龟甲，牡蛎，青铅，扁豆，藕节。

○倪，十六岁，远行劳倦，两经失血，时或腰楚，内伤之象。

六味加牛膝，杜仲，猪腰子。

○朱，三十四岁，损其肺者，益其气。

党参，茯苓，麦冬，川贝，上芪，橘红，蛤壳，地骨皮。

白元米汤煎。

○杜，十七岁，盗汗乏力，补养固卫。

生芪，牡蛎，茯神，冬术，浮麦，柏仁，地骨皮，枣仁，白芍。

○吴，二十八岁，热久，寝食如常，起自下肢，与壮水之主。

知柏八味煎服。

○丁，二十八岁，内伤不足，寒热无期，盗汗颇多。

上芪，首乌，川斛，牡蛎，白芍，茯苓，枣仁，煨姜。

○胡，十八岁，阳络伤则血外溢。

生地，川斛，茜草，茯苓，童便，牡蛎，白芍，藕节，扁豆。

○丁，二十七岁，漏疡暗耗久矣，封藏不固，正涉地气司升之候，络血沸腾，咳呛不已，兼之滑泄，或为盗汗，脉芤细数，皆是咎征。

炒生地，北参，牡蛎，茯神，藕节，龟甲，麦冬，川斛，茜草。

○陆，二十七岁，脉濡细，阴虚及阳，身热消瘦，汗出已多，卫不固，虑其损怯。

上芪，茯神，生地，五味，淮麦，麦冬，枣仁，白芍，柏仁，南枣。

○吴，三十一岁，鼻衄不止。宗仲景当从冲脉治。

大补阴丸加丹皮，血余，川斛，牛膝，藕节。

○孙，大鼻衄，兼行浊道为吐。始于泻冲法，兼以镇逆。

大补阴丸加牛膝，牡蛎，紫石英，川斛，扁豆，侧柏汁。

○赵，十四岁，童真衄血，赋卑不充。

炒生地，山药，牛膝，丹皮，藕节，料豆皮，茯苓，麦冬，泽泻。

另服六味丸四两。

○黄，向有漏疡，去冬失血，阴精渐耗，无力眩晕，行动数武，便欲气逆，虚象显著。

熟地，麦冬，茯神，川斛，党参，苁蓉，五味，牛膝，杜仲，砂仁。

○张，血行清道为衄，甚至精明穴。向曾牙宣，体质阴亏，阳光易亢，平补三阴。

六味加阿胶，牡蛎，陈皮，侧柏叶。

○翁，恙久阴阳偏胜，正值经行，水愈亏而阳越亢，热势转甚，腰楚怯弱，良有以也。年逾五旬，冲任不固，八脉交损，以致见象非一。脉形虚芤带数。总以和阳育阴为要。

细生地，女贞，牡蛎，茯神，杜仲，金石斛，旱莲，白芍，枣仁，藕。

又：前方颇觉安适，然阴虚阳浮，未见克服，便为之损。

本胃纳少振，所谓精生于谷，亦有生长之机。俟一阴来复，如何。

三才汤加茯神，金斛，牡蛎，玫瑰露，枣仁，白芍，女贞，藕。

○顾，耳失其聪，平补三阴。

六味丸加川斛，磁石，细石，菖蒲汁。

○顾，热不止，起于涌泉，下午入夜则剧，经断，脘痛时呕，脉来虚数，劳损见端，草木难期速功。

香附，郁金，熟地，金斛，茯苓，丹皮，陈皮，砂仁，十大功劳，益母膏。

○潘，足肿枯瘦，麻木不仁，脊驼肋突，经来复断，先天精血不充，损症难愈。

熟地，桂枝，牛膝，当归，杞子，猪脊髓，鳝血，炒桑枝，虎骨。

○蔡，四十一岁，《难经》云：阳维为病苦寒热，此之谓也。平素奇经不固，兼之肝气，治宜两顾。

当归，丹皮，白薇，沉香，香附，湘莲，鹿角霜，白芍。

○张，三十二岁，失血后，心痛彻背。与育阴和阳。

生地，参三七，茜草，川斛，郁金，料豆皮，茯苓，麦冬。

○华，腰楚颇重，议以补肾。

熟地，杜仲，当归，川断，沙苑，川斛，茯苓，胡桃。

另服青娥丸二两。

○张，五十二岁，脏躁欲哭，咳呛咽干。宗仲圣法。

炙草，知母，红枣，玉竹，川贝，茯神，麦冬，淮麦。

○顾，六十四岁，右一侧眠，气虚之征。

党参，炙草，茯苓，蛤壳，麦冬，五味，橘红，川贝。

○陈，二十九岁，脉左搏大，阴虚阳浮，以致鼻衄走阳，上下耗损，势非轻浅。

炒熟地，牡蛎，杜仲，茯苓，龟甲胶，萸肉，川斛，莲须，菟丝子。

○毕，失血损症，滋养是矣。胃少纳谷，频欲呕吐，子病及母为难治。经伤咳呛，骨蒸微热盗汗，脉数，见象甚著。

党参，半夏曲，茯苓，青蒿，左秦艽，麦冬，陈黄米，金斛，鳖甲，炒乌梅。

○刘，二十五岁，虚体不耐劳，行动则气易逆，时或梦遗火升，素患血症，理宜填纳。下体湿疡，议先平补。

六味丸加盐水炒川柏，杜仲，黑壳莲。（《吴中珍本医籍四种·三余纪效》）

胡住想医案

○王某，女，六岁。

痘后患咳嗽，将三月，不思食。迎予视之，六脉弦细，此脾肺虚寒也。六君加姜、桂、门冬、五味四剂。饮食顿进，嗽亦稍止，此真元未散，药力易得，再十余剂，云十九。然脉尚弦细，较前不过略和，教以服前剂，不允而止。明年复患如左，脉亦仍前，以煎剂治之，痊愈，第脉终未和缓，犹带弦细也。予曰：病虽瘳，脉气未复，又明年三月，重患如前，又视之如故，以十全大补汤、门冬，五四服而愈。予思之，犹未脱也。当补中大补剂百余，方获五脏坚牢，而宿疾亦不再起矣。不然，年盛时色念一动，将有不胜，其喘患矣。世医以咳嗽之疾，全作痰火，尽治以清痰降火顺气克伐之剂，遂至脾土中损，多致不救。不知咳嗽之疾，繇脾胃不和，肺金失养，金不生水，心肝二火陡起于内，乘所不胜咳嗽不止，而肺病奄奄，脾胃益虚，此子病母忧，化气使然也。正宜补脾胃，生肺金，不拘剂数，使脾肺得养，五行暗化，土盛金生，而咳嗽自休矣。

○钱某，女，五岁。

先于十二月间患肛门肿痛，且碎且疮，不思饮食，以翰示予。曰：此脾胃虚弱，虚阳内郁不伸，下溜侵肺，金受克之故，宜六君加升、柴、吴萸、制黄连炒黑色三分，二剂即瘳。第未全复。延至正月尽，发热不思食，眼割泪出而红，泄泻。服他医煮肝治之药不效，复语予，亦以四味肥儿之品与之。初觉有效，数日反益重，此元气已虚，攻伐太过也。遂乘舟来就诊之，则右关弦细，左关洪漫，发热日夜更甚，晚间泻十数次，咳嗽。予尝观脾胃不足及久病之人，未有不左脉大过于右者，正东垣左脉克右脉之说，理势使然。况脾土一虚，肺金益衰，水涸木枯，枯木生火，焉得左脉不大于右？用前剂加姜、桂、门冬、五味、送下四神丸，六、七贴。暂进暂退，脉细如故，此元气未充，不宜改方，彼亦深信，又服四剂，略疏矣。此真元渐有复意，适了吾师至，云所用之方，止减陈皮，泄气不能堪也。又去陈皮十余剂，病减十八，再数剂痊愈。

○胡某，男，九岁。

先于二月十八日病痧，疹退发热不已，不飧饭食，惟饮冷水，啜数口，少顷即出，延之三月来报，余思之曰：不思食，脾胃虚也；欲饮水，热也；饮少顷即吐，中虚假热也；且兼吐酸水，此木旺土衰之病。以六君加姜炒山栀，服二剂，热住。少顷复热，此中气虚极，得药力则退，药衰复热，引药力少而病气重也。往诊之，脾胃脉弦无神，五、六至不定，见迟，左三洪漫，看指上三关俱透，命关脉已黑，喘气昼夜不休，遍身发热六日，十日余不更衣矣。遂胆导一次，出粪不黑不硬而带溏，非真元之热，乃脾胃气虚不能升降耳。小便赤涩，欲便则叫呼痛楚之极，乃阳气馁而下陷，升降失司，气化失职所致。用补中合六味汤三帖，加麦冬，五味子，喘气即止，热亦退，惟小便涩痛不已。仍用补中益气加麦冬、五味子、牛膝、车前、干姜炒黑，清肺生水，升阳益胃暖中。一剂，小便出血，并血块若干，乃邪火煎熬，阴血干枯而成也。又二剂，痛止，饮食顿增，痊愈矣。予曰：用煎剂而获如此之效，岂非补脾养肺、金盛水生、气化自出之谓乎？了吾先师云；无非清气下陷，不升不降。此翁谆谆言之，治百病无不验，识此以语后昆。

○丹徒王盛之，年三十余。六脉俱九至，外症则咳嗽面赤，懒言怕闹，时病已半年，从前苦寒之剂，不记数矣，此真气已虚而脉数也。经云：数则元气虚，数则脾气虚。又云：数则有热而属虚，是皆不足之症。六脉中又脾、肾二脉洪大，此肺金不能生肾水也，理宜补肺金生肾水，水旺则制火，金旺则生水平木，木平则脾土盛，又生金矣，此正治也。乃与云：兹证服药十四、五贴或念贴外，当有汗出，此阳气升而经络通矣。汗后即当倦，八九日或半月，此邪退而正虚也。或十日、半月，元气渐复，倦态方去，自后温补脾胃之剂，又当痰动、血动，或发肿毒，或作泻，此数者，听其自来，乃脏腑邪气欲出，发动流行之象也。倘不预言，恐变证多端，患者惊骇耳。因与以补脾生肺滋肾水之剂，五六贴，数脉不减，此真元虚而燥也。即以前剂去头煎，服二煎、三煎，不十剂而数脉去，此时虚火一退，中气便寒，以六君子加姜、桂五六贴，脾气运动，痰饮便行，归于腰胁，肝肾部分大痛。邪之所凑，其气必虚，益见肝肾虚矣。令外以盐熨，服二陈加桃仁、延胡索、薏苡仁二贴，大肠见痰血而痛止，复用补脾六君加五味、白芍而愈。倘不预明此理，则变出腰胁痛时，便没主张矣。

○丰义储中和，持斋十七年矣。先九月患梦泄，已而发惊。此五脏空虚，津液燥涸，肝木生风，风火扇摇，故令精动而泄也，攻补皆不效，先润养其脾胃，脾胃润，使津液四布，百骸通泽，一月再诊之，肺脉大，土不能生金也；左尺细长，金不能生水也；余俱洪缓，且不甚流利，以补肺之剂，四剂则和而长矣，虚则补其母之法也。先时不知饥，以异功散加黄芪、桂、芍、五味子补脾生肺，肺复生肾，三脏相生。晚卧不宁，以归脾汤间服之，元气渐充，精神渐发，越半月余，加用太素丸痊愈。（《慎柔五书》）

其他医案

○淳于意治齐丞相舍人奴，从朝入宫，臣意见之食闺门外，望其色，有病气，臣意即告宦者平，平好为脉，学臣意所，臣意即示之舍人奴病，告之曰：此伤脾气也。当至春，膈塞不通，不有食饮，法至夏泄血死。（琇按：脾不统血，肝不藏血。）宦者平即往告相曰：郡之舍人奴有病，病重，死期有日，相君曰：卿何以知之，曰：君朝时入宫，君之舍人奴尽食闺门外，平与仓公立，即示平曰：病如是者死。相即召舍人奴而渭之曰：公奴有病否？舍人曰：奴无病，身无痛者。至春果病，至四月，泄血死，所以知奴病者，脾气周乘五脏，伤部而交，故伤脾之色也，望之杀然黄（土败），察之如死青之兹。（木贼。）众医不知，以为大虫，不知伤脾。所以至春死病者，胃气黄，黄者土气，土不胜木，故至春死。所以至夏死者，《脉法》曰：病重而脉顺清者曰内关，内关之病，人不知其所痛，心急然无苦，苦加以一病，死中春，一愈顺，及一时。其所以四月死者，诊其人时愈顺，愈顺者，人尚肥也。奴之病，得之流汗数出，炙于火而以出见大风也。

齐中郎破石病，臣意诊其脉。告曰：肺伤，不治，当后十日丁亥溲血死。即后十一日，溲血而死。破石之病，得之堕马僵石上（琇按：跌仆伤肺，肺，娇脏也，而主气，凡受刑甚者，肺叶亦损），所以知破石之病者，切其脉，得肺阴气，其末散，数道至而不一也，色又乘之（天白），所以知其堕马者，切之得番阴脉，番阴脉，入虚里，乘肺脉，肺脉散者，固色变也乘之。所以不中期死者，师言曰：病者安谷，即过期，不安谷，则不及期，其人嗜黍，黍主肺，故过期。所以溲血者，《诊脉法》曰：病养喜阴处者顺死，喜养阳处者逆死。其人喜自静，不躁，又久安坐，伏几而寐，故血下泄。（王石书之死后所以见血者，以喜居阴处。）

姚僧坦治梁元帝患心腹病，诸医皆请用平药，僧坦曰：脉洪而实，此有宿食，非用大黄，必无瘥理。元帝从之，果下宿食愈。

沈绎，字诚庄，吴郡人，好学笃行。洪武中，其外舅陈翁，谪戍兰州，无子，遂被逮，补军伍。时肃王疾剧，或称诚庄善医，王召令诊视。闯平日所嗜，知为乳酪，用浓茶饮数杯而愈。谓人曰：茶能荡涤膈中之腻也。王神其术，奏授本府良医。

罗谦甫治一人年六十有五，至元戊寅夏日，因劳役，饮食不节，又伤冷饮，得疾。医者皆以为四时证，治之不愈。逮十日，罗往治之，诊视曰：右手三部脉，沉细而微，太阳证也。左手三部脉，微浮而弦，虚阳在表也。大抵阴多而阳少，今所苦身体沉重（湿），四肢逆冷（寒），自利清谷，引衣盖覆，气难布息，懒言语，此脾受寒湿，中气不足故也。仲景言，下利清谷，急当救里，宜四逆汤温之。《内经》复有用热远热之戒。口干，但欲嗽水不欲咽，早晨身凉而肌生粟，午后烦躁，不欲去衣，昏昏睡，而面赤隐隐，红斑见于皮肤，此表实里、虚故也。（亦有见斑为阴盛于内，逼阳于外者，若许学士之治侯辅病是也。）内虚则外证随时而变（罗治中风案，以为病邪入于经，则动无常处，症互相出见，此案见斑则日内虚，外症瞳时而变），详内外之证，乃饮食劳倦，寒伤于脾胃，非四时之证明矣。治病必察其下。（博按：《内经》云：治病必察其下，谓察其时下之宜也，旧刻以下文有标本字，遂改下为本，谬矣。）今适当大暑之时，而得内寒之证，以标本论之，时，标也。病，本也。用寒药则顺时而违本，用热药则从本而逆时，此乃寒热俱伤，必当从乎中治。中治者，温之是也。（寒湿之证，又见红斑，看他从乎中治，温以散之，妙。亦见看病以日期为准，标本为凭。此案从乎中治以温，罗治一人泄，脉沉缓而弦，舍时从症，而用姜附，当因病之轻重缓急而缓急之，不得执成见于我也。）遂以钱氏白术散加升麻，就本方加干葛、甘草解其斑，少加白术、茯苓以除湿丽利小便，人参、藿香、木香和脾胃，进饮食，父咀，每服一两，煎服，再服斑退而利止，身温而神出，次服异攻散、治中汤，辛温之剂一二服，五日得平，止药。主人曰：病虽少愈，勿药可乎？罗曰：药，攻邪也。《内经》曰：治病以平为期，邪气既去，强之以药，变证随起。不若以饮食调养，待其真气来复，此不药而药，不治而治之理存焉。从之，旬日良愈。

博儿赤马刺，年三十余，因猎得兔，以火炙食颇多，抵暮至营，极困倦，渴饮潼乳斗余，是夜，腹胀如鼓，疼痛闷乱，卧起不安，欲吐不吐，欲泻不泻（此症不发热，无外感），手足无所措，举家惊惶。罗诊其脉，气口大二倍于人迎，乃应食伤太阴经之候也。右手关脉，又且有力，盖烧肉干燥，因而多食，则致渴饮，干肉得渣乳之湿，是以滂满于肠胃，乃非峻急之剂，则不能去。遂以备急丸五粒，觉腹中转矢气，欲利不利，复投备急丸五粒，又与无忧散五钱，须臾大吐，又利十余行，皆物与清水，相合而下，约二斗余，腹中空快，气渐调。至平旦，以薄粥饮少少与之。三日后，再以参、术等药，调其中气，七日而愈，此所谓饮食自倍，肠胃乃伤者也。

一妇人三十余岁，忧思不已，饮食失节，脾胃有伤，面色黎黑不泽，环唇尤甚，心悬如饥状（肾虚），又不欲食，气短而促。大抵心肺在上，行荣卫而光泽于外，宜显而不藏。肾肝在下，养筋骨而强于内，当隐而不见。脾胃在中，主传化精微，以灌四傍，冲和而不息，其气一伤，则四脏失所，忧思不已，气结而不行，饮食失节，气耗而不足，使阴气上溢于阳中，故黑色见于面。（色黑非瘀血。）又《经》云：脾气通于口，其华在唇。今水反侮土，故黑色见于唇，此阴阳相反，病之逆也。上古天真论云：阳明脉衰于上，面始焦，故知阳之气不足，非助阳明生发之剂，则无以复其色（博按：原刻脱十四字。），故用冲和顺气汤（作湿热郁火治，用升阳之剂，妙），以葛根一钱五分，升麻、防风各一钱，白芷一钱，黄芪八分，人参七分，甘草四分，芍药、苍术各三分，以姜枣煎（配方之妙，可师可法），巳午前服，取天气上升之时，使人之阳气易达也。数服而愈，此阴出乘阳治法也。《卫生宝鉴》。

太常少卿刘叔谦之内李氏，中统三年春，欲归宁不得，又因劳役，四肢困倦，躁热恶寒，时作疼痛，不欲食，食即呕吐，气弱短促，怠惰嗜卧。医作伤寒治之，解表发汗，次日传变，又以大、小柴胡之类治之，至十余日后，病愈剧。主家云：前药无效，莫非他病否。医曰：此伤寒六经传变，至再经传尽，当自得汗而愈。翌日，见爪甲微青黑色，足胫至腰如冰冷，目上视而睹不转睛，咽嗌不利，小腹冷气上冲心而痛，呕吐不止，气息欲绝。（温救何疑。）罗诊其脉，沉细而微，不见伤寒之证（无六经证），此乃中气不足，妄将伤寒治之，发表攻里，中气愈损，乃以辛热之药，附子炮，去皮脐、干姜炮各五钱，草豆蔻、炙甘草各三钱，益智仁、白芍药、丁香、藿香、白术各二钱，人参、陈皮、吴茱萸各一钱半，当归一钱，名曰温中益气汤，㕮咀一两，作一服。至夜，药熟而不能进，续续灌下一口，饮至半夜，稍有呻吟之声，身体渐温，忽索粥饮，至旦食粥两次，又煎一服投之。至日高，众医皆至，诊之曰：脉生证回矣。越三日，不更衣，或欲以脾约丸润之。罗曰：前证用大辛热之剂，阳生证回，今若以大黄之剂下之，恐寒不协，转生他证。众以为不然，遂用脾约丸二十丸，至夜，下利两行。翌日，面色微青，精神困弱，呕吐复作。罗再以辛热前药，温之而愈。《内经》曰：寒淫于内，治以辛热，佐以苦甘温。附子、干姜大辛热，助阳退阴，故以为君，丁香、藿香、豆蔻、益智，茱萸辛热，温中止吐，用以为臣，人参、当归、白术、陈皮、白芍、炙甘草苦甘温，补中益气，和血脉协力，用以为佐使也。

真定路总管刘仲美，年逾六旬，宿有脾胃虚寒之证。至元辛巳闰八月初，天气阴寒，因官事劳役，渴而饮冷，夜半自利两行。平旦，罗往诊视，其脉弦细而微，四肢冷，手足心寒，唇舌皆有褐色（青），腹中微痛，气短，不思饮食。罗曰：《内经》云：色青者，肝也。肝属木，唇者，脾也。脾属土，木来克土，故青色见于唇也。舌者心之宫，水挟木势，制火凌脾，故色青见于舌也。《难经》云：见肝之病，则知肝当传之脾，故先实脾土，今脾已受肝之邪矣，洁古先师云：假令五脏胜，各刑己胜，补不胜而泻其胜，重实其不胜，微泻其胜。而以黄芪建中汤，加芍药、附子主之，且芍药味酸，泻其肝木，微泻其胜。黄芪甘草甘温，补其脾土，是重实其不胜。桂附辛热，泻其寒水，又助阳退阴。饴糖甘温，补脾之不足，肝苦急，急食甘以缓之。生姜、大枣辛甘大温，生发脾胃升胜之气，行其荣卫，又能缓其急。每服一两，依法水煎服，再服而愈。

史丞相年近七旬，至元丁卯秋间，因内伤自利数行，觉肢体沉重，不思饮食，嗜卧懒言语，舌不知味，腹痛，头亦痛而恶心。医以通圣散大剂服之，覆以厚衣，遂大汗出，前证不除，反增剧。易数医，四月余不愈。（病已久。）罗诊视，得六脉沉细而微弦，不欲食，食即呕吐，中气不调，滞于升降，口舌干燥，头目昏眩，肢体倦怠，足胻冷，卧不欲起，素不饮酒，肢体本瘦，又因内伤自利，复汗，是重竭津液，脾胃愈虚，不能滋荣周身百脉，故使然也。非甘辛大温之剂，则不能温养其气。《经》云：脾欲缓，急食甘以缓之。又脾不足者，以甘补之。黄芪、人参之甘，补脾缓中，故以为君。形不足者，温之以气，当归辛温，和血润燥，木香辛温，升降滞气，生姜、益智、草蔻仁辛甘大热，以荡中寒，理其正气。白术、炙甘草、陈皮甘苦温，乃厚肠胃，麦蘖曲宽肠胃而和中，神曲辛热，导滞消食，为佐使也。名曰参术调中汤。㕮咀一两，姜三片，煎服之，呕吐止，饮食进。越三日前证悉去。左右曰：前证虽去，九日不更衣，如何？罗曰：丞相年高气弱，既利且汗，脾胃不足，阳气亏损，津液不润也，岂敢以寒凉有毒之剂下也？仲景曰：大发汗后，小便数，大便坚，不可用承气汤。如此虽内结，宜以蜜煎导之。须臾，去燥屎二十余块，遂觉腹中空快。上下气调，又以前药服之，喜饮食。但有所伤，则橘皮枳术丸消导之，月余乃平复。丞相曰：病去矣，当服何药，防其复来。罗曰：但慎言语，节饮食，不可再药。

许学士治一男子，素嗜酒，因暴风寒，衣薄，遂觉倦怠，不思饮食。半月，至睡后添发热，遍身疼如被杖，微恶寒。天明脉之，六脉浮大，按之豁豁然，左为甚。许作极虚受风寒治之。人参为君，黄芪、白术、当归身为臣，苍术、甘草、陈皮、通草，干葛为佐使，大剂与之。至五贴后，遍身汗如雨，凡三易被得睡，觉来诸症悉平。

滑伯仁治一人，病怔忡、善忘、口謇、舌燥、多汗、四肢疲软、发热、小便白而浊。众医以内伤不足，拟进茸附，伯仁诊其脉，虚大而数。曰：是由思虑过度，厥阳之火为患耳。夫君火以名，相火以位。相火，代君火行事者也。相火一扰，能为百病，况厥阳乎？百端之起，皆寓心生，越人云：忧愁思虑则伤心，其人平生绻大心高，所谋不遂，抑郁积久，致内伤也。然鲍薪救火，望安奚能？遂命服补中益气汤、朱砂安神丸，空心则进小坎离丸，月余而安。

丹溪治一人，腊月因斋素，中饥而胃寒，作劳，遂发热，头疼，与小柴胡汤，自汗神昏，视听不能，脉大如指（脉大为虚），似有力，热不退。（冬月而发热头痛自汗，乃太阳中风，宜桂枝汤，不可用小柴胡，脉大如指，视听不能，内伤重而外感轻，求其脉大如指、不能视听之故，恐为小柴胡凉剂激之而然。）与参、术、黄芪、熟附、炙甘草，作大剂服之。一日汗少，二_日热减，能视听。初用药至四日，前药中加苍术，与二贴，再得汗，热除，乃去苍术、附子，作小剂，服三日而安。

一少年九月间，发热头疼，妄语大渴，医与小柴胡十余帖，热愈甚。（九月发热头痛，在太阳症，如何就渴，又非传邪合病，焉有妄语。如是内伤，若用小柴胡，是杀之也。）朱视其形肥，面带白，稍露筋骨，脉弦大而数，左为甚，遂作虚证治之。以苍术为君（妙法），茯苓、芍药为臣，黄芪为佐，附子一片为使，与二贴而症不减。或谓不当用附子，曰：虚甚，误投寒药，人肥而脉左大于右，事急矣。非附子，则参芪焉能有速效。再与一贴，乃去附子，而作大剂与之。五十帖（琇按：谁能耐此。），大汗而愈，又自调养两月平复。

一少年因劳倦，大热而渴，恣饮泉水，次日热退，言视谬妄，自言腹胀，不能转侧，不食，战掉，脉涩而大，右为甚。灸气海三十壮，用白术、黄芪各二钱：熟附五分，与十贴不效，叹增发热而渴，但少进稀粥。丹溪曰：此气欲利而血未应也。于前药去附，加酒当归以和血，有热，加参一钱半，与三十帖而安。

一肥白人年壮，因劳倦成病。秋间大发热，已服柴胡等药七八贴矣。两手脉洪数而实，观之形色，知其脉本不实，以服凉药所致。因与温补药，黄芪附子汤，冷饮二帖，困睡微汗而解，脉亦稍软。继以黄芪术汤，脉渐敛小而愈。是肥白人虚劳，多气虚也。

一老人饥寒伤劳，患头疼，恶寒发热（表邪），骨节疼，无汗，妄语，时作时止。（前证俱属表邪，但时作时止，虚证可知。况一起妄语，又非阳明在腑，内伤可知。）自服参苏饮取汗，汗大出而热不退。至第四日，诊其脉洪数而左甚，此因饥而胃虚，加以作劳，阳明虽受寒气，不可攻击，当大补其虚，俟胃气充实，必自汗而解。以参、芪、归、术、陈皮、炙甘草，每贴加附子一片，一昼夜尽五帖，至第五日，口稍干，言有次，诸症虽解，热尚未退，乃去附，加芍药，又两日，渐思食，精爽，间与肉羹，又三日，汗自出热退（仍以汗解），脉虽不散，洪数尚存。朱谓此脉洪，当作大论（大则为虚），年高而误汗，此后必有虚证见。又与前药，至次日，自言病以来；不更衣凡十三日矣。今谷道虚坐进痛，努责如痢状不堪，自欲用大黄巴豆等剂。朱曰：大便非实闭，乃气因误汗，虚不得充腹，无力可努（认症精确），仍用前补药，间以肉汁粥，及琐阻粥与之。一日半浓煎椒葱汤浸下体（外治法亦佳），方下大软便块（不结硬）五六枚。诊其脉，仍未敛，此气血仍未复。（论脉妙。）又与前药，两日，小便不通，小腹满闷，颇苦，但仰卧则点滴而出。朱曰：补药未至（目光如电），于前药倍加参、芪，两日小便方利，又服补药半月而安。

治卢兄汗后再发热，妄语，治吕仲汗后热不退，妄语，治陶明节热退后，目不识人，言语谬误，皆用参、芪、归、术等补剂而愈。信哉！谵语多属虚也。

项彦章治一人病，发热恶风而自汗，气奄奄弗属。诸医作伤寒治，发表，退热而益增。项诊阴阳俱沉细（阴脉），且微数。（论症宜桂枝汤，然脉当浮缓，今沉细，又无头痛，内伤何疑。）处以补中益气之剂。医止之曰：表有邪而以参芪补之，邪得补而愈盛，必死此药矣。项曰：脉沉，里病也，微数者，五性之火内煽也，气不属者，中气虚也，是名内伤。《经》曰：损者温之，饮以前药而验。

虞恒德治一人，年三十，因劳倦伤食，致腹痛膜胀，面黄。十日后求诊，得右手气口脉，洪盛而滑，右关浮诊，虚大而滑，重按则沉实，左寸关亦弦滑而无力，两尺皆虚而伏。虞曰：此中气不足，脾气弱而不磨，当补泻兼施而治。初与补中益气汤二服，次日与枳实导滞丸八十丸，大便去二次。次日，又与补中益气汤，如此补一日，泻一日，二十日服补药十贴，导滞丸千数，腹胀退而安。

一人年四十五，正月间，路途跋涉，劳倦发热，身体略痛，而头不痛，自以为外感，而用九味羌活汤，三帖汗出热不退，前后又服小柴胡汤五六贴，热愈甚。经八日，召虞诊视，至卧榻前，见煎成汤饮一盏在案，问之，乃大承气汤，将欲饮，切其脉，右三部浮洪，略弦而无力，左三部略小，而亦浮软不足。虞曰：汝几自杀，此内伤虚证，服此药，大下必死。伊曰：我平生元气颇实，素无虚损证，明是外感无疑也。虞曰：将欲作阳明内实治而下之欤？脉既不沉实，又无目疼、口干、潮热、谵语等症。将欲作太阳表实治而汗与欤？脉虽浮洪而且虚，又无头痛、脊强等症。今经八日，不应仍在表，汝欲作何经而治之乎？（精切详明。）伊则唯唯不语。以补中益气汤加附子，大剂与之，是夜连进二服，天明往诊，脉略平和，伊言尚未服，仍谓前效，欲易外感退热之药。虞曰：前药再饮二服不效，当罪我。又如前二服，脉症俱减半。伊始曰：我几误矣。去附子，再煎二服与之，热退气和而愈。但体犹困倦如前，服前药二十余贴，始得强健复元而安。

一人三十余，九月间，因劳倦发热，医作外感治，用小柴胡、黄连解毒、白虎等汤，反加痰气上壅，狂言不识人，目赤上视，身热如火，众医技穷。八日后，虞诊六脉数疾七八至，右三部豁大无力，左略弦而芤。（虚证无疑。）虞曰：此病先因中气不足，又内伤寒凉之物，致内虚发热，因与苦寒药太多，为阴盛隔阳之证，幸元气稍充，未死耳。以补中益气加熟附二钱，干姜一钱，又加大枣、生姜煎服。众医笑曰：此促其死也。黄昏时服一剂，痰气遂平而熟寐。伊父曰：自病不寐，今安卧鼻声如平时。至夜半方醒，始识人，而诸病皆减。又如前再与一剂，至天明得微汗气和而愈。

刘宗序治一妇，六月间劳倦中暑。其兄仰同知，喜看方书，为用六和汤、香薷饮之类，反加虚火上升，面赤身热。后邀刘诊视，六脉疾数，三部豁大而无力。刘曰：此病先因中气不足，内伤瓜果生物，致内虚发热，非六和、香薷所能治，况夏月伏阴在内，重寒相合（所以夏月多此等症），此为阴盛格阳之症。急用补中益气汤，加附子三钱，干姜一钱，同煎，置水中浸冷服之，其夜得熟睡。至天明，微汗而愈。仰谢曰：伏阴之说，既闻命矣。但不省以药冰之何也？刘曰：此即《内经》热因寒用，寒因热用之义，仰叹服。

张养正治苏州闻教谕遘羸疾，吴医治之，率用三白汤，无奇效。张至诊治，亦用三白汤。家人曰：前药用之多矣。张正色曰：子勿哓哓，吾用汤使不同。遂投熟附二三片煎，俾服之，即瘥。

薛己治一儒者，素勤苦、恶风寒（表）、鼻流清涕（表）、寒噤（虚）、喷嚏（表）。薛曰：此脾肺气虚不能实腠理。彼不信，服祛风之药，肢体麻倦（虚），痰涎自出（寒），殊类中风。薛曰：此因风剂耗散元气，阴火乘其土位。遂以补中益气，加麦冬、五味，治之而愈。

秀才刘允功，形体魁伟，不慎酒色。因劳怒、头晕仆地，痰涎上涌（寒），手足麻痹（麻属气血虚），口干引饮，六脉洪数而虚，乃肾经亏损，不能纳气归源而头晕，不能摄水归源而为痰，阳气虚热而麻痹，虚火上炎而作渴（辨证精确），用补中益气，合六味丸料治之而愈。其后或劳役，或入房，其病即作，用前药随愈。

秀才陈时用，素勤劳，因怒口斜痰盛，脉滑数而虚。此劳伤中气，怒动肝火，用补中益气，加山栀、茯苓、半夏、桔梗，数剂而愈。

锦衣杨永兴，形体肥厚，筋骨软痛，痰盛作渴，喜饮冷水，或用愈风汤、天麻丸等药，痰热益甚，服牛黄清心丸，更加肢体麻痹。薛以为脾肾俱虚，用补中益气汤，加减八味丸，三月余而痊。已后连生七子，寿逾七旬。《外科精要》云：凡人久服加减八味丸，必肥健而多子，信哉。（琇按：此说不可为训。）

一妇年七十五，遍身作痛（不发热而痛，久虚无汗属火），筋骨尤甚，不能伸屈，口干目赤（火），头晕痰壅，胸膈不利，小便短赤，夜间殊甚，遍身作痒如虫行。（身痒阴虚有四症。）用六味丸料，加山栀、柴胡治之，诸症悉愈。

一产妇筋挛臂软，肌肉掣动（亡阳），此气血俱虚而有热。（当参别症合断。）用十全大补汤而痊。其后因怒而复作，用加味逍遥散而愈。

一产妇两手麻木，服愈风丹、天麻丸，遍身皆麻，神思倦怠，哺热作渴，自汗盗汗，此气血俱虚，用十全大补加炮姜数剂，诸症悉退。却去炮姜，又数服而愈。但有内热用加味逍遥散，数剂而痊。

高光禄脾胃素虚，因饮食劳倦，腹痛胸痞，误用大黄等药下之，谵语烦躁，头痛喘汗，吐泻频频，时或昏愦，脉大无伦次，用六君加炮姜，四剂而安。但倦怠少食，口干发热，六脉浮数（脉浮数又非表邪，元气虚也），欲用泻火之药。薛曰：不时发热，是无火也，脉浮大，是血虚也，脉虚浮，是气虚也。此因胃虚，五脏亏损，虚证发见（内虚则外症随时而变），服补胃之剂，诸症悉退。

徐大尹因饮食失宜，日哺发热，口干体倦，小便赤涩，两腿酸痛，薛用补中益气汤治之。彼知医，自用四物黄柏、知母之剂，反头眩目赤，耳鸣唇燥，寒热痰涌，大便热痛，小便赤涩。又用四物芩、连、枳实之类，胸膈痞满，饮食少思，汗出如水。再用二陈、芩、连、黄柏、知母、麦冬、五味，言语谵妄，两手举拂。屡治反甚，复求用参、芪各五钱，归、术各三钱，远志、茯神、酸枣仁、炙甘草各一钱，服之，熟睡良久，四剂稍安，又用八珍汤调服而愈。夫阴虚，乃脾虚也。脾为至阴，因脾虚而致前证。盖脾禀于胃，故用甘温之剂，以生发胃中元气，而除大热，胡乃反用苦寒，复伤脾血耶？若前症果属肾经阴虚，亦因肾经阳虚不能生阴耳。《经》云：无阳则阴无以，无阴则阳无以化。（无阴则阳无经化，不宜六味。滋肾丸妙，何也？肾欲坚，急食苦以坚之。）又云：虚则补其母，当用补中益气，六味地黄丸（不稳）以补其母，尤不宜用苦寒之药。世以脾虚（脾虚则不可用知柏），误为肾虚，辄用黄柏、知母之类，反伤胃中生气，害人多矣。（知柏并不伤胃，《本草》可考。）大凡足三阴虚，多因饮食劳役，以致肾不能生肝，肝不能生火而害脾，土不能滋化，但补脾土，则金旺水生，木得平而自相生矣。

一男子每遇劳役，食少胸痞，发热头痛，吐痰作渴，脉浮大。薛曰：此脾胃血虚病也。脾属土，为至阴而生血，故曰阴虚。彼不信，服二陈、黄连、枳实、厚朴之类，诸症益甚，又服四物、黄柏、知母、麦冬，更腹痛作呕，脉洪数而无伦次。薛先用六君加炮姜，痛呕渐愈，又用补中益气，全痊。

刘秀才劳役失宜，饮食失节，肢体倦怠，发热作渴（初起何以即渴），头痛恶寒（明是表证，须辨内伤外感之头痛恶寒，不明此理，徒用温补，死先生言下矣），误用人参败毒散，痰喘昏愦，扬手掷足，胸间发斑如蚊所呐（罗谦甫案亦见红斑，从乎中治。许学士案亦见红斑，为阴盛于内，逼阳于外），薛用补中益气加姜、桂、麦冬、五味，补之而愈。

一儒者素勤苦，因饮食失节，大便下血，或赤或黯，半载之后，非便血，则盗汗，非恶寒，则发热，血汗二药，用之无效，六脉浮大，心脾则涩。此思伤心脾，不能摄血归源，然血即汗，汗即血，其色赤黯，便血盗汗，皆火之升降微甚耳，恶寒发热，气血俱虚也，乃午前用补中益气，以补脾肺之源，举下陷之气，午后用归脾，加麦冬、五味，以补心脾之血，收耗散之液，不两月而诸症悉愈。

一男子发热烦渴，时或头痛。（此头痛为内伤。）服发散药，反加喘急，腹痛，其汗如水，昼夜谵语。此劳伤元气，误汗所致，其腹必喜手按，询之果然。遂与十全大补加附子一钱，服之熟睡，唤而不醒，举家惊惶，及觉，诸症顿退。属内真寒而外假热，故肚腹喜暖，口畏冷物，此乃形气病气俱不足，法当纯补元气为喜。

一男子饮食劳倦而发寒热，右手麻木（虚），或误以为疔毒，敷服皆寒凉败毒，肿胀重坠，面色痿黄，肢体倦怠，六脉浮大，按之如无，此脾胃气虚也。询之，果是销银匠，因热手入水梅银，寒凝隧道，前药益伤元气故耳。遂用补中益气及温和之药，煎汤渍手而愈。

一儒者修左足，伤其大指甲少许，不见血，不作痛，形体如故。后因饮食劳倦，足重坠，微肿痛，或昼睡，或夜寐，其足如故，误服败毒之剂，寒热肿痛，盖脾起于足大指，此是脾气虚弱下陷，用十全大补汤而愈。

谭侍御，但头痛即吐清水，不拘冬夏，吃姜便止，已三年矣。薛作中气虚寒，用六君加归、芪、木香、炮姜而瘥。

一儒者四时喜极热饮食，或吞酸嗳腐，或大便不实，足指缝湿痒。此脾气虚寒下陷，用六君加姜、桂治之而愈。稍失调，旧患复作，前药加附子钱许，数剂不再举。

一男子形体倦怠，饮食适可，足指缝湿痒，行坐久则重坠，此中气虚而下陷，用补中益气，加茯苓、半夏而愈。

一男子食少，胸满，手足逆冷，饮食畏寒，发热吐痰，时欲作呕。自用清气化痰及二陈、枳实之类，胸腹膨胀，呕吐痰食，小便淋漓。又用四苓、连、柏、知母、车前，小便不利，诸病益甚。薛曰：此脾气虚寒，无火之证，故食入不消而反出，遂用八味丸，补火以生土：用补中益气，加姜、桂，培养中宫，生发阳气，寻愈。

一男子每劳，肢体时痛（诸痛皆属肝木。痛亦有属邪火者，但此为虚火，宜甘温足矣。不得重用辛热），或用清痰理气之剂，不劳常痛，加以导湿，臂痛漫肿，形体倦怠，内热盗汗，脉浮大，按之微细。此阳气虚寒，用补中益气，加附子一钱，人参五钱，肿痛痊愈。又以十全大补百余剂而安，共服人参十三斤，姜、附各斤余。（琇按：尝见病非姜、附所宜，医以重剂人参入之，多不为患，参能驱驾姜、附，信哉！）

一妇年四十余，七月间，患脾虚中满，痰嗽发热。又因湿面冷茶，吞酸吐呕、绝食。误服芩、连、青皮等药，益加寒热，口干流涎不收，且和作，闻食则呕（胃虚），数日矣。薛视之曰：脾主涎，此脾虚不能约制，故涎自出也。欲用人参安胃散。惑于众论，以为胃经实火宿食，治之病日增剧，忽思冬瓜，食少许，顿发呕，吐酸水不止，仍服前药，病益甚。复邀薛视之，则神脱脉绝，濒死矣，惟目精尚动。（此际断要温补。）薛曰：寒湿于内，治以辛热，然药莫能进矣。急用盐、艾、附子炒热熨脐腹，以散寒回阳，又以口气接其口气，以附子作饼，热贴脐间，一时许，神气少苏，以参、术、附子为末，更以陈皮煎膏为丸，如粟米大，入五七粒，随津液咽下，即不呕。二日后，加至十余粒，诸病少退，甘涎不止。五日后，渐服煎剂一二匙，胃气少回，乃思粥饮，继投参、术等药。（云附子妙。）温补中气，五十余剂而愈。以上五条，乃脾胃虚寒，阳气脱陷也。

汪石山治一人，年逾五十，过劳怠倦，烦闷恶食，不爽。汪诊之，脉浮小濡缓，曰：此劳倦伤脾也。冬春宜仿补中益气汤例，夏秋宜仿清暑益气汤列。依法受方，服之良愈。

一人年三十余，尝因冒寒发热，医用发表愈，继用小柴胡、热炽汗多，遂昏昏愦愦，不知身之所在，卧则如云之停空，行则如风之飘毛（虚极），又兼消谷善饥、梦遗诸症。汪观其形色类肥者，曰：此内火燔灼而然，虚极矣。切其脉，皆浮洪如指，曰：《脉经》云，脉不为汗衰者死，在法不治。所幸者，脉虽大，按之不鼓，形虽长，而色尚苍，可救也。医以外感治之，所谓虚其虚，误矣。经云：邪气乘虚而入，宜以内伤为重。遂以参、芪、归术大剂，少加桂、附，服十余贴，病减十之二三。再除桂、附加芍药、黄芩，服十余贴，病者始知身卧于床，足履于地。自喜曰：可不死矣。服久果起。

一人年逾五十，患眩晕溲涩，体倦梦遗，心跳，通夜不寐，易感风寒，诸药俱不中病，汪诊之，脉皆浮大，或小弱无常，曰：虚之故也。丹溪云，肥人气虚，宜用参、芪。又云：黑人气实，不宜用之。果从形欤？抑从色欤？汪熟思之，色虽黑而气虚，当从形治。遂以参、芪为君，白术、茯苓、木通为臣，栀子、酸枣仁、麦冬为佐，陈皮、神曲为吏，煎服，晨吞六味地黄丸，夜服安神丸，逾年病安。

程篁墩先生，形色清癯，肌肤细白，年四十余。患眩晕、四肢倦怠、夜寐心悸、言乱，或，用加减四物汤，甘寒以理血，或用神圣复气汤，辛热以理气，又或作痰火治，或作湿热治，俱不效。汪诊之，脉皆沉细不利，心部散涩，曰：此阴脉也，脾与心必忧思所伤，宜仿归脾汤例，加以散郁行湿之药。（此症若不散郁行湿，即投归脾亦不效。）服数贴，病果向安。一夕，因懊恼忽变，急请诊视，脉三五不调，或数或止，先生以为怪脉。汪曰：此促脉也（促脉或痰或气滞），无足虑。曰：何为而脉变若比？曰：此必怒激其火然也。以淡酒调木香调气散一七服之，其脉即如常。

一人形长而瘦，色白而脆，年三十余，得奇疾，遍身淫淫，循行如虫，或从左脚腿起，渐次而上至头，复下于右脚，自觉虫行有声之状。（是阳虚。）召医诊视，多不识其为何病。汪往，诊其脉浮小而濡，按之不足，兼察形视色，知其为虚证矣。《伤寒论》云：身如虫行，汗多亡阳也。遂仿此例，而用补中益气汤，多加参、芪，以酒炒黄柏五分佐之，服至二三十贴，遂愈。

一人形长苍紫，素善食，喜啖肉，年近六十。时六月伤饥，又被雨湿，既而过食冷物，腹中疼胀、呕吐。次年至期，前病复作，医作伤食，或作冷气，率用香燥消导之药，时作时止。第三年十月，病又作，食则胃脘厉痛，近来忽吐瘀血如指者三四条，大便溏泻，亦皆秽污，又常屡被盗惊，今犹卧则惊寤。汪诊左脉沉弱，右脉浮虚，但觉颇弦。次早复诊，左脉濡小无力，右脉虚豁。（脉之不常，虚之过也。）令用人参二钱，白术钱半，茯神、当归、生地、黄芪、酸枣仁各一钱，石菖蒲五分，山栀子七分，五贴，觉力健而食进，尚嗳气矢气未除，饮食少味。令人参加作三钱，白术加作二钱，服愈。

一人年十九，形瘦，面色黄白，三月间，微觉身热，五月间，因劳伤于酒肉，遂大热膈闷，梦遗盗汗，午后热甚，或作食积，或作阴虚，或作痰火，治皆不应。汪诊之，午间脉皆洪滑。汪曰：食饱之余，脉不定也。来早再诊，脉皆收敛而弱，左脉尤弱。遂以人参三钱，黄芪钱半，白术、麦冬各一钱，黄柏、知母、山楂子各七分，枳实、甘草各五分，煎服，热减汗除。五服，惟梦遗，一月或二次三次，令服固精丸五六两，仍令节食，守淡味，病愈。后又觉热，前方减甘草，加石膏一钱半、牡丹皮八分。

一妇苍白，不肥不瘦，年逾五十，病舌尖痛（虚火），三年，才劳，喉中热痛（虚火），或额前一掌痛，早起头晕，饮食无味，胸膈痞闷。医用消导清热之药不效。汪诊右脉濡散无力而缓，左脉比右颇胜，亦近无力。十五年前，哭子过甚，遂作忧思伤脾，哭泣伤气。从东垣劳倦伤脾之例，用参、芪各钱半，白术、芍药、天麻各一钱，川芎、玄参各七分，甘草、枳实各五分，黄柏、陈皮各六分煎服，愈。

一儿年十余，色白神怯，七月间，发热连日，父令就学，内外俱劳，循至热炽头痛，正合补中益气汤证，失此不治，以致吐泻食少，其父知医，乃进理中汤，吐泻少止，渐次眼合，咽哑不言，昏昧不省人事，粥饮有碍，手常揾住阴囊（虚寒），为灸百会、尾骶，不应。其父来问，汪曰：儿本气怯，又兼暑月过劳。经曰：劳则气耗。又曰：劳倦伤脾。即此观之，伤脾之病也。身热者，经曰：阳气者，烦劳则张。盖谓气本阳和，或烦劳，则阳和之气，变为邪热矣。头痛者，经曰：诸阳皆会于头，今阳气亢极，则邪热熏蒸于头而作痛也。吐泻者，脾胃之清气不升，浊气不降也。目闭者，盖诸脉皆属于目，而眼眶又脾所主，脾伤不能营养诸脉，故眼闭而不开也。咽哑者，盖脾之络连舌本，散舌下，脾伤则络失养不能言也。（目闭而哑，俱为脾伤，妙。）经曰：脾胃者，水谷之海，五脏皆禀气于脾，脾虚，则五脏皆失所养，故肺之咽嗌为之不利，而食难咽，故心之神明为之昏瞀，而不知人，常欲手搵阴囊者，盖无病之人，阴升阳降，一有所伤，则升者降，降者升。经曰：阴阳反作是也，是以阴升者降，从其类而入厥阴之囊，因阴多阳少，故手欲搵之也。此皆脾胃之病（妙断），经谓土极似木，亢则害，承乃制也，症似风木，乃变象耳。不治脾胃之土，而治肝木之风，欲求活难矣。且用参、芪、术各三钱，熟附一钱，煎至熟，用匙灌半酒杯，候看何如。服后，病无进退，连服二三日，神稍清，目稍开，始有生意，食仍难咽。汪诊之，脉皆浮缓，不及四至，汪曰：药病相宜，再可减去附子（病一转即去附子，妙。咽时令在七月也。）服之，渐渐稍苏。初，医或作风热施治，而用荆、防、芩、连、蚕、蝎之类，或作惊痰，而用牛黄、朱砂、轻粉等药，此皆损胃之剂，岂可投之。儿今得生幸耳，实赖其父之知医也。或曰经云：无伐天和，其症又无四肢厥冷，时当酷暑而用附子，何也？（此一辨不可少。）汪曰：参、芪无附子，无速效。而经亦曰：假者反之，正如冬月而用承气之类，此亦舍时从症之意也。

程明佑治闵德病头痛，身热，烦懑，他医汗之，热益甚，脉不为汗衰，乃曰：此阴阳交而魂魄离也。程曰：非也，病得之内伤，饮食宿滞，泄之可愈。已泄之而安。

吴茭山治一人患内伤，郁痰气虚，诸医皆作有余之气，遂用四七、分气消导之剂服之，气升似火，又以栀子、芩、柏寒凉之剂服之，其患增剧，四体瘦削，早晨气潮，若火焚状（用凉药而愈甚，阴覆乎阳也。宜升阳散郁补胃）。吴诊其脉，浮大无力，知气虚而清气下陷故也，法宜甘温退热。遂以补中益气汤，倍加参、芪服之，其热渐平，饮食倍进，次以蠲饮枳术丸，服十日，倏然利出郁痰升许（先补胃，后治痰，因浮大无力之故），然后用六味丸，入紫河车一具，调理月余而瘳。

一男子患内伤，微热咳嗽，其人素欠保养，不忌荤酒，日久则卧床矣。吴诊之：两手脉弦，以参苏饮二贴，头目稍清，余热未退，次以滋阴降火汤，未获全效。病家易医治之，医曰：此伤寒误于药也，当得大汗而愈。遂以葱白散大发其汗，其脉愈浮，其热愈炽，日哺阳虚头痛（此后再汗为误），医尚以风邪未解，仍以清肌解散之药，虚益甚矣。复请吴诊，脉之，弦大虚芤改革，男子则亡汗失精矣。与补中益气汤，数服而安，次以人参养荣汤，五十贴，其患遂愈。

江篁南治程钜患肌热多汗，时昏晕不醒，目时上窜，气短气逆（虚），舌上白胎，腹中常鸣，粒米不入，诊其脉，两手脉皆浮大（大则为虚）而快，带弦，告之曰：虚损内伤证也。病虽剧，不死，盖得之惊恐过劳，又兼使内过食，伤中之过耳。其家曰：信然。钜自楚归，江中遇盗，跳入中流，几死，浮水至岸，衣尽濡，赤身奔驰，风露侵袭，抵家兼有房劳，饮食过度。医用消导剂过多，故至此。江曰：经云，汗出而脉尚躁疾者死，目直视者死，在法不治。然察脉尚有神，可救也。按此本内伤外感之症，今外邪已去，内伤饮食亦消导无余，惟惊惕、房劳失调补，故气虚而汗，又湿热生痰，中气虚挟痰，故时时晕厥也。法宜补中清痰，因其苦于晕厥，以参、芪、归、术、麦冬、陈皮、五味、柴胡、甘草、一剂投之，晕厥止，但觉气愈逆，咽膈不利（何不用理中汤配二陈、竹沥、厚朴、杏子、归、芍），乃以甘桔汤，加贝母煎饮之，咽膈即舒。次日，前方除五味、归，加贝母、玄参，晕厥复作，乃以人参二钱，陈皮少许，煎汤，调人乳饮之，觉安，连进数剂，是夜加竹沥、姜汁，即能食粥三次，但觉上焦作疼。又次日，苦多汗，以人参、黄芪为君，酸枣仁、浮麦、陈皮、贝母为臣，牡蛎、麻黄根为佐，桂枝、木香少许为使，是夜稍安，脉亦收敛而小，继以补中豁痰安神之剂，出入加减，两月而愈。

陈球七月间行舟，遇风涛惊恐，又因事恼怒（内伤），病胸膈痞满，食少，又澡浴冒风（外感），发热，小溲红。八月初间，医用柴苓汤，痞满益甚，又加自汗，一医用清暑益气汤，除人参、黄芪，服之稍宽（此方得当），然汗益多（汗多则热退），小便黄。（小便红变黄亦佳。）江诊视，左脉浮之不应，沉取豁然虚，右寸来促，关损小而駃，两尺沉而无力。先以香附汤吞大安丸，继以参、术补脾为君，酸枣仁敛汗为臣，枳实以泄肝，芍药引金泄木，当归和血润燥，陈皮、厚朴以理气宽胀，川芎、山栀、香附以散郁，茯苓以利水，一剂，汗减四之三，胸膈宽，食倍进，夜卧安，次早，略觉腹胀，呕吐清痰，遂宽。再与二服，前方加半夏、生姜，出入加减，数日而愈。

吴氏子年三十余，病发热，医用药汗之，不效，又投五积散，其热益甚，兼汗多足冷。（似湿温证，但脉不同，身热不壮不同。湿温脉，关前濡，关后急，身微热。）江诊其脉，告曰：此内伤外感也，用参、芪、归、术以补里，防风、羌活以解表，加山楂以消导之。一服病减半。所以知吴子病者，六脉皆洪大搏指（洪大搏指，作虚而受风寒），气口大于人迎一倍也。既而更医，热复作，且头疼、口干、鼻衄、谵语、昏睡。江曰：此汗多亡阳也。投柴胡桂枝汤（热复作，症见头痛、口干、鼻衄、谵语，乃阳明在经，投柴胡桂枝汤，妙。不得认鼻衄为热，以血为红汗也。后以生脉饮合柴葛解肌加入生地、黄芩、白芍，可法），和其荣卫，诸症减半，惟口干不除，乃以麦冬、生地、陈皮、生甘草、茯神、人参、柴胡、白芍、干葛、五味、黄芩，一服，食进，诸症皆除。所以知之者，诊其脉，两手皆洪盛，按之勃勃然也。

程氏子年二十余，禀弱，又使内，劳役过度，兼有忧恐之事，忽患手足战摇不定，甚至反张，汗出如雨，常昏晕不知人，一日二十余度（二十余度，虚极），又吃忒，饮食难进，面色黎黑。一医作中风治，症益剧。半更时，江至，两手战摇，不能诊候，捉执犹不定，略诊之，弦大搏击（似肝脏脉），似真脏之脉，乃以大剂参、芪，加白术、陈皮、大附子、天麻、麻黄根之类，一日夜，服人参二两，汗少止，昏晕稍疏，诸症稍减，连服补剂三日，四体战始定，脉可按，病虽少回而虚未复。江乃言归，戒以确守前方，多服庶几可愈。数日来迎，书云：旧症将复举之状。询之，乃减参、芪大半。江至，则复作如旧，乃仍前倍加参、芪大剂补之，乃定，服人参三四斤而愈。

孙秀才患证，耳聋（少阳）、烦躁（合病）、身热谵语。（阳明。）医曰：此伤寒少阳症也；服小柴胡不效。更医，投白虎汤，亦不减，又兼唇干、齿燥、舌干、倦甚、神思愦愦，且治后事矣。江曰：此内伤症也。以生脉汤加陈皮、甘草一服，舌稍津润、耳稍闻、神思略回，继加白术、柴胡等药出入而愈。所以知之者，切其脉带结而无力也。（此症身无汗，非风温，但见症如此，而以生脉散治之，为脉结而无力，结为症瘕积郁，加减药似可商。）

族弟因过饮梦遗，失盖感寒，病头痛发热，医用十神汤发汗不出，继投生料五积散，杂治不效。予视其面赤身热，头疼肢节痛，阳缩，气喘促，危急嘱后事。江曰：此内伤外感症也。以参、术补中，羌、防、葛、姜，葱解表，大附子少许（因阳缩。）以回阳。薄暮一服，半更时，大汗热退（制附、术和肾气，故得汗而解），即熟睡，二鼓，寤而索粥，晓更衣二度，自觉清爽，仍有头眩、口干燥，以四君加归、芎、五味、陈皮、干葛、藿香等，出入增减，数服而愈。所以知之者，切其脉两手皆沉微，而右浮滑（琇按两字、皆字，糊涂。）内伤重而外感轻也。

江南仲治徐丹成发热，四肢热如火，左胁一点，疼痛（伤肝。）难当，五日不更衣，小溲赤涩，医作伤寒治，服发散药不效（无六经见症，妄行散剂），易医作疝治，投青皮、枳壳、茴香等药，病增剧。江诊左脉弦数，重按无力，右脉弦滑，气口紧实，倍于人迎，此非伤寒证，乃内伤，必醉饱强力，气竭肝伤病也。经云：损其肝者缓其中。问其由，乃中途覆舟，尽力救货，时冬寒忍饥，行五十里，遇族人，纵饮青楼，遂得此症。正合经云，必数醉若饮以入房，气聚于脾中，不得散（脾主四肢，故热如火），酒气与谷气相薄，热盛于中，故热遍于身，内热而溺赤也，酒气盛而慓悍，肾气日衰，阳气独胜，故手足为之热也。用参、术、枸杞（左胁一点痛，乃伤肝也。用枸杞以补肝，妙）、炙草，甘温缓中，神曲、枳壳、术、蜜、白芥，化食行滞（佐枳壳、白芥尤佳，可法，可法），一服病减，再服热退。用六味丸以补肝肾之亏损，兼旬而愈。

黄氏子年十六岁，九月间患疟，五六发，即以常山饮截之，遂止。数日后，夜半因惊恐出汗，遂发热不止。（无恶寒症。）医仍作疟治，不效。或者认作伤寒，投以消导之剂，增剧，日稍轻，夜热尤重，已经八日矣。召仲视之，诊得六脉浮大无力，按之豁然，外症，谵语不食，耳聋，大叫问之有何苦，则曰：遍身痛，腹中胀，为热所苦。（似阳明少阳合病，在经亦当头痛胸满，今遍身痛而头不痛，腹胀胸不满，断非伤寒，何也以日轻夜重之热，经八日在何经，而认作伤寒耶？）投以补中益气汤，八贴不效。复请他医，作内伤饮食，外感风寒，用解表消导二剂，益加大热，如炙如火，昏愦，目不识人，言语谬妄，耳聋无闻。复召仲，仲曰：此内伤不足之证无疑前药虽未获效，精神渐觉清爽，早间热亦稍轻（长热不退，方是伤寒），原因疟后，脾气大虚，加之寒凉消导之剂，复伤元气，药力未至。仍用前方，人参加作三钱，黄芪四钱，炮姜、肉桂各三分，熟附五分（投桂、附大见神力），与二贴，热减半，耳微闻，言有次，减去桂、附。大剂参、芪十余剂，小便频，再加益智仁五分而愈。

罗谦甫治建康道按察副使奥屯周卿子，年二十有三，至元戊寅春间，病发热，肌肉消瘦，四肢困倦、嗜卧、盗汗、大便溏，多肠鸣，不思饮食，舌不知味，懒言，时来时去，约半载余。罗诊脉浮数，按而无力，正应《浮脉歌》云：脏中积冷荣中热，欲得生津要补虚。先灸中脘，乃胃之纪也，使引清气上行肥腠理。又灸气海，乃生发元气，滋荣百脉，长养肌肉。又灸三里，乃胃之合穴，亦助胃气，撤上热使下于阴分，以甘寒之剂泻热火，佐以甘温养其中气。又食粳米、羊肉之类，固其胃气。戒以慎言语，节饮食，惩忿窒欲，病气日减。数月，气得平复。逮二年，肥甚倍常。或曰：世医治虚劳病，多用苦寒之剂，君用甘寒之剂，羊肉助发热，人皆忌之。今食之而效，何也？罗曰：《内经》云，火位之主，其泻以甘，《藏气法时论》云，心苦缓，急食酸以收之，以甘泻之。泻热补气，非甘寒不可。若以苦寒泻其土，使脾土愈虚，火邪愈甚。又云：形不足者，温之以气，精不足者，补之以味。劳者温之，损者益之。补可去弱，人参、羊肉之类是已。先师亦曰：人参能补气虚，羊肉能补血虚之病。食羊肉，胡以疑为？或者曰：洁古之学，有自来矣。

丹溪治一人，体长，露筋骨，体虚而劳，头痛楚，自意不疗。脉弦大，兼数。寻以人参、白术为君，川芎、陈皮为佐，服至五月余，未瘳，以药力未至耳。自欲加黄芪，朱弗许。翌日，头痛顿愈，但脉微盛，又膈满不饥而腹胀，审知其背加黄芪也。遂以二陈加厚朴、枳壳、黄连以泻其卫，三贴乃安。是瘦人虚劳，多气实也。（琇按：症本虚，固当补。然瘦人气实，纯用气药，即不芪亦必胀满。参、术继以枳、朴，先补后泻，理亦无碍。第先生素重养阴，此案何以独否？）

一老人，头目昏眩而重，手足无力，吐痰相续，脉左散大而缓，右缓大不及左，重按皆无力，饮食略减而微渴，大便四日始一行。医投风药，朱曰：若是，至春必死，此大虚证，宜大补之。以参、芪、归、芍、白术、陈皮浓煎，下连柏丸三十粒。服一年，后精力如丁年。连柏丸：姜汁炒，姜糊为丸，冬加干姜少许。

一人，肥大苍厚，因厚味致消渴，以投寒凉药愈后，以黄雌鸡滋补，食至千数，患膈满呕吐。医投丁、沉、附子之剂，百帖而愈。值大热中，恶风，怕地气，乃堆糠铺簟蔽风而处，动止呼吸言语皆不能，脉四至，浮大而虚。此内有湿痰，以多饮燥热药，故成气散血耗，当夏令，法当死。赖色苍厚，胃气攸在，以参、术、芪熬膏，煎淡五味子汤，以竹沥调服。三月，诸症悉除。令其绝肉味，月余平复。因多啖鸡卵，患胸腹膨胀。自用二陈汤，加香附子、白豆蔻，其满顿除。乃令绝肉味，勿药自安。

虞恒德治一人，年五十余，体略瘦。十年前，得内伤挟外感证。一医用发表疏利之剂，十日余，热退而虚未复，胸中痞满，气促眩晕。召虞，治以补中益气汤，间与东垣消痞丸，陈皮、枳实、白术丸等药，调理而安。但病根未尽除而住药，故眩晕或时举，不甚重。至次年，因跋涉劳苦，又兼色欲之过，眩晕大作。历数医，皆与防风、荆芥、南星、半夏、苍术去风散湿消痰之剂，病弥笃。一日厥十数次，片时复苏。凡转侧即厥，不知人事，举家惶惑。召虞治，诊其六脉皆浮洪而濡。虞曰：此气血大虚之症，幸脉不数而身无大热，不死。但恐病愈后，尚有数年不能下榻。病者曰：苟得寓世，卧所甘心。投大补气血药，人参、黄芪，或加附子引经，合大剂，一日三贴，又煎人参膏，及作紫河车丸、补阴丸之类，间服。调理二月，服煎药二百余帖，丸药三五料，用人参五六斤，其厥不见，饮食如故，但未能下榻耳。次年，闻王布政汝言往京师，道经兰溪，以舟载候就诊，王公曰：此症阴虚，风痰上壅，因误多服参、芪，故病久不愈。建方：以天麻、菊花、荆芥、川芎等清上之药（琇按：方仍大错。），亦未收效。止药后，越五六年方起，而步履如初，不思昔日病剧而藉参、芪等药之功，遂以王公之语咎虞为误矣。（琇按：不峻养营，未尝非误。）

东阳治一人发大汗、战栗、鼓掉，片时许，发躁热，身如火焚，又片时许，出大汗如雨，身若冰冷，就发寒战如前，寒后又热，热后复汗，三病继作，昼夜不息。庠生卢明夫，与作疟症治，不效。召虞诊，右手阳脉数而浮洪无力，阴脉略沉小而虚，左三部比右差小，亦浮软。虞曰：此阳虚症也。用补中益气汤倍参、芪，减升麻一半，加尿浸生附子一钱半，炒黄柏三分，干姜、薄桂各五分，大枣一枚，同煎服。一服，病减三之一，二服，减半，四服寒热止，而身尚有微汗。减去桂、附、干姜一半，服二帖，痊愈。

薛己治州守王用之，先因肚腹膨胀，饮食少思，服二陈、枳实之类，小便不利，大便不实，咳嗽腹胀。用淡渗破气之剂，手足俱冷，此足三阴虚寒之症也。用金匮肾气丸，不月而康。

一富商，饮食起居失宜，大便干结，常服润肠等丸，后胸腹不利，饮食不甘，口干体倦，发热吐痰。服二陈、黄连之类，前症益甚，小便滴沥，大便泄泻，腹胀少食，服五苓、瞿麦之类，小便不通，体肿喘嗽。用金匮肾气丸，补中益气汤而愈。

一男，素不善调摄，唾痰口干，饮食不美，服化痰行气之剂，胸满腹胀，痰涎愈甚，服导痰理脾之剂，肚腹膨胀，二便不利，服分气利水之剂，腹大胁痛，不能睡卧。服破血消导之剂，两足皆肿，脉浮大不及于寸口。朝用金匮加减肾气丸，夕用补中益气汤，煎送前丸，月余，诸症渐退，饮食渐进。再用八味丸，补中汤，月余，自能转侧。又两月而能步履。却服大补汤、还少丹，又半载而康，后稍失调理，其腹仍胀，服前药即愈。（琇按：阅此及前案，世之庸医，一何夥耶？一逆再逆，甚至三四，其去死也，几希矣。求治者，可不慎欤？）

一妇，患痰热，治者多以寒凉，偶得小愈。三四年，屡进屡退，于是元气消烁。庚子夏，遍身浮肿，手足麻冷，日夜咳嗽，烦躁引饮，小水不利，大肉尽去，势将危殆。薛诊脉洪大无伦，按之如无，此虚热无火，法当壮火之源，以生脾土。与金匮肾气丸料，服之，顿觉小水溃决如泉，俾日服前丸及大补汤愈。三四年间无恙。一日，因哀悲动中，前证复作，体如焚燎，口肉尽腐，胸腹胀满，食不下咽者四日，投以八味二服，神思清爽，服金匮肾气丸料，加参、芪、归、术，未竟而胸次渐舒，陡然思食，不三日而病去五六矣。嗣后，日用前二丸间服，逾月而起。至秋深。复患痢。又服金匮肾气丸，加参、芪、归、术、黄连、吴萸、木香，痢遂止，但觉后重，又用补中益气，加木香、黄连、吴萸、五味，数剂而痊愈。

汪石山治一人，年逾七十，忽病瞀昧，但其目系渐急，即合跟昏懵，如瞌睡者，头面有所触皆不避，少顷而苏。问之曰：不知也。一日或发二三次。医作风治，病转剧。汪诊其脉，结止，苏则脉如常，但浮虚耳，曰：此虚病也。盖病发而脉结者，血少气劣耳，苏则气血流通，心志皆得所养，故脉又如常也。遂以大补汤去桂，加麦冬、陈皮而安。三子俱庠生，时欲应试而惧。汪曰：三年之内，可保无恙，越此，非予所知，果验。

一妇，年逾三十，形色脆白，久病虚弱，汪诊治十余年，不能尽去其疾。（琇按：纯是营气大损，上盛下虚，水干木燥之病，凭仗参、芪、术、草，虽百年，犹未能尽去其疾。）一日复诊之，左则似有似无，右则浮濡无力。汪曰：畴昔，左脉不若是。今倏反常，深为可惧。越三日诊之，两手脉皆浮濡，惟右则略近于快而已，乃知脉之昨今异状者，由虚然也。近患头眩眼昏，四肢无力，两膝更弱，或时气上冲胸，哽于喉中，不得动转，则昏懵口噤，不省人事，内热口渴，鼻塞食减。经水渐少。汪用参三钱，归身、白术、麦冬各一钱，黄芪钱半，黄柏七分，枳实五分，甘草四分，煎服。若缺药日久，前病复作，服之仍安。

一人，年逾三十，质弱而色苍，初觉右耳时或冷气呵呵如箭出。越两月余，左耳气出如右（琇按：肾水虚也），早则声哑，胸前有块攒热（琇按：卧则火聚于上也。），饭后，声哑稍开，攒热暂息（琇按：起则火下降也。），少间，攒热复尔，或嗽恶酸水，小溲频赤，大溲溏泄，虽睡熟，亦被嗽而寤，哕恶二三声，胸腹作胀，头脑昏痛不堪，时或热发，浑身疼痛，天明，前症少息，惟攒热弗休，且近来午后，背甚觉寒，两腿麻冷。（琇按：交阴分火上升也。）用参二钱半，茯苓、麦冬、白术各一钱，黄连、甘草、枳实各五分，贝母、归身各一钱，白芍八分，煎服。寻愈。

一人，年逾三十，神色清减。初以伤寒过汗，嗣后两足时冷，身多恶寒，食则易饥，口见消瘦，频频梦遗，筋骨疼痛，久伏枕榻。医用滋阴降火，罔效。汪视左脉浮虚而缓，右则浮弦而缓，此阳虚耳。病者曰：易饥、善食、梦遗，似属阴虚，若作阳虚而用参、芪，恐益予病。汪曰：古人谓脉数而无力者，阴虚也。脉缓而无力者，阳虚也，今脉浮虚弦缓，则为阳虚可知。以症论之，病属阴虚，阴虚则热发，午后属阴，则午后当遍身热发恶寒，揭胸露手，蒸蒸热闷。烦躁矣。兹患是症俱无，何以认为阴虚。夫阳虚，则恶寒恶风，虽天暖日融，犹畏出门庭。今患两足时冷，身多恶寒，皆阳虚之验。又汗多亡阳，非阳虚而何？食则易饥者，非阴虚火动也，盖脾胃以气为主，属阳，脾胃之阳已虚，又泻以苦寒属阴之药，故阳愈虚而内空竭，须假谷气以扶助之，是以易饥而欲食。虽食，亦不生肌肉也。经曰：饮食自倍，肠胃乃伤。又曰：饮食不为肌肤，其此之谓欤。梦遗亦非特阴虚。卜经曰：阳气者，精则养神，柔则养筋，今阳既虚则阳之精气不能养神，心以藏神，神失所养，飘荡飞扬而多梦，阳之柔气不能养筋，肝主筋以藏魂，筋失所养，则浑身筋骨，因以疼痛，魂亦不藏，故梦寐弗宁，安得而不遗乎。经曰：气圈形实，阳虚则不能固，而精门失守，此遗之所以频而不禁也。经曰：肾者，胃之关也。今若助阳以使其固，养胃以守其关，何虑遗之不止，乃以参、芪各二钱，白术一钱，甘草五分。枳实、香附、山楂，韭子各五分。煎服半载，随时令寒暄升降而易其佐使，调理乃安。（旧刻脱误）

仁和县一吏，早衰病瘠，齿脱不已。从货黼人得一单方，独碾生硫黄为细末，实猪脏中，水煮脏烂，碾细宿蒸饼丸大如梧桐子，随意服。两月后，饮啖倍常，步履健，年逾九十，略无老态，执役如初，因从邑宰入村。一醉食牛血，遂洞下数下行，所泄若金水，嗣是尫悴，不日寻卒。李巨源得其事于临安人，内医官管范，尝与王枢使言之，王谓惟闻猪肪脂能制硫黄、兹用脏，尤为有理。《类编》。（琇按：石药多燥烈，阴虚内热人服之，必贻大患，慎之。）

江篁南治一妇，以恼怒，患痰嗽，潮热自汗，肌体瘦损，屡药罔效。脉浑浑如泉涌，右寸散乱，数而且紧。以参、芪、归、术、茯苓、陈皮、甘草、白芍、半夏曲、香附、圆眼肉。四贴，自汗十愈八九，起立觉有力，痰嗽减半。惟口内干热，前方半夏换贝母，出入调理，寻愈。

江应宿治周三者，祁门人也，年近三十，潮热咳嗽，咽哑。诊之，六脉弦数。周故以酒豪，先年因醉后呕血。是年，又复呕血数升，遂咳不止，百治不应，肌食递减，烦躁喘满。予与四物换生地，加贝母、丹皮、阿胶、麦冬、五味，煎服，加生蔗汁一小酒杯，姜汁少许。嗽渐止，食少，再加白术、茯苓、人参，食渐进，夜噙太平丸，晨服六味丸，加枸杞、人参、麦冬、五味为丸，两月嗽止，半年，肥自如初。（《名医类案》）

○裴兆期曰：凡人偶得潮热往来之候，未可遽执为外感风寒，辄服发表之药，盖其间亦或有元气内损而然者，一或少差，则阴证立至，多死少生矣。吾乡一高年绅只一子，年三十余，素恃形气强伟，不知节慎。六月间因母寿，连口宴客应酬旁倦，遂发往来潮热，渠宿与一医相善，即邀以治之。值医他往，其徒代为之视，辄投以羌活、紫苏、防风等药，一剂后，汗大出不止，乃求治于余。六脉已细数无伦矣。举方用人参、黄芪各五钱，桂、附各二钱，当归三钱，浮小麦一撮，令急煎服。药剂甫煎成，而所善之医适至，亦认为外感，倾弃予药，仍以前药表之，汗更大出，深夜而毙。须知膏粱子弟，外强中干，不可见其气强形伟，而遂视之为大椿也。

万密斋治董氏子，年十七，病请治。诊其脉浮大无力，问其症无恶寒头痛，但身热口渴，四肢倦怠。曰：似白虎证而脉虚，乃饥渴劳力得之。黄芪、炙当归酒洗各一两，作汤服之而愈。

陈正夫，万之母舅也。病三日后，胸中痞胀，小便少，大便不通。万闻往问疾，时近城一医，欲以大柴胡汤下之。察脉症不可下。内伤中气不运，故上窍闭而下气不通也。丹溪云：二陈汤加苍术、白术、升麻、柴胡，则大便润而小便长，与之一服而安。

龚子才治刘太府，因劳役太过，发热憎寒，头疼身痛，口干发渴，呕恶心烦，或以羌活汤，或以藿香正气散愈甚。手足无处著落，心慌神乱，坐卧不安，汤水不入，闻药亦吐。（皆由风燥之剂鼓动其火而然。）诊之六脉洪数，气口紧盛，此内伤元气也。以补中益气加远志、枣仁、竹茹、麦冬，一剂即熟睡，再进一服全安。

陈三农治一老人，患头痛恶寒，骨节疼痛，无汗谵语。自服参苏饮取汗，脉洪数而左甚。此胃虚作劳，阳明虽受邪气，不可攻击，当补其虚，俟胃气充足，必自汗而解。以参、芪、归、术、陈皮、炙草加熟附子，四五剂诸症虽减，但口干热未退，遂去附子，加白芍，渐思食，汗出而安。

陆养愚治业邑宰，烦劳忿怒，饮食不思，已数月矣。初春患左胁痛，不能向左眠，又感冒，遂咳嗽喘促，汗出恶风，呕恶饮冷，胸脘痞塞，烦躁泄泻，耳鸣，手指肉闰，振摇不已。脉之两寸微浮而涩，关尺微虚不固。目：凡靠左不得眠者肝胀，靠右不得眠者肺胀，及咳嗽自汗，喘促下泄俱难治。况涩脉见于春时，金来克木亦可畏，幸神气尚未乏，两寸带浮，尚有、微阳，小便稠黄犹长，面色焦黑而微有黄气，犹可疗也。仲景云：脉虚微弱下无阳。又云：微虚相搏，乃为短气。又云：微浮伤客热。东垣云：阴先亡，阳欲得去，乃见热壅口鼻，谓之假热之症，此盖得之七情伤阴，烦劳伤阳，风寒乘虚入客，胸膈痞塞，因邪在半表半里，又为冷水停凝，症似支饮结胁，侧不能卧，寐觉痛作，虽饮留肝实，亦是元气不允不调，合之诸症，俱属正气已伤，宜调养气血，使邪自散。用顺气养荣汤，加桂枝、甘草，二剂诸症顿减，易以补中益气，少佐小青龙汤一二分，以和荣卫，二剂自汗喘呕病已除，第痞塞胁痛不甚减，更以六君子倍半夏、陈皮，少佐蔻仁，木香，胸痞胁痛亦止，又与四神丸实脾，肾气丸固本，调治月余而痊。

朱少湖，仲冬夜间忽头项微强，身体微痛，疑是伤寒，连夜用紫苏二大把，生姜十片，浓煎热服，厚覆大汗之身，体觉轻，自谓愈矣。至明日之夜，复觉拘急，反增沉重，复如前，取汗不解，身体如石，烦躁口干，睡卧不安。天明延一医诊之，谓脉极浮数，冬月伤寒，非麻、桂不解，姜苏轻剂，岂能疗此大病乎。拟用大青龙汤，病家疑而卜之不吉，复延陆同议。诊之，脉浮数而微细如蛛丝，按之欲绝，曰：阳虚证也，原不宜汗，况经谓冬三月闭藏之令，无扰乎阳，无泄皮肤，使气亟夺，一之为甚，其可再乎？彼医曰：仲景云：阴盛阳虚，汗之即愈。既曰阳虚，何为不可汗？况麻桂青龙，正为冬时虚寒而设，如拘闭藏之令不宜汗，则仲景此等汤剂，必待春夏伤寒，而后用乎？陆不能辨，但徐曰：议论甚高，第恐此脉不相应耳。病家问当用何药？曰：惟建中、生脉酌而用之。彼医谓邪在表而补敛之，不死何待？陆曰：汗之而愈则补误，补之而愈则汗误，原不两足也。病家不能决，卜之谓补吉汗凶，乃以建中、生脉合投之，烦躁仍剧，噫气不绝，足胫逆冷，身不能转。彼医渭毙可立而俟也。陆曰：误汗者再，药轻病重，故未效耳。仍前方倍人参加附子浓煎冷服。少顷烦躁顿定，数剂诸症悉除，月余时出虚汗不能起，用人参数两方获安。（此驳未尝无理，陆不径指为内伤，而泛引经文，致招如此驳诘，又不肯明指其失而喻之，第含糊其词以示意，亦名医之习气也。）

喻嘉言治刘筠之，七旬御女不辍，此先天素厚也，然以房中之术，数扰其阳，又值夏月阳气在外，阴气在内，偶不快，饮食起居如常。医者以壮年伤暑之药，香薷、黄柏、石膏、知母、滑石、车前、木通投之，即刻不支。诊时则身僵颈硬，舌强喉哑，无生理矣。曰：此症虽危，然因误药所致，甫隔一晚，尚可以药速追。急以大附子、干姜、人参、白术各五钱，甘草三钱，大剂煎服，可解此厄。众议不决，姑以前方四分之一服之，安贴再煎未迟。灌下一寸香之久，大呕一声，醒而能言。呼诸子乳名云：适才见州官回，询其所由，开目视之不语，转问医者何人？曰：江西喻。遂抬手一拱。又云：门缝有风来塞塞。喻促煎所存之药续进，而姻族杂进，商以肩舆送其回寓，另进他药，哑瞶如前，越二日而逝。

李士材治程幼安，食少腹闷，食粥者久之，偶食蒸饼，遂发热作渴，头痛呕逆。或以伤寒治之，或以化食破气之药投之，俱不效，势甚危。诊之曰：脉无停滞之象，诊之软且涩，是脾土大虚之症也，法当以参术理之。众皆不然。李曰：病势已亟，岂容再误，遂以四君子汤加沉香、炮姜与之，数剂而减，一月而安。

倪文学累劳积郁，胸膈饱闷，不能饮食。服消食理气行痰开郁清火，凡百余剂不效，病热日增。李诊之脉大而软，喟然叹曰：明是火衰不能生土，以伐气寒凉药投之，何异入井而又下石乎？遂以六君子汤加干姜、肉桂、益智仁各一钱，十剂少愈。然食甚少也，遂加附子一钱，兼用八味丸调补，百余日而痊。

卢不远治戴养吾夫人，体常困倦，眩晕不食，胸膈痞满。脉之寸关不透，以为肝脾之气不伸，用八珍加升麻、柴胡而愈。后每病用前方即安，若稍为加减，便不获效，凡十五年皆倚恃焉。盖夫人性静体厚，起居安适，是以气血不振而消沮，故于补气血药中加开提之剂，得其性情，故可久服。

何介甫病脾，数年饮食少而精神悴，辛酉七月就诊，两关软弱，不透于寸，用参、苓、归、芍、陈皮、防风、甘草，数十剂，遂善啖肥浓，数年之疾脱然。问曰：予疾有年，补脾补肾法，非不详而未之效，君何从平易得之？曰：君疾在肝，非脾肾病也。凡诊病者，当穷其源，无为症惑，如饮食少，虽关脾胃，其所以致脾胃病者何故，此当审者。今君两关脉弱，不透于寸，右固脾虚明矣。左则何谓？此脾体不足，则脾用不行也。盖脾之用肝也，星家取克我者为用神，脾体无肝术为之用，则气血便不条畅，运化迟钝，而脾胃转困矣。且秋来金肃，肝更不伸，乃为补助肝木之气使之扬溢，则脾土伸舒，精神油然外发。虽不治脾，实所以治也，安用奇特之法哉?

冯楚瞻治王慎瞻，平日过劳，乃远行，途中食冷面羊肉。及归，胸中疼胀不堪。医所用无非楂、菔、壳、朴之类，服之益甚，渐至心如压扁，昏晕闷绝，少减则苏。曰：食乃有形之物，惟入肠胃，滞则为胀为疼，著而不移，岂能升降于胸次乎？盖胸为心肺之部，止受无形之气，不能藏有形之物也。且六脉弦细而数，身不热，语言无力，皆非伤食之候，乃积劳所伤。无根之气，上逆于心，以致胀痛不堪耳。当用塞因塞用之法。乃以枣仁、朱砂、乳香为细末，剖猪心血为丸，用人参五六钱，煎浓汤送服。少顷以莲子煮白米粥压之，令忍胀强吞半碗，如是数日，疼胀渐减，继以胸膈自觉甚空，虽多食不饱，而大便出者无几，盖劳役太过，脏腑脂膏耗竭，状如中消，食物入腹，销铄无余，故多入少出也。

谈铨部病热数日，医以为伤寒，投以发散，禁其饮食，日渐危笃。脉之弦缓无力，乃劳伤发热也。先以浓粥汤半碗进之，觉香美甚甘饮食，目顿清亮。遂与归脾汤，令以薄粥继之，三四日后，神气顿复而愈。（以饮食调之，最是补虚妙法。）

徐主政夫人年逾七十，江行惊恐，早晚积劳，到家未几，壮热头疼。医作伤寒，发散数剂，渐至词色烦躁，神昏不语，头与手足移动，日夜无宁刻。脉之细数无伦，重取无力。此劳极发热，热者乃元阳浮越于表也，更发散之阴阳将竭矣，非重剂挽之无及。熟地一两六钱，炒麦冬、炒白术各三钱，牛膝二钱，五味子八分，制附子一钱二分，另用人参六钱，浓煎冲服二三剂，后病减神清，后用八味、归脾二汤加减痊愈。

洪氏子因劳伤发热头疼，咳嗽胁痛。医谓伤寒，大用发散，一剂汗大出，热更甚，神昏见鬼，躁渴舌黑，身重足冷，彻夜不寐，困顿欲绝。脉细数无伦，胃脉微极。此劳伤中气发热，东垣补中益气汤为此等病而设，令阴阳气和，自能出汗而解。今更虚其虚，阳气发泄殆尽，所以身愈热而神愈昏。阴阳既脱，自尔目盲见鬼。津液既亡，所以舌黑足冷。至于身重异常，此尤足少阴极虚之证，盖肾主骨，骨有气以举则轻，否则重也。与熟地二两，炒麦冬四钱乳炒白术五钱，牛膝三钱，五味子一钱，附子二钱，浓煎人参一两，煎汁冲服。口渴另用熟地二两，麦冬五钱，人参八钱，浓煎代茶，三四剂后汗收热退，舌润神清，嗽止食进。后用生脉饮送十补丸四五钱，再以归脾加减，煎膏成丸，弹子大，圆眼汤化服痊愈。

刘君乡试入都，长途冒暑，气已伤矣，复日夜课诵，未几壮热头疼咳嗽，干哕不寐，神疲。脉之两寸俱洪，两尺俱弱，右关沉取则无，此犯无胃气之症矣，非温补脾肾无济也。而以暑天热病，坚不肯服。乃坐视数日，热益甚，复延诊。其脉转燥涩无力，此久热阴阳愈伤也。与大剂熟地、人参、白术、麦冬、五味子、牛膝，二剂诸症渐愈，惟哕声间作，胃脉不起，犹不喜食。乃早以生脉饮送八味丸，去丹皮、泽泻，加鹿茸、五味子、牛膝，晚以归脾汤去木香、甘草，加五味、肉桂，一补先天，一补后天痊愈。又同时彭公子亦患是病，身热两月，服补中益气加减已数十剂，不知此方乃为虚人发散而设，不宜久服，且时当夏月，阳气上浮，致令阴阳离决，精气乃绝，面青浮肿，肚腹胀硬，心下痞膈，咳嗽咽痛，口多甜涎，壮热畏寒，五心燥热，口干不渴，足胫常冷，脉则两寸乍洪乍数，两关无力，两尺更微，上盛下虚已极，以前方重剂，另煎人参一两冲服，旬余渐愈。复惑旁言，再用发散消痰及补中、六君加减，遂不起。

太亲家高年，且患足疾初愈，乃途中遇雨，疾趋而回，遂身热自汗，头疼咳嗽，继而吐血，饮食不思，精神狼狈。脉之两寸皆洪大而数，右关两尺甚弱。此劳伤中气，脾不统血也。咳嗽者，火烁于肺也。身热者，元阳浮越也。自汗者，气虚不能摄液也。头疼者，血虚火冒也。与熟地一两，麦冬四钱，炒白芍六钱，牛膝三钱，五味子一钱，制附子一钱二分，另煎人参汤冲服数剂，咳嗽吐血俱止。早晨生脉饮送加减肾气，午后加减归脾汤，服之痊愈。

高鼓峰治吕用晦病热证，造榻与语，察其神气，内伤症也。询其致病之由，曰：偶夜半从卧室出庭外，与人语，移时就枕。次日便不爽快，渐次发热，饮食俱废，不更衣者数日矣，服药无效。曰：导杂工皆以为风露所伤，故重用辛散，不进饮食，便日停食，妄用消导，孰知邪之所凑，其气必虚，若投以补中益气汤，则汗至便通，热自退矣。用晦欣然，辄命取药立煎饮之。旁观者皆以热甚，又兼饱闷，遽投补药，必致祸。慰之曰：无庸惊扰，即便矣。顷之下燥矢数十块，觉胸膈通泰。旁观者始贺，是晚熟寐，至五鼓热退进粥，连服前方而愈。

范中行感冒风寒，又过于房劳，发热昏闷。医以为伤寒也，羌活、柴胡投之不应。又以为阴症也，肉桂、木香投之，又不应，热且愈甚，饮食俱废，舌黑如炭，八日不便，医正议下。诊之脉细数而沉，曰：阴亏甚矣，胃气将绝矣，非温和甘润之剂，弗能救也。急以左归及滋水清肝等药，重加参、芪服之。他医以为不大便，奈何议补。高曰：子以为承气症也，误矣。第服药，必得便。至第四日果下黑矢升许，热退，舌亦红润，但尚未进食。病家犹以用补为嫌。慰之曰：本内伤症，一补中益气疗之足矣。无奈粗工杂投，胃气转伤，不能即复。今以药补之，以稀粥调之，不过数日，自然知味。不信，另延一医重用承气汤，服至二剂，不得便（必反以为前药补住），病转剧。无颜再延高，往苏中延薛楚玉，楚玉至闻述病情，及用药次第，曰：既用熟地而便，效可知矣。奈何举将收之功，而弃之耶，今无能为矣。病家目楚玉为党，究不之信。嗟乎，举天下学问之人，而尽目之为党。为彼之医，不亦难乎。

吕东庄治友人董雨舟，夏月捣膏劳力，致感头疼发热，服解表之药不效。其长君方自来问吕曰：子不观东垣《脾胃论》乎？服补中益气加五味、麦冬自愈矣。如言服之顿安。复起作劳，仍发热头痛，别用清解药增甚，因同叶御生往诊之，四肢微冷，胸腹热甚，烦闷腰坠下，小腹胀痛，不能小便。时旁观者以为重感风邪所致，力主发散。吕曰：虚邪内郁，正以劳倦伤中，生气不足，不能托之使尽去。又遇清凉，其火下逼膀胱，责及本脏故然，安可攻也？请以滋肾饮子合生脉散与之，何如？御生论与吕合，竟投之得睡，醒热解小便通矣。留方补之而别。翌日，方白至曰：内热时作，烦闷头痛亦间发，恐邪不尽。曰：余火未散，移热于上也。用软柴、人参、白术、黄连、丹皮、甘草、茯神等而愈。

杨乘六治徐氏妾，劳倦发热，时作微热，倦怠嗜卧，下午更甚。医用发散，两剂咳嗽不绝，胁痛如锥。更用清金泻火，泄利不止，不食不寐者旬日。脉之浮分细软，沉则缓大，面色皖白，眼光散大，舌胖嫩淡白而滑，两手厥冷而振。此劳倦伤脾，气虚发热。初时若用补中益气，一二剂即愈。乃误药致咳嗽痛利，胃阴被劫于前，中气重伤于后。乃拟人参、熟地、白术各一两，附子、炮姜各三钱，赤石脂、禹余粮、炙甘草各五钱，浓煎大碗，徐服至一碗即睡去，巳刻至戌分始寤，咳利俱除，胁痛如失，能进粥饮。服用前药，胃气渐开，用调中益气，生金滋水而愈。

简某病感证，壮热时微寒嗜卧懒言，口轻夜重，或与羌防发散，燥渴谵妄不食，脉浮数无序，重按虚大无力，舌嫩黄，中间焦燥。此内伤似外感症，洪表以劫胃阴，津枯液涸，火无所畏，而变生燥症也。与左归饮加生地、当归、白芍，两剂便解热退。再诊浮数俱除，虚火仍在，继起之病已退，初时之病未减。盖初病因中气素虚而来，后病因胃阴暴伤而致。若不先救其阴，而即补其气，是为无制之阳邪树帜，而将垂绝之真阴下石矣。今阳火既退，阴汁渐充，则初起之症可立除也。以补中益气合生脉四剂而愈。（治内伤者类以补中益气为神丹，不可不三复此论。）

薛立斋云：余性爱静坐观书，久则倦怠，必用补中益气汤加麦冬、五味，酒炒黑黄柏少许，方觉精神清妥。否则夜间少寐，足内酸热。若再良久不寐，腿内亦然，且兼腿内筋自有抽缩意，致两腿左右频移，展转不安，必致倦极方寐，此劳伤元气，阴火乘虚下注。丁酉五十一岁，齿缝中有如物塞，作胀不安，甚则口舌如有疮然，日晡益甚。若睡良久，或服前药始安。至辛丑时五十有五，昼间齿缝中作胀，服补中益气一剂，夜间得寐。至壬寅内艰之变，日间虽服前剂，夜间齿缝亦胀，每至午前诸齿并肢体方得稍健，午后仍胀，观此可知气血日衰，治法不同。

琇按：立斋生平善用补中益气，据此病先下盛服之宜矣。

柴屿青治沈阳司寇觉罗讳吴祥，延诊曰：数日前因感冒风寒，至今未愈。其脉或两至一歇，三至一歇，迟而见代。并非外感，乃虚寒凝结气血耳。用人参养荣汤。吴曰：无力用参。以玉竹代之，此十月廿一日也。至次日告云：昨服药后，腰发板，转动必以人，以需人参，购觅可也。遂用参一钱。廿三日早诊之，脉气稍转，仍用原方。午后两膝强硬，自令人以热面熨之，忽至发迷。再促诊而医者数人。但云风寒，方用大表散，并欲下大黄。及诸人去后，吴云：伊等如何可信，仍服公药，但为斟酌之。乃于方内加参一钱，追服至冬至方断煎剂，即以原方配合为丸，调理而康。向使吴公信任不笃，必至难保。

夏大儿年友苏中陈邕喈，身热谵语，不甚辨人。太守苕溪陆祝三因赴补在京，邀柴诊视。其脉大而无力，此阳虚发热，拟用人参。陆惊而咋舌，以为断不可用。乃力任方从，一剂后身和，三剂热全退。调理月余而瘥。

少司马讳雅尔图以扈从打围至德州，抱病给假回京，医投小陷胸汤，一剂顿即仰卧，神昏不语。又一医进参三钱，神气稍苏，言语恍惚，恶食不寐。延诊，雅云素有肝病，遂述前方，按左关脉平和，惟心部空大，此心家之疾，与肝无涉，用酸枣仁汤而愈。

周太守家人发热不食，晚间怕鬼，因途中冒雨食冷粽而起。柴曰：脉无停滞，只见虚大，经所谓形寒饮冷则伤肺，饥饱劳役则伤脾，此内伤所致。拟用人参，以价贵为难，遂用扁党六君子，加炮姜、大枣、数剂而愈。

太史周希用丁卯场前劳倦，外感身热，委顿，两足无力，欲用发表之剂示决，求治。右脉软弱，人迎不紧，外感轻而内伤重，以补中益气治之，后用异功散数剂，病痊。遂联捷。

观察沈椒园任侍郎时，家人某新从山左回京，身热不食。沈以熟地等滋阴大剂进，遂呕吐增剧，求治于柴。柴曰：此伤胃气所致，非阴药所宜。用香砂六君子汤治之而痊。

主政蔡修持令节，发热口渴，胸闷，舌纯黑苔，谵语，延医无效，已二十余日矣。诊之，脉气平弱，并无外邪，投以滋阴之药，二剂不应。改用六君子加炮姜，一服尚未效，后戴廷傅加制附一钱，吴茱萸五分，一剂汗出胸快，再剂汗出，胸中豁然，调理而愈。病固有如此之类者，毋粗忽也。

陆养愚治朱少湖病已半年，先因房劳汗出，又伤食，用消导药后，乃梦遗头晕，自服人参少安，遂每日五钱，或一两，服至数斤，其病自汗身热，咳血痰逆，胸膈不舒，心口如物窒碍，手足时厥，头常眩晕，眼或昏暗不见人，大便已六日不行，每头晕时，服参汤则稍止。脉之气口及关弦滑而有力，左寸关浮弦似虚，尺濡弱。此由肝有怫热，重以思虑房劳致虚。参虽中病，单服多服，益阳太过，化为热火，与积痰胶固脾胃，遂致热结幽门，火逆上行，而动血动痰。向以恶寒汗泄，重帏厚褥帕裹绵装，至是悉令彻去，以润字丸三钱，服之，外用蜜导法去宿垢盆许，再用人参七分，归身、远志各一钱，枣仁一钱，山栀、茯神各一钱三分，煎好，入竹沥一盏，一帖即胸次豁然得寐。每日以前方润字丸数十粒，便润汗止，咳嗽痰血渐减，十服而安。

陆祖愚治潘洪宇，以过劳伤脾，脾虚而肺脏亦损，咳嗽痰喘，微寒微热，或与清凉滋补健脾消导，月余饮食顿减，精神愈衰，仅奄奄一息耳。诊之遍身疮癣，六脉如丝，言语轻微，夜苦无寐，大便则向来艰涩。乃用人参、白术、贝母、枣仁、麦冬、生地为煎剂，另以人参、麦冬、五味为丸，五更吞下，每日服参约四五钱，数日渐瘳。再以归、芍、生地、连翘、地榆煎汤，揉洗肚腹，大便通润，调理百余日而安。

陆祖愚治本府添设曾向缘中气不足，宜服参芪。一日午饭未几，啖杨梅过多，便胸中不快，身热头眩，吐痰口渴，不思饮食，三日不更衣。或用楂、枳、芩、连、厚朴、二陈之类，三四剂大便一次，去燥矢数枚，而症如故。又用归、芍、知、麦、楂、芩，而腹满作呕。脉之，左三都浮微而弱，右三部浮大虚数，曰：脾胃虚弱，气不能运，故胸膈不舒，非有积滞也。况素不能服苦寒，岂可用芩、连之类。经云：但治其虚，安问其余。乃六君子汤加白豆仁、煨姜、大枣，二剂症顿减，再与补中益气汤数剂，遂豁然。

一人忧思不已，饮食失节伤脾，面色黧黑，环口尤甚，心悬如饥，又不欲食，呼吸短促。曰：此脾气受伤也。忧思不已，则脾滞而不行，饮食失节，则脾气耗而不足，阴气上入阳中也。经曰：阳明脉衰面始焦。故知阳之气不足也。遂以参、芪、白芍、升麻、葛根、白芷、苍术、甘草、姜、枣，助阳明生发之气而愈。

朱丹溪治人一因劳倦发热，医以小柴胡汤、黄连解毒汤（芩、连、栀、柏）、白虎汤等剂，反加痰气上涌，狂言目不识人，目赤上视，身如烈火，六脉洪数七八至，按之豁然，左略弦而芤。此因中气不足，内伤寒凉之物，致内伤发热。又与苦寒药太多，为阴盛格阳之症。与补中益气汤加姜、附、大枣，二剂而愈。

陈三农治一友，饮食不均，远行劳倦，发热烦闷，症类伤寒，医禁食不与。诊之言语轻微，手背不热，六脉数而软，此真气不足，非有外邪也。力勉其进粥，乃与甘温大补之剂，恪服数日，热退而安。

陈三农治夏夫人，年已八旬，忧思不已，偶因暑浴，遂患发热头痛，医者以为伤寒禁其食，而肆行解散，越三日气高而喘，汗出如洗，昏冒发厥。诊其脉大而无力，乃为之辨曰：外感发热，手背加甚，内伤发热，手心为甚，外感头痛，常痛不休，内伤头痛，时作时止。（辨内伤外感要诀，宜熟玩。）今头痛时休，而手背不热，是为虚也。遂用参、芪各五钱，白术、半夏各二钱，橘红一钱，甘草六钱，一剂减半，后倍参、术而痊。

一人年近四旬，发潮热，口干喜饮冷水，或以凉药，服之罔效。四五日浑身沉重，不能动止，四肢强直，耳聋谵言妄语，眼开不省人事，六脉浮大无力，此气血亏损之极，以十全大补汤去白芍、地黄，加熟附子。一服鼾睡痰响。或谓服参、芪、肉桂、附子之误。曰：此药病交攻，不必忧疑。又进一服，过一时许，即能转身动止。次日连进数剂，则诸病皆瘳矣。此从脉不从症之治也。

李时珍治一人素饮酒，因寒月哭母受冷，遂病寒中，食无姜，蒜不能一啜，至夏酷暑，又多饮水，兼怀怫郁，因病右腰一点胀痛，牵引右胁，上至胸口，则必欲卧，发则大便里急后重，频欲登圊，小便长而数，或吞酸，或吐水，或作泻，或阳痿，或厥逆，或得酒少止，或得热少止，但受寒食寒，或劳役，或入房，或怒或饥，即时举发，一止则诸症泯然，如无病人，甚则热发数次，服温脾胜湿、滋补消导诸药，皆微止仍发，此乃饥饱劳役，内伤元气，清阳陷遏，不能上升所致也。遂用升麻葛根汤合四君子汤加柴胡、苍术、黄芪煎服。服后仍饮酒一二杯助之，其药入腹，则觉清气上行，胸膈爽快，手足和暖，头目精明，神采迅发，诸症如扫，每发一服即止，神验无比。若减升麻、葛根，或不饮酒，则效便迟，大抵降多升少，禀受弱而有前诸症者，并宜此药，活法治之。《本草纲目》。

薛立斋治府庠王以道，元气素弱，丙午、丁未二年，以科场岁考，积劳致疾。至十二月间，其病盛作，大热泪出随凝，目赤面黯，扬手露胸，气息沉沉几绝，脉洪大鼓指，按之如无，舌干扪之如刺，此内真寒而外假热也。遂先服十全大补汤，曰：既服此汤，其脉当收敛为善，少顷熟睡，觉而恶寒增衣，脉顿微细如丝，此虚寒之真象也。以人参一两，加熟附三钱，水煎顿服而安。夜间脉复脱，以人参二两，熟附五钱，仍愈。后以大剂参、术、归身、炙草等药调理而安。

一男子发热烦渴，头痛，误行发汗，喘急腹痛，自汗谵语。用十全大补加附子治之，熟睡唤而不醒，及觉诸症顿退，再剂而安。

黄武选饮食劳倦，发热恶寒，误用解表，神思昏愦，胸发赤斑，脉洪数而无力，此内伤元气，非外邪也。急用温补之剂。彼不从，后果殁。

王肯堂治外兄虞文华病发热，一医审无身痛等症，知非外感，用平胃散加人参五分投之，热愈甚。（用平胃亦无谓。）又一医至诊之曰：此人参之过也，亟汗之，汗而不解。又一医至诊之曰：邪入里矣，宜凉膈散下之。煎成欲服，王适至，急止之。诊得六脉皆洪大搏指，举按有力，笑曰：此医之所以误也。用茯苓补心汤，加人参六钱，麦冬三钱，枣仁一钱五分。时不卧九日矣，服药即鼾睡，良久而苏，病已退。诊之脉顿微弱，为治方，每剂用人参四钱枣仁、茯神、归、术、芪、麦冬、川芎之类，令其多服不辍，遂别去。数日以小便不利来扣，令服导赤散，明日热复作，舌黑如墨，复延诊，脉复洪大，因连日所服药，皆减参三分之二，而导赤散中又加花粉、山栀、黄芩等药，故病复作，亟令用人参六钱合前诸药大剂投之，舌色始淡，热始除，小便亦清利。倘进凉膈之剂必不治，药可妄投哉。

马元仪治邱德初，素积劳郁，近复失恃过哀，因而发热恶寒，呃逆烦渴，面赤如妆，诊其两脉沉微无力，知非实火内燔，乃虚阳上越，得之悲哀劳倦内伤也。悲哀则伤肺，劳倦则伤脾，脾虚无以生肺，肺虚无以生肾，所以封藏不固，致虚阳上升，升降失常，致浊气上行，由是气逆于胃则为呃逆，火游于上，则为烦渴也。法宜温补之剂，从其性而归之于下，则诸症自平矣。与人参加桂理中汤，五剂豁然。

吴洪先病经七日，寒热似疟，手足麻木，汗出如注，心悸恍惚。诊得寸脉空大，关尺虚涩，曰：此症人多谓风寒外感，不知为劳倦内伤也。寸大关尺涩，乃脾肺之气受亏，心肾之阴亦涸，气虚不能升达，阴往乘之则寒。阴虚不能内养，而阳复乘之则热。心悸恍惚者，阴不主事，而阳内扰。汗出如注者，阳不主事，而阴外亡也。手足麻木者，阴阳两亏，气血俱不得荣也。以当归补血汤为主，加人参二钱，以补脾肺之阳。肉桂、黄连各七分，俾坎离内交。广皮、炙草以补胃而和中。一剂便得鼾睡，再剂汗止，再以补中益气汤，升发阳气，加穿山甲以祛内邪，寒热遂止，脉亦和，但重按少力，微见呃逆，用大剂桂附理中，加丁香、半夏，数剂而痊。

王亦林患劳倦，发热神昏倦怠，已半月，皆作外感治不愈。诊得两脉浮虚，右脉倍甚，此饮食失节，劳役过度。脾虚则胃气亦虚，气不上行于阳，反下陷于阴，而发热也。夫内伤脾胃之症与外感风寒者不同，东垣言之详矣。外感风寒，乃伤其形，为有余之症。内伤脾胃，乃伤其气，为不足之症。有余当泻，汗之吐之下之，克之是也。不足当补，温之和之调之补之是也。经云：劳者温之，损者温之。又上气不足者，推之扬之。脾不足者，以甘补之。当以辛甘温之剂，补其中而升其阳，则愈矣。乃用补中益气汤服后得微汗，然非发汗也，乃阴阳气和而汗自出也。一剂热退，再剂神清，不数剂而康复倍常矣。（气虚故用参、芪，下陷故用升、柴，此补中益气之旨也。设阴气亦亏；则升、柴便当斟酌，用者详之。）

朱丹溪治一人本内伤，汗下后谵语，初能认人，后三日语便妄言，此神不守舍，慎勿攻伐。脉多细数，不得睡，足冷气促，面褐青色，鼻干燥，用补中益气加人参半两，竹叶三十片，煎服效。

缪仲淳治一人，年三十三岁，因努力即发心中饱满，疼痛直至脐下皆板、两胁空松不可言，腹寒即欲就火，火至稍睡痛止，大便不通，小便短缩似宿茶，日夜不卧，至五周时，饮食渐加，时常举发，大约性嗜酒善怒，劳碌所致。方用当归身五钱，牛膝四钱，麦冬五钱，酒芍五钱，炙草七分，五味一钱，橘红二钱，茅根一钱五分，生地三钱。宜多食韭菜、童便、胡桃肉。《广笔记》。

于中父患目珠痛如欲堕，此肝火上冲也。胸膈及背如槌碎状，此怒而血瘀也。昼夜咳嗽，此悲伤肺也。眠食俱废，自分不起。缪令进童便三大碗，七日下黑血无数，痛除咳热如故。再以二冬，贝母、苏子、橘红、白芍、鳖甲、青蒿、桑皮、五味、百部、枇杷叶、竹沥、童便，久之未痊。病家疑其虚，促用参芪。缪不可，乃阴以黄芪二钱入前药尝之，竟夕闷热，目不交睫，始信不谬，固守前方，兼服噙化丸勿辍，逾月平。盖仲父病起于哀伤过甚，更触恼怒所致，非虚也。肺热而实，肝火上冲，故不宜参芪耳。噙化丸，用薄荷叶三两五钱，百部（酒浸去心）三两五钱，麦冬二两，天冬二两，蜜炙桑皮三两，蜜炙枇杷叶三两，贝母二两，桔梗（米泔浸蒸）一两，炙甘草七钱，天花粉二两，玄参一两，蜜炙五味一两，款冬花二两，紫菀八钱，真柿霜二两，橘红一两，研末蜜丸弹子大，临卧噙化。

立斋治一人，因劳倦耳下焮肿，恶寒发热，头痛作渴，右手脉大而软。此不足症也，当服补中益气汤。彼反用发表药，遂致呕吐，始悟。以六君汤治之，更服补中益气汤而愈。大抵内伤者，荣卫失守，皮肤间无气以养，则不能任风寒，胃气下陷，则阴火上冲，气喘发热，头痛发渴，而脉大，此乃不足之症也。大抵饮食失节，劳役过度，则多成内伤不足之症。若误以为外感表实而反泻之，岂不致虚虚之祸哉。东垣曰：凡内伤为饮食劳役所伤，则右手脉大于左手。外感风寒，则左手脉大于右手。当以此辨之。

倪仲贤治林仲因劳发热，热随日出入为进退，饮食渐減。倪切之曰：此得之内伤，故阳气不伸，阴火渐炽，温则进，凉则退，是其征也。投以治内伤之剂，其疾如失。《原机启微》。

张意田治钟姓人，因举重用力，略有胁痛，数日后发热身疼，甚至胸胁痞硬，服大小陷胸更剧。诊之左脉强硬而数，右脉寸尺浮而关沉滞，胸胁拒按，四肢厥逆，症似结胸，然服陷胸不应，必有他故，察其臂上筋肉微黄，咳出痰色如橘，合症与脉，知为用力太过，胁肋受伤，瘀血为患，欲发黄也。所谓瘀血类伤寒者此耳。治宜桃仁承气汤下之。但瘀滞日久，杂用攻散，阴气大损，当重兼养血为是。用生地二两，当归八钱，丹参四钱，桃仁三钱，大黄三钱，枳实二钱，芒硝二钱，甘草八分，服后下瘀血紫块二次，热退胸平，惟神气欠清，脉气弦软，此伤阴络而神虚故也，服补阴舒络之剂而愈。（治实证兼顾其虚，极其周到。）

沈明生治徐来一，外有下帷之劳，内忘衽席之戒，偶于夏月纵啖生冷，致患胀满不食，腹中漉漉有声，且复喜呕，水道秘涩，凡疏解清凉之剂，遍尝罔效。诊之即主温补，而座间竟持他说，乃索笔书云：积滞虽令中满，独不思中气不足，则腹为之善胀，肠为之善鸣乎。诸逆冲上，虽多属火，独不思胃寒不化，亦令人吐乎。小便黄赤，虽为内热之征，独不思气不施化，溺因色变乎。总之症在疑似，惟凭切脉，今脉来沉弱，右关更微，兼之喜暖畏凉，其为虚寒症明矣。遂先用六君子汤，兼以炮姜、智仁之属，继投八味丸，出入于参、芪、桂、附之间，旬日良已。嗣后依方调理，不特精神倍常，抑且连征熊梦。

吴桥治陈龙，年八十而病尿浊不禁，则隐几而日夜会，不复近衾裯。诊之六脉沉沉垂绝矣。叟乃命孙扶起，曲跽告曰：老夫春秋高，子孙仅立门户，死其时也。吾从侄继鸾，年四十，病瘵且危，家极贫，举室五口，嗷嗷待哺，愿公救其死，即龙死贤于生。就而诊之，卧无完席，室中仅二缶作炊。然左脉平，右脉虚大而数，曰：此忧思伤脾也，扶脾土则有生理，治宜补脾抑肝。（此金匮法也。）叟闻瘵者可生，则大喜过望，其病一再剂而愈。逾月瘵者无恙，则夫妇帅诸子罗拜谢之。《太函集》。

魏玉横曰：王某，膏粱子也，年弱冠好角力，因举石井栏，致劳伤，久而晡热咳嗽，胁痛面青白，目下胞青紫，诸治不效。诊之脉弦略数，右尺弱兼涩，曰：肾为作强之官，因劳而伤，肺为肾母，因子病而耗及母气，肝为肾子，母病而子失其养，乃金不生水，水不滋木，木燥则生火，上侮金而下乘土，故目胞青紫，咳嗽诸症作也。与生熟地、杞子、沙参、麦冬、地骨皮、女贞等。四剂忽盗汗如雨，疑药之误，曰：此佳兆也。夫火燥为患，津液久亏，得纯阴之剂以濡之，犹釜中有水，薰蒸而益润也，由是郁热除而血脉复矣。问可敛乎？曰：不可。若敛之则火仍内伏，第再养金水，使阴平阳秘则汗自止，而病自瘳矣。如言而愈。

江氏姊年五十余，因子病伤寒，二十余日，焦劳过甚，及子愈而已病作，寒热头疼，面赤，满口舌发疱，目不交睫者数夜。一老医谓少阳阳明热症，与小柴胡合竹叶石膏汤。脉之豁大无伦，乃力断为劳伤，虚火上浮，戴阳假热之证。若误药立见危殆。乃与熟地一两，肉桂一钱，炙甘草一钱，麦冬二钱，归身三钱，一剂即熟睡，比觉口舌之疱尽消，遂豁然矣。当是时余初临症，由今思之，则但与养清汤为至当也。后六旬外，复患虚证，误服黄芪煮枣单方，月余忽遍身浮肿，动即气急，服熟地数斤乃愈。

张子各治束茂之病虚劳，寝汗，面有青黄色，自膝以下冷痛无汗，腹中燥热。医以姜附补之，五晦朔不令饮也。又禁梳头，作寒治之。张曰：子之病不难愈，难于将护，恐愈后阴道转茂，子必不慎。束曰：不敢。乃先以舟车丸、浚川散，下五七行，心火下降，觉渴与冰水饮之，又令澡浴，数日间面红而泽。后以河水煮粥，温养脾胃，又以治血当归丸、人参柴胡散、五苓散、木香白术散调之，病即瘥，汗止足暖食进。张曰：此本肺脾之病，当以凉剂，盖水一物，在目为泪，在皮为汗，在下为小溲。若禁饮水，则渴而燥热生，人若不渴，与水亦不饮之矣，束既愈，果忘其戒，病复作。张已去，乃殂。

窦材治一妇人，伤寒瘥后，转成虚劳，乃前医下凉药，损其元气故也。病人发热咳嗽，吐血少食，为灸关元百壮，服金液、保命、四神、钟乳粉，一月痊愈。

弘治乙丑岁，姑苏儒学闻教谕恭，遘羸疾。吴医治之，亦用三白汤，无奇效。一日谒张养正求治，亦用三白汤，家人曰：前医用之多矣。养正正色曰：子勿哓哓，吾用汤便不同。遂投熟附二三片，煎俾服即瘥。《续医说》。

王时勉治常熟徐氏，中气不足，脉曰：此脉宜补剂当参芪，譬如筑室造基，不可时日计其成绪，须药百裹乃可望愈。一至于十，病不少减，更谋一医，病势增剧，复请于王。王脉之曰：尔信道不笃，又更别药，以致增剧。徐莫讳乃曰：曾服利气之剂。王曰：必如吾言则生，否则非吾所能也。从之，果及期而愈。肯堂尝见《格致余论》载，浦江郑君仲夏患痢，丹溪煎人参膏与服，至五斤而剂止，十斤而病安。今人轻身重财，不顾体之强弱，病之浅深，亟于求效，况谋利嗜贿之徒，动辄便施刚峻劫剂，至于轻病变重，重病至危，往往有之。古人有言曰：不死于病，而死于医。

窦材治一人，身长五尺，因酒色伤，渐觉肌肉消瘦。令灸关元三百壮，服保元丹一斤，自后大便滑，小便长，饮食渐加，肌肉渐生，半年如故。（此案附骨缩病后，故念庵谓有缺文。）

孙文垣治吴肖峰室，董浔阳次女，而龙山之妹也。患咳嗽体倦，多汗腹痛，呻吟不绝口者半月，诸治愈加。脉之，左手三五不调，而右手沉弦，面色青，息甚微，腹中漉漉有声。问：上年夏日曾病痞？曰：曾头痛体倦多汗，但不咳嗽，不腹痛。今五月初病如上年，医谓伤风，用参苏饮发之，始咳嗽，与治嗽则加腹痛。又谓通则不痛，以沉香滚痰丸下之，遂惫不可支。曰：此乃注夏病。仲景谓春夏剧，秋冬瘥者是也。问：注夏何为咳嗽？曰：原不咳嗽，由参苏饮重发其汗，肺金受伤故燥而咳。何以腹痛？曰：因治咳，寒其中气故也。况又服滚痰丸之剂，以重伤之。盖五月六阳之气，布散于外，汗而又汗，汗多则亡阳，夏至一阴将萌，腹中尚虚，虚而复下，下多则亡阴，阴阳俱亡，不惫何待。乃用酒炒白芍五钱，甘草、黄芪各三钱，桂枝二钱，大枣二枚，水煎临卧服，加饴糖一合，饮讫而睡。自巳至申不醒。咸谓夏不用桂，伐天和也。诸痛不补，助邪气也，不可为矣。龙山以其言告，曰：既已得睡，则阴气生，汗可敛，痛可止也。问：所投剂何名？曰：此仲景小建中汤也。夫腹痛如缚，带脉急缩也。面青脉弦，肝木盛而脾土受克也。故以白芍和之，桂枝伐之，甘草缓之，黄芪、大枣、饴糖以补之，自虚回汗敛，而痛止矣。语未竟，病者醒而索粥，粥后又睡至天明，腹全不痛，惟稍咳嗽，加五味子、麦冬，兼治注夏而痊愈矣。临别语龙山曰：令妹之病，克伐太过，今虽愈，而脉弦不退（不用滋水生木弦安得遂退？所谓知其一，未知其二。），犹为可虑，宜戒恼怒，节饮食，谢去人事，恬淡颐养（安可责之妇人），庶可永年。否则有害，至阴极阳生，恐不能保无患也。后至期，与良人龃龉，怒而绝药，果以凶闻。

薛立斋治沈察，年二十六，所禀虚弱，兼之劳心，癸巳春发热吐痰，甲午冬为甚，其热时起于小腹，吐痰无定时。或谓脾经湿痰郁火，用芩、连、枳实、二陈。或专主心火，用三黄丸之类。至乙未冬，其热多起足心，亦无定时，吐痰不绝，或遍身如芒刺，或又以为阴火生痰，用四物、二陈、知、柏之类，俱无验。丙申夏热痰甚，盗汗作渴，曰：此乃肾经虚损，火不归经，当壮水之主，以镇阳光。其脉尺洪大，余却虚浮，遂用补中益气，及六味地黄而愈。后不守禁，其脉复作。谓火令可忧，当慎调摄，会试且缓。但彼忽略，至戊戌夏，果殁于京。（雄按：洪大虚浮之脉，火不归经之症，岂补中益气之可试乎，虽与六味同用，亦非治法。）

龚子才治周侍御患虚损，目不敢闭，闭则神飞飘散，无所知觉，且不敢言，言即气不接，昏沉懒食。诊视之，六脉虚微，此元气衰弱，心神虚惫也。先与朱砂安神丸，一服少安，后以补中益气汤，倍参、芪加远志、茯神、枣仁、白芍、生地、麦冬，连进数剂渐瘳。（雄按：据脉症宜补而兼以镇摄为治，升麻、柴胡未可轻试。）

刘氏子年十八，患虚劳热咳痰喘，面赤自汗，旬余不能就枕，势危剧。诊之六脉微数，乃阴虚火动也。令五更时以壮盛妇人乳一盅，重汤煮温，作三四十口呷之，天明煎河东地黄丸一服，少顷将大小米人山药、莲肉、红枣、胡桃仁数个煮稀粥食，半晌又煎清离滋坎汤二剂，加竹沥、童便、羌汁少许频频服之，至午又进粥少许，加白雪糕食之，过半晌又进前药二剂，夜间睡则药止，醒则即服。如此三昼夜，药不住口，火乃渐熄，方能枕席。后减药之半，半月病减六七，服汤剂调理而愈。此症若以寻常之法施治，日进一二剂，则是一杯水，岂能救车薪之火哉。

孙文垣治张文学子心，二尹可泉长君也，弱冠病，医作劳瘵治，久不效，自分必死，督家人治含敛。脉之，左寸短弱，右关略弦，余皆洪大，咳嗽，下午热从足心起，渐至头面，夜半乃退，面色青，形羸气促多梦遗，卧床奄奄，已绝粒断药二日。谓可治。可泉曰：医佥谓火起九泉者死，大肉尽削者死，咳嗽加汗者死，脉不为汗衰者死。（此感证则然。）又当火令之时，恐肺金将绝，乃谓可治，何也？曰：症虽忽两颧不赤，心火未焚也。声音不哑，肺金未痿也。耳轮不焦，肾水未涸也。面赤者，忧疑不决，左寸短者，心神不足，关略弦者，谋为不遂，症与色脉，皆非瘵也。良由志愿不遂，殆心病，非肾病也，故谓可治。盖病人因星士许发解，因而落第，故悒快寝疾也。为立方名调肝益神汤，以人参、枣仁、龙骨为君，丹参、石斛、贝母、麦冬、五味为臣，山栀、香附为佐，服二十剂而病起。丸方则熟地、龟甲、枸杞、人参、麦冬、五味、茯苓蜜丸，服三月全安。

陆祖愚治金伯远妇，年未四旬，生育已多，且数小产，致病怯弱，不时眩晕恶心，胸膈痞满，饮食不进，四肢浮肿，晡时潮热，大便时泻时燥，比及夜间恍惚不眠。诊得左寸浮涩，两关俱弦细，两尺初取觉洪大，重按则少神，知其心脾肾三经受病，而前医纯以清凉治之非也。以陈皮、贝母、前胡、苏子、木通、苡仁、当归、白芍、天麻为煎剂，巳午未三时服，黎明用熟地、人参、制附子、杜仲、麦冬、山药、知母、白术同为丸，淡盐汤送下，黄昏服安神丸，如此分为三治，初服便觉有头绪，调理两月，诸症如失。

殷岐山于春末患伤寒，医与汗下，症已愈矣。然精神时常觉恍惚，肌肉未能充实，至秋时发热微咳嗽，食减肌削，且精滑便溏。医谓阴虚，服六味加减几百剂，至冬甚恶寒，不能出户。诊其脉浮之损小，其色皖不泽，曰：阳虚症也，非参不可。凡阴虚之热，蒸蒸内出，骨甚于肉，肉甚于皮，阴分必剧，重扪则热，不甚明乎。外热内不热也，且热以无常，是阳气有时亏盈也。（语未妥。）阴虚火旺之嗽，口口相续，口渴咽干，痰涎稠浊。（此近伤风症矣。）今微咳无痰，明乎阳气之不能上升也。（亦未妥。）即精滑者，亦因阳气不足，故阴精不固也。至大便不实，与畏寒，其为阳虚显然矣。总由伤寒汗下之后，元气未复而强力作劳，以致损惫。用加减八味丸，五更淡盐汤下，日中用四君、四物，加枣仁、远志作煎剂，间用补中益气汤，两月而愈。

黄履素曰：予少患下元虚，不能多言，稍不戒，所得病不可状。丹田若无物者，甚则夜半阴极之时，阳气欲脱，手足厥冷，汗大泄，一交子丑，气分乃渐复。此系肾阳衰弱之候，常服温肾之药，于滋阴料中，多用兔丝子，枸杞子、肉苁蓉、五味子、鹿茸、紫河车之属，遂得渐愈。前症因目病误服黄连丸顿剧。要知阳衰之症，寒药在所最忌，知母、黄柏之属，最伤胃中生发之气，即平人亦不宜多服。又《本草》云：升麻、川芎下虚人忌服。予服四物汤，川芎稍多，服补中益气汤失加人参，皆顿觉下虚，前症陡发，药之响应如此。

李士材治何邑宰之子，虚损遗精盗汗，瘦骨柴立，已濒于危。简其所服，以四物、知、柏为主，芩、连、二冬为加减，诊其脉大而数，按重极软。（犹有胃气，故可治。）曰：中气大寒，反为药苦矣。乃以归脾汤入肉桂一钱，人参五钱。当晚熟睡，居十日而汗止精藏，更以还少、丹兼进补中益气，服一月而愈。

顾宗伯患发热困倦，目昏耳鸣，脚软不能行，大便燥结，手足麻痹，腰胯疼痛。李诊之曰：肾虚不能上交，心虚不能下济，用八味丸、十全大补汤，加龙眼肉三十枚，五十余日精神渐旺，肌肉渐充。一日多饮虎骨酒，大便仍结，医者皆云：八味丸非久服之药，十全大补宜去肉桂。反用知母、玄参佐之，服之数月，遂至不起。

按：是症八味、十全、玄参、知母，其失正均，惟集灵膏一方，真的剂也。

李翰林劳而无度，醉而御内，汗出多痰，服宽膈化痰之药，转觉滞闷。诊其脉沉而涩，两尺尤甚，曰：痰得涩脉难愈，况尺中涩甚，精伤之象也，在法不治。乞投剂，勉用补中益气加半夏、茯苓，两帖有小效，众皆喜。李曰：涩象不减，脉至无根，死期近矣。果十余日而殁。（据脉症，药亦大左。）

卢不远治吴叔显，三月间生疮，服药疮已合，而喘急殊甚，十日不能就枕。往诊之，先用发疮开肺，次用降气补肾，断其次日当疮发，五日当足肿，六日当出水，十日可喘定就睡。嗣后足生二毒，三月始完复，次年七月，偶以伤风微热，左三部脉惟隐隐见，以大剂人参、归、地、甘草，十帖脉方起，二十帖如常。十月再感。左脉更不如秋，但微热，起居如故，三日就枕，七日头痛如破，因告其兄以秋病之危，今若昏死，决无生理。彼尚疑其言，九日果微昏错语，十二日不识人，再七日死。或问曰：某昨岁垂危，君言变症，历历如响，幸全生焉。今冬微恙，君言不起，果应其言。其症为一为两？曰：其人气骨夭弱，肾精不全，其疮亦从肾发也，不知而用发散，元气转耗，疮毒内逆手肺而喘。予用四逆散，使太阴气开疮遂外出，用六味料使少阴纳气，息遂内均，清升浊降，足肿生痈，病俱外去，是以生也。今秋左脉不起，是元气内索，不堪左旋矣。比起而再戕、贼之，病发于骨髓，所以脑痛，因之遂昏，是内关之症，气独内绝，是以死也。其病皆根本于肾，是一非两，不在症之轻重为异同也。

冯楚瞻治余侍读，数年参药久服，或时气逆上攻，或时气坠下迫，二阴皆重，失气甚频，大便溏而不畅，脉则细数无力，向服补中益气，殊不知愈升则气愈降。况兼陈皮辛散，反泄元气，岂未闻塞因塞用之说乎？乃以八味加鹿茸、补骨脂、五味予为丸，参汤吞服于空心，以嫩防风三两，酒煮取汁，拌炒黄芪一斤，炒黄白术半斤。熟附子四两，三味煎汁，去滓熬膏，以人参六两为末，收成细丸，日中食远白汤吞服四钱，芪能升托，术能固中，参能补理，附能回阳，四味共剂收功，何虑虚陷者不为振作发生也，遂愈。

胡春坊年将六旬，抱病九月余，寒热攻卒卜杂进，症随药变，虚虚实实之间，几莫能辨。诊之六脉洪大有力，似非阳虚也。乃时当暑月，汗出恶风，痰嗽鼻塞，饮食如故，却精神实疲，此阴亏不能敛阳，以致阳浮阴散，清浊不分，邪火消谷，生痰不生血也。但为养阴，则阳有所依，投以六味，加盐水煮橘红、麦冬、五味子，不三剂而愈。

赵宧病赤如妆，不省人事，口多谵语，手足躁动，六脉洪大搏指。所服乃柴、广、半之类，以其剂小，不能为害，不知真阴失守，虚阳上浮，神气欲脱，补救尚虞不及，敢以清利，速其死耶。以人参八钱，熟地、麦冬、丹参、白芍、茯神、远志、牛膝、姜炭，每日二剂，不数日而愈。

高鼓峰治吴弁玉，发热多汗，便秘，数日不行。医曰：此停食伤寒也，不宜与食，待热退始可以稀粥饮之。病势转甚，延治。问曰：肚中饥否？曰：饥。索其日所用药，则芩、连、枳壳花粉、厚朴之属。笑曰：但吃饭，病即降矣，无庸此等药也。病者喜甚曰：吾本无食，医言有食，故耐此数日饥耳。然便秘云何？曰：致新则推陈矣，胃中久无谷气，故前物积而不下，且子之发热多汗，一味虚症，遂用参术调理而愈。

立斋治州同刘禹功，素不慎起居七情，以致饮食不甘，胸膈不利。用消导顺气，肚腹痞闷，吐痰气逆。用化痰降火，食少泄泻，小腹作胀。用分利降火，小便涩滞，气喘痰涌。服清气化痰丸。小便愈滞，大便愈泻，肚腹胀大，肚脐突出，不能寝卧：六脉微细，左寸甚虚，右手短促，此命门火衰，脾肾虚寒之危症也。先用《金匮》加减肾气丸料，内桂、附各一钱二分，二剂下瘀秽甚多，又以补中益气送二神丸。二剂诸症悉退五六。又用前药数剂，并附子之类，贴腰脐及涌泉穴，六脉渐和而安。后因怒腹闷，惑于人言，服沉香化气丸，大便下血诸症悉至。曰：此阴络伤也。辞不治，果殁。

吴厚先治薛氏子，吐血止后，忽患心跳振，或时惊恐。用熟地一两，山药五钱，女贞、山萸、枸杞各三钱，眼二十余帖，本方加元武胶为丸，症顿减，间药一日即跳动。偶一医用六君子加补心镇心之品，症复增。吴曰：此心跳，乃虚里之动也。经曰：胃之大络名虚里，贯膈络肺，出于左乳下，其动应衣，宗气泄也。凡患肾虚劳怯者，多见此症。肾属水而肺主气，气为水母，肾虚不纳。故宗气上泄，而肾水愈竭于下，欲纳气归元，惟补阴配阳为是耳。

按：凡治小儿，不论诸症，宜先揣此穴，若跳动甚者，不可攻伐，以其先天不足故也。幼科能遵吾言，造福无涯矣，此千古未泄之秘也，珍之贵之。

高鼓蜂诊杨在公，六脉动甚，因语之曰：脉紧而弦，不出一月，危病至矣。定方而别。斯时无甚病，至下月中忽患咳嗽，医作风寒治，数以羌活与之，十余口遂大吼喘，痰涌如潮，作齁声，不得卧，坐一人于床，以额俯靠其背，稍抬头，即喘急欲死。走入邀诊曰：以前脉推之，病根固深，然不宜困败如此之速也。此殆攻伐之药，逼成之耳，无救矣。病家只哀求定喘，曰：定喘不难，无如脉色皆去，纵喘定之后，仍虚脱而死矣。遂朝用参、芪、归、芍，暮用加减八味，三日而能卧，饮食倍进，真家甚喜，以为得生。高曰：出入废则神机化灭，升降息则气立孤危，今出入升降，俱废息矣，纵挽网何施？兹不过暂留命门一线未断之气，逾十日，必死矣。已而果然。向使病未见之先，预行补救，可以消患于未萌，即已见之后，跃能以大剌填补峻补之药投之，即不能如旧，尚可稍延岁月，不至若是之促。此可为妄肆攻伐之戒。

徐次缪病咳嗽，高细诊其脉，六部皆动，因问徐嗜酒乎？曰：然。服天、麦冬、知、贝母、生地等类乎？曰：服逾斤许矣。高曰：君病与此药相反，可禁勿服。写归脾汤、六味丸两方与之。高归语友人曰：次缪病即《素问》所谓二二阳病发心脾也。其人必劳心过度，又嗜酒多饮，急救三阴，乃为良法。医以阴寒逼之，火无所发泄，遂成燎原之病。今六脉纯是阴火，有出无人，不逾年死矣。或谓次鏐无恙，不过患伤寒耳，何遽至是？曰：脉法当如是耳。八月中高适寓孤山，徐邀游天竺，曰：闻子善太素脉，乞为我诊，辛丑可得第否？高曰：太素两字，出在三坟，后人窃之，以欺天下之耳同。且造为歌诀，妄言祸福，轩岐无是也。但《素问》自有一种荣枯寿夭，贫富贵贱。得失成败之说，要不出乎吉凶悔吝，善恶逆从之理，其道精微，然我能约略言之。诊毕语之曰：辛丑固好，然不若甲辰，更得当也。（云云者，固知其将死，欲阻其北上耳。）次问寿，曰：子年甫三十外，不必问寿。察其意，惟以科名为急耳，不及病情，难以直言。因语其尊人，使急返石门，告之曰：令郎脉气不佳，如北上其不返乎。曷阻之。曰：予固阻之，弗能止也。固为制大料参膏，令戒酒绝色，服之庶可冀其还家。如或似火，而用寒凉药则殆矣。到京后闽人有以前说进者，信之，用发散寒凉，不十剂吐血而殁。

胡念安治王在延之室，病虚劳十余载，喘-促吐沫，呕血不食，形体骨立。诸医束手。诊之，见其平日之方皆滋阴润肺温平之剂，曰：以如是之病，用如是之药，自然日趋鬼道矣，焉望生机。仲景云：咳者则剧数吐痰沫，以脾虚也。又昔贤云：肾家生阳，不能上交于肺则喘。又云：脾虚而失生化之源则喘。今脾肾败脱，用药如此，安望其生。乃重投参、芪、姜、附等，二剂而喘定。缘泄泻更甚，加萸蔻十余剂，而病减十七。又灸关元，因畏痛，只灸五十壮。迄今十余年，体大健。《医林指月》。（凡虚损病，能受温补者，原极易治。古人医案所载，大半俱系此症。其实与阴虚内热之虚劳病，了没交涉也。）

一董姓者，雍正三年初冬来求诊脉，其脉或二动一止，或七动一止，或十二动，或十七动一止，此心绝脉也。仲冬水旺，其何能生？姑定参、芪、茸、附、河车、脐带、桂心、枣仁等方与之，服十剂，脉之歇止参差，不似前之有定数也。又十剂，而歇止少矣。又十剂，六脉如常矣。噫，不可谓之无功也。且知治早，虽不用丹艾，亦有可生全者。同上。

昔蜀中一道人，童颜漆发，眉宇疏秀，自歌曰：尾闾不禁沧海竭，九转神丹都漫说，惟有班龙顶上珠，能补玉堂关下穴。按：班龙珠乃鹿茸，鹿之精血结而为角，性温大补精血，元阳相火虚者宜之。或加于六味地黄丸中亦妙。张三锡《治法汇》。

张三锡治一人。咳嗽已成劳极。用四物知柏不愈，乃以秦艽、鳖甲散加二母、二冬，十数剂而愈。

陆祖愚诊傅小泉室，高年患湿痰证，暑月或与香燥过多，反增头晕口渴，眼花不寐，饮食少进，骨节酸疼，诊得左寸洪数，关尺细涩，右手浮滑，关尺沉细，且九至一止。曰：此血虚痰火也论症尚有治法，独是右关尺歇止有常数，便不可为矣。凡痃虚症，即是肝病，大都庚日笃，辛日危，况立秋在迩乎？或闻而非之，乃与养血清火，消痰顺气之剂，果觉有验，十剂后，竟可步至中堂，料理家务，每日约进粥十余碗，人皆谓能起死为生矣。忽一日小腹作瘾，冷汗不止，至夜半不知人事，次日酉时死矣。小泉不忘前言，检历视之，果是辛日也。

陈三农弟，昏倦发热，头痛恶风，因中气太虚，元气下隐，阳气不充而头痛，形气衰少而内热。用调中益气汤加葛根一剂而安，更制脾肾丸，服逾月而愈。

治一贵妇咳嗽泄泻，咳嗽甚则泄泻愈，泄泻甚则咳嗽略止，午前微寒，午后微热。此皆脾胃虚弱，痰涎随虚火上潮，则咳甚而泻止，痰涎随虚火下注，则泄甚而咳止，不必治其诸症，但补养脾胃自愈。用保元汤，加炒松花、干姜、五味、破故纸，八剂而咳嗽寒热皆除。又八剂而泄止。（雄按：未必尽然，须凭于脉。）

立斋治一儒者，每春夏口干发热，劳则头痛，服清凉化痰药泻喘烦躁，用香薷饮神思昏愦，脉大而虚。此因闭藏之际（冬月），不远帏帐为患，名曰注夏。（凡禀赋薄弱即小儿亦多此病。）用补中益气汤，去升麻、柴胡，加五味、麦冬、炮姜，一剂脉益甚，仍用前药加肉桂五分服之即苏。更用六味丸而痊。

司空何燕泉，小便赤短，体倦食少，缺盘作痛。此脾徘虚弱，不能生肾水，当滋化源，用补中益气、六味丸，加五味而安。

庶吉士黄伯邻发热吐痰，口干体倦。自服补中益气汤不应。薛谓此金水俱虚之症。兼服地黄丸而愈。后背患一疖，烦痛寒热，彼尝偕视郭主政背疽，郭不经意，决其殒于金旺之日，果然。已而郭氏妻孥感其毒，皆患恶疮。黄所患与郭同，心甚恐。曰：此小疮也，憎寒等症。皆阴虚旧症，果是疮毒，亦当补气血。乃以地黄丸料煎与服之。即睡良久。各症顿退。自后常有头面耳目口舌作痛，或吐痰眩晕，服四物、黄连、黄柏愈。

少司空何潇川，足热口干，吐痰头晕，服四物、黄连、黄柏，饮食即减，痰热益甚。用十全大补加麦冬、五味、山药、山茱萸而愈。

薛甥凌云霄，年十五。壬寅夏，见其面赤唇燥，形体消瘦，曰：子病将进矣。癸卯冬，复。见之曰：子病愈深矣。至甲辰夏，胃经部分有青色，此木乘土也。始求治。先以六君加柴胡、白芍、山栀、芜荑、炒黑连数剂，及四味肥儿、六味地黄二丸，及参、苓、白术、归、芍、山栀、麦冬、五味、炙草，三十余剂，肝火渐退。更加柴胡、胆草二十余剂，乃去芍，加肉桂，三十余；剂及加减八味丸，元气渐次而复。一儒者因屡婚，脚腿软痛，面黑食减，恶寒足肿，小腹胀痛，上气痰喘，此少阴亏损，阳气虚寒之证。用八味丸料煎服，诸症顿除，又服丸剂半载，元气渐充，形体如故。

一男子年逾二十，早于斫丧，梦遗精滑，睡中盗汗，唾痰见血，足热痿软，服黄柏、知母之樊。曰：此阳虚而阴弱也，当滋其化源。不信，恪服之，前症益甚，其头撕大，囟门渐开，视物皆大，吐痰喊叫，乃如法调补，诸症渐退，头囟渐敛而安。

一儒者口干发热，小便频浊，大便秘结，盗汗梦遗，遂致废寝。用当归六黄汤二剂，盗汗顿止，用六味地黄丸，二便调和，用十全大补汤及前剂兼服月余，诸症悉愈。

朱丹溪治王廿四大发热，胁痛，咳嗽红痰，口渴，大便秘，倦怠，脉稍数而虚。询之发热曾饮水一碗，病因饮水不节，或积病发，又饮冷水，伤胃成虚。伤肺成痰。白术一钱半，人参、陈皮、川芎各一钱，白芍、黄芩、桔梗、炙草各五分，作二帖，煎取八分，入竹沥二分，再煎沸热饮，下龙荟丸廿丸，如嗽三十丸。

柳叔度言：吾养生无他术，但不以元气佐喜怒，使气海常温耳。今人既不能不以气海佐喜怒矣。若能时灸气海使温，亦其次也。予旧多病，常苦气短，医者教灸气海，气遂不促。自是每岁须一二次灸之，以气怯故也。《资生经》。

罗谦甫云：丙辰秋，楚邱县贾君次子，二十七岁，病四肢困倦，躁热自汗气短，饮食减少，咳嗽痰涎，胸膈不利，大便闭，形体羸削，一岁间更数医不愈。或曰：明医不如福医，某处某医，虽不精方书，不明脉候，看症极多，治无不效，人因目曰福医。谚曰：饶你读得王叔和，不如我见过病症多。颇有可信，试令治之。医至诊其脉曰：此病予饱谙矣，治之必效。于肺俞各灸三十壮，以蠲饮枳实丸消痰导滞，不数服大便溏泄无度，加腹痛。食不进，愈添困笃，其子谓父曰：病久瘦弱，不任其药，病剧卒。冬，予从军回，其父以告予。予曰：《内经》云：形气不足，病气不足，此阴阳俱不足，泻之则重不足。此阴阳俱竭，血气皆尽，五脏空虚，筋骨髓枯，老者绝灭，壮者不复矣，故日不足，此其理也。令嗣久病羸瘦，乃形不足，气短促，乃气不足。病渐作时嗜卧，四肢困倦，懒言语，乃气血皆不足也。补之惟恐不及，反以小毒之剂泻之，虚之愈虚，损之又损，不死何待？贾君叹息而去。予感其事，略陈其理。夫高医愈疾，先审岁时太过不及之运，察人血食布衣勇怯之殊，病有浅深，在经在脏之别，药有君臣佐使，大小奇偶之制，治有缓急，因用引用返正之则。孙真人云：凡为太医，必须谙《甲乙》、《素问》、《黄帝针经》、《明堂流注》，十二经，三部九候，五脏六腑，表里孔穴，本草药对，仲景叔和诸部经方，又须妙解五行阴阳，精熟周易，如此方可谓太医。不尔则如无日夜游，动致颠殒。正五音者，必取师旷之律吕，而后五音得以正。为方圆者，必取公输之规矩，而后方圆得以成。五音方圆，特末技者，尚取精于其事者，况医者人之司命，列于四科，非五音方圆之比，不精不医，不通不脉，不观诸经本草，幸而运通命达，而号为福医。病家遂委命于庸人之手，岂不痛哉。噫，医者之福，福于渠者也。渠之福，安能消病者之患焉。世人不明此理，而委命福医，至于伤生丧命，终不能悟，此惑之甚者也，悲夫。

薛立斋云：辛丑年，余在嘉兴屠渐山第有林二守，不时昏愦，请治之。谵语不绝，六脉按之如无，此阳虚之症也，当用参、附汤治之。有原医者，阳喜而迎曰：先得我心之同然，遂服之即静睡，觉而进食，午后再剂，神思如故，其脉烦敛。余返后，义诈云：用附子多矣，吾以黄连解之，阴仍用参附汤。观仲景先生治伤寒云：桂枝下咽，阳甚即毙，硝黄人胃，阴甚乃亡。不辨而自明矣。吾恐前言致误患者，故表而出之。

薛甥居宏，年十四而娶，至二十，形体丰厚，发热作渴，面亦作胀，或外而砭血。内用降火，肢体倦怠，痰涎愈多，脉洪数鼓指。用六味丸及大补汤加麦冬、五味而痊。

马元仪治汪周拔子患弱症经年，诸治不效。诊其脉，两寸浮大而虚，关尺虚小，咳嗽梦泄，面色枯白，不任风寒。曰：两寸浮虚，卫外之真阳不固。两尺虚涩，肾中之真阳亦弱。较阴虚咳嗽之症，不啻天渊。拟玉屏风散多加人参，以益真气而充腠理，不数剂而咳嗽渐已，稍可当风，兼令早进七味丸，以养肾气而主蛰藏，兼服大造归脾丸，补心脾而充血气，如是调两月而安。

何继武患寒热躁烦，足冷如冰，汗出硝注，两脉虚微，形气病气，俱属不足，责之脾辉二经亏损，虚寒内伏，虽见寒热，有似表邪，而躁烦自汗足冷，已兆虚阳欲脱之机。况两脉虚微，尤非表邪可散之比。若行表散，是速其阳之亡也。法当大温大补，和养中州，生发阳气，方可图愈。因与附子理中汤二大剂，汗止足温，寒热渐已，数剂豁然。

王维春，年三十，携妓纵恣月余，内虚之下，不耐烦暑，当夜露坐，明口遂寒热躁烦，汗不止，面赤如妆，两脉虚微，此阴虚阳暴绝也，非夏月伤暑，脉虚而身热自汗之比。若行表散，气浮不返矣。用人参一两，附子二钱，回阳返本，服后汗止神清，躁烦俱息。明日诊之，两脉转为洪数，但重按少力，此脉症无可虑矣。但阴虚之极，恐阳气无偶，终亦散亡。治法不可救阳而贼阴，但当养阴以恋阳，得其平而已。用生首乌、人参、甘草、橘红、黄芩、知母等，四剂寒热平而愈。

张子和曰：尝过鸣五郧中，闻有人呻吟声息，瘦削痿然无力。余视之，乃五虚症，急以圣散子二帖作一服服之。此症非三钱二钱可塞也，续以胃风汤，五苓散等，各作大剂，使顿服，注泻方止而浆粥入胃，不数日而其人起矣。故五虚之人，不加峻塞，不可得实也。庸工治症草草补泻，如一杯水，救一车薪之火，竟无成功，反曰：虚者不可补，实者不可泻，此何语也。吁，不虚者强补，不实者强攻，自是庸工不识虚实之罪，岂有虚者不可补，实者不可泻哉。（五虚者，脉细、皮寒，少气、泄利前后，饮食不入也。）

缪仲淳治陆作先乃正，咳嗽饱胀痰喘，水火不通，眠食俱废。人参（君）、白芍（臣）、苏子炒研极细（佐），枇杷叶三大片，茯苓（使），二服得眠，大小便通，啖粥。《广笔记》。

湖广张仲虎客邸，耽于青楼，且多拂意之事，至冬底发大寒热，咳嗽。吴中医者，皆以外感治之，发表和解，无不遍试。毛子晋拉缪视之，见其神色消耗，脉气虚数中时复一结，咳嗽有血，卧不帖席。缪谓子晋曰：此阴虚内伤症也，阴精亏竭，故脉见虚数，内有瘀血，故结脉时见，肺肝叶损，所以卧不能下，此不治之症，况误认外感，多服发散，复蹈虚虚之戒耶。不数日而殁。

太学许韬美形体卑弱，神气短少，且素耽酒色，时常齿衄。辛未春，偶患右乳旁及肩背作痛异常，手不可近，扪之如火。日夜不眠。医以内伤治之，服桃仁、红花、乳、没、延胡、灵脂等药二十余剂，不效。诊之，六脉虚数，肝肾为甚，断为阴虚火旺之症，当滋阴养血，扶持脾胃，俾阴血渐生，虚火降下，则痛不求止而止矣。如必以和伤治痛为急，则徒败胃气，克削真元，非所宜也。用生地、丹皮、白芍、牛膝、枸杞、续断，石斛、甘草、桑枝、麦冬、苏子，嘱其服十剂方有效，以阴无骤补之法也。八剂后复诊，其脉气渐和，精神渐旺，虽痛未尽除，而生机跃然矣。惜其欲速太过，惑于群小，复以前药杂进。一月后，胃气果败呕逆，阴血愈耗，潮热腹胀，再半月而死。

顾季昭患阴虚内热。仲淳曰：法当用甘寒不当用苦寒，然非百余剂不可，慎勿更吾方。欲加减，使吾徒略加增损可也。果百剂而安。天冬、麦冬、桑皮、贝母、枇杷叶、白芍、苏子、车前各二钱，地骨皮、鳖甲各三钱，五味子一钱。

姚公远内子病，延仲淳入诊，其继母乘便亦求诊。仲淳语伯道曰：妇病不足虑，嫂不救矣。闻者骇甚，曰：吾方新婚，亡大恙，何至是耶？仲淳曰脉弦数，真弱症也。不半岁夜热咳嗽，势渐剧，仓皇延仲淳至，疏方与之曰：此尽余心尔，病不起矣。逾年，医家百药杂试，竟夭。《广笔记》。

翟地立夫人素清癯，不耐烦劳。一日谓仲淳曰：弟妇未生子而弱，烦兄为诊其故。次日仲淳往，诊得其脉细无神。赵文肃公问曰：兄从元立许来，诊其嫂得何脉？曰今虽无恙，必不久矣。文肃顿足曰：有是哉，天胡厄善人甚耶？此丙戌四月事也，至秋夫人殁。同上。

祝氏妇年五十余，患中满腹胀，兼崩漏下，清上则下虚弥甚，实下则上胀弥甚。仲淳为立二方，以苏子、石斛、陈皮、贝母、玄参、人参、白芍治其上，以地榆、阿胶、木瓜、牛膝、杜仲、茜根、椿皮治其下。各为丸，分食前后服之，寻愈。同上。

来天培治周殿先室，年近古稀，每病胸中痞塞，背寒，或时气逆呕吐，有块在胸下，饮食不思，数日稍痊。或用山栀、黄连、木香、香附、吴萸等药勿效。诊之六脉浮细而软，曰：此肝肾气虚上逆之症，宜滋肝益肾养血扶脾，引火归源之剂，用牛膝、泽泻、归、芍、枸杞、茯苓、山药、萸肉、沉香、肉桂，二剂诸症豁然，后复作，服此即痊。

有士人观书忘食。有紫衣人立前曰：公不久思，思则我死矣。问其何人，曰：我谷神也。于是绝思，而食如故。《医说续编》。

吴桥治方生，年二十五，内而早起，枵腹而服劳，无何而发热头痛。医以为内热，乃用清凉，三日汗流昏愦欲绝。桥诊六脉皆不应指，甚则微若蛛丝，语其父曰：郎君甚危，此虚脱也，急宜重剂温补，即稍缓无及矣。父惟唯唯，一剂而愈，近日乃大安。《太函集》。

方勉孝，丁年病孱而生赤，食与肌遽减矣，即内即遗，皆不害，或病作，日三四溺，亦如常。第多一行，则自项领以上，凡在头颅而目，发肤，忽若崩颓，昏眩不支，嗒焉欲丧，递进补剂，久而无功也，桥诊之，心肾微数无力，曰：病得之既内而临小溲，忽受惊恐，法当分治。病者俯首唯唯，于是早剂补肾，晚剂朴心，旬月而愈。同上。

琼玉膏治虚劳干嗽，生地自然汁四斤，白茯苓十二两，内蜜二斤，人参六两（一方加沉香、血珀末各一钱五分。）右以地黄汁同蜜煎沸，用绢滤过，将参为细末，入熬汁和匀，以磁瓶用绵十数层，加箬叶封好，入砂锅内，以长流水浸没瓶颈，桑柴火煮三昼夜，取出纸封札口，以蜡封固，悬井中一日取出，仍煮半日，汤调服。徐灵胎曰：此为血症第一方，干生地四两浸透，可取，自然汁一两，若浙地则十斤，只取自然汁一斤，须三十斤方可配诸药，故修之方，必随时地变通也。

集灵膏：西洋参刮去皮，饭上蒸晒干九次，杞子、怀牛膝酒蒸，天冬、麦冬、怀地、仙灵脾等分熬膏，白汤或温酒调服。此方始见于《广笔记》，无仙灵脾，云出内府。又于《治法汇》并无牛膝，方后注血虚加当归，脾虚加白术，且云治一切气血虚身热咳嗽者皆获效。凡少年但觉气弱倦怠，津液短少，虚火上炎，正合服之，免成劳病。《理虚元鉴》治咳嗽，去参、膝，加杞子、甘、枳、玄参，峻补肝肾之阴，实无出此之右者。

十灰散：治吐血，咯血，嗽血，先用此药止之，大蓟、小蓟、荷叶、侧柏叶、白茅根、茜草根、栀子、川大黄、丹皮、棕榈皮等分，烧灰存性，研极细末，以纸包置泥地上一夕，出火毒，每服五钱，藕汁或莱菔汁，或京墨汁半碗调服。周扬俊云：治吐血者，首推郭氏，而先以此方止血，明明劫剂，毫无顾忌。细玩始知先生意之到理之深也。人生于阳，根于阴，阴气亏则阳自胜，上气为之喘促，咳吐痰沫，发热面红，无不相因而生，故留得一分自家之血，即减得一分上升之火，易为收拾。何今日之医，动以引火归经为谈，不可概用止血之味，甚至有吐之为美，壅反为害之说。遂令迁延时口，阴虚阳旺，煎熬不止，至于不救，果谁之咎乎？引经而缓时日，冀复元神，有形之血，岂能使之即生，而无偶之阳，何法使之即降，此先生所以急于止血之大旨也。

雄按：诸药烧灰，皆能止血，故以十灰名方。但止涩之品，棕榈一味，余皆清热行滞破瘀之器，难保止血而无兜涩留瘀之敝。雄每用之，并无后患，何可视为劫剂乎。

太平丸：治久咳嗽肺痿肺痈，天冬、麦冬、知母、贝母、款冬花各二两，杏仁、当归、熟生地、黄连各二两五钱，蒲黄、京墨、桔梗、薄荷各一两。右十四味研细末和匀，以白蜜四两于银石器中炼熟，再入阿胶二两五钱，俟烊后下诸药末搅匀，再人麝香少许，熬三五沸，即弹丸子大，食后细嚼一丸，薄荷汤缓化下，临卧噙此丸仰卧，使药气人肺窍则肺清嗽止。凡咳嗽服此，七日即痊。

润肺膏：治久嗽肺燥肺痿，羊肺一具，杏仁净研，柿霜、真酥、真粉各一钱，白蜜二两。右将羊肺洗净，次将五味入水搅黏，灌入肺中，白水煮熟，如常服食。周扬俊云：血去则燥，燥则火旺肺枯，欲从肾滋水，而不先滋水之母，有是理乎。然肺为多气少血之脏，故一切血药，概不欲用，以羊肺为主，诸味之润者佐之，人所易能也。若以真粉之甘凉，不独清金，且以培土，人所未知也。此治上损之主剂也。肺热叶焦之痿，饮不解渴之上消，并可仿为此法，可为治损圣手。故叶氏治吐血诸症皆宗之，奈后人多从《医贯》人手，不分上损下损，惟六味、八味等方而已，宜其无效也。

燮理十全膏：平补阴阳，调剂气血，人参、炙芪各三两，白术六两，熟地八两，当归、白芍、川芎各二两，炙草一两，熬膏将成人（龟鹿）胶四两，收之窨内去火气，每开水调服数钱此薛一瓢方也。其方论云：古人治无形之劳怠，必培以甘温，人参为君，白术为臣，黄芪为佐，甘草为使。有形之劳倦，必助以辛温，归、芎是也。资以酸甘，芍、地是也。故以八味为首旨，而拘荣以肉之，特如鹿之勤，能通肾脉，龟之净，能通任脉，此二胶者，各禀一德，草木力微，赖以神其用也。阴阳两虚者，服之无偏胜无不及，又或陈皮、半夏以利枢机，先为主道之剂。凡培养元气之方，宜简而纯，简则脏腑易承，气血亦易行，纯则温厚和平，可以补偏救敝。俾自相灌注，循环之理无端，生生不已，以合其先天所赋流行之道。若稍穿凿，非本然之理矣。

杜劳方：专治骨蒸劳热，羸弱神疲，腰脊酸痛，四肢委软，遗精吐血，咳嗽吐痰，一切阴虚火动之症，轻者二三料痊愈，重者四五料除根若先天不足之人，不论男女，未病先服，渐可强壮，以其性味中和，久任亦无偏胜之敝，勿以平淡而忽之。枇杷叶五十六片，刷去毛，鲜者尤良，去皮切片，大枣八两，熟后去皮，炼，白蜜一两，便燥多加，溏泻勿用。先将枇杷叶放砂锅内煎透去渣，绢取清汁，后将果蜜同拌，入锅铺平，取枇杷叶汁浸之，煮半炷香，翻转再煮半炷香，收器内，每日随意温热连汁食。咳嗽多痰，加川贝母末一两，起时加入一二滚即收；吐血加藕汁同煮。

虚劳欲火，甘梨汁、胡桃肉研各一斤，芽茶五两，生地、当归末各六钱，熬至滴水成珠，入鸡子清一枚，收瓷内封好，冷水浸去火毒，每服一匙。

《慎柔五书》曰：损病六脉俱数，声哑口中生疮，昼夜发热无闲。经云：数则脾气虚，此真阴虚也。用四君加黄芪、山药、莲肉、白芍、五味子、麦冬，去头煎不服，服第二三煎，此养脾虚之法也。服十余日发热退，口疮渐好，方用丸剂。如参苓白术散，亦去头煎，晒干为末，陈米锅焦打糊为丸，如绿豆大，每服三钱，或上午一钱，白滚汤下。盖煎去头煎，则燥气皆去，遂成甘淡之味，淡养胃气，微甘养脾阴。此师相授受之语，无轻忽焉。

一宦者以积劳后，间发往来之热，渐至形神枯槁，懒于动止，饮食日损，不知味累月矣。医作脾虚治，用补中、归脾、参苓散、大补脾丸等药，皆罔效。余视之，六脉涩且濡，而尺为甚，此肾气虚，而脾无所禀也。治当于两肾中，培化原之本，则脾始充，而病斯已矣。用紫河车一具为君，熟地二两为臣，杜仲、生萸肉、破故纸、山药、芡实各一两，茯苓、益智、砂仁、青盐各八钱为佐使，即以河车，地黄二味，酒煮捣丸如桐子大，服不逾月，而形气饮啖俱如初。盖急欲下达以固肾而救脾，故不但用辛能润肾之砂仁为向导，而又加咸能下降之青盐为直入之兵，毫不敢杂他脏之药，以分其势。若加入参、术，势必顾恋中州，而下行之力反一缓，安能直入肾以培土而捷效乎。

或问：劳瘵痰嗽，治以二冬、二母、款冬、紫荆菀之属，十九不效者何也？曰：劳瘵痰嗽，非肺病也，原于先天肾阴亏败，不能制火，火无所畏，亢而刑金，金极则鸣耳。此谓水泛为痰之嗽，非风痰、热痰、痰饮、痰涎诸症可比，法当峻补真阴，佐以味成下降之品，徐徐引之归元，始为善法。然则补阴下降之物，其孰为优，则惟童便一味为上药耳。童便味咸性温，温可养元气，咸则归肾，速而引火下行，实人身中之气血药也。用治本元亏损之病，则同气有情而易人。褚氏谓服寒凉者，百不一生，服溲便者，百不一死，良以此也。

一人年三十余，积病而多欲，遂起热兼旬。无盗汗，六脉饮食不减。此劳症之微而未深者也。正与养血滋阴治法相合，药用生地三钱，醋炙鳖甲二钱，知母、当归、柴胡、丹皮、山萸肉各一钱，黄芩六分，煎服六剂而热平。随灸百劳、膏肓二二穴，以杜其根。更以河车丸与之调理，不百日形气饮食脉候俱如初而愈。葛可久曰：劳证最为难治，当治于微病之时，奠治于已病之后。今此病正当微发之时，故能取效于旦夕间耳。若不早为之治，必至干咳声嘶，肌消肠滑，脉来细数，而奠能挽回矣。患此者不可不防微而杜渐也。

昔王好古论人参曰：肺热用之则伤肺。王节斋论人参曰：阴血虚血证忌服，服之过多必不治。余深味之，皆千古不可移易之绳墨，何后之妄议其非者纷然耶。是岂词不足以发其理，而人莫之解欤？非也，唱和成风，耳热心痼，遂不复有揭其理，而正其误者，谓非吾道之一人不幸哉。夫所谓肺热者，即阴虚之肺热也。所谓阴虚者，即阴虚也。盖肺热谓阳独盛，阴虚谓阴独虚，则阴独虚，不足以化阳为火炽，火则烁金，而咳血咯血，干嗽声嘶，诸肺热之候，所从出矣。此症有阳无阴之病，治当曲尽养阴之法，以化阳而救热，遽用人参助其阳气，则肺愈热而阴愈虚，嗽喘痰血不愈甚乎。此两先生所以谆谆垂戒也。

藜按：方书于虚劳证无不执阳生阴长之说，主用参、芪，然投之阴虚火旺之躯，无不辄败。想诸老于此等病证，皆付之不治之列，故未尝躬亲阅历，细心体验也。《理虚元鉴》独特清金保肺之论，可称卓见。然其用药亦斥节斋为谬论，实不免随声附和之失。裴公此论，与归重脾胃一着，皆治虚劳之要法，具见高出前人远甚，学者不可不细参也。原文反复辨论，其说甚详，然精意已在于此，故节之。

虚劳病惟于起初时，急急早灸膏肓等穴为上策。外此则绝房室，息妄想，戒恼怒，慎起居，节饮食，以助火攻之不逮。一或稍迟，脉旋增数，虽有良工，莫可为矣。至于药饵。则贵专而少，不贵泛而多，万不可漫听名流，积月穷年，不废润肺滋阴之药。盖此等药，其名虽美，酿祸极深，不可不知，不可不慎。

凡劳心劳力之人，须时时偷闲歇息，以保既耗之元气。盖气根于息，息调则气调，气调则一身之中，无不流通四达，百脉安和，神情清泰。虽劳不甚苦人矣。调息之法：端默静坐，随境澄心，口目俱闭，上于鼻中徐呼徐吸，任其自然，勿得作意思维，若着力太重，反使本来不息之真，窒而不利。（此治虚劳之妙法，仿而行之，无有不验，胜于药饵多矣。）

凡用补药必先泻邪，邪去则补药得力，譬之涤衣，先除垢腻，而后粉饰可加耳。若专事补，而不知邪气之当泻，补必为害。（此用药之真诀，凡病皆然，而劳症尤为切要。）

虚劳病未尝非阴血虚也。虽圣人复起，亦未尝不谓阴血虚也。是则生熟地黄、当归、知母、玄参、天冬、麦冬诸药，岂曰无功。举世遵而行之，岂曰不可；但此等之药，既寒凉，又濡润，在脾胃既衰，水谷未减之时，用此治标则可。若多服久服，未有不使脾胃生化之源，而为却谷减餐者矣。经曰：血乃水谷之精，生化于脾又曰：脾为至阴，人之阴虚，乃脾虚也，脾土一虚，则生化之源竭，何能运行水谷，而成阴血乎。故进滋补之药者，当时时以饮食进退为消息，但见饮食减少，咳嗽炽盛，急思调和脾胃，兼行气清金等药。有司命之责者，岂可专执，而不知变通哉。

有客过而问余曰：一大病久虚人，容颜黄瘁，饮食减少，两足浮肿已经年岁，气血下陷无疑矣。速进补中益气汤，反肋满胸膨，呕秽不能食，则奈何？余曰：据子所言，是诚气虚下陷之病。然古人立教，言有尽而意无穷。虽然不足者补之，而不足之中，未始不兼有余之病。于此而漫补焉，则不足者未补，而有余者必炽矣。虽然下陷者清升，而清气下陷者，未必绝无浊气之在上，于此而漫升焉，则清气未升，而浊气已先横矣。子之所以用升补而反剧者，大率近是。客曰：何以知其不足中之有余，清气上之浊气乎？曰：以症知之。夫症之见之外者，如恶心膨满、痰嗽、喉痛、腹痛作泻，与饮食有妨之类是也。此即所谓有余之病，兼在上之浊气也。升补之法，便须酌量而施之。然此乃见症之显者，更有症虽见而实隐，尤为难察。如本不恶心，而胸中则时懊憹，本不膨胀，而肋间隐刺痛，本不痰嗽喉痛，而偶然似哽似噎，本不作痛作泻，而大便不时至，欲解不解，本不妨饮食，而亦时有厌饫而难安。如此等症，亦即有余之病，兼在上之浊气也。升补之药，便须酌量而后施，非用心精而晰理密者不能也。故用补中益气汤，必审之当，而察之详，始用之无敝矣。

此段审症最为精细。凡脾胃之症，如此推求，非专为补中汤言也。（《续名医类案》）

○人有好食肥甘烹炙之物，遂至积于胸胃，久而不化，少遇风邪，便觉气塞不通，人以为伤风之外感也，谁知是内伤于食，因而外感乎！凡人胃气若强，则土能生金，肺气必旺，外邪不能从皮毛而深入也，惟胃气之虚，则肺金亦虚，邪始能乘虚而入。然胃不能自强，必假饮食之助，故胃气开则食易消，胃气闭则食难化，食易消则胃强，食难化则胃弱。世人多食，本欲助胃也，谁知多食反以损胃乎！胃损则胃弱，胃弱则肺何能强以外卫夫皮毛乎！是邪因内伤而入，非邪无引而直入也。治法，乌可纯治外感哉！方用护内汤。

白术三钱，茯苓三钱，麦芽一钱，山楂五粒，甘草一钱，柴胡一钱，半夏一钱，枳壳五分，神曲八分，肉桂二分。

水煎服。一剂气塞通，二剂痊愈。

此方乃消食神剂，又能祛逐外邪，且不伤胃气，真治内伤感邪初起之良法也，所以二剂奏功耳。

此症用参茯甘桔汤亦效。

山楂十粒，麦芽、人参、桔梗各一钱，枳壳、甘草各五分，茯苓三钱。水煎服。

人有饥饱劳役，伤损津液，以致口渴舌干，又感风邪，头痛发热，人以为外感也，谁知是内伤于阴乎！夫人身非血不养，血足而津液自润，伤血而津液自少，血少则皮肤无养，毛窍空虚，风尤易入。然风虽入于皮肤，而不能骤进于经络，以阴虚而阳未衰也。阳与邪战而发热，故头痛耳。治法，不必补阳，补其阴血之虚少，佐之祛风之味，则阴阳和合，邪安能久留哉！方用养阴辟邪丹。

当归五钱，白芍五钱，柴胡一钱，甘草一钱，蔓荆子五分，川芎三钱，天花粉一钱，茯苓三钱。

水煎服，一剂邪解，二剂痊愈。

此方补血以养阴，则津液自生，原因津液之亏而邪入，津液足而邪有不出者乎？况川芎、蔓荆子能祛头上之邪，柴胡、炙甘草更善解纷之妙，天花粉与茯苓善消痰利湿，引邪尽从膀胱而去。治阴虚内伤感邪，莫良于此。倘用攻于补阳之中，则阳旺阴消，邪转炽矣，乌能速愈哉！

此症养津汤亦可用。

柴胡、半夏、甘草、蔓荆子各一钱，丹皮、麦冬各三钱，玄参四钱，神曲五分。水煎服。

人有饥饱劳役，又感冰雪之气，或犯霜露之感，遂至腹痛畏寒，身热不解，人以为外感之症也，谁知是阳气之内伤乎！凡人阳气壮盛者，虽受冰雪霜露而亦不惧，惟饥饱损其脾胃，劳役困其体肤，则脏腑经络自先虚冷，此邪之所以易入也。虽有外邪，俱作正虚治之，况腹痛畏寒，尤是虚冷之验，外身虽热，内寒又何疑乎？方用加味六君子汤。

人参一钱，白术五钱，茯苓三钱，陈皮五分，甘草一钱，半夏五分，肉桂一钱，柴胡一钱。

水煎服。一剂痛止而荡其内寒也。

倘疑身热为外邪之盛，纯用祛风利湿之剂，则损伤阳气，不啻下石，势必变症蜂起，成不可治之症也。

此症用双桂汤亦效。

白术五钱，茯苓三钱，肉桂、甘草各一钱，桂枝、羌活各五分。水煎服。

人有怀抱素郁，闷闷昏昏，忽然感冒风寒，身热咳嗽，吐痰不已，虽似外感，谁知是肝气不舒，因召外感耶！夫肝气最喜条达，一遇忧郁之事，则涩滞而不可解，正喜外风之吹动，则内郁可舒。无如内郁之甚，则木中生火，风火相合，而热乃炽也，故感冒风寒，昕以作热。风火作威，肝不畏金之克，反去侮肺，肺气不甘，两相战斗，肺又惧火刑，呼救于肾子，而咳嗽生矣。虽有津液，又为肝中风火所耗，而津液变为痰涎。治法，自宜急散肺中之风，然风虽散而火犹存，则火以引风，非救本之道也，尤宜舒肝之郁，则火熄而风尤易散也。方用逍遥散加味。

柴胡一钱，白芍三钱，当归二钱，甘草一钱，白术一钱，陈皮五分，茯苓二钱，炒栀子一钱，半夏一钱。

水煎服。一剂身热解，二剂咳嗽除，三剂痊愈。

此方解郁之圣药，亦祛风之神剂也。直入肝中，舒泄其湮郁之气，郁解而风自难留。加入半夏以消痰，栀子以退火，更能相助为理，所以奏功益捷也。

此症用舒解散亦效。

白芍、当归各二钱，天花粉、香附各一钱五分，青皮、神曲各五分，甘草一钱。水煎服。

人有忍饥受饿，腹中空虚，时遇天气不正，时寒时热，遂至胸膈闷塞，宛如结胸，人以为外邪相侵，谁知是内伤其胃气乎！

夫胃为水谷之海，虽多气多血，然亦因能受水谷而气血始旺，故水谷多受而胃强，水谷少受而胃弱。今既饥饿强忍，则胃无水谷，胃火沸腾。遏抑之而不舒，则胃气消亡，天时不正之寒热，自易相一感，乘虚入于胃中而不散，因现闷塞之状。治法，必须助胃弱而，使之强，则邪不战而自退也。方用加味四君子汤。

人参三钱，白术五钱，茯苓三钱，甘草二分，柴胡一钱，枳壳五分。

水煎服。一剂轻，二剂痊愈。

论理，既感寒热，自宜用热药以祛寒，用寒药以散热。然而用寒用热之药，必皆先入于胃，胃既空虚，寒热相战，必以胃为战场矣，胃弱何能堪乎？故寒热两有所不用。惟以健胃为主，佐之和解之味，于补中散之也。

此症用和腹汤亦效。

人参、柴胡、甘草、神曲、厚朴各一钱，白术一钱，陈皮五分。水煎服。

人有素耽曲蘖，日在醉乡，忽感寒疾，不可以风，人以为外伤于风也，谁知是内伤于酒乎！夫酒醉之时，热性可以敌寒，酒醒之时，邪风易于浸正。盖酒能散气，气散则阳虚，而腠理营卫，无不空虚，邪所以易入也，故好饮之人，无不气虚。气虚而邪入，助其气而邪自出矣。方用补中益气汤。

人参二钱，黄芪三钱，当归三钱，白术五钱，甘草三分，陈皮五分，升麻三分，柴胡一钱。

水煎服。一剂气旺，不畏风矣，二剂痊愈。

东垣先生制此方，以治内伤而兼外感实神，以之治伤酒而感冒风邪者，尤为相宜。使不用此方以升提阳气，而专用祛风逐邪之味，则散尽真气，风邪转不肯出，必至轻变重而重变死也，何不慎欤！

人有贪恋房帏，纵情色欲，遂至感冒外邪，伤风咳嗽，睡卧不宁，人以为外感于风也，谁知内伤于肾乎！夫肾为肺子，泄精过多，必取给于肺母，肾虚而肺亦虚，肺气不能充于毛窍，邪即乘虚而入。倘以为外邪之盛，日用散风之剂，则肺气益虚，肾水又来取资，是内外盗肺之气，肺金安得不困乎！肺气既困，不特不能生肾中之水，且反耗肾中之气，遂至变劳变怯者，比比也。治宜补其肺金，更补其肾水，使肾不盗母气，则肺自得子援，子母两旺，外邪自衰，不战而遁矣。方用金水两滋汤。

麦冬一两，天门冬三钱，桔梗一钱，甘草一钱，熟地一两，茯苓三钱，山药五钱，肉桂三分，白术三钱，紫菀一钱，白芥子二钱。

水煎服。二剂睡卧安，四剂咳嗽除，十剂痊愈。

肾虚感邪，最难愈之病也，以散邪之药，不能直入于肾经耳。讵知肾虚感邪，邪不遽入于肾，仍在肺乎。散肺经之邪，仍补其肾中之水，肾得其益，肺又无损，正善于散邪也。

此症用增减六君汤亦效。

人参熟地、白术各五钱，甘草、陈皮、神曲各五分，柴胡一钱，茯苓三钱，肉桂三分。水煎服。

人有防危虑患，日凛恐惧之怀，遂至感冒风邪畏寒作颤，人以为外感于风也，谁知内伤于心胆乎！夫恐起于胆，惧起于心，过于恐则胆气先寒，过于惧则心气先丧。胆寒则精移，心丧则精耗，精移精耗，心与胆不愈虚乎，心胆气虚，邪易中矣。夫胆属少阳，胆气既怯，则邪入少阳，胆不胜任，故畏寒而作颤。倘再用祛风之药，则耗损胆气，胆耗而心气更耗矣。心胆二经之气耗，邪又何所畏，肯轻出于表里之外乎！治法，自宜急助其胆气之壮，胆不寒而心亦不丧，则协力同心，祛除外邪，自易易耳。方用加减小柴胡汤。

柴胡二钱，白芍一两，茯神五钱，麦冬三钱，甘草一钱，陈皮五分。

水煎服。一剂胆气壮，二剂心气安，三剂风邪尽散。

此方用柴胡以和解胆中之邪，实佐白芍、茯神、麦冬补胆气之弱，而即补心气之虚也。二经得补而气旺，恐惧且不畏，又何惧于外邪哉！

此症用攸利汤亦可治。

白芍五钱，茯神三钱，甘草、半夏、人参各一钱，青皮五分，柴胡一钱。水煎服。

人有处得意之境，过于欢娱，尽情喜笑，遂至感寒畏风，口干舌苦，人以为外感也，谁知内伤于心包乎！夫心包乃膻中也，膻中者，臣使之官，喜乐出焉，是欢娱者，正心包之职掌，喜乐何至相伤！惟喜乐太过，大笑不止，未免津干液燥耳。夫心包，护君以出治者也，心包干燥，必盗心之气以自肥，将内府空虚，则宵小之辈，乘机窃发，而邪易入矣。治法，自宜急补心中之气，心气既旺，心包亦必同旺。盖国富而家自不贫，自然协力同心以御外，何至有四郊之多垒哉！方用卫君汤。

人参二钱，白术五钱，茯苓三钱，甘草一钱，菖蒲一钱，苏叶一钱，半夏一钱，桔梗一钱，丹参一钱。

水煎服。一剂津液生，二剂风邪散，三剂痊愈。

此方心与膻中均补之药也，心与心包，原不可分，治内宁何愁外扰乎！

此症用滋生汤亦效。

人参、柴胡、天花粉各一钱，巴戟天、茯神、白术各二钱，甘草、神曲各五分，肉桂三分，麦冬三钱。水煎服。

人有终日思虑忧愁，致面黄体瘦，感冒风邪，人以为外感之病，谁知是内伤于脾肾乎！夫人，后天脾胃，先天肾也，二经最不宜病，然最易病也。天下无不思之人，亦少无愁之客。但过于思虑，则脾土之气不升，胃土之气不降，食乃停积于中州而不化，何能生津生液，以灌注于五脏乎！甚矣！思虑之伤人也，而忧愁更甚。盖思则伤脾，忧则伤肾，肾伤则肾水不能滋肝，而肝无水养，乃克脾胃之土，故忧思二者相合，则脾肾两伤，而外邪尤易深入，欺先后二天之皆虚也。人至先后二天皆虚，其元虚之弱，为，何如乎？治法，乌可散邪而不扶正哉！方用脾肾双益丹。

人参一两，白术一两，巴戟天一两，山药一两，茯苓五钱，柴胡一钱，甘草一钱，肉桂五分，山茱萸三钱。

水煎服。二剂风邪全散，十剂痊愈。

此方补土之中有补水之味，补水之内有散邪之剂，有补之益而无散之伤，实乃治忧思内损之神方，非止治忧思外感之妙药也。

此症用复正汤亦妙。

熟地、白术各五钱，柴胡、山茱萸、茯苓、丹皮各二钱，甘草一钱，山药三钱，神曲五分，贝母五分。水煎服。

人有动多气恼，大声骂詈，觉饮食坐卧居处晋接。无非可怒之场，遂至感触风邪，身热胸满，两胁作胀，人以为风邪外感，谁知是肝经内伤乎！夫肝性急，气恼则肝叶开张，气愈急矣。急则气不能顺而逆作，血不能藏，逆则气不能舒而胀生，血亦不畅。木郁不泄，木乃生火，火郁不宣，火乃生风。内风与外风齐动，则内火与外火同焚，此风邪之所以易入。不可徒祛于外也。方用风火两消汤。

白芍一两，炒栀子三钱，柴胡一钱，天花粉二钱，甘草一钱，车前子二钱，丹皮五钱。

水煎服。一剂轻，二剂痊愈。

此方治肝经之内火内风也，然而外来风火，未尝不可兼治，故两治之而奏功也。倘不用白芍为君，单用柴胡、栀子之类，虽风火亦能两平，肝中气血之虚，未能骤补，风火散后，肝木仍燥，怒气终不能解。何如多加白芍，既能补肝，又能泻风火之得哉！

此症用却忿散亦妙。

柴胡、半夏、甘草、薄荷、黄芩、神曲各钱，当归、茯苓各三钱，白芍四钱，妙栀子二钱。水煎服。

人有昼夜诵读不辍，眠思梦想，俱在功名，劳瘁不自知，饥饿不自觉，遂至感入风邪，咳嗽身热，人以为外感之症，谁知内伤于肺乎！夫诵读伤气，气伤则肺虚，而腠理亦虚，邪即随虚而入于肺。肺虚不能敌邪，呼肾子以相救，肾水亦正无多，力难上灌于肺，而肺气往来于肺肾之间，故咳嗽而不自安也。治法，急补其肺气可也，然肺为邪所侮，补肺则邪更旺，而肺愈难安，必兼补胃土之气，以生肺气，则邪不能夺。然补胃而不佐以散邪之品，则肺畏邪侵，未必能受胃气之益，惟于补中散邪，则邪畏土气之旺，听肺气自生，而邪乃遁矣。方用助功汤。

人参二钱，茯苓三钱，麦冬五钱，甘草一钱，桔梗一钱，半夏一钱，黄芩五分。

水煎服。一剂轻，二剂又轻，三剂痊愈。

此方肺胃同治也，助胃中之气即助肺中之气，泻肺中之火即泻胃中之火，祛肺中之邪即祛胃中之邪。邪入肺中，未有不入阳明者也，肺中邪散，宁有遁入阳明者乎！

此症亦可用莱菔汤。

人参、茯苓、白术、天花粉各三钱，远志、甘草各一钱，黄连三分，麦冬一两陈皮三分，苏叶一钱五分。水煎服。

人有终日高淡，连宵聚语，口干舌渴，精神倦怠，因而感冒？

风寒，头痛鼻塞，气急作喘，人以为风邪外感，谁知是气血内伤乎！夫多言伤气，而血生于气，气伤而血未有不伤者。况多言则津液尽耗，津液亦阴血之余。气属肺，血属肝，气血两伤，即肺肝之两伤也，往往邪入之而最易。惟是邪既乘肺肝之虚，深入于二经之中。使气逆于下，而上不通，将何以治之？仍治其肺肝之虚，少佐散邪之药则得矣。方用两治汤。

白芍五钱，当归三钱，麦冬五钱，人参一钱，甘草一钱，桔梗二钱，苏叶八分，天花粉一钱。

水煎服。

此方入肝入肺，补气补血，消痰消火，各各分治。二剂便可奏功，正不必多也。

此症用加减补中汤亦妙。

生地、人参、茯苓各三钱，白术、当归各五钱，甘草、半夏各一钱，黄芪一两，川芎一钱，柴胡一钱。水煎服。

人有贪眠乐卧，终日徜徉枕席之上，遂至风邪袭之，身痛背疼，发热恶风，人以为风邪外感，谁知脾气之内伤乎！夫脾主四肢，四肢倦怠，多欲睡眠，以脾气之不能运动也。略为睡卧，亦足养脾气之困，然过于睡卧，则脾气不醒，转足伤气。已虚益虚，安得不招外风之入乎！专治其风，必至损伤脾气，脾气因虚而招风，祛风而重伤脾气，邪且欺脾气之虚而不肯出。人不知用补脾之法，往往变证蜂起也。方用补中益气汤加味。

人参三钱，黄芪五钱，白术五钱，当归二钱，陈皮五分，甘草一钱，升麻三分，柴胡一钱，半夏一钱、神曲一钱。

水煎服。一剂轻，二剂又轻，三剂痊愈。

补中益气汤正益脾圣药，况睡卧既久，脾气下陷，正宜用之，以升提下陷之气。加半夏、神曲者，以久睡脾气不醒者，饮食多致生痰，二味最善醒脾，故用之也。

此症用加味益气汤亦妙。

人参二钱，白术五钱，甘草一钱，茯苓三钱，陈皮五分，半夏一钱，柴胡一钱。水煎服。

人有终日呼庐。长夜斗页。筋酸背痛，足重腹饥，以至感冒风邪，遍身皆痛，身发寒热，人以为风邪外感，谁知血气内伤乎！凡人日用寻常，原易损伤气血，况呼庐斗页，劳其心神，损伤气血为尤甚。无奈世人借此为消闲适意之具，以致耗散气血，邪已入身，犹然不悟。为之医者，复昧其内伤之因，惟治其外感之病，正气益亏，邪气愈旺，非变为痨瘵之疴，必成为怯弱之疾矣。故治法须大补气血，少加以和解之品，则正气足以祛邪，而邪自外遁也。方用十全大补汤加减。

人参三钱，黄芪五钱，川芎一钱，当归三钱，茯苓三钱，甘草一钱，白术三钱，陈皮五分，白芍三钱，熟地三钱，柴胡一钱。

水煎服。一剂汗解，二剂热退，连服数剂痊愈。

此方乃气血兼补之方，气血不足，舍此原无第二之剂。原方有肉桂，以补命门之火，但呼庐斗页之人，未免火有余而水不足，故去肉桂，易之柴胡，于补中和之，则邪尤易散也。

此症用两治汤亦效。

生地、人参各三钱，白术五钱，茯苓三钱，甘草、半夏、川芎、柴胡各一钱，黄芪一两，当归五钱。水煎服。

人有争强好斗，或赤身不顾，或流血不止，以致风入皮肤，畏寒发热，头疼胁痛，人以为风邪外感，谁知筋骨之内伤乎！夫筋属肝，骨属肾，肝血足而筋舒，肾水满而骨健，是筋骨必得髓血之充也。世人之耗髓血者，无过泄精，人尽知之，斗殴以耗髓血，人未尽知也。盖斗殴之时，必多动怒，怒起而肝叶开张，血多不藏，而血自耗。肝血既耗，必取给于肾水，肾水供肝，木火内焚，又易干烁，肾且资肝血之不足，何能分润于骨中之髓乎！血与髓两无有余，筋安得舒，骨又安得健乎！人至筋骨两无旺气，风邪乘虚而侵，不能拒绝。治法，宜急救其虚。方用四物汤加味。

熟地一两，当归五钱，川芎一钱，白芍五钱，柴胡一钱，牛膝三钱，金钗石斛二钱，丹皮二钱，白芥子一钱。

水煎服。

四物汤，补血之药，亦补髓之药也，原因髓血虚而入邪，补髓血而邪自易出，故少加柴胡和解风邪，随手即散。彼专治风邪，不补髓血者，尚味于治内伤之法也。

此症用护骨散亦效。

牛膝、丹皮各三钱，金钗石斛、山萸各二钱，熟地、白芍、当归各五钱，柴胡、天花粉各一钱。水煎服。

人有终日捕鱼，身入水中，时而发热，畏寒恶冷，人以为风湿之外感也，谁知是肺气之闭塞乎！夫肺本主气，气旺则周流一身，从皮毛外泄，虽有外邪之感，不能损伤，倘肺气少虚，则气有停住之虞矣。身入水中，遏抑皮毛，则虚气难以舒转，湿且中之。夫湿本外受，今从皮毛旁入，致使一身之气，闭塞不通，此畏寒恶冷之所以起也。肺气既虚，则皮毛不能外卫，水冷金寒，肺气与湿邪相战，则身热生矣。此热乃肺气之虚，不能敌邪，而身热也。治法，补其肺气为主，兼带利水之味，则正旺而邪自易散。方用利肺汤。

紫苏一钱，人参二钱，白术三钱，茯苓五钱，甘草一钱，桔梗一钱，半夏一钱，神曲三分，附子一分。

水煎服。一剂热解，二剂寒冷俱不畏矣，三剂痊愈。

此方补肺气之不足，不见利水，水自从膀胱而去。惟其内伤以致邪人，故不必治外感耳。

此症用宣闭汤亦效。

黄芪、茯苓各五钱，人参、猪苓各三钱，泽泻二钱，半夏、肉桂、羌活各一钱。水煎服。

人有忧思不已，加之饮食失节，脾胃有伤，面色黧黑不泽，环唇尤甚，心中如饥，然见食则恶，气短而促，人以为内伤之病，谁知是阴阳之相逆乎！夫心肺居于上焦，行营卫而光泽于外，肾肝居于下焦，养筋骨而强壮于内，脾胃居于中焦，运化精微，灌注四脏，是四脏之所仰望者，全在脾胃之气也。倘脾胃一伤，则四脏无所取资，脾胃病而四脏俱病矣。若忧思不已，则脾胃之气结，饮食不节，则脾胃之气损。口者，脾气出入之路，唇为口之门户，脾气通于口而华于唇，金水反侮土，故黑色著于唇，非阴阳相反而成逆乎？不惟阳明胃脉之衰而面焦已也，是脾胃阴阳之气两有所亏，乌可不急救其中州之土乎！方用和顺汤。

升麻五分，防风三分，白芷三分，黄芪三钱，人参二钱，甘草三分，白芍三钱，白术五钱，茯神三钱，炮姜五分。

午前服。连服十剂，黑色尽除，再服十剂，诸病痊愈。

此方乃补中益气之变方，升阳气以散阴气之治法也。凡阳气下陷于阴中，则用补中益气之方升提阳气，倘阴气上浮于阳中，则用此方升散其阴气，皆能奏功之甚速也。

此症用调逆汤亦效。

人参、茯苓、白芍、生地、沙参各三钱，白术五钱，甘草五分，苏子、神曲各一钱，荆芥二钱。水煎服。

人有怔忡善忘，一口淡舌燥，多汗，四肢疲软，发热，小便白而浊，脉虚大而数，人以为内伤之病也，谁知是由思虑过度而成之者乎！夫君火者，心火也，相火者，膻中之火也。膻中手厥阴之经，性属阴而主热，古人以厥阳名之，以其火起之不可遏也。越人云忧愁思虑则伤心，心气一伤，心血自耗，心血既耗，心气遂不能自主，每欲寄其权于相火，而相火欺君火之弱，即夺心之权而恣肆矣。治法，宜以水济火，然见火势之炽张，用寒凉以济之，则心气益虚，愈激动其焦焚之害矣，宜急补其心气之虚，大滋其肾水之涸，则心火宁静，相火不安而自安矣。方用坎离两补汤。

人参五钱，熟地一两，菟丝子三钱，生地五钱，麦冬五钱，丹皮二钱，炒枣仁三钱，北五味子一钱，茯苓三钱，桑叶十四片，山药五钱，白术三钱。

水煎服。连服数十剂而愈。

此方心肾两补，肾水上济于心，水足而火无亢炎之祸，自然火熄而有滋润之乐也。心中清净而外有转输，则心包何敢窃柄，势必相合而得生也。

此症用镇神汤亦效。

人参、炒枣仁、茯苓、山药各五钱，远志一钱，巴戟天三钱，甘草五分，黄连三分。水煎服。

人有劳倦中暑，服香薷饮反加虚火炎上，面赤身热，六脉疾数无力，人以为暑火之未消也，谁知是内伤于中气乎！凡人中气充足，则暑邪不能相犯，暑气之侵，皆气虚招之也。然则内虚发热，乌可不治虚而治邪哉！况夏月伏阴在内，重寒相合，反激动虚火之上升。此阴盛隔阳之症也。治法，宜补阳退明，然而阴盛阳微之际，骤甩阳药，以入于众阴之中，未必不杆格而不入，必热因寒用，始能不违阴寒之性，以奏其助阳之功也。方用顺阴汤。

人参三钱，白术五钱，茯苓三钱，附子二钱，干姜一钱，青蒿二钱，白扁豆三钱。

水煎，探冰冷服之。必出微汗而愈。

此方用姜附入于参术之中，未免大热，与阴气不相合，乃益之青蒿之寒散，投其所喜，且又热药冷服，使上热得寒，不至相激，及到中焦，寒性除而热性发，不特不相格，及至相宜耳。

此症用参术二香汤亦效。

人参三钱，香薷一钱，甘草一钱，砂仁一粒，神曲五分，白术二钱，陈皮五分，藿香五分。水煎服。

人有形体素虚，忽感风邪，遍身淫淫，循行如虫，或从左脚腿起，渐次而上至头，复下行于右脚，自觉身痒有声，人以为奇病也，谁知内伤而气不足乎！夫气血自行，周流不息，何至生病，惟气血止而不行，皮毛之间，即有淫痒之病生矣，此气血之衰也。气血大衰而皮毛焦，气血少衰而皮毛脱，气血既衰，又少有微邪，身欲自汗，邪又留而不去，两相争斗，拂抑皮肤之间，因而作痒，不啻如虫之行，非真有虫也。伤寒证中，汗多亡阳，亦有身如虫行之病。夫伤寒本是外感，然至于亡阳，则外感变为内伤矣，今非伤寒，亦现虫行之象，非内伤而何！治法，大补气血，气血行而身痒自愈也。方用补中益气汤。

人参一两，黄芪一两，当归五钱，白术五钱，陈皮五分，甘草一钱，升麻五分，柴胡一钱，玄参三钱，桑叶二十片。

水煎服。十剂痊愈。

补中益气汤，原是大补气血之神剂，多用参芪，尤为补气，气旺而血自旺，更能流行也。方中加玄参、桑叶者，身痒多属于火，能退浮游之火也。桑叶善能止汗，汗多者发痒，止其汗而痒自止也。

此症用蚕蝎归芪汤亦效。

当归、黄芪各五钱，茯苓三钱，僵蚕、半夏各一钱，全蝎一个，陈皮五分。水煎服。

人有色白神怯，秋间发热头痛，吐泻食少，两目喜闭，喉哑昏昧，不省人事，粥饮有碍，手常揾住阴囊，人以为伤风重症也，谁知是劳倦伤脾之故乎！夫气本阳和，身劳则阳和之气变为邪热，不必有外风袭之，而身始热也。诸阳皆会于头，阳气一虚，则清阳之气不能上升，而邪热遂乘之，熏蒸于头而作痛，不必有外风犯之，头始痛也。清气不升，则浊气不降，上下拂乱，安得不吐泻哉！人身之脉，皆属于目，眼眶属脾，脾气既伤，目无所养，欲不闭而不可得也。脾之络连于舌本，散布于舌下，脾伤则舌之络失养，此言语之难也。咽喉虽通于肺，然脾虚则五脏皆虚，肺虚而咽喉难司出入，心之神明，亦因之昏瞀矣。阴囊属肝，脾虚则肝欲来侵，频按其囊者，惟恐肝木之旺，土亏之极，反现风木之象也。治法，大健其脾土，则风木之象自消矣。方用补中益气汤。

人参三钱，白术五钱，黄芪五钱，当归三钱，茯苓三钱，陈皮三分，甘草五分，柴胡一钱，升麻三分，制附子三分。

水煎服。二剂轻，十剂痊愈。

病本内伤，用补中益气汤自中病情。方中加入附子者，盖参芪归术，非得附子则其功不大，建功亦不甚神，况用止三分，亦无太热之虞，转有反正之速也。

此症用加减归脾汤亦效。

人参、当归、茯苓、白术、白芍各三钱，甘草、半夏各五分，川芎二钱，白豆蔻一粒，柴胡、远志、枣仁各一钱，麦冬五钱。水煎服。

人有日坐于围炉烈火之边，以致汗出不止，久则元气大虚，口渴引饮，一旦发热，人亦以为外感于风，谁知是肺金受火之伤乎！夫肺本属金，最畏火气，外火虽不比于内火，然肺气受二火之煎逼，自然不得其养矣。况肺乃肾水之母，肺自难养，何以能生肾水？肾水不生，日索母乳，母病不能应，则子亦病矣。子母两病，势必至皮肤不充，风邪易入，不必从膀胱风府之穴而后进也。然则治法，何必治风，但补其肺气，大滋其肾水，则肺金得养，内难藏邪，风从皮肤而入者，仍从皮肤而出矣。方用安肺散。

麦冬五钱，桔梗二钱，生地三钱，白芍三钱，茯苓三钱，紫苏二钱，款冬花一钱，天门冬三钱，紫菀一钱，黄芩三钱，熟地三钱，山茱萸二钱，玄参五钱，贝母五分。

水煎服。一剂而身热解，二剂痊愈。

此肺肾同治之法，安肾正所以安肺。倘不顾肺气，一味祛邪，是因伤益伤矣，不变为劳怯者几希矣。

此症用苏桔汤亦效。

苏叶、桔梗、甘草各一钱，生地三钱，沙参、白芍各五钱，黄芩、天花粉各二钱，当归三钱，玄参一两水煎服。

人有多言伤气，咳嗽吐痰，久则气怯，肺中生热，短气嗜卧，不进饮食，骨脊拘急，疼痛发酸，梦遗精滑，潮热出汗，脚膝无力，人以为劳怯之症也，谁知其先伤于气乎！夫伤气者，伤肺也，肺伤则金弱不能生水，肾经无滋化之源，何能分余润以养脏腑乎！肺金生热，则清肃之令不行，膀胱之气不化，脾胃俱失其运化之权。土亏而金益弱，金弱而水益虚，水难养肝而木燥，水难灌心而火炎。木强则辱金，火胜则克肺，欲气之旺也得乎！气衰则不能摄精，精涸则不能收汗，汗出则不能生力，此骨脊之所以酸疼，饮食懈怠而嗜卧也。治法，必须先补其肺，更宜兼补脾胃，盖肺气不能自生，补其脾胃，则土能生金，脾胃为肺金之母也。方用益肺丹。

人参三钱，白术三钱，当归三钱，麦冬五钱，北五味三分，柴胡五分，荆芥五分，山药三钱，芡实三钱。

水煎服。四剂而脾胃之气开，又四剂而咳嗽之病止，又服四剂酸疼之疾解，又四剂潮热汗出之症痊，再服十剂，气旺而各恙俱愈。

或问，损其肺者益其气，未闻损其气者益其肺也。不知益肺实益气也，肺衰则气衰，肺旺则气旺，气衰乌可不补肺哉！若补肺，何能舍脾胃而他补乎！

此症亦可用壮气汤治之。

人参三钱，麦冬一两，甘草三分，百合一两，贝母三分。水煎服。

人有失血之后，不知节劳慎色，以致内热烦渴，目中生花见火，耳内蛙聒蝉鸣，口舌糜烂，食不知味，鼻中干燥，呼吸不利，怠惰嗜卧，又不安贴，人以为痨瘵之渐也，谁知是伤血而成之乎！夫肝藏血，失血者，乃肝不藏血也。然其由，非大怒以动其血，即大劳以损其血也。虽动与损不同，而补血养血，必宜合一。无如酒色财气，无非动血之媒，耳目口鼻，无非损血之窍。养血者既无其方，补血者又缺其药，此失血者往往难痊，因循误治，不至于死亡不已也。倘一见失血，即用平肝止血之药治之，何至于濒伤不救。但失血成损，苟徒补其血，则血不可以骤生，而耗血之脏腑损于内，烁血之情欲损于外，亦必死之道也。盖补血必须补气，而养血必宜益精，使阴阳两资于上下，而中焦肝脏之血，已损者能增，未损者能固也。方用缓中汤。

白芍一两，当归一两，人参一两，甘草一钱，熟地一两，山茱萸五钱，麦冬五钱，三七根（末）三钱，荆芥（炒黑）一钱，炒黑姜炭五分。

水煎服。一剂睡卧安，二剂烦渴止，十剂病减半，二十剂又减半，三十剂痊愈。

此方气血精同补之药也。然补气药少于补精血之药者，以失血之病，毕竟阴亏。吾重补其阴而少补其阳，则阳能生阴，阳不至于大亢，阴能制阳，阴不至太微，自然气行于血之中以生血，即血固于气之内以藏血也，宁尚有走失之患哉！况方中原有荆芥之引经，姜炭、三七根之止血，又用之无不成宜者乎！

此症用八物汤亦佳。

白芍、山药各五钱，当归、熟地、麦冬各一两，甘草五分，丹皮、沙参各三钱。水煎服。

人有入房纵欲，不知葆涩，以致形体瘦削，面色萎黄，两足乏力，膝细腿摇，皮聚毛落，不能任劳，难起床席，盗汗淋漓，此损精而成劳症也。夫阴精足者其人寿，未有精虚而能长年者也。然而精足者，举世绝无其人，所以肾有补而无泻，其或病或不病，亦分之于能节与不能节耳。世人贪片刻之欢，至于死亡，无论也。泄精未至于死亡，乌忍其病而不救？要不能舍填精而别救异术也。然而填精实难。泄精既多者，不特伤肾，必且伤脾，脾伤胃亦伤矣。

胃为肾之关门，胃伤则关门必闭，虽有补精之药，安能直入于肾宫？是补肾必须补胃。胃与脾为表里，补胃而补脾在其中。故填精之药，断宜合三经同治耳。方用开胃填精汤。

人参三钱，白术五钱，熟地一两，麦冬三钱，山茱萸三钱，北五味一钱，巴戟天一两，茯苓三钱，肉豆蔻一枚。

水煎服。连服十剂，精神生，饮食知味，胃气大开，再用十剂，可以起衰，再用十剂，前症顿愈。

此方虽非起死之方，实系填精妙药。填精而精足，精足人可不死，然则此方正起死之方也，人亦加意而用之乎。

此症用扶弱汤亦妙。

熟地一两石斛、麦冬各五钱，北五味子一钱，巴戟天、菟丝子各三钱，山茱萸五钱。水煎服。

人有行役劳苦，动作不休，以至筋缩不伸，卧床呻吟，不能举步，遍身疼痛，手臂酸麻，人以为痿症之渐也，谁知是损筋之故乎！夫筋属肝，肝旺则筋旺，肝衰则筋衰，损筋是损肝也，补肝其可缓乎！然肝之所以衰旺者，乃肾之故也。肾水生肝木，肾水足而肝气旺，肾水虚而肝气衰，故筋衰者必补其肝，而肝衰者必补其肾。虽然，补其肾，肝受益矣，但肝又去生心，吾恐补肾以生肝，尚不暇养筋也，更须补其心气之不足，则肝不必去生心，肝木得肾之滋，枝叶条达，筋有不润者乎？方用养筋汤。

白芍一两，熟地一两，麦冬一两，炒枣仁三钱，巴戟天三钱。

水煎服。二剂筋少舒，四剂筋大舒，十剂疼痛酸麻之症尽痊矣。

此方心肝肾三经同治之药也，凡三经之病，均可用之，非独治伤筋不足之症，在人通用之耳。

此症用舒筋汤亦效。

白芍、熟地各一两，丹皮、甘菊、牛膝、秦艽各二钱，白术五钱，枸杞二钱，葳蕤五钱。水煎服。

人有久立腿酸，更立而行房，则两足必然无力，久则面黄体瘦，口臭肢热，盗汗骨蒸，人以为瘵病也，谁知起于伤骨乎！夫骨中藉髓以能坚，骨无髓烈骨空矣，又何所恃而能立乎！然而伤骨也能耗髓，况立而行房，则骨与髓两伤矣，何能不病哉！且伤骨中之髓者，即伤肾中之精也。髓涸者，肾水先涸也，肾涸不能化髓，骨中所以空虚也。故欲补骨中之髓，必先补肾中之精。方用充髓丹。

熟地二两，山茱萸一两，金钗石斛五钱，地骨皮三钱，沙参五钱，牛膝三钱，五味子一钱，茯苓三钱。

水煎服。

此方填补真阴，使肾水充足，精满髓充而骨健也。倘用冷药以损胃，或用热药以助阳，则熬干津液，燥以益燥，必成为痨瘵而不可救矣。

此症用龟鹿饮亦效。

熟地二两，山茱萸一两，金钗石斛、牛膝、虎骨、龟膏、杜仲各三钱，山药、鹿角胶、菟丝子、白术各五钱。水煎服。

人有过于欢娱，大笑不止，遂至唾干津燥，口舌生疮，渴欲思饮，久则形容枯槁，心头出汗，人以为心虚火动也，谁知是阳旺火炎哉！夫心属阳火，肾属阴水，阴水遇阳火而烁干，阳火必得阴水而灌溉，是心火非肾水相交，不能止其炎上之性。惟是心中无液，则心必燥矣，何心头偏能出汗耶？不知喜主心，而喜极反至伤心。盖喜极则心气大开，液不上行于唇口，尽越于心头之皮肉矣。故肾中之津。到于心即为汗，何能上济予廉泉之穴，以相润于口舌之间乎。明是心气之伤，截流而断塞也。然则治法，不必补肾水之源，仍补其心气之乏，而廉泉之穴自通矣。方用通泉饮。

炒枣仁一两，麦冬一两，天门冬三钱，北五味一钱，人参三钱，丹参三钱，远志一钱，当归五钱，甘草一钱，柏子仁三钱。

水煎服。一剂口润，再剂心头之汗止，三剂诸症痊愈。

此方补心气之伤，又是生津生液之药，何必补肾以通源哉！

此症用玄参莲枣饮亦佳。

玄参三两，丹皮、炒枣仁各一两，丹参五钱，柏子仁、莲子心各三钱。水煎服。

人有用心太过，思虑终宵，以至精神恍惚，语言倦怠，忽忽若有所失，腰脚沉重，肢体困惫，人以为怯症之成也，谁知是劳心以至伤神乎！夫心藏神，神之久安于心者，因心血之旺也。思虑无穷，劳其心矣，心劳则血必渐耗，而神无以养，恍恍惚惚，有无定之形。且神宜静不宜动，神动则心更动，心动而血益亏，血亏而神愈动。虽有肾水之资，而血不能滋，虽有肝木之养，而液不能入。寡弱之君，无以自立，虽有良辅，而四体不能强健。此腰脚肢体所以沉重而困惫也。治法，必急救其心，而救心必以安神为主。方用定神汤。

人参一两，茯苓五钱，白术五钱，丹参五钱，远志一钱，生枣仁五钱，丹砂（末）一钱，柏子一钱，巴戟天三钱，黄芪一两，当归五钱，山药三钱，甘草一钱，白芥子二钱。

水煎服。一剂心安，二剂神定，十剂而身健矣。

此方心脾胃肺肝同治之药也。盖心为孤主，非得心包戴护，则神恐有下堂之走。今得脾胃肺肝之同治，则扶助有力，心血易生，心神自旺矣。

此症用龙齿安神丹亦妙。

人参、麦冬各一两，黄连二钱，柏子仁三钱，龙齿（火煅、醋焠，为末）一钱，炒枣仁三钱，甘草五分，北五味子一钱。水煎服。

人有终日劳心，经营思虑，以至心火沸腾，先则夜梦不安，久则惊悸健忘，形神憔悴，血不华色，人以为心气之弱也，谁知是心血之亏乎！夫心宜静而不宜动，静则火不自炎，肾水自然来济，若动，则心肾两不相交矣。盖肾水非火不生，然而肾得温火而水易生，肾得烈火而水易竭，心过劳而火动，正烈火而非温火也。肾畏避之不暇，敢来上升，以受火之威逼乎？水不上升，心愈干燥，必且自焚，虚损之症成矣。夫五脏之损，损至心而亡，今损不由五脏，心先自损，宜为不治之症。然而心宫宁静，原取给于各脏腑也，各脏未损，正有生机。补各脏之气，自然虚者不虚，损者不损也。治法，专补其脾肾肺肝之气。方用卫主生气汤。

人参三钱，白术五钱，麦冬五钱，北五味五分，白芍一两，白芥子二钱，炒枣仁三钱，玄参一两。

水煎服。二剂心血生，心气亦旺矣。

此方五脏兼补之药也，然而兼补五脏，又是独外心宫，所以为奇。倘止补心而不补余脏，或单补一两脏而不五脏之兼补，反有偏胜之忧，非善补心伤虚损之法也。

此症用益心丹也可治。

人参、当归各五钱，麦冬、炒枣仁各一两，天花粉、北五味、远志、神曲、丹砂各一两，菖蒲五分，菟丝子三钱。水煎服。

人有过于好色，入房屡战，以博欢趣，则鼓勇而斗，不易泄精，渐则阳事不刚，易于走泄，于是骨软筋麻，饮食加少，畏寒之症生，人以为气虚之故，谁知是肾中之水火两损乎！夫肾中相火，藏于命门之中，乃水中之火也。肾中水火，不可两离。频于泄精者，似乎损水而不损火，殊不知火在水中，水去而火亦去也。凡人火动之极，而水泄之，水泄之极，而火无水养，则火更易动而易泄。水火两伤，欲肾之不损得乎！治法，必须大补肾中之水，不可补夫肾中之火。盖水虽生于火，而水涸之时，骤补夫火，则水不能制，而火且炎上，亦足以害之也。惟大补夫水，使水足以制火，而火亦自生。方用六味汤，大剂煎饮。服至两月，然后加入附子、肉桂，以培补命门之真火，则水火有既济之妙，庶几两受补阴补阳之益也。世人认八味丸为补阳之药，然仍于水中补火，是补阳而兼补阴之药也。所以补火无亢炎之祸，补水无寒冷之虞耳。

此症用菟丝地黄汤亦神。

熟地一两，山茱萸五钱，菟丝子一两，巴戟天五钱。水煎服。

人有易于动怒，虽细微饮食，琐碎居处，家人父子之间，无不以盛气加之，往往两胁满闷，其气不平，遂致头疼面热，胸膈胀痛，人以为肝气之盛，谁知是肝血之损乎！夫肝性最急，得血以养，惟肝中无血，则肝气抑郁而不舒，遂易动怒矣。盖肝气最不能藏而喜泄，肝气藏则肝血必然外越，肝血藏则肝气必然外疏，肝气泄则肝血必然内生，肝血泄则肝气必然内郁，是二者原相反而相成者也。今易于动怒者，是肝血欲藏而不能藏，肝气欲泄而不能泄矣。治法，补肝血以使之藏，平肝气以使之泄而已。方用逍遥散加味。

白芍一两，白术五钱，陈皮五分，甘草五分，茯苓、当归各五钱，柴胡一钱，炒栀子三钱，半夏一钱，荆芥（炒黑）三钱。

水煎服。连服十剂，血藏于肝中，气摅于肝外，两得其宜也。

盖此方原善疏肝经之郁气，郁解而气自和，况清其火，血有宁静之气，引其经，血有返还之思。重用白芍、当归以生其新血，轻用柴胡、半夏以解其逆气，所以两收其功也。

此症用加减生熟二地汤亦妙。

生地、熟地各一两，白芍、麦冬各五钱，山萸三钱，北五味一钱，炒栀子二钱，甘草一钱。水煎服。

人有不食则腹中若饥，食则若饱闷，吞酸溏泻，日以为常，遂致面色痿黄，吐痰不已，人以为胃气之伤也，谁知是脾气之损乎！

夫脾为胃土代行其传化者也，胃之气全藉脾气之运动，胃乃得化其精微，不特脾受益，而各脏腑之气，无不受其益也。今脾气受伤，不能为胃以代行其传化，不特胃之气无以生，而脾不得胃气之化，则脾亦受损而不受益。势必至脾胃两损，何能分其津液，以灌注夫各脏腑之气耶！治法，必大健其胃，兼补夫脾，盖胃与脾为表里，两者宜合不宜离者也。方用益脾汤。

人参一钱，山药五钱，芡实三钱，巴戟天三钱，砂仁一粒，半夏三分，茯苓一钱，扁豆一钱，神曲一钱，肉果一枚，白术三钱。

水煎服。服三月胃气开，再服三月脾气壮，但见有益，不知有损矣。

此方开胃之药多于补脾，以脾损由于胃虚，故补胃而自益其脾也。

此症用果腹饮亦效。

白术一两，甘草一钱，破故纸一钱，砂仁一粒，茯苓三钱，芡实五钱。水煎服。

人有终朝咳嗽，吐痰微喘，少若行动，则短气不足以息，人以为心火之刑肺，谁知是肺气之自损乎！夫肺主气，五脏七腑虽各自有气，皆仰藉肺中清肃之气以分布之也。今肺金自损，自卫不足，何能分给于各脏腑乎？且肾水非肺金之气不生，肺既自顾不暇，不来生肾，肾无肺气而水涸。肺又分其气以救子而不足，自然子病而母之气亦尽矣。治法，宜大补肺气，兼补肾水。方用六味汤加麦冬、五味子，大剂与之，久服肾旺而肺亦旺也。夫六味汤，补肾之药，即加五味、麦冬之补肺，而入于六味丸汤中，仍是补肾者也。补肾以治肺，此胜于治肺者也。肾旺而肺不必顾子，况又有麦冬、五味之滋，肺受益正无尽也，何损之不愈哉！

此症用延息汤亦佳。

人参、百合各五钱，甘草一钱，熟地一两，山茱萸四钱，牛膝二钱，北五味五分，茯苓三钱。水煎服。

人有贪用饮食，甚至遇难化之物而不知止，逢过寒之味而不知节，遂至胸腹胀闷，已而作痛生疼，后至起嗳吞酸，见美味而作嗔，不欲食者，人皆以为脾气之困，谁知是胃气之损乎！夫脾胃虽为表里，然一主入而一主出。能入而不能出者，脾气之衰，能出而不能入者，胃气之乏也。虽脾胃交相伤损，然治法不可概治，必分别其何经之伤，使损者多获其益，则胃易开而脾易健。盖脾胃同属一土，而补土实有两法。脾虚属肾寒，胃虚属心冷也，故补脾者必须补肾，而补胃者必须补心，不可混也。今见美味而嗔，明是胃虚，而非脾虚矣。治法，补其心火，而胃气自开。方用六君子汤加味。

人参二钱，白术三钱，炒枣仁，茯苓各三钱，陈皮五分，甘草五分，半夏一钱，干姜（炒）二钱，附子一片。

水煎服。连用十剂，胃中温和，再服十剂，前症顿去。

此方虽仍是统治脾胃之药，然加枣仁、干姜、附子之类，是补心者居其重，补脾者居其轻矣。名是脾胃兼治，实偏于治胃者也。

此症用生气汤亦妙。

人参二钱，白术一钱，巴戟天二钱，陈皮三分，甘草二分，茯苓二钱，砂仁一粒，谷芽一钱，炮姜五分。水煎服。（《临证医案伤寒辨证录》）

肺气不降

谢星焕医案

○黄达生食犬肉，大热腹痛，服巴霜丸数次，潮热不退，口渴妄言。更医进柴、葛、石膏、大黄、芩、连之属，忽发呃逆。又用丁香柿蒂汤，呃逆愈甚。前医束手，延余视之。目赤、舌干、便闭，本属实火，正思议间忽闻大呃数声，睁日直视，满面红赤，昏不知人，举家大哭。适悟天气不降，地道不通之旨，惟有苦辛开降肺气一法，乃用杏仁八钱、枇杷叶三钱，忙煎与服。下咽未久，嗳气一声，腹内雷鸣，再予前药，二便通利遂安。窃思此症暴厉惊人，若非胸有定见，殊难下手。

《内经》云：伏其所主，必先其所因，可使气和，可使必已。一段经旨，不正可为此治之明证乎。（《得心集医案》）

寒水袭肺

凌晓五医案

○某（七月三十日初，平诊），夏秋阳气发泄，皮毛疏豁，偶逢暴雨寒水之气内袭太阴，咳逆痰稠，迁延日久，邪郁化火。酿痰，痰青咽痛是其候也，脉右郁滑近弦，病本在肺，何赜赜乎竟从肝肾主治耶，拟从麻杏甘石汤法加味度中肯綮。

水煮麻黄，炒兜铃，炙紫菀，白茯苓，白杏仁，清炙草，薄橘红，冬瓜子，冰糖水，炒石膏，旋覆花，丝瓜络。（《三三医书·凌临灵方》）

淫气痹肺

谢星焕医案

○王云周之子，秋间患疟，其疟二日一发，以其邪气内藏于风府，其道远、其气深故也。在病经两月，而神不衰。惟发时心中寒，寒久热甚、多惊。一日偶触外风，以致寒不成寒，热不成热，四肢僵硬。医者不知内风召外风之理，犹以归、附燥血，羌、防升气，乃至气急上冲，两人挟坐，不能着枕。危急之顷，始延余治。诊得便秘脉浮，许以一剂可愈。遂疏桂枝、桔梗、蒌皮、苏子、杏仁、紫菀、杷叶之药，果得便通气平，诸症皆安。五弟启明，未识此中妙义，问曰：此症之最急处似在气逆上冲，但气逆便阻，惟有虚实两途，一则收摄温通，一则破气攻利，今不治气而气得乎，不攻便而便得通，且药味平淡，而取效甚捷，何也？答曰：此病见症虽多，无非全在于肺，察其疟时心中寒，多惊，尝考《内经》论病，‘睢疟最详，有云：肺疟者令人心寒。注云：肺为心盖也。又云：热间善惊。注云：肝主惊，有金克木之象也。夫内风召外风，最易成痹，然外风既人，内风必乱，故寒不成寒，热不成热。夫肺主皮毛，经云：皮痹不已，复感外邪，内舍于肺。因而营卫行涩，故四肢僵硬也。至于气逆一冲，能坐不能卧者，正《内经》淫气喘息，痹聚在肺也。盖人身之气，全赖肺以运之，今肺气痹矣，机关必窒，是以肢僵、便秘、气逆诸症业集。方中惟桂枝、桔梗二味，领风邪外出，余轻清疏降之药，且桔梗能通天气于地道，观其有升无降，但得天气下降而地道一自通也，肺气通调，而百体自舒也。至于取效甚捷之义，原《内经》所谓风气胜者，寻其治，病易已也。五弟退而专功《内经》。

○刘正魁患疟证，先寒后热，发时胸旁气闭，喘咳不伸，热甚口渴，自午至酉大热，直至彻晓微汗乃解，间日依然，屡治弗效。余以胸痹喘急之兼症，悟出《内经》肺疟之例，而取法治之。夫人身营卫昼夜流行不息，今肺素有热，复感外风，则肺气窒痹，毛窍不舒，经络乃阻，故发为寒热。日晡金旺定时，故发热尤甚。胸膈之旁，乃肺位之道，淫气痹聚，则喘咳不伸。法当疏利肺气，使淫气尽达于表则同可宣通庶几其疟不治自愈耳。与紫菀、杏仁、知母、桔梗、半夏，加入桂枝汤中，除姜、枣，一剂而安，孰谓不循古而敢自用哉。

○王衍堂之孙，年三十，初起咳嗽，腹中觉热，命妻煮鸡子食之，便觉寒凉、胸紧、气急，四肢发痹，若作风痉之状。以后但热不寒，大便闭塞，小水亦短，诸医发表攻里，作痉愈形。此乃表寒束其内热，亦是《内经》淫气喘急、痹聚在肺之症，仍以此方取用。因未得汗，不取芍药之酸收，大肠气闭，更加苏子、杷叶以宣肺，兼入竹沥、姜汁，疏导经络，以通四肢之痹，一剂症减六七，再剂痉愈，按此二症当与前治王云周之子一案参看。

○徐锦窗先生，年逾六旬，患时行疟症，尚未分清，医以柴、葛、大黄之药治之，寒愈入里，反至纯热无寒，口渴饮水，小水全无，时欲登桶，溺不得出，诸医日投四苓、芩、连之属。逮至神识昏迷，舌白干刺，奄奄一息，无从措手，始延余治。余曰：此症之最急处，全在小水不通。夫溺闭虽属下病，然有上取之法，东垣有云：渴而小便不利者，热在上焦气分，故脉之浮数，舌之白刺，口之渴饮，神之昏迷，非热邪蒙闭上焦气分乎。盖上焦肺部，主周身之气，司治节之权，今肺热痹，清窍已窒，浊窍自阻，非与轻清之药，其何以解上焦窒塞之邪，上焦不布，降令弗行，其何以望其输泻乎。疏以萎蕤、石斛、知母、通草、桂枝、杏仁、紫菀、杷叶一派轻清之药，果臻奇验。（《得心集医案》）

先天不足，心脾内亏证

程文囿医案

○刘少君年近三旬，春间由都来徽，抱疾数月，食减形倦，心悸少寐，浮火上升，间或见血。医云：肝肺火盛。药投清降，屡治不效。金文舫中翰，荐延予诊。谓曰："病由先天不足，心脾内亏所致。"丹溪云：虚火可补、实火可泻。虚以实治，宜乎无功。拟黑归脾汤合生脉散，数服稍应。复诊令照原方再进，诸恙渐平，接服丸药。次春北上，秋归晤之，状貌丰腴，前病如失。（《杏轩医案》）

误下伤脾

张仲华医案

○孙左，新感风寒发热，本非重症，过散过消之下，脾气大伤，已见脉微便血，尚谓里滞未楚，清热行瘀，血如漏卮。医者自遁，犹有天良？诊得脉细如丝，肢冷自汗，闻声惊惕，奄奄一息，脾脏统血之源告竭矣。危期至速，勉拟峻补，以冀转机。

人参一两，炙草五钱，五味子一钱，煎汤，徐徐灌下。

复诊：神思稍振，下血较稀，脉仍细微，额汗尚多。昨方简约安中，盖恐杂以回阳顾阴，反嫌刚猛不受。今既转机，治当阴阳两顾。尚宜轻灵取效。

台人参一钱五分，制附子三分，五味子七粒，生于术一钱，云神三钱，熟地炭五钱，煨肉果三分，白芍一钱，怀山药一钱五分，炒枣仁一钱。

再诊：下血已止，神思来复，胃纳稍胜，腹中未和，脾脏大伤之后，脉细难以骤振，再进补养，冀图恢复。但经此孟浪攻伐之后，一两月内，务宜慎寒冷，节饮食，起居之间，加意留神保养。

人参一钱，炙黄芪一钱五分，炒杞子一钱，土炒白芍一钱五分，怀山药三钱，熟地五钱，于术一钱五分，

肉果四分，炒枣仁一钱五分，地榆炭一钱。（《吴中珍本医籍四种·张氏治病记效》）

胃气不降

张锡纯医案

○大城王家口，王佑三夫人，年近四旬，时常呕吐，大便迟下，数年不愈。

病因：其人禀性暴烈，处境又多不顺，浸成此证。

证候：饭后每觉食停胃中，似有气上冲阻其下行，因此大便恒至旬日始下。至大便多日不下时，则恒作呕吐，即屡服止呕通便之药，下次仍然如故，佑三因愚曾用药治愈其腹中冷积，遂同其夫人来津求为诊治，其脉左右皆弦，右脉弦而且长，重诊颇实，至数照常。

诊断：弦为肝脉，弦而且长则冲脉也。弦长之脉，见于右部，尤按之颇实，此又为胃气上逆之脉。肝、胃、冲三经之气化皆有升无降，故其下焦便秘而上焦呕吐也。此当治以泻肝、降胃、镇冲之剂，其大便自顺，呕吐自止矣。

处方：生赭石（轧细）半两，生杭芍六钱，柏子仁六钱，生怀山药六钱，天冬六钱，怀牛膝五钱，当归四钱，生麦芽三钱，茵陈二钱，甘草钱半，共煎汤一大盅，温服。

效果：服药一剂，大便即通下，即原方略为加减，又服数剂，大便每日一次，食后胃中已不觉停滞，从此病遂除根。

或问，麦芽生用能升肝气，茵陈为青蒿之嫩者亦具有升发之力，此证即因脏腑之气有升无降，何以方中复用此二药乎？答曰：肝为将军之官，中寄相火，其性最刚烈，若强制之，恒激发其反动之力；麦芽、茵陈，善疏肝气而不至过于升提，是将顺肝木之性使之柔和，不至起反动力也。

掖县任维周夫人，年五旬，得胃气不降证，因维周在津经商，遂来津求为诊治。

举家人口众多，因其夫在外，家务皆自操劳，恒动肝火，遂得此证。

食后停滞胃中，艰于下行，且时觉有气挟火上冲，口苦舌胀，目眩耳鸣，恒有呃欲呕逆或恶心，胸膈烦闷，大便六七日始行一次，或至服通利药始通，小便亦不顺利。其脉左部弦硬，右部弦硬而长，一息搏近五至，受病四年，屡次服药无效。

诊断：此肝火与肝气相并，冲激胃腑，致胃腑之气不能息息下行传送饮食，久之胃气不但不能下行，且更转而上逆，是以有种种诸病也。宜治以降胃理冲之品，而以滋阴清火之药辅之。

处方：生赭石（轧细）两半，生怀山药一两，生杭芍六钱，玄参六钱，生麦芽三钱，茵陈二钱，生鸡内金（黄色的捣）二钱，甘草钱半。

共煎汤一大盅，温服。

效果：每日服药一剂，三日后大便日行一次，小便亦顺利。上焦诸病亦皆轻减，再诊其脉，颇见柔和。遂将赭石减去五钱，又加柏子仁五钱，连服数剂，豁然痊愈。（《医学衷中参西录》）

肝胃不和，木邪侮土

凌晓五医案

○沈太太（五十九岁，六月二十九日），肝升太过，胃降不及，平素操劳，肝胃两虚，肝胆气火偏旺，气滞不和，又加感受暑风，自肺胃扰动肝阳。肝胃气失通调，脘痛胁胀，身热烦渴，口干呕吐，骨络烦疼，眠食欠安，《内经》谓：阴气先伤，阳气独发，疟自阴来者，谓之瘅疟。又云：厥阴之为病苦寒热是也。脉弦滑数兼见尺部濡数，舌苔黄糙少润，脉证互参切忌动怒，怒则气逆阳升，防有肝厥之虞，治宜清解暑热，两和肝胃法，冀其退机。另纸录方请正。

连翘，青蒿，东白芍，川郁金，车前草，银花露，地骨皮，朱茯神，玫瑰花，鲜金斛，淡鳖甲，纯嫩钩，薄橘红。

○陈少云（五十二岁，南浔，三月二日），肝阴素本不足，肝胆气火偏旺，操劳动肝，肝木与心火相为煽动，肝与胃脏腑相对，一胜一负，肝善升而胃少降，激动肝中湿浊，痰饮加以食滞壅遏，府气始起，寒热脘闷，继则左胁引痛，咳嗽身热，骨络烦疼，大便秘结，此病本在肝胃，而标在肺经，所谓厥阴之为病苦寒热是也。脉气六阳，按左弦数而濡，右寸关弦滑数，兼见舌苔黄腻尖边红。治宜清热豁痰平肝降气。附方请高明政之。

西秦艽，青蒿子，赤苓，玫瑰花（二分挫末再研极细分冲），淡鳖甲，地骨皮，方通草，东白芍，半贝丸，银胡，金扁斛，丝瓜络，枷楠香。（《三三医书·凌临灵方》）

丁仲英医案

○严幼。

初诊：呕吐清水，头痛偏左，痰湿内蕴，肝胃不和，姑与柔肝和胃。

左金丸五分，仙半夏钱半，炒谷芽三钱，广橘白钱半，炒竹茹钱半，佩兰梗二钱，大腹皮钱半，云茯苓三钱，炒枳壳钱半，青橘叶一钱，代代花五分。

二诊：呕吐清水，甚则有血，头内作痛，痰湿内蕴，肝胃不和，再与柔肝和中。

炒白芍钱半，云茯苓三钱，炒谷芽三钱，广橘白钱半，侧柏炭钱半，佩兰梗钱半，大腹皮三钱，左金丸五分，炒竹茹钱半，干藕节三钱，太乙玉枢丹一分（开水磨冲）。

三诊：头痛呕吐轻减，腹胀不舒，肝阳易升，脾胃不和，再与柔肝和中。

炒白芍钱半，云茯苓三钱，炒枳壳钱半，橘络钱半，左金丸五分，炒竹茹钱半，大腹皮三钱，象贝母三钱，炒谷芽三钱，干藕节三枚，玉枢丹一分（开水磨冲）。（《医案选粹》）

陆正斋医案

○曹维禹，女，9个月。

初诊：面黄，身热，呕吐，稍有咳嗽。

粉葛根3克，广藿香2.4克，制半夏3克，橘皮3克，象贝母3克，防风1.5克，灯心0.3克，陈荠菜花3克。

二诊：发热，吐乳。处方如下。

防风1.5克，制半夏3克，象贝母3克，橘红3克，赤苓7.5克，广藿香3克，灯心0.3克，陈荠菜花3克。

三诊：吐止，热减，溏泻，腹微胀。处方如下。

煨葛根3.6克，白术3.6克，橘红3.6克，法半夏3克，赤苓6克，防风2.4克，谷芽10克。

谢星焕医案

○聂镜章，呕吐拒食，时平时笃，已十载矣。今春丧子忧愁，病益日进，每食气阻格咽，翻拥而吐，甚至呕血数口，肌肉枯槁。众议劳伤噎食不治。余曰：非也。此人全因操劳性急，稍拂意必怒，怒则伤肝，所以日久欠明者，皆肝病也。至于每食气阻，乃肝木克土之象，此属七情中病，当以七情之药治之。仿古四磨饮以治气结，气结必血凝，以延胡索、郁金破宿而生新，久病实亦虚，以归、芍养肝而补血，合之成剂，气血交治，盖气病必及于血，血病必及于气。并嘱静养戒怒，竟以此方服至半月，告余曰：向者胸前觉有一块，今无之，何也？余曰：木疏而郁散耳。服至一月，食饮倍常，形体充盛，此则揆之以理，并因其人而药之之一验也。

附方：乌药，槟榔，枳壳，木香，沉香。

上四味，浓磨汁，各一匙，冲入后药。

当归（童便洗）、白芍各三钱，郁金、延胡索各一钱五分。

水煎，去滓，和入前汁同服。

○熊锦松，潮热泄泻，呕吐蛔虫，咳逆牵引左胁疼痛，历服清散温补之药，愈治愈危。迨至夜半，气逆神昏，面红目赤，汗大如雨，俨然虚脱之象。但从来热泄之症，最虑阴液消亡，断无戴阳之理。诊两寸弦数，知其脏体属阳，察脉审症，推肝火冲逆，犯土侮金，是以呕泄咳疼诸苦并增，加以温补误投，以致热盛神昏

也。与温胆汤，加石斛五钱，桑叶、白附，数剂果安。（《得心集医案》）

费绳甫医案

○某操持烦劳，五志阳动；谋思远虑，七情阴伤。平素体质，寒湿恒多，每交长夏，必有湿温。湿者阴邪，阳胜者，则寒湿无以羁留；阳虚者，则寒湿易于蟠聚，可见寒湿之为病者，正属阳虚之明征也。去夏湿病以来，辗转反复蝉联。交立春后，春木萌动，肝气随升，肝与胃为克制，肝动必侮胃，胃室必运艰，敷布无权，湿浊渐胜，湿蒸阳则为痰浊，凝阴则为饮。痰饮多属有形之物，最易阻碍升降之道，脾者当升而不升，胃者当降而不降。脾胃为表里相生之机，脾为阴土，赖胃阳以煦之；胃为阳土，藉脾阴以濡之。脾不升，则胃家多燥而有火；胃不降，则脾家多湿而成饮。火炎于上，口燥咽干，有所来也。饮停于中脘，拒纳废自有至矣。不纳者，已有浃旬，胃液益延益耗；脘拒者，已将两候，中气愈结愈锢，痰阻气痹。饮为阴类，阴者静已，从阳而动；气者阳也，随火而升。所谓阳动则火升，火升则饮升。顷诊：左脉弦而带涩，弦主肝旺，涩主血少；右手三部均见沉滑，沉为阴胜，滑为痰多。视其舌质，腻白带灰。咽喉略红，而微觉痛。无形之火，一经炎上，非发散可解，非沉寒可降，与六淫气火迥异。有形之饮，占据乎中，非辛香何以开之，非甘温何能燥之。目前阴伤液耗，原非辛香、甘温为善策；气伤饮阻，岂敢遽投甘凉濡养。然阴液不顾，防有告竭之势，而饮邪不去者，尤恐蔓延。无已，今当举其要纲，以胃虚木乘论治，暂仿仲景代赭旋覆汤主之，参入半夏汤以润燥和胃，且半夏亦有搜痰饮之功能。但汤液不能下受，恐难奏效。

代赭石，橘红，牛膝，甘草，白蜜，丁香，炒白芍，旋覆花，半夏，刀豆，谷芽，生姜，吉林参须。（《三三医书·和缓遗风》）

叶桂医案

○某，肝厥犯胃入膈。（肝胃）

半夏，姜汁，杏仁，瓜蒌皮，金铃子，延胡，香豆豉，白蔻。

○鲍，三三，情怀不适，阳气郁勃于中，变化内风，掀旋转动，心悸流涎，麻木悉归左肢。盖肝为起病之源，胃为传病之所，饮酒中虚，便易溏滑。议两和肝胃。

桑叶，炒丹皮，天麻，金斛，川贝，地骨皮。

○吴，脉左数，右濡，气塞心痛。养胃平肝。

半夏，茯苓，炒麦冬，柏子仁，川楝子，青橘叶。

○顾，五一，脉弦，胃脘痹痛，子后清水泛溢，由少腹涌起。显是肝厥胃痛之症。

吴萸五分，川楝子一钱，延胡一钱，茯苓三钱，桂枝木五分，高良姜一钱。

○某，二九，脉左弦，右涩，中脘痛及少腹。病在肝胃。

川楝子，青皮，生香附，小茴，茯苓，南枣。

○甘，三二，舌白恶心，液沫泛溢。病在肝胃，当通阳泄浊。

吴萸七分，干姜一钱，姜汁三分，茯苓三钱，南枣一枚。

○任，三八，此情志不遂，肝木之气，逆行犯胃，呕吐膈胀。开怀谈笑可解，凝滞血药，乃病之对头也。

延胡，川楝子，苏梗，乌药，香附，红豆蔻。

○王，四三，胃脘痛，高突而坚，呕清涎血沫，滴水不能下咽，四肢冷，肌肤麻木，捶背脊病势略缓。此属肝厥犯胃。

开口吴萸，金铃子，炒延胡，生香附，高良姜，南山楂。

○某，脉左弦，少寐。气从左升，泄肝和胃。

生左牡蛎五钱，川楝子肉一钱，化州橘红一钱半，茯苓三钱，泽泻一钱。

○某，脉缓，左弦，晨倦食减。在土旺之候，急调脾胃。

戊己汤去甘草加谷芽。

○程，五六，曲运神机，心多扰动，必形之梦寐。诊脉时，手指微震，食纳痰多。盖君相动主消烁，安谷不充形骸。首宜理阳明以制厥阴，勿多歧也。

人参，枳实，半夏，茯苓，石菖蒲。

○某，通补阳明和厥阴。

人参，茯苓，半夏，高良姜，吴萸，生白芍。

○某，四一，肝逆犯胃，脘痛腹鸣，气撑至咽。

川楝子，桂枝木，淡干姜，川椒，生白芍，吴萸，乌梅，茯苓。

○程，五二，操家，烦动嗔怒，都令肝气易逆，干呕味酸。木犯胃土，风木动，乃晨泄食少，形瘦脉虚。先议安胃和肝。

人参，半夏，茯苓，木瓜，生益智，煨姜。

○华，二三，据说气攻胁胀，春起秋愈。此内应肝木，饱食不和，肝传胃矣。

焦白术，半夏，柴胡，枳实，生香附，广皮。

干荷叶汤泛丸。

○毛，目微黄，舌黄，烦渴，胁肋板实，呼吸周身牵掣。起于频吐食物痰饮，即胸脘痛胀。此肝木犯胃，诸气痹阻。虽平昔宜于温补，今治病宜宣通气分。

半夏一钱半，广皮白一钱，大杏仁十粒，白蔻仁八分，川楝子一钱，炒延胡一钱，生姜五分，土瓜蒌皮一钱。

又：心中懊恼噎痛，气分热痰未平。用温胆法。

竹茹一钱（炒黄），炒半夏一钱，茯苓一钱半，枳实一钱，桔梗八分，橘红一钱，生姜三分。

○王，十三，癖积，是重着有质。今痛升有形，痛解无迹，发于暮夜，冲逆，欲呕不吐，明是厥气攻胃，由恼怒强食，气滞紊乱而成病。发时用河间金铃子散，兼以宣通阳明凝遏可愈。

金铃子，延胡，半夏，瓜蒌皮，山栀，橘红。

○秦，二七，面长身瘦，禀乎木火之形，气阻脘中，食少碍痛，胃口为逆，乃气火独炽之象。忌用燥热劫津，治以平肝和胃。

降香，郁金，山栀，橘红，枇杷叶，苏子，川贝母，姜皮。

○朱，五十，半百已衰，多因神伤思虑，夏四月大气发泄，遂加便溏，长夏暑热，无有不大耗气分，寒热之来，乃本气先怯，而六气得以乘虚。今不思纳谷之因，皆寒热二气扰逆，胃脘清真受戕，所以致困莫苏，不烦不渴，胃阳虚也。凡醒胃必先制肝，而治胃与脾迥别。古称胃气以下行为顺，区区术、甘之守，升、柴之升，竟是脾药，所以鲜克奏效。

人参，茯苓，炒麦冬，大麦仁，木瓜，乌梅。

○董，病久，正气已衰，喜热恶寒为虚，诊得左脉尚弦。病在肝，但高年非伐肝平肝为事。议通补胃阳。

人参，茯苓，煨姜，新会皮，炒粳米，炒荷叶蒂。

○陆，三六，咽属胃，胃阴不升，但有阳气熏蒸，致咽燥不成寐，冲逆心悸，震动如惊，厥阴内风，乘胃虚以上僭，胃脉日虚，肢肌麻木。当用十味温胆合秫米汤，通摄兼进，俾肝胃阳和，可以痊安。

人参，茯苓，枣仁，知母，竹茹，半夏，黄色秫米。

又用泄少阳，补太阴法。

六君去甘草，加丹皮、桑叶，金斛汤法丸。

○郭，脉弦，心中热，欲呕，不思食，大便不爽，乃厥阴肝阳顺乘胃口，阳明脉络不宣，身体掣痛。当两和其阳，酸苦泄热，少佐微辛。

川连，桂枝木，生牡蛎，乌梅，生白芍，川楝子。

芮前议肝病入胃，上下格拒。考《内经》诸痛，皆主寒客，但经年累月久痛，寒必化热，故六气都从火化。河间特补病机一十九条亦然。思初病在气，久必入血。以经脉主气，络脉主血也。此脏腑经络气血，须分晰辨明，投剂自可入彀。更询初病因惊，夫惊则气逆，初病肝气之逆，久则诸气均逆，而三焦皆受，不特胃当其冲矣。谨陈缓急先后进药方法。《厥阴篇》云："气上撞心，饥不能食，欲呕，口吐涎沫"。夫木既犯胃，胃受克为虚。仲景谓制木必先安土，恐防久克难复，议用安胃一法。

川连，川楝子，川椒，生白芍，乌梅，淡姜渣，归须，橘红。

《内经》以攻病克制曰胜方，补虚益体、须气味相生曰生方。今胃被肝乘，法当补胃，但胃属腑阳，凡六腑以通为补，黄连味苦能降，戴元礼云："诸寒药皆凝涩，惟有黄连不凝涩。"有姜、椒、归须气味之辛，得黄连、川楝之苦，仿《内经》苦与辛合，能降能通；芍药酸寒，能泄土中木乘，又能和阴止痛；当归血中气药，辛温上升，用须力薄，其气不升；梅占先春，花发最早，得少阳生气，非酸敛之收药，得连、楝苦寒，《内经》所谓"酸苦泄热"也。以气与热俱无形无质，其通逐之法迥异，故辨及之。

又：春分前七日，诊右脉虚弦带涩，左脉小弦劲而数，胃痛已缓，但常有畏寒鼓栗，俄顷发热而解，此肝病先厥后热也。今岁厥阴司天，春季风木主气，肝病既久，脾胃必虚，风木郁于土宫营卫二气，未能流畅于经脉，为营养护卫，此偏热偏寒所由来矣。夫木郁土位，古人制肝补脾，升阳散郁，皆理偏就和为治，勿徒攻补寒热为调。今春半天令渐温，拟两和气血，佐以宣畅少阳太阴，至小满气暖泄越，必大培脾胃后天，方合岁气体质调理。定春季煎丸二方。

人参，茯苓，广皮，炙草，当归，白芍，丹皮，桑叶。

姜、枣汤法丸。

间用煎方，人参，广皮，谷芽，炙草，白芍，黄芩，丹皮，柴胡。

○卜，有年，冬藏不固，春木萌动，人身内应乎肝，水弱木失滋荣，阳气变化内风，乘胃为呕，攻胁为痛。仲景以消渴心热属厥阴，《内经》以吐涎沫为肝病。肝居左而病炽偏右，木犯土位之征。经旨谓肝为刚脏，非柔不和，阅医药沉、桂、萸、连，杂以破泄气分，皆辛辣苦燥，有刚以治刚之弊，倘忽厥逆瘛疭奈何？议镇阳熄风法。

生牡蛎，阿胶，细生地，丹参，淮小麦，南枣。

又：内风阳气，鼓动变幻，皆有形无质，为用太过，前议咸苦入阴和阳，佐麦、枣以和胃制肝获效。盖肝木肆横，胃土必伤，医治既僻，津血必枯，唇赤舌绛咽干，谷味即变酸腻，显是胃汁受劫，胃阴不复。夫胃为阳明之土，非阴柔不肯协和，与脾土有别故也。

生牡蛎，阿胶，细生地，小麦，炒麻仁，炒麦，冬炙草。

○张，五七，脉小弦，纳谷脘中哽噎，自述因乎悒郁强饮，则知木火犯土，胃气不得下行所致。议苦辛泄降法。

黄连，郁金，香淡豆豉，竹茹，半夏，丹皮，山栀，生姜。

又：前方泄厥阴，通阳明，为冲气吐涎、脘痞、不纳谷而设。且便难艰阻，胸胀闷，上下交阻，有年最虑关格，与进退黄连汤。

○江，晨起腹痛，食谷微满，是清浊之阻。按脉右虚左弦，不思饮食，脾胃困顿，都属虚象。古人培土必先制木，仿以为法。

人参，淡吴萸，淡干姜，炒白芍，茯苓。

○周，五九，酒热湿痰，当有年正虚，清气少旋，遂致结秘，不能容纳，食少，自述多郁易嗔。议从肝胃主治。

半夏，川连，人参，枳实，茯苓，姜汁。

○王，五五，呕逆举发，汤食皆吐，病在胃之上脘，但不知起病之因由。据云左胁内结瘕聚，肝木侮胃，明系情怀忧劳，以致气郁结聚。久病至颇能安谷，非纯补可知。泄厥阴以舒其用，和阳明以利其腑，药取苦味之降，辛气宣通矣。

川楝子皮，半夏，川连，姜汁，左牡蛎，淡吴萸。

○唐，痞逆恶心，是肝气犯胃。食入卧着，痛而且胀，夜寐不安，亦是胃中不和。贵乎平肝养胃致其复。若见有形冲逆之状，攻伐兢进，有痞满成胀之患。

川连，神曲，吴萸，川楝子，楂肉，郁金。

○姚，寒热呕吐，胁胀脘痹，大便干涩不畅。古云："九窍不和，都属胃病。"法当平肝木，安胃土。更常进人乳、姜汁，以益血润燥宣通。午后议用大半夏汤。

人参，半夏，茯苓，金石斛，广皮，菖蒲。

○胡氏，经后寒热，气冲欲呕，忽又如饥，仍不能食，视其鼻准亮，咳汗气短。多药胃伤，肝木升逆，非上焦表病。

炙甘草，小生地，芝麻仁，阿胶，麦冬，白芍，牡蛎。

又：照前方去牡蛎加人参。

又：冲阳上逆，则烦不得安，仍是阴弱。夫胃是阳土，以阴为用，木火无制，都系胃汁之枯，故肠中之垢不行。既知阴亏，不必强动大便。

人参，鲜生地，火麻仁，天冬，麦冬，炙草。

○徐氏，经候适来，肢骸若撤，环口肉瞤蠕动，两踝臂肘常冷。夫冲脉血下，蹻、维脉怯不用，冲隶阳明，厥阴对峙，因惊肝病，木乘土位，以致胃衰。初则气升至咽，久则懒食脘痞。昔人有治肝不应，当取阳明。阳明不阖，空洞若谷，厥气上加，势必呕胀吞酸。然阳明胃腑，通补为宜，刚药畏其劫阴，少济以柔药，法当如是。

人参二钱，半夏（姜汁炒）三钱，茯苓三钱，淡附子七分，白粳米五钱，木瓜二钱。

胃虚益气而用人参，非半夏之辛，茯苓之淡，非通剂矣。少少用附子以理胃阳，粳米以理胃阴，得通补两和阴阳之义。木瓜之酸，救胃汁以制肝，兼和半夏、附子之刚愎。

○张氏，肝病犯胃，心痛，干呕不能纳食，肢冷泄泻。腑经阳失流展，非虚寒也。

金铃子散加川连、乌梅、桂枝、生姜。

○徐氏，屡屡堕胎，下元气怯，而寒热久嗽，气塞填胸，涌吐涎沫。乃郁勃嗔怒，肝胆内寄之相火风木，内震不息，犯胃则呕逆吞酸；乘胸侵咽，必胀闷喉痹，渐渐昏迷欲厥。久延不已，为郁劳之疴。此治嗽清肺，重镇消痰，越医越凶。考《内经》肝病主治三法，无非治用治体。又曰："治肝不应，当取阳明。"盖阳明胃土，独当木火之侵侮，所以制其冲逆之威也，是病原治法大略。

安胃丸，椒梅汤送。

○鲍妪，风泄已止，胃逆不纳食。

人参，川连，乌梅，木瓜，川斛，橘红。

○朱氏，嗔怒动肝，气逆恶心，胸胁闪动，气下坠欲便。是中下二焦损伤不复，约束之司失职。拟进培土泄木法，亦暂时之计。

乌梅，干姜，川连，川椒，人参，茯苓，川楝，生白芍。

○王氏，寡居多郁，宿病在肝，迩日暑邪深入，肝病必来犯胃，吐蛔下利得止，不思谷食，心中疼热。仍是肝胃本症。况暑湿多伤气分，人参辅胃开痞，扶胃有益，幸无忽致疲可也。

人参，川连，半夏，姜汁，枳实，牡蛎。

又：胃开思食，仍以制肝和胃。

人参，金石斛，半夏，枳实，茯苓，橘红。

○吕氏，季胁之傍，是虚里穴。今跳跃如梭，乃阳明络空也。况冲脉即血海，亦属阳明所管。经行后而病忽变，前案申说已著，兹不复赘。本凡络虚，通补最宜。身前冲气欲胀，冲脉所主病。《内经》所谓"男子内结七疝，女子带下瘕聚"。今也痛无形象，谅无结聚。只以冷汗跗寒，食入恶心，鼻准明，环口色青。肝胃相对，一胜必一负，今日议理阳明之阳，佐以宣通奇脉。仲景于动气一篇，都从阳微起见，仿以为法。

人参，茯苓，淡熟附子，生蕲艾，桂枝木，炒黑大茴，紫石英，生杜仲。

○朱氏，上冬用温通奇经，带止经转，两月间，纳谷神安。今二月初二日，偶涉嗔忿，即麻痹干呕耳聋，随即昏迷如厥。诊脉寸强尺弱，食减少，口味淡，微汗。此厥阴之阳化风，乘阳明上犯，蒙昧清空。法当和阳益胃治之。

人参一钱，茯苓三钱，炒半夏一钱半，生白芍一钱，乌梅七分，小川连二分，淡生姜二分，广皮白一钱。

此厥阴阳明药也。胃腑以通为补，故主之以大半夏汤。热壅于上，故少佐姜、连以泻心。肝为刚脏，参入白芍、乌梅，以柔之也。

又：三月初五日，经水不至，腹中微痛，右胁蠕蠕而动。皆阳明脉络空虚，冲任无贮，当与通补入络。

人参一钱，当归二钱，茺蔚子二钱，香附（醋炒）一钱，茯苓三钱，小茴一钱，生杜仲二钱。

又：照方去茺蔚、杜仲，加白芍、官桂。

○某氏，久有痛经，气血不甚流畅，骤加暴怒伤肝，少腹冲气上犯，逆行于肺为咳，寒热声嗄，胁中拘急，不饥不纳。乃左升右降不司转旋，致失胃气下行为顺之旨。故肝用宜泄，胃腑宜通，为定例矣。

钩藤，丹皮，桑叶，半夏曲，茯苓，广皮白。

又：威喜丸。

○唐，积劳内伤，脘闷胁胀，呕吐格拒，眩晕不得卧。阳挟内风暴张，恐其忽然瘼厥。议通胃平肝法。

小川连，姜汁，半夏，牡蛎，川楝子，生白芍。

○江，拒按为实，患目病来属肝，痛必多呕，大便秘涩。肝病及胃，当苦辛泄降，少佐酸味。

小川连，生淡干姜，半夏，枳实，黄芩生，白芍。

○顾，五十，阳明脉衰，形寒，痞，饥不食，心痛，洞泄兼呕。

人参，吴萸，茯苓，半夏，生姜，炒黄粳米。

○某，劳怒伤阳，气逆血郁致痛，痞胀便溏，风木侮土。前方既效，与通补阳明厥阴。大半夏汤去蜜加桃仁、柏子仁、当归，姜枣汤法丸。

○某，脉微小弱，是阳气已衰。今年太阴司天，长夏热泄气分，不食不运，味变酸苦，脾胃先受困也。稍涉嗔怒，木乘土中，益加不安。从东垣培土制木法。

人参，广皮，茯苓，益智，木瓜，淡姜渣。

夏，通补阳明，开泄厥阴。

人参，半夏，茯苓，橘红，吴萸，白芍。

○汪氏，气滞脾弱。（肝脾）

逍遥散加郁金、砂仁末。

○席，大便未结，腹中犹痛，食入有欲便之意。胃阳未复，肝木因时令尚横。用泄木安土法。（肝脾胃）

人参，木瓜，厚朴，茯苓，益智仁，青皮。

○江，镇冲任，温养下焦颇效。所议治嗽肺药，寒凉清火，背谬显然。

炒黑杞子，淡苁蓉，小茴香拌炒当归，沙苑，石壳建莲，茯神。

紫石英煎汤，煎药。

又：动怒，脘下痛，不饮食。是肝厥犯脾胃，病外生枝，最非善调之理。理气皆破泄难用，议进制肝木、益胃土一法。

人参一钱，炒焦白芍一钱半，真伽南香汁（冲）五小匙，炒焦乌梅三分（酸泄肝阳），茯苓五钱（切小块，甘淡益胃），化橘红五分（宣通缓痛）。

又：人参，嫩钩，藤明，天麻，化橘红，炒乌梅肉，茯苓，伽南香。

○朱，胃弱痰多，补虚宜通；肝阳易升，左颊赤，佐泄少阳。（肝胆胃）

人参，炒半夏，茯苓，钩藤，经霜桑叶，煨姜，南枣。

○范，五七，脾窍开舌，舌出流涎为脾病。克脾者少阳胆木，以养脾泄胆治。（胆脾）

人参，于术，天麻，姜黄，桑叶，丹皮。

○某，补太阴，泄少阳。

人参，茯苓，焦术，炙草，广皮，白芍，炒丹皮，桑叶。

又照，方去甘草、桑叶加木瓜。

○李，五十，少阳木火，犯太阴之土。持斋淡薄，中虚热灼。以补脾和肝，为久长调理。

四君子加芩、芍、桑叶、丹皮。

○金，能食运迟，舌纹裂，左颐肉肿，不喜饮冰。太阴脾阳郁。法当补土泄木。

于术，茯苓，新会皮，炙草，煨益智，柴胡，丹皮，白芍。

○张，二九，脉小弱。是阳虚体质，由郁勃内动少阳木火，木犯太阴脾土，遂致寝食不适。法当补土泄木。

人参一钱半，白术一钱半，半夏一钱，茯苓二钱，甘草五分，广皮一钱，丹皮三钱，桑叶一钱，姜一钱，枣二钱。

○肝为风木之脏，又为将军之官，其性急而动，故肝脏之病，较之他脏为多，而于妇女尤甚。肝病必犯土，是侮其所胜也，本脏现症。仲景云：“厥阴之为病，消渴，气上撞心，心中疼热，饥而不欲食，食则吐蛔，下之利不止。”又《内经》所载肝病，难以尽述。大凡其脉必弦，胁或胀或疼，偏寒偏热，先厥后热。若一犯胃，则恶心干呕，脘痞不食，吐酸水涎沫；克脾则腹胀，便或溏，或不爽，肢冷肌麻。案中治法，有阴阳虚实之殊，略举而叙述之。若肝阴胃阴未亏，肝阳亢逆犯胃，先生立法用药则远柔用刚，泄肝如吴萸、椒、桂，通胃如夏、姜汁、姜、附，加益智、枳、朴等，则兼运脾阳。中虚必用人参，故大半夏汤、附子粳米汤、进退黄连汤、泻心法、治中法、温胆等汤是也。若肝阴胃汁已虚，木火炽盛，风阳扰胃，用药忌刚用柔，养肝则阿胶、生地、白芍、麻仁、木瓜，养胃则人参、麦冬、知母、粳米、秫米等是也。至于平治之法，则刚柔寒热兼用，乌梅丸、安胃丸、逍遥散。若四君、六君、异功、戊己，则必加泄肝之品。用桑叶、丹皮者，先生云：“桑叶轻清，清泄少阳之气热；丹皮苦辛，清泄肝胆之血热”。用金铃子散者，川楝苦寒，直泄肝阳；延胡专理气滞血涩之痛。此皆案中之纲领也。余另分此一门者，因呕吐不食，胁胀脘痞等恙，恐医者但认为脾胃之病，不知实由肝邪所致，故特为揭出，以醒后人之目耳。且世人但知风、劳、臌、膈为四大重症，不知土败木贼，肝气日横，脾胃日败，延至不救者多矣，可不究心于此哉（华岫云）。（《临证指南医案》）

柳谷孙医案

○肝木犯胃则呕，犯脾则胀，犯肺则气逆。木病久必归中土，腹胀纳艰，大便不时溏泄，乃中气更伤之病。动作气逆，肝气上逆于肺，故亦有偏卧之候。久病正虚，未便专用疏泄。拟和胃健脾，兼佐泄木调气之法。

法半夏，生于术，鸡内金，东白芍，小青龙，广郁金，奎砂仁，刺蒺藜，左牡蛎，旋覆花，川百合，檀降香，枇杷叶，木蝴蝶。

肝木犯胃，痛呕而胀，发必五日，甚则形寒汗出。脉象左手弦长，关部独大，肝木自郁于本宫，气侵及胃，设使胃病及脾，则胀增痛减，病情更重矣。姑先泄木安胃，冀得痛呕两平。

细川连五分，吴萸二分（炒），制半夏（醋炒）一钱半，小青皮（醋炒）一钱半，川楝子（酒炒）一钱半，延胡（醋炒）一钱，东白芍（土炒）二钱，陈木瓜（酒炒）一钱，黑山栀（姜汁炒）二钱，紫苏细梗八分，桂丁子三分（研末冲），蔻仁一粒（研末冲），竹茹（姜汁炒）一钱五分，陈香橼皮一钱五分。

脉象左弦右弱，肝气上逆，胃气下降，寒热虽退，而撑痛呕胀，舌中黄厚，时或吐红，胃气不得下行。当与泄肝和胃。

川连（吴萸三分，炒），盐半夏，青皮，金铃子，延胡，广郁金，石斛，瓜蒌皮，枳实，茯神，檀降香，竹茹。

撑痛当脘，旁及左胁，痛甚则呕吐酸浊，脉象细弦，病缘肝木犯胃，挟中焦之痰浊，上逆不降。营卫相忤，则形寒里热；风木浮扰，则耳鸣头眩，而总以肝病为主脑。拟方疏肝安胃，畅气化痰。

东白芍（土炒）一钱半，桂枝尖四分，小青皮（醋炒）一钱半，姜半夏一钱半，新会皮一钱，细川连（吴萸二分同炒）四分，淡干姜（盐水炒）四分，白茯苓三钱，白苡米（姜汁炒）三钱，瓦楞子壳（醋炒）六钱，竹茹一钱五分，陈佛手八分。

方按：再加石决明以熄风木，则更周到。

肝气撑痛则呕，数月不止，气阻瘀窒，经水不行，兼感微邪，营卫俱病，故寒热日作，舌色干绛，苔色干黄，腐蚀胃阴，为里热所灼，未可再投温燥。拟内养胃阴，外和营卫；兼佐泄肝调气之法。冀阴液得复，乃可着手。

洋参，麦冬，川石斛，白芍，桂枝（炒），丹皮，白薇，金铃子，延胡，青皮，细川连（吴萸二分煎汁炒），木瓜，瓦楞子，檀降香，竹茹，橘叶。

肝木犯胃，撑痛呕逆，肝病则营血不调，经水淋沥，营阴内耗，向晚发热。当泄肝和胃，佐以和营清阴。

细川连（吴萸二分煎汁炒），青皮，白芍，川楝子，川郁金，制香附，黑山栀，全当归，丹皮，白薇，丹参，香橼，竹茹。

再诊：脘痛当心，肝木内犯之病，更兼劳伤，内热少纳、不寐。当和肝为主，佐以养营清阴。

金铃子，白芍，川郁金，沉香曲，瓦楞子壳，丹参，丹皮，黑山栀，白薇，川百合，净枣仁（川连半两煎汁炒），檀降香。

关格已久，近复肝气横逆，撑痛作呕，脉细弱无神，病象已深。再与疏木降胃。

川楝子，延胡，半夏，广皮，茯苓，白杏仁，细川连（吴萸二分煎汁炒），白芍，青皮，麦冬，北沙参，淡干姜，九香虫，竹茹。

痛由左胁及脘，甚则吐酸，木气内犯，中土受伤。法当泄木安土。

淡吴萸（川连三分煎汁炒），白芍，桂枝，青皮，全当归，炙草，川郁金，瓦楞子，半夏，煨姜，佛手，红枣。

肝木不疏，胃痛及胁，木旺伤脾，肢体倦怠。当泄木培土。

白芍（桂枝四分），炒金铃子，延胡，青皮，瓦楞子，牛膝（吴萸二分炒），沉香曲，茯苓，白术，木香，砂仁，佛手。

肝木犯胃则痛呕，犯脾则胀满，痛止而胀不减，腑病易通，而脏气难和也。以泄肝为主，佐以运脾和胃。

吴萸（川连三分炒），金铃子，延胡，青皮，白芍，全当归，沉香曲，鸡内金，砂仁，川朴，黑栀，桂丁子（研末冲服），竹茹。

病出肝脾两脏。肝营窒塞，则化火生风而为眩运；血络不调而为瘀阻；脾气不运，则腹闷色黄，舌浊肢冷。刻当吐瘀之后，咳逆喉鲠，胸膈板滞，肝气逆行于肺络，不得疏降，瘀阻于上，气窒于中，而脉象虚数，已有脏损之征，调治颇难。姑与和营畅气，泄肝通络之法。

丹参，丹皮，白芍，旋覆花，紫菀，粉前胡，刺蒺藜，郁金，瓜蒌皮，白苡仁，奎砂仁，归须，橘络，降香，枇杷叶。

再诊：脾气运则胀满略松，痿黄之色略退，其胸板略舒，营络亦有条畅之机。惟唇色于淡而焦，苔色渐灰，舌底淡白不华，肝脾营气窒损，窒则里气不通，损则阴血枯涩，病关脏气，非旦夕所能调复。于滋肝健脾法中，仍佐畅营调气之意。

洋参，生地，全当归，丹参，丹皮，白芍，于术，鸡内金，广木香，硅砂仁，生熟神曲，豆衣，柏子仁霜，龙眼肉。

肝木郁陷，腹痛头晕，脉象弦数。用养肝调气法。

归身，白芍，丹皮，黑山栀，制半夏，郁金，竹茹，陈佛手。

方按：宜加木香、青皮、滁菊、蒺藜。

向来营血不充，不能滋养肝木，木燥则化火生风，上逆不静，兼以气分郁阻，木失条达之机，横克胃土，故腹痛攻撑，少纳易胀，此气血两虚而又两室，疏之则嫌其削克，补之又恐其壅阻。拟方养血滋肝，畅气和胃，两层兼顾，或不至有偏胜之虞。

全当归（炒黑）三两，大生地（砂仁一两炒松）四两，于术（生切）一两五钱，党参三两，广皮（盐水炒）二两，紫丹参三两，丹皮（炒）二两，川郁金一两五钱，广木香八钱，香附（打）三两，青皮（醋炒）一两五钱，石决明（醋煅）八两，菊花一两，净枣仁（炒黑）三两，川断肉（炒）三两，生炙甘草各四钱，川石斛二两，竹茹二两。

煎汁洋入阿胶二两，酌加冰糖收膏。

气由左胁窜入脊膂，攻痛不定，脘腹作胀，肝木不和，扰及肺胃。当和肝为主，佐以通调络气。

旋覆花（绛末三分同包），归须，白芍，桂枝，刺蒺藜，青皮，广皮，砂仁，桑皮，前胡，枳壳，瓜蒌皮，丝瓜络，陈香橼。

再诊：前与和肝通络，胀痛攻窜，减而未止，脉象弦中带数，木郁无疑。惟痛偏于右，木邪侵于肺胃之界。拟于前法中加入推气散意。

金铃子，青皮，川郁金，刺蒺藜，白芍，丹参，旋覆花，广皮，川百合，桑白皮，枳壳，檀香，降香，丝瓜络。

肝木犯中，腹痛作呕，新产奇脉不充，冲脉因之上逆，遂致胸脘撑胀，上及于嗌。脉象左关浮弦而数，巅痛项强，风木化火，郁而上升。当泄木和胃，兼平冲脉之气。

旋覆花，代赭石，半夏，象贝，前胡，黑山栀，金铃子，川郁金，小青皮，东白芍，长牛膝，瓦楞子，甘菊，香橼，木蝴蝶。

肝气逆则胀闷，肝风动则眩晕，脉象弦硬，木郁不达。用药以和肝为主。

刺蒺藜，石决明，穞豆衣，天麻，甘菊，广皮，白芍，青皮，沉香曲，木香，砂仁，香橼。

肝木犯胃，呕吐酸苦浊涎，脉细弦，舌红，气火上逆，肺金不肃。法当苦辛泄降。

细川连（吴萸半两，煎汁炒），桂枝四分，东白芍（酒炒）一钱半，淡芩（酒炒）一钱半，姜半夏二钱，广皮一钱五分，南沙参四钱，前胡一钱，木瓜（酒洗）一钱，鸡内金（炙）一钱五分，砂仁（研）八分，黑栀一钱半，紫菀一钱半，竹茹（姜汁炒）一钱五分，枇杷叶（去毛）两片。

肝气不和，窒及营血，始则块撑作痛，渐至内热咳嗽，病已一载，神倦音破，此热久阴伤，由肝脾而并及肺胃，渐有入损之象。当和营调气，清养肺胃。

归身，白芍，丹皮，白薇，金铃子，延胡，沉香曲，鲜沙参（去皮），马兜铃，蛤壳，青蒿子，穞豆衣，竹茹。

方按：宜加旋覆花。

肝木犯胃，脘痛日作，此气分病也。惟脉细数右弦，内热咳嗽，肝营窒损，有阴血干涸之虑。

归身，白芍，丹参，丹皮，细川连（吴萸二分煎汁炒），青皮，川郁金，香附，青蒿，白薇，蛤壳，茅根，枇杷叶。

向患肝木不和，中土受克，胸脘胀痛，口吐涎沫，病久阳虚，形寒作咳。拟温养法佐以和胃。

全当归，白芍，青皮，丹皮，广皮，苏子，杜仲，甘杞子，淮山药，砂仁，香橼皮。

方按：宜加桂枝、半夏。

肝气上逆，呕酸块痛，按月而发，癸阻不行，气病及血。法当先以调气为主，和营佐之。

吴萸（川连三分同炒），金铃子，延胡，青皮，香附，苏梗，归尾，丹参，橘核，长牛膝（桂枝五分炒），九香虫，白芍，木香，砂仁。

气机膹郁，肺胃不能顺降，脘闷不纳。当与和中畅气。

青皮，广皮，白芍，郁金，苏梗，沉香曲，半夏，枳壳，川石斛，蔻仁，香橼。

腹胀撑急微痛，嗳闷气窒，癸停数月，病属木气内郁。当先以畅肝和胃为主。

白芍，青广皮，郁金，苏梗，木香，旋覆花，茯苓，腹皮，砂仁，蔻仁，香橼，枇杷叶。

〇薛，咳嗽内热，郁热内蒸，肺气不降所致。左少腹块撑作痛，经至腰酸，乃肝木不调，不能藏血之象。当以疏畅肝木，佐以和络清肺。

生鳖甲，白芍（桂枝四分炒），香附，青皮，全当归，牡蛎，郁金，北沙参，柴胡（醋炒），丹皮，降香片，橘络，橘核，枇杷叶，竹茹。

二诊：撑痛起于少腹，从左上升，渐侵脾胃，少纳多胀，病因肝气郁陷，营络不通。当疏肝和营。

金铃子，川郁金，瓦楞子，全当归，青皮，白芍（小茴香三分炒），川连（吴萸炒），木香，牛膝（红花三分煎汁炒），丹参，橘核，九香虫，檀降香。

三诊：胀痛减而未和，肝脾不畅，气血两窒。再与疏肝和脾。

白芍，砂仁，乌药，香附，青皮，延胡，丹参，牛膝（吴萸三分炒），木香，六曲，红花，香橼，全当归。

〇吴，向质气虚木旺，中气输运失常，湿热留恋，阻窒气机，脘腹胀闷，天阴则甚，即其征也。其经水淋沥先期，乃木火内郁，肝血不藏所致。脉象右弦左数，舌苔厚浊，病机偏重于气分。当与和中泄浊，清畅肝木为主。

川郁金，白芍，香橼，新会皮，川楝子，苓皮，通草，香附，青皮，丹皮，黑栀仁，檀降香。

另：小温中丸每服三钱，空心开水送下。

〇薛，内热虽减，左脉尚数，肝经络气未和，胁左板窒作声。再与和络清肝，佐以滋养。

旋覆花（绛末四分炒），生地，郁金，枳壳，桑叶皮，归须，白薇，白芍，丹皮，牡蛎，前胡，降香，枇杷叶。

〇周，肝气较平，惟营阴未得疏畅，晚热少汗，少腹作痛，营络欲通未畅。拟与清阴畅营。

细生地，生鳖甲，白芍，白薇，紫菀，全当归，南沙参，青蒿，木香，延胡，紫丹参，丹皮，牛膝，红花（炒），桃仁，枇杷叶。

〇陈，风木不静，阳明内虚，故有眩晕诸疾，此不独血虚肝旺，兼以痰气内阻。拟熄风培土。

盐半夏一两五钱，制料豆二两，归身二两，刺蒺藜四两，党参三两，白芍二两，明天麻一两，于术一两五钱，茯苓三两，广皮一两五钱，丹皮一两五钱，菊花一两，木瓜一两，枣仁三两，川连三分（炒黑），共为末，用大生地四两，夜交藤四两，煎浓汁泛丸。

〇赵，气机不化，内热留恋。再与清木和胃，以泄邪机。

左金丸，半夏，茯苓，青皮，菊花，广皮，黑山栀，枳壳，郁金，木瓜，青蒿，佛手，竹茹。

〇王，肝木郁陷，脾土受伤，其咳呛属于肺，疝坠属于肝，皆木气为患。泄泻内热，神瘁少纳，则中气被戕矣。左脉细数，右寸关浮弦。当与泄木培中，防其渐就损途。

于术，丹皮，青皮，青蒿，鸡内金，川石斛，白芍，黑栀仁，木瓜，橘核，瓦楞子，砂仁，佛手。

〇刘，咳嗽，肝营窒损，有阴血干涸之虑。

归身，白芍，川连（吴萸二分炒），青皮，丹参，香附，青蒿，丹皮，白薇，川郁金，蛤壳，茅根肉，枇杷叶。

〇王，痛由少腹上掣及脘，此肝肾内虚，寒邪乘袭，其侵及中部，则中阳亦虚矣。脉象濡软中带弦，肝邪上犯，最易变成冲厥。刻下痛势暂平，须及时好为调理，以预防之。

党参四两，于术二两，茯苓四两，全当归（小茴香五钱炒）二两，白芍二两，牛膝（吴萸四钱炒）二两，萸肉二两，杞子二两，砂仁一两，桂枝一两，制附子五钱，木瓜一两五钱，川楝子二两，延胡一两五钱，木香六钱，为末，用橘叶一两五钱，橘核三两，煎汁泛丸，每空心盐花汤送下三钱。

〇刘，气逆暂平，木火上窜则头痛目眩，入络则肢麻肤疹。仍宜泄肝和气为主。

刺蒺藜三钱，石决明四钱，郁金一钱半，丹皮钱半，桑叶一钱半，桑皮三钱，黑山栀钱半，夜交藤三钱，白芍钱半，菊花一钱，佛手三钱。

〇郁，木气内克则脘痛，上升则头晕，舌苔厚浊，胃气被克，不得清降。当疏肝和胃。

生于术，夜交藤，半夏，郁金，白芍，石决明，细川连（吴萸一分炒），枳壳，茯苓，刺蒺藜，广皮，杭菊，竹茹。（《吴中珍本医籍四种·柳宝诒医论医案》）

缪遵义医案

〇孙，55岁，食入脘胀呕恶，大半夏汤加味。

半夏，党参，白蜜，吴萸，姜汁，附子。

〇徐，20岁，胸闷，呕吐嗳气。

枣仁，石决明，砂仁壳，益智仁，茯神，龙齿，生香附，红豆蔻。

〇宋，34岁，痛在中脘，中脘乃阴阳交界，浊气不降。（门人蒋星墀诊）

冬术，茯苓，炙草，陈皮，吴萸，丁香，楂肉，香附，砂仁。

松批：此仲圣进退黄连之所作也。

〇夏，腹硬不痛，其痛在脘，食谷则痛。

黄鳝（炒松），鸡内金，楂炭，苍耳子，香橼，砂仁，红曲，茯苓。

〇王，肝脉滞而涩，是肝气郁，郁则风不宣畅，焉能发鸣？当借金以开之。

蛤壳，蝉衣（上半截），鲫鱼胆，桔梗，枇杷叶，浮石。

转方：金不发声，再为之鼓动其气。

麦冬，蝉蜕，荷蒂，桔梗，坎炁，熟地。

〇计，肝邪因饮挟气上逆，必助金以制之。

蛤壳，鲫鱼胆，浮石，蝉衣，纹银，枇杷叶。

复诊：原方加牡蛎、蒌霜，去蛤壳。

又：再从肝胃治。

旋覆花，代赭石，半夏，茯苓，枇杷叶，蒌霜。

又：川贝母，地骨皮，蒌霜，杏仁，桑白皮，茯苓，枇杷叶。

又：熟地，茯苓，半夏，紫石英，当归，炙草，橘红，沉香汁。

又：食噎不下，再思一法治之。

旋覆花一钱，鸡谷袋一个（泥涂煨），白蜜三钱，代赭石三钱，蟾蜍喉管一个（泥涂煨），蜜蜂三个。

〇赵，素有胃寒，今食不能下，用建中法。

桂枝，炙草，公丁香，当归，南枣，煨姜，智仁，红曲，橘饼皮。

转方：胸中未开。

半夏，冬虫夏草，乌药汁，落花生，橘红，大茴香，沉香汁，锅巴。

〇严，天道左升而右降，人身一小天地，亦左升而右降。故肝之位在左，其气常行于右。今营分大伤，络脉不营，是以动作而皆痛。治先调营为主。

鲜荷梗，旋覆花，南花粉，新绛，丝瓜络，藕，莲子肉，茯苓。

〇缪，食入未能运化。

焦术，菟饼，陈皮，香橼，大枣，砂仁。

〇杨，肝木犯胃。

神曲，枳实，砂仁，钩钩，陈皮，鸡内金，木香，木瓜。

〇沈，55岁，气阻食不下，则噎而呕。从肝胃不调治。

旋覆花，半夏，陈香橼，沉香汁，代赭石，茯苓，橘红。

转方：加熟地、茅山苍术，米泔水浸刮净皮，饭上蒸。

〇张，胁胀之甚，则呕不纳谷，胃受肝收戕，不更衣者七八日。肝邪不得泄，寒邪碍胃。辛燥不受，治法最难。

人参五分，柏子仁二钱，苏梗汁三分（人乳磨），松子仁二钱，加纹银，新绛一钱五分，楂肉二钱，橘子络七分，橘红五分。

转方：大便既行，腑气已通，不食仍如故，而昨夜安眠达旦，胀满渐平，较前为安适。

原方去松柏仁，加鲜稻头四钱，荷叶梗三四寸。

〇顾，午前食饭不噎，午后食粥反噎，是午前以阳动而得运，午后阴渐盛而得合象也。立方宜从此着想。

冬虫夏草一钱（炒香），鸡肠一条，白蜜三钱，牛酥三钱，沉香三分（磨冲，石磨铁心，烧红投药中）。

〇蒋，41岁，右腹仍痛且胀。

当归，杞炭，吴萸，桂枝，小茴香，白芍，细辛，橘核，木通，韭根须。

○童，67岁，进食不能安谷，是噎膈之象。据述呕痰废食，初不知膈深之如是也。古来成方，用之绝不见效，姑以意为之。

白蜜三钱，蜜蜂二个（研），桑虫二条（研），戌腹粮二钱（漂洗），鸡谷袋一钱（研泥涂炙）。

○刘，38岁，身腹俱痛，兼之呕恶。

生益智一钱，新会一钱，厚朴一钱，藿香五分，半夏一钱五分，姜一钱。

○陶，食后即噫，意欲大便，中弱不升。

东洋参，豆蔻，淡苁蓉，菟饼，砂仁，大麦粉浆丸。

○钱，温中之剂，最合病情。

东洋参，炮姜，半夏，益智仁，于术，炙草，茯苓，白蜜。

丸方：熟地，炙草，菟饼，于术，肉桂，鹿角胶，当归，杞子，杜仲，苁蓉，羊内肾，青盐，为净末，羊内肾同鹿角胶捣丸。

○郝，32岁，诊脉小弱，时吐蛔。风入胃，七日而生虫。脾胃得温则伏，气塞则上出而呕。用药以辛酸为主，苦味为辅。杀虫之品，又次之。

于术，淡姜，乌梅，淡附子，金铃子，甘草、蜀漆，白芍，当归。

加使君熟末调入。

左，肝肾之阳俱不足，故食后鲜运，议进双补方。

丸方：制于术，黄牛肉粉，萸肉，肉果，补骨脂，车前子，菟饼，巴戟肉，怀山药，砂仁，广木香，五味子，广皮。

麦粉和丸。（《吴中珍本医籍四种·缪松心医案》）

张仲华医案

○程右，恼怒伤肝，木火犯胃入膈，支撑胸背，呕吐血块痰涎，不纳不便，舌白苔腻。胃为水谷之海，多气多血之腑，性喜通降，所畏倒逆，经此气火冲斥，湿浊乘机错乱，倘肆其猖狂，厥逆立至，若再侮土，泄泻必增。

左脉弦硬，右脉细软，谷不沾唇者已五日，胃气惫矣，而呕尚甚，中无砥柱，何恃不恐。诸先生所进苦寒沉降，盖欲止其呕血而顺其气，诚是理也。然《内经》云：百病皆以胃气为本，苦寒性味，又属伐胃，胃不能安，药力何藉？拙拟苦温以制肝之逆，苦辛以通胃之阳，并参奠安中气，冀其倒逆之势得缓。幸勿拘于见血畏温之议。

台人参一钱，法半夏一钱五分，姜汁炒川连三分，旋覆花一钱五分，淡吴萸二分，川楝子七分，炒川椒二分，云茯苓二钱。交趾桂四分、龙胆草三分（二味同研细末，饭和为丸。即以药汤送下。）

复诊：呕逆已止，胀痛亦缓，左脉弦硬固平，右关歇止，旋见土德大残，中气亦竭。急进补中立中，仍参约肝制肝之法，惟望胃纳肯醒是幸。

台人参一钱五分，上肉桂三分，生于术一钱五分，炒白芍一钱五分，云茯苓三钱，炙甘草三分。

再诊：胀痛大平，呕逆未复，稍能纳粥，脉俱濡细，胃气渐有来复之机。经云：纳谷则昌，信不诬也。

人参一钱，煨肉果三分，白芍一钱五分，炒橘白七分，于术一钱五分，煨木香三分，炙甘草四分，云茯神三钱，谷芽一两（煎汤代水）。（《吴中珍本医籍四种·张爱庐临证经验方》）

甘澍医案

○邹锦元之妻，小腹绞痛，里急泄泻，每欲小便，腹筋牵引阴中，诸医见泄止泄，投尽理

脾涩剂，月余不瘳，势甚危笃。继复呕吐，汤水不入，胸以上发热，腹以下畏寒。余诊之曰：若果内寒外热，安得月余痛泄之病，尚有弦数之脉，此必木邪乘土，下寒上热，当推关格之例治之，仿进退黄连汤。加吴萸、木瓜、蜀椒、川楝、乌梅。月余重病，不过三服而安，盖仿先君治熊锦松泄泻吐蛔潮热咳逆一症、推肝火冲逆犯土侮金用温胆之法，扩而充之也。

进退黄连汤（《嘉言》）：黄连，干姜，人参，桂枝，半夏，大枣。

按此方本仲景黄连汤。而黄连汤有甘草，与小柴胡汤同意。以桂枝易柴胡，以黄连易黄芩，以干姜易生姜，余药皆同和解之意。一以和解表里之进热，一以和解上下之寒热。仲景心法如此。嘉言有进退其上下之法以治关格，非中人所能辨也。（《得心集医案》）

肝阳上亢，肝风内动

王九峰医案

○暴怒伤肝，肝之变动为热。右手掉摇，膻中隐痛，客冬进补中益气而愈，现又举发。拟补阴益气煎治之。

人参，当归，山药（酒炒），熟地，陈皮，甘草，升麻，柴胡。

进补阴益气煎，掉摇已止，膻中隐痛亦平。诸风掉眩，皆属于肝，战慄摇动，火之象也。良由水不涵木，肝火化风，壮水济火，乙癸同源主治。

六味加银柴胡，白芍，陈皮，蜜水叠丸，早服三钱。

月之初日，颈痛气促，自服疏散无效，更增心悸，手臂掉摇。肝之变动为热，心之动为悸，肾之动为慄，气却动肝，肾不养肝，肝火上僭，战慄之病生焉。

太子参，于术，茯苓，炙草，熟地，当归，酸枣仁，运志为丸。（《王九峰医案》）

林佩琴医案

○本，寐醒舌干辣，华池津不上朝，头眩耳鸣，肢麻肋痛，肝风内震，腹满肠鸣，晨泻不爽，木气直犯中宫矣。左关浮弦，右浮滑，痰嗽不利，太阴受戕有年，须防类中。晨服方，运脾阳以利湿。生白术、茯苓、半夏（青盐制）、炙草、薏米（炒）、砂仁、益智仁（煨）、山药（炒）、小麦。晚服方，养肝阴以熄风。阿胶（水化）、杞子、茯神、麦冬、石斛、白芍、桑枝、甘菊（炒）、黑芝麻、牡蛎粉。寐后，用柿霜二匙含舌下，以生廉泉之津。服效。

○沈氏，当夏郁怒不寐，五更起坐，倏然头摇手战，目闭耳鸣，晕绝身冷。此怒动肝阳，内风挟痰火上冒也。急煎淡青盐扬以降风火，一啜即醒。用牡蛎、钩藤、山栀、桑叶、白芍、茯神、菊花（炒），二服神志已清。转方用熟地黄（炒）、杞子（焙）、石斛、枣仁（炒）、龟甲（炙）、牡蛎粉、磁石，镇补肝阴而安。

○沃，烦劳伤阳，阳气化风上巅，两太阳刺痛，耳鸣口干，寒热不寐，自汗便泻，下元疲乏，脉模糊。治先熄风镇阳。甘菊（炒）、荷叶、磁石、牡蛎粉、茯神、甘杞子（焙）、熟地炭、白芍、五味（炒）。数服诸症向安。惟不嗜味微嗽，加甜杏仁、潞参、莲、枣，以补脾肺，原方去前四味，嗣用丸方牡蛎粉、淡菜、首乌、熟地、杞子、牛膝（酒蒸）、五味（焙）、阿胶（水化），和炼蜜丸。以滋填下元，匝月而愈。

○赵，左胁痛，脉洪耳鸣，时呕胀腹痛。皆肝火炏腾，浊瘀不肯泄降，宜戒怒节饮可愈。仿栀萸汤，山栀姜汁炒、黄连吴茱萸汁炒、白芍、牡蛎生杵、丹皮、金橘皮。服效。（《类证治裁》）

张聿青医案

○张左，外风已解，内风暗动，睡卧心神昏乱稍定，而时易汗出。阳气不收，再和阴摄阳。

金石斛四钱，炒枣仁二钱，煅牡蛎四钱，川贝母二钱，茯神三钱，地骨皮二钱，生甘草三分，海蛤粉三钱，淮小麦五钱，糯稻根四钱。

二诊，心神渐清，汗出亦止。然肢体无力，口渴欲饮，胃呆少纳。再和肝胃之阴。

金石斛四钱，白蒺藜三钱，黑豆衣三钱，茯苓三钱，池菊一钱五分，半夏曲二钱（炒），橘白一钱，生甘草三分，生熟谷芽各一钱。

○李左，头晕而四肢厥逆，欲吐不吐，欲泻不泻，半月之中，连发两次。厥逆既回，而头晕汗出不定。此由肝风上旋，与时行之病不同，拟熄肝和阳。

炒枣仁，煅龙骨，茯神，白芍，地骨皮（桂枝二分，同炒），黑豆衣，白蒺藜，煅牡蛎，池菊花，淮小麦。

○王左，心胸灼热既退，寐亦稍安，而时仍眩晕。痰热化火，上旋头巅，肺胃交通之路，为痰所阻，阳出而阴不得入，所以动辄气逆也。

光杏仁，青盐半夏，蜜炙橘红，白蒺藜，炒川贝，海蛤粉，天麻，薤白头，瓜蒌仁，泽泻，云苓。

○胡左，用龙牡救逆法，肌肤甲错大退，四肢厥冷，筋惕肉瞤俱减，而仍悸晕耳鸣。还是阳气少藏，恐尚周折。

白蒺藜，龙骨，朱茯苓，穞豆衣，钩钩，煨天麻，炒枣仁，牡蛎，淮小麦，金器。

服此方诸症皆减，惟眩晕耳鸣异常，以苔腻为胃有浊痰，用胆星白金丸，寐安，余不应。曰：少阳胆火不泄。用桑皮、丹、栀、夏、枯、决明加磁朱丸，乃应。耳仍不聪，加用龟甲，耳渐聪。又增带下，曰：亦是阳不上升。用盐水炒柴胡、青葙子、炒椿根皮、萆薢、白芍、牡蛎、伏龙肝，乃定。可谓怪证也。正蒙附志。

○杨左，向有肝阳，迩来神气不能自持，言语错杂，健忘善悲。脉弦虚大，右部歇止。此心肾交亏，水火不能交接。八秩大年，何敢言治。

龟甲心，生地炭，远志肉，盐水炒牡蛎，朱茯神，辰麦冬，九节菖蒲，砂仁。上濂珠、西血珀二味（研细先服）。

○蒋右，左腹向有积聚，每至一阳将复辄；心悸耳鸣，四肢烙热，一阴来复，诸病渐安。今咳逆虽止，四肢烙热如昨，食不馨增，肢体困乏。脉象沉涩，右关独弦。此由肝气失疏，肝阳逆犯，阳气未能遽敛。拟和中醒胃，兼养肝阴，阴生则阳自长也。

制首乌，黑豆衣，青葙子，川石斛，朱茯神，女贞子，制半夏，白蒺藜，白芍，竹茹（盐水炒），浮小麦一两（煎汤代水）。

○左，偏枯三载，饮食如常。五六日前大拇指忽发疔疮，阳明湿热之盛，略见一斑。前晚恶热，欲去衣被，昨晨复食面包，胃气壅实，甲木之气，不能下降，遂致肝风挟痰上升，清窍为之蒙闭，神昏不语，喉有痰声，脘腹饱满，头汗溱溱，而汗有秽气。脉象弦滑，舌红苔黄，中心霉黑。唇口蠕动，痰火蒙闭于内，湿热熏蒸于上。恐蒙闭不开，风阳震动，而致厥脱。勉拟清泄痰火，芳开蒙闭。请商。

乌犀角五分（磨，冲），天竺黄二钱，白蒺藜三钱，粉丹皮二钱，胆星八分，钩钩三钱，菖蒲根三钱，瓜蒌皮三钱，竹半夏一钱五分，至宝丹一丸（菖蒲汤化服）。

○胡右，肝木纵横，腹中胀满。络隧气阻，肩臂作痛。再疏肝之用，养肝之体，而以养血和络兼之。

川断肉，金铃子，柏子仁，桑椹子，白芍，川玉金，木防己，橘皮络，香橼皮，砂仁，香附，当归。

另常服史国公药酒。

○右，营阴不足，肝火风上旋，由头痛而至口眼㖞斜，舌强言謇。脉细弦数。此风火蒸痰，袭入少阳阳明之络。拟化痰平肝泄热。

冬桑叶一钱，远志肉三分，白僵蚕三钱，池菊花一钱五分，粉丹皮一钱五分，黑山栀三钱，石菖蒲三分，煨天麻一钱五分，钩钩三钱，松罗茶一钱，青果三枚。

○王左，向有肝阳，一阳来复之时，加以情怀怫郁，以致甲木不降，乙木勃升，心悸不寐，肉瞤筋惕，肢震头摇。脉细而沉取弦搏，苔浊厚腻。此由肝火风震撼，津液凝痰，痰转化热，遂与风火彼此相煽，而有莫御之势矣。拟化痰熄风，参以宁神镇肝。

胆星六分，天麻一钱五分，钩钩三钱，穞豆衣四钱，茯苓神各二钱，竺黄三钱，半夏一钱五分，橘红一钱，珍珠母五钱，大淡菜二只，金器一件（悬煎），童便半杯（每日另服）。

二诊，化痰熄肝，脉证相安。然仍筋惕肉闰，悸眩不寐。脉象弦滑，舌苔腻浊。痰火风鼓旋不熄，再化痰熄肝。

制半夏二钱，橘红一钱，茯苓神各二钱，胆星三分，煅磁石三钱，龙齿三钱，牡蛎五钱，珍珠母一两，天麻一钱五分，块辰砂三钱，大淡菜二只，鸡子黄一枚。

○任左，咳嗽大退，火从上冲亦平。足见痰病贯珠，皆少阳胆火挟痰流窜，木叩金鸣也。

粉丹皮二钱，羚羊片一钱（先煎），菟丝子四钱，川贝母一钱，天花粉二钱，黑山栀三钱，青蛤散五钱，杏仁泥二钱，郁金一钱五分，桑叶一钱，枇杷叶三片（去毛）。

○某，向有肝气，不时胀满。兹则头眩旋晕，心悸火升不寐，痰多嘈杂，脉细而沉取带滑。此气弱生痰，胆胃不降，肝木独升。欲平其肝，当降其胆；欲降其胆，当降其胃；欲降其胃，当化其痰。

制半夏一钱五分，天竺黄二钱，桑叶八分，橘红一钱，珍珠母三钱，海蛤粉三钱（包），黑山栀一钱五分，丹皮一钱五分，胆星四分，瓜蒌霜三钱，制香附二钱（研），陈关蜇（洗淡）一两。

○马右，疏肝化痰，脘胁痛胀未止，竟至神识迷乱，两手引动，频转矢气，大便不行。良由气滞不宣，浊痰因而弥漫，神机被阻，胆阳上逆，风阳勃动，有昏痉喘厥之虞。疏府涤痰，势不容缓。脉象弦滑而濡。病实正虚，恐成必败之局，然人力不能不尽。非敢孟浪，聊竭割股之忱。录方备商，立候荫棠先生正是。首案未录

制半夏，薄橘红，茯苓，白蒺藜，陈胆星，石菖蒲，煨天麻，白僵蚕，礞石滚痰丸二钱（开水先服），濂珠粉三分（另服）。

三诊：投剂之后，呕出黏痰，继以畅解，皆属胶黏稠腻之物，其为痰积下达，确然可征。蒙阻由此得开，神识迷乱大退，脘胁胀痛亦松。但时多倦寐，遍身作痛，背腧尤甚。脉象弦滑，舌苔满布白腻，渴不欲饮，还是浊痰弥漫之象。年及古稀，正虚病实，虽得转机，恐不足恃。再拟化痰而宣泄气火之郁，以防化燥生风。方备商裁，并候荫棠兄正是。

制半夏三钱，陈胆星一钱五分，石菖蒲五分，枳实一钱，生姜汁一分（冲），瓜蒌仁四钱，玉金一钱五分，光杏仁三钱，煨天麻一钱五分，鲜枇杷叶（去毛）四片，白金丸一钱（吞服），濂珠粉三分（另服）。

四诊：疏气之滞，泄火之郁，而开浊痰，神情清爽，迷睡较退，痰吐爽利，大便续解，脘胁胀痛全定，右脉稍觉有力，舌苔大化，旷转机之象。但火时上升，升则两颧红赤，遍身作痛，有时恶心。良由痰积虽达，而胃土少降，阳明脉络失和，胆阳从而上逆。再降胆胃而化痰浊。

陈胆星八分，广皮一钱五分，枳实一钱，桑叶一钱，杏仁（去尖，打）三钱，制半夏三钱，茯苓四钱，炒竹茹二钱，丹皮二钱，炒蒌皮三钱，鲜枇杷叶四片（去毛）。

五诊：神情慧爽，火升较平，恶心亦止，然时带呛咳，咳则胸膺背肋牵掣作痛，头旋眩晕，目不能开，胸中似有冷物搏聚。脉象弦滑，舌苔前半已化，根尚厚腻。还是痰邪未清，甲木少降，肝风上旋；络气阻痹。再拟化痰熄肝宣络。

制半夏三钱，旋覆花二钱，局猩绛五分，茯苓三钱，橘红络各一钱，白蒺藜三钱，煨天麻一钱五分，钩钩三钱，冬瓜子三钱，炒竹茹三钱，青葱管寸许两茎。

六诊：遍身掣痛已定，眩晕大减，渐能安谷。惟胸中时仍窒闷，呛咳痰多。脉象弦滑。胆胃之气下降，则风阳自平，痰气之郁渐开，则脉络自和。然肺胃之间，痰饮不能遽澈，所以咳逆痰多。再和中降气化痰。

制半夏一钱五分，炒苏子三钱，旋覆花一钱五分，橘红一钱，茯苓三钱，煨天麻一钱五分，白蒺藜三钱（鸡子黄拌炒），砂仁四分，生熟谷芽各一钱，玫瑰花二朵。

○郭右，清化痰热，育阴和阳，神渐守舍，怔悸大减，嘈杂亦定。虚里仍然动跃。脉弦滑而软。阳明脉络空虚，厥阳上扰未熄。前法出入。

炙黄芪三钱，杏仁泥三钱，粉丹皮一钱五分，炒苏子三钱，黑山栀三钱，法半夏二钱，枳实一钱，茯苓五钱，盐水炒竹茹一钱五分，枇杷叶四片。

○严右，腹时疞痛，眩晕头昏，心中跳荡，带下舌光，脉象虚弦。此液虚不能涵养，致阳气升腾不熄。拟平肝而熄风木。

杭白芍一钱五分（酒炒），醋炒香附二钱，煅磁石三钱，阿胶珠三钱，川楝子一钱五分，炒川雅连三分，石决明四钱，朱茯苓三钱，潼白蒺藜（盐水炒）各一钱五分。

二诊：腹痛已止，眩晕亦减。然心中时仍跳荡，荡则神觉昏糊，还是肝阳撼扰。再宁神和阳养肝。

阿胶珠二钱，杭白芍一钱五分，茯神三钱，煅龙骨三钱，大生地四钱，炒枣仁二钱（研），生牡蛎五钱，块辰砂三钱，钩钩（后入）三钱，金器一件（悬煎）。

○孙左，忿怒抑郁，肝火风内炽，肩臂头项面颊自觉热气注射，甚则舌麻肢厥。宜化痰泄热。

制半夏一钱五分，白蒺藜三钱，瓜蒌皮三钱（炒），黑山栀三钱，陈胆星五分，广橘红一钱，粉丹皮二钱，光杏仁三钱，淡黄芩一钱五分（酒炒），白茯苓三钱。

○龚右，热气随处攻注，经脉跳动，脘胁皮肤板滞，木旺阳升气滞。再和阴以涵肝木，兼化热痰。

阿胶珠三钱，煅牡蛎五钱，木瓜皮一钱，炒枣仁二钱，淮小麦五钱，大生地四钱，白芍二钱（酒炒），炙

黑草三分，大南枣三枚，糯稻根五钱。

○康右，木郁生火，肝火散越，内热日久不退，咽中热冲，头目昏晕，脉弦大而数，舌红无苔，满布裂纹。肝火灼烁，阴津日耗，水源有必尽之势。草木无情，恐难回情志之病。拟黄连阿胶汤以救厥少二阴之阴，而泻厥少二阴之火。

清阿胶（溶化，冲）二钱，川连五分（鸡子黄拌炒），生白芍三钱，地骨皮二钱，大生地五钱，丹皮二钱，女贞子三钱（酒蒸），川石斛四钱，萱花三钱。

二诊：内热稍轻，而咽喉胸膈仍觉干燥难忍。舌红无苔，裂纹满布。心火劫烁，阴津消耗。惟有涵育阴津，为抵御之计。

大生地四钱，阿胶三钱，煨石膏三钱，石决明五钱，黑豆衣三钱，大麦冬三钱，花粉二钱，炒知母二钱，双钩钩三钱。

三诊：内热大减，而仍头目昏晕，舌燥咽干。气火内烁，阴津消耗。再和阴泄热。

大生地五钱，生甘草五分，粉丹皮二钱，阿胶三钱，大麦冬三钱，生白芍三钱，地骨皮二钱，钩钩三钱，石决明五钱，川雅连三分（鸡子黄拌炒）。

四诊：咽喉胸膈燥痛稍减，神情稍振。然仍口渴无津，厥少二阴之火，劫烁胃阴，再救阴泄热。

西洋参二钱，青盐半夏一钱五分，生甘草五分，花粉二钱，大麦冬三钱，煨石膏五钱，黑豆衣三钱，池菊一钱五分，川石斛四钱，女贞子三钱（酒蒸）。

五诊：咽喉胸膈燥痛大减。然耳窍闭塞，眼目昏花，大便不行。少阳郁勃之火，上升不靖。甘养之中，再参清泄。

西洋参一钱五分，花粉二钱，丹皮二钱，黑山栀三钱，黑豆衣三钱，大麦冬三钱，桑叶一钱五分，池菊二钱，更衣丸一钱（开水先送下）。

六诊：胸膈燥痛递减。目昏耳闭，还是郁勃之升。再泄少阳而和胃阴。

西洋参，麦冬，黑山栀，黑豆衣，桑叶，南花粉，淡芩，川石斛，池菊花，丹皮。

七诊：肝木偏亢，上升则为风为火，下行则为郁为气，所以舌红俱淡，燥渴俱减，而胀满气逆也。疏其有余之气，养其不足之阴。

金铃子二钱，沉香二分（乳汁磨冲），白芍三钱，川石斛三钱，大天冬三钱，香附（蜜水炒）二钱，干橘叶一钱五分，煨磁石三钱，阿胶珠二钱。

○胡右，诸恙较前稍轻，而阳气化风，鼓动不熄，唇口蠕动，即颊车牵掣，舌强难言。左脉弦大，右脉濡细。夫脾胃开窍于口，唇为脾之华，阳明之脉，环口而交于人中。今肝风所犯部位，皆脾胃两经所辖之区。经云：邪之所凑，其气必虚。苟非脾胃气虚，何致肝阳独趋其地。拟归芍六君，以补脾胃而御肝木，仍参介类以滋水潜阳。

吉林参一钱，白茯苓三钱，朱茯神三钱，杭白芍三钱，阿胶珠二钱，白归身一钱五分，生于术二钱，炒枣仁二钱，生鳖甲五钱，生牡蛎八钱，煅龙齿三钱。上濂珠三分，上西黄三厘，二味研细，分两次蜜水调服。

○钟左，少腹居中为冲脉，两旁属肝。少腹胀满，按之坚硬，大便旬日方得一解，坚燥异常。每至午后，先厥后热，气从上冲，冲则痰涎上涌，头痛苦厥，刻许方苏。脉细弦而数，舌红苔白少津，寐醒则口燥咽干。此由气质薄弱，水不涵木，冲气从而上逆，气火升动，则液炼成痰，所以痰升苦厥。恐瘛疭发痉。拟养肝之阴，柔肝之体，以平冲气。

生鳖甲六钱，杭白芍三钱，火麻仁二钱，粉丹皮二钱，白归身二钱，阿胶珠二钱，甘杞子三钱，大玄参三钱，金铃子一钱五分，更衣丸三钱（先服）。

二诊：大便通行，然冲气时仍上逆，气冲则中脘聚形，恶心痰涌，头痛发厥。厥则肢强不语，心中仍然明事，良久方苏。腹中烙热，饮食不思。脉形弦数，苔黄质红。冲气逆上，皆化为火，气火上升，煎熬津液，悉化为痰，所谓痰即有形之火也。拟直清气火，以望厥定胃开，再商调理。

川连六分（吴萸一分同炒），生芍一钱五分，玳瑁片三钱，川楝子三钱，淡芩一钱五分，丹皮二钱，大玄参三钱，瓜蒌皮五钱，蛤粉三钱，川贝二钱，水炒竹茹一钱五分，陈关蜇一两，濂珠三分，青黛一分，川贝母三分，真金箔一张，四味研末，另服。

○贾左，气喘不止，厥气尽从上逆，无形之火亦随之而上，火冲之时，懊憹欲去衣被。金无制木之权，姑清金平木。

瓜蒌霜四钱，杏仁泥三钱，川贝母二钱，郁金一钱五分，海浮石三钱，风化硝七分，黑山栀二钱，蛤粉四钱，粉丹皮一钱四分，竹茹（盐水炒）一钱，枇杷叶六片。

二诊：大便未行，灼热依然不退，寅卯之交，体作振痉，而脉并不数。无非肝胆之火内炽，不得不暂排其势。

杏仁泥三钱，羚羊片一钱五分，郁金一钱五分，丹皮二钱，竹茹一钱，瓜蒌仁五钱，法半夏一钱五分，川贝母二钱，青黛五分（包）。

三诊：火热之势稍平，略近衣被，不至如昨之发躁，咽喉气结稍舒。的属痰滞阻气，气郁生火。再展气化而清熄肝胆。

瓜蒌霜，夏枯草，羚羊片，郁金，川贝，橘红，鲜菊叶，松罗茶，黑山栀，杏仁，枳实。

四诊：火热渐平，然两胁胀满气逆，甚至发厥。良由气郁化火内炽，火既得熄，仍还于气。再平肺肝之逆，而开郁化痰。

郁金，杏仁，竹茹，山栀，丹皮，蒺藜，橘红，枳壳，枇杷叶，皂荚子一钱五分，重蜜涂炙，研末，每服分许，蜜水调。

五诊：中脘不舒，两胁下胀满，妨碍饮食，不能馨进，气逆不平，脉象沉弦。此肝藏之气，挟痰阻胃，胃气不降，则肺气不能独向下行，所以气逆而如喘也。

整砂仁，广皮，杏仁，旋覆花，制半夏，炒枳壳，香附，苏子，瑶桂二分，研末，饭丸。

六诊：中脘渐松，两胁胀满亦减，气逆火升略定。的是寒痰蔽阻，胃气欲降不得，肺气欲降无由。一遇辛温，阴霾渐扫，所以诸恙起色也，再从前法进步。

桂枝，制半夏，瓦楞子，茯苓，薤白头，枳实，广玉金，瓜蒌仁，橘皮，干姜。

〇蒋右，肝火痰热未乎，开合失度，又作寒热，热则阳气挟痰，浮游上扰，神明为之不治，清化痰热，参以熄肝，自当徐愈也。

郁金一钱五分，陈胆星四分，黑山栀二钱，西血王白五分（蜜水先调服），炒远志五分，天竺黄三钱，丹皮一钱，桑叶一钱，九节石菖蒲五分。

〇左，病后自汗，咽中牵腻，有时火从上升，则肌肤灼热。脉数软滑。此由甲木与戊土不降，而乙木独升。恐损久不复。

制半夏一钱五分，广皮一钱五分，地骨皮三钱（桂枝四分，煎汁收入），瓜蒌皮一钱五分，蛤粉三钱（包），竹茹一钱五分（姜汁炒），茯苓四钱，建泽泻一钱五分，枇杷叶四分（去毛），淮小麦一两（煎汤代水）。

〇费统帅，肾虚则生火，木燥则生风，水亏木旺，肝风鸱张，风乃阳化，故主上旋。阳明胃土，适当其冲，所以中脘不时作痛，木侮不已，胃土日虚，而风阳震撼，所以左乳下虚里穴动跃不平。肝风上旋至巅，所以头昏目重，一身如坐舟中。肝为藏血之海，肝藏既病，则荣血不和，遍体肌肤作麻。吾人藏府阴阳，一升必配一降。肝，脏也，本主左升；胆，腑也，本主右降。升者太过，则化火化风；降者太过，则生沦陷诸疾。必得升降控制，而后可以和平。今肝升太过，则胆降不及，胆木漂拔，所以决断无权，多疑妄恐。面色并不虚浮，而自觉面肿，阳气壅重于上故也。舌苔白腻，冷气从咽中出，以肝胆内寄相火，阳气升腾，龙相上逆，寒湿阴气，随风泛动。倘实以寒湿盛极，而致咽中冷气直冲，断无能食如平人之理。丹溪谓上升之气，自肝而出，中挟相火。夫邪火不能杀谷，而胃虚必求助于食，可知胃虚乃胃之阴液空虚，非胃之气虚也。脉象细弦而带微数，亦属阴虚阳亢之征。为今之计，惟有静药以滋水养肝，甘以补中，重以镇摄。阳气得潜，则阴气自收，盗汗亦自止也。特内因之症，不能急切图功耳。

龟甲六钱（炙），煅龙骨三钱，块辰砂三钱，大生地四钱，生牡蛎六钱，白芍二钱，天冬二钱，茯神三钱，生熟草各三分，洋青铅六钱，淮小麦六钱，南枣四枚。

〇赵左，命火向来不足，火不生土，土弱生痰，原属痰饮之类，虽有咳嗽，亦无足异。乃于去夏偶感风邪，邪与痰合，咳愈不止。猝受惊恐，震动胆木，胆为肝之外府，附于肝叶之内，此响彼应，肝火上犯，致咳剧而吐秽痰。斯时当作痰治，导肝火湿热下行。乃漫进参芪壅补，肝火痰热，阻肺不出，如油入面，莫之能泄。咳热痰秽，经年以来，日就沉困，脐上有形动跃。夫脐上为太阴脾土部位，此时肺金久损。金水无由相生，炎上之火日炽，似非壮水滋其化源，不足以制其燎原之势。然水邪干犯土位，脐上如此悸动，稠腻之药，势难尝试。脉右寸小涩，关部带滑，尺部细沉，而左寸关俱弦，尺部微弱。病属肝火挟痰蒸肺，蔓延而至气阴皆虚。滋肾益肺，则碍于脾土；理湿化痰，则碍于肝木。勉拟益水之上源，而兼泄热化痰。请正。

南北沙参，炒麦冬，海蛤粉，炒蒌皮，冬瓜子，海浮石，云茯苓，鲜竹茹，枇杷叶，肺露。

○陈子岩，向有肝阳，时发时止。兹则少腹胀硬，大腹胀满，中脘胀痛，势不可忍，恶心泛呕，其味甚酸，心胸嘈杂，大便不行，脉象细弦而数，苔黄质腻，骨热皮寒，气逆短促。少腹居中为冲脉，两旁属肝。考冲脉部位，起于气街，夹脐上行，至胸中而散，足见下则少腹，上则胸脘，皆冲脉所辖之区。令冲气逆行，冲阳逆上，胃为中枢，适受其侮，所以为痛为嘈杂为恶心，诸恙俱作矣，胆为肝之外府，为阴阳开合之枢纽，肝病则少阳甲木开合失常，为寒为热，似与外感不同，所虑者气冲不已，致肾气亦动，转成奔豚之候，兹议两和肝胃，参以镇逆，方备商裁。

川雅连五分，淡干姜四分，川桂枝四分，制半夏二钱，代赭石四钱，旋覆花二钱，金铃子二钱，延胡索一钱五分，陈皮一钱，土炒白芍一钱五分，姜汁炒竹茹一钱。

二诊：两和肝胃，参以镇逆，中脘胀痛已止，恶心嘈杂吞酸亦定。然大便未行，痰气欲降无由，遂致气窜入络，两季胁异常作痛，牵引腰膂背肋，不能转侧。更加烟体失瘾，气不运行，其势益甚，竟至发厥。幸吐出稠痰数口，方得稍定，脉象细弦，重按带滑。络气痹阻，恐其复厥。勉与荫棠先生同议逐痰通府宣络。非敢率尔，实逼处此也。方备商裁。

薤白头三钱，瓜蒌仁三钱，竹沥半夏一钱五分，旋覆花二钱，猩绛六分，橘皮络各一钱，冬瓜子三钱，茯苓三钱，青葱管三茎，控涎丹五分（橘络汤先送下）。

三诊：投剂后季胁腰膂痛止，大便一次甚畅，日前之所谓痛胀阻隔，快然若失，不可不为转机。惟气时上逆，甚至如喘，胸闷酸涎上泛，头昏眩晕。虽频频吐痰，自觉欲出未出者尚多。脉象弦滑而数，重按少力。络气之滞，虽得宣通，而木火不乎，与浊痰相合，蒸腾于上，消烁阴津，所以舌苔黄揹干毛，恐起糜腐，拟清泄木火，化痰救津。留候荫棠兄裁夺。

黑山栀三钱，炒黄川贝二钱，光杏仁（去尖）三钱，大麦冬三钱，瓜蒌皮三钱，海蛤粉三钱，霍石斛四钱，鲜竹茹二钱，鲜枇杷叶一两，左金丸八分（包煎），白金丸五分（先吞服）。

四诊：清泄木火，化痰救津，颇能安寐。舌苔边尖较化，干毛转润，脉数较缓，神情略为振卓。但时带呛咳，咳则气从上升，两季胁吊痛；略闻食臭，辄增嘈杂头晕。丹溪云：上升之气，自肝而出。经云：诸逆冲上，皆属于火。良由厥气纵横之余，余威尚盛，遂至气化为火，逆犯肺金，消烁津液，其水源之不能涵养肝木，略见一斑。若肝胆之火，挟龙雷上逆，便是喘汗之局。兹与荫棠先生同议滋水养肝，兼泄气火。前人谓痰即有形之，火，火即无形之痰。冀其火降，痰亦自化，然非易事也。

陈阿胶珠二钱，大麦冬三钱，霍石斛四钱，粉丹皮二钱，生白芍一钱五分，黑山栀一钱五分，炒瓜蒌皮三钱，炒黄川贝三钱，海蛤粉三钱，秋石一钱，煅磁石三钱。

五诊：舌黄大化，润泽有津，口渴自减，渐能安谷。但气火不平，挟痰上逆，肺为华盖，适当其冲，频频呛咳。痰虽欲出，碍于两胁之痛，不能用力推送，致喘呼不宁。欲寐不得，神情烦懊，脉象细弦。咽中燥痛。一派气火升浮之象，非济之以水，不足以制其火。然壮水之品，无不腻滞，痰热阻隔，不能飞渡而下。经谓虚则补其母，肺金者，肾之母气也。拟益水之上源，仍参清泄气火，而化痰热。

北沙参四钱，西洋参一钱五分，霍石斛四钱，川贝母一钱五分，冬瓜子四钱，瓜蒌皮三钱，海蛤粉四钱（包），旋覆花一钱五分（包），猩绛六分，青葱管三茎。鲜枇杷叶一两（去毛），陈关蜇一两，大地栗四枚，三味煎汤代水。濂珠三分，川贝母五分，二味另研末，先调服。

六诊：益水之上源，参以化痰，胃纳渐起，诸恙和平。然时仍呛咳，咳嗽引动，气即上冲，咽中微痛。脉象细弦。肝经之气火升浮，遂致在上之肺气不降，在下之肾阴不摄。拟益肾水以涵肝木，使阴气收纳于下，略参化痰，使不涉呆滞。

炒松生地四钱，霍石斛三钱，青蛤散五钱（包），车前子（盐水炒）三钱，煅磁石三钱，大麦冬二钱，生白芍二钱，怀牛膝一钱五分（盐水炒），川贝母二钱，秋石一钱五分，琼玉膏四钱。

○唐右，湿痰素盛，每至春升之际，往往神情迷倦。平时精神不振，耳鸣如蝉。脉象细弦。虽有湿痰，而营分更虚，风阳上逆，所以舌心剥脱也。拟养营而不涉柔腻。

白归身二钱（酒炒），黑豆衣三钱，土炒奎白芍一钱五分，海蛤壳五钱，制首乌四钱，奎党参三钱，潼白蒺藜各二钱（盐水炒），云茯苓三钱，竹沥半夏一钱五分。

二诊：补气以助健运，则湿痰不化而自化。养营以助滋涵，则肝阳不熄而自熄。前方已见和平，仍守前意。

奎党参三钱，白归身一钱五分，白茯苓三钱，海蛤粉四钱，炒于术二钱，竹沥半夏一钱五分，广橘红一钱，制首乌四钱，潼沙苑盐水炒三钱，六君子丸三钱。

○周右，便泄虽止，腹仍攻鸣，眩晕气逆，冲阳上升，脾土失和。宜育阴以制阳气上逆之威，抑木即所以安脾也。

阿胶珠二钱，土炒白芍一钱五分，白蒺藜三钱，池菊花一钱五分，炙黑草五分，炒木瓜皮一钱五分，黑豆衣三钱，海蛤粉三钱，茯苓三钱，盐水炒竹茹一钱。

○孙左，向有遗精。肾水空乏，肝阳上升，扰神则心悸，外越则为汗，上升则头眩耳鸣。脉象虚弦，非壮水不足以涵木也。

龟甲六钱（先煎），煅磁石三钱，麦冬（辰砂拌）三钱，女贞子三钱（酒蒸），生牡蛎六钱，生白芍三钱，黑豆衣三钱，阿胶珠二钱，辰茯神三钱，大补阴丸二钱（淡盐汤晨服）。

○程右，肝阳上升不熄，眩晕目昏，四肢作酸，脉弦而滑，此肝风与湿相合，风主动摇，所以身如舟行也。

于术炭，茯苓，桂枝，炙甘草，煨天麻，蜜炙干姜，泽泻，二妙丸。

二诊：足膝软弱稍退，而寐不能酣，合眼则光明异景叠呈，此阳气乘于阴位。前法再进一层。

朱茯神三钱，白蒺藜三钱，菊花一钱五分，秦艽一钱五分，川桂枝四分，煨天麻一钱五分，制半夏一钱五分，焦秫米二钱（包），二妙丸二钱。

○徐左，中脘之下，有形攻撑跳动，寤难成寐，脉象左弦。此由肝气抑郁，肝阳上扰。急宜开怀颐养，不可专恃药力。

酸枣仁二钱（研），煅龙齿三钱，金铃子一钱五分，夜交藤四钱，朱茯神三钱，制香附二钱，杭白芍一钱五分（酒炒），陈广皮一钱，炒枳壳七分，左金丸四分（先服）。

二诊：上冲之气已平，而仍心悸少寐，牙龈胀痛，大便不行。还是肝阳撼扰，走窜胃络也。

辰天冬三钱，朱茯神三钱，石决明五钱，玄参三钱，川石斛四钱，煅龙齿三钱，夜交藤四钱，钩钩三钱（后入），活水芦根一两（去节），青果三枚（打）。

○严左，体丰湿痰素盛，熬夜劳神，阳不收藏，致肝阳挟痰上升，头昏眩晕，恶心欲呕，胸闷不舒。脉象糊滑，关部带弦。舌苔浊腻。痰火交炽，恐风旋不熄，而致发痉。

制半夏三钱，枳实一钱，煨天麻一钱五分，白茯苓三钱，制南星七分，橘皮一钱，炒竹茹一钱，白蒺藜三钱，白僵蚕一钱五分，白金丸一钱（开水送下）。

二诊：化痰熄肝，眩晕恶心已定，热亦退楚。前法入出，以清邪薮。

制半夏二钱，茯苓三钱，煨天麻一钱五分，牛膝三钱，白蒺藜三钱，陈胆星五分，上广皮一钱，炒竹茹一钱五分，蛤壳五钱，大地栗三枚。

○陈右，营血不足，肝气有余。中气痞阻，眩晕耳鸣，心悸少寐。宜养血熄肝。

制香附，金铃子，白归身，杭白芍，清阿胶，炒枣仁，朱茯神，煅决明，白蒺藜，煨天麻，甘菊花。

二诊：向有肝厥，肝气化火，劫烁阴津，致营液不能营养，遍身筋骨作痛，眩晕心悸耳鸣，颧红火升。热熏胸中，胸次窒闷。肾水不能上潮于心，时常倦睡，脉细弦，尺涩。宜滋肾之液，以熄风木。

阿胶珠，生地，天冬，黑豆衣，玄参，白芍，女贞子，朱茯神，生牡蛎，白归身，淮小麦。

三诊：生气通天论曰：阳气者精则养神，粟则养筋。又曰：阳气者烦劳则张，精绝，辟积于夏，使人煎厥。《内经》极言阳火内燃，气血煎熬，阴不含抱，阳火独炎，一时阴阳几离，遂为煎厥。经义如此，原属大概。今诊脉象细弦，左尺小涩，右尺不藏。病起于数年前，屡屡发厥，旋即经事迟行，甚至一年之中仅来两次，其阳气之吸灼，阴液之消耗，略见一斑。兹则肩背腰膂股踹皆痛，火时上升，心悸耳鸣头晕。据述操持烦劳，甚于平人。显由烦劳激动阳气，壮火食气，遂致阳明络空，风阳乘虚入络，营血不能荣养筋络，是失其柔则养筋之常也。心为阳，心之神为阳中之阳。然神机转运，则神气灵明；神机不运，则神气蒙昧。所以离必中虚。其足以转运阳神者，阴津而已矣。今风阳亢盛，阴津日亏，虽有阳神，而机枢不运，所以迷沉善寐，是失其精则养神之常也。舌苔或黄或白，或厚腻异常，有似阴虚之中，复夹湿邪为患。殊不知人必有胃，胃必有浊，浊随虚火升浮，舌苔自然变异，从可知浊乃假浊，虚乃真虚也。治之之法，惟有甘以益胃，滋肾祛热，以熄风木。然必安静勿劳，方能奏功，不可不知。

大生地六两，白归身（酒炒）二两，木瓜皮（炒）一两五钱，杭白芍（酒炒）二两，大熟地四两，黑元参三两，朱茯神三两，黑豆衣三两，肥玉竹三两，大天冬三两，金石斛（劈开）四两，潼沙苑（秋石水炒）二两，女贞子（酒蒸）三两，大麦冬三两，西洋参三两，野于术（人乳拌蒸）一两，甘杞子（秋石水炒）三两，柏子仁（去油）三两，厚杜仲（秋石水炒）三两，小兼条参（秋石水拌另煎冲入）八钱，生熟甘草各七钱，粉丹皮二两，生牡蛎八两，陈阿胶（溶化，冲）四两，龟甲胶（溶化，冲）四两。

上药煎三次，去渣，再煎极浓，以溶化二胶、兼条参汤冲入收膏，每晨服七八钱，渐加至一两余，开水冲化。

○杨左，阴分久虚，下虚上实，风阳上逆，腹中极热，眩晕火升，精水不固。脉象细弦，尺部带涩，水亏木旺，宜介类潜伏阳气。

龟甲一两（先煎），生牡蛎六钱，阿胶珠三钱，生甘草五分，大生地四钱，生白芍三钱，黑元参三钱，大淡菜二只。

二诊：阳升不寐，风阳鼓动则心悸。火之不降，由于水之不升；水之不升，由于水之不足。

生鳖甲五钱，生龟甲一两，生山药三钱，块辰砂三钱，茯苓三钱，生牡蛎七钱，生白芍三钱，粉丹皮三钱，大淡菜二只，金器一件。

○吴右，血虚木旺，肝阳上升，头胀眩晕。发则嘈杂易饥，心神扰乱，脉濡细，关弦尺涩。养肝以和阳气。

阿胶二钱，酒炒白芍二钱，黑豆衣三钱，牛膝（盐水炒）三钱，池菊一钱五分，酒炒归身三钱，炙黑草五分，杜仲（盐水炒）三钱，茯神三钱，炒枣仁二钱，淮小麦五钱，大南枣三钱。

○李左，脉渐耐按。头晕似有漂浮之意。阳升不熄，当助其所以制伏阳气者。

白归身，龟甲心，党参，煅龙骨，茯苓神，磁朱丸，生地炭，煅牡蛎，白芍，煅决明，制半夏。

○方右，呕吐已止，嘈杂亦减，然左胁下闪闪若动，身体有飘浮之意。无非阳气之升逆太过也。

制半夏，白蒺藜，磁石，茯苓神，参须，橘红，煨蛤壳，龙齿，块辰砂，金器。

○褚右，体丰多湿，湿盛生痰，痰在胸脘，甚则呕吐。吾人肝胆表里相应，肝上升则化心营，胆下降则化相火。胃居于中，为升降之中道。胆宜降，胃亦宜降。今胃中为痰气所阻，胃气不能通降，则胆木之气不能独向下行，于是但有肝之升，而无胆之降，遂成一有升无降之局，所以一身如坐舟中，有似虚空提起。目常带赤，即是胆中之气火，挟命阳浮逆于上也。脉象弦滑，为中风之根。所进一派黏腻阴柔之药，是抱薪而救火也。吾见愈者亦罕矣。

制半夏，煨天麻，橘红，枳实，制南星，云茯苓，白蒺藜，炒竹茹，白金丸，磁朱丸。

又：脉稍柔缓，躯体之升浮荡漾，亦减于前。水不涵木，固令阳气上升；殊不知胃胆不降，亦能使之上逆。药既应手，无庸更章。

制半夏，制南星，枳壳，广陈皮，杏仁泥，瓜蒌皮，泽泻，竹茹，钩钩，磁朱丸。

○某，由脘胁阻窒，而致火冲不寐，肌肤发疹，面目带肿。脉细弦滑。此肝火挟痰内阻，水火升降之道不通，坎离不相交济。宜清气化痰。

制半夏，制南星，酸枣仁，炒枳壳，橘红，川雅连，粉丹皮，茯苓神，炒竹茹，桑叶。

○凌右，便血之后，血虚不复，肝阳上僭，眩晕心悸，面浮肢肿，带下连绵，经事涩少，一派内亏见证，拟养肝熄肝，兼摄奇脉。

生地，牡蛎，山药，桑螵蛸，潼沙苑，阿胶，于术，茯神，黑豆衣，湖莲肉。

二诊：经来稍畅，胃亦略起。然仍眩晕心悸，面浮肢肿，血虚木旺阳升。效方踵进。

全当归一钱五分，紫丹参一钱五分，池菊花一钱五分，桑螵蛸三钱，黑豆衣三钱，煅牡蛎三钱，阿胶珠三钱，潼沙苑三钱，湖莲肉三钱。

○虞左，自幼风痰入络，每至发痉，辄呕出痰涎而愈。兹当一阳来复，肝阳暴升，肝气横逆，发痉之后，气撑脘痛呕恶。风木干犯胃土，胃土不能下降，肝经之气，渐化为火，以致发热头胀，连宵不能交睫，口渴欲饮，大便不行。脉细弦数，舌红苔白浮糙，中心带灰。木犯胃而胃阴暗伤之象。恐复致厥，拟甘凉益胃，参以平木。

金石斛四钱，白蒺藜三钱，川楝子三钱，左金丸八分（先服），半夏曲一钱五分，佛手花八分，延胡索一钱五分，枇杷叶（去毛）三片，橘叶一钱，活水芦根五钱。

○王右，向有痰饮，兹则心悸不宁，遍身筋脉动跃，背脊寒冷，渐即汗出。脉象弦滑，舌胖苔腻。此肝阴不足，脾胃湿痰悉随肝阳鼓舞，君火为水气所干，以致摇撼震动。无性命之忧，有频年之累。

茯苓神，石菖蒲，制半夏，广橘红，真武丸，远志肉，块辰砂，煨天麻，指迷茯苓丸。

○高右，两和肝胃之阴，肃肺以通肠痹，肺与大肠本相表里，清肃之令一行，府气自然通降，所以药进之后，如鼓应桴，大便即解。甘以养胃，阳土得和，风木之气，不能动辄摇撼，所以烦嘈之状已定，身热退清，面红赤转淡，脉弦大转柔，舌苔浮腐顿化。惟不易酣寐，而易汗出，还是阳不藏敛之兆。其为伏邪之后，肝胃阴伤，可谓毫发不爽矣。若踵余邪蕴湿论治，则阴愈伤而热愈甚，热愈甚则邪愈不敢撤，真有不堪设想者，今药既平反应验，无庸再事更章。方草正之。

金钗石斛，鲜竹茹，炒杞子，茯神，火麻仁，淮小麦（煎汤代水），半夏曲，地骨皮，钩钩，白蒺藜，煅龙齿。（《张聿青医案》）

费伯雄医案

○肝风上升，头目不爽；肝气犯胃，中脘不舒。宜柔肝熄风，兼调胃气。

当归身，杭白芍，香抚芎，白蒺藜，川郁金，明天麻，甘菊花，细青皮，石决明，广木香，春砂仁，佩兰叶，陈广皮，佛手片，降香。

营血久亏，肝气上升，犯胃克脾，胸腹作疼。治宜温通。

当归身，白蒺藜，春砂仁，延胡索，杭白芍，广郁金，广木香，云茯苓，上官桂，焦白术，细青皮，佩兰叶，佛手片，降香片。

脾为湿土，以升为健；胃为燥土，以降为和。肝木横亘于中，上犯胃经，下克脾土，以致胸腹不舒，甚则作吐作泻。宜柔肝和中化浊。

当归身，白蒺藜，陈橘皮，川厚朴，广郁金，焦白术，春砂仁，台乌药，云茯苓，细青皮，佩兰叶，广木香，白檀香，金橘饼。

祖怡注：以上各方皆用血药，此先生治肝之法也。

营血久亏，肝风内动，头目作眩。宜调营柔肝。

炙生地，当归身，杭白芍，香川芎，陈橘红，明天麻，杭菊花，石决明，春砂仁，川断肉，制半夏，川独活，嫩桑枝，荞饼。

肝者将军之官，其体阴，其用阳，故为刚脏。水不滋木，肝阳上升，头眩心悸，有时怔忡，实为肝病。宜滋肾柔肝，熄风化痰之治。

炙生地，青龙齿，制半夏，杭菊花，嫩桑枝，柏子仁，大丹参，杭白芍，石决明，红枣，潼蒺藜，白蒺藜，当归身，云茯神，陈橘红，金橘饼。

营血久亏，肝风内动。宜养阴调营。

潼蒺藜，霜桑叶，左牡蛎，杭菊花，石决明，白蒺藜，云茯苓，春砂仁，当归身，荷叶，南沙参，杭白芍，怀山药，合欢皮，金橘饼。

肝阳上升，肺胃不和，不时呛咳，头角作痛，姑拟柔肝熄风，兼清肺胃。

羚羊角，杭菊花，象贝母，桑白皮，潼沙苑，南沙参，云茯苓，苡仁，全当归，生石决，大丹参，霜桑叶，白蒺藜。

营血大亏，肝风内动，不时呛咳，头目作眩。宜养阴调营，熄风化痰。

南沙参，白苏子，女贞子，甜杏仁，潼蒺藜，石决明，化橘红，杭菊花，白蒺藜，云茯苓，苡仁，当归身，象贝母，桑白皮。

肾水久亏，肝阳上僭，肝营不足，发脱目昏。宜养阴调营，以滋肝木。

南沙参四钱，怀山药四钱，杭白芍一钱，炙生地四钱，石决明六钱，杭甘菊一钱，霜桑叶一钱，黑芝麻三钱，当归身一钱半，净蝉衣一钱，云茯神三钱，谷精草一钱半，福橘饼三钱。

两尺虚细，左关独弦，右部浮滑，水不滋木，肝阳上升，肺胃不和，脾土困顿。先宜培土生金，后再峻补。

南沙参，柏子仁，潼沙苑，黑料豆，全当归，云茯苓，夜合花，大丹参，川石斛，女贞子，怀山药，陈皮白，金橘饼。

营血大亏，肝阳太旺，四肢枯燥。宜养阴调营。

全当归，大丹参，怀牛膝，广木香，陈广皮，川厚朴，江枳壳，瓜蒌仁，广郁金，佩兰叶，细青皮，合欢皮，降香片，金橘饼。

脉来左弦右滑，肝风内动，驱痰上升，不时呛咳，入夜则厥，抱恙日久，不易速瘳。急宜养血去风，化痰通络。

南沙参，大丹参，云茯神，石决明，麦门冬，川贝母，天竺黄，法半夏，明天麻，甘菊花，炙僵蚕，化橘红，光杏仁。

胃之大络，名曰虚里，入脾而布于咽。肝气太强，上犯虚里，中脘不畅。作哕舌灰，职是故也。至于肢节流窜作痛，甚则发厥，肝风所致。宜养血柔肝，和胃通络。

当归身，杭白芍，大丹参，玫瑰花，化橘红，制半夏，白蒺藜，春砂仁，川断肉，川独活，怀牛膝，左秦艽，川厚朴，晚蚕沙，佛手片，甜瓜子。（《孟河费氏医案》）

谢星焕医案

○（肝风撮指）杨桂生，初起呕吐，继而呵欠甚长，腹中绞痛，难以名状，身摇心振，十指紧撮，自谓爪掐肉痛，头汗气蒸如雨，发经片时，已而复发。日延数医，用尽驱风化痰之药，而无效验，咸谓方书罕见，决无治法。余诊其脉，沉伏中忽显弦数，弦数中忽然沉伏。诊毕，一医旁问曰：先生，此何病也。余曰：木强土弱，肝风病耳。试观疟之初发，始必呵欠，今呕吐呵欠腹痛，显系土衰木往乘之，所以胃中不能容谷，肝阴被火所劫，是以筋急而牵引撮紧。但肝为刚脏，一切逐风辛散之药，反能助火劫阴，岂非愈加其病。况风热虽一，而木属有二，若病在少阳甲木之风热，固当放小柴胡之制，今病在厥阴乙木之风热，又当变通小柴胡之制，仿喻嘉言先生所谓丹田有热、胸中有寒之例治之，二剂而愈。

附方：桂枝，白芍，柴胡，姜夏，黄连，干姜，胆草，山栀，甘草。

○（肝火上僭）黄大亨先生乃郎，忽患嗳气上冲，似呃一逆之象。医进藿香、二陈之属，更加呕逆不已，又用柿蒂、香、砂、丁、蔻之药，遂至嗳逆不休。余诊之曰：吾一剂立愈，以左金加大黄、柴胡、丹皮，药下果子，次除大黄，重加石斛而安。此诸逆冲上，皆属于火，所谓欲求南风，须开北窗也。（《得心集医案》）

王旭高医案

○王，血虚肝风上逆，痰涎走络。头眩心跳，干咳痰少，右肩臂不能举，足热无力。养阴以熄风阳，化痰以调脾胃。

党参（元米炒），生地（浮海石同拌），半夏，决明，沙苑（盐水炒），茯神，枣仁，蛤壳，茯苓，陈皮，嫩钩，竹茹。

复诊：治风先治血，血行风自灭；治痰先化气，气化痰自失。

生地，茯神，嫩钩，陈皮，沙苑，决明，蛤壳，枣仁，竹茹。

○张，头痛巅疾，下虚上实，过在足少阳、厥阴，甚则入肾，眴蒙炤尤。经文明指肝胆风阳上盛，久痛不已，必伤少阴肾阴。肾阴一衰，故目疏巟无所见，而腰痛复起也。前方清镇无效，今以育阴潜阳镇逆法。

生地，龟甲，杜仲（盐水炒），牡蛎，茯神，枣仁，磁石，阿胶（米粉炒），女贞（盐水炒），沙苑（盐水炒），石决明。

渊按：此厥阴头痛也。三阴经皆至颈而还，惟厥阴上额交巅。甚则入肾者，木燥水必亏，乙癸同源也。

○荣，病起肝风，继增痰饮吐酸，所以口目筋掣，而胸膈不利也。近因暑热上蒸，咽喉碎痒，暂投凉剂，喉患即解，而胸脘愈觉撑胀。夫肝风之动，由于阴血之亏；而痰饮之乘，又系胃阳之弱。病涉两歧，法难兼用。今且宣化胃湿以祛痰，稍佐平肝降热。

法半夏，茯苓，陈皮，麦冬，杏仁，旋覆花，川贝，山栀（姜汁炒），郁金，丹皮，白蔻仁，竹茹。

渊按：此等病最难看，其实在中焦脾胃也。盖饮生于脾，聚于胃，苟能治得痰饮，肝风无有不愈。脾气既升，肝自不郁；胃气既降，肝自清宁。何风之有？

○顾，血不养筋，筋脉牵掣，昼日则安，暮夜则发，不能安卧。病在阴经，宜养血以和经脉。

大生地，党参，黄芪，川芎，茯苓，柏子仁，当归，白芍，枣仁，桑枝。

○何，肝风阳气上冒，头左偏痛，连及左目难开；胸脘气胀，肝木乘胃。法以泄降和阳。

羚羊角，蔓荆子，川连，刺藜，池菊，钩钩，石决明，神曲，茯苓，半夏，桑叶。

○施，久遗下虚，肾水不足，肝风暗动，上升则头痛眩晕，乘中则或吐或泻。近来夜寐出汗，左目锐眦赤肿，少阳木火上盛也。法以上熄风阳，下滋肾水，中和脾胃，外实腠理，用汤丸并进。

磁朱六味丸（淡盐汤送下），石决明，怀药，白芍，玄参，牡蛎，沙苑子，茯神，党参，芡实，红枣，浮麦。

○宋，营血内亏，不能涵木，加以恼怒，肝风暗动，不时头昏脚软，防其跌仆。今宜养血熄风。

党参，当归，白芍，川贝，陈皮，茯神，枣仁，香附，橘叶，砂仁，石决明，刺蒺藜。

渊按：营虚由脾不化，心不生。党参、当归补脾以生营，砂仁、橘叶快脾以疏肝，余亦清金制木，利气养营者也。

○徐，少腹之块已平，小便已利而反不禁。素有肝风脾泄宿恙，近增右手麻木。脉象弦大而滑，时觉痰多气升。此中气已虚，精血不足，内风走络，脾湿生痰。法当兼顾。

制首乌，怀山药，冬术，归身，白芍，菟丝子，沙苑子，茯苓，党参，半夏，陈皮，桑枝。

○胡，少腹胁肋，肝之部也。腰，肾之府也。年老则精血枯而络脉空，肝气乘虚入络，湿热又从之为患。补养精血，疏肝通络，兼化湿热以治之。

川楝子，香附，乌药，当归，茯苓，旋覆花，延胡，新绛，陈皮，苁蓉干，青葱管。

复诊：补养精血，疏通脉络，胁肋之痛稍减。惟小溲短少，夜半以后脘腹觉胀，是浊气不化也。前方加通阳泄浊之品。

川楝子，吴萸，乌药，杞子，当归，延胡索，茯苓，车前，橘叶，苁蓉干，九香虫，两头尖，小麦芽。

○华，病久正虚，阴阳两弱，坎离不交，夜不成寐，久卧于床，不耐烦劳。兹因舟行跋涉，远道就诊，忽然神糊不语，两手不定，遮睛捋发，烦躁不安。诊脉促乱，饮食不进。想由舟中热闷，鼓动风阳，扰乱神明，卒然生变。姑拟熄风和阳，安神定志，冀得神清谷进，或可再商。

生洋参，茯苓，丹皮，沙苑，石决明，天竺黄，竹茹，枣仁，嫩钩，远志肉。

渊按：痰浊为风阳煽动，堵塞神明，猝然不语，须豁痰开窍。豁痰如羚羊、胆星、竹沥之类，开窍如中黄、至宝、苏合之类，随证用之，或者有济。

○朱，水亏不能涵木，阳升阴不上承。时际春深，木旺阳升之候，是以寒热、头痛、胸痞、少寐、便结等症见也。仿赵养葵法。

大生地（砂仁拌），茯神，丹皮，柴胡（盐水炒），枣仁，女贞子，麦冬（朱砂拌），归身，陈皮，生姜，石决明，红枣。

渊按：从逍遥散参入滋水养肝，颇有巧思。

○徐，丧弟悲哀太过，肝肠升动无制。初起病发如狂，今则心跳少寐，头晕口干，略见咳嗽。拟安神养阴，清火降气为法。

石决明，丹皮，枣仁，茯神，川贝，北沙参，广橘红，麦冬，玄参，竹茹，枇杷叶。

○章，经曰：上虚则眩。丹溪云：无痰不作眩。病机论曰：诸风掉眩，皆属于肝。是眩晕不出虚、风与痰三者为患。健忘筋惕，虚与肝之病也。吐痰干腻，津液所化也。从三者治之，虽不中，不远矣。

生洋参，天麻，天竺黄，川贝，茯神，制南星，石决明，牡蛎，甘菊花，牛膝，女贞子，嫩钩钩。

复诊：眩晕虚风兼夹痰，前方布置已成斑，病来心悸宗筋缩，养血清肝理必参。

生洋参，天竺黄，天麻，川贝，嫩钩钩，羚羊角，石决明，菖蒲，茯神，大补阴丸。

○唐，肝风太旺，肝阴又虚。气旺则火动而风生，阴虚则液亏而血弱。血弱则心跳，液亏则口干。火动故发热，风生则头痛。拟佐，金以平木，培土以熄风，养血以柔肝，益阴以退热。

归身，丹皮（盐水炒），北沙参（吴萸三分，拌炒），枣仁，陈皮，冬术（土炒），刺蒺藜，稆豆皮，茯神，白芍，橘叶。

○仁渊曰：肝风痰火，乃类中之渐也。故次于中风之后。原夫肝之所以生风，曲肾水不足灌溉，致木燥火生，火生风起。脾弱不能运化饮食精微而生痰浊，痰浊为风阳煽动，上盛下虚，轻则眩晕摇颤，气升呕逆，重则颠狂昏仆，与中风同类。案中治法，大都上熄风阳，下滋肾水；痰多者以化痰为主，虚多者以养阴为主；虚而寒者宜温，虚而热者宜凉。亦有本虚标实，痰火上盛，不得不先泻火开痰，俟标邪退而再图其本。见证虽属肝胆，而病根全在脾肾。盖木之生也，栽培在土，滋灌赖水。苟土厚水润，燥湿得宜，虽有大风，枝叶动而根干不摇。惟土薄水亏，始根露干枯。无风且萎，有风宁不摇动乎？且脾土既虚，肺金失恃，金虚不能制木，火升转欲焚金。将军之性，非可直制，惟咸苦甘凉，佐微酸微辛，经所谓：火淫于内，治以咸寒，佐以甘苦，以酸收之，以苦发之；风淫于内，治以辛凉，佐以甘苦，以甘缓之，以辛散之。夫咸苦酸甘，益阴泻火，以柔济刚；辛味虽阳，以能通散，助金而制木也。（《王旭高临证医案》）

何澹安医案

○质弱火炎，耳鸣头晕，膈次不宽。先用疏肝清理，然后进补奏效。

制首乌，青蒿，石决明，花粉，泽泻，元生地，甘菊，老桑叶，钩钩，生甘草。

耳鸣头晕，六脉弦滑不柔，肝火挟痰为患，先清后补。

制首乌，黑山栀，石决明，池菊，白蒺藜，法半夏，茯苓，老桑叶，淮牛膝。

卒然厥晕，膈次胀楚，六脉弦数，当用左金法方在类中复。

川黄连，茯神，炒白芍，木香，川楝子，竹茹，淡吴萸，枣仁，石决明，归身，真橘叶。

肝风挟痰，防其痫厥，六脉弦数，暂用疏肝涤饮治四肢麻时昏沉。

制首乌，茯神，白蒺藜，石决明，钩钩，法半夏，郁金，香附，黑山栀。

肝风挟痰，统体麻木，兼惊惕不宁，屡欲呕恶，乃肝邪侮胃，中气虚也，宜标本兼顾卧则不寐，行则不能，坐则足肿。卧则肿退。症屑湿痰。并非脚气。

于术，法半夏，白蒺藜，五加皮，茯神，十大功劳，茅术，白归身，秦艽，石决明，枣仁。

肝风挟痰，上焦清空窍不利也。以清镇疏肝降气治其入壮时晕厥跌倒。

羚羊尖，法半夏，黑山栀，茯神，橘红，陈胆星，制首乌，石决明，白蒺藜，枣仁，降香。

咽痛咳痰，膈胀便溏，此中虚厥阴化风，宜调中润肺治之。

桑白皮，橘红，炒苏子，桔梗，薄荷叶，生芪，钩钩，大力子，赤苓，冬瓜子。

复诊：炒苏子，炒扁豆，橘红，桔梗，生甘草，川石斛，生米仁，茯苓，郁金。

膈胀目昏，舌本手指麻木，当此厥阴用事之候，未敢遂补。鄙拟疏风涤饮法，以视动静。

百蒸于术，蒺藜，茯神，归身，石决明，姜制半夏，甘菊，枣仁，新会，冬桑叶。

时疾后惊恐，以致下部精滑，上冲呕恶，触动肝风，膈胀浮肿，兼右脉滑大。先宜理胃疏肝，然后补其偏胜。

姜制半夏，广藿，代赭石，钩钩，竹茹，赤茯神，黑山栀，白蒺藜，橘红。

肝郁生风，内热膈胀，不思饮食，以通为补。

元米炒川连，广藿，新会，大麦仁，炒白芍，法半夏，郁金，橘叶，归须，荷蒂。

木郁生风，心悸口干，兼之腹鸣侮土，不克输津长肌，恐成单腹，莫作轻视。

川连，法半夏，炒白芍，泽泻，橘叶，广藿，白茯苓，焦神曲，黑山栀。

接服方：土炒于术，法半夏，茯神，白芍，黑山栀，川石斛，白归身，枣仁，橘叶，泽泻。

肝失所养，内风煽烁，时身心烦动，气机呼吸不利，以致痰喘。现诊脉象，并不细软，并脾胃无咎，未必阳本亏也。兹此以甘露饮加减法。

真西党，熟地，淡天冬，茯神，柏子霜，元生地，牛膝，大麦冬，枣仁，郁金汁。

丸方：西党参，半夏曲，茯神，柏子霜，石决明，枇杷叶，大熟地，沉香末，枣仁，胡桃霜，淮牛膝。

血虚肝郁，厥阴化风，病经三载，以柔肝培本，恒服奏效。

熟地，制首乌，茯神，杞子，甘菊花归身，石决明，枣仁，牛膝，老桑叶。

接服方：炙黄芪，阿胶，茯神，甘杞子，石决明，大熟地，归身，枣仁，柏子霜，老桑叶。

肝火挟痰，卒然晕厥，当此发生之候，宜疏风清镇治。

羚羊角，法半夏，石决明，白蒺藜，橘红，熟首乌，天麻，黑山栀，淮牛膝，菖蒲。

厥阴之气有余，不时发热，热甚生风，神昏厥逆，当此升令，宜用清心疏镇法月事不至。

制首乌，麦冬，归须，石决明，枳实，半夏曲，茯神，黑山栀，川郁金，益母膏二钱（冲）。

营液交虚，心阳飞越，上实下虚，易饥胆怯，延久不痊，神思倦怠，脉数无力。鄙拟甘温潜纳法。附方酌用。

炙黄芪二钱，麦冬三钱，茯神二钱，杞子三钱，新会红一钱，大熟地五钱，五味四分，枣仁三钱，牡蛎四钱（煅），龙眼肉二钱。

肝胆热郁生风，统体作痛，阳明湿邪下注，以致口渴不清，左脉紧大。先用疏风分理，然后进补奏效。

羚角片，归身，白蒺藜，赤苓，生米仁，生白术，秦艽，川续断，萆薢，忍冬藤。

接服方：制首乌，白术，煅牡蛎，沙苑，细桑枝，归身，川断，生米仁，赤神，生甘草。

神志不清，频发厥晕，上焦空窍蒙闭也。以泻心降气治。

川黄连，法半夏，代赭石，枳实，竹茹，风化硝，炒苏子，白茯苓，牛膝，菖蒲。

厥阴气郁，郁久生风，风甚生痰，中焦清窍不利也。须戒荤及酒，不致神昏颠倒。

羚羊角，石决明，法半夏，茯神，僵蚕，甘菊花，明天麻，葶苈子，黑山栀，竹茹。

厥阴化风，痰气壅于上焦，以致右脉滑数，瘰疬不消，以和肝化痰法。

制洋参，象贝，秦艽，石决明，冬桑叶，夏枯草，麦冬，橘红，白蒺藜，黑山栀。

久患休息，复兼咳血，二端俱愈，惟是内风扇动，以致心悸头晕，右脉弦数。宜黑归脾通补，徐徐安痊。

制于术，煨木香，茯神，炒白芍，炙甘草，炒阿胶，远志肉，枣仁，炒丹皮。

厥阴气郁，久而化风，营阴暗耗，不寐，火动及上焦，脉络痿痛。当此发生之候，宜疏风静养。

熟地，归身，茯神，杞子，柏子仁，洋参，麦冬，枣仁，龟甲，十大功劳。

厥阴化风，神不守舍，屡汗，火升，心悸不寐，以安魄苦泄治。

川连，归身，茯神，石决明，黑山栀，半夏，麦冬，枣仁，白蒺藜，橘叶。

内风煽烁，肺气不宣，以致鼻窍不利，面部红肿抽动，以清金化风，热邪自泄。此方暂服。

羚羊角，桑白皮，石决明，甘菊，豨莶草，荆芥，生米仁，地骨皮，知母，生甘草。

接服方：熟首乌，归身，桑叶，泽泻，生甘草，麦冬肉，丹皮，豨莶，黑山栀。

阳明有余，少阴不足，水不涵木，肝火，内动，脉数肢痿。宜祛风培水调治。

熟地，归身，牛膝，杞子，生虎骨，十大功劳，首乌，秦艽，木瓜，赤苓，龟甲。

多痰头晕，四肢麻木，由脾虚挟湿，血少肝风，六脉滑大不柔，以平肝燥土调治。

炒熟地，于术，归身，白蒺藜，橘红，法半夏，茅术，白芍，甘杞子。

平昔好饮，操劳，火动，伤络，据曾失血，肝失所养，阴气易浮，立春节近。当从心脾肾调治。

西党，远志肉，茯神，米仁，蛤粉炒阿胶，麦冬，女贞子，枣仁，牛膝，桂圆肉。

水不涵木，肝风内炽，肺气受克，肌体不润，筋骸不利，痛痹之渐，培水柔肝兼治。

制首乌三钱，秦艽一钱五分，豨莶草二钱，五加皮三钱，柏子霜一钱五分，十大功劳二钱，净归身二钱，米仁四钱，地肤子一钱五分，冬桑叶一钱五分，生甘草四分。

肺肾两虚，多痰咳逆，肝风内炽，痰火壅结，肿连颐颈，暂用涤痰清理，然后进补。

生绵芪，制首乌，知母，橘红，生鳖甲，真川贝，蛤壳，桑叶。

厥阴气郁，络伤经败，肝失所养，木风愈甚，脉不柔软，以通为补。拟用黑逍遥，佐苦泄法。

元米炒川连五分，制于术一钱五分，炒黑枣仁三钱，制香附三钱，石决明四钱（煅），炒黑柴胡八分，白茯神二钱，炒黑丹皮一钱五分，草郁金一钱，橘叶三张。

水亏肝风内动，以致虚里穴跳动，以交心肾，和肝调治。

熟首乌三钱，川石斛三钱，茯神二钱，黑山栀一钱五分，牡蛎四钱（煅），大麦冬二钱，炒白芍一钱五分，枣仁三钱，新会一钱，湘莲七粒。

始疾咳呛，继之帝丁胀楚。此邪人厥阴为患，以培水化风治。

陈阿胶，大力子，人中白，归须，生甘草，淮牛膝，马兜铃，枇杷叶，青黛，新绛屑。（《中国医学大成·何澹安医案》）

邵兰荪医案

○渔庄沈妇，肝风烁肺，呛咳久累不已，右脉寸关虚细，左弦，舌心红，癸水始淡继紫。姑宜柔肝以清肺为主。十月十三号九月初四日。

冬桑叶三钱，南沙参三钱，乌贼骨钱半，生白芍钱半，炒驴胶钱半，川贝二钱，粉丹皮三钱，淡秋石八分，生石决明六钱，紫菀钱半，甜杏仁三钱，引枇杷叶五片（去毛）。

五帖。

介按：肝阳上逆，乘肺而咳，肺津胃液，均受灼烁。以致癸水转紫。故治以清肝熄风，养胃滋液。

○华川赵妇，癸水先后不一，脉左涩右弦，舌心光，头晕音哑，此肝风烁肺。宜阿胶鸡子黄汤治之。十一月一日。

炒驴胶钱半，霜桑叶三钱，丹参三钱，黄草石斛三钱，鸡子黄一枚，生石决明六钱，茯神四钱，粉丹皮二钱，穞豆皮三钱，小胡麻三钱，甘菊钱半。

清煎四帖。

介按：肾液虚而未能上承于心，肝阴亏而厥阳化风烁肺，以致音哑头晕。治以阿胶鸡子黄汤，参用柔肝养液之品，真是的对之良方。

○安昌庞妇，冲任内怯，带下癸涩，腰酸腹痛，脉涩细，右细数，肝风浮越，头疼牙痛。姑宜柔肝熄风为主。六月初三日。

煨天麻八分，生牡蛎四钱，钗斛三钱，西洋参一钱，粉丹皮三钱，稆豆皮三钱，小胡麻三钱，炒杜仲三钱，甘菊二钱，钩藤三钱，桑寄生三钱。

清煎五帖。

又：带下未除，腹中疼痛，脉涩数，头疼牙痛悉差。宜柔肝、调经、涩下。六月十四日。

桑寄生三钱，炒杜仲三钱，丹皮三钱，制香附钱半，小胡麻三钱，远志肉八分，炒白芍钱半，覆盆子三钱，延胡索钱半，钩藤三钱，钗斛三钱。

清煎五帖。

介按：素禀阴亏，冲任皆损，是以腰痛连腹，经愆带下，内风浮越，直上巅顶，则头晕牙痛。治以柔肝熄风，滋液补肾，而头疼牙痛悉差。次因腹中尚疼，故用理气活血之品。

○某，肝风内震，心惕，头晕，肢战，脉弦右虚，癸来夹杂腰疼。姑宜柔肝熄风，仍镇摄心神。

桑寄生三钱，西琥珀八分，龙齿三钱，甘菊二钱，炒驴胶钱半，茯神三钱，炒远志八分，杜仲二钱，小胡麻三钱，钩藤三钱，穞豆皮三钱，引灯心七支。

五帖。

介按：肾难生液，是以心惕而癸来腰疼，肝不养筋，内风浮动，是以头晕肢战。今以柔肝熄风以缓晕，镇摄心神兼补肾，洵属对症疗法。

○安昌余，大便稍润，舌根微黄，脉濡，头角筋惕作痛，此由内风浮越。姑宜清肝、熄风、渗利。九月廿四日。

桑叶三钱，黄草石斛三钱，蕤仁钱半，苦丁茶钱半，甘菊二钱，生石决明六钱，茯苓四钱，通草钱半，钩藤三钱，刺蒺藜三钱，淡竹叶钱半。

清煎三帖。

介按：胃虚挟湿，肝阳化风不熄，直上巅顶，而头角作痛，故治以清肝渗湿之剂。（《中国医学大成·邵兰荪医案》）

吴瑭医案

○癸亥正月廿八日，章氏，七十二岁老年，上虚下盛，又当厥阴司天之年，厥阴主令之候，以故少阳风动，头偏右痛，目系引急，最有坏眼之虑，刻下且与清上。

羚羊角三钱，连翘一钱，刺蒺藜二钱，茶菊花二钱，桑叶二钱，生甘草八分，苦桔梗一钱五分，薄荷八分。

煮二杯，分二次服。日二帖，服二日。

三十日，少阳头痛已止，现在胸痞胁胀，肝胃不和，肢痛腰痛。议两和肝胃之中，兼与宣行经络。

桂枝尖二钱，半夏五钱，制香附二钱，杏仁泥三钱，广皮一钱五分，生姜汁三匙，广郁金二钱，青皮一钱。

煮三杯，分三次服。二帖。

二月初二日，因食冷物昼寐，中焦停滞，腹不和，泄泻，与开太阳阖阳明法。

桂枝五钱，茯苓块五钱，肉果（煨）一钱五分，半夏三钱，生茅术三钱，炮姜一钱五分，猪苓三钱，藿香梗三钱，广皮一钱五分，泽泻三钱，广木香一钱五分。

头煎两茶杯，二煎一茶杯，分三次服。

初四日，诸症向安，惟余晨泄，左手脉紧，宜补肾阳。

茯苓块五钱，补骨脂三钱，莲子（连皮）五分（去心），生于术三钱，煨肉果三钱，芡实三钱，菟丝子二钱，五味子一钱，水五碗，煮成两碗，分二次服。渣再煮一碗，明早服。

初七日，即于前方内去菟丝子，加牡蛎粉三钱。

初十日，太阳微风，以桂枝法小和之。

桂枝二钱，茯苓块三钱，生姜二片，半夏三钱，炒白芍二钱，大枣（去核）一枚，广皮二钱，炙甘草八分，煮二杯，分二次服。

十一日，右目涩小，酉刻后眼前如有黑雾。议松肝络、熄肝风、益肝阴法。

何首乌三钱，沙参三钱，茶菊花一钱五分，沙蒺藜二钱，桔梗一钱五分，生甘草八分，青葙子二钱。

煮二杯，分二次服。三帖后了然如故。

○癸酉二月十五日，陶氏，右脉洪大，尺部更甚，左脉弦细，上盛下虚，卒中不能言，如中风状，乃肝风内动络热窍闭之故，证势甚重。

羚羊角一钱，沙参一钱五分，茶菊花一钱五分，苦桔梗一钱，麦冬二钱，刺蒺藜一钱，生鳖甲三钱，桑叶一钱，生甘草八分，细生地一钱五分。

煮二杯，分二次服。日，二帖，服三日。

二十日，上盛下虚，窍闭不能言，用轻清合芳香开上。今稍能言，但虚烦不眠，心悸头晕，仍系厥阴未熄。兹用补心肝之体，兼实下法。

大生地五钱，沙参三钱，茯苓块三钱，炒白芍六钱，麦冬（不去心）五钱，炒枣仁三钱，生龟甲四钱，阿胶二钱，炙甘草三钱，整朱砂（绵裹）五钱，莲子（连皮心）五钱。

水五杯，煮取两杯，分二次服。渣再煮一杯服。

○黄，三十岁，肝风内动，脉弦数，乃真水不配相火，水不生木，故木强而直上行，头晕甚，即颠厥也。久不治为痱中，医云痰者，妄也。先与清肃少阳胆络，继以填补真阴可也。此症最易错看，贻害不小。

羚羊角三钱，桑叶三钱，苦桔梗二钱，黑芝麻（研细）三钱，丹皮二钱，钩藤钩二钱，茶菊花三钱，薄荷七分，生甘草一钱。

煮三杯，分三次服。

丸方定风珠。（《吴鞠通医案》）

缪遵义医案

○杨，风阳鼓动，以静镇之。

丸方：熟地，石决明，木瓜，料豆皮，茯神，紫石英，阿胶，左牡蛎，甘菊，血余，枣仁（炒），麦冬，将阿胶烊化，和入藕粉，煮浆为丸。

○程，风阳鼓动，右手足筋脉抽引。治宜养营熄风。

熟地黄，黄甘菊，牛筋，木瓜，归身，桑枝，石决明，杞子炭，鹿筋，杜仲，首乌。

○某，筋脉抽掣，风阳鼓动。

熟地，牡蛎，杜仲，黄菊，远志，鹿筋，鸭血桑枝，首乌，石决明，杞炭，丹皮，辰砂茯神，半夏。

○申，50岁，所谓麻木眩晕者，全是肝虚之症。即胸闷一节，亦属正虚邪扰。刮痧从肺稍泄，与正无裨，恐其因开泄而骤致气升厥，不可为其所惑。

石决明，郁金，细生地，龙齿，淮麦，橘红，川石斛，辰茯神，阿胶，川贝，黄菊，钩钩。

○蒋，气似浮，故脉不得沉而降，气亦随之。

制首乌，鹿头骨，黄甘菊，黄芪，白芍药，炒防风，益智仁，炙草，石决明，沉香汁。

○王，两足筋脉时攻痛。攻之甚，头且晕。

炒熟地，阿胶，鸭血炙桑枝，黄甘菊，川石斛，石决明，鸭血炙猪蹄筋，杜仲，木瓜。

复诊：加生左牡蛎、龟甲。

○张，病发神昏，宜用镇静之方。

生地，石决，龙齿，川斛，沉香汁，牡蛎，淮麦，茯神，柏子仁。

○祝崇明，据述平素以筋脉牵引为舒畅，惟轻则适。肝之性曲直，喜条达也。过重则抽掣太甚，下之海底必微湿，湿少则稍安，多则周身不适，如有物为之遮蔽。又若抠进，必口中大气为之一嘘，方为之廓然，此风阳之鼓动，燥火升腾也。其在经曰神，在天为风，在地为木，在体为筋，在脏为肝，在变动为握。握，搐搦也。火盛水衰，风随火动，所谓火空则发也。海底之湿，肝火之盛，子盗母气也。昨小便失溺不禁，厥逆随至，危机已著。今搐搦不已，苟非大剂滋培镇摄，暴脱可虞。今据理立方，以审察病机之所向。

炒枯熟地七钱，生左牡蛎一两六钱，麦冬三钱，川石斛三钱，沉香汁三分，加纹银二两，炒黑枣仁三钱，大条人参一钱五分，九孔石决明一两，北五味七分，辰茯神三钱。

复诊：神气渐安，即从前方损益。

原方加天冬一钱五分，阿胶一钱（研调），濂珠末五分。

又：心中如云雾遮蔽，全是气火挟痰。

加风米饮汤。又用远志、柏仁霜、水飞辰砂、猪心血丸，服一钱五分，煎药送下。

○福大人，左右两关洪而有力，右关属胃，胃火有余，则上侵肺部，左关属肝，肝火有余，则上注心中。丹溪气有余便是火，则益阴清火，是治心火之大法。方用金匮麦冬汤加减。

熟地三钱，麦冬二钱，黑枣仁二钱，茯神二钱，黑壳建莲二钱五分，南花粉一钱五分，炙草三分。

○倪，40岁，风消之证。

竹卷心，淮麦，芦根，炙草，南枣，牡蛎。

○程，肝虚，火易上升为患。

石决，石斛，茯神，鲜莲子，麦冬，杜仲，北沙参，淮山药，猪脊髓。

复诊：脉象带数，咳甚则肺气阻抑，便溏则胃阳不宣，土金俱病。宜以神农上品之药治之。方与中宫有裨。

黄鳝，怀山药，砂仁，燕窝，大麦仁，锅巴，玉竹。

丸方：炒黄鳝，怀山药，建莲肉，苡米仁，芡实，扁豆，茯苓，白芍，谷芽，砂仁。

为净末。燕窝三两，煮烂和入，猪肤膏六两和丸。每服四钱。

○王，22岁，胸痞心嘈。

淮麦，南枣，炙草，龙骨，沉香汁，茯神，枣仁。

○翁，瘰疬，是肝胆火上炎为患。

淡菜，玄参，牡蛎，川贝，四味为末，夏枯草煎汤成膏为丸。

○顾，风阳鼓动，脉显其形。

丸方：熟地，龙骨，黄明胶，河车，茯神，鳔胶，首乌，辰砂，枣仁，牡蛎，石决，菟饼，杜仲，羊腰子，羊尾。

○周，34岁，耳听稍窒于用，以耳鸣为之蔽也。据证或因乎外邪，但以鸣而断，在阳浮而动，不能不责之于阴亏。治以滋填为主。

熟地，石决明，黄甘菊，丹皮，磁石，牛膝。

复诊：眩晕内热。

熟地，料豆皮，牡蛎，石决，菊花，钩钩，枣仁，辰砂，茯苓。

○王，35岁，肝肾之气升则不得卧，两足无力，下焦宜填宜固。

熟地，枣仁，龙齿，柏仁，麦冬，牛筋，鳔胶，茯神。

○严，诊脉肝火有余，肾水不足以致，反并于阳明而益旺，右关之火，所由来也。治宜壮阴和阳。

熟地，天冬，鳔胶，山药，霞天胶，橘红，生地，麦冬，淡菜，莲心。

为净末，用鳖一个煎胶，去渣代蜜和丸。

○女，火易浮动，非上升即下降，疼痛不已，最难治疗。

燕窝，淡菜，川贝，黄明胶，蜗牛，人中白，濂珠，土贝，刺猬皮，龟甲，天花粉，煮浆和丸。

○孙，51岁，真阳易于上升，即从阳引之亦不能降，桂七味等剂，姑置之。

熟地，茯神，枣仁，泽泻，萸肉，怀山药，龙齿，牡蛎，丹皮，琥珀，藕粉和丸。（《吴中珍本医籍四种·缪松心医案》）

〇邓，38岁，昔贤云：口眼常动，故风生，风摇则血液衰耗，无以营筋，故筋脉拘急，有歪僻之象。

桂枝，丹皮，石决明，桑叶，当归，川斛，甘菊，黑芝麻。

〇华，耳鼻常静，故风熄；口眼常动，故风生。昔贤论之详矣。骤然㖞斜，动则生变也。考诸《易》象有足征焉。风行地上日观，观者，目之义也，上动而下静。山下有雷日颐，颐者，口之义也，下动而上静。见端若此，治法可悟矣。

制首乌，九孔石决，川斛，天麻，甘菊，料豆皮，钩钩，桑叶。

〇殷，47岁，阴虚生内热，肝气化风变幻。

细生地，茯神，归身，沉香汁，石决明，枣仁，白芍，郁金。

〇荣，56岁，阴亏肝郁，化风化火，耳鸣，舌干起刺，不得寐，胁胀，见象一斑。脉弦、沉滞带数。议体用两顾。

细生地，白芍，茯神，金铃子，石决明，上沉香，枣仁，郁金。

雪羹汤代水。

〇王，云士夫人素来经漏损阴，水不涵木，化火化风，头痛偏左，瘕聚瘰疬，见象一斑。入秋燥气加临，咳痰气臭，娇脏日虚，薄暮音渐不扬，心中有空洞若谷，胃纳不旺，大便燥结，皆液亏火燥所致。前议西昌法极是，吾意参以育阴和阳，化痰熄风，不致肺痿为幸。

细生地，麦冬，橘红，石决明，川贝，北沙参，阿胶，茯苓，蛤壳。

雪羹汤代煎。

〇朱，脉弦不寐，心中嘈杂。总由肝阳亢逆，化风内动。议以静药和阳之治。

生地，柏仁，白芍，川斛，淮麦，牡蛎，茯神，钩钩，枣仁，南枣。

〇朱，交春节肝火未平，膝肿麻木，总由水亏不能涵养。当以乙癸同治法。

生地，茯苓，黄菊，丹皮，川斛，虎骨，牛膝，杞子，石决，陈皮。

〇钱，神魂失守，梦寐间心阳驰逐，时或眩晕汗泄，总由阴亏阳浮。议与潜阳摄神方。

牡蛎，石决，朱茯神，枣仁，柏子仁，川斛，丹参，龙齿，料豆皮。

〇华，素患肝风，入春阳升体痛身热，非外感也。议和阳熄风治之。

生地，石决明，钩钩，茯苓，木瓜，川斛，料豆皮，丹皮，枣仁，山药藤。

〇陈，阴亏于下，阳亢于上，古人总以静药和阳益阴。宗乙癸同源之治。

六味加石决，白芍，川斛，青盐。

〇周，阴虚火升咽燥，筋脉抽引，眩晕悸动，大便不爽，总由水亏木火少藏，游行变幻莫制，非易治也。宜与滋养。

大生地，石决，知母，鸡子清，苓块，龟胶，川斛，麦冬，人中白。

〇蒋，肝风鼓动，口眼㖞斜。

上芪，麦冬，当归，青蒿，新会，甘草，茯神，白芍，骨皮，功劳叶。

〇赵，风阳鼓动，口眼㖞斜。

石决明，蒺藜，川斛，归身，羚羊角，钩钩，天麻，丹皮，白芍。

另用黄芪五钱、桂枝三钱、陈酒煎浓汁，以故布揩拭定处（患侧）。

〇迟，眩晕跌仆，心悸蠕动，筋脉抽掣，肝风振荡。与养阴熄风。

生地，茯神，枣仁，石决明，淮麦，阿胶，柏仁，川斛，钩钩，南枣。

〇毕，肝风入络作胀。

细生地，丝瓜络，沉香汁，首乌，石决明，阿胶，木瓜，料豆皮，钩钩。

又：胀在肤，大便不爽。与泄厥阴。

韭根须，金铃子，楂炭，醋青皮，沉香，两头尖，延胡，麦芽，厚朴。

〇华，肝气郁勃化风，眩晕嘈杂，真满不寐。宜养肝之体，理肝之用。

细生地，石决明，茯神，郁金，砂仁，料豆皮，川斛，白芍，香附。

〇华，高年阴液向衰，素患痔痛，春夏之交，风阳上冒，陡发经脉抽胀，几至晕厥。身热面赤，汗出淋漓，逾时爽然若失。脉弦数，舌苔黄厚尖紫，初用养阴熄风，和络平胃，时作时止，几无措手矣。用羚羊角、夏枯草、丝瓜络、钩钩浓煎雪羹汤冲服，总未全瘳。转用方诸水冲入，日进几碗，热渐平而苔浊黄厚不退，食粽又剧。再与枳壳、建曲、麦芽、橘白、郁金，和胃宽中，得大便，又得小安。脉渐和，苔色减，然仍寐不安，筋仍掣，黎明汗泄。用黑枣仁四钱、炒木瓜七分，冲雪羹汤，日进二三碗。如是调理计及匝月，诸恙始有愈机。

〇廉，63岁，向衰年岁，肝气挟湿，化风头晕，耳失其聪，食后少运，脉濡而弱，际此湿土司令，当扶中为法，熄风佐之。

党参，霞天曲，茯苓，黄菊，杞子，于术，炒白芍，陈皮，石决，砂仁。

〇徐，发则悸动巅胀，意不乐而抑郁不舒，明是厥阳化风，盘旋鼓荡。宜以静药和阳，兼调气机以畅其郁。

石决，茯神，柏仁，白蒺藜（鸡子黄拌炒），沉香汁，牡蛎，香附，生地，料豆皮。

〇孙，操劳郁勃，木乘土位为胀，脉形窒滞，大便不爽，皆是咎征。

川朴，半夏，大腹皮，茯苓，沉香汁，枳实皮（麦炒），陈皮，砂仁，神曲，鸡内金，小温中丸二两。

又：胀势稍松，仍以疏肝之郁，泄腑之滞。

生香附，川朴，青皮，海金沙，枳实，神曲，大腹皮，赤苓，鸡内金，沉香。

仍服小温中丸。

又：连进疏肝泄腑，腹笥大宽。下坠，阴囊，足跗浮肿，恶寒。行动则气逆咳嗽。再为暖下泄浊。

生于术，苓皮，杏仁，川朴，鸡内金，淡附子，泽泻，椒目，萆薢。

另服大针砂丸，空心下。

〇杨，风阳扰络，悸动气逆频厥，胸胁痛且胀，疏补两难，熄风缓肝是议。

白蒺藜，柏仁，新绛，白芍，沉香汁，石决明，川金，牡蛎，淮麦，南枣。

〇马，噫气不舒，肢麻高歌，化风欲厥。

陈胆星，沉香汁，钩钩，菖蒲，玄参，石决明，苏梗，郁金，橘红。

〇廉，此湿土司令，当扶中为法，熄风佐之。

党参，霞天曲，茯苓，黄菊，杞子，于术，炒白芍，陈皮，石决，砂仁。

〇唐，头风痛偏左，兼咳寒热。与泄风和阳。

钩钩，羚羊角，夏枯草，蔓荆子，杏仁，石决，丹皮，菊花，桑叶。

〇袁，营亏络虚，气滞痛经，瘕聚脘胁作胀，风动振掉，眩晕发厥，皆见端也。宜熄风和阳，调奇经。

阿胶，石决，当归，四制香附，茯神，白芍，柏仁，乌贼骨。

〇邹，下虚上实，过在足少阴厥阴。

熟地，当归，茯苓，龟甲，决明，萸肉，杞子，川斛，磁石，菊花。

〇糜，耳鸣头眩，左为甚，发作有时，每值嗔怒则剧，肝火有诸。宗咸苦洽法。消熄病机。

生牡蛎，夏枯草，羚羊角，细生地，玄参，金石斛。

〇王，曲直作酸，肝胆之咎征。

左金汤。

〇周，头风痛而耳聋，咽痛，肝阳升逆，化火游行，症经五旬。法宜滋降。

生地，石决，丹皮，夏枯草，黄菊，羚羊角，川斛，赤芍，玄参。（《吴中珍本医籍四种·三余纪效》）

叶桂医案

〇某，内风，乃身中阳气之动变，甘酸之属宜之。（肝阴虚）

生地，阿胶，牡蛎，炙草，萸肉炭。

〇王，阳挟内风上巅，目昏耳鸣不寐，肝经主病。

熟地（炙），炙龟甲，萸肉，五味，磁石，茯苓，旱莲草，女贞子。

〇曹，三二，辛寒清上，头目已清，则知火风由脏阴而起，刚药必不见效。缓肝之急以熄风，滋肾之液以驱热，治法大旨如此。

生地，阿胶，天冬，玄参，川斛，小黑豆皮。

○陈，四五，操持烦劳，五志阳气，挟内风上扰清空，头眩耳鸣，目珠痛。但身中阳化内风，非发散可解，非沉寒可清，与六气火风迥异。用辛甘化风方法，乃是补肝用意。

枸杞子，桂圆肉，归身，炙草，甘菊炭，女贞子。

○陆，四二，肝风阳气，乘阳明之虚上冒，牙肉肿痛。议和阳熄风。

生地，阿胶，牡蛎，天冬，茯神，川斛，旱莲草，女贞子。

○凌，交节病变，总是虚证。目泛舌强，脊背不舒，溲淋便涩，皆肾液不营，肝风乃张。当宗河间浊药轻服，名曰饮子。

熟地五钱，咸苁蓉八钱，炒杞子三钱，麦冬二钱，云苓一钱半，川石斛三钱，生沙苑一钱，石菖蒲一钱，远志肉四分。

饮子煎法。

○胡，缓肝润血熄风。

制首乌，杞子，归身，冬桑叶，三角胡麻，柏子仁，茯神，天冬，黑穞豆皮。

蜜丸。

○某，高年水亏，肝阳升逆无制，两胁䓘䓘如热，则火升面赤，遇烦劳为甚，宜养肝阴和阳为法。

九蒸何首乌四两，九蒸冬桑叶三两，徽州黑芝麻三两，小黑穞豆皮三两，巨胜子二两（即胡麻，浸淡），天冬（去心）一两，真北沙参二两，柏子仁一两半（去油），云茯神二两，女贞实二两。

上为末，青果汁法丸，早服三钱，开水送。

○张氏，肝阳虚风上巅，头目不清，阳明脉空，腰膝酸软。议养血熄风。

菊花炭，熟首乌，牛膝炭，枸杞子炭，黑穞豆，茯神。

○沈，冲气左升，当镇肝摄肾。（肝肾阴虚）

地黄，阿胶，萸肉，淡菜，茯苓。

○丁，四三，因萦思扰动五志之阳，阳化内风，变幻不已。夫阳动莫制，皆脏阴少藏，自觉上实下虚。法当介以潜之，酸以收之，味厚以填之。偏寒偏热，乌能治情志中病？

熟地，萸肉，五味，磁石，茯神，青盐，鳖甲胶，龟甲胶。

即溶胶为丸。

○朱妪，心中热辣，寤烦不肯寐。皆春令地气主升，肝阳随以上扰，老年五液交枯，最有痫痉之虑。

生地，阿胶，生白芍，天冬，茯神，小黑穞豆皮。

○程氏，伏暑深秋而发，病从里出，始如疟状，热气逼迫营分，经事不当期而来，舌光如镜，面黯青晦，而胸痞隐痛。正气大虚，热气内闭，况乎周身皆痛，卫阳失和极矣。先拟育阴驱热。肝风不旋，不致痉厥，五日中不兴风波，可望向安。

生地，阿胶，天冬，麦冬，麻仁，生牡蛎。

○金女，温邪深入营络，热止，膝骨痛甚。盖血液伤极，内风欲沸，所谓剧则瘛疭，痉厥至矣。总是消导苦寒，冀其热止，独不虑胃汁竭、肝风动乎？拟柔药缓络热熄风。

复脉汤去参、姜、麻仁，生鳖甲汤煎药。

○王氏，痛从腿肢筋骨上及腰腹，贯于心胸。若平日经来带下，其症亦至。此素禀阴亏，冲任奇脉空旷。凡春交，地中阳气升举，虚人气动随升，络血失养，诸气横逆，面赤如赭，饥不欲食，耳失聪，寤不成寐。阳浮，脉络交空显然。先和阳治络。

细生地，生白芍，生鳖甲，生龟甲，生虎骨，糯稻根。

煎药送滋肾丸一钱半。

又前用滋肾丸，痛缓，面浮跗肿。血气俱乏，内风泛越。经言："风胜则动，湿胜则肿。"阴虚多热之质，议先用虎潜丸，每服四钱，四服。

○某，五三，下元水亏，风木内震，肝肾虚，多惊恐。非实热痰火可攻劫者。

生地，清阿胶，天冬，杞子，菊花炭，女贞实。

○胡，久病耳聋，微呛，喉中不甚清爽。是阴不上承，阳挟内风，得以上侮清空诸窍。大凡肝肾宜润宜凉，龙相宁，则水源生矣。

人参一钱（秋石一分化水拌，烘干同煎），鲜生地三钱，阿胶一钱，淡菜三钱，白芍一钱，茯神一钱半。

又：阴虚液耗，风动阳升，虽诸恙皆减，两旬外大便不通。断勿欲速，惟静药补润为宜。照前方去白芍，加柏子仁。

又：大便两次颇逸，全赖静药益阴之力。第纳食未旺，议与胃药。

人参，茯神（炒），麦冬，炙甘草，生谷芽，南枣。

又：缓肝益胃。

人参，茯神，生谷芽，炙甘草，木瓜，南枣。

○周，怒动肝风，筋胀胁板，喉痹。

阿胶，天冬，柏子仁，牡蛎，小麦。

○吴，脉弦小数，形体日瘦，口舌糜碎，肩背掣痛，肢节麻木，肤腠搔痒，目眩晕耳鸣，已有数年。此属操持积劳，阳升，内风旋动，烁筋损液，古谓壮火食气，皆阳气之化。先拟清血分中热，继当养血熄其内风。安静勿劳，不致痿厥。（阳升血热）

生地，玄参，天冬，丹参，犀角，羚羊角，连翘，竹叶心。

丸方，何首乌，生白芍，黑芝麻，冬桑叶，天冬，女贞子，茯神，青盐。

○某妪，脉右虚左数，营液内耗，肝阳内风震动，心悸，眩晕，少寐。（心营热）

生地，阿胶，麦冬，白芍，小麦，茯神，炙草。

○吉，三五，心悸荡漾，头中鸣，七八年中频发不止，起居饮食如常。此肝胆内风自动。宜镇静之品，佐以辛泄之味，如枕中丹。（风阳扰神）

○王氏，惊悸，微肿，内风动也。

人参，龙骨，茯神，五味，煨姜，南枣。

○曹，肝胆阳气，挟内风上腾不熄，心中热，惊怖多恐。进和阳镇摄方法。

龟甲，龙骨，牡蛎，茯神，石菖蒲，远志。

又：神识略安，夜不得寐，胸脐间时时闪烁欲动，乃内风不熄也。进补心法。

生地，丹参，玄参，茯神，枣仁，远志，菖蒲，天冬，麦冬，桔梗，朱砂。

○王氏，神呆不语，心热烦躁，因惊而后，经水即下，肉腠刺痛，时微痞，头即摇。肝风内动，变痉厥之象。（血去阳升）

小川连，黄芩，阿胶，牡蛎，秦皮。

○陈妪，虚风麻痹，清窍阻塞。（风阳阻窍）

天麻，钩藤，白蒺，甘菊，连翘，桑枝。

○包妪，右太阳痛甚，牙关紧闭，环口牵动，咽喉如有物阻。乃阳升化风，肝病上犯阳络，大便欲闭。议用龙荟丸，每服二钱。

又：肝风阻窍，脉象模糊，有外脱之危。今牙关紧，咽痹不纳汤水，虽有方药，难以通关。当刮指甲末，略以温汤调灌，倘得关开，再议他法。另以苏合香擦牙。

○郑，三九，脉右弦，头胀耳鸣火升。此肝阳上郁，清窍失司。

细生地，夏枯草，石决明，川斛，茯神，桑叶。

○陈，夏季阳气暴升，烦劳扰动，致内风上阻清窍，口蜗舌强，呵欠，机窍阻痹不灵，脉数，舌胎。忌投温散。乃司气所致，非表邪为病也。（络热窍痹）

犀角，羚羊角，郁金，菖蒲，胆星，钩藤，连翘，橘红，竹沥，姜汁。

又：清络得效，火风无疑。忌投刚燥。

犀角，羚羊，郁金，菖蒲，连翘，生地，玄参，广皮，竹沥，姜汁。

又：脉数，面赤。肝风尚动，宜和阳熄风。

鲜生地，玄参，羚羊角，连翘，菖蒲根，鲜银花，麦冬。

○汪，如寐舌喑，面赤亮，汗出，未病前一日，顿食面颇多，病来仓猝，乃少阴肾脏阴阳不续，厥阴肝风突起，以致精神冒昧。今七八日来，声音不出，乃机窍不灵。治法以固护正气为主，宜利上焦痰热佐之。若地冬养阴，阴未骤生，徒使壅滞在脘，急则治标，古有诸矣。挨过十四十五日，冀有转机。（痰热阻窍）

人参，半夏，茯苓，石菖蒲，竹沥，姜汁。

○江，左胁中动跃未平，犹是肝风未熄，胃津内乏，无以拥护，此清养阳明最要。盖胃属腑，腑强不受木火来侵，病当自减。与客邪速攻，纯虚重补迥异。肝胃阴虚

酸枣仁汤去川芎，加人参。

又：诸恙向安，惟左胁中动跃多年，时有气升欲噫之状。肝阴不足，阳震不息，一时不能遽已。今谷食初

加，乙癸同治姑缓。

人参，茯神，知母，炙草，朱砂染麦冬，调入金箔。

又：鲜生地，麦冬（朱砂拌），竹叶心，知母，冲冷参汤。

○席，五七，脉来弦动而虚，望六年岁，阳明脉衰，厥阴内风暗旋不熄，遂致胃脉不主束筋骨，以利机关，肝阳直上巅顶，汗从阳气泄越，春月病发，劳力病甚，此气愈伤，阳愈动矣。法当甘温益气。攻病驱风，皆劫气伤阳，是为戒律。（胃虚表疏）

人参，黄芪，当归，炙草，冬桑叶，麦冬，地骨皮，花粉。

○孙氏，胃虚，肝风内震，呕痰咳逆，头痛眩晕，肢麻，汗出寒热。（胃虚痰滞）

二陈汤加天麻、钩藤。

○沈，五六，色苍形瘦，木火体质，身心过动，皆主火化。夫吐痰冲气，乃肝胆相火犯胃过膈；纳食日少，阳明已虚。解郁和中，两调肝胃，节劳戒怒，使内风勿动为上。（滋肝和胃）

枸杞子，酸枣仁，炒柏子仁，金石斛，半夏曲，橘红，茯苓。

黄菊花膏丸。

○梁，木火体质，复加郁勃，肝阴愈耗，厥阳升腾，头晕、目眩、心悸。养肝熄风，一定至理，近日知饥少纳，漾漾欲呕，胃逆不降故也。先当泄木安胃为主。（泄肝安胃）

桑叶一钱，钩藤三钱，远志三分，石菖蒲三分，半夏曲一钱，广皮白一钱半，金斛一钱半，茯苓三钱。

又：左脉弦，气撑至咽，心中愦愦不知何由，乃阴耗阳亢之象。议养肝之体，清肝之用。

九孔石决明一具，钩藤一两，橘红一钱，抱木茯神三钱，鲜生地三钱，羚羊角八分，桑叶一钱半，黄甘菊一钱。

○沈，年岁壮盛，脘有气瘕，嗳噫震动，气降乃平，流痰未愈，睾丸肿硬。今入夜将寐，少腹气冲至心，竟夕但寤不寐，头眩目花，耳内风雷，四肢麻痹，肌腠如刺如虫行。此属操持怒劳，内损乎肝，致少阳上聚为瘕，厥阴下结为疝。冲脉不静，脉中气逆混扰，气燥热化，风阳交动，营液日耗。变乱种种，总是肝风之害，非攻消温补能治。惟以静养，勿加怒劳，半年可望有成。（怒劳伤肝结癥瘕）

阿胶，细生地，天冬，茯神，陈小麦，南枣肉。

○王，五十，惊恐恼怒动肝，内风阳气沸腾，脘痹咽阻，筋惕肌麻。皆风木过动，致阳明日衰。先以镇阳熄风法。（惊怒动肝）

阿胶，细生地，生牡蛎，川斛，小麦，茯神。

○曹氏，离愁菀结，都系情志中自病。恰逢冬温，阳气不潜，初交春令，阳已勃然，变化内风，游行扰络，阳但上冒，阴不下吸，清窍为蒙，状如中厥，舌喑不言。刘河间谓："将息失宜，火盛水衰，风自内起，其实阴虚阳亢为病也。"既不按法论病没治，至惊蛰雷鸣，身即汗泄，春分气暖，而昼夜寤不肯寐，甚至焦烦，迥异于乎时，何一非阳气独激使然耶！夫肝风内扰，阳明最当其冲犯。病中暴食，以内风消烁，求助于食。今胃肠不复，气愈不振，不司束筋骨以利机关，致鼻准光亮，肌肉浮肿。考古人虚风，首推侯氏黑散，务以填实肠胃空隙，庶几内风可熄。奈何医者不曰清火豁痰，即日腻补，或杂风药。内因之恙，岂有形质可攻？偏寒偏热，皆非至理。（风阳扰胃）

生牡蛎，生白芍，炒生地，菊花炭，炙甘草，南枣肉。

○大凡攻病驱邪，药以偏胜，如《内经》"咸胜苦，苦胜辛"之类，藉其克制，以图功耳。今则情志内因致病，系乎阴阳脏腑不和，理偏就和，宜崇生气，如天地间四时阴阳迭运，万物自有生长之妙。案中曰阳冒不潜，法当和阳以就阴。牡蛎体沉味咸，佐以白芍之酸，水生木也。地黄微苦，菊微辛，从火炒变为苦味，木生火也。益以甘草、大枣之甘，充养阳明，火生土也。药虽平衍无奇，实参轩岐底蕴。世皆忽略不究，但执某药治何病者多矣。经云："东方生风，风生木，木生酸，酸生肝。"故肝为风木之脏，因有相火内寄，体阴用阳，其性刚，主动主升，全赖肾水以涵之，血液以濡之，肺金清肃下降之令以平之，中宫敦阜之土，气以培之，则刚劲之质，得为柔和之体，遂其条达畅茂之性，何病之有？倘精液有亏，肝阴不足，血燥生热，热则风阳上升，窍络阻塞，头目不清，眩晕跌仆，甚则瘛疭痉厥矣。先生治法，所谓缓肝之急以熄风，滋肾之液以驱热，如虎潜、侯氏黑散、地黄饮子、滋肾丸、复脉等方加减，是介以潜之，酸以收之，厚味以填之，或用清上实下之法。若思虑烦劳，身心过动，风阳内扰，则营热心悸，惊怖不寐，胁中动跃，治以酸枣仁汤、补心丹、枕中丹加减，清营中之热，佐以敛摄神志。若因动怒郁勃，痰、火、风交炽，则有二陈、龙荟。风木过动，必犯中宫，则呕吐不食，法用泄肝安胃，或填补阳明。其他如辛甘化风，甘酸化阴，清金平木，种种治法，未能备叙。然肝风一症，患者甚多，因古人从未以此为病名，故医家每每忽略。余不辞杜撰之咎，特为拈出，另立一门，以便后学考核云（华岫云）。

○阙，十八，诵读吟咏，身虽静坐，而心神常动。凡五志之动皆阳，阳冒无制，清灵遂蒙，《易》旨以“蒙”乃外加之义。述病发之时，头中欲掐，脘欲抚摩，二便必不自利。此腑气之窒，由乎肝胆厥怫逆起见矣。议从乎经上焦治。（劳心阳动，木火上蒙）

羚羊角，连翘心，玄参，石菖蒲根，郁金，麦冬，竹叶。

○葛，嗔怒喧嚷，气火逆飞，致血痹咽痛，食物厌恶，耳前后绕肩闪刺。议解少阳。（怒动胆火）

夏枯草，丹皮，桑叶，钩藤，山栀，地骨皮。

○朱，五四，头痛神烦，忽然而至，五行之速，莫如风火，然有虚实内外之因，非徒发散苦寒为事矣。如向有肝病，目疾丧明，是阴气久伤体质。今厥阴风木司天，春深发泄，阳气暴张，即外感而论，正《内经》“冬不藏精，春必病温”，育阴可使热清，大忌发散。盖阴根久伤，表之再伤阳劫津液。仲景谓“一逆尚引日，再逆促命期”矣。余前主阿胶鸡子黄汤，佐地、冬壮水，芍、甘培土，亟和其厥阳冲逆之威，咸味入阴，甘缓其急，与《内经》肝病三法恰合。今已入夏三日，虚阳倏上，烦躁头痛，当大滋肾母以苏肝子，补胃阴以杜木火乘侮，旬日不致反复，经月可望全好。（肝肾阴虚，风阳上升）

人参，熟地，天冬，麦冬，龟胶，阿胶，北味，茯神。

○陆，鼻左窍有血，左肩胛臂痛，皆君相多动，营热气偏，脉得右虚左数。先以清肝通络。络热

丹皮，山栀，羚羊角，夏枯草，蚕沙，钩藤，连翘，青菊叶。

肝者将军之官，相火内寄，得真水以涵濡，真气以制伏，木火遂生生之机，本无是症之名也。盖因情志不舒则生郁，言语不投则生嗔，谋虑过度则自竭，斯罢极之本，从中变火，攻冲激烈，升之不熄为风阳，抑而不透为郁气，脘胁胀闷，眩晕猝厥，呕逆淋闭，狂躁见红等病，由是来矣。古人虽分肝风、肝气、肝火之殊，其实是同一源。若过郁者宜辛宜凉，乘势达之为妥；过升者宜柔宜降，缓其旋扰为先；自竭者全属乎虚，当培其子母之脏。至于犯上侮中乘下诸累，散见各门，可考（邵新甫）。（《临证指南医案》）

柳谷孙医案

○徐，血行清道而为衄血，其故由于肝火不平，蒸灼营阴，以致血络沸腾，屡发不已，阴血日耗，肝失血养，木火愈甚，驯至逆行，肺金喘逆鼻煽，神色枯悴，上损之候已深。而纳少、跗肿、便溏！中气亦坏。脉象细数，左尺浮数，所伏之肝火，不时上克肺金，而且下及肾阴，肝肾不主摄纳，病见于上，而根坏于下，在损症中为最深之候。姑与清肝肃肺，培土纳肾之法，气阴两顾，扶过炎夏伤金之令，方可从长议治。

台参须钱半，大生地（用墨旱莲草一钱同炒，米汤拌蒸，晒三次），白芍钱半，天冬三钱，紫白石英各三钱，淮山药三钱，川百合三钱，丹皮、归身各钱半，北五味一钱，女贞子、牡蛎各二钱，归身钱半，牛膝（清盐水拌烘）、竹茹各钱半，毛燕窝（绢包）五钱。

复诊：吐血止后，牙床又肿，脉象左细右数，病因肝火窜于阳明之络，火随血泄。用清营泄肝法调理之。

生地炭，北沙参，玄参，生草，黑山栀，刺蒺藜，丝瓜络，知母，茜草炭，羚羊角，丹皮，白芍，竹茹。

○顾，痰浊内阻，由于胃气不降，而胃气之所以逆者，则由于肝火之内冲。刻下纳谷则胀，纳饮则呕，口中甜浊上泛，时更嘈热无汗，气机迫促，肝气升而肺气均逆矣。拟方清泄木火，疏降肺胃。

淡干姜（盐水炒），旋覆花，川连（姜汁炒），茯苓，砂仁，佩兰叶，代赭石，半夏，枳实，桂枝，瓦楞子，苡仁，于术，竹茹。

改方：去佩兰、旋覆花、代赭石，加吉林参须一钱、新会红一钱。如气急，仍用代赭、旋覆。

再诊：肺气稍平，胃气尚未顺降，而病原实由于肺气之不平。脉象滞数，木火不化。以煎剂疏胃气，丸剂

疏肝木。

川连（吴萸炒）六钱，青皮（醋炒）八钱，香附一两六钱，川朴一两六钱。干姜（盐水炒）六钱，炙草四钱，半夏一两五钱，茯苓三两，于术（生切晒研）二两，枳实六钱，木香五钱，新会皮一两，党参二两，砂仁八钱。

上药共为细末，沉香三钱（磨冲），水泛丸。每服三钱，用姜竹茹汤送下。

○费，木火挟痰，内犯清净之府，嘈胀目黄，内热唇燥，皆属木火为病。用清泄之法。

羚羊角，川连，茯神，生草，桑枝叶，半夏，枳实，洋参，刺蒺藜，广皮，白芍，黑山栀，竹茹。

○魏，肝火不平，挟冲任之血上升为衄，脉象弦数，色黄内热。当用清火泄木之法。

全当归，川楝子，黑山栀，白薇，牛膝炭（苏木五钱炒），茺蔚子，紫丹参，白芍，延胡。

○许，营阴亏耗，木火易浮，近因哀感过度，肝气上逆，肺气不降，每晚内热盗汗，肝阴伤而肝阳越也。咳呛不止，气从左胁上升，逆于胸臆，正属木火刑金之候。阴愈弱则热愈炽，金愈弱则木愈强，势必金枯阴涸，肝肺两损。调治之道，不外养阴清热，肃肺柔肝。务须舒怀调摄，乃能退出损途。

鲜南沙参，生地，麦冬，川贝母，白薇，旋覆花（归须一钱同包），白芍，牡蛎，苡仁，桑白皮，洋参，蛤壳，丹皮，郁金，枇杷叶，竹茹。

○金，痛由左胁及脘，掣及胸背，上引太阳。脉弦细右浮，余邪内伏，肝火上浮。当蠲饮泄木，两法并用。

半夏，桂枝，蒺藜，瓦楞子，茯苓，川连，青广皮，淡干姜，郁金，菊花炭，佛手，竹茹。

○徐，当脘胀痛，不能纳谷，木陷于脾。防其渐成胀病。

白芍钱半，枳实三钱，木香八分，六曲二钱，通草六分，茯苓皮三钱，川朴八分，郁金钱半，青皮钱半，麦芽三钱，佛手三钱。

○范，脾虚湿郁，面色黄浮。近感新邪，兼增寒热，脉细涩不畅，苔晦。当与和中泄浊。

桂枝四分，淡芩钱半，槟榔一钱，鸡内金二钱，姜二片，柴胡八分，川朴一分，通草六分，茯苓皮三钱，白术三钱，神曲三钱，茅根五钱，青广皮各钱半。（《吴中珍本医籍四种·柳宝诒医论医案》）

命门火衰

○薛立斋治廷评张汝言，胸膈作痞，饮食难化，服枳术丸，久而形体消瘦，发热口干，脉浮大而微，用补中益气，加姜、桂，诸症悉退。惟见脾胃虚寒，遂用八味丸，补命门火，不月而饮食进，三月而形充。此症若不用前丸，多变腹胀喘促、腿足浮肿、小便淋沥等症，急用济生加减肾气丸，亦有得生者。

一儒者，虽盛暑，喜燃火，四肢常欲沸汤渍之，面赤吐痰，一似实火，吐甚，宿食亦出，惟食椒、姜等，方快。薛曰：食入反出，乃脾胃虚寒。用八味丸、十全大补加炮姜渐愈，不月平复。（此症无汗，后滑案为暑邪，宜参看。）

一妇饮食少，非大便不实，必吞酸嗳腐，或用二陈、黄连，更加内热作呕。薛曰：东垣有云，邪热不杀谷，此脾胃虚弱，末传寒中，以六君加泡姜、木香数剂，胃气渐复，饮食渐进，又以补中益气，加炮姜、木香、茯苓，数剂痊愈。后怒，饮食顿少，元气顿怯，更加发热，脉洪大而虚，两尺如无。益气汤、八味丸，两月余，诸症悉退，愈。（以上三症乃久病，故如此治而愈。）

一人因失足，划然有声，坐立久，则左足麻木，虽夏月，足寒如冰，嘉靖己亥夏月，因醉，睡觉而饮水，复睡，遂觉右腹痞结，以手摩之，沥漉有声，热摩则气泄而止，每每加剧，饮食稍多，则作痛泄。医令服枳术丸不效。甲辰岁，薛诊之曰：此非脾胃病，乃命门火衰，不能生土，虚寒使之然也，若专主脾胃，误矣。服八味丸而安。（此案可法。）

罗工部仲夏，腹恶寒而外恶热，鼻吸气而腹觉冷，体畏风而恶寒，脉大而虚微，每次进热粥瓯许，必兼食生姜汤瓯余，若粥离火食之，腹内即冷。薛曰：热之不热，是无火也。当用八味丸壮火之源，以消阴翳。彼不信，乃服四物，玄参之类而殁。

陈工部发热有痰，服二陈、黄连，枳壳之类，病益甚。冬月，薛诊之，左尺微细，右关浮大，重按微弱，曰：此命门火衰，不能生土而脾病，当补火以生土，或可愈也。不悟，仍服前药，脾土愈弱。次年春，病笃，复邀薛治，右寸脉平脱，此脾土不能生金，生气绝于内矣。薛不治，曰：经云，虚则补母，实则泻其子，凡病在子，当补其母，况病在母而属不足，反泻其！子，不死何俟。

蒋州判形体魁伟，中满吐痰，劳则头晕，所服皆清痰理气。薛曰：中满者，脾气亏损也。痰盛者，脾气不能运也。头晕者，脾气不能升也。指麻者，脾气不能周也。遂以补中益气，加茯苓、半夏，以补脾土，用八味丸以补土母而愈，后用《乾坤生意》方云：凡人手指麻软，三年后有中风之疾，可预服搜风、天麻二丸以肪之。乃朝夕服，以致大便不禁，饮食不进而殁。愚谓预防之理，当养气血，节饮食，戒七情，远房帏，可也若服前丸，适所以招风取中也。

江应宿治朱秀才母，年四十三岁，寡居，患恶寒头疼（内伤），恶心呕吐（寒痰），多汗易感风寒（表虚）。诊其脉，两尺沉无力，乃命门火衰，人肥而多郁，脾肺虚寒。治以人参、白术、柴胡、半夏、陈皮、香附、青皮、枳实、干姜、紫苏（四君加疏肝散郁温中之品，亦可法），二剂，痰清恶寒少止，继以八味丸痊愈。（《名医类案》）

瘀留经络

徐大椿医案

○乌镇莫秀东患奇病，痛始于背，达于胸胁，昼则饮食如常，暮乃痛发，呼号彻夜，邻里惨闻。

医治五年，家资荡尽，秀东欲自缢，其母曰：汝有子女之累，尚须冀念，不如我死，免闻哀号之声。欲赴水，其戚怜之，引来就医。余曰：此瘀血留经络也，因谓余子爔曰：此怪病也，广求治法以疗之，非但济人，正可造就己之学问。因留于家，用针灸熨榻煎丸之法，无所不备，其痛渐轻，亦渐短，一月而愈。其人感谢不置，余曰：我方欲谢子耳。凡病深者，须尽我之技，而后奏功，今人必欲一剂见效，三剂不验，则易他医，子独始终相信，我之知己也，能无感乎？（《洄溪医案》）

久痛入络

余景和医案

○诸痛之症，当分气血、寒热、脏腑、经脉，断不可笼统而混治之。邵镜泉，浙江会稽人，在常熟南门，开合泰槽坊。始以正坐，有友与之嬉，猝自后压其背，当时无所苦。后数月，咳嗽吐痰，其痰似乎从背脊上行，由肺咳吐而出也，旋腰间络脉如束带，收紧作痛，继则腹中攻痛，已而筋松痛舒。以手按之，不拘腰腹，其气即阻于掌下，而痛更甚，按久则掌下高突，气聚不散，而痛势更甚。伊服七厘散伤药之后，自此痛势不休，手按于何处，掌下即痛。腰中收束之痛，一日夜十余次，已有年余。后有医进以附、桂、杞子、鹿角、杜仲、党参等，服二十剂，不热不胀，痛势依然。邀余诊之，述其病情。余曰：气攻腹中，痛后即散者，《难经》云：气之不通，为聚为瘕。瘕者，假也，或有或无；聚者，气之所聚，或聚或散。久痛则人络，气窜于络，被瘀阻不通则痛。用手按之，掌下高突者，络中气至不能流通，其气聚于掌下，似觉皮肤高突也，手去则气道通而痛平；腰间如束带，收之则痛，松之则舒，此乃久痛伤络，累及奇经带脉之隧道，被气血阻滞，气行至此，不能通达，故脉络俱收紧，引东牵西也。吐出之痰，似乎在背脊、胸胁、肩臂诸经络出者，络虚则津液渗入，多服热药，则煎熬成痰，此经络病也，躯壳病也，气血病也，与中宫脏腑毫不相干。若服热药，反助火为痰，呆滞气血。以余鄙见，当从仲景虫蚁搜剔之法。细审鳖甲煎丸，即知其法。当先服指迷茯苓丸二两，作六天服，先去络中之痰。服后，痰咳渐少。后以地鳖虫一个、地龙一条、虻虫一个、蜣螂一个、僵蚕三条、鼠妇六个，六物炙脆为末；以丝瓜络一钱、橘络一钱、络石藤钱半，三味炙炭为末，以高丽参一钱、沉香三分、降香三分、檀香三分、木香三分、郁金三分。六味俱用酒磨汁；又以青葱管一尺、韭菜根五钱，二物捣汁；又以红花五分、当归二钱、新绛五分、怀膝尾钱半，四味煎浓汁；用陈酒二两将各汁和透，烟温，冲温前末。服三剂，痛去其半。后以原方加穿山甲钱半同一煎，又加黄鳝血二钱，冲和服，服四五剂，痛减八、九。后以理气和荣通络之剂调理而愈。后四年得胃痈症而逝。（《诊余集》）

阴 虚

缪遵义医案

○汪，证入三阴，有寒无热，肌肉瞤动，仿救逆法。

桂枝，石决，茯神，南枣，炙草，小麦，姜。

盛真阴素亏，故所见之证，多在三阴。

熟地，淡菜，枣仁，辰砂拌麦冬，石决，川斛，茯神，北小麦。

又丸方：料豆皮，淡菜，茯神，石决明，熟地，天冬，枣仁，龟甲，阿胶烊化和丸。另用人中白、濂珠、青黛、灯心辰砂，加嘉定花粉，和蜜水泛为丸。

○韩，下易矢气，不纳也。宜益肾而归于肺。

丸方：熟地，菟饼，鹿角胶，杞炭，远志，怀山药，补骨脂，萸肉，杜仲，五味，枣仁，紫衣胡桃，麦粉浆丸。

顾先天不足，恐成虚损。

丸方：熟地，鹿筋，虎胫骨，菟饼，萸肉，河车，鹿茸，杞子炭，杜仲，怀山药，牛骨髓，羊骨髓，猪脊髓。

○张，肝肾之阴不足，滋填固摄是议。

熟地，杞子，牡蛎，枣仁，五味，菟丝，天冬，柏仁。

又丸方：从煎方中加入霞天胶、麦冬、阿胶、山药浆丸。

○某，大小便不禁，主肾气不摄纳，填补下焦为急务。

熟地，鹿角霜，补骨脂，北五味，益智仁，坎炁，菟丝，杜仲，桑螵蛸。

徐摄肾气入下焦。

坎炁，浮石，桑螵蛸，荷叶蒂，黄茧子，益智，蛤壳。

复诊：从中下同治。

熟地，海浮石，桑螵蛸，荷叶蒂，蚕蛾，坎炁，生蛤壳，霞天胶。

范元阳元阴久已弗充，滋补使之渐长。

炒熟地，杞子炭，羊脊髓，当归，青盐陈皮，麦冬，杜仲，苁蓉，巴戟，鹿角霜。

○沈太仓，腰痛在夜子后，是由督阳不升，其治在肾。

熟地，鹿角胶，菟丝子，杜仲，核桃，鹿角霜，补骨脂，柏子仁，羊腰子。

○徐，脉小弱，阳浮易动，从督脉上升，心中震荡，惊惕不宁，治以填镇固摄。

熟地，牡蛎，龙齿，枣仁，紫石英，淮麦，龟甲，石决，飞金，柏仁，辰砂茯神，盐水炒黄柏。

○程，先天禀赋不足，右腰胁颇痛，左脊骨忽高起，大有损象，急宜治之。

熟地，杜仲，菟丝，川斛，河车，茯苓，羊左背脊骨。

○某，元气弱不振，心动神移，宜大补气血。

熟地，杞子，辰砂茯苓，菟丝，龟甲，柏子仁，人参，杜仲，枣仁，淮麦，沙苑，南枣，龙骨，牡蛎，紫石英，飞金箔。（《吴中珍本医籍四种·缪松心医案》）

薛雪医案

○是病遇劳即发，安养稍愈，身心不堪烦动。男子苟非素丰，难以坐食耐久者，不关肾药之治病也。

绵黄芪，茯神，远志肉，枣仁，炙甘草当归，龙眼肉。

○营出中焦，心脾皆怯，滞补耗气皆忌。不耐烦心屑虚。此辛甘养阳养营一法，有合乎心脾矣。

人参，茯苓，桂心，炙甘草，菖蒲，当归，桂圆煎浓汤泛为丸。

○有年劳伤，神瘁，肤无膏泽，时欲腹鸣，啾痛，营虚不得流行之象。开怀安逸，仅可带疾延年。

熟地黄，炙黑甘草，人参，肉桂，远志肉，当归身，白芍。

养营膏子药方：熟地黄，桂圆肉，茯神，黄芪，人参，枸杞，远志肉，炙甘草，当归，五味子。

○形神过劳，阳动不静，六脉皆弦大，彻夜无寐。以静摄心肝肾之阴。

大熟地，枣仁，天冬，青龙骨，龟甲，茯神，生牡蛎，远志，知母，五味子，川斛，人参，淡附子，吴茱萸，茯苓，熟半夏，生姜汁。

○三焦郁勃之热，因劳心而炽，口臭难饥，便燥。以苦辛暂用。

藿香叶，炒竹茹，黑山栀，白豆蔻，杏仁，广皮。

○酒客湿胜热郁，胀闷嗳气，无寐，得茶愈胀。先与三焦分消。

白蔻仁，杏仁，紫厚朴，茯苓皮，绵茵陈，金石斛，半夏。

○久痛，用辛温两通气血不应。病已十年，不明起病之由。今便溏，溺赤，水谷酒食不运，必挟湿阻气化。主以分消。

山茵陈，猪苓，厚朴，米仁，苓皮，泽泻，蔻仁。

○吞酸，欲呕吐，喜静恶动。从郁怒气逆，病在肝胃，此一脏一腑病。和阳解郁。

牡丹皮，黑山栀，钩藤，郁金，半夏，茯苓，金石斛，广皮。（《扫叶庄一瓢老人医案》）

阴火上冲

谢星焕医案

○梅生莣臣，得冲气病，医人不识，自分必死，每发气上冲，咽喉窒塞，一身振战不已，耸肩目突，不能出声。家人意拟为脱，一日数发，延医丛集，亦称气脱，日进理中、黑锡，缠绵数月，竟服黑锡丸斤许，其病愈进，诸医辞治。予诊其脉，右尺数盛，人迎亦大。因思《内经》有诸逆冲上、皆属于火之例，遂制滋肾丸，煎金匮肾气、麦门冬汤吞服，旬日始见微功，一月乃奏全效，未尝更变药味也。

滋肾丸，方见卷二痿证门阳缩不伸。

金匮麦门冬汤：麦冬，半夏，人参，大枣，甘草，粳米。（《得心集医案》）

阴浊上干

谢星焕医案

○周维友，高年体盛，素多酒湿。时值严寒，饮食未节，湿邪不走，始则胸紧咳嗽，医以陈、半、枳、桔消导之剂，继则气急痰鸣，更医又谓年老肾气不纳，而姜、附、沉、术、二香之类叠进，病渐曰笃。延余视时，气急上冲，痰响窒塞，阻隘喉间，日夜不能贴席。尤可畏者，满头大汗如雨，气蒸如雾，时当大雪之际，不能著帽，问其二便。大解数日未通，小水涓沥难出，满舌痰沫，引之不透。及诊其脉，沉而劲指，知为阴浊上攻，雷电飞腾之兆，正《内经》所谓阳气者，若天与日，失其所，则折寿而不彰。法当通阳泄浊，连进半硫丸，俾得冷开冻解，二便稍利，阳光复辟，阴浊下行，胸膈始舒，而痰壅头汗气蒸诸急，不觉如失，亦阳气得所则寿考彰明之验也。后与冷香饮数服而安。

冷香饮：附子（生用）、草果、橘皮、甘草炙各一钱，生姜五片。

水煎，冷服。（《得心集医案》）

牙关紧闭

谢星焕医案

○傅毓尚长子，潮热畏寒，医以羌、防、柴、葛之属，热愈甚，大汗淋漓，四肢怠惰，食已即饥。医者犹谓能食为美，见其潮热不退，更认为疟疾，复用柴胡、槟榔之属，其热如故。问其大便甚难，又加大黄、枳壳。便仍未通，乃至牙关紧闭，口中流涎面唇俱白，大汗嗜卧，腹中欲食，口不能入。前医束手而去。始延余诊。问其初有潮热畏寒，继则大汗易饥便坚，四体倦怠，后乃牙紧床肿涎流，诊得诸脉弦小，惟两关洪大之至。细察此症，虽属三阳经病，但与太阳少阳全无相涉，悉是阳明胃病。盖胃中伏火。为中消候也。以泻黄散加七厘、升麻、大黄与之。方中最妙防风、升麻有升阳泻木之用，所以能启发胃中伏火，不致清阳邪火两遏其中，使之尽行舒畅，又有七厘诱之，石膏凉之，大黄泄之，栀子引之，甘草调之，蜂蜜润之，井井有法，诚为胃中伏热之妙剂也。下咽后熟睡一顷，牙关即开，流涎亦止，潮热亦退，更以搜风润肠之药频服而健。

泻黄汤：防风，藿香，山栀，石膏，甘草，蜂蜜。

○熊妇，年十七岁。起日畏寒发热，次早大热不寒，不知人事，牙关紧闭，面唇俱赤，胶痰满口，遍身痿软，状若无骨，六脉急数，二便阻滞。医者见其身软，咸称不治。不知寒则筋急，热则筋弛，此真风火之症，古称类中之属也。询知食炒豆子过多，盖身中素、积内火，加以外入之热，继受外入之风，风乘火势，火借风威，所以卒倒无知。理宜两彻内外之邪，使表里清而神识朗。先以稀涎散吐之，随进疏风清热、通关化痰之药而痊。后以生津之药而健。

附方：防风，荆芥，连翘，薄荷，大黄，明粉，黄连，南星，僵蚕，草乌，牙皂，甘草，姜汁，竹沥。（《得心集医案》）

腹　鸣

○陈子直主簿妻，有异疾，每腹胀，则腹中有声如击鼓，远闻于外，行人过者，皆疑其作乐，腹胀消，则鼓声亦止，一月一作。经十余医，皆莫能明其疾。

○一妇人，有孕，腹内钟鸣，医莫能治。偶一士人携一方书，其间有一力能治此。用鼠窟前畚土，研罗为末，每服二钱，麝香汤调，其疾立愈。（《名医类案》）

药　积

余景和医案

○孟河有一人，面黄、腹膨、足肿，喜服药，每日服药一剂，方能安寐。无论寒、热、攻、补之剂，服之皆宜。后孟河贾先生诊之，用茯苓八两，桂枝一两，煎汤十余碗，令其欲饮则饮，欲溲则溲，必一夜服尽。溲出如屋漏水，色兼红紫，而腹膨、足肿俱消。再服异功散等健脾之剂，而病豁然。诸医不解，问之，贾先生曰：此药积也。问：用苓、桂何意？贾先生曰：病积在腑，药为无形之积，当洗其肠胃，涤而去之，并非奇法也。此事费兰泉师亲目见之，故嘱余志之。（《诊余集》）

戒　烟

李文荣医案

○郭秉和嗜鸦片烟，其瘾甚大，忽诣予求戒。予思烟瘾甚怪，书称诸怪病皆属于痰，痰病求之不得则属于虫，五脏之中，为虫所据，则精神血气皆不能自主，而听虫所为，烟瘾之怪虫为之也。诸病从虚而入，诸虫亦从虚而生。五脏之中何脏为虚，则烟毒先入，而虫亦先生，故同此吃烟，而瘾之来也迥不相同，或神疲呵欠，或腹痛异常，或时欲大解，或精泄如溺，种种不一，大抵何脏生虫则现何脏之病，至其时虫欲得烟，其瘾乃至，今欲戒烟，非治虫不可，而欲治虫，非兼补其虚不可。郭兄之瘾来时即屡欲大解，中气肾气皆虚。于是以补中益气合补阴益气，每日作大剂与服，另治药末，用贯众、雷丸、芜荑、鹤虱、苦楝、锡灰、槟榔、榧实、粟壳诸多杀虫之药，稍加烟灰为引，砂糖调服，命于瘾初到时仍吃烟一二口，使虫头皆已向上，即将末药调服，虫食而甘之，而不知其杀之也。伊本服烟二十四口，如法服三日即减去一半，又三日仅余于每早四口，粪后逐日下碎黑虫，细小而多。十数日早上四口总不能免，复请予商酌，予曰：既如此有效，有何酌改，想虫根未尽耳，子姑待之。又十余日，伊忽欣然来告曰，我早上四口烟亦戒矣。问何故？曰：余昨大解后似有物堵塞肛门，极力努挣，突出而下，视之如一小胞衣，破之则皆碎虫也。一时传闻皆以为奇，后有瘾小者，以所余末药如法服之，连治二人，此数年前事也。近日吃烟者更多，求戒者绝少，即郭秉和亦仍吃烟矣。嗟乎！我欲活人，而人皆求死，奈之何哉！

此嘉庆二十年前事，邪片烟初本二三换，后忽贵至十换，郭姓本不甚有余，竟吃不起，所以求戒；后烟渐贱，所以复吃。三十五六年来烟贱至半换，吃烟者十有三四，到处烟馆。虽卖菜佣挑浆老亦多吃烟，下至乞丐辈亦吃烟，即穷且病，甚至于死，而皆不悔哀哉。（《三三医书·仿寓意草》）

中毒

陈洪医案

○王某，女，20岁，外来工。

于1995年1月10日晚8时因失恋自服氯丙嗪50片（250毫克/片），3小时后被同乡在宿舍发现昏迷，遗尿，急送我院。查：体温36摄氏度，呼吸17次/分，脉搏50次/分，血压 11/6千帕。深昏迷，面色苍白，呼吸浅，瞳孔缩小，光反射迟钝，颈软，肺（-），心率50次 /分，律整，心音低钝，膝反射减弱，四肢不温，脉细弱。诊断：重度氯丙嗪中毒。处理：洗胃，静脉推注 50%葡萄糖注射液20毫升加参附注射液20毫升，吸氧，导泻（番泻叶15克，煎取300毫升溶液灌肠），导尿，计24小时尿量，同时再予参附针60毫升加入10%葡萄糖注射液300毫升静脉滴注，每日2次。间接补充能量合剂。经上述处理后，第二天患者面色稍转红润，脉有力，70次/分，四肢暖，血压14/10千帕，尿量正常，第三天中午清醒，查血常规、小便常规、肝功能均正常。1周后痊愈出院。

○林某，女，25岁。

因家庭矛盾与丈夫口角，于1995年7月23日晚12时服地西泮（2.5毫克/片）100片，次晨被家人发现昏迷家中，即送我院。查：浅昏迷，体温36.5摄氏度，呼吸18次/分，脉搏68次/分，血压12/8千帕。即予洗胃，静脉滴注参附注射液60毫升加10%葡萄糖注射液500毫升。中午患者清醒，但深夜1时许再次吞服地西泮200片，第3天凌晨发现其再次昏迷，面色苍白，呼吸浅慢，呼吸16次/分，呈轻度紫绀，四肢凉，脉沉细，脉搏48次/分，血压10/6千帕，再次洗胃，吸氧，静脉推注参附针20毫升加50%葡萄糖注射液20毫升，每2小时一次，同时静脉滴注能量合剂，经处理后病情稳定，发绀改善，脉有力，血压14/8千帕，2天后神志转清，情绪渐稳定，查肝功能SGPT轻度升高，余正常，1周后出院。［新中医，1997，29（增刊）］

周国华、计海明、张铁英医案

○患者①②③均为男性，年龄分别为20岁、22岁和43岁。分别服用含120～160克鲜红茴香根煎成的药汤，服药后1小时左右均先后出现腹部不适，头昏，频繁恶心，呕吐少量胃内容物。立即被送至我院。途中分别出现抽搐1～5次，每次持续5～10分钟，伴神志不清。入院时查体：脉搏90～100次/分，呼吸20次/分，血压（11.5～15.0/7.0～10.8）千帕（1千帕=7.5毫米汞柱），意识模糊，面色苍白，口唇发绀，心肺听诊无异常，腹平软，肠鸣音3～6次/分，病理反射未引出。实验室检查：丙氨酸转氨酶轻度增高（750.2～1500.3微摩尔/升），血、电解质、肾功能、心电图均正常。

患者④，男，23岁，服用含约80克鲜红茴香根煎成的药汤，服后2小时内未感头昏等不适，到达本院后突然晕厥，出现四肢抽搐，角弓反张，眼球上视，无口吐泡沫。查体及辅助检查与前3例基本相同。

抢救过程：4例患者均立即用生理盐水8000毫升洗胃，急煎六月雪60克，甘草12克汤剂约800毫升，每例鼻饲200毫升。保持呼吸道通畅，吸氧（氧流量3升/分）。迅速建立静脉通路，输液3000 毫升及维生素C3克、地塞米松10毫克静脉推注，20%甘露醇250毫升快速静脉滴注。仍出现抽搐者给予苯巴比妥0.1克肌内注射，患者经上述抢救后，4例均于1～2小时后意识恢复，继服绿豆汤

3～4次，每次约 50毫升，未再出现抽搐，但仍感头昏、上腹不适，住院2日均痊愈出院。［中西医结合实用临床急救，1998，5（5）］

赵光荣医案

○患者，男，33岁，患腰腿痛3年。

3天前服醋铜水（《本草》中称之“醋煅”，实际为醋酸铜）60克后呕血300毫升，持续腹痛，解黑便5次（量约1000克），于1994年5月14日入院。查体：体温38.9摄氏度，脉搏89次/分，血压17/11千帕（1千帕=7.5毫米汞柱），急性痛苦病容，精神差，口腔黏膜蓝染，局部溃烂，双肺呼吸音稍粗，无啰音，心率86次/分，律齐，无杂音，腹平软，全腹压痛，以剑突下明显，无反跳痛，肝脾未触及，肠鸣音正常。实验室检查：血红蛋白90克/升，白细胞8.4×10^9/升，中性粒细胞0.71，淋巴细胞0.29，血清钾3.6摩尔/升，钠134摩尔/升，氯112微摩尔/升，钙2.0微摩尔/升，尿素氮（BUN）12.8微摩尔/升，二氧化碳结合力（CO_2CP）23微摩尔/升，总胆红素正常，直接胆红素（SDB）正常，麝香草酚浊度试验6单位，谷丙转氨酶290单位，尿胆原（+++）。胃镜下见胃黏膜充血水肿，局灶糜烂，以胃底为甚，食管黏膜糜烂Ⅱ级，黏膜蓝染。入院后予以氢氧化铝凝胶及云南白药口服，输液及支持对症处理，并予中药绿甘大黄汤（绿豆、甘草、大黄、泽泻、鲜野鸡尾草）口服治疗3天，黑便停止，未再呕血，但腹痛反而加剧，腹肌紧张，查血淀粉酶（AMS）786U，血糖（BS）24微摩尔/升，血清钾3.0微摩尔/升，钠132微摩尔/升，氯108微摩尔/升，钙1.8微摩尔/升，BUN 8.7微摩尔/升，CO_2CP 20微摩尔/升，尿糖（+++），尿胆原（-），尿 AMS 1081单位。考虑中毒性胰腺炎，予服清胰汤2剂，并静脉滴注胰岛素，治疗2天后腹痛渐减轻，血糖及淀粉酶恢复正常，病情好转，继服绿甘大黄汤5剂。复查血电解质、BUN、CO_2CP均正常，观察1周无反复，病愈出院。［中西医结合实用临床急救，1996，3（5）］

李宗宪、刘秀平医案

○姜某，男，34岁。1994年9月14日初诊。

1天前患者无明显原因出现腹绞痛，阵发性加重，伴呕吐，为胃内容物，3～4次/秒；腹泻，大便呈水样，无脓血，6～7次/日；无发热。查体：体温36摄氏度，心率84次/分，呼吸20次/分，血压16/10千帕，神清，表情痛苦，面色欠华。心肺听诊未见异常，腹平坦，全腹压痛（+），无反跳痛，肝脾未触及。血常规：血红蛋白 110克/升，血小板 120×10^9/升，白细胞8.7×10^9/升，中性粒细胞0.69，淋巴细胞0.31。大便常规：黄、稀便。无不洁饮食史。初诊为急性胃肠炎，给予阿托品、诺氟沙星等治疗2天，患者病情无好转。进一步检查发现患者皮肤散在淡红色斑丘疹，有鳞屑，有的已消退，留有色素沉着，齿龈有灰黑色铅痕。追问病史，患牛皮癣1年，1月前开始服用民间验方，为红黄色制剂：每次约1克，每日2次，遂查尿铅12微摩尔/升，尿汞87 微摩尔/升。肝功能、心电图正常。诊断为铅、汞中毒。予清热利湿解毒治疗：银花100克，土茯苓60克，白芍20克，半夏10克，陈皮10克，车前子20克，泽泻10克，甘草5克。水煎取汁200毫升，早晚分服。

次日腹部绞痛明显减轻，偶有轻度恶心，无呕吐，腹泻减少。1周后复查尿铅5.6微摩尔/升，尿汞69 微摩尔/升。上方减白芍、半夏、陈皮，加白茅根30克，木通10克。继服2周后，复查尿铅、尿汞正常，齿龈铅痕消失。［山西中医，1997，13（3）］

张德进医案

○患者，男，45岁，1989年8月16日初诊。

因患腰腿痛，久服当地乡村医生自制的马钱子丸。每丸重约3克（其他成分不详），每日1次。服至1个月后，即觉面部肌肉抽搐，并且腿痛加重，不能起床，遂产生自杀念头，将其所剩20～30丸两次吞服，服后1小时即觉心慌胸闷，四肢及面部肌肉阵发性抽搐，在家救治无效，急诊入院。

查体：面部肌肉频繁抽搐，舌强，言语不能自主，四肢厥冷，抽搐不止，脉弦紧，因牙关较紧后诊未能做。遂用周凤梧教授所传之方煎服，1剂后抽搐大减，2剂后症状消失。

处方：肉桂15克，紫花20克，甘草10克，冰糖15克。水煎服，日1剂。［山东中医杂志，1996，15（4）］

刘丽敏医案

○李某，男，21岁。

1994年11月9日以肌无力半月，加重1天来诊。

既往有“癫痫”病15年，曾服中、西药及行右前额癫痫病灶切除术，病情稍有好转。20天前改服丙戊酸镁，1次0.2克，1日3次。服药1周后癫痫大发作次数减少，但患者感身体乏力，嗜睡。此后，身体乏力逐渐加重，下肢软，行走时有欲跌感。双手不能负重，就诊前3天，曾有手无力致饭碗掉落地上的情况。来诊前1天，睁睛无力，言语含混不清，头不能直立，不能坐、立，不能吞咽，喝水时从口中流出，发生呛咳，尿少，排出不畅。家族中无类似病史，无药物过敏史。

检查：患者意识清楚，清瘦，面色苍白，舌质淡，苔薄白，脉细软。体温36.8摄氏度，脉搏66次/分，呼吸20次/分，血压16/10千帕。言语不清，睁眼无力，张口吃力，吞咽动作减弱，不能站立，坐时弯腰驼背，需人扶持，上下肢对疼痛刺激有感觉，但无收缩动作，肌力、肌张力几乎为零，腱反射消失。

中医诊断为痿证，证属脾胃亏虚，精微不运。西医诊断：初疑为重症肌无力，后确诊为镁中毒症。

治疗：中医治则以补脾益气，健运升清为主，方选补中益气汤合参苓白术散合方化裁（黄芪、党参、白术、茯苓、淮山药、莲子肉、炙甘草、陈皮、砂仁、升麻、柴胡、当归、枳壳）。因患者吞咽困难，服药不便，症状似重症肌无力，故先给新斯的明0.5毫克皮下注射，能量合剂静脉滴注。4小时后症状无改善，膀胱充盈，欲尿而不能出，喉中痰声辘辘而无力咳出。立即给吸痰，针刺足三里、中极、三阴交、阴陵泉等穴，反复捻转，强刺激；并给艾灸关元、气海穴，膀胱区按摩，小便排出。同时又给10%葡萄糖注射液200毫升加10%葡萄糖酸钙20毫升静脉滴注。输液完后患者用靠背架支撑能坐起，眼能睁开，喝水时呛咳减轻，针刺四肢有轻微收缩动作，上肢能上举至肩，下肢仍不能站立。嘱停服丙戊酸镁。查血清电解质：氯109，钠141，钾3.9，钙1.84，磷2.06，镁1.5（均为微摩尔/升）。中药上方进服。次日除服中药外，每日静脉滴注10%葡萄糖200毫升加10%葡萄糖酸钙20毫升，连用5日后改为口服钙糖片，1次3片，1日3次，又服5日。中药每日1剂，连服10天。经上述处理后，第三日患者由别人搀扶能下床行走，10天后肌无力症状全消，随访1个月未见出现全身肌无力现象。［云南中医中药杂志，1995，16（3）］

张正熹、顾建军医案

○患儿，女，1岁。

因误服亚硝酸盐约1克，神昏紫绀已1小时，于1995年9月13日12时30分急诊入院。患儿母亲（卤味个体户）将亚硝酸盐半匙（约5克）误当白糖和炒面给患儿充饥，40分钟后，患儿出现烦躁不安，继则全身紫绀，神志不清，遂在20分钟内送本院抢救。

查体温36.3摄氏度，脉搏摸不到，潮式呼吸，体重10公斤。深度昏迷，全身皮肤明显紫绀，尤以口唇、舌、指（趾）端较明显，两肺布满湿啰音，心音被痰鸣音掩盖，腹部（－）。入院后即行插管洗胃（累计用清水4000毫升）、抽痰、吸氧，予亚甲蓝15毫克，毒毛花苷K 80微克，分别以25%葡萄糖20毫升静脉推注，洛贝林1毫克肌内注射，40分钟后复用予亚甲蓝1次。中药调胃承气汤（大黄、芒硝、甘草各3克），置容器中，加开水100毫升冲泡，震荡、静置、取上清液，于洗胃结束前由胃管注入。1小时后，紫绀改善，呼吸平稳，2小时后，自能哭叫，神志恢复，紫绀消失，呼吸、心率、脉搏等生命体征正常，4小时后，连续解水样便2次（约800毫升）。嗣后予维生素C、葡萄糖为主，结合补液、抗感染、激素、对症处理治疗2天，并在准予进流汁后用人参、甘草各15克炖汤频服。患儿一切情况良好，查血常规、CO_2CP、心电图等均无异常，痊愈出院。［天津中医，1996，13（6）］

张宏医案

○吴某，女，48岁，农民，1997年6月20日初诊。

因服食牛肝蕈后6小时出现头昏、恶心呕吐，当地卫生院予洗胃、导泻、利尿等对症处理后，病情无好转而转我院急诊。诊见：头昏、恶心欲呕、乏力，并出现小人国幻视，不停地用手在空中乱抓。患者无精神病史，无特殊用药史。查体：一般情况差，颜面潮红，神志欠清。体温37.2摄氏度，脉搏98次/分，血压16/10千帕。双侧瞳孔对称，等大等圆，对光反射存在。双肺呼吸音清晰，律齐，肝脾无肿大，生理反射存在。血常规：白细胞 7.8×10^9/升，中性粒细胞0.8，淋巴细胞0.2，红细胞4.1×10^{12}/升，血红蛋白120克/升，血小板100×10^9/升。眼底及其他检查均正常。诊断：蕈中毒所致幻视。即予绿豆甘草汤内服：绿豆200克，生甘草20克，煎水频饮，每日2剂。配合常规补液。第2天患者幻视消失，头昏、呕吐均无，神志清楚，痊愈出院。［新中医，1999，31（3）］

刘浩医案

○梁某，男，10岁，学生。

1993年3月6日早上因食学校供应的芋头糕，至11时30分左右出现腹部不适，疼痛，恶心，欲吐不得。查体温37.4摄氏度，脉搏86次/分，血压13/9千帕，痛苦面容，腹胀，全腹压痛，肠鸣音亢进。血白细胞10.4×10^9/升，中性粒细胞0.72，淋巴细胞0.28。初步诊断：急性细菌性食物中毒。留急诊室观察治疗。即予口服清通剂（由大黄、番泻叶、枳壳、甘草等组成），每次1包，每天3次。当日下午排出腐臭粪便数次，腹胀腹痛渐减，次日大便清稀，停用清通剂，改服祛湿消滞剂（由独脚金、葫芦茶、大腹皮、陈皮、茵陈、山楂、麦芽等组成），每次2包，每天3次，同时进食半流质食物，第三天腹泻止，症状消除，痊愈。［新中医，1997，29（6）］

张俊美、高崇玉医案

○患者，女，45岁。

自服洗衣剂100ml 20分钟，于1994年11月14日入院。来院后即刻清水洗胃，更换衣服，清洗皮肤及头发，静脉注射阿托品100克，地塞米松10克。查体：体温37摄氏度，脉搏98次/分，呼吸18次/分，血压18/12千帕（1千帕＝7.5毫米汞柱）。意识恍惚，轻度烦躁，皮肤潮湿，可见肌束震颤，双瞳孔直径为4毫米，等大等圆，对光反射迟钝，双肺呼吸音清，无干湿性啰音，心率98次/分，律整无杂音，四肢肌张力略增强，病理征未引出。

入院后，静脉注射阿托品、解磷定、抗生素、碳酸氢钠、脱水利尿剂及中药甘草绿豆大黄汤［甘草60克，绿豆60克，生大黄20克（后入）］水煎频服。经上述综合治疗，患者于入院后第4天意识转清，于2周后痊愈出院。［中西医结合实用临床急救，1996，3（7）］

喜新医案

○患者，女，25岁。

自服农药乐果300毫升后昏迷6小时急诊入院。入院时昏迷，皮肤苍白湿冷，瞳孔缩小，对光反应迟钝，口腔有蒜臭味泡沫涌出，呼吸微弱，心音弱。入院诊断：重度急性有机磷农药中毒。予气管插管接人工呼吸机通气，洗胃至洗出液色清，并静脉给予解磷定、阿托品后，随即转入危重症监护病房。经继续静脉给予大量阿托品以及气管切开等抢救治疗2天，患者仍昏迷不醒，高热抽搐，皮肤干燥潮红，两侧瞳孔5毫米大小，上腹胀满，肠蠕动音减弱。实验室检查：血清胆碱酯酶活性0.28，尿素氮9.2毫摩尔/升，大便隐血（+++）。经胃管中吸出200毫升咖啡样液体。自服毒后3天未排大便，多次用硫酸镁导泻无效。入院后第4天，配合中药生大黄40克，芒硝30克，生甘草200克，水煎成1000毫升药液冷却后经胃管注入胃腔，每次120毫升，4小时一次。次日排出约800毫升褐色恶臭稀便，肠蠕动音增至5次/分。继续给予原方经胃管给药，1天后又排出稀便约600毫升，患者抽搐渐止，呈昏睡状，呼吸转平稳，阿托品减量，停用呼吸机，单纯经气管切开给氧，胃出血控制，开始胃管内注入流质。停用中药，善后治疗半月，痊愈出院。［中西医结合实用临床急救，1996，3（7）］

方祝鸿、汪一波医案

○患者，男性，40岁，住院号117755。

因坐骨神经痛自服生草乌浸酒液100毫升后，头昏、上腹不适、恶心、呕吐、四肢麻木2小时入院。查体：神清，血压12.8/11.7千帕，心率100次/分，心律不齐，频发早搏。心电图示：频发交界性早搏二联律伴室内差异传导。临床诊断：草乌中毒。经催吐、口服甘草绿豆汤，静脉滴注阿托品后2小时，心电图恢复正常。

○患者，男性，55岁，住院号11675。

因腰痛自服生草乌浸酒液50毫升后，头昏、恶心、呕吐、四肢麻木5小时入院。查体：神清、面色苍白。血压11.6/5.9千帕，心率83次/分，心律不齐。心电图检查示：心房纤维性颤动，频发多源性室性早搏。临床诊断：草乌中毒。经口服甘草绿豆汤，静脉滴注利多卡因并经利多卡因静脉滴注维持，3小时后心电图恢复正常。［浙江中西医结合杂志，1995，5（增刊）］

何任医案

○张某，男，16岁。1971年8月31日初诊。

误食野鲜蘑菇中毒，吐泻交作，口臭便秽，泄下日夜达十几次，急宜解毒为先。

姜半夏9克，姜竹茹12克，陈皮6克，生甘草9克，绿豆衣30克，藿香6克，玉枢丹3克（研细吞服）。

3剂。

9月3日二诊：药服3剂后，呕吐已停，口臭已瘥，泻下好转（今晨起1次），且已成形。乘胜递进，原意再续。

姜竹茹12克，枳实6克，橘白9克，姜半夏9克，茯苓12克，白术9克，盐橄榄1颗，甘草6克，玉枢丹1.5克（研服）。5剂。（《何任临床经验辑要》）

葛子秀医案

○患者，男，49岁，干部。

患颈部牛皮癣13年，久治效果不佳。1995年3月15日，某江湖“医生”嘱其用醋泡斑蝥溶液涂擦患处2次，不久局部皮肤出现红肿充血、发疱灼痛等症状，后到我院求诊。

笔者用黄柏、黄连、黄芩各15克，水煎外洗局部，同时给予二豆解毒汤（绿豆、赤小豆、滑石粉各60克，生甘草、白茅根各30克，车前子15克，延胡索12克），煎汤代茶频服。经治2天，水疱逐渐消失，5天后痊愈。［湖北中医杂志，1996，18（2）］

李优龙、郑新安、张玉先医案

○孙某，男，48岁，干部，初诊于1989年5月20日。

主诉：低热，乏力，口腔黏膜生疮，腹部隐痛，纳差，恶心，便下脓血近月余。现症：患者素体阴虚，一年前患下肢血栓性静脉炎，经外地某医院治愈，来年旧病复发，继用前药，因求治心切，药量加倍而服不几日，口舌糜烂生疮，胃部胀满，恶心呕吐，腹部隐痛，便下脓血日数次。曾诊为慢性非特异性溃疡性结肠炎、慢性菌痢、阿米巴痢疾等，经用多种抗生素、液体疗法、中药健脾渗湿、温中散寒等多方医治，效果不佳。专家会诊时，在观察口腔黏膜过程中闻到特有的金属味，有人提示汞中毒，便再次询问治疗和用药经过，患者回忆首诊时的医嘱“药物有毒，不可随意加量服用”（配方中有中药水银）时如梦初醒，当即取血、尿、大便标本，经化验室检查：红细胞3.5×10^{12}/升，白细胞11×10^{9}升，淋巴细胞0.40；尿检查：红细胞（++），白细胞（+++），管型（++）；大便常规示：红细胞（+++），白细胞（+++）；细菌培养未发现致病菌群。脉虚细无力，苔白腻，质淡红。

诊断：金属汞中毒。

治则：中西合参，标本兼治，清热解毒，调补气血。

治法：①5%二巯基丙磺酸钠溶液2～3毫升肌内注射；第一日肌内注射3～4次；第二日2～3次；后每日1～2次；治疗1周。②液体支持疗法并配合能量合剂，以纠正水电解质失衡。新鲜果汁内服。③中药煎剂本着多次少饮的原则内服，以清热解毒，调补气血。

处方：白干参10克，土茯苓20克，金银花15克，广车前10克，泽泻10克，山萸肉10克，冬葵子12克，西甘草10克。

经治疗十余日，诸症减轻大半，食欲日增，形体渐复，再调理十余日，康复如初。［河南中医，1994，14（2）］

钟道清医案

○梅某，男，23岁，1993年11月25日初诊。

于2天前生吞草鱼胆2个后，当晚腹胀，泄泻。次日泄泻未作，但仍腹胀、欲呕，小便黄赤、目黄、神疲而入院治疗。入院时，神疲乏力，目黄色如柑橘，纳差欲呕，腹胀，大便正常，小便黄赤，舌质红、苔黄，脉细弦。尿检：蛋白（+），胆红素（+），尿胆原（+）。血常规正常。肝功能：黄疸指数20单位，其他各项正常。诊为：鱼胆毒伤中，湿热壅结。治拟和中解毒，清热利湿，用黄连温胆汤加茵陈：川黄连7克，陈皮7克，法半夏10克，茯苓12克，枳实7克，竹茹12克，茵陈30克，生姜2片，生甘草5克。服药3剂，小便增多，欲呕腹胀消除，目黄基本消退。遂带药2剂，回家治疗，后患者捎信，药后一切正常。

○钟某，女，37岁。

1996年2月24日，因生吞1公斤重草鱼胆1个后，当晚感胃部不适、腹胀、不欲食。继则呕吐不止，在当地治疗病情不好转而入我院。入院时，神清，疲倦乏力，呕吐不止，呕出少量黄色液体，面浮，尿少，腹胀，大便3天未解，看质淡、苔黄白相兼，脉细缓。尿检：蛋白（++），胆红素（+），尿胆原（±）。血常规：血红蛋白 88克/升，红细胞3.2×10^{12}/升，白细胞8.8×10^{9}/升（中性粒细胞73%，淋巴细胞27%）。

根据患者病史及上述诸症，诊为鱼胆中毒，损伤脾胃而致胃失和降，清气不升，浊阴不降，脾胃肾功能失调。选黄连温胆汤加味以清热降浊，和胃止呕。

处方：川黄连7克，法半夏10克，竹茹10克，陈皮7克，枳实10克，茯苓10克，生甘草3克，生大黄10克，车前仁30克，生姜3片。服药2剂，大便通，呕吐未作，小便量略有增加，腹胀减轻。但仍神疲乏力、纳差、面浮。原方加苡米仁20克。继服2剂，饮食增进，小便畅通，面浮消失，精神转佳。血、尿常规化验正常而痊愈出院。［江西中医药，1996，27（4）］

侯风喜、吕波、肖辉医案

○患者，男，25岁。

胸闷、憋气十余年，加重月余。以“风心病二尖瓣狭窄”于1992年3月9日收入院。病人1983年确诊为“风心病二尖瓣狭窄”，1989年10月出现心房纤颤，应用奎尼丁房颤纠正。1个月前由于劳累、感冒，胸闷憋气加重，在家用青霉素治疗无效而来院。查体：体温36.8摄氏度，脉搏103次/分，呼吸22次/分，血压18/10千帕，面颊潮红，咽红，双肺可闻及散在干啰音，心尖搏动弥散，左侧锁骨中线外可触及舒张期震颤，心界略向左扩大，心率 103次/分，律绝对不整，心尖区可闻及舒张期杂音。腹软，肝脾未触及。心电图：快速心房纤颤。超声心动图：二尖瓣前叶活动曲线双峰消失，呈城墙样改变，前后瓣叶呈同向运动，实验室检查：血红蛋白120克/升，血沉21毫米/小时，白细胞9.2×10^9/升，中性粒细胞0.78、淋巴细胞0.22。入院诊断：风心病、二尖瓣狭窄、快速房颤、心功能Ⅱ级。入院后给予静脉用极化液、青霉素、毛花苷C，口服双嘧达莫、肠溶阿司匹林等药物治疗5天，心率降为80次/分，逐加奎尼丁口服：第一天试服0.1克，2小时后每2小时口服0.2克，共服5次，听诊房颤未纠正；于第二天增至每2小时口服0.3克，共服5次；第三天上午病人述头晕、胸闷、四肢无力，测血压12/6千帕，心电图示：房颤室率平均60次/分，QRS 0.36秒，大于原心电图的25%，考虑奎尼丁中毒故停用，并加服炙甘草汤：炙甘草60克，党参15克，麦冬20克，麻仁10克，大枣10枚（擘），阿胶10克（烊化），桂枝10克，生姜5片，文火水煎服汁300毫升，早晚温服。3剂后炙甘草加量到90克，再服3剂。口服中药第7天，心律转规整，查心电图：窦性心律，二尖瓣型P波。继续用中药治疗20天临床症状消失出院，共住院40天。门诊随访至今未再出现房颤。

○患者，女，36岁。

因心慌、气短反复发作4个月余，于1993年1月13日入院。病人于1991年确诊为“风心病”，平时无明显症状坚持正常工作。4个月前因感冒发热而心慌、气短，当地医院给予青霉素加激素治疗后体温控制，心慌、气短症未缓解而来本院。查体：体温37.2摄氏度、脉搏120次/分、呼吸24次/分、血压12/8千帕，二尖瓣面容，口唇轻度紫钳，无颈静脉怒张，双肺可闻及散在干湿性啰音，心尖搏动弥散，无震颤，心界不大，心率120次/分，律绝对不整，心尖区可闻及双期杂音。肝剑下可触及，质软触痛，双下肢无水肿。胸透，双肺纹理增粗，心脏外型呈梨形。食道钡餐：食道轻度受压。心电图示：快速型房颤。化验：血红蛋白140克/升，白细胞12.8×10^9/升，中性粒细胞0.82，淋巴细胞 0.16，嗜酸性粒细胞0.02，血沉30毫米/小时，ASO 500单位。入院诊断：风心病、二尖瓣狭窄伴轻度闭锁不全、心功能Ⅱ级。入院后给以青霉素加激素、极化液加镁、毛花苷C静脉用药，口服阿司匹林、双嘧达莫、维生素C等综合治疗半月，体温正常，血化验恢复正常，心尖收缩期杂音消失，肝脏缩小，室率维持在80次/分，律绝对不齐。入院第三周，开始用奎尼丁除颤，试服0.1克后每2小时口服0.2克，共5次，第二天增加到0.3克，每2小时口服2次，第四次时病人即出现恶心、呕吐、耳鸣、视物不清，诊断：奎尼丁副作用，处理：停用奎尼丁，第二天上午加服中药炙甘草汤：炙甘草90克，党参15克，桂枝10克，阿胶10克（烊化），麻仁10克，生地15克，生姜6片，大枣6枚（擘），水煎，早晚温服。药服7剂后，病情稳定，查心电图：窦性心律，共住院45天出院。门诊随访到今，间断服用中药调理，房颤未再复发。［天津中医，1996，13（1）］

谢显友、郝罗生、杨承智医案

○患者，女，33岁。

以食物中毒（极重型）、中毒性休克、肺部感染于1994年12月26日入院。10小时前患者误服他人投毒食物约15克，30分钟后感四肢乏力、腹痛、恶心、呕吐2次，继而出现失语、昏迷、呼吸急促、四肢抽搐，急送我院门诊。立即给予洗胃、导尿、补液、镇静。利尿等抢救，同时急查血常规、尿常规、尿八项（即尿隐血、亚硝酸盐、酸碱度、尿胆原、尿胆素、尿蛋白、尿糖、尿酮体）、胆碱酯酶，均属正常。经过积极抢救9小时，上述症状无改善，转住院治疗。查体：体温38.8摄氏度，脉搏138次/分，呼吸35次/分，血压8.0/4.5千帕（1千帕=7.5毫米汞柱）。呈深昏迷状态，四肢抽搐，呼吸困难，口唇紫绀，压眶反射消失，瞳孔扩大，对光反射迟钝，颈部抵抗，凯尔尼格征（+）、巴宾斯基征（+）、腱反射活跃。

治疗经过：立即给予吸氧、扩容、纠酸、强心、利尿、安定镇静、甘露醇降低颅内压等治疗8小时，血压回升至13.0/8.0千帕，抽搐次数减少。同时配合解百毒之甘草绿豆汤（即甘草50克，绿豆150克冰煎，取汁300毫升），分3次鼻饲。经过10天上述积极治疗，患者意识开始转清，抽搐停止，但尿量出现逐日减少（150～600毫升/24小时），查尿常规加八项示：红细胞（+），白细胞（+++），尿蛋白（++）；尿素氮27.13 摩尔/升。使用速尿效果欠佳，改用10%葡萄糖注射液100毫升内加酚妥拉明10毫克、多巴胺10毫克静脉滴注，每日1次。中医辨证：全身中度水肿，干呕频繁，食不得下，呕反不渴，畏寒乏力，大便溏薄，小便不利，舌质淡胖，苔白，脉沉细。证属本虚标实，属寒饮邪毒内扰之呕吐，肾阳衰微之水肿。急则治标，中药先以化饮散寒止呕，兼解毒化浊为法。方药以小半夏汤加减：半夏8克，生姜10克，黄连3克，赤小豆20克，大黄6克（后下），半枝莲20克，白花蛇舌草20克，泽泻15克，党参10克，水煎2次，取汁300 毫升，少量分多次喂服，并继服甘草绿豆汤以加强解毒化浊之功。患者服药2剂后，干呕减轻，可食少许稀饭，尿量增至700～900毫升/24小时。但畏寒明显，大便溏薄，小便不利，舌质淡胖，苔白滑，脉沉细。标实渐去，本虚明显，故改用温肾助阳、化气行水，兼解毒化浊法。方药以真武汤加减：黑附子9克，茯苓20克，白术15克，生姜10克，丹参20克，法半夏20克，猪苓30克，益母草20克，黄芪40克，牛膝15克，蒲公英20克，紫苏12克，桂枝6克，砂仁5克冰煎2次，取汁 300毫升，少量分多次喂服。服上方2剂后，复查尿素氮26.7 摩尔/升，尿量多达1700 毫升/24小时，偶有恶心，乏力明显。在原方的基础上加白参10克以补元气，渐进9剂，诸症好转，惟觉轻微头晕、乏力。实验室检查均恢复正常，痊愈出院。1个月后追访，患者已完全康复。［中西医结合实用临床急救，1996，3（5）］

孙一帆、罗兰堂医案

○周某，男，1岁。

纳差、体弱消瘦多病，尤易患感冒，其母用人参10克，煎水喂服，服后2小时出现哭泣、吵闹，烦躁不安，鼻血，呕吐咖啡渣样物。体检：精神疲软，发育不良，营养差，面色苍白，鼻前庭有鲜血，唇周发绀，呼吸40次/分，双肺无异常，心率104次/分，律齐，腹软，肝右肋下1.5厘米，脾未触及。

治疗方法：

西药：中毒6小时以内者，先以温开水洗胃，硫酸镁导泻；静脉滴注葡萄糖、维生素C。

中药：药用甘草绿豆汤（甘草10克，绿豆50～100克），煎煮后频频喂服或取上清液鼻饲。1剂/天，至中毒症状完全消失。

用上法治疗24小时后症状消失，恢复正常，观察3日，痊愈出院。

○张某，男，13岁。

因患乙型病毒性肝炎倦怠懒言，盗汗。其母用红参30克蒸炖后顿服，4小时后出现烦躁、狂叫、皮肤潮红、额颈汗出、起疹、口渴喜冷饮、胸闷、腹胀等症状。舌质红、苔少，脉弦数。用上法治疗，2小时后泻燥屎，症状渐消，4小时后完全复常。［湖北中医杂志，1999，21（5）］

贺玉英、刘志杰医案

○患者，女，30岁。

因情志刺激而致精神失常，未经专科医师指导，家人为其购买五氟利多而自服，每次3片（20毫克/片），日2次，连服2天，精神好转，但近1个月来，出现身体抖动，言语亦因口唇抽动而不流畅，无法安坐，虽经多方求治，效不理想而求针灸治疗。刻诊：患者目光迟滞，面色秽悴，头摇嘴抽，身体抖动，静坐不能，夜寐不安，苔薄白，脉弦细。

患者系服药过量中毒所致，在中医辨证中属风证范畴，故诊断为风证（阴血亏虚，虚风内动）；西医诊断：五氟利多中毒致锥体外系症。本着“治风先治血，血行风自灭”的理论，治拟养血活血，熄风止痉，疏肝安神。选穴：①体针：大冲（双）、合谷（双）、足三里（双）、血海（双）、地仓（双）、四神聪。施以捻转补泻，留针30分钟，日1次，10次为1疗程。②耳穴：脑、脑点、枕、神门、肝、肾。用中药“王不留行”1粒，贴在5毫米×5毫米的胶布上，贴于消毒后的耳穴，每次每穴按压1分钟，每天按压8～10次。双耳交替，一天一换。

第一疗程后，病情好转，面露喜色，能自己叙述病情，抖动减轻，心中烦闷，眠差，苔薄白，脉弦细。治疗见效，现病人仍有阴血不足，肝体失养，心神不宁之象，故治疗以养血熄风，疏肝安神为要。选穴：①体针：太冲（双）、阳陵泉（双）、足三里（双）、神门（双）、少海（双）、安眠（双）、百会.②耳穴：心、肝、肾、神门、枕、脑点。方法同前。为加强疗效，辅以中成药“逍遥丸”9克，日2次；地西泮 2.5毫克，日1次，睡前服。

循上法治疗，彼得其功，继治3个疗程，诸症皆消而愈。［实用中西医结合杂志，1998，（13）］

王子义、王志达医案

○刘某，女，56岁。

该患者于1993年9月12日，因口服草根鱼生鱼胆后上腹疼痛，频繁恶心呕吐，呕吐物为胃内容物，进食即呕伴有腹泻。于次日腹泻停止，肾区疼痛，每日尿量在50毫升左右，伴有颜面和双下肢轻度浮肿。在当地治疗未见好转，于9月15日以急性肾功能衰竭收住院。

既往健康，否认有肝炎、肾炎病史，查体：血压19/10千帕，体温37.8摄氏度，脉搏64/次分，呼吸22次/分，神志清醒，发育营养良好，呈痛苦病容。眼睑轻度浮肿，巩膜轻度黄染，心音纯整、心率64次/分，两肺呼吸音粗糙。腹部膨隆，肝在肋弓下3厘米，质软有触痛。右上腹有肌紧张，轻度压痛，墨非征（+）。脾未触及，肾区叩击痛（+），无移动性浊音，肠鸣音正常，双下肢轻度浮肿，其余（-）。辅助检查：血常规：血红蛋白100克/升，白细胞12.5×10^9/升，中性粒细胞 80%，淋巴细胞 20%。尿常规：蛋白（++++），白细胞3～6个/高倍视野，红细胞4～8个/高倍视野。BUN 75mg%，CO_2CP 30vol%，肝功能：碘反应（-），黄疸指数8单位，GPT 240单位，HBsAg（-），抗HBs（-）。肝胆脾B超：肝炎，胆囊炎。

采用西医疗法，利尿，纠酸，保肝，抗炎对症治疗两日病情未见好转，尿量仍在每日50毫升以下。于9月17日转到哈市医院做腹膜透析失败。于9月19日第二次来我院维持治疗。采用中药解毒，承气汤加减：大黄15克，槐花30克，公英30克，白芍30克，板蓝根20克，栀子15克，木通15克，知母15克，黄柏15克，生地15克，芒硝10克，厚朴10克，茯苓15克，泽泻15克，砂仁15克，竹茹10克，水煎服，每日1剂，分2次服用。同时配合西药治疗。连服3剂后，每日尿量增加到400毫升左右，临床症状减轻。连用20剂后，临床症状和体征消失，辅助检查基本恢复正常，痊愈出院。［中医药学报，1994，（6）］

其他医案

○人有服砒霜之毒，疼痛欲死，苟不急救，必至腐肠烂胃，吐呕紫血而死。盖砒霜乃天生之石，未尝经火煅炼，何以毒至如此？不知砒霜生于南岳之山，钟南方之火毒，又经火气，则其气大热，毒而加热，则酷烈之极，安得不杀人耶！且其性又善走，下喉必升降于肠胃之上下，肠薄皮穿，人乃死矣。天下毒药之横，莫此为甚。救法，必须吐出其毒，然而虽经吐出，不能尽出其毒，必须用解毒之味。世人往往用羊血以吐之，亦有能生之者。但初下喉之人可救，食之多时，久入胃中，则无益矣。我有一方，得之异人所传，久暂皆可救，方名救死丹。

生甘草二两，瓜蒂七个，玄参二两，地榆五钱。

水煎服。一下喉即吐，再煎渣服之，又吐，砒霜之毒必然全解。

甘草最善解毒，得瓜蒂必上涌而吐，砒霜原能上升，故引之而尽出也。然而砒霜又善下行，得玄参、地榆，最解大肠之火毒。砒之大毒，从上而出，走下者，不过余毒耳，又得玄参、地榆而解之，则上下共相解氛，毒何能施其燥烈之虐哉！况玄参、地榆，俱是润中解毒，所以能制其酷也。大约此方，用之十人中，断可救八人。惟服下不能吐者，此肠胃已坏，不可救矣。非药之无效也，幸人急救之可耳。倘药不及煎饮，于饭锅中煮前药汁灌之，庶不致因循失救也。

此症用苦参汤救之亦神妙。

苦参二两。煎汤一碗，一气服之，即大吐而愈。

人有服断肠草者，初则胸前隐隐作痛，久则气不能通，及至腹痛，大小便俱不能出而死。夫断肠草，即钩吻也，至阴之物，状似黄精，但叶有毛钩子二个。此物最善闭气，犹能使血不行动，气血闭塞，故尔人死，非肠果能断也。闽广之间，多生此物。妇女小忿，往往短见，偷食觅死如饴，取其不大痛楚也。世亦以羊血灌之，得吐则生。然亦有服羊血不肯吐者，往往不救。不知断肠之草，杀人甚缓，苟用解毒通利之药，无不生者，不比砒毒酷烈。方用通肠解毒汤。

生甘草一两，大黄一两，金银花一两。

水煎服。一泻而愈，不必二剂。

此方用金银花、生甘草以解其毒，用大黄迅逐以通其气，毒解气通，断肠之草，何能作祟哉！

此症用白矾汤亦神。

白芍三两，白矾五钱，当归、丹皮各一两，柴胡三钱，附子一钱。水煎服。一剂气通即愈。

人有食漏脯充饥，致胸膈饱满，上吐下泻，大肠如刀割疼痛，泻不可止而死者有之。夫漏脯，即隔宿之肉食，屋漏之水滴入而名之也，似乎无甚大害，何以成毒杀人？此言岁久之屋，梁尘甚多，屋上必有蛇蝎行走，尘灰倒挂，系蜘蛛蛸蝾结成，无非毒物。

天雨之水，顺流而下，凡毒气得水则化，然化于水中也。水入肉食之内，毒将何往？自然结于脯中而不化矣。以毒物充饥，安得不变生不测哉！但世多食漏脯不死，又是何故？其屋必非岁久之屋，未曾经蛇蝎行走故耳。食之虽不至死，病则断不能免，所以漏脯为太上所戒。倘人误食，疼痛吐泻，急用解毒之药，可以得生。方用化漏汤。

山楂三钱，生甘草五钱，大黄三钱，厚朴三钱，白芷二钱，麦芽二钱。

水煎服。一剂毒尽出矣，二剂痛定，不必三剂。

此方消其肉食，则脯易变化，后以大黄推荡之，白芷、甘草从中解毒，则顺流利导，易于祛除也。

此症用苊楂汤亦妙。

荠苊汁三大碗。用山楂肉三钱，神曲三钱，麦芽、生甘草各三钱，水一碗，连汁同煎，取二碗，顿服之。吐泻止即愈。

人有饮吞鸩酒，白眼朝天，身发寒颤，忽忽不知，如大醉之状，心中明白，但不能语言，至眼闭即死。夫鸩毒，乃鸩鸟炎粪，非鸩鸟之羽毛，亦非鹤顶之红冠也。鸩鸟羽毛与鹤顶红冠，皆不能杀人，不过生病惟鸩粪则毒。此鸟出于异国，异国之人，恐言鸟粪，则人必轻贱，故但名为鸩，以贵重之也。此鸟非蛇蝎不食，故毒胜于孔雀之粪。孔雀之粪，冲酒饮之，有死有不死；鸩酒饮之，则无不死矣。盖鸩毒性热而功缓，善能闭人之气，所以饮之，人即不能语言。发寒颤者，心中热也。心脉通于眼中之大眦，心热则目必上视。眼闭而死者，心气绝而目乃闭也。幸其功缓，可施救疗之法，无如世人未知。铎逢异人之传，何敢自隐，饮鸩酒者，倘眼未闭，虽三日内，用药尚可活。方用消鸩汤。

金银花八两，煎汤，取汁二碗。

用白矾三钱、寒水石三钱、菖蒲二钱、天花粉三钱、麦冬五钱，再煎一碗，灌之。一时辰后，眼不上视，口能出言。再用前一半，如前法煎饮。二剂而愈。断不死也。

嗟乎！鸩毒之杀人，医经并未有言及可以救疗者，世人服鸩。毒亦绝少，似可不必传方。然而人事何常？万一有误饮鸩酒者，以此方救之，实再生之丹也。

此症用加味连草汤亦可救。

黄连三钱，生甘草一两，菖蒲一钱，贝母三钱，生姜汁半茶盅，竹沥半茶盅。水煎一碗，服之即解，不必二服。得吐，犹愈之速也。

人有食鳖而腹痛欲死，往往有手足发青而亡者。夫鳖虽介属，本无大毒，然鳖之类，多属化生，有蛇化者，有龟化者，有鱼化者。龟鱼所化，俱能益人。惟蛇最毒。其鳖腹之下，必有隐隐蛇皮之状，且其色大红，断不可食，食必杀人！人苟误食，腹必大痛，以毒气之攻肠也。手足发青者，手足属脾，毒中于脾，外现于手足也。治法，不可解鳖之味，而仍当解蛇之毒。方用如下。

白芷三钱，雄黄（末）三钱，山楂一钱，丹砂（末）一钱，枳实一钱，茯苓五钱。

水煎服。一剂疼痛止，二剂秽毒出矣，不必三剂。

此方白芷、雄黄，俱是制蛇之药，而山楂、丹砂，善化鱼肉之味，合而用之，则鳖毒易消。加入枳实、茯苓者，枳实最能去积，茯苓尤能利水，水族之物，毒随水化，更易于解散耳。

此症用驹溺汤甚神。马尿一碗，生甘草一两水煎服。得吐即愈。

不吐即再饮二煎，无不愈者。

人有道途之间，误服蒙汗之药，以致头重脚轻，口吐涎沫，眼瞪不语，此迷心之故也。山东村店，最多此药。乘其一时心迷，以取财物。醒来多不记忆，恍恍惚惚，辨别不真。其药大约用天仙子为君，加入狐心等物。虽不至杀人，然久迷不醒，亦为可畏。世人以凉水解之，亦能少醒。但凉水入心，水停心下，倘系虚人，必变他症，非解法之善也。方用止迷汤。

茯苓五钱，生甘草三钱，瓜蒂七枚，陈皮五分。

水煎服。即大吐而醒。其从前情景，断不遗忘，不似凉水之解，如醉如痴也。

盖茯苓通其心，生甘草解其毒，陈皮清其痰，宽其中，又得瓜蒂上通，使药不停心，一吐气清神朗，不至五脏反覆也。或问：蒙汗药必是痰迷心窍，宜用生姜以开之，何故不用？未审止迷汤中，可少投姜汁否耶？不知蒙汗药中，用天仙子居多，天仙子得姜，而愈迷其心矣。故中毒者，断不可轻与姜汤，反致久迷耳。

此症用解蒙汤亦神效。

黄连、枳壳各一钱，天花粉、白芥子、神曲、人参各三钱，生甘草、瓜蒌各二钱，茯神五钱，附子一片。水煎服。一剂即解。

人有游两粤之间，或与妇女交好，或与男子成仇，多下蛊毒于饮食之中，人食之，则面目渐黄，饮食倦怠，或一年，或三载，无药解之，必至暴死。世传蛊毒，土人将各毒虫与蛇蝎等物，投于缸中，听其彼此相食，食完止存一物不死者，取之以为蛊母。此讹也，盖彼地别有益药，乃天生之毒也。土人治蛊，有方法可解，大约皆用矾石以化蛊，惟恐外人知之，故秘而不言。矾石清痰，又善化坚，蛊积于腹中，内必坚硬，外以痰包之，所以一物两用，奏功颇神。惟是人身柔弱者多，刚强者少，又得蛊毒结于胸腹之间，必然正气大虚，倘徒用矾石，不更虚其虚乎！必须于补气补血之中，而加用消痰化蛊之药，则有益无损，始称万全。方用破蛊全生汤。

人参一两，茯苓五钱，当归一两，生甘草三钱，白矾三钱，半夏三钱。

水煎服。一剂胸腹爽，再剂胃气开，三剂蛊毒渐消于乌有矣。

此方补气血之亏，化痰涎之块，正气既旺，邪气自消，况有攻坚消蛊之品，蛊何能再聚而不散哉！

此症用散蛊丸亦佳妙。

白矾入鸡蛋内，火煅为枯矾。后用茯苓一斤、白术一斤、枯矾四两，同为绝细末，米饮为丸。每日白滚水送下三钱。不须服完，愈。

人有误食竹间之蕈，或径吞树上之菌，遂至胸胀心疼，腹痛肠泻而死。夫蕈菌之物，亦芝草之类。竹根树柯生蕈生菌者，以土之湿热也。其下必丛聚蛇蝎恶虫，其气上腾，蕈菌得气，温而不寒，易于生发，故较他产更加肥壮，其味最美，而其气实毒也。

方用解菌汤救之。

生甘草二两，白芷三钱。

水煎服。服后，乃用鹅翎扫其咽喉，引其上吐，必尽吐出而愈。即或已过胃中，鹅翎探引不吐，亦必腹疼下泻，可庆安全。

盖生甘草原是解毒之神品，又得白芷最解蛇毒，相助同攻，自易下逐而尽消也。

此症用白矾五钱、瓜蒂七枚，水煎服，非吐即泻而愈。

人有食牛犬之肉，一时心痛，欲吐不能欲泻不可，此毒结于心胃，不升不降也。论理，亦宜用吐法，然亦有探吐之不应者。夫牛犬乃滋补精血之物，何以有毒？此必牛犬抱病将死未死之时，又加束缚，以激动其怒气，毒结于皮肉心肝之间。人不知而食之，适当其处，故食而成病，重至暴亡也。治法，消化其肉食，佐之以解毒之品，则胀闷一宽，即可不死。方用消肉化毒丹。

山楂三钱，枳壳一钱，神曲三钱，雷丸三钱，厚朴一钱，大黄三钱。

水煎服。一剂而大下之，则犬牛之肉尽消而出，不必二剂。

然此方乃下逐之神方，倘可上涌，不必用此。苟用吐法不效，急用此方，无不可救疗也。

此症用黄萝饮亦神效。

大黄、当归各五钱，山楂肉、萝卜子各三钱，枳壳、槟榔各一钱，柴胡五分，丹皮二钱。水煎服。

人有一时短见，服盐卤之毒，必至口咸作渴，腹中疼痛，身踡脚缩而死。夫盐能补肾，何便杀人？不知盐卤味苦，苦先入心，心遇盐卤，心气抑郁不通。盐卤见心不受，乃犯于肾。肾见其味苦，肾又不受，遂往来于心肾之间。心肾之气不交，而盐卤流入于肠，而不可救矣。盖大小肠最恶盐卤，人之必缩小其肠而成结，肠结而气又不通，安得不踡曲而死乎！治法，必用甘以解之。方用生甘草三两，煎汤救之。如服卤未久，生甘草汤中加淡豆豉一两，同煎饮之，必吐。如服已久，生甘草汤中加入当归二两，同煎饮之，肠润。未必皆死也，要在人活变耳。

此症亦可用归冬榆草汤救之。

生甘草二两，当归一两，麦冬一两，地榆五钱。水煎服。

人有姿饮烧酒，大醉而死，其身体必腐烂臭秽。夫酒为大热之物，况烧酒纯阳无阴，尤为至热者乎！多饮过度，力不能胜，一时醉倒，热性发作，腐肠烂胃，往往不免。必须用井水频扑其心胸，解其头发，浸头于冷水之中，候温即易凉水。后用解炎化酒汤救之。

人参一两，柞木枝二两，黄连三钱，茯苓五钱，菖蒲一钱，寒水石三钱。

水煎，服一碗。以冰水探冷灌之，得入口中，即不死矣。

此方以柞木解其酒毒，黄连、寒水石解其火毒，菖蒲引入心中，用茯苓以分消其酒湿之气，然必用人参以固真气者，使气不随酒俱散。盖烧酒系气酒也，热极则气易散越，固其真气，而火可泻，毒可解也。倘止泻其火而解其毒，火泻毒解而气脱矣，气脱而身将何在哉？此人参之所以必用。苟无人参，以黄芪二两代之可也。

此症用地龙汤救之亦神妙。

蚯蚓二十条，葱四十条。同捣烂如泥，以井水二碗漉过，取汁一碗，灌醉人口中，即可保其不死也。

人有爱食河豚，以致血毒中人，舌麻心闷，重者腹胀而气难舒，口开而声不出，若久不治，亦能害人。大约肝经血燥而胃气又弱者，多能中毒。盖河豚乃鱼中之最善怒者也，食之自能动气，况肝经血燥之人，则肝气自急，以急投急，安有不增其急暴之气乎！气急而腹难舒，故心闷也。气急而声难出，故舌麻也。治法，吐出其肉，则气舒腹宽，声出而口闭，何至有心闷舌麻之症哉！方用瓜蒂散加味。

瓜蒂七枚，白茅根一两，芦根一两。

水煎汁饮之。必大吐，吐后前症尽解，不必再服。

古人有拼死食河豚之语，亦是爱食之也。其实河豚不能杀人，但与性怒者不甚相宜耳。

此症用芦姜汤救之亦神效。

神曲三钱，半夏二钱，茯苓三钱，芦根汁一碗，生姜汁一合。水煎。一剂即安。(《临证医案伤寒辨证录》)

〇一将官服仙茅遇毒，舌胀出日，渐大与肩齐。善医环视不能治。一医独曰：尚可救，少缓无及矣。取小刀嫠其舌，随破随合，嫠至百数，始有血一点许。医喜曰：无害也。舌应时消缩小。即命煎大黄、朴硝数碗，连服之，以药末并糁舌上，遂愈。

盖谅郎中兄诜，因感疾，医卢生劝服附子酒。每生切大附二两，浸斗酒。旦饮，辄饮一杯，服之二十年后，再为陕西漕使。谅自太学归，过之南乐县，拉同行。中途晓寒，诜饮一杯竟，复令温半杯，比酒至，自觉微醉，乃与妻使饮。行数里，妻头肿如斗，唇裂血流。下驻路傍，呼随行李职医告之。李使黑绿豆各数合，生嚼之，且煎汤并饮至晓，肿始消。诜乃服之不辍，(愚哉。)到长安，数月失明。(琇按：真水枯。)致仕时方四十余岁。

朱晦翁居山中，中乌喙毒，几殆。因思汉质帝得水可活之语，遂连饮水，大呕泄而解。

崇宁间，苏州天平山白云寺，五僧行山间，得蕈一丛甚大，摘而煮食之。至夜发吐，三人急采鸳鸯草生啖，遂愈。二人不肯啖，吐至死。此草藤蔓而生。对开黄白花，傍水处多有之。治痈疽肿毒有奇功，或服，或敷，或洗，皆可。今人谓之金银花，又曰老翁须。(琇按：又名鹭鸶藤。)《本草》名忍冬。《己志》。

王舜求云：萵菜出呙国，有毒，百虫不敢近。蛇虺过其下，误触之，则目瞑不见物。人有中其毒者，惟生姜汁解之。

南海有石首鱼者，盖鱼枕也。取其石治以为器，可载饮食。如遇蛊毒，器必爆裂，其效甚著。福唐人制作尤精，但玩其色，鲜能识其用。

饮酒中毒，经目不醒者，用黑豆寸升煮取汁，温服一小盏，不过三次即愈。今人谓之中酒是也。

太子中允关杞，曾提举广南西路常平仓，行部邕管，一吏人为虫所毒，举身溃烂。有一医言能治，使视之，曰：此为天蛇所螫，疾已深，不可为也。乃以药敷其疮，有肿起处，以钳拔之，凡取十余条而疾不起。又钱塘西溪，尝有一田家急病癞，通身溃烂，号呼欲绝，西溪寺僧识之曰：此天蛇毒尔，非癞也。取木皮煮饮一斗许，令其恣饮。初日疾减半，两三日顿愈。验其木，乃今之秦皮也。然不知天蛇何物，或云：草间黄化蜘蛛是也。人遭其螫，仍为露水所濡，乃成此疾。露涉者戒之。

兴化人陈可大知肇府，肋下忽肿起，如生痈疖状，顷间，其大如盆。识者云：此中桃生毒也。俟五更，以绿豆嚼试，若香甜则是。已而果然。乃捣升麻为细末，取冷熟水调二大钱，连服之。遂洞下，泻出生葱数茎，根须皆具，肿即消缩。煎平胃散调补，且食白粥，后亦无他。

雷州民康财妻，为蛮巫林公荣用鸡肉桃生。值商人杨一者善疗，与药服之，才食顷，下积肉一块，剖开，筋膜中有生肉存，已成鸡形，头尾嘴翅特肖似。康诉于州，州捕林置狱，而呼杨生，令具疾证用药。其略云：凡吃鱼肉瓜果汤茶皆可，初中毒，觉胸腹稍痛，明日渐加搅刺。十日，则物生能动，腾止则胸痛。沉下则腹痛，积以瘦悴，此其候也。在上鬲则取之，其法用热茶一瓯，投胆矾半钱化尽，通口呷服。良久，以鸡翎探喉中，即吐出毒物。在下鬲即泻之。以米饮下郁金末二钱，毒即泻下。乃择人参、白术各半两，碾末，同无灰酒半升纳瓶内，慢火熬半日许，度酒熟，取温服之。日一盏，五日乃止，然后饮酒如故。《丁志》。

江岭之间有飞蛊，其来也有声，不见形，如鸟鸣啾啾唧唧然。中人即为痢，便血，医药多不瘥，旬日间不救。《朝野佥载》。

陈斋郎。湖州安吉人。因步春渴，掬涧水两勺饮之。数日觉心腹微痛，日久痛甚，药罔效。医诊之云：心脾受毒，今心脉损甚。斋郎答曰：去年步春，渴饮涧水得此。医云：斋郎饮却蛇交水，蛇在涧边，遗下不净在涧水内，蛇已成形，在斋郎腹中啮其心而痛也。遂以水调雄黄服，果下赤蛇数条，能走矣。《名医录》。

贞元间，崔员外从质云：目击有人被蜘蛛咬，一身生系，腹大如孕妇，其家弃之，乞食于道。有僧遇之，教饮羊乳，数日平。

南唐相冯延己，苦脑中痛，累日不减。太医令吴廷绍，密诘厨人曰：相公平日嗜何物？对曰：多食山鸡鹧鸪。廷绍于是投以甘草汤而愈。盖山鸡鹧鸪，多食乌头、半夏，故以此解其毒。《南唐书》。（甘草，《筠斋漫录》作甘豆。）

一人误食石斑鱼子，中其毒，吐不止。或教取鱼尾草研汁，服少许，立愈。（鱼尾草，又名樚木根。形似黄荆，八月间，开紫花成穗，叶似水杨，无大树，经冬不凋，渔人用以药鱼。）

四明温台间，山谷多生菌，然种类不一食之，间有中毒，往往至杀人者。盖蛇毒气所薰也。有僧教掘地，以冷水搅之令浊，少顷，取饮，皆得全活。此方见《本草》。陶隐居注谓之地浆。亦治枫树菌，食之笑不止，俗言食笑菌者。居山间，不可不知此法。

一朝官与一高僧西游，道由归峡，程顿荒远，日过午，馁甚。抵小村舍，闻其家畜蛊，而势必就食。去住未判。僧曰：吾有神咒，可无忧也。食至，僧闭目育持，俄见小蜘朱延缘碗吻，僧速杀之。于是竟食，无所损。其咒曰：姑苏喙，摩耶喙，吾知虫毒生四角，父是穹窿穷，母是舍耶女。眷属百万千，吾令悉知汝。摩诃萨。摩诃萨。是时同行者竞传其本，所至无恙。别传解毒方，用豆豉七粒，巴豆二粒，入百草霜，一处研细，滴水丸绿豆大，以茅香汤下七丸。

泉州一僧治金蚕毒，云：才觉中毒，先吮白矾，味甘而不涩，黑豆不腥者，是也。但取石榴根皮，煎汁饮之，即吐出蚕，无不立愈。李晦之云：白矾、牙茶捣而为末，令水服。凡一切毒皆可治，并载于此。《西溪丛语》。

嘉祐中，范吏部为福州守日，揭一方于石。云：凡中蛊毒，无论年远近，但煮一鸭卵。插银钗于内，并含之，约一食顷，取视，钗卵俱黑，即中毒也。方用五倍子二两，硫黄末一钱，甘草三寸，一半炮，出火毒，一半生，丁香，麝香各十文，轻粉三文，糯米二十粒，其八味，瓶内水十分，煎取七，候药面生皱皮为熟。绢滤去渣，通口服。病人平正仰卧，令头高，觉腹中有物冲心者三，即不得动。若出，以盆桶盛之，如鱼鳔之类，乃是恶物。吐罢，饮杀一盏，泻亦无妨。旋煮白粥补。忌生冷油腻鲊酱。十日后，服解毒丸三两丸，经旬平复。丁、木、麝三香，嘉祐中价十文，今须数倍乃可。《类编》。

王仲礼嗜酒，壮岁时，疮发于鼻，延于颡，心甚恶之。服药不效。僧法满使服何首乌丸，适坟仆识草药，乃掘得之。其法忌铁器，但入砂钵中籍黑豆蒸熟，即成，香味可人，念所蒸水必能去风，澄以颓面，初觉极热，渐加不仁，至晓大肿，眉目耳鼻，浑然无别。王之母高氏曰：凡人感风癞，非一日积。吾儿遇毒，何至于是。吾闻生姜汁、赤小豆能解毒，山豆根黑蚌粉能消肿。亟命仆捣捩姜汁，以三味为末调敷之，中夜肿退，到晓如初。盖先采何首乌，择而不精，为狼毒杂其中以致此。《类编》。

名医言虎中药箭，食青泥。野猪中药箭，豗荠苨而食。雉被鹰伤，以地黄叶贴之。又矾石可以害鼠，张耷曾试之，鼠中如醉，亦不识人，知取泥汁饮之，须臾平复。鸟兽虫类，犹知解毒，况于人乎？被矢中者，蚕啮者，以甲虫末敷之。被马咬者，烧鞭梢灰涂之。取相服也。

处士刘易，隐居王屋山。当于斋中见一大蜂粘于蛛网，蛛搏之，为蜂所螫，坠地。俄顷，蛛鼓腹破裂，徐徐行入草，啮芋梗微破，以疮就啮处磨之。良久，腹渐消，轻躁如故。自是人有为蜂螫者，按芋梗敷之愈。蜘蛛啮者，雄黄末敷之。

一人因剥死牛瞀闷。令看，遍身俱紫泡，使急刺泡处，良久遂苏。便以败毒药而愈。

王彦伯，荆州人，为道士，善医，尤别脉，断人生死寿夭，百不失一。裴胄尚书子，忽暴中病。王脉之，良久曰：中无腮鲤鱼毒也，投药数味而愈。裴异之，诘其子，因食脍而得，乃脍鲤无腮者，令左右食，其使悉同。

崔魏公暴亡，医梁新诊之曰：中食毒。其仆曰：尝好食竹鸡。梁曰：竹鸡多食半夏苗，盖其毒也。命搅生姜汁，拆齿灌之，遂复活。

浙人王夫人，忽日面上生黑斑数点，日久满面俱黑。遍求医士不效。一医云：夫人中食毒尔。治之一月平复。后觉其方，止用生姜一味捣汁，将渣焙干，都用姜汁煮糊为丸。问其故，云：夫人日食斑鸠，盖此物尝食半夏苗，是以中毒，故用生姜以解之。

姑苏一人游商在外，其妻畜鸡数只以俟其归。凡数年而返，一日，杀而食之殆尽，抵夜，其夫死。邻家疑其有外奸，首之官。妇人不禁拷打，遂自巫。太守姚公疑之，乃以情问妇，妇以食鸡对。太守觅老鸡令囚遍食之，果杀二人，狱道曰：盖鸡食蜈蚣，久而畜毒，故养一家不食此。

交州刺史杜燮，中毒药而死。董奉以太乙散和水，沃燮口中，须臾乃苏。燮自谓初死时，有一车直入一处，内燮于土窟中，以土塞之。顷间，闻太乙使至追杜，遂开土穴，燮得出。

中书舍人于遘中蛊毒，忽遇钉铰匠云：约来早勿食。请遘向明张口，执钤伺之，夹出小蛇二寸许，赤色如钗股，遽命火焚之，遂愈。

赵延禧云：遭恶蛇虺所螫处，贴上艾柱，当上灸之，立瘥。

池州进士邹阆，食贫有守。一日，将之外邑，凌晨启门，见一小箬笼子在门外，无封锁，开视之，乃白金器数十事，约重百两。殆晓，寂无追捕者，遂擎归。谓其妻曰：此物无因而至，岂天赐我乎。语未绝，觉股上有物蠕蠕动，金色烂然，乃蚕也。遂拨去之，未回手，复在旧处，以足践之，虽随足而碎，复在阆胸腹上矣。弃之水，投之火，刀伤斧碎，皆即如故。衾裯饮食之间，无所不在，阆甚恶之。友人有识者曰：吾子为人所卖矣。此所谓金蚕者是也，始自闽广，近至吾乡，物虽小而为祸甚大，能入人腹中，残啮肠胃，复完然而出。阆愈惧，乃以箬笼事告之。其友曰：吾固知之矣，子能事之，即得所欲，日致他败以报耳。阆笑曰：吾岂为此也。友曰：知子不为也，然则夺何？阆曰：复以此忧并物置笼中弃之，则无患矣。友曰：凡人畜此，久而致富。即以数倍之息，并原物以送之，谓之嫁金蚕，乃去。直以此元物送之，必不可遣。今子贫居，岂有数倍之物乎？实为子忧之。阆乃叹曰：吾平生清白自处，不幸有此，辄取其虫吞之，竟无恙，以寿终。岂以至诚之感，妖孽不能为害乎。《幕府燕闲录》。

政和间，右陵以仁经惠天下，诏取海内凡药之治病彰彰有声者，悉索其方书上之。于是成都守臣监司，奉命得售解毒丸。验其方，则王氏《博济方》中保灵丹，尝救两人食葫蔓草毒得不死。《铁围山丛谈》。

金蚕毒始蜀中，近及湖广闽粤浸多。有人或舍去，则谓之嫁金蚕。率以黄金钗器锦缎置道左，俾他人得焉。郁林守为吾言，尝见福清县有讼遭金蚕毒者，县官求治不得纵，或献谋，取两刺猬人捕必获矣。盖金蚕畏猬，猬人其家，金蚕则不敢动，惟匿榻下墙罅，果为两猬擒出之，亦可骇也。《铁围山丛谈》。

虞恒德治一妇人，因采桑，见桑有金虫如蚕者。被其毒，谓之金蚕，腹中疞痛欲死。虞曰：以樟木屑浓煎汤也之，大吐出有金丝如乱发者一块，腹痛减十分之七八，又与甘草汤，连进二三盏而安。

夜藏饮食器中，覆之不密。鼠闻其气，欲盗不可，则环器而走，涎滴器中。食之得黄疾，通身如腊，针药所不能疗。

江少微幼时，见佃仆值荒年，采蕨食之。误采毛蕨，子女三人同食，觉麻，而弱者死。大父闻之曰：毒麻，投以姜汤饮之愈。（《名医类案》）

〇唐崔铉镇渚宫，有富商船居，中夜暴亡，迨晓，气犹未绝。邻房有武陵医工梁新闻之，乃与诊视曰：此乃食毒也。三两日中曾外食耶？仆夫曰：主翁少出访，亦不食于他人。梁曰：寻常嗜食何物？仆夫曰：好食竹鸡。曰：竹鸡吃半夏，必半夏毒也。命捣姜捩汁，折齿而灌，由是而苏。崔闻而异之，召至，乃安慰称奖，资以仆马，劝入京。致书于朝士，声大振，仕至尚药奉御。有一朝士诣之，常曰：何不早见示，风疾已深，请速归处置家事，委顺而已。朝士闻而慌遽告退，策马而归。时有鄜州马医赵鄂者，新到京都，于通衢自榜姓名，云：攻医术。此朝士下马告之。赵亦言疾危，与梁生之说同。谓曰：即有一法，请官人急吃消梨，不限多少，咀嚼不及，捩汁而饮，或希万一。此朝士又策马而归。以书筒质消梨。马上旋龁，行到家旬日，惟吃消梨，顿觉爽朗，其恙不作。却访赵生感谢，又诣奉御，且言得赵生所教。梁惊异，且曰：大国必有一人相继者，遂召赵生，资以仆马钱帛，广为延誉，官至太仆卿。此梦琐言见《昆筠斋漫录》。（雄按：梨甘寒丽清风热，即此可知治中风之肯綮矣。至崔之好贤慷慨，梁之服善颖悟，赵之学识精深，朝士之知恩感德，皆非今人所能及也。）

绍兴十九年三月，有客自番禺至，舟中士人携一仆，仆病脚弱不能行，舟师悯之，曰：吾有一药，治此病如神，饵之而差者，不可胜计，当以相与。既赛庙毕，饮胙颇醉，乃入山求得药，渍酒授病者，令天未明服之。如其言，药入口即呻吟云：肠胃极痛，如刀割截，迟明而死。士人以咎舟师，恚随即取昨日所余渍，自渍酒服之，不逾时亦死。盖山多断肠草，人食之辄死，而舟师所取药，为根蔓所缠结，醉不暇择，径投酒中，是以及于祸。则知草药，不可妄服也。《洗冤录》出《甲志》见《医说》。（雄按：断肠草即胡蔓也，观此则蛊门定年药，未必即此物也。）

黄启东治分巡检事戚公，过县晨兴欲发，疾作不语，呼黄视之。黄曰：脉与症不应。乃询其左右，云：夜烹食鸡。黄曰：此必食即就寝，有蜈蚣过其鼻口中毒耳。为处剂投之立苏。戚犹未信，乃更置烹鸡寝处，果有蜈蚣三枚，自榻顶下。《湖广通志》。（雄按：虽未明载药治，不可为案，而医者勘病于脉症不应处，不可不审问慎思也。且可使饮食之人有所鉴戒。）

盛启东明初为御医，晨值御药房，忽昏眩欲死，募人疗之莫能应。一草泽医人应之，一服而愈。帝问状，其人曰：盛空心入药房，猝中药毒。能和解诸药者，甘草也。帝问盛果空心人。乃厚赐草泽医人。《明史》。（雄按：御药房所贮岂尽大毒之品？审如是，则药肆中人将何以处之。）

凌汉章，归安人。为诸生弃去。北游泰山，古庙前遇病人气垂绝，凌嗟叹久之。一道人忽曰：汝欲生之乎？曰：然。道人针其左股立苏。曰：此人毒气内攻，非死也。毒散自生耳。因授凌针术，治疾无不效。《明史》。（雄按：虽未明言所中何毒，所针何穴，然毒散自生，理固有之。医者不可不知隅反也。）

张郧西言：一巡按过山中，见水下有大木耳一丛甚嫩好。以为天花菜，取归煮食之，尽一盘，即入卧房。明日巳牌时未起，书吏倒门而入，只见白骨一副。其人尽化为水，流满床下。至山中生木耳处，寻得一蛇大如桶，杀之。《戒阉漫笔》李诩。

陆放翁《老学庵笔记》云：族子相少服菟丝子，十数年，所服至多，饮食倍常，血气充盛。觉背肿赤焮，乃大疽也。适四月金银花开，乃取花依良方所载法服之，计已数斤，背肿尽消。以是知非独金石之药，不可妄服，即菟丝亦能致疾也。

按：是人或过于酒色，或伤于郁怒，遂致此症，未必尽由服菟丝也。然药物亦多致偏胜之患。

辛未冬，德兴西南磨石窑，居民避兵其中。兵入来攻，窑中五百人悉为烟火熏死。内一李师迷闷中，摸索得一冻芦菔嚼之，汁一咽而苏。更与其兄，兄亦活，五百人因此皆得命。芦菔细物，治人之功乃如此。中流失船，一壶千金，真不虚语。河中人赵才卿又言炭烟薰人，往往致死，临卧削芦菔一片，着火中，即烟气不能毒人。如无芦菔时，预暴干为细末，以备急用亦可。《续夷坚志》。

嘉靖四十三年，陕西游僧武如香，挟妖术至昌黎县民张柱家。见其妻美，设饭间，呼其全家同坐，将红散入饭内食之。少顷，举家昏迷，任其奸淫。复将魔法吹入柱耳中。柱发狂惑，见举家妖鬼，尽行杀死，凡一十六人，并无血迹。官司执柱囚之十余日，柱吐痰二碗许，问其故，乃知所杀者，皆其父母兄嫂，妻子姊侄也。柱与如香皆论死。世宗命榜示天下。观此妖药，亦是莨菪之流耳。唐安禄山诱奚契丹，饮以莨菪醉酒而坑之。《本草纲目》。

王思中治海盐彭氏，巨室也，其媳方婚而病，烦懑欲绝，诸医莫知所为。思中诊治，令尽去帷幔窗棂，并房中竹器。密求蟹炙脆，研入药中，服之顿愈。《吴江县志》。（此中漆毒之致也。）（雄按：此亦偶中而愈，未必竟是漆毒。）

姚福《庚巳编》云：太仓民家得三足鳖，命妇烹，食毕入卧，少顷形化为血水，止存发耳。邻人疑其妇谋害，讼之官。时知县黄廷宜鞫问不决，乃取三足鳖，令妇如前烹治，取死囚食之，入狱亦化如前，人遂辨其狱。按《尔雅》三足鳖名能。又《山海》云：从水多三足鳖，食之无益。近亦有人误食而无恙者，何哉？《本草纲目》。

吉安朱氏有为子腹痛，人教以取楝树东南根煎汤者，其子初不肯服，其父挞之。既入口少顷而绝。盖出土面之根能杀人，朱氏不考古之误也。今医家用桑白皮，《本草》云出土者亦能杀人，可不慎哉。《静斋至止直记》孔行素。

邱杰年十四遭母丧，以熟菜有味，不尝于口。岁余，忽梦母曰：汝啖生菜，遇蛤蟆毒，灵床前有三丸药，下科斗子三升，无恙。《驰粟暇笔》。

姚应风治一人妇身痛，左臂似有系之者。应凤曰：君食肉中鼠毒。左臂生鼠。用刀决之，有小鼠坠地而逸。《钱塘县志》。

龚子才治一男子倏然低头，往暗处藏身，不言，问亦不答。食俱背人窃啖，人见之则食不下。诸人以为中邪，用三牲祭之。其物经宿，乃妻食之，病亦如是，诸医莫知。必中鼠涎，有大毒也。以吴茱萸塞人猫口，猫涎自出，将茱萸令夫妇服之，悉愈。

一药室家人正锉药，忽仆地不省人事，诸人以为中风痰厥。龚曰：此非病也，以药气熏蒸，中于药毒。令以甘草煎汤灌之立醒。（与盛启东症治同。）（雄按：此所切者必毒烈之药，况切药必低头而视，故毒能吸入，与盛症有真伪之殊。）

一妇人以烧酒贮锡壶内，经旬取服，止饮一小杯，即醉闷不省人事，众莫能识其症。龚曰：此中铅毒也。令以陈壁土搅水澄清，入甘草煎汤灌之即醒。

吴孚先治一人，长夏无故四肢厥冷，神昏不语。或作阴症，或作厥热，或作中风，或作痰治，俱不效。吴诊之，消息再四。问前者曾食何物。其家人曰：前日晚间曾食猪肺。乃恍然令以忍冬花二两，煎汤灌之乃瘳。盖所食乃瘟猪肺也。

有人好食豆腐，中毒不能治。更医至中途，遇作腐人家相争，因妻误将莱菔汤置锅中，腐便不成。医得其说，以莱菔汤下药而愈。《医说续编》。

唐李宝臣为妓人置堇（音靳，即乌头也）于液，宝臣饮之即喑，三日死。又唐武后置堇于食，贺兰氏服之暴死。同上。

刘立之治一老妇人病腰痛，已历年，诸药不效。刘诊之云：病虽危殆，然一夕可安。主人讶焉，乃请其药。答曰：不须药，用铅粉二三十两，壮士五人，大铃五七枚足矣。于是主家悉备。刘命撤床幔帐，移置屋中，以米饮和粉置病妇腰周迴。令其舒卧，壮士一人负铃绕床急走，使其声不绝，人倦即易之。至夜半夜，其妇稍能自起立，既而腰痛顿释。举家拜云：师神医也，原闻其意。刘云，此病因服水银所致，水银滞腰窌间不能出，敢疼不已。今用铅粉，粉乃水银所化，为金之母，取金音以母呼子，母子合德，出投粉中，则病愈矣。《医史》、《医说续编》。（雄按：治法神矣，何以知其服水银，竟不叙明，是曷故也？如其炼饵，当入丹石毒门。如其误服，不能病至历年。）

明太祖制曰：医人王允坚卖药为生。锦衣卫监犯厨子王宗自知罪不可逃，虑恐刃加于颈，令家人买毒药，允坚即时卖与。隐饭中，人外监门，力士杨受财放入，内监门力士郭观保验出，外监者慌忙，反说内监者易其药。朕鞫之。观保曰：彼往卖药王允坚家买者。朕令王允坚拿至，乃黑药一丸。因授与王允坚自吞服之，久毒不作。朕知易药矣，谓允坚曰：前坚此药何颜色？允坚曰：红丸。曰：几枚？对曰：三枚。噫！毒本三丸色赤，今止一丸色且黑，何也？于是急遣人取至，黑赤色，随令王允坚吞服。本人持药在手，颜色为之变，其态忧惊，犹豫未吞，督之乃服。既服后，随谓之曰：此药以何料成？曰：砒霜、巴豆、饭粘为丸，朱砂为衣。曰：服后何时人丧？日半昼。语既允坚泪堕。朕谓曰：尔所以凄凉者，畏死如此乎？曰：一子见军，一子在外，故悲焉。呜呼！其王允坚初卖毒药毒人，及其自服也，药方入腹，眷恋之状，畏死之情，一时发见。呜呼！愚哉至此而若此，亦何济哉，然终不以此药致本人之死。何故？若督令服此药而死，是药之也，解而后刑之，法也。随问允坚：此毒还可解乎？曰：可。何物可？曰：凉水、生豆汁、熟豆汤可。朕谓曰，此解不速，余何速解？曰：粪清插凉水。粪清用多少？曰：一鸡子。于是遣人取至，候毒作方与解之。少顷，允坚身不自宁，手搔上下摩腹，四顾张皇。朕谓曰：毒何尔患而五藏不宁，心热气升？曰：此毒身死。伤何经络？允坚对曰：五藏先坏，命绝矣，身墨黑。谓曰：几时可解？何时不解？曰：三时候不解。朕见毒作，令人与之解。本人痛利数番，其毒洁然。人复如初。明日枭首，以正其罪。呜呼！昔者古人制药，惟积阴骘以生人。今之货药者，惟务生理，不施阴骘，少有逆其意，沽名恐诈者有之，即时毒害者有之，图利而卖与人伤生者有之。噫！如此不才者，犯法遭刑，而杀身亡家，非止一人而已。京市货药者，往往不戒，蹈袭前非，将奈之何？此诰一出，所在货药之人，听朕言者，推己以及人，永为多福。不然此刑此犯，有不可逃者。《三编》。

周栎园曰：癸未冬，亲串有从余游都门者，其人谨愿生平绝迹北里，突生天疱，不解所自。予忽悟其故，解之曰：君质弱，常服紫河车，京师四方杂集，患天疱疮者甚多，所服药中，安知无天疱衣胞。此疮能延子孙，气味所冲，尚能中人，生子多无皮肤，衣胞尤为毒气所归。君之患必缘予此。众人皆以为然。夫忍于殇人之子以自裨，盖仁者尚不为，况未必有功，而适以滋害如此，可不知所戒。（原注：江南皆以胞衣为人所食者儿多不育，惟京都不甚论。）《书影》。（雄按：举此类推则胞衣无毒者，鲜矣。余临症几三十年矣，从未用过此药。或病家欲用则以羊肾代之，温补有情，功较胜焉。附质大方，以为然否。）

陈自明治二男子，剥自死牛，即日遍身患紫疱，不计其数，已而俱溃。各灌神仙毒丸一钱。一吐泻而苏，一药不下者死。（方见蛊门。）（雄按：此丸解诸毒，杀诸虫，皆极神妙。）

《吴内翰备急方》云，全椒医高照一子无赖，父笞之，遂服砒霜自毒，大渴，腹胀欲裂。余教令服此药，以水调，随所欲饮与之，不数碗即利而安。其方用白扁豆晒干为细末，新汲水调下二三钱匕。

凡中毒及附子、乌头、河豚之类，一切药毒皆可治。用多年壁土，热汤泡搅之令浊，少顷乘热去脚取饮。不省人事，灌之甚妙。

《北梦琐言》：有人为野菌所毒而笑者，煎鱼椹汁服之即愈。或云：枫树菌，食之令人多笑。

来安县李主簿絃云度云：白塔寨未丁春，有二卒一候兵，同食河豚，既醉烧子并食之，遂皆中毒。人急以告巡检，二卒已困殆。仓卒无药用，或人之说，独以麻油灌之，油既多，大吐，毒物尽出，腹间顿宽。以此竟无恙。《集成》。

朱丹溪解中毒药方：用五倍子二两重研细，用无灰酒温调服。毒在上即吐，在下即泻。《医说续编》。

一人吃水银，僵死，微有喘息，肢体如冰。闻葛可久善治奇疾，往候之。可久视之曰：得白金二百两可治。病家谢以贫故，不能重酬。可久笑曰：欲得白金煮汤治耳。已而扣富者乃得之。且嘱之曰：以之煎热汤浴体，如手足动，当来告我，有顷手足引动，往告之。复谓曰：眼动及能起坐，悉告我。一如其言，乃取川椒二斤，置溲桶中，坐病人其上，久之病脱出，其水银已入椒矣。盖银汤能动水银而不滞，川椒能来水银而聚之。吁！人谓可久之术良，惜乎不多传也。《酉阳杂俎》云：椒可以来水银，于此可徵矣。《医说续编》。（可与刘某治案同参。）

缪仲淳曰：庄敛之平日素壮实善啖。丁巳四月忽患泄泻，凡药、粥、蔬菜入喉，觉如针刺，下咽即辣，因而满腹绞辣。随觉腹中有气，先从左升，次即右升，氤氲遍腹，即欲如厕，弹响大泄，粪门恍如火灼。一阵甫毕，一阵继之，更番逾时，方得离厕。谛视所下皆清水盈器，白脂上浮，所饮食俱不化而出，甚至梦中大便了不收摄。诸医或云停滞，或云受暑，或云中寒，百药杂投，竟如沃石。约月余大肉尽脱，束手待毙。余仲夏末偶过金坛，诊其脉洪大而数，知为火热所生病。为疏一方，用川连三钱，白芍五钱，橘红二钱，车前、扁豆、茯苓、石斛各三钱，炙草一钱。嘱其煎成将井水浸冷，加童便一杯始服。临别嘱其此方勿以示人，恐时师见之，大笑不已也。若为躯命计，须坚信服之耳。彼却众医，恪服，药方入喉，恍如饮薄荷汁，隐隐沁人心脾，腹中似别成一清凉世界。甫一剂夜卧达旦，洞泻顿止，连服三剂，大便已实，前泄时凡饮食，温者下咽，遂觉气升，即欲大解，一切俱以冷进为快。至是觉恶心畏冷，得温乃安。曰：此火退之徵也。前方加人参二钱半，莲肉四十粒，红面一钱五分，黄芪三钱，升麻五分，黄连减半。五六剂后去升麻，又三十余剂，泻久止而脾气困顿，不知饥饱，且少饮茶汤，觉胀满急胀，如欲寸裂。曰：此大泻之后，下多亡阴也，法宜用补，倘用香燥。取快暂时，元气受伤，必成鼓胀，不可为矣。为疏丸方，用人参五两，白芍六两，炙甘草一两，五味六两，黄芪五两，萸肉五两，山药五两，熟地八两，牛漆六两，紫河车二具，蜜丸，空心、饥时各一服，并日进前汤方，或时去黄连。几三年始知饥而嗜食，体亦渐丰矣。其病初平，劝其绝欲。因出妾，得尽发家人秘谋。乃知向之暴泄，由中巴豆毒。《本草》：中巴豆毒者，黄连冷水解之。余用大剂黄连冷服，正为对治。时师即信为火，用连、芩不过七八分，至钱许止矣。况一月之泻，敢用连至三钱乎，此余所以嘱其勿出以示人之故也。《广笔记》。（叙服巴豆之状如绘，凡尝过服此药者，询此症候，便可知其为中巴豆毒矣。黄连为解巴豆毒之要药，以其一寒一热互相制伏也。）（雄按：初方最妙，若谓下多亡阴，忌用香燥，亦是卓见。第不知饥饱，伤在胃阴，以津液既为巴豆所伤，复经洞泻之夺，丸方太嫌腻滞，以致三年始愈。而更藉苦降之药收功也。）

余治敛之泄止后，恐其元气下陷，急宜升举，用升麻以提之。初不知其为中毒也，乃因用升麻太早，致浊气混于上焦。胸中时觉似辣非辣，似嘈非嘈，迷闷万状。有时滴酒入腹，或啖一切辛温者，更冤苦不胜。庄一生知其故，曰：此病在上焦，汤液入口即下注，恐未易奏功，宜以噙化丸治之。用贝母五钱，苦参一两，真龙脑薄荷叶二钱，沉香四钱，人参五钱，为极细末，蜜丸弹子大、午食后、临卧时各噙化一丸。甫四丸，胸中恍如有物推下，三年所苦，一朝若失。

公弼守泗洲，泄痢久不愈。及罢官归，遂谒庞安常求治。安常诊之曰：此丹石毒作，非痢也。乃煮葵菜一釜，令公弼食之，且云：当有所下。明日安常视之，曰：毒未去。问食几何。曰：才进两盂。安常曰：某煮此药，铢两升合，自有制度，不尽不可。如是再煮强令进之，已乃洞泄烂斑五色。安常视之曰：此丹毒也，疾去矣。但年高人久痢，又乍去丹毒，脚当弱，不可复饵他药。因赠牛漆酒两瓶，饮尽遂强如初。《独醒杂言》曾达臣。（雄按：葵菜善解毒，小儿食之稀痘。）

虞都巡者，曾达臣先人同僚也。自言常服石燕。其法取雄者十枚，煅以火透红，则出而渍酒中，候冷复煅。既煅复渍，如是者无算度，干酒一升，乃取屑之，每早作以二钱匕擦齿上，漱咽以酒。虞时年五十，服此药二年，肤发甚泽，才如三十许人，自谓服药之功。一日忽觉热气贯两目，睛突出，痛不堪忍而死。因人服金石药，鲜有不为其所毒者。同上。

临川周推官，平生孱弱，多服丹砂、乌、附药，晚年发背疽，医悉归罪丹石，服解毒药不效。疡医老祝脉之，曰：此乃极症，正当多服伏火丹砂及三建汤。乃用小剂试之，复作大剂，三日后用膏敷贴，半月而疮平，凡服三建汤一百五十服。《齐东野语》见《本草纲目》。（意其人必被阴之体，故耐大热之剂。）

张路玉治孙古修，误服伏火丹砂中毒。察其本元素亏，近因虚火上炎，舌下肿胀，延及两颐。医用苦寒，清热太过，神思不宁，药中每服加丹砂五钱，甫进一剂，觉胸中有物触者数次。请政于医，复出丹砂视之色墨而晦，丹炉中伏火砂也。医令易砂，更服四剂，日夜烦躁不宁，背时洒淅恶寒，头面烘热大汗，胫膝逆冷如冰，忽忽气逆欲绝。张诊之，六脉涩数模糊。次验唇舌，俱色如汗泥而肿厚湿滑。若系热极似阴，必无湿滑之理，若系寒犯三阴，必无反厚之理，惟酒食内蕴，霉酱色现则有之。审其二便调适，胸腹柔和，决无食停胃腑之理。以脉合症，洵为阴受热郁最急者，恐其喘汗欲脱。乃以生脉、六味合剂，以救肺肾，一服神稍安，汗稍敛。再进人事稍知，稀粥稍进。犹未言及伏火砂也。见其舌沿稍转微红，而气微足冷如故。前方入桂心五分，五味数粒，服后足稍温和，气稍接续，语稍有次。方详述伏火砂之误。前方减去地黄、桂心、五味，入枣仁、秋石、人中黄，专解丹砂之毒。三服舌转微红，虽未鲜洁，而伏毒渐解。缘两尺弦细，乃去人中黄，仍用地黄以填补下元，数日之间，或去人中黄用地黄，或去地黄而用人中黄，随脉症更迭出入。二味不兼用者，恐人中黄昧甘恋膈，载地黄之腻，不能速达下元。下元虽亏，调补药中，宁用鹿茸、河车，而不入桂、附者，虑其鼓舞丹砂之余烈也。

罗谦甫曰：僧阎仲章，服火炼丹砂二粒，项出小疮，肿痛不任，牙痒不能嚼物。服凉膈散半斤始缓。以饮酒辄发，药以寒凉之剂则缓。终身不愈。

何横泾好色，平居进热剂。偶与方灵谷对奕，呼小童取一厘散来。童误听为七厘也。何时拈子布美，不及观，遽服之。是夕卒于书斋。后十余年，孙理庵倩居其室，偶至书斋，见一人仰卧榻上。问之。答曰：我何横泾也。孙大骇疾走，不十日卒。《云间杂志》无名氏。

秀州张生，本郡中虞侯，其妻遇神人自称皮场大王，授以《痈疽异方》一册，且诲以手法，遂用医著，俗呼张小娘子。又转以教厥夫。吴人韦县丞祖母，章子厚妾也，年七十疽发于背，邀治之。张先溃其疮，以盏贮所泄脓秽，澄滓视之，其凝处红如丹砂。谓丞曰：此服丹药毒所致也。丞怒曰：老人平生尚不服一暖药，况于丹乎？何妄言若是。病人闻之亟呼曰：其说是也。我少在汝家时，每相公饵服大丹，必使我辈伴服一粒，积久数多，故贮蓄毒根，今不可悔矣。张谢去。母竟以是终。李日华《六研斋笔记》。

陈良甫治一富室男子，鼻血不止，六脉洪数。究竟云：服丹药太过。遂用黄连、黄芩、大黄为末，水煎服愈。调服亦可。《良方》。

无锡华氏，年六十，患背疮溃发，大如旋盘而色赤。想是平日多服金石药，毒发所致。问之果然。因令侵晨饮羊血三、五升，始用退热解毒生气血之剂，燔以生肌膏，半月后肌生脓少。予因归，令服此药，百余贴方可全安。一月后复来招，往视其疮皮肉已坚厚如常，但食少无力。因问：前日之药服几何？曰：疮将平，遂止不服。脉之沉微甚。因知其气血只可供给疮平而已，真气则已竭不可治，即古人所谓死于疮结痂之后。果不出半月而死。此脓出后之虚，若因虚而发痈者亦然。《药要或问》。

张忠定公安道居南都，炼丹一炉，养火数十年，丹成不敢服。时张刍圣民守南都，羸瘠殊甚，闻有此丹，坚求饵之。安道云：不敢吝也，但此丹服火之久，不有大功，必有大毒，不可遽服。圣民求之甚力。乃以一粒如粟大以与之，且戒宜韬藏，慎勿轻饵。圣民得之即吞焉，不数日便血不止，五脏皆糜溃而下，竟死云。张邦其《墨藏漫录》。

士大夫服丹砂死者，前此固不一。余所目击林彦振，平日充实，饮啖兼人，居吴下，每以强自夸。有医周公辅，言得宋道方炼丹砂秘术，可延年而无后害。道方拱州良医也。彦振信之，服三年疽发于脑。始见发际如粟，越两日项颔与胸背略平，十日死。方疾亟时，医使人以帛渍，所渍脓血濯之水中，澄其下略有丹砂。盖积于中，与毒俱出也。谢任伯平日闻人畜伏火丹砂，不问其方，必求服，惟恐不尽。去岁亦发脑疽。有人与之语，见其疾将作，俄顷觉形神顿异，而任伯犹未之觉。既觉如风雨经夕死。十年间亲见此两人，可以为戒矣。《避暑录》叶梦得少蕴。

吴兴吴景渊刑部服硫黄，人罕有知者，其后二十年，子橐为华亭市易官，发背而卒。乃知流毒传气，尚及其子，可不戒哉。《泊宅编》。

叶天士曰：新场镇有开绸缎铺湖州沈里千之子，号赤文，年二十，读书作文，明敏过人。其父母甚爱之，将皆姻，合全鹿丸一料，少年四人分服之。自冬至春，忽患浑身作痛，有如痛风，渐渐腹中作痛，有形之块，累累于肠，肌肉削瘦，饮食不进。延刘公原瞿治之。乃父一闻消导清火之药，畏惧不用，惟以参、术投之。七月初旬，余至叶坤生家，道经其门。乃父邀进，问余言：小儿晚间大便去黑粪如拳大一块，目下遍身如火，欲饮井水，不知何故。余进诊视脉息数大，身体骨立，渴喜冷饮。视其所下之块黑而坚硬，意为瘀血结成。适闵介申家有酒蒸大黄丸，用二钱下黑块不计其数。用水浸之，胖如黑豆。询其所以，乃全鹿丸未化也。始知为药所误，不数日热极而死。同服三少年，一患喉痹而死，患肛门毒而死，一患吐衄咳嗽而死。此皆无病而嘉服温补药之害也。录此以劝世人，不必好补而服药。（《续名医类案》）

棉酚中毒性低钾血症

崔桂波医案

○钟某，女，20岁，农民，1992年8月30日初诊。

食酚毒1个月，发病1个月。曝晒时身热如焚，无汗，皮肤干燥，潮红，心慌气急，头晕胸闷，肢颤，恶心，喜冷饮及阴凉地。诊时神倦，面色无华，形寒肢麻，皮肤弹性差，颈肌无力，四肢软瘫，心烦，纳差，渴饮溺多，小便黄，大便先硬后溏。舌麻，舌胖质偏红，苔薄白，舌下无青筋，脉沉数滑，尺弱，血钾2.1摩尔，血钙7.04摩尔。

辨证：此酚毒入内，耗伤气血，肌表复为寒遏，卫阳郁闭化热，内扰心神之故。

治法：发表散火。

方药：升阳散火汤合香薷饮化裁。

土茯苓30克，生甘草、升麻、葛根、独活、白芍、党参、香薷、扁豆各15克，防风、柴胡各12克，羌活9克，厚朴6克，水煎服，日1剂。

服3剂，汗出滚滚，诸证已缓，再服3剂，可在阳光曝晒时劳动。

○王某，女，25岁，农民，1992年9月16日初诊。

食酚毒1月余，神疲乏力，嗜睡，口渴喜冷饮，溺次频量多，手麻脚弱无力。刻下：膝关节无力，气短，劳则尤甚，手心发热，纳差，渴饮无度。舌淡暗、苔薄，舌下青筋，脉沉细数无力。血钾1.4摩尔/天。

辨证：此酚毒燔灼气液，气随液脱之候。

治法：补气生津。

方药：玉液汤加减。

黄芪、葛根各30克，花粉、山药、藿香、麦芽各15克，鸡内金、五味子各12克，知母9克，水煎服，日二剂，并配服六味地黄丸。

3天后，精神食欲显增，溲便正常。续服上方5剂即愈。

○李某，男，6岁，1992年8月30日初诊。

全家5人均因食酚而中毒，其父母已治愈，3胞兄妹治而仍畏阳光。诊时，患儿神疲乏力，纳可，大渴引饮，小便清长。舌淡、苔薄，脉小弦。血钾2.54 摩尔/天。

辨证：此酚毒耗伤肾阴，阴损及阳，肾失气化所致。

治法：温肾助阳、益气养阴。

方药：金匮肾气汤合玉液汤化裁。

土茯苓30克，黄芪、山药、葛根、花粉、熟地各15克，知母、五味子、鸡内金、泽泻各6克，附片、肉桂各3克，水煎服，日1剂。

服3剂，溺饮次减。续服6剂复常。

○钟某，男，16岁，农民，1992年8月25日初诊。

有食酚毒史。刻下：神疲乏力，气短懒言，呼吸浅表，纳差，口渴喜冷饮。颈肌无力，双下肢软瘫。舌淡、苔薄，舌下青筋，脉右弦缓、左细缓。血钾2.3摩尔。

辨证：酚毒耗伤脾肺之气。

治法：补益脾肺。

方药：补中益气汤加减。

黄芪30克，党参、白术、陈皮、当归、升麻、麦芽、葛根各15克，桂枝9克，甘草、柴胡、鸡内金各6克，水煎服，日1剂。

连服5剂可步履。上方减桂枝，加花粉15克，续服5剂，即参加劳动。

○钟某，女，3岁，1993年5月9日初诊。

平素多饮多尿，有食酚毒史。3天前腹泻，泻虽止而双下肢站立不稳，渐至不能行走。无发热但渴饮，头倾颈软，息短，膝腱反射消失。舌淡胖、苔薄，舌下青筋，指纹沉紫。血钾1.9摩尔。

辨证：此酚毒消灼元气于前，复因泻伤气阴、气虚络阻于后。

治法：益气化瘀，通经活络。

方药：补阳还五汤加减。

黄芪30克，牛膝、当归、地龙、葛根各9克，川芎、赤芍、桃仁各6克，红花3克，水煎服，日1剂。服2剂即可行走，续予5剂而安。

○肖某，男，29岁，农民，1993年4月26日初诊。

神疲乏力，下肢凹陷性水肿，脚挛急，下肢浅表青筋隐隐，纳差，大便稀溏。已经健脾渗湿、益气化瘀法治疗效果不显。询知病前有食酚毒史。诊得膝关节无力，四肢麻木，呕恶。舌淡、苔薄腻，舌下青筋，脉沉弦迟。血钾1.5摩尔，血钙1.9摩尔。

辨证：此酚毒在脾、湿从寒化之故。

治法：温阳散寒、健脾化湿。

方药：实脾饮加减。

茯苓、苍术、木瓜、牛膝、苡仁、白芍各15克，厚朴12克，附片9克，木香、甘草、干姜、白蔻各6克，水煎服，日1剂。

连服3剂，右侧肢体恢复功能活动，左侧上下肢仍麻木。再服3剂，可从事生产。［北京中医，1994，（3）］